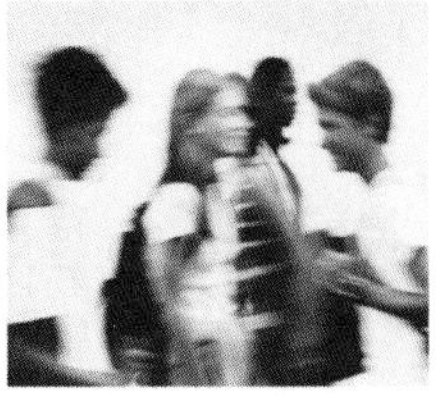

Soins infirmiers en pédiatrie

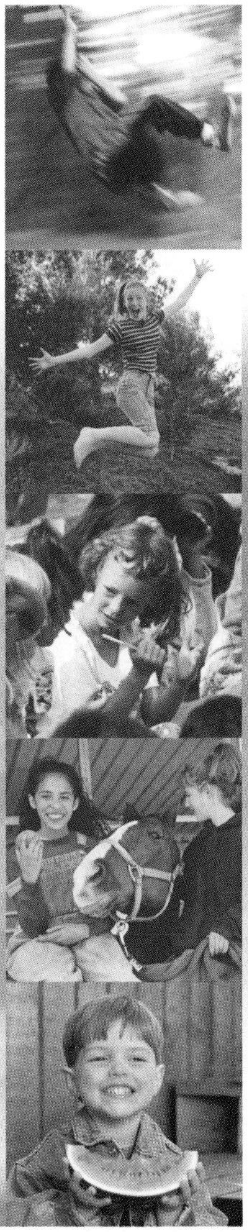

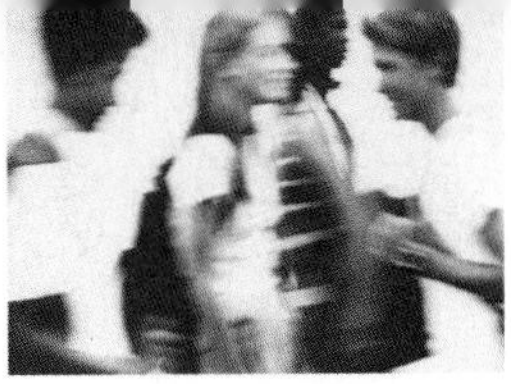

Soins infirmiers en pédiatrie

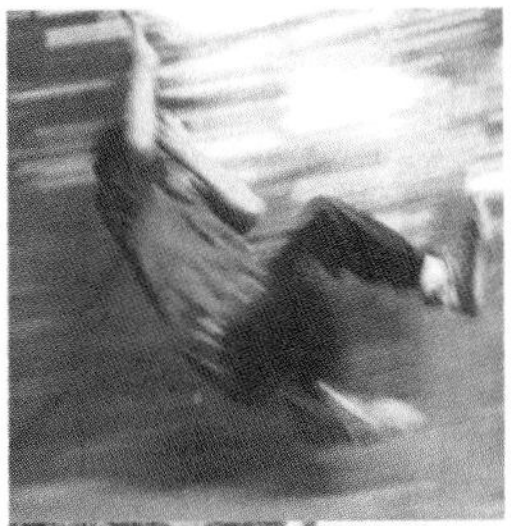

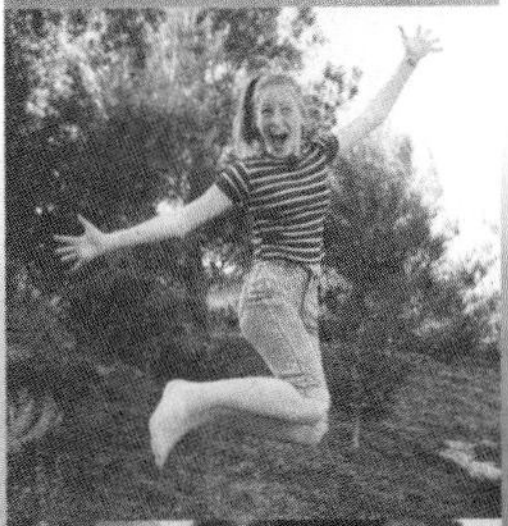

Jane Ball
Ruth Bindler

Adaptation française:

Kim Ostiguy
Cégep du Vieux Montréal

Isabelle Taillefer
Cégep du Vieux Montréal

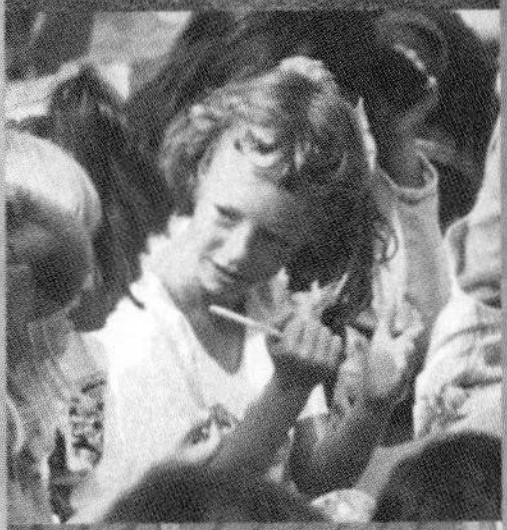

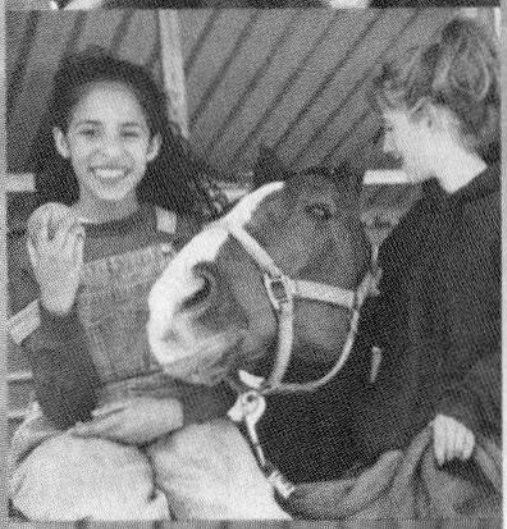

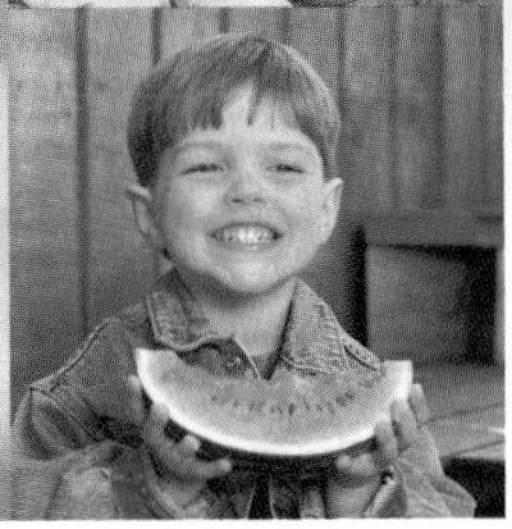

ÉDITIONS DU RENOUVEAU PÉDAGOGIQUE INC.

5757, RUE CYPIHOT, SAINT-LAURENT (QUÉBEC) H4S 1R3
TÉLÉPHONE : (514) 334-2690 TÉLÉCOPIEUR : (514) 334-4720
COURRIEL : erpidlm@erpi.com www.erpi.com

Supervision éditoriale :
Sylvie Chapleau

Traduction :
Marie-Claude Désorcy, Catherine Ego,
Pénélope A. Mallard et Pierrette Mathieu

Révision linguistique :
Mireille Côté, Jacqueline Gendrot
et Suzanne Marquis

Correction d'épreuves :
Dolène Schmidt

Édition électronique :
Infographie DN

Couverture :
ERPI

Source des photographies

Toutes les photographies non accompagnées d'une mention de la source ont été prises par Roy Ramsey et George Dodson, sauf les suivantes :

Tableau 2-13 (4), page A13 : Kim Ostiguy.

Tableau 2-21 (7) : CD ERPI #76 sc_28.

Figure 11-4; Dorling Kindersley, Bar code 55054676. © Copyright Dorling Kindersley Picture Library

Dans cet ouvrage, les termes désignant les professionnels de la santé ont valeur de générique et s'appliquent aux personnes des deux sexes.

Cet ouvrage est une version française de la deuxième édition de *Pediatric Nursing Media Edition : Caring for children* de Jane Ball et Ruth Bindler, publiée et vendue à travers le monde avec l'autorisation de Pearson Education, Inc.

Les auteurs et l'éditeur se sont assurés que la posologie des médicaments est exacte et respecte les recommandations et les pratiques en vigueur au moment de la publication de ce manuel. Cependant, étant donné l'évolution constante des recherches, des modifications dans les traitements et l'utilisation des médicaments deviennent nécessaires. Nous vous prions de vérifier l'étiquette-fiche de chaque médicament et les instructions de chaque appareil avant de procéder à une intervention. Cela est particulièrement important dans le cas de nouveaux médicaments, de médicaments peu utilisés et de techniques peu courantes. Les auteurs et l'éditeur déclinent toute responsabilité pour les pertes, les lésions ou les dommages entraînés, directement ou indirectement, par la mise en application de l'information contenue dans ce manuel.

Dépôt légal : 1er trimestre 2003
Bibliothèque nationale du Québec
Bibliothèque nationale du Canada
Imprimé au Canada

ISBN 2-7613-1361-5

234567890 II 098765
20241 ABCD TM95

Avant-propos

Les infirmières qui travaillent auprès des enfants doivent prendre jour après jour des décisions difficiles. Les professeures chargées de préparer les étudiantes à pratiquer d'une manière efficace et sécuritaire en milieu clinique font face, elles aussi, à des choix délicats. Quelle information transmettre aux futures infirmières pour les aider à prodiguer des soins de qualité à leurs patients ? Quelle est la meilleure façon de préparer les étudiantes à pratiquer dans une unité de soins aigus ? Quelle est la meilleure méthode pour qu'elles apprennent comment aider les familles à dispenser des soins aux enfants tant à domicile que dans la communauté ?

Cet ouvrage fournit aux étudiantes la base de connaissances dont elles auront besoin dans leur pratique et leur procure les outils nécessaires pour poursuivre leur formation par elles-mêmes une fois sur le marché du travail. Sachant quelles questions poser, quand les poser, comment interpréter les réponses et comment aborder les problèmes d'un point de vue multidisciplinaire dans les divers contextes cliniques, l'étudiante n'aura aucune difficulté à parfaire ses compétences au gré des exigences de son travail ni à s'adapter à l'évolution du système de santé.

Cet ouvrage a été conçu en fonction du mode d'apprentissage des étudiantes et de la manière dont elles appliquent l'information qui leur est transmise. Sa structure rend compte, par ailleurs, des réalités cliniques et collégiales actuelles.

- La première de ces réalités est la suivante : les collèges ne disposent que de quelques semaines pour former des infirmières en pédiatrie compétentes qui œuvreront de manière parfaitement sûre en milieu clinique.
- Deuxièmement, les soins pédiatriques sont dispensés dans des contextes très divers et les étudiantes acquièrent leur expérience clinique dans des circonstances tout aussi variées.
- Troisièmement, certains problèmes font l'objet de normes de soins bien précises.
- Enfin, l'infirmière doit savoir hiérarchiser les priorités pour s'adapter aux changements qui marqueront la pratique clinique au cours de sa vie professionnelle.

CET OUVRAGE REND COMPTE DES RÉALITÉS ACTUELLES DES SOINS INFIRMIERS EN PÉDIATRIE

En plus de porter sur les interventions auprès des enfants et de leurs familles dans les unités de soins de courte durée, ce manuel traite également des réalités actuelles. En effet, virage ambulatoire oblige, les soins ne sont plus réservés aux établissements hospitaliers mais se prodiguent aussi, désormais, à domicile et dans les milieux communautaires. Les progrès techniques, l'évolution des pratiques et les mesures prises pour endiguer l'accroissement des frais de santé ont profondément changé la manière dont les soins sont dispensés aux enfants et à leur famille. La majeure partie des soins de courte durée sont maintenant assurés par les familles elles-mêmes, à leur domicile, au terme d'une brève hospitalisation ou d'une chirurgie d'un jour. Les parents sont aussi de plus en plus sollicités pour prodiguer des soins à long terme à des enfants présentant des problèmes de santé complexes, et qui étaient autrefois hospitalisés.

La plupart des jeunes infirmières s'orientent vers les unités de soins de courte durée, et ce manuel fournit toute l'information dont elles auront besoin dans ce cadre. Si elles savent soigner les enfants des unités de courte durée, forcément très malades, et communiquer efficacement avec eux et leurs familles, elles n'auront en fait aucun mal à appliquer leurs connaissances et savoir-faire aux autres situations.

Cet ouvrage se distingue par l'importance qu'il accorde à l'impact des blessures sur le plan de la mortalité, des hospitalisations, des handicaps et des soins généraux dispensés aux jeunes victimes. Nous nous sommes attachées dans ce livre à décrire les blessures les plus fréquentes de l'enfance ainsi que les soins infirmiers correspondants, en les classant par systèmes organiques. Nous décrivons également les principales précautions à prendre pour prévenir ces blessures.

Ce manuel insiste sur l'appui qui doit être fourni aux parents et aux autres membres de la famille après que l'enfant a quitté l'hôpital, mais aussi sur les interventions à mettre en œuvre dans différents contextes communautaires tels que les garderies et les écoles. En formant l'entourage familial pour qu'il puisse reprendre l'enfant en charge au sortir de l'unité de soins aigus, l'infirmière assure en fait la transition entre les soins dispensés à l'hôpital et ceux qui doivent être prodigués au domicile et dans la communauté. Cet ouvrage analyse dans le détail le traitement à long terme des affections complexes, toujours plus difficiles à gérer à l'extérieur qu'à l'intérieur du milieu hospitalier. Il décrit aussi certaines affections pédiatriques ambulatoires que les étudiantes risquent de rencontrer dans leur quotidien et dans les hôpitaux, où elles constituent souvent le corollaire du problème initial (affections secondaires). Enfin, cet ouvrage décrit, dans le texte ainsi que dans les capsules d'ouverture, les mesures que l'infirmière doit prendre pour aider l'enfant et sa famille à améliorer l'état de santé actuel du patient et à prévenir les problèmes.

CET OUVRAGE EST STRUCTURÉ SELON LES SYSTÈMES ORGANIQUES, LA DÉMARCHE INFIRMIÈRE CONSTITUANT L'ARCHITECTURE DES SOINS

Ce livre s'articule en fonction des systèmes du corps humain et non, par exemple, selon les groupes d'âge. Plusieurs raisons expliquent ce choix : cette structure permet aux étudiantes de trouver plus facilement l'information voulue, mais elle facilite aussi l'étude des notions, la préparation à la pratique professionnelle et les révisions en vue de l'examen professionnel. L'intégration est le maître mot de cet ouvrage. Tout enfant s'inscrit en effet dans un contexte. Chaque chapitre est donc pensé en fonction du jeune patient mais aussi de son entourage familial. La démarche infirmière constitue par ailleurs l'armature sous-jacente à l'ensemble de ce livre.

LES TEXTES, LES ILLUSTRATIONS, LES LÉGENDES, LES FIGURES ET LES ENCADRÉS ABORDENT LES THÈMES SOUS DIFFÉRENTS ANGLES

La réflexion critique, la résolution de problèmes, la communication, la diversité culturelle, la croissance et le développement de l'enfant ainsi que les lois et les dimensions éthiques des soins jouent un rôle majeur dans la pratique quotidienne des infirmières en pédiatrie. Ces thèmes sont intégrés aux chapitres sous forme de textes, d'encadrés et d'illustrations. Cette formule interpelle l'étudiante de multiples façons et lui permet donc de collaborer activement à son apprentissage au lieu d'assimiler passivement l'information proposée. Elle aide aussi les étudiantes et les professeures à transposer les notions appliquées aux contextes de travail qui sont les leurs.

- La **réflexion critique** constitue un volet crucial de la profession. La structure, la démarche pédagogique, le style rédactionnel et les illustrations du présent ouvrage rendent compte de cet état de fait. Bien que les étudiantes manifestent spontanément leurs compétences en réflexion critique et en résolution de problèmes dans leur vie quotidienne, la plupart d'entre elles n'ont pas appris à les mettre en œuvre dans le cadre de la pratique infirmière. Cet ouvrage leur montre comment tirer parti de leur curiosité naturelle et de leurs aptitudes pour la résolution de problèmes dans leur travail. Il leur indique par exemple quelles questions poser, quand et pourquoi.

- La **communication** se situe au cœur même de la pratique infirmière et représente donc l'un des savoir-faire les plus importants que les étudiantes doivent acquérir. Cet ouvrage présente ces compétences d'une manière pratique et appliquée, répondant ainsi aux besoins concrets des étudiantes dans ce domaine.
- L'évolution démographique actuelle exige des infirmières une grande sensibilité à la diversité culturelle. Comme pour les autres thèmes, l'étude de la **diversité culturelle** est intégrée au texte, aux illustrations et aux encadrés en marge. Cette information permettra aux infirmières de déterminer l'incidence des différences culturelles sur leur travail et de prodiguer ainsi des soins mieux ciblés à leurs patients.
- Les infirmières en pédiatrie doivent bien connaître les stades de **croissance et de développement** de l'enfant mais aussi les **méthodes d'évaluation** utilisées dans ce domaine. Un chapitre entier est consacré à chacune de ces dimensions. Les deux thèmes sont en outre abordés dans le corps du texte, dans les illustrations et dans les encadrés des autres chapitres chaque fois que nécessaire. Ces passages fournissent aux étudiantes les données précises dont elles auront besoin pour mieux appliquer leurs acquis théoriques à la pratique clinique.
- Nous proposons tout au long de cet ouvrage des regards sur **l'éthique et les lois** en encadrés dans la marge. Ces rubriques sensibilisent les étudiantes aux répercussions de leurs interventions et les incitent à s'interroger sur les conséquences éthiques et juridiques possibles de leurs décisions.
- Adaptée pour le Québec, l'annexe A est un guide des interventions et des techniques effectuées par les infirmières en pédiatrie. Ce guide est présenté et structuré de manière à permettre à l'étudiante de savoir rapidement ce qu'elle doit faire, ainsi que quand et pourquoi elle doit le faire. Comme nous présumons que l'étudiante qui l'utilisera possède déjà des connaissances et de l'expérience en ce qui concerne les habiletés psychomotrices de base, nous nous concentrons dans cette annexe sur les variantes pédiatriques des soins les plus fréquemment administrés.

Ce manuel fait en outre régulièrement le point sur la **recherche** et propose des considérations sur les **soins à domicile** et **dans la communauté**. Le texte et les rubriques périphériques récapitulent différentes études et établissent le lien entre les recherches scientifiques et la pratique quotidienne. Les soins dispensés à domicile et dans la communauté occupent une place importante dans le texte mais font aussi l'objet de nombreuses rubriques à part.

LE TEXTE ET LE VISUEL EN QUADRICHROMIE FACILITENT L'ASSIMILATION DES NOTIONS ET FONT PARTICIPER PLUS ACTIVEMENT LES PROFESSEURES ET LES ÉTUDIANTES À L'APPRENTISSAGE

Cet ouvrage offre un agencement unique en son genre de textes et d'illustrations qui présentent l'information sous des angles différents tout en évitant les répétitions ou les recoupements inutiles. Il contient en outre de nombreuses photographies qui préparent concrètement l'étudiante à la réalité du milieu clinique. Les photos accordent une place centrale au jeune patient et à sa famille plutôt qu'au besoin ou au problème de santé proprement dit. De nombreuses illustrations en quadrichromie sont intégrées afin de consolider les connaissances de l'étudiante dans les domaines de l'anatomie, de la physiologie et des processus physiopathologiques. Des lignes en surimpression sur les photographies indiquent clairement la relation entre les structures internes et l'anatomie de surface.

Les illustrations, légendes et encadrés en marge constituent des appoints visuels majeurs et jouent un rôle pédagogique de premier plan. Vous constaterez que certaines de ces rubriques périphériques procurent des données descriptives et appliquées. Cette formule établit un lien direct entre les notions présentées et les ressources visuelles et évite à l'étudiante d'avoir à passer constamment du texte à l'illustration. Certaines rubriques posent des questions auxquelles le texte ou les illustrations répondent. Elles invitent aussi l'étudiante à s'interroger sur l'information visuelle qui lui est transmise et à vérifier ses connaissances au lieu d'assimiler passivement le contenu du manuel.

MATÉRIEL DESTINÉ AUX ÉTUDIANTES ET AUX PROFESSEURES

Le Cahier d'apprentissage a été conçu en fonction de ce manuel. Il aidera les étudiantes à améliorer leurs savoir-faire de communication et à revoir les notions présentées dans cet ouvrage et dans les cours. Le cahier regroupe différents exercices qui stimuleront la réflexion critique de l'étudiante et lui permettront de mieux assimiler les principes des soins infirmiers en pédiatrie.

* * *

Nous avons été contraintes à des choix ardus quant au contenu de l'ouvrage et à la place à accorder à chacun des thèmes. Nos décisions reflètent les résultats des vastes recherches menées auprès des professeures et des étudiantes. Nous sommes cependant conscientes des changements majeurs qui se sont produits dans le secteur de la santé pédiatrique depuis trois ou quatre ans et nous accordons par conséquent la priorité aux besoins et aux problèmes les plus fréquents dans les unités de soins aigus, dans les domiciles des familles et dans les contextes communautaires. Cet ouvrage propose une information appliquée qui amène les étudiantes à réfléchir et à réagir comme elles devront le faire dans leur pratique clinique. Originale et stimulante, l'interaction du graphisme et du texte les incitera par ailleurs à participer très activement à leur propre formation.

Ce manuel offre en définitive aux étudiantes une base informative solide qui leur permettra de s'adapter aux réalités changeantes de la pratique clinique en pédiatrie.

JANE BALL
RUTH BINDLER
Kim Ostiguy
Isabelle Taillefer

Remerciements

Nous désirons d'abord remercier les consultants qui ont évalué le manuel et chacun des chapitres. Leurs judicieux conseils nous ont grandement aidées dans notre travail d'adaptation. Un grand merci à toutes et à tous:

Lynda Bell
Université de Sherbrooke

Marlène Boivin
Cégep de Chicoutimi

Monique Crépeau
Collège de Maisonneuve

Marie-Josée Jérôme
Cégep de Trois-Rivières

France Lacroix
Collège de Sherbrooke

Lucie Lalonde
Cité de la Santé de Laval

Josée Lavoie
Cégep de Chicoutimi

Martine Lévesque
Cégep de Trois-Rivières

Denise Lussier
Collège Édouard-Montpetit

Carole Martin
Cégep Saint-Jean-sur-Richelieu

Françoise B. Rioux
Cégep de Drummondville

Chantal Simard
Cégep de Jonquière

Serge Soucy
Cégep de Saint-Laurent

Lucie Surprenant
Collège de Bois-de-Boulogne

France Tanguay
Université du Québec à Trois-Rivières

Louise Thivierge
Collège de Bois-de-Boulogne

Marie-France Vachon
Hôpital Sainte-Justine

L'équipe des Éditions du Renouveau Pédagogique mérite des remerciements sincères, tout particulièrement Nancy Perron, éditrice – recherche et développement, qui nous a appuyé tout au long du projet, et Sylvie Chapleau, éditrice, qui a accompli un travail acharné et rigoureux. Nous souhaitons aussi remercier des collaborateurs précieux qui ont répondu à plusieurs de nos questions: Mario Brûlé, Lyne Cloutier, Marie-Hélène Colpron, France Dupuis, Linda Herson et Nathalie Franc.

Nous aimerions remercier nos conjoints, Dominique et Pascal, pour leur patience, leur soutien et leur compréhension durant toute la durée de ce projet. Un merci tout spécial à Louis-Thomas, le fils de Kim, qui est né en cours de projet et qui a dû partager sa mère pendant les premiers mois de sa vie. Nous aimerions également remercier nos familles pour leur appui et leurs encouragements.

Kim Ostiguy
Isabelle Taillefer

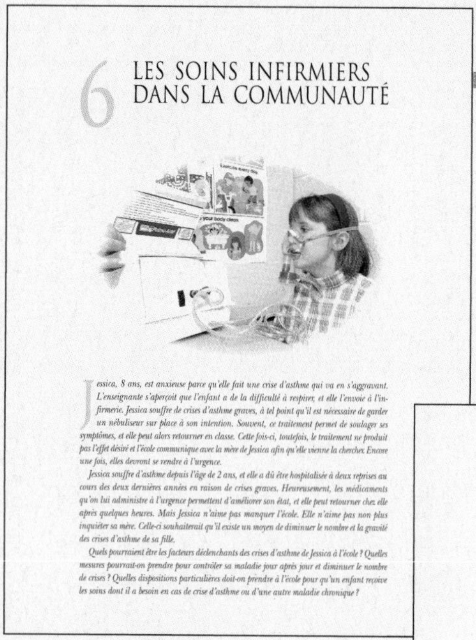

Capsule d'ouverture

Chaque chapitre commence par une capsule d'ouverture. Ce cas réel est repris en divers points du chapitre. Les capsules d'ouverture donnent une dimension plus concrète aux cas cliniques en décrivant ce que vivent des enfants, leurs famille et les infirmières.

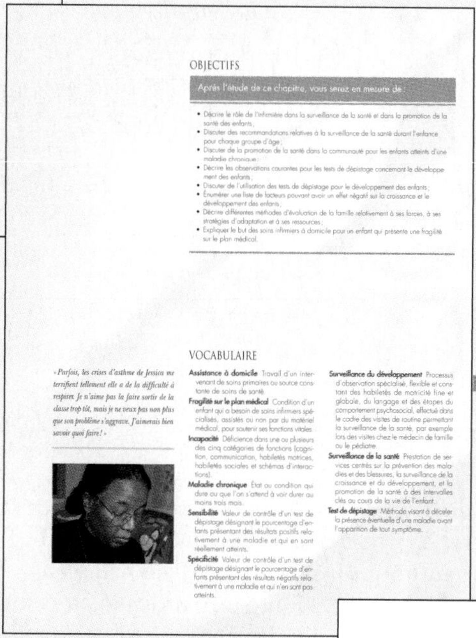

Vocabulaire

Chaque chapitre définit ensuite les termes les plus importants. Ces termes sont indiqués en caractères gras à leur première occurrence dans le texte.

Enseignement aux parents

Des tableaux récapitulent les éléments les plus importants que l'infirmière doit enseigner aux parents.

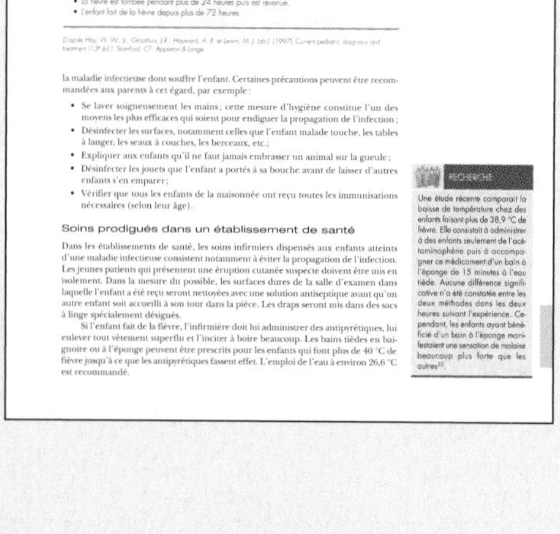

Illustrations, figures, légendes

Les légendes et les figures expliquent les notions présentées dans le texte et aident à mieux les comprendre en les simplifiant.

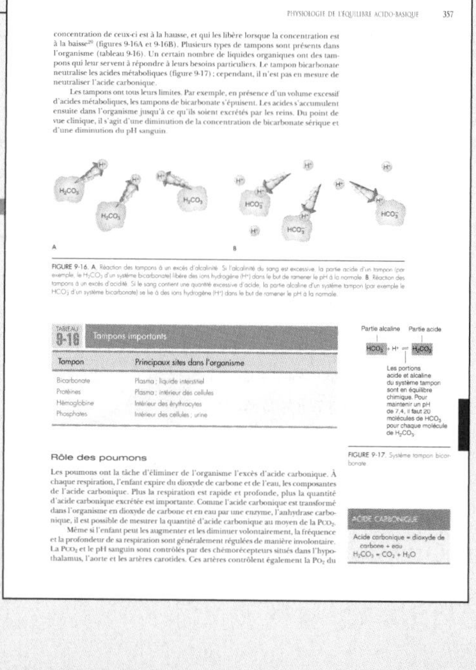

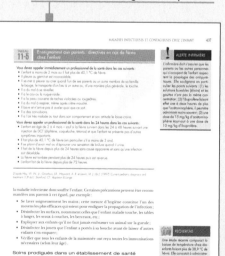

Caractéristiques du manuel

Encadrés en marge

Les encadrés en marge informent l'étudiante sur des thèmes majeurs : conseil clinique, diversité culturelle, croissance et développement, loi et éthique, mesures de sécurité, précautions, recherche, alerte infirmière.

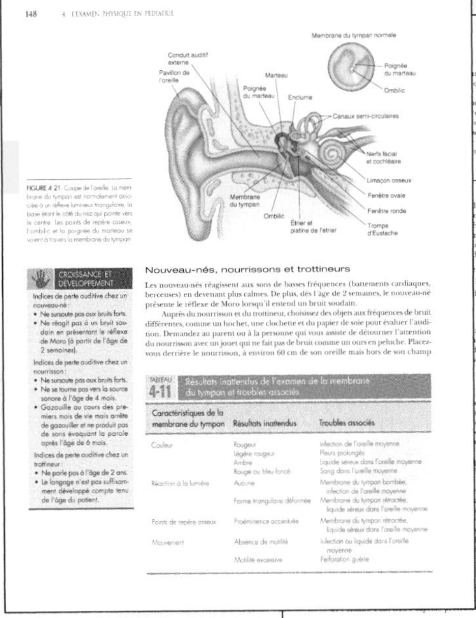

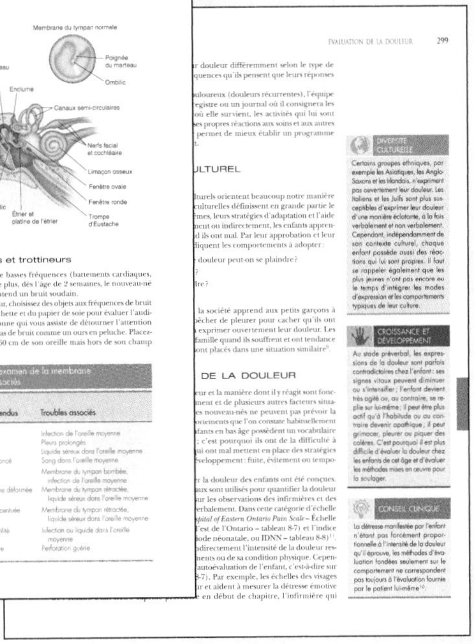

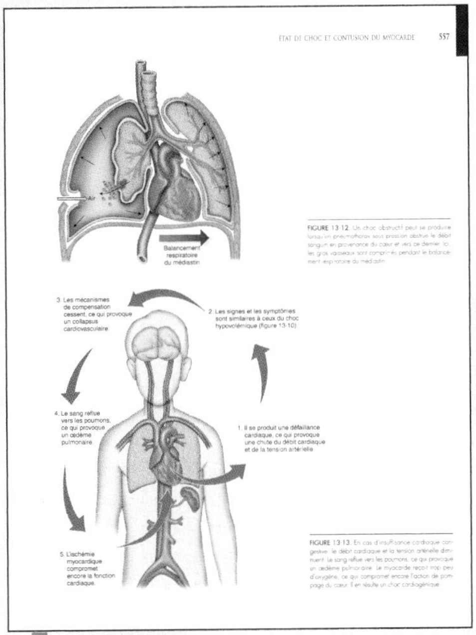

Précisions physiopathologiques

Le manuel accorde une grande place à la physiopathologie. La plupart des notions les plus complexes sont illustrées visuellement.

Plans de soins à domicile et dans la communauté

Les soins étant maintenant dispensés dans des cadres très divers, le présent ouvrage propose plusieurs plans de soins conçus pour le domicile, l'école et d'autres contextes communautaires.

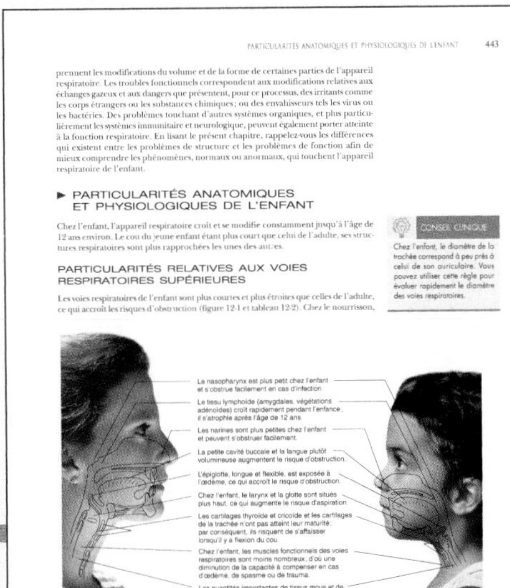

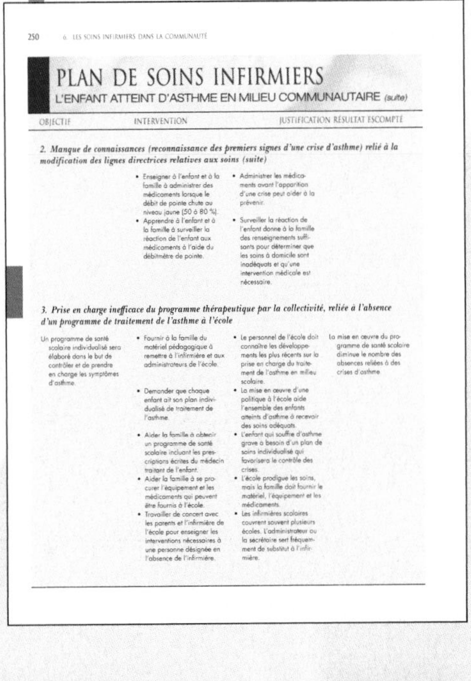

Récapitulatifs anatomiques et physiologiques

Des récapitulatifs anatomiques et physiologiques avec contours en surimpression permettent de faire rapidement le point sur les différences entre les enfants et les adultes.

Sommaire

Table des matières

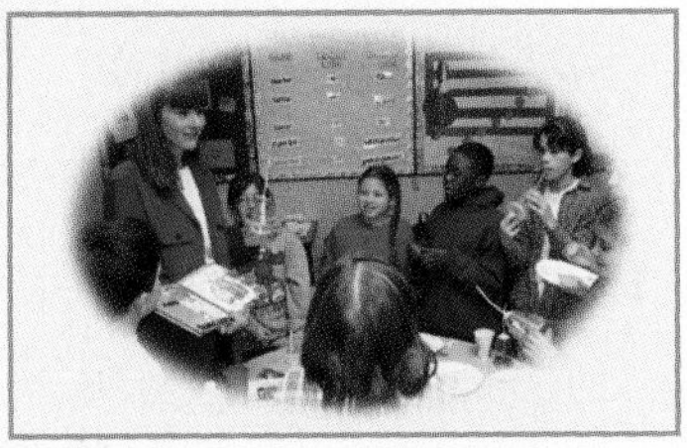

1

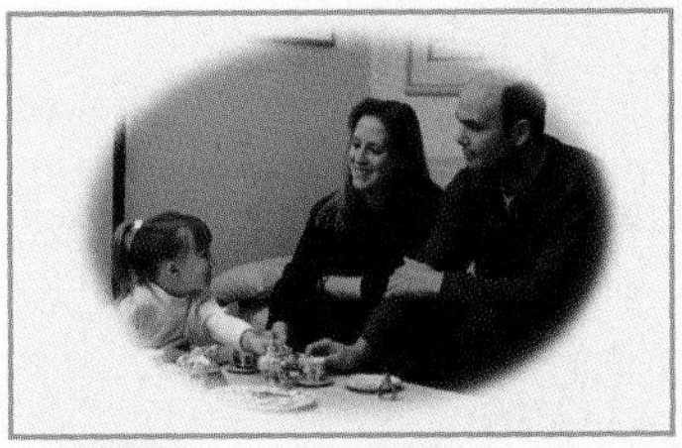

2

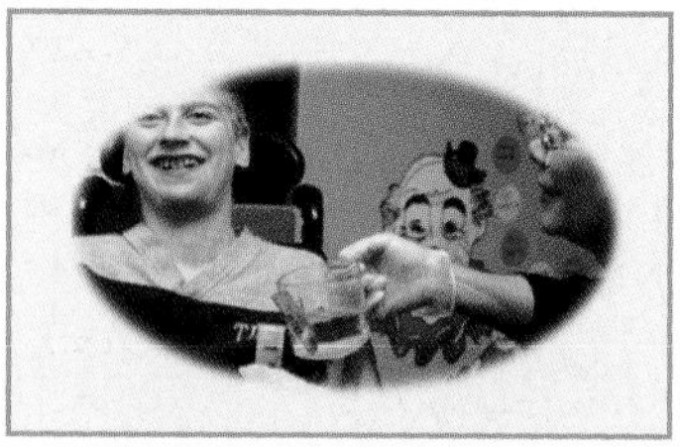

3 L'ALIMENTATION DU NOURRISSON, DE L'ENFANT ET DE L'ADOLESCENT 88

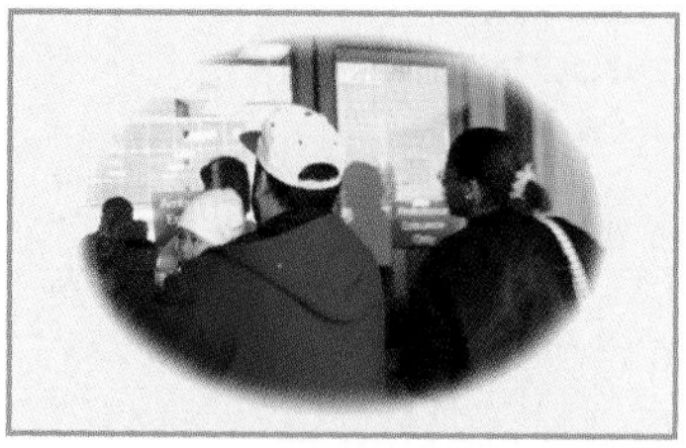

4 L'EXAMEN PHYSIQUE EN PÉDIATRIE 118

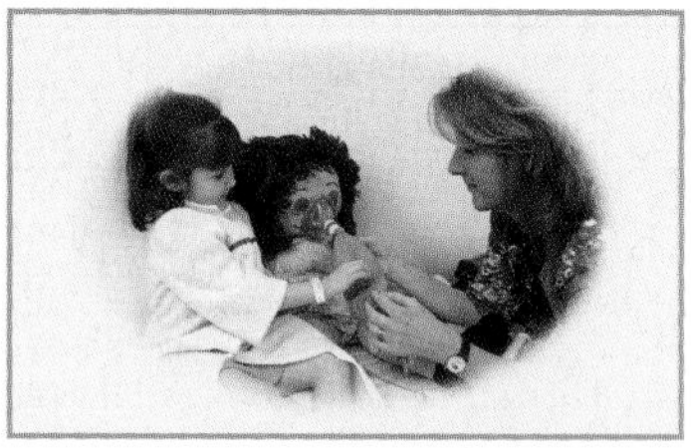

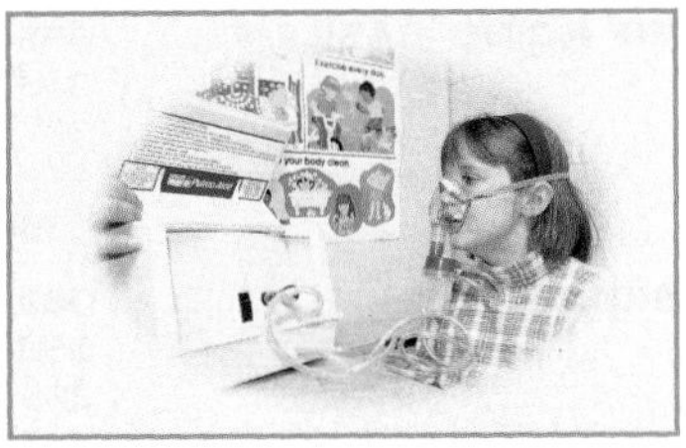

6

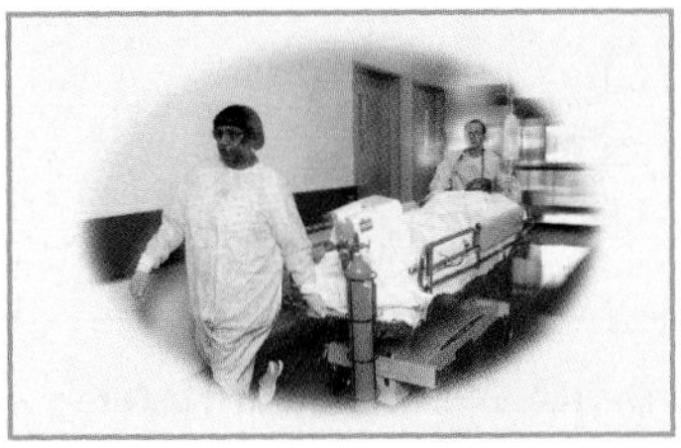

7

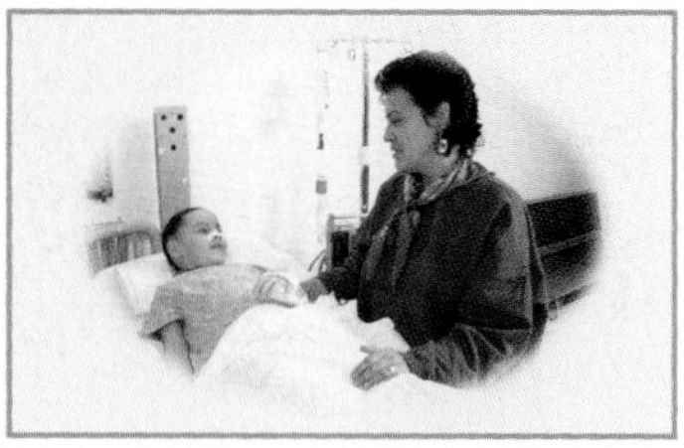

8

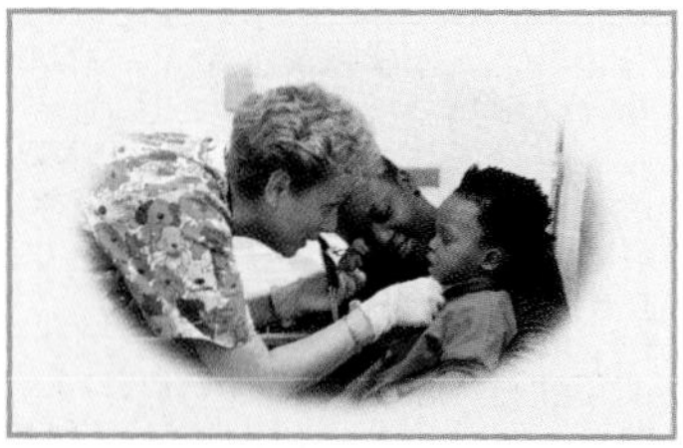

9

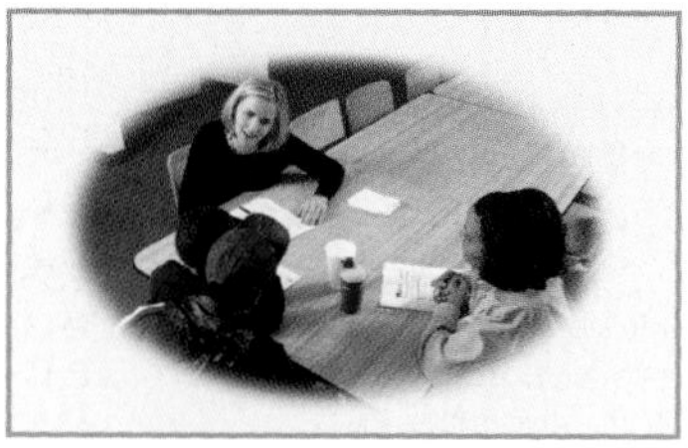

10

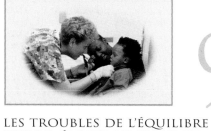

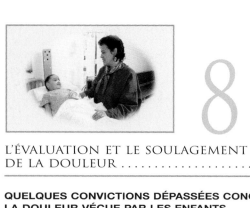

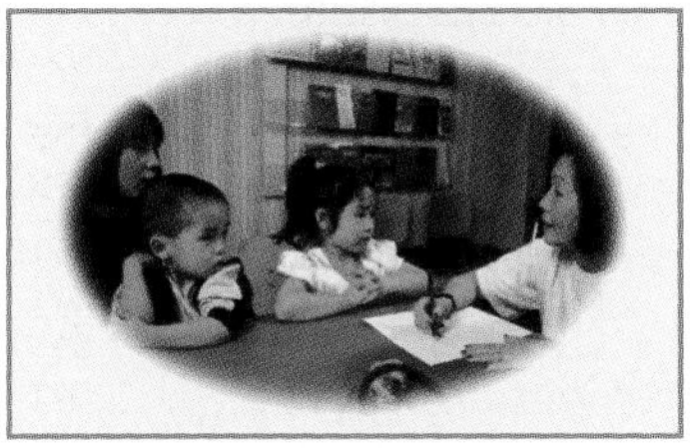

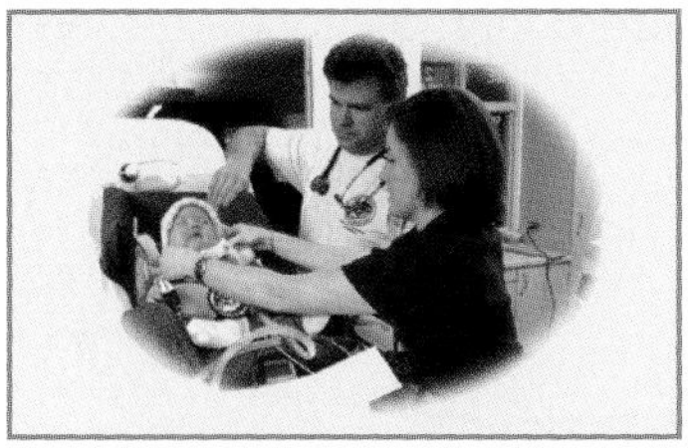

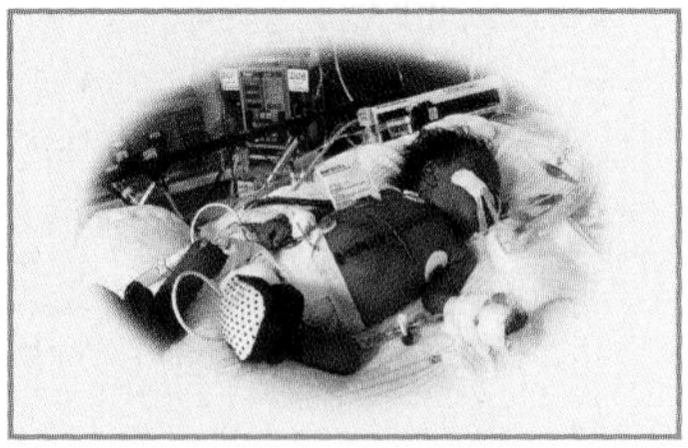

13

LES TROUBLES DE LA FONCTION CARDIOVASCULAIRE 508

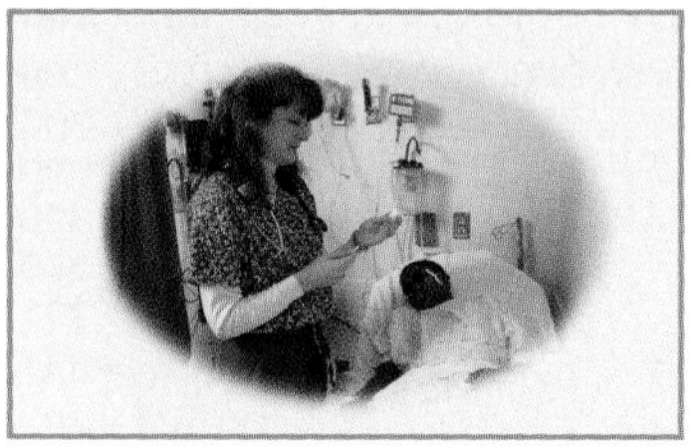

14

LES TROUBLES DE LA FONCTION HÉMATOLOGIQUE 562

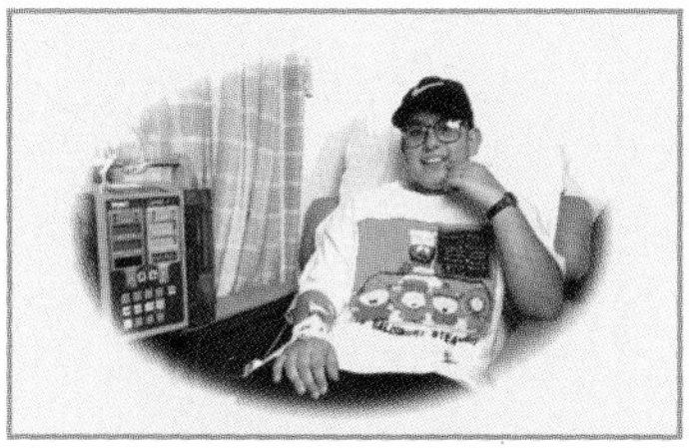

15

LES TROUBLES DE LA CROISSANCE CELLULAIRE

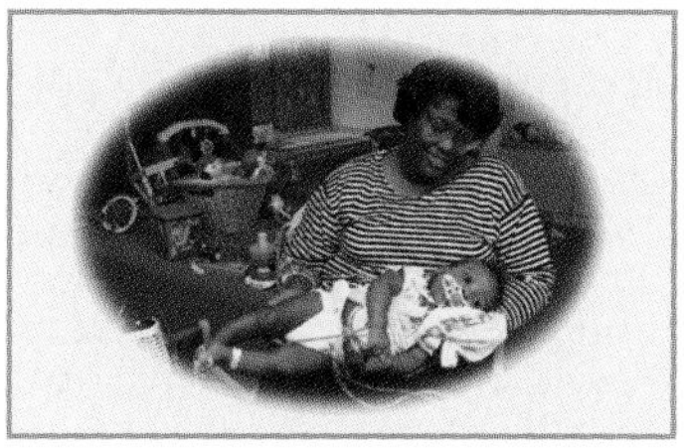

16

LES TROUBLES DE LA FONCTION GASTRO-INTESTINALE

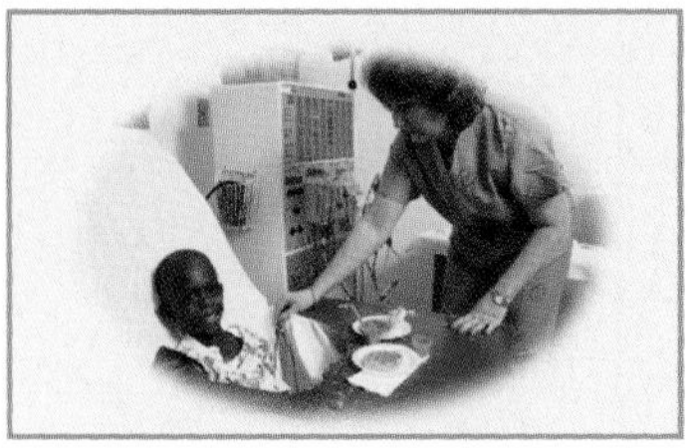

17

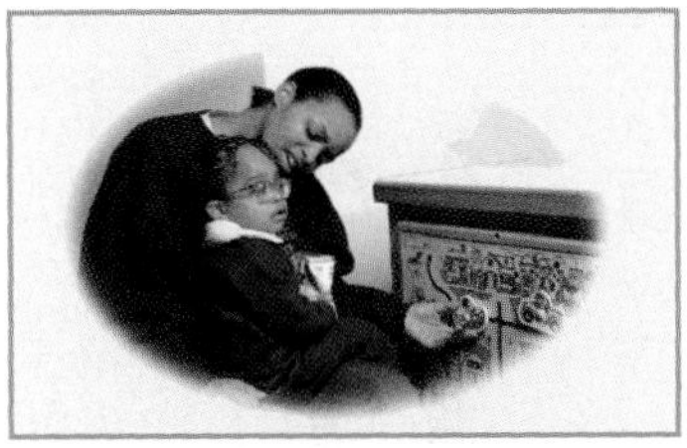

18

LES TROUBLES DES YEUX, DES OREILLES, DU NEZ ET DE LA GORGE 788

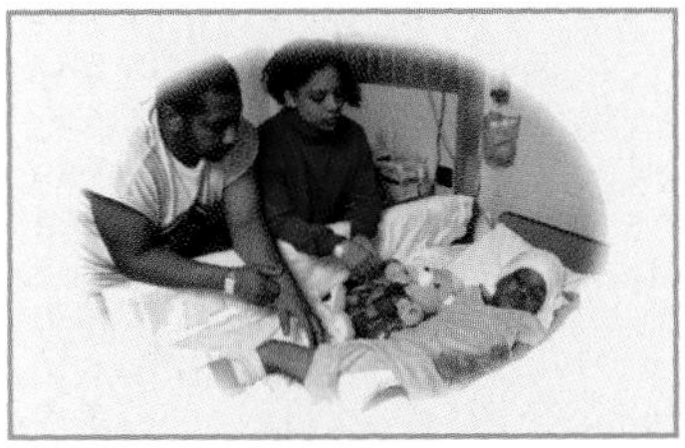

19

LES TROUBLES DE LA FONCTION NEUROLOGIQUE 828

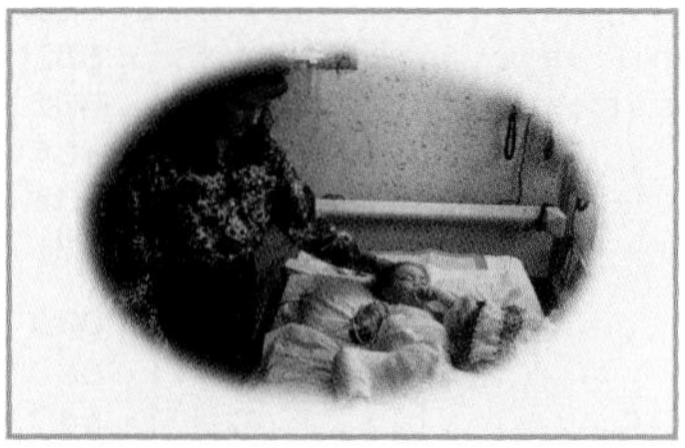

20

LES TROUBLES DE LA FONCTION MUSCULOSQUELETTIQUE 900

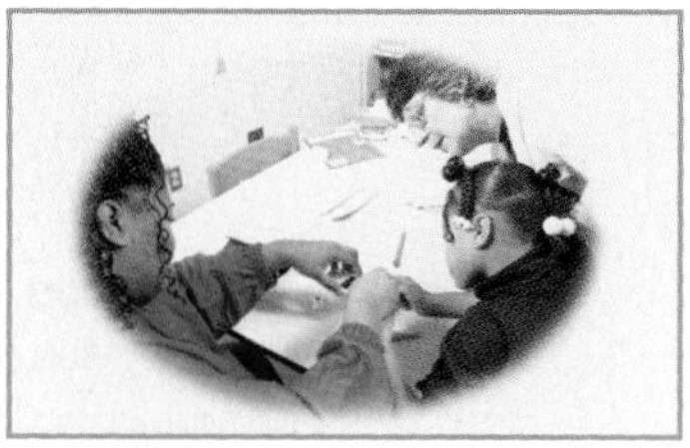

21

LES TROUBLES DE LA FONCTION ENDOCRINIENNE 948

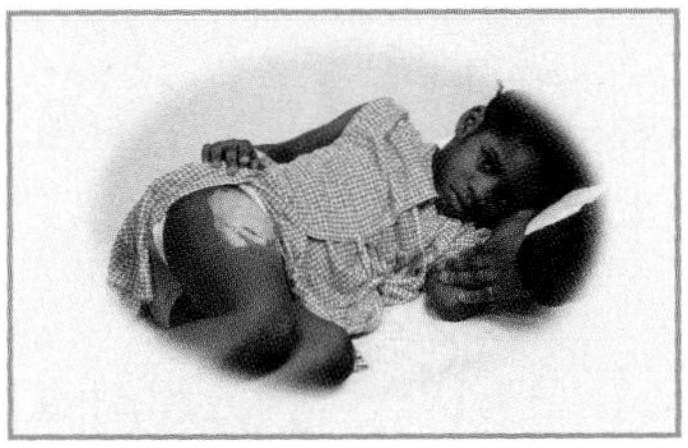

22

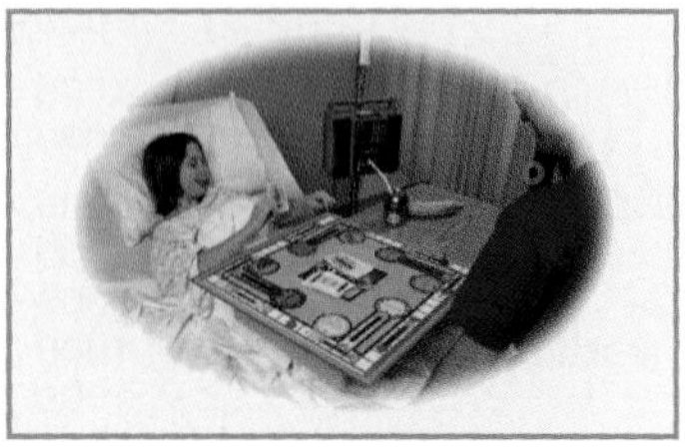

23

Plans de soins infirmiers

1 LE RÔLE DE L'INFIRMIÈRE AUPRÈS DE L'ENFANT MALADE OU BLESSÉ

Dans un centre hospitalier, en milieu communautaire et à domicile

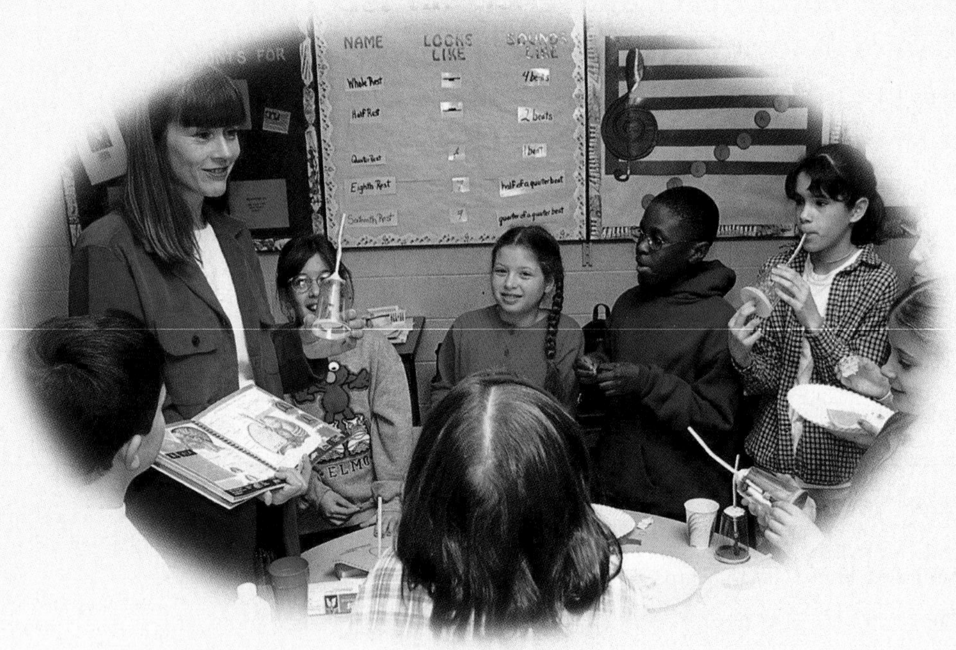

Mélanie et plusieurs de ses camarades sont asthmatiques. Mélanie peut difficilement être attentive en classe quand son asthme n'est pas maîtrisé, car ses difficultés à respirer la préoccupent beaucoup trop. Au cours des deux dernières années, de graves crises d'asthme l'ont obligée à consulter un médecin, en cabinet ou au service des urgences d'un hôpital. Elle a donc dû manquer l'école de nombreuses journées. Le médecin lui a prescrit des médicaments pour traiter son asthme, mais Mélanie ne les prend pas régulièrement, car elle ne veut pas que ses camarades de classe. la considèrent comme « différente » d'eux.

Devant le nombre grandissant d'enfants asthmatiques au primaire, l'infirmière de l'école a eu l'idée de fonder le « club des asthmatiques ». Son objectif était d'informer les jeunes asthmatiques sur leur maladie et sur les traitements possibles. Elle avait en effet constaté que la plupart d'entre eux ne savaient pas reconnaître les premiers signes d'une crise d'asthme et qu'il leur était donc impossible de recevoir à temps le traitement approprié. Grâce aux connaissances de base que l'infirmière leur avait apprises, les enfants ont pu expliquer à leurs camarades pourquoi il leur arrivait parfois d'avoir des difficultés à respirer et pourquoi ils devaient donc prendre des médicaments.

En l'espace de quelques mois, Mélanie a appris à faire la différence entre les signes d'une crise d'asthme et les petites difficultés à respirer que son inhalateur lui permettait de surmonter. Elle s'est rendue de moins en moins souvent à l'urgence. Aujourd'hui, elle est rassurée de savoir qu'elle n'est pas la seule à souffrir de cette maladie.

OBJECTIFS

Après l'étude de ce chapitre, vous serez en mesure de :

- Discuter du rôle de l'infirmière pratiquant en pédiatrie ;
- Énumérer cinq milieux possibles de la pratique infirmière en pédiatrie ;
- Déterminer les éléments clés des soins centrés sur la famille ;
- Décrire l'effet de la culture de la famille sur les soins dispensés à l'enfant ;
- Interpréter les données statistiques relatives aux taux de mortalité et de morbidité chez les enfants ;
- Discuter de l'utilisation des taux de mortalité et de morbidité dans la pratique infirmière en pédiatrie ;
- Discuter de l'impact de la recherche, des technologies médicales et du système de santé sur la famille et sur la société ;
- Démontrer les bienfaits des soins à domicile pour les enfants atteints d'une maladie chronique, d'une incapacité ou d'un handicap ;
- Résumer les informations que l'infirmière doit inscrire dans le dossier du patient ;
- Décrire le rôle de l'infirmière lors de l'obtention du consentement éclairé ;
- Discuter de la prise de décisions éthiques.

« Le club des asthmatiques a redonné confiance aux enfants. Le fait de voir qu'ils avaient des amis dans la même situation leur a permis de faire face à leur maladie. »

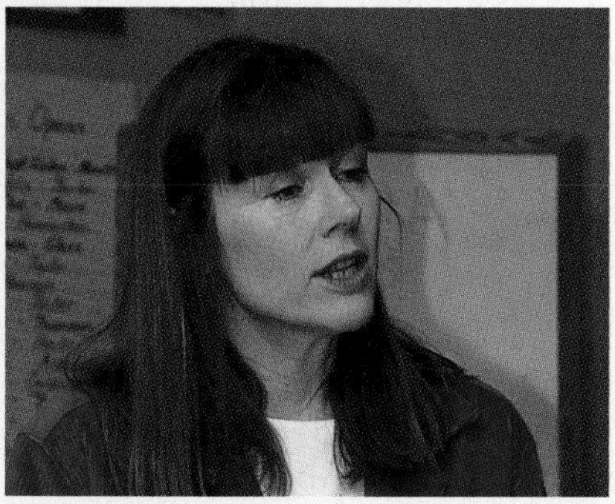

VOCABULAIRE

- **Amélioration de la qualité** Étude et amélioration continuelles des procédés, des systèmes et des résultats des soins en vue de répondre aux besoins des patients.
- **Assurance de la qualité** Évaluation des procédés et des résultats des soins à l'aide d'indicateurs de la conformité aux normes.
- **Cheminement critique** Plan de soins multidisciplinaire global relatif à un trouble particulier, décrivant l'enchaînement et le moment des interventions destinées à produire les résultats escomptés.
- **Consentement** Acte volontaire par lequel une personne accepte de participer à une recherche ou de recevoir un traitement.
- **Consentement libre et éclairé** Acte par lequel une personne accepte officiellement de subir une intervention effractive ou de participer à une recherche.
- **Continuum des soins** Séquence composée des soins primaires, de la prévention des maladies et des blessures, des soins aux malades en phase aiguë dans un centre hospitalier, ainsi que des soins de rétablissement dispensés à domicile ou dans un centre de réadaptation jusqu'à ce que le patient réintègre sa famille et son milieu.
- **Dilemme moral** Conflit de valeurs sociales et de principes éthiques dictant des plans d'action différents.
- **Directives préalables** Rédaction d'un testament biologique par le patient ou nomination en cas d'incapacité du patient d'un mandataire chargé de prendre les décisions en son nom.
- **Gestion des cas** Coordination de la conduite des services de soins, selon des critères de qualité et de coûts.
- **Gestion des risques** Processus élaboré par un établissement de soins en vue de cerner, d'évaluer et de réduire les risques de blessure encourus par les patients, le personnel et les visiteurs, de manière à éviter de causer des préjudices.
- **Mineurs émancipés** Adolescents autonomes de moins de 18 ans non assujettis à l'autorité parentale.
- **Morbidité** Maladies et des blessures qui limitent l'activité, nécessitent des soins médicaux ou une hospitalisation, ou entraînent un état chronique.
- **Soins axés sur la famille** Approche qui tient compte des valeurs de la famille et de sa participation éventuelle à la planification et à l'exécution des soins à l'enfant.
- **Continuité des soins** Processus multidisciplinaire consistant à faciliter la transition entre les différents milieux de soins, compte tenu de l'évolution des besoins et de la disponibilité des ressources.

Les infirmières rencontrent des enfants atteints d'asthme dans de nombreux milieux. Elles jouent un rôle important au sein de l'équipe de soins à toutes les phases du **continuum des soins** (séquence composée des soins primaires, de la prévention des maladies et des blessures, des soins aux malades en phase aiguë dans un centre hospitalier et des soins de rétablissement dispensés à domicile ou dans un centre de réadaptation jusqu'à ce que l'enfant réintègre sa famille et son milieu). Dans quelle phase du continuum des soins l'infirmière scolaire a-t-elle aidé Mélanie et ses amis ? Dans quels autres milieux les infirmières dispensent-elles des soins pédiatriques ? Selon vous, combien de rôles l'infirmière peut-elle assumer auprès des enfants malades ? Nous traiterons dans ce chapitre plusieurs aspects importants des soins infirmiers en pédiatrie : le rôle de l'infirmière, le contexte actuel des soins de santé pédiatriques ainsi que les questions juridiques et déontologiques.

Quel rôle l'infirmière joue-t-elle auprès des enfants asthmatiques ? Dans combien de milieux différents les infirmières peuvent-elles soigner des enfants souffrant d'asthme ? Le type de soins dispensés par les infirmières varie-t-il selon ces milieux ? Quel que soit son milieu de travail, l'infirmière doit nécessairement faire la collecte de données, effectuer les interventions auprès des patients et leur fournir les explications et les renseignements appropriés. Dans ce chapitre, nous allons décrire les différents rôles que doit jouer l'infirmière en pédiatrie, les milieux dans lesquels elle travaille et les principales difficultés qu'elle peut rencontrer.

► RÔLE DE L'INFIRMIÈRE EN PÉDIATRIE

PRATIQUE CLINIQUE

Les principaux objectifs des soins infirmiers en pédiatrie sont les suivants : protéger les enfants contre les maladies et les blessures, les aider à conserver la meilleure santé possible, quel que soit leur état, et faciliter leur réadaptation. Ces objectifs sont conformes à la Loi sur les infirmières et les infirmiers, qui stipule que l'exercice de la profession d'infirmière ou d'infirmier est tout acte qui a pour objet d'identifier les besoins de santé des personnes, de contribuer aux méthodes de diagnostic, de dispenser et de contrôler les soins infirmiers que requièrent la promotion de la santé, la prévention de la maladie, le traitement et la réadaptation, ainsi que de dispenser des soins selon une ordonnance médicale[1]. De plus, l'infirmière et l'infirmier peuvent, dans l'exercice de leur profession, informer la population sur les problèmes d'ordre sanitaire. Les différents rôles de l'infirmière auprès des enfants et de leur famille comprennent les soins directs, l'enseignement aux patients, la protection des intérêts du patient et la gestion de cas.

Soins infirmiers directs

La principale tâche de l'infirmière en pédiatrie consiste à fournir des soins infirmiers directs aux enfants et à leur famille, conformément à la démarche de soins infirmiers. L'infirmière recueille des données sur l'enfant, établit les diagnostics infirmiers qui décrivent les réactions de l'enfant et de la famille à la maladie ou à la blessure, exécute le plan de soins infirmiers et l'évalue. Cette démarche vise à répondre aux besoins physiques et psychologiques de l'enfant. Elle est adaptée à son stade de développement ; c'est ainsi que les responsabilités rattachées aux autosoins augmentent à mesure que l'enfant grandit.

L'infirmière contribue grandement à atténuer la détresse physique et psychologique des enfants et de leur famille. Le soutien qu'elle leur apporte fait partie des soins infirmiers directs. Cette tâche suppose que l'infirmière soit attentive aux préoccupations des enfants et de leurs parents et qu'elle les rassure par sa présence, par exemple à l'occasion de traitements stressants ou douloureux que les enfants auront à subir.

L'infirmière peut aider les familles en leur indiquant les moyens d'offrir le meilleur soutien possible à leur enfant, au centre hospitalier, dans d'autres milieux de soins et à domicile.

Enseignement au patient

L'enseignement au patient favorise l'efficacité des traitements. Le rôle d'enseignante est particulièrement difficile à remplir pour l'infirmière en pédiatrie, car elle est appelée à travailler auprès d'enfants de tous les âges et elle peut avoir à modifier le comportement des membres de la famille.

À titre d'enseignante, l'infirmière aide les enfants à s'adapter au milieu hospitalier et les prépare aux interventions (figure 1-1). La plupart des centres hospitaliers conseillent aux parents de rester avec l'enfant et de lui donner la majeure partie des soins directs et des soins de soutien. L'infirmière apprend aux parents à déceler les signes importants d'une maladie, à assurer le bien-être de l'enfant et même à lui dispenser des soins avancés. La participation active aux soins prépare les parents à en assumer l'entière responsabilité lors du retour de l'enfant à la maison.

Le counseling constitue une forme d'enseignement supplémentaire destiné au patient. Cette activité consiste par exemple à enseigner des stratégies pour éviter les blessures et à indiquer des moyens de favoriser le développement. Des infirmières spécialistes ou des infirmières expérimentées sont souvent chargées du counseling, qui consiste essentiellement à aider l'enfant et sa famille à résoudre un problème.

Protection des intérêts du patient

Le but de la protection des intérêts du patient est de faciliter l'adaptation de l'enfant et de sa famille aux changements de l'état de santé de l'enfant, et ce, à leur manière. Pour remplir efficacement son rôle de protectrice des intérêts du patient, l'infirmière doit connaître les besoins de l'enfant et de la famille, les ressources de la famille ainsi que les services de soins disponibles au centre hospitalier et dans la communauté. L'infirmière pourra alors aider l'enfant et la famille à effectuer des choix éclairés de façon à agir dans le meilleur intérêt de l'enfant.

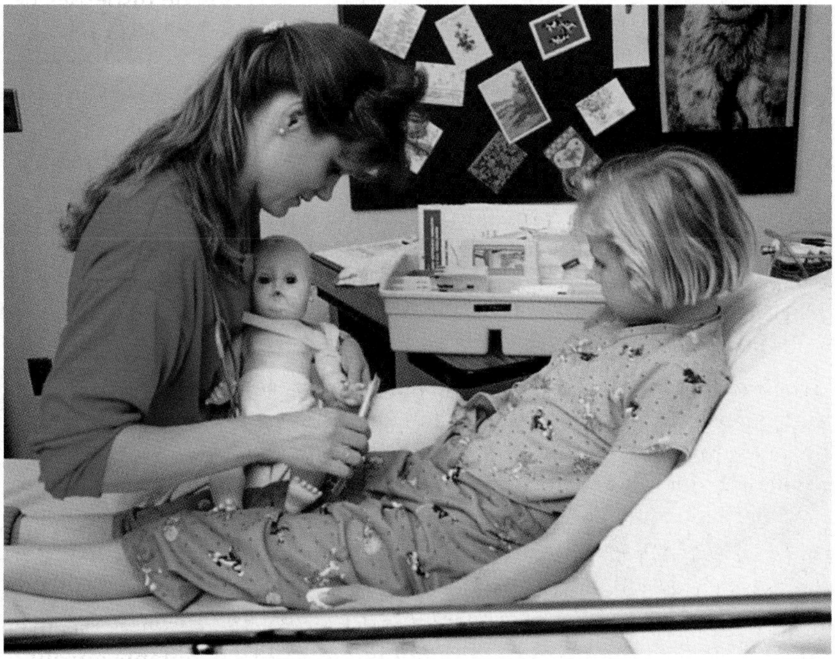

FIGURE 1-1. En expliquant les différentes interventions, on atténue parfois les craintes et l'anxiété du patient et de sa famille, en plus de leur apprendre à dispenser les soins à domicile.

À titre de protectrice des intérêts du patient, l'infirmière doit d'autre part s'assurer que les politiques et les ressources des services de soins répondent aux besoins psychosociaux de l'enfant et de la famille. Elle doit également protéger l'enfant et la famille en prenant les mesures appropriées au cas où un autre membre de l'équipe de soins se rendrait coupable d'incompétence ou accomplirait des actes illicites ou contraires à la déontologie.

Gestion de cas

L'infirmière peut-elle prendre en charge seule un enfant qui souffre d'un problème de santé grave ?

Devant le cas d'un enfant atteint d'une maladie grave ou d'une invalidité, les professionnels de la santé (médecins, infirmières, travailleurs sociaux, physiothérapeutes, ergothérapeutes et autres spécialistes) établissent un plan multidisciplinaire afin de répondre aux besoins de l'enfant autant dans les domaines médical et infirmier qu'en ce qui concerne son développement physique, scolaire et psychosocial. Comme l'infirmière consacre la majeure partie de son temps à dispenser des soins à l'enfant et à la famille, elle connaît souvent mieux que les autres professionnels de la santé les désirs et les ressources de la famille. En tant que membre de l'équipe de soins multidisciplinaire, l'infirmière veille à ce que le plan de soins tienne compte des volontés de la famille et prévoie les services appropriés. L'infirmière devient souvent gestionnaire de cas et coordonne la mise en œuvre du plan de soins multidisciplinaire. Cette responsabilité peut aussi être dévolue à un parent ou à un travailleur social.

La **gestion de cas** consiste à coordonner la conduite des services de soins en portant attention à la fois à la qualité et aux coûts. Il s'agit souvent d'un travail collectif qui engage d'autres professionnels de la santé et qui favorise la continuité **des soins** (processus multidisciplinaire consistant à faciliter la transition entre les différents milieux de soins, compte tenu de l'évolution des besoins et de la disponibilité des ressources). À titre de gestionnaire de cas, l'infirmière choisit les ressources appropriées à l'état du patient puis elle les fait connaître à l'enfant et à la famille. Son objectif est d'aider l'enfant et la famille à obtenir les meilleurs résultats possibles tout en limitant le coût des services. La gestion de cas s'applique tant au patient hospitalisé qu'à celui qui reçoit des soins de longue durée à domicile pour un problème de santé chronique.

L'élaboration du plan de congé est une forme de gestion de cas. Un plan de congé bien préparé facilite la transition entre le centre hospitalier et le milieu naturel. Il améliore de plus les résultats du traitement amorcé au centre hospitalier. Pour planifier les congés, l'infirmière doit connaître les ressources médicales du milieu, les services de soins à domicile appropriés aux enfants, et les besoins d'information de la famille.

DÉMARCHE DE SOINS INFIRMIERS EN PÉDIATRIE

Sauriez-vous décrire les cinq étapes de la démarche de soins infirmiers relative aux enfants ? Cette méthode de travail permet à l'infirmière en pédiatrie de déceler et de résoudre les problèmes qu'elle peut rencontrer, ainsi que de planifier les soins. La démarche de soins infirmiers structure la pratique infirmière, que le patient soit un enfant ou un adulte.

- La *collecte des données* consiste à recueillir des renseignements sur le patient et sa famille ainsi qu'à procéder aux examens physiques : en milieu communautaire, lors de l'admission dans un centre hospitalier, au cours du séjour dans un centre hospitalier, ainsi qu'à domicile. L'infirmière analyse et synthétise les données afin d'évaluer les problèmes de santé du patient.
- Les *diagnostics infirmiers* décrivent les problèmes de santé que l'infirmière est habilitée à traiter. Une fois les problèmes circonscrits, l'infirmière pourra planifier des interventions particulières. Les diagnostics infirmiers visent également la promotion de la santé.

- L'*élaboration du plan de soins* consiste à fixer les objectifs à atteindre. Les résultats escomptés doivent être réalistes. Ils font généralement l'objet d'un consensus entre la famille et l'infirmière (ainsi que l'enfant, s'il est en âge de comprendre).

Dans les unités pédiatriques des centres hospitaliers et dans les services de soins à domicile, on associe souvent des plans de soins standardisés aux diagnostics précis. L'infirmière a la responsabilité d'individualiser les plans de soins standardisés en s'appuyant sur les données recueillies et sur son évaluation de la réaction de l'enfant aux soins. Les plans de soins individualisés permettent d'orienter les soins infirmiers.

- L'*exécution* est l'accomplissement des interventions prévues dans le plan de soins infirmiers. On peut modifier les interventions si l'enfant présente des réactions indésirables.
- L'*évaluation* est le recours à des critères objectifs et subjectifs qui permettent de constater la progression de l'enfant et de la famille vers les objectifs définis dans le plan de soins infirmiers. L'évaluation donne parfois lieu à une modification de ce plan. Par exemple, à mesure que l'état de l'enfant s'améliore et que les objectifs initiaux sont atteints, on doit établir de nouveaux objectifs et prévoir d'autres interventions infirmières. La révision du plan de soins repose sur les données obtenues lors des évaluations successives.

Le **cheminement critique,** plan de soins multidisciplinaire global relatif à un trouble particulier, décrit l'enchaînement et le moment des interventions qui devraient mener aux résultats escomptés. Il repose sur une synthèse de la recherche et des décisions médicales antérieures qui vise à déterminer les pratiques les plus efficaces dans le traitement d'un patient. Le cheminement critique englobe les soins infirmiers, la nutrition, les épreuves diagnostiques, la médication et les autres traitements, la mobilité et l'activité, l'enseignement au patient et le plan de congé. En milieu de soins, il vise à uniformiser la conduite des traitements et à limiter les coûts des soins[2,3]. Un grand nombre d'infirmières participent à des recherches destinées à mettre au point des cheminements critiques à la fois efficaces et économiques.

MILIEUX DE TRAVAIL DE L'INFIRMIÈRE EN PÉDIATRIE

L'infirmière en pédiatrie travaille dans un grand nombre de milieux différents. Dans le cadre d'un centre hospitalier, elle peut dispenser des soins à des malades en phase aiguë au service des urgences, à l'unité d'observation ou de court séjour, à la salle de réveil, à l'unité des soins intensifs, à l'unité pédiatrique, ainsi que dans diverses cliniques externes. L'infirmière travaillant dans un contexte pédiatrique participe à la promotion de la santé de diverses manières:

- Elle recueille des données et évalue l'état de santé des enfants ainsi que de leur famille;
- Elle fournit les traitements médicaux prescrits;
- Elle dispense des soins infirmiers en essayant de préserver le plus possible le noyau familial et ses habitudes;
- Elle collabore avec la famille et l'équipe de soins à l'élaboration d'un plan de soins individualisé et d'un plan de congé, ou encore elle participe à l'exécution d'un cheminement critique.

Le séjour dans un centre hospitalier fait maintenant partie d'un continuum qui donne aux enfants les outils nécessaires pour terminer leur traitement à la maison, à l'école ou ailleurs dans la communauté. L'infirmière en pédiatrie aide les familles à faire la transition entre le milieu hospitalier et:

- Le domicile, en vue d'une convalescence brève ou de soins de longue durée;
- Un centre de réadaptation ou un centre de soins de longue durée;
- Un programme de soins palliatifs.

La coordination du passage d'un centre hospitalier à un autre milieu nécessite que l'infirmière planifie le congé, exécute le plan multidisciplinaire, aide la famille à élaborer un plan d'urgence dans l'éventualité d'une crise et collabore avec divers professionnels de la santé.

Les infirmières en pédiatrie exercent également leur métier dans plusieurs autres milieux.

- Dans les *cabinets de pédiatres* et les *centres locaux de services communautaires (CLSC)*, les infirmières examinent les enfants, donnent des conseils par téléphone et fournissent des renseignements aux familles sur la croissance, le développement et la nutrition de leurs enfants.
- Dans les *cliniques externes*, les infirmières examinent les enfants, participent aux interventions médicales et donnent aux familles l'information nécessaire pour pouvoir assurer la continuité du traitement.
- Dans les *services de soins à domicile*, les infirmières dispensent des soins à des enfants atteints de troubles aigus ou chroniques. Les enfants ont besoin de traitements médicaux et de soins infirmiers pour des maladies qui peuvent être aiguës, en voie de guérison, chroniques ou en phase terminale. Les infirmières se rendent parfois au domicile du patient pour effectuer des interventions particulières ou administrer des médicaments, ou encore lorsqu'elles travaillent en service privé.
- Dans les *centres de réadaptation*, les infirmières concourent à redonner aux enfants le meilleur état de santé possible ; elles planifient en outre le congé des patients atteints de maladies chroniques.
- Dans les *écoles*, les infirmières examinent les enfants, suivent l'évolution de leur état de santé et contribuent à l'éducation sanitaire en donnant des cours aux enseignants et aux élèves. Les écoles accueillent un grand nombre d'enfants souffrant de maladies chroniques ou dépendant d'un appareillage technologique externe. L'infirmière scolaire établit, exécute et évalue des plans de santé scolaire individualisés qui s'adressent à ces élèves. Son enseignement favorise l'autonomie des patients, comme l'illustre l'exemple de Mélanie et de ses amis du club des asthmatiques.

LOI ET ÉTHIQUE

Au Québec, la Charte des droits et libertés de la personne stipule (art. 40) que toute personne a droit, dans la mesure et suivant les normes prévues par la loi, à l'instruction publique gratuite. Cette mesure s'applique aussi aux personnes handicapées.

► CONTEXTE ACTUEL DES SOINS INFIRMIERS EN PÉDIATRIE

Les enfants de moins de 19 ans sont plus de 7 616 000 au Canada et représentent 26,5 % de la population[4]. (La figure 1-2 présente une répartition de la population par

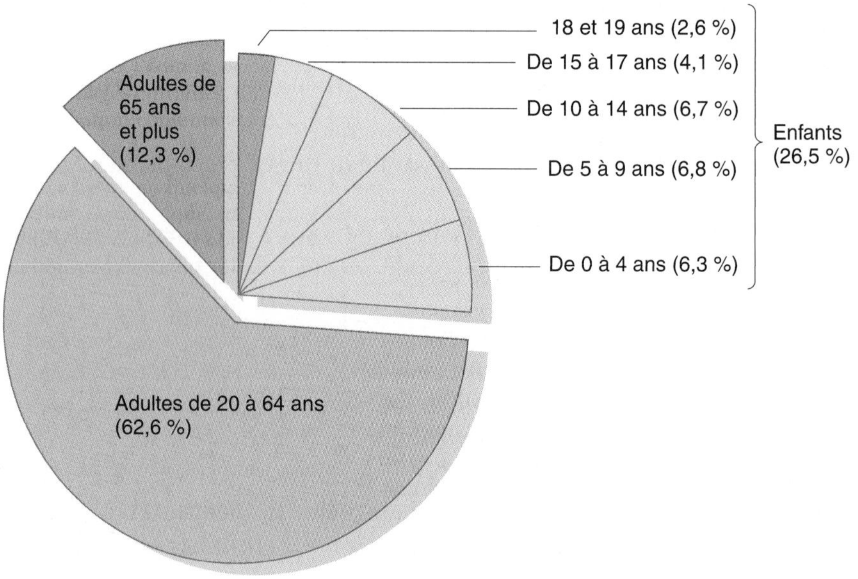

FIGURE 1-2. En 1997, environ un quart de la population du Canada était composé d'enfants dont l'âge s'échelonnait de la naissance à 18 ans.
Source : Statistique Canada (1996). Recensement de 1996, estimations postcensitaires de la population. *Série Le Pays, matrice CANSIM 6367. Caractéristiques de la population selon l'âge au Canada en 1997.*

groupe d'âge.) Il fut un temps où les enfants étaient considérés comme une main-d'œuvre. Les choses ont bien changé au cours du siècle dernier et, de nos jours, la société reconnaît le caractère particulier des enfants, leur vulnérabilité et leur besoin de protection.

SOINS AXÉS SUR LA FAMILLE

Les **soins axés sur la famille** consistent à déterminer et à satisfaire les besoins affectifs, sociaux et développementaux des enfants et des familles qui reçoivent des soins de santé. On reconnaît l'importance de la contribution de la famille au rétablissement de l'enfant en intégrant sa participation au plan de soins (figure 1-3). On considère souvent la famille comme un partenaire de l'équipe soignante qui suit l'évolution de l'état de santé de l'enfant et participe aux décisions relatives à ses soins. Cette attitude accroît la confiance et la compétence de la famille, qualités d'autant plus précieuses que la famille est appelée à participer toujours plus étroitement aux soins de l'enfant. Le tableau 1-1 présente les principes fondamentaux des soins axés sur la famille.

RESPECT DE LA DIVERSITÉ CULTURELLE

La population nord-américaine est une mosaïque culturelle dont la diversité ne cesse de croître. Plus de 25 % des enfants de moins de 5 ans sont issus de groupes minoritaires[5]. La culture est composée de croyances, d'habitudes de vie, de valeurs et de comportements caractéristiques d'une famille et d'une communauté et transmis par la

DIVERSITÉ CULTURELLE

Des conflits risquent d'éclater au sein des familles si les traditions et les rituels des aînés ne sont pas conformes aux pratiques courantes des soins de santé. L'infirmière doit être sensible aux conséquences possibles de cette situation sur les soins de l'enfant, surtout après son départ du centre hospitalier. Si le plan de soins infirmiers ne tient pas compte des valeurs culturelles, les parents peuvent être amenés à choisir entre les croyances de la famille et les recommandations des professionnels de la santé.

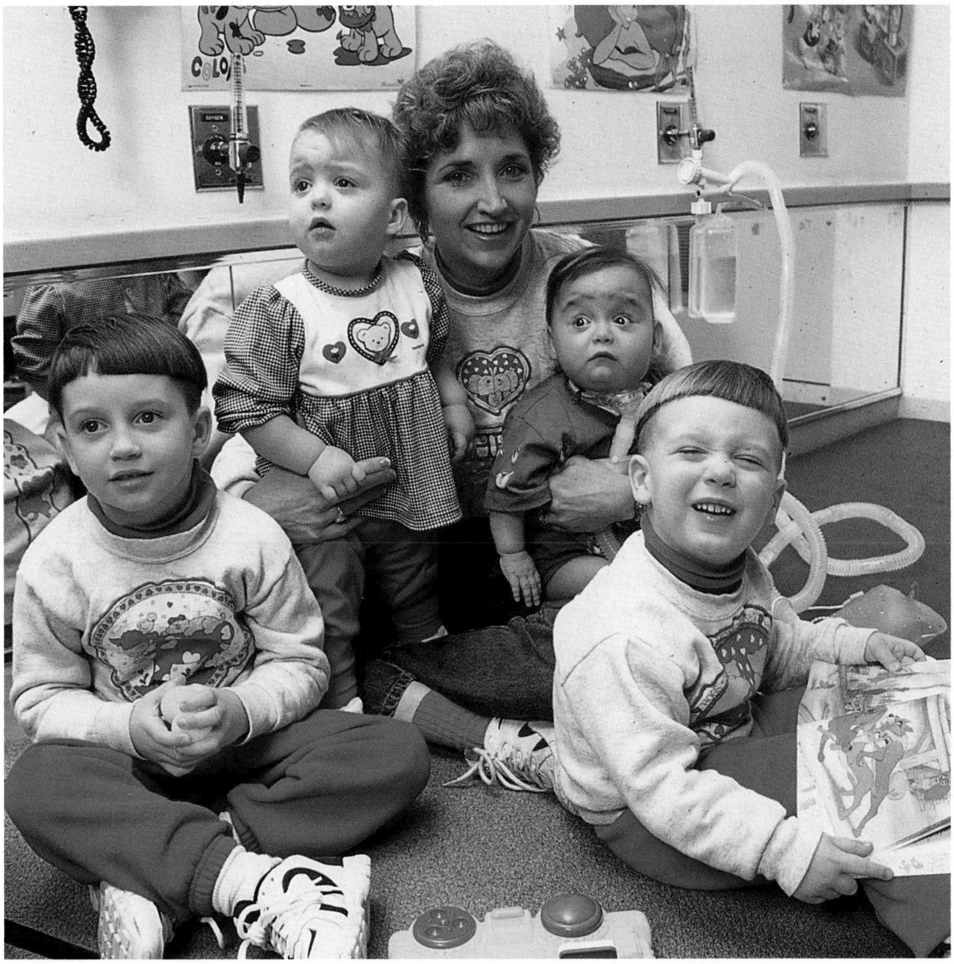

FIGURE 1-3. De nombreux établissements encouragent les familles à rendre visite aux enfants qui reçoivent des soins de longue durée. Les visites des membres de la famille élargie permettent aux parents d'être au courant des soins de l'enfant et aux frères et sœurs de garder des liens avec le petit patient.

TABLEAU 1-1 Principes fondamentaux des soins axés sur la famille

- Tenir compte, dans les politiques et les pratiques, du fait que la famille est la constante dans la vie d'un enfant, tandis que les systèmes du service de santé ainsi que son personnel changent.
- Faciliter la collaboration entre la famille et les professionnels dans le centre hospitalier, à domicile et dans la communauté :
  - soins d'un enfant en particulier ;
  - élaboration, mise en œuvre, évaluation et révision des programmes ;
  - élaboration des politiques.
- Favoriser en toute occasion un échange d'information complet, impartial et empathique entre les membres de la famille et les professionnels.
- Fonder les politiques et les pratiques sur le respect de l'individualité, des forces personnelles et de la diversité culturelle, ethnique, raciale, spirituelle, sociale, économique, scolaire et géographique.
- Reconnaître et respecter les différentes méthodes d'adaptation et instituer des politiques et des programmes globaux visant à satisfaire les besoins des familles sur les plans pédagogique, affectif, environnemental et financier, ainsi que sur celui du développement.
- Encourager et faciliter la collaboration et les liens entre les familles.
- Veiller à ce que les services et les programmes de soutien offerts à domicile, dans le centre hospitalier et dans la communauté aux enfants ayant des besoins particuliers en santé et en développement soient souples, accessibles et diversifiés afin de répondre à l'éventail des besoins des familles.
- Considérer les familles comme des familles et les enfants comme des enfants et reconnaître qu'ils représentent une myriade de forces, de préoccupations, d'émotions et d'aspirations, en plus de leurs besoins en services et en soutien.

Source : Shelton, T.L. et Stepanek, J.S. (1994). Family-centered care for children needing specialized health and developmental services. *Bethesda MD : Association for the Care of Children's Health.*

société. Le milieu culturel et les valeurs des enfants ainsi que des parents ne sont pas toujours identiques à ceux de l'infirmière ; l'écart est souvent assez considérable.

Le système de valeurs d'une famille est constitué des éléments suivants :

- La religion et les croyances sociales ;
- La présence et l'influence de la famille élargie ainsi que la socialisation au sein du groupe ethnique ;
- Les modes de communication ;
- Les croyances et les attitudes envers les concepts de santé et de maladie ;
- Les règles de conduite relatives aux contacts physiques avec des étrangers ;
- L'éducation.

On observe souvent des incompatibilités entre les croyances des familles et celles du personnel soignant relativement aux questions suivantes :

- Les comportements de demande d'aide ;
- Les causes des maladies ;
- L'agonie et la mort ;
- La responsabilité des soins ;
- L'éducation des enfants.

Ces éléments influent à divers degrés sur les croyances et les valeurs culturelles d'un groupe ethnique et lui confèrent son caractère unique. On peut cependant craindre des malentendus si les professionnels de la santé et la famille proviennent de groupes culturels différents. En outre, des expériences fâcheuses ont pu susciter la colère ou la méfiance de la famille envers le personnel soignant. L'infirmière doit reconnaître et respecter la diversité culturelle et agir de manière à obtenir un résultat souhaitable pour tous.

La famille accepte plus facilement de donner les soins nécessaires si le plan de soins tient compte de ses valeurs culturelles, surtout lorsque l'enfant est traité à domicile. Évitez d'imposer vos valeurs culturelles aux enfants et aux familles auprès desquels vous intervenez. Informez-vous sur les valeurs des différents groupes ethniques de votre communauté (croyances religieuses se répercutant sur les soins, croyances face aux maladies courantes et traitements traditionnels). Vous pourrez ainsi élaborer un plan de soins infirmiers individualisé pour chaque enfant et chaque famille que vous rencontrerez.

STATISTIQUES RELATIVES À LA SANTÉ DES ENFANTS

Les enfants ne souffrent pas des mêmes affections que les adultes, et certains de leurs problèmes de santé sont reliés à l'âge et au stade de développement. Par exemple, les principales causes de mortalité périnatale (combinaison des mortinaissances et des décès néonataux précoces) et infantile (décès survenant pendant la première année de vie) varient selon l'âge du nourrisson (figure 1-4).

Les principales causes de décès chez les nouveau-nés (de la naissance à 28 jours) et chez les nourrissons (de 1 à 12 mois) sont les complications périnatales, les malformations congénitales, la mort subite du nourrisson et d'autres causes inconnues. La figure 1-4 présente les plus importantes causes de décès durant la première année de vie.

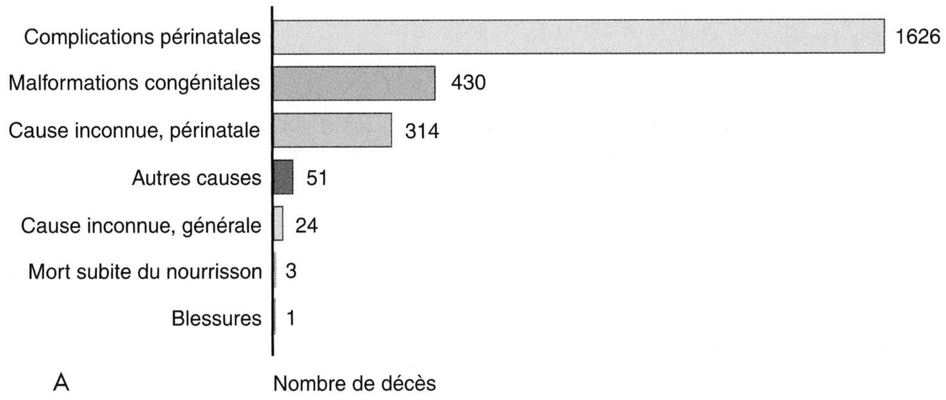

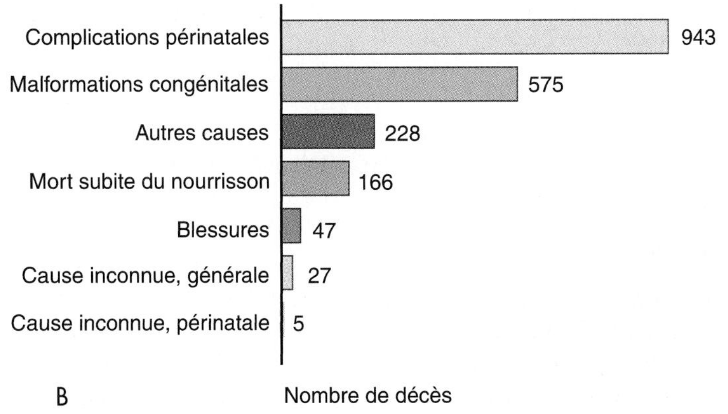

FIGURE 1-4. Les principales causes de mortalité au Canada en 1996 : **(A)** mortalité périnatale – chez les nourrissons de la naissance à 28 jours ; **(B)** mortalité infantile – chez les nourrissons de 1 à 12 mois.
Source : Statistique Canada (1999). Recueil de statistiques sur la santé et l'état civil. *1996. Ottawa, gouvernement du Canada.*

Les blessures consécutives aux accidents, les tumeurs malignes et les anomalies congénitales sont les principales causes de décès chez les enfants de plus de 1 an. La figure 1-5 présente la répartition des causes de mortalité par groupe d'âge chez les 1 à 19 ans au Canada. Parmi les décès consécutifs à des blessures et à des accidents chez les enfants de 0 à 19 ans, on remarque la forte prévalence des décès par accidents de véhicules moteur chez les adolescents (figure 1-6).

La **morbidité** (maladies ou blessures qui limitent l'activité, nécessitent des soins médicaux ou une hospitalisation, ou entraînent un état chronique) varie également selon l'âge des enfants. Les troubles respiratoires et les maladies du système digestif sont les principales causes d'hospitalisation chez les enfants de moins de 12 ans (figure 1-7). Les blessures et l'empoisonnement ainsi que les problèmes respiratoires sont des causes importantes d'hospitalisation chez les jeunes de 12 à 14 ans. Chez les 15 à 17 ans, les grossesses, les blessures, les problèmes respiratoires, les troubles mentaux et les maladies du système digestif sont les principales causes d'hospitalisation.

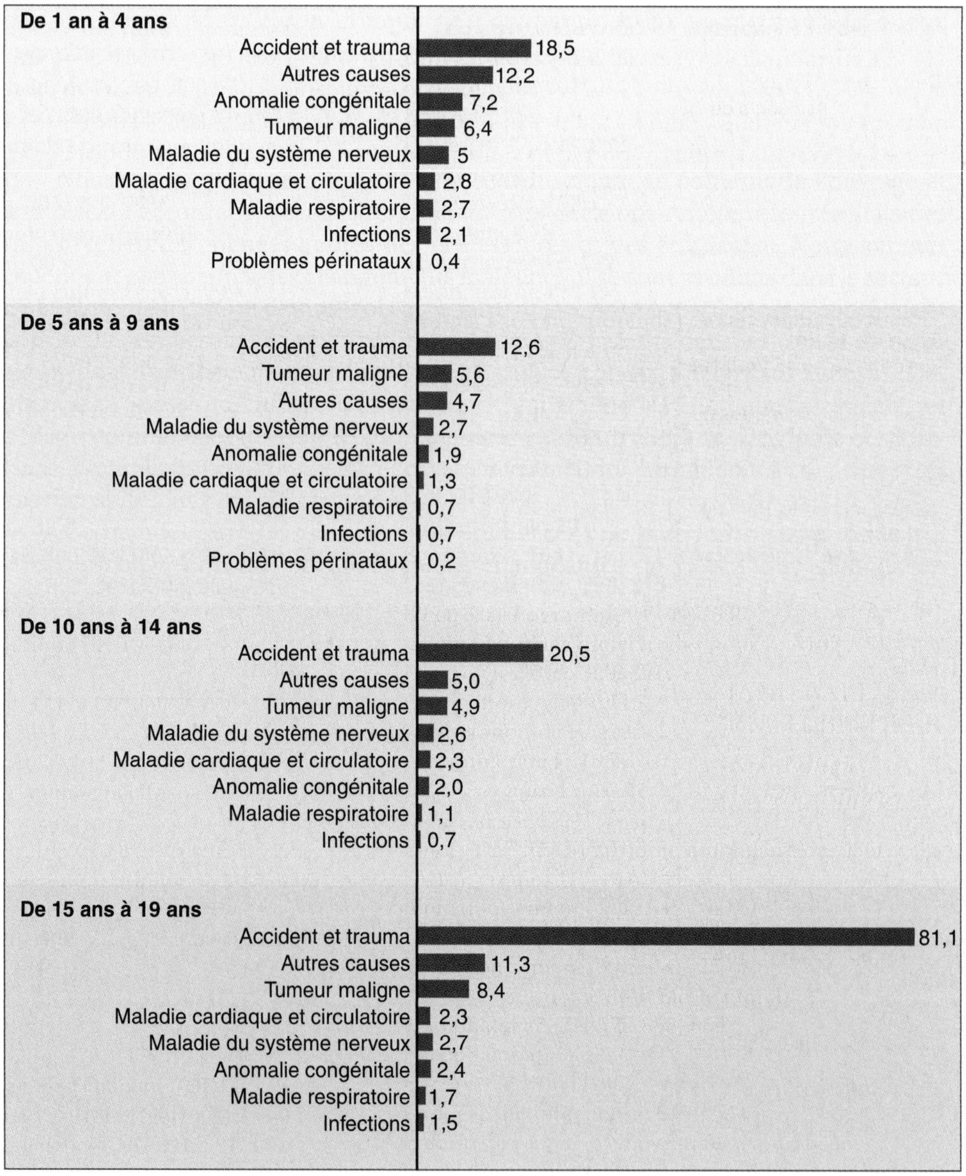

FIGURE 1-5. Répartition par causes et par groupes d'âge du nombre de décès par 100 000 enfants au Canada en 1997.

Source : Statistique Canada. (1997). Mortalité. Liste sommaire des causes. Ottawa, gouvernement du Canada.

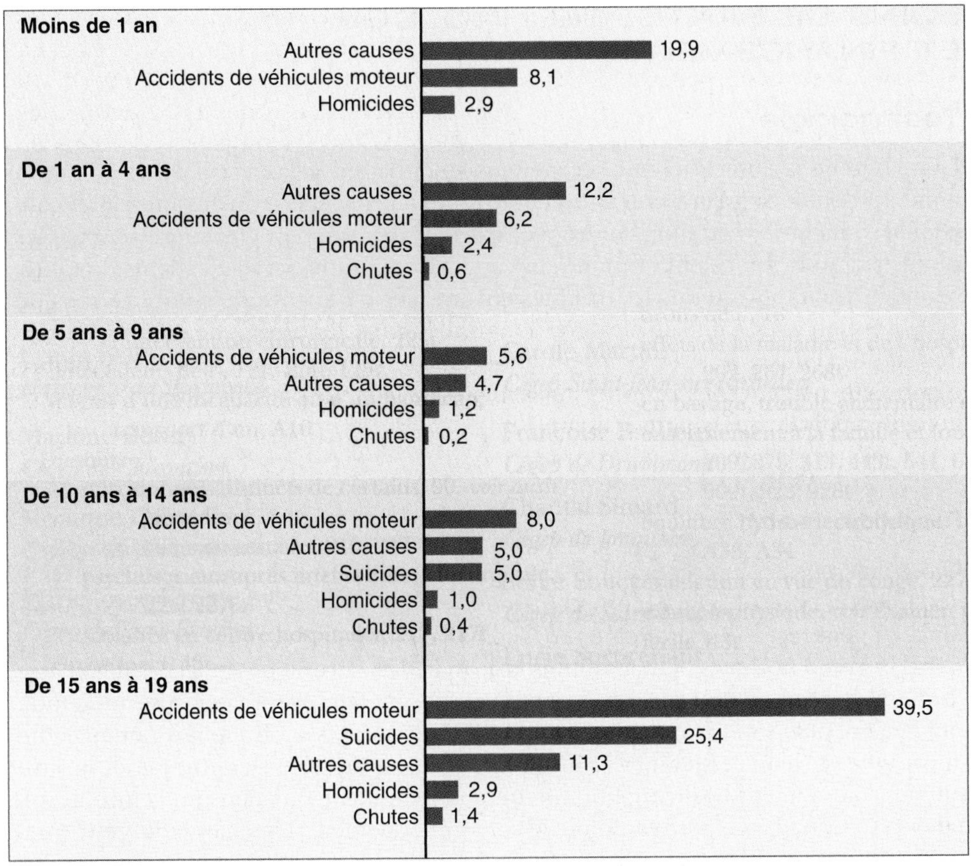

FIGURE 1-6. Décès consécutifs à des blessures et à des accidents par 100 000 enfants au Canada.
Source : Statistique Canada (1997). Mortalité, Liste sommaire des causes. *Ottawa, gouvernement du Canada.*

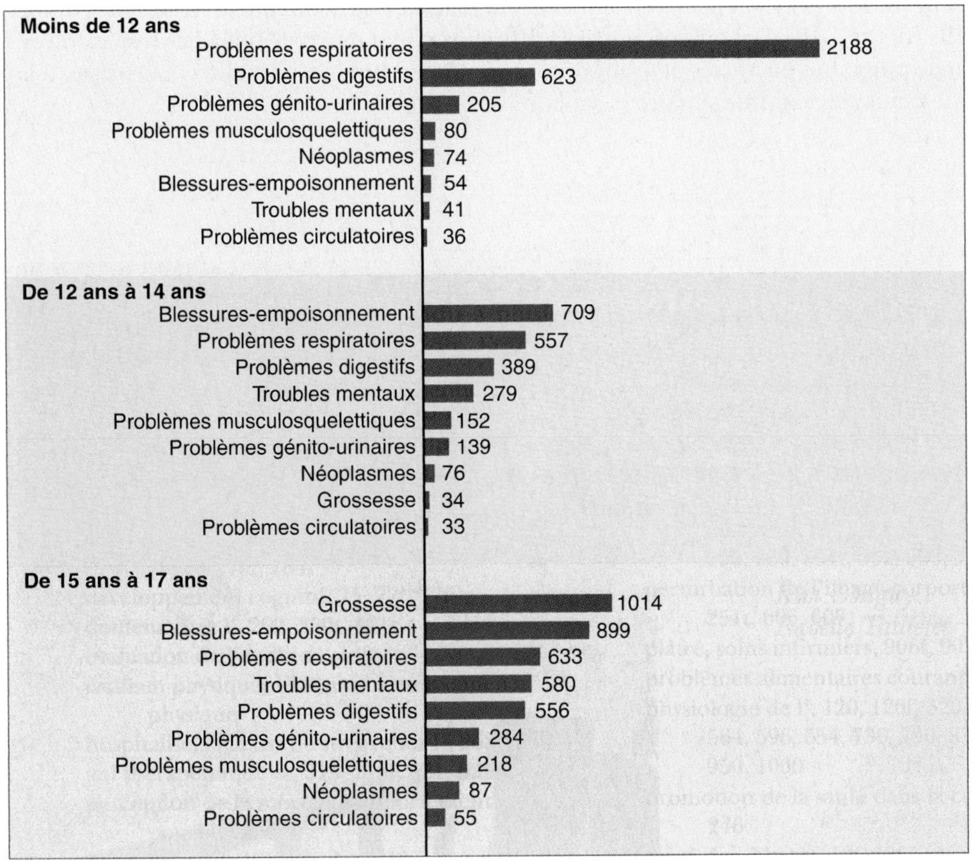

FIGURE 1-7. Les principales causes d'hospitalisation au Canada selon l'âge par 100 000 habitants.
Source : Santé Canada et Statistique Canada (1999). Rapport statistique sur la santé de la population canadienne. *Ottawa, gouvernement du Canada.*

SOINS DE SANTÉ : TECHNOLOGIE ET FINANCEMENT

Technologie

La recherche et la technologie permettent aujourd'hui de sauver la vie d'un grand nombre d'enfants qui présentent un faible poids à la naissance ou des anomalies congénitales, même si certains d'entre eux gardent des troubles chroniques. Ainsi, les succès technologiques ont entraîné une augmentation des coûts des soins de santé. Nombre d'enfants atteints de troubles chroniques ou encore de complications de maladies aiguës ainsi que de blessures sont traités dans des centres de soins de longue durée, des centres de réadaptation ou à domicile (figure 1-8). Un certain nombre d'entre eux ne peuvent s'adonner aux activités de leur âge ou dépendent d'une technologie médicale quelconque (figure 1-9).

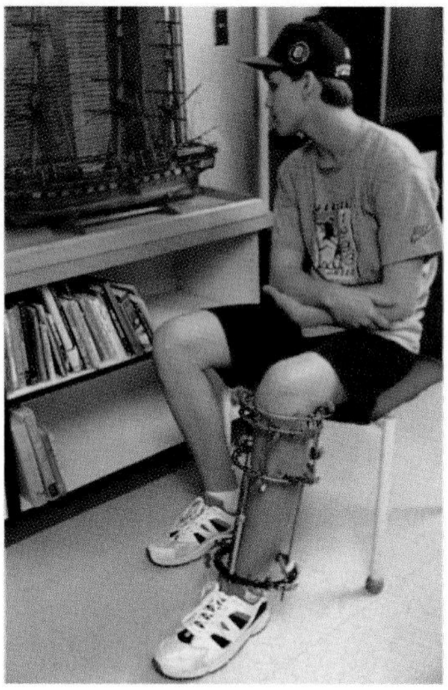

FIGURE 1-8. Au moment où cette photo a été prise, Pascal séjournait à l'hôpital Shriner depuis plus de huit mois. Il y subissait une fixation externe (élongation de la jambe), processus long et douloureux. Il est important que les enfants qui reçoivent des soins prolongés poursuivent leurs études, se lient d'amitié avec d'autres enfants hospitalisés, gardent contact avec leurs amis de l'extérieur et apprennent les autosoins.

Financement

Le Canada possède un régime universel de soins de santé qui s'adresse à l'ensemble de la population. Au Québec, toute personne admissible à la Régie de l'assurance-maladie peut recevoir gratuitement des soins de santé.

Un grand nombre d'enfants atteints de maladies chroniques graves peuvent être traités à domicile plutôt que dans un centre hospitalier. Aux États-Unis, une étude publiée en 1989 révélait que plus de un million d'enfants souffraient d'une maladie chronique grave nécessitant des soins à domicile continuels[6]. Des études ont prouvé que les soins étaient beaucoup moins coûteux à domicile que dans un centre hospitalier[6]. Au Canada, les soins à domicile sont généralement à la charge du gouvernement. Grâce aux progrès technologiques, il existe aujourd'hui sur le marché des appareils médicaux portatifs adaptés aux soins à domicile. Certaines familles ont pu reprendre leur vie en mains en aménageant dans leur maison une unité de soins intensifs (figure 1-10). Des enfants qui, il y a 10 ans, seraient morts de maladies respiratoires, neurologiques ou autres peuvent désormais mener une vie normale et participer à la vie familiale, communautaire et scolaire.

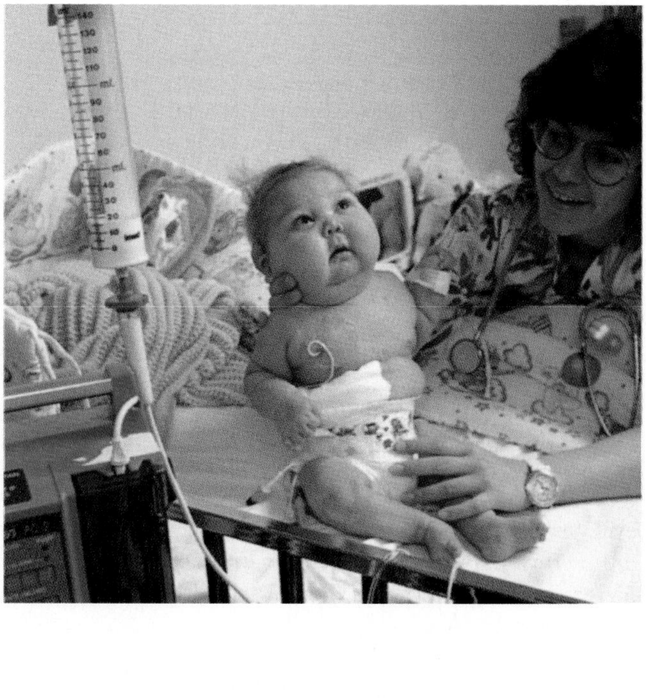

FIGURE 1-9. Cet enfant ne peut obtenir les nutriments nécessaires qu'au moyen des techniques les plus avancées.

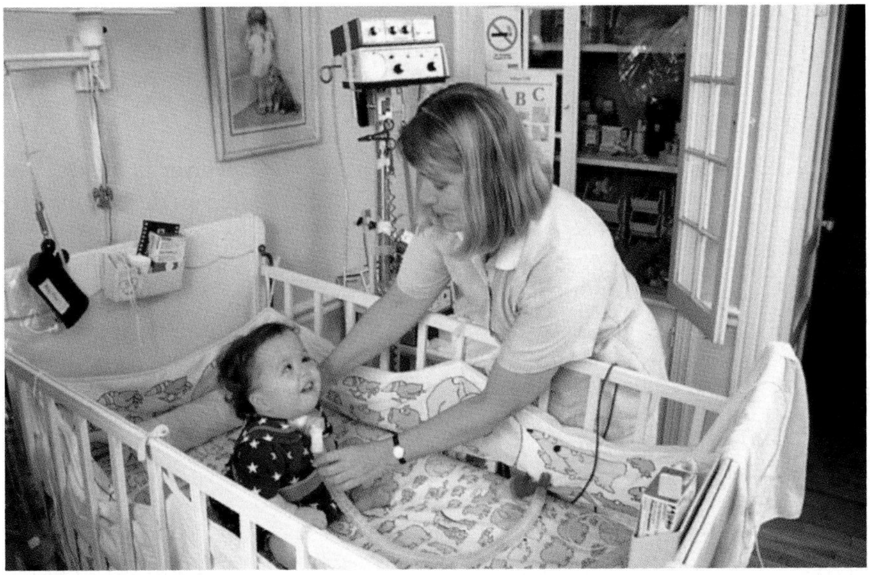

FIGURE 1-10. Il est souvent souhaitable pour la famille, et également plus économique, de dispenser les soins de santé à domicile. Cet objectif est désormais réalisable grâce à la technologie.

▶ CONCEPTS JURIDIQUES ET RESPONSABILITÉS

RÉGULATION DE LA PRATIQUE INFIRMIÈRE

Les infirmières sont responsables de leurs actes professionnels, et leur pratique est régie par la Loi sur les infirmières et les infirmiers (L.R.Q. c.1-8). Cette loi fixe les rôles et les responsabilités des infirmières. Les devoirs et obligations des infirmières et des infirmiers du Québec sont élaborés dans le *Code de déontologie des infirmières et des infirmiers.*

En tant que professionnelles, les infirmières établissent en matière de formation et de pratique des normes conformes aux lois. Les regroupements professionnels d'infirmières et les organismes qui accréditent les programmes de soins infirmiers modifient les exigences de formation à mesure que les sciences infirmières progressent. Les regroupements professionnels d'infirmières édictent des normes qui décrivent les responsabilités des infirmières envers le public et les patients.

L'Ordre des infirmières et infirmiers du Québec établit les normes en matière de soins infirmiers et de rendement. Les normes relatives aux soins précisent le degré de compétence des soins infirmiers en fonction de la démarche de soins infirmiers et fondent la prise de décision clinique. Les normes relatives au rendement décrivent la conduite de l'infirmière dans son rôle professionnel en fonction de critères comme la qualité des soins, le rendement, la collégialité, l'utilisation des ressources, la déontologie, la recherche, l'éducation et la collaboration. Contrairement aux États-Unis (tableau 1-2), le Québec ne possède pas de normes particulières pour les soins infirmiers en pédiatrie.

RESPONSABILITÉ ET GESTION DES RISQUES

Responsabilité

Les membres de la famille confient l'enfant à l'équipe soignante. Ils sont en droit d'attendre qu'elle lui dispense les soins médicaux et infirmiers appropriés et qu'elle évite les erreurs qui seraient nuisibles pour sa santé. Les infirmières doivent approfondir leurs connaissances de base, déceler dans l'état de l'enfant les changements qui dicteraient une intervention et prendre les mesures nécessaires pour protéger l'enfant.

TABLEAU 1-2 Normes de pratique professionnelle des infirmières en pédiatrie clinique aux États-Unis

Normes relatives aux soins infirmiers en pédiatrie

- Recueillir des données.
- Analyser les données recueillies pour établir des diagnostics.
- Élaborer un plan de soins qui prescrit les interventions à accomplir en vue d'obtenir les résultats escomptés.
- Effectuer les interventions prévues dans le plan de soins.
- Évaluer les progrès accomplis par l'enfant et la famille vers l'atteinte des résultats escomptés.

Normes relatives au rendement de l'infirmière en pédiatrie

- Évaluer systématiquement la qualité et l'efficacité de la pratique infirmière en pédiatrie.
- Évaluer sa propre pratique infirmière par rapport aux normes de pratique professionnelle ainsi qu'aux lois et règlements en vigueur.
- Posséder des connaissances en soins infirmiers en pédiatrie et les tenir à jour.
- Contribuer au développement professionnel de ses pairs, de ses collègues et des autres.
- Prendre des décisions et agir dans l'intérêt des enfants et de leur famille conformément à la déontologie.
- Collaborer avec l'enfant, la famille et le personnel soignant aux soins du patient.
- Tirer parti dans sa pratique des résultats des recherches.
- Tenir compte des facteurs reliés à la sécurité, à l'efficacité et au coût dans la planification et l'exécution des soins.

Sources : American Nurses Association & the Society of Pediatric Nurses (1996). Statement on the scope and standards of pediatric clinical nursing practice. *(MCH-17). DC : Washington. American Nurses Publishing. © 1996 American Nurses Publishing, American Nurses Foundation/American Nurses Association, 600 Maryland Ave SW, Suite 100W, Washington, DC 20024-2571.*

CONSEIL CLINIQUE

Les manuels des politiques et des techniques de soins doivent être tenus à jour et contenir des directives sur les soins et l'emploi de la technologie, surtout en ce qui a trait aux situations potentiellement dangereuses.

LOI ET ÉTHIQUE

Le dossier du patient est un document juridique admissible en preuve devant les tribunaux. L'information qu'il contient doit être écrite lisiblement et formulée objectivement. L'infirmière qui note les réactions d'un patient à un traitement doit mentionner les réponses physiologiques et transcrire littéralement les propos du patient. Elle doit inscrire au dossier la date et l'heure des soins, apposer sa signature et indiquer son titre.

Gestion des risques

Les établissements de soins s'efforcent de fournir des soins de qualité aux patients et d'éviter de leur causer des préjudices. Ils recourent notamment aux mécanismes suivants.

- La **gestion des risques** est un processus établi par un établissement de soins en vue de cerner, déterminer et de réduire les risques de blessures encourus par les patients, le personnel et les visiteurs, de manière à éviter de causer des préjudices.
- L'**assurance de la qualité** consiste à évaluer les procédés et les résultats des soins à l'aide d'indicateurs afin d'en mesurer la conformité aux normes.
- L'**amélioration de la qualité** est l'examen et l'amélioration continuels des procédés, des systèmes et des résultats en vue de répondre aux besoins des patients.

Les infirmières participent à la formulation des politiques institutionnelles et des normes de pratique. Les centres hospitaliers et les services de soins à domicile favorisent l'élaboration de plans de soins infirmiers spécifiques ou de cheminements critiques multidisciplinaires qui servent de normes institutionnelles minimales.

Au cours de l'élaboration des normes institutionnelles, on définit les indicateurs de l'efficacité pour les infirmières et les autres membres du personnel soignant. Ces indicateurs peuvent servir à évaluer le déroulement des soins, les systèmes de l'établissement hospitalier ou les résultats escomptés dans certains cas particuliers. On examine régulièrement les dossiers des patients afin de déceler les écarts par rapport aux normes institutionnelles ou aux cheminements critiques et de chercher, le cas échéant, avec l'ensemble du personnel soignant, les moyens d'améliorer le système ou les procédés. Cette démarche aboutit souvent à la formulation de recommandations en vue de la révision des normes institutionnelles.

L'inscription au dossier des soins infirmiers dispensés constitue un aspect essentiel de la gestion des risques et de l'assurance de la qualité. Seuls les soins inscrits au dossier sont considérés en cour comme ayant été dispensés, quelle qu'ait été par ailleurs la qualité des soins non consignés. L'infirmière doit noter de manière précise et chronologique les données recueillies sur le patient, le plan de soins infirmiers ainsi que les réactions de l'enfant aux traitements médicaux et aux soins infirmiers, y compris les progrès accomplis vers l'atteinte des objectifs de soins infirmiers. L'infirmière doit en outre enregistrer dans le dossier tout incident susceptible de nuire au rétablissement du patient.

▶ LOI ET ÉTHIQUE EN PÉDIATRIE

Sarah, âgée de 15 ans, souffre d'une leucémie myéloïde aiguë. L'apparition soudaine de fièvre, de douleurs articulaires et de pétéchies vient de signaler la fin de sa seconde rémission. Une greffe de mœlle osseuse est au nombre des traitements encore envisageables. Sarah accepte de subir cette intervention si on trouve un donneur compatible, mais elle refuse d'être réanimée et maintenue en vie artificiellement en cas d'arrêt cardiaque. Elle s'est longuement entretenue avec l'aumônier du centre hospitalier et la travailleuse sociale, et sa décision est irrévocable. Par contre, ses parents désirent que l'on mette tout en œuvre pour la maintenir en vie jusqu'à ce qu'un donneur se présente.

Le cas de Sarah illustre les dilemmes juridiques et déontologiques que posent les soins des enfants. À quel âge les enfants sont-ils aptes à prendre une décision éclairée à propos d'un traitement ? Qu'arrive-t-il lorsque parents et enfant ont des opinions divergentes face à un traitement ? Comment prendre des décisions appropriées à la déontologie ?

LOI ET ÉTHIQUE

Pour obtenir un consentement libre et éclairé, un médecin doit fournir un certain nombre de renseignements, dont une description détaillée du traitement, des bienfaits et des risques qui y sont associés, ainsi que des autres traitements possibles. Il doit en outre signaler au parent ou au tuteur qu'il a le droit de refuser le traitement au nom de l'enfant.

CONSENTEMENT LIBRE ET ÉCLAIRÉ

Le **consentement libre et éclairé** est l'acte par lequel une personne accepte officiellement de subir une intervention effractive ou de participer à une recherche. Le patient doit donner son consentement de manière volontaire. Ce sont généralement les parents (ou le détenteur de l'autorité parentale), à titre de responsables des enfants mineurs, qui donnent un consentement éclairé au nom des enfants. Si les parents sont divorcés, l'un ou l'autre peut donner le consentement. Les enfants ainsi que les parents doivent comprendre qu'ils ont le droit de refuser le traitement en tout temps. Dans une situation d'urgence, il n'est pas obligatoire d'obtenir un consentement pour un traitement visant à sauver la vie ou à conserver une partie du corps telle qu'un membre.

Le *Code civil du Québec*[7] accorde aux enfants de moins de 18 ans le droit de donner un consentement éclairé dans les circonstances suivantes :

- s'ils sont eux-mêmes parents d'un patient en bas âge ;
- s'ils ont le statut de **mineurs émancipés** (adolescents autonomes de moins de 18 ans qui ne sont pas assujettis à l'autorité parentale).

La loi accorde aux enfants de 14 ans et plus le droit de donner un consentement éclairé pour les soins requis par leur état de santé (art.14, al.2 C.c.Q.). Toutefois, si leur état exige qu'ils séjournent dans un établissement de soins de santé pendant plus de 12 heures, les professionnels de la santé doivent aviser les titulaires de l'autorité parentale de ce fait (art.14, al.2 C.c.Q.).

Les enfants devraient participer aux décisions relatives à leur traitement dans la mesure de leur aptitude au raisonnement. L'enfant trop jeune pour donner un consentement éclairé peut tout de même être au courant dans la mesure du possible de son état de santé et exprimer ses préférences en matière de soins. Ce sont toutefois ses parents qui prendront les décisions finales (figure 1-11).

CONSEIL CLINIQUE

Le médecin a légalement la charge d'obtenir le consentement éclairé. Le rôle de l'infirmière dans l'obtention du consentement éclairé consiste notamment à :

- signaler au médecin la nécessité d'obtenir un consentement éclairé ;
- répondre aux questions posées par les parents et l'enfant ;
- agir à titre de témoin au moment où les parents signent le formulaire de consentement ou donnent leur consentement verbal au téléphone.

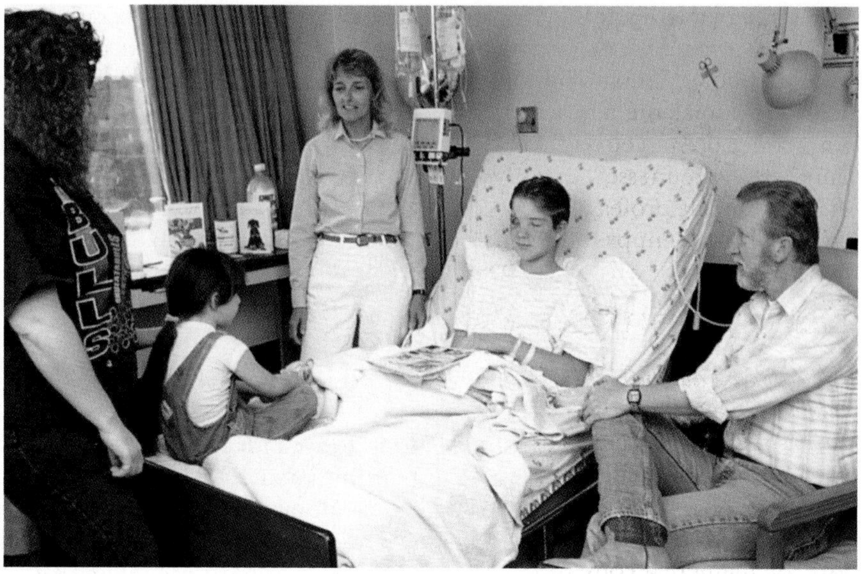

FIGURE 1-11. Lorsque la situation le permet, les enfants doivent participer activement aux décisions qui concernent leurs soins. L'infirmière (debout à la droite du patient) a rassemblé la famille au complet afin de discuter des soins de l'enfant de manière constructive et honnête.

CROISSANCE ET DÉVELOPPEMENT

À 7 ou 8 ans, un enfant est apte à comprendre les explications concrètes qu'on lui donne sur le consentement éclairé. À 11 ans, il est capable de raisonnement abstrait et de pensée logique. À 14 ans, un adolescent peut soupeser les choix qui s'offrent à lui et prendre des décisions avec autant de discernement qu'un adulte.

LOI ET ÉTHIQUE

Demandez un avis juridique lorsque vous devez régler des problèmes complexes liés à la tutelle, aux désaccords entre les parents divorcés sur les soins à donner à l'enfant ou à la présence d'un responsable qui n'est pas le tuteur légal du patient.

LOI ET ÉTHIQUE

Les Témoins de Jéhovah refusent systématiquement toute transfusion sanguine (y compris de plasma et de leur propre sang) pour eux-mêmes et pour leurs enfants. Ils croient en effet que les transfusions équivalent à l'ingestion de sang, acte moralement et spirituellement répréhensible, péché mortel selon leur interprétation de la Bible (Lévitique 17 : 13-14).

En ce qui a trait à la participation à une recherche, les règlements relatifs à l'éthique stipulent que les enfants doivent préalablement être avisés du projet dans des termes correspondant à leur stade de développement et donner leur **consentement** (une acceptation volontaire). Les enfants doivent disposer d'un laps de temps suffisant pour poser des questions; ils doivent en outre savoir qu'ils ont le droit de refuser de participer à l'étude[7, 8, 9]. Le *Code civil du Québec* mentionne qu'une personne mineure ne pourra être soumise à une recherche qu'en l'absence de risque sérieux pour sa santé et d'opposition de sa part. Elle doit aussi comprendre la nature et les conséquences de l'acte (art.21, al.1 C.c.Q.). Cependant, une personne mineure qui ne comprend pas la nature et les conséquences de l'acte pourrait quand même participer à la recherche si le parent ou le détenteur de l'autorité parentale consent à la participation.

DROITS DE L'ENFANT ET DES PARENTS

Les parents ou les tuteurs disposent d'une autorité absolue envers les soins de l'enfant, sauf dans les cas précis qui suivent[10, 7]:

- si l'enfant et les parents sont en désaccord sur les traitements possibles;
- si le traitement choisi par le parent ne permet pas d'intervenir pour sauver la vie de l'enfant;
- s'il existe un risque de conflit d'intérêts entre l'enfant et les parents, par exemple si on soupçonne une négligence ou des mauvais traitements;
- si les parents sont inaptes à prendre une décision, par exemple s'ils ont été eux-mêmes gravement blessés dans le même accident de la route dont l'enfant a été victime.

Dans certains cas, un tribunal peut être appelé à nommer un mandataire pour l'enfant ou il peut déterminer que l'enfant est apte à prendre une décision relative à un traitement important.

CONFIDENTIALITÉ

À un enfant qui est un mineur émancipé ou à un mineur de 14 ans et plus, le médecin peut fournir des moyens de contraception ainsi qu'un traitement pour les maladies transmissibles sexuellement (y compris le VIH/SIDA), la grossesse et la toxicomanie sans en informer les parents. Si l'enfant est atteint d'une maladie à déclaration obligatoire, le principe de la confidentialité est susceptible d'entraîner un risque pour la santé publique. En pareil cas, le professionnel de la santé est tenu de signaler l'existence de la maladie aux autorités compétentes[11, 12, 7]. Les cas présumés de mauvais traitements doivent être signalés à l'organisme approprié (Centre de Protection de l'enfance et de la jeunesse). Dans le système de santé actuel, la complexité des traitements et le nombre de professionnels appelés à y participer sont tels que le respect de la confidentialité devient problématique.

LIBRE ARBITRE DU PATIENT

Le *Code civil du Québec* oblige les établissements de soins à informer les patients hospitalisés de leurs droits. Le principe en matière de soins est que nul ne peut être soumis à des soins sans son consentement libre et éclairé (art.11, al.1 C.c.Q. et art.10 et 1399 C.c.Q.), sauf exception prévue par la loi comme une situation d'urgence. La Loi sur les services de santé et les services sociaux stipule que « tout usager des services de santé et des services sociaux a le droit d'être informé sur son état de santé et de bien-être, de manière à connaître, dans la mesure du possible, les différentes options qui s'offrent à lui ainsi que les risques et les conséquences généralement associés à chacune de ces options avant de consentir à des soins le concernant »[13]. Les patients ont la possibilité d'exprimer leurs préférences en matière de traitements et de formuler des **directives préalables** (c'est-à-dire de rédiger un testament biologique ou d'autoriser un mandataire à prendre les décisions en leur nom en cas d'incapacité). Il arrive fréquemment que les infirmières discutent de ces questions avec les patients et leur famille[14]. Les enfants mineurs et leurs parents doivent aussi être informés de leurs droits.

De nos jours, les parents signent couramment une ordonnance de ne pas réanimer lorsque leur enfant est atteint d'une maladie en phase terminale dont le traitement n'est plus possible ou désiré. La plupart de ces enfants sont traités à domicile ou dans un centre hospitalier, mais certains fréquentent encore l'école. Le respect des ordonnances de ne pas réanimer devient une question à caractère communautaire dans ces cas précis. Il faut en effet veiller à ce que les personnes soignantes n'amorcent aucune manœuvre de réanimation à la suite d'un événement mettant la vie de l'enfant en danger. Il est important que les documents appropriés, notamment les ordonnances, soient conservés dans le dossier du patient.

CONSEIL CLINIQUE

Les adolescents accordent difficilement leur confiance, et la question de la confidentialité est particulièrement délicate pour eux. Discutez ouvertement avec eux et leur famille des limites de la confidentialité en traitant notamment des maladies à déclaration obligatoire. Le fait de divulguer par inadvertance des renseignements personnels peut causer des torts psychologiques, sociaux ou physiques à certains patients.

QUESTIONS ÉTHIQUES

L'éthique est la science de la morale, tandis que la déontologie est l'ensemble des règles morales qui régissent l'exercice d'une profession. L'infirmière est parfois confrontée à un **dilemme moral** (conflit entre des valeurs sociales et des principes éthiques dictant des plans d'action différents) lorsqu'elle dispense des soins à un enfant. De nos jours, la technologie permet parfois de sauver la vie d'un enfant qui serait mort autrefois, mais elle est à l'origine de nombreux problèmes éthiques. En effet, les médecins, les infirmières et les parents peuvent avoir des opinions divergentes sur le traitement à donner à un enfant atteint d'une maladie grave ou mortelle. Les infirmières, par ailleurs, voient parfois des parents déchirés entre différentes possibilités de traitement. Les questions éthiques sont souvent plus complexes en pédiatrie que dans d'autres domaines, car la plupart des enfants ne sont pas aptes à prendre les décisions qui les concernent directement.

La prise de décisions conformes à l'éthique suppose que l'on respecte les personnes et qu'on les sache aptes à prendre des décisions de manière autonome. Il faut traiter toutes les personnes sur un pied d'égalité, quels que soient leur race, leur sexe, leur religion, leur culture, leur éducation, leur situation financière et leur orientation sexuelle[15]. Or, les professionnels de la santé n'ont pas nécessairement les mêmes valeurs que les patients, selon leurs origines culturelles et leurs expériences antérieures.

En présence d'un dilemme moral, un certain nombre de principes doivent guider la prise de décision relative à un traitement. Le plus fondamental de ces principes veut que l'on évite de nuire à un patient et qu'on lui dispense des soins bénéfiques. Avant de choisir un traitement, les professionnels de la santé des enfants doivent déterminer si leur responsabilité se limite aux intérêts de l'enfant ou si elle s'étend à ceux des parents. Le comité d'éthique de l'établissement de soins devrait prendre ses décisions en s'appuyant sur le processus de collecte des données et d'évaluation présenté au tableau 1-3. Le comité d'éthique élabore souvent des directives visant à faciliter la prise de décision dans des situations courantes. Les tribunaux ne devraient être appelés à se prononcer en matière d'éthique que dans les cas où les professionnels de la santé et les parents s'opposent à l'administration ou à l'interruption du traitement.

Cessation d'un traitement de survie

Éric, à peine âgé d'un jour, souffre d'une myéloméningocèle grave et d'une hydrocéphalie. Les médecins demandent à ses parents l'autorisation d'installer chirurgicalement une dérivation afin de ralentir l'évolution de l'hydrocéphalie. Ils s'attendent néanmoins à ce que le nourrisson reste gravement handicapé toute sa vie. Après mûre réflexion et longues discussions avec leurs proches et l'aumônier, les parents décident de faire interrompre par les médecins le traitement de survie.

Qu'arrive-t-il lorsque parents et médecins ne partagent pas la même opinion ?

TABLEAU 1-3 Étapes d'une prise de décision conforme à l'éthique

Rassembler des données
Quelle décision faut-il prendre ?
Quelles sont les personnes directement concernées ?
De quelle information avons-nous besoin pour clarifier la situation ?
Devons-nous tenir compte de contraintes juridiques ?

Définir la problématique
Quelles sont les origines ainsi que les croyances religieuses et philosophiques des personnes en cause ?
Que pense l'opinion publique de la question à l'étude ?

Établir les positions morales des personnes et des professionnels
À quelles contraintes la question soumet-elle les personnes ?
Que dit le code de la profession à ce sujet ?
Y a-t-il conflit de loyautés ou d'obligations ?
Quelles sont les positions morales des personnes en cause ?

Préciser les conflits de valeurs
Quelle est la source du conflit ?
Quelle est la solution possible ?

Prendre une décision
Qui devrait prendre la décision ?
Quels sont les actions possibles et leurs résultats escomptés ?
Quelle est la justification morale de chaque action ?
Quelle action répond aux critères de cette situation ?
Choisir un plan d'action et l'exécuter.

Évaluer les résultats de l'action
Le résultat escompté s'est-il produit ?
Faut-il prendre une nouvelle décision ?
Le processus décisionnel est-il terminé ?

Adapté de J.B. Thompson et Thompson H.O. (1981). Ethics in nursing. *New York : Macmillan Publishing.*

La décision finale revient habituellement aux parents même si des règlements gouvernementaux protègent les droits des nourrissons atteints de malformations graves. Les parents peuvent vouloir mettre fin au traitement en raison de l'énorme fardeau social, psychologique et financier que représentent les soins d'un enfant gravement handicapé[16]. Les médecins, quant à eux, peuvent estimer que le traitement sera bénéfique pour l'enfant et améliorera sa qualité de vie (ce que l'on définit parfois comme la capacité de vivre une existence digne de ce nom ou de tisser des relations interpersonnelles). Les médecins ont l'obligation de procéder à une prise de décision systématique avant d'accepter ou de rejeter les demandes des parents. La question la plus fréquemment déférée devant les comités d'éthique a trait à la cessation d'un traitement de survie.

Il existe un certain nombre de justifications pour refuser, interrompre ou limiter le traitement, dont[15]:

- Le traitement envisagé sera inefficace;
- Le traitement comporte plus de désavantages que d'avantages, ou il donnera une qualité de vie médiocre au patient;
- Le traitement permettra au patient de survivre, mais au prix de graves difficultés.

Les membres du comité d'éthique pèsent ces arguments en s'appuyant sur leurs croyances et leurs perceptions du bien-fondé des interventions. Ils optent pour le traitement s'il est susceptible non seulement de sauver la vie de l'enfant mais aussi d'améliorer sa qualité de vie. Les médecins ne sont pas tenus de proposer des interventions extrêmement pénibles dont les bienfaits potentiels seraient inexistants ou limités. Les traitements qui se limitent à prolonger la vie d'un patient constituent un usage inopportun de ressources coûteuses.

Greffes d'organes

La mort d'un enfant, aussi injuste soit-elle, permet parfois de sauver la vie d'un autre enfant qui attend de subir une greffe d'organe. Le *Code civil du Québec* régit certains aspects du don d'organes. Le majeur ou le mineur âgé de 14 ans et plus peut, dans un but médical ou scientifique, donner son corps ou autoriser sur celui-ci le prélèvement d'organes ou de tissus (art.43, C.c.Q.). Le mineur de moins de 14 ans le peut aussi, avec le consentement du titulaire de l'autorité parentale ou de son tuteur (art.43, C.c.Q.).

Le prélèvement ne peut être effectué avant que le décès du donneur n'ait été constaté par deux médecins qui ne participent ni au prélèvement ni à la transplantation (art.45, C.c.Q.). Lorsqu'une personne dont la mort est imminente est un donneur potentiel et que, conformément au *Code civil,* un consentement au prélèvement sur son corps d'organes ou de tissus a été donné, le directeur des services professionnels du centre hospitalier doit transmettre avec diligence à l'organisme ou à la personne désignée par le ministre toutes les informations médicales nécessaires concernant le donneur et les organes ou tissus qui pourraient être prélevés (Loi sur les services de santé et les services sociaux du Québec à l'article 204.1).

Au Québec, il n'existe aucune loi régissant les conduites à adopter auprès des familles. Cependant, au fil des années, les hôpitaux ont établi une approche particulière de façon à garantir aux familles des donneurs un suivi après une transplantation d'organes. Le ministère de la Santé et des Services sociaux a mandaté, sans loi, Québec-Transplant pour assurer tout le processus du don: de l'identification du donneur potentiel à l'attribution des organes.

La pénurie d'organes soulève des questions éthiques et justifie une réglementation rigoureuse. Quels patients inscrits sur la liste d'attente devraient recevoir les organes? Devrait-on permettre aux familles de payer les organes aux familles des donneurs? Comment définit-on les critères qui autorisent le prélèvement d'un organe, soit la mort cérébrale et l'arrêt du cœur?

► RÉSUMÉ

Un grand nombre de sujets traités dans ce chapitre illustrent la complexité du système de santé actuel qui attend les enfants et leur famille : l'accès aux soins de santé, les risques de blessures et de maladies ainsi que les limites éthiques et juridiques. Heureusement, la pratique infirmière en pédiatrie consiste souvent à intervenir auprès d'enfants atteints de maladies ou de blessures aiguës, qui se rétablissent rapidement sans garder de séquelles. Dispenser des soins appropriés dans un climat harmonieux qui favorise la cohésion de la famille et le développement de l'enfant, tels sont à la fois le défi et le plaisir de la pratique infirmière en pédiatrie.

RÉFÉRENCES

1. *Loi sur les infirmières et les infirmiers.* Les Publications du Québec, L.R.Q. c.1-8, articles 36 et 37.
2. Merritt TA., Palmer, D., Bergman, DA., et Shiono, PH. (1997). Clinical practice guidelines in pediatric and newborn medicine. Implications for their use in practice. *Pediatrics, 99*(1), 100-114.
3. Turley, K.M., Higgins, S.S., Archer-Duste, H., et Cafferty, P. (1995). Role of the clinical nurse coordinator in successful implementation of critical pathways in pediatric cardiovascular surgery patients. *Progress in Cardiovascular Nursing, 10*(1), 22-26.
4. Statistique Canada (1996). *Recensement de 1996, estimations postcensitaires de la population.* Série Le Pays, matrice CANSIM 6367.
5. MacKune-Karrer, B., et Taylor, E.H. (1995). Toward multiculturality: Implications for the pediatrician. *Pediatric Clinics of North America, 42*(1), 21-30.
6. U.S. General Accounting Office. (1989). *Home care experiences of families with chronically ill children.* Washington, DC : Auteur.
7. *Le Code civil du Québec.* Les Publications du Québec.
8. U.S. Department of Health and Human Services. (1983). *Protection of human subjects : Code of federal regulations, 45 CFR #46, Subpart D.*
9. Thurber, F.W., Deatrick, J.A., et Grey, M. (1992). Children's participation in research : Their right to consent. *Journal of Pediatric Nursing, 7,* 165-170.
10. Frader, J., et Thompson, A. (1994). Ethical issues in the pediatric intensive care unit. *Pediatric Clinics of North America, 41*(6), 1405-1421.
11. King, N.M.P., et Cross, A.W. (1989). Children as decision makers : Guidelines for pediatricians. *Journal of Pediatrics, 115,* 10-16.
12. Fiesta, J. (1992). Protecting children : A public duty to report. *Nursing Management, 23,* 14-15.
13. *Loi sur les services de santé et les services sociaux.* Les Publications du Québec, article 8.
14. Badzek, L.A. (1992). What you need to know about advance directives. *Nursing '92, 22,* 58-59.
15 Cassidy, R.C., et Fleischman, A.R. (1996). *Pediatric ethics — From principles to practice.* Amsterdam, Pays-Bas : Harwood Academic Publishers.
16. Schlomann, P. (1992). Ethical considerations of aggressive care of the very low birth weight infant. *Neonatal Network, 11,* 31-36.

LECTURES COMPLÉMENTAIRES

Cohen, E.L., et Cesta, T.G. (1993). *Nursing case management : From concept to evaluation.* St. Louis : Mosby.

Crummette, B.D., et Boatwright, D.N. (1991). Case management in inpatient pediatric nursing. *Pediatric Nursing 17,* 469-473.

Davis, B.D., et Steele, S. (1991). Case management for young children with special health care needs. *Pediatric Nursing 17,* 15-19.

Davis, F.D. (1989). Organ procurement and transplantation. *Nursing Clinics of North America, 24,* 823-826.

Erlen, J.A., et Holzman, I.R. (1988). Anencephalic infants : Should they be organ donors? *Pediatric Nursing 14,* 60-63.

Everson-Bates, S. (1988). Research involving children : Ethical concerns and dilemmas. *Journal of Pediatric Nursing, 2,* 234-239.

Joint Commission for the Accreditation of Health Care Organizations. (1996). *1996 Accreditation manual for health care network* (Vol. 1). Oakbrook Terrace, IL : Auteur.

Johnson, B.H., Jeppson, E.S., et Redburn, L. (1992). *Caring for children and families : Guidelines for hospitals.* Bethesda, MD : Association for the Care of Children's Health.

Jones, N.E. (1992). Childhood injuries : An epidemiologic approach. *Pediatric Nursing, 18,* 235-239.

Malloy, C. (1992). Children and poverty : America's future at risk. *Pediatric Nursing, 18,* 553-557.

McClowry, S.G. (1993). Pediatric nursing psychosocial care : A vision beyond hospitalization. *Pediatric Nursing, 19,* 146-148.

McCubbin, H.I., Thompson, E.A., Thompson, A.I., et al. (1993). Culture, ethnicity, and the family : Critical factors in childhood chronic illnesses and disabilities. *Pediatrics, 91*(5), 1063-1070.

Rushton, C.H. (1995). The Baby K case : Ethical challenges of preserving professional integrity. *Pediatric Nursing, 21,* 367-372.

Rushton, C.H., et Hogue, E.E. (1993). When parents demand "everything." *Pediatric Nursing, 19,* 180-183.

Rushton, C.H., et Infante, M.C. (1995). Keeping secrets : The ethical and legal challenges. *Pediatric Nursing, 21,* 479-482.

Schuman, A.J. (1997). Home sweet home : The best place for pediatric care. *Contemporary Pediatrics, 14*(3), 91-104.

Selekman, J. (1991). Pediatric rehabilitation : From concepts to practice. *Pediatric Nursing, 17,* 11-14.

Solnit, A.J., Schowalter, J.E., et Nordhaus, B.F. (1995). Best interests of the child in the family and community. *Pediatric Clinics of North America, 42*(1), 181-191.

Spector, R.E. (1996). *Cultural diversity in health and illness* (4e éd.). Stamford, CT: Appleton & Lange.

Thurber, F., Berry, B., et Cameron, M.E. (1991). The role of school nursing in the United States. *Journal of Pediatric Nursing, 5,* 135-140.

U.S. General Accounting Office. (1996). *Health maintenance for children — Private insurance continues to deteriorate* (HEHS-96-129). Washington, DC : Auteur.

Vikell, J.H. (1991). The process of quality management. *Pediatric Nursing, 17,* 618-619.

Zagorsky, E.S. (1993). Caring for families who follow alternative health care practices. *Pediatric Nursing, 19,* 71-75.

2 LA CROISSANCE ET LE DÉVELOPPEMENT DE L'ENFANT

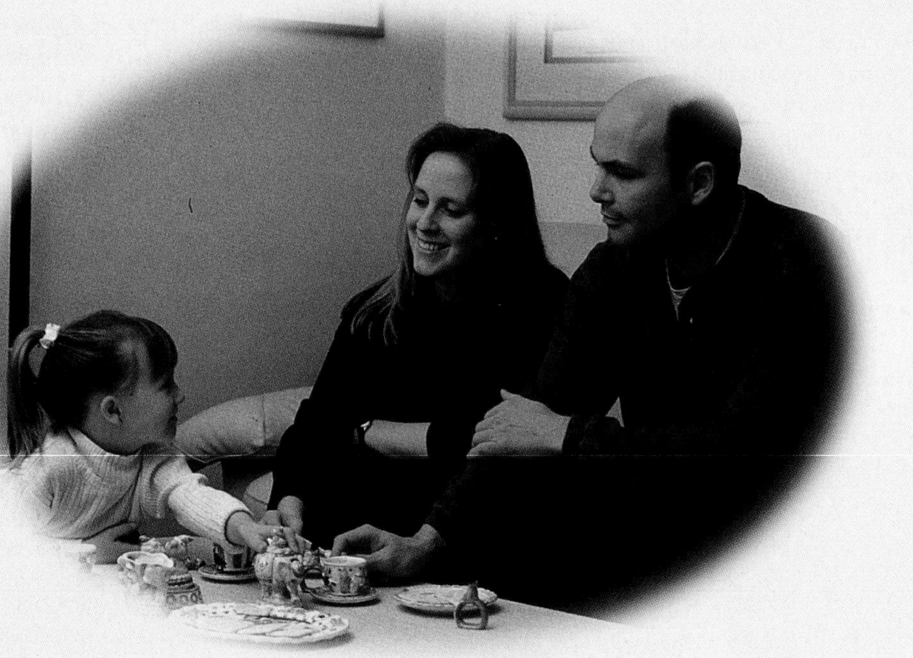

En revenant de la garderie, Sarah, quatre ans et demi, sort sa dînette préférée. Dès que son père rentre du travail, elle invite ses parents à «prendre le thé» avec elle. Ses parents sont fatigués et ont encore beaucoup à faire d'ici le coucher, mais ils savent que ce «thé» constitue une occasion appréciable de communiquer avec leur fille et de resserrer les liens qui les unissent. Ils s'installent avec Sarah. Elle verse le «thé» et grignote une banane et des biscuits. Ces instants passés avec ses parents ont d'autant plus d'importance pour Sarah qu'une petite sœur vient de naître. Elle a donc perdu ses privilèges d'enfant unique.

La cérémonie du thé terminée, Sarah prend sa petite sœur dans ses bras et la câline un peu, puis elle joue avec sa poupée Barbie. Elle a toujours aimé jouer seule. Cette fois, cependant, elle vient montrer à ses parents qu'elle s'est éraflé la main pour se faire consoler. Plus tard, elle leur demande aussi de l'aider à changer les vêtements de sa poupée. Après le souper, elle dessine, écoute son père lui raconter une histoire, puis s'endort.

Aujourd'hui, Sarah est restée à la maison pour jouer. Les autres jours, elle va souvent retrouver dehors les enfants du quartier. Elle s'amuse aussi avec ses amis de la garderie. La balançoire et sa bicyclette avec roues d'appoint comptent parmi ses jouets préférés. La fillette est petite par rapport à ses camarades du même âge, mais ses capacités motrices se situent dans la moyenne.

OBJECTIFS

Après l'étude de ce chapitre, vous serez en mesure de :

- Décrire les principes généraux de la croissance et du développement ;
- Appliquer les théories de Piaget, d'Erikson et de Freud aux enfants, de la naissance à l'adolescence ;
- Relever les principaux éléments physiques et comportementaux caractérisant les enfants de chaque groupe d'âge ;
- Reconnaître un certain nombre de stratégies d'adaptation utilisées par les enfants et les adolescents ;
- Décrire les habitudes de jeu des enfants ;
- Énumérer des jouets appropriés aux jeunes enfants ;
- Décrire certaines situations qui peuvent entraîner des blessures chez les enfants et les adolescents ;
- Discuter des caractéristiques de la communication des enfants de la naissance à l'adolescence.

« Voir Sarah grandir, c'est à la fois fascinant et bouleversant. Elle change tellement vite et elle apprend tellement de choses !... J'ai parfois du mal à suivre son évolution, mais quelle période passionnante ! »

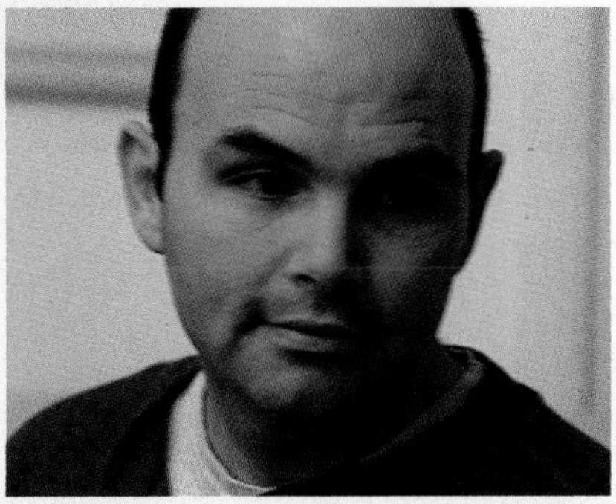

VOCABULAIRE

- **Accommodation** Processus par lequel l'individu modifie ses structures cognitives pour y intégrer les données nouvelles fournies par des expériences récentes.
- **Assimilation** Intégration des expériences nouvelles à la conscience cognitive.
- **Conseils préventifs** Démarche consistant à cerner les besoins de développement futurs de l'enfant puis à enseigner aux adultes responsables comment y répondre.
- **Conservation** Connaissance du fait que la matière reste identique quand sa forme est modifiée.
- **Croissance** Accroissement de la taille (physique).
- **Culture** Effets de l'environnement sur les actions et l'évolution d'un individu donné.
- **Développement** Augmentation des capacités ou des fonctions.
- **Développement céphalocaudal** Développement à cheminement descendant se produisant de la tête aux pieds en traversant tout le corps.
- **Développement proximodistal** Développement à cheminement centrifuge se produisant du milieu du corps vers les extrémités des membres.
- **Jeu coopératif** Type de jeu que les enfants commencent à pratiquer durant les années scolaires qui consiste à se mettre en groupe pour faire un jeu ou atteindre un but commun.
- **Jeu interactif** Type de jeu qui se développe dans les années préscolaires à la période où les enfants interagissent entre eux, pratiquent des activités similaires et jouent en groupe.
- **Jeu parallèle** Type de jeu qui se développe chez le trottineur. Il se caractérise par le fait que les enfants s'amusent côte à côte, avec des jouets similaires ou différents, mais sans manifester d'interactions sociales ou très peu.
- **Jeu théâtral (ou jeu de simulation)** Type de jeu dans lequel l'enfant « fait semblant » et représente la vie quotidienne dans des « mises en scène ».
- **Mécanisme de défense** Technique que le moi utilise pour modifier inconsciemment la réalité, se préservant ainsi d'une anxiété excessive.
- **Nature** Ensemble des capacités génétiques ou héréditaires d'un individu donné.
- **Parlé prélinguistique** Forme langagière très courante chez le trottineur qui consiste pour lui à prononcer des mots inintelligibles mais avec des intonations normales, exactement comme s'il communiquait par la parole.
- **Période critique** Étape de la vie durant laquelle l'individu réagit très fortement à certains effets de l'environnement.
- **Permanence de l'objet** Compréhension du fait que les objets et les personnes continuent d'exister même quand on cesse de les voir, de les entendre ou de sentir leur présence par le toucher.
- **Puberté** Période de la vie marquant le début de la fécondité chez les êtres humains ; elle se caractérise par la maturation des organes génitaux, le développement des caractères sexuels secondaires et, chez les filles, le début de la menstruation.

C'est en interagissant avec leur environnement que les enfants se développent. L'acquisition des compétences n'intervient pas au même âge pour tous, mais elle se produit toujours selon le même déroulement. Dans la situation évoquée dans la capsule d'ouverture, les activités de la fillette témoignent de son stade de développement, qui est celui de la plupart des enfants d'âge préscolaire. Ce scénario nous indique également à quel point certains facteurs influent sur le développement de l'enfant, par exemple l'alimentation et la culture. Aux yeux d'un observateur, Sarah est sans doute «une enfant d'âge préscolaire comme les autres». Cependant, chaque enfant est unique et aborde autant la vie quotidienne que les grands événements de sa vie outillé de ce qu'il a vécu et de sa personnalité propre.

Pour mieux cerner les principales facettes du développement de l'enfant qui seront étudiées dans ce chapitre, nous allons tout d'abord passer en revue les différentes activités qui ont marqué l'après-midi et la soirée de Sarah (figure 2–1).

Croissance et développement physiques

Sarah est plus petite que la plupart des camarades de son âge. Toutefois, elle peut comme elles courir et sauter, sa motricité globale est donc bien développée. Elle peut manger seule, jouer avec une dînette et dessiner, ce qui montre en outre qu'elle possède une bonne motricité fine.

Développement cognitif

Les activités auxquelles Sarah s'adonne le soir témoignent de son apprentissage cognitif en même temps qu'elles le stimulent. La fillette enrichit son vocabulaire au contact

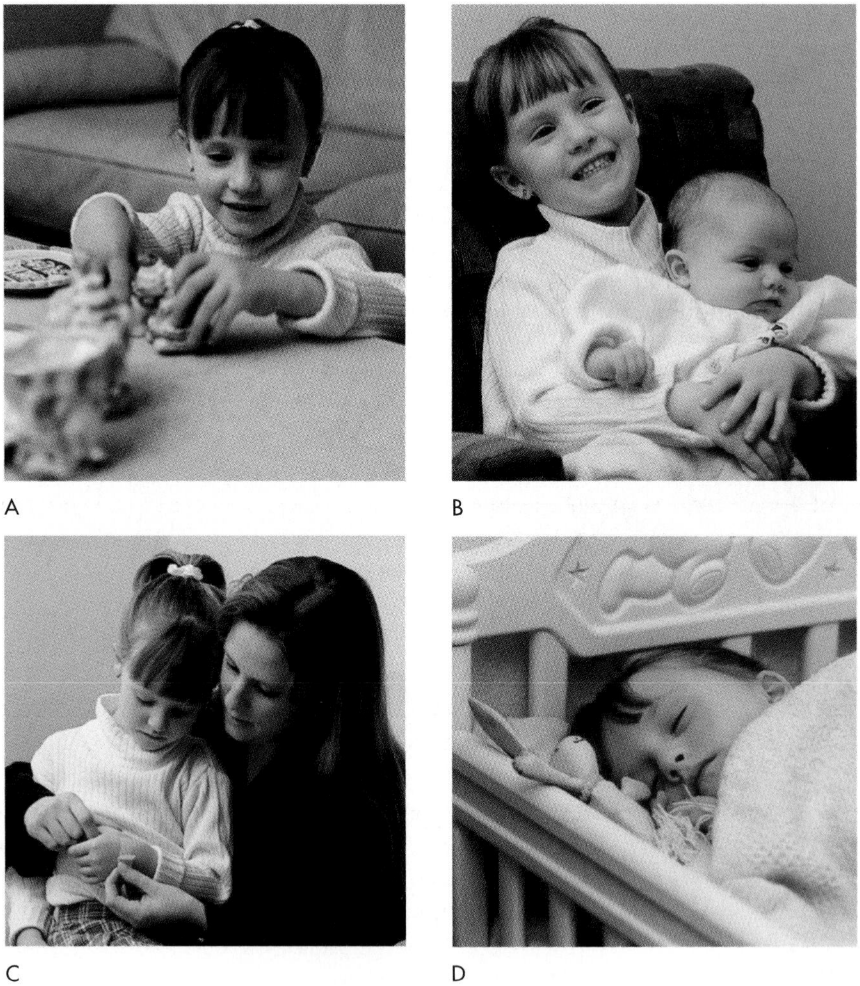

FIGURE 2–1. L'observation méticuleuse de toutes les activités de l'enfant aide à déterminer le stade de croissance et de développement auquel il se trouve. A, Les jeux auxquels Sarah se livre avec ses parents témoignent de ses habiletés physiques et sociales. B, Pour l'enfant d'âge préscolaire, la naissance d'un petit frère ou d'une petite sœur représente à la fois un défi et une source de joie. C, Les enfants ont besoin d'être entourés et de prendre confiance dans les personnes qui s'occupent d'eux. D, Un sommeil adéquat est indispensable pour la croissance et le développement.

d'autres enfants de son âge. La garderie lui fournit aussi de nombreuses occasions d'apprendre les lettres, les couleurs et autres concepts nouveaux. Enfin, grâce à la diversité des jouets dont elle dispose à la maison, Sarah peut développer au maximum ses habiletés cognitives dans son milieu familial.

Jeu

Les jeux préférés de Sarah sont ceux des enfants d'âge préscolaire, c'est-à-dire à la fois les jeux solitaires et les jeux interactifs qui la mettent en contact avec d'autres enfants (figure 2–3).

Prévention des blessures

Les dangers qui menacent la santé et le bien-être des enfants évoluent au fil de leur développement cognitif et physique. Sarah pourrait être blessée dans un accident de voiture, surtout si elle ne porte pas de ceinture de sécurité. Elle pourrait également se blesser au terrain de jeu ou à bicyclette. Même si ses capacités physiques sont bien développées, la fillette n'est pas encore totalement consciente de tous les dangers qui l'entourent et doit donc faire l'objet d'une surveillance étroite. L'infirmière peut analyser en compagnie des parents les risques qui pèsent sur les enfants selon leur âge, puis leur donner des **conseils préventifs** afin d'éviter le plus possible les blessures.

Personnalité et tempérament

Sarah a toujours été d'un tempérament que les spécialistes qualifient de « facile ». En d'autres termes, elle se plie volontiers à un horaire régulier pour le sommeil et les repas ; elle est généralement d'humeur agréable ; si elle est fâchée, triste ou contrariée, il est relativement facile de la calmer ou de la consoler. Ces caractéristiques tempéramentales jouent un rôle capital dans la communication avec la famille, les enseignants et les amis.

Communication

Sarah apprend des mots de ses parents, de ses amis de la garderie et des autres personnes avec lesquelles elle est en contact. Elle comprend presque tout ce qu'elle entend et formule des phrases brèves mais complètes. Elle affine ses aptitudes sociales au fil des ans et elle est en mesure de coopérer avec autrui. Les réactions et les commentaires de son entourage influent sur l'image qu'elle se crée d'elle-même et sur son apprentissage.

Ce chapitre expose les principes généraux de la croissance et du développement de l'enfant et en décrit plusieurs théories ainsi que leurs applications dans le domaine des soins infirmiers. Il traite en détail de tous les groupes d'âge, de la petite enfance à l'adolescence. Il présente également les principaux stades du développement de l'enfant, les caractéristiques physiques et cognitives, les problèmes de santé et de sécurité et les stratégies de communication propres à chaque âge. Cette information de base vous aidera à dispenser aux enfants des soins adaptés à leur stade de développement.

► PRINCIPES GÉNÉRAUX DE LA CROISSANCE ET DU DÉVELOPPEMENT

Pour procurer aux enfants des soins adéquats, il est essentiel de bien comprendre les notions de croissance et de développement. La **croissance** désigne l'augmentation de la taille (physique). Le **développement** correspond à l'augmentation des capacités ou des fonctions. Ainsi, le fonctionnement quantitatif des organes corporels, l'aptitude à communiquer et la maîtrise des capacités motrices s'épanouissent au fil des mois et des ans.

Chaque enfant se développe à un rythme qui lui est propre. Les aptitudes peuvent donc être acquises à des âges différents. Par contre, elles suivent toujours le même ordre selon deux axes bien précis : de la tête aux pieds et du centre du corps aux extrémités des membres. Le premier axe définit le **développement céphalocaudal**. Il part de la tête, traverse tout le corps et se termine aux pieds (figure 2–2). Il explique notamment pourquoi la tête des nouveau-nés est démesurément grosse par rapport au tronc et aux membres. De la même façon, les bébés doivent apprendre à tenir leur tête droite avant de pouvoir s'asseoir et à se tenir assis avant de pouvoir marcher. La marche, qui fait intervenir les jambes et les pieds, se développe en dernier. L'axe qui relie le centre du corps aux extrémités des membres constitue le **développement proximodistal** (voir la figure 2–2). Les enfants maîtrisent d'abord la motricité de leur tronc, puis de leurs bras ; la motricité fine des doigts se produit plus tard.

Quel que soit l'aspect du développement que l'on considère, des changements extraordinaires se produisent pendant l'enfance. La taille, la motricité, les aptitudes cognitives, le langage, les habiletés sensorielles et la structure psychosociale subissent ainsi des transformations majeures. Pour établir des évaluations pédiatriques utiles et détecter les enfants qui se développent d'une manière anormale ou plus lente que la moyenne, l'infirmière doit posséder une connaissance approfondie des stades et du déroulement normal du développement de l'enfant. Ses évaluations l'aident ensuite à décider des interventions à mettre en œuvre auprès de l'enfant et de sa famille. Elle pourra par exemple demander qu'un spécialiste procède à un examen diagnostique de l'enfant ou qu'il conçoive pour lui un programme de rééducation personnalisé. Ou, encore, elle pourra expliquer aux parents comment procurer à l'enfant une stimulation appropriée à son âge et à son niveau de développement. Si l'infirmière constate que l'enfant se développe normalement, ses connaissances des schèmes standards lui permettent d'élaborer des stratégies pédagogiques adaptées aux capacités cognitives et langagières de l'enfant, de lui proposer pendant sa maladie des jouets et des activités adéquats, et d'adopter une approche thérapeutique appropriée à chacune de ses interactions avec le jeune patient.

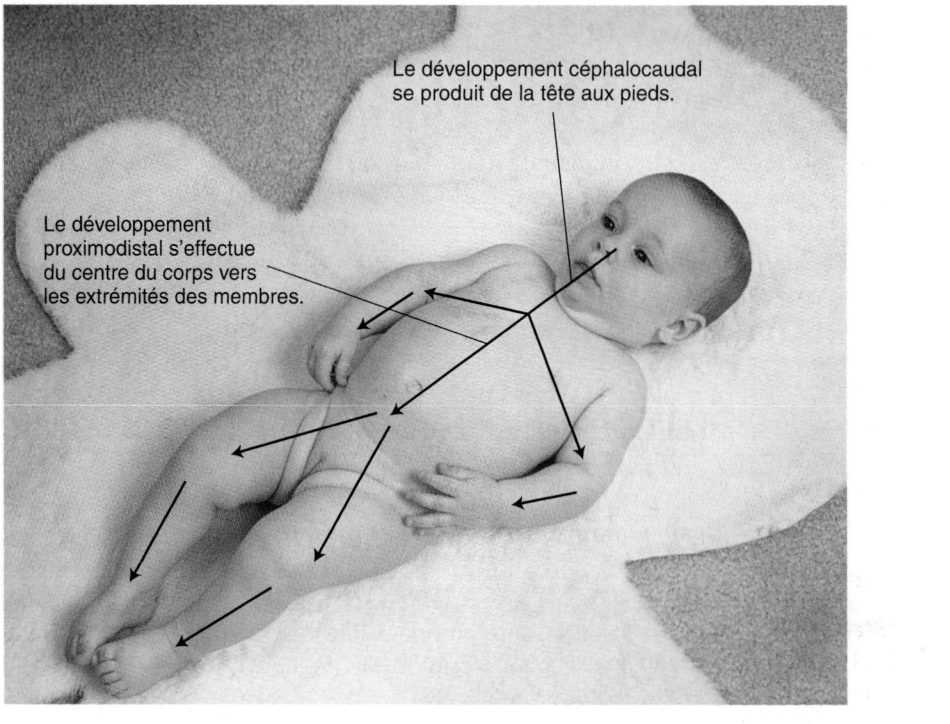
Le développement céphalocaudal
se produit de la tête aux pieds.
Le développement
proximodistal s'effectue
du centre du corps vers
les extrémités des membres.

FIGURE 2–2. Conformément au développement céphalocaudal, les enfants parviennent à contrôler la tête et le cou avant le tronc et les membres inférieurs. Selon le développement proximodistal, ils maîtrisent les mouvements des bras avant ceux des mains. Ils doivent donc apprendre à tendre les bras vers les objets avant de pouvoir les saisir. Les enfants acquièrent également le contrôle de leurs mains avant celui de leurs doigts. En d'autres termes, ils tiennent d'abord les objets dans toute leur main puis apprennent à les manipuler du bout des doigts.

PRINCIPALES THÉORIES DU DÉVELOPPEMENT

Le développement de l'enfant est un processus complexe. De nombreux théoriciens se sont efforcés de structurer les comportements qu'ils avaient observés et d'énoncer leurs constatations sous forme de principes ou stades de développement. Chacune de ces théories insiste sur un aspect particulier du développement. La plupart des théoriciens répartissent les enfants en différents groupes d'âge selon les caractéristiques communes qu'ils considèrent comme les plus significatives (tableau 2–1).

TABLEAU 2-1 Groupes d'âges du développement

Nouveau-nés – De la naissance à 28 jours de vie. Les nouveau-nés ont besoin de soins quotidiens considérables.

Nourrissons – De 1 à 12 mois. Les nourrissons ont également besoin de soins quotidiens considérables.

Trottineurs – De 1 à 3 ans. Ce stade se caractérise par un accroissement des capacités motrices et une grande indépendance dans le comportement.

Enfants d'âge préscolaire – De 3 à 5 ans. L'enfant perfectionne sa motricité fine et sa motricité globale ainsi que sa maîtrise du langage. En général, il suit un programme préscolaire d'apprentissage.

Enfants d'âge scolaire – De 5 à 12 ans. Ce stade s'amorce par l'intégration de l'enfant au système scolaire et se caractérise par une augmentation de ses capacités intellectuelles, de ses aptitudes physiques et de son degré d'indépendance.

Adolescents – De 12 à 18 ans. L'adolescence est marquée notamment par l'arrivée à maturité des facultés cognitives, la formation de l'identité et l'influence des pairs.

THÉORIE DU DÉVELOPPEMENT PSYCHOSEXUEL : FREUD

SIGMUND FREUD (1856–1939)

Freud était médecin à Vienne, en Autriche. Son travail auprès des adultes souffrant de divers troubles nerveux lui a permis de développer une méthode qui explore les forces motrices de l'inconscient : la psychanalyse[1].

Cadre théorique

Freud a observé, à l'aide de techniques psychanalytiques qu'il a mises au point, que les expériences vécues par le jeune enfant forment la motivation inconsciente des actes dans les années ultérieures de la vie. Selon sa théorie, l'énergie sexuelle se concentre dans des régions spécifiques du corps à certaines périodes de la vie. Les conflits non résolus et les besoins non comblés causeraient un blocage du développement au stade correspondant.

Selon Freud, la personnalité s'articule en trois volets : le ça, le moi et le surmoi. Le *ça* est l'énergie sexuelle de base ; il est présent dès la naissance et pousse l'être humain à rechercher le plaisir. Le *moi* est la partie réaliste de la personne ; il se développe chez le nourrisson et cherche des moyens acceptables de combler les besoins sexuels. Enfin, le *surmoi* est le système moral qui se développe pendant l'enfance et regroupe les valeurs et la conscience[1]. Le moi recourt aux **mécanismes de défense** pour éviter une anxiété excessive. La régression (à un stade antérieur de développement) est un mécanisme de défense ; le refoulement ou l'oubli des expériences pénibles telles que les mauvais traitements subis pendant l'enfance en est un autre (tableau 2–2).

Stades du développement

Stade oral (de la naissance à 1 an)

La bouche constitue la principale source de plaisirs du nourrisson, dont les désirs premiers consistent à manger, sucer et téter.

TABLEAU 2-2 Mécanismes de défense les plus courants chez les enfants

Mécanisme de défense	Définition	Exemple
Régression	Résurgence d'un comportement abandonné au fil du développement	Un enfant propre redevient incontinent quand il est séparé de ses parents, par exemple, au cours d'une hospitalisation.
Refoulement	Oubli involontaire de situations pénibles	Un enfant ayant subi de mauvais traitements ne peut se rappeler consciemment les épisodes douloureux qu'il a vécus.
Rationalisation	Tentative visant à rendre acceptables des actions ou des sentiments qui ne le sont pas	L'enfant se justifie d'avoir frappé un camarade en disant : « Il m'a pris mon jouet. »
Fantasme	Production de l'esprit (imagination) qui aide la personne à supporter une peur qu'elle ne peut pas affronter	Affaibli, l'enfant hospitalisé fait semblant d'être Superman.

Stade anal (de 1 à 3 ans)

La région anale procure à l'enfant l'essentiel de ses plaisirs. Le contrôle exercé sur les excrétions constitue l'un des moteurs premiers du comportement.

Stade phallique (de 3 à 6 ans)

L'enfant réoriente et précise ses relations avec le parent du même sexe et avec celui de l'autre sexe. Son énergie sexuelle se concentre dans les parties génitales (complexes d'Œdipe et d'Électre).

Période de latence (de 6 à 12 ans)

Il s'agit d'une période transitoire entre les stades antérieurs et l'adolescence. L'énergie sexuelle est au repos.

Stade génital (de 12 ans à l'âge adulte)

La croissance physique de l'enfant arrive à son terme. Il tisse des relations plus nombreuses avec autrui et atteint la maturité sexuelle.

Applications aux soins infirmiers

Selon la théorie de Freud, l'enfant se développe de façon harmonieuse si les besoins de chacun des stades sont comblés. La maladie, qui représente une crise dans la vie de l'enfant, peut interférer avec le déroulement normal de son développement, ce qui compliquera le travail de l'infirmière. Ainsi, l'infirmière qui sait que le nourrisson a besoin de téter, donnera une sucette au jeune patient qui ne peut absorber de liquides par voie orale. Elle fournira à l'enfant d'âge préscolaire qui s'interroge sur sa sexualité des explications claires et, si elle doit pratiquer une intervention dans la région génitale, elle tiendra compte de sa pudeur. Il peut s'avérer nécessaire dans certains cas de signaler aux parents que la masturbation est une pratique normale chez les enfants et de les aider à aborder sainement ce sujet. Les adolescents accordent une importance majeure à leurs relations avec autrui ; c'est pourquoi l'infirmière doit leur poser des questions sur leurs amis et leur entourage lors de l'entrevue faisant partie de la collecte des données. Le tableau 2–3 résume les mesures que l'infirmière peut prendre pour appliquer ces notions théoriques aux soins pédiatriques.

THÉORIE DU DÉVELOPPEMENT PSYCHOSOCIAL : ERIKSON

Cadre théorique

La théorie d'Erikson articule le développement psychosocial en huit stades au cours desquels se manifeste une *crise*, c'est-à-dire un ensemble d'obstacles qui permettent à la personnalité de se développer d'une manière saine[2, 3]. Dans ce contexte, le mot « crise » renvoie aux besoins sociaux normaux qui font partie de la maturation de la personnalité plutôt qu'à un événement critique ponctuel. À chacune de ces crises correspondent deux issues possibles. Si les besoins de l'enfant sont comblés, il se développe sainement et accède au stade suivant. Dans le cas contraire, il est entravé dans son développement, ce qui ne sera pas sans conséquence sur ses relations sociales futures.

ERIK ERIKSON (1902–1994)

Erikson a étudié la théorie psychanalytique auprès d'Anna Freud, fille du célèbre médecin. Il a ensuite élaboré sa propre théorie du développement, qui repose en grande partie sur la nature psychosociale des êtres humains. C'est l'une des rares théories à décrire le développement sur toute la durée de vie[2].

Stades du développement

Confiance/Méfiance (de la naissance à 1 an)

La première année de la vie de l'enfant consiste à établir des liens de confiance avec les personnes qui s'occupent de lui. Ces liens se créent notamment quand les adultes nourrissent le bébé, lui procurent des vêtements propres, le touchent, le réconfortent et le consolent. Si ces besoins fondamentaux ne sont pas comblés, l'enfant risque d'apprendre à se méfier des autres plutôt que d'avoir confiance en eux.

Autonomie/Honte et doute (de 1 à 3 ans)

L'autonomie ou l'indépendance se manifeste de diverses façons chez le trottineur : contrôler ses sphincters, refuser de faire ce qu'on lui demande, accomplir des activités motrices. Les enfants que l'on critique constamment quand ils font preuve d'autonomie ou quand ils n'ont pas une maîtrise de soi suffisante (par exemple lors de l'apprentissage de la propreté) finissent par avoir honte et par douter de leurs capacités.

AUTONOMIE/ HONTE ET DOUTE

Le trottineur aime exercer un contrôle sur les activités et sur les jouets afin d'exprimer son autonomie.

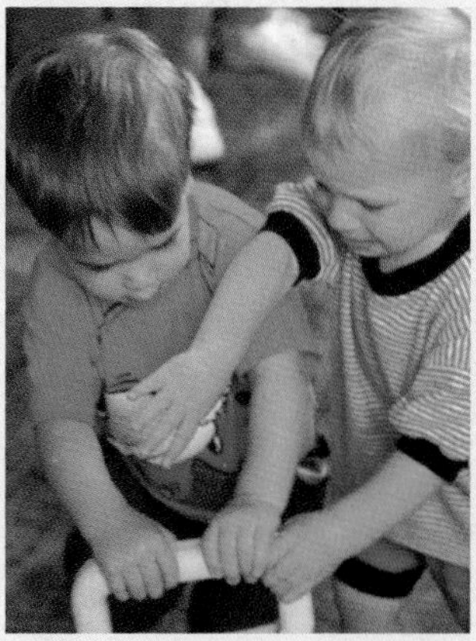

Initiative/Culpabilité (de 3 à 6 ans)

À ce stade, les enfants entreprennent constamment de nouvelles activités et envisagent des concepts et points de vue inédits pour eux. Constamment occupés, toujours en mouvement, ils explorent le monde qui les entoure et participent activement à leur environnement. S'ils sont l'objet de critiques continuelles lors de cet apprentissage, ils développeront un sentiment de culpabilité et la vie leur semblera dépourvue de sens et de but.

Compétence/Infériorité (de 6 à 12 ans)

Ces années médianes de l'enfance se caractérisent par un renouvellement des centres d'intérêt et des activités. L'enfant est fier de ses résultats sportifs et scolaires, et de son bon comportement à la maison et dans la collectivité en général. Cependant, l'enfant développera un sentiment d'infériorité s'il ne parvient pas à relever des défis et à répondre aux attentes et aux exigences de son entourage.

COMPÉTENCE/INFÉRIORITÉ

Les enfants éprouvent un sentiment de fierté quand ils remportent des victoires sportives.

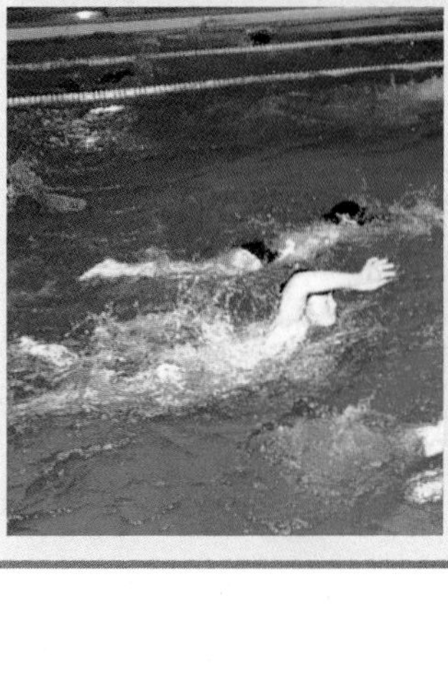

Identité/Confusion des rôles (de 12 à 18 ans)

Des changements majeurs marquent l'adolescence : les différentes parties du corps se développent, les processus mentaux se font plus complexes, l'identité (conscience de soi) se précise. L'adolescent observe, examine et redéfinit non seulement ce qu'il est, mais aussi sa famille, son groupe de pairs (sa bande d'amis) et la collectivité dans son ensemble. S'il ne peut se situer d'une manière positive et claire, il risque de ne pouvoir assumer pleinement chacun des rôles que la vie lui réserve.

Applications aux soins infirmiers

La théorie d'Erikson est directement applicable aux soins infirmiers en pédiatrie. Le contexte social créé par les soins offre diverses possibilités de répondre aux besoins de l'enfant. Le séjour en centre hospitalier prive temporairement le jeune patient du soutien habituel de sa famille, de ses amis et des autres personnes de son entourage. En outre, l'hospitalisation superpose une crise situationnelle à la crise normale associée au développement de l'enfant.

Certes, l'infirmière peut répondre à la plupart des besoins de l'enfant hospitalisé, mais les parents doivent de leur côté assurer une présence active et continue auprès de l'enfant afin de l'aider à franchir d'une manière saine et harmonieuse les différents stades de son développement (voir le tableau 2–3).

JEAN PIAGET (1896–1980)

Scientifique suisse du XXe siècle, Jean Piaget s'est appliqué à suivre de près le développement de ses trois enfants et a pris des notes très détaillées sur leurs comportements et leur langage. Il a étudié ainsi l'évolution de leurs capacités intellectuelles et, surtout, la psychologie de l'enfant et ses applications dans le domaine de l'éducation[4].

THÉORIE DU DÉVELOPPEMENT COGNITIF : PIAGET

Cadre théorique

Jean Piaget a bâti la théorie du développement cognitif (ou intellectuel) à partir de ses observations personnelles et de son travail auprès des enfants. Selon lui, la vision du monde chez l'enfant est en grande partie fonction de l'âge et du degré de maturité. Les expériences enrichissantes permettent à l'enfant de développer sa capacité de penser et de mûrir naturellement[4]. L'enfant intègre les expériences nouvelles (phénomène d'**assimilation**) et effectue les changements nécessaires pour aborder et traiter ces expériences (phénomène d'**accommodation**).

Stades du développement

Stade sensorimoteur (de la naissance à 2 ans)

C'est par leurs sens et par l'activité motrice que les bébés découvrent le monde. Ce stade compte les six étapes suivantes :

Exercice des réflexes (de la naissance à 1 mois). L'enfant dispose dès la naissance d'un certain nombre de réflexes tels que la succion et la préhension. L'utilisation de ces réflexes stimule son sens du toucher, son ouïe, son odorat et sa vision. Ce sont donc les réflexes qui ouvrent la voie des premiers apprentissages.

Réactions circulaires primaires (de 1 à 4 mois). Quand l'enfant agit sous l'impulsion de ses réflexes et que cette action lui procure du plaisir, il est naturellement porté à la reproduire. Par exemple, s'il attrape par hasard un jouet qui fait du bruit et qui est agréable à regarder, l'enfant aura tendance ensuite à s'en saisir de manière répétée.

RÉACTIONS CIRCULAIRES PRIMAIRES

Quand l'enfant accomplit par hasard (sous le coup d'un réflexe) un geste ou une action qui lui procure du plaisir, il a ensuite tendance à reproduire ce geste ou cette action : c'est ce que Piaget appelle une réaction circulaire primaire.

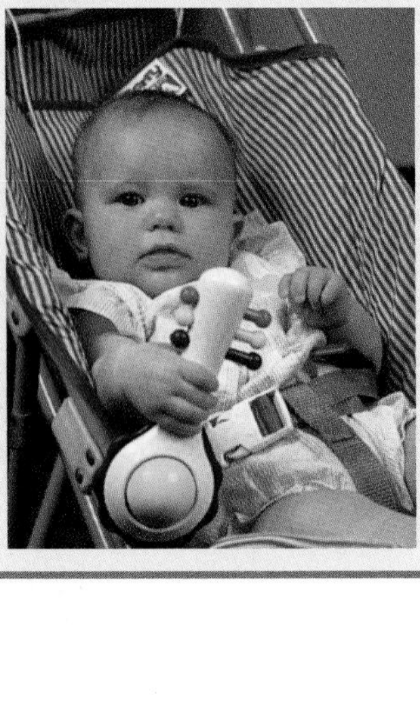

Réactions circulaires secondaires (de 4 à 8 mois). L'enfant commence à établir des liens de cause à effet et prend ainsi de plus en plus conscience du monde qui l'entoure. Le bruit du biberon que l'on remplit le rend joyeux ou impatient. Quand il voit un objet en partie dissimulé, il tente de le découvrir complètement et de le saisir.

Coordination des schèmes secondaires (de 8 à 12 mois). Le bébé commence à manifester des comportements acquis, donc délibérés, visant à obtenir des objets, faire des bruits ou s'adonner à toute autre activité qu'il trouve agréable. Il commence à deviner où peuvent se trouver les objets placés hors de sa vue. Au « loin des yeux, loin du cœur » des mois précédents (ce qui devient invisible est oublié) succède le schème de la **permanence de l'objet** : l'enfant comprend que l'objet continue d'exister même s'il ne le voit plus.

Réactions circulaires tertiaires (de 12 à 18 mois). À cet âge, la curiosité, l'expérimentation et l'exploration jouent un rôle primordial dans la vie de l'enfant. Il tente différentes actions pour en observer les résultats. Il retourne les objets dans tous les sens, les met dans sa bouche, tape dessus et les place dans des contenants pour mieux cerner leurs qualités, propriétés et utilisations possibles.

Combinaisons mentales (de 18 à 24 mois). Le langage constitue pour l'enfant un moyen nouveau d'appréhender le monde. Il lui permet de penser à des événements et à des objets avant qu'ils ne se produisent ou n'apparaissent à sa vue, ou après qu'ils se sont terminés ou qu'ils ont disparu. Le schème de la permanence de l'objet est maintenant pleinement développé. L'enfant cherche activement les objets dans divers endroits, y compris ceux hors de sa vue.

Stade préopératoire (de 2 à 7 ans)

Pour organiser sa pensée et l'exprimer, l'enfant se sert des mots comme de symboles. Cependant, son sens logique n'est pas encore très développé à ce stade. Le vocabulaire et la compréhension augmentent considérablement au stade préconceptuel (de 2 à 4 ans) mais l'enfant est égocentrique, c'est-à-dire incapable d'envisager une situation du point de vue d'une autre personne. Le stade de l'intelligence intuitive (de 4 à 7 ans) se caractérise par la transduction (ou raisonnement transductif) : après avoir observé un fait ponctuel, l'enfant en tire des conclusions par rapport à un autre fait ponctuel. Par exemple, s'il désobéit à ses parents et qu'il tombe et se casse le bras le même jour, il pourra en conclure qu'il s'est cassé le bras parce qu'il avait désobéi à ses parents quelques heures plus tôt. Les relations de cause à effet n'ont souvent qu'un rapport ténu, voire inexistant, avec la réalité ou ressortissent à la pensée magique (conviction que les événements se produisent parce qu'on les a imaginés ou souhaités).

Stade des opérations concrètes (de 7 à 11 ans)

Le raisonnement transductif cède la place à une compréhension plus juste des liens de cause à effet et l'enfant peut maintenant établir des raisonnements tout à fait valables, sous réserve toutefois qu'ils s'appuient sur des objets concrets. L'enfant acquiert aussi le principe de la **conservation**: il commence à comprendre que la matière reste identique quand sa forme change.

Stade des opérations formelles (de 11 ans à l'âge adulte)

Les capacités intellectuelles ont maintenant atteint leur pleine maturité. L'adolescent peut penser d'une manière abstraite à des objets et à des notions ou principes et il peut envisager plusieurs voies possibles ou plusieurs issues pour une même situation.

Applications aux soins infirmiers

La théorie de Piaget est d'une importance cruciale pour les soins infirmiers pédiatriques. En effet, pour pouvoir proposer à un jeune patient des activités stimulantes et des programmes d'apprentissage efficaces et adaptés, l'infirmière doit bien comprendre ses processus mentaux. Par ailleurs, il faut connaître la notion du temps chez l'enfant (elle varie selon le stade de développement) afin d'être en mesure de choisir le moment opportun pour annoncer à l'enfant les interventions et de l'y préparer. Enfin, l'infirmière proposera à l'enfant des activités qui lui expliqueront les soins dispensés : manipuler des jouets, lire des histoires ou de la documentation, dessiner, en tenant compte de son stade de développement cognitif (tableau 2–3).

THÉORIE DU DÉVELOPPEMENT MORAL : KOHLBERG

Cadre théorique

La théorie de Kohlberg traite d'un aspect précis du développement cognitif : les choix moraux. Kohlberg exposait à des enfants et à des adultes divers cas représentant un dilemme moral, puis leur demandait de les résoudre. Il analysait ensuite les motifs que les sujets avaient invoqués pour justifier leurs décisions. Ces explications ont permis à Kohlberg de définir trois niveaux de raisonnement moral et d'établir, à titre indicatif, des tranches d'âge pour chacun d'eux. En effet, il précisait que la plupart des gens n'atteignent jamais l'étape la plus élevée du développement moral, c'est-à-dire le stade postconventionnel[5].

LAWRENCE KOHLBERG (1927–)

Kohlberg s'est fondé sur la théorie des stades du développement cognitif de Piaget pour élaborer sa théorie du raisonnement moral. Il a travaillé avec des enfants de son pays natal, l'Allemagne, mais aussi d'autres pays tels le Kenya, Taiwan et le Mexique[5].

TABLEAU 2-3 Applications des théories de Freud, d'Erikson et de Piaget aux soins infirmiers

Groupe d'âge	Stade de développement	Applications aux soins infirmiers
Nouveau-né/nourrisson (de la naissance à 12 mois)	Stade oral (Freud) : C'est par la bouche que l'enfant trouve plaisir et réconfort.	Si l'enfant ne peut rien ingérer, lui donner une sucette (sauf en cas de contre-indication). Après une intervention douloureuse, proposer au bébé un biberon ou une sucette ou demander à sa mère de lui donner le sein.
	Stade confiance/méfiance (Erikson) : Si ses besoins sont comblés, l'enfant prend confiance.	Prendre souvent l'enfant hospitalisé dans ses bras **(1)**. Le réconforter après les interventions douloureuses. Répondre à ses besoins alimentaires et hygiéniques. Inciter les parents à dormir dans la chambre de l'enfant. Soulager la douleur d'une manière efficace au moyen d'analgésiques ou d'autre méthodes.
	Stade sensorimoteur (Piaget) : L'enfant apprend par le mouvement et les sens.	Recourir aux mobiles de berceau, aux jouets à manipuler, aux peintures murales et aux couleurs vives pour stimuler l'enfant et le réconforter. Distraire le bébé avec des jouets pendant l'examen clinique et les interventions.
Trottineur (de 1 à 3 ans)	Stade anal (Freud) : Le contrôle qu'il exerce sur ses excrétions gratifie l'enfant.	Lors de la constitution du dossier d'admission, demander si l'enfant est propre et s'informer sur ses habitudes et sur les termes employés pour désigner l'élimination. Maintenir les habitudes d'élimination de l'enfant durant son séjour à l'hôpital. Ne pas commencer l'apprentissage de la propreté pendant une maladie ou une hospitalisation. Accepter les éventuelles régressions dans l'apprentissage de la propreté pendant les maladies ou les hospitalisations. Vérifier que l'hôpital dispose de pots d'aisance pour enfants.
	Stade autonomie/honte et doute (Erikson) : L'enfant devient de plus en plus autonome dans de nombreux aspects de la vie.	Laisser l'enfant manger seul s'il le souhaite L'inciter à s'habiller, à se déshabiller et à se brosser les dents seul ou à participer à ses soins d'hygiène corporelle **(2)**. Si l'intervention impose de soumettre l'enfant à une contention, agir rapidement ; donner des explications au jeune patient et le réconforter.
	Fin du stade sensorimoteur et début du stade préopératoire (Piaget) : L'enfant se montre de plus en plus curieux et explore de plus en plus activement son environnement. Ses capacités langagières s'améliorent.	Offrir à l'enfant un environnement sécuritaire dans lequel il pourra manipuler les objets sans danger. Lui indiquer le nom des objets et lui fournir des explications simples.

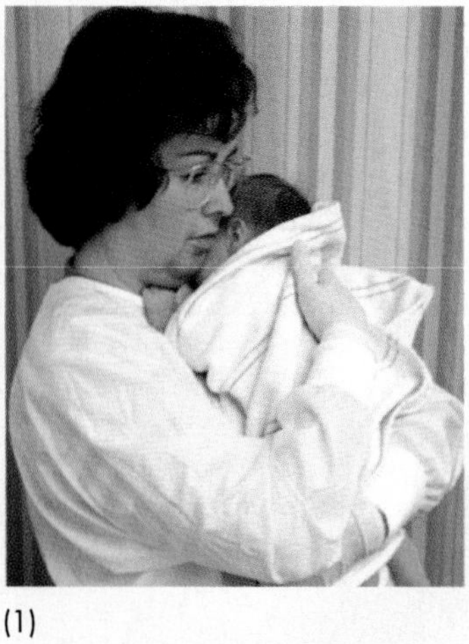

(1)

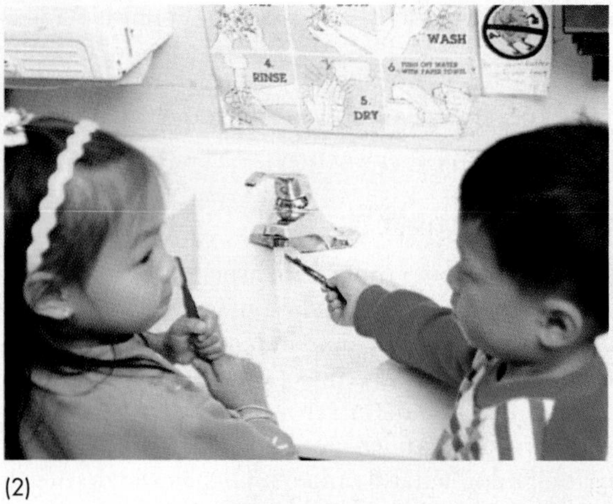

(2)

TABLEAU 2-3 Applications des théories de Freud, d'Erikson et de Piaget aux soins infirmiers *(suite)*

Groupe d'âge	Stade de développement	Applications aux soins infirmiers
Enfant d'âge préscolaire (de 3 à 5 ans)	Stade phallique (Freud) : L'enfant s'identifie d'abord au parent du sexe opposé ; vers la fin de ce stade, toutefois, il s'est identifié au parent du même sexe.	Déterminer si l'enfant se sent plus à l'aise avec les infirmiers ou avec les infirmières et s'efforcer d'affecter un intervenant approprié. Inciter les parents à participer aux soins. Prévoir des périodes de jeu et donner à l'enfant le choix de divers jouets ou activités.
	Stade initiative/culpabilité (Erikson) : L'enfant aime prendre l'initiative des jeux.	Offrir des trousses médicales pour enfants afin de réduire l'anxiété que ces objets nouveaux pourraient susciter chez l'enfant **(3)**. Analyser les dessins de l'enfant pour déterminer les questionnements et inquiétudes qu'il pourrait y exprimer. Accepter les choix de l'enfant et la manière dont il exprime ses émotions et sentiments.
	Stade préopératoire (Piaget) : L'enfant parle de plus en plus mais ses processus mentaux sont encore limités. Comprenant mal les rapports de cause à effet, l'enfant peut se sentir responsable de l'apparition de la maladie.	Expliquer toutes les interventions et tous les traitements. Indiquer clairement à l'enfant que ce n'est pas lui qui a causé la maladie.
Enfants d'âge scolaire (de 5 à 12 ans)	Période de latence (Freud) : L'enfant s'intéresse beaucoup au corps et montre une grande pudeur.	Procurer au jeune patient pyjamas, robes de chambre, couvertures et sous-vêtements. Frapper à sa porte avant d'entrer. Lui expliquer les traitements et les interventions.
	Stade compétence/infériorité (Erikson) : L'enfant prend confiance en lui en participant à diverses activités.	Inciter l'enfant à continuer de faire ses travaux scolaires durant son hospitalisation. L'inviter à apporter ses passe-temps favoris à l'hôpital **(4)**. L'aider à s'adapter aux limitations que son état de santé ou son hospitalisation impose à ses activités préférées.
	Stade des opérations concrètes (Piaget) : L'enfant manifeste une pleine maturité mentale, à condition toutefois qu'il puisse manipuler les objets et les voir.	Donner des explications claires et détaillées sur les traitements. Montrer à l'enfant l'équipement qui sera utilisé lors des interventions.

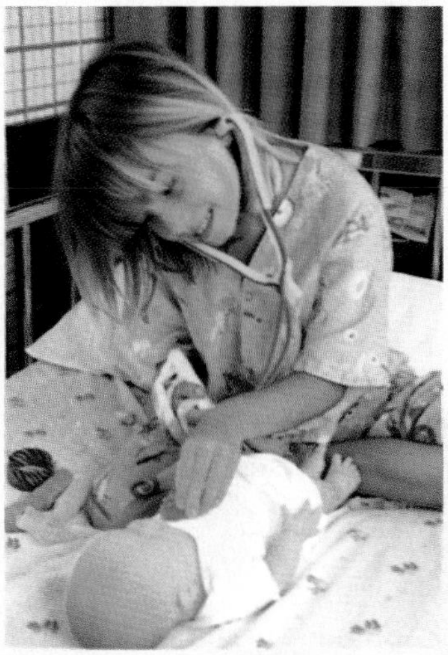
(3)

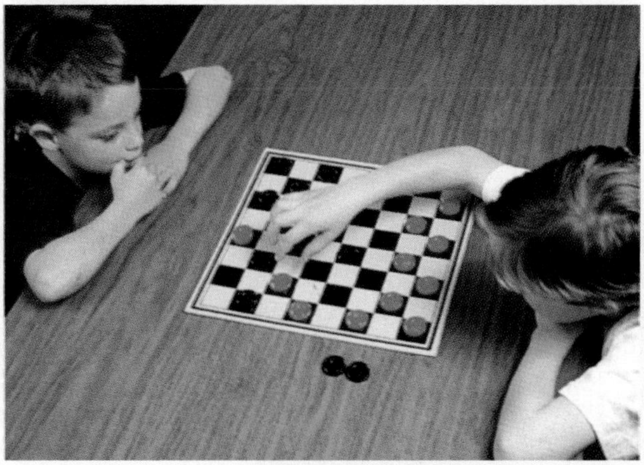
(4)

Suite ...

TABLEAU 2-3 Applications des théories de Freud, d'Erikson et de Piaget aux soins infirmiers *(suite)*

Groupe d'âge	Stade de développement	Applications aux soins infirmiers
Adolescent (de 12 à 18 ans)	Stade génital (Freud) : L'adolescent s'intéresse essentiellement aux relations et aux fonctions génitales.	Veiller à ce que les adolescentes aient accès à des soins gynécologiques. Informer les adolescents sur la sexualité. Respecter leur pudeur lors des interventions. Utiliser des brochures et des vidéos pour les informer sur la sexualité.
	Stade identité/confusion des rôles (Erikson) : Pour former son identité et mieux se connaître, l'adolescent prend ses distances par rapport à ses parents et accorde une plus grande importance à ses pairs. Stade des opérations formelles (Piaget) : L'adolescent peut raisonner dans l'abstrait et ses processus mentaux ont atteint leur maturité.	Prévoir une salle de loisirs réservée aux adolescents hospitalisés **(5)**. Mener la collecte des données initiale et les examens en privé (sans les parents). Présenter l'adolescent à des patients de son âge qui ont les mêmes problèmes de santé. Procurer au patient une information claire et exhaustive sur les soins de santé et les traitements. Donner des instructions écrites et orales. Si l'adolescent possède des processus mentaux pleinement développés, l'informer régulièrement sur sa maladie en cas d'affection chronique.

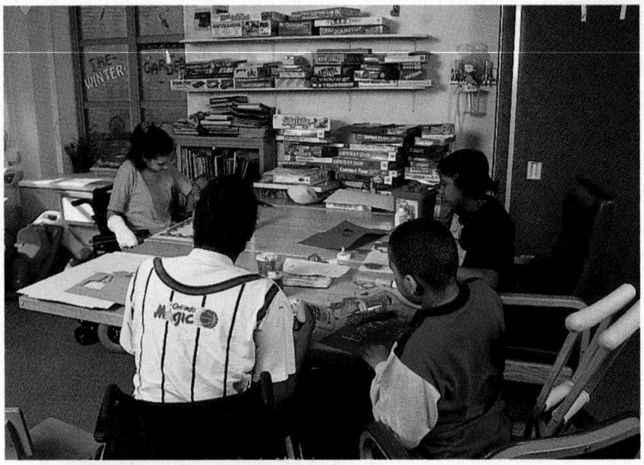
(5)

Stades du développement

Stade préconventionnel (de 4 à 7 ans)
L'enfant opte pour les décisions les plus susceptibles de plaire aux autres et de lui éviter un châtiment.

Stade conventionnel (de 7 à 11 ans)
La conscience, ensemble interne de normes, occupe une place de plus en plus importante. Les règles jouent un rôle essentiel et l'enfant considère qu'il doit les suivre pour plaire aux autres et être « gentil ».

Stade postconventionnel (à partir de 12 ans)
L'enfant a assimilé un certain nombre de normes éthiques sur lesquelles il fonde ses décisions. Il est conscient de sa responsabilité sociale et de celle d'autrui. Il peut comparer les valeurs respectives de deux approches morales et choisir l'une d'elles.

Applications aux soins infirmiers

Les patients sont souvent appelés à prendre des décisions. Les intervenants peuvent aider les enfants à examiner les différentes possibilités d'action et à faire leurs choix. L'infirmière doit toujours garder à l'esprit qu'un enfant en bas âge peut accepter de prendre part à un programme de recherches uniquement pour se montrer coopératif et faire plaisir aux adultes.

THÉORIE DE L'APPRENTISSAGE SOCIAL

Cadre théorique

Selon Bandura, psychologue contemporain, les enfants acquièrent leurs connaissances par les contacts sociaux qu'ils entretiennent avec les adultes et les autres enfants. Les enfants imitent les comportements qu'ils observent. Ils ont tendance à reproduire ces comportements s'ils sont félicités ou récompensés. L'environnement externe et les processus internes de l'enfant constituent deux piliers majeurs de la théorie de l'apprentissage social[6].

Applications aux soins infirmiers

L'apprentissage par imitation a des applications directes dans le domaine des soins de santé. Par exemple, les enfants seront plus enclins à coopérer s'ils voient les adultes et les autres enfants se plier de bon gré aux contraintes et aux activités requises. Un enfant acceptera davantage un examen de la vue ou une prise de sang qu'il redoute s'il voit un autre enfant s'y soumettre sans protester. Les modèles positifs peuvent s'avérer très utiles lorsqu'on désire amener un enfant ou un adolescent à s'administrer lui-même les soins dont il a besoin, notamment dans les affections chroniques comme le diabète. Il est important de féliciter et de récompenser l'enfant pour l'inciter à maintenir les comportements souhaitables.

ALBERT BANDURA (1925–)

Le Canadien Bandura a dirigé des travaux de recherches en psychologie à l'Université Stanford durant de longues années. Selon lui, les enfants tirent la plupart de leurs connaissances de leur environnement social, notamment en imitant les comportements des autres[6].

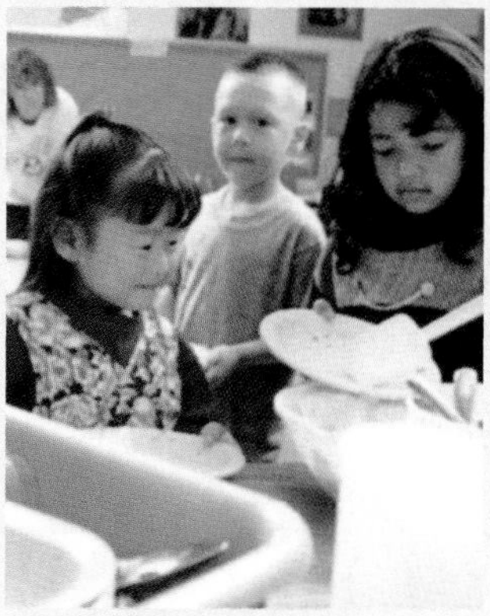

BÉHAVIORISME

Cadre théorique

Watson s'est largement inspiré des recherches de Pavlov et de Skinner qui prouvent que les actions dépendent des réponses obtenues de l'environnement. La méthode de Pavlov et, plus tard, celle de Skinner, consistait à soumettre des animaux à un stimulus (par exemple, de la nourriture) associé à un autre stimulus (par exemple, le son d'une cloche). L'animal se mettait parfois à saliver au simple tintement de la cloche. Skinner, puis Watson, ont appliqué ensuite ces principes aux enfants et ont démontré qu'il était possible de favoriser la répétition d'un comportement quand on l'accompagnait de félicitations ou d'une récompense (par exemple, une gâterie) : c'est ce qu'on appelle le renforcement positif. À l'inverse, on peut éliminer un comportement en lui associant un châtiment (par exemple, gronder un enfant ou se détourner de lui et l'ignorer) : c'est ce qu'on appelle le renforcement négatif. Watson croyait qu'il pouvait déterminer complètement l'avenir d'un enfant et en faire ainsi à sa guise un scientifique de très haut niveau ou un mendiant: il suffit selon lui de favoriser ou de contrarier tel ou tel comportement[7].

JOHN WATSON (1878–1958)

Scientifique né aux États-Unis, John Watson s'est attaché à appliquer aux enfants les travaux et conclusions de certains spécialistes du comportement animal, notamment Ivan Pavlov et B. F. Skinner[7].

Applications aux soins infirmiers

La théorie béhavioriste a souvent été taxée de simplisme. Ses détracteurs lui reprochent de nier la capacité inhérente de l'individu à réagir de son propre chef aux événements qui surviennent dans son environnement. Cependant, cette théorie s'applique de quelque manière dans le domaine des soins de santé. L'infirmière pourra par exemple féliciter ou récompenser un patient si elle souhaite obtenir de lui un comportement précis. Les techniques béhavioristes permettent également de modifier le comportement des enfants trop turbulents ou peu coopératifs, et d'enseigner certaines aptitudes à des enfants handicapés. Les parents recourent très souvent au renforcement lors de l'apprentissage de la propreté ou d'autres acquis charnières de l'enfance.

NATURE OU CULTURE?

Qu'est-ce qui occupe la plus grande place dans les théories d'Erikson, de Kohlberg et de Freud et dans le modèle de l'apprentissage social? La nature ou la culture? L'inné ou l'acquis? À votre avis, est-ce l'hérédité (la nature) ou l'environnement (la culture) qui joue le plus grand rôle dans les différentes phases du développement de l'enfant?

MODÈLE ÉCOLOGIQUE

Cadre théorique

Vous avez sans doute remarqué que les théoriciens ne s'entendent pas tous sur l'importance que jouent l'hérédité et l'environnement, c'est-à-dire la nature et la culture, dans le développement humain. La **nature** concerne les capacités génétiques ou héréditaires d'un individu, la **culture** est la somme des effets que produit l'environnement sur son évolution et ses actions (figure 2–3). D'après la théorie de Piaget, nous possédons des structures cognitives internes qui se développent à leur heure sous réserve que l'environnement leur soit un tant soit peu propice. Piaget insistait beaucoup sur la force de la nature. À l'inverse, le béhavioriste John Watson estimait que ce sont les réactions de l'environnement qui façonnent les comportements de l'individu. Selon lui, la culture jouerait donc un rôle plus important que la nature. La plupart des théories contemporaines du développement accordent un rôle de plus en plus déterminant à l'interaction entre la nature et la culture dans le développement de l'enfant.

URIE BRONFENBRENNER (1917–)

Professeur à l'Université Cornell, Urie Bronfenbrenner a bâti la théorie écologique du développement. Il considère que l'enfant interagit avec son environnement à différents niveaux, qu'il appelle des systèmes[8].

Le modèle écologique proposé par Urie Bronfenbrenner décrit la relation singulière que chaque enfant entretient avec les divers environnements de sa vie, des plus proches aux plus lointains[8]. Cette théorie souligne en outre l'existence d'interactions réciproques entre l'enfant et ces différentes sphères de sa vie. De la nature et de la culture, aucune n'est plus importante que l'autre. Pour Bronfenbrenner, chaque enfant est doté d'un profil génétique qui n'appartient qu'à lui et d'autres caracté-

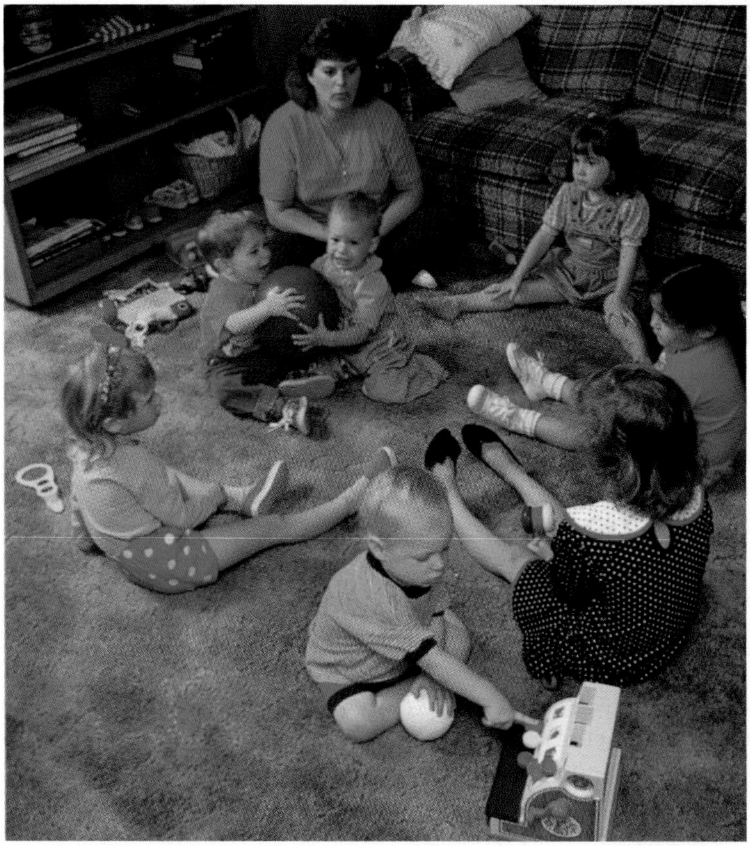

FIGURE 2–3. Les enfants qui bénéficient de stimuli agréables et qui sont soutenus par les adultes développent et perfectionnent leurs aptitudes plus rapidement que les autres. Les jeux collectifs (comme celui illustré ci-contre) favorisent l'épanouissement moteur ainsi que psychosocial de l'enfant. Pouvez-vous préciser d'après la photo les aptitudes que les enfants développent?

ristiques telles que l'âge, le sexe et l'état de santé. Ces gènes ainsi que ces caractéristiques influent sur ses interactions avec l'environnement. Celui-ci n'est d'ailleurs pas monolithique, puisque l'enfant évolue simultanément dans divers contextes échelonnés en niveaux qui forment, selon la terminologie de Bronfenbrenner, des systèmes (figure 2–4).

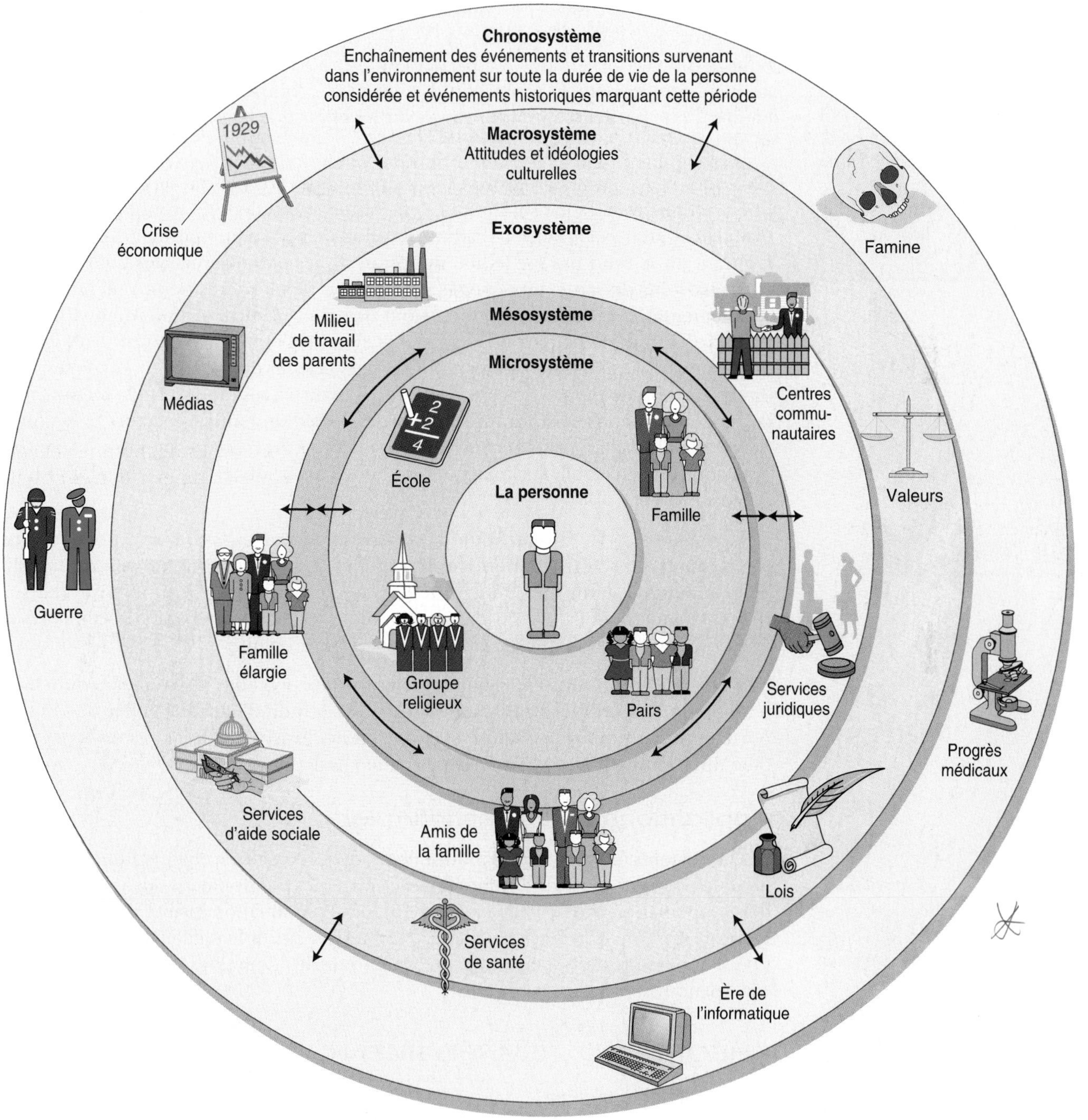

FIGURE 2–4. Le modèle écologique du développement de Bronfenbrenner considère que l'individu interagit avec son environnement à cinq niveaux (qui forment des systèmes).

Reproduit de : Santrovk, J.W. (1997). Life span development. *Madison (Wisconsin, États-Unis) : Brown & Benchmark. D'après les travaux de Bronfenbrenner présentés dans : Contexts of child rearing : Problems and prospects. (1979).* American Psychologist, *34, 844–850, et Ecology of the family as a context for human development : Research perspectives. (1986).* Developmental Psychology, *22, 723–742.*

Niveaux et systèmes

Microsystème. Ce niveau regroupe les relations étroites, constantes et quotidiennes, par exemple celles qui unissent l'enfant à son milieu familial, à sa garderie, à son école, à ses amis ou à ses voisins. Si l'enfant est atteint d'une maladie chronique et qu'il a besoin de soins réguliers, le personnel soignant peut même être considéré comme faisant partie de son microsystème. Selon le modèle écologique, l'enfant exerce une influence sur chacun de ses environnements qui, en retour, influent sur lui.

Mésosystème. Ce niveau se compose des relations que les microsystèmes entretiennent entre eux. Ainsi, la maison et l'école constituent deux microsystèmes majeurs pour la plupart des enfants. La participation des parents à la vie scolaire représente un lien entre les deux et prouve qu'ils ne sont pas complètement hermétiques l'un à l'autre. Cette participation influe aussi sur les effets que la maison et l'école exercent sur l'enfant.

Exosystème. Ce niveau regroupe les phénomènes externes qui agissent sur l'enfant, phénomènes avec lesquels il n'est pas en contact quotidien ni étroit. Par exemple, le travail des parents et le conseil d'administration de l'école font partie des exosystèmes. L'enfant ne se rend pas sur le lieu de travail de ses parents, mais les politiques relatives aux soins de santé, aux congés de maladie, aux horaires de travail, aux heures supplémentaires et aux déplacements ont des effets directs sur lui. Même l'humeur du patron influe sur les parents et, à travers eux, sur l'enfant! Un parent peut décider de changer d'emploi pour mieux répondre aux besoins de son enfant, ou de travailler davantage afin de mettre de côté l'argent nécessaire à ses études. De la même façon, la décision du conseil d'administration de l'école de bannir certains livres ou de financer telle excursion a des conséquences directes sur l'enfant. De son côté, l'enfant peut contribuer à établir le climat qui orientera dans tel ou tel sens les décisions futures du conseil.

Macrosystème. Ce niveau réunit les convictions, valeurs et comportements qui s'expriment dans l'environnement de l'enfant. La culture joue un rôle primordial dans le macrosystème, de même que le système politique. Ainsi, il existe dans un régime démocratique des convictions, des valeurs et même des habitudes alimentaires que l'on ne pourrait observer dans un système anarchique.

Chronosystème. Ce niveau, le dernier, ajoute aux précédents systèmes la dimension temporelle. La période durant laquelle l'enfant grandit détermine en partie son comportement par rapport à la santé et à la maladie. Ainsi les enfants vivent-ils la grippe bien différemment au XXe siècle qu'ils ne le faisaient au XIXe.

MODÈLE ÉTHOLOGIQUE

Diamétralement opposé au modèle écologique, le modèle éthologique de Konrad Lorenz considère le développement comme un processus d'évolution déterminé par la biologie et marqué par des **périodes critiques** (dites aussi parfois périodes de sensibilité). Klauss et Kennell se sont penchés tout particulièrement sur la période critique qui suit immédiatement la naissance et ont découvert que cette période joue un rôle déterminant dans l'établissement des liens d'attachement entre le nouveau-né et ses parents[9].

Applications aux soins infirmiers

Les infirmières mettent à contribution le modèle écologique chaque fois qu'elles évaluent le contexte de vie de l'enfant afin de cerner les phénomènes qui agissent sur son développement. Le tableau 2–4 procure un outil d'évaluation inspiré de cette théorie. Les interventions doivent être conçues de manière à tirer le meilleur parti possible de l'environnement de l'enfant tout en améliorant les domaines qui favorisent moins son épanouissement ou sa guérison.

THÉORIE DU TEMPÉRAMENT

Cadre théorique

Contrairement aux théoriciens du béhaviorisme tels que Watson et de ceux du développement tels que Piaget, Chess et Thomas reconnaissent les qualités innées de la personnalité que l'individu exprime dans son quotidien. À l'instar de Bronfenbrenner, ils considèrent l'enfant comme une personne qui à la fois exerce une influence sur son environnement et est influencé en retour par lui. Cependant, Chess et Thomas

STELLA CHESS ET ALEXANDER THOMAS

Les psychiatres Chess et Thomas ont été les initiateurs de l'étude longitudinale de New York en 1956. Cette étude portait au départ sur 141 enfants. En 1961, 95 sujets étaient ajoutés à l'échantillon. La plupart de ces enfants, devenus aujourd'hui adultes, continuent de faire l'objet d'évaluations périodiques. Cette recherche a permis de définir les caractéristiques de la personnalité et a jeté les bases d'une étude suivie sur le tempérament[10].

TABLEAU 2-4 Analyse des systèmes écologiques de l'enfant

Microsystèmes
Parents
Autres personnes significatives de l'entourage proche
Dispositions relatives au service de garde
École
Voisinage
Clubs
Amis, pairs
Communauté religieuse (église, synagogue, etc.)

Mésosystèmes
Implication des parents dans le système de garde ou le système scolaire
Implication des parents dans la communauté
Relations des parents avec les autres personnes significatives de l'entourage (grands-parents, éducateurs ou personnel soignant, etc.)
Influences de la communauté religieuse (église, synagogue, etc.) sur les parents et sur l'école

Exosystèmes
Centres communautaires
Influences politiques locales
Travail des parents
Amis et activités des parents
Services sociaux
Soins de santé
Bibliothèques

Macrosystèmes
Groupe culturel
Convictions et valeurs du groupe
Structure politique

Chronosystèmes
Âge de l'enfant
Âge des parents

Posez-vous les questions suivantes :
- Quelle influence l'enfant exerce-t-il sur chacun de ces systèmes ?
- Quelles incidences chacun de ces systèmes exerce-t-il sur l'enfant ?
- De quelle façon l'analyse de ces systèmes vous amène-t-elle à intervenir auprès de l'enfant ?

privilégient dans leurs recherches un aspect précis du développement, à savoir le large éventail des comportements que l'on peut observer chez les enfants. Partant de ces observations, ils définissent neuf paramètres qui déterminent la réaction des enfants aux événements quotidiens (tableau 2–5). Les nourrissons produisent en général un ensemble de réactions que Chess et Thomas classent en trois grands types de personnalités (tableau 2–6). La plupart des enfants ne manifestent pas tous les comportements indiqués pour leur type, mais un faisceau de comportements caractéristiques de cette personnalité[10].

Des recherches récentes prouvent que les caractéristiques de la personnalité qui s'expriment durant la petite enfance demeurent souvent présentes à l'âge adulte. Toutefois, les interactions entre l'enfant et son entourage (entre les traits de sa personnalité et les réactions de son environnement) sont si complexes et si changeantes qu'il reste impossible de prévoir les caractéristiques futures d'une personne.

Un grand nombre de chercheurs se sont fondés sur les travaux de Chess et Thomas pour établir des outils d'évaluation applicables aux différents types de tempérament. Cette théorie a donné naissance en particulier à la notion d'adéquation, c'est-à-dire

TABLEAU 2-5 Les neuf paramètres de la personnalité

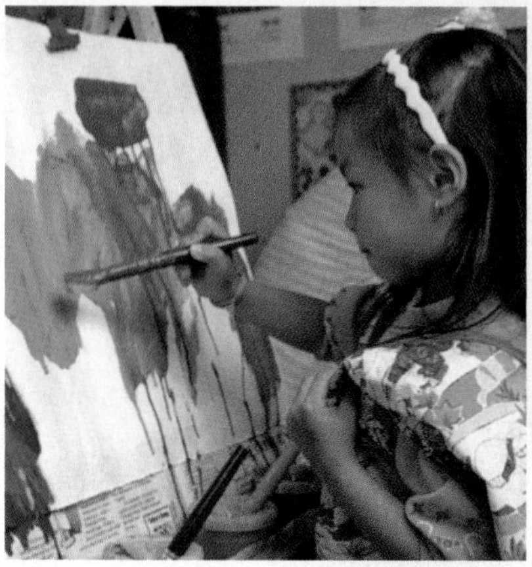

1. **Niveau d'activité** (élevé, moyen, faible) : Mouvements que l'enfant effectue quand il mange, joue, dort ou prend son bain.
2. **Rythmicité** (enfant régulier, variable, irrégulier) : Régularité du sommeil, de la faim et de l'élimination de l'enfant.
3. **Accessibilité/retrait** (enfant abordable, variable, réservé) : Réaction de l'enfant à un stimulus nouveau, par exemple un aliment, une activité ou une personne.
4. **Adaptabilité** (enfant adaptable, variable, rigide) : Capacité d'adaptation aux situations nouvelles.
5. **Seuil de réponse** (élevé, moyen, faible) : Intensité de la stimulation minimale nécessaire pour que l'enfant réagisse, qu'il s'agisse d'un stimulus sensoriel ou de l'apparition d'un objet ou d'une personne dans son environnement.
6. **Intensité de la réaction** (positive, variable, négative) : Mesure de la réaction aux diverses situations de la vie.
7. **Humeur** (positive, variable, négative) : Disposition d'esprit prédominante dans les activités quotidiennes et dans les réactions aux stimuli.
8. **Distractivité** (enfant distrait, variable, attentif) : Propension de l'enfant à se laisser détourner de son activité en cours par les stimuli de son environnement.
9. **Capacité d'attention et persévérance** (enfant constant, variable, inconstant) : Temps consacré aux activités (par rapport aux autres enfants du même âge) et capacité à persévérer dans une activité en dépit des obstacles[10].

le degré de similitude entre, d'une part, les attentes ou les exigences des parents par rapport aux comportements de leur enfant et, d'autre part, le tempérament de cet enfant. Par exemple, un nourrisson très actif qui réagit fortement aux stimuli vocaux pourra avoir de la difficulté à dormir dans la même chambre que ses frères et sœurs. Un enfant plutôt réservé qui change d'école risque d'obtenir des résultats décevants durant les premiers mois, à la grande déception de ses parents. Les parents qui comprennent bien le tempérament de leur enfant sont mieux en mesure de lui procurer un environnement épanouissant et adapté à ses besoins.

Applications aux soins infirmiers

La notion de tempérament ou de type de personnalité est très utile pour l'infirmière[11]. Elle permet d'évaluer le tempérament des jeunes enfants et d'adapter l'environnement aux besoins de chacun. Par exemple, si un enfant réagit vivement aux stimuli externes, l'infirmière pourra le faire transférer dans une chambre individuelle pour qu'il bénéficie

TABLEAU 2-6

Types généraux de tempérament

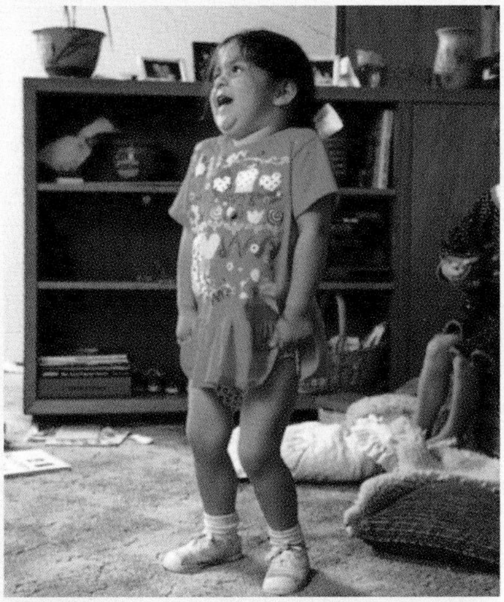

L'enfant « facile » est la plupart du temps modéré dans ses activités. Il s'alimente, dort et élimine de façon régulière. Il est doté habituellement d'un esprit positif, et aborde tout aussi positivement les stimuli nouveaux. L'enfant facile s'adapte bien au changement ; il accepte volontiers les règles et coopère avec les autres. Dans l'étude longitudinale de New York, environ 40 % des enfants montraient une personnalité de ce type.

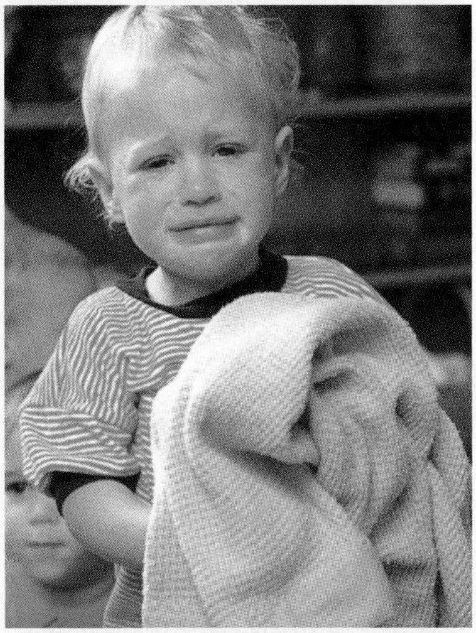

L'enfant « difficile » s'alimente, dort et élimine de façon irrégulière. Il aborde difficilement les nouvelles situations et les personnes qu'il ne connaît pas. Il est souvent de mauvaise humeur. Il a un esprit négatif et réagit d'une manière très forte à son environnement. Dans l'étude longitudinale de New York, environ 10 % des enfants présentaient une personnalité de ce type.

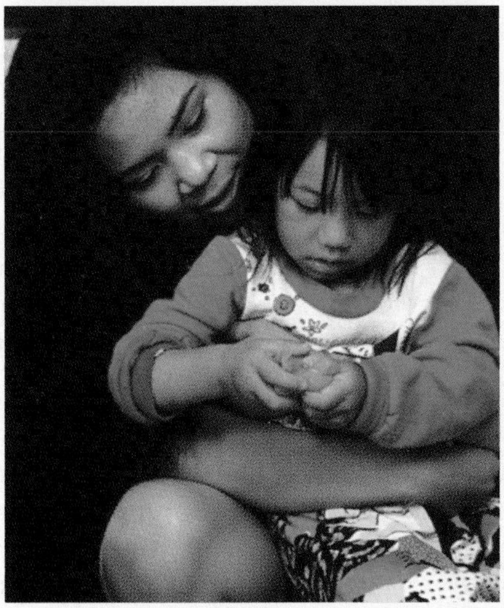

L'enfant « circonspect » a des réactions lentes et s'adapte avec difficulté aux nouvelles situations. D'un apprivoisement plus lent que la moyenne, il a tendance à se montrer très réservé au début mais finit par interagir avec son environnement, d'abord modestement puis plus intensément. Dans l'étude longitudinale de New York, environ 15 % des enfants se classaient dans cette catégorie de personnalité.

Les 35 % restants de l'échantillon montraient quelques caractéristiques de chacun des types de personnalité[10].

d'un sommeil réparateur. Avant de procéder à des interventions et à des traitements, elle laissera le temps à un enfant timide d'apprivoiser son nouveau milieu de vie ainsi que l'équipement médical.

C'est souvent avec soulagement que les parents découvrent le concept de caractéristiques tempéramentales. Ils apprécient mieux par la suite les qualités de leur enfant et apprennent à adapter l'environnement à ses besoins. Ceux qui se sentent responsables du comportement de leur enfant se trouvent ainsi délestés du poids de la culpabilité. L'infirmière peut leur enseigner divers moyens pour améliorer l'adéquation entre la personnalité de leur enfant et son environnement (tableau 2–7).

TABLEAU 2-7 Méthodes d'amélioration de l'adéquation parents-enfants

Comportement de l'enfant	Méthode parentale
Niveau d'activité extrême	Prévoir plusieurs périodes de jeu actif pendant la journée et une période calme avant le coucher afin de favoriser le sommeil de l'enfant.
Timidité	Laisser l'enfant s'adapter à son rythme aux situations et aux personnes qu'il ne connaît pas.
Forte réactivité aux stimuli	Réserver au nourrisson une chambre calme pour favoriser son sommeil. Aménager une pièce calme où l'écolier pourra faire ses devoirs.
Faible capacité d'attention	Confier à l'enfant des projets qu'il pourra mener à terme relativement vite, puis l'inciter graduellement à consacrer plus de temps à chacun d'eux.

► FACTEURS QUI INFLUENT SUR LE DÉVELOPPEMENT

Ainsi que nous l'avons vu, la nature et la culture jouent toutes deux un rôle crucial dans le développement des individus. L'interaction de ces deux forces pourrait expliquer pourquoi certains enfants acquièrent telle ou telle aptitude plus vite ou plus lentement que d'autres, pourquoi les vrais jumeaux n'ont pas exactement la même personnalité et, en définitive, pourquoi nous possédons tous des traits qui nous caractérisent et nous distinguent de tous les autres êtres humains. Nous allons maintenant analyser plus en détail plusieurs facteurs qui contribuent à la différenciation des personnes et à la spécificité individuelle.

GÉNÉTIQUE

Chaque enfant reçoit 23 chromosomes de l'ovule et 23 du spermatozoïde. Ensemble, ces 46 chromosomes définissent un individu unique, différent de tous les autres. Chaque chromosome est porteur de nombreux gènes qui déterminent les caractéristiques physiques, le potentiel intellectuel, le type de personnalité ainsi que d'autres traits (tableau 2–8). Chaque enfant possède à la naissance un certain potentiel pour des champs d'activité particuliers. Cependant, ses interactions avec l'environnement exercent une influence importante sur la manière dont ses traits se manifestent et sur l'intensité avec laquelle ils s'expriment au fil des ans. Par exemple, si un enfant possède un important potentiel intellectuel mais qu'il n'est pas stimulé par son environnement, il risque de ne jamais développer pleinement ses dons.

PROJET DU GÉNOME HUMAIN

Ce projet a été mis sur pied en 1988 par le Congrès des États-Unis pour financer des recherches devant mener à l'élaboration de la cartographie complète des gènes humains pour 2005. Les États-Unis et le Canada ont joint leurs efforts à ceux d'autres pays pour mieux comprendre l'unité de base de l'hérédité.

TABLEAU 2-8 Lois de l'hérédité mendélienne

Caractère dominant – Le gène dominant se manifeste chaque fois qu'il est présent. C'est le cas par exemple du gène causant le nanisme achondroplasique.

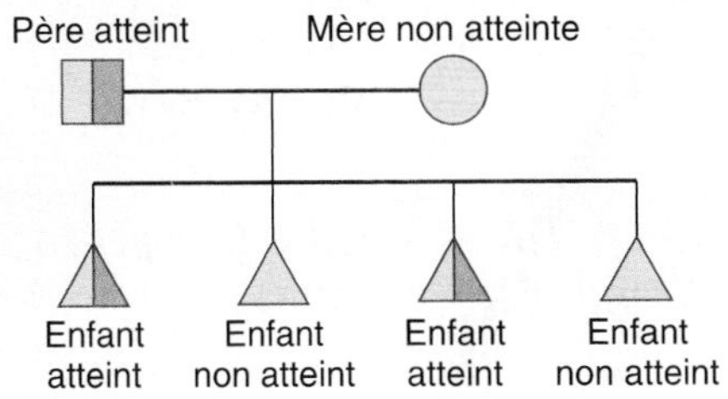

À chaque grossesse, les probabilités que l'enfant présente le trait correspondant sont de 50 %.

Caractère récessif – Le gène récessif se manifeste sous la forme du trait correspondant uniquement s'il est associé à un autre gène semblable. Exemples : la fibrose kystique, la maladie de Tay-Sachs et la phénylcétonurie.

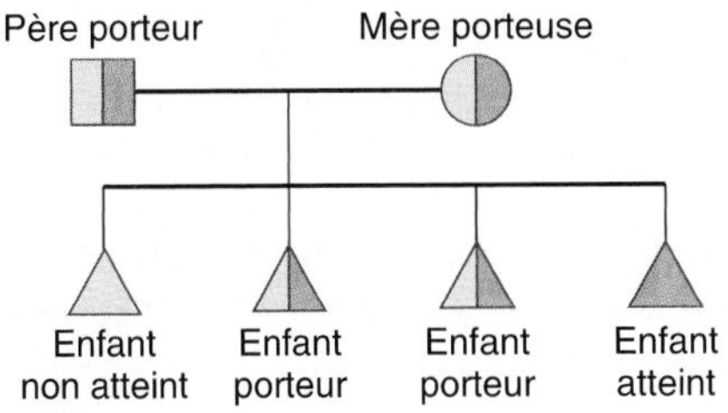

À chaque grossesse, les probabilités que l'enfant présente le trait correspondant sont de 25 %; celles qu'il ne soit pas touché sont de 25 %; celles qu'il soit porteur sont de 50 %.

Hérédité liée au chromosome X (liée au sexe) – La maladie se transmet soit selon le mode récessif, soit selon le mode dominant, mais toujours par le chromosome X. L'hémophilie est un cas courant d'affection liée au sexe.

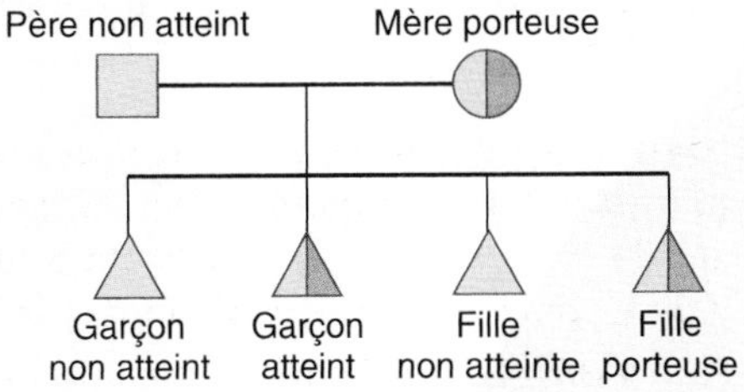

À chaque grossesse, si le fœtus est de sexe masculin, les probabilités que l'enfant présente le trait correspondant sont de 50 %; celles qu'il ne soit pas atteint sont aussi de 50 %. À chaque grossesse, si le fœtus est de sexe féminin, les probabilités que l'enfant soit porteuse sont de 50 %; celles qu'elle ne soit pas touchée sont aussi de 50 %.

Anomalie chromosomique – Affection causée soit par une non-disjonction, soit par une translocation des chromosomes. Le syndrome de Down est généralement dû à une trisomie (présence d'un chromosome surnuméraire) du chromosome 21.

Les anomalies chromosomiques, comme celle qui provoque le syndrome de Down (trisomie 21), sont causées par divers facteurs tels que l'exposition à des radiations, l'âge des parents ou leur état de santé. Certains enfants héritent également de gènes qui causent des maladies comme la fibrose kystique (mucoviscidose). La plupart de ces maladies sont présentes chez les membres ascendants de la famille, mais elles peuvent toutefois se manifester chez un nouveau-né sans aucun antécédent familial. Ce phénomène s'explique par le fait que les gènes subissent parfois des mutations, suscitant l'émergence d'un trouble génétique jusque-là inconnu dans la lignée.

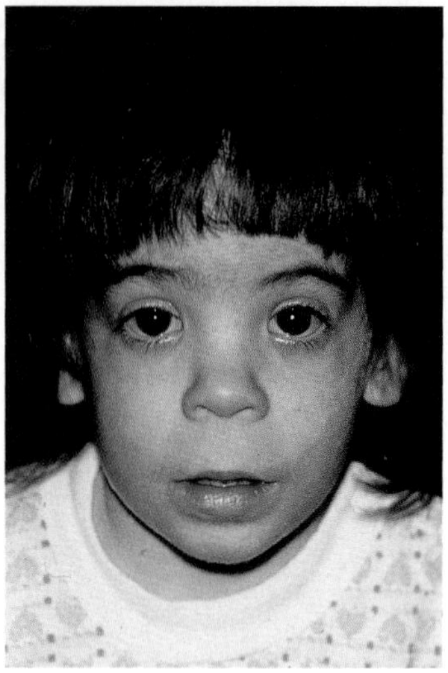

FIGURE 2–5. Syndrome d'alcoolisme fœtal
Avec l'aimable autorisation du Dr Sterling Clarren, Seattle (Washington, États-Unis). Clarren, S. K. & Smith, D. W. (1978). The fetal alcohol syndrome. New England Journal of Medicine, *298, 1063–1067. Copyright © 1978 Massachusetts Medical Society. Tous droits réservés.*

CONTEXTE PRÉNATAL

Dans certaines cultures d'Asie, on calcule l'âge des humains à partir de la conception. Cette coutume témoigne bien de l'importance de la période prénatale sur le développement de la personne.

L'issue de la grossesse dépend, entre autres facteurs, de l'alimentation de la mère et de son état de santé général. Les femmes enceintes qui se nourrissent mal risquent davantage de mettre au monde des enfants d'un poids inférieur à la normale ou atteints de problèmes neurologiques ; celles qui souffrent d'une carence en fer exposent davantage leur bébé à l'anémie[12]. Les bébés des fumeuses sont plus petits que la moyenne à la naissance. La consommation d'alcool, par exemple de bière et de vin, pendant la grossesse peut en outre provoquer le syndrome d'alcoolisme fœtal (figure 2–5). La consommation de drogues peut causer une assuétude (dépendance) chez le nouveau-né, des convulsions, de l'hyperirritabilité, des perturbations de la sociabilité ainsi que divers troubles neurologiques.

Même les médicaments d'ordonnance peuvent s'avérer dangereux pour le fœtus. La thalidomide, couramment utilisée en Europe dans les années 1950 pour traiter les nausées, a provoqué des anomalies des membres chez des bébés dont la mère avait pris ce médicament pendant la grossesse. D'autres médicaments provoquent chez l'enfant des saignements, des taches dentaires, des troubles de l'audition et d'autres problèmes[13].

Certaines maladies survenant chez la femme enceinte peuvent aussi nuire au fœtus. C'est le cas par exemple de la rubéole. Cette maladie est rarement grave chez l'adulte. Toutefois, lorsqu'une femme enceinte la contracte, elle peut provoquer chez le nouveau-né surdité, troubles de la vision, cardiopathies congénitales et déficience intellectuelle. Une femme enceinte peut également transmettre certaines maladies au fœtus, par exemple le syndrome d'immunodéficience acquise (sida), l'infection au virus de l'immunodéficience humaine (VIH) et l'hépatite B.

Les radiations, les produits chimiques et autres dangers présents dans l'environnement de la femme enceinte peuvent perturber le déroulement de la grossesse et le développement de l'enfant à naître. Idéalement, la future mère se nourrit bien, fait régulièrement de l'exercice, est suivie dès le début de sa grossesse par des intervenants qualifiés en soins prénataux, ne consomme pas de drogues, d'alcool ni de tabac et réduit son ingestion de caféine ; bref, elle applique les grands principes d'une vie saine.

AUTRES FACTEURS QUI INFLUENT SUR LE DÉVELOPPEMENT DE L'ENFANT

Contexte familial

La famille exerce une influence profonde sur les enfants. Plusieurs paramètres déterminent le soutien et l'encadrement que l'enfant reçoit de son milieu familial et la vision qu'il acquerra du monde dans ce contexte : le fait que les parents travaillent ou non, le nombre de frères et sœurs, la proximité de la famille élargie. L'infirmière doit prendre en considération les structures de la famille moins typiques telles que la monoparentalité, l'homosexualité des parents, la famille élargie, la famille recomposée.

Les enfants premiers-nés attachent une grande importance à la réussite et aux résultats scolaires. Ils deviennent souvent des meneurs et poursuivent des études avancées. Les derniers-nés manifesteraient plus de détachement par rapport à l'école et à la réussite[14].

Au Canada, près de 40 % des mariages se soldent par un divorce[15]. Cette situation familiale affecte plus ou moins profondément les enfants, selon leur âge et le stade de leur développement cognitif. Les enfants en bas âge, qui ne possèdent pas les outils cognitifs nécessaires pour comprendre le phénomène du divorce, peuvent manifester à cette occasion certains signes caractéristiques : pleurs, troubles du sommeil, régression, agressivité[16] (tableau 2–9). Les remariages, la monoparentalité et la garde partagée représentent pour les familles autant de défis supplémentaires à relever.

TABLEAU 2-9 Effets du divorce

Âge de l'enfant	Comportements
3 à 5 ans	Peur, anxiété et terreurs dans le quotidien Régression Recherches et questionnements Sentiment de culpabilité Accroissement de l'agressivité
6 à 8 ans	Tristesse extrême Fantasmes, hallucinations, accès de panique Inquiétude concernant le manque de nourriture, d'argent, de soins
9 à 12 ans	Colère intense Plaintes somatiques (relatives au corps) Troubles de l'identité
13 à 18 ans	Retrait par rapport à la famille (repli sur soi) Interrogations par rapport à l'activité sexuelle et au mariage Sentiment de deuil, de perte Colère

D'après Wallerstein, J. et Kelly, J. (1996). Surviving the breakup. *New York : Harper Collins.*

École

Dès l'âge de 5 ans, l'enfant passe plusieurs heures par jour dans le milieu scolaire. Les activités éducatives et sportives lui permettent d'accroître et de raffiner ses aptitudes physiques. Ses interactions avec les autres enfants et avec les adultes l'aident à poursuivre son développement psychosocial. Il acquiert les schèmes du comportement social et surmonte les obstacles avec fierté. Enfin, l'apprentissage de concepts nouveaux stimule ses processus mentaux et favorise son développement cognitif.

L'école, dont la principale mission est d'instruire, doit également remplir en parallèle diverses fonctions relatives à la santé. Ainsi, les programmes scolaires de dépistage permettent de diagnostiquer les troubles de l'audition ou de la vision ainsi que la scoliose.

De nombreux établissements scolaires enseignent en outre les principes fondamentaux d'une alimentation adéquate, d'une vie saine, d'une sexualité sans risques ainsi que d'autres sujets se rapportant à la santé. Dans certains cas, une infirmière est présente à l'école, ne serait-ce qu'à temps partiel, pour concevoir ces cours ou pour travailler en collaboration avec les enseignants. Elle dispense aussi les soins d'urgence. Avec l'accentuation de l'intégration scolaire, le personnel des établissements est de plus en plus souvent appelé à administrer des médicaments et à assurer des soins respiratoires et autres traitements afin d'aider les enfants à grandir et à se développer le mieux possible.

Stress

Depuis de nombreuses années, les recherches ont confirmé les méfaits du stress chez les adultes. Les recherches concernant les enfants sont plus récentes mais tout aussi éloquentes. Les enfants ne sont pas étrangers au stress mais certains y sont plus vulnérables que d'autres. Ils peuvent l'exprimer sous différentes formes : comportement régressif, perturbations du sommeil, hyperactivité, problèmes gastro-intestinaux, pleurs, attitude de retrait face aux événements courants. Le tableau 2-10 présente les réactions potentielles au stress afin d'aider les parents et les professionnels de la santé à reconnaître ces signes. À cette étape de la vie, les situations stressantes les plus importantes

RECHERCHE

Un projet de recherche, qui portait sur des familles de groupes minoritaires vivant en milieu défavorisé et ayant des enfants en bas âge, a permis de déterminer que les principaux facteurs de stress au niveau familial étaient les suivants : la nourriture, l'hébergement, les transports, l'information et, enfin, les loisirs. Les chercheurs ont également défini que les principaux appuis sur lesquels ces familles pouvaient compter se recrutaient notamment parmi les membres de la famille, les amis et les intervenants professionnels. Ils ont donc recommandé que les professionnels de la santé facilitent l'accès de ces familles à ces ressources[17].

TABLEAU 2-10 Signes de stress chez les enfants

Agressivité	Manque d'intérêt
Alimentation excessive (suralimentation)	Miction très fréquente
Bégaiement	Sentiment négatif vis-à-vis de l'école
Cauchemars	Nervosité extrême
Céphalées	Perturbation des habitudes de sommeil
Comportements cruels envers les gens ou les animaux	Plainte de douleur au dos ou au cou
Comportements sexuels inhabituels	Propreté compulsive
Consommation d'alcool, de cigarettes et de drogues	Recherche de l'attention de l'entourage
Défiance	Régression
Dépression	Retrait social
Diminution de l'alimentation	Rires nerveux
Diminution du rendement scolaire	Sentiment de supériorité
Énurésie	Sentiment de peur
Envie incontrôlable de courir et de sauter	Succion du pouce
Faible concentration	Sursauts aux bruits inattendus
Grincements de dents	Tendance à pleurer
Hyperactivité	Tendance au mensonge
Irritabilité	Tendance à se sentir bouleversé
Jalousie inhabituelle	Tendance à se tirer les cheveux, les oreilles et les sourcils
Maladies psychosomatiques	Tendance au vol
Manque d'énergie	Tics nerveux
Manque d'enthousiasme	Timidité inhabituelle
	Vomissements et diarrhée

Tiré de Kuczen, B. (1982). Childhood stress : don't let your child be a victim, *New York : Delacorte Press.*

sont : le changement de domicile ou d'école, les difficultés conjugales des parents, les mauvais traitements, les exigences trop rigoureuses ou les attentes excessives sur le plan scolaire ou sportif (figure 2–6)[18]. Plusieurs autres facteurs peuvent influer sur le stress vécu par l'enfant : son âge, son tempérament, la situation familiale, son rang dans la famille et son état de santé. Le chapitre 5 traite du stress chez l'enfant hospitalisé.

L'enfant souffrant de stress s'avère plus susceptible d'être atteint de maladies respiratoires et gastro-intestinales et d'être victime d'accidents. Les effets négatifs du stress à long terme sur les organes et les systèmes de l'organisme sont tels que l'enfant risque davantage de souffrir de troubles cérébrovasculaires, d'hypertension et de crises cardiaques arrivé à l'âge adulte.

Facteurs socioéconomiques

Actuellement, au Québec, les inégalités de revenus persistent. La pauvreté est particulièrement répandue dans les jeunes familles[19] : un bébé sur cinq naît dans la pauvreté, un sur dix dans la misère[20]. On conçoit aisément que la vie dans des conditions malsaines et humiliantes ne favorise pas le maintien ou l'amélioration de l'état de santé des familles. La sécurité financière contribue grandement à la qualité de vie de l'enfant et à sa santé. Les difficultés socioéconomiques et le chômage constituent des menaces au développement des enfants : mauvaise alimentation, lacunes dans les vaccinations, blessures plus fréquentes, taux élevé de grossesses à l'adolescence.

Il est extrêmement difficile de mener à terme sa grossesse dans les meilleures conditions et de prendre soin d'un enfant quand on n'a pas suffisamment d'argent pour subvenir à ses besoins. La vie dans des conditions précaires a des conséquences

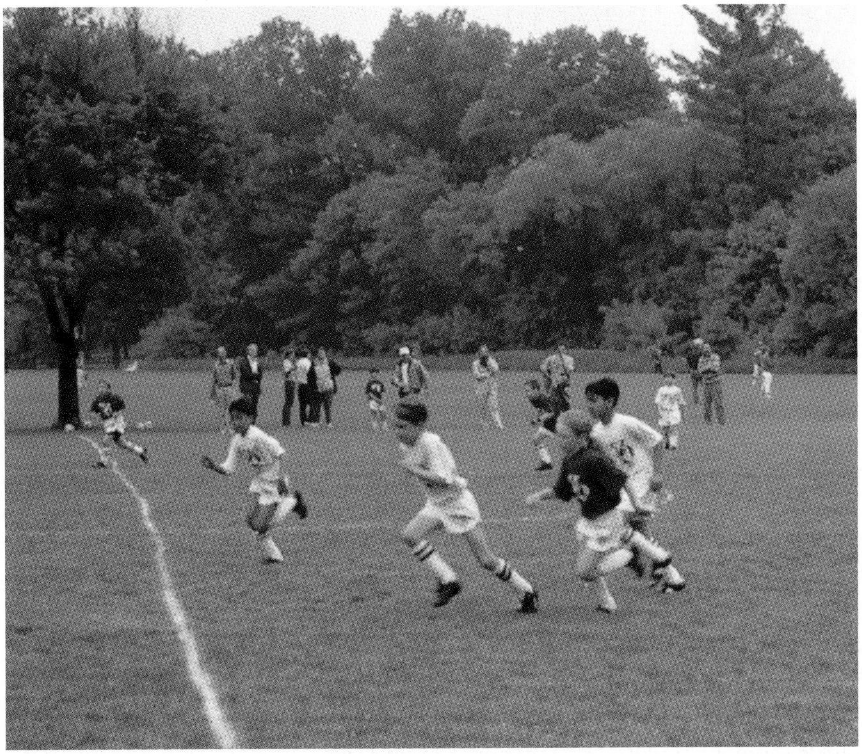

FIGURE 2–6. Le sport constitue pour les enfants un excellent moyen de développer leurs capacités psychosociales, cognitives et motrices. Toutefois, les entraîneurs ou les parents qui imposent aux enfants des exigences trop élevées pour leur stade de développement provoquent chez eux un stress qui peut se traduire par des problèmes gastro-intestinaux, des troubles du sommeil ou d'autres symptômes physiques ou psychosociaux.
Avec l'aimable autorisation de Rebecca Scheirer, Kensington (Maryland, États-Unis).

directes sur la santé de la future mère et de son bébé[20]. Ainsi, en milieu défavorisé, on compte deux fois plus de bébés prématurés (< 37 semaines) et trois fois plus de bébés ayant un faible poids de naissance (< 2500 g) que dans les autres groupes socioéconomiques[21]. Ces problèmes de santé à la naissance ne sont pas les seuls qui touchent les enfants vivant en milieu de pauvreté. Plusieurs autres problèmes de santé physique sont aussi présents en plus grand nombre chez ces enfants, par exemple les infections respiratoires[22], l'asthme[23]; l'anémie[24], les traumatismes[25] ainsi que la négligence et la violence [26, 27]. Par ailleurs, ces enfants sont allaités moins souvent et commenceraient à consommer des aliments solides plus tôt que les autres enfants[28].

Communauté

La communauté dans laquelle vit l'enfant peut favoriser son développement ou, au contraire, l'exposer à certains risques. En effet, différents services à la communauté améliorent concrètement la qualité de vie des jeunes : programmes sociaux préparant les enfants d'âge préscolaire des milieux défavorisés à intégrer le système scolaire (le programme Head Start, aux États-Unis, en est un bon exemple mais ces programmes sont peu courants au Québec) ; activités sportives ; projets parascolaires ; centres d'intervention auprès des enfants victimes de mauvais traitements ; etc. Par contre, certaines communautés souffrant de difficultés économiques graves n'offrent pas aux enfants un cadre et un soutien adéquats.

En ce qui concerne l'environnement physique, l'aménagement de trottoirs reliant le domicile à l'école et de zones bien en retrait pour l'apprentissage et pour le jeu ainsi que la pureté de l'air contribuent au développement harmonieux de l'enfant. Par contre, l'environnement représente une menace pour lui si l'enfant doit emprunter des chemins dangereux pour se rendre à l'école, consommer de l'eau contaminée, côtoyer des entreprises polluantes ou vivre dans une maison trop petite ou vétuste. Un tel cadre l'expose à un risque accru de blessures et de problèmes de santé.

DIVERSITÉ CULTURELLE

Dans le domaine de l'éducation, le contexte culturel influe considérablement sur la personnalité des enfants. Par exemple, les Japonais inculquent à leurs enfants le respect des parents et des aînés. Par ailleurs, les comportements sociaux diffèrent d'un sexe à l'autre. On enseigne aux filles la pondération, la grâce et la maîtrise de soi ; aux garçons, la force et la détermination de surmonter les obstacles.

Culture

La société nord-américaine se compose de nombreux groupes culturels qui possèdent chacun des traditions dont l'influence est déterminante sur leurs enfants. Par exemple, l'alimentation varie grandement d'un groupe à l'autre et joue sur l'incidence de certains problèmes de santé comme les maladies cardiovasculaires. Les enfants amérindiens, qui selon la coutume ont été portés sur des planches durant les premiers mois de leur vie, apprennent à marcher plus tard que les enfants des autres groupes culturels, selon certains tests mesurant le stade de développement. Les enfants portés pendant de longues périodes à califourchon sur la hanche de leur mère, ou sur le dos (par exemple en Afrique), présentent une faible incidence de dysplasie de la hanche (trouble du développement des tissus ou des organes entraînant des déformations) car leurs hanches sont maintenues en position d'abduction.

Chaque groupe culturel possède des règles bien précises qui définissent les interactions sociales. La vitesse d'acquisition du langage dépend du nombre de langues parlées et de la quantité des paroles échangées à la maison. La répartition des rôles sociaux entre hommes et femmes dans le groupe culturel a également un effet important sur les activités scolaires des enfants et, plus tard, sur leurs choix de carrière. Enfin, chaque culture possède ses coutumes concernant le toucher et les autres paramètres favorisant le développement des aptitudes chez l'enfant.

Médias

Certains chercheurs estiment que la violence à la télévision et dans les jeux vidéo favorise les comportements agressifs chez l'enfant (figure 2–7)[29]. Depuis peu, un système de classement des émissions télévisées indique aux spectateurs les émissions de télévision contenant des scènes de violence ou à caractère sexuel ou des dialogues ne convenant pas aux enfants. Les parents disposent donc d'une meilleure information pour décider en toute connaissance de cause ce que leurs enfants peuvent regarder. Ils ont en outre la possibilité d'équiper leur appareil de télévision de mécanismes de filtrage qui l'éteignent au bout d'un certain temps ou lors de la diffusion d'émissions

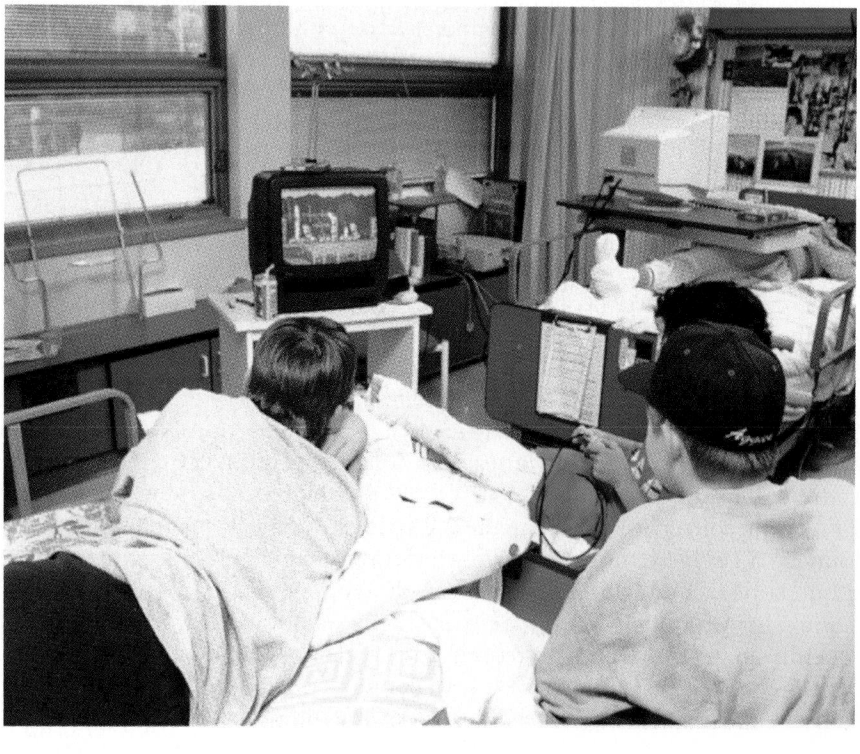

FIGURE 2–7. Certaines études établissent une corrélation entre les comportements agressifs des enfants et la violence montrée à la télévision, au cinéma et dans les jeux vidéo. En milieu hospitalier, l'infirmière doit déterminer avec les parents les émissions que leurs enfants ont le droit de regarder en leur absence (ou celles qu'ils souhaitent qu'ils regardent).

comportant des scènes de violence. Une consommation massive de programmes télévisés se traduit souvent par une surcharge pondérale, des résultats plus faibles aux examens de lecture et aux tests de capacités intellectuelles et des performances sportives médiocres[30, 31]. Les parents (à la maison) et les infirmières (à l'hôpital) devraient savoir quelles sortes d'émissions les enfants regardent, déterminer si elles leur conviennent et être prêts à discuter avec eux du sujet qu'elles abordent.

DIVERSITÉ CULTURELLE

Les professionnels de la santé utilisent les mêmes courbes de croissance pour tous les enfants. Or, ces courbes ne tiennent pas compte des variations attribuables à l'hérédité. Ainsi, les enfants des Afro-américains sont souvent plus maigres à la naissance que ceux des Blancs. Toutefois, ils grandissent plus vite pendant l'enfance et sont plus grands à l'âge adulte. Certains groupes asiatiques, par contre, sont héréditairement prédisposés à ne pas devenir très grands. L'analyse de la taille des parents et des frères et sœurs procure des données très importantes sur l'hérédité dont les enfants disposent à la naissance en fait de croissance. L'essentiel est de s'assurer que la taille et le poids évoluent selon la courbe des percentiles.

► NOUVEAU-NÉ/NOURRISSON (DE LA NAISSANCE À 1 AN)

Imaginez que votre poids triple d'ici un an… Imaginez que vous appreniez les rudiments indispensables à la compréhension d'une langue et que vous arriviez même à en prononcer quelques phrases. Ces exploits, parmi de nombreux autres, tout enfant les accomplit dans sa première année de vie ! Si le nouveau-né agit essentiellement par réflexes et de manière involontaire, le bébé d'un an commence à marcher et à communiquer avec autrui. La première année est en fait la période de la vie où les progrès sont les plus fulgurants sur le plan du développement ! (figure 2–8)

CROISSANCE ET DÉVELOPPEMENT PHYSIQUES

Des changements très rapides marquent les 12 premiers mois de la vie d'un enfant. Le poids du bébé à la naissance double généralement en 5 mois et triple en 1 an (figure 2–9). L'enfant grandit d'une trentaine de centimètres durant cette première année. Ses dents commencent à sortir vers l'âge de 6 mois. À 1 an, il possède déjà six à huit dents de lait (voir le chapitre 4).

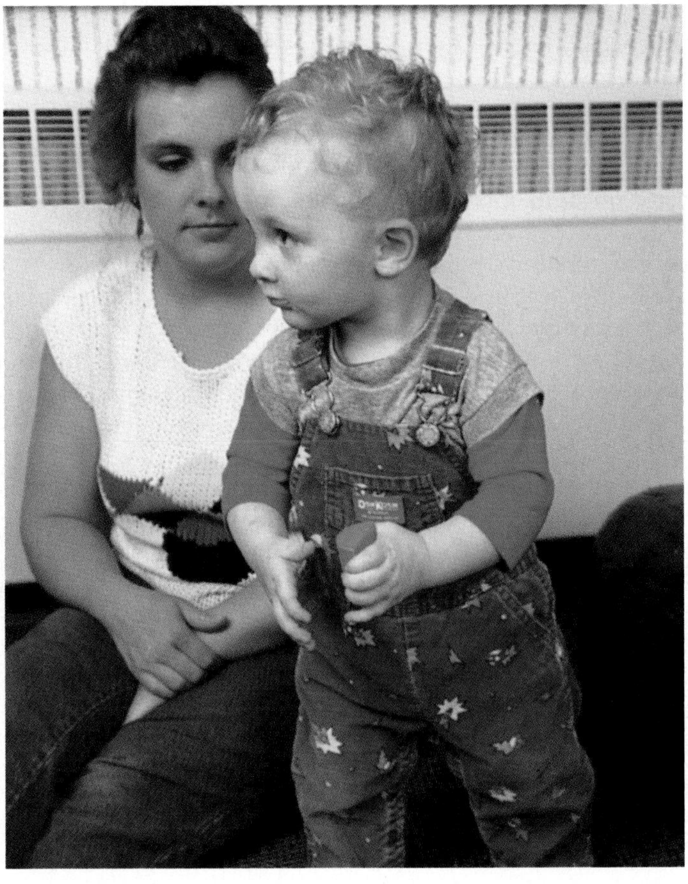

FIGURE 2–8. Entre la naissance et l'âge de 12 mois, le poids de l'enfant triple ; le bébé apprend à marcher et acquiert quelques rudiments de langage.

ÉRUPTION DES DENTS

Chez certains enfants, l'éruption des dents ne semble pas vraiment causer de malaises, même s'ils bavent davantage que d'habitude et cherchent des objets durs à mordiller. Chez d'autres, l'éruption des dents peut être associée à la douleur, à l'irritabilité, aux pleurs, au refus de manger et à la perturbation des habitudes de sommeil. Il n'y a pas de relation de cause à effet entre l'éruption des dents et d'autres symptômes tels que la diarrhée, les vomissements, la fièvre et l'écoulement nasal.

L'application de froid, par exemple au moyen d'un anneau de dentition gelé ou d'un glaçon enveloppé dans une débarbouillette, peut soulager la douleur due à l'inflammation de la gencive. Il existe aussi différents gels anesthésiants en application topique à base de benzocaïne, mais leur efficacité est variable. S'ils utilisent ces produits, les parents doivent suivre les recommandations du fabricant. On peut également administrer à l'occasion un analgésique comme de l'acétaminophène ou de l'ibuprofène aux nourrissons qui semblent souffrir pendant l'éruption des dents.

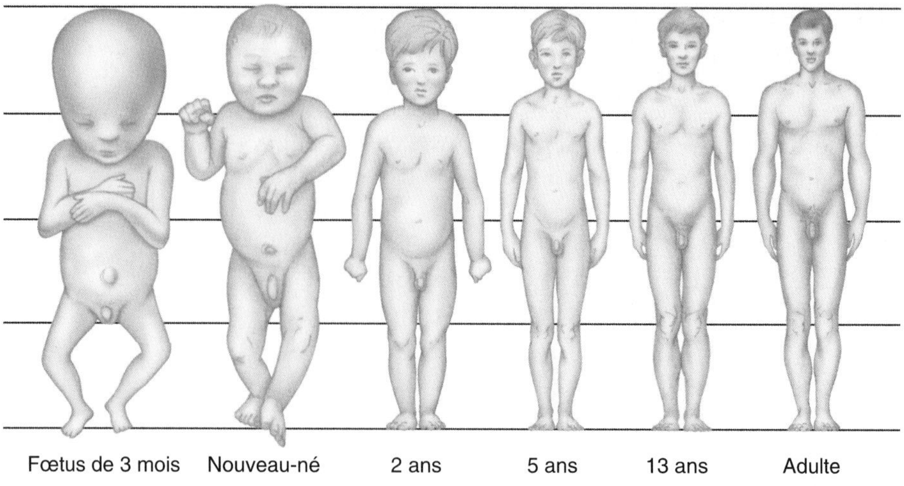

FIGURE 2–9. Les proportions corporelles à différents âges

À l'âge de 1 an, les organes et les systèmes du corps d'un enfant n'ont pas encore atteint leur taille définitive, mais ils ne fonctionnent déjà plus comme à la naissance. Les reins et le foie se sont développés et l'enfant peut donc excréter les médicaments et autres substances toxiques beaucoup plus facilement que dans ses premières semaines de vie. L'évolution des proportions de son corps rend d'ailleurs compte du développement de ses organes internes. La maturation du système nerveux se manifeste dans le contrôle grandissant que l'enfant exerce sur les mouvements de son corps : il apprend graduellement à s'asseoir, à se tenir debout, à marcher. Les fonctions sensorielles se raffinent aussi : l'enfant sait de mieux en mieux discerner les images, les sons et les goûts (tableau 2–11).

DÉVELOPPEMENT COGNITIF

Le cerveau continue de gagner en complexité au cours de la première année. Cependant, la majeure partie de sa croissance est attribuable à la maturation cellulaire, car les cellules n'augmentent pas beaucoup en nombre. Cette croissance du cerveau s'accompagne d'un développement de ses fonctions. Il suffit de comparer le comportement d'un enfant qui vient de naître à celui d'un bébé de 1 an pour constater l'extraordinaire maturation des fonctions cérébrales qui caractérise cette période. Les yeux du nouveau-né s'écarquillent au son d'un bruit ; l'enfant de 1 an tourne la tête vers la source sonore et saisit la signification du bruit s'il le connaît déjà. À 2 mois, le nourrisson pleure et gazouille ; à 1 an, l'enfant sait prononcer quelques mots et en comprend un grand nombre. À 6 semaines, le tout-petit attrape un hochet pour la première fois ; à 1 an, le même enfant s'empare à sa guise de ses jouets préférés et réussit à manger seul.

Le comportement du nourrisson nous fournit certaines indications sur l'évolution des processus mentaux à cet âge. Ainsi que le montrent les travaux de Piaget, le nombre d'actions que le bébé peut accomplir augmente très vite au cours de la première année. Le nourrisson perçoit par la vue, l'ouïe et le toucher des stimuli que son cerveau en pleine maturation interprète. Les interactions entre ces stimuli (externes) de l'environnement et les capacités cognitives (internes) de l'enfant accroissent et perfectionnent son fonctionnement cognitif.

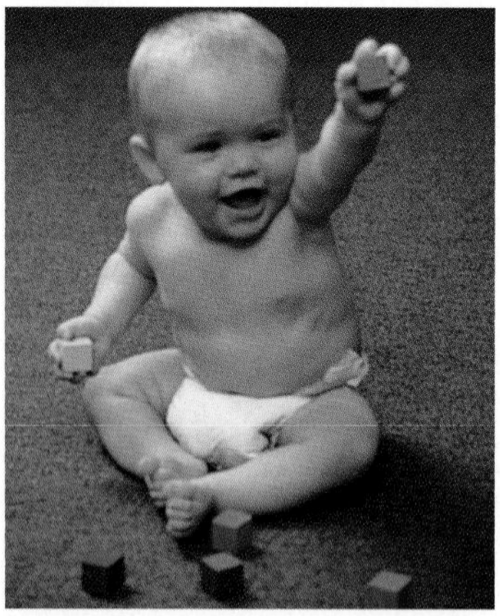

FIGURE 2–10. L'exemple de Jacob nous montre qu'un enfant de 8 mois peut jouer avec des cubes et démontrer ainsi certaines capacités physiques, cognitives et sociales.

JEU

À 8 mois, le nourrisson s'assied par terre, attrape des cubes et les frappe contre le sol. Quand l'un de ses parents passe près de lui, il rit et agite en tous sens les mains et les pieds (figure 2–10). Il possède les capacités physiques nécessaires pour avancer vers

TABLEAU 2-11 Étapes de la croissance et du développement chez le nouveau-né/nourrisson

Âge	Croissance physique	Motricité fine	Motricité globale	Capacités sensorielles
De la naissance à 1 mois	Prend de 140 à 200 g par semaine. Grandit de 2,5 cm au cours du premier mois. Le périmètre crânien augmente de 1,5 cm au cours du premier mois.	Serre les poings **(1)**. Tire les bras et les jambes vers son tronc quand il pleure.	Les réflexes primitifs (par exemple le réflexe des points cardinaux et le réflexe de succion) constituent l'activité prédominante. Peut soulever brièvement la tête quand il est couché sur le ventre **(2)**. Sensible aux voix aiguës. Rassuré et consolé par le toucher **(3)**.	Aime surtout regarder les visages et les motifs géométriques en noir et blanc. Suit les objets qui passent dans son axe de vision **(4)**.

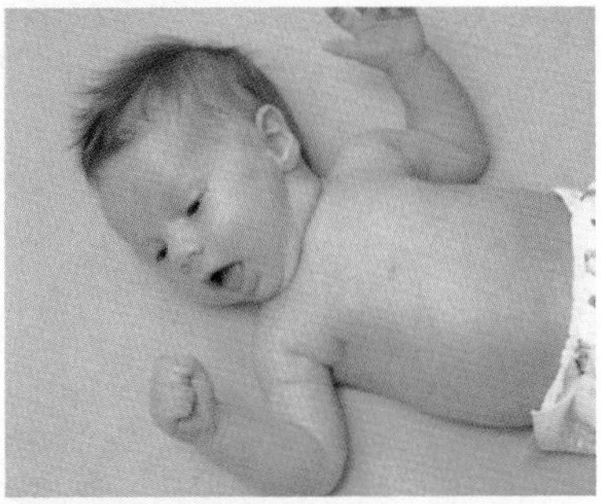

(1) Serre le poing.

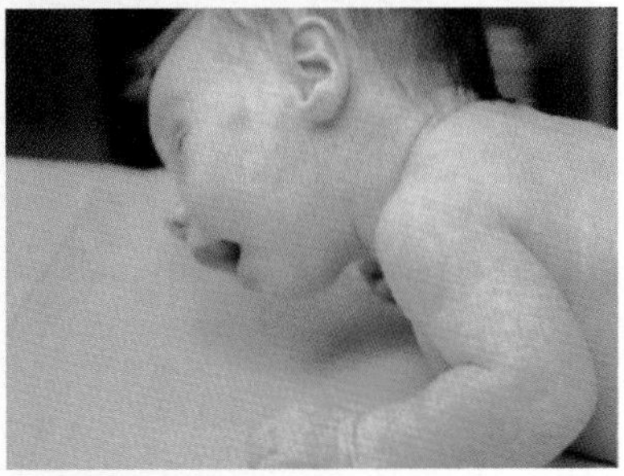

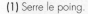

(2) Peut réussir à lever la tête.

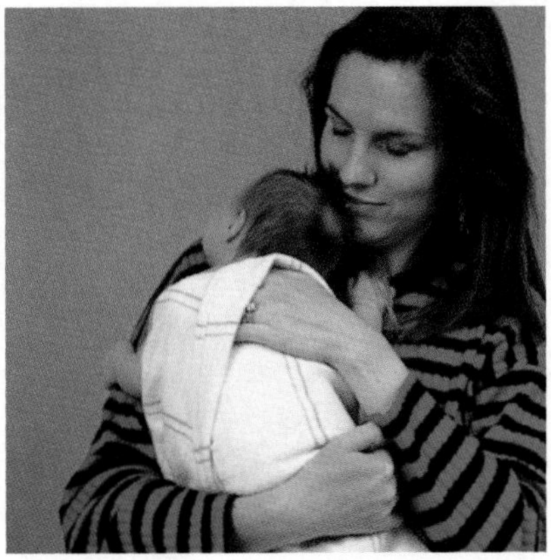

(3) Rassuré et consolé par le toucher.

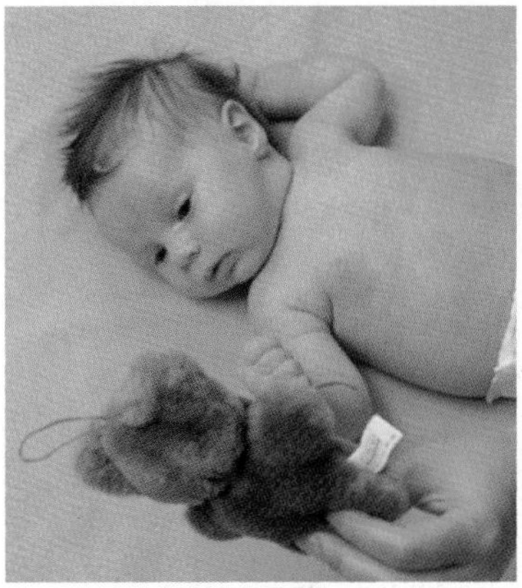

(4) Suit les objets des yeux.

De 2 à 4 mois	Prend de 140 à 200 g par semaine. Grandit de 2,5 cm par mois. Le périmètre crânien augmente de 1,5 cm par mois. La fontanelle postérieure se ferme.	Tient le hochet qu'on lui met dans la main **(5)**. Regarde ses doigts et joue avec. Porte facilement les objets de sa main à sa bouche.	Le réflexe de Moro diminue en intensité. Peut se tourner, du côté vers le dos, et vice versa **(6)**. La tête de l'enfant tombe moins vers l'arrière quand on le tire vers l'avant par les bras pour le mettre en position assise ; se tient assis la tête droite. Couché sur le ventre, arrive à maintenir sa tête droite et à s'appuyer de tout son poids sur ses avant-bras **(7)**.	Suit les objets à 180 °. Tourne la tête en direction des voix et des bruits.

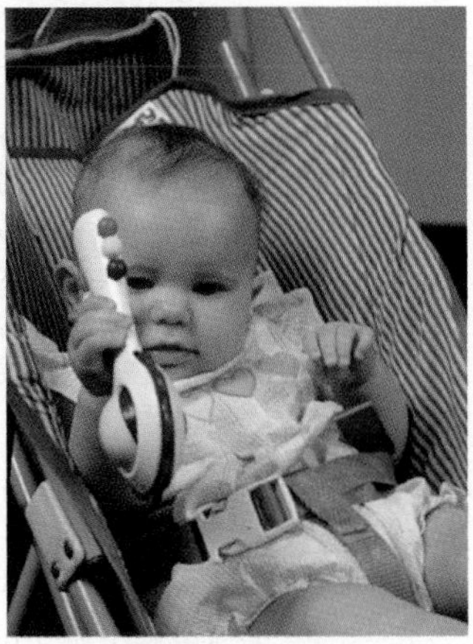

(5) Tient le hochet.

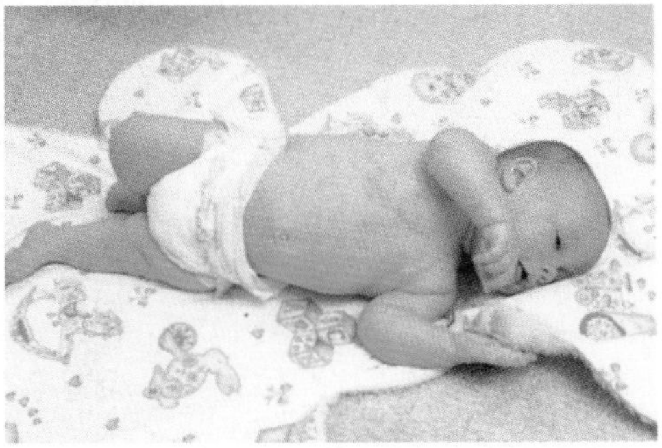

(6) Peut se tourner, du côté vers le dos.

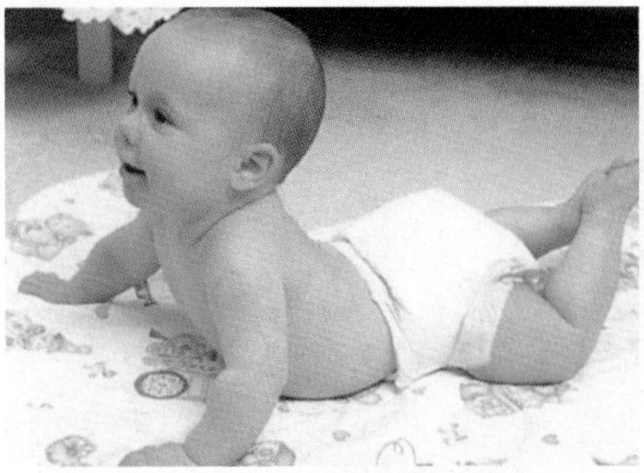

(7) Maintient sa tête et s'appuie sur ses avant-bras.

Suite ...

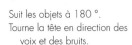

TABLEAU 2-11 Étapes de la croissance et du développement chez le nouveau-né/nourrisson (suite)

Âge	Croissance physique	Motricité fine	Motricité globale	Capacités sensorielles
De 4 à 6 mois	Prend de 140 à 200 g par semaine. Le poids double entre la naissance et le cinquième ou sixième mois. Grandit de 2,5 cm par mois. Le périmètre crânien augmente de 1,5 cm par mois. Les dents peuvent commencer à pousser vers l'âge de 6 mois.	Attrape à sa guise les hochets et autres objets ; les laisse tomber pour en prendre d'autres **(8)**. Porte les objets à sa bouche. Attrape ses pieds et les tire vers sa bouche. Tient le biberon. Attrape les objets avec toute la main (préhension palmaire). Manipule les objets **(9)**.	Tient sa tête droite quand il est assis. La tête de l'enfant ne part pas vers l'arrière quand on le tire vers l'avant par les bras pour le mettre en position assise. Se tourne du ventre vers le dos à 4 mois et du dos vers le ventre à 6 mois. Supporte l'essentiel de son poids quand on le tient debout **(10)**.	Observe des images complexes. Suit des yeux la trajectoire d'un objet qui tombe. Réagit sans délai aux bruits.

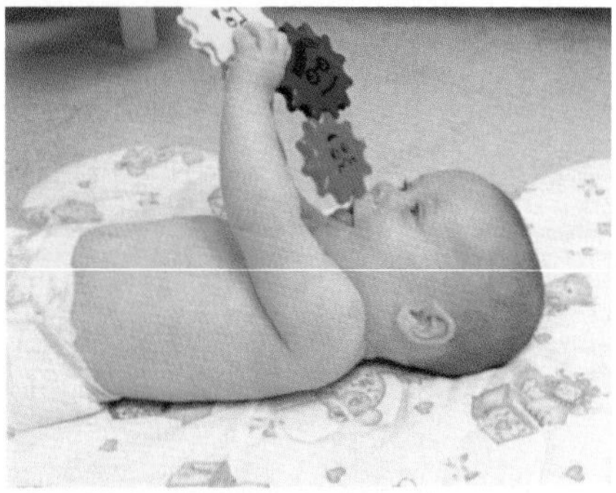

(8) Attrape les objets à sa guise.

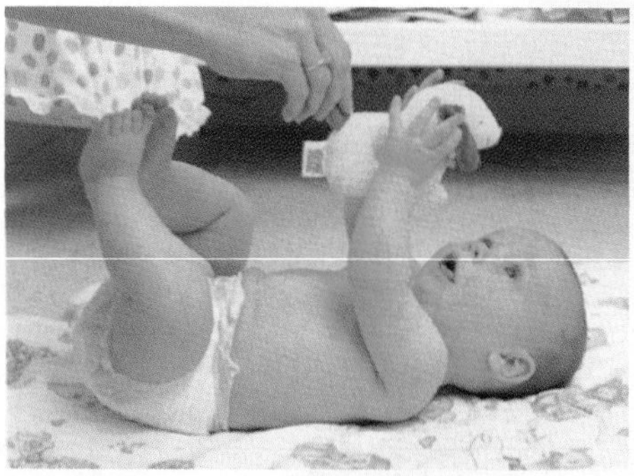

(9) Manipule les objets.

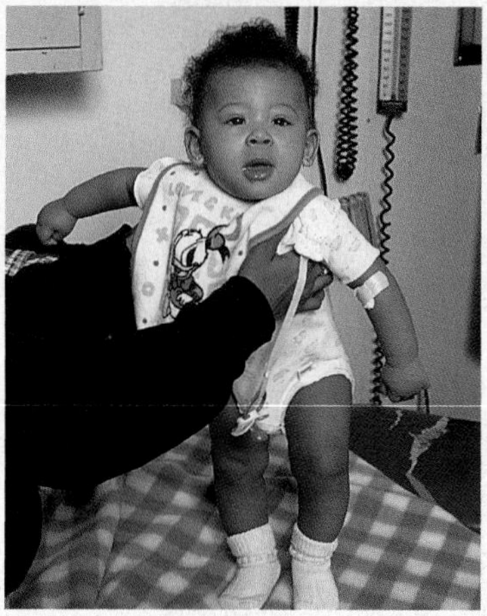

(10) Supporte l'essentiel de son poids quand on le tient debout.

Âge	Croissance physique	Motricité fine	Motricité globale	Capacités sensorielles
De 6 à 8 mois	Prend de 85 à 140 g par semaine. Grandit de 1,5 cm par mois, beaucoup moins que durant les six premiers mois	Frappe l'un contre l'autre deux objets qu'il tient dans ses mains. Fait passer les objets d'une main à l'autre. Commence à découvrir la préhension fine (entre le pouce et les autres doigts).	La plupart des réflexes propres au nouveau-né ont disparu. Vers 8 mois, s'assied seul et reste assis sans soutien extérieur **(11)**. Aime sautiller sur ses jambes quand on le tient debout.	Reconnaît son nom et y répond par le regard et le sourire. Aime jouer avec des objets petits et complexes.

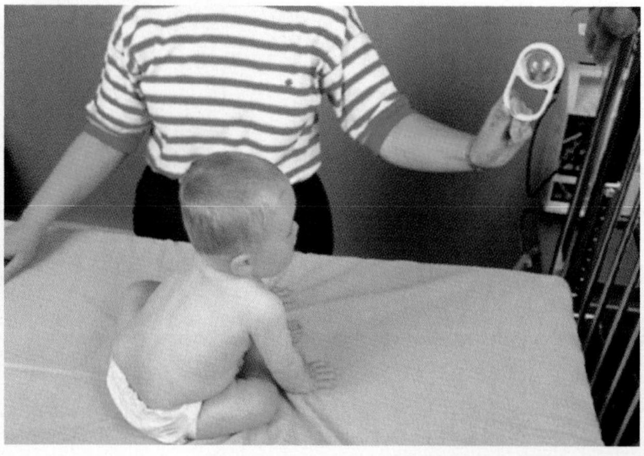

(11) S'assied seul et se tient assis sans soutien extérieur.

TABLEAU 2-11 Étapes de la croissance et du développement chez le nouveau-né/nourrisson (suite)

Âge	Croissance physique	Motricité fine	Motricité globale	Capacités sensorielles
De 8 à 10 mois	Prend de 85 à 140 g par semaine. Grandit de 1,5 cm par mois.	Ramasse les petits objets (12). Maîtrise bien la préhension fine (14). Aime manger des aliments mous avec les doigts (15).	Rampe ou avance tout son corps sur le sol en s'aidant des bras (13). Avance en s'aidant des mains et des genoux pour soulever son tronc du sol. Vers 10 mois, arrive à se mettre debout et à s'asseoir. Retrouve son équilibre quand il s'assied.	Comprend des mots tels que « non » et « biscuit ». Peut dire un mot en plus de « maman » et « papa ». Reconnaît les bruits sans difficulté.

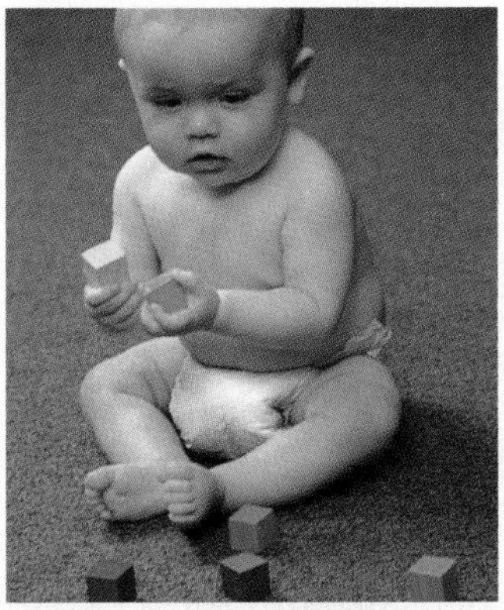
(12) Ramasse les petits objets.

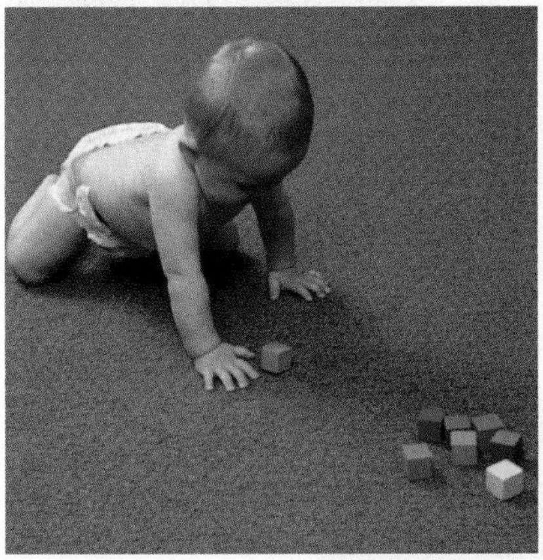
(13) Rampe ou avance tout son corps sur le sol en s'aidant des bras.

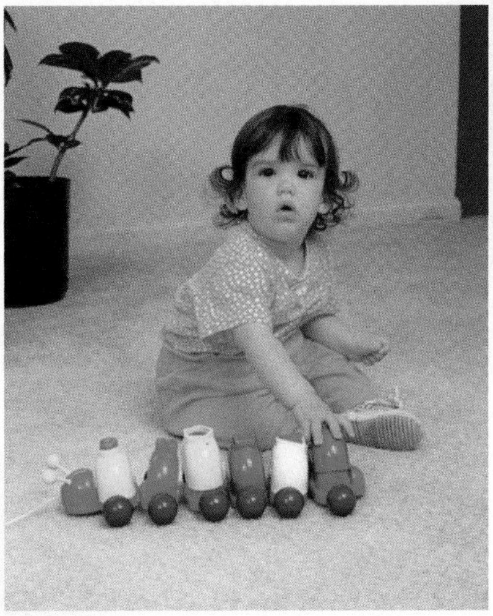
(14) Maîtrise bien la préhension fine.

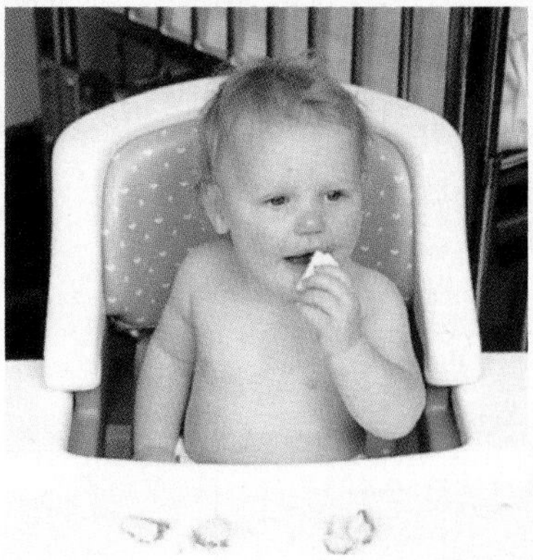
(15) Aime manger des aliments mous avec les doigts.

Suite ...

les objets qui l'intéressent et les saisir. Ses capacités cognitives se manifestent par le fait qu'il manipule les objets en vue d'en tirer différents sons. Ses interactions sociales stimulent le jeu. La présence d'un parent ou d'une autre personne renforce l'intérêt qu'il porte aux gens qui lui sont familiers et lui permet de découvrir de nouvelles manières de jouer.

Le jeu pour l'enfant est de l'ordre du réflexe pendant les premiers mois de sa vie, mais dès que l'enfant sait bouger ses membres ou attraper des objets, les fondements du jeu volontaire sont établis. L'enfant prend plaisir à entendre les sons produits par ses mouvements et à sentir les effets de ses gestes dans son corps. Peu à peu, il apprend à les reproduire volontairement. Un bébé de 6 semaines attrape par pur réflexe le hochet qu'un parent lui met dans la main. Sa main se déplace au hasard et le hochet émet un son. L'enfant apprend alors à agiter le hochet pour reproduire le son. Plus tard, il apprend même à attraper son hochet quand il veut jouer avec.

TABLEAU 2-11 Étapes de la croissance et du développement chez le nouveau-né/nourrisson *(suite)*

Âge	Croissance physique	Motricité fine	Motricité globale	Capacités sensorielles
De 10 à 12 mois	Prend de 85 à 140 g par semaine. Grandit de 1 cm par mois. Le périmètre crânien est égal au périmètre thoracique. À 1 an, le poids a triplé depuis la naissance.	Peut réussir à tenir un crayon ou un feutre et à faire des traits sur le papier. Place les objets dans des boîtes par des fentes ou des trous **(16)**. Mange tout seul à la cuillère **(19)**.	Se tient debout tout seul **(17)**. Marche en se tenant aux meubles. Arrive à s'asseoir à partir de la position debout **(18)**.	Joue à « Coucou ! Qui est là ? » ; joue avec d'autres à taper des mains en rythme.

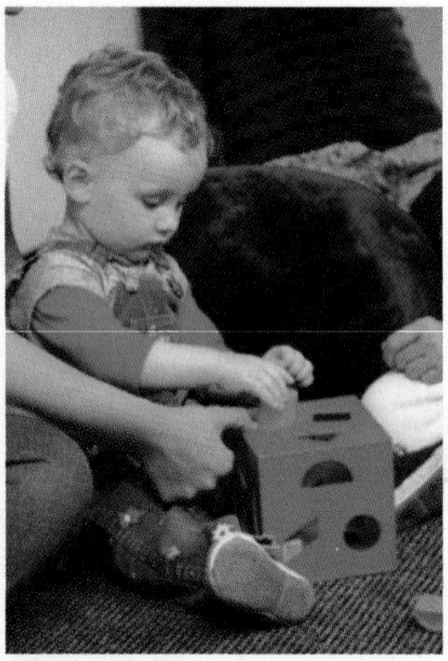

(16) Sait entrer les objets dans des boîtes par des fentes ou des trous.

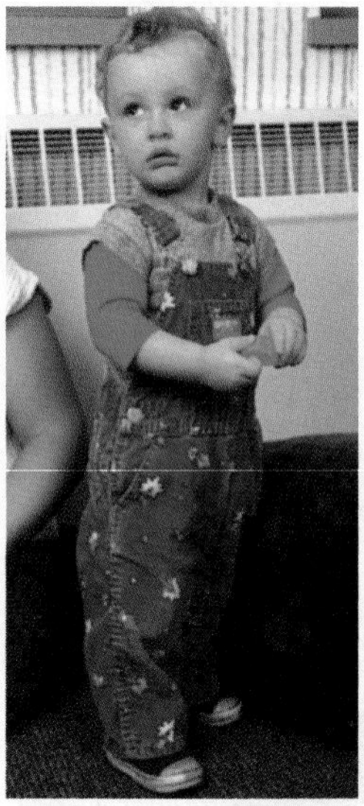

(17) Se tient debout tout seul.

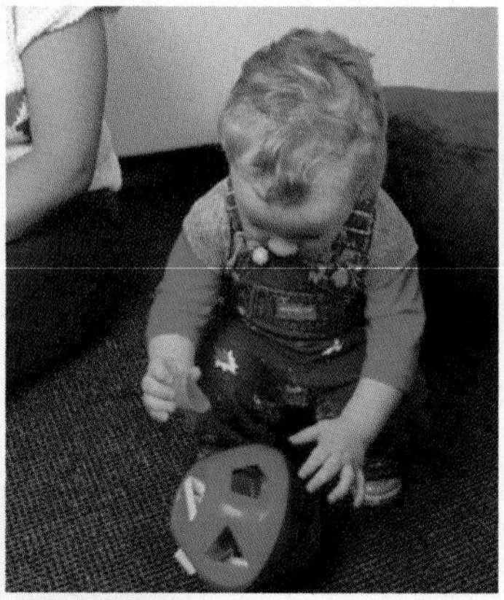

(18) Arrive à s'asseoir à partir de la position debout.

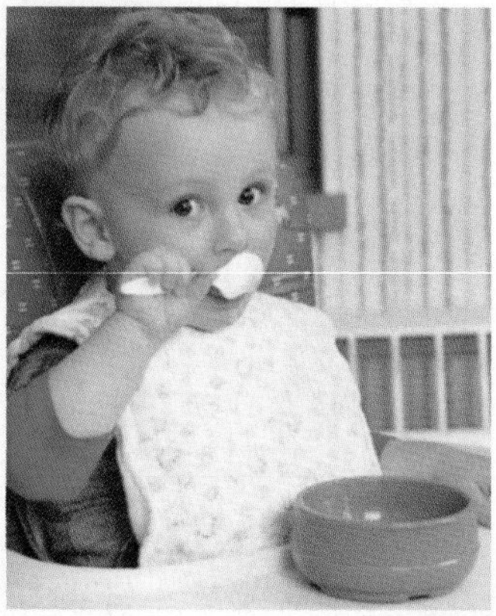

(19) Mange tout seul à la cuillère.

La manipulation des objets constitue l'étape suivante du développement de l'enfant sur le plan du jeu. Le nourrisson examine attentivement ses jouets, les regarde, les touche, les met dans sa bouche. Ces comportements lui permettent de mieux connaître la texture et les autres qualités des objets ainsi que les divers aspects de son environnement. Par ailleurs, ses interactions avec autrui commencent à occuper une place très importante dans ses jeux. La nature sociale de l'activité ludique s'exprime clairement quand le bébé joue avec d'autres enfants ou avec des adultes.

Vers la fin de sa première année, l'enfant sait se déplacer. Cette nouvelle aptitude accroît considérablement son aire de jeu (figure 2–11). Dès qu'il arrive à ramper ou à marcher, il peut explorer des lieux inconnus, trouver de nouveaux jouets, retrouver des objets perdus, aller vers d'autres êtres humains pour interagir avec eux. Le jeu reflète en fait tous les aspects de son développement. Il lui permet aussi d'approfondir ses apprentissages et il favorise sa maturation (tableau 2–12).

PRÉVENTION DES BLESSURES

Les blessures représentent la principale cause de décès chez les enfants. Les nourrissons sont particulièrement à risques, surtout s'ils ne sont pas surveillés d'une manière adéquate. À partir de 6 mois, l'enfant peut se déplacer plus facilement et ses parents

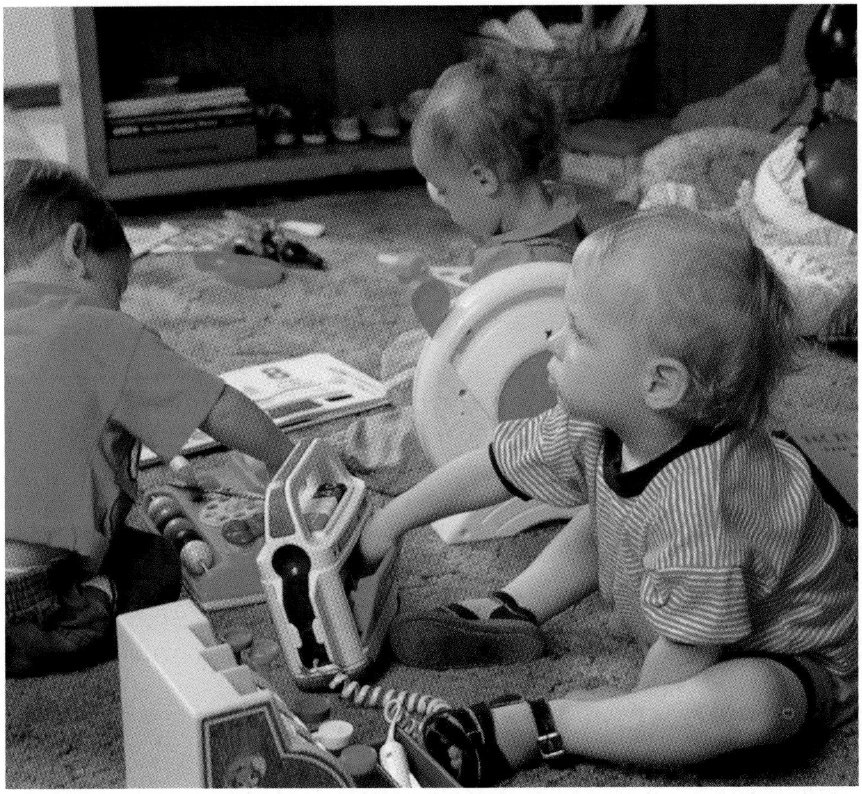

FIGURE 2–11. La mobilité élargit considérablement les possibilités de jeu de l'enfant. Elle lui permet de chercher de nouveaux jouets, d'explorer des lieux inconnus et d'aller vers d'autres personnes pour interagir avec elles. Quelles aptitudes psychosociales, cognitives et motrices sont à l'œuvre dans la scène ci-contre ?

TABLEAU 2-12 Activités et jouets préférés des nouveau-nés/nourrissons

De la naissance à 2 mois
Mobiles, motifs noir et blanc, miroirs
Boîtes à musique, chansons, voix douces
Se faire bercer et se faire cajoler
Bouger ses jambes et ses bras en chantant et en gazouillant
Stimuli variés : pièces, images et sons nouveaux

De 3 à 6 mois
Hochets
Animaux en peluche
Jouets souples aux couleurs vives
Objets sonores faciles à saisir

De 6 à 12 mois
Gros cubes
Jouets de dentition
Objets qui s'ouvrent et se ferment
Jouets à imbriquer ainsi que d'autres objets qui s'empilent, s'assemblent, s'emboîtent
Boîtes à surprise (clowns à ressort, etc.)
Interactions sociales avec les adultes et les autres enfants
Jeux tels que « Coucou ! Qui est là ? »
Balles souples
Jouets à tirer et à pousser

doivent donc aménager la maison et l'environnement en conséquence. L'infirmière peut leur fournir des conseils qui les aideront à éviter les blessures involontaires (tableau 2–13).

TABLEAU **2-13** Prévention des blessures chez le nouveau-né/nourrisson

Danger	Caractéristiques du développement	Mesures préventives
Chute	L'enfant se déplace de plus en plus facilement au cours de sa première année de vie. Alors qu'il se limitait à des tortillements désordonnés au tout début, il réussit maintenant à ramper, rouler sur lui-même et à se lever.	Ne jamais laisser l'enfant (même nouveau-né) assis dans un siège pour bébé sans en boucler le dispositif de sécurité (ceinture, plateau ou autre). Ne jamais déposer l'enfant sur des surfaces hautes telles qu'une table ou un lit sans le tenir. **(1)** Dès que l'enfant sait ramper, il faut l'empêcher d'avoir accès aux escaliers en fermant les portes ou en posant des barrières le cas échéant. Les marchettes à roulettes ont causé de nombreuses blessures et ne sont pas recommandées.
Brûlure	Le nourrisson dépend complètement de son entourage qui doit lui assurer un environnement accueillant et sûr. Dès son sixième mois, l'enfant commence à ramper et peut se déplacer de plus en plus facilement. Il apprend à connaître les objets en les touchant et en les portant à sa bouche.	Vérifier systématiquement la température du bain et des aliments (solides et liquides). Couvrir toutes les prises de courant. Veiller à ce que l'enfant ne joue pas avec des fils électriques.
Accident d'automobile	Ce sont les adultes qui installent le nourrisson dans la voiture ; ils sont donc responsables de sa sécurité. Si l'enfant est assis sur les genoux d'un passager, il risque d'être violemment projeté vers l'avant en cas de collision.	N'utiliser que les systèmes de retenue répondant aux Normes de sécurité des véhicules automobiles du Canada (voir le tableau 2-20). L'enfant doit être assis sur son siège pour bébé durant tous les trajets, quelle que soit leur durée. Veiller à ce que le siège soit correctement attaché au système de ceintures de sécurité du véhicule. **(2)**
Noyade	Le nourrisson ne sait pas nager et il est incapable de soulever sa tête.	Ne jamais laisser l'enfant seul dans la baignoire, même dans seulement deux ou trois centimètres d'eau. Le surveiller constamment quand il est dans l'eau, même s'il porte un gilet de sauvetage. Les dispositifs de flottaison tels les anneaux gonflables pour les bras ne font pas office de gilets de sauvetage.

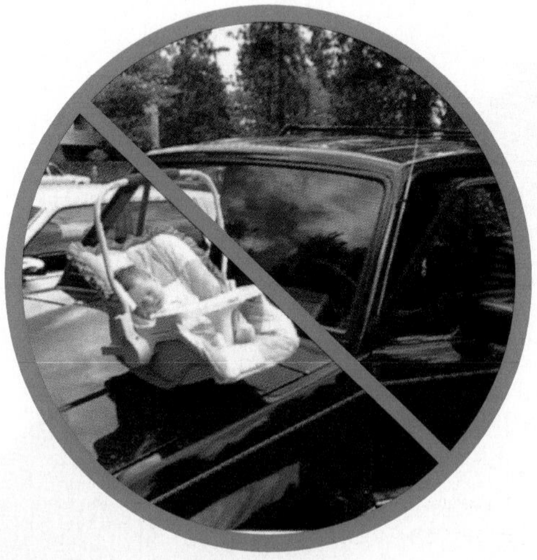

(1) Ne jamais laisser sans surveillance un bébé posé sur une surface haute.

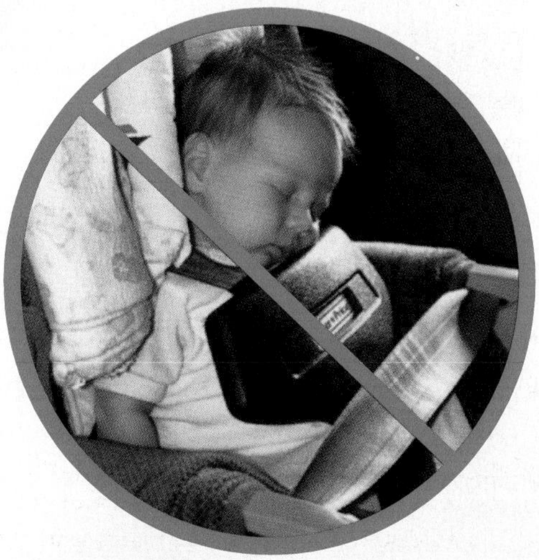

(2) N'utiliser que des systèmes de retenue approuvés. Placer l'enfant dans un siège orienté vers l'arrière, sur la banquette arrière de la voiture.

TABLEAU 2-13 Prévention des blessures chez le nouveau-né nourrisson *(suite)*

Danger	Caractéristiques du développement	Mesures préventives
Empoisonnement	Les adultes doivent ranger les produits dangereux hors de portée de l'enfant. À partir de 6 mois, le nourrisson explore de plus en plus son environnement et porte tout à la bouche.	Ranger les médicaments en lieu sûr. Expliquer aux parents la posologie des médicaments. Placer les détergents et autres produits dangereux dans des endroits inaccessibles à l'enfant. Enlever les plantes des aires de jeu. Garder près de chaque téléphone le numéro du centre antipoison. Avoir du sirop d'ipéca en réserve à la maison (pour les nourrissons de plus de 6 mois).
Suffocation	L'enfant apprend à connaître les objets qui l'entourent en les portant à sa bouche. **(3)** Les très jeunes enfants ne maîtrisent pas la position de leur tête et peuvent se trouver dans l'incapacité de bouger s'ils vomissent ou s'ils ont du mal à respirer.	Éviter de donner à l'enfant des aliments susceptibles de se coincer dans la gorge et de le faire suffoquer. Tenir les petits jouets hors de sa portée, surtout s'ils sont déconseillés aux enfants de moins de 3 ans. Coucher l'enfant sur le dos pour dormir, surtout après les repas. Ne pas placer d'oreillers, de jouets en peluche ni d'autres objets près de sa tête. Ne pas mettre de plastique dans son berceau. **(4)** Tenir les ballons gonflables loin de l'enfant.
Strangulation	L'enfant arrive à glisser sa tête entre les barreaux de son lit ou d'une rampe d'escalier, mais il est ensuite incapable de s'en dégager.	Pour les berceaux ou les lits anciens, vérifier que les barreaux ne sont pas espacés de plus de 6 cm. Le matelas doit s'insérer parfaitement entre les montants du lit.

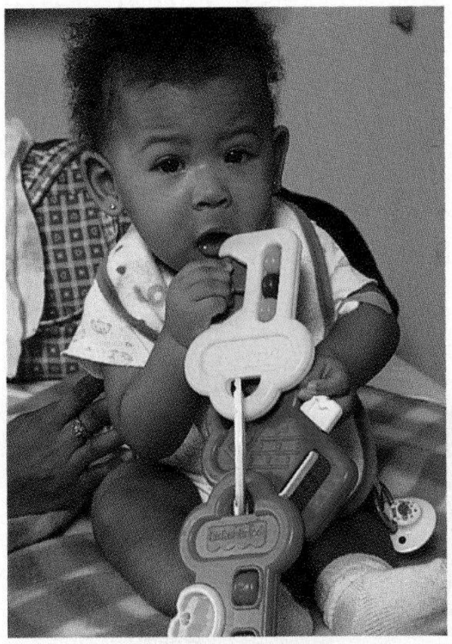

(3) Pour mieux connaître les objets, l'enfant les porte à sa bouche.

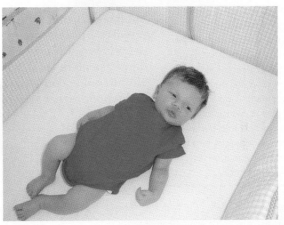

(4) Coucher l'enfant sur le dos après chaque repas. Ne pas placer de jouets en peluche dans son lit.

PERSONNALITÉ ET TEMPÉRAMENT

Pourquoi certains enfants se réveillent-ils souvent la nuit en pleurant alors que d'autres dorment huit à dix heures d'affilée ? Pourquoi certains bébés sourient-ils constamment et réagissent-ils bien aux interactions tandis que d'autres se montrent réservés ou renfrognés en présence d'inconnus, et pleurent souvent ? De telles différences de personnalité seraient en fait attribuables aux caractéristiques innées du tempérament. Les enfants auraient dès la naissance une propension à réagir de telle ou telle façon au bruit, à l'environnement et aux personnes. Le tempérament expliquerait aussi qu'ils aient chacun un appétit et un sommeil plus ou moins réguliers ainsi qu'une capacité de concentration plus ou moins grande selon le type d'activités.

L'infirmière doit définir les caractéristiques de la personnalité du bébé lorsqu'elle procède à son examen, afin d'être en mesure d'en discuter avec les parents. Ainsi, les parents pourront apprécier la spécificité et l'unicité de leur enfant et multiplier les tentatives pour répondre plus exactement à ses besoins. Ils apprendront aussi à modifier leur environnement pour que le nourrisson s'y sente plus à l'aise et s'y développe le mieux possible. Par exemple, certains bébés ont du mal à s'adapter aux situations nouvelles, aux personnes et aux lieux qui leur sont étrangers et manifestent leur malaise par des pleurs, des cris ou un comportement de retrait. Dans ce cas, l'infirmière pourra recommander aux parents de le faire garder le plus souvent possible par la même personne. Les parents ayant un bébé qui se laisse facilement distraire quand il mange le placeront dans un endroit calme aux heures des repas afin qu'il puisse consacrer toute son attention à la nourriture. Ces mesures ne changent pas le tempérament de l'enfant mais elles lui permettent de mieux accepter son environnement.

COMMUNICATION

Dès ses premières semaines de vie, le nourrisson communique et engage des interactions bilatérales. Il exprime son bien-être par des gazouillis, des câlins et des regards, et ses malaises en agitant ses membres en tous sens, en cambrant fortement les reins ou en pleurant vigoureusement. Ces techniques de communication, aussi rudimentaires soient-elles, forment la base des processus qui mèneront à l'apprentissage du langage. À un an, l'enfant prononce déjà quelques mots (tableau 2–14).

L'infirmière doit évaluer le niveau de communication de l'enfant afin de détecter d'éventuels anomalies ou retards dans son développement. Sur le plan du langage, les capacités de l'enfant peuvent être mesurées au moyen du test de Denver II ou d'autres outils d'évaluation langagière (se reporter au chapitre 6). Le nourrisson normal comprend plus de mots (réception) qu'il n'en peut prononcer (expression). Les anomalies peuvent être attribuables par exemple à un problème d'audition, à un retard dans le développement ou à un manque de stimulation verbale de la part des personnes qui entourent l'enfant. Toutefois, des examens plus approfondis sont souvent indispensables pour cerner avec précision la cause de ces anomalies.

LA SUCCION DU POUCE

Les nouveau-nés et les nourrissons éprouvent un grand plaisir à sucer. Certains préfèrent satisfaire ce besoin avec une sucette et d'autres avec leur pouce. Cette pratique inquiète généralement les parents qui craignent les problèmes d'ordre dentaire et d'acceptation sociale. Il ne semble pas y avoir de contre-indication à la succion du pouce chez l'enfant les deux premières années. Généralement, le nourrisson diminuera cette pratique avec le temps. Cependant, l'enfant risque de souffrir de problèmes dentaires[32] (malocclusion) s'il suce son pouce jusqu'à 4 ou 6 ans. De plus, un enfant qui commence l'école avec l'habitude de sucer son pouce risque d'être mal perçu par les autres enfants[33]. À mesure qu'il grandit, il semble plus difficile de lui faire perdre l'habitude de sucer son pouce que la sucette, qui n'est pas toujours à portée de la main. Les experts ne s'entendent pas sur les techniques à adopter pour aider ou inciter l'enfant plus âgé à arrêter de sucer son pouce. Certains préconisent l'application d'une substance désagréable au goût sur les doigts et d'autres la négociation d'une entente avec l'enfant et les récompenses s'il respecte le mot d'ordre.

STRATÉGIES DE COMMUNICATION AVEC LE NOUVEAU-NÉ/NOURRISSON

Le tenir contre soi pendant qu'on le nourrit.
Le prendre dans les bras, le bercer, lui parler souvent.
Lui parler et lui chanter des chansons pendant les soins.
Lui dire le nom des objets.
Parler d'une voix aiguë au nouveau-né.
Si l'enfant est irrité ou souffrant, l'emmailloter confortablement et le tenir contre soi.

TABLEAU 2-14 Schèmes de la communication chez le nouveau-né/nourrisson

Âge	Comportement
De la naissance à 2 mois	Gazouille. Babille. Manifeste son bien-être par des sons. Pleure.
De 3 à 6 mois	Émet des sons quand il joue ou qu'il est en compagnie de personnes qu'il aime. Rit. Pleure moins. Pousse des cris et des sons de joie. Babille en monosyllabes.
De 6 à 9 mois	Émet de plus en plus de voyelles et de consonnes. Relie les syllabes entre elles. Adopte un rythme apparenté à celui du langage quand il « parle » avec un adulte.
De 9 à 12 mois	Comprend le mot « non » et d'autres mots simples qui expriment un ordre. Dit « maman » et « papa » pour désigner ses parents. Apprend un ou deux autres mots. La réception est supérieure à l'expression (l'enfant comprend mieux qu'il ne parle).

L'infirmière doit s'efforcer d'offrir un environnement stimulant à l'enfant. Son rôle consiste aussi à recommander aux parents de lui parler et de lui apprendre des mots. Elle doit utiliser un vocabulaire que l'enfant connaît quand elle lui dispense des soins à l'hôpital.

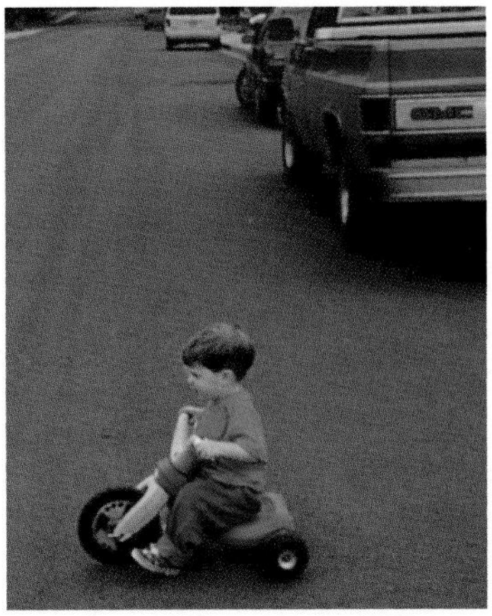

FIGURE 2–12. Ce trottineur sait maintenant monter sur son tricycle… et n'hésite pas à s'élancer dans la rue. Les trottineurs doivent faire l'objet d'une surveillance étroite car ils risquent d'être blessés dans un accident.

► TROTTINEUR (DE 1 À 3 ANS)

Cet âge est parfois qualifié de première adolescence. Alors qu'il n'était qu'un nourrisson agissant uniquement par réflexe quelques mois plus tôt, l'enfant semble maintenant mettre un point d'honneur à s'opposer aux autres et à manifester son indépendance. Il commence également à tirer fierté de ses réussites.

CROISSANCE ET DÉVELOPPEMENT PHYSIQUES

La deuxième année de la vie se caractérise par un ralentissement de la croissance. À 2 ans, l'enfant a en moyenne quadruplé son poids de naissance et sa taille correspond à la moitié de celle d'un adulte. Les proportions de son corps commencent à changer : les jambes du trottineur sont plus longues que celles du nourrisson et sa tête plus petite par rapport au reste de son corps (voir la figure 2–9). Le trottineur se tient le ventre en avant et les deux jambes écartées pour assurer une base large et solide à son thorax arrondi. Vers l'âge de 33 mois, ses 20 dents de lait sont toutes sorties.

La motricité grossière se développe rapidement (tableau 2–15). Alors qu'il marchait simplement quelques mois plus tôt, l'enfant peut maintenant courir, donner des coups de pied et se déplacer sur son tricycle (figure 2–12). Sa maturation physique s'accompagne d'une augmentation du contrôle qu'il exerce sur l'élimination (tableau 2–16).

DÉVELOPPEMENT COGNITIF

De 1 à 3 ans, l'enfant passe du stade sensorimoteur de développement au stade préopératoire. Dès l'âge de 1 an, la connaissance qu'il a acquise du langage lui permet de penser à des personnes ou à des objets même en leur absence. Le schème de la permanence de l'objet est bien développé.

Vers 2 ans, le trottineur possède un vocabulaire plus étendu et utilise les mots comme symboles, ce qui lui permet de développer la pensée préopératoire. Il est en mesure de résoudre des problèmes simples, d'exprimer des idées originales et de saisir les relations de cause à effet.

JEU

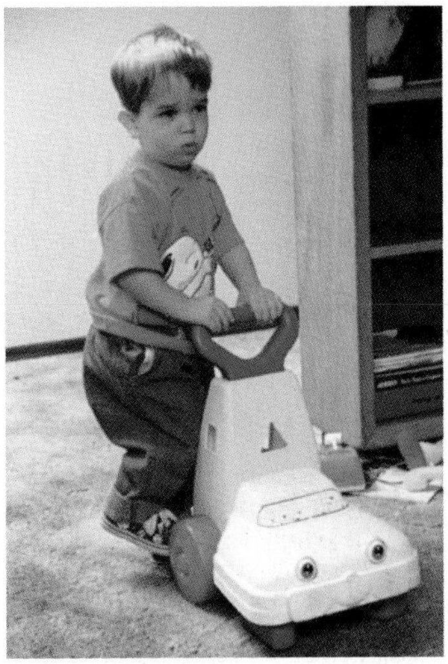

FIGURE 2–13. Les jeux d'imitation tels que pousser et tirer des objets contribuent au développement de la motricité globale et de la motricité fine du trottineur.

Du nourrisson au trottineur, les habitudes et les fonctions du jeu évoluent de multiples façons. Par exemple, le trottineur possède les aptitudes motrices lui permettant d'enfoncer des chevilles dans un tableau avec un marteau. Il manifeste également un comportement plus social et aime la compagnie des autres enfants même s'il ne participe pas toujours à des jeux interactifs avec eux. Deux enfants de cet âge s'assoient la plupart du temps l'un à côté de l'autre s'ils se trouvent dans la même pièce et s'amusent avec des objets similaires ; il peuvent se prêter un jouet ou se dire quelques mots. C'est ce qu'on appelle le **jeu parallèle**. Le temps que le trottineur passe ainsi en compagnie d'autres enfants contribue au développement de sa sociabilité. Les enfants reproduisent souvent dans leurs jeux les activités qu'ils ont observées à la maison, par exemple donner un coup de marteau ou parler au téléphone. Ce comportement mimétique (imitatif) leur permet en fait d'apprendre de nouveaux gestes et d'acquérir de nouvelles aptitudes (figure 2–13).

Les capacités physiques du trottineur s'expriment beaucoup par le jeu : tirer des objets, pousser, grimper, descendre, entrer, sortir, courir, faire du tricycle, tourner les

TABLEAU 2-15 Étapes de la croissance et du développement chez le trottineur

Âge	Croissance physique	Motricité fine	Motricité globale	Capacités sensorielles
De 1 à 2 ans	Prend 227 g, voire davantage, par mois. Grandit de 9 à 12 cm pendant l'année. La fontanelle antérieure se ferme.	À la fin de sa deuxième année, l'enfant peut construire une tour de quatre cubes. **(1)** Gribouille sur du papier. **(2)** Peut se déshabiller seul. **(3)** Lance des balles.	Court. Monte et descend les escaliers. **(5)** Aime les jouets à pousser et à tirer. **(6)**	Acuité visuelle : 20/50.
De 2 à 3 ans	Prend de 1,4 à 2,3 kg par an. Grandit de 5 à 6,5 cm par an.	Dessine des cercles et d'autres formes rudimentaires. Apprend à verser les liquides. Apprend à s'habiller seul. **(4)**	Saute. Frappe des ballons avec le pied. **(7)** Lance des balles avec les mains.	

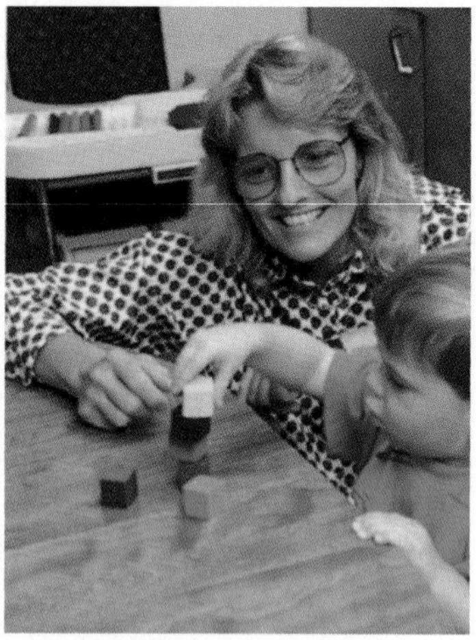
(1) Deuxième année : la tour de quatre cubes.

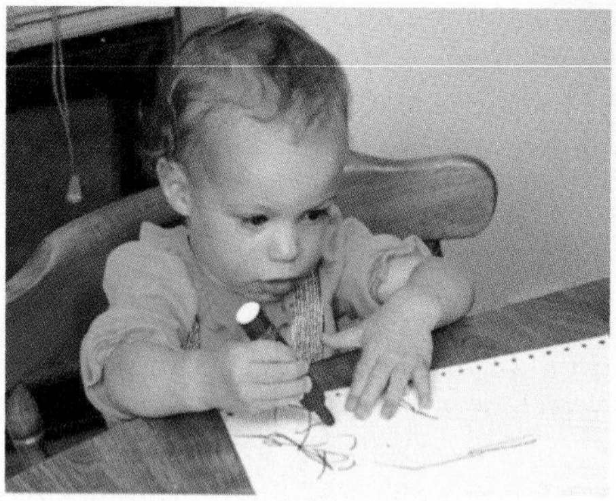
(2) Gribouille sur du papier.

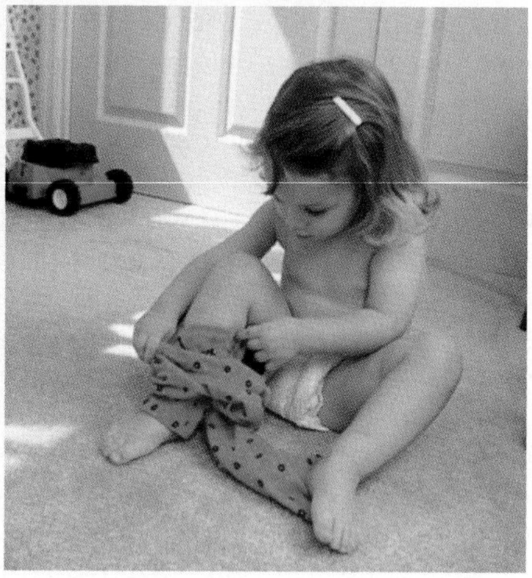
(3) Peut se déshabiller seul.

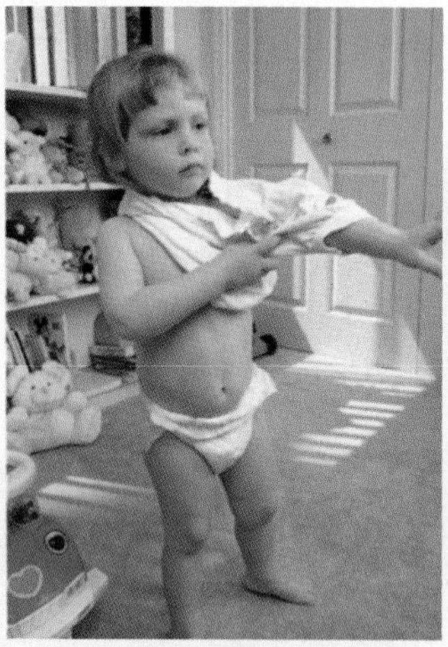
(4) Apprend à s'habiller seul.

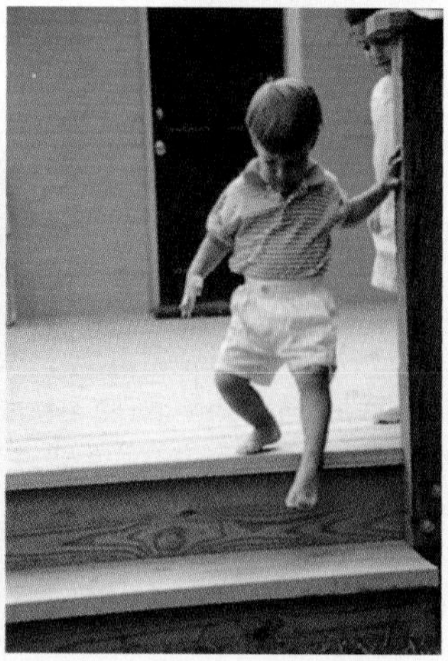
(5) Monte et descend les escaliers.

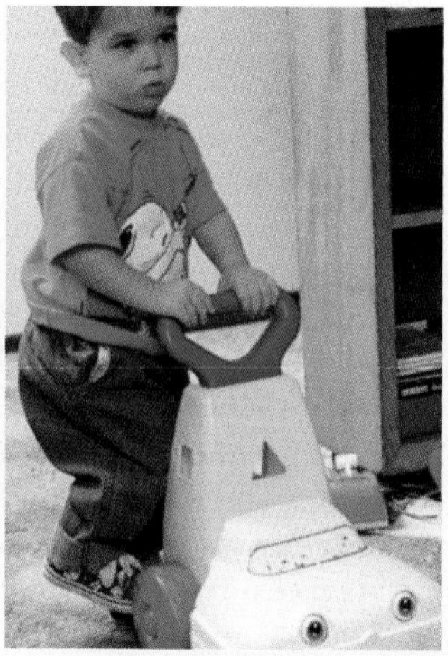
(6) Aime les jouets à pousser et à tirer.

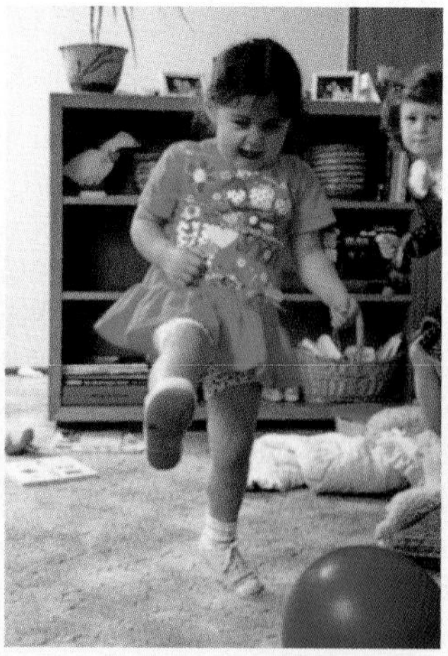
(7) Saute et frappe dans des ballons avec le pied.

TABLEAU 2-16 Apprentissage de la propreté

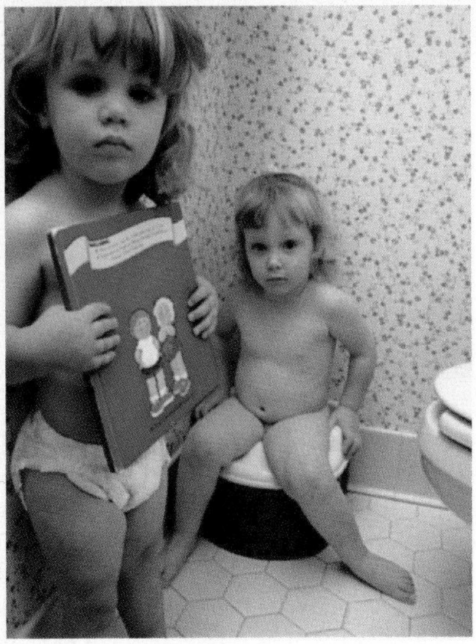

À quel âge devrait-on commencer à apprendre la propreté à un enfant ? Pourquoi certains enfants portent-ils des couches plus longtemps que d'autres ? Est-ce la faute des parents ? L'âge auquel l'enfant devient propre est-il en rapport avec ses capacités intellectuelles ?

Les enfants ne peuvent pas aborder l'apprentissage de la propreté tant qu'ils n'ont pas franchi certains stades de leur développement : se lever et marcher sans difficultés ; baisser et remonter leur pantalon ou leur culotte ; savoir reconnaître l'envie d'éliminer puis attendre d'être aux toilettes pour le faire. Dès que l'enfant maîtrise bien ces aptitudes, ses parents peuvent lui procurer un petit pot et lui apprendre à s'en servir.

Les enfants préfèrent en général utiliser un pot d'aisance posé sur le sol plutôt que les toilettes des adultes. Les parents doivent mettre l'enfant sur le pot pendant quelque temps à intervalles réguliers et le féliciter ou lui offrir une récompense quand ils obtiennent les résultats voulus. Si l'enfant ne semble pas comprendre ce que ses parents attendent de lui ou s'il refuse de coopérer, mieux vaut laisser passer quelques semaines puis faire une autre tentative. Comme tous les autres aspects du développement, l'apprentissage de la propreté se fait selon le rythme de l'enfant et peut se produire à des âges très différents. L'infirmière indiquera aux parents les caractéristiques du développement de leur enfant et les incitera à apprécier sans angoisse l'émergence graduelle de ses capacités. Enfin, l'âge auquel l'enfant acquiert les premières aptitudes n'est pas forcément significatif de son rythme de développement futur.

S'il est malade, hospitalisé ou soumis à d'autres formes de stress, l'enfant a souvent tendance à régresser dans son apprentissage de la propreté. On conseille alors d'attendre que le traumatisme de l'hospitalisation soit passé puis de réintroduire graduellement les activités d'apprentissage. Les unités pédiatriques doivent posséder un nombre suffisant de petits pots pour enfants. Lors de son évaluation initiale, l'infirmière fera le point sur les habitudes d'élimination de l'enfant afin que son horaire et ses habitudes soient maintenues. Elle veillera aussi à utiliser les mêmes termes que l'enfant pour désigner l'élimination.

pages d'un livre, gribouiller avec un stylo, etc. La motricité globale et la motricité fine progressent considérablement à cet âge.

Grâce à la compréhension cognitive qu'il possède maintenant, le trottineur peut manipuler les objets et appréhender leurs différentes qualités. Les cubes qu'il empile et les anneaux qu'il place sur un axe lui apprennent les relations spatiales entre les objets ainsi que plusieurs autres principes majeurs qui forment la base d'apprentissages futurs. Pour se développer pleinement par le jeu, l'enfant doit avoir accès à une diversité suffisante d'objets. Ses besoins à ce niveau peuvent être aisément comblés aussi bien en milieu hospitalier qu'à la maison (tableau 2–17).

DIVERSITÉ CULTURELLE

Dans la tradition amérindienne, les adultes laissent les enfants se développer naturellement. Le sevrage et l'apprentissage de la propreté se font donc au rythme de chaque enfant, sans que ses parents exercent des pressions ou ne l'influencent.

PRÉVENTION DES BLESSURES

Une blessure grave peut défigurer l'enfant ou entraîner par la suite d'autres problèmes de santé. Les infirmières en milieu hospitalier sont souvent appelées à soigner des blessés très jeunes. Elles doivent par ailleurs veiller à ce que l'environnement hospitalier ne présente pas de danger pour l'enfant, peu importe la raison de son hospitalisation. Enfin, la tâche des infirmières consiste à enseigner aux parents comment rendre l'environnement du trottineur plus sécuritaire (tableaux 2–18 et 2–20).

PERSONNALITÉ ET TEMPÉRAMENT

Le trottineur présente la plupart des caractéristiques tempéramentales que son entourage a pu observer chez lui plus petit, mais son comportement peut changer quelque peu. En effet, les étapes normales du développement que l'enfant a déjà

TABLEAU
2-17 Activités et jouets préférés des trottineurs

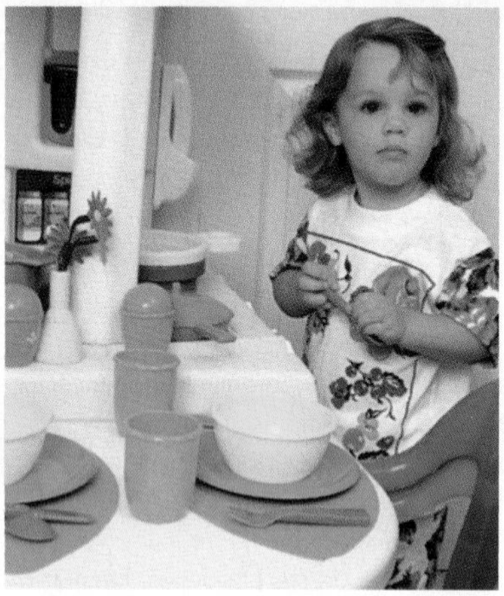

Besoins devant être comblés par le jeu	Activités et jouets correspondants
Développement des comportements imitatifs (mimétiques)	Dînette Panier d'épicerie Établi Téléphone jouet
Perfectionnement de la motricité globale et défoulement (soulagement du stress)	Tricycle Balle molle et bâton Eau et sable Jeu de poches
Perfectionnement de la motricité fine	Livres en tissu Papier et gros crayons Casse-tête en bois
Croissance cognitive	Émissions télévisées éducatives Musique Livres et histoires

franchies influent sur sa manière de réagir aux événements. Ainsi, un nourrisson qui répondait positivement aux stimuli (par exemple, faire la connaissance d'une nouvelle gardienne) peut quelques mois plus tard se montrer moins jovial et moins accueillant. Entre 1 et 3 ans, l'enfant exprime son indépendance de plus en plus grande en utilisant souvent dans son langage le mot « Non ! » Les parents et l'enfant doivent adapter constamment leur façon de réagir les uns par rapport aux autres et réapprendre à communiquer entre eux.

TABLEAU
2-18 Prévention des blessures chez le trottineur

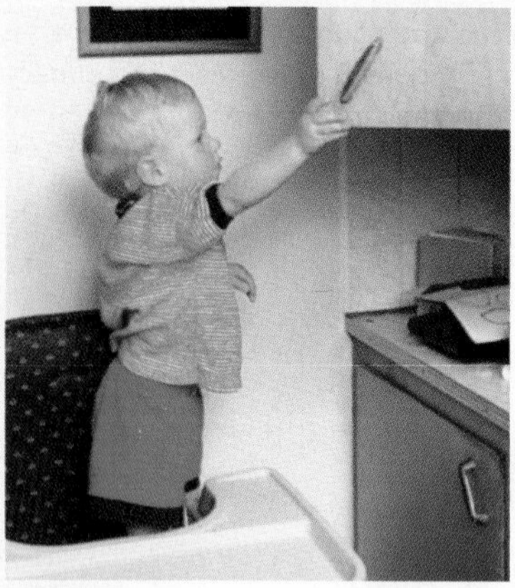

Danger	Caractéristiques du développement	Mesures préventives
Chute	L'enfant possède une motricité globale nettement meilleure. Il peut maintenant placer des chaises près des meubles et des comptoirs ; il peut aussi grimper aux échelles.	Assurer une surveillance étroite et constante du trottineur. Lui offrir des jouets sur lesquels il pourra monter en toute sécurité. Commencer par lui indiquer les endroits sur lesquels il peut grimper.

TABLEAU 2-18 Prévention des blessures chez le trottineur (*suite*)

	Danger	Caractéristiques du développement	Mesures préventives
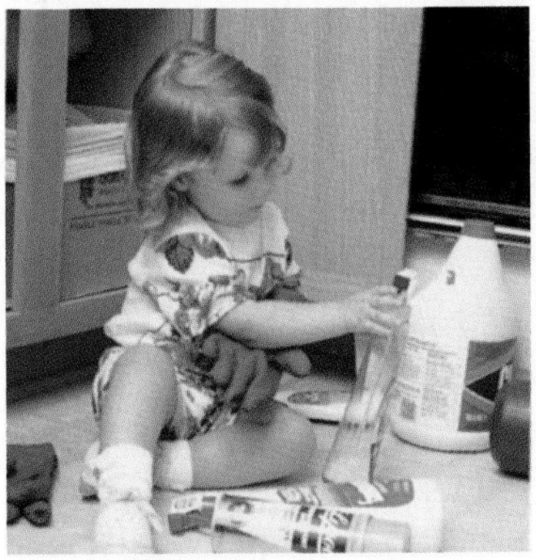	Empoisonnement	La motricité globale permet au trottineur de grimper sur les chaises puis sur les autres meubles ou sur les comptoirs et de saisir des médicaments, cosmétiques et autres produits toxiques.	Ranger les médicaments et autres produits toxiques dans des armoires fermées à clef. Utiliser des contenants et des serrures à l'épreuve des enfants. Avoir toujours près de chaque téléphone le numéro de téléphone du centre anti-poison. Avoir du sirop d'ipéca en réserve à la maison (2 bouteilles par enfant).
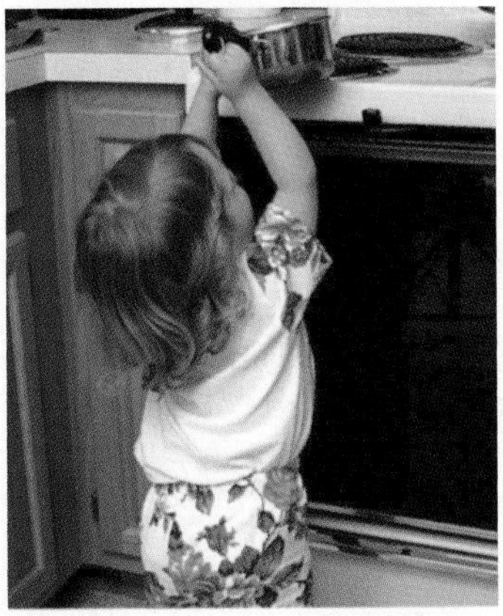	Brûlure	Le trottineur est assez grand pour atteindre de ses mains le dessus de la cuisinière. Il peut aussi tomber dans le feu d'une cheminée ou y mettre les mains.	Tourner les manches des poêles et des casseroles vers l'intérieur. Ne jamais laisser brûler une bûche dans la cheminée sans surveillance. Installer un pare-étincelles devant l'âtre.
	Accident d'automobile	Le trottineur peut être capable de défaire sa ceinture de sécurité et peut refuser de monter dans son siège afin de manifester l'indépendance et le négativisme propres à cet âge.	Obliger l'enfant à porter sa ceinture de sécurité durant tous les trajets, même les plus courts (voir le tableau 2–20). N'utiliser que des sièges approuvés par les autorités compétentes, par exemple les modèles transformables dirigés vers l'avant seulement (faisant face à la route). Les trottineurs sont trop petits pour utiliser seulement les ceintures de sécurité des voitures.
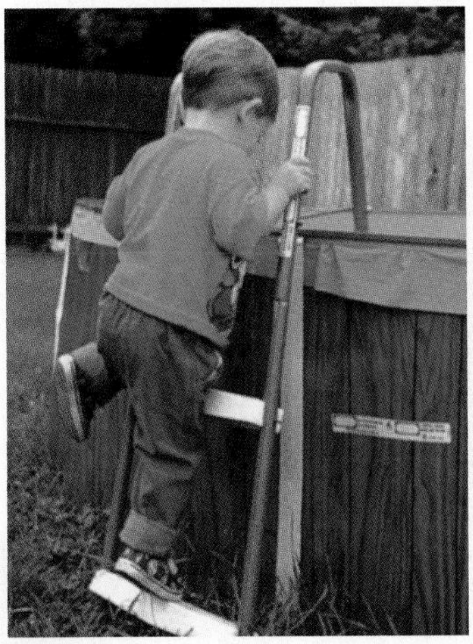	**Noyade**	L'enfant peut s'aventurer seul sur les quais et au bord des piscines. Il en mesure de se tenir debout sur un bateau ou de grimper sur les sièges. Il risque de tomber dans les seaux, la cuvette des toilettes et les aquariums sans pouvoir se redresser.	Surveiller étroitement les enfants de cet âge quand ils sont près de l'eau. Ne pas perdre de vue que les cours de natation ne les mettent pas à l'abri de la noyade. Couvrir les piscines de bâches à l'épreuve des enfants. Faire porter aux trottineurs des gilets de sauvetage approuvés chaque fois qu'ils vont en bateau ou qu'ils se trouvent près d'un plan d'eau. Vider les seaux dès qu'ils cessent d'être utilisés.

STRATÉGIES DE COMMUNICATION AVEC LE TROTTINEUR

- Lui donner des instructions brèves et claires.
- Ne pas lui offrir de possibilité de choix s'il n'en existe pas.
- Lui donner la possibilité de faire un choix entre deux possibilités chaque fois que c'est possible.
- Adopter une approche positive.
- Lui expliquer ce que vous faites en lui indiquant le nom des objets.

COMMUNICATION

Les capacités langagières de l'enfant se développent beaucoup entre 1 et 3 ans, et les adultes doivent communiquer fréquemment avec lui pour stimuler cet apprentissage. Les trottineurs reproduisent les mots et les intonations qu'ils entendent, ainsi que les interactions sociales dont ils sont témoins.

Vers l'âge de 1 an, l'enfant utilise en général quatre à six mots en plus de « maman » et « papa ». La réception (capacité à comprendre les mots) est très supérieure à l'expression. Toutefois, vers l'âge de trois ans, l'enfant possède déjà un vocabulaire de presque 1 000 mots et peut formuler de courtes phrases.

La communication prend des formes très diverses, qui ne sont pas toutes verbales. Ainsi, le trottineur peut pointer du doigt, tirer un adulte vers une pièce ou un objet ou utiliser le parlé prélinguistique, c'est-à-dire prononcer des mots inintelligibles, mais avec des intonations normales, exactement comme s'il communiquait par la parole. Le trottineur peut manifester sa tristesse ou sa colère en pleurant ou en tapant du pied. Ces modes de communication éloquents, mais désarmants, exaspèrent parfois les parents, qui ont souvent besoin de conseils pour pouvoir y réagir d'une manière adéquate. Le meilleur moyen consiste à exprimer en mots les sentiments que l'enfant semble éprouver. Par exemple : « Tu dois être très déçu qu'on te refuse ce bonbon. Dès que tu auras cessé de pleurer, tu pourras sortir de ta chambre. » Il faut ensuite ignorer le comportement négatif de l'enfant. C'est la quête d'autonomie et d'indépendance qui suscite chez le trottineur le besoin d'agir de la sorte. Dans certains cas, l'enfant contrarié accepte des gestes de tendresse comme le prendre dans les bras ou le bercer.

Pour stimuler le développement de la communication chez le trottineur, les parents et les infirmières devraient lui parler souvent, lui indiquer le nom des objets, lui expliquer les interventions en termes très simples, exprimer en mots les sentiments qu'il semble ressentir et l'inciter à parler. Le trottineur a l'âge idéal pour apprendre deux langues (ce qui peut se produire s'il est élevé par des parents de langue différente). Les parents ne parlant pas le français devraient inscrire leur enfant dans une garderie afin qu'il puisse se familiariser avec les deux langues (celle de ses parents et celle du pays d'accueil).

Si elle comprend bien les capacités de communication du trottineur, l'infirmière est davantage en mesure de faire le point sur ses capacités de réception et d'expression et d'instaurer avec lui une communication efficace qui l'aidera à mieux vivre son séjour hospitalier (tableau 2–19).

▶ ENFANT D'ÂGE PRÉSCOLAIRE (DE 3 À 5 ANS)

Les années qui précèdent l'entrée à l'école sont caractérisées par un sens de l'initiative et une très grande soif d'indépendance. La plupart des enfants de cet âge fréquentent la garderie ou l'école à temps partiel et acquièrent de nombreuses connaissances grâce à ces contacts sociaux. Ils maîtrisent bien le langage, sont capables de comprendre et s'expriment clairement. D'innombrables projets jalonnent la vie de ces enfants à l'activité débordante : ils sculptent des animaux en pâte à modeler, découpent des formes dans du papier, collent, dessinent et colorient (figure 2–14).

CROISSANCE ET DÉVELOPPEMENT PHYSIQUES

Les enfants d'âge préscolaire grandissent lentement, mais d'une manière régulière. Leur croissance touche en fait principalement les os longs de leurs bras et de leurs

TABLEAU 2-19

Communication avec le trottineur

Certaines interventions, par exemple une ponction veineuse, peuvent effrayer l'enfant. Vous réduirez le traumatisme que pourraient lui causer ces interventions en communiquant avec lui.

- Évitez d'avertir le trottineur de votre intervention trop longtemps d'avance. Un enfant de cet âge n'a pas une notion très précise du temps et il risquerait de devenir anxieux.
- Utilisez un vocabulaire simple : « Nous avons besoin de prendre quelques gouttes de ton sang pour savoir si tu vas guérir bientôt. »
- N'empêchez pas l'enfant de pleurer. Montrez-lui que vous comprenez qu'il réagisse de la sorte à une telle intervention.
- Emmenez le trottineur dans une salle de soins pour pratiquer l'intervention. Ainsi, sa chambre et son lit resteront toujours à ses yeux des endroits sûrs.
- Immobilisez les articulations situées au-dessus et en dessous de la zone où doit être pratiquée l'intervention et vérifiez que l'enfant ne peut pas bouger.
- Après l'intervention, couvrez la zone touchée d'un pansement adhésif pour que l'enfant ait l'impression que son corps est intact.
- Une fois l'intervention terminée, offrez une récompense au trottineur (par exemple, un autocollant).
- Remerciez l'enfant de sa collaboration, félicitez-le en lui disant que vous êtes consciente du fait qu'il vient de passer un moment pénible.
- Pour le réconforter, bercez-le, proposez-lui une boisson qu'il aime, faites-lui entendre de la musique et tenez-le dans vos bras. Si ses parents sont là, ils peuvent apporter eux-mêmes à l'enfant l'affection dont il a besoin.

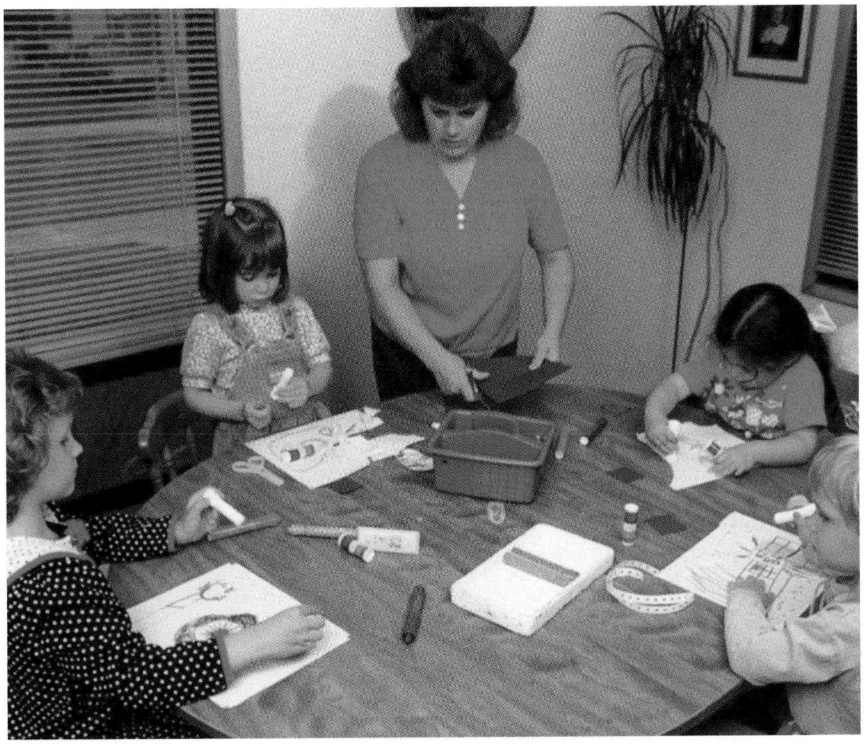

FIGURE 2–14. Les enfants d'âge préscolaire maîtrisent bien le langage, les capacités motrices et les aptitudes sociales. Ils peuvent réaliser ensemble un projet artistique et créatif, comme c'est le cas dans cette garderie.

TABLEAU 2-20 **Enseignement aux parents : utilisation des sièges pour nouveau-né/nourrisson et enfant**

Enfant de moins de 9 kg ou de moins de 66 cm

Placer l'enfant dans un siège pour nouveau-né/nourrisson ou un siège transformable orienté vers l'arrière (dos à la route) et fixé sur la banquette arrière du véhicule.

Maintenir les nourrissons en position inclinée à 45 degrés.

Ne jamais installer un bébé sur le siège avant de la voiture.

Fixer solidement le siège pour enfant au moyen des ceintures de sécurité du véhicule en respectant les instructions du fabricant.

Ajuster le harnais aux épaules et aux jambes de l'enfant.

Si on utilise un modèle pour nourrisson, acheter un siège plus grand avant que la tête de l'enfant n'atteigne le haut du dossier.

Si on utilise un siège transformable dès la naissance, choisir un modèle avec un harnais à cinq points de fixation.

De la naissance à 18 kg

Sièges transformables : les utiliser en position inclinée pour placer l'enfant pesant moins de 9 kg vers l'arrière (dos à la route) et en position verticale pour placer l'enfant pesant plus de 9 kg vers l'avant (face à la route).

Suivre les instructions du fabricant concernant la position du siège, qui varie selon le poids de l'enfant.

Sièges transformables : mettre le dossier le plus haut possible.

Placer toujours les sièges pour enfant sur la banquette arrière du véhicule.

Enfant de plus de 18 kg

Utiliser un siège d'appoint lorsque l'enfant devient trop grand pour son siège d'auto (dès que le milieu de l'oreille dépasse le haut du siège).

Suivre les instructions du fabricant.

Continuer d'utiliser le siège d'appoint jusqu'à ce que l'enfant soit assez grand pour pouvoir être attaché avec la ceinture de sécurité du véhicule (sangle abdominale et baudrier).

Qu'ils soient installés ou non dans un siège spécial, les enfants de moins de 12 ans ne devraient jamais être autorisés à s'asseoir à l'avant de la voiture.

Remarque : La loi exige que tous les enfants âgés de 5 ans et moins soient installés dans un siège approprié à leur poids. Les coussins de sécurité gonflables peuvent causer des blessures graves, voire la mort, si l'enfant est assis sur le siège passager de la voiture. Même si la taille de l'enfant fait qu'il n'a plus besoin d'être installé dans un siège adapté et que le véhicule n'est pas équipé d'un coussin gonflable pour le passager, il est moins dangereux d'asseoir les enfants à l'arrière de la voiture.

Normes de sécurité des véhicules automobiles du Canada.

jambes. Le petit trottineur un peu bedonnant se transforme graduellement en un enfant mince et tout en jambes (tableau 2–21).

Les capacités physiques de l'enfant continuent de se développer (figure 2–15). Il court avec aisance, sait tenir un bâton ainsi que lancer des balles et des ballons de toutes sortes. Il écrit de mieux en mieux et aime dessiner et apprendre à écrire de nouvelles lettres de l'alphabet.

DÉVELOPPEMENT COGNITIF

L'enfant d'âge préscolaire présente les caractéristiques de la pensée préopératoire. Les symboles et les mots dont il se sert pour désigner les personnes et les objets l'aident à structurer sa pensée à leur sujet. Cette étape constitue un point majeur du développement intellectuel de l'enfant. L'enfant d'âge préscolaire conserve cependant certaines limitations au niveau de la pensée (tableau 2–22).

TABLEAU 2-21 Étapes de la croissance et du développement chez l'enfant d'âge préscolaire

Croissance physique

Prend de 1,5 à 2,5 kg par an.

Grandit de 4 à 6 cm par an.

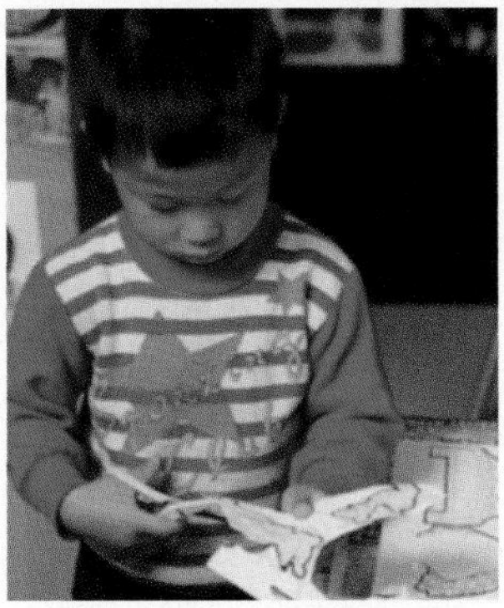

(1) Utilise des ciseaux.

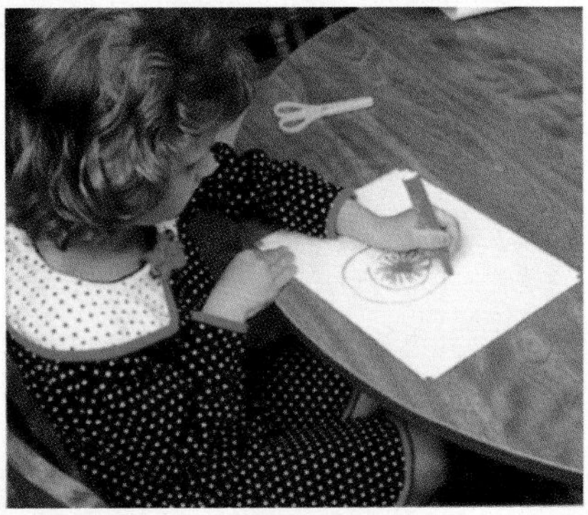

(2) Dessine des cercles, des carrés, des croix.

Motricité fine

Utilise des ciseaux (1).
Dessine des cercles, des carrés, des croix (2).
Dessine des personnages formés d'au moins six parties.
Aime les projets artistiques et le bricolage : collage, enfilage de perles, modelage en argile.
Apprend à nouer ses lacets de souliers vers la fin de la période préscolaire (3).
Boutonne ses vêtements (4).
Se brosse les dents (5).

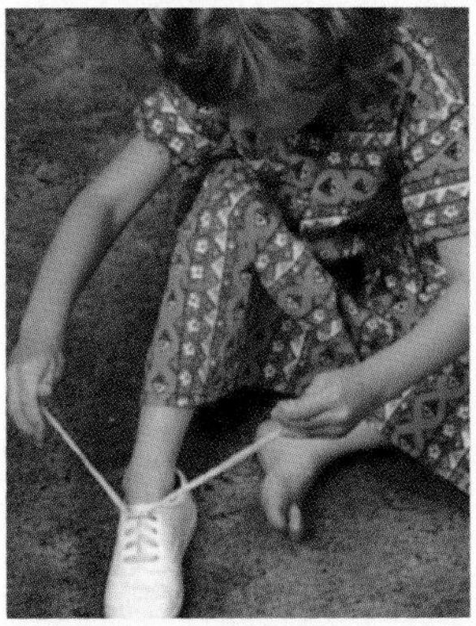

(3) Noue ses lacets.

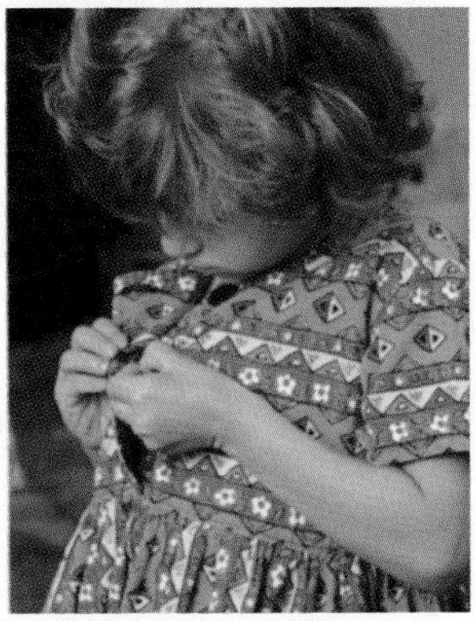

(4) Boutonne ses vêtements.

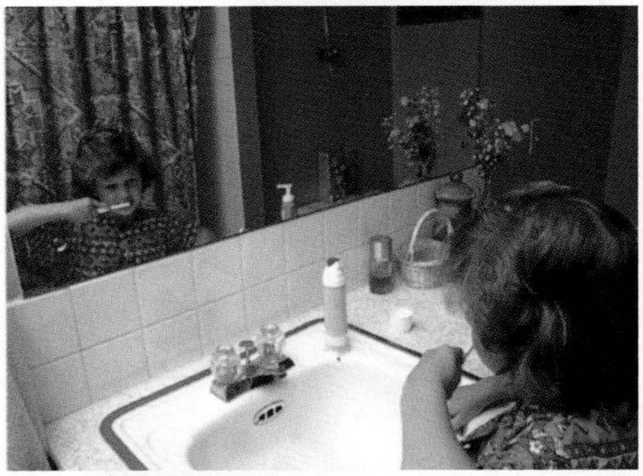

(5) Se brosse les dents.

Motricité globale

Lance des balles avec les mains.
Sait grimper avec aisance (6).
Fait du vélo avec ou sans roues d'appoint (7).

Capacité sensorielle

L'acuité visuelle continue d'augmenter.
Peut se concentrer et apprendre des chiffres et des lettres (8).

Motricité fine

Mange avec cuillère, fourchette et couteau.

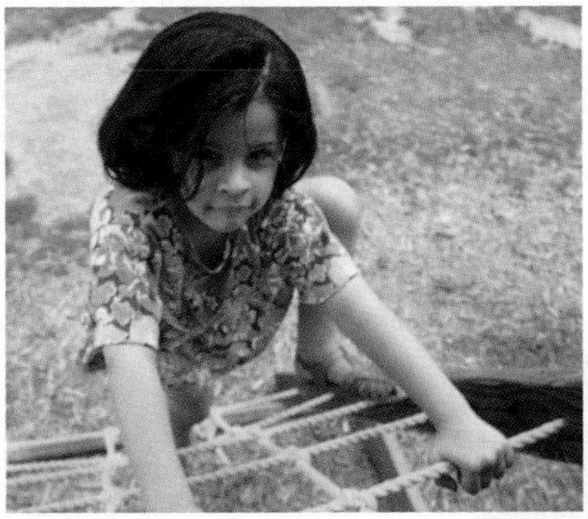

(6) Sait grimper avec aisance.

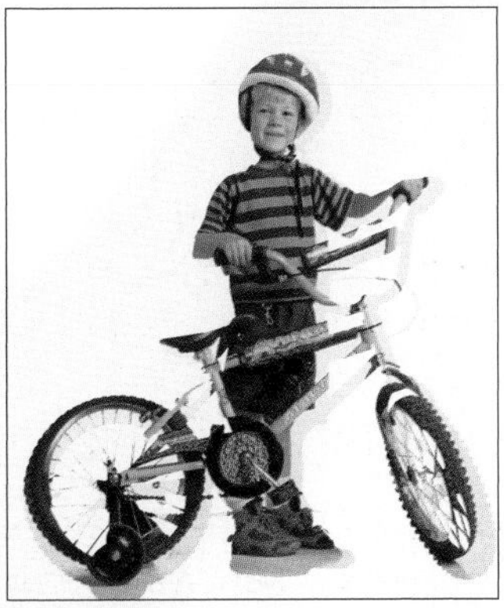

(7) Fait du vélo avec ou sans roues d'appoint. Le casque de vélo est recommandé.

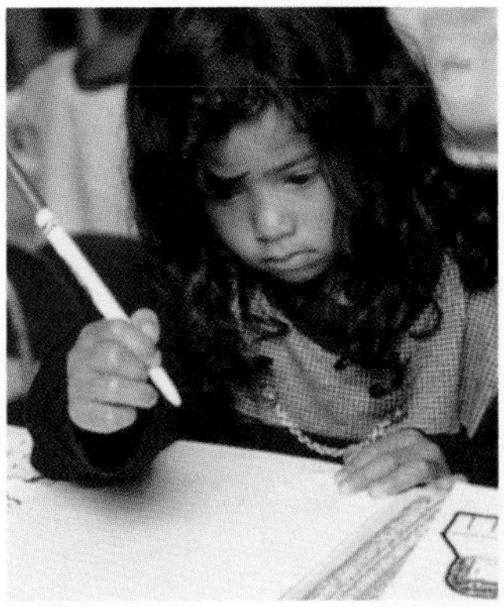

(8) Apprend des chiffres et des lettres.

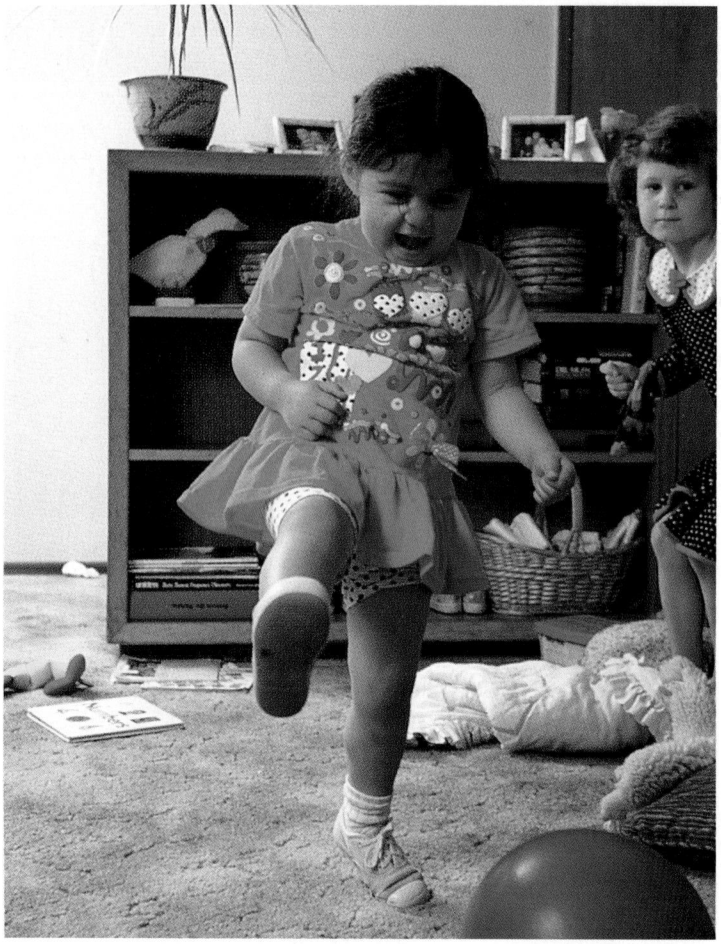

FIGURE 2–15. L'enfant d'âge préscolaire acquiert des habiletés plus poussées, par exemple frapper du pied un ballon sans tomber.

TABLEAU 2-22 Caractéristiques de la pensée préopératoire[34]

Caractéristique	Définition	Exemple
Égocentrisme	Incapacité à envisager la situation d'un point de vue différent du sien propre	L'enfant voudrait garder ses parents auprès de lui. Il ne peut pas comprendre pourquoi ils doivent quitter l'hôpital et retourner au travail.
Transduction (raisonnement transductif)	Assimilation de la simultanéité à la causalité (établissement d'une relation de cause à effet entre deux événements uniquement parce qu'ils se produisent en même temps)	L'enfant se réveille après une opération. Il souffre. Il voit la perfusion intraveineuse et croit que c'est elle qui provoque sa douleur.
Centration	Fixation sur un seul aspect de la situation	L'enfant a peur d'étouffer sous le masque anesthésiant et n'écoute pas les explications concernant les autres aspects de l'intervention.
Animisme	Attribution à des objets inanimés de qualités propres aux êtres vivants	Comme cette machine émet des sons, l'enfant croit que le moniteur est un être vivant.

TABLEAU 2-23 Activités et jouets préférés des enfants d'âge préscolaire

Besoins devant être comblés par le jeu	Activités et jouets correspondants
Stimulation des jeux associatifs (interactifs)	Jeux simples Casse-tête Chansons, comptines
Stimulation des jeux théâtraux (jeux de simulation)	Poupées et vêtements de poupée Maisonnettes et hôpitaux pour jouer Déguisements Marionnettes
Créativité, développement de la motricité fine	Papier, crayons Colle, ciseaux
Croissance cognitive	Émissions télévisées éducatives Musique Livres et histoires

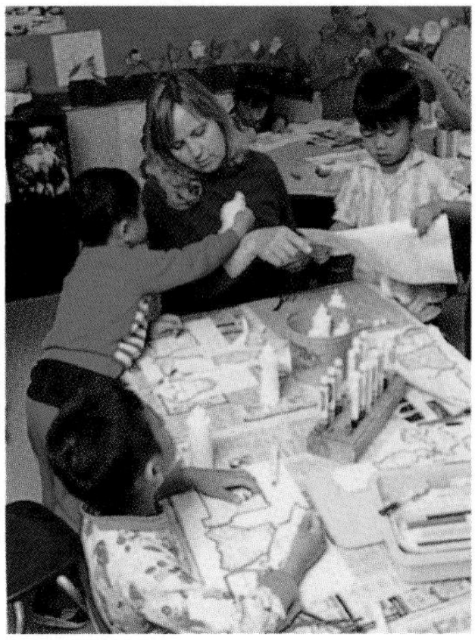

FIGURE 2–16. Ces enfants d'âge préscolaire prennent part à un jeu associatif (interactif), jeu qui leur permet d'interagir entre eux. L'un d'eux découpe des formes, les autres les collent à l'endroit approprié. Ces tâches nécessitent bien sûr la présence d'un « superviseur », que l'on aperçoit sur la droite...

JEU

L'âge préscolaire correspond à une nouvelle ère dans le domaine du jeu. Contrairement aux trottineurs qui sont assis côte à côte avec leurs amis mais qui ne participent pas aux mêmes activités, les enfants d'âge préscolaire interagissent entre eux. Par exemple, l'un d'entre eux découpe des formes dans du papier coloré tandis que les autres les collent sur une feuille pour former une image. Ce nouveau type d'interaction s'appelle le **jeu associatif (ou jeu interactif)** (figure 2–16).

Plusieurs autres aspects du jeu changent à l'âge préscolaire. L'enfant aime les activités qui font appel à sa motricité globale, par exemple la balançoire, le tricycle, le ballon. Possédant une meilleure dextérité manuelle, il fait des dessins plus complexes, manipule des cubes plus adroitement et fait du modelage plus précis. Les adultes doivent intégrer aux jeux de l'enfant des activités susceptibles de stimuler son développement. Les programmes préscolaires et les services pédiatriques des hôpitaux répondent en général à ce besoin fondamental d'évolution.

Le matériel et les accessoires de jeu n'ont pas à être compliqués mais ils doivent favoriser la réalisation des activités que l'enfant entreprend. Par exemple, un enfant d'âge préscolaire aime les jeux de motricité fine et il convient donc de mettre à sa disposition du papier, des crayons, des ciseaux et de la colle. L'enfant pourra s'en servir pour créer des images qui représenteront des personnes, des lits d'hôpital ou certains de ses amis. Les poupées et les meubles ainsi que les vêtements de poupée peuvent servir à mettre en scène les parents et les enfants, les infirmières et les médecins, les enseignants et autres personnes faisant partie de son entourage. L'enfant d'âge préscolaire est doté d'une imagination fertile et utilise volontiers ce type d'accessoires pour représenter l'activité et la vie humaines dans le cadre d'un **jeu théâtral** (ou **jeu de simulation**) (figure 2–17).

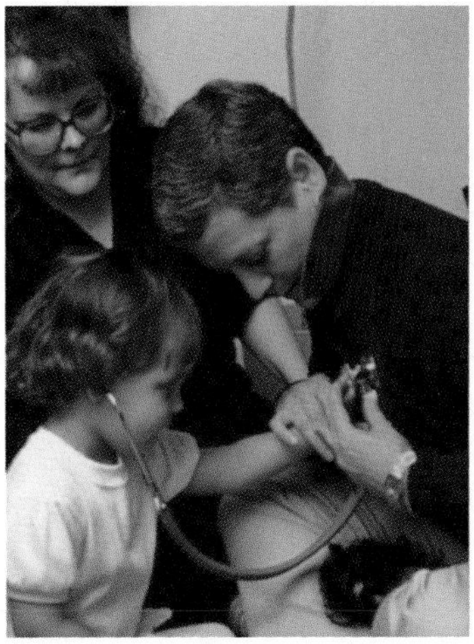

FIGURE 2–17. Jasmine participe à un jeu théâtral (ou jeu de simulation) avec une infirmière tandis que sa mère observe la scène. Dans les jeux de ce type, l'enfant utilise des accessoires pour mimer une scène de la vie. Ces jeux peuvent aider grandement l'infirmière à déterminer le stade de développement de l'enfant en discutant avec lui. Remarquez que la fillette et l'infirmière sont toutes deux assises par terre, au même niveau, et que l'ambiance est détendue. Pourquoi faut-il se placer au même niveau que l'enfant ?

L'infirmière peut profiter du temps que l'enfant consacre au jeu pour évaluer son stade de développement, la connaissance qu'il a des soins de santé et les émotions qu'il ressent par rapport à ce qu'il vit dans ce domaine. Pour approfondir son évaluation, elle observera les objets que l'enfant choisit pour jouer, elle évaluera ce que signifient ses jeux théâtraux et ses dessins. Elle peut aussi profiter des périodes de jeu pour informer l'enfant sur les interventions et lui fournir l'occasion d'exprimer ses émotions (tableau 2–23).

PRÉVENTION DES BLESSURES

Les enfants d'âge préscolaire acquièrent une indépendance de plus en plus grande, c'est pourquoi ils se blessent aussi souvent. En effet, les enfants de 3 à 7 ans sont particulièrement exposés aux risques de blessures par le feu, la noyade, les accidents de la circulation (à pied ou en voiture)[35]. L'infirmière peut indiquer aux parents les mesures de prévention à prendre et commencer à inculquer à l'enfant quelques rudiments de sécurité (tableau 2–24).

PERSONNALITÉ ET TEMPÉRAMENT

Les traits de personnalité observés chez le nourrisson ont tendance à persister avec le temps. Les années passant, l'enfant d'âge préscolaire peut cependant avoir besoin d'aide ou de soutien pour exprimer sa personnalité dans le contexte tout nouveau de la garderie, de la prématernelle ou du préscolaire. Par exemple, les enfants très actifs ont souvent besoin d'être entourés d'une manière constante et avec gentillesse pour s'adapter à la structure de la classe. L'infirmière doit inciter les parents à visiter plusieurs établissements et à comparer divers programmes pour pouvoir ainsi choisir celui qui favoriserait davantage le développement de leur fille ou de leur fils. Certains enfants d'âge préscolaire aiment l'apprentissage structuré dispensé dans les programmes axés sur les capacités cognitives ; d'autres se sentent plus à l'aise dans les petits groupes où une grande place est accordée aux activités ludiques libres. L'infirmière peut aider les parents à mieux cerner les caractéristiques du tempérament ou de la personnalité de leur enfant et à trouver l'environnement adéquat qui facilitera sa croissance.

COMMUNICATION

Les capacités langagières de l'enfant augmentent considérablement pendant la période préscolaire. Son vocabulaire dépasse 2 000 mots. Il forme des phrases complètes de plusieurs mots et utilise toutes les parties du discours. Pour apprivoiser ces habiletés nouvelles et mieux les maîtriser, l'enfant d'âge préscolaire parle sans arrêt et pose des milliers de questions...

Le langage de l'enfant d'âge préscolaire devient de plus en plus recherché et rend compte de l'évolution qui s'est produite dans sa pensée. Il l'aide aussi à mieux appréhender le monde qui l'entoure. Cependant, les mots sont parfois trompeurs chez l'enfant de cet âge. En effet, même s'il utilise un grand nombre de mots, il les comprend souvent au sens littéral et leur prête un sens qui n'est pas toujours celui que les adultes leur connaissent. Ces interprétations littérales ont des conséquences importantes pour le personnel soignant, Ainsi, si l'infirmière dit à l'enfant qu'on va « l'endormir » pour une opération, il peut penser à un animal de compagnie qui a été euthanasié récemment ; un enfant à qui elle explique qu'on va lui injecter un colorant pour un examen diagnostique peut s'imaginer qu'il restera coloré toute sa vie.

Par ailleurs, l'enfant d'âge préscolaire a parfois du mal à se concentrer sur le contenu des conversations. Il faut se rappeler qu'il est égocentrique et qu'il peut s'avérer incapable de laisser de côté ses préoccupations personnelles pour écouter l'infirmière, ainsi que l'illustre la conversation suivante.

Infirmière Je vais t'expliquer ton opération de demain.

Maude D'accord. Est-ce que tu savais que mon frère a un nouveau pistolet à eau ?

Infirmière C'est bien, ça. Demain matin, tu vas te lever tôt, puis on va nettoyer tes pieds avec un savon spécial.

Maude Son pistolet peut tirer à 10 mètres, mais il faut le recharger.

Infirmière Nous en parlerons plus tard. Je vais t'expliquer l'opération. Une fois que tes pieds seront bien propres, l'infirmière mesurera ta tension artérielle, ton pouls et ta température. C'est ce que j'ai fait aujourd'hui. Tu t'en souviens ?

Maude Oui. Et puis, on m'a donné un autocollant quand je suis arrivée à l'hôpital aujourd'hui. Sais-tu que ma maman va dormir ici cette nuit ?

TABLEAU 2-24 Prévention des blessures chez l'enfant d'âge préscolaire

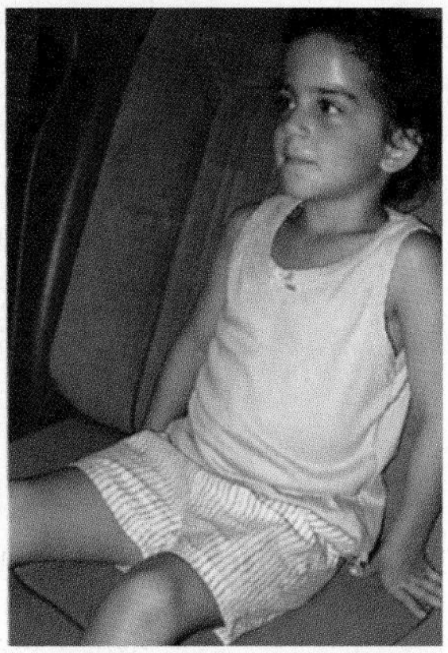

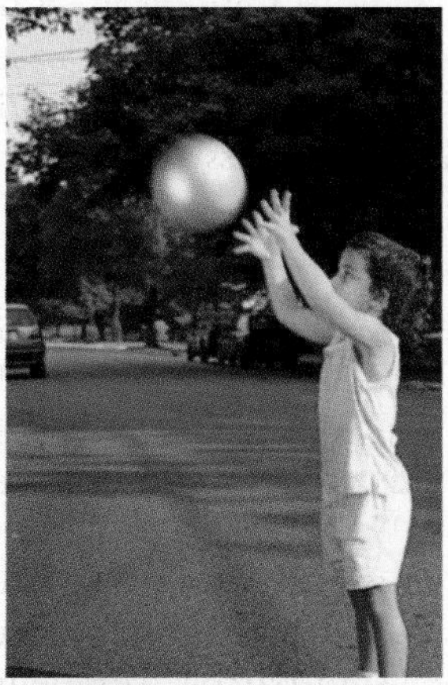

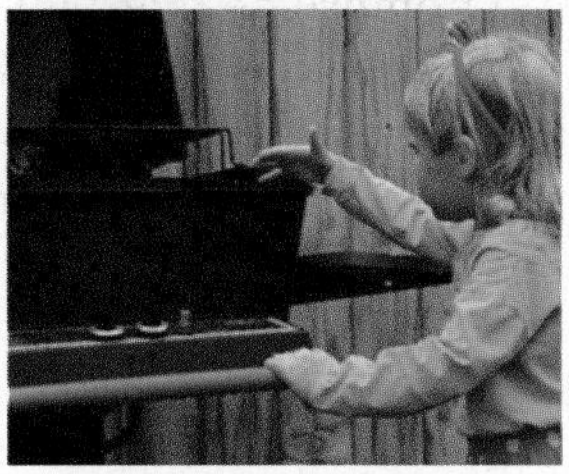

Danger	Caractéristiques du développement	Mesures préventives
Accident d'automobile	Vers la fin de la période préscolaire, l'enfant n'a plus besoin d'aide pour s'installer dans la voiture et boucler sa ceinture de sécurité. Il peut cependant oublier de boucler sa ceinture ou ne pas le faire correctement.	Vérifier que la ceinture de l'enfant est bien bouclée avant de démarrer la voiture. Il faut utiliser un système de retenue au moins jusqu'à ce que l'enfant pèse 18 kg et mesure 100 cm.
Accident de la circulation – à pied	L'enfant d'âge préscolaire joue de plus en plus souvent dehors, seul ou avec des amis. Il est incapable d'évaluer la vitesse des voitures et s'imagine que les automobilistes savent qu'il est là.	Interdire à l'enfant d'aller dans la rue. L'idéal est de le faire jouer dans une cour sécuritaire et, de préférence, fermée.
Noyade	S'il a suivi des cours de natation, l'enfant d'âge préscolaire peut prendre l'initiative d'aller se baigner dans un lac ou une piscine.	Inculquer à l'enfant qu'il ne doit jamais entrer dans l'eau s'il n'est pas accompagné d'un adulte. Surveiller l'enfant dès qu'il s'approche d'un plan d'eau.
Brûlure	L'enfant d'âge préscolaire peut très bien comprendre les dangers que représente le feu.	Apprendre à l'enfant à s'immobiliser, à se laisser tomber sur le sol et à rouler sur lui-même si ses vêtements prennent feu. La famille devrait apprendre avec lui à utiliser les sorties de secours de la maison. L'enfant assimilera peut-être mieux ces leçons si elles sont complétées par une visite d'une caserne de pompiers. Apprendre à l'enfant à composer le 911 en cas de danger.
Aiguilles de seringue (à l'hôpital)	Les enfants d'âge préscolaire gambadent et s'intéressent à tous les objets nouveaux.	Ranger et jeter les seringues en lieu sûr.
Blessure d'origine électrique (à l'hôpital)	Les enfants d'âge préscolaire aiment explorer leur environnement. Ils risquent de trébucher sur des câbles électriques ou des appareils ou peuvent être tentés de les examiner de plus près.	Éviter le plus possible les rallonges électriques. Mettre les appareils électriques dans des endroits où les enfants circulent moins. Éloigner les lits des prises de courant. Assurer une surveillance étroite de l'enfant.

STRATÉGIES DE COMMUNICATION AVEC L'ENFANT D'ÂGE PRÉSCOLAIRE

Laisser à l'enfant le temps d'assimiler l'information et les explications.
Parler souvent à l'enfant.
Se servir de dessins et d'histoires pour expliquer les soins.
Identifier les fonctions corporelles par leur nom exact.
Offrir différents choix à l'enfant.

Du point de vue de Maude, la conversation se résume à des **monologues parallèles**: chaque personne parle d'un sujet différent mais attend que l'autre ait fini de s'exprimer pour intervenir. Maude sait que l'infirmière va parler et elle attend qu'elle ait terminé pour prendre la parole. Toutefois, elle ne répond pas à ses interventions, se contentant de poursuivre l'idée qu'elle a elle-même en tête. L'infirmière doit répondre à Maude avant de tenter de lui dire ce qu'elle va lui faire pour la préparer à l'opération.

Des supports visuels concrets adaptés à la situation et à l'âge de l'enfant permettent de répondre à ses besoins et, donc, d'informer le jeune patient d'une manière plus efficace. L'infirmière pourra par exemple recourir à des photos d'enfants prises pendant une intervention similaire ou à des livres à lire ensemble. Elle peut aussi se servir d'accessoires médicaux tels que des sacs à perfusion intraveineuse et des stéthoscopes pour susciter l'intérêt de l'enfant et l'inciter à écouter plus attentivement. Il est parfois préférable de répartir l'information en plusieurs rencontres brèves plutôt que de la condenser en une seule.

► ENFANT D'ÂGE SCOLAIRE (DE 5 À 12 ANS)

Olivier a 10 ans et revient chaque jour de l'école peu après 15 heures. Dès son retour à la maison, il téléphone à ses amis et va leur rendre visite. Ensemble, ils construisent des modèles réduits de voitures et collectionnent les cartes de base-ball. Ils consacrent ainsi des heures à leurs passions et en profitent pour discuter des événements qui se sont produits à l'école pendant la journée (figure 2–18).

Élodie a neuf ans. Elle joue au soccer deux après-midi par semaine et participe à des matchs toutes les fins de semaine. Elle suit aussi des cours de flûte. Quand elle est chez elle, elle consacre ses temps libres à son instrument. Élodie trouve ce travail fastidieux et préfère jouer en public, surtout quand elle maîtrise bien les morceaux qu'elle doit interpréter et que ses amis et son professeur viennent l'écouter. Ses parents l'autorisent maintenant à se rendre seule à bicyclette au dépanneur ou chez ses amis.

Olivier et Élodie présentent les caractéristiques communes à tous les enfants d'âge scolaire. Ils se trouvent au stade où il est important de s'engager dans des projets utiles. Les activités significatives et productives deviennent de plus en plus nombreuses à cet âge et l'enfant s'y adonne en général en compagnie d'amis. Le sentiment de satisfaction que lui procurent ces activités joue un rôle majeur dans le développement de son estime de soi. Cette fierté contribue aussi à éviter l'émergence d'un sentiment d'infériorité ou d'un manque de confiance en soi.

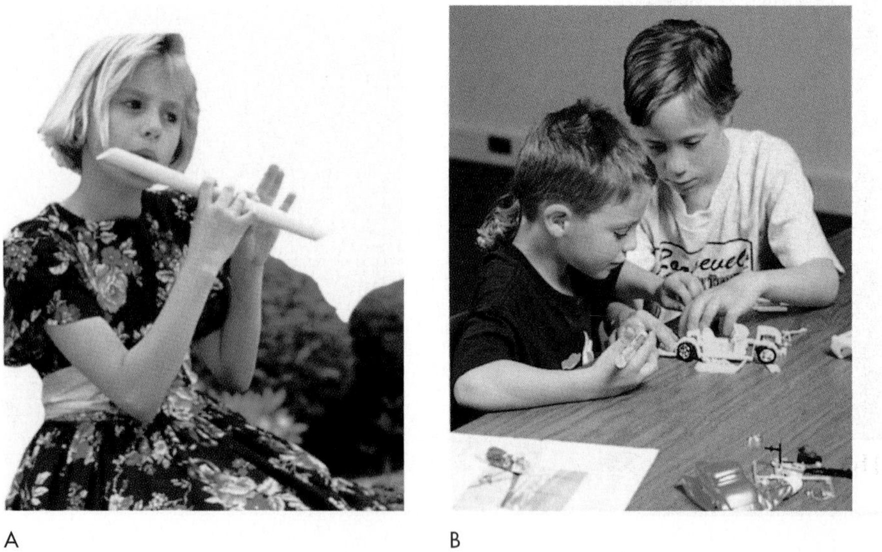

A B

FIGURE 2–18. A, Les enfants d'âge scolaire participent souvent à des activités qui requièrent de l'entraînement. Pourquoi faut-il tenir compte de cette caractéristique quand un enfant est hospitalisé et qu'il ne peut s'adonner à ses activités préférées ? B, Les enfants d'âge scolaire aiment travailler ensemble à des projets et discuter des événements de la journée avec des amis du même âge. Ce facteur doit être pris en considération si l'enfant est hospitalisé dans une unité de soins. Si vous travaillez en milieu clinique, essayez de savoir où se déroule ce type d'interactions.

CROISSANCE ET DÉVELOPPEMENT PHYSIQUES

L'âge scolaire est la dernière période de la vie pendant laquelle filles et garçons se ressemblent par la taille et par les proportions corporelles. Leurs os longs continuent de grandir et allongent leurs jambes (figure 2–9). La graisse cède le pas aux muscles et la silhouette s'affine. La forme de la mâchoire se modifie vers l'âge de 6 ans, quand les dents de lait commencent à tomber et laissent graduellement la place aux dents permanentes. La maturation des organes ainsi que du système immunitaire rend les enfants de cet âge moins sujets aux maladies. Les médicaments produisent aussi moins d'effets secondaires chez eux car ils sont mieux métabolisés par l'organisme. Le système urinaire s'adapte plus facilement aux variations hydro-électrolytiques. Le sport permet aux enfants d'améliorer leurs habiletés physiques et les activités scolaires perfectionnent leur motricité fine (tableau 2–25 et figure 2–19).

DÉVELOPPEMENT COGNITIF

L'enfant amorce le stade de la pensée opératoire concrète vers l'âge de 7 ans. Devant certaines situations, il peut envisager différentes solutions, les analyser et résoudre ainsi des problèmes. Cependant, l'enfant d'âge scolaire accorde toujours une place très importante aux expériences concrètes et aux formes matérielles pour établir ses idées.

C'est à cet âge que l'enfant acquiert la notion de **conservation**, c'est-à-dire qu'il comprend que la matière ne change pas quand son apparence ou sa présentation se modifie. Plus jeune, quand il observait quelqu'un verser l'eau d'un petit verre large

TABLEAU 2-25 Étapes de la croissance et du développement chez l'enfant d'âge scolaire

Croissance physique	Motricité fine	Motricité globale	Capacités sensorielles
Prend de 1,4 à 2,2 kg par an. Grandit de 4 à 6 cm par an.	Aime le bricolage Joue aux cartes et aux autres jeux de table (dames, échecs, etc.).	Fait de la bicyclette sans roues d'appoint (1). Saute à la corde (2). Fait du patin à roues alignées ou du patin à glace.	Sait lire. Peut faire abstraction des sons environnants et, donc, se concentrer plus longtemps (3).

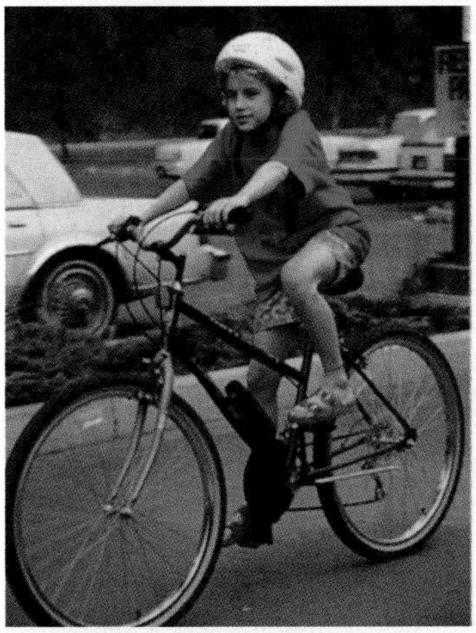

(1) Fait du vélo sans roues d'appoint.

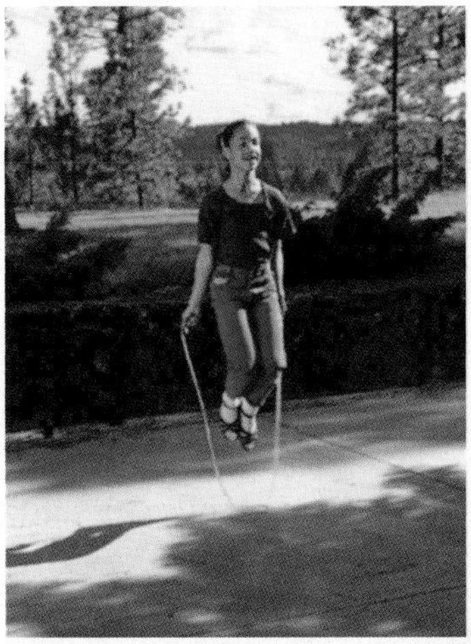

(2) Saute à la corde.

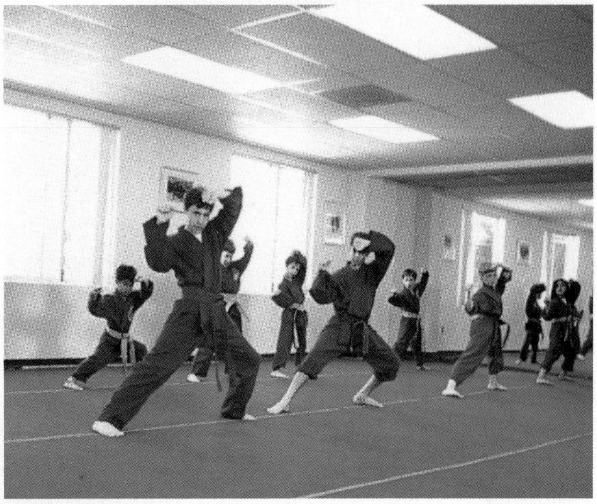

(3) Peut se concentrer plus longtemps.

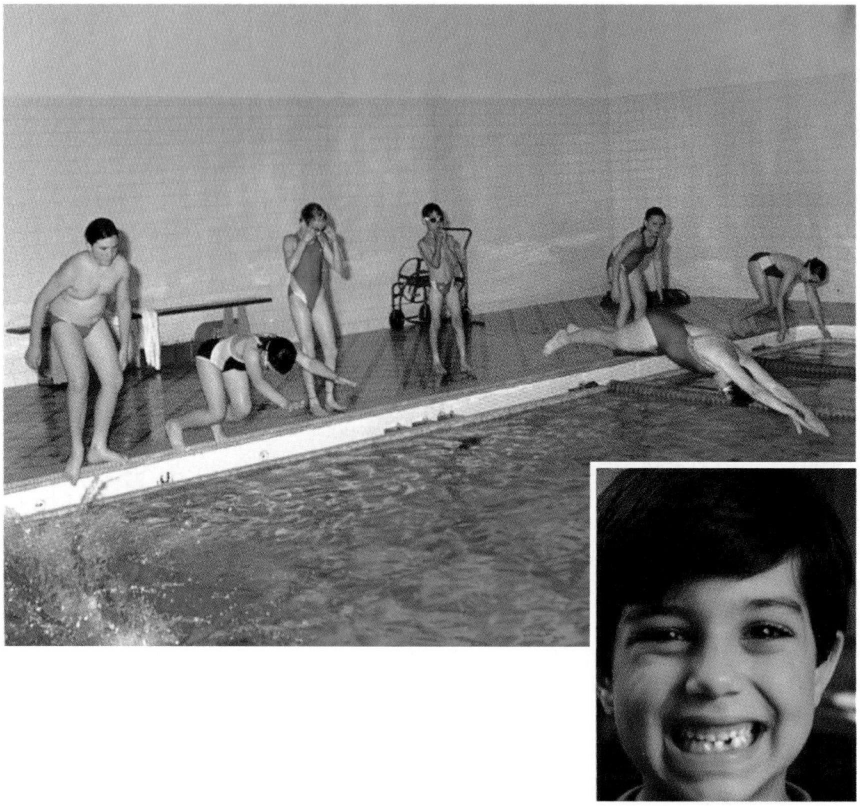

FIGURE 2–19. Les filles et les garçons d'âge scolaire aiment faire du sport. Ils commencent à cet âge à perdre de la graisse et, simultanément, leur musculature se développe. C'est pourquoi, ils paraissent plus minces que quelques mois ou quelques années auparavant. Ci-contre : Les dents de devant tombent vers l'âge de 6 ans. Certaines familles pratiquent des rituels pour souligner l'événement. Lorsque l'enfant perd une dent de lait à l'hôpital, son comportement risque d'être perturbé si cette coutume n'est pas respectée.

dans un grand verre étroit, l'enfant était convaincu que le grand verre contenait plus de liquide. Il comprend maintenant que le grand verre semble contenir plus d'eau, mais que la quantité transvasée est en réalité la même. La notion de conservation est bien utile à l'infirmière qui doit expliquer des traitements médicaux, car l'enfant d'âge scolaire comprend par exemple que les incisions vont guérir, que son pied n'est pas plâtré pour toujours et que son bras reprendra son apparence habituelle une fois débarrassé de la perfusion intraveineuse.

JEU

Une partie de base-ball organisée par un enseignant au préscolaire se soldera toujours par un échec et une grande déception, pour lui et pour les enfants. En effet, les jeunes de cet âge sont physiquement incapables de tenir fermement un bâton et de frapper une balle. Ils semblent en outre inaptes à comprendre les règles et n'ont pas la patience d'attendre leur tour pour jouer. Vers 6 ans, la situation change radicalement. L'enfant a acquis les capacités physiques nécessaires pour tenir correctement le bâton et il réussit de temps à autre à frapper la balle. L'enfant d'âge scolaire comprend aussi que chacun a un rôle à remplir, que ce soit celui de lanceur, de receveur, de frappeur ou encore de voltigeur. De 6 à 12 ans, les enfants collaborent les uns avec les autres pour former une équipe unie ; ils ont hâte d'apprendre les règles du jeu et tiennent à les respecter à la lettre (tableau 2–26).

À cet âge, les deux dimensions qui caractérisent le jeu sont la coopération et la capacité de jouer un rôle qui puisse contribuer à la victoire collective. Les enfants d'âge scolaire privilégient donc le **jeu coopératif**. La nature concrète de leur pensée cognitive les conduit à adopter des règles qui établissent une structure et leur garantissent une certaine sécurité. Ils se montrent aussi de plus en plus désireux de jouer avec leurs amis, d'où la dimension sociale de leurs activités ludiques. Le jeu constitue en définitive une méthode d'apprentissage et un mode de vie très importants pour les enfants de cet âge.

TABLEAU 2-26 Activités et jouets préférés des enfants d'âge scolaire

Besoins devant être comblés par le jeu	Activités et jouets correspondants
Développement de la motricité globale	Jeux de balles et de ballons Patinage Cours de danse Ski de fond et ski alpin en hiver et ski nautique en été Bicyclette
Développement de l'activité et de l'assiduité	Pratique d'un instrument de musique Collections (timbres, autocollants, etc.) Passe-temps Jeux vidéo et jeux de table
Croissance cognitive	Lecture Bricolage Jeux de lettres (mots croisés, mots mystères, scrabble, etc.)

Séparé de ses camarades de jeu, l'enfant hospitalisé peut se sentir triste et désœuvré. Les enfants d'âge scolaire sont souvent plus heureux lorsqu'ils partagent une chambre à plusieurs lits avec d'autres enfants. Ils peuvent alors s'amuser entre eux, même s'ils sont en fauteuil roulant (figure 2–20). Le jeu devrait être pleinement intégré au programme de soins. Il convient aussi d'inciter les amis de l'enfant à lui téléphoner à l'hôpital ou à lui rendre visite. Si le patient doit garder un plâtre ou une orthèse lors de son congé, l'infirmière devra lui indiquer les activités qu'il pourra reprendre et celles qu'il devra éviter de pratiquer. Elle insistera aussi sur l'importance des jeux entre amis.

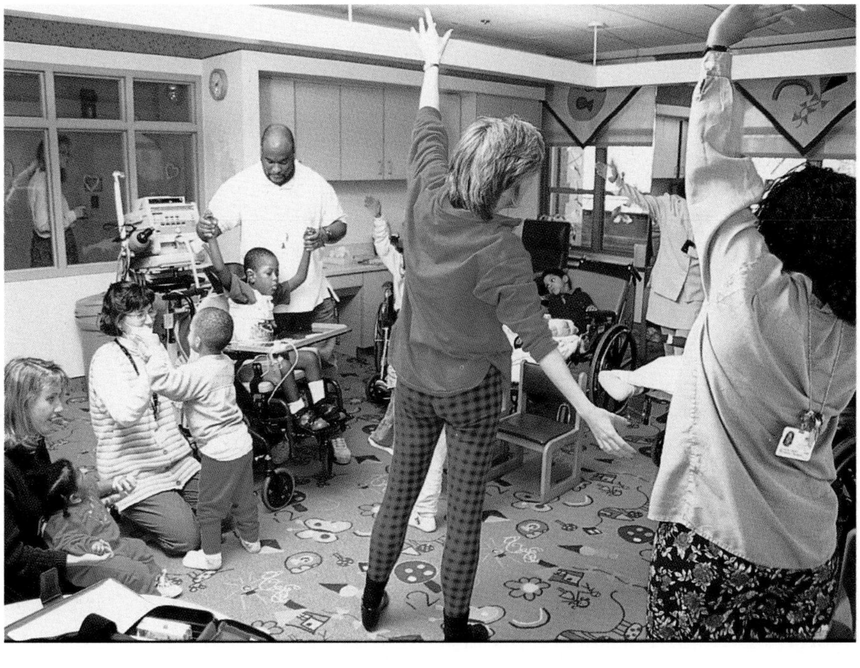

FIGURE 2–20. L'infirmière peut aider l'enfant et sa famille à accepter une nouvelle situation et à s'y adapter. Si le jeune patient est en fauteuil roulant, elle l'encouragera à participer aux activités de groupe afin qu'il prenne confiance en ses capacités physiques. L'enfant aura ainsi davantage tendance à acquérir une bonne estime de soi, à atteindre ses buts, à se sentir satisfait de sa vie et à maintenir un bon état de santé général.

PRÉVENTION DES BLESSURES

Les enfants d'âge scolaire jouent souvent seuls ou avec des amis sans être surveillés par des adultes. C'est pourquoi ils sont exposés à des blessures différentes de celles qui menacent les plus petits (tableau 2–27). Tous les programmes scolaires devraient inculquer aux enfants des conseils de sécurité efficaces et appropriés à leur âge.

TABLEAU 2-27 Prévention des blessures chez l'enfant d'âge scolaire

	Danger	Caractéristiques du développement	Mesures préventives
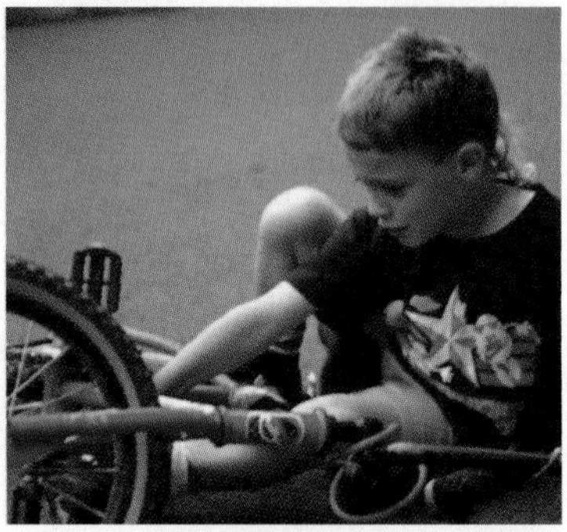	Accident de la circulation – en voiture, à pied, à bicyclette	L'enfant joue dehors ; il peut traverser la rue sans regarder pour aller chercher son ballon ; il fait de la bicyclette sans roues d'appoint.	Expliquer à l'enfant les mesures de sécurité à respecter quand il joue dehors, surtout à proximité de la rue. Lui faire porter un casque de bicyclette. Lui apprendre les principes de la sécurité à bicyclette et lui indiquer les endroits où il peut rouler sans danger.
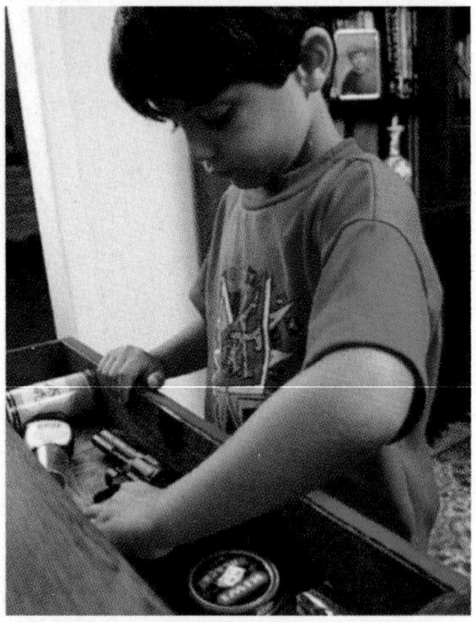	Arme à feu	L'enfant sait parfois où sont rangées les armes à feu de ses parents et peut être tenté de les montrer à ses amis.	Apprendre à l'enfant qu'il ne doit jamais toucher une arme à feu en l'absence de ses parents. Les armes doivent être déchargées et rangées à part des munitions et dans des armoires verrouillées. Vérifier que toutes les armes sont munies d'un système de blocage de la gâchette.
	Brûlure	L'enfant tente diverses expériences avec le feu ou avec des produits toxiques.	Indiquer à l'enfant quoi faire en cas d'incendie ou de contact d'un produit dangereux avec la peau ou les yeux. Lui rappeler de composer le 911 en cas d'accident.
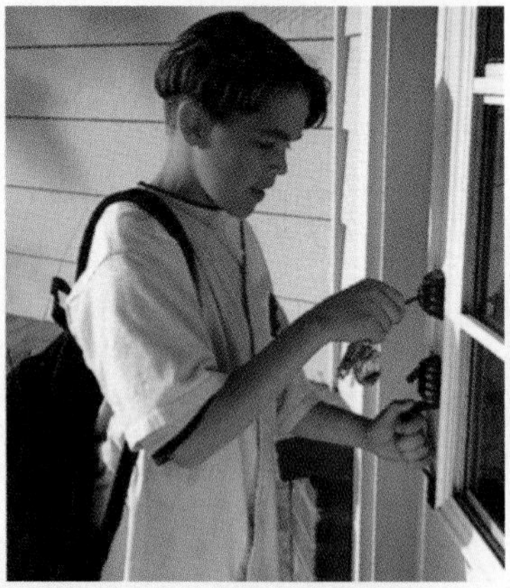	Agression	L'enfant peut se trouver seul à la maison après l'école. Il lui arrive aussi de se promener seul à pied, à bicyclette ou dans les transports en commun.	Fournir à l'enfant le numéro de téléphone des personnes qu'il doit appeler en cas d'urgence ou s'il se sent seul. Le laisser seul durant de courtes périodes au début et évaluer ce qu'il fait alors de son temps. Expliquer à l'enfant qu'il ne doit jamais monter dans la voiture d'un inconnu, parler à un inconnu ou lui ouvrir la porte. Apprendre à l'enfant comment répondre au téléphone.

PERSONNALITÉ ET TEMPÉRAMENT

Les caractéristiques du tempérament détectées en bas âge demeurent présentes à l'âge scolaire. C'est pourquoi un enfant au caractère « difficile » risque fort d'éprouver des difficultés en classe. L'infirmière conseillera donc à ses parents de lui réserver à la maison un endroit calme pour faire ses devoirs et de le récompenser quand il fait preuve d'application. Ils pourront par exemple l'autoriser à regarder la télévision une fois ses devoirs finis. Il convient d'inciter les parents à considérer leurs enfants comme des personnes uniques possédant chacune un mode d'apprentissage distinct. Les enfants perçus comme « circonspects » ont souvent besoin d'encouragement pour entreprendre de nouvelles activités et pour parler aux autres. À l'inverse, les enfants « faciles » s'adaptent très vite à leur nouvelle école, aux personnes inconnues et aux expériences inédites.

COMMUNICATION

Les enfants d'âge scolaire doivent apprendre à corriger les erreurs de prononciation et de grammaire qu'ils peuvent encore commettre. Leur vocabulaire prend de l'ampleur et l'école les familiarise avec les diverses parties du discours. La plupart des enfants de cet âge aiment écrire et les adultes qui les entourent pourraient les inciter à tenir leur journal pendant leur séjour à l'hôpital pour réduire leur anxiété. L'interprétation littérale des mots, fréquente chez les enfants d'âge préscolaire, devient rare chez ceux parvenus à l'âge scolaire.

STRATÉGIES DE COMMUNICATION AVEC L'ENFANT D'ÂGE SCOLAIRE

- Donner des exemples concrets et illustrer vos propos avec l'aide de photos ou d'autres documents visuels.
- Évaluer les connaissances de l'enfant avant de concevoir les séances d'information.
- Au terme de l'intervention, laisser l'enfant choisir la récompense qu'il préfère.
- Lui apprendre certaines techniques, par exemple compter ou visualiser, qui l'aideront à mieux vivre les situations difficiles.
- Faire participer l'enfant et ses parents aux discussions et à la collecte des données.

► ADOLESCENT (DE 12 À 18 ANS)

L'adolescence est la transition de la fin de l'enfance au début de l'âge adulte. Chaque adolescent se différencie des autres adolescents par ses comportements et ses réussites, mais tous ont en commun d'être en plein processus de formation de leur identité. S'il ne réussit pas à acquérir une identité saine et une solide confiance en soi pendant cette période, l'adolescent risque de se trouver aux prises avec des problèmes de confusion des rôles, des angoisses et des difficultés qu'il aura du mal à surmonter. Les « ados » que vous rencontrerez dans le cadre de votre activité professionnelle se trouveront à des stades divers de la formation de leur identité et auront tous un défi particulier à relever.

CROISSANCE ET DÉVELOPPEMENT PHYSIQUES

La **puberté** (ou maturité sexuelle) marque le point final d'une évolution physique qui commence dès la fin de l'âge scolaire. La période prépubertaire se caractérise par une forte poussée de croissance qui survient vers l'âge de 10 ans pour les filles et de 13 ans pour les garçons (figure 2–21). Durant deux ou trois ans, le préadolescent grandit et prend du poids à un rythme très rapide (tableau 2–28). Chez les filles, la poussée de croissance s'accompagne de la formation progressive des seins et de l'apparition des poils pubiens. Puis les menstruations surviennent et marquent la fin de la puberté. Chez les garçons, la poussée de croissance se traduit par une augmentation de la taille du pénis et des testicules et par l'apparition des poils pubiens. La mue vocale et la pilosité faciale surviennent plus tard, au moment de la puberté. (Se reporter au chapitre 4.)

À l'adolescence, l'être humain gagne en force et en masse musculaire. La répartition des graisses devient typiquement féminine ou masculine. Les glandes apocrines et eccrines arrivent à maturité, ce qui stimule la sudation et donne à la transpiration son odeur caractéristique. Tous les organes du corps sont complètement développés, et l'adolescent peut donc dorénavant adopter la posologie pour adultes des médicaments.

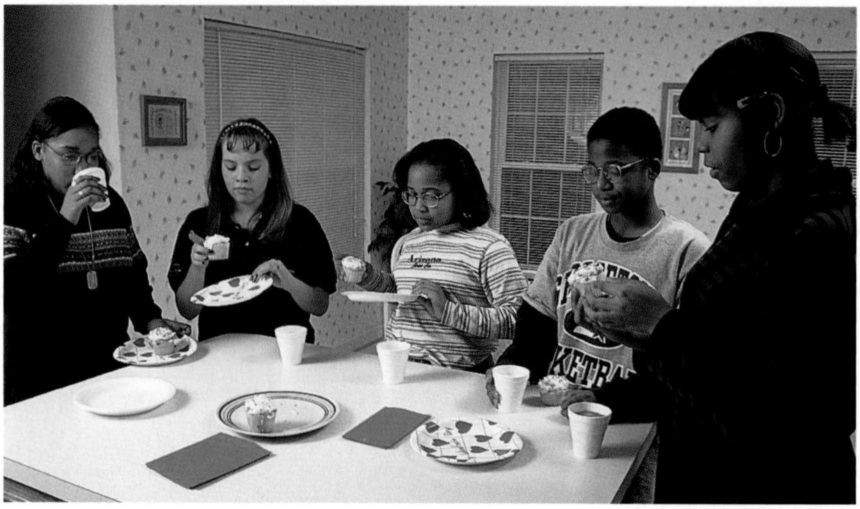

FIGURE 2–21. La poussée de croissance survient plus tôt chez les filles que chez les garçons, c'est ce qui explique qu'à cet âge les filles sont souvent plus grandes que les garçons. Vous rappelez-vous votre première danse avec une personne du sexe opposé ?

TABLEAU 2-28 Étapes de la croissance et du développement chez l'adolescent

Croissance physique	Motricité fine	Motricité globale	Capacité sensorielle
La poussée de croissance ne survient pas au même âge chez tous les adolescents. Pendant la poussée de croissance, les filles prennent de 7 à 25 kg et grandissent de 2,5 à 20 cm ; les garçons prennent de 7 à 29,5 kg et grandissent de 11 à 30 cm.	La motricité fine est bien développée (1).	L'adolescent essaye de nouvelles activités sportives ; le développement de la musculature se poursuit (2). La poussée de croissance s'accompagne souvent d'un certain manque de coordination.	Pleinement développées.

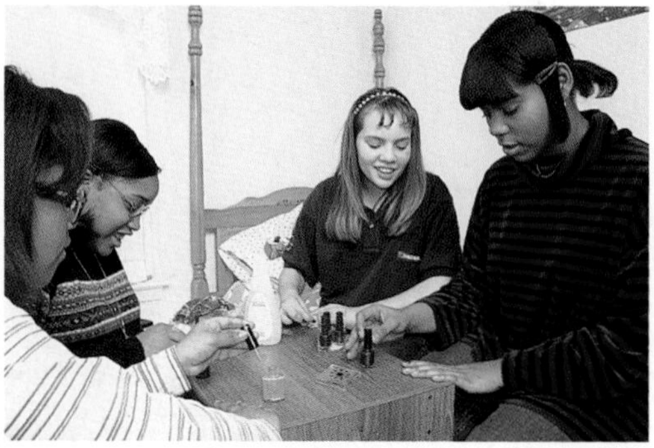

(1) La motricité fine est bien développée.

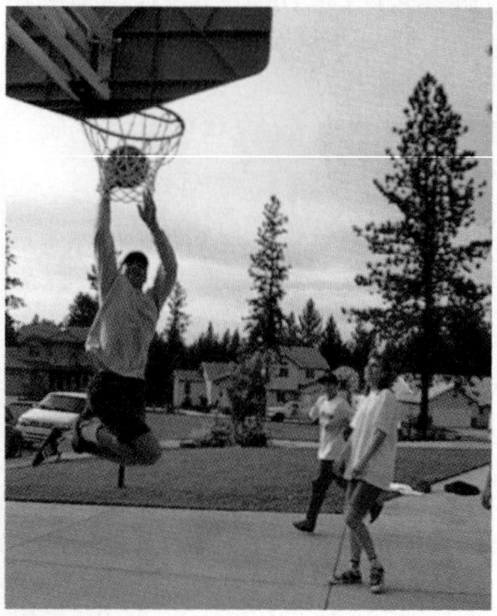

(2) Expérimente de nouvelles activités sportives.

C'est au cours d'une période qui s'étend sur plusieurs années que l'adolescent doit s'adapter aux changements fulgurants qui se produisent dans son corps. Cette évolution physique, ainsi que les fluctuations hormonales qui l'accompagnent, peuvent rendre difficile la formation de l'identité.

DÉVELOPPEMENT COGNITIF

L'adolescence correspond au dernier stade de développement défini par Piaget, celui des opérations formelles. À cet âge, l'être humain n'a plus besoin de baser sa pensée sur des expériences concrètes. Il acquiert la capacité de raisonner dans l'abstrait et peut donc comprendre des notions telles que la justice, la vérité, la beauté, le pouvoir. L'adolescent éprouve un tel plaisir à exercer ces aptitudes nouvelles qu'il consacre une bonne partie de son temps à réfléchir, à lire et à discuter d'idées abstraites.

Étant en mesure de penser et d'agir d'une manière indépendante, bon nombre d'adolescents se rebellent contre l'autorité parentale. Cette insubordination constitue pour eux une manière d'établir leur identité et leurs propres valeurs.

ACTIVITÉS

Avec la maturité, les activités changent. L'adolescent se déplace souvent seul en voiture, en autobus ou à bicyclette. Il dépend moins de ses parents pour aller et venir et passe plus de temps avec ses amis. Il participe à des activités sportives et parascolaires. L'adolescent typique « traîne » à droite et à gauche, va au cinéma ou assiste à des concerts avec des amis (tableau 2–29). Indépendamment de ses centres d'intérêt, le groupe de pairs, la bande d'amis, devient le centre névralgique et le pivot de son activité (figure 2–22). Les camarades jouent un rôle crucial, car c'est en grande partie à leur contact que l'adolescent acquiert son identité et confère un sens au monde qui l'entoure. Même si la plupart des interactions de l'adolescent se produisent avec des amis du même sexe, les relations filles-garçons sont plus nombreuses que dans les années précédentes. Les adolescents prennent part à de multiples interactions sociales et en tirent des leçons qui exerceront une grande influence sur les relations qu'ils établiront à l'âge adulte.

TABLEAU 2-29 Activités préférées de l'adolescent

Sports
Sports de balles et ballons
Gymnastique
Ski alpin et ski de fond en hiver et ski nautique en été
Natation
Sports d'équipe à l'école

Activités scolaires
Faire du théâtre
Réaliser l'album de la promotion
Se faire nommer représentant de la classe
Participer à des comités

Activités entre amis
Cinéma
Soirées dansantes
Balades en voiture
Prendre ses repas à l'extérieur (au restaurant, chez des amis, etc.)

Activités paisibles
Lecture
Travaux scolaires
Télévision et jeux vidéo
Musique

PRÉVENTION DES BLESSURES

Les jeunes ont souvent à leur portée des armes à feu, des véhicules à moteur et des bateaux avec lesquels ils risquent d'avoir des accidents mortels. Ils s'imaginent souvent être invincibles, à l'abri de tout péril, ce qui les incite à adopter des comportements dangereux et à prendre de gros risques (tableau 2–30). Le taux de suicide chez les adolescents s'accroît de plus en plus[36]. Le suicide est la deuxième cause de décès découlant d'une blessure chez les adolescents canadiens (13 décès par 100 000 habitants) ; il est plus élevé chez les jeunes garçons[37]. Cet accroissement s'expliquerait par le fait que les jeunes de cet âge sont soumis à un niveau de stress élevé et qu'ils ont facilement accès aux produits toxiques et aux armes à feu.

L'infirmière peut jouer un rôle capital dans l'évaluation des risques de blessure auxquels sont exposés les adolescents qu'elle rencontre. Les séances de prévention les plus efficaces sont celles qui consistent à inviter un jeune qui a été blessé à parler de ce qu'il a vécu. La violence représente un risque de blessure de plus en plus grand chez les adolescents. L'environnement du patient doit être évalué soigneusement afin de définir les facteurs qui favorisent la violence, et les adolescents à risque doivent être dirigés vers des programmes spéciaux de prévention. Si l'infirmière estime qu'un adolescent est victime de mauvais traitements à la maison ou à l'école, elle doit le signaler aux autorités compétentes, soit au Centre de Protection de l'enfance et de la jeunesse.

PERSONNALITÉ ET TEMPÉRAMENT

Les caractéristiques du tempérament manifestées durant l'enfance restent généralement stables pendant l'adolescence. Ainsi, la plupart des enfants calmes et constants deviennent des adolescents sereins et prévoyants, enclins à répartir correctement leurs activités entre leurs devoirs et leurs loisirs. De la même façon, les nourrissons qui réagissent très fort aux divers stimuli deviennent souvent des adolescents brouillons laissant toujours leur chambre en désordre, ayant un horaire imprévisible et fantaisiste, s'intéressant vivement à de nombreuses activités, et remettant toujours en retard leurs travaux scolaires. Inversement, il est fréquent de voir des enfants faciles se métamorphoser en adolescents difficiles sous l'effet des changements psychologiques propres à cet âge et de la nécessité d'affirmer leur indépendance.

Comme pour les enfants plus jeunes, l'infirmière doit informer les parents des adolescents sur les différents types de personnalité. Elle les aidera aussi à favoriser l'épanouissement de leur enfant dans toute son unicité sans pour autant négliger de lui procurer la structure et l'encadrement indispensables. L'infirmière peut donc donner aux parents des outils supplémentaires pour mieux comprendre la personnalité de leur enfant, mais elle peut aussi travailler avec l'adolescent pour l'aider à répondre aux exigences et aux espoirs de ses professeurs et des autres adultes de son entourage.

STRATÉGIES DE COMMUNICATION AVEC L'ADOLESCENT

- Donner des explications écrites et verbales.
- S'adresser d'abord à l'adolescent lorsqu'on procède à la collecte des données ou qu'on donne des explications ; ensuite seulement, inviter les parents à la rencontre.
- Pour aborder les sujets délicats en douceur, laisser entendre à l'adolescent qu'il n'est pas le seul dans sa situation, loin de là : « La plupart des adolescents diabétiques se posent des questions sur… Est-ce que c'est ton cas ? »
- Organiser des rencontres de discussion avec d'autres adolescents.

COMMUNICATION

L'adolescent comprend et utilise toutes les parties du discours. Il recourt fréquemment aux expressions familières et à l'argot, surtout avec son groupe de pairs. Comme ils possèdent la capacité de comprendre et d'analyser la grammaire et les structures de phrase, la plupart des adolescents étudient une langue étrangère à l'école.

À cet âge, le jeune prend de plus en plus ses distances par rapport à sa famille et tisse des liens plus étroits avec ses pairs. Ces relations constituent la base de la formation de son identité. Avant qu'une identité forte n'émerge, l'adolescent traverse généralement une crise ou une période de stress. Il peut tenter d'endosser de nouveaux rôles. Par exemple, il pratique des sports ou d'autres activités qu'il ne connaît pas; il fait l'essai des drogues ou de l'alcool ou il adopte un style vestimentaire original. Il est important de proposer au jeune des modèles de comportements positifs et de lui donner accès à une diversité d'expériences qui lui permettront de faire des choix éclairés.

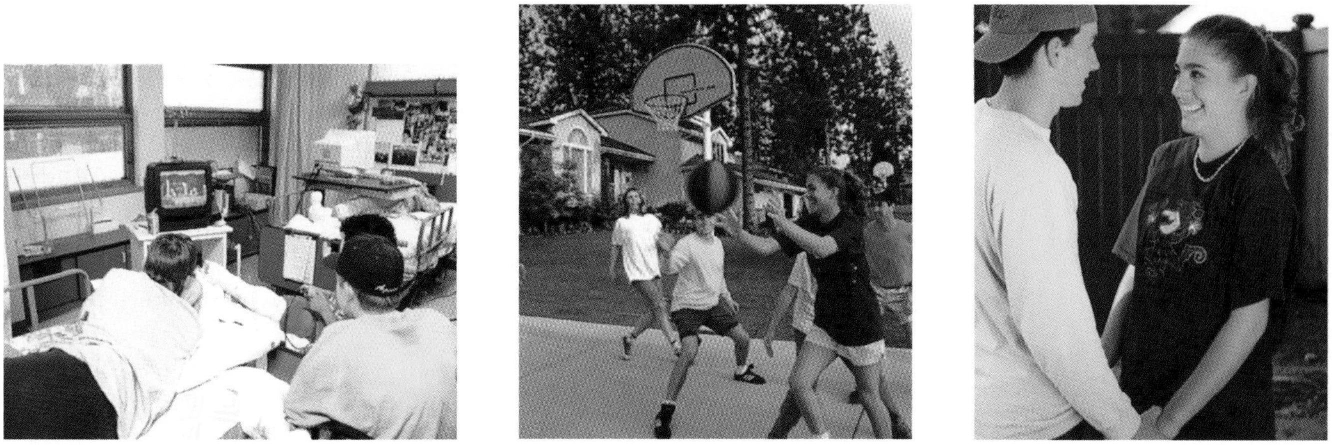

A B C

FIGURE 2–22. Les interactions avec des enfants des deux sexes sont aussi essentielles dans l'unité des soins de courte durée qu'à l'extérieur. A, Interaction entre adolescents à l'hôpital. B, Les adolescents aiment jouer ensemble. C, Des relations affectives se nouent durant l'adolescence.

TABLEAU 2-30 Prévention des blessures chez l'adolescent

	Danger	Caractéristiques du développement	Mesures préventives
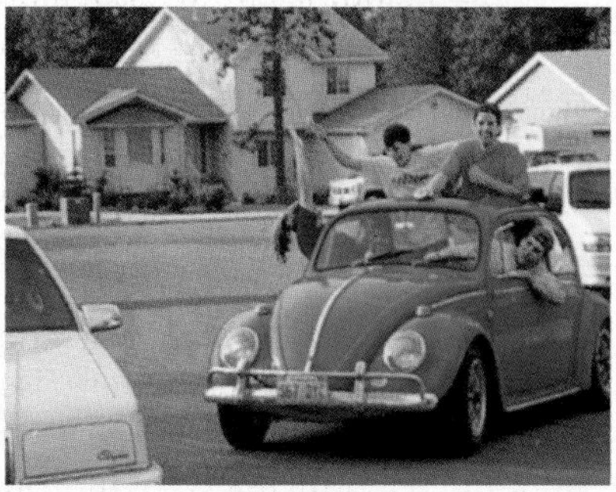	Accident de la circulation (automobile, motocyclette, etc.)	L'adolescent apprend à conduire ; sa toute nouvelle indépendance le grise et il se sent invulnérable.	Encourager l'adolescent à prendre des cours de conduite. Le convaincre de respecter les règles de sécurité routière. Le conducteur ainsi que tous les passagers doivent attacher leur ceinture de sécurité pour tous les trajets. Dissuader les jeunes de prendre de la drogue ou de l'alcool. Ceux qui en consomment en quantités excessives devraient bénéficier d'un traitement approprié.
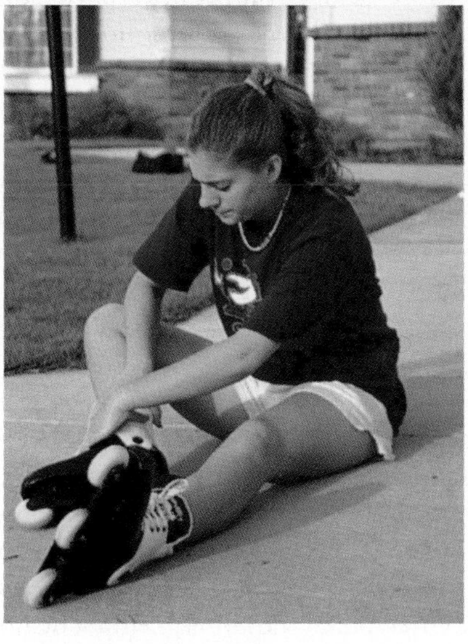	Blessure sportive	Les adolescents aiment souvent les sports qui exigent d'eux une grande dépense physique et de l'audace, par exemple le soccer, la gymnastique et le football. Certains d'entre eux peuvent aussi conduire des bateaux à moteur.	Inciter l'adolescent à porter les protections appropriées. Lui apprendre les règles de conduite des bateaux à moteur. L'informer sur les dangers des drogues et de l'alcool, surtout s'il conduit un véhicule motorisé.
	Noyade	Les adolescents ont souvent tendance à surestimer leur endurance quand ils nagent. Ils prennent aussi beaucoup de risques en plongeant.	Inciter l'adolescent à nager seulement en compagnie de ses amis. Lui rappeler les consignes de sécurité et lui expliquer les risques qu'il court.

Pour bâtir son identité, l'adolescent éprouve le besoin de rompre avec le passé, de se montrer différent, d'adopter des principes, des habitudes et un mode de vie originaux et personnels. Au cours de cette quête d'identité, il est souvent très enclin à enfreindre les règles qu'on lui répète de manière constante et dogmatique. Ce phénomène pose un problème particulier aux adolescents qui souffrent d'une maladie exigeant des soins permanents, par exemple le diabète et les cardiopathies. Au lieu de dire à l'adolescent ce qu'il doit faire, il s'avère généralement plus fructueux de le mettre en présence d'autres jeunes de son âge aux prises avec les mêmes difficultés.

Qu'elle procède à la collecte des données ou qu'elle pratique une intervention, l'infirmière doit absolument préserver la confidentialité de l'information auprès des adolescents. En effet, si les parents peuvent assister en partie à la rencontre lors de la collecte des données initiale ou de l'examen, il faut néanmoins donner au jeune l'occasion de s'entretenir en privé avec le professionnel de la santé afin de pouvoir lui poser les questions personnelles en toute intimité. C'est à l'adolescent qu'il revient de déterminer si ses parents peuvent ou non être présents pour l'examen ou l'intervention. La plupart des renseignements fournis par les adolescents sont de nature confidentielle. L'adolescent âgé de 14 ans et plus peut consentir seul aux soins requis par son état de santé (art.14, al. 2 C.c.Q.) sans que les effets de l'autorité parentale entrent en jeu. Si l'adolescent doit séjourner plus de 12 heures dans un établissement de santé quelconque, le professionnel de la santé doit informer les parents de ce fait. L'adolescent de moins de 14 ans n'a pas ces privilèges (art.14, al.1 et 18 C.c.Q.) ; les autorités parentales doivent être avisées et consentir aux soins.

Dans les hôpitaux, l'aménagement d'une salle de loisirs réservée aux adolescents ou d'unités spéciales pour eux aide les jeunes à bénéficier du soutien dont ils ont besoin de la part de leurs pairs. La plupart des ados acceptent difficilement d'être placés dans une unité ou dans une chambre avec de jeunes enfants. Dans toute la mesure du possible, il est préférable de leur proposer des choix, par exemple en ce qui concerne les périodes d'utilisation de la salle de bains (douche ou bain le matin ou le soir), le genre de vêtements à porter à l'hôpital, l'horaire des soins, l'identité des visiteurs ou, encore, la durée des visites. Avec les adolescents, l'instauration de contrats favorise souvent le respect des règles convenues. Face aux patients de cette tranche d'âge, les professionnels de la santé doivent savoir doser fermeté, gentillesse, tolérance et respect.

SEXUALITÉ

La maturation du corps et l'augmentation des sécrétions hormonales permettent à l'adolescent d'atteindre la maturité sexuelle. Ce processus complexe se traduit notamment par la multiplication des interactions avec les personnes du sexe opposé, un repositionnement par rapport aux forces à l'œuvre dans la société et dans la famille, et la formation de l'identité. En fait d'interactions avec les membres du sexe opposé, les jeunes en début d'adolescence se contentent généralement de soirées dansantes et autres rencontres à caractère social. À la fin de cette période, ils ont atteint la pleine maturité sexuelle et certains d'entre eux ont régulièrement des relations sexuelles. Au Canada, entre 50 et 60 % des adolescents et adolescentes ont leur première relation sexuelle avant l'âge de 17 ans. De 35 à 57 % de ces jeunes sexuellement actifs utilisent un condom lors d'une relation sexuelle[38, 39, 40].

Les adolescents ont besoin d'être informés sur leur corps et sur leur sexualité naissante afin de mieux comprendre les désirs et les forces qu'ils sentent émerger en eux. C'est pourquoi il est important d'intégrer l'éducation sexuelle aux programmes scolaires et aux soins de santé. Ces séances d'information permettent d'expliquer aux jeunes les méthodes de prévention des maladies transmissibles sexuellement. La plupart des établissements scolaires mettent sur pied des projets de sensibilisation au VIH/sida. Toutefois, d'autres maladies présentent une incidence beaucoup plus grande chez les adolescents. C'est le cas par exemple de la gonorrhée et de l'herpès. Quand elle constitue les antécédents de l'adolescent, l'infirmière doit l'interroger sur sa vie sexuelle et sur les maladies transmissibles sexuellement. Elle doit aussi vérifier s'il utilise des méthodes de contraception et, dans l'affirmative, s'assurer qu'il en comprend bien les principes et les conditions d'efficacité. La plupart des hôpitaux pratiquent systématiquement un test de grossesse avant de procéder à une intervention élective (non urgente) chez une adolescente.

Les jeunes vivent beaucoup mieux leur adolescence s'ils bénéficient d'une information claire sur la sexualité, s'ils peuvent établir des relations avec des jeunes de leur âge dans différents contextes, et si la famille et l'école leur procurent un environnement accueillant, chaleureux et propice à l'analyse commune des problèmes. Ils sont également mieux outillés pour aborder cette étape s'ils ont eu antérieurement la possibilité de surmonter des difficultés et de prendre des décisions par eux-mêmes. La sexualité compte au nombre des sujets dont les adolescents devraient pouvoir discuter ouvertement dans divers cadres. Ils devraient aussi avoir accès à plusieurs possibilités d'action et être soutenus dans leurs décisions.

RÉFÉRENCES

1. Gemelli, R. (1996). *Normal child and adolescent development* (p. 101-104). Washington, DC : American Psychiatric Press.
2. Erikson, E. (1963). *Childhood and society* (p. 247-273). New York : W.W. Norton.
3. Erikson, E. (1968). *Identity : Youth and crisis* (p. 91-96). New York : W.W. Norton.
4. Ginsburg, H., et Opper, S. (1969). *Piaget's theory of intellectual development* (p. 1-25). Englewood Cliffs, NJ : Prentice-Hall.
5. Santrock, J. (1997). *Life-span development* (p. 344-347). Madison, WI : Brown & Benchmark.
6. Bandura, A. (1986). *Social foundations of thought and action : A social cognitive theory.* Englewood Cliffs, NJ : Prentice-Hall.
7. Santrock, J. (1997). *Life-span development* (p. 43-44). Madison, WI : Brown & Benchmark.
8. Bronfenbrenner, U. (1986). Ecology of the family as a context for human development : Research perspectives. *Developmental Psychology, 22,* 723-742.
9. Klaus, M.S., et Kennell, H. (1983). *Bonding : The beginnings of parent-infant attachment.* New York : New American Library.
10. Chess, S., et Thomas, A. (1995). *Temperament in clinical practice.* New York : Guilford Press.
11. Melvin, N. (1995). Children's temperament : Intervention for parents. *Journal of Pediatric Nursing, 10*(3),152-159.
12. Worthington-Roberts, B., et Williams, S. (1993). *Nutrition in pregnancy and lactation* (5e éd., p. 87-165). St. Louis : Mosby.
13. Briggs, G., Freeman, R., et Yaffe, S. (1994). *Drugs in pregnancy and lactation* (3e éd.). Baltimore : Williams & Wilkins.
14. Santrock, J. (1997). *Life-span development* (p. 249-252). Madison, WI : Brown & Benchmark.
15. Statistique Canada (2002). *Guide de la statistique de la santé.* Ottawa : Gouvernement du Canada.
16. Wallerstein, J.S., Corbin, SB., et Lewis, J.M. (1988). Children of divorce : A ten year study. Dans E.M. Hetherinton et J.B. Arasteh (dir.), *Impact of divorce, single parenting, and stepparenting on children* (p. 197-214). Hillsdale, NJ : Erlbaum Publishers.
17. Baxter, A., et Kahn, J.V. (1996). Effective early intervention for inner-city infants and toddlers : Assessing social supports, needs, and stress. *Infant-Toddler Intervention Transdisciplinary Journal, 6*(3), 197-211.
18. Elkind, D. (1981). *The hurried child* (p. 3-22). Menlo Park, CA : Addison-Wesley.
19. Conseil national du Bien-être social (1998). *Profil de la pauvreté 1996.* Rapport du Conseil national du bien-être social, Ottawa : Gouvernement du Canada.
20. Ministère de la Santé et des Services sociaux (1993). *La politique de périnatalité du Québec.* Québec : Gouvernement du Québec.
21. Hugues, D., et Simpson, L. (1995). The role of social change in preventing low birth weight. *The Future of Children, 5*(1). [http :/www.futurechildren.org/LBW/07LBW HUG.htm]
22. Margolis, P.A., Greenberg, R.A., Keyes, L.L., La Vange, L.M., Chapman, R.S., Denny, F.W., Bauman, K.E., et Boat, B.W. (1992). Lower respiratory illness in infants and low socioeconomics status. *American Journal of Public Health, 82*(8), 1119-1126.

23. Halfon, N., et Newacheck, P.W. (1993). Childhood Asthma and Poverty : Differential Impacts and Utilization of health Services. *Pediatrics, 91*(1), 56-61.

24. Lehmann, F., Gray-Donald, K., Mongeon, M., et Di Tomasso, M. (1992). Iron deficiency anemia in 1-year-old children of disavantaged families in Montreal. *Canadian Medical Asso. Journal, 146*(9), 1571-1576.

25. Durkin, M., Davidson, L., Kuhn, L., O'Connor, P., et Barlow, B. (1994). Low-income neighborhoods and the risk of severe pediatric injury : A small-area analysis in Northern Manhattan. *AJPH, 84*(4), 587-592.

26. Ministère de la Santé et des Services sociaux (1991). *Un Québec fou de ses enfants. Un rapport du groupe de travail pour les jeunes.* Québec : Gouvernement du Québec.

27. Palacio-Quintin, E., et Éthier, L.S., (1993). La négligence, un phénomène négligé. *Apprentissage et socialisation, 16*(12), 153-164.

28. Solem, J.B., Norr, F.K., et Gallo, M.A. (1992). Infant feeding practices of low-income mothers. *Journal of Pediatric Health Care, 6*(2), 54-59.

29. Groer, M., et Howell, M. (1990). Autonomic and cardiovascular responses of preschool children to television programs. *Journal of Child and Adolescent Psychiatric Mental Health Nursing, 3*(3), 134-138.

30. Dietz, W.H., et Gortmaker, S.L. (1985). Do we fatten our children at the television set ? Obesity and television viewing in children and adolescents. *Pediatrics, 75*, 807-812.

31. Dietz, W.H., Bandini, L.G., Morelli, J.A., Peers, K.F., et Ching, P.L. (1994). Effect of sedentary activities on resting metabolic rate. *American Journal of Clinical Nutrition, 59*(3), 556-559.

32. Johns, M., Miller, L., et Hochsletter, D. (1998). Mother and baby dental care. *Mother Baby Journal, 3*(3) 15-22.

33. Friman *et al.* (1993). Influence of thumb sucking on peer social acceptance in first-grade children, *Pediatrics, 91*, 784-786.

34. Piaget, J. (1972). *The child's conception of the world.* Totowa, NJ : Littlefield, Adams Co.

35. Overby, K.J. (1996). Pediatric health supervision. Dans A.M. Rudolph, J.I.E. Hoffman et C.D. Rudolph (dir.), *Rudolph's pediatrics* (20e éd., p. 27). Stamford, CT : Appleton & Lange.

36. Société canadienne de Pédiatrie (2001). *Les médecins pour enfants trouvent le taux de suicide chez les adolescents alarmant.* Communiqué.

37. Statistique Canada (2001). *Le Canada en statistiques, suicides et taux de suicide selon le sexe et l'âge.* No 82F0075 XCB au catalogue. Ottawa : Gouvernement du Canada.

38. Poulin, C. (1996). *Nova Scotia student drug use 1996 : Technical report.* Drug Dependency Services Division, Nova Scotia Department of Health and Dalhousie University.

39. King, A., Beazley, R., Warren, W., Hankins, C., Robertson, A., et Radford, J. (1998). *Étude sur les jeunes Canadiens face au SIDA.* Groupe d'évaluation des programmes sociaux, Université Queen's, Kingston, Ontario.

40. Yan, P., Huntley, J., et Sutherland, D. (1996) *Estimation of the historical age-specific HIV incidence in Canada.* Xe Conférence internationale sur le sida, Vancouver, juillet (résumé Tu. C. 573).

LECTURES COMPLÉMENTAIRES

Brenner, A. (1984). *Helping children cope with stress.* Lexington, MA : Lexington Books.

Children's Defense Fund. (1997). *The state of America's children.* Washington, DC : Author.

Centers for Disease Control. (1992). *Youth suicide prevention programs : A resource guide.* Atlanta : U.S. Department of Health and Human Services.

Chess, S., et Thomas, A. (1996). *Temperament : Theory and practice.* New York : Brunner/Mazel.

Cross cultural medicine. (1992). *Western Journal of Medicine 157*(3), 248-373.

Edelman, M. (1991). *The measure of our success.* Boston : Beacon Press.

Elkind, D. (1987). *Miseducation.* New York : Alfred Knopf.

Flavell, J. (1963). *The developmental psychology of Jean Piaget.* New York : D. Van Nostrand Co.

Heatherington, E.M., et Blechman, E.A. (1996). *Stress, coping and resiliency in children.* Mahwah, NJ : L. Erlbaum Associates.

Lazarus, R.S. (1993). Coping theory and research : Past, present, and future. *Psychosomatic Medicine, 55*, 234-247.

Medoff-Cooper, B. (1995). Infant temperament : Implications for parenting from birth through 1 year. *Journal of Pediatric Nursing, 10*(3), 141-145.

Nelms, B.C. (1996). Suicide – Can we help prevent it ? *Journal of Pediatric Health Care, 10*(3), 97-98.

Piaget, J. (1969). *The child's conception of physical causality.* Totowa, NJ : Littlefleld, Adams & Co.

Piaget, J. (1973). *The psychology of intelligence.* Totowa, NJ : Littlefleld, Adams & Co.

Rennie, J. (1994). Grading the gene tests. *Scientific American, 270*(6), 88-97.

Spector, R. (1996). *Cultural diversity in health and illness* (4e éd.). Stamford, CT: Appleton & Lange.

Tomlinson, P.S., Harbaugh, B.L., et Anderson, K.H. (1996). Children's temperament at 3 months and 6 years old: Stability, reliability, and measurement issues. *Issues in Comprehensive Pediatric Nursing, 19*(1), 33-47.

Wallace, M.R. (1995). Temperament and the hospitalized child. *Journal of Pediatric Nursing, 10*(3), 173-180.

Williams, J.K., et Lea, D.H. (1995). Applying new genetic technologies: Assessment and ethical considerations. *The Nurse Practitioner, 20*(7), 16-26.

Williams, J.K., et Lessick, M. (1996). Genome research: Implications for children. *Pediatric Nursing, 22*(1), 40-46.

Yoos, H.L., Kitzman, H., Olds, DL., et Overacker, I. (1995). Child rearing beliefs in the African-American community: Implications for culturally competent pediatric care. *Journal of Pediatric Nursing, 10*(6), 343-353.

3 L'ALIMENTATION DU NOURRISSON, DE L'ENFANT ET DE L'ADOLESCENT

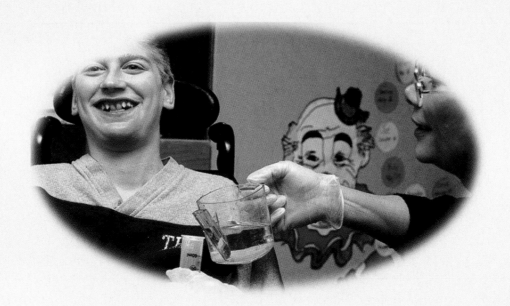

La paralysie cérébrale a été diagnostiquée chez Jérôme alors qu'il était encore tout jeune. Le garçon est maintenant âgé de 11 ans et vient de reprendre l'école après avoir été opéré pour une scoliose. L'évaluation nutritionnelle préopératoire a révélé certains déficits en énergie et en nutriments. La paralysie cérébrale s'accompagne en effet d'une faiblesse musculaire qui entraîne chez Jérôme certaines difficultés de déglutition qui l'ont empêché d'obtenir un apport énergétique suffisant pour assurer une croissance et un développement optimaux. On lui a installé une sonde nasogastrique pour compléter son alimentation et améliorer son état nutritionnel le plus possible avant l'intervention chirurgicale. Après plusieurs semaines, l'enfant était prêt pour l'opération. Son rétablissement postopératoire s'est bien passé.

Jérôme continue de recevoir une alimentation complémentaire (gavage) tout au long de la journée. L'infirmière de l'école a rencontré ses parents ainsi que l'infirmière chargée des soins à domicile pour s'informer de la quantité et de la nature des solutions entérales qui lui sont administrés par sonde, ainsi que de la texture des aliments qu'il peut absorber par voie orale. Elle a établi l'horaire des repas afin de permettre à l'enfant de bénéficier d'une bonne alimentation à l'école. En outre, Jérôme devra continuellement faire l'objet d'une évaluation nutritionnelle minutieuse, qui indiquera s'il reçoit l'énergie et les nutriments indispensables à sa croissance et à son développement. L'infirmière de l'école explique par ailleurs aux enseignants et aux autres membres du personnel les besoins particuliers de Jérôme en matière d'alimentation.

OBJECTIFS

Après l'étude de ce chapitre, vous serez en mesure de :

- Discuter des notions générales de nutrition et du système de référence utilisé au Canada ;
- Comprendre les principes de l'allaitement au sein et au biberon ;
- Comprendre les principes de l'introduction des aliments solides ;
- Discuter de l'alimentation normale des enfants de tous les groupes d'âge ;
- Évaluer l'état nutritionnel des enfants selon les mesures physiques et comportementales ;
- Recueillir des données sur l'alimentation de l'enfant en utilisant différents outils cliniques ;
- Discuter du problème de la pauvreté et de la faim chez les enfants ;
- Discuter de la surcharge pondérale et de l'obésité, des problèmes d'hygiène alimentaire, des troubles alimentaires et de l'absence de développement staturo-pondéral normal chez les enfants ;
- Discuter du traitement et des soins infirmiers reliés aux réactions alimentaires (effets secondaires, intolérances et allergies) ;
- Discuter des effets du végétarisme sur la croissance et le développement des enfants ;
- Connaître les soins à prodiguer à un enfant qui reçoit une alimentation entérale ou parentérale.

« C'est formidable de voir Jérôme progresser de la sorte ! Son problème de scoliose étant réglé, il peut s'asseoir droit dans son fauteuil. Cela améliore beaucoup l'image qu'il a de lui-même et facilite grandement nos interactions avec lui en classe. Nous devons seulement veiller à ce qu'on ne lui donne que des aliments qu'il peut mâcher et avaler sans s'étouffer. »

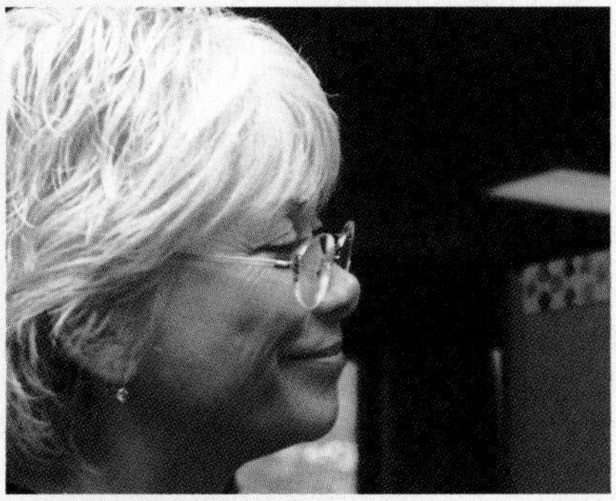

VOCABULAIRE

- **Anémie** Diminution sous les valeurs normales du nombre des globules rouges.
- **Anorexie physiologique** Diminution de l'appétit qui se manifeste lorsque les besoins métaboliques extrêmement élevés du nourrisson s'atténuent pour s'adapter au taux de croissance plus modéré du trottineur.
- **Indice de masse corporelle (IMC)** Calcul (poids en kg/taille en m^2) utilisé pour déterminer le rapport entre la taille de l'enfant et son poids.
- **Insécurité alimentaire** Incapacité d'une personne à se procurer ou à consommer en quantité suffisante des aliments de bonne qualité en utilisant des moyens acceptables sur le plan social ou incertitude quant à l'atteinte de cet objectif.
- **Mesures anthropométriques** Terme s'appliquant à l'évaluation de la croissance de diverses parties du corps.
- **Sécurité alimentaire** Possibilité d'obtenir en tout temps une alimentation suffisante pour mener une vie active et saine.
- **Test RAST** Utilisation d'une épreuve de radio-immunité pour mesurer la présence dans le sang d'anticorps IgE spécifiques dirigés contre certains antigènes.
- **Végétalien** Adepte de la forme la plus stricte du végétarisme, qui ne consomme aucun produit animal.
- **Végétarien** Adepte du végétarisme, doctrine diététique qui exclut la consommation de volaille, de viande rouge et de poisson.

Une bonne nutrition est essentielle à la croissance et au développement. L'état nutritionnel de l'enfant s'amorce avant la naissance et est lié à celui de la mère. Son évaluation, à laquelle tous les enfants doivent être soumis, est suivie d'enseignements ou d'autres interventions destinées à promouvoir la santé. Les infirmières jouent un rôle clé dans la communication aux parents de l'information sur les besoins nutritionnels normaux des nourrissons et des jeunes enfants. Des techniques courantes d'évaluation de la nutrition, comme l'évaluation de la croissance et le contrôle de l'hématocrite, permettent de savoir si l'apport alimentaire est satisfaisant.

Bien que tous les enfants et tous les parents puissent bénéficier de l'information sur les besoins nutritionnels, certains enfants présentent des problèmes particuliers dont il faut tenir compte. L'infirmière reconnaît les besoins spéciaux des enfants qui souffrent d'affections comme les allergies alimentaires, la fibrose kystique, la paralysie cérébrale ou le diabète. Tout au long de leur enfance, elle assure un contrôle suivi de leur nutrition, de façon à être en mesure d'intégrer les conseils alimentaires aux autres enseignements prodigués en vue de favoriser le développement. Comment l'infirmière peut-elle établir un lien entre les divers milieux où on répond aux besoins nutritionnels de l'enfant, soit notamment la maison, la garderie, l'école et l'hôpital ? Comment peut-elle aider la famille à se préparer à combler les exigences nutritionnelles d'un enfant ayant des besoins spéciaux, à l'occasion d'un voyage en voiture ou en avion ? Ainsi, si la famille de Jérôme décide de visiter une autre province en voiture cet été, elle devra penser à apporter ses solutions entérales, pour la conservation desquelles elle pourra avoir besoin de réfrigération, sa sonde, ainsi que d'autres fournitures.

À cause de leur milieu social, certains enfants ont des besoins nutritionnels distincts. Il se peut que les parents ignorent les besoins nutritionnels des enfants ou que la famille soit végétarienne et qu'il faille lui apporter une aide supplémentaire pour s'assurer qu'elle absorbe les substances nutritives essentielles. Si son budget est limité, la famille peut devoir recourir à des ressources telles que les banques alimentaires ou les services de planification budgétaire. Lorsqu'elle applique les concepts de la promotion de la santé aux familles, l'infirmière tient compte du taux élevé d'obésité chez les enfants et des déficits nutritionnels courants. Peu importe le milieu dans lequel elle travaille, ses connaissances sur la nutrition doivent être intégrées aux soins infirmiers.

► NOTIONS GÉNÉRALES DE NUTRITION

La nutrition se rapporte à l'absorption des aliments et à leur transformation au cours du métabolisme, de façon à ce que l'organisme puisse les utiliser. Elle constitue une dimension essentielle de la vie et donc un sujet dont il est important de tenir compte dans les discussions portant sur la croissance et le développement de l'enfant. Le corps humain a besoin d'un vaste assortiment d'éléments nutritifs : glucides, protéines, matières grasses et micronutriments (par exemple, vitamines et minéraux). Les besoins alimentaires d'une personne sont fonction de son niveau d'activité physique, de son état de santé et de la présence de maladies, de même que de son âge.

Au Canada, les apports alimentaires nécessaires sont représentés par les apports suffisants (AS) et les apports nutritionnels (quotidiens) recommandés (ANR) (tableau 3-1). D'autres pays utilisent des systèmes de référence différents. Quelles que soient les normes choisies, leur objectif est d'évaluer les régimes alimentaires des personnes et des populations et de planifier l'éducation et les programmes nutritionnels. Voir le Guide alimentaire canadien à la figure 3-1 et à l'annexe C.

Selon le groupe d'âge auquel il appartient et son sexe, l'enfant a besoin d'un apport énergétique différent (tableau 3-2). Au Canada, l'apport énergétique est mesuré en kilojoules (kJ) ou en kilocalories (Cal) : 1 Cal égale 4,2 kJ.

TABLEAU **3-1** Apports nutritionnels recommandés et apports suffisants

Apports nutritionnels recommandés (ANR) = Apports quotidiens nécessaires pour répondre aux besoins nutritionnels de la quasi-totalité (97 à 98 %) des représentants de la population d'une tranche d'âge et d'un sexe donnés.

Utilité = Déterminer les apports quotidiens.

Exemples = Évaluer la consommation d'un nutriment tel que la vitamine C chez un individu ; recommander un menu quotidien à un individu.

Apports suffisants (AS) = Mesures établies quand on ne connaît pas avec exactitude les besoins relatifs à une vitamine donnée - en général, parce qu'il est difficile d'étudier son métabolisme dans le corps humain ; elle n'est pas définie par des analyses métaboliques, mais par la quantité moyenne de ce nutriment que consomme un groupe-témoin de personnes en bonne santé.

Utilité = Évaluer ou planifier la consommation d'un groupe.

Exemple = Comparer à cette mesure la consommation de vitamine C d'une classe d'enfants établie à l'aide de bilans de 24 heures afin de déterminer le nombre de ceux qui ne bénéficient pas de la dose moyenne nécessaire ; planifier le menu quotidien d'une garderie.

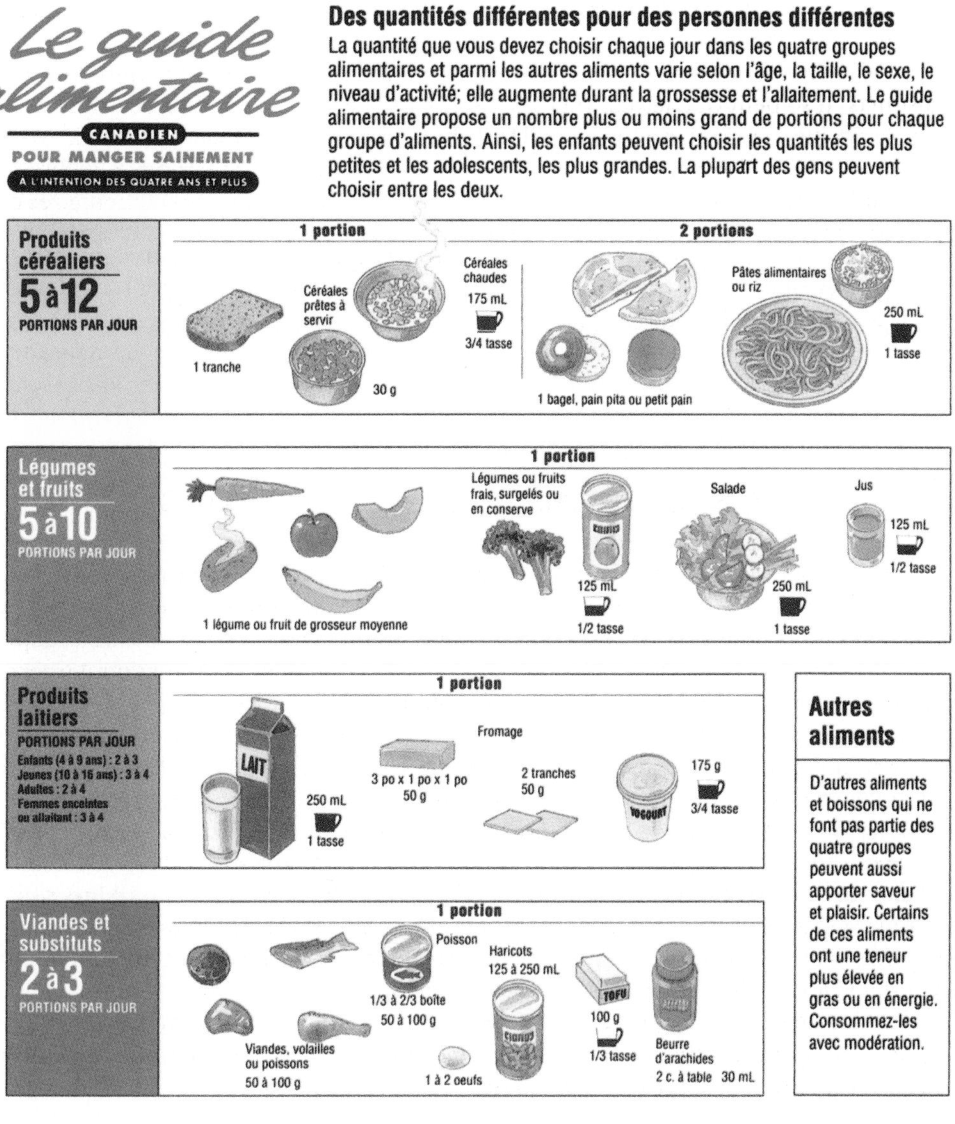

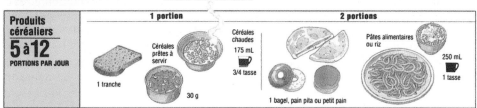

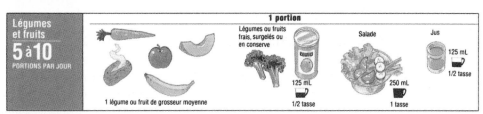

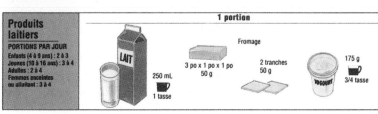

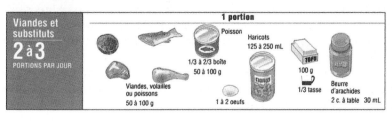

FIGURE 3-1. Le Guide alimentaire canadien est un outil pédagogique qui indique les rations alimentaires quotidiennes recommandées.
Adaptation reproduite avec autorisation.

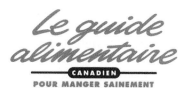

TABLEAU 3-2 Recommandations pour l'apport énergétique quotidien

Âge	Besoins énergétiques	
	kJ/kg	Cal/kg
0 à 6 mois	454	108
6 à 12 mois	412	98
1 à 3 ans	428	102
4 à 6 ans	378	90
7 à 10 ans	294	70
Adolescente		
11 à 14 ans	197	47
15 à 18 ans	168	40
Adolescent		
11 à 14 ans	231	55
15 à 18 ans	189	45

RÉGURGITATIONS

Les régurgitations doivent être distinguées des vomissements. Elles consistent en un retour dans la bouche du nourrisson d'une petite quantité (5 à 15 mL) de lait mélangé de salive ; elles accompagnent généralement les périodes d'allaitement du bébé et se produisent lorsque le nourrisson fait un rot ou lorsqu'il a un trop-plein de lait. Elles sont fréquentes, habituellement normales et bénignes. Il n'y a pas lieu de s'inquiéter si le nourrisson ne semble pas incommodé et qu'il prend du poids normalement. Cependant, si les régurgitations sont persistantes et abondantes, une consultation médicale est recommandée. Les régurgitations diminuent puis cessent au cours de la première année de vie. Certaines mesures peuvent aider à diminuer la fréquence et l'ampleur des régurgitations :

- Faire faire un rot fréquemment durant les périodes d'allaitement ;
- Éviter de trop manipuler l'enfant après une période d'allaitement ;
- Placer l'enfant de telle sorte que sa tête soit plus haute que son estomac ;
- Éviter de donner trop de lait à la fois.

► BESOINS NUTRITIONNELS

NOURRISSON

Allaitement au sein et au biberon

Depuis les premiers millilitres de lait maternel ou maternisé de la naissance jusqu'aux repas pris autour de la table familiale, l'enfant voit ses capacités d'ingestion et de digestion augmenter incroyablement, tant sur le plan quantitatif (portions) que qualitatif (diversité des aliments consommés). Le nourrisson est à l'âge où, par rapport à la taille, le métabolisme est le plus rapide, et l'ingestion de nourriture, la plus élevée ; c'est aussi l'âge où les changements dans les types d'aliments consommés sont les plus nombreux. Les nourrissons grandissent extrêmement vite : leur poids de naissance double au bout de cinq mois et triple en un an. Il n'est pas facile de répondre aux besoins alimentaires de l'enfant pendant cette première année, compte tenu de la petitesse de son estomac et de l'immaturité de son système digestif. De plus, l'enfant doit avoir une alimentation très riche en énergie, car il est très actif physiquement. Son corps a également besoin de protéines et de vitamines en quantités suffisantes pour que les cellules du système nerveux et les organes se développent normalement.

La première décision à prendre pour les parents touche l'alimentation de leur enfant: sera-t-il allaité au sein ou au biberon ? Se fondant sur les avantages nutritionnels, immunologiques et psychosociaux de l'allaitement maternel, l'American Academy of Pediatrics et la Société canadienne de pédiatrie conseillent fortement aux mères de nourrir leurs enfants au sein durant les premiers mois de leur vie (figure 3-2). Le lait maternel procure au nouveau-né et au nourrisson tous les nutriments dont il a besoin ainsi qu'une protection immunologique contre plusieurs maladies graves.

Le bébé peut être nourri exclusivement de lait maternel durant les six premiers mois de sa vie. L'allaitement maternel devrait idéalement se poursuivre pendant toute la première année, avec incorporation graduelle d'aliments solides à partir de 4 à 6 mois. Le lait maternel présente de nombreux avantages : excellent équilibre nutritionnel, stimulation de la fonction gastro-intestinale, renforcement des défenses immunitaires, bienfaits psychologiques, faible coût. Même s'il constitue le meilleur aliment qui soit pour les nourrissons, il arrive que l'administration de certains suppléments s'avère indispensable (tableau 3-3).

Les femmes qui sont bien informées sur les bienfaits et les techniques de l'allaitement maternel sont plus enclines à opter pour cette méthode et ont tendance à

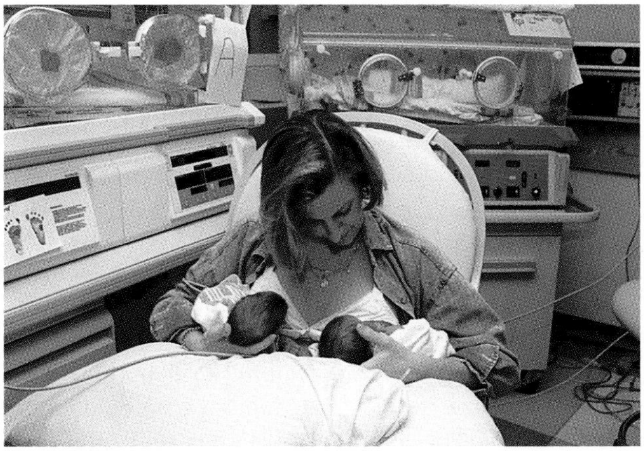

FIGURE 3-2. L'allaitement au sein offre au nourrisson de nombreux avantages tant physiques qu'émotionnels. Comment les infirmières peuvent-elles favoriser les expériences d'allaitement positives chez les mères ?
Ladewig, P.W., London, M.L. Moberly, S. et Olds, S. B. (2001). Contemporary Maternal-Newborn Nursing Care *(p. 652). Upper Saddle River, New Jersey : Prentice Hall.*

l'appliquer plus longtemps[1]. Certains hôpitaux mettent à la disposition des femmes qui viennent d'accoucher des infirmières spécialistes susceptibles de les informer sur la lactation et l'allaitement maternel. Dans d'autres établissements, les infirmières assurent ce service. Le personnel infirmier hospitalier peut aussi faire des visites à domicile, appeler les mères et leur fournir le numéro de téléphone d'organismes de soutien, tels que la Ligue La Leche, et les aider à résoudre certains problèmes relatifs à ce type d'allaitement. Les programmes de soutien sont particulièrement utiles aux mères qui ont de la difficulté avec l'allaitement maternel de leur enfant ou qui s'interrogent sur la manière d'intégrer cette activité à leur vie familiale et professionnelle, ou encore, à celles dont l'enfant éprouve certaines difficultés à se nourrir, s'il est prématuré ou présente une fissure labiale par exemple. La mère d'un enfant hospitalisé aura besoin d'un appui supplémentaire pour continuer de l'allaiter ; l'infirmière lui conseillera fortement de venir le nourrir à l'hôpital, aux mêmes heures qu'à la maison. Un grand nombre d'hôpitaux mettent à la disposition de la mère dont l'enfant ne peut être allaité au sein des tire-lait électriques qui maintiennent la lactation maternelle. Les établissements procurent souvent des repas à la mère afin qu'elle puisse fournir une alimentation de qualité à son bébé.

Certaines mères n'allaitent pas leur bébé au sein, par choix ou parce qu'elles sont incapables de le faire. L'infirmière leur transmet alors des informations sur les préparations pour nourrissons. Vendues dans le commerce sous trois formes (prêt-à-servir, concentré et en poudre), toutes répondent aux besoins nutritionnels des tout-

DÉCLARATION DE L'AMERICAN ACADEMY OF PEDIATRICS ET DE LA SOCIÉTÉ CANADIENNE DE PÉDIATRIE SUR L'ALLAITEMENT MATERNEL

L'American Academy of Pediatrics (AAP) et la Société canadienne de pédiatrie (SCP) considèrent que l'allaitement maternel constitue la meilleure alimentation qui soit pour les bébés pendant au moins leur première année de vie et qu'il devrait si possible être poursuivi plus longtemps. Elles invitent les professionnels de la santé à fournir de l'information et un soutien continu aux mères afin de les aider à allaiter correctement leur enfant.

TABLEAU 3-3 Enseignement à la famille : Suppléments à administrer

1. Tous les bébés reçoivent une injection de vitamine K à la naissance pour favoriser une bonne coagulation sanguine. Ce supplément n'est plus nécessaire par la suite, car le système intestinal produit cette vitamine dès que l'enfant commence à manger.
2. On ne sait pas avec certitude si les suppléments de vitamine D sont indispensables. Les spécialistes recommandent cependant d'en administrer 400 UI par jour aux bébés qui sont nourris au sein, vivent en ville et dans des conditions nordiques (surtout l'hiver), ou encore, ont la peau foncée ou sont toujours bien couverts quand ils sortent.
3. Les suppléments de fer ne sont pas nécessaires, sauf pour les enfants de plus de 4 à 6 mois dont le régime alimentaire ne comporte aucune autre source alimentaire de cet oligoélément. Les bébés dont la mère a souffert d'anémie pendant la grossesse ou pendant la lactation peuvent aussi avoir besoin de fer.
4. Le fluorure est administré à raison de 0,25 mg à partir de l'âge de 6 mois si l'eau n'est pas fluorée à au moins 0,3 partie par million (ppm) ou si l'enfant ne boit pas d'eau du robinet.

petits. L'infirmière peut aider les parents à déterminer quelle préparation de lait maternisé conviendra le mieux à leur bébé (tableau 3-4). Certains enfants doivent être nourris avec des préparations spécialisées. C'est le cas, par exemple, des nourrissons atteints de phénylcétonurie ou d'un autre trouble du métabolisme, ou encore, de problèmes touchant l'alimentation (se reporter au chapitre 21 pour plus d'informations). Chaque fois qu'ils rencontrent les parents, les professionnels de la santé doivent faire le point sur l'alimentation de l'enfant, qu'il soit allaité au sein ou au biberon, et vérifier avec eux s'ils possèdent bien toute l'information voulue.

L'infirmière doit analyser très attentivement l'alimentation des nourrissons et des trottineurs, qu'ils soient nourris au sein ou au biberon. Les caries causées par le biberon surviennent quand le nourrisson tète trop longtemps, surtout pendant son sommeil (figure 3-3). Le lait, le jus de fruit ou tout autre liquide s'accumule autour des dents antérieures du haut, et le flux salivaire ainsi que le tamponnage acide diminuent, ce qui provoque des caries. L'infirmière expliquera aux parents qu'il faut éviter de coucher l'enfant avec un biberon de lait ou de jus de fruit et leur recommandera plutôt de lui donner une simple tétine ou un biberon d'eau. Les mères qui nourrissent au sein doivent également restreindre la tétée aux périodes prévues, afin que le lait ne reste pas dans la bouche de l'enfant quand il dort.

MESURES DE SÉCURITÉ

Pour les nourrissons de moins de 4 mois, la préparation lactée en poudre ou concentrée peut être dissoute dans de l'eau préalablement bouillie pendant 5 minutes et refroidie. Le lait maternisé reconstitué peut être conservé à la température de la pièce pendant 1 heure, mais doit être jeté après cette période. Le lait maternisé reconstitué qui n'a pas été chauffé peut demeurer au réfrigérateur pendant 24 à 48 heures, mais doit être jeté après cette période.

L'eau bouillie se conserve 24 heures à la température de la pièce et au maximum 3 jours au réfrigérateur dans un contenant hermétique et stérile. L'enfant âgé de plus de 4 mois peut boire de l'eau de l'aqueduc ou d'un puits privé ou de l'eau embouteillée.

TABLEAU 3-4 Avantages et inconvénients des préparations de lait maternisé pour nourrissons

Préparation	Conditionnement	Avantages	Inconvénients
Prête-à-servir	Bouteilles ou boîtes de conserve	Aucune préparation nécessaire.	La formule la plus chère.
Concentrée	Boîtes de liquide concentré	Facile à préparer : il suffit de verser la préparation dans le biberon, de la dissoudre dans la même quantité d'eau, puis de mélanger.	Si les proportions du mélange ne sont pas adéquates, le produit risque de ne pas répondre aux besoins nutritionnels de l'enfant, voire de s'avérer dangereux ; il faut par ailleurs utiliser une eau propre, par exemple celle du robinet (aqueducs municipaux), ou de l'eau embouteillée ; ou encore, de l'eau bouillie pendant 5 minutes pour les nourrissons de moins de 4 mois ; certaines eaux de puits contiennent trop de minéraux pour les nourrissons.
Poudre	Boîtes de conserve	La formule la moins chère.	Si les proportions du mélange ne sont pas adéquates, le produit risque de ne pas répondre aux besoins nutritionnels de l'enfant, voire de s'avérer dangereux ; il faut secouer vigoureusement le produit pour bien le mélanger et utiliser une eau propre, par exemple, celle du robinet (aqueducs municipaux), de l'eau embouteillée, ou encore, de l'eau bouillie pendant 5 minutes pour les nourrissons de moins de 4 mois ; certaines eaux de puits contiennent trop de minéraux pour les nourrissons.

QUELQUES MARQUES CONNUES DE PRÉPARATIONS POUR NOURRISSONS

Préparations à base de lait
Enfalac
Good Start
Similac
SMA

Préparations à base de soja
Alactamil
Isomil
Nursoy
ProSobee
Soyalac

Préparations spécialisées
Alimentum (hydrolysat de caséine)
Lofenalac (pour les enfants atteints de phénylcétonurie)
Nutramigen (hydrolysat de caséine)
Portagen (caséinate de sodium)
Similac LF (sans lactose)
Neocate (acide aminé de synthèse)

L'infirmière pourra apprendre aux parents à prodiguer à l'enfant ses premiers soins d'hygiène dentaire. Par exemple, ils frotteront délicatement les dents chaque jour, dès leur apparition, avec une débarbouillette ou une petite brosse à dents pour bébés. Certains dentistes spécialisés en pédiatrie invitent les parents à leur amener les enfants dès leur premier anniversaire ; d'autres préconisent d'attendre un peu plus longtemps. Invitez les parents à choisir un dentiste et à prendre contact avec lui dès que le bébé atteint l'âge de 1 an.

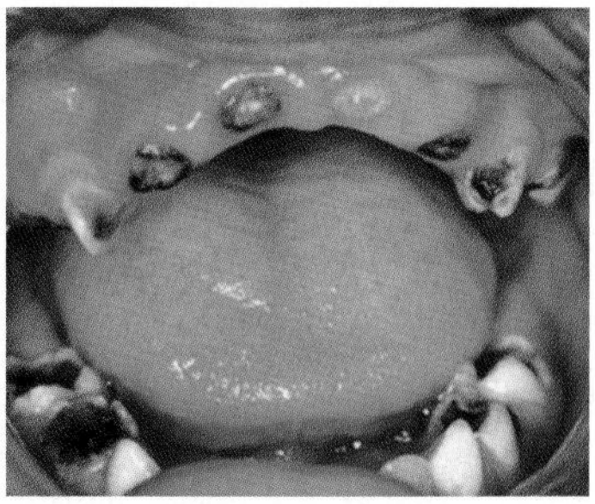

FIGURE 3-3. Caries causées par le biberon. Cet enfant, qui a dormi avec un biberon de jus de fruit ou de lait pendant ses premières années de vie, présente de nombreuses caries importantes.
Avec la permission du Dr. Lezley McIlveen, Department of Dentistry, Children's National Medical Center, Washington, DC.

Introduction d'autres aliments

À quel moment doit-on incorporer d'autres aliments au régime alimentaire du nourrisson ? Certains parents le font dès les premiers jours ou les premières semaines, mais il est préférable de modifier l'alimentation du nourrisson en fonction de son stade de développement. L'American Academy of Pediatrics et la Société canadienne de pédiatrie recommandent d'ajouter les aliments semi-solides vers l'âge de 4 ou 6 mois, quand le réflexe de protrusion (l'enfant pousse la langue vers l'avant) commence à diminuer et que l'enfant peut se tenir assis avec un soutien. Après le lait maternel ou maternisé, ce sont les céréales à base de riz qui constituent souvent la principale alimentation de l'enfant. Cependant, ce type de céréales ne convient pas aux bébés souffrant de constipation. Les céréales à base d'orge, d'avoine, ou toute céréale à grain simple et hypoallergène, peuvent être un bon choix. Les céréales permettent à l'enfant d'acquérir une certaine quantité de fer au moment même où ses réserves prénatales commencent à diminuer. En outre, les céréales à base de riz, d'orge ou d'avoine provoquent rarement des allergies et sont faciles à digérer. Il est recommandé de donner des aliments solides au nourrisson en commençant par 5 à 10 mL de céréales et d'augmenter graduellement cette quantité jusqu'à ce qu'il soit rassasié. Les aliments solides doivent être donnés à la cuillère et non mélangés au lait dans le biberon. Par exemple, un nourrisson de plus de 6 mois prendra ses céréales juste avant d'être allaité au sein ou de boire sa préparation de lait maternisé. Mais, avant cet âge, il est recommandé de lui donner le lait avant les céréales afin de ne pas diminuer sa ration de lait : en effet, cet aliment constitue la base de son régime alimentaire, et les aliments solides le complètent. S'habituer à manger à la cuillère est parfois une tâche difficile pour le bébé. Les premiers jours, il peut donner l'impression de vouloir recracher la nourriture, mais il s'agit en fait simplement de la poussée linguale, réflexe normal chez un enfant de cet âge. Les parents ne doivent pas en conclure que l'enfant n'aime pas les céréales. Avec un peu d'entraînement, le bébé s'habituera à manger à la cuillère.

Dès que l'enfant mange 60 mL de céréales pour nourrisson deux fois par jour, habituellement vers l'âge de 6 ou 8 mois, les parents peuvent ajouter les légumes et les fruits à son alimentation (tableaux 3-5 et 3-6). Entre l'âge de 6 et 9 mois, l'enfant diminue sa quantité de lait, qui passe à environ 950 mL par jour. Il peut commencer à boire des jus de fruit à partir de 6 mois. Cependant, les jus ne sont pas indispensables à l'alimentation de l'enfant et doivent être rationnés afin de laisser une place plus grande au lait et aux autres aliments. Des jus de fruit non sucrés, mélangés avec une quantité égale d'eau, peuvent être offerts à raison de 60 à 90 mL (jus pur) par jour, mais ils sont à éviter avant les repas car ils réduisent l'appétit de l'enfant. Vers 8 ou 10 mois, le bébé a déjà goûté à la plupart des fruits et légumes et peut commencer à manger de la viande en purée. Les petites bouchées et les aliments à manger avec les doigts peuvent être ajoutés à son régime alimentaire vers la fin de la première année, quand l'enfant peut saisir les objets de sa main entière d'abord (préhension palmaire), puis du bout des doigts (préhension fine), et que ses dents commencent à sortir (figure 3-4). La plupart des bébés aiment manger du pain grillé, des céréales en forme d'anneaux, de la viande tranchée finement et des petits morceaux de légumes cuits tendres. La consommation de lait maternel ou de préparation pour nourrissons baisse, en quantité comme en fréquence, à mesure que celle de jus de fruit et d'aliments solides augmente (tableau 3-7). L'infirmière conseillera aux parents de choisir les collations avec

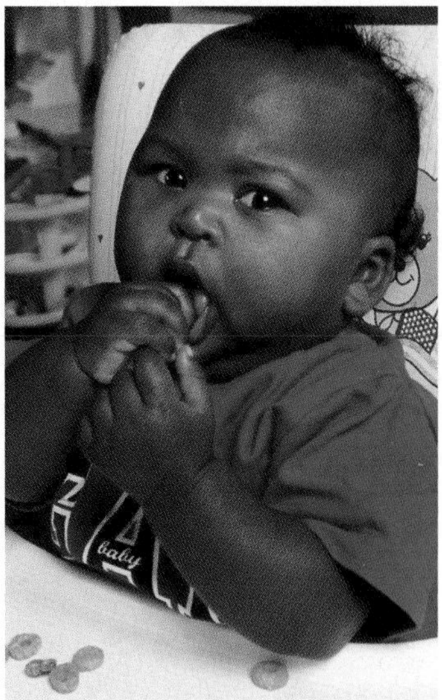

FIGURE 3-4. On doit offrir au bébé des aliments qui peuvent être tenus dans la main dès qu'il est capable de saisir des objets entre le pouce et l'index.

CONSEIL CLINIQUE

Étant donné que les enfants ont tendance à refuser de manger des légumes s'ils ont d'abord goûté aux fruits, plus attrayants à cause de leur goût sucré, on optera pour introduire d'abord les légumes dans l'alimentation.

TABLEAU 3-5 Introduction des aliments solides dans le régime alimentaire des nourrissons

Recommandations	Justifications
Entre 4 et 6 mois : introduire les céréales à base de riz, d'orge ou d'avoine.	Elles sont faciles à digérer, provoquent peu d'allergies et contiennent du fer.
Entre 6 et 8 mois : introduire les légumes et les fruits.	Ils fournissent à l'enfant les vitamines dont il a besoin.
Entre 8 et 10 mois : introduire la viande.	Elle est plus difficile à digérer, contient des protéines en grande quantité et doit être évitée jusqu'au 8e mois.
Choisir les petits pots de nourriture pour bébés qui contiennent un seul type d'aliment (plutôt que des aliments combinés).	Les aliments combinés contiennent généralement davantage de sucre, de sel et d'agents de remplissage (amidon).
Offrir un seul nouvel aliment à la fois et laisser 4 à 7 jours d'intervalle entre chacun.	En cas d'allergie à un aliment, cette façon de procéder permet de mieux cerner l'agent allergène.
Éviter de donner à un nourrisson carottes, betteraves et épinards avant le 4e mois.	Les nitrates que contiennent ces légumes peuvent se transformer en nitrites dans l'organisme du nourrisson et causer la méthémoglobinémie.
Les nourrissons peuvent manger en purée certains aliments consommés par les autres membres de la famille, par exemple, des carottes, du riz et des pommes de terre.	Cette alimentation coûte moins cher que les petits pots vendus dans le commerce. Elle permet en outre aux parents de divers groupes culturels de familiariser leurs enfants avec les traditions culinaires de leur pays d'origine.
Éviter d'ajouter du sucre, du sel et des épices à la nourriture préparée à la maison.	Il est inutile d'accoutumer les enfants en bas âge à ces aliments au goût plus prononcé. Le sel peut en outre leur fournir trop de sodium, et certaines épices risquent de leur causer des problèmes gastriques.
Éviter de donner du miel avant l'âge de 1 an au moins.	Les nourrissons ne peuvent métaboliser les spores de *Clostridium botulinum,* qui sont parfois présents dans le miel et peuvent provoquer le botulisme.

TABLEAU 3-6 Quelques conseils à donner aux parents lors de l'introduction des aliments solides dans l'alimentation de leur enfant

- Ne jamais sucrer les céréales ni les fruits.
- Ne jamais saler les légumes ni la viande.
- Éviter les fruits à grains (fraises et framboises, par exemple), car le bébé risquerait de s'étouffer.
- Ne pas offrir les desserts sucrés qu'on trouve dans le commerce (sauf le yogourt).
- Offrir à l'enfant un jaune d'œuf bien cuit vers 6 à 9 mois et un blanc d'œuf vers 12 mois.
- Ne pas offrir des boissons aux fruits, mais plutôt du jus non additionné de sucre, frais ou à la température de la pièce.
- Offrir des aliments à la texture et au goût variés.
- Offrir la possibilité à l'enfant de manger avec ses doigts afin qu'il puisse développer son autonomie et sa dextérité manuelle.
- Les purées peuvent être réfrigérées pendant environ 2 jours ou congelées (6-8 mois pour les fruits et légumes ; 1-2 mois pour les viandes et poissons).

TABLEAU 3-7 L'alimentation du nourrisson

De la naissance à 1 mois
- Boit toutes les 2 ou 3 heures, au sein ou au biberon.
- 60 à 90 mL par tétée

De 2 à 4 mois
- Succion et déglutition bien coordonnées
- Boit toutes les 3 ou 4 heures.
- 90 à 120 mL par tétée

De 4 à 6 mois
- Commence à manger des céréales pour bébé, en général à base de riz.
- Boit au moins quatre fois par jour.
- 100 à 150 mL par repas

De 6 à 8 mois
- Mange des purées pour bébé, par exemple, des céréales à base de riz, des fruits, des légumes.
- Mange quatre fois par jour.
- 160 à 225 mL par repas

De 8 à 10 mois
- Aime les aliments mous à manger avec les doigts.
- Mange quatre fois par jour.
- 160 mL par repas

De 10 à 12 mois
- Mange la plupart des aliments mous à table en famille.
- Boit dans une tasse munie d'un couvercle.
- Tente de manger seul, avec une cuillère, mais renverse souvent ses aliments.
- Mange quatre fois par jour.
- 160 à 225 mL par repas

discernement. En effet, certains aliments trop durs glissent facilement dans la gorge et peuvent provoquer l'étouffement et la suffocation. Le dégagement des voies respiratoires est décrit dans l'annexe A, à la section sur les soins cardiorespiratoires.

Si les parents choisissent de ne pas allaiter l'enfant ou décident de compléter les période d'allaitement maternel avec d'autres aliments, ils doivent opter pour le lait maternisé enrichi de fer durant la première année. Le lait de vache (y compris le lait concentré) peut causer des hémorragies et de l'anémie et entraver l'absorption de certains nutriments. Il contient en outre de nombreux corps en suspension que les reins encore immatures de l'enfant peuvent avoir du mal à excréter. On peut introduire le lait de vache entre 9 et 12 mois. Les préparations administrées aux bébés de moins de 12 mois doivent toujours être enrichies de fer. Pour les enfants nourris au sein qui ne consomment toujours pas d'aliments contenant du fer entre 4 et 6 mois, les suppléments pourront être envisagés. L'infirmière analysera avec soin l'alimentation du bébé en compagnie des parents à chacune de leurs visites afin de permettre au médecin de déterminer si l'enfant a besoin ou non de suppléments de fer.

Si les parents souhaitent préparer eux-mêmes les purées de leur bébé, l'infirmière les y encouragera et leur fournira les instructions nécessaires. Certains produits commerciaux contiennent en effet beaucoup d'additifs inutiles, tels que du sel, du sucre ou de l'amidon ; ils peuvent en outre être trop chers pour certaines familles. Les parents peuvent aisément passer au mélangeur les fruits et les légumes prévus au repas familial avant d'y ajouter du sel, du sucre ou des épices. Les aliments préparés doivent être consommés rapidement ; les portions qui ne sont pas utilisées sur-le-champ seront réfrigérées. Les parents peuvent aussi verser les purées dans un bac à glaçons pour les congeler, puis décongeler un cube ou deux au moment du repas.

TROTTINEURS

Pourquoi les parents sont-ils souvent inquiets en constatant que leurs enfants de 1 à 3 ans mangent si peu ? Comment les trottineurs arrivent-ils à survivre et même à grandir en se contentant de portions si petites ? On observe souvent chez les enfants de cet âge une anorexie physiologique (diminution importante ou perte d'appétit imputable à des mécanismes physiologiques). En effet, la croissance des trottineurs est beaucoup

MESURES DE SÉCURITÉ

L'infirmière doit inviter les parents à faire preuve d'une grande prudence quand ils donnent à leurs enfants des aliments à manger avec les doigts. Les aliments durs et même certains aliments mous glissent facilement dans la gorge et peuvent provoquer l'étouffement. Les parents éviteront notamment les saucisses hot-dogs, les légumes durs, les bonbons, les arachides, les noix et les morceaux compacts de beurre d'arachide. Les nourrissons et les autres enfants en bas âge doivent toujours faire l'objet d'une surveillance étroite quand ils mangent. L'infirmière vérifiera que les parents maîtrisent les techniques de dégagement des voies respiratoires et placent près de leurs téléphones une liste claire des numéros à composer en cas d'urgence.

MESURES DE SÉCURITÉ

Les aliments et les boissons réchauffés au micro-ondes sont parfois beaucoup plus chauds en certains points qu'en d'autres et peuvent ainsi causer des brûlures. Il faut toujours mélanger ou agiter la nourriture puis vérifier sa température avant de la donner à l'enfant, afin d'éviter qu'il ne se brûle la bouche.

plus lente que celle des nourrissons et entraîne un ralentissement du métabolisme et donc, une diminution des besoins alimentaires. Même si les parents ont parfois l'impression que leur enfant ne mange rien, les aliments qu'il consomme au fil de la journée ou de la semaine s'avèrent en général assez abondants et équilibrés pour combler les besoins nutritionnels et énergétiques de son organisme.

Les parents ne connaissent pas toujours les principes de l'alimentation saine. Or, certains plats faciles à préparer contiennent trop de sel et d'autres additifs et dépassent les recommandations établies pour la consommation de sodium. Indiquez-leur comment apprêter facilement la viande tranchée, le fromage, le tofu, les fruits et les légumes – des solutions alimentaires préférables aux hot dogs, aux plats à réchauffer au micro-ondes et aux autres repas-minute. Le yogourt, le fromage, le lait, les tartines de beurre d'arachide, les fruits tranchés mince et les légumes mous constituent d'excellentes collations pour les enfants en bas âge.

L'infirmière conseillera aux parents de laisser à l'enfant la liberté de choisir entre divers types d'aliments nutritifs plusieurs fois par jour (trois repas et deux collations). La plupart des enfants de cet âge préfèrent manger les aliments en petites portions. Un repas représente en quantité une cuillerée à soupe de chaque aliment par année d'âge (le tableau 3-8 indique les portions moyennes pour différents âges). Il est préférable par ailleurs de donner au trottineur entre 500 et 750 mL de lait par jour, car une consommation quotidienne de plus d'un litre risque de lui couper l'appétit et de déséquilibrer son régime alimentaire. Les parents doivent proposer de la nourriture au trottineur uniquement aux heures des repas et des collations et l'installer alors dans une chaise haute ou sur un siège d'enfant fixé à la table (figure 3-5).

Le trottineur fait preuve d'une grande autonomie à l'heure des repas. Suggérez aux parents de le laisser manger tout seul de temps en temps, avec ses doigts ou en se servant d'une cuillère ou d'une fourchette, et de lui faire choisir le type de jus de fruit qu'il aimerait boire, par exemple. Les enfants en bas âge doivent manger à table avec les autres membres de la famille, aux heures prévues pour les repas et les collations, sans courir ni jouer en même temps. Ses aptitudes sociales étant en plein développement, le trottineur, s'il est hospitalisé, est souvent enclin à manger davantage quand il prend ses repas en compagnie de ses parents ou d'autres enfants hospitalisés comme lui.

Rappelez aux parents qu'il ne faut jamais coucher l'enfant avec un biberon de lait ou de jus de fruit ni lui en laisser un en permanence dans la journée : il risque de présenter des caries causées par le biberon. Pour les enfants de 1 à 6 ans, les parents doivent en outre limiter la consommation de jus de fruit à 120 à 180 mL par jour, afin de réduire les risques de surcharge pondérale, de caries et de douleurs abdominales[2]. Il vaut mieux donner à l'enfant de l'eau et des fruits frais, qui contiennent des fibres.

CROISSANCE ET DÉVELOPPEMENT

Les trottineurs prennent en général trois repas et deux ou trois collations par jour. Dès l'âge de 2 ans, ils peuvent boire du lait à 2 % de matières grasses ou de la préparation adaptée à leur âge. Il est souhaitable de leur apprendre à utiliser une tasse pour qu'ils renoncent graduellement au biberon. Le trottineur commence à utiliser une cuillère et une fourchette mais préfère parfois manger avec ses doigts. Les petites portions restent les plus conseillées à cet âge.

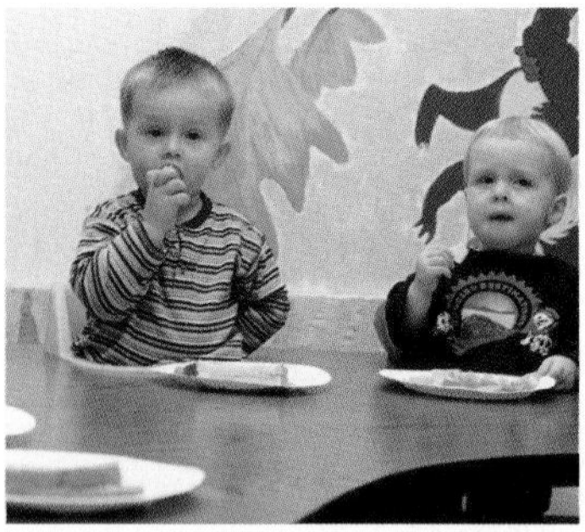

FIGURE 3-5. Afin de réduire au minimum les risques d'étouffement et de favoriser l'acquisition de bonnes habitudes alimentaires, on doit asseoir les trottineurs à une table ou dans une chaise haute pour manger.

ENFANT D'ÂGE PRÉSCOLAIRE

L'alimentation de l'enfant d'âge préscolaire n'est guère différente de celle du trottineur. Par contre, la dimension sociale des repas gagne en importance. Les enfants d'âge préscolaire apprécient de manger en compagnie d'autres personnes et aiment aider à préparer les repas et à mettre la table (figure 3-6). Les adultes peuvent choisir ce moment opportun pour leur faire connaître les aliments nutritifs et leur inculquer quelques principes culinaires : réfrigération des aliments, précautions à prendre avec la cuisinière, importance de la propreté.

La croissance des enfants d'âge préscolaire est lente mais régulière. Cependant, l'enfant peut devenir capricieux et n'accepter de manger que quelques aliments bien précis pendant quelques jours ou quelques semaines. Son appétit peut aussi varier. Pour permettre aux parents d'avoir une idée plus précise de ce que mange l'enfant, l'infirmière leur conseillera de mesurer la quantité d'aliments consommée pendant une période d'une ou deux semaines plutôt qu'à chaque repas. Face à une « rage alimentaire », la stratégie consiste à offrir à l'enfant l'aliment qu'il souhaite manger,

TABLEAU 3-8 Alimentation quotidienne typique à différents âges

	Petit déjeuner	Collation du matin	Dîner	Collation de l'après-midi	Souper	Collation du soir
Nourrisson 6 mois	2 c. à s. (30 mL) de céréales à base de riz avec 60 mL de lait maternisé	125 mL de lait maternisé ou maternel	180 mL de lait maternisé ou maternel	180 mL de lait maternisé ou maternel	2 c. à s. (30 mL) céréales à base de riz avec 60 mL de lait maternisé, puis 180 mL de lait maternisé ou maternel	125 mL de lait maternisé ou maternel
12 mois	180 mL de jus de pomme 4 c. à s. de céréales à base de riz avec 125 mL de lait	3 craquelins ou biscuits 1/2 tasse (125 mL) de lait	1 fine tranche (14 g) de dinde 1/2 tasse (125 mL) de carottes cuites tendres 1 tasse (250 mL) de lait	1/2 tranche de fromage 1/2 tasse (125 mL) de jus de fruit	1/4 tasse de pâtes nature 1/4 tasse de fines tranches de pommes 1/2 tasse (125 mL) de lait	1/2 tasse de yogourt
Trottineur	1/4 tasse (60 mL) de jus d'orange 1/4 tasse de céréales avec 1/2 tasse (125 mL) de lait 1/4 banane	5 craquelins ou biscuits 1/2 tasse (125 mL) de lait	2 fines tranches (28 g) de dinde avec 1/2 tranche de pain 1/2 tasse de carottes cuites 1 tasse (250 mL) de lait	1 tranche de fromage 1/2 tasse (125 mL) de jus de fruit	1/4 tasse de pâtes nature 1/4 à 1/2 tasse de fines tranches de pommes 1/2 tasse (125 mL) de lait	1/2 tasse de yogourt
Âge préscolaire	1/2 tasse (125 mL) de jus d'orange 1/3 tasse de céréales avec 3/4 tasse (180 mL) de lait 1/2 banane	5 craquelins ou biscuits 1/2 orange 1/2 tasse (125 mL) de lait	3 fines tranches (42 g) de dinde avec 1/2 tranche de pain 1/4 tasse de carottes cuites 3/4 tasse (180 mL) de lait	1 tranche de fromage 1/2 tasse (125 mL) de jus de fruit	1/4 tasse de pâtes avec sauce à la viande 1/2 tasse de fines tranches de pommes 1/2 tasse (125 mL) de lait	1/2 tasse de yogourt
Âge scolaire	1/2 tasse (125 mL) de jus d'orange 3/4 tasse de céréales avec 1 tasse (250 mL) de lait 1/2 bagel avec de la confiture		4 fines tranches (56 g) de dinde avec 1 tranche de pain et des condiments 1 pomme 1 tasse (250 mL) de lait 1 biscuit à l'avoine	1 1/2 tasse de maïs soufflé 1 tasse (250 mL) de citronnade	1/2 tasse de pâtes avec sauce à la viande 1 portion de salade 1 tranche de pain à l'ail 1 tasse (250 mL) de lait	1 tasse de pudding au tapioca ou de yogourt
Adolescent	1/2 tasse (125 mL) de jus d'orange 1 tasse de céréales 1 tasse (250 mL) de lait 1 bagel avec 1 c. à s. de beurre d'arachide et de confiture		84 g de viande avec 2 tranches de pain et condiments 1 pomme 1 tasse (250 mL) de lait 1 biscuit à l'avoine	3 tasses de maïs soufflé 1 tasse (250 mL) de citronnade	1 1/2 tasse de pâtes avec sauce à la viande 1 tranche de pain à l'ail 1 salade assaisonnée 1 tasse (125 mL) de lait	1 tasse de pudding au tapioca 1 fruit

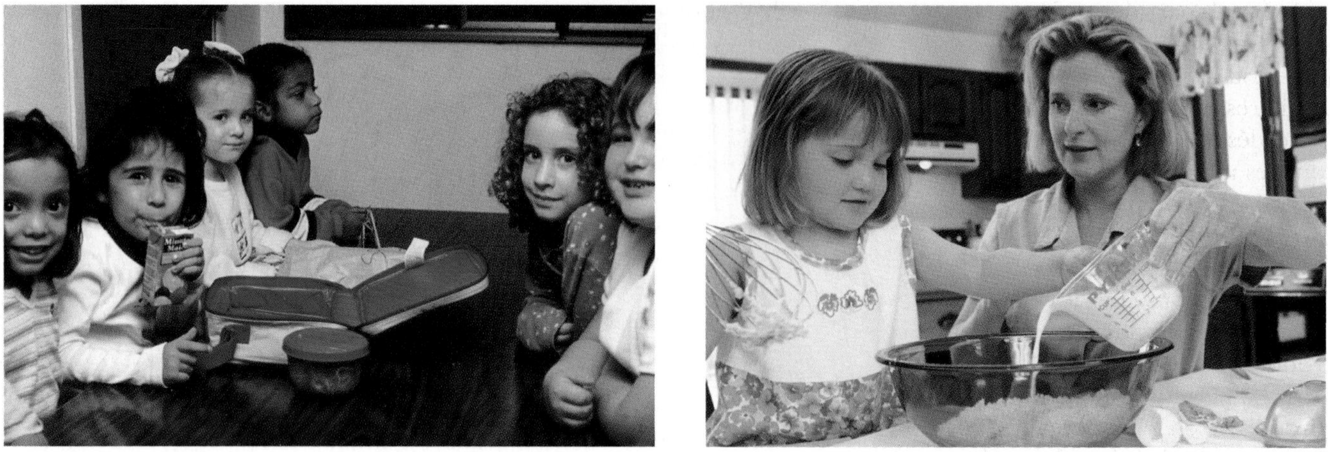

FIGURE 3-6. Les enfants d'âge préscolaire acquièrent leurs habitudes alimentaires en mangeant avec d'autres. La participation à la préparation des repas leur permet de mieux connaître les aliments et stimule leur appétit.

mais aussi quelques autres, afin qu'il puisse choisir. Si l'enfant refuse de manger à l'heure des repas ou des collations, il est préférable de ne pas lui donner de nourriture entre-temps. Les enfants d'âge préscolaire prennent en principe trois repas et deux ou trois collations par jour (tableau 3-8).

Cet âge est également propice à l'acquisition de bonnes habitudes d'hygiène dentaire. Les enfants peuvent commencer à se brosser les dents sous la surveillance de leurs parents, qui les aideront à atteindre les surfaces les moins accessibles. Les parents doivent passer la soie dentaire à l'enfant et, si l'eau de leur municipalité n'est pas fluorée, lui donner du fluorure selon les recommandations des professionnels de la santé. Ils doivent aussi emmener l'enfant chez le dentiste afin qu'il s'accoutume aux examens professionnels périodiques.

ENFANT D'ÂGE SCOLAIRE

Les enfants d'âge scolaire grandissent de manière régulière, et leurs besoins énergétiques se stabilisent. Ils préparent de plus en plus souvent leurs collations, et même certains plats. C'est donc le moment de leur apprendre à identifier les aliments les plus nutritifs et à les agencer pour préparer un repas bien équilibré (tableau 3-8). Comme les enfants de cet âge se situent encore au niveau concret de la pensée cognitive, les adultes doivent se servir de photos, d'échantillons de nourriture, de vidéos, de documents visuels et d'expérimentations pratiques pour susciter leur intérêt et leur faire comprendre les principes nutritionnels.

Les enfants d'âge scolaire préfèrent généralement la nourriture qu'ils ont l'habitude de manger chez eux et se montrent parfois réticents à essayer de nouveaux plats. Un enfant hospitalisé peut refuser de manger et retarder ainsi son rétablissement. Dans ce cas, l'infirmière doit proposer à la famille d'apporter au jeune patient ses plats préférés, en respectant ses besoins nutritionnels. Cette pratique touche particulièrement les enfants des minorités culturelles. En effet, un enfant qui a l'habitude de se nourrir essentiellement de riz, de tofu, de poulet mariné et de légumes risque de ne pas apprécier un hamburger servi avec des frites. La plupart des hôpitaux autorisent les jeunes patients à organiser une soirée pizza ou encouragent la tenue d'autres événements susceptibles d'aiguiser leur appétit. Les enfants d'âge scolaire attachent autant d'importance à la nourriture qu'aux relations sociales à l'heure des repas. C'est pourquoi il est préférable de les faire manger ensemble ou de proposer aux membres de leur famille de les emmener manger à l'extérieur de l'unité de soins s'ils en ont l'autorisation ou, encore, de leur apporter des repas de la maison pour les partager avec eux.

La plupart des enfants d'âge scolaire prennent au moins un repas par jour à l'école. Certains apportent leur lunch, mais nombreux sont ceux qui mangent à la cafétéria le midi, voire le matin. Informez-vous sur les politiques des établissements scolaires de votre région en ce qui concerne les repas, les collations et les rabais accordés sur les produits alimentaires aux élèves dans le besoin. Dans le cas de Jérôme, quelles mesures prendriez-vous pour qu'il puisse dîner à la cafétéria avec ses amis? Parmi les aliments mous fréquemment servis dans les écoles, lesquels pourraient lui convenir? Le début de l'adolescence se caractérise par une accélération de la croissance, mais il arrive que cette « poussée » se produise plus tôt. Elle peut ainsi survenir vers 9 ou 10 ans chez les filles, et un an plus tard chez les garçons. Les besoins nutritionnels de l'enfant s'élèvent alors brusquement (voir la section suivante consacrée à l'adolescence).

La perte des dents de lait et l'apparition des premières dents permanentes se produisent en général vers l'âge de 6 ans, au début de la période scolaire. Des 30 dents permanentes de la bouche de l'adulte, 22 à 26 sont sorties dès l'âge de 12 ans. Les autres molaires apparaissent pendant l'adolescence. L'enfant d'âge scolaire doit faire l'objet d'un suivi dentaire rigoureux. Il faut notamment s'assurer qu'il sait bien se brosser les dents et se servir de la soie dentaire, qu'il prend du fluorure (si l'eau de sa municipalité n'est pas fluorée) et qu'il consulte régulièrement le dentiste pour vérifier la santé et l'alignement de ses dents. En milieu hospitalier, le personnel infirmier doit signaler toute dent sur le point de tomber avant une chirurgie ou toute autre intervention susceptible de provoquer la perte d'une dent.

ADOLESCENT

La plupart des adolescents (filles et garçons) doivent consommer plus de 8 400 kJ (2 000 Cal) par jour pour soutenir leur poussée de croissance, et certains garçons doivent même prendre presque 12 600 kJ (3 000 Cal). Ceux et celles qui pratiquent plusieurs sports ont des besoins énergétiques plus importants. Les adolescents préparent souvent leurs repas eux-mêmes à la maison ou mangent entre amis à l'extérieur, c'est pourquoi il leur faut maîtriser les principes de la nutrition saine. Il est parfois difficile d'élaborer un régime alimentaire qui contienne suffisamment d'énergie, qui réponde à leurs besoins en vitamines et en minéraux et qui, de surcroît, leur plaise! (Voir le tableau 3-8.) Les adolescents qui n'apprécient pas la nourriture de l'hôpital préfèrent parfois se contenter d'une boisson gazeuse et de croustilles. Ils pourront dans certains cas se laisser tenter par une pizza et un jus de fruit, repas plus nutritif que les coupe-faim des machines distributrices. Les améliorations les plus modestes du régime alimentaire doivent être considérées comme encourageantes puisqu'elles peuvent mener à des progrès plus profonds.

L'influence des pairs jouant un rôle majeur à cet âge, les rencontres au cours desquelles les adolescents prennent ensemble leur repas du midi peuvent constituer l'occasion de leur inculquer des principes d'alimentation saine. Quelles autres méthodes proposez-vous pour inciter les adolescents à adopter de bonnes habitudes alimentaires?

CONSEIL CLINIQUE

Méthode de calcul de l'indice de masse corporelle (IMC) :

$$\frac{\text{Poids en kg}}{\text{Taille en m}^2}$$

1. Vérifiez que le poids est exprimé en kilogrammes. S'il est en livres, divisez-le par 2,2 pour le convertir en kg.
2. Vérifiez que la taille (ou la longueur) est exprimée en mètres. Sachant que 1 mètre = 39,37 pouces (0,0254 mètre = 1 po), il faut multiplier la taille en pouces par 0,0254 pour la convertir en mètres.
3. Calculez le carré de la taille en mètres.
4. Vous pouvez maintenant calculer l'IMC. Il vous suffit pour cela de diviser le poids (en kg) par le carré de la taille (en mètres).

Par exemple, si l'enfant pèse 26,5 livres, commencez par convertir son poids en kg = 12 kg. S'il mesure 34,5 pouces, cela correspond à 0,8763 m. Taille^2 = 0,7679, IMC = 15,63.

► ÉVALUATION NUTRITIONNELLE

MESURES PHYSIQUES ET COMPORTEMENTALES

Mesure de la croissance

Pour évaluer la qualité d'un régime alimentaire, les professionnels de la santé se fondent habituellement sur la croissance de l'enfant. On appelle mensurations ou **mesures anthropométriques** les dimensions des diverses parties du corps humain. Chez l'enfant en bas âge, les mesures les plus fréquentes sont le poids, la longueur et le

CONSEIL CLINIQUE

Si vous constatez que l'enfant se situe dans un percentile très bas ou, au contraire, très élevé, procédez de la façon suivante :

1. Reprenez ses mesures pour vous assurer que vous n'avez pas fait d'erreur.
2. Vérifiez si la taille (ou la longueur), le poids et le périmètre crânien se situent tous dans le même percentile ou des percentiles voisins. L'enfant est-il bien proportionné ?
3. Déterminez si les parents sont eux-mêmes beaucoup plus grands ou plus petits que la moyenne.
4. Analysez la courbe de l'enfant afin de voir si les courbes sont demeurées régulières au fil du temps ou si elles révèlent un brusque changement.

DIVERSITÉ CULTURELLE

Les courbes de croissance qui sont maintenant utilisées ici sont normalisées en fonction d'un groupe représentatif et s'appliquent bien, en général, à la plupart des enfants. Elles peuvent toutefois ne pas convenir aux enfants provenant de certains pays ou appartenant à certains groupes culturels. Par exemple, les immigrants ou les enfants adoptés se situent parfois dans les percentiles inférieurs et ne « rattrapent » leurs pairs qu'au bout de plusieurs mois ou années. Les enfants d'immigrants originaires de pays en développement sont souvent plus grands que leurs parents. Lorsque les enfants sont plus petits que la moyenne, leurs courbes de croissance doivent quand même demeurer normales. Ainsi, un enfant peut rester dans le 10e ou le 25e percentile pour ce qui est de la taille et continuer de grandir lentement sans tomber dans un percentile inférieur.

périmètre crânien. Dès que l'enfant peut se tenir debout, la mesure de la taille remplace celle de la longueur. Le périmètre crânien est pris en considération jusqu'à l'âge de 5 ans environ. D'autres mesures peuvent intervenir dans certaines circonstances, par exemple, le périmètre thoracique, la circonférence du bras et la mesure des plis cutanés en des points précis, tels que les triceps, l'abdomen ou la région sous-scapulaire.

Une fois les mesures prises, l'infirmière doit les situer sur les courbes de croissance normalisées du poids, de la longueur (ou de la taille), du périmètre crânien et de l'indice de masse corporelle qui correspondent à l'enfant (figure 3-7). L'**indice de masse corporelle (IMC)** s'obtient en divisant le poids en kilogrammes de l'enfant par le carré de sa taille (ou de sa longueur) en mètres : poids en kg/taille en m^2. Ce calcul est bien utile pour déterminer si l'enfant présente une proportion taille/poids normale. L'infirmière doit déterminer le percentile correspondant à l'enfant pour chacune des mesures prises. La plupart des enfants se situent entre les 10e et 90e percentiles. Ceux qui se trouvent en deçà du 10e percentile, surtout pour l'IMC, doivent faire l'objet d'un examen plus poussé visant à déterminer s'ils ne souffrent pas de dénutrition ; à l'inverse, les résultats supérieurs au 90e percentile peuvent signaler une alimentation excessive (suralimentation). Il est important toutefois de tenir compte aussi des écarts entres les mesures. Un nourrisson qui se situe dans le 90e percentile à la fois pour la longueur, le poids et le périmètre crânien est bien proportionné : il peut s'agir d'un enfant naturellement grand et bâti. Inversement, l'enfant qui se maintient dans le 10e percentile pour toutes les mesures, mais qui grandit régulièrement et présente un niveau de développement normal peut être simplement menu. En effet, la taille varie beaucoup selon la personne et le groupe culturel considérés. Voir en annexe B les courbes de croissance normalisées en fonction du sexe et de l'âge pour les nourrissons, les enfants et les adolescents.

Placez vos mesures sur la courbe indiquant les percentiles précédents de l'enfant. Si elles se maintiennent dans le même percentile au fil des visites, c'est en général que l'enfant grandit normalement et que son alimentation est bonne. Par contre, si l'enfant change soudainement ou durablement de percentile, l'infirmière doit soupçonner l'existence d'un trouble chronique, de difficultés émotionnelles ou de déséquilibres nutritionnels. Elle effectue alors une analyse plus poussée de l'état physique de l'enfant et de son alimentation.

ALIMENTATION

L'alimentation de la mère durant la grossesse est susceptible de renseigner l'infirmière sur l'état nutritionnel de l'enfant. Elle peut donc obtenir des informations utiles en l'évaluant. Si l'enfant est exposé à des carences alimentaires du fait d'une maladie, d'un manque de connaissances ou de son statut socio-économique, recueillez des données détaillées sur ses apports alimentaires[3]. Une fois ces renseignements obtenus, comparez-les aux niveaux recommandés pour les enfants du même âge et du même sexe (voir la figure 3-1 et l'annexe C pour les portions alimentaires recommandées). Le bilan de 24 heures, la fréquence de consommation et le relevé d'habitudes alimentaires donnent une idée assez juste des rations et des habitudes alimentaires du nourrisson ou de l'enfant. Le journal alimentaire décrit d'une manière précise les aliments qu'il consomme.

Bilan de 24 heures

L'infirmière demande aux parents ou à l'enfant de noter tout ce que celui-ci consomme pendant une période de 24 heures (figure 3-8). La quantité, le mode de cuisson, les marques de commerce, les condiments et les détails comme le type de lait (par exemple, lait écrémé ou à 3,25 %, beurre non salé ou salé). Elle effectue une analyse détaillée des données recueillies afin de compiler la quantité de chaque élément nutritif.

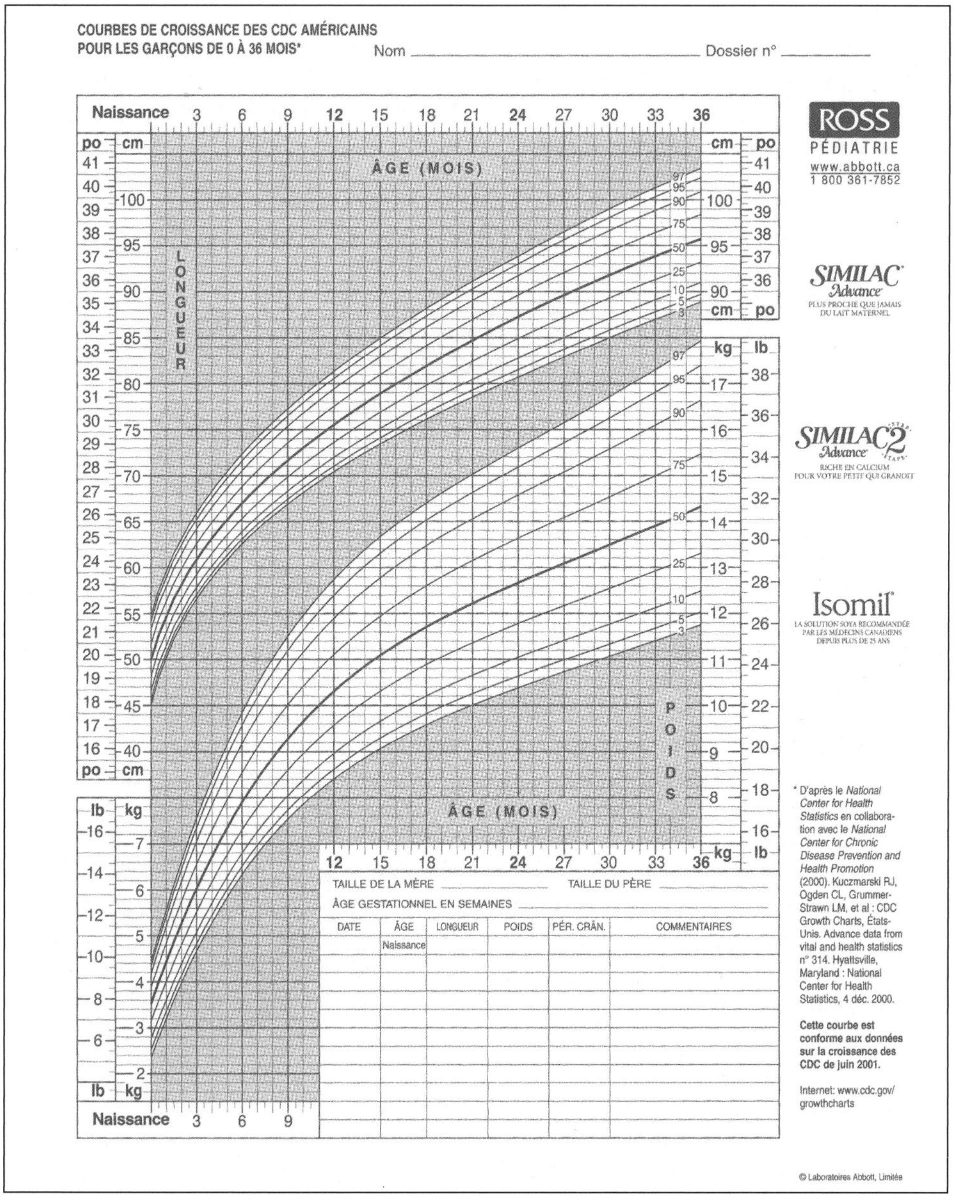

FIGURE 3-7. L'infirmière mesure l'enfant avec précision puis inscrit sa taille et son poids sur les courbes de croissance appropriées à son âge et à son sexe.

Questionnaire sur la fréquence de consommation

Cette méthode facile d'utilisation permet d'obtenir des informations descriptives sur l'alimentation habituelle de l'enfant. Le questionnaire comporte une liste d'aliments, et le parent ou l'enfant doit cocher afin d'indiquer la fréquence de consommation.

Relevé d'habitudes alimentaires

Cette technique consiste à poser aux parents les questions des tableaux 3-9 et 3-10 afin de faire le point sur les habitudes alimentaires du nourrisson ou de l'enfant. Leurs réponses transmettent à l'infirmière des informations sur les habitudes et les croyances alimentaires de la famille, en plus de celles obtenues grâce au relevé de 24 heures et au questionnaire sur la fréquence de consommation.

Journal alimentaire

Si l'enfant présente un problème ou un trouble nutritionnel, tel que la malnutrition, l'obésité ou un diabète de type 1 nécessitant la prise de mesures diététiques, on demandera aux parents de tenir son journal alimentaire. Cette technique consiste à noter

DIVERSITÉ CULTURELLE

Chaque culture possède des coutumes qui ont une incidence sur son apport alimentaire. Il est important de comprendre le rôle que jouent les plats habituellement consommés par chaque groupe culturel dans la nutrition globale de l'enfant.

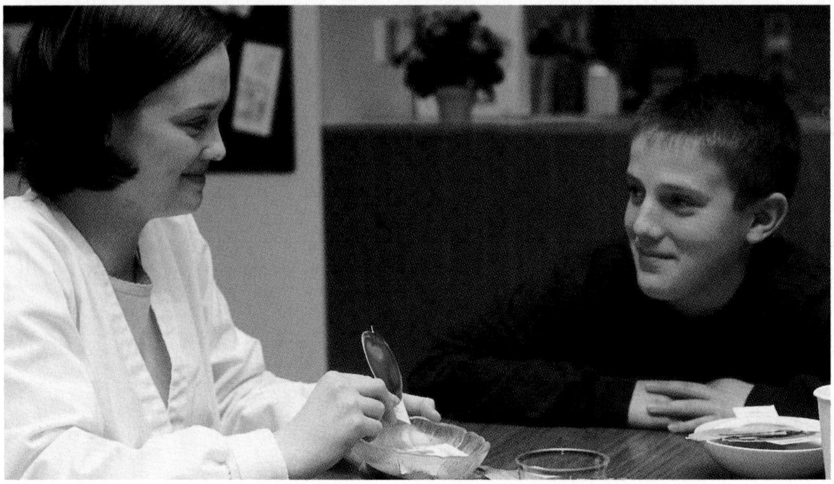

FIGURE 3-8. L'infirmière demande à l'enfant quels aliments il a mangé depuis 24 heures. Remarquez qu'elle utilise des illustrations d'aliments et de la vaisselle afin de bien évaluer les portions.

CONSEIL CLINIQUE

Il est rare que les parents sachent exactement tout ce que mange leur enfant. Pour que leur journal alimentaire soit le plus exact possible, l'infirmière fera le point avec eux sur les divers endroits où l'enfant est susceptible de se procurer de la nourriture ou de s'en faire offrir. Souvent, les plus vieux préparent eux-mêmes leurs collations ou mangent des aliments offerts par leurs amis. Les plus jeunes peuvent manger à la garderie.

sur une période de un à sept jours tous les repas et les collations consommés par l'enfant, avec le mode de préparation des aliments et les quantités ingérées. Comme les congés ou les réunions familiales perturbent considérablement les habitudes alimentaires, l'infirmière invitera les parents à choisir des jours ordinaires pour tenir ce journal ou à consigner les événements précis qui ont pu modifier les apports nutritionnels. Le journal alimentaire constitue une véritable mine d'information, mais il faut du temps et de la détermination pour le tenir d'une manière rigoureuse[4]. Vérifiez que les instructions sont complètes et que le formulaire comporte des espaces suffisants pour noter les quantités, le mode de préparation, les circonstances particulières, ainsi que le lieu de consommation des aliments. Dans certains cas, l'infirmière ou les parents devront se procurer le menu de la cafétéria scolaire et consulter son personnel pour déterminer avec exactitude les aliments consommés à l'école.

L'infirmière établit le bilan nutritionnel de l'enfant et pourra, si nécessaire, consulter une nutritionniste ou inviter les parents à prendre rendez-vous avec un tel spécialiste, qui poursuivra l'évaluation et leur transmettra d'autres connaissances.

TABLEAU 3-9 Évaluation du dossier alimentaire du nourrisson

Questions générales

Combien le nouveau-né pesait-il à la naissance ?
Quel âge avait le nourrisson quand son poids a doublé ? triplé ?
Le nouveau-né était-il prématuré ?
Le bébé éprouve-t-il des problèmes d'allaitement, comme de la difficulté à téter et à avaler, des régurgitations, de la fatigue ou de l'irritabilité ?

Si le nourrisson est allaité au sein

Combien de temps le bébé tète-t-il chaque sein ?
Quel est l'horaire d'allaitement habituel ?
Le bébé prend-il aussi d'autre lait ou de la préparation pour nourrissons ? En quelle quantité et à quelle fréquence ? De quel type de lait ou de préparation s'agit-il ?

Si le nourrisson est allaité au biberon

Quelle est la préparation pour nourrissons utilisée ?
Comment est-elle préparée ?
Quand vous allaitez le bébé, comment tenez-vous le biberon ?
Quelle quantité de préparation le bébé boit-il chaque fois ?
Combien de biberons le bébé prend-il par jour ?
Pour la sieste ou pour la nuit, le bébé est-il mis au lit avec un biberon ? Que contient le biberon ?

TABLEAU 3-9 Évaluation du dossier alimentaire du nourrisson *(suite)*

Si le nourrisson prend d'autres aliments
À quel âge le nourisson a-t-il commencé à manger d'autres aliments ?
- Céréales
- Légumes
- Fruits/jus
- Aliments à manger avec les doigts
- Viandes
- Autres sources de protéines

Utilisez-vous des aliments pour bébés vendus dans le commerce ou préparés à la maison ?
Le bébé mange-t-il des aliments servis à la table familiale ?
À quelle fréquence le bébé mange-t-il des aliments solides ?
Comment est l'appétit du bébé ?
Avez-vous des inquiétudes au sujet des habitudes alimentaires du bébé ?
Le bébé prend-il un supplément vitaminique ?
Le bébé a-t-il manifesté des réactions allergiques à certains aliments ? Lesquelles ?
Le bébé régurgite-t-il fréquemment ?
Le bébé a-t-il eu des éruptions cutanées ?
De quel type sont les selles du bébé ? Quelle est leur fréquence ? Quelle est leur consistance ?

TABLEAU 3-10 Évaluation du dossier alimentaire de l'enfant

Quels sont les aliments ou les boissons qui déplaisent à l'enfant ?
Quels sont les types d'aliments ou de boissons qui plaisent particulièrement à l'enfant ?
Quel est l'horaire habituel des repas et des collations de l'enfant ?
L'enfant mange-t-il en même temps que les autres membres de la famille ou à des heures différentes ?
Que mange l'enfant à chaque repas ?
Qui prépare les repas de la famille ?
Quelle est la méthode de cuisson utilisée ? Les aliments sont-ils cuits au four ? frits ? grillés ?
Quels plats ethniques l'enfant mange-t-il fréquemment ?
La famille mange-t-elle souvent au restaurant ? Quels types de restaurants fréquente-t-elle ?
Quels types d'aliments l'enfant commande-t-il habituellement ?
L'enfant suit-il un régime spécial ?
Devez-vous faire manger l'enfant ou mange-t-il seul ? A-t-il besoin d'aide ou d'un dispositif d'adaptation pour manger ?
Comment est l'appétit de l'enfant ?
L'enfant prend-il des suppléments vitaminiques (fer, fluorure) ?
L'enfant a-t-il des allergies ? Quels types de symptômes manifeste-t-il ?
Quels types d'activités physiques l'enfant pratique-t-il régulièrement ?
Avez-vous des inquiétudes au sujet des habitudes alimentaires de l'enfant ?

▶ PROBLÈMES ALIMENTAIRES COURANTS

FAIM CHEZ LES ENFANTS

Bien que le Canada et les États-Unis soient considérés comme des terres d'abondance, un nombre important d'enfants y souffrent périodiquement de la faim. La **sécurité alimentaire** consiste en la possibilité d'obtenir en tout temps une alimentation suffisante

RECHERCHE

Les enfants dont l'un des parents est obèse sont eux-mêmes plus exposés que les autres à la surcharge pondérale. Le risque est encore plus grand si les deux parents sont touchés. Enfin, les enfants dont les parents sont obèses et qui présentent eux-mêmes un excès de poids à l'adolescence ont de très fortes chances d'être obèses à l'âge adulte[12]. Accordez une attention toute particulière aux familles dont les adultes présentent une surcharge pondérale et faites sans tarder de la prévention auprès de leurs enfants.

DIVERSITÉ CULTURELLE

La surcharge pondérale est plus fréquente dans certains groupes ethniques et socio-économiques que dans d'autres. Voici des facteurs de risque possibles : méconnaissance des principes de l'alimentation saine et des bienfaits de l'activité physique ; difficultés à se procurer des produits frais ou à trouver des lieux sûrs pour faire de l'exercice ; accès facile à un nombre croissant d'aliments prêts à manger.

pour mener une vie active et saine[5, 6]. À l'inverse, le terme d'**insécurité alimentaire** désigne l'incapacité d'une personne à se procurer ou à consommer en quantité suffisante des aliments de bonne qualité en utilisant des moyens acceptables sur le plan social, ou l'incertitude quant à l'atteinte de cet objectif[7].

La pauvreté est la principale cause de la faim chez les enfants. Or, un enfant sur cinq vit dans la pauvreté au Canada – ce qui signifie que sa famille risque d'être incapable de lui assurer une alimentation suffisante tous les jours[8, 9]. Ceux qui présentent des besoins nutritionnels spéciaux sont particulièrement vulnérables, car les aliments ou les préparations qui leur sont indispensables coûtent souvent plus cher à acheter ou à cuisiner. C'est le cas, par exemple, des enfants atteints d'allergies, de diabète ou d'un trouble immunitaire.

Les enfants qui ne bénéficient pas d'une alimentation satisfaisante sont exposés à une multitude de problèmes de santé très divers : anémie, maladies infectieuses (à cause de l'insuffisance de leurs défenses immunitaires), retards du développement, retard ou stagnation de la croissance physique, troubles d'apprentissage ; à l'âge adulte, ils risquent davantage de souffrir d'une surcharge pondérale, d'une maladie cardiovasculaire et de diabète[2, 10, 11]. La faim qui touche les enfants entraîne donc des coûts considérables, tant au niveau individuel qu'au niveau national.

Présentes dans divers milieux hospitaliers, cliniques, scolaires et familiaux, les infirmières sont bien placées pour faire le point sur l'insécurité alimentaire dans les familles. Outre l'évaluation de l'état nutritionnel de chaque enfant, elles posent des questions qui leur permettent de détecter les familles susceptibles d'éprouver des problèmes. Ainsi, le questionnaire de dépistage vous aidera à découvrir les risques auxquels elles sont exposées (tableau 3-11). Sachez que l'insécurité alimentaire n'a pas nécessairement une incidence directe sur tous les enfants, car il n'est pas rare que les parents se privent de nourriture pour faire manger leurs petits. Toutefois, l'angoisse suscitée par les difficultés de subsistance représente un facteur de stress majeur dans certains ménages, et plus l'insécurité alimentaire s'aggrave, plus la qualité de l'alimentation se dégrade. Lorsqu'une famille a connu l'insécurité alimentaire ou risque tôt ou tard d'y faire face, l'infirmière doit la mettre en contact avec les programmes et les organismes communautaires susceptibles de lui venir en aide. Quelles sont les ressources offertes dans votre communauté aux familles touchées par l'insécurité alimentaire ?

TABLEAU 3-11 Évaluation de l'insécurité alimentaire

1. Votre famille manque-t-elle parfois d'argent pour acheter la nourriture nécessaire à la préparation d'un repas ?
2. Arrive-t-il, à vous ou à d'autres membres de votre famille, de manger moins que vous ne le souhaiteriez parce que vous manquez d'argent pour la nourriture ?
3. Arrive-t-il, à vous ou à d'autres membres de votre famille, de réduire les portions alimentaires ou de sauter un repas parce que vous manquez d'argent pour la nourriture ?
4. Vos enfants mangent-ils parfois moins que vous ne le souhaiteriez parce que vous manquez d'argent pour la nourriture ?
5. Vous arrive-t-il de réduire les portions alimentaires de vos enfants ou leur arrive-t-il de sauter un repas parce que vous manquez d'argent pour la nourriture ?
6. Arrive-t-il à vos enfants de se plaindre d'avoir faim parce qu'il n'y a rien à manger à la maison ?
7. Vous arrive-t-il de devoir vous débrouiller avec une quantité restreinte d'aliments pour nourrir vos enfants parce que vous n'avez plus d'argent pour acheter de la nourriture pour un repas ?
8. Vos enfants doivent-ils parfois se coucher le ventre vide parce qu'il ne reste plus assez d'argent pour acheter de la nourriture ?

Résultats : 5 à 8 oui = problème de faim ; 1 à 4 oui = risque de faim.

SURCHARGE PONDÉRALE, HYPERPHAGIE COMPULSIVE ET OBÉSITÉ

On définit habituellement l'obésité comme une accumulation excessive de tissu adipeux. Alors qu'elle était restée stable durant plusieurs décennies, l'incidence de l'obésité chez les enfants connaît actuellement une augmentation. Dans les pays industrialisés, l'obésité est considérée comme le problème relié à l'alimentation le plus fréquent; elle peut toucher jusqu'à 25 % des enfants et des adolescents. Son classement parmi les troubles alimentaires fait l'objet de vifs débats, puisque de nombreuses personnes obèses paraissent adaptées. Toutefois, l'obésité a des conséquences négatives très nombreuses sur la santé, par exemple l'apparition du diabète de type II chez les jeunes[13]. Vous trouverez au chapitre 21 des explications sur le diabète. La surcharge pondérale peut aussi influer sur l'image de soi, la qualité de l'alimentation et la fréquence de l'activité physique. Parmi les enfants âgés de 4 à 9 ans, le taux d'obésité chez les filles et les garçons est passé respectivement de 14 % et 18 %, en 1981, à près de 24 % et 26 %, en 1991[14]. Comme la surcharge pondérale de l'enfant et de l'adolescent subsiste souvent à l'âge adulte, ce problème a des répercussions évidentes sur les soins de santé.

L'obésité peut être reliée à différents facteurs, d'ordre génétique, environnemental, métabolique ou psychologique. Dans la plupart des cas, l'obésité n'est pas liée à une cause organique ou physiologique, mais bien à un déséquilibre entre la consommation alimentaire et la dépense énergétique. Toutefois, des mécanismes physiopathologiques complexes pouvant être reliés à l'obésité sont encore mal connus. Lorsque l'obésité est due à des comportements alimentaires anormaux (hyperphagie), ces derniers peuvent apparaître pendant l'enfance ou l'adolescence. Certains enfants et adolescents obèses mangent pour compenser un manque d'amour ou pour soulager leur stress[15]. Le traitement associe le plus souvent une modification du comportement, une modification du régime alimentaire et un programme d'activités physiques. La participation de la famille au traitement est essentielle.

On cite de nombreuses raisons pour expliquer l'augmentation de la surcharge pondérale chez les enfants. Le nombre de kilojoules consommés n'augmente pas, mais les enfants ont tendance à faire moins d'exercice, surtout au quotidien. L'utilisation de véhicules à moteurs s'avérant plus pratique, les enfants se déplacent moins qu'avant à pied ou en vélo. Les jeunes regardent par ailleurs beaucoup la télévision, ce qui contribue à les faire grossir, en raison non seulement de l'inactivité qu'implique ce loisir, mais aussi de leur habitude de prendre des collations pendant les pauses commerciales. Jusqu'à 60 % des enfants obèses regardent la télévision de manière excessive, soit plus de cinq heures par jour[16]. La présence dans l'organisme de taux élevés de matières grasses est associée à l'augmentation du taux de cholestérol et à la diminution de l'activité physique. Or, les taux élevés de matières grasses dans le régime alimentaire des Nord-Américains s'expliquent par la grande quantité d'aliments prêts à manger qu'ils consomment, la restauration rapide étant pratique et bien adaptée au mode de vie actuel. Les mauvaises habitudes en matière de collations, qui se répandent de plus en plus depuis dix ans, contribuent aussi à la surcharge pondérale. En effet, les aliments choisis contiennent souvent beaucoup de kilojoules et peu d'éléments nutritifs[17].

FACTEURS DE RISQUE DE L'OBÉSITÉ

- Appartenance à un milieu socio-économique défavorisé (dans un pays industrialisé)
- Traditions culturelles et ethniques
- Milieu rural
- Enfant unique
- Parents âgés
- Immobilisation prolongée
- Écoute de la télévision

Soins infirmiers

L'obésité à elle seule dicte rarement une hospitalisation. Généralement, l'infirmière rencontre l'enfant obèse hospitalisé pour un trouble orthopédique ou pour des douleurs abdominales récurrentes. Les soins infirmiers consistent à répondre aux besoins nutritionnels, à traiter les problèmes associés à l'obésité et à promouvoir l'estime de soi.

Vous pouvez orienter l'enfant et la famille vers des organismes locaux qui offrent de l'information et du soutien en matière de nutrition.

MESURES DE SÉCURITÉ

Au niveau mondial, plus de trois millions de personnes, surtout des enfants, meurent chaque année de maladies transmises par l'eau. L'Organisation mondiale de la santé (OMS) s'applique à régler ce problème sanitaire majeur. Les enfants qui boivent de l'eau contaminée sont particulièrement exposés à la diarrhée et à la déshydratation. Conseillez aux parents de vérifier la salubrité de l'eau en voyage et d'utiliser de l'eau purifiée ou embouteillée.

ENSEIGNEMENT À LA FAMILLE : PRÉVENTION DES MALADIES D'ORIGINE ALIMENTAIRE

Voici quatre mesures de sécurité alimentaire fondamentales :

1. PROPRETÉ : Lavez souvent vos mains ainsi que les surfaces de travail.
2. ISOLEMENT: Évitez l'intercontamination.
3. CUISSON : Cuisez les aliments à la température recommandée.
4. RÉFRIGÉRATION : Mettez sans tarder les aliments au réfrigérateur.

(Healthy People 2010, 2000) (2000). Healthy People 2010. Washington DC : U.S. Department of Health and Human Services. Extrait du Web, le 13 avril 2001 : http ://health.gov/healthypeople/document.html.

DIVERSITÉ CULTURELLE

La carence en vitamine A est fréquente dans les pays en voie de développement. Cette vitamine se trouve dans le foie, les produits laitiers et le poisson. Les légumes vert foncé ou jaunes constituent des sources de provitamine A. La vitamine A est liposoluble et s'accumule dans le foie. Chez l'enfant, la carence peut entraîner l'héméralopie, une baisse de l'acuité visuelle, et un taux élevé d'infections.

L'infirmière peut aider les parents et les enfants à développer tout au long de leur vie de bonnes habitudes en matière de nutrition et d'exercice, contribuant ainsi à faire baisser l'incidence de la surcharge pondérale et celle des risques qui en découlent pour la santé. Pour ce faire, commencez par analyser les courbes de croissance de l'enfant dès le bas âge. Parlez de l'habitude de consommer des plats-minute et de manger sur le pouce ou devant la télévision, dès les premières visites de routine. Conseillez aux parents de ne pas laisser l'enfant regarder la télévision plus de deux heures par jour et de ne pas installer de téléviseur ni de jeu vidéo dans sa chambre à coucher. La plupart des familles peuvent faire au moins 30 minutes d'exercice par jour. Renseignez aussi les parents sur le Guide alimentaire canadien et la façon de l'intégrer à une vie saine. Les fruits, les légumes, les céréales et les noix constituent de bonnes collations. Les familles doivent par ailleurs éviter les portions « géantes » d'aliments prêts à manger et les sorties trop fréquentes au restaurant.

Les risques de dégradation de la santé s'accumulent souvent chez une même personne ou au sein d'une même famille, si bien que l'attention de l'infirmière peut être éveillée quand les parents présentent une surcharge pondérale, les enfants ont une tension artérielle trop élevée, font peu d'exercice ou se situent dans les percentiles supérieurs au chapitre du poids, de l'IMC ou de l'épaisseur du pli cutané. La présence de facteurs de risque exige une évaluation plus poussée de l'alimentation et des risques, de sorte qu'un plan d'intervention puisse être appliqué.

HYGIÈNE ALIMENTAIRE

Chaque année au Canada, environ 1 million de personnes contractent une maladie d'origine alimentaire[9]. Certaines sont assez bénignes, mais d'autres peuvent être graves. Les experts scientifiques s'entendent pour dire que les taux déclarés sont probablement inférieurs à la réalité à cause des cas bénins qu'on traite à domicile, sans consulter un professionnel de la santé. Leurs systèmes immunitaire et gastro-intestinal n'ayant pas encore atteint leur pleine maturité, les enfants sont plus exposés que les adultes aux maladies graves et à la mort provoquées par l'eau et les aliments contaminés. Les agents pathogènes les plus courants sont les bactéries *Campylobacter, Salmonella, Shigella* et *E. coli*; les nourrissons de moins de 1 an sont extrêmement vulnérables aux bactéries *Campylobacter* et *Salmonella* et aux rotavirus[18]. L'hépatite A comptait autrefois au nombre des maladies d'origine alimentaire fréquentes. Les programmes d'immunisation et d'intervention ont considérablement réduit son incidence (se reporter au chapitre 11).

Plusieurs facteurs favorisent la propagation des maladies d'origine alimentaire : méthodes de préparation ou de conservation des aliments ; manque de formation des employés des établissements de détail au chapitre de l'hygiène alimentaire ; nombre et diversité grandissants des aliments importés. Les professionnels de la santé doivent informer régulièrement les familles pour les aider à éviter l'exposition aux maladies de ce type.

CARENCES ALIMENTAIRES FRÉQUENTES

Presque tous les nutriments sont susceptibles de se trouver en quantités insuffisantes dans l'organisme, mais certaines carences sont plus courantes que d'autres chez l'enfant. Si la plupart d'entre elles sont attribuables à un manque de nourriture ou aux habitudes alimentaires, les enfants atteints de certains problèmes de santé, par exemple les maladies métaboliques, ont parfois de la difficulté à absorber ou à utiliser les nutriments qu'ils ingèrent (voir au chapitre 21 les explications sur les erreurs innées du métabolisme et les maladies enzymatiques). Les carences alimentaires que l'on observe dans une population sont la conséquence tant des facteurs génétiques que de la nature des approvisionnements en vivres et des habitudes alimentaires de groupes donnés.

Fer

Les nouveau-nés disposent d'un stock de fer qui leur est fourni par leur mère dans l'utérus, à condition toutefois que l'état nutritionnel de cette dernière ait été satisfaisant et que l'enfant soit né à terme. Le lait maternel contient peu de fer, mais celui-ci présente une biodisponibilité élevée. Cependant, les réserves de fer du bébé commencent à s'amenuiser vers l'âge de 4 à 6 mois, et il doit alors en consommer dans son alimentation. Souvent, les parents recourent aux céréales pour nourrissons enrichies pour combler ce besoin. Les bébés qui ne possèdent pas un stock de fer suffisant ou qui n'en consomment pas assez peuvent développer de l'**anémie** (diminution sous les valeurs normales du nombre des globules rouges). Administré aux nourrissons, le lait de vache risque d'irriter l'intestin et de causer des hémorragies légères mais continues dans le système gastro-intestinal, ce qui peut également entraîner de l'anémie. Les préparations de lait maternisé données aux bébés doivent être enrichies de fer afin d'éviter les anémies ferriprives.

Après les nourrissons, ce sont les adolescentes qui présentent le plus souvent des carences en fer. Plusieurs facteurs expliquent cet état de fait: pertes menstruelles, exigences métaboliques des poussées de croissance, déséquilibres alimentaires provoqués par des régimes amaigrissants sporadiques. On trouvera au chapitre 14 une analyse plus poussée des symptômes et du traitement de l'anémie ferriprive.

SOURCES DE FER

Viandes
Préparations de lait maternisé pour nourrissons enrichies de fer
Céréales pour bébés enrichies de fer
La consommation simultanée de vitamine C facilite l'assimilation du fer.
Le lait maternel contient peu de fer, mais sous une forme facilement assimilable.

Calcium

Le calcium est un nutriment essentiel au développement des os durant l'enfance et l'adolescence. L'augmentation de la consommation de boissons gazeuses et de jus de fruit est liée à la diminution de l'apport en calcium, surtout chez les adolescents. Or, près de 40 % de la masse osseuse de l'âge adulte s'accumule pendant la poussée de croissance de l'adolescence[19]. Comme il est impossible de compenser les carences en calcium antérieures, une consommation insuffisante de calcium à l'adolescence se traduit par un risque accru d'ostéoporose à l'âge adulte. Bien que les paramètres génétiques influent sur la masse osseuse de l'adulte, les études montrent qu'une augmentation de la consommation de calcium favorise la formation des os. La dose quotidienne recommandée pour les adolescents est de 1 300 mg[20].

Deux groupes sont particulièrement exposés aux problèmes de développement osseux à l'adolescence : les athlètes féminines et les jeunes filles qui suivent des régimes draconiens pour rester minces. Ces adolescentes présentent souvent la « triade des athlètes féminines » : minceur extrême, exercice physique excessif, aménorrhée. Elles sont très exposées aux fractures et à l'ostéomalacie et courent un risque extrêmement élevé de souffrir d'ostéoporose une fois parvenues à l'âge adulte. Pour faire le point sur l'état de santé de l'athlète adolescente, l'infirmière l'interrogera sur ses règles, ses activités physiques et son alimentation et mesurera sa taille et son poids. Voir au chapitre 23 l'analyse des troubles alimentaires tels que l'anorexie mentale et la boulimie.

SOURCES DE CALCIUM

Lait et produits laitiers
Jaune d'œuf
Céréales
Légumineuses
Noix
Soja

CONSEIL CLINIQUE

La « triade des athlètes féminines » ne caractérise pas seulement les jeunes filles pratiquant un sport qui privilégie la minceur. Les adolescentes souffrant d'anorexie s'entraînent souvent à l'excès en vue de perdre du poids. Par ailleurs, les garçons suivent parfois un régime amaigrissant parce qu'ils souffrent d'anorexie ou s'adonnent à un sport, tel que la boxe ou la course hippique, dans lequel existent des catégories de poids. Face à un adolescent extrêmement mince, l'infirmière doit poser des questions pertinentes sur ses antécédents, afin d'obtenir de l'information sur ce qui motive l'intérêt particulier qu'il accorde à son poids.

Vitamine D

La carence en vitamine D est rare, car il suffit d'exposer la peau à la lumière solaire pour que l'organisme la synthétise. On observe toutefois depuis peu une augmentation de l'incidence du rachitisme causé par une carence en vitamine D. Cette vitamine étant indispensable à une bonne absorption du calcium, son insuffisance peut aussi contribuer à une carence en calcium. Le lait maternel contient peu de vitamine D. Les enfants peuvent développer une carence s'ils sont couverts lorsqu'ils sont dehors, vivent dans des conditions nordiques et sortent rarement l'hiver, sont très protégés par des écrans solaires ou ont la peau foncée. Pour éviter ce problème, la Société canadienne de pédiatrie recommande d'administrer un supplément de 400 UI de vitamine D par jour à tous les bébés nourris au sein. Les préparations pour nourrissons qu'on trouve dans le commerce en contiennent des quantités suffisantes.

SOURCES D'ACIDE FOLIQUE

Pain et autres produits à base de farine	Épinards, avocats, légumes à feuilles verts
Levure	Fèves et pois
	Foie
	Fruits

Acide folique

Des données épidémiologiques montrent l'existence d'une relation inversement proportionnelle entre la consommation d'acide folique chez la femme avant et pendant la grossesse et l'incidence des anomalies du tube neural, par exemple le spina-bifida, chez l'enfant. Des recherches plus récentes montrent par ailleurs que l'incidence des fissures labiales et des fentes palatines diminue quand la consommation d'acide folique augmente. Or, le taux d'acide folique est faible chez les adolescentes, ce qui les expose à un risque accru de donner naissance à un enfant atteint de malformations congénitales.

CROISSANCE ET DÉVELOPPEMENT

Certains parents négligent d'administrer des suppléments de vitamine D à leurs bébés de plus de 6 mois nourris exclusivement au sein, leur donnent des produits non enrichis de fer (par exemple, du lait de soja) et leur mettent de la crème solaire ou les couvrent quand ils sortent. Accordez une attention toute particulière aux nourrissons et aux trottineurs qui sont atteints de troubles neurologiques, tels que des crises d'épilepsie, sont petits pour leur âge, apprennent à marcher plus tard que la moyenne ou présentent des malformations (courbures anormales) de la colonne vertébrale, des jambes ou des bras. Encouragez l'utilisation de crèmes solaires, mais sachez que les enfants à la peau foncée et ceux qu'on garde couverts pour des motifs religieux sont plus exposés que les autres aux carences en vitamine D. Si le bébé est nourri exclusivement au sein, veillez à ce qu'il reçoive des suppléments de vitamine D jusqu'à ce que d'autres sources de cette vitamine soient introduites dans son alimentation[22].

TROUBLE ALIMENTAIRE DU NOURRISSON ET DE L'ENFANT EN BAS ÂGE (ABSENCE DE DÉVELOPPEMENT STATURO-PONDÉRAL NORMAL)

Le trouble alimentaire du nourrisson et de l'enfant en bas âge, dit aussi absence de développement staturo-pondéral normal, est un syndrome caractérisé par le fait que l'enfant n'arrive pas à manger assez pour combler ses besoins nutritionnels. Ce trouble cause de 1 à 5 % des hospitalisations pédiatriques chez les bébés de moins de 1 an, mais touche en fait beaucoup d'autres enfants, qui sont suivis en milieu communautaire[21].

Étiologie et physiopathologie

L'absence de développement staturo-pondéral normal peut être d'origine organique : c'est le cas des enfants atteints du sida dès la naissance (se reporter au chapitre 11), d'une maladie enzymatique, d'une erreur innée du métabolisme (se reporter au chapitre 21), d'une maladie neurologique (se reporter au chapitre 19) ou de reflux œsophagien pathologique (se reporter au chapitre 16). Cependant, la plupart des cas ne sont pas d'origine organique. L'affection est alors nommée « trouble alimentaire du nourrisson ou de l'enfant en bas âge ».

Le problème est plus fréquent chez les nourrissons et les enfants dont les parents ou les gardiens sont atteints de dépression, d'alcoolisme ou de toxicomanie, de déficience intellectuelle ou de psychose. Dans certains cas, les parents se trouvent isolés sur les plans social et émotif ou méconnaissent les besoins nutritionnels ou affectifs du nourrisson. On constate aussi parfois le processus d'interaction suivant : le parent ne nourrit pas suffisamment l'enfant ou ne répond pas adéquatement aux signaux qu'il émet pour manifester sa faim ; l'enfant est irritable, agité et n'exprime pas sa faim d'une manière claire[23].

Manifestations cliniques

Ce trouble alimentaire frappe les enfants de moins de 6 ans. Il se caractérise par une incapacité permanente à manger suffisamment et par une perte de poids ou une absence de prise de poids ; il n'est pas associé à un autre trouble médical ou mental ni causé par un manque de nourriture[24]. Les nourrissons atteints d'une absence de développement staturo-pondéral normal refusent la nourriture, ont parfois des cycles de sommeil irréguliers, sont irritables et difficiles à calmer. Ils accusent souvent du retard dans leur développement (figure 3-9).

Traitement clinique

On doit procéder à un examen approfondi de l'état physique et des antécédents médicaux afin d'exclure la présence d'une maladie physique chronique. Si nécessaire, le nourrisson ou l'enfant est hospitalisé pour permettre aux professionnels de la santé

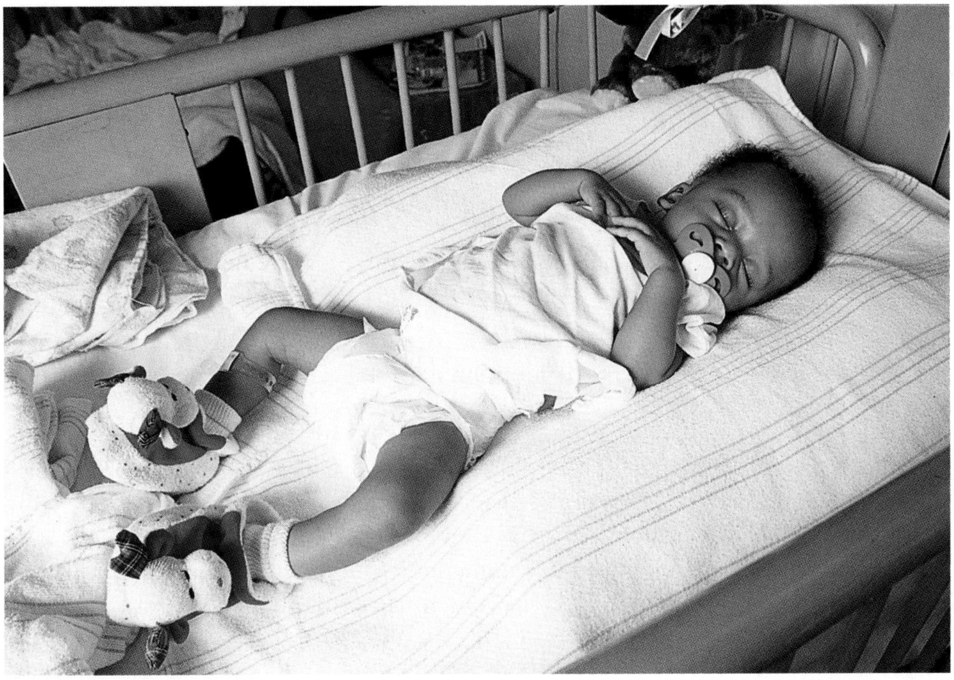

FIGURE 3-9. Les nourrissons atteints d'une absence de développement staturo-pondéral normal ne semblent pas nécessairement atteints de malnutrition grave, mais leur poids et leur taille se situent bien en dessous des normes prévues pour leur âge. Cet enfant, qu'on dirait âgé d'environ 4 mois, a en réalité 8 mois. Il est hospitalisé pour une absence de développement staturo-pondéral normal.

d'établir un programme d'alimentation et de sommeil. L'objectif du traitement consiste à fournir à l'enfant un apport énergétique et nutritionnel satisfaisant, à favoriser une croissance et un développement normaux, et à aider ses parents à établir l'horaire de ses repas et à réagir aux signaux qu'il émet pour exprimer ses besoins tant physiques que psychologiques.

DIVERSITÉ CULTURELLE

Tous les enfants doivent maintenir, en matière de taille et de poids, une courbe de croissance correspondant à celle de leur population-témoin. Il n'est pas rare que les enfants d'origine asiatique se situent en deçà du 5e percentile des courbes de croissance, sans pour autant présenter de trouble alimentaire. L'infirmière doit par contre soupçonner l'existence d'un tel trouble si le nourrisson ou l'enfant tombe soudainement à un écart-type en deçà de sa propre courbe et perd du poids ou cesse d'en prendre pendant plusieurs mois.

Collecte des données

L'infirmière doit absolument évaluer l'enfant pour concevoir le plan d'intervention le mieux adapté à la situation. Le peser et le mesurer avec exactitude à chacune de ses visites permet d'obtenir un important compte rendu de l'évolution de sa croissance au fil du temps. Cette pratique facilite le dépistage des troubles alimentaires. Le niveau d'activité physique de l'enfant, les étapes marquantes de son développement et les processus d'interaction constituent des renseignements précieux. Quand elle nourrit l'enfant, l'infirmière observe comment il exprime la faim ou la satiété, s'il est facile ou non à calmer et les processus généraux d'interaction, comme les échanges de regards, les contacts et les câlins.

Elle interroge en outre ses parents sur les facteurs de stress auxquels ils sont soumis. Ceux-ci peuvent en effet les empêcher d'interagir normalement avec l'enfant. Elle les questionne également sur la grossesse et l'accouchement afin de déceler les perturbations qui ont pu nuire à la relation entre les parents et le bébé dès les premiers jours de sa vie. La famille compte-t-elle d'autres enfants ? Ceux-ci ont-ils présenté des troubles alimentaires ? Elle observe le comportement de l'enfant et celui de ses parents quand ils le nourrissent. Les signaux émis par tous les acteurs en présence sont importants, de même que leur manière d'interagir : bercement, chansons, paroles, attitudes corporelles, etc.

Diagnostics infirmiers

Voici des diagnostics infirmiers s'appliquant aux enfants en bas âge présentant une absence de développement staturo-pondéral normal :

- Perturbation de la nutrition : besoins alimentaires non comblés reliés à l'incapacité d'ingérer des quantités suffisantes de nourriture ;

- Perturbation de la croissance et du développement reliée à l'insuffisance de l'apport alimentaire ;
- Perturbation du rôle parental reliée à une méconnaissance des besoins nutritionnels ;
- Fatigue reliée à la malnutrition.

Soins infirmiers

Les soins infirmiers consistent essentiellement à procéder à une évaluation complète de l'état physique et des antécédents de l'enfant, à observer les interactions parents-enfant au moment des repas et à fournir aux parents l'information dont ils ont besoin pour bien répondre aux besoins de leur enfant. Celui-ci est d'abord hospitalisé, puis sa croissance physique est évaluée pendant que le personnel soignant le nourrit. Il est important de le peser, d'établir son bilan nutritionnel et d'évaluer son développement avec précision afin de déterminer si sa croissance se normalise. Certains examens diagnostiques additionnels peuvent alors être effectués pour vérifier que le retard de croissance n'est pas causé par une maladie organique.

Dès qu'il est établi que le trouble alimentaire n'est pas d'origine organique, les parents prennent une part active à l'alimentation de l'enfant. L'équipe soignante doit cependant observer ces repas et continuer de pratiquer des examens physiques minutieux. Elle doit consigner avec précision les apports alimentaires de l'enfant à chaque repas ou allaitement. Elle enseignera aux parents à détecter les signaux que l'enfant émet pour exprimer la faim ou la satiété et leur indiquera comment y répondre. Les parents doivent aussi apprendre à tenir, bercer et toucher le nourrisson pendant qu'ils l'allaitent, de même qu'à établir un contact visuel avec ce dernier et les enfants plus âgés.

Quand le jeune patient quitte l'hôpital, l'infirmière doit communiquer avec le Centre local de services communautaires (CLSC), qui assurera le suivi à la maison. L'infirmière des soins à domicile aura alors la possibilité d'observer le déroulement des repas et d'évaluer les tensions et les comportements des membres de la famille. La croissance et le développement de l'enfant doivent être fréquemment mesurés afin de vérifier qu'il est bien nourri. Si nécessaire, les parents sont dirigés vers des ressources communautaires qui les aideront à mieux faire face aux situations stressantes de leur vie et à améliorer leurs compétences parentales.

RÉACTIONS ALIMENTAIRES

Les réactions alimentaires regroupent toutes les réactions indésirables aux aliments proprement dits (effets secondaires, intolérances, allergies, etc.), mais aussi aux substances qu'ils peuvent contenir. Les aliments les plus susceptibles de déclencher des réactions sont : le poisson et les fruits de mer, les noix, les œufs, le soja, le blé, le maïs, les fraises et les produits dérivés du lait de vache. Les additifs chimiques, les antibiotiques, les agents de conservation et les colorants alimentaires peuvent aussi provoquer des réactions alimentaires.

Les allergies constituent l'une des causes de réaction alimentaire les plus fréquentes. Elles sont déclenchées par les IgE et s'avèrent souvent rapides et parfois systémiques. Elles peuvent se manifester par un œdème des lèvres, de la bouche, de la luette ou de la glotte, par une urticaire généralisée et, dans les cas les plus graves, par une anaphylaxie. Les allergies alimentaires constituent la principale cause d'anaphylaxie et sont présentes surtout chez les enfants ayant des antécédents familiaux d'allergies à divers aliments et substances (atopie). Les enfants souffrant d'allergies peuvent présenter de l'urticaire sur les lèvres, dans la bouche et dans la gorge quand ils mangent certains aliments[25]. Les enfants atteints d'allergies doivent être très attentifs aux substances allergènes qui peuvent se « cacher » dans les aliments préparés. Par exemple, les enfants souffrant d'allergies aux noix réagissent aux produits contenant de l'extrait de noix.

Les réactions d'hypersensibilité retardée sont déclenchées par les produits de la digestion des aliments. Il faut dresser la liste exhaustive de tous les aliments ingérés depuis plusieurs jours pour détecter celui qui a causé la réaction. Ces réactions sont plus difficiles à diagnostiquer que les allergies, car elles peuvent se manifester 24 heures après l'ingestion de l'aliment en cause. Certaines sont biphasiques et se produisent 1 à 30 heures après l'anaphylaxie initiale. Elles sont parfois graves, voire mortelles.

L'intolérance alimentaire consiste en une réaction physiologique anormale à un aliment, mais n'est pas causée par les IgE. Le sujet peut, par exemple, souffrir d'indigestion ou de flatulence après avoir mangé certains plats, ou encore, de sudation provoquée par certaines épices[26].

Le lait de vache peut causer une allergie ou une intolérance alimentaire. L'allergie entraîne une réaction systémique impliquant les IgE. L'intolérance donne lieu à une réaction gastro-intestinale aux protéines du lait (diarrhée, vomissements, douleurs abdominales) et s'explique par une insuffisance de lactase dans le tractus digestif. Les nourrissons ont du mal à assimiler le lait de vache, qui peut déclencher chez eux des vomissements et des diarrhées aqueuses, légèrement sanglantes et glaireuses. Même en l'absence de signes aussi flagrants, l'enfant peut souffrir d'anémie du fait de pertes sanguines que les personnes qui prennent soin de lui ne remarquent pas.

Les examens diagnostiques qui permettent de déceler les allergies alimentaires suspectées consistent à mesurer les niveaux sériques d'IgE et reposent sur des tests cutanés (épreuve par scarification) et le test RAST, dans le cadre duquel on utilise une épreuve radioimmunologique pour mesurer les anticorps d'IgE pour des allergènes spécifiques (voir le chapitre 10). On tient un journal alimentaire où l'on consigne la date, le type d'aliments consommés et les réactions éventuelles. Les aliments doivent être mangés séparément pendant plusieurs jours pour déterminer s'ils provoquent ou non une réaction.

Le traitement consiste à éliminer de l'alimentation de l'enfant les aliments qui posent problème. Les intolérances alimentaires se résorbent souvent. La réintroduction prudente de l'aliment concerné après un an ou deux d'abstinence peut ne provoquer aucune réaction chez l'enfant qui, auparavant, ne le tolérait pas. Par contre, les allergies durent souvent toute la vie. L'aliment concerné devra toujours être évité.

DIVERSITÉ CULTURELLE

L'incidence de l'intolérance au lactose est particulièrement élevée dans certains groupes ethniques dont les représentants ont de faibles quantités de lactase dans le système gastro-intestinal. Pendant l'enfance, la plupart d'entre eux sécrètent suffisamment de lactase pour consommer des produits laitiers, mais, à l'âge adulte, 70 à 100 % des individus de certains groupes sont devenus intolérants au lactose. Les Afro-américains, les Amérindiens et les Asiatiques présentent souvent un déficit en lactase qui peut commencer à se manifester dès l'enfance. Si le sujet développe une intolérance aux produits laitiers, l'infirmière doit conseiller d'autres aliments susceptibles de lui fournir le calcium et les autres nutriments que contient le lait.

Soins infirmiers

La prévention est la première étape. Les parents des nourrissons devront introduire de nouveaux aliments au rythme d'un nouvel aliment tous les 4 à 7 jours. Si on constate une intolérance, l'aliment concerné est facilement repéré. Discutez de tout changement survenant dans le régime alimentaire ou la préparation du lait maternisé. Rassurez les parents et dites-leur que les symptômes de l'enfant disparaîtront lorsque les aliments en cause seront retirés de son alimentation.

Soyez particulièrement attentive à l'état de la peau, à la respiration et aux autres manifestations caractéristiques des intolérances et des allergies. L'infirmière est souvent appelée à administrer les tests cutanés et à en lire les résultats pour déterminer la présence éventuelle d'allergies.

Dans le cas d'un enfant ayant des allergies alimentaires, les soins infirmiers relèvent avant tout du soutien. Aidez la famille à déceler les aliments qui posent problème. Expliquez tous les tests diagnostics aux parents, la tenue d'un journal alimentaire et les soins à apporter à l'enfant en cas de réaction. Soulignez qu'il est important de lire toutes les étiquettes des produits alimentaires pour repérer les substances allergènes non apparentes[27]. L'enfant qui souffre d'une véritable allergie alimentaire doit porter un bracelet ou un pendentif identifiant son allergie (Medic Alert*). Assurez-vous que le personnel scolaire est au courant de l'allergie et évite de donner l'aliment concerné

SOINS COMMUNAUTAIRES

Les enfants qui présentent une allergie alimentaire doivent porter en permanence un bracelet ou un pendentif indiquant l'allergie (Medic Alert) ainsi qu'une trousse d'urgence contenant un auto-injecteur d'épinéphrine (ÉpiPen) (voir le chapitre 10). L'infirmière informera les familles, les enseignants et d'autres personnes sur l'allergie de l'enfant et les mesures à prendre en cas d'ingestion accidentelle du produit allergène.

* Medic Alert Foundation, P.O. Box 1009, Turlock, CA 95380 ou www.medicalert.ca.

à l'enfant. N'oubliez pas que les allergies alimentaires peuvent s'avérer mortelles. Travaillez en collaboration avec la famille, la garderie, l'école et les autres ressources communautaires, afin d'établir une stratégie qui permettra à l'enfant d'éviter les aliments allergènes ou d'être rapidement traité si nécessaire.

► SOUTIEN NUTRITIONNEL

VÉGÉTARISME

Certaines familles optent pour le végétarisme. Il est possible de les aider et d'encourager leurs efforts. Les végétariens ne mangent ni volaille, ni viande rouge, ni poisson. Les lacto-ovo-végétariens consomment des œufs et des produits laitiers ; les lacto-végétariens mangent des produits laitiers, mais pas d'œufs. Pour leur part, les végétaliens adoptent la forme la plus stricte du végétarisme, puisqu'ils ne consomment aucun produit animal. Quand un patient vous dit qu'il est végétarien, posez-lui des questions précises pour déterminer quels sont les produits qu'il mange et ceux qu'il ne mange pas.

Le végétarien peut être en très bonne santé, mais a parfois besoin d'une aide supplémentaire pour s'alimenter convenablement. Le tableau 3-12 récapitule les carences les plus communes chez les végétariens. Pour les femmes enceintes ou qui allaitent et pour les enfants végétariens, il s'avère souvent utile d'établir un bilan de 24 heures et de le comparer aux rations alimentaires recommandées. L'infirmière doit en outre évaluer régulièrement la croissance de l'enfant et les autres mesures nutritionnelles. Proposez au végétarien divers aliments susceptibles de combler ses besoins nutritionnels et communiquez-lui d'autres renseignements généraux sur la nutrition. Si un enfant végétarien doit être hospitalisé, planifiez ses repas en collaboration avec le service de diététique et sa famille afin que son apport alimentaire soit satisfaisant.

TABLEAU 3-12 Carences alimentaires fréquentes chez les végétariens

Vitamine D et calcium	Fibres	Protéines
Vitamine B12	Kilojoules	Matières grasses
Minéraux : zinc, fer		

ALIMENTATION ENTÉRALE

L'alimentation entérale (gavage) est une forme de soutien nutritionnel par sonde apporté à l'enfant qui ne peut pas ingérer assez de nourriture pour rester en bonne santé. Ce soutien nutritionnel est celui qui se rapproche le plus de la méthode d'ingestion naturelle. C'est donc aussi celui qui présente les effets négatifs les moins nombreux et le taux de réussite le plus élevé. L'alimentation entérale convient notamment aux enfants atteints de paralysie cérébrale ou d'un autre problème neurologique causant une faiblesse de la gorge et de la bouche, à ceux qui présentent un néoplasme ou un dysfonctionnement immunitaire et à ceux qui se trouvent dans une phase aiguë de récupération après un accident ou une maladie. La sonde peut être introduite dans l'estomac (nasogastrique) ou dans le jéjunum (nasojéjunale) en passant par les narines et l'œsophage. Pour une utilisation à long terme, cependant, il est préférable de pratiquer une intervention chirurgicale qui permettra d'insérer la sonde directement, par incision abdominale (sonde de gastrostomie ou de jéjunostomie). Tant que l'enfant est en mesure d'absorber et d'assimiler les nutriments, l'alimentation entérale peut lui fournir l'énergie et les éléments nutritifs dont il a besoin. On trouve dans le commerce des solutions spéciales adaptées aux enfants qui présentent des besoins nutritionnels particuliers. La sonde et le point d'insertion nécessitent des précautions destinées à éviter les infections et les lésions cutanées. Vous trouverez au chapitre 16 divers conseils sur les soins infirmiers à prodiguer aux enfants alimentés par sonde.

Pendant que Jérôme, le garçon de la capsule d'ouverture, se rétablit de son opération, la physiothérapie visera essentiellement à renforcer le contrôle moteur de la tête, du cou et des mains. Ces exercices lui permettront d'être nourri davantage par voie orale que par sonde. Quels renseignements devez-vous fournir à la famille de Jérôme, à ses professeurs et à ses camarades de classe pour qu'il bénéficie d'un mode d'alimentation sûr, de rations suffisantes et d'une croissance normale ?

> **LOI ET ÉTHIQUE**
>
> L'alimentation parentérale totale (APT) coûte cher, est difficile à administrer et peut entraîner des effets indésirables. Sur quels critères doit-on se fonder pour décider de recourir à cette méthode de soutien nutritionnel ? Convient-elle à toutes les situations ? Si le patient est inconscient ou mourant, peut-on envisager de l'instaurer ? Ces questions éthiques sont souvent délicates et difficiles à résoudre. À l'hôpital et à la maison, c'est généralement l'infirmière qui administre l'APT et elle peut se sentir stressée si la famille, le patient ou d'autres professionnels de la santé s'opposent à l'utilisation de cette méthode[30]. Des lignes directrices aident les professionnels de la santé à décider des traitements à dispenser aux patients. Si nécessaire, l'infirmière demande conseil aux spécialistes en éthique de son milieu professionnel.

ALIMENTATION PARENTÉRALE TOTALE

L'alimentation parentérale totale (APT), également appelée hyperalimentation par voie intraveineuse (HAIV), permet d'alimenter par voie intraveineuse les patients qui sont incapables de manger ou d'absorber normalement les nutriments provenant du tractus intestinal, et sont ainsi exposés à une malnutrition sévère[28]. Cette méthode peut convenir notamment aux enfants qui présentent une malformation congénitale du système gastro-intestinal, une blessure à la tête ou des brûlures graves, ou qui viennent de subir une greffe de moelle osseuse, une infection grave ou un autre problème de santé critique. Elle consiste à injecter une solution nutritive stérile directement dans le flux sanguin au moyen d'un cathéter intraveineux. Pour que la perfusion présente le moins de risques possibles, on introduit généralement un cathéter central. Le liquide injecté contient généralement du glucose ; des électrolytes, tels que le sodium, le potassium, le calcium, le magnésium, le phosphates et le chlorure ; des vitamines ; de même que des protéines. Les émulsions lipidiques constituent une autre forme d'APT administrée à certains enfants. À l'hôpital comme à la maison, l'enfant doit bénéficier de soins attentifs pour éviter les risques relatifs à la perfusion et au traitement. L'infirmière effectue l'examen initial, puis une évaluation et un contrôle suivis du traitement et administre les solutions, à l'hôpital ou ailleurs[29].

RÉFÉRENCES

1. Kramer, M.S. (2001). Promotion of breastfeeding intervention trial (PROBIT). Journal of the American Medical Association, *JAMA, 285*, 413-420.
2. American Academy of Pediatrics Committee on Nutrition. (2001).The use and misuse of fruit juice in Pediatrics. *Pediatrics, 107*, 1210-1213.
3. Hensrud, D.D., (1999). Nutrition screening and assessment. *Medical Clinics of North America, 83*, 1525-1546.
4. Lee, R.D., et Nieman, D.C. (1996). *Nutrition Assessment*, (2e éd.). Boston : McGraw-Hill. Bessler, S. (1999). Nutritional assessment. Dans P.Q. Samour, K.K. Helm et C.E. Lang. *Handbook of pediatric nutrition* (2e éd., p. 17-42). Gaithersburg, MD : Aspen.
5. Federal Interagency Forum on Child and Family Statistics. (2000). *America's children : key national indicators of well-being*, 2000. Washington, DC : Auteur.
6. Santé Canada. (1999). *Pour un avenir en santé, Deuxième rapport sur la santé de la population canadienne.*
7. Boyle, M.A., et Morris, D.H. (1999). *Community nutrition in action* (2e éd.). Belmont, CA : West/Wadsworth.
8. Children's Defense Fund. (2000). *The state of America's children*. Washington, DC : Auteur.
9. Santé Canada. (1999). *Rapport statistique sur la santé de la population canadienne.*
10. Committee on Nutrition. (1998). *Pediatric Nutrition Handbook* (4e éd.). Elk Grove Village, IL : American Academy of Pediatrics.
11. Walter, T., Olivares, M., Pizarro, F., et Munoz, C. (1997). Iron, anemia, and infection. *Nutrition Reviews, 55*, 111-124.
12. Whitaker, R., Wright, J.A., Pepe, M.S., Seidel, K.D., et Dietz, W.H. (1997). Predicting obesity in young adulthood from childhood and parental obesity. *New England Journal of Medicine, 337*, 869-873.

13. Troiano, R.P., et Flegal, K.M. (1998). Overweight children and adolescents : Description, epidemiology, and demographics. *Pediatrics, 101* (Suppl. 3), 497-504.
14. Marshall, J.D., et C.B. Hazlett. *The Validity of Convenient Obesity Indicators in Children.* Final Report. NHRDP Project #6609-1697-62. 1992 (On peut se procurer un exemplaire par l'entremise du prêt entre bibliothèques, Bibliothèque du ministère, Santé Canada, pièce 500, Immeuble Jeanne-Mance, Pré Tunney, Ottawa (Ontario) K1A 0K9).
15. Deering, C.G. (1992). Nursing interventions with children and adolescents experiencing eating difficulties. Dans P. West et C.L. Sieloff Evans (dir.), *Psychiatric and mental health with children and adolescents* (p. 343-360). Gaithersburg, MD : Aspen Publications.
16. Gortmaker, S.L., Must, A., Sobol, A.M., Peterson, K., Colditz, G.A., et Dietz, W.H. (1996). Television viewing as a cause of increasing obesity among children in the United States. *Archives of Pediatric and Adolescent Medicine, 150,* 356-362.
17. Zizza, C., Siega-Riz, A.M., et Popkin, B.M. (2001). Significant increase in young children's snacking between 1977-1978 and 1994-1996 represents a cause for concern ! *Preventive Medicine, 32,* 303-310.
18. MMWR (2001a). Preliminary FoodNet data on the incidence of foodborne illnesses. *Morbidity and Mortality Weekly Report, 50,* 241-246.
19. Trahms, C. M., et Pipes, P.L. (1997). *Nutrition in infancy and childhood* (6ᵉ éd.). New York : WCB/McGraw-Hill.
20. Institut national de la nutrition. (1998). *Apports nutritionnels de référence – Le calcium et les nutriments connexes – Rapport,* 13(1), hiver.
21. Maggioni, A., et Lifchitz, F. (1995). Nutritional management of failure to thrive. *Pediatric Clinics of North America, 42,* 791-810.
22. MMWR (2001b). Severe malnutrition among young children – Georgia, janvier 1997 à juin 1999. *Morbidity and Mortality Weekly Report, 50,* 224-227.
23. Corrales, K.M., et Utter, S.L. (1999). Failure to thrive. Dans P.Q. Samour, K.K. Helm et C.E. Lang. *Handbook of Pediatric Nutrition* (2ᵉ éd., p. 395-412). Gaithersburg, MD : Aspen.
24. American Psychiatric Association Working Group on Eating Disorders. (2000). Practice guidelines for the treatment of patients with eating disorders. *American Journal of Psychiatry, 157,* 1-39.
25. Pongracic, J.A. (2000). Is it food allergy ? *Contemporary Pediatrics, 17,* 101-112, 117-121.
26. Burks, W. (2000). Diagnosis of allergic reactions to food. *Pediatric Annals, 29,* 744-752.
27. Bock, S.A., Munoz-Furlong, A., et Sampson, H.A. (2001). Fatalities due to anaphylactic reactions to foods. *Journal of Allergy and Clinical Immunology, 107,* 191-193.
28. Matarese, L.E., et Gottschlich, M.M. (1998). *Contemporary nutrition support practice.* Philadelphia : W.B. Saunders.
29. Skipper, A. (1998). *Dietitian's handbook of enteral and parenteral nutrition* (2ᵉ éd.). Gaithersburg, MD : Aspen.
30. Breier, S. J. (2000). Ethics and total parenteral nutrition. *Journal of Intravenous Nursing, 23,* 52-57.

LECTURES COMPLÉMENTAIRES

Adair, L.S., et Gordon-Larsen, P. (2001). Maturational timing and overweight prevalence in US adolescent girls. *American Journal of Public Health, 91,* 642-644.

American Academy of Pediatrics. (1997). *Starting solid foods : Guidelines for parents.* Elk Grove, IL : Auteur.

Borrensen, H.C. (1995). Rethinking Current Recommendations to Introduce Solid Food Between Four and six Months to Exclusively Breastfeeding Infants. *J Hum Lact, 11*(3), 201-4.

Bourgoin, G.L., Lahaie, N.R., Rhéaume, B.A., Berger, M.G., Dovigi, C.V., Picard, L.M., et Sahai, V.F. (1997). Factors Influencing the Duration of Breastfeeding in Sudbury Region., *Revue Canadienne de Santé Publique, 88*(4), 238-241.

Doré, N., et Le Hénaff, D. (1998). *Mieux vivre avec son enfant.* Régie Régionale de la Santé et des Services sociaux, Direction de la santé publique, Gouvernement du Québec.

Dorea, R.G., et Furumoto, R.A.V. (1992). Infant Feeding Practices among Poor Families of an Urban Squatter Community. *Ann Nutr Metab, 36,* 257-264.

Food and Nutrition Board. (2001). *Dietary reference intakes.* Washington, DC : National Academy Press.

Ford, R.P., Schluter, P.J., et Mitchell, E.A. (1995). Factors associated with the age of introduction of solids. *Journal of Paediatrics & Child Health, 31*(5), 469-72.

Hanson, L.A., Dahlman-Hoglund, A., Lundin, S., Karllson, M., Dahlgren, U., Ahlstedt, S., et Telemo, E. (1997). Early determinants of immunocompetence. *Nutrition Reviews, 55,* S12-S17.

Healthy People 2010. (2000). *Healthy People 2010.* Washington, DC : U.S. Department of Health and Human Services. Extrait du Web le 13 avril 2001 : http://www.health.gov/healthypeople/document.html.

Institute of Medicine. (1992). *Nutrition during pregnancy and lactation.* Washington, DC : National Academy Press.

Johnson, W.A. (2001). Nutritional supplements : what you need to know. *Contemporary Pediatrics, 18*(7), 63-74.

Kramer, M.S. (1995). Effects of energy intakes on pregnancy outcomes : an overview of the research evidence from controlled clinical trials. *American Journal of Clinical Nutrition, 58,* 627 ; 35.

Krauss, R.M., Eckel, R.H., Howard, G., Appel, L.J., Daniels, S.R., Deckelbaum, R.J., Erdman, J.W., Kris-Etherton, P., Boldberg, I.J., Kotchen, T.A., Lichtenstein, A.H., Mitch, W.E., Mullis, R., Robinson, K., Wylie-Rosett, J., St. Jeor, S., Suttie, J., Tribble, D.L., et Bazzarre, T.L. (2001). AHA scientific statement : AHA dietary guideline. *Journal of Nutrition, 131,* 132-146.

Lehmann, F., Gray-Donald, K., Mongeon, M., et Di Tomasso (1992). Iron deficiency anemia in 1-year-old children of disavantaged families in Montreal. *Canadian Medical Asso. Journal, 146*(9), 1571-1576.

Meer, P.A. (1998). Update on Feeding Babies Solid Food. *Journal of Pediatric Health Care, 12,* 152-153.

Mohrbacher, N., et Stock, J. (1991). *The breastfeeding answer book.* Franklin Park, IL : LaLeche League International.

National Cholesterol Education Program (1991). *Report of the expert panel on blood cholesterol levels in children and adolescents.* Washington, DC : U.S. Department of Health and Human Services.

Rudys-Shapard, R. (2001). Adolescent, pregnant, and vegetarian : a turbulent time for a teen. *Journal of Pediatric Health Care, 15,* 35-40.

Satter, E. (1995). Feeding dynamics : Helping children to eat well. *Journal of Pediatric health Care, 9,* 178-184.

Solem, J.B., Norr, F.K., et Gallo, M.A. (1992). Infant Feeding Practices of Low-Income Mothers. *Journal of Pediatric Health Care, 6*(2), 54-59.

Spigelblatt, L., Laîné-Ammara, G., et Pless, B. (1988). *L'influence d'une éducation suivie auprès des mères sur l'introduction trop rapide des aliments solides dans l'alimentation du nourrisson,* Conseil Québécois de la recherche sociale.

Troiano, R.P., Flegal, K.M., Kuczmarski, R.J., Campbell, S.M., et Johnson, C.L. (1995). Overweight prevalence and trends for children and adolescents. *Archives of Pediatric and Adolescent Medicine, 149,* 1085-1091.

Wauben, I.P., et Wainwright, P.E. (1999). The influence of neonatal nutrition on behavioral development : a critical appraisal. *Nutrition Reviews, 57,* 35-44.

World Health Organisation in collaboration with UNICEF (1988). *Weaning from breast milk to family food. A guide for health and community workers.* Geneva, Switzerland ; 1-36.

Wright, A.L., Holberg, C., et Taussig, L.M. (1988). Infant feeding practices among middle class Anglos and Hispanics. *Pediatrics, 83,* 496-503.

4 L'EXAMEN PHYSIQUE EN PÉDIATRIE

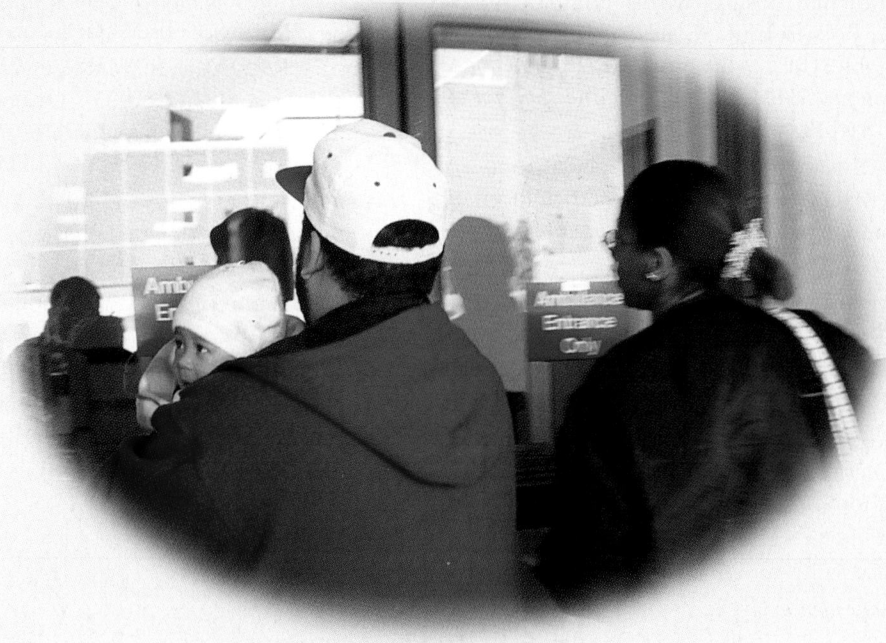

Les parents de Catherine, 6 mois, arrivent à la salle d'urgence avec leur fille dans les bras. Le pédiatre du CLSC de leur quartier a diagnostiqué une bronchiolite et a demandé qu'elle soit hospitalisée d'urgence. Vous êtes l'infirmière de Catherine et vous devez évaluer son état de santé lors de son admission à l'unité de soins.

Quels renseignements cherchez-vous à obtenir ? Dans quel ordre les recueillez-vous ? Quelles techniques utilisez-vous pour en savoir plus sur l'état de santé de Catherine ? Comment classez-vous vos résultats pour qu'ils soient cohérents ?

Les antécédents du patient et l'examen physique vous fournissent la structure ainsi que l'ordre dans lequel recueillir et analyser les données pertinentes de l'évaluation. Les résultats de l'examen physique initial servent de données de base pour évaluer la réaction de Catherine au traitement. L'analyse des données recueillies vous permet aussi d'établir un plan de soins infirmiers déterminant les soins que Catherine va recevoir.

OBJECTIFS

Après l'étude de ce chapitre, vous serez en mesure de :

- Obtenir les antécédents complets, y compris les renseignements sur le patient et les données physiologiques et psychosociales ;
- Décrire différentes stratégies qui visent à augmenter la coopération de l'enfant durant l'examen physique ;
- Choisir les techniques d'examen appropriées pour chacun des systèmes ;
- Décrire les données normales et anormales pour chacun des systèmes ;
- Discuter de la progression normale du développement des filles et des garçons durant la puberté ;
- Distinguer les réflexes primitifs du nouveau-né et du nourrisson.

« J'avais très peur lorsque nous avons amené Catherine à l'hôpital. Elle avait l'air si faible, si craintive et si malade ! Les infirmières et les médecins ont pris la relève lorsque nous sommes arrivés à l'hôpital et je me suis senti mieux. Ils avaient l'air de savoir ce qu'ils faisaient. »

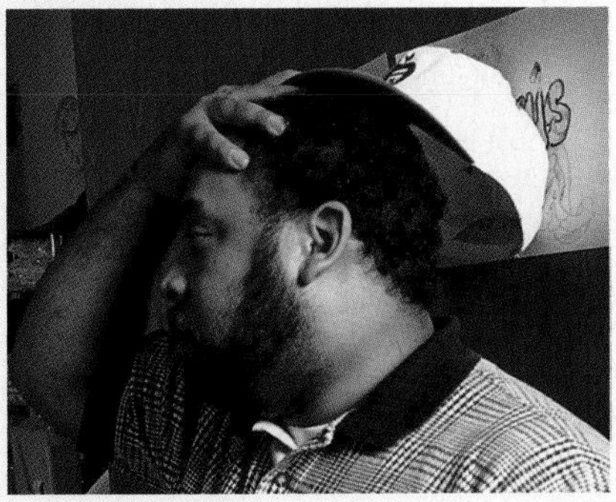

VOCABULAIRE

- **Amplitude de mouvement** Direction et ampleur du mouvement d'une articulation, effectué de façon indépendante ou avec de l'aide.
- **Auscultation** Technique consistant à écouter les bruits produits par les voies respiratoires, les poumons, l'abdomen, le cœur et les vaisseaux sanguins pour en déterminer les caractéristiques. L'auscultation se fait généralement avec un stéthoscope, qui amplifie les bruits.
- **Bilan fonctionnel** Entrevue complète visant à définir et à consigner les préoccupations et les problèmes de santé des parents ou de l'enfant pour chaque système ; il s'agit d'un survol de l'état de santé de l'enfant.
- **Communication efficace** Échange d'informations entre l'infirmière, les parents et l'enfant que comprennent toutes les personnes prenant part à la conversation.
- **Comportement non verbal** Recours aux expressions du visage, au contact visuel, au toucher, à la posture, aux gestes, ainsi qu'aux mouvements du corps qui communiquent des sentiments pendant une conversation.
- **Collecte des données** Processus consistant à recueillir de l'information sur un enfant et sa famille pour élaborer des diagnostics infirmiers. La collecte des données inclut des renseignements sur le patient lui-même, ses antécédents, les résultats de l'examen physique ainsi que des données psychologiques et développementales. À la suite de cette collecte, une analyse des données recueillies permettra de définir l'information pertinente.
- **Inspection** Technique d'observation consistant à examiner avec soin les caractéristiques physiques de l'enfant (taille, forme, couleur, mouvement, position, emplacement), ainsi que ses comportements.
- **Jugement clinique** Analyse et synthèse des données provenant des antécédents de l'enfant, de l'examen physique, des tests de dépistage et des analyses de laboratoire permettant de prendre des décisions à propos des problèmes de santé de l'enfant. On parle aussi de raisonnement diagnostique.
- **Palpation** Technique consistant à toucher le patient pour déterminer les caractéristiques de la peau, des organes internes et des masses, notamment la texture, l'humidité, la sensibilité, la température, la position, la forme, la consistance, ainsi que la mobilité des masses et des organes.
- **Percussion** Technique consistant à donner de petits coups à la surface du corps, directement ou indirectement, pour provoquer des vibrations révélant la densité des tissus sous-jacents et les limites des organes internes.

Les techniques d'examen doivent-elles varier selon l'âge des enfants? Comment l'infirmière réussit-elle à obtenir la coopération des nourrissons et des trottineurs? Ce chapitre répond à ces questions et vous propose un survol de l'évaluation pédiatrique, y compris l'interrogatoire et les techniques d'examen adaptées aux besoins particuliers des patients en pédiatrie. Sont exposées tout d'abord les différentes stratégies que l'infirmière devra élaborer pour connaître le mieux possible les antécédents de l'enfant. Vient ensuite le processus systématique de l'examen physique de l'enfant.

► PARTICULARITÉS ANATOMIQUES ET PHYSIOLOGIQUES DE L'ENFANT

Il est d'emblée évident que les nourrissons et les enfants sont plus petits que les adultes. Il existe aussi des différences physiologiques importantes entre les enfants et les adultes. Lorsque vous connaîtrez ces différences anatomiques et physiologiques, vous pourrez détecter plus facilement les variations normales pendant l'examen physique et vous comprendrez mieux les réactions physiologiques particulières des enfants à la maladie et aux blessures. La figure 4-1 présente un aperçu des principales différences anatomiques et physiologiques entre l'enfant et l'adulte.

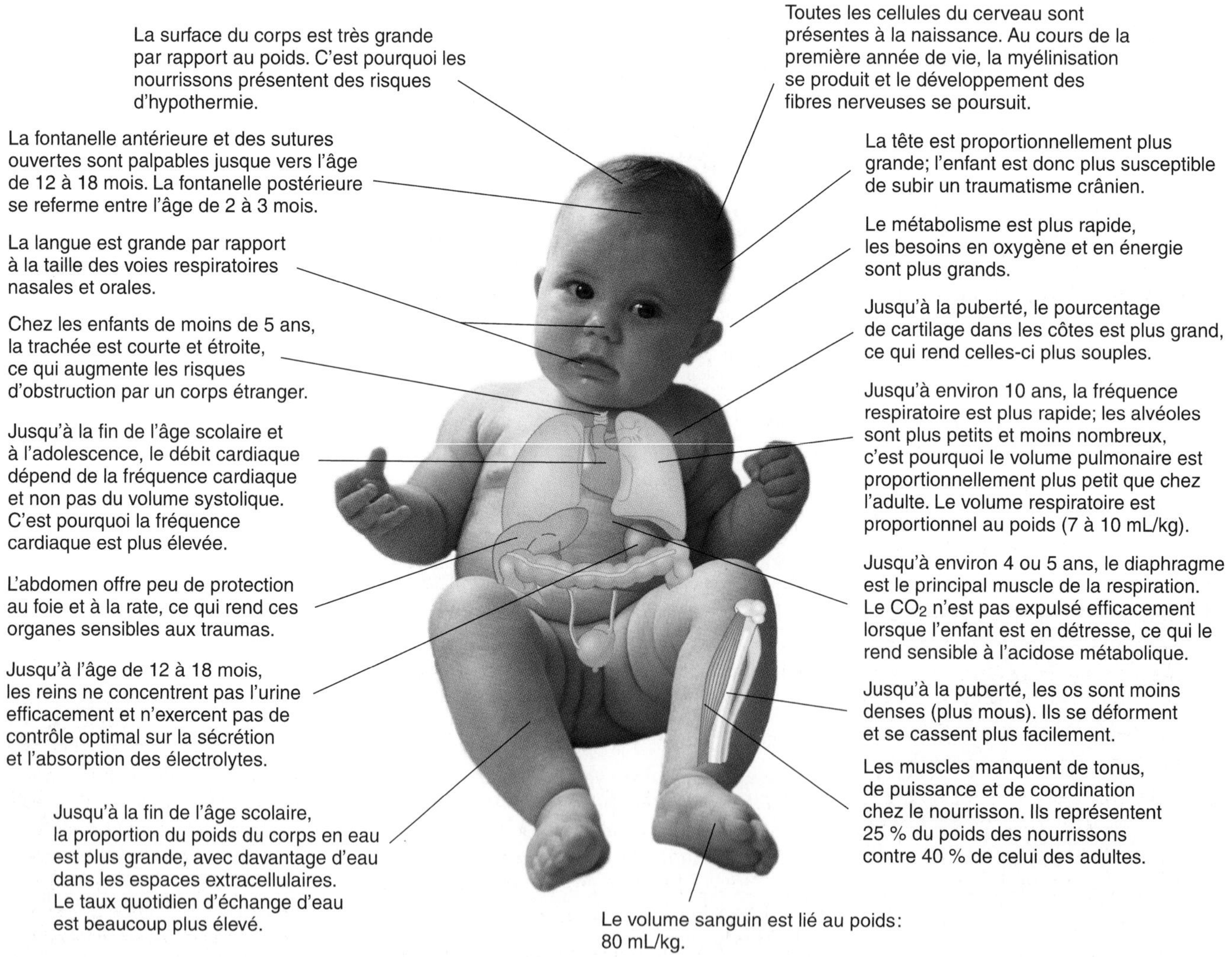
La surface du corps est très grande par rapport au poids. C'est pourquoi les nourrissons présentent des risques d'hypothermie.
La fontanelle antérieure et des sutures ouvertes sont palpables jusque vers l'âge de 12 à 18 mois. La fontanelle postérieure se referme entre l'âge de 2 à 3 mois.
La langue est grande par rapport à la taille des voies respiratoires nasales et orales.
Chez les enfants de moins de 5 ans, la trachée est courte et étroite, ce qui augmente les risques d'obstruction par un corps étranger.
Jusqu'à la fin de l'âge scolaire et à l'adolescence, le débit cardiaque dépend de la fréquence cardiaque et non pas du volume systolique. C'est pourquoi la fréquence cardiaque est plus élevée.
L'abdomen offre peu de protection au foie et à la rate, ce qui rend ces organes sensibles aux traumas.
Jusqu'à l'âge de 12 à 18 mois, les reins ne concentrent pas l'urine efficacement et n'exercent pas de contrôle optimal sur la sécrétion et l'absorption des électrolytes.
Jusqu'à la fin de l'âge scolaire, la proportion du poids du corps en eau est plus grande, avec davantage d'eau dans les espaces extracellulaires. Le taux quotidien d'échange d'eau est beaucoup plus élevé.
Le volume sanguin est lié au poids: 80 mL/kg.
Toutes les cellules du cerveau sont présentes à la naissance. Au cours de la première année de vie, la myélinisation se produit et le développement des fibres nerveuses se poursuit.
La tête est proportionnellement plus grande; l'enfant est donc plus susceptible de subir un traumatisme crânien.
Le métabolisme est plus rapide, les besoins en oxygène et en énergie sont plus grands.
Jusqu'à la puberté, le pourcentage de cartilage dans les côtes est plus grand, ce qui rend celles-ci plus souples.
Jusqu'à environ 10 ans, la fréquence respiratoire est plus rapide; les alvéoles sont plus petits et moins nombreux, c'est pourquoi le volume pulmonaire est proportionnellement plus petit que chez l'adulte. Le volume respiratoire est proportionnel au poids (7 à 10 mL/kg).
Jusqu'à environ 4 ou 5 ans, le diaphragme est le principal muscle de la respiration. Le CO_2 n'est pas expulsé efficacement lorsque l'enfant est en détresse, ce qui le rend sensible à l'acidose métabolique.
Jusqu'à la puberté, les os sont moins denses (plus mous). Ils se déforment et se cassent plus facilement.
Les muscles manquent de tonus, de puissance et de coordination chez le nourrisson. Ils représentent 25 % du poids des nourrissons contre 40 % de celui des adultes.

FIGURE 4-1. Les enfants ne sont pas simplement de petits adultes. D'importantes différences anatomiques et physiologiques les distinguent des adultes. Ces particularités vont évoluer au rythme de leur croissance et de leur développement. Quelles sont les différences les plus importantes pour l'enfant hospitalisé? Pourquoi?

▶ ANTÉCÉDENTS DE L'ENFANT

STRATÉGIES DE COMMUNICATION

Comment rendre la communication efficace? Si le parent ou la personne qui a la garde de l'enfant ne vous regarde pas dans les yeux quand il vous parle, que cela signifie-t-il? Quels indices vous permettent de supposer qu'un parent ne vous donne pas toute l'information sur les antécédents de l'enfant?

L'entrevue est une conversation très personnelle avec le parent de l'enfant, la personne qui a la garde de l'enfant ou l'adolescent, au cours de laquelle des préoccupations et des sentiments très intimes sont exprimés. Assurez-vous que cet échange d'informations avec le parent ou l'enfant est bien compris par les deux parties et qu'il y a une **communication efficace**. Communiquer de façon efficace est une tâche ardue. En effet, les parents et les enfants n'interprètent pas toujours correctement ce que dit l'infirmière, tout comme vous ne comprenez peut-être pas complètement ce que le parent ou l'enfant vous dit. Notre façon d'interpréter l'information est liée à notre expérience de vie, à notre culture et à notre éducation.

Stratégies pour établir une relation avec la famille

Assurez-vous que les parents comprennent bien le but de l'entrevue dès que vous la commencez et qu'ils savent que l'information sera utilisée à bon escient. Pour établir une bonne communication, manifestez votre intérêt pour l'enfant et sa famille pendant que l'entretien se déroule. Ce bon contact est la pierre angulaire de la collaboration entre l'infirmière et le parent, qui permettra à l'enfant de bénéficier des meilleurs soins infirmiers possibles. Les stratégies suivantes vous permettront d'établir une relation avec la famille de l'enfant pendant la collecte des données:

- *Présentez-vous* (indiquez vos nom, titre ou situation ainsi que votre rôle dans les soins apportés à l'enfant). Par marque de respect, demandez à tous les membres de la famille qui sont présents le nom qu'ils préfèrent que vous utilisiez pour vous adresser à eux.
- *Expliquez en quoi consiste l'entrevue* et ce qui différencie les données recueillies par l'infirmière des renseignements collectés par d'autres professionnels de la santé. Par exemple, « Les infirmières vont utiliser ces renseignements pour planifier les soins infirmiers les mieux adaptés à votre enfant. »
- *Créez un espace privé* et supprimez le plus possible tout ce qui pourrait déranger pendant l'entrevue. Si la chambre du patient n'offre pas suffisamment d'intimité, essayez de trouver une autre chambre inoccupée ou un salon.
- *Orientez l'entrevue* par des questions ouvertes. Utilisez des questions fermées ou donnez des directives pour clarifier un point précis. Les questions ouvertes sont utiles pour commencer l'entrevue, établir une relation et comprendre la façon dont les parents perçoivent le problème de l'enfant; par exemple, « Dites-moi pour quelle raison Guillaume a été hospitalisé. » Les questions fermées servent à obtenir des renseignements détaillés; par exemple, « Quelle était la température de Thomas ce matin? »
- *Posez une seule question à la fois.* Ainsi, le parent ou l'enfant comprendra ce que vous voulez savoir et vous saurez à quelle question le parent ou l'enfant répond. « Un membre de votre famille souffre-t-il de diabète, de maladie du cœur ou d'anémie falciforme? » est une question multiple. Posez une question distincte pour chaque maladie, afin d'obtenir la réponse la plus précise possible.
- *Faites participer l'enfant à l'entrevue* en lui posant des questions appropriées à son âge et à son stade de développement. Vous pouvez poser les questions suivantes à de jeunes enfants: « Comment s'appelle ta poupée? » ou « Où as-tu mal? » Manifester de l'intérêt pour l'enfant vous permet d'établir une relation à la fois avec

DIVERSITÉ CULTURELLE

Les personnes appartenant à certains groupes culturels, surtout les Asiatiques, essaient de prévoir les réponses que vous voulez entendre ou répondent « Oui » même si elles ne comprennent pas la question. Elles adoptent cette attitude pour vous plaire ou pour faire preuve de politesse. Énoncez vos questions de façon neutre.

lui et avec les parents. Posez des questions aux enfants plus âgés et aux adolescents sur leur maladie ou leur blessure. Donnez-leur la possibilité de vous parler de leurs préoccupations sans la présence des parents.

- *Faites preuve d'honnêteté* envers l'enfant lorsque vous répondez à ses questions ou lorsque vous l'informez de ce qui va se passer. Les enfants doivent savoir qu'ils peuvent vous faire confiance.
- *Choisissez le niveau de langage* que les parents et l'enfant comprendront le mieux. Les phrases ou les expressions utilisées couramment peuvent avoir des significations différentes selon les régions du pays et les différents groupes ethniques. Pour améliorer la communication et vous assurer que les parents et l'enfant comprennent bien le sens de vos propos, sollicitez souvent leur rétroaction.
- *Faites appel à un interprète pour améliorer la communication* si vous ne parlez pas la langue maternelle de la famille (figure 4-2).

Écoute attentive

Il est nécessaire de faire preuve d'une attention soutenue pour « entendre » et interpréter correctement l'information que les parents et l'enfant vous transmettent pendant l'entrevue. *Écoutez* attentivement ce que vous disent les parents. Faites attention à la façon dont l'information est exprimée et *observez les comportements* pendant l'échange.

- Le parent hésite-t-il à répondre à certaines questions ou s'y dérobe-t-il ?
- Faites attention à l'attitude du parent ou au timbre de sa voix lorsque les problèmes de l'enfant sont abordés. Évaluez si cette attitude correspond à la gravité du problème de l'enfant. Le timbre d'une voix peut révéler de l'anxiété, de la colère ou de l'indifférence.
- Soyez attentive aux thèmes sous-jacents. Par exemple, un parent peut parler de la maladie de son enfant et ne cesser d'insister sur les conséquences financières que cette maladie provoque dans la famille ou sur la nécessité de répondre aux attentes des autres membres de la famille. Ces points doivent être pris en considération.
- Observez le **comportement non verbal** du parent (posture, gestes, mouvement du corps, contact visuel et expressions du visage) afin de déterminer si ce comportement correspond aux mots qui sont prononcés et au timbre de la voix qui les accompagne. Le parent prend-il à cœur l'état de santé de son enfant et en est-il inquiet ? Le parent qui s'assoit très droit, qui maintient le contact visuel et qui semble

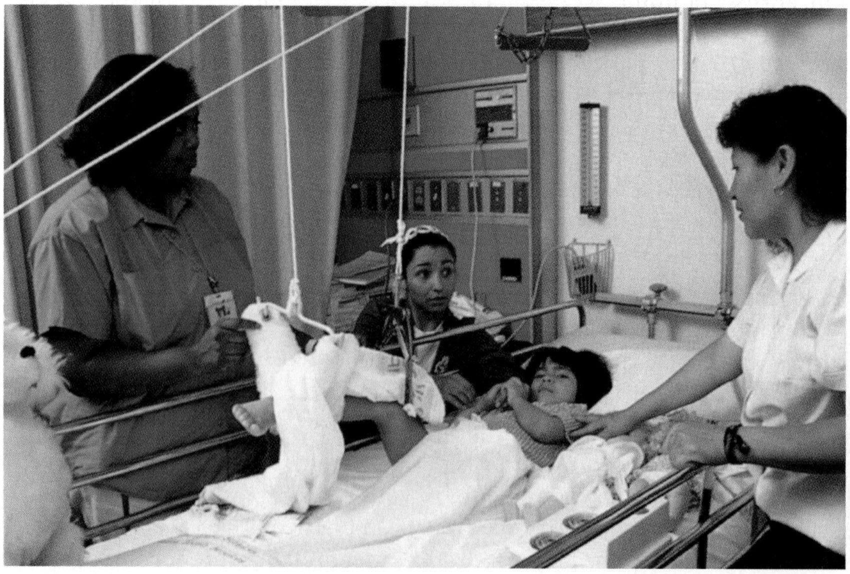

FIGURE 4-2. Demandez un interprète. La plupart des hôpitaux ont des interprètes auxquels vous devriez faire appel. Sinon, prenez un interprète professionnel dont vous avez entendu parler auparavant et qui connaît les termes médicaux et les codes culturels de la famille. L'interprète (au centre) doit être placé de façon à améliorer la communication. Maintenez un contact visuel avec le parent ou le patient, et non avec l'interprète. Pour que l'information reste confidentielle, évitez de choisir un membre de la famille comme interprète pour la collecte des données.

tendu montre qu'il se soucie de son enfant. Le retrait physique, l'absence de contact visuel ou une expression joyeuse sont en contradiction avec la gravité de l'état de santé de l'enfant.

DIVERSITÉ CULTURELLE

Les représentants de nombreux groupes culturels (Asiatiques, Amérindiens et ressortissants du Moyen-Orient) auront tendance à éviter le contact visuel. En effet, cette pratique est considérée comme impolie, agressive et irrespectueuse[1].

Des indices verbaux et non verbaux subtils révèlent souvent que le parent n'a pas fourni toute l'information sur le problème de l'enfant : il évite le contact visuel, il change le timbre de sa voix, ou encore il hésite à répondre à une question. Adoptez dans ce cas une attitude positive et posez des questions pour clarifier la situation afin d'encourager le parent ou l'enfant à vous donner une description plus précise ou à exprimer une situation difficile ; par exemple, « Il semble bien que cette expérience ait été difficile. Comment Maria a-t-elle réagi ? »

Incitez les parents à partager toute information, même à caractère personnel ou émotif, surtout lorsque cette information va influer sur la planification des soins infirmiers. Les parents dissimulent souvent des renseignements parce qu'ils veulent faire bonne impression ou parce qu'ils ne saisissent pas l'importance de l'information manquante. Si un parent vous semble hésitant à partager de l'information, expliquez-lui brièvement le but de votre question, par exemple, rendre l'hospitalisation de l'enfant plus agréable ou commencer à planifier son congé et les soins à domicile.

Dans certains cas, le parent est trop agité, contrarié ou en colère pour continuer à répondre à vos questions. Si vous n'avez pas besoin de l'information immédiatement, passez à une autre section de l'entrevue et déterminez si le parent est en mesure de répondre à d'autres questions ou s'il serait plus approprié de recueillir le reste des données ultérieurement.

DONNÉES À RECUEILLIR

Vous devez recueillir et classer des renseignements sur la santé de l'enfant, ainsi que les antécédents médicaux, personnels et sociaux pour planifier les soins infirmiers dont l'enfant aura besoin. Dans le cadre de ce manuel, nous avons retenu une version modifiée du système de classement de Burns comme cadre de collecte de données[2, 3]. Les données physiologiques, psychosociales et développementales sont classées pour vous aider à élaborer des diagnostics infirmiers et le plan de soins infirmiers. Ouvrez l'œil et décelez les indices non verbaux (figure 4-3).

Renseignements sur le patient

Inscrivez le nom et le prénom de l'enfant, son âge, son sexe et son origine ethnique. Vous trouverez les renseignements concernant l'enfant (date de naissance, nationalité, religion, adresse et numéro de téléphone) sur le formulaire d'admission. Demandez

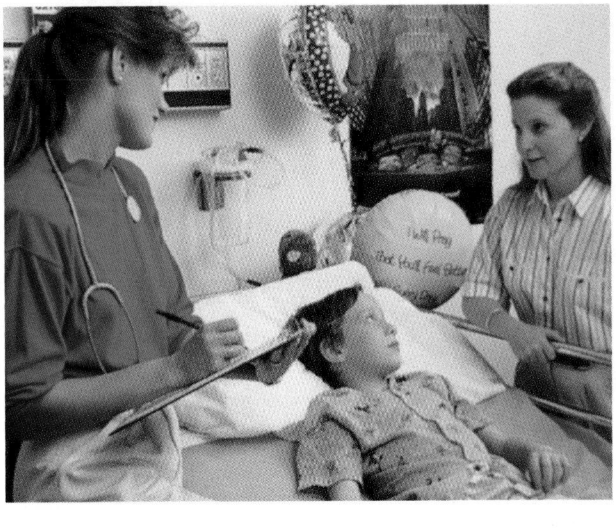

FIGURE 4-3. Lorsque vous recueillez des données physiologiques, observez le comportement du patient.

au parent de vous donner le nom d'une personne que vous pourriez contacter en cas d'urgence (adresse et numéros de téléphone, à la maison et au travail). Vous devez consigner le nom de la personne qui vous communique les antécédents du patient ainsi que ses liens de parenté avec lui.

Données physiologiques

Les données sur les problèmes de santé et les maladies de l'enfant sont consignées chronologiquement, suivant un format semblable aux antécédents médicaux classiques.

- Le *motif de la consultation* est le principal problème de l'enfant, la raison de son hospitalisation ou de son rendez-vous dans un établissement de santé. Il doit être transcrit dans les termes exacts du parent ou de l'enfant.
- Les *antécédents de la maladie ou de la blessure actuelle* sont une description détaillée du problème de santé actuel. Ces données doivent comprendre l'apparition du problème et l'ordre dans lequel les événements se sont déroulés, les caractéristiques et l'évolution des symptômes, les facteurs déterminants et l'état actuel du problème. Chaque problème est décrit séparément. Le tableau 4-1 dresse la liste des données spécifiques à recueillir sur chaque maladie ou blessure.
- Les *antécédents généraux* sont une description plus détaillée des problèmes de santé antérieurs de l'enfant. Il s'agit de la façon dont l'accouchement s'est passé et de toutes les principales maladies et blessures dont l'enfant a souffert depuis. Un récapitulatif détaillé et complet de la naissance est nécessaire lorsque le problème actuel de l'enfant peut y être associé (tableau 4-2). Consignez l'âge de l'enfant au moment de chaque maladie, blessure, chirurgie ou hospitalisation. Obtenez des renseignements sur chaque diagnostic et traitement spécifiques, sur les résultats, complications ou problèmes résiduels et sur la réaction de l'enfant à l'événement (tableau 4-3).
- L'*état de santé actuel* est une description détaillée de la santé générale de l'enfant. Obtenez des renseignements sur les allergies de l'enfant, les médicaments qu'il prend actuellement, les vaccins qu'il a reçus, les activités et les sports qu'il pratique,

TABLEAU 4-1 Antécédents de la maladie ou de la blessure actuelle

Caractéristique	Description
Début	Soudain ou progressif, épisodes précédents, date et heure de l'apparition
Type de symptômes	Douleur, démangeaisons, toux, vomissements, écoulement nasal, diarrhée, rash, etc.
Endroit	Généralisé ou localisé – précision anatomique
Durée	Continue ou épisodique, longueur des épisodes
Gravité	Effet sur les activités quotidiennes (interruption du sommeil, diminution de l'appétit, invalidité)
Facteurs déterminants	Ce qui aggrave ou soulage les symptômes ; ce qui a accentué le problème ; exposition récente à une infection ou à un allergène
Évaluation antérieure du problème	Analyses de laboratoire, cabinet du médecin ou hôpital où l'évaluation a eu lieu, résultat des évaluations précédentes
Traitement précédent et actuel	Médicaments d'ordonnance et en vente libre utilisés, autres mesures essayées (chaleur, glace, repos), réaction aux traitements

TABLEAU 4-2 Antécédents relatifs à la naissance

Période prénatale
Âge de la mère, état de santé pendant la grossesse, soins prénataux, gain de poids, alimentation particulière, date prévue de l'accouchement
Explication détaillée des maladies, résultats des examens radiologiques, hospitalisations, médications et complications (à quel moment pendant la grossesse ?)
Antécédents obstétricaux

Période anténatale – Description de l'accouchement
Lieu de l'accouchement (hôpital, domicile, maison de naissance)
Travail spontané ou provoqué
Accouchement vaginal ou par césarienne, forceps ou ventouse, présentation du bébé par la tête ou par le siège
Naissance simple ou multiple

État de santé du bébé à la naissance
Poids, indice d'Apgar, a pleuré immédiatement
Incubateur, oxygène, aspiration, ventilation assistée
Anomalie détectée, liquide amniotique teinté de méconium

Période postnatale
Difficultés à la pouponnière – alimentaires et respiratoires, ictère, cyanose, rash
Durée du séjour à l'hôpital, pouponnière pour les nourrissons ayant des problèmes particuliers, retour à la maison avec la mère et le père
Allaitement au sein ou au biberon, gain de poids à l'hôpital
Soins médicaux nécessaires au cours de la première semaine – hospitalisation

TABLEAU 4-3 Maladies et blessures antérieures

Maladies	Principales maladies, notamment maladies contagieuses courantes
Blessures	Principales blessures, leur mécanisme (cause) et leur gravité
Chirurgies	Type spécifique, chirurgie d'un jour ou hospitalisation
Hospitalisations	Raison et durée de l'hospitalisation
Transfusions	Circonstances et réactions

ses habitudes de sommeil, son alimentation, les mesures de sécurité utilisées et les soins de santé qu'il reçoit(tableau 4-4).

- Le **bilan fonctionnel** est un survol complet de la santé de l'enfant. Il permet de cerner des signes et des symptômes supplémentaires associés à la maladie qui a motivé l'hospitalisation de l'enfant, ou d'autres problèmes qui ne sont pas reliés directement au principal problème de santé de l'enfant mais qui pourraient influer sur les soins infirmiers ou les soins à domicile. Par exemple, poser des questions sur des symptômes urinaires pourrait vous apprendre que l'enfant souffre encore d'énurésie à l'âge de 7 ans, alors qu'il est hospitalisé pour une fracture du fémur. Vous devrez alors déterminer en quoi l'énurésie pourrait poser problème étant donné que l'enfant aura un spica plâtré. Pour chaque situation, vous devez connaître le traitement, les résultats, les problèmes résiduels et l'âge de l'enfant au moment de l'apparition des signes. Le tableau 4-5 contient des directives sur la collecte des données.

TABLEAU 4-4 État de santé actuel

Soins de santé
Nom de la principale personne responsable des soins de santé (il s'agit souvent du médecin de famille ou du pédiatre qui suit l'enfant) ; date de la dernière visite
Nom du dentiste ; date de la dernière visite
Autres personnes qui ont dispensé des soins de santé

Allergies
Alimentaires, aux médicaments, aux animaux, aux piqûres d'insectes, à la poussière, etc.
Type de réactions

Vaccins
Types, dates, réactions indésirables

Mesures de sécurité utilisées
Système de retenue dans la voiture
Dispositifs de sécurité pour les fenêtres
Rangement des médicaments
Équipement de protection pour la pratique de différents sports
Détecteurs de fumée
Casque de bicyclette
Rangement des armes à feu
Autre

Activités et exercice
Mobilité physique
Activités de jeu ou sportives
Limitations et matériel d'adaptation

Nutrition
Allaitement au biberon ou au sein
Période d'introduction d'aliments solides
Habitudes alimentaires (repas et collations)
Variété des aliments consommés, aliments sans valeur nutritive
Appétit

Sommeil
Durée et heure des siestes et du sommeil nocturne
Cauchemars ou terreurs nocturnes
Autres troubles du sommeil
Où l'enfant dort-il ?
Rituels pour endormir l'enfant

- Les *maladies familiales et héréditaires*. Ces données résument les principales maladies familiales et héréditaires des membres de la famille, notamment des parents, grands-parents, tantes, oncles, frères et sœurs. Recueillez des renseignements sur l'état de santé de chacun des parents. Consignez l'information sous la forme d'un arbre généalogique ou sous la forme narrative. La réalisation d'un génogramme peut être très utile. Les maladies spécifiques sur lesquelles vous devez poser des questions sont énumérées au tableau 4-6.

Données psychosociales

Informez-vous sur la composition de la famille afin de définir le contexte socio-économique et sociologique qui vous permettra de planifier les soins dont l'enfant a besoin, à l'hôpital et à la maison.

TABLEAU 4-5 Bilan fonctionnel

Système	Exemples de problèmes à détecter
Général	Croissance générale, état de santé général, aptitude à suivre le rythme des autres enfants ou tendance à être fatigué au moment des repas ou d'une activité, fièvre, habitudes de sommeil Allergies, type de réaction allergique (urticaire, rash, difficultés respiratoires, œdème, nausées), saisonnières ou à chaque exposition
Peau et ganglions lymphatique	Rash, peau sèche, démangeaisons, changements dans la couleur ou la texture de la peau, tendance aux ecchymoses, ganglions lymphatiques œdématiés ou sensibles
Cheveux et ongles	Chute des cheveux, changements dans la couleur ou la texture, usage de teinture ou de produits chimiques sur les cheveux Anomalies dans la croissance ou dans la couleur des ongles
Tête	Céphalées, blessures à la tête
Yeux	Problèmes de vision, strabisme, amblyopie, port de lunettes, infections oculaires, rougeurs, larmes, brûlure, friction, paupières œdématiées
Oreilles	Otites, écoulements fréquents des oreilles ou présence de tubes dans les oreilles Perte auditive (pas de réaction aux bruits forts ou aux questions, manque d'attention, demander si des tests auditifs ont été faits)
Nez et sinus	Saignements du nez, congestion nasale, rhumes et écoulement nasal, sinus douloureux ou sinusites Obstruction nasale, difficulté à respirer, ronflement nocturne
Bouche et gorge	Respiration par la bouche, difficulté à avaler, mal de gorge, infections à streptocoques Éruption des dents, caries, appareil dentaire Changements de la voix, enrouement, problèmes d'élocution
Cardiaque et hématologique	Souffle cardiaque, anémie, hypertension, cyanose, œdème, fièvre rhumatismale, douleur thoracique
Thorax et système respiratoire	Dyspnée, épisodes d'étouffement, toux, wheezing, cyanose, exposition à la tuberculose, autres infections
Gastro-intestinal	Selles, fréquence, couleur, régularité, consistance, malaise, constipation ou diarrhée ; douleur abdominale ; saignement au niveau du rectum, flatulences Nausées ou vomissements, appétit
Urinaire	Fréquence, urgence (miction impérieuse), dysurie, miction goutte à goutte, énurésie, force du jet de la miction Apprentissage de la propreté – âge auquel l'enfant a été propre le jour et la nuit
Reproducteur	Pour les enfants pubères
Filles	Début des menstruations, quantité, durée, fréquence, malaises ou douleur, problèmes ; pertes vaginales, développement des seins
Garçons	Début de la puberté, émissions, érections, douleur ou écoulements du pénis, œdème ou douleur des testicules
Les deux sexes	Activité sexuelle, contraception, maladies transmissibles sexuellement
Musculosquelettique	Faiblesse, maladresse, mauvaise coordination, équilibre, tremblements, démarche anormale, muscles ou articulations douloureux, articulations œdématiées, rouges ou chaudes, fractures
Neurologique	Convulsions, évanouissements répétés, étourdissement, engourdissement, problèmes d'apprentissage, temps de concentration, hyperactivité, problèmes de mémoire

TABLEAU 4-6 Maladies familiales ou héréditaires

Maladies infectieuses	Tuberculose, VIH ou hépatite
Maladies cardiaques	Malformations cardiaques, infarctus du myocarde, hypertension, hyperlipidémie
Affections allergiques	Eczéma, rhume des foins ou asthme
Troubles de la vue	Glaucome ou cataracte
Troubles hématologiques	Anémie falciforme, thalassémie, déficit en G6PD, leucémie
Troubles pulmonaires	Fibrose kystique
Cancer	Type de cancer
Troubles endocriniens	Diabète
Troubles mentaux	Retard mental, épilepsie, chorée de Huntington, troubles psychiatriques
Troubles musculosquelettiques	Arthrite, dystrophie musculaire
Troubles gastro-intestinaux	Ulcères, colites, maladie des reins

- Composition de la famille, notamment membres de la famille vivant sous le même toit, leur relation avec l'enfant, situation de famille des parents ou autre structure familiale et personnes qui participent aux soins de l'enfant.
- Membres du foyer ayant un emploi, revenu du foyer, ainsi que ressources financières ou recours à des organismes de soutien, notamment l'aide sociale et les banques alimentaires.
- Description du domicile et de l'environnement familial (atmosphère, stress émotif, activités de la famille); aire de jeu sans danger; utilisation de l'eau de la municipalité ou d'un puit; électricité, chauffage et réfrigération.
- École ou garderie; description du voisinage, notamment terrains de jeux, transport et proximité des magasins.

L'information sur les activités de la vie quotidienne, celle portant sur les activités moins régulières et les données psychosociales sont à la source de nombreux diagnostics infirmiers et constituent la base d'un plan de soins infirmiers personnalisé. La collecte des données doit mettre l'accent sur les points qui influent sur la qualité de la vie quotidienne, même si certaines données conventionnelles semblent recouper les données sur la maladie (tableau 4-7). Les antécédents psychosociaux des adolescents doivent concerner les domaines essentiels de leur vie (milieu familial, emploi et éducation, activités, drogues, activité sexuelle/sexualité, suicide, dépression et sécurité) susceptibles d'entraver la croissance et le développement normaux[4]. Vous pouvez utiliser les questions du tableau 4-8.

TABLEAU 4-7 Qualité de la vie quotidienne

Relations
Relations familiales/perturbation de la dynamique familiale
Relations avec les pairs
Interactions sociales (garderie, école)
Communication

Perception de soi/idée de soi-même
Identité personnelle et identité liée au rôle
Estime de soi
Image corporelle/trouble invisible

Adaptation au stress/tolérance au stress
Tempérament
Stratégies d'adaptation au stress
Discipline
Abus de substances psychoactives

Valeurs et croyances
Religion
Valeurs et croyances personnelles

Soins à domicile pour les enfants malades
Ressources nécessaires/disponibles
Connaissances et compétences des parents, des autres membres de la famille
Soins de répit disponibles

Problèmes sensoriels/de perception
Adaptation à la vie quotidienne pour toute perte sensorielle (visuelle, auditive, cognitive ou motrice)

Adapté de Burns, C. (1992). A new assessment model and tool for pediatric nurse practionners, Journal of Pediatric Health Care, 6, 73-81.

TABLEAU 4-8 Évaluation psychosociale des adolescents à l'aide de l'outil de dépistage HEADSSS *(Home environment, Employment and education, Activities, Drugs, Sexual activity/sexuality, Suicide/depression, Safety)*

Milieu familial
- Avec qui vis-tu ?
- Y a-t-il eu des changements récents dans ta vie ?
- Tes parents s'entendent-ils bien ?
- Tes parents travaillent-ils ?

Emploi et éducation
- Vas-tu à l'école actuellement ?
- Quelles sont tes matières préférées ?
- As-tu de bonnes notes à l'école ?
- As-tu déjà été renvoyé de l'école ? As-tu déjà manqué l'école pendant une longue période ?
- Tes amis fréquentent-ils l'école ?
- Quels sont tes projets d'études ou de travail ?

Activités
- Quels sont tes loisirs préférés ?
- Que fais-tu pour t'amuser ?
- Avec qui passes-tu ton temps ?

Drogues
- As-tu déjà consommé des drogues illicites ? As-tu consommé de l'alcool ? Des stéroïdes ? As-tu déjà fumé ou chiqué du tabac ?
- Consommes-tu encore ces drogues ? As-tu des amis qui consomment ou vendent des drogues ?

Activité sexuelle/Sexualité
- Quelle est ton orientation sexuelle ?
- As-tu une vie sexuelle active ?
  - À quel âge ton activité sexuelle a-t-elle commencé ?
  - Combien de partenaires sexuels as-tu ?
  - Toi-même ou ton (ou ta) partenaire utilisez-vous des condoms ?
  - Toi-même ou ton (ou ta) partenaire utilisez-vous des contraceptifs ?
- As-tu déjà été victime de mauvais traitements, physiques ou sexuels ?

Suicide/dépression
- Es-tu parfois triste ou sur le point de pleurer ? Fatigué ou sans motivation ?
- As-tu déjà eu l'impression que la vie ne valait pas la peine d'être vécue ? As-tu déjà pensé à t'infliger des blessures ? As-tu déjà essayé de le faire ? As-tu envisagé de te suicider ?

Sécurité
- Mets-tu une ceinture de sécurité en voiture ou un casque pour faire de la bicyclette ?
- T'exposes-tu parfois à des situations dangereuses où tu pourrais être blessé ?
- Y a-t-il une arme à feu chez toi ? Es-tu au courant de la sécurité concernant les armes à feu ?

Adapté de Goldenring, J.M. et Cohen, E. (1988). Getting into adolescent heads, Contemporary Pediatrics, *5, 75-90.*

Données développementales

Il s'agit de consigner des données sur le développement moteur, cognitif, linguistique et social de l'enfant. Posez des questions au parent sur les principales étapes du développement de l'enfant et sur ses aptitudes motrices fines et globales actuelles. Demandez-lui l'âge auquel l'enfant a commencé à utiliser des mots correctement et les mots qu'il utilise actuellement. Posez-lui également des questions sur les aptitudes linguistiques de l'enfant. Essayez d'obtenir davantage d'informations sur les résultats scolaires d'un enfant d'âge scolaire pour pouvoir évaluer son développement cognitif. Demandez au parent comment l'enfant se comporte avec les autres enfants, les membres de la famille et les étrangers.

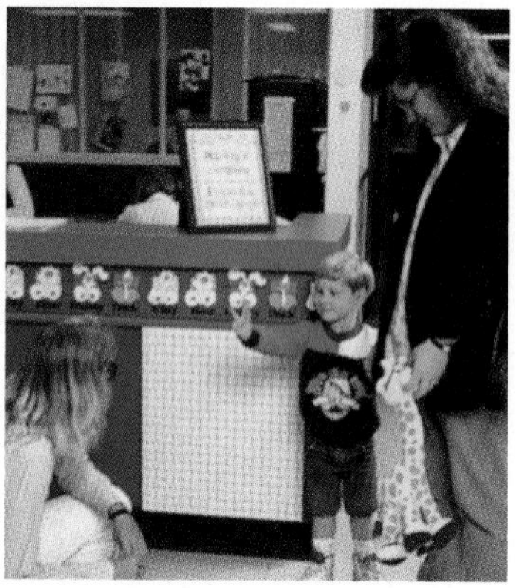

FIGURE 4-4. L'examen de l'enfant commence dès le premier contact. Observez le comportement de l'enfant et du parent en ayant recours à des indices visuels pour procéder à une évaluation juste. L'enfant semble-t-il bien nourri ? Semble-t-il se sentir en sécurité avec le parent ?

Les données développementales vous aideront à planifier de façon appropriée les soins infirmiers de l'enfant. Les lignes directrices d'une collecte des données relatives au développement sont exposées au chapitre 6.

► APPROCHE À ADOPTER AUPRÈS DES DIFFÉRENTS GROUPES D'ÂGES

L'infirmière qui procède à un examen physique doit tenir compte des caractéristiques propres à chaque groupe d'âge. Le tableau 4-9 présente l'approche à adopter pour réaliser l'examen physique auprès de chaque groupe d'âge ainsi que des lignes directrices sur le déroulement de l'examen.

► ASPECT GÉNÉRAL

L'examen commence lorsque vous rencontrez l'enfant pour la première fois, à son admission à l'unité de soins ou dans sa chambre d'hôpital (figure 4-4). Évaluez son poids, mesurez la longueur et le périmètre crânien s'il s'agit d'un nouveau-né ou d'un nourrisson. Si l'enfant peut se tenir debout, mesurez sa taille (figure 4-5). Prenez la température de l'enfant et mesurez sa fréquence cardiaque, sa fréquence respiratoire et sa tension artérielle. Vous trouverez les techniques à utiliser dans l'annexe A de ce manuel. Observez l'apparence générale de l'enfant et son comportement. Il doit sembler bien nourri et bien développé. Les nourrissons et les jeunes enfants ont souvent peur et cherchent à se faire rassurer par leurs parents. L'enfant refusera probablement de communiquer avec vous jusqu'à ce que vous ayez réussi à établir une relation avec lui.

Observez le comportement et le timbre de la voix du parent lorsqu'il parle à l'enfant. Est-ce que le parent encourage l'enfant à parler ? Est-ce qu'il le rassure ou le réconforte comme il se doit ? L'enfant doit se sentir en sécurité avec le parent et se rendre compte qu'il a l'autorisation d'interagir avec l'infirmière.

TECHNIQUES D'EXAMEN

- **Inspection** Technique d'observation consistant à examiner avec soin les caractéristiques physiques de l'enfant (taille, forme, couleur, mouvement, position et emplacement), ainsi que ses comportements.
- **Palpation** Technique consistant à toucher le patient pour déterminer les caractéristiques de la peau, des organes internes et des masses, notamment la texture, l'humidité, la sensibilité, la température, la position, la forme et la consistance, ainsi que la mobilité des masses et des organes.
- **Auscultation** Technique consistant à écouter les bruits produits par les voies respiratoires, les poumons, l'estomac, le cœur et les vaisseaux sanguins pour en déterminer les caractéristiques. L'auscultation se fait généralement avec un stéthoscope, qui amplifie les bruits.
- **Percussion** Technique consistant à donner de petits coups à la surface du corps, directement ou indirectement, pour provoquer des vibrations révélant la densité des tissus sous-jacents et les limites des organes internes.

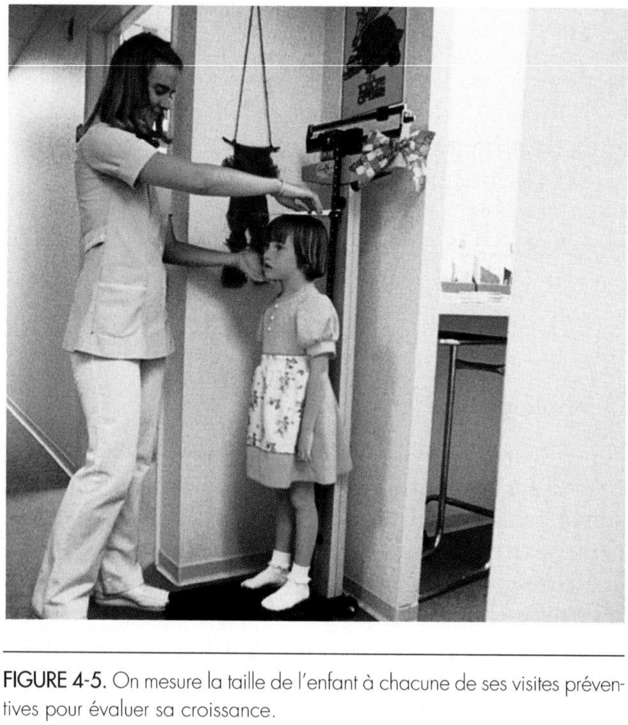

FIGURE 4-5. On mesure la taille de l'enfant à chacune de ses visites préventives pour évaluer sa croissance.

TABLEAU 4-9 Approche à adopter pour réaliser l'examen physique selon le groupe d'âge

Groupe d'âge	Approche à adopter pour réaliser l'examen physique	Déroulement
Nouveau-né Nourrisson	Permettre au nouveau-né ou au nourrisson d'être dans les bras de sa mère ou de son père pendant l'examen sinon le positionner sur la table d'examen de telle sorte qu'il voie bien ses parents. Encourager les parents à bien tenir l'enfant pendant l'examen. Essayer de le distraire avec des objets colorés ou des paroles douces pendant l'examen. Si la pièce est assez chaude, dévêtir l'enfant au complet (il peut garder sa couche). Si l'enfant pleure beaucoup, le calmer avec sa sucette ou un biberon avant de poursuivre l'examen.	Réaliser l'examen de la tête vers les pieds. Il est préférable d'exécuter les interventions désagréables à la fin de l'examen. Rechercher les réflexes correspondant à la partie du corps examinée s'il y a lieu.
Trottineur	Permettre au trottineur d'être assis sur ses parents ou debout près d'eux. Demander la collaboration des parents pour déshabiller l'enfant et pour le tenir lors de certaines interventions plus délicates. Permettre à l'enfant de porter ses sous-vêtements, les retirer seulement lorsque c'est nécessaire. Complimenter l'enfant s'il coopère bien à l'examen.	Utiliser le jeu pendant toute la durée de l'examen. Procéder à l'examen de façon rapide surtout si l'enfant coopère difficilement. Il est préférable de garder les examens douloureux pour la fin.
Enfant d'âge préscolaire	Utiliser une marionnette, une poupée ou une histoire pour expliquer l'examen et faire coopérer l'enfant. Parler doucement à l'enfant en lui expliquant les interventions dans des mots simples. Demander à l'enfant de se déshabiller lui-même en lui permettant de garder ses sous-vêtements. L'enfant pourra être assis ou debout lors de l'examen. Essayer de donner des choix à l'enfant. Si le contact est difficile, changer de sujet (lui parler de ses jeux préférés par exemple).	Agir comme avec le trottineur. Laisser les instruments à la portée de l'enfant, il pourra les manipuler avant leur utilisation par l'infirmière.
Enfant d'âge scolaire	Il coopère généralement assez facilement ; il pourra être assis sur la table d'examen. Les plus jeunes apprécient la présence des parents tandis que les plus vieux préfèrent parfois qu'ils n'assistent pas à l'examen. Demander à l'enfant de se déshabiller lui-même en lui permettant de garder ses sous-vêtements. Lui procurer une chemise d'examen pour couvrir son corps. Profiter de l'examen pour lui expliquer le fonctionnement de son corps.	Laisser les instruments à sa portée et lui expliquer leur utilisation.
Adolescent	L'examen se déroule comme celui de l'enfant d'âge scolaire. Assurer l'intimité et la confidentialité lors de l'examen. Dénuder seulement la région examinée. Lui permettre de se déshabiller en privé et lui remettre une chemise d'examen. Profiter de l'examen pour l'informer sur le fonctionnement de son corps et sur les saines habitudes de vie.	Rassurer l'adolescent en lui disant que son développement corporel est normal. Les organes génitaux seront examinés avec discernement.

Tiré de Ostiguy, K. et Taillefer I. Le nouveau-né, le nourrisson, l'enfant et l'adolescent. Dans Brûlé, M. et Cloutier L. (dir.) (2002). L'examen clinique dans la pratique infirmière, Saint-Laurent : Éditions du Renouveau Pédagogique, p. 571.

► ÉTAT NUTRITIONNEL : MESURE DE LA CROISSANCE

MATÉRIEL NÉCESSAIRE

Balance
Dispositif pour mesurer la taille ou la longueur
Courbes de croissance normalisées selon l'âge

Quel est l'indice qui révèle le mieux une bonne nutrition chez l'enfant ? Quels outils de collecte de données faut-il utiliser pour être bien informé sur l'apport alimentaire de l'enfant ?

MESURES DE LA CROISSANCE

DIVERSITÉ CULTURELLE

Les courbes de croissance ont été normalisées pour la population nord-américaine. On peut toutefois les utiliser pour des enfants de différents groupes ethniques.

On mesure le poids, la longueur et le périmètre crânien du nouveau-né ou du nourrisson pour évaluer sa croissance. Lorsqu'on ne peut pas mesurer la taille des enfants, on mesure leur longueur. On mesure le périmètre crânien de façon courante jusqu'à l'âge de cinq ans. L'annexe A de ce manuel présente les techniques utilisées pour mesurer le poids, la longueur, la taille et le périmètre crânien.

Lorsque vous avez recueilli ces mesures, reportez-les sur les courbes de croissance normalisées appropriées, correspondant au poids, à la longueur ou à la taille, au périmètre crânien et au ratio poids/longueur, selon l'âge et le sexe de l'enfant. Par exemple, pour reporter la mesure de la longueur, tracez un X à l'intersection de l'âge et de la longueur de l'enfant. L'annexe B vous donne les courbes de croissance normalisées pour les nouveau-nés, les nourrissons, les enfants et les adolescents, selon le sexe. Déterminez le percentile correspondant au poids, à la longueur ou à la taille, au ratio poids/longueur et au périmètre crânien selon le groupe d'âge de l'enfant. Les enfants se trouvent normalement entre le 10e et le 90e percentile pour le poids, la longueur ou la taille et le ratio poids/longueur. Une mesure inférieure au 10e percentile pour le ratio poids/longueur peut indiquer une sous-alimentation alors qu'une mesure supérieure au 90e percentile indique une suralimentation. Des mesures du poids, de la longueur ou de la taille inférieures au 10e percentile sont normales dans certains groupes culturels.

Lorsque les mesures de la taille et de la longueur de l'enfant à un plus jeune âge sont disponibles, consignez-les sur la même courbe de croissance. Les mesures de la croissance suivant la même courbe des percentiles pour le poids et la longueur ou la taille avec le temps sont normales et indiquent que la nutrition de l'enfant est adéquate. Une chute soudaine ou soutenue inférieure à un percentile précédemment établi pour le poids ou la longueur indique une carence alimentaire ou un trouble chronique.

► CARACTÉRISTIQUES ET INTÉGRITÉ DE LA PEAU ET DES CHEVEUX

De quelle maladie peut souffrir un enfant dont la couleur de la peau n'est pas uniforme ou dont la peau est spongieuse au toucher ? Quelles sont les principales lésions de la peau ? Quelles caractéristiques utilise-t-on pour décrire chacune de ces lésions ? Comment peut-on détecter la cyanose et l'ictère chez des enfants à la peau foncée ? Pourquoi évalue-t-on le signe du pli cutané ? Comment savoir si un enfant a des poux ?

L'examen de la peau exige un bon éclairage, qui permettra de détecter d'éventuelles variations de couleur et de repérer des lésions. Il est préférable dans la mesure du possible de procéder à l'examen à la lumière du jour. Plutôt que d'inspecter à part la peau de l'enfant, on l'examinera en même temps que d'autres systèmes, puisque, à ce moment-là, chaque partie du corps est exposée.

MATÉRIEL NÉCESSAIRE

Gants

INSPECTION DE LA PEAU

On examine la peau de l'enfant pour en vérifier la couleur et y déceler des imperfections, des élévations ou d'autres lésions.

Couleur de la peau

La peau de l'enfant est normalement uniforme. L'inspection consiste à vérifier les variations de la couleur, comme une pigmentation plus ou moins soutenue, des pâleurs, des marbrures, des ecchymoses, de l'érythème, de la cyanose ou un ictère, qui peuvent être liés à des affections locales ou généralisées. Certaines particularités sont courantes et normales, comme les taches de rousseur que l'on trouve chez les enfants de race blanche et les taches mongoliques chez les enfants à la peau foncée (figure 4-6). On observe couramment des ecchymoses sur les genoux, les tibias et les avant-bras des enfants qui sont à l'âge où l'on trébuche et où l'on tombe. Des ecchymoses sur d'autres parties du corps, surtout à différents stades de guérison, pourraient laisser croire à des mauvais traitements.

Une couleur de peau foncée chez un enfant peut être naturelle ou au contraire pathologique. Pour s'assurer qu'elle est normale, vérifiez la muqueuse buccale et la langue, qui dans tous les cas doivent être roses. Appuyez légèrement sur les gencives pendant 1 à 2 secondes. Toute couleur résiduelle, comme dans le cas d'un ictère ou d'une cyanose, se détecte plus facilement sur une peau blanche. On peut aussi déceler un ictère dans la sclérotique de l'œil. Une cyanose généralisée est liée à des troubles respiratoires et cardiaques et l'ictère à des troubles du foie.

> **CONSEIL CLINIQUE**
>
> La peau de la paume des mains et de la plante des pieds est souvent plus claire que le reste de la surface de la peau chez les enfants à la peau foncée. De plus, les lèvres de ces enfants peuvent sembler légèrement bleutées.

> **CONSEIL CLINIQUE**
>
> La couleur des ecchymoses donne des indications sur le moment où elles ont été provoquées[5].

Couleur	*Âge de l'ecchymose*
Bleu rougeâtre	Jusqu'à 48 heures
Bleu tirant sur le brun	2 à 3 jours
Vert tirant sur le brun	4 à 7 jours
Jaune verdâtre	7 à 10 jours
Jaune-brun	Plus de 8 jours
Couleur normale de la peau	2 à 4 semaines

PALPATION DE LA PEAU

La palpation de la peau permet d'en détecter les différentes caractéristiques, notamment la température, la texture, le degré d'humidité et le signe du pli cutané. Pour évaluer ces caractéristiques, l'infirmière touche légèrement la surface de la peau. Vous devez observer les précautions d'usage et porter des gants lorsque vous palpez les muqueuses, les plaies ouvertes et les lésions.

Température

La peau de l'enfant est normalement fraîche au toucher. On peut obtenir une évaluation générale de la température de la peau en la touchant du poignet ou du dos de la main. Une peau excessivement chaude peut correspondre à une forte fièvre ou à une inflammation alors qu'une peau anormalement froide peut témoigner d'un état de choc ou d'une exposition au froid.

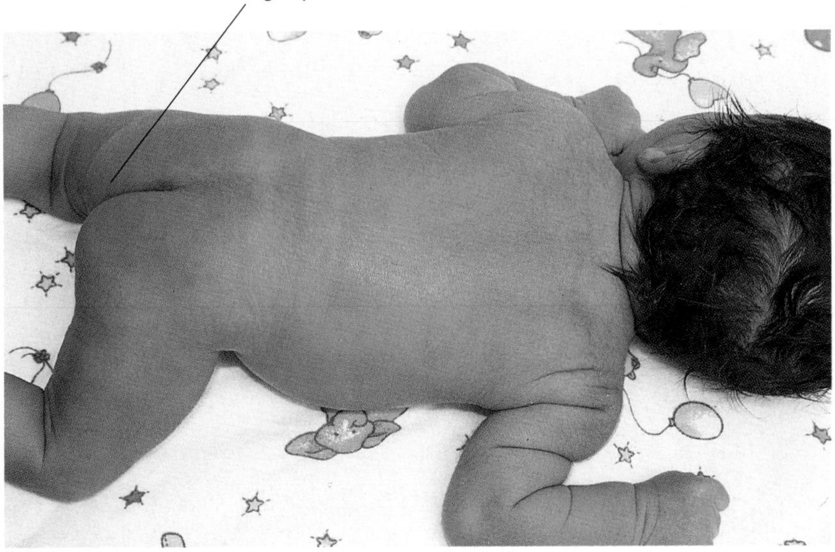

FIGURE 4-6. Les *taches mongoliques* se trouvent surtout sur les fesses. Elles sont étendues et bleuâtres. Il s'agit d'un phénomène tout à fait normal chez les enfants à la peau foncée. On pense souvent, à tort, qu'il s'agit d'ecchymoses.

Texture

Les enfants ont une peau douce et lisse sur toute la surface du corps. Repérez les zones rugueuses, épaisses ou les indurations (régions d'extrême fermeté aux limites distinctes). Les anomalies de la texture de la peau sont liées à des troubles endocriniens, une irritation chronique ou une inflammation.

Humidité

En temps normal, la peau de l'enfant est légèrement sèche au toucher. Elle peut être légèrement humide si l'enfant a fait de l'exercice ou a pleuré ; sinon, une transpiration excessive est un signe de fièvre ou d'une cardiopathie congénitale qui n'a pas été corrigée.

CONSEIL CLINIQUE

On peut évaluer le degré de déshydratation ou la perte de poids qu'entraîne la déshydratation en mesurant le temps nécessaire à la peau pincée pour reprendre sa position initiale[6].

Perte de poids due à la déshydratation	*Temps nécessaire pour retourner à la normale*
< 5 %	< 2 s
5 à 8 %	2 à 3 s
9 à 10 %	3 à 4 s
> 10 %	> 4 s

Signe du pli cutané (élasticité de la peau)

Grâce à la répartition équilibrée des liquides intracellulaire et extracellulaire, la peau de l'enfant est lisse, souple, élastique et mobile. Le signe du pli cutané permet d'évaluer l'élasticité (turgescence) de la peau : il suffit de pincer un peu de peau lâche de la paroi antérieure de l'abdomen, entre le pouce et l'index, puis de relâcher et de voir le temps qu'il faut à la peau pour reprendre son état initial (figure 4-7). Si la peau revient rapidement à son état initial, tout est normal. Par contre, si le pli se maintient, c'est que l'enfant souffre de déshydratation.

En cas d'*œdème*, accumulation excessive de liquide dans les espaces interstitiels, la peau est molle mais élastique (comme de la pâte). Pour vérifier le degré de l'œdème, appuyez pendant 5 secondes sur un os, à l'endroit où la peau est boursouflée, puis relâchez la pression et observez en combien de temps la marque disparaît. Si elle disparaît rapidement, l'œdème ne prend pas de godet. Par contre, une disparition lente de la marque correspond à un œdème qui prend le godet et est couramment associée à des troubles des reins ou du cœur.

Temps de remplissage capillaire et temps de remplissage des petites veines

Ces deux techniques permettent de déterminer la qualité de l'irrigation tissulaire (apport d'oxygène aux tissus). Lorsque l'irrigation tissulaire est insuffisante, évaluez immédiatement l'enfant pour détecter un état de choc et vérifiez s'il y a une cons-

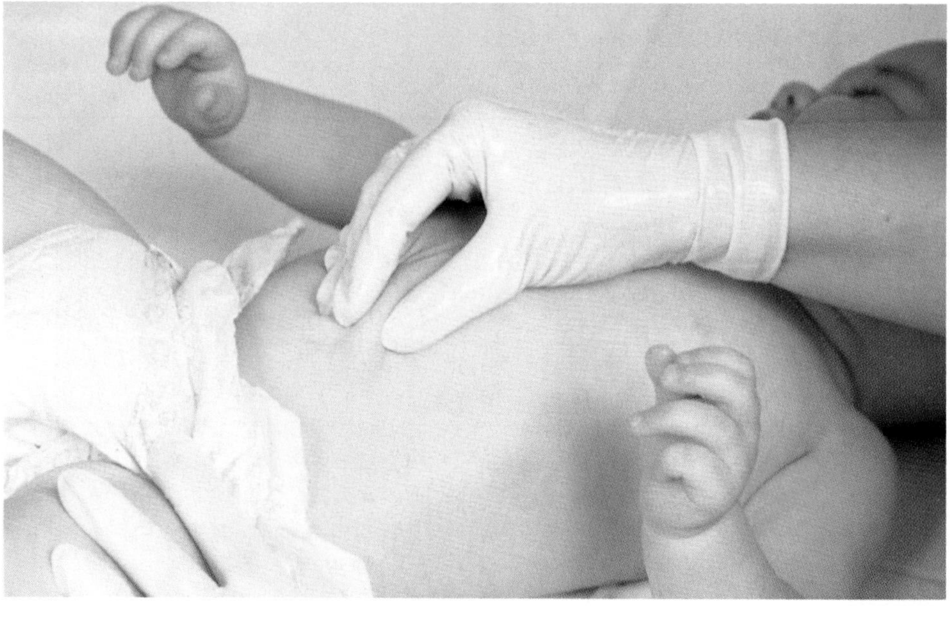

FIGURE 4-7. Plissage de la peau associé à une situation anormale. La peau dont le signe du pli cutané est normal reprend rapidement sa position initiale à plat.

triction physique, comme un plâtre ou un bandage trop serré. Le temps de remplissage capillaire est normalement inférieur à 2 secondes (figure 4-8 A et B). Le temps de remplissage des petites veines est normalement inférieur à 4 secondes (figure 4-8 C et D).

LÉSIONS DE LA PEAU

Les lésions de la peau indiquent habituellement une affection de la peau. Les caractéristiques de ces lésions – endroit, type de lésion, configuration et écoulement, le cas échéant – sont autant d'indices de l'origine de l'affection. Inspectez et palpez les anomalies locales ou généralisées de la couleur de la peau, les élévations, les lésions ou les blessures pour en décrire toutes les caractéristiques.

Les lésions primaires (macules, papules et vésicules) correspondent souvent à la réaction initiale de la peau à une blessure ou à une infection. Les taches mongoliques et les taches de rousseur sont des phénomènes normaux que l'on considère aussi comme des lésions primaires. Les lésions secondaires (cicatrices, ulcères et fissures) sont le résultat d'une irritation, d'une infection et de la mauvaise cicatrisation d'une lésion primaire. Le tableau 4-10 décrit les lésions primaires courantes.

DISPOSITION COURANTE DES LÉSIONS DE LA PEAU

Annulaire : circulaire ; commence au centre et s'étend vers la périphérie
Polycyclique : lésions annulaires multiples
Linéaire : en ligne ou en bande
Groupée : en amas
En forme d'anneau : torsadé ou en spirale

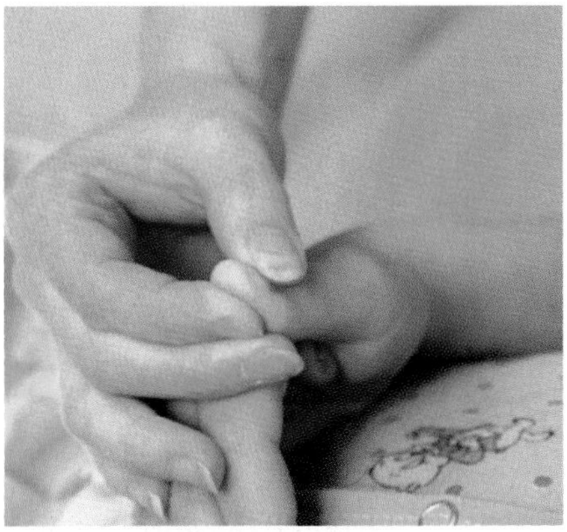

A

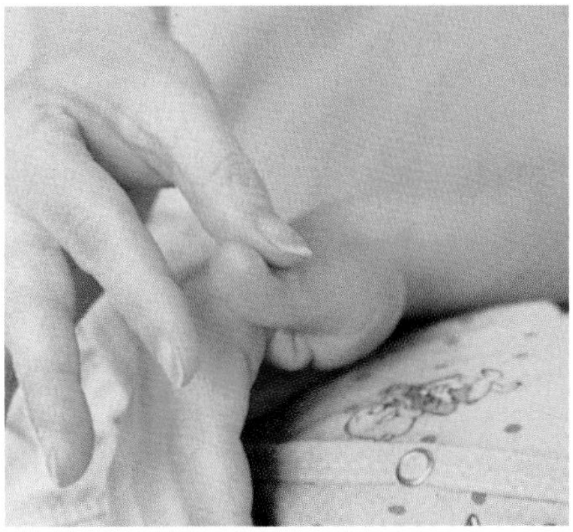

B

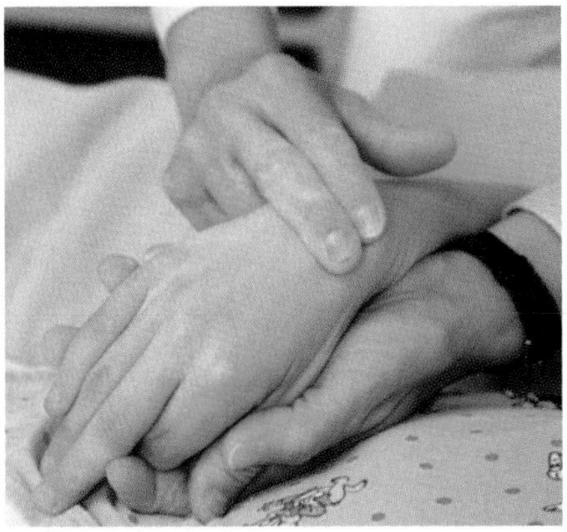

C

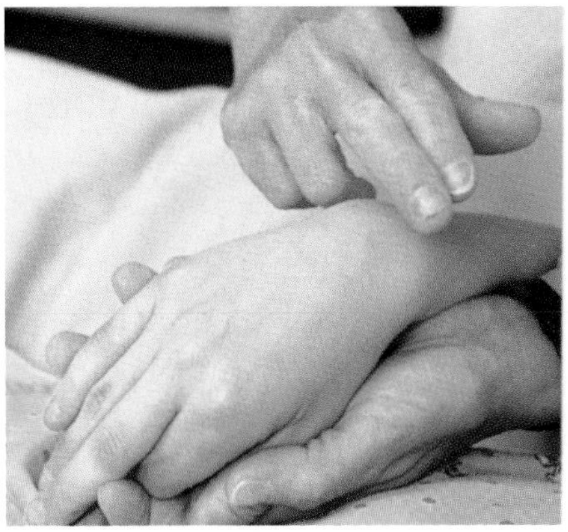

D

FIGURE 4-8. Technique de vérification du temps de remplissage capillaire : **A**, Pincez l'extrémité d'un doigt jusqu'à ce que la peau soit blanche. **B**, Relâchez rapidement la pression et observez le sang revenir dans les veines. Comptez le nombre de secondes nécessaires à la peau pour retrouver sa couleur initiale ou aux veines pour se remplir. Un retour lent de la peau à sa couleur initiale ou un remplissage lent des veines peut indiquer un état de choc ou une constriction due à un bandage ou à un plâtre trop serré. Technique de vérification du temps de remplissage des petites veines : **C**, Avec l'index, comprimez une veine du dos de la main ou du pied, d'amont en aval. **D**, Relâchez la pression. La peau devrait retrouver rapidement sa couleur initiale.

TABLEAU 4-10 Quelques lésions cutanées primaires courantes et affections correspondantes

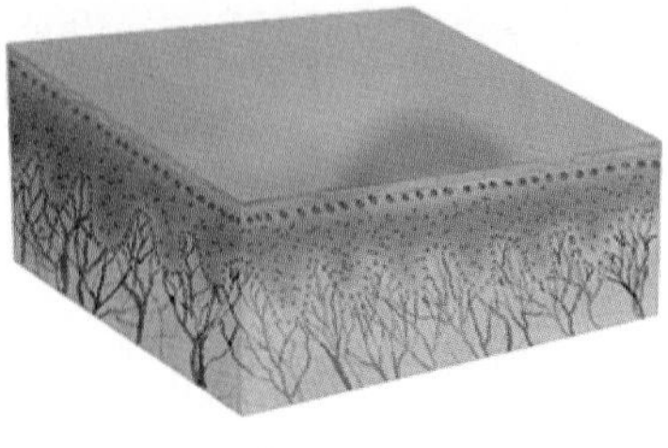

Nom de la lésion : macule
Description : plate, non palpable, diamètre < 1 cm
Exemples : taches de rousseur, rubéole, rougeole, pétéchies

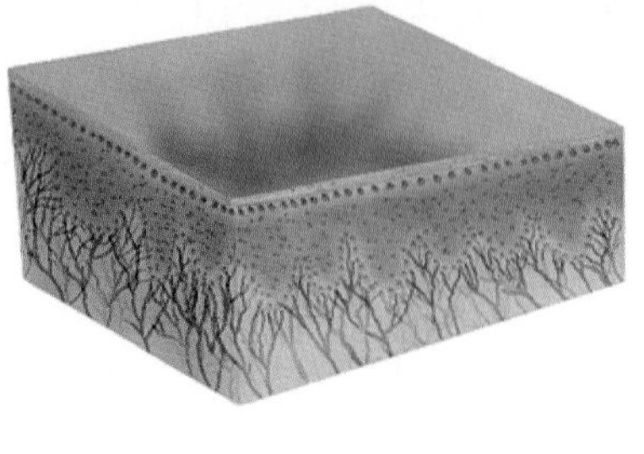

Nom de la lésion : tache (plaque)
Description : macule, diamètre > 1 cm
Exemples : vitiligo, tache mongolique

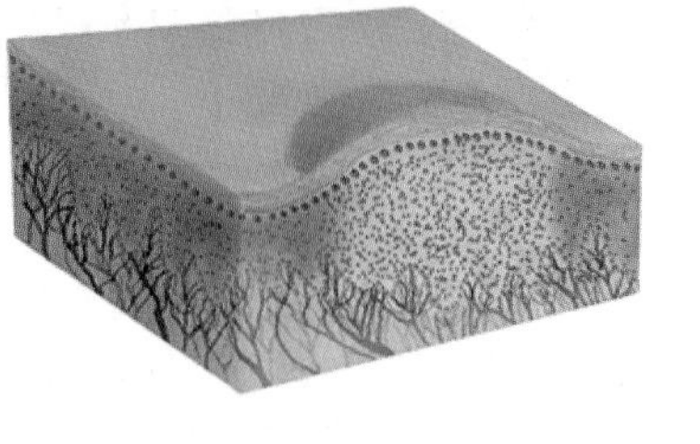

Nom de la lésion : papule
Description : élévation solide, diamètre < 1 cm
Exemples : verrue, nævus pigmentaire

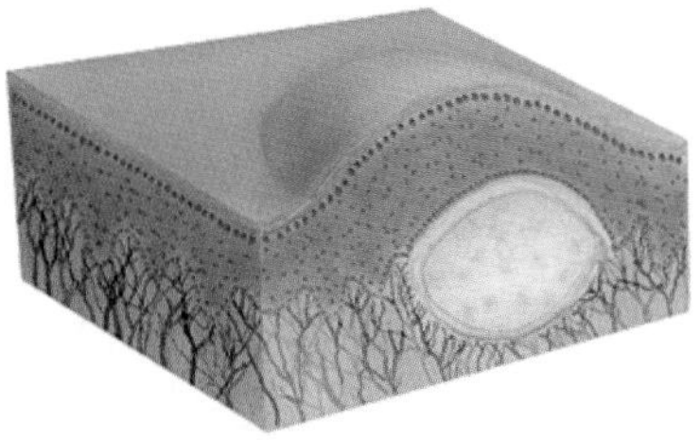

Nom de la lésion : nodule
Description : élévation solide, plus profond dans le derme que la papule, diamètre de 1 à 2 cm
Exemple : érythème noueux

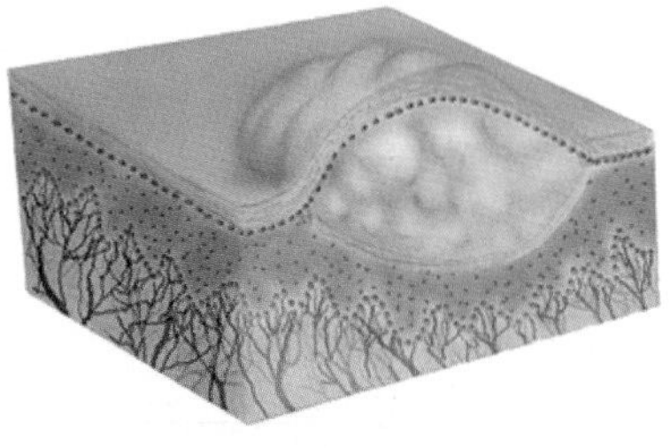

Nom de la lésion : tumeur
Description : élévation solide, diamètre > 2 cm
Exemples : néoplasme, hémangiome

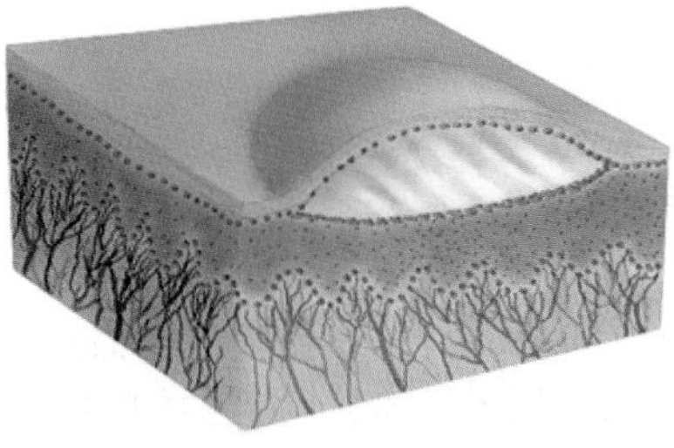

Nom de la lésion : vésicule
Description : élévation remplie de liquide, diamètre < 5 mm
Exemples : début de la varicelle, herpès

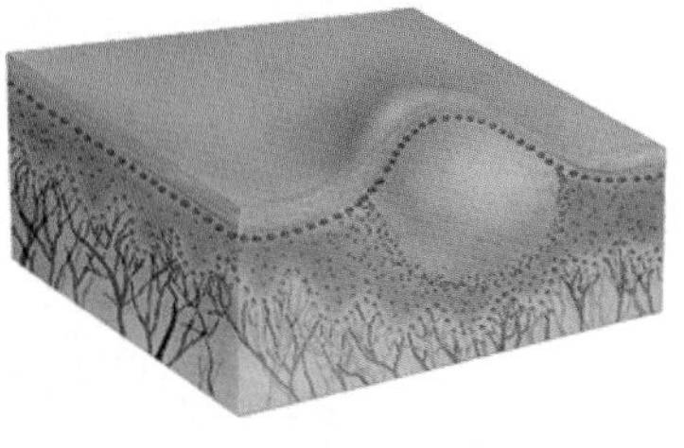

Nom de la lésion : pustule
Description : vésicule contenant du pus
Exemples : impétigo, acné

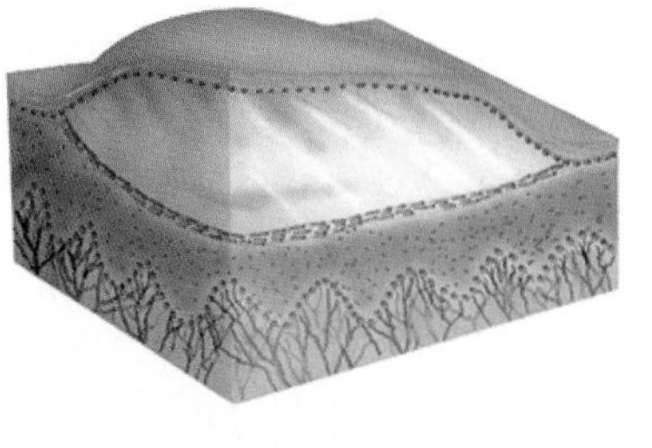

Nom de la lésion : bulle (cloque)
Description : vésicule, diamètre > 5 mm
Exemple : cloque d'une brûlure

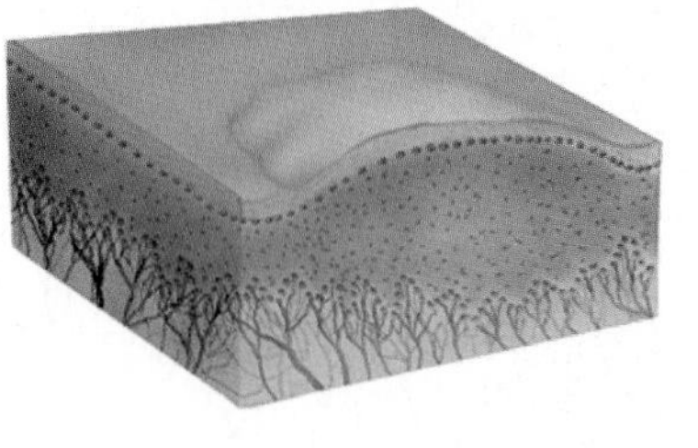

Nom de la lésion : papule œdémateuse
Description : élévation irrégulière et solide de peau œdémateuse
Exemples : urticaire, piqûre d'insecte

INSPECTION DES CHEVEUX

Inspectez la couleur et la répartition des cheveux et évaluez leur propreté. La tige du cheveu doit être uniformément colorée, brillante, frisée ou raide. Les variations de la couleur du cheveu qui ne sont pas dues à un procédé de décoloration peuvent être liées à une carence alimentaire. En temps normal, les cheveux sont répartis régulièrement sur le cuir chevelu. Examinez les endroits où il manque des cheveux. Chez un enfant, les cheveux tombent parfois à la suite de tresses trop serrées ou de lésions de la peau, comme la dermatophytose (tableau 22-6). Notez toute croissance anormale des cheveux. Une implantation des cheveux plus basse sur la nuque ou sur le front peut être liée à un trouble congénital, comme de l'hypothyroïdie.

Les enfants attrapent souvent des poux de tête. Examinez les tiges des cheveux séparément pour voir si de petites lentes (œufs de poux) ne sont pas collées aux cheveux (figure 4-9). Il ne devrait pas y en avoir.

Observez la répartition des poils sur le corps, au moment où d'autres parties de la peau sont exposées pendant l'examen. Des poils fins recouvrent la plupart des régions du corps. Consignez la présence inhabituelle de poils sur certaines parties du corps. Par exemple, une touffe de poils à la base de la colonne vertébrale indique souvent une anomalie de la colonne vertébrale.

Il est important de noter l'âge auquel la pilosité pubienne et la pilosité axillaire se développent chez l'enfant. L'apparition de ces poils à un très jeune âge est liée à une puberté précoce.

DIVERSITÉ CULTURELLE

Chez les enfants hispano-américains, une implantation plus basse des cheveux est normale. Les cheveux commencent au milieu du front et vont jusqu'au bas de la nuque

CROISSANCE ET DÉVELOPPEMENT

La pilosité pubienne commence à se développer chez les enfants de 8 à 12 ans, et la pilosité axillaire environ 6 mois plus tard. Chez les garçons, la pilosité du visage apparaît peu après le développement des poils axillaires.

PALPATION DES CHEVEUX

Palpez les tiges des cheveux pour en déterminer la texture. Les cheveux doivent être doux ou soyeux, leurs tiges fines ou épaisses. Des problèmes endocriniens, comme l'hypothyroïdie, peuvent rendre les cheveux rudes et cassants. Séparez les cheveux à différents endroits pour inspecter et palper le cuir chevelu et vérifier la présence éventuelle de croûtes ou d'autres lésions. Si vous décelez des lésions, décrivez-les en prenant comme modèle le tableau 4-10.

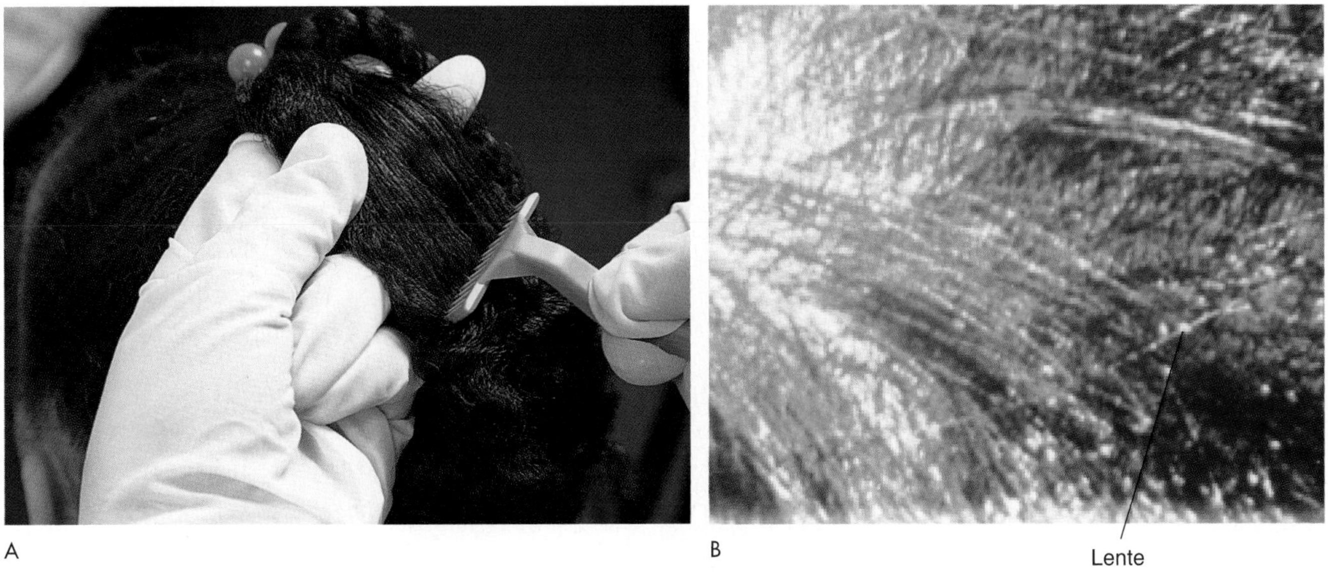

FIGURE 4-9. A, Inspection des cheveux avec un peigne fin à la recherche de poux. B, Lentes dans les cheveux.
Avec l'aimable autorisation de Reed and Carnich Pharmaceuticals.

► TÊTE : CARACTÉRISTIQUES DU CRÂNE ET DU VISAGE

Qu'est-ce qui peut provoquer l'asymétrie de la tête ou du visage d'un enfant ? À quoi ressemble une fontanelle normale ? Que signifie une tête anormalement grosse ou petite chez un nourrisson ? Qu'est-ce que le phénomène « ping pong » et qu'indique-t-il ?

MATÉRIEL NÉCESSAIRE

Ruban à mesurer

CONSEIL CLINIQUE

Les enfants qui présentaient un petit poids de naissance ont souvent un crâne plat et allongé du fait que les os encore souples du crâne ont été aplatis par le poids de la tête pendant les premiers mois de vie.

INSPECTION DE LA TÊTE ET DU VISAGE

Tête

Chez le nourrisson, les sutures du crâne permettent au cerveau de se développer. Le crâne des nourrissons et des jeunes enfants est normalement rond. La région occipitale est proéminente. La forme de la tête se modifie pendant l'enfance et la région occipitale devient moins proéminente. Une forme anormale du crâne peut être due à une fermeture prématurée des sutures.

On mesure de façon systématique le périmètre crânien des nourrissons et des jeunes enfants jusqu'à l'âge de 5 ans afin de s'assurer que le cerveau se développe normalement. L'annexe A de ce manuel en décrit la technique appropriée. Une tête plus grosse que la normale est signe d'hydrocéphalie et une tête plus petite que la normale caractérise la microcéphalie.

Visage

Inspectez la symétrie du visage de l'enfant lorsque ses expressions sont différentes, notamment lorsqu'il dort, qu'il sourit, qu'il parle ou qu'il pleure (figure 4-10). Une asymétrie importante peut être le résultat d'une paralysie des nerfs trijumeaux ou faciaux (nerfs crâniens V ou VII), à la position de la tête dans l'utérus ou à un œdème provenant d'une infection, d'une allergie ou d'un trauma.

Déterminez ensuite si le visage présente certaines caractéristiques inhabituelles (grossièreté des traits, écartement anormal des yeux ou taille disproportionnée). Les tremblements, tics et secousses des muscles faciaux sont souvent liés à des convulsions.

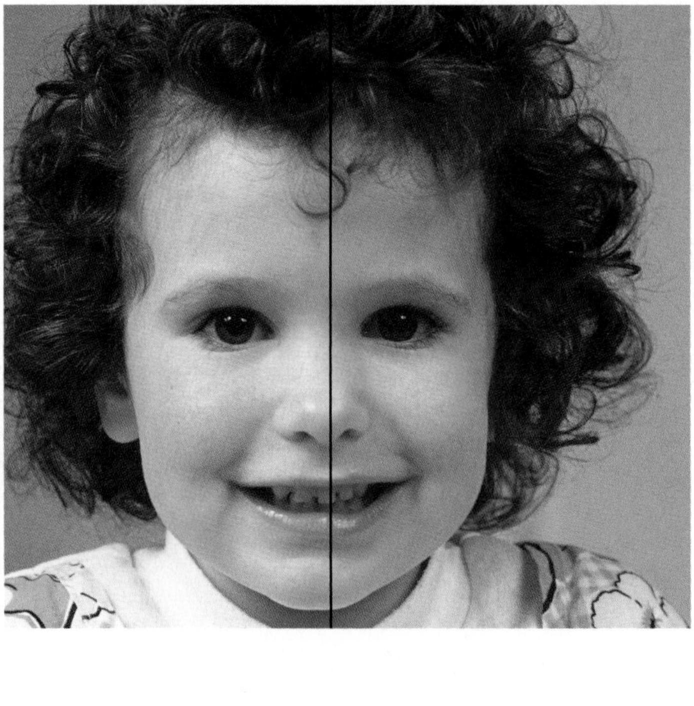

FIGURE 4-10. Tracez une ligne imaginaire au milieu du visage, passant sur le nez et comparez les caractéristiques de chaque côté. Une asymétrie importante est parfois due à une paralysie du nerf crânien V ou VII, à la position de la tête dans l'utérus ou à une tuméfaction provenant d'une infection, d'une allergie ou d'un trauma.

PALPATION DU CRÂNE

Palpez le crâne des nouveau-nés, des nourrissons et des jeunes enfants pour évaluer les sutures et les fontanelles, et pour détecter les os mous (figure 4-11).

Sutures

Palpez chaque ligne de suture avec le bout des doigts. Vous devez sentir le bord de chaque os de la ligne de suture mais, normalement, les deux os ne sont pas séparés. Si vous sentez d'autres bords d'os, il y a peut-être fracture du crâne.

Fontanelles

À l'intersection des sutures, palpez les fontanelles postérieure et antérieure. La fontanelle doit être plate et ferme à l'intérieur des bords osseux. Le diamètre de la fontanelle antérieure est normalement inférieur à 5 cm à 6 mois et il diminue progressivement; la fontanelle se referme vers l'âge de 12 à 18 mois. La fontanelle postérieure se referme vers l'âge de 2 à 3 mois.

Une fontanelle tendue, qui forme un bombement au-dessus du crâne, indique une augmentation de la pression intracrânienne. Une fontanelle molle et affaissée est signe de déshydratation.

Craniotabès

Le craniotabès est la sensation de ressort ou de « ping pong » que donnent au toucher les os mous. Appuyez fermement au-dessus des oreilles, et derrière. S'il existe un craniotabès (ramollissement des os du crâne), une petite section de l'os s'enfonce brusquement, puis revient en place lorsque vous cessez d'appuyer. Il s'agit d'une situation anormale liée à l'hydrocéphalie et au rachitisme.

CROISSANCE ET DÉVELOPPEMENT

On n'effectue pas la palpation des lignes de suture du crâne d'un enfant âgé de plus de deux ans. Après cet âge, les sutures s'écartent rarement.

DIVERSITÉ CULTURELLE

La tête est une partie sacrée du corps pour les peuples de l'Asie du Sud-Est. Demandez l'autorisation au parent avant de toucher la tête du bébé et de palper les sutures et les fontanelles[1]. Par contre, à en croire une superstition, si on ne touche pas la tête d'un enfant de culture latino-américaine pendant un examen, on lui portera malheur.

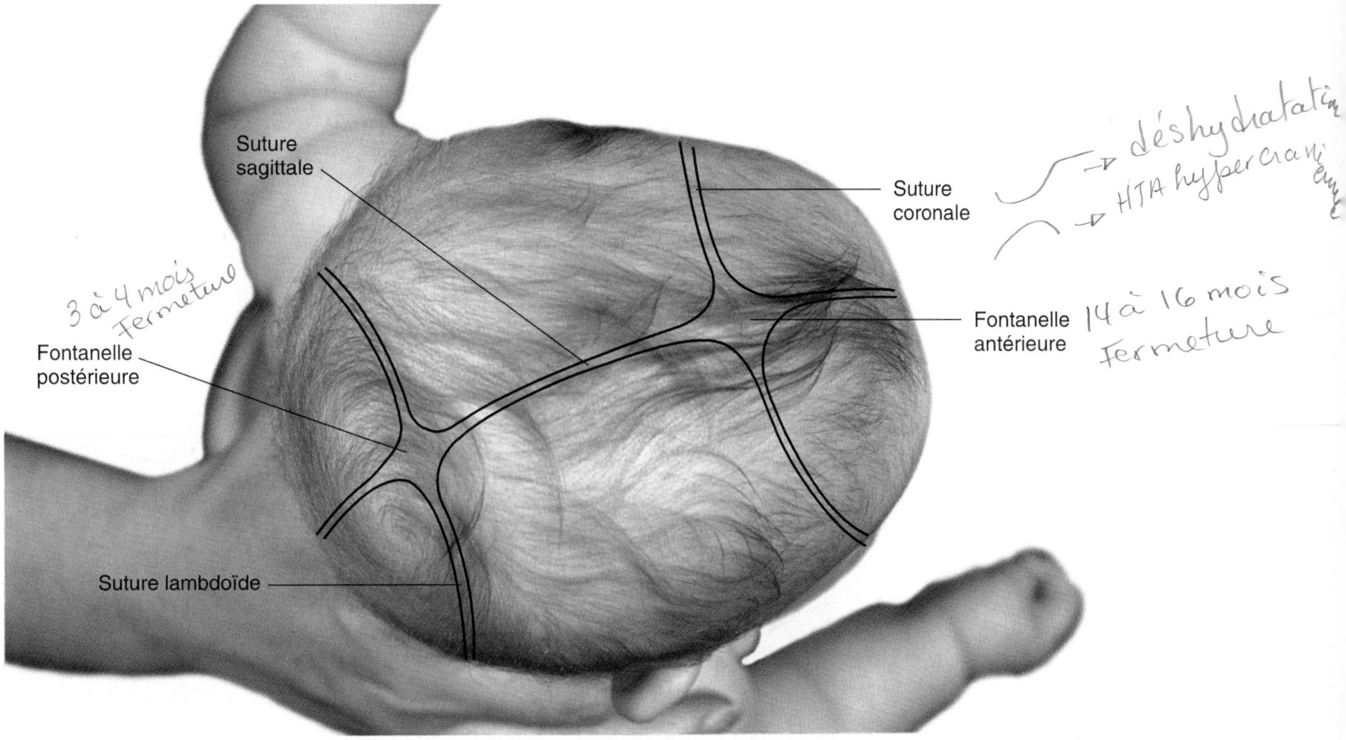

FIGURE 4-11. Les sutures sont des séparations entre les os du crâne non encore soudés. Les fontanelles constituent l'intersection de ces sutures, là où l'os n'est pas encore formé. Elles sont recouvertes de tissus membraneux résistants qui protègent le cerveau. La fontanelle postérieure se referme vers l'âge de 2 à 3 mois. La fontanelle antérieure et les sutures sont palpables jusqu'à l'âge de 12 à 18 mois.

► STRUCTURES DES YEUX, FONCTION OCULAIRE ET VISION

Quel est l'un des problèmes oculaires les plus courants pendant l'enfance ? À quoi ressemblent des globes oculaires exorbités ou enfoncés ? Qu'est-ce que le réflexe rouge circulaire et qu'indique-t-il ? Comment vérifier l'équilibre des muscles de l'œil ? Est-il normal que l'acuité visuelle d'un enfant varie selon son âge ?

MATÉRIEL NÉCESSAIRE

- Ophtalmoscope
- Échelle de vision
- Stylo lumineux
- Petit jouet
- Fiche ou gobelet en papier

INSPECTION DES STRUCTURES EXTERNES DE L'ŒIL

La fonction des structures externes et internes de l'œil ainsi que des nerfs crâniens connexes rend la vision possible. Les structures externes de l'œil, notamment les globes oculaires, les paupières et les muscles oculaires, sont évaluées. La fonction des nerfs crâniens II, III, IV et VI, qui innervent les structures oculaires, est aussi vérifiée (figure 4-12).

Taille et écartement des yeux

Inspectez simultanément les yeux et les tissus avoisinants lorsque vous examinez les traits du visage. Les yeux doivent être de la même taille, sans être anormalement grands ou petits. Observez si les yeux sont bombés ; des paupières rétractées en sont le signe. Les yeux peuvent aussi sembler enfoncés. Le bombement peut être le fait d'une tumeur ; par contre, un renfoncement est signe de déshydratation.

Vérifiez ensuite si l'écartement des yeux est normal. L'*hypertélorisme*, ou élargissement anormal de l'espace interoculaire, peut être une variation normale chez les enfants.

Paupières

Inspectez la couleur, la taille, la position et la mobilité des paupières, ainsi que l'état des cils. Les paupières doivent avoir la même couleur que la peau du visage. Vous ne devez déceler ni œdème, ni inflammation sur le bord des paupières. Les glandes sébacées, qui ressemblent à des stries de couleur jaune, se trouvent souvent près des follicules pileux. Les cils se recourbent dans la direction opposée à celle de l'œil pour éviter l'irritation de la conjonctive.

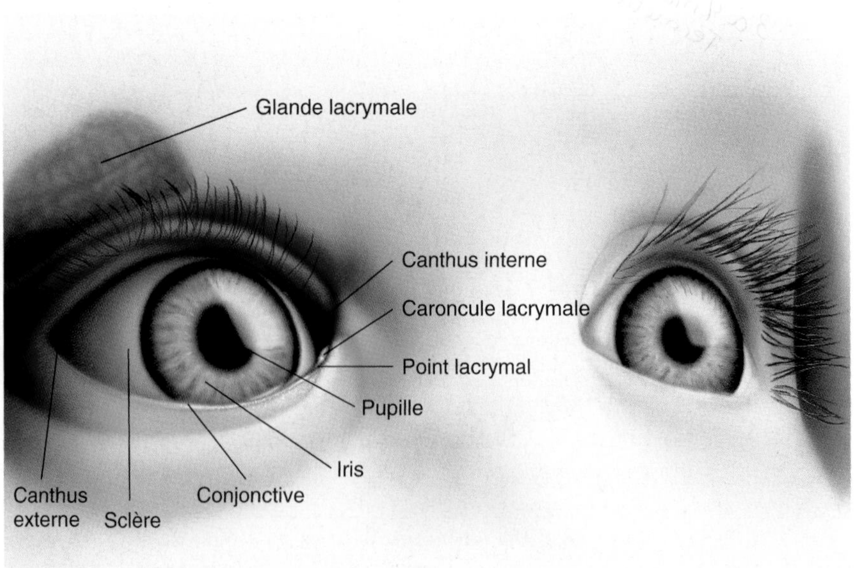

FIGURE 4-12. Structures externes de l'œil. Notez que le reflet cornéen est situé au même endroit dans chaque œil.

Inspectez la conjonctive sous les paupières en tirant la paupière inférieure et en retournant la paupière supérieure. La conjonctive doit être rose et brillante. Le point lacrymal, ouverture de la glande lacrymale de chaque paupière, est situé près du canthus interne. Vous ne devez déceler ni rougeur, ni larmes excessives.

Lorsque les yeux sont ouverts, inspectez le niveau auquel les paupières supérieure et inférieure recouvrent l'œil. Chaque paupière recouvre normalement une partie de l'iris mais aucune partie de la pupille. Les paupières doivent aussi se fermer complètement et protéger l'iris et la cornée. Le ptosis, c'est-à-dire la paupière qui tombe sur la pupille, indique souvent une blessure du nerf oculomoteur, le nerf crânien III. Dans le signe du coucher de soleil, on voit la sclérotique entre la paupière supérieure et l'iris, ce qui peut être le signe d'une rétraction de la paupière ou d'hydrocéphalie.

Inspectez l'ouverture palpébrale des yeux (figure 4-13). Les paupières de la plupart des gens s'ouvrent à l'horizontale. Des paupières qui remontent vers le haut sont normales chez les enfants asiatiques. Toutefois, les enfants qui souffrent du syndrome de Down (trisomie 21) ont souvent les yeux bridés (figure 4-14). Chez certains enfants, des paupières inclinées vers le bas sont considérées comme une variation normale.

CONSEIL CLINIQUE

Les paupières des nouveau-nés sont souvent œdématiées et difficiles à ouvrir après l'instillation de gouttes ophtalmiques antibiotiques à la naissance pour prévenir les infections.

CONSEIL CLINIQUE

Les enfants d'ascendance asiatique ont souvent un deuxième pli cutané, l'épicanthus, qui recouvre partiellement ou complètement le canthus interne de l'œil.

Couleur des yeux

Examinez la couleur de la sclérotique, de l'iris et de la conjonctive bulbaire de chaque œil. La sclérotique est normalement de couleur blanche ou ivoire chez les enfants à la peau foncée. Une sclérotique d'une autre couleur suggère la présence d'une maladie sous-jacente. Par exemple, l'enfant souffrant d'ictère a la sclérotique jaune. Habituellement, l'iris bleu ou de couleur claire à la naissance se pigmente dans les six premiers mois. Déterminez si des taches de Brushfield, taches blanches en forme de motif linéaire, sont apparues autour de la circonférence de l'iris. Ces taches sont souvent associées au syndrome de Down. La conjonctive bulbaire, qui recouvre la sclérotique jusqu'au bord de la cornée, est normalement claire. Une rougeur indique une fatigue oculaire, des allergies ou une irritation.

Pupilles

Examinez la taille et la forme des pupilles. Normalement, les pupilles sont rondes, claires et de taille égale. Certains enfants ont un colobome, c'est-à-dire une pupille en

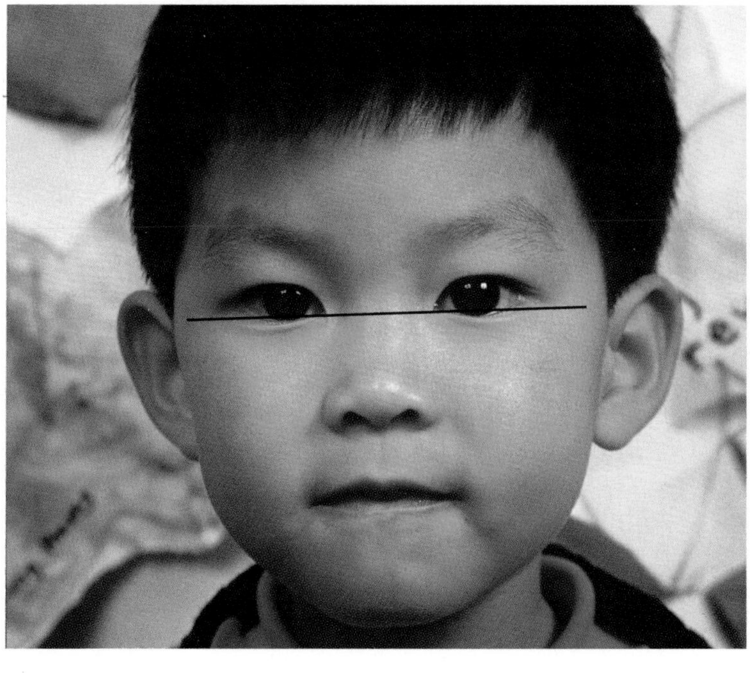

FIGURE 4-13. Tracez une ligne imaginaire qui traverse le canthus médial et prolongez-la de chaque côté du visage pour détecter l'inclinaison des fentes palpébrales. Lorsque la ligne traverse les canthus latéraux, les fentes palpébrales sont horizontales et il n'y a aucune inclinaison. Lorsque les canthus latéraux se trouvent au-dessus de la ligne imaginaire, les yeux sont bridés. Les yeux sont inclinés vers le bas lorsque les canthus latéraux se trouvent sous la ligne imaginaire. Il y a épicanthus lorsqu'un pli cutané supplémentaire recouvre partiellement ou complètement les caroncules du canthus médial. Comment est l'inclinaison des yeux de cet enfant ?

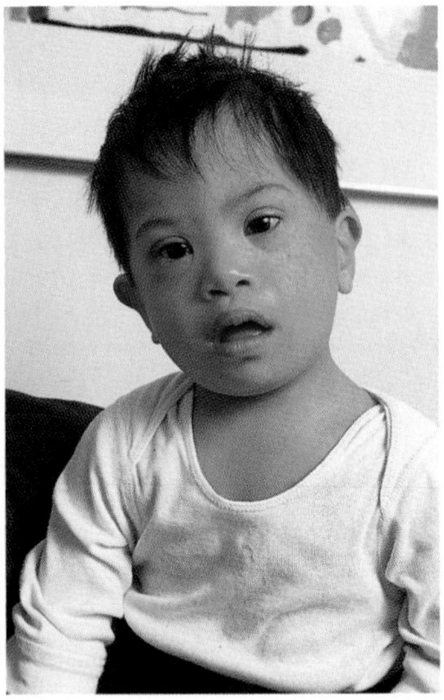

FIGURE 4-14. Ce petit garçon atteint du syndrome de Down a les yeux bridés.

forme de trou de serrure due à une encoche de l'iris. Cette caractéristique peut indiquer que l'enfant a d'autres anomalies congénitales.

Pour vérifier la réaction de la pupille à la lumière, braquez une lumière vive sur l'un des yeux. Une contraction brusque de la pupille exposée à la lumière directe ainsi que de l'autre pupille est une réaction normale.

Pour vérifier si l'accommodation de la pupille est adéquate, demandez à l'enfant de regarder d'abord un objet proche de lui (par exemple, un jouet) et ensuite, un objet éloigné (par exemple, une photo sur un mur). La pupille devrait se contracter quand l'enfant regarde un objet proche et se dilater quand il regarde un objet éloigné. Cette intervention vous permet de vérifier le nerf optique, ou nerf crânien II.

INSPECTION DES MUSCLES MOTEURS

Le strabisme est l'un des troubles oculaires les plus courants en pédiatrie. Il est important de le détecter. En effet, un strabisme qui n'est pas corrigé peut entraîner une déficience visuelle. Il existe plusieurs tests pour détecter un déséquilibre musculaire qui peut entraîner un strabisme, notamment des tests pour évaluer les mouvements extraoculaires, le test des reflets cornéens et également le test de l'écran.

Mouvements extraoculaires

Asseyez l'enfant à la hauteur de vos yeux pour évaluer les mouvements extraoculaires. Maintenez un jouet ou un stylo lumineux à 30 cm des yeux de l'enfant et déplacez l'objet vers les six points cardinaux du regard. Vous devrez peut-être tenir la tête de l'enfant pour qu'elle reste immobile jusqu'à ce que des mouvements de motricité fine des yeux se développent. Les deux yeux devraient bouger ensemble et suivre l'objet. Cette intervention vous permet de vérifier les nerfs moteurs oculaires commun et externe et le nerf trochléaire (nerfs crâniens III, IV et VI) (figure 4-15).

Test des reflets cornéens

Pour vérifier la position des reflets lumineux sur la cornée, braquez une source lumineuse sur le nez de l'enfant, au milieu des deux yeux. Déterminez l'endroit où

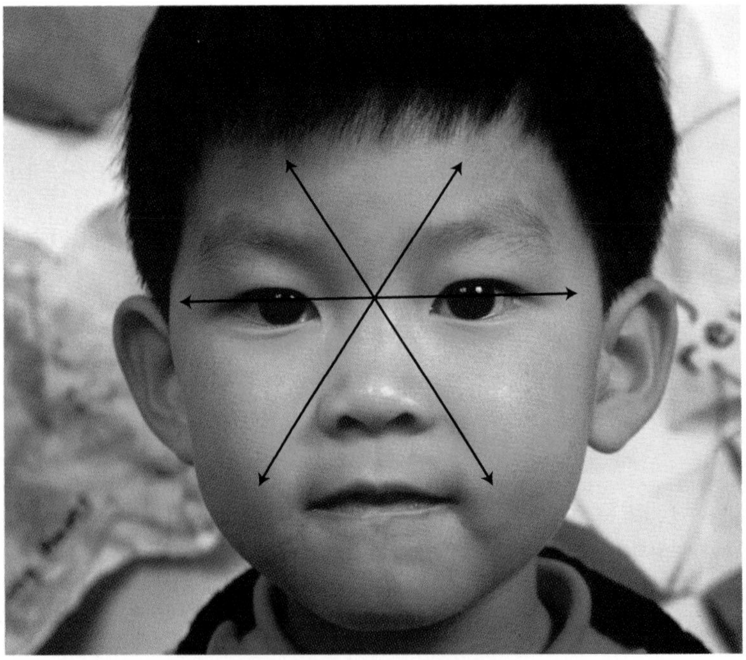

FIGURE 4-15. Commencez l'examen des muscles moteurs par l'inspection des mouvements extraoculaires. Asseyez l'enfant à la hauteur de vos yeux. Maintenez un jouet ou un stylo lumineux à environ 30 cm des yeux de l'enfant et déplacez-le vers les six points cardinaux du regard. Les deux yeux doivent bouger en même temps et suivre l'objet. Cette intervention vous permet de vérifier les nerfs crâniens III, IV et VI.

la lumière est réfléchie pour chaque œil. Habituellement, la réflexion de la lumière est symétrique et se trouve au même endroit sur chaque cornée. Une position asymétrique des reflets sur la cornée indique un strabisme (figure 4-12).

Test de l'écran

Ce test s'adresse seulement à des enfants plus âgés qui se prêteront mieux à l'exercice. Placez-vous légèrement sur le côté, de façon à voir les yeux de l'enfant. Demandez à l'enfant de regarder une photo sur le mur. Couvrez l'un de ses yeux avec une fiche et examinez simultanément le mouvement de l'œil découvert pendant qu'il fixe la photo. Puis retirez la fiche de l'œil couvert et examinez le mouvement de l'œil qui se fixe sur la photo. Recommencez avec l'autre œil. Comme les yeux sont synchronisés, vous ne devriez noter aucun mouvement évident des yeux. Un mouvement oculaire trahit un déséquilibre musculaire.

ÉVALUATION DE LA VISION

La vision occupe une très grande place dans l'apprentissage d'un enfant. C'est pourquoi il est si important de l'évaluer afin de détecter tout problème grave. On procède à cet examen à l'aide d'un test approprié à l'âge de l'enfant, mais il n'existe aucune méthode simple. On peut évaluer la vision chez les nourrissons et les enfants en observant leur façon de réagir à certains mouvements et durant un jeu.

Nouveau-nés, nourrissons et trottineurs

Lorsque le nouveau-né ou le nourrisson a les yeux ouverts, testez le réflexe de clignement en avançant la main rapidement vers ses yeux. Un clignement brusque est une réaction normale. L'absence du réflexe de clignement peut révéler que l'enfant est aveugle.

Pour vérifier si un nourrisson est capable de suivre un objet des yeux, placez une source lumineuse ou un jouet à environ 15 cm de ses yeux. Lorsque le nourrisson fixe l'objet, déplacez celui-ci lentement de chaque côté. L'enfant devrait suivre l'objet des yeux en bougeant la tête.

Lorsqu'un nourrisson peut aller chercher un objet par terre puis le ramasser, observez-le pendant qu'il joue pour évaluer sa vision. L'aptitude à trouver facilement des petits jouets et à les ramasser est un bon indicateur de la vision des enfants de moins de trois ans.

Échelles de vision normalisées

Les échelles de vision normalisées qui permettent de vérifier l'acuité visuelle sont utilisées pour les enfants à partir de l'âge de trois ou quatre ans, c'est-à-dire quand ils sont en mesure de comprendre les directives et de coopérer. Vous pouvez avoir recours à l'échelle des E de Snellen ou à une échelle de pictogrammes pour vérifier l'acuité visuelle des enfants d'âge préscolaire tout comme vous pouvez utiliser les lettres de Snellen avec les enfants d'âge scolaire et les adolescents. L'annexe A décrit la façon d'utiliser ces échelles.

CROISSANCE ET DÉVELOPPEMENT

Les recherches ont permis de constater que les nouveau-nés voyaient suffisamment bien à la naissance pour préférer voir un visage plutôt que toute autre composition et pour suivre un objet que l'on déplace. L'acuité visuelle se développe au cours des premières années de l'enfance[6].

Âge	*Acuité visuelle*
3 ans	6/14 (20/50)
4 ans	6/12 (20/40)
5 ans	6/9 (20/30)
6 ans	6/6 (20/20)

INSPECTION DES STRUCTURES INTERNES DE L'ŒIL

L'examen du fond de l'œil vous permet de vérifier les structures internes de l'œil, soit la rétine, la papille optique, les artères et les veines, ainsi que la macula (figure 4-16). L'examen exige un grand savoir-faire ; en effet, l'ophtalmoscope est un instrument complexe et l'examen est difficile à réaliser avec un enfant qui n'est pas coopératif. On fait le plus souvent appel à une infirmière expérimentée pour procéder à cet examen délicat.

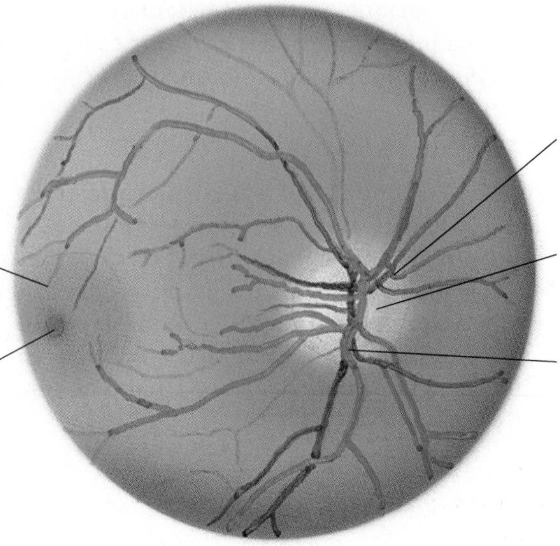

FIGURE 4-16. Fond de l'œil normal.

Si vous assombrissez la pièce, la pupille de l'enfant va se dilater. Expliquez l'intervention à l'enfant afin d'obtenir sa collaboration. Mettez une photo sur le mur ou demandez au parent ou à la personne qui vous assiste de tenir un jouet que l'enfant pourra fixer pour vous éviter de lui ouvrir l'œil de force.

Utilisation de l'ophtalmoscope

L'ophtalmoscope, instrument qui sert à examiner les structures internes de l'œil, se compose de lentilles, de miroirs et d'une lumière vive (figure 4-17). Des lentilles de différentes puissances sont disposées sur le disque rotatif de la tête ophtalmique afin de compenser les différences de vision entre l'enfant et l'infirmière. Les lentilles positives numérotées en noir grossissent les images alors que les lentilles négatives numérotées en rouge les réduisent progressivement. On peut changer de lentille en tournant la roulette avec l'index.

Allumez l'ophtalmoscope et mettez les lentilles à zéro. Gardez l'index sur la roulette pour modifier la puissance des lentilles, s'il y a lieu. Maintenez l'ophtalmoscope de façon à voir à travers la lentille. Appuyez la partie supérieure contre votre sourcil

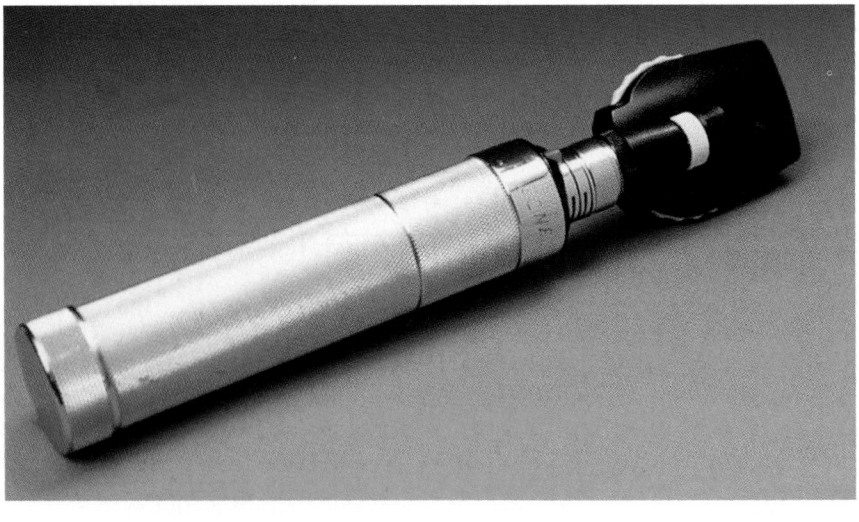

FIGURE 4-17. Ophtalmoscope.

et la poignée contre votre joue pour stabiliser l'instrument. Examinez l'œil droit de l'enfant avec votre œil droit et l'œil gauche avec votre œil gauche. Il s'agit de la meilleure position pour voir l'œil et elle réduit l'exposition directe à une infection éventuelle. Placez une main sur la tête de l'enfant pour la stabiliser.

Réflexe rouge rétinien

Braquez la lumière de l'ophtalmoscope sur l'œil de l'enfant, à une distance de 30 cm. La première image que vous voyez est le réflexe rouge rétinien, soit la lueur rouge de la rétine vasculaire. Lorsque vous voyez le réflexe rouge rétinien, vous utilisez correctement l'ophtalmoscope et le cristallin de l'enfant est clair. Les taches noires ou les opacités apparaissant dans le réflexe rouge rétinien sont anormales et peuvent indiquer la présence d'une cataracte congénitale. Si vous voyez un réflexe blanc au lieu d'un réflexe rouge, l'enfant souffre peut-être d'un rétinoblastome. Vous pouvez aussi vérifier le réflexe rouge en braquant une petite lampe de poche sur l'œil de l'enfant.

Observation des structures internes de l'œil

Rapprochez-vous doucement de l'enfant. Vous allez examiner des niveaux plus profonds du corps vitré avant d'apercevoir la rétine rose. La rétine est d'un rose plus soutenu chez les enfants à la peau foncée. Un vaisseau sanguin est généralement la première structure que vous verrez. Continuez de vous rapprocher de l'œil de l'enfant et utilisez les lentilles grossissantes ou réductrices pour vous concentrer sur ce vaisseau sanguin. Les artères de la rétine semblent plus petites et d'un rouge plus vif que les veines. Les vaisseaux sanguins se ramifient et couvrent la rétine.

Examinez et suivez les ramifications des vaisseaux sanguins qui vont vers le nez jusqu'à ce qu'ils se fondent dans la papille optique. Les zones sombres le long des vaisseaux sanguins indiquent des hémorragies rétiniennes. Inspectez soigneusement les intersections des veines et des artères. Les encoches et les dépressions dans ces régions de l'œil sont associées à l'hypertension.

Le bord de la papille optique est habituellement bien défini, rond et sa couleur va du jaune au rose crème. Lorsque les bords de la papille sont flous ou que la papille est bombée, on peut soupçonner une augmentation de la pression intracrânienne. Le diamètre de la papille optique permet de trouver d'autres points de repère sur la rétine.

La macule est située à côté de la papille, à une distance correspondant à environ deux fois le diamètre de celle-ci. Pour la voir, demandez à l'enfant de diriger ses yeux vers la lumière. Il s'agit d'un point jaune entouré de rose foncé. On examine la macule en dernier parce que la lumière vive fait cligner l'enfant des yeux et dévier son regard.

CONSEIL CLINIQUE

Ne perdez pas de vue le réflexe rouge rétinien afin de vous assurer que votre tête et l'ophtalmoscope se déplacent ensemble. Si vous ne voyez plus le réflexe rouge lorsque vous vous rapprochez de l'enfant, reculez, retrouvez-le, puis recommencez.

► STRUCTURES DE L'OREILLE ET AUDITION

Comment savoir si les oreilles sont bien placées ? Quelle est la signification des oreilles basses ? Pourquoi l'otite moyenne est-elle le problème auriculaire le plus courant pendant l'enfance ? Quelles activités de jeu pouvez-vous utiliser pour vérifier l'audition chez les jeunes enfants ? Comment évaluer l'audition chez un enfant plus âgé ?

INSPECTION DES STRUCTURES DE L'OREILLE EXTERNE

La position et les caractéristiques du pavillon de l'oreille externe sont inspectées, à la suite de l'examen de la tête et des yeux. On considère que le pavillon de l'oreille est « bas » lorsque la partie supérieure se trouve complètement sous une ligne imaginaire qui passe par le canthus médial et latéral de chaque œil, et qui se prolonge vers l'oreille. Les oreilles basses sont souvent associées à des troubles rénaux congénitaux (figure 4-18).

MATÉRIEL NÉCESSAIRE

Otoscope
Objets qui font du bruit (clochettes, hochets, papier de soie)
Diapason, 500 – 1 000 Hz

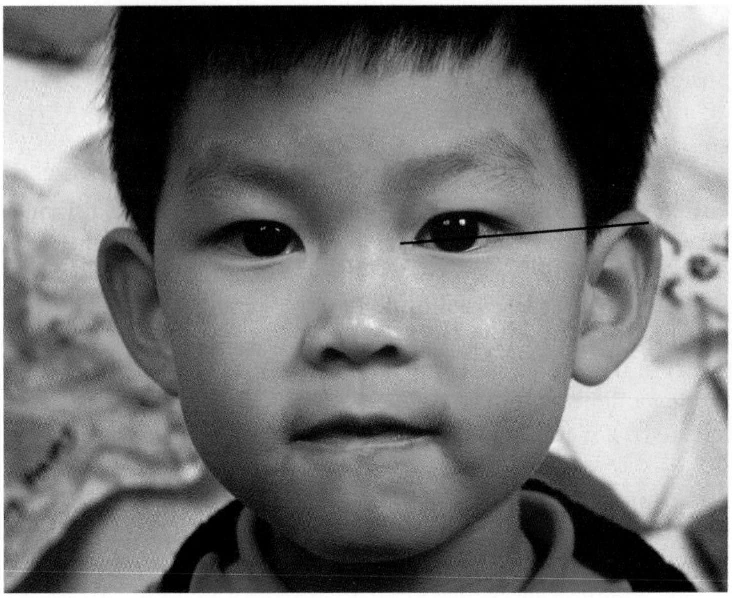

FIGURE 4-18. Pour détecter l'emplacement correct de l'oreille externe, tracez une ligne imaginaire à partir du canthus médial et latéral de chaque œil, ligne qui se prolonge vers les oreilles. Cette ligne passe normalement par la partie supérieure du pavillon de l'oreille. On considère que le pavillon de l'oreille est bas lorsque la partie supérieure se trouve complètement sous cette ligne imaginaire. Les oreilles basses sont souvent liées à des troubles rénaux. Les oreilles de cet enfant sont-elles bien placées ? Oui.

Recherchez toute malformation du pavillon de l'oreille. Le pavillon de l'oreille doit être complètement formé et le conduit auditif, ouvert. Examinez ensuite le tissu qui entoure le pavillon de l'oreille pour y détecter toute anomalie. Un creux ou un trou devant le conduit auditif peut indiquer la présence d'un sinus. Si le pavillon de l'oreille fait saillie vers l'extérieur, l'arrière de l'oreille est peut-être œdématié, signe de mastoïdite.

Déterminez s'il y a un écoulement dans le conduit auditif externe ; tout écoulement purulent et nauséabond indique la présence d'un corps étranger dans cette partie de l'oreille externe, ou d'une infection. Un liquide transparent ou un écoulement teinté de sang indique une fuite du liquide céphalo-rachidien causée par une fracture de la base du crâne.

INSPECTION DE LA MEMBRANE DU TYMPAN

Il est important d'examiner la membrane du tympan chez les nouveau-nés, les nourrissons et les jeunes enfants car les enfants de cette catégorie d'âge sont sujets aux otites moyennes, infections de l'oreille moyenne. En effet, les trompes d'Eustache sont plus courtes, plus larges et plus horizontales chez les nouveau-nés, les nourrissons et les jeunes enfants que chez les enfants plus âgés et les adultes, ce qui permet aux bactéries de remonter les trompes d'Eustache à partir du pharynx et de provoquer une infection.

On utilise un otoscope, instrument muni d'une loupe, d'une lumière vive et d'un spéculum pour examiner le conduit auditif interne et la membrane du tympan.

Les nourrissons et les jeunes enfants refusent souvent l'inspection des oreilles avec l'otoscope, car ils se souviennent d'expériences douloureuses. Cet examen est souvent placé à la fin des parties de l'évaluation qui doivent se faire avec une assistance. Utilisez des explications simples pour préparer l'enfant. Laissez-le jouer avec l'otoscope ou montrez-lui en quoi consiste l'examen otoscopique par l'intermédiaire de son parent ou d'une poupée. La figure 4-19 illustre une des méthodes auxquelles l'infirmière à recours pour empêcher de bouger des enfants non coopératifs.

Utilisation de l'otoscope

Pour commencer l'examen otoscopique, prenez la poignée de l'otoscope dans la paume de la main, le pouce pointé vers la base de la poignée. Si vous utilisez une poire pneumatique, tenez-la entre l'index et la poignée de l'otoscope. Pour vérifier le

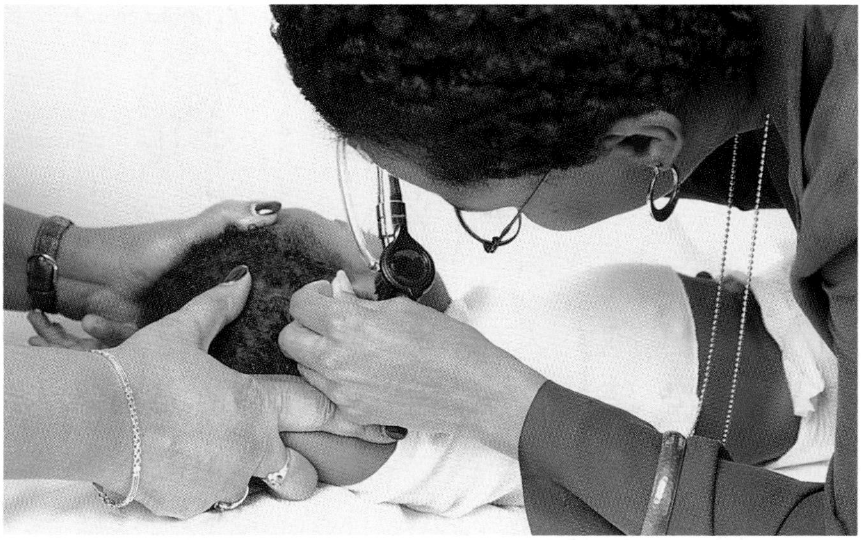

FIGURE 4-19. Pour empêcher un enfant de bouger, allongez-le sur la table d'examen sur le dos. Demandez à la personne qui vous assiste de rabattre les bras de l'enfant près de sa tête pour l'immobiliser. Pour limiter les mouvements de son corps, penchez-vous sur lui. Gardez les mains libres pour tenir l'otoscope et placez l'oreille externe de l'enfant dans la bonne position.

mouvement de la membrane du tympan, choisissez le spéculum le plus grand possible pouvant s'adapter au conduit auditif. Un grand modèle de spéculum risque moins d'endommager le conduit auditif si l'enfant fait un mouvement brusque.

Tenez l'otoscope dans la main la plus proche du visage de l'enfant. Lorsque l'enfant est prêt à collaborer, déposez le dos de votre main sur la tête de l'enfant pour la stabiliser. Avec l'autre main, tirez le pavillon de l'oreille vers l'arrière de la tête, vers le haut ou le bas, selon l'âge de l'enfant. Lorsqu'on tire le pavillon de l'oreille, le conduit auditif se redresse, ce qui facilite l'inspection de la membrane du tympan (figure 4-20).

Insérez lentement le spéculum dans le conduit auditif. Déterminez si les parois sont irritées, s'il y a un écoulement ou un corps étranger. Les parois du conduit auditif sont normalement roses et on peut observer une certaine quantité de cérumen. Les enfants mettent souvent des perles, des petits pois ou d'autres petits objets dans leurs oreilles. Si le conduit auditif est obstrué par du cérumen ou un corps étranger, nettoyez le conduit en procédant à une irrigation.

La membrane du tympan, qui sépare l'oreille externe de l'oreille moyenne, est de couleur généralement gris perle, et elle est translucide, c'est-à-dire qu'elle reflète la lumière. Les os (osselets) de l'oreille moyenne sont normalement visibles. Si vous appuyez sur la poire pneumatique, la membrane du tympan se déplacera normalement vers l'intérieur et vers l'extérieur, selon que la pression exercée sera positive ou négative (figure 4-21). Le tableau 4-11 dresse la liste des anomalies et des troubles connexes que vous pourrez observer lors de l'examen de la membrane du tympan.

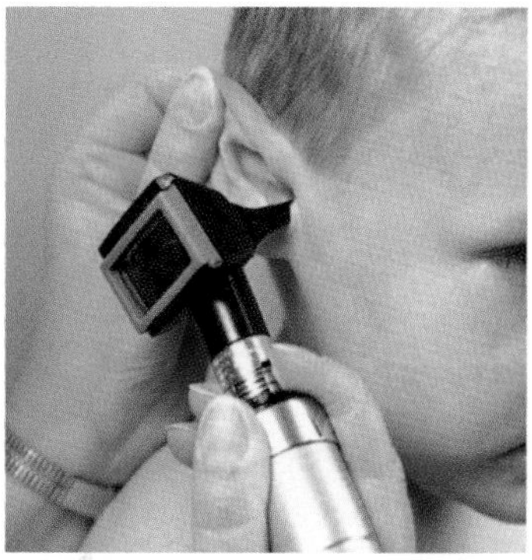

FIGURE 4-20. Pour redresser le conduit auditif, tirez le pavillon de l'oreille vers l'arrière et vers le haut chez les enfants de plus de 3 ans ; tirez le pavillon de l'oreille vers le bas et vers l'arrière chez les enfants de moins de 3 ans.

MESURES DE SÉCURITÉ

N'irriguez jamais le conduit de l'oreille s'il y a un écoulement. N'utilisez jamais d'eau froide pour irriguer le conduit.

ÉVALUATION AUDITIVE

L'évaluation auditive est importante chez les enfants de tous âges puisque l'audition est essentielle au développement normal du langage et à l'apprentissage. On évalue souvent l'audition en inspectant les réactions de l'enfant à différents stimuli auditifs. Une perte auditive peut survenir au cours de la petite enfance, par exemple à la suite d'un traumatisme à la naissance, d'otites moyennes fréquentes, d'une méningite ou de la prise d'antibiotiques ayant endommagé le nerf crânien VIII.

Utilisez les points de repère liés à l'audition et au développement du langage comme grille initiale d'évaluation. Choisissez une méthode appropriée à l'âge de l'enfant pour vérifier son audition. Si les résultats de votre test laissent supposer une perte auditive, il faudra faire passer à l'enfant un examen en audiométrie, en tympanométrie ou en potentiel évoqué afin d'évaluer de façon plus précise son audition.

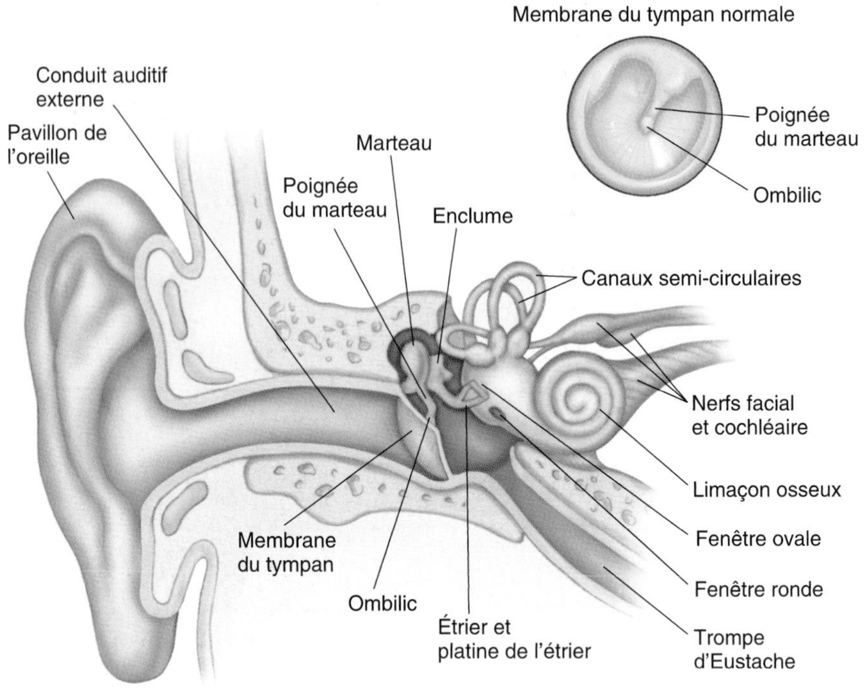

FIGURE 4-21. Coupe de l'oreille. La membrane du tympan est normalement associée à un réflexe lumineux triangulaire, la base étant le côté du nez qui pointe vers le centre. Les points de repère osseux, l'ombilic et la poignée du marteau se voient à travers la membrane du tympan.

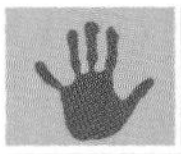

CROISSANCE ET DÉVELOPPEMENT

Indices de perte auditive chez un nouveau-né :
- Ne sursaute pas aux bruits forts.
- Ne réagit pas à un bruit soudain en présentant le réflexe de Moro (à partir de l'âge de 2 semaines).

Indices de perte auditive chez un nourrisson :
- Ne sursaute pas aux bruits forts.
- Ne se tourne pas vers la source sonore à l'âge de 4 mois.
- Gazouille au cours des premiers mois de vie mais arrête de gazouiller et ne produit pas de sons évoquant la parole après l'âge de 6 mois.

Indices de perte auditive chez un trottineur :
- Ne parle pas à l'âge de 2 ans.
- Le langage n'est pas suffisamment développé compte tenu de l'âge du patient.

Nouveau-nés, nourrissons et trottineurs

Les nouveau-nés réagissent aux sons de basses fréquences (battements cardiaques, berceuses) en devenant plus calmes. De plus, dès l'âge de 2 semaines, le nouveau-né présente le réflexe de Moro lorsqu'il entend un bruit soudain.

Auprès du nourrisson et du trottineur, choisissez des objets aux fréquences de bruit différentes, comme un hochet, une clochette et du papier de soie pour évaluer l'audition. Demandez au parent ou à la personne qui vous assiste de détourner l'attention du nourrisson avec un jouet qui ne fait pas de bruit comme un ours en peluche. Placez-vous derrière le nourrisson, à environ 60 cm de son oreille mais hors de son champ

TABLEAU 4-11 Résultats inattendus de l'examen de la membrane du tympan et troubles associés

Caractéristiques de la membrane du tympan	Résultats inattendus	Troubles associés
Couleur	Rougeur	Infection de l'oreille moyenne
	Légère rougeur	Pleurs prolongés
	Ambre	Liquide séreux dans l'oreille moyenne
	Rouge ou bleu foncé	Sang dans l'oreille moyenne
Réaction à la lumière	Aucune	Membrane du tympan bombée, infection de l'oreille moyenne
	Forme triangulaire déformée	Membrane du tympan rétractée, liquide séreux dans l'oreille moyenne
Points de repère osseux	Proéminence accentuée	Membrane du tympan rétractée, liquide séreux dans l'oreille moyenne
Mouvement	Absence de motilité	Infection ou liquide dans l'oreille moyenne
	Motilité excessive	Perforation guérie

de vision et faites un bruit doux avec l'un de ces objets. Demandez au parent ou à la personne qui vous assiste de quelle façon l'enfant réagit au bruit que vous faites : agrandissement des yeux, arrêt bref de toute activité pour écouter ou fait de tourner la tête vers la source sonore. Recommencez pour l'autre oreille avec d'autres objets.

Enfants d'âge préscolaire et enfants plus âgés

Des mots murmurés à l'oreille servent à évaluer l'audition des enfants de plus de 3 ans. Mettez votre tête à environ 30 cm de l'oreille de l'enfant, mais hors de son champ de vision pour qu'il ne puisse pas lire sur vos lèvres. Utilisez des mots que l'enfant reconnaîtra facilement, comme « ballon », « biscuit », « pomme », « auto », et demandez à l'enfant de répéter ces mots. Recommencez avec des mots différents pour l'autre oreille. L'enfant devrait pouvoir répéter correctement les mots que vous lui avez murmurés.

Si l'enfant ne collabore pas et refuse de répéter les mots murmurés, vous pouvez procéder différemment pour évaluer son audition. Demandez à voix basse à l'enfant de pointer du doigt différentes parties de son corps ou des objets, par exemple. « Montre-moi tes yeux » et « Montre-moi ta bouche ». Les enfants devraient chaque fois montrer la partie correspondante de leur corps.

Transmission osseuse et aérienne du son

Vous pouvez utiliser un diapason pour évaluer l'audition des enfants d'âge scolaire capables de suivre des instructions. Frappez le diapason pour obtenir une vibration. Évitez de toucher les branches du diapason quand il vibre, car vous risqueriez d'étouffer le son. Pour vérifier la conduction osseuse du son, placez la poignée du diapason sur le crâne de l'enfant. Pour vérifier la conduction aérienne du son, placez les branches du diapason en train de vibrer près de l'oreille de l'enfant (figure 4-22).

Pour réaliser l'*épreuve de Weber*, placez le diapason qui vibre sur la ligne médiane du crâne de l'enfant. Demandez à l'enfant de vous indiquer l'endroit où il entend le mieux le son, s'il l'entend de la même façon dans les deux oreilles ou s'il l'entend dans une seule oreille. L'enfant devrait entendre le son de la même façon dans les deux oreilles.

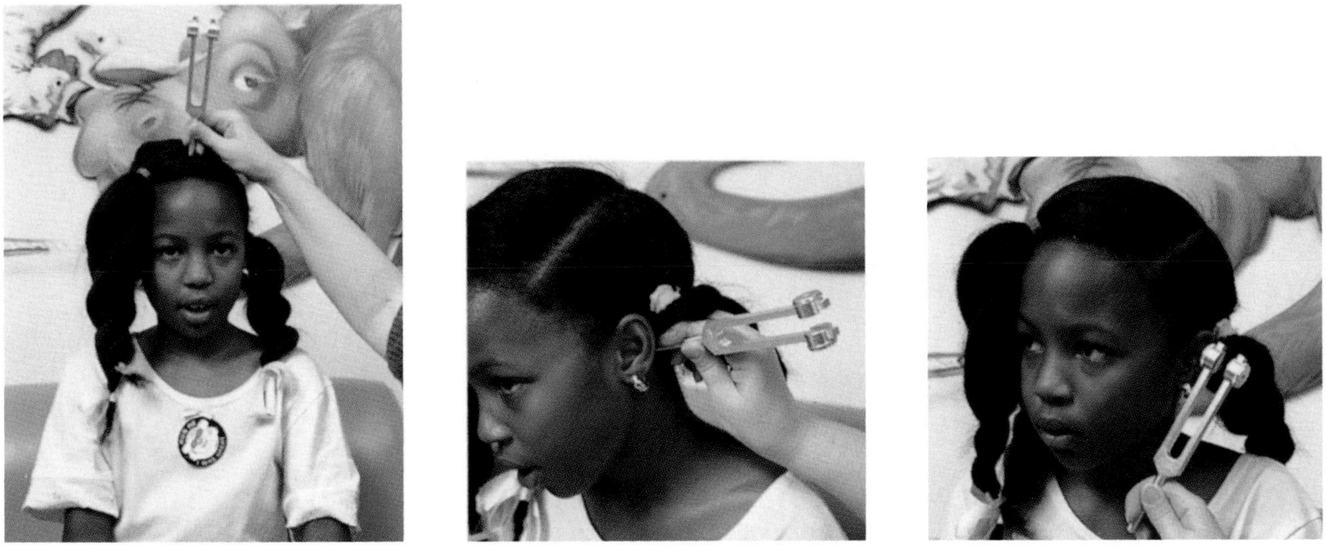

A B C

FIGURE 4-22. **A,** Épreuve de Weber. Placez le diapason que vous avez fait vibrer sur la ligne médiane de la tête de l'enfant. **B,** Épreuve de Rinne, étape 1. Placez le diapason que vous avez fait vibrer sur l'os mastoïde. **C,** Épreuve de Rinne, étape 2. Placez le diapason qui continue de vibrer à une distance d'environ 2,5 à 5 cm de l'oreille.

Pour réaliser l'*épreuve de Rinne*, placez la poignée du diapason que vous avez fait vibrer sur l'os mastoïde, derrière l'oreille. Demandez à l'enfant de vous indiquer le moment où il n'entend plus le son. Déplacez immédiatement le diapason toujours en train de vibrer et placez-le à une distance d'environ 2,5 cm à 5 cm de la même oreille. Demandez de nouveau à l'enfant de vous indiquer le moment où il n'entend plus le son. L'enfant entend normalement le son transmis par l'air deux fois plus longtemps que le son transmis par les os. Recommencez pour l'autre oreille. Le tableau 4-12 vous permet d'interpréter les épreuves de Weber et de Rinne.

TABLEAU 4-12 Interprétation des épreuves auditives de Weber et de Rinne

Épreuve et résultat	Trouble associé
Épreuve de Weber	
Le son est entendu de façon égale par les deux oreilles.	Aucune perte auditive
Le son est mieux entendu dans une oreille (latéralisation).	Surdité tympano-ossiculaire si le son est latéralisé dans l'oreille sourde. Surdité de perception si le son est latéralisé dans la bonne oreille.
Épreuve de Rinne	
Le son est entendu deux fois plus longtemps par conduction aérienne que par conduction osseuse.	Aucune perte auditive
Le son est entendu plus longtemps par conduction osseuse.	Surdité tympano-ossiculaire dans l'oreille affectée
Le son est entendu plus longtemps par conduction aérienne que par conduction osseuse mais moins de deux fois plus longtemps.	Surdité de perception de l'oreille affectée

► NEZ ET SINUS : PERMÉABILITÉ DES VOIES RESPIRATOIRES ET SÉCRÉTIONS NASALES

Quelle est la cause la plus fréquente d'obstruction nasale chez les enfants ? Qu'indique le battement des ailes du nez ? Quels signes indiquent que le nez abrite un corps étranger ? Que peut-on conclure si l'enfant s'essuie souvent le nez d'un geste de la main qui remonte vers le haut ?

INSPECTION DE L'EXTÉRIEUR DU NEZ

MATÉRIEL NÉCESSAIRE

Otoscope avec spéculum nasal
Stylo lumineux

Les caractéristiques et l'emplacement du nez sur le visage sont examinés en même temps que les traits du visage. Inspectez la taille, la forme, la symétrie et l'emplacement du nez. La taille du nez doit être proportionnelle aux autres traits du visage et le nez doit se trouver au milieu du visage. On s'attend à ce que l'arête du nez des enfants asiatiques et des enfants noirs soit généralement plus aplatie.

Les sillons naso-géniens sont normalement symétriques. Leur asymétrie peut être liée à une lésion du nerf facial (nerf crânien VII). Un nez en forme de selle peut être associé à une anomalie congénitale, une fente palatine par exemple.

Recherchez d'éventuelles caractéristiques inhabituelles. Par exemple, un sillon horizontal permanent, entre le cartilage et l'os, indique qu'un enfant allergique frotte très souvent son nez d'un mouvement de la main vers le haut à cause de démangeaisons ou d'un écoulement.

PALPATION DE L'EXTÉRIEUR DU NEZ

Lorsque vous constatez une malformation, palpez doucement le nez pour détecter un point douloureux ou une rupture du contour. Vous ne devriez rencontrer ni sensibilité au toucher, ni masse. Une douleur et une déviation du contour sont généralement le résultat d'un trauma.

Perméabilité des voies respiratoires nasales

Les voies respiratoires de l'enfant doivent être perméables (libres) afin d'assurer une oxygénation adéquate. Pour vérifier la liberté des voies respiratoires, bouchez une narine de l'enfant et observez s'il a du mal à respirer par la narine libre, la bouche fermée. Recommencez avec l'autre narine. L'enfant devrait respirer sans bruit et sans aucune difficulté. Le *battement des ailes du nez*, effort que fait l'enfant pour élargir les voies respiratoires, est un signe de détresse respiratoire qui est toujours anormal.

Si l'enfant a du mal à respirer, il a peut-être le nez bouché. L'obstruction nasale peut avoir plusieurs causes: présence d'un corps étranger, malformation congénitale, sécheresse de la muqueuse, écoulement, polype ou trauma. Les nouveau-nés sont parfois en état de détresse respiratoire à la suite d'une obstruction membraneuse ou osseuse congénitale entre les fosses nasales et le pharynx appelée *atrésie des choanes*. Les jeunes enfants sont portés à mettre toutes sortes d'objets dans leur nez, et le battement d'une aile du nez caractérise ce type d'obstruction.

CROISSANCE ET DÉVELOPPEMENT

Les nouveau-nés et les nourrissons de moins de 6 mois n'ouvriront pas automatiquement la bouche pour respirer s'ils ont le nez bouché, notamment par du mucus.

ÉVALUATION DE L'ODORAT

Le nerf olfactif (nerf crânien I) n'est généralement pas évalué chez les enfants d'âge préscolaire, mais vous pouvez faire cet examen chez les enfants d'âge scolaire et les adolescents. Lorsque vous évaluez l'odorat, choisissez de faire sentir certaines odeurs que l'enfant reconnaîtra facilement, comme de l'orange, du chocolat ou de la menthe. Demandez à l'enfant de fermer les yeux; bouchez-lui une narine et placez la fragrance sous l'autre narine. Demandez à l'enfant de respirer profondément et de reconnaître l'odeur. Alternez les odeurs entre les deux narines. L'enfant doit normalement pouvoir identifier les odeurs courantes.

INSPECTION DE L'INTÉRIEUR DU NEZ

Inspectez la couleur des muqueuses et déterminez s'il y a un écoulement, de l'œdème, des lésions ou d'autres anomalies. Utilisez une lumière vive, comme la lumière d'un otoscope ou d'un stylo lumineux. Retroussez le bout du nez des nouveau-nés, des nourrissons et des jeunes enfants, et dirigez-y la source lumineuse (figure 4-23). Lorsque vous examinez des enfants plus âgés, vous pouvez utiliser le spéculum nasal de l'otoscope. Évitez de toucher la cloison nasale avec le spéculum, car toute blessure pourrait provoquer un saignement.

Muqueuses

Les muqueuses sont normalement de couleur rose foncé, et brillantes. Une pellicule d'écoulement transparent peut aussi s'y trouver. Si vous voyez les cornets nasaux, ils doivent être de la même couleur que les muqueuses et fermes. Lorsque les cornets sont pâles ou d'un gris bleuâtre, l'enfant souffre peut-être d'allergies. Un polype, masse ronde provenant des cornets, est aussi lié à des allergies.

Cloison nasale

Inspectez la cloison nasale: alignement, perforations, saignement ou croûtes. La cloison nasale doit être droite. Il y aura des croûtes à l'endroit d'un saignement.

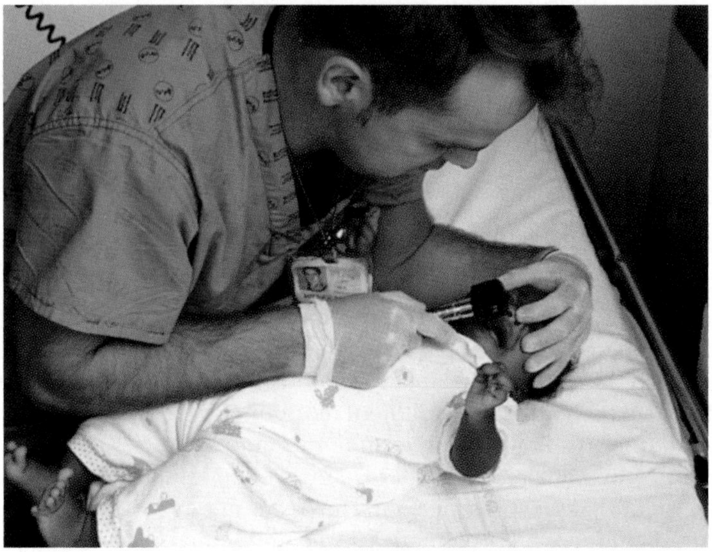

A

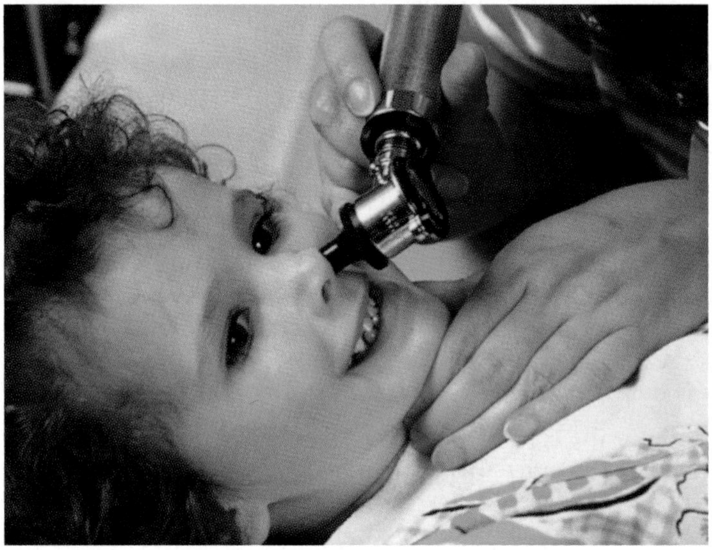

B

FIGURE 4-23. Techniques d'examen du nez. **A**, Technique adaptée aux nouveau-nés, aux nourrissons et aux jeunes enfants. **B**, Technique adaptée aux enfants plus âgés.

Écoulement

Observez s'il y a présence d'un écoulement nasal et notez si l'évacuation se fait par une seule narine, ou par les deux. Un écoulement nasal est anormal, sauf si l'enfant pleure. L'écoulement peut être aqueux, mucoïde, purulent ou sanglant, selon le type d'affection dont souffre l'enfant. Un écoulement nauséabond dans une seule narine est souvent lié à la présence d'un corps étranger. Le tableau 4-13 présente la liste énumérative des causes associées à un écoulement nasal.

INSPECTION DES SINUS

Les sinus maxillaires et ethmoïdaux se développent pendant les premières années de l'enfance (figure 4-24). Les infections des sinus se produisent rarement chez les jeunes enfants et parfois chez les enfants d'âge scolaire. Un enfant qui a mal à la tête ou dont le pourtour d'un œil ou des deux yeux est œdématié et sensible souffre probablement d'une affection des sinus.

TABLEAU 4-13 Caractéristiques d'un écoulement nasal et ses causes

Description de l'écoulement	Trouble associé
Aqueux	
Transparent, bilatéral	Allergie
Séreux, unilatéral	Liquide céphalo-rachidien provenant d'une fracture de la lame criblée
Mucoïde ou purulent	
Bilatéral	Infection des voies respiratoires supérieures
Unilatéral	Corps étranger
Sanglant	Épistaxis, trauma

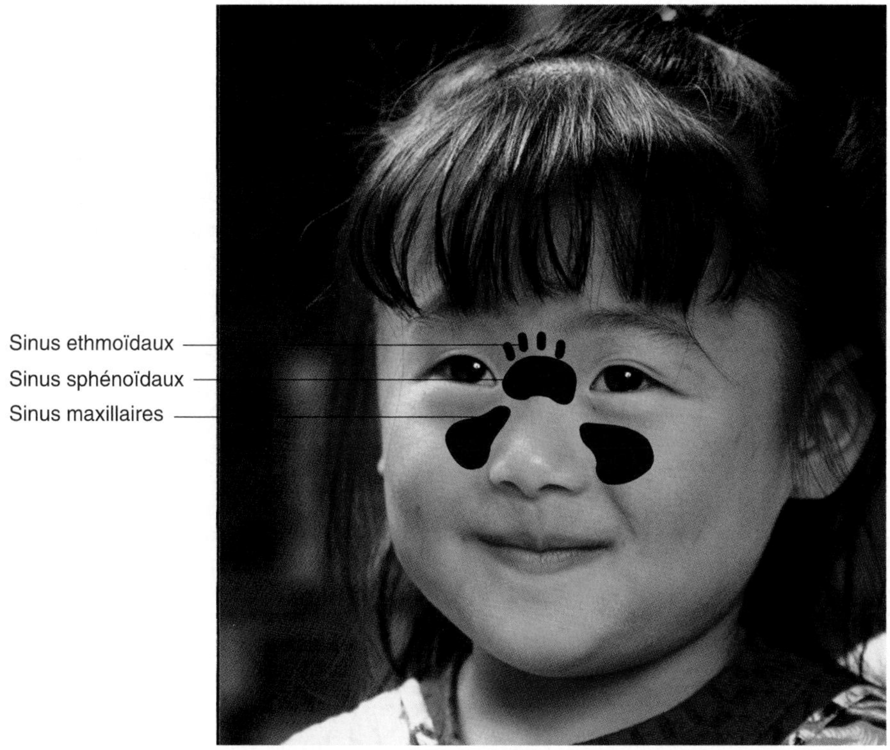

FIGURE 4-24. On peut palper les sinus maxillaires chez un enfant de 1 an. Les sinus ethmoïdaux sont développés chez les enfants de 6 ans. Les affections touchant les sinus sont rares avant l'âge de 7 ans.

Inspectez le visage à la recherche de toute bouffissure autour des yeux. Il ne devrait y avoir ni bouffissure, ni œdème. Pour palper les sinus maxillaires, appuyez sur le visage avec les pouces vers le haut, sous les arcades zygomatiques. Pour palper les sinus ethmoïdaux, appuyez avec les pouces sur l'os, vers le haut, au-dessus des yeux. Vous ne devriez déceler ni œdème, ni point sensible au toucher. Si certains endroits sont douloureux, l'enfant a peut-être une sinusite.

► BOUCHE ET GORGE : COULEUR, FONCTION ET SIGNES ANORMAUX

Quel est le meilleur endroit pour évaluer la cyanose chez les enfants ? Dans quel ordre les dents poussent-elles généralement ? Comment peut-on savoir si la langue fait les mouvements adéquats pour produire des sons ? Comment inspecter la gorge de l'enfant sans qu'il ait des haut-le-cœur ?

MATÉRIEL NÉCESSAIRE

Abaisse-langue
Stylo lumineux
Gants

MESURES DE SÉCURITÉ

Évitez d'examiner la bouche en cas de signes de détresse respiratoire, de forte fièvre, de bave et de forte appréhension. Il peut s'agir de signes d'épiglottite ; l'inspection de la bouche pourrait alors provoquer une obstruction complète des voies respiratoires. Pour en savoir plus, se reporter au chapitre 12.

INSPECTION DE LA BOUCHE

Pour que les jeunes enfants collaborent à l'examen de la bouche et de la gorge, il est souvent nécessaire de les cajoler et de les rassurer en leur donnant des explications simples. La plupart des enfants montrent volontiers leurs dents. Si l'enfant résiste en crispant les mâchoires, vous pourrez délicatement les séparer avec un abaisse-langue. Portez des gants lorsque vous examinez la bouche parce que vos mains sont en contact direct avec les muqueuses (figure 4-25).

Lèvres

Inspectez la couleur, la forme, la symétrie, l'humidité et les lésions éventuelles des lèvres. Les lèvres sont habituellement symétriques et elles ne sont ni sèches, ni craquelées et ne comportent, d'ordinaire, aucune lésion. Elles sont habituellement roses chez les enfants à la peau blanche et tirent davantage sur le bleu chez les enfants à la peau foncée. Des lèvres pâles, cyanosées ou rouge cerise indiquent une mauvaise irrigation tissulaire attribuable à divers troubles.

Dents

Inspectez et comptez les dents de l'enfant. L'éruption des dents est souvent déterminée génétiquement mais l'ordre est toujours le même. La figure 4-26 présente l'ordre habituel de l'éruption des dents temporaires et des dents définitives.

Inspectez l'état des dents ; vérifiez si certaines dents bougent et consignez les espaces où des dents manquent. Comparez les espaces vides du tableau de l'éruption des dents selon le stade de développement de l'enfant. Lorsque les dents permanentes ont poussé, il ne devrait en manquer aucune. Les dents sont habituellement blanches et ne devraient pas être tachetées ou piquées. Une coloration anormale de la couronne d'une dent indique une carie.

Haleine

Lorsque vous procédez à l'inspection des dents, relevez toute odeur anormale relative à différents problèmes de santé, notamment une acidocétose diabétique, une infection ou une mauvaise hygiène.

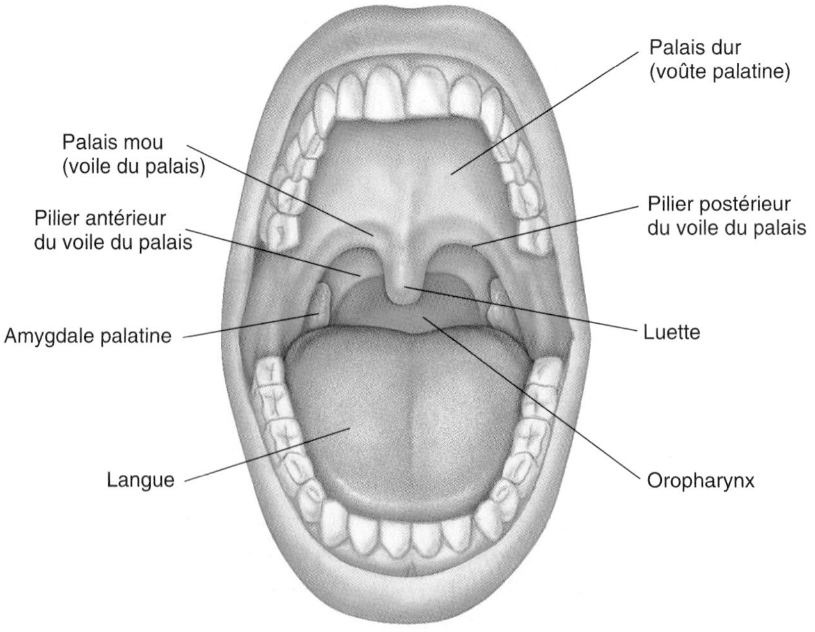

FIGURE 4-25. Les structures de la bouche.

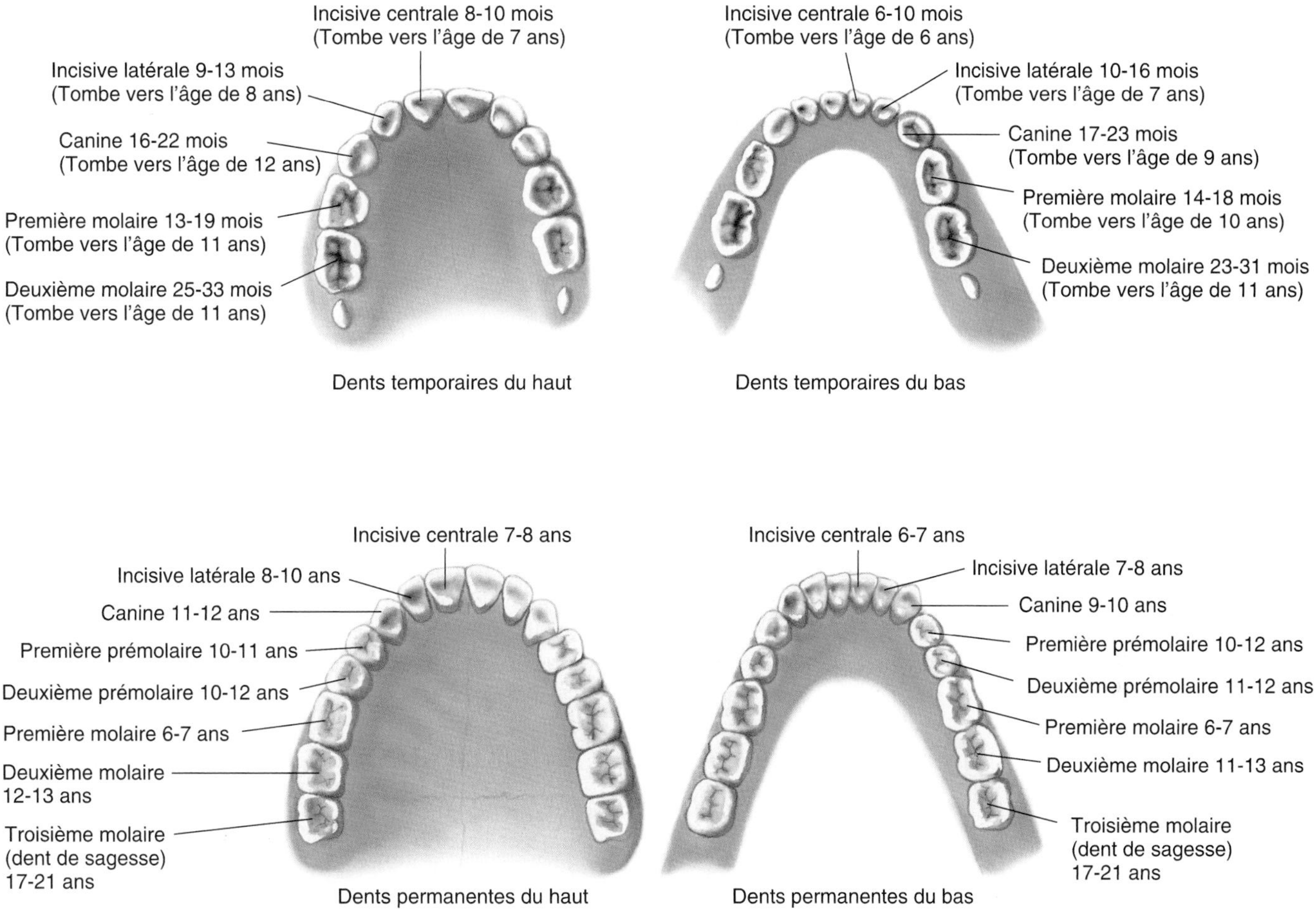

FIGURE 4-26. Ordre habituel de l'éruption des dents temporaires et permanentes. Vous constaterez que les dents d'en bas poussent en premier, dans l'ordre suivant : incisives, canines et molaires. Les dents temporaires tombent dans le même ordre.

Gencives

Inspectez la couleur des gencives et la façon dont elles adhèrent aux dents. Les gencives sont habituellement roses, d'apparence piquetée. Utilisez un abaisse-langue pour mieux voir les gencives autour des molaires supérieures et inférieures. Les gencives ne devraient ni se rétracter autour des dents, ni empiéter sur les dents. En cas d'inflammation, d'œdème ou de saignement, palpez les gencives pour trouver des zones sensibles. L'inflammation et les points douloureux sont des indices d'infection et de mauvaise nutrition.

Muqueuse buccale

Inspectez la muqueuse à l'intérieur des joues. Vérifiez-en la couleur et l'humidité. La muqueuse est habituellement rose mais des taches d'hyperpigmentation sont souvent observées chez les enfants à la peau foncée. Le canal de Sténon, ouverture de la glande parotide, est situé à l'opposé de la deuxième molaire du haut, bilatéralement. Normalement rose, le canal de Sténon devient rouge lorsque l'enfant a les oreillons. On trouve parfois des coussinets de succion chez les nourrissons. Il ne devrait pas y avoir de rougeur, d'œdème ni de lésion ulcéreuse.

Langue

Inspectez la couleur, l'humidité et la taille de la langue, ainsi que les tremblements et lésions éventuels. La langue de l'enfant est habituellement rose et humide, sans pellicule. La taille de la langue lui permet de se loger facilement dans la bouche. La présence de zones rougeâtres dépapillées au pourtour blanchâtre et surélevé (langue géographique) est souvent normale mais elle peut indiquer de la fièvre, des allergies ou des réactions aux médicaments. Les tremblements sont anormaux. Une pellicule blanche adhérente sur la langue d'un enfant peut caractériser une candidose buccale, infection de la bouche par le champignon *Candida.*

Observez la mobilité de la langue. L'enfant doit pouvoir toucher les dents du haut avec sa langue. C'est ce mouvement qui lui permet de prononcer tous les sons de la parole clairement. Demandez à l'enfant de tirer la langue et de la lever, afin que vous puissiez en inspecter le dessous ainsi que le plancher de la bouche et rechercher d'éventuelles veines distendues.

Palais

Inspectez le palais dur (voûte palatine) et le palais mou (voile du palais) à la recherche de fentes ou de masses ou d'une arcade anormalement haute. Le palais est généralement rose, avec une arcade en forme de dôme. Il ne doit pas présenter de fente. La luette pend librement à partir du palais mou. Les bébés naissent souvent avec des perles d'Epstein, papules blanches au milieu du palais, qui disparaissent au bout de quelques semaines. Le nourrisson ayant un palais très arqué peut avoir de la difficulté à téter.

PALPATION DES STRUCTURES DE LA BOUCHE

Palpez toute masse visible dans la bouche afin d'en déterminer les caractéristiques, comme la taille, la forme, la fermeté et la sensibilité. Vous ne devriez sentir aucune masse.

Langue

Pour évaluer la force de la langue et, par le fait même, le nerf hypoglosse (nerf crânien XII), placez l'index sur la joue de l'enfant et demandez-lui de pousser sur votre doigt avec la langue. Vous devriez sentir une certaine pression sur votre doigt.

Palais

Pour palper le palais, insérez le petit doigt dans la bouche, le coussinet vers le haut. Pendant que le bébé tète votre doigt, palpez tout le palais. Vous pourrez ainsi déterminer la force du réflexe de succion, innervé par le nerf hypoglosse (nerf crânien XII). Vous ne devriez pas sentir de fente palatine.

INSPECTION DE LA GORGE

Inspectez la couleur de la gorge ainsi que l'état des amygdales. Demandez à l'enfant d'ouvrir la bouche très grand et de tirer la langue. Utilisez une lampe de poche pour éclairer la gorge. Vous aurez peut-être besoin d'un abaisse-langue pour visualiser le pharynx postérieur ; dans ce cas, humidifiez-le pour réduire les haut-le-cœur chez l'enfant. La gorge est normalement rose ; il n'y a pas de lésions, d'écoulement, ni d'œdème. L'œdème ou le bombement du pharynx postérieur dénote la présence d'un abcès périamygdalien.

Amygdales

Pendant l'enfance, les amygdales sont grosses par rapport à la taille du pharynx parce que le tissu lymphoïde se développe plus rapidement chez les jeunes enfants. Les amygdales doivent être roses, sans exsudat, mais il peut y avoir des *cryptes* (fissures) à la suite d'infections antérieures.

Réflexe nauséeux

Si vous devez utiliser un abaisse-langue pour voir plus nettement le pharynx postérieur ou pour vérifier le réflexe nauséeux, faites-le à la fin de l'examen parce que les enfants n'apprécient pas la sensation de haut-le-cœur que vous provoquerez. Préparez l'enfant en lui expliquant la façon dont vous allez procéder. Demandez-lui de faire « Ah » et observez le soulèvement symétrique vers le haut de la luette. Ce réflexe permet de vérifier l'état des nerfs glosso-pharyngien et vagal (nerfs crâniens IX et X). Si la luette ne se soulève pas ou se soulève d'un seul côté, les nerfs crâniens IX et X sont peut-être paralysés. L'épiglotte se trouve derrière la langue et est habituellement rose, comme le reste de la muqueuse buccale.

► COU : CARACTÉRISTIQUES, AMPLITUDE DE MOUVEMENT ET GANGLIONS LYMPHATIQUES

Pour quelle raison la tête d'un enfant penche-t-elle d'un côté ? À quel âge un nourrisson doit-il contrôler les mouvements de la tête ? À quoi ressemble un ganglion lymphatique au toucher ? À quoi ressemble un ganglion lymphatique œdématié ?

INSPECTION DU COU

Inspectez le cou. Évaluez la taille, la symétrie, la présence d'œdème et toute anomalie. Un cou court avec des plis cutanés est normal chez les nouveau-nés et les nourrissons. Le cou est généralement symétrique et ne présente aucun œdème. Un enfant au cou œdématié peut souffrir d'une infection locale, les oreillons par exemple, ou d'une malformation congénitale. Le cou s'allonge entre 3 et 4 ans.

Inspectez le cou de l'enfant pour y détecter un éventuel *ptérygion du cou*, pli cutané supplémentaire de chaque côté du cou. Il s'agit souvent d'un signe du syndrome de Turner.

Les nourrissons contrôlent les mouvements de la tête dès l'âge de 2 mois. À cet âge, un nourrisson peut lever la tête et regarder autour de lui lorsqu'il est sur le ventre. Un manque de contrôle de la tête peut être dû à une lésion neurologique, résultant par exemple d'un épisode d'anoxie.

PALPATION DU COU

Placez-vous en face de l'enfant et palpez simultanément les ganglions lymphatiques des deux côtés du cou, ainsi que la trachée et la thyroïde du bout des doigts.

Ganglions lymphatiques

Pour palper les ganglions lymphatiques, glissez délicatement le bout des doigts le long des chaînes ganglionnaires de la tête et du cou. L'ordre à observer pour palper les ganglions lymphatiques est le suivant : autour des oreilles, sous la mâchoire, région occipitale et chaîne cervicale, dans le cou (figure 4-27). Des ganglions lymphatiques fermes, bien définis, insensibles, mobiles et mesurant jusqu'à 1 cm de diamètre sont courants chez les jeunes enfants. Des ganglions lymphatiques œdématiés, fermes, chauds et sensibles témoignent d'une infection locale.

Trachée

Palpez la trachée pour déterminer sa position et déceler la présence de toute masse éventuelle. La trachée se trouve habituellement au milieu du cou. Elle est difficile à palper chez les enfants de moins de 3 ans, car leur cou est très court. Pour palper la

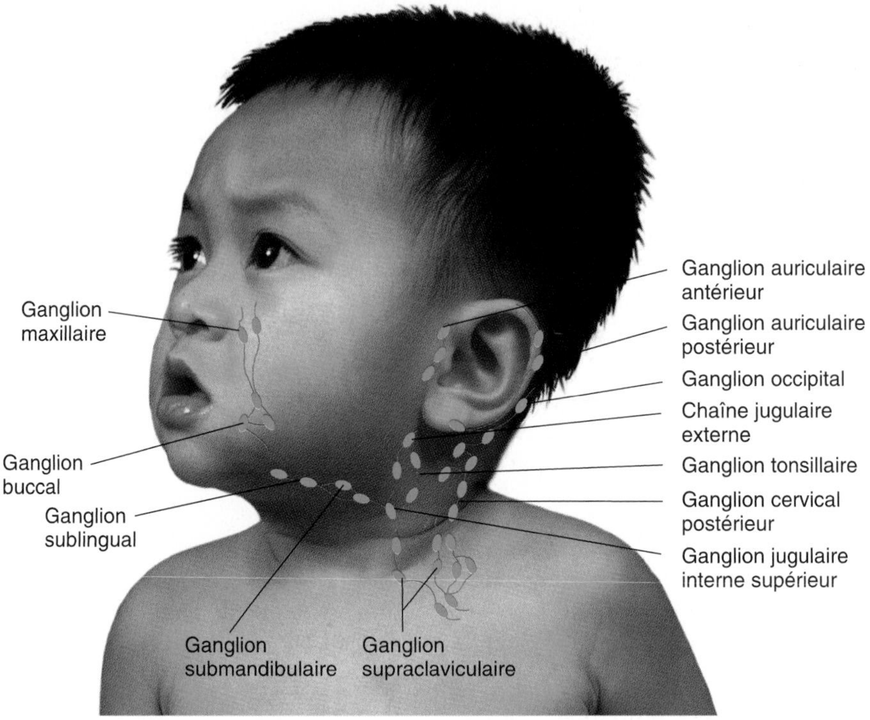

FIGURE 4-27. On palpe le cou à la recherche de ganglions lymphatiques tuméfiés autour des oreilles, sous la mâchoire, dans la région occipitale et dans la chaîne cervicale.

trachée, placez le pouce et l'index de chaque côté, près du menton et glissez-les lentement le long de la trachée. Toute déviation à droite ou à gauche de la ligne médiane peut indiquer la présence d'une tumeur ou d'un poumon affaissé.

Thyroïde

Pendant que vos doigts glissent le long de la trachée, vers le bas du cou, essayez de sentir l'isthme de la thyroïde, bande de tissu glandulaire qui traverse la trachée. Les lobes de la thyroïde s'enroulent derrière la trachée et sont habituellement recouverts du muscle sterno-cleïdo-mastoïdien. En raison de la position anatomique de la thyroïde, les lobes ne sont habituellement pas palpables chez l'enfant, à moins qu'ils soient augmentés de volume.

ÉVALUATION DE L'AMPLITUDE DE MOUVEMENT

Pour vérifier l'**amplitude de mouvement** du cou, demandez à l'enfant de tourner le menton vers chaque épaule et vers le thorax et ensuite de regarder vers le plafond. Déplacez une lumière ou un jouet dans ces quatre directions dans le cas d'un nourrisson. Les enfants doivent pouvoir bouger librement le cou et la tête dans chacune des directions sans ressentir de douleur.

Lorsque l'enfant ne réussit pas à bouger volontairement la tête dans toutes les directions, bougez le cou de l'enfant en respectant l'amplitude prévue. Un mouvement horizontal limité peut signifier que l'enfant a un *torticolis*, qui force la tête à s'incliner de façon persistante. Le torticolis peut être dû à une lésion du muscle sterno-cléïdo-mastoïdien à la naissance ou à une déficience visuelle ou auditive unilatérale. Si l'enfant ressent de la douleur lorsqu'il penche le cou vers le thorax (signe de Brudzinski), il a peut-être une méningite (se reporter au chapitre 19).

► THORAX: FORME, MOUVEMENT, EFFORT RESPIRATOIRE ET FONCTION RESPIRATOIRE

Quels termes utilise-t-on pour décrire la localisation de bruits spécifiques entendus lors de l'auscultation du thorax? Que signifie un thorax de forme arrondie chez un enfant? Qu'est-ce que le tirage et qu'indique-t-il? Comment distinguer les bruits respiratoires normaux des bruits adventices lorsqu'on ausculte les poumons?

L'examen du thorax comprend les étapes suivantes: inspection de la taille et de la forme du thorax; palpation des mouvements du thorax qui se produisent pendant la respiration; observation des efforts respiratoires (tirage) et auscultation des bruits respiratoires.

POINTS DE REPÈRE TOPOGRAPHIQUES DU THORAX

Le squelette du thorax possède la plupart des points de repère qui servent à décrire la localisation de différents résultats pendant l'examen du thorax, des poumons et du cœur. Les espaces intercostaux sont les marqueurs horizontaux utilisés pour décrire la localisation des résultats de l'examen du thorax. Le sternum et la colonne vertébrale sont les points de repère verticaux. À l'aide des points de repère horizontaux et verticaux, il est possible de décrire précisément la localisation des différents résultats (figures 4-28 et 4-29). Indiquez si le résultat se trouve à droite ou à gauche du thorax du patient (tableau 4-14).

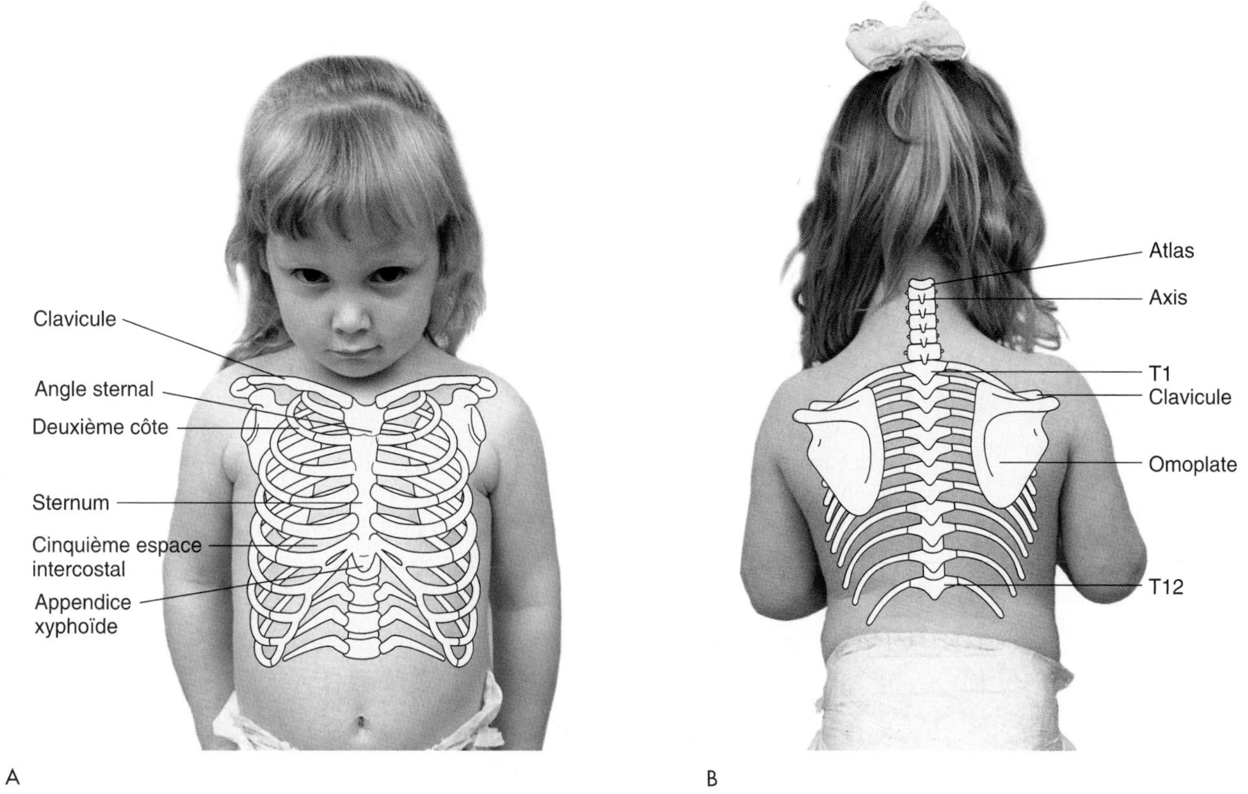

FIGURE 4-28. Les espaces intercostaux et les côtes sont numérotés pour décrire la localisation des résultats. A, Pour déterminer le numéro de la côte sur la face antérieure du thorax, palpez en descendant à partir du sternum jusqu'à une crête horizontale, l'angle sternal. Directement à droite et à gauche de cette crête se trouve la deuxième côte. Le deuxième espace intercostal est situé immédiatement sous la deuxième côte. On peut compter les côtes 3 à 12 et les espaces intercostaux correspondants avec les doigts, en descendant vers l'abdomen. B, Pour déterminer le numéro de la côte sur la face postérieure du thorax, trouvez l'apophyse épineuse protubérante de la septième vertèbre cervicale, au niveau de l'épaule. L'apophyse épineuse suivante correspond à la première vertèbre thoracique, à laquelle s'attache la première côte.

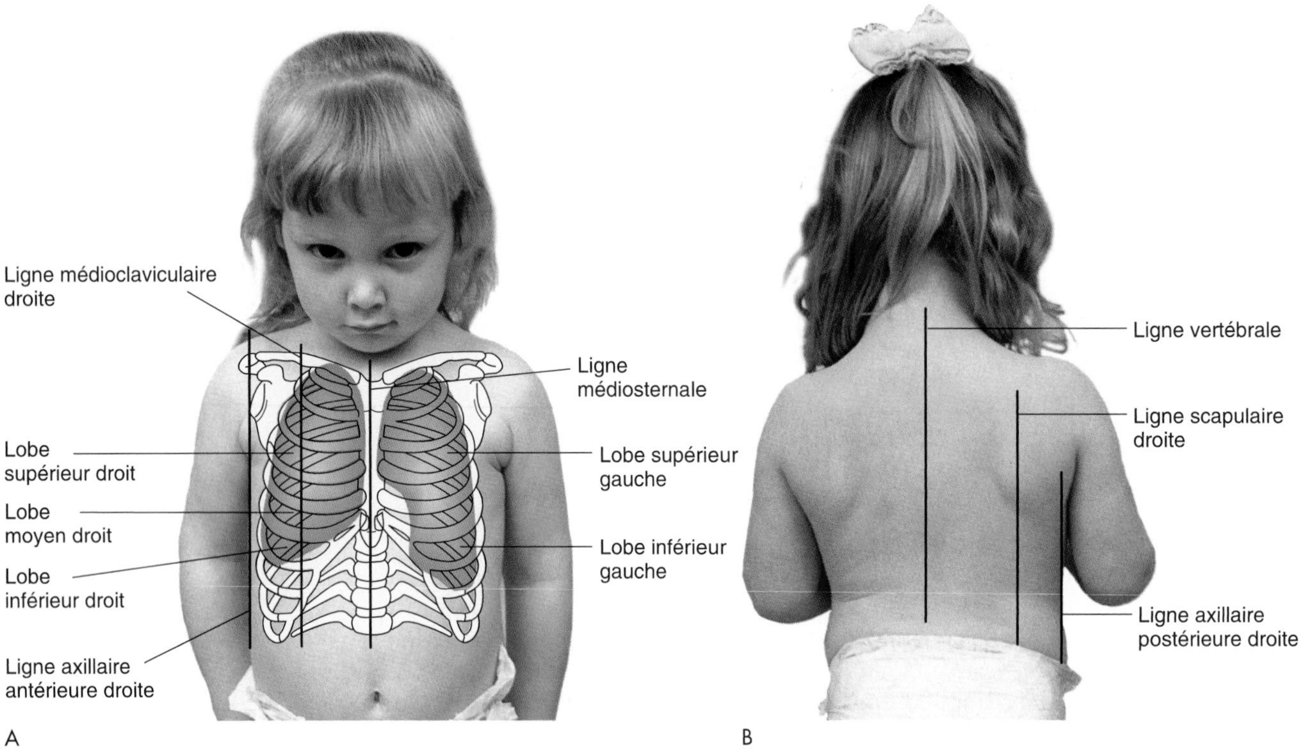

FIGURE 4-29. Le sternum et la colonne vertébrale sont les points de repère verticaux qui permettent de décrire la localisation anatomique des résultats. On peut mesurer avec une règle la distance entre l'observation et le centre du sternum (ligne médiosternale) ou la ligne vertébrale. On utilise des lignes verticales imaginaires, parallèles aux lignes médiosternale et vertébrale pour décrire plus précisément la localisation des observations.

INSPECTION DU THORAX

Placez l'enfant sur les genoux du parent ou sur la table d'examen et déshabillez-le jusqu'à la taille pour inspecter le thorax. Les muscles thoraciques et les tissus sous-cutanés sont moins développés chez les enfants que chez les adultes. La paroi de la cage thoracique est donc plus fine et la cage thoracique, plus proéminente.

Taille et forme du thorax

Vérifiez si la forme du thorax est irrégulière. Le thorax est arrondi lorsque le diamètre antéropostérieur est à peu près égal au diamètre latéral. Si un enfant plus âgé a le thorax arrondi (thorax en tonneau), il peut souffrir d'une maladie respiratoire obstructive chronique, comme l'asthme ou la fibrose kystique. Chez les enfants atteints de ces maladies, la forme du thorax s'arrondit avec les années.

MATÉRIEL NÉCESSAIRE

Stéthoscope

CROISSANCE ET DÉVELOPPEMENT

Chez les nouveau-nés, les nourrissons et les trottineurs (moins de 3 ans), le thorax est arrondi et le diamètre antéropostérieur est à peu près égal au diamètre latéral. Le thorax devient plus ovale à mesure que les enfants grandissent et, quand ils atteignent l'âge de 3 ans, le diamètre latéral est supérieur au diamètre antéropostérieur.

TABLEAU 4-14 Points de repère verticaux du thorax

Lignes verticales pour l'examen du thorax	Localisation des lignes verticales
Médiosternale	Au milieu du sternum
Médioclaviculaire	À partir du milieu de la clavicule
Axillaire antérieure	À partir du pli axillaire antérieur
Axillaire	À partir du creux de l'aisselle
Axillaire postérieure	À partir du pli axillaire postérieur
Vertébrale	Apophyse épineuse de la vertèbre

La forme anormale du thorax est liée à deux déformations structurelles (figure 4-30). Si le sternum est saillant, augmentant ainsi le diamètre antéropostérieur, l'enfant a le thorax en carène (*pectus carinatum*). Si la partie inférieure du sternum est renfoncée, diminuant ainsi le diamètre antéropostérieur, l'enfant a le thorax en entonnoir (*pectus excavatum*). Une *scoliose*, ou déviation de la colonne vertébrale, provoque une déformation latérale du thorax (se reporter au chapitre 20).

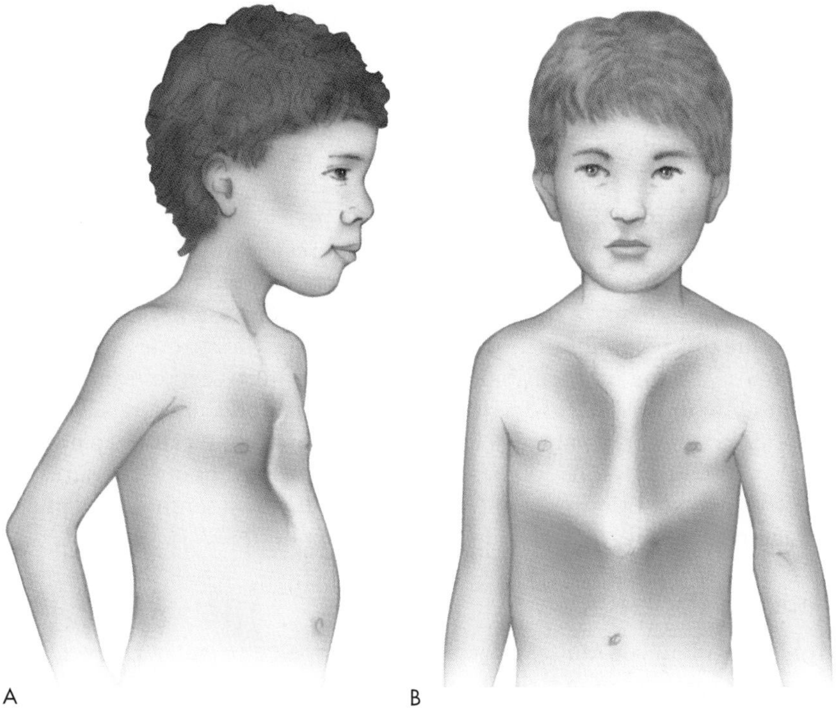

FIGURE 4-30. Deux types de forme anormale du thorax. **A**, Thorax en entonnoir. **B**, Thorax en carène.

Mouvement du thorax et effort respiratoire

Inspectez l'expansion simultanée du thorax et le soulèvement abdominal. Le mouvement du thorax est normalement symétrique bilatéralement; la poitrine se soulève à l'inspiration et s'abaisse à l'expiration. Les nouveau-nés, les nourrissons et les jeunes enfants présentent une respiration abdominale du fait que le mouvement thoracique est moins prononcé que le mouvement abdominal. Le diaphragme est le principal muscle respiratoire chez les nourrissons et les enfants de moins de 6 ans. Les muscles thoraciques sont moins développés et font office de muscles accessoires en cas de détresse respiratoire. Les muscles thoraciques prennent en charge la ventilation au fur et à mesure qu'ils se développent. À l'inspiration, le thorax et l'abdomen doivent se soulever simultanément. Un soulèvement asymétrique du thorax est lié à un poumon affaissé. Le tirage, dépression de parties de la paroi de la cage thoracique à chaque inspiration, se voit lorsque la musculature accessoire est utilisée pour respirer dans les cas de détresse respiratoire.

Fréquence respiratoire

Comme les jeunes enfants de moins de 6 ans utilisent leur diaphragme comme principal muscle respiratoire, observez ou sentez le soulèvement et l'abaissement de l'abdomen pour calculer la fréquence respiratoire chez les enfants de ce groupe d'âge. Le tableau 4-15 vous indique les fréquences respiratoires de chaque groupe d'âge. Essayez de calculer la fréquence respiratoire lorsque l'enfant est calme. La fréquence respiratoire augmente à la suite d'événements comme l'excitation, la peur, la détresse respiratoire, la fièvre ainsi que lors de certains troubles qui accroissent les besoins en oxygène.

CROISSANCE ET DÉVELOPPEMENT

Les nouveau-nés, les nourrissons et les enfants ont une fréquence respiratoire plus rapide que les adultes. En effet, leur métabolisme est plus rapide et leur besoin en oxygène, plus grand. Les jeunes enfants sont incapables de prendre des respirations profondes parce que leurs alvéoles pulmonaires ne sont pas tous développés[7].

TABLEAU 4-15 Fréquences respiratoires normales pour chaque groupe d'âge

Âge	Fréquence respiratoire par minute
Nouveau-né	30-60
1 an	20-40
3 ans	20-30
6 ans	16-22
10 ans	16-20
17 ans	12-20

CONSEIL CLINIQUE

Pour obtenir la lecture la plus efficace possible de la fréquence respiratoire d'un nouveau-né, attendez que le bébé dorme ou qu'il soit calme. Utilisez le stéthoscope pour l'ausculter ou placez votre main sur son abdomen. Comptez le nombre de respirations pendant une minute entière. En effet, les nouveau-nés ont souvent une respiration irrégulière.

Une fréquence respiratoire soutenue supérieure à 60 respirations par minute est un signe important de détresse respiratoire. Les enfants risquent alors de souffrir d'hypoxémie s'ils ne sont pas traités rapidement. Les voies respiratoires de l'enfant sont très étroites, ce qui entraîne une plus grande résistance à l'entrée de l'air que chez l'adulte. Lorsque la fréquence respiratoire est supérieure à 60 respirations par minute, l'oxygène inspiré n'atteint pas les alvéoles pour l'échange gazeux parce que l'air ne dépasse pas les voies respiratoires supérieures[8].

PALPATION DU THORAX

La palpation permet d'évaluer le mouvement du thorax, l'effort respiratoire, les malformations de la paroi de la cage thoracique et les vibrations thoraciques.

Paroi de la cage thoracique

Pour palper le mouvement du thorax pendant la respiration, placez les paumes de vos mains, doigts écartés, de chaque côté du thorax de l'enfant. Vérifiez la symétrie bilatérale du mouvement du thorax. La palpation de dépressions ou de bombements ainsi que toute forme inhabituelle de la paroi de la cage thoracique peuvent indiquer des anomalies, comme une sensibilité, des kystes ou autres excroissances, des crépitants ou des fractures. Vous ne devriez rencontrer aucun de ces signes. Les *crépitants*, sensations de craquement palpées à la surface du thorax, sont causées par de l'air qui s'échappe dans les tissus sous-cutanés. Elles indiquent souvent une blessure grave des voies respiratoires supérieures ou inférieures. On peut aussi sentir des crépitants près d'une fracture.

Vibrations thoraciques

La parole et les pleurs produisent des vibrations, appelées *vibrations thoraciques*, qu'on peut palper. Placez vos paumes de chaque côté du thorax pour évaluer la qualité et la répartition de ces vibrations. Demandez à l'enfant de répéter une série de mots ou de chiffres, comme « chandail », « pomme » ou « crème glacée ». À mesure que l'enfant répète ces mots, déplacez vos mains systématiquement sur la face antérieure et la face postérieure du thorax et comparez la qualité des résultats pour chaque côté. Vous pouvez normalement palper l'effet de la vibration ou ressentir un picotement sur tout le thorax. Des sensations réduites signifient que l'air est emprisonné dans les poumons, comme dans le cas de l'asthme. Des sensations soutenues indiquent une consolidation pulmonaire, comme dans le cas d'une pneumonie.

CONSEIL CLINIQUE

Il est difficile d'ausculter les bruits respiratoires lorsque le nouveau-né ou nourrisson pleure. Essayez d'abord de le calmer avec une sucette, un biberon ou un jouet. S'il continue de pleurer, ne vous découragez pas. En effet, profitez du moment où l'enfant prend une grande respiration à la fin de chaque pleur pour évaluer les bruits respiratoires, la transmission vocale et les vibrations thoraciques. Encouragez les trottineurs et les enfants d'âge préscolaire à prendre de grandes respirations comme s'ils soufflaient sur un mobile ou faisaient des bulles de savon.

AUSCULTATION DU THORAX

Auscultez le thorax avec un stéthoscope pour évaluer la qualité et les caractéristiques des bruits respiratoires, détectez des bruits respiratoires anormaux et évaluez la transmission vocale. Utilisez de préférence un stéthoscope néonatal ou un stéthoscope pédiatrique pour vous aider à localiser tout bruit respiratoire suspect. Utilisez le diaphragme du stéthoscope, il transmet mieux les bruits respiratoires aigus.

Bruits respiratoires

Évaluez la qualité et les caractéristiques des bruits respiratoires sur tout le thorax et comparez les bruits des deux côtés. Choisissez un ordre routinier pour ausculter la totalité du thorax afin d'évaluer uniformément tous les lobes des poumons. La figure 4-31 vous propose un ordre d'auscultation du thorax. Écoutez une phase complète d'inspiration et d'expiration à chaque endroit avant de passer à l'endroit suivant.

On entend normalement trois types de bruits respiratoires normaux lorsqu'on ausculte le thorax : les bruits respiratoires vésiculaires, les bruits respiratoires bron-

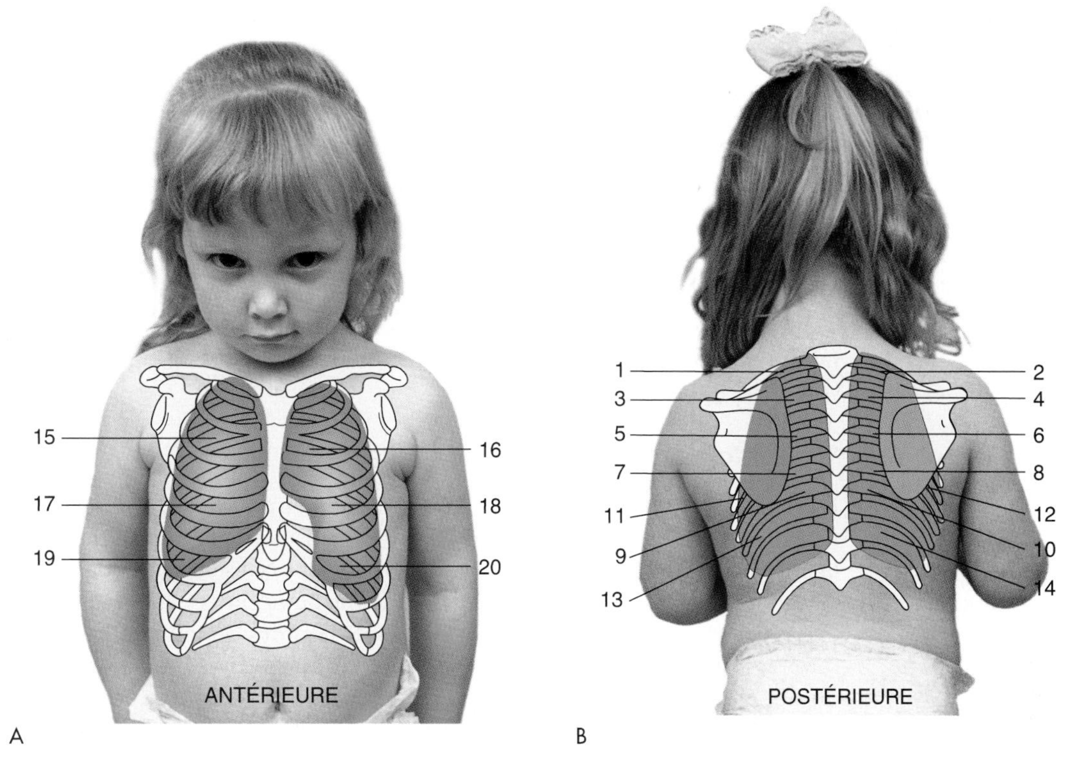

FIGURE 4-31. Exemple de l'ordre des différentes étapes de l'auscultation du thorax.

chovésiculaires et les bruits respiratoires bronchiques et trachéaux. Les *bruits respiratoires vésiculaires* (également appelés murmures vésiculaires), graves, sifflants, doux et courts sont entendus à l'expiration, chez les enfants plus âgés, mais ils ne sont pas perçus chez les nourrissons ni chez les jeunes enfants. Les *bruits respiratoires bronchovésiculaires,* d'une hauteur moyenne, creux et venteux sont entendus également à l'inspiration et à l'expiration, chez tous les groupes d'âges. La localisation de ces bruits, sur le thorax, dépend de l'âge de l'enfant. Les *bruits respiratoires bronchiques et trachéaux* sont creux et plus aigus que les bruits respiratoires vésiculaires.

Habituellement, l'intensité, la tonalité et le rythme des bruits respiratoires sont identiques bilatéralement. L'absence de bruits respiratoires ou des bruits respiratoires amoindris sont généralement signes d'une occlusion partielle ou totale due à la présence d'un corps étranger ou de mucus, qui empêche l'air de circuler.

Transmission vocale

Auscultez le thorax pour évaluer la façon dont les vibrations vocales sont transmises. Demandez à l'enfant de répéter une série de mots, les mêmes que ceux qui ont servi à évaluer les vibrations thoraciques, ou bien d'autres. Utilisez le stéthoscope pour ausculter le thorax et comparez la qualité des bruits des deux côtés et sur tout le thorax. On entend normalement sur tout le thorax les vibrations vocales, avec certains mots et certaines syllabes assourdis et indistincts.

Le fait de ne pas entendre de vibrations vocales ou de les entendre de façon plus assourdie que d'habitude peut être signe d'une obstruction des voies respiratoires, notamment de l'asthme. Lorsque l'enfant souffre d'un trouble où il y a consolidation pulmonaire, la pneumonie en est un exemple, la qualité de la transmission vocale se modifie de plusieurs façons caractéristiques. Ces caractéristiques anormales sont désignées par les termes suivants : pectoriloquie aphone, bronchophonie et égophonie. Il y a *pectoriloquie aphone* lorsqu'on entend les syllabes distinctement, dans un murmure.

CROISSANCE ET DÉVELOPPEMENT

La paroi de la cage thoracique des nouveau-nés, des nourrissons et des jeunes enfants est mince car le développement des muscles n'est pas terminé. Les bruits respiratoires d'un poumon s'entendent dans tout le thorax. Il faut avoir acquis une certaine expérience pour déterminer avec précision si les bruits respiratoires sont absents ou diminués chez les nouveau-nés, les nourrissons et les jeunes enfants. Chez eux, il est plus facile de distinguer les bruits au sommet des poumons et dans les régions axillaires ; en effet la distance entre les poumons est la plus grande à ces endroits précis. Procédez à une auscultation attentive et comparez la qualité des bruits respiratoires entendus des deux côtés.

CONSEIL CLINIQUE

Si vous voulez que l'enfant respire normalement pendant que vous lui auscultez le thorax, utilisez un langage suggestif pour le faire collaborer, par exemple : « Je suis certaine que tu sais très bien respirer lentement. As-tu déjà essayé ? » L'enfant va souvent prendre une respiration profonde puis ralentir sa respiration à mesure que vous le félicitez et que vous attirez son attention sur sa respiration.

La *bronchophonie* se caractérise par l'augmentation de l'intensité et de la clarté des bruits alors que les mots restent indistincts. L'*égophonie* est la transmission du son « iii » comme une nasale « ai ».

Bruits respiratoires adventices

Des bruits adventices, ou bruits respiratoires anormaux, indiquent généralement la présence d'un problème de santé. Parmi les bruits respiratoires anormaux, on compte des crépitants, des sibilants et des ronchis. Pour pouvoir évaluer plus en détail ces bruits, vous devez déterminer leur localisation, la phase respiratoire concernée et s'ils se modifient ou disparaissent lorsque l'enfant tousse ou change de position. Il vous faudra une certaine pratique pour reconnaître ces bruits adventices. Le tableau 4-16 vous en donne une description.

Vibrations vocales anormales

Il est également important, pendant l'examen des poumons, d'observer la qualité de la voix et des autres sons que vous entendez, par exemple l'enrouement, le stridor et la toux. Le stridor est un bruit produit par de l'air qui se déplace dans une trachée et un larynx rétréci ; il est généralement lié à une laryngite. Le *wheezing* est provoqué par le passage de l'air à travers du mucus ou des liquides qui encombrent les voies respiratoires inférieures rétrécies. Elle est caractéristique de l'asthme. La toux est un réflexe de dégagement des voies respiratoires lié à une infection respiratoire. L'*enrouement* est associé à une inflammation du larynx.

PERCUSSION DU THORAX

La percussion est une méthode à laquelle on a parfois recours pour évaluer la résonance des poumons et la densité des organes sous-jacents, comme le cœur et le foie. De nos jours, cette méthode est remplacée de plus en plus par les examens radiologiques.

Lorsque vous percutez la face antérieure et la face postérieure du thorax, choisissez un ordre vous permettant de couvrir la totalité du thorax et de faire des comparaisons bilatérales. Vous pouvez utiliser le même ordre que celui de l'auscultation. Pour procéder à une *percussion indirecte*, placez le majeur de votre main non dominante sur le thorax de l'enfant, dans un espace intercostal. Les autres doigts ne doivent pas

TABLEAU 4-16 Description de différents bruits adventices et de leurs causes

Type	Description	Cause
Crépitant	Bruit aigu, discret, intermittent que l'on entend à la fin de l'inspiration *(Pour reproduire ce bruit, frottez des cheveux près de votre oreille.)*	Air qui passe à travers des sécrétions aqueuses dans les voies respiratoires les plus petites (alvéoles et bronchioles).
Sibilant	Bruit musical, grinçant ou sifflant que l'on entend à l'inspiration ou à l'expiration mais qui est généralement plus fort à l'expiration.	Bronchospasme ou rétrécissement anatomique de la trachée, des bronches ou des bronchioles.
Ronchus	Son rude et grave, semblable à un ronflement, que l'on entend à l'inspiration ou à l'expiration ; la toux le rend plus clair.	Air qui passe à travers des sécrétions épaisses obstruant partiellement les bronches les plus grosses et la trachée.

toucher le thorax. Donnez de petits coups sur le doigt en contact avec le thorax de l'enfant avec le bout du majeur de l'autre main, en imprimant un mouvement de ressort (figure 4-32A). La *percussion directe* est une technique efficace pour les nouveau-nés. Donnez de petits coups dans un espace intercostal avec le bout du doigt afin de déterminer la qualité de la résonance (figure 4-32B).

On doit normalement entendre un ensemble caractéristique de sonorités liées à la percussion (figure 4-33). Les bruits qui caractérisent la percussion du thorax sont les suivants : tympanisme, matité franche, matité, sonorité et hypersonorité.

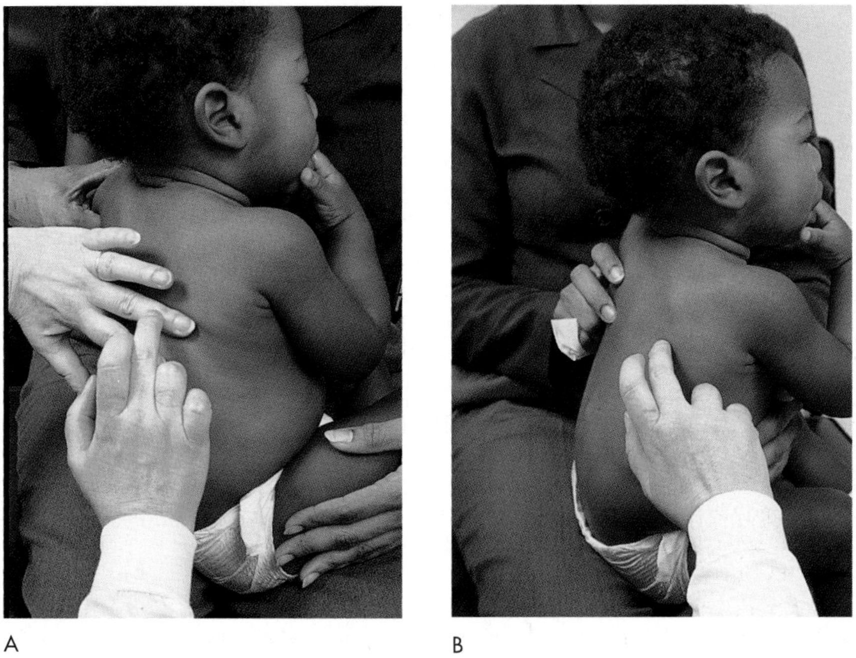

FIGURE 4-32. A, Percussion indirecte. Placez le majeur sur le thorax de l'enfant, dans un espace intercostal. Les autres doigts ne doivent pas toucher le thorax. Donnez de petits coups sur le doigt en contact avec le thorax de l'enfant, avec le bout du majeur de l'autre main, en imprimant un mouvement de ressort. **B**, Percussion directe. Donnez de petits coups sur le thorax de l'enfant avec le bout du doigt, directement sur un espace intercostal.

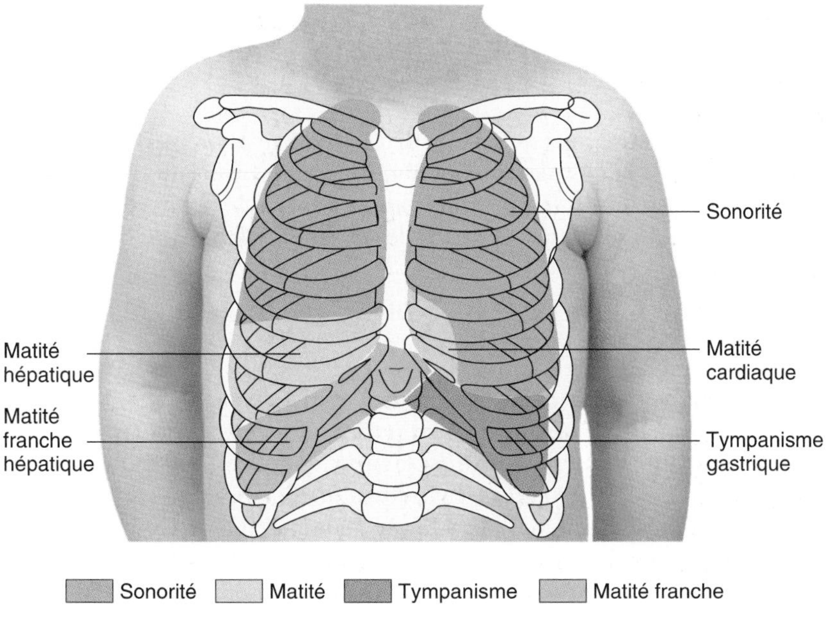

FIGURE 4-33. Résonance normale sur le thorax. Le *tympanisme* est un son fort et aigu, comme celui du tambour. On l'entend généralement sur un estomac rempli d'air. La *matité franche* est un son doux et mat, comme celui obtenu lorsqu'on percute la cuisse. On l'entend sur des muscles denses et sur les os. La *matité* est un son modérément fort, comme celui d'un bruit sourd. On l'entend quand on percute le foie, le cœur et la base des poumons (au niveau du diaphragme). La *sonorité* est un bruit fort, grave et creux, comparable à celui qu'on obtient en frappant sur une table. On l'entend quand on percute les poumons. L'*hypersonorité* est un son fort, très grave et retentissant. On l'entend quand on percute des poumons extrêmement gonflés. Cependant, une hypersonorité n'est pas forcément anormale, compte tenu de l'extrême finesse de la paroi de la cage thoracique du jeune enfant.

► SEINS : DÉVELOPPEMENT ET MASSES

Quelle est la première étape du développement des seins chez les jeunes filles ? Les seins des garçons se développent-ils à la puberté ? À quoi ressemble le tissu mammaire au toucher ?

INSPECTION DES SEINS

Étapes du développement

Déterminez l'étape du développement des seins. Chez les jeunes filles, le développement des seins précède les autres changements liés à la puberté. L'apparition des seins, première étape du développement pubertaire des jeunes filles, se produit normalement entre 10 et 14 ans. Le développement des seins avant l'âge de 8 ans est anormal. La figure 4-34 montre le développement normal des seins. Les seins d'une jeune fille se développent parfois à un rythme différent, ce qui peut les rendre asymétriques. Chez les garçons, l'augmentation du volume des seins à l'adolescence peut être bilatérale ou unilatérale. Elle se traduit parfois par l'apparition de bourgeons mammaires ou par une gynécomastie, hypertrophie des tissus mammaires qui disparaît généralement sans traitement, au bout d'un an.

Mamelons

Les mamelons des garçons et des filles prébubertaires sont symétriques et se trouvent près de la ligne médioclaviculaire, entre la quatrième et la sixième côte. L'aréole est normalement ronde et plus foncée que la peau avoisinante. Inspectez la face antérieure du thorax à la recherche d'autres taches foncées, appelées *mamelons surnuméraires*, petits mamelons et aréoles sous-développés que l'on peut confondre avec des grains de beauté. Leur présence peut être un signe d'anomalies rénales ou cardiaques congénitales.

PALPATION DES SEINS

Palpez les seins des jeunes filles pour y découvrir d'éventuels masses ou nodules durs. Le tissu mammaire est dense au toucher, ferme et élastique.

► CŒUR : BRUITS DU CŒUR ET FONCTION CARDIAQUE

Quel est le point d'intensité maximale des bruits du cœur et où est-il situé ? Où prend-on les différents pouls pour en évaluer la qualité ? Quels bruits du cœur sont associés à la systole et à la diastole ? Quelle est la fréquence cardiaque normale des nourrissons et des enfants ? Quelle est la différence entre les bruits du cœur et un souffle cardiaque ?

MATÉRIEL NÉCESSAIRE
Stéthoscope Sphygmomanomètre

INSPECTION DE LA RÉGION PRÉCORDIALE

Commencez l'examen du cœur par la *région précordiale*, ou face antérieure du thorax. Placez l'enfant sur les genoux du parent ou sur la table d'examen en position couchée ou semi-Fowler. Inspectez la forme et la symétrie du thorax antérieur, vue de devant et de côté. La cage thoracique est normalement symétrique. Un bombement du côté gauche de la paroi peut indiquer une hypertrophie du cœur.

Observez les mouvements du thorax liés aux contractions du cœur. Le *choc apexien*, nommé aussi parfois « point d'intensité maximale », est situé à l'apex (pointe) du cœur et est visible à l'endroit où le ventricule gauche frappe la paroi de la cage thoracique

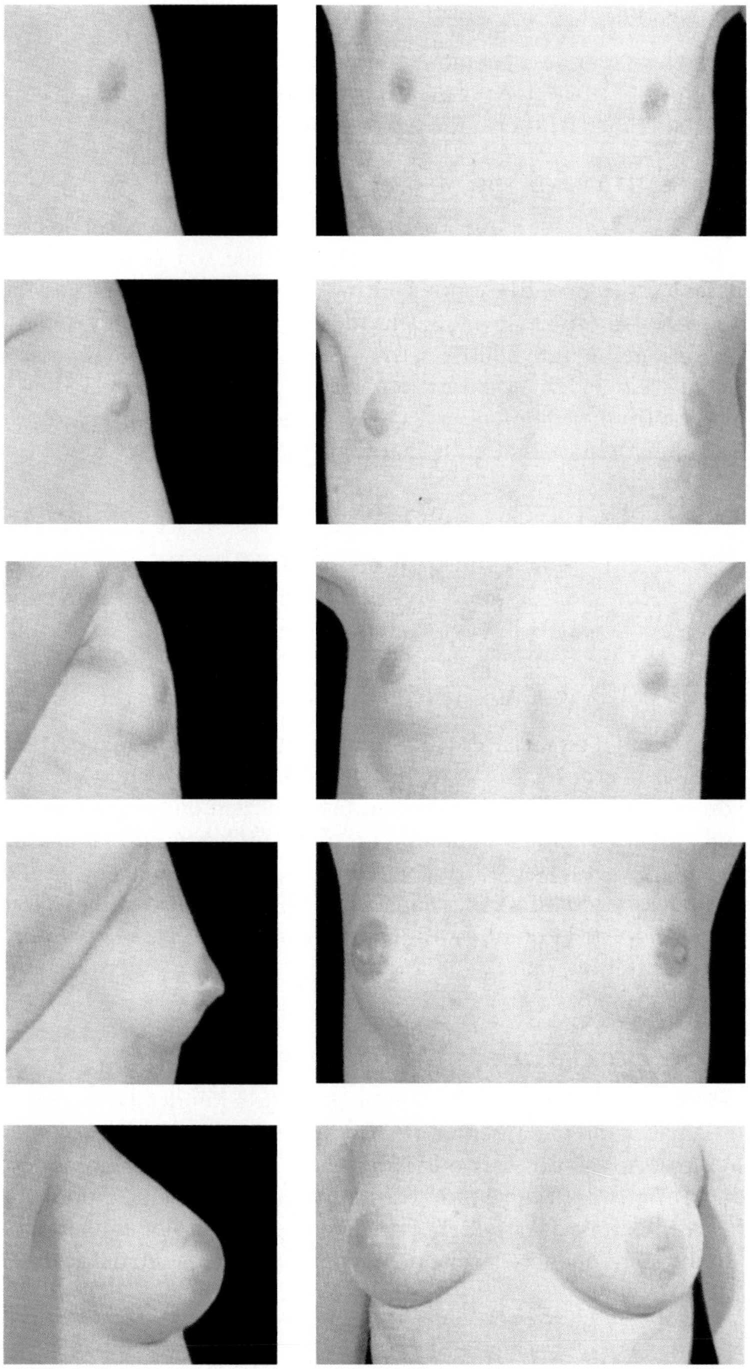

FIGURE 4-34. Étapes normales du développement des seins.

pendant la contraction. Le choc apexien se voit la plupart du temps chez les enfants minces. Un *soulèvement* évident de la paroi de la cage thoracique pendant la contraction peut indiquer une hypertrophie du cœur.

PALPATION DE LA RÉGION PRÉCORDIALE

Placez toute la surface de la paume des mains sur la paroi de la cage thoracique pour palper la région précordiale. Palpez systématiquement la totalité de la région précordiale pour déceler toute pulsation, toute vibration ou tout soulèvement. Lorsqu'on exerce une pression très légère, il est plus facile de déceler les anomalies.

CROISSANCE ET DÉVELOPPEMENT

La localisation du choc apexien change à mesure que la cage thoracique de l'enfant grandit. Chez les enfants de moins de 7 ans, il se trouve dans le quatrième espace intercostal, juste à côté de la ligne médioclaviculaire ; chez les enfants de plus de 7 ans, dans le cinquième espace intercostal, au niveau de la ligne médioclaviculaire gauche.

Choc apexien

Le choc apexien se sent normalement comme un petit coup donné contre un doigt. Utilisez les points de repère topographiques du thorax pour décrire son emplacement (voir les figures 4-28 et 4-29). Toute autre sensation est anormale.

Sensations anormales

Un *soulèvement* est la sensation que le cœur se soulève contre la paroi de la cage thoracique. Soit le volume du cœur est supérieur à la normale, soit le cœur se contracte avec plus de force. Un *frémissement* est une vibration précipitée qui ressemble au ronronnement d'un chat. Il est provoqué par un débit sanguin turbulent dû à une valvule cardiaque déficiente et à un souffle cardiaque. Si vous sentez ce frémissement, vous le palperez dans le deuxième espace intercostal, à droite ou à gauche. Pour décrire la localisation d'un frémissement, utilisez les points de repère topographiques du thorax (figures 4-28 et 4-29) et évaluez-en le diamètre.

PERCUSSION DES LIMITES DU CŒUR

On percute rarement les limites du cœur pendant un examen physique. Les examens radiologiques permettent de mieux les définir. Seule une personne expérimentée devrait procéder à la percussion des limites du cœur.

AUSCULTATION DU CŒUR

L'auscultation permet de mesurer le pouls apical (poul à l'apex), d'évaluer les caractéristiques des bruits cardiaques et de déceler tout bruit cardiaque anormal. Utilisez la cupule du stéthoscope pour détecter ces bruits nettement plus aigus.

Afin de procéder à une évaluation complète des bruits cardiaques, auscultez le cœur lorsque l'enfant est assis et couché. Vous pourrez ainsi détecter près de la paroi de la cage thoracique les différences dans les bruits cardiaques causées par un changement de la position de l'enfant ou du cœur. Si ces différences correspondent à un changement de position, placez l'enfant dans la position couchée latérale gauche et recommencez l'auscultation.

CROISSANCE ET DÉVELOPPEMENT

La fréquence cardiaque de l'enfant varie selon l'âge et elle diminue à mesure que l'enfant grandit. Elle augmente aussi dans les situations suivantes : exercice, excitation, anxiété et fièvre. En effet, ces facteurs de stress qui accélèrent le métabolisme de l'enfant entraînent un besoin accru en oxygène. Les enfants y répondent en augmentant leur fréquence cardiaque, réaction qu'on appelle tachycardie sinusale. Ils ne peuvent augmenter leur débit cardiaque pour apporter une plus grande quantité d'oxygène aux tissus, comme le font les adultes.

Fréquence cardiaque et rythme cardiaque

Vous pouvez compter la fréquence cardiaque apicale à l'endroit où se prend le pouls apical, par palpation ou par auscultation. Comptez la fréquence apicale pendant une minute chez les nouveau-nés, les nourrissons et les trottineurs de moins de 2 ans, ainsi que chez les enfants dont le rythme cardiaque est irrégulier. Le pouls brachial ou radial doit être identique à la fréquence cardiaque apicale de l'auscultation. Le tableau 4-17 vous donne les fréquences cardiaques normales pour des enfants de différents âges.

TABLEAU 4-17 Fréquences cardiaques normales pour des enfants de différents âges

Âge	Fréquence cardiaque, plage normale (battements/minute)	Fréquence cardiaque moyenne (battements/minute)
Nouveau-nés	100 - 170	120
Nourrissons et trottineurs de moins de 2 ans	80 - 130	110
2 - 6 ans	70 - 120	100
6 - 10 ans	70 - 110	90
10 - 16 ans	60 - 100	85

Écoutez attentivement la fréquence et le rythme cardiaques. Les enfants ont souvent un cycle normal de rythmes irréguliers associé à la respiration, appelé *arythmie sinusale*. Dans les cas d'arythmie sinusale, la fréquence cardiaque de l'enfant est plus rapide à l'inspiration et plus lente à l'expiration. Lorsque vous détectez toute irrégularité du rythme, demandez à l'enfant de prendre une inspiration et de retenir son souffle pendant que vous écoutez la fréquence cardiaque. Le rythme doit se régulariser à l'inspiration et à l'expiration. D'autres irrégularités du rythme sont anormales.

Différencier les bruits du cœur

Les bruits du cœur sont dus à la fermeture des valvules et à la vibration ou à la turbulence du sang que produit la fermeture des valvules. Vous entendrez deux bruits principaux, B_1 et B_2, lorsque vous ausculterez le thorax.

B_1, le premier bruit du cœur, est produit par la fermeture des valvules tricuspide et mitrale, lorsque la contraction ventriculaire commence. Comme les deux valvules se ferment presque simultanément, on n'entend habituellement qu'un seul bruit.

B_2, le deuxième bruit du cœur, est produit par la fermeture des valvules sigmoïde aortique et pulmonaire. Lorsque le sang a atteint les artères aortique et pulmonaire, les valvules se ferment pour éviter tout refoulement vers les ventricules pendant la diastole. Le moment où les valvules se ferment dépend de la puissance de la respiration. On entend parfois B_2 comme un bruit unique, et parfois, comme un *bruit double*: on entend alors deux sons à une fraction de seconde d'intervalle.

Les bruits se transmettent facilement dans les liquides et voyagent mieux dans le sens de la circulation sanguine. Auscultez les bruits du cœur dans des endroits spécifiques de la paroi de la cage thoracique, dans le sens de la circulation sanguine, juste sous la valvule (figure 4-35). Les bruits produits par les valvules cardiaques ou la turbulence sanguine s'entendent dans tout le thorax chez les nouveau-nés, les nourrissons et les enfants minces. Les bruits B_1 et B_2 s'entendent dans toutes les régions du thorax.

Auscultez les bruits cardiaques pour en évaluer la qualité (distincts ou assourdis) et l'intensité (forts ou faibles). Différenciez tout d'abord B_1 de B_2 dans chaque endroit que vous écoutez. Les bruits cardiaques se distinguent en général plus facilement et de façon plus nette chez les enfants à cause de la minceur de la paroi de leur cage thoracique. Des sons assourdis ou indistincts peuvent signaler une anomalie cardiaque ou une insuffisance cardiaque congestive. Indiquez la région du cœur où vous percevez le plus nettement les bruits. Le tableau 4-18 et la figure 4-35 présentent les régions du cœur où chaque bruit est normalement le plus audible pour en évaluer sa qualité et son intensité.

CONSEIL CLINIQUE

Palpez le pouls carotidien lorsque vous auscultez le cœur afin de distinguer les deux bruits du cœur. Le bruit du cœur que vous entendez en même temps que la pulsation est le bruit B_1.

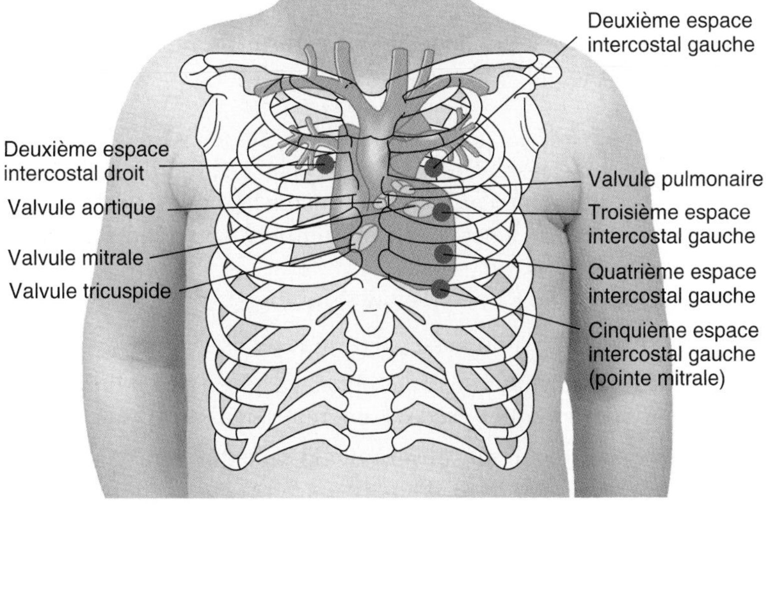

FIGURE 4-35. Les bruits voyagent dans le sens de la circulation sanguine. Plutôt que d'écouter les bruits du cœur de chaque valvule cardiaque, auscultez les bruits du cœur à des endroits spécifiques de la paroi de la cage thoracique, éloignés de la valvule. Ces régions portent le nom de la valvule produisant le bruit : *région sigmoïde aortique* (deuxième espace intercostal droit, près du sternum) ; *région sigmoïde pulmonaire* (deuxième espace intercostal gauche, près du sternum) ; *région tricuspide* (cinquième espace intercostal droit ou gauche, près du sternum) ; *région mitrale*, ou apicale (chez les nouveau-nés et les nourrissons, troisième ou quatrième espace intercostal, juste à gauche de la ligne médioclaviculaire gauche ; chez les enfants, cinquième espace intercostal, sur la ligne médioclaviculaire gauche).

TABLEAU 4-18 Meilleurs endroits d'écoute pour évaluer la qualité et l'intensité des bruits cardiaques

Bruit cardiaque	Endroit où il est le plus audible	Endroit où il est le plus faible
B_1	Pointe du cœur (apex) Région tricuspide Région mitrale	Base du cœur Région de l'aorte Région pulmonaire
B_2	Base du cœur Région de l'aorte Région pulmonaire	Pointe du cœur (apex) Région tricuspide Région mitrale
Dédoublement physiologique	Région pulmonaire	
B_3	Région mitrale	

Dédoublement des bruits cardiaques

Après avoir réussi à distinguer le premier et le deuxième bruits cardiaques, essayez de déceler le *dédoublement physiologique.* Le deuxième bruit cardiaque dédoublé est plus apparent à l'inspiration, lorsque l'enfant respire profondément. Une plus grande quantité de sang retourne vers le ventricule droit, ce qui provoque la fermeture de la valvule sigmoïde pulmonaire une fraction de seconde après la fermeture de la valvule sigmoïde aortique. Pour percevoir le dédoublement physiologique, auscultez la région pulmonaire pendant que l'enfant respire normalement et, ensuite, lorsque l'enfant prend une grande respiration. Il est d'ordinaire plus facile de détecter le dédoublement après une profonde inspiration. Le bruit dédoublé redevient simple lorsque l'enfant recommence à respirer normalement. Si le dédoublement ne varie pas avec la respiration, on parle de dédoublement fixe. Il s'agit d'une anomalie liée à une communication interauriculaire.

ÉVALUATION DE L'INTENSITÉ D'UN SOUFFLE

Intensité	Description
Degré I	On l'entend à peine dans une pièce calme.
Degré II	Doux mais audible clairement au stéthoscope.
Degré III	Moyennement fort, pas de frémissement palpatoire.
Degré IV	Fort, habituellement accompagné d'un frémissement palpatoire.
Degré V	Très fort, on palpe aisément un frémissement.
Degré VI	On l'entend sans le stéthoscope, en contact direct avec la paroi de la cage thoracique.

Troisième bruit cardiaque

On entend parfois un troisième bruit cardiaque, B_3, chez les enfants, ce qui est aussi normal. B_3 est provoqué par le passage du sang dans la valvule mitrale et son déversement dans le ventricule gauche. On l'entend à la diastole, juste après B_2. On le distingue d'un B_2 dédoublé parce qu'il est plus fort dans la région mitrale que dans la région pulmonaire.

Souffles cardiaques

On ausculte parfois des bruits cardiaques anormaux. Ces bruits sont produits par le passage du sang dans une valvule, un gros vaisseau ou une autre structure du cœur présentant une anomalie.

Il faut de l'expérience pour réussir à entendre les souffles chez les enfants. On ne détecte la plupart du temps que les souffles très forts. Quant aux souffles plus doux, il faut d'abord savoir distinguer les bruits cardiaques normaux avant de pouvoir reconnaître un bruit supplémentaire. Après avoir décelé un souffle, il faut définir les caractéristiques de ce bruit supplémentaire.

Les souffles sont classés selon les caractéristiques suivantes :

- *Intensité.* Le souffle est-il fort ? Peut-on aussi palper un frémissement ?
- *Localisation.* Où le souffle est-il le plus fort ? Définissez l'endroit où on l'entend et des points de repère topographiques précis. L'enfant est-il assis ou couché ?
- *Transmission.* Le bruit se transmet-il sur une grande surface du thorax, à l'aisselle ou dans le dos ?

- *Moment.* Le souffle est-il plus audible après B_1 ou B_2? L'entend-on pendant toute la phase s'écoulant entre B_1 et B_2?
- *Qualité.* Décrivez à quoi ressemble le souffle. Au bruit d'une machine, à un bruit musical, ou à un soufflement?

DERNIÈRES ÉTAPES DE L'EXAMEN DU CŒUR

Une évaluation de la fonction cardiaque comprend également la mesure de la tension artérielle, la palpation des pouls et l'évaluation des signes provenant d'autres systèmes.

Tension artérielle

Il est important d'évaluer la tension artérielle afin de déceler de l'hypertension ou le choc hypovolémique. La technique qui permet d'obtenir la tension artérielle chez les enfants est décrite dans l'annexe A de ce manuel. Le tableau 4-19 vous donne les tensions artérielles moyennes pour des enfants de différents âges.

Palpation des pouls

Palpez les caractéristiques des pouls dans les membres (pouls périphériques) pour évaluer la circulation. La technique et les endroits appropriés sont les mêmes que chez les adultes (figure 4-36). Évaluez la fréquence de la pulsation, sa régularité ou son rythme et sa force dans chaque membre, et comparez les résultats des deux côtés. Il est très important de prendre les pouls fémoraux et huméraux.

Palpez les artères fémorales et comparez leur force à celle du pouls huméral. Les pulsations fémorales sont d'habitude plus fortes ou aussi fortes que les pulsations humérales. Un pouls fémoral plus faible est associé à la coarctation de l'aorte (se reporter au chapitre 13).

CROISSANCE ET DÉVELOPPEMENT

La tension artérielle systolique des nourrissons est basse et il est souvent difficile de détecter les pouls périphériques. Utilisez l'artère humérale des bras et les artères poplitée et fémorale des jambes pour évaluer les pouls. Les pouls radiaux et distaux tibiaux se palpent la plupart du temps facilement chez les enfants plus âgés.

Autres signes

Lorsqu'on évalue l'irrigation du cœur et des tissus, il faut considérer d'autres facteurs comme la couleur de la peau, le remplissage capillaire et la détresse respiratoire. Les muqueuses sont habituellement roses. Chez les enfants, la cyanose est la plupart du temps liée à une cardiopathie congénitale. Le remplissage capillaire, habituellement inférieur à deux secondes, indique une bonne circulation et une bonne irrigation

TABLEAU 4-19 Valeurs moyennes des tensions artérielles systolique et diastolique pour des enfants de différents âges

Âge	Tension systolique (mm Hg) 50e percentile	Tension diastolique (mm Hg) 50e percentile
Nouveau-né	73	55
1 mois	86	52
6 mois	90	53
1 an	90	56
3 ans	92	55
6 ans	96	57
9 ans	100	61
12 ans	107	64
15 ans	114	65
18 ans	121	70

Adapté de Normal Blood Pressure Readings for Boys, *Second Task Force on Blood Pressure Control in Children, National Heart, Lung and Blood Institute, Bethesda, MD, 1987. La tension artérielle normale des filles pour tous les groupes d'âges est très semblable à celle des garçons.*

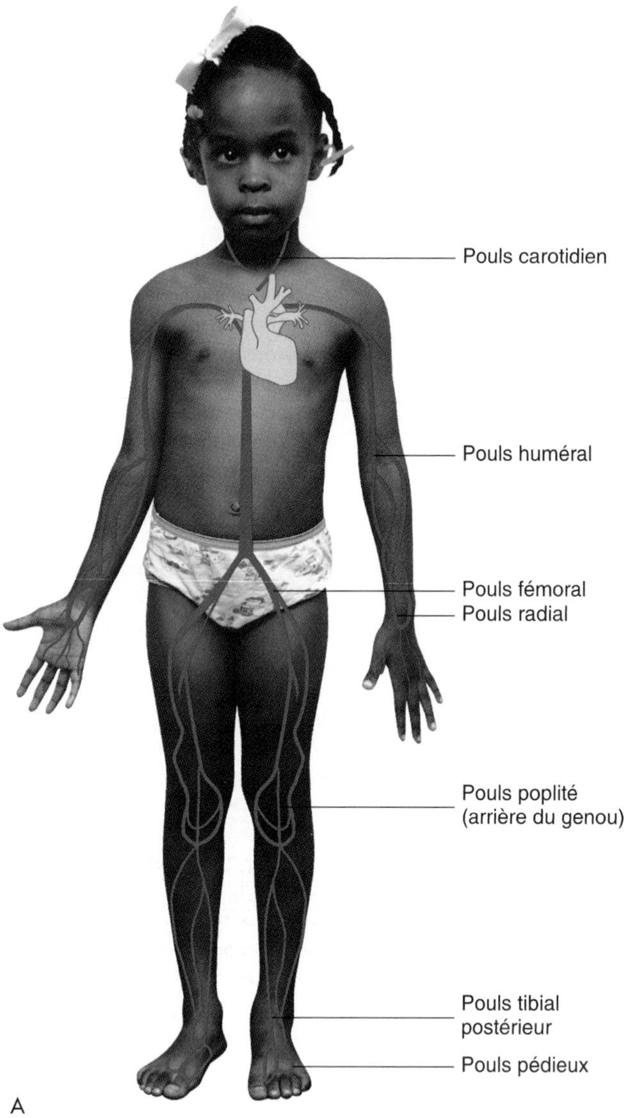

A

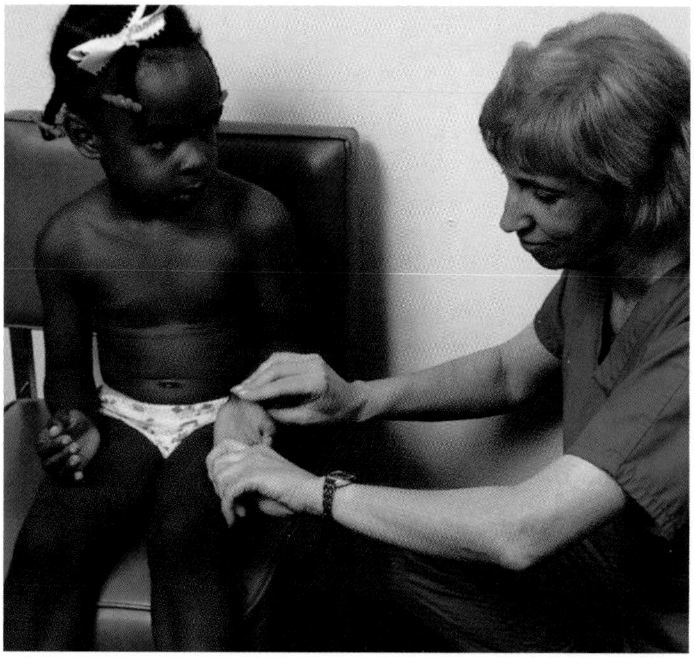

B

FIGURE 4-36. A, Localisation de la prise de pouls chez les enfants. B, Placez le bout des doigts fermement sur chaque point pour évaluer la pulsation.

tissulaire. Des signes de détresse respiratoire, comme la tachypnée et le battement des ailes du nez peuvent être associés aux efforts que fait l'enfant pour compenser l'hypoxémie provoquée par la cardiopathie congénitale.

► ABDOMEN : FORME, BRUITS INTESTINAUX ET ORGANES SOUS-JACENTS

Qu'indique un abdomen scaphoïde ? À quoi ressemblent des bruits intestinaux normaux ? Quelle est la fréquence normale des bruits intestinaux chez les enfants ? Qu'indiquent les différents timbres de percussion ? Qu'indique un abdomen rigide ?

REPÈRES TOPOGRAPHIQUES DE L'ABDOMEN

Lorsqu'on procède à l'examen de l'abdomen, il faut tenir compte de la localisation des structures et des organes sous-jacents. On divise habituellement l'abdomen selon des lignes imaginaires qui forment des quadrants afin de reconnaître les structures sous-jacentes (figure 4-37).

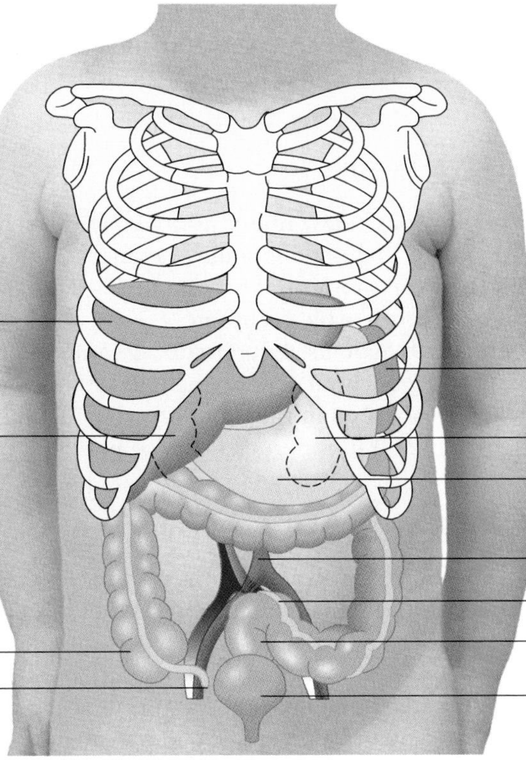

FIGURE 4-37. Repères topographiques de l'abdomen. On divise habituellement l'abdomen selon des lignes imaginaires qui forment des quadrants, afin de reconnaître les structures sous-jacentes.

INSPECTION DE L'ABDOMEN

MATÉRIEL NÉCESSAIRE
Stéthoscope

Commencez par inspecter la forme et le contour de l'abdomen, l'état de l'ombilic et du muscle grand droit de l'abdomen ainsi que les mouvements de l'abdomen. Inspectez le devant puis les côtés de l'abdomen de l'enfant, avec un bon éclairage.

Forme

Inspectez la forme de l'abdomen afin de déceler un éventuel contour anormal. L'abdomen du nouveau-né et du nourrisson est symétrique, cylindrique et légèrement proéminent, car sa musculature abdominale est encore insuffisante. L'abdomen de l'enfant est également symétrique, cylindrique et légèrement proéminent, mais il est plat lorsque l'enfant est couché. Un abdomen scaphoïde ou enfoncé est une situation anormale et peut être signe de déshydratation.

Ombilic

Observez le moignon de l'ombilic du nouveau-né (couleur, odeur, saignement et écoulement éventuels). Le moignon devient noir, sec et dur quelques jours après la naissance et il tombe habituellement de 7 à 14 jours après la naissance. Lorsque le moignon est tombé, vérifiez si l'ombilic est complètement cicatrisé. Un écoulement constant peut être le signe d'une infection ou d'un granulome.

Inspectez l'ombilic chez les nourrissons plus âgés et les trottineurs. Les enfants appartenant à ces groupes d'âges ont souvent une hernie ombilicale, protubérance des organes abdominaux à travers l'anneau ombilical, qui est ouvert.

Muscles grands droits de l'abdomen

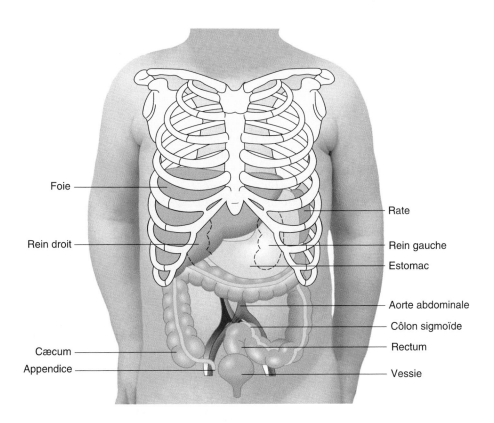

Inspectez la paroi abdominale. Y a-t-il une dépression ou un bombement sur le plan sagittal médian, au-dessus ou au-dessous de l'ombilic, indiquant la séparation des muscles grands droits de l'abdomen, c'est-à-dire la diastase des grands droits ? La dépression peut atteindre 5 cm de large. Mesurez la largeur de la séparation pour en surveiller l'évolution. La séparation devient moins proéminente à mesure que le muscle abdominal se renforce. Cependant, elle peut subsister s'il s'agit d'une faiblesse congénitale.

Mouvement abdominal

Les nouveau-nés, les nourrissons et les enfants jusqu'à l'âge de 6 ans respirent davantage à l'aide du diaphragme. L'abdomen se soulève à l'inspiration et s'abaisse à l'expiration. Le thorax suit le même mouvement. Lorsque l'abdomen ne se soulève pas comme il devrait le faire, il peut y avoir péritonite.

La présence d'autres mouvements abdominaux, comme les ondes péristaltiques, est anormale. Les *ondes péristaltiques* sont des contractions rythmiques visibles du muscle lisse de la paroi intestinale, qui achemine la nourriture dans le tube digestif. Elles sont généralement associées à une occlusion intestinale, comme la sténose du pylore.

CONSEIL CLINIQUE

L'inspection et l'auscultation doivent précéder la palpation et la percussion. En effet, toucher l'abdomen peut modifier les caractéristiques des bruits abdominaux.

AUSCULTATION DE L'ABDOMEN

Pour évaluer les bruits intestinaux, auscultez l'abdomen avec le diaphragme du stéthoscope. Les bruits intestinaux surviennent normalement toutes les 10 à 30 secondes. Ils sont aigus et métalliques, et ressemblent à un tintement. Vous entendrez des gargouillements forts (*borborygmes*) si l'enfant a faim. Écoutez suffisamment longtemps dans chaque quadrant pour entendre au moins un bruit intestinal. Avant de conclure qu'il n'y a pas de bruits intestinaux, poursuivez l'auscultation pendant au moins cinq minutes. L'absence de bruits intestinaux peut être signe de péritonite ou d'iléus paralytique. Des bruits intestinaux hyperactifs peuvent indiquer la présence d'une gastroentérite ou d'une occlusion intestinale.

Auscultez ensuite l'aorte abdominale et les artères rénales pour y entendre un souffle vasculaire éventuel. Vous ne devriez entendre aucun souffle. Un souffle peut indiquer qu'une artère est rétrécie ou anormale.

CONSEIL CLINIQUE

Qualité prévue des sonorités de la percussion de l'abdomen : *matité* (foie, rate et vessie pleine) ; *tympanisme* (estomac ou intestins en cas d'occlusion). Le tympanisme s'entend aussi sur des organes au-delà de l'estomac chez les nouveau-nés et les nourrissons parce qu'ils avalent de l'air. Le *timbre* est *sonore* ailleurs.

PERCUSSION DE L'ABDOMEN

Ayez recours à la percussion indirecte pour évaluer les limites et la taille des masses et des organes abdominaux. Installez l'enfant en position couchée et choisissez un ordre vous permettant de percuter systématiquement l'abdomen en entier (figure 4-38).

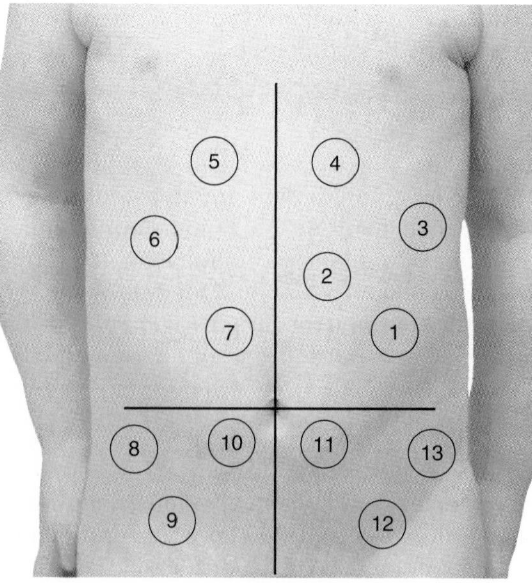

FIGURE 4-38. Ordre de la percussion indirecte de l'abdomen.

Vous entendrez différentes qualités de son lorsque vous percuterez l'abdomen, qui varieront selon les structures sous-jacentes. Vous pourrez déterminer la taille des organes en écoutant le changement de timbre de la percussion à la limite de l'organe. Par exemple, lors de la percussion du thorax, on détecte généralement le bord supérieur du foie en passant d'un bruit sonore à un bruit mat près du cinquième espace intercostal, sur la ligne médioclaviculaire droite. Le bord inférieur du foie se détecte généralement à 2 ou 3 cm sous le rebord costal droit chez les nourrissons et les trottineurs, mais plus près du rebord costal chez les enfants plus âgés.

PALPATION DE L'ABDOMEN

On a recours à une palpation superficielle et à une palpation profonde pour examiner les organes abdominaux et détecter toute masse éventuelle. La *palpation superficielle* permet d'évaluer la souplesse de l'abdomen (est-il souple ou dur ?) et le foie. Elle permet aussi de détecter la présence de toute sensibilité ou masse et de toute anomalie de la paroi abdominale. La *palpation profonde* permet de déceler des masses, de définir leur forme et leur consistance, et de déterminer la sensibilité de l'abdomen.

Afin d'interpréter le mieux possible les résultats, palpez l'abdomen lorsque l'enfant est calme et prêt à coopérer. Les organes et autres masses se palpent en effet plus facilement lorsque la paroi abdominale est détendue. Les nourrissons et les trottineurs se sentent souvent plus en sécurité allongés sur les genoux du parent et de l'infirmière. Un biberon, sa sucette ou un jouet pourra amuser l'enfant et le faire davantage collaborer à l'examen.

Pour commencer la palpation, allongez l'enfant sur le dos, les genoux pliés. Tenez-vous debout près de lui et placez sur son abdomen le bout de vos doigts que vous aurez pris soin de réchauffer auparavant. Procédez à la palpation du bout des doigts, pas uniquement avec les coussinets tactiles, et en adoptant un ordre qui vous permettra d'examiner tout l'abdomen. Observez le visage de l'enfant pendant la palpation : une grimace et des pupilles contractées sont des signes de douleur.

CONSEIL CLINIQUE

Utilisez la suggestion pour aider l'enfant à se détendre lorsque vous palpez son abdomen. « Est-ce que ton ventre est très mou lorsque je le touche ? Est-il plus mou que ça ? Oui. Regarde, il se relâche quand tu expires. Est-ce qu'il va aussi être plus mou à cet endroit ? » De cette façon, l'enfant apprend à détendre son abdomen et est incité à mieux faire.

CONSEIL CLINIQUE

En présence d'un enfant chatouilleux, il faut adopter pour l'examen une approche particulière. Utilisez un toucher ferme et ne faites pas semblant de chatouiller l'enfant pendant l'examen. Vous pouvez aussi placer la main de l'enfant sur son abdomen et votre main sur la sienne. Laissez le bout de vos doigts glisser pour toucher l'abdomen. L'enfant a ainsi l'impression d'être maître de la situation, et vous pourrez procéder à une palpation directe.

Palpation superficielle

Pour la palpation superficielle, le toucher doit être doux. Appuyez légèrement vos mains sur l'abdomen de l'enfant ; vous devriez le sentir souple et n'y palper aucune zone sensible. Palpez tout bombement le long de la paroi abdominale, qui pourrait indiquer la présence d'une hernie, surtout le long des muscles grands droits et de l'anneau ombilical. Mesurez le diamètre de l'anneau musculaire, plutôt que le bombement, afin de surveiller l'évolution de la situation. L'anneau musculaire diminue normalement et se referme vers l'âge de 4 ans. Une hernie ombilicale au-delà de cet âge pourra nécessiter une intervention chirurgicale.

Foie

Localisez le foie et palpez superficiellement son bord inférieur. Placez les doigts sur la ligne médioclaviculaire droite, au niveau de l'ombilic et déplacez-les doucement vers le rebord costal pendant l'expiration. Au moment où le bord du foie s'abaisse à l'inspiration, vous devriez sentir sous vos doigts une crête plate et étroite. Mesurez la distance séparant le bord inférieur du foie du rebord costal droit, sur la ligne médioclaviculaire droite. Chez les nourrissons et les trottineurs, le bord inférieur du foie se palpe habituellement à 2 ou 3 cm au-dessous du rebord costal droit. Vous ne le sentirez peut-être pas chez les enfants plus âgés. Le volume du foie est supérieur à la normale lorsque le bord inférieur se trouve à plus de 3 cm au-dessous du rebord costal droit. Cette situation peut être liée à une insuffisance cardiaque congestive ou à une maladie hépatique.

CONSEIL CLINIQUE

Les enfants plus âgés ont souvent besoin de diversion, surtout lorsqu'ils ont l'abdomen sensible, dans le cas d'une défense musculaire par exemple, ou lorsqu'ils sont chatouilleux. Proposez à l'enfant une activité exigeant de la concentration, comme presser les mains l'une contre l'autre ou écarter les mains après avoir croisé ensemble les doigts des deux mains.

ALERTE INFIRMIÈRE

Si vous décelez un rein hypertrophié ou une masse, cessez la palpation. S'il s'agit d'une tumeur cancéreuse, toute pression sur cette masse pourrait libérer des cellules cancéreuses dans l'organisme.

Palpation profonde

Pour procéder à une palpation profonde, appuyez plus fortement sur l'abdomen les doigts d'une main (pour les petits enfants) ou des deux mains (pour les enfants plus âgés). L'enfant a les muscles abdominaux plus détendus s'il respire profondément; c'est pourquoi vous lui demanderez de prendre régulièrement des respirations profondes à mesure que vous palperez chaque région de l'abdomen. La palpation profonde de l'abdomen devrait être pratiquée par une infirmière expérimentée.

Rate

Palpez la rate sur le rebord costal gauche et la ligne médioclaviculaire. Vous sentirez l'extrémité de la rate lorsque l'enfant prendra une grande respiration. La rate est augmentée de volume si vous la palpez facilement sous le rebord costal gauche.

Reins

Palpez les reins profondément dans l'abdomen, le long de chaque côté de la colonne vertébrale. Les reins sont difficiles à palper chez les enfants, sauf chez les nouveau-nés, en raison de la couche épaisse de leurs muscles abdominaux et de leurs intestins. Si vous palpez effectivement un rein, vous sentez peut-être une masse anormale.

Autres masses

Vous palperez parfois d'autres masses, normales et anormales, dans l'abdomen. Une masse tubulaire que l'on trouve couramment dans le quadrant inférieur gauche ou droit correspond souvent à un intestin rempli de selles. Chez les jeunes enfants, une vessie distendue prend souvent la forme d'une masse ferme, centrale, en forme de dôme, au-dessus de la symphyse pubienne. Toute masse fixe qui se déplace latéralement, qui produit des pulsations, ou qui se trouve le long de la colonne vertébrale, peut être une tumeur.

RÉGION INGUINALE

On inspecte et on palpe la région inguinale pendant l'examen de l'abdomen pour détecter des ganglions lymphatiques œdématiés ou des masses. Le pouls fémoral, qui fait partie de l'examen du cœur, peut être évalué au cours de l'examen de l'abdomen.

Inspection

Inspectez la région inguinale à la recherche d'un changement de contour et comparez les deux côtés. Chez les filles, un petit bombement du canal fémoral peut correspondre à une hernie fémorale; chez les garçons, à une hernie inguinale.

Palpation

Palpez la région inguinale pour déterminer s'il y a des ganglions lymphatiques œdématiés ou d'autres masses. De petits ganglions lymphatiques, au diamètre inférieur à 1 cm, sont souvent détectés dans la région inguinale à la suite de blessures bénignes aux jambes. Toute sensibilité, chaleur ou inflammation décelée lors de la palpation des ganglions lymphatiques est signe d'une infection locale.

► ORGANES GÉNITAUX ET RÉGION PÉRINÉALE: DÉVELOPPEMENT PUBERTAIRE ET ANOMALIES STRUCTURALES EXTERNES

Comment évaluer le stade du développement pubertaire des filles et des garçons? Que peut indiquer une perte vaginale chez une préadolescente? Lœdème du scrotum est-il normal chez le nouveau-né? Où est localisé le méat urinaire du pénis?

PRÉPARATION DE L'ENFANT POUR L'EXAMEN

L'examen des organes génitaux et de la région périnéale provoque un stress chez certains enfants qui le perçoivent comme une intrusion dans leur intimité. Pour que les jeunes enfants se sentent plus en sécurité, placez-les sur les genoux du parent, les jambes écartées. Vous pouvez aussi installer les enfants sur la table d'examen, les genoux pliés et les jambes écartées, comme une grenouille.

Chez les enfants plus jeunes, l'examen des organes génitaux et de la région périnéale suit immédiatement l'examen de l'abdomen. Vous pourrez examiner en dernier les organes génitaux et le périnée des enfants plus âgés et des adolescents.

MATÉRIEL NÉCESSAIRE

Gants
Lubrifiant
Stylo lumineux

INSPECTION DES ORGANES GÉNITAUX FÉMININS

Inspectez les organes génitaux externes des filles et évaluez la couleur, la taille et la symétrie du mont de Vénus, des lèvres, de l'urètre et de l'orifice du vagin (figure 4-39). Déterminez aussi le stade de la maturation pubertaire. Essayez de détecter en même temps toute anomalie : œdème, inflammation, masses, lacérations ou écoulements.

CROISSANCE ET DÉVELOPPEMENT

On apprend souvent aux enfants d'âge préscolaire que les étrangers n'ont pas le droit de toucher leurs organes génitaux. Lorsqu'un enfant de cet âge s'oppose à l'examen de la région génitale, demandez au parent de lui dire que vous avez la permission de regarder et de toucher ces parties de son corps. Certains enfants deviennent pudiques pendant la période préscolaire. Expliquez brièvement en quoi consiste votre examen et ses raisons. Examinez ensuite l'enfant avec calme et efficacité.

Mont de Vénus

Examinez la pilosité du mont de Vénus. La présence des poils pubiens, ainsi que leur quantité et leur répartition indiquent le stade de la maturation sexuelle chez les filles. Les préadolescentes n'ont pas de poils pubiens. Les premiers poils pubiens sont légèrement pigmentés, épars et raides. Les poils pubiens poussent en plusieurs étapes chez toutes les filles, mais le moment de ces étapes varie de l'une à l'autre[9]. La figure 4-40 illustre les étapes normales du développement des poils pubiens chez la jeune fille. Le développement des seins précède habituellement celui des poils pubiens. La présence de poils pubiens avant l'âge de 8 ans est anormale.

Lèvres

Les petites lèvres sont généralement minces et de couleur pâle chez les préadolescentes, mais elles deviennent rose foncé et humides après la puberté. Chez les nouveau-nées,

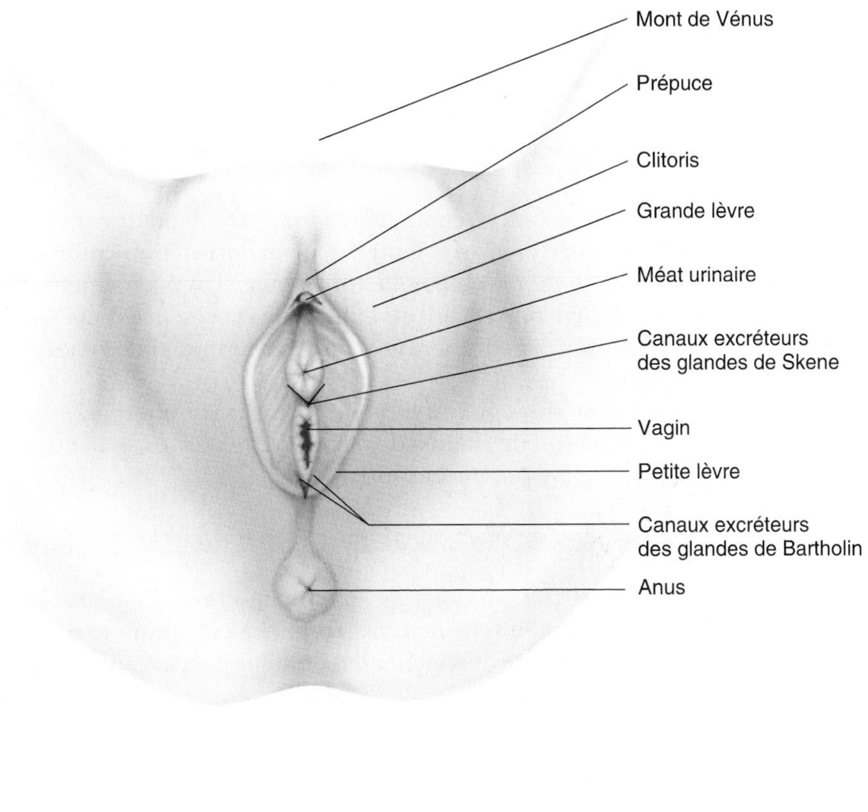

FIGURE 4-39. Structures anatomiques de la région périnéale et des organes génitaux féminins.

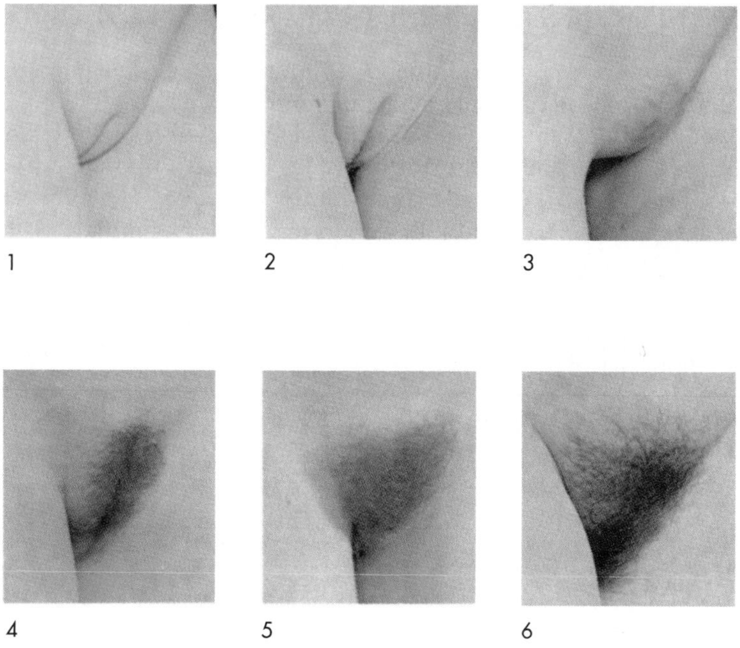

FIGURE 4-40. Les étapes du développement de la pilosité pubienne sont liées à la maturation sexuelle chez la jeune fille. Des poils doux et duveteux le long des grandes lèvres indiquent le début de la maturation sexuelle. À mesure que le développement se poursuit, les poils deviennent plus drus et frisés.
Tiré de Van Wieringen et al.Growth Diagrams 1965 Netherlands. *Groningen, Walters-Noardhof, 1997.*

> **CROISSANCE ET DÉVELOPPEMENT**
>
> Les hormones maternelles influent très fortement sur les organes génitaux externes des nouveau-nées. Les grandes lèvres sont œdématiées et les petites lèvres plus proéminentes. Le clitoris est relativement gros. On constate aussi parfois un écoulement vaginal mucoïde blanc. À mesure que l'influence hormonale décroît au bout de quelques semaines, ces structures reprennent leur taille normale.

> **ALERTE INFIRMIÈRE**
>
> Les signes de violence sexuelle envers les jeunes enfants se présentent de la façon suivante : meurtrissures et œdème de la vulve, pertes vaginales nauséabondes, élargissement de l'orifice du vagin, rash ou plaies dans la région du périnée.

les petites lèvres peuvent parfois être soudées et recouvrir les structures du vestibule. Il faudra parfois procéder à une séparation des petites lèvres.

Hymen

Avec le pouce et l'index d'une main, séparez les petites lèvres pour voir les structures du vestibule. L'hymen se trouve à l'intérieur de l'orifice du vagin. Chez les préadolescentes, il s'agit généralement d'une membrane fine dont l'ouverture a une forme de croissant. L'orifice du vagin mesure environ 1 cm chez les adolescentes, lorsque l'hymen est intact. L'orifice du vagin des adolescentes actives sexuellement aura des bords irréguliers.

Méat urinaire et orifice du vagin

Recherchez d'éventuelles lésions dans le vestibule. Il ne devrait y avoir ni lésion, ni inflammation autour du méat urinaire et de l'orifice du vagin. Une rougeur et une excoriation sont souvent provoquées par un irritant, comme du bain moussant.

Écoulement vaginal

La plupart du temps les préadolescentes n'ont pas d'écoulement vaginal. Les adolescentes ont souvent des pertes claires, inodores. La menstruation commence environ deux ans après le début du développement des seins. Un écoulement nauséabond chez des petites filles d'âge préscolaire est l'indice de la présence d'un corps étranger. Différents microorganismes peuvent causer une infection vaginale chez les filles plus âgées.

Un examen interne du vagin est indiqué en cas de résultats anormaux, notamment de pertes vaginales ou de trauma des structures externes. Seule une infirmière expérimentée devrait procéder à cet examen.

PALPATION DES ORGANES GÉNITAUX FÉMININS

Palpez l'orifice du vagin avec un doigt de votre main libre. Les glandes de Skene et de Bartholin ne sont pas habituellement palpables. La palpation de ces glandes chez les préadolescentes indique une augmentation de volume due à une infection, notamment à une gonorrhée.

INSPECTION DES ORGANES GÉNITAUX MASCULINS

L'inspection des organes génitaux masculins consiste à vérifier le développement structural et pubertaire du pénis, du scrotum et des testicules. On assoit le petit garçon en tailleur, les jambes croisées devant lui. Cette position exerce une pression sur la paroi abdominale, et pousse les testicules dans le scrotum.

Pénis

L'infirmière inspecte la taille du pénis, le prépuce, l'hygiène et la position du méat urinaire. Le pénis du nouveau-né au repos mesure normalement de 2 à 3 cm. Le pénis se développe en longueur et en largeur à la puberté et il est habituellement droit. Une incurvation vers le bas peut être causée par une chordée congénitale, bande de tissus fibreux associée à l'hypospadias.

Le gland d'un pénis qui a été circoncis est exposé. Pour inspecter le gland d'un petit garçon qui n'a pas été circoncis, demandez à l'enfant ou au parent de tirer le prépuce vers l'arrière, ou bien rétractez le prépuce. Le prépuce des petits garçons de plus de 6 ans est normalement facile à rétracter. Il y a phimosis lorsque le prépuce est tendu et ne se rétracte pas.

Le gland est normalement propre et doux, et ne présente aucune inflammation ou ulcération. Le méat urinaire, ouverture qui a la forme d'une fente, se trouve près de l'extrémité du gland. Vous ne devriez constater aucun écoulement. Il y a peut-être sténose du méat si celui-ci est rond et en pointe d'épingle. Si le méat urinaire est situé ailleurs sur le pénis, on est en présence d'hypospadias ou d'épispadias. Inspectez le jet de la miction. Il est normalement fort, sans égouttement.

CROISSANCE ET DÉVELOPPEMENT

Habituellement, à la naissance, le prépuce n'est pas complètement séparé du gland : c'est ce qu'on appelle le phymosis physiologique. La séparation se termine normalement quand l'enfant atteint l'âge de 3 à 6 ans. Un orifice du prépuce suffisamment grand pour permettre un bon jet de la miction est normal, même si le prépuce ne se rétracte pas complètement.

MESURES DE SÉCURITÉ

Lorsque le prépuce ne se rétracte pas facilement, ne le tirez pas violemment vers l'arrière, cela pourrait endommager les tissus et créer lors de la guérison des adhérences entre le prépuce et le gland. Après l'examen du pénis, l'infirmière doit ramener le prépuce sur le gland afin d'éviter le phimosis.

Scrotum

Inspectez la taille du scrotum, sa symétrie, la présence des testicules, ainsi que toute anomalie. Le scrotum est normalement lâche et il pend. Il est plissé ou ridé. Le scrotum des nouveau-nés et des nourrissons semble souvent gros par rapport au pénis. Un scrotum petit, qui ne s'est pas développé et qui n'est pas plissé, indique que les testicules ne sont pas descendus. Une augmentation de volume ou un œdème du scrotum est anormal et peut correspondre à une hernie inguinale, à une hydrocèle, à une torsion du cordon spermatique ou à une inflammation des testicules. Une fissure profonde du scrotum peut être signe d'hermaphrodisme.

Poils pubiens

Examinez la quantité et la répartition des poils pubiens. Des poils pubiens droits et duveteux apparaissent d'abord à la base du pénis. Les poils deviennent plus foncés, plus denses et frisés et s'étendent sur la région pubienne, sous la forme d'un losange, à la fin de la puberté. La présence de poils pubiens avant l'âge de 9 ans est peu courante. Les étapes du développement de la pilosité pubienne suivent un ordre normalisé, comme l'illustre la figure 4-41.

CROISSANCE ET DÉVELOPPEMENT

L'étape de la maturation pubertaire est déterminée par les éléments suivants : densité de la pilosité pubienne, taille du pénis et développement des testicules et du scrotum. Les poils pubiens apparaissent habituellement après le début de la croissance du scrotum et des testicules, mais avant le début de la croissance du pénis[9].

PALPATION DES ORGANES GÉNITAUX MASCULINS

Pénis

Palpez le corps du pénis pour y détecter d'éventuels nodules ou masses. Vous ne devriez normalement en détecter aucun.

Testicules

Palpez le scrotum pour vérifier la présence des testicules. Assurez-vous d'avoir les mains chaudes pour éviter de stimuler le réflexe crémastérien, qui provoquerait l'ascension

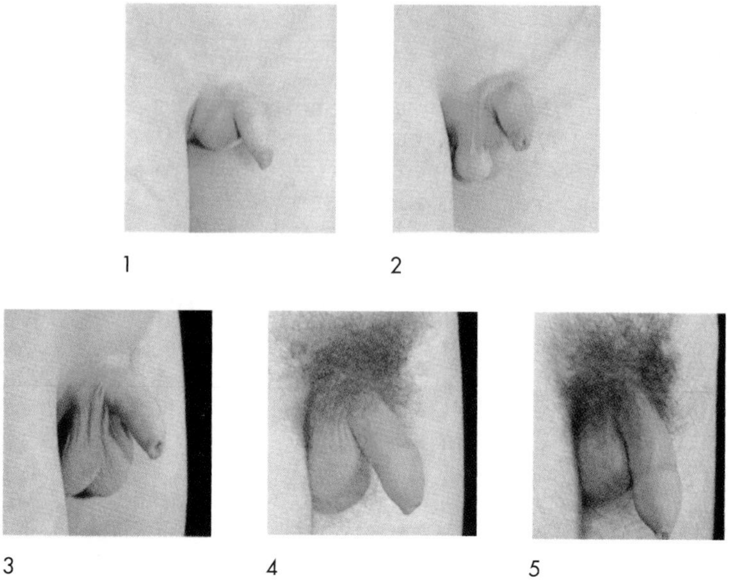

FIGURE 4-41. Les étapes du développement des poils pubiens et des organes génitaux externes masculins en fonction de la maturation sexuelle.
Tiré de Van Wieringen et al. Growth Diagrams 1965 Netherlands. *Groningen, Walters-Noordhof, 1971.*

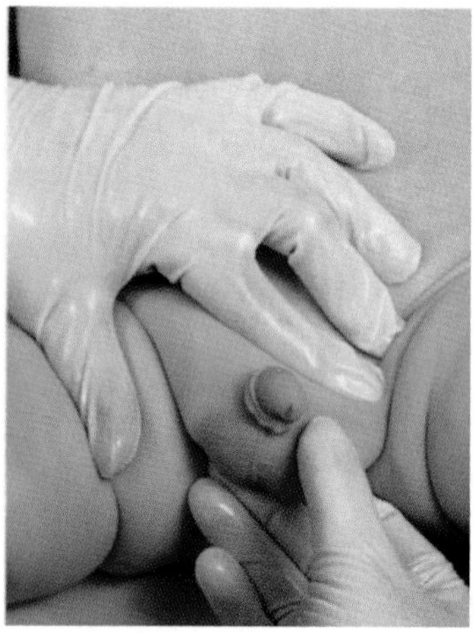

FIGURE 4-42. Palpation du scrotum pour vérifier le cordon spermatique et la descente des testicules.

des testicules. Placez l'index et le pouce sur les deux canaux inguinaux, de chaque côté du pénis. Vous empêcherez ainsi les testicules de remonter dans l'abdomen (figure 4-42).

Palpez doucement chaque testicule et exercez une légère pression vous permettant d'en déterminer la forme et la taille. Les testicules sont normalement lisses et de taille identique. Ils mesurent environ 1 ou 1,5 cm de diamètre jusqu'à la puberté, moment où leur taille augmente. Un testicule dur, hypertrophié et indolore peut indiquer la présence d'une tumeur.

Si vous ne sentez pas le testicule dans le scrotum, palpez le canal inguinal à la recherche d'une masse tendre. Si vous trouvez le testicule dans le canal inguinal, essayez de le faire descendre dans le scrotum pour en palper la taille et la forme. Dans une situation normale, les testicules ont une certaine mobilité et peuvent coulisser du canal inguinal au scrotum, et vice versa. La cryptorchidie se manifeste par le blocage d'un testicule dans le canal inguinal ou dans le canal inguino-scrotal.

Cordon spermatique

Palpez le cordon spermatique sur toute la longueur, entre le pouce et l'index, du testicule au canal inguinal. Il est normalement solide et lisse, et ne devrait pas être sensible.

Scrotum augmenté de volume

Si vous sentez que le scrotum est bombé ou œdématié, palpez-le pour définir les caractéristiques de la masse. Essayez de déterminer si cette masse est unilatérale ou bilatérale et tentez de la réduire en la repoussant dans l'anneau inguinal externe. Une masse qui diminue est signe d'une hernie inguinale ; une masse qui ne diminue pas peut indiquer la présence d'une hydrocèle ou d'une hernie irréductible.

Canal inguinal

Essayez d'insérer le petit doigt dans le canal inguinal superficiel pour déterminer si l'anneau inguinal superficiel est dilaté. L'anneau inguinal est normalement trop petit pour vous permettre d'insérer votre doigt dans le canal. Si votre doigt pénètre dans le canal inguinal, demandez à l'enfant de tousser. La sensation d'une masse abdominale entrant en contact avec le bout du doigt est signe d'une hernie inguinale.

CONSEIL CLINIQUE

Pour distinguer une hydrocèle d'une hernie irréductible, placez un stylo lumineux émettant une lumière vive sous le scrotum et cherchez un reflet rouge, ou transillumination du scrotum. Une hydrocèle s'éclaire par transparence, mais ce n'est pas le cas d'une hernie.

Réflexe crémastérien

Si vous donnez un petit coup sur la face interne de chaque cuisse, vous allez stimuler le réflexe crémastérien. Le testicule et le scrotum remontent normalement du côté qui a reçu le coup. Cette réaction indique que la mœlle épinière fonctionne bien, au niveau des vertèbres T12, L1 et L2.

INSPECTION DE L'ANUS ET DU RECTUM

Évaluez la maîtrise des sphincters de l'anus et recherchez toute anomalie éventuelle, notamment une inflammation, des fissures ou d'autres lésions. Le sphincter externe est habituellement fermé. Une inflammation et des marques d'égratignure autour de l'anus trahissent la présence d'oxyures. La saillie du rectum est liée au prolapsus de la paroi rectale ou à la présence d'hémorroïdes.

PALPATION DE L'ANUS ET DU RECTUM

Le toucher léger de l'orifice anal devrait provoquer une contraction anale, ou réflexe viril. L'absence de contraction indique une lésion de la mœlle épinière inférieure.

Perméabilité de l'anus

L'expulsion du méconium chez les nouveau-nés indique la perméabilité de l'anus. Lorsque cette expulsion tarde, on peut insérer un cathéter lubrifié sur 1 cm dans l'anus. La résistance de l'anus au passage du cathéter peut indiquer une obstruction.

Examen rectal

Un examen rectal est rarement pratiqué chez les enfants. Il est recommandé lors de symptômes intra-abdominaux, rectaux ou intestinaux ou de selles anormales. Seule une infirmière expérimentée doit procéder à cet examen.

► SYSTÈME MUSCULOSQUELETTIQUE : STRUCTURE DES OS ET DES ARTICULATIONS, MOUVEMENT ET FORCE MUSCULAIRE

Qu'indiquent des plis cutanés supplémentaires sur le bras ou la jambe ? Quelle est la cause de l'atonie musculaire ? Quelle affection une bosse sur une côte traduit-elle ? À quel âge est-il normal pour les enfants de présenter un *genu valgum* et un *genu varum* ?

INSPECTION DES OS, DES MUSCLES ET DES ARTICULATIONS

Os et muscles

Inspectez et comparez les bras puis les jambes pour détecter toute différence dans l'alignement, le contour, les plis cutanés et la longueur ainsi que toute malformation. Habituellement, les membres ont la même longueur, la même circonférence et le même nombre de plis cutanés des deux côtés. Des plis cutanés supplémentaires et une circonférence plus grande d'un côté peuvent correspondre à un membre plus court.

Articulations

Inspectez et comparez les articulations des deux côtés. Évaluez la taille, la coloration et la facilité à effectuer un mouvement volontaire. Les articulations sont habituellement de la même couleur et de la même température que la peau avoisinante, et ne présentent aucun signe d'œdème. Les enfants doivent pouvoir effectuer des flexions et des extensions volontaires de leurs articulations pendant leurs activités normales sans ressentir de douleur. Les rougeurs, œdèmes et douleurs pendant un mouvement caractérisent une blessure ou une infection.

PALPATION DES OS, DES MUSCLES ET DES ARTICULATIONS

Os et muscles

Palpez les os et les muscles de chaque membre pour vérifier le tonus musculaire et rechercher des masses ou une sensibilité. Les muscles doivent être fermes et sans aucune masse osseuse. Des muscles sans tonicité indiquent une atonie musculaire. Les muscles rigides, ou *hypertonie*, sont liés à des convulsions en cours ou à une paralysie cérébrale. Une masse située sur un os long peut indiquer une fracture récente ou une tumeur osseuse.

CROISSANCE ET DÉVELOPPEMENT

Palpez les clavicules du nouveau-né, du sternum à l'épaule. Ces os sont souvent fracturés durant l'accouchement. Une masse et des crépitants peuvent indiquer une fracture.

Articulations

Palpez chaque articulation ainsi que les muscles avoisinants pour détecter un œdème, des masses, de la chaleur ou une sensibilité. Vous ne devriez rencontrer aucun de ces signes. Toute sensibilité, chaleur, œdème et rougeur peuvent résulter d'une blessure ou d'une inflammation articulaire chronique, comme l'arthrite juvénile.

AMPLITUDE DE MOUVEMENT ET FORCE MUSCULAIRE

Mobilité articulaire active

Observez l'enfant pendant qu'il joue, par exemple quand il essaie d'attraper des objets, de grimper et de marcher, afin d'évaluer l'amplitude des mouvements des principales articulations. S'ils ne ressentent aucune douleur, les enfants utilisent spontanément l'amplitude maximale normale des mouvements de leurs articulations lorsqu'ils jouent. Une mobilité articulaire réduite est signe de blessure ou d'inflammation d'une articulation, ou d'une anomalie musculaire.

CROISSANCE ET DÉVELOPPEMENT

Les nouveau-nés ont une extension limitée des hanches, des genoux et des coudes, en raison de leur position fœtale repliée. Lorsque les bras et les jambes du nouveau-né sont dépliés puis relâchés, ils reprennent rapidement leur position fœtale fléchie.

Mobilité articulaire passive

S'il vous semble qu'une articulation a une mobilité active réduite, vérifiez sa mobilité articulaire passive. Fléchissez et tendez l'articulation et effectuez délicatement un mouvement d'abduction et d'adduction, ou de rotation, pour éviter de causer une douleur supplémentaire. L'amplitude maximale du mouvement sans douleur est normale. Une mobilité articulaire réduite est signe de blessure, d'inflammation ou de malformation. Une mobilité passive accrue peut indiquer une faiblesse musculaire.

Force musculaire

CONSEIL CLINIQUE

Pour vérifier la force musculaire d'un nouveau-né, maintenez-le en position verticale et placez les mains sous ses bras. Normalement, un bébé que l'on maintient légèrement ne devrait pas glisser dans les mains. Il y a faiblesse musculaire lorsque le nouveau-né glisse dans les mains.

Observez la façon dont l'enfant monte sur la table d'examen, lance une balle, tape des mains ou se déplace sur le lit. L'aptitude de l'enfant à pratiquer les activités ludiques (jeux) de son âge indique un bon tonus musculaire et des muscles forts. Le développement moteur approprié à l'âge de l'enfant est un autre indicateur de force musculaire (tableau 4-20).

Pour évaluer la force de muscles spécifiques des membres, faites participer l'enfant à des jeux. Comparez la force musculaire bilatéralement pour détecter toute faiblesse musculaire. Par exemple, demandez à l'enfant de serrer vos doigts très fort avec chacune de ses mains ; demandez-lui d'exercer un mouvement de pression et de traction sur vos mains avec ses mains, ses jambes et ses pieds, et d'essayer de tendre le coude ou le genou plié sur lequel vous exercez une certaine résistance. Normalement, les

TABLEAU 4-20 **Principales étapes du développement de la motricité globale en fonction de l'âge**

Principales étapes du développement de la motricité globale	Âge
Roule de la position sur le ventre à la position couchée sur le dos.	4 mois
S'assoit sans aide.	8 mois
S'agrippe pour se mettre debout.	10 mois
Marche autour de la pièce en se tenant aux objets.	11 mois
Marche bien tout seul.	15 mois
Donne des coups de pied dans une balle.	24 mois
Sautille sur place.	30 mois
Lance une balle.	36 mois

Tiré de Frankenburg, W.K, Dodds, J., Archer, P., Shapiro, H. et Bresnick, B. (1992). The Denver II : A major revision and restandardization of the Denver Developmental Screening Test. Pediatrics, 89, 91-97.

enfants possèdent une bonne force musculaire bilatérale. Une faiblesse musculaire unilatérale peut indiquer qu'un nerf est lésé. Une faiblesse musculaire bilatérale peut être un signe d'hypoxémie ou d'une anomalie congénitale, comme le syndrome de Down.

Si vous craignez qu'un enfant d'âge préscolaire ou scolaire souffre d'une faiblesse musculaire généralisée, demandez-lui de passer de la position allongée à la position debout. Les enfants sont habituellement capables de le faire sans se servir de leurs bras. Les enfants qui se mettent debout en poussant sur les bras et les mains souffrent d'une faiblesse musculaire généralisée, appelée *signe de Gower*. Il peut s'agir de dystrophie musculaire (figure 20-16).

CROISSANCE ET DÉVELOPPEMENT

Quand ils commencent à marcher, les jeunes enfants ont souvent l'abdomen proéminent en raison d'une lordose lombaire. Cette posture disparaît généralement vers l'âge de 5 ans.

POSTURE ET ALIGNEMENT DE LA COLONNE VERTÉBRALE

Posture

Inspectez la posture de l'enfant lorsqu'il est debout, de face, de côté et de dos. Les épaules et les hanches sont normalement à la même hauteur. La tête se tient droite, sans inclinaison, et le contour des épaules est symétrique. La colonne vertébrale a une courbe convexe normale au niveau du thorax et concave au niveau lombaire, après l'âge de 6 ans. Le tableau 4-21 montre la posture normale et le développement de la courbure vertébrale.

Alignement vertébral

Évaluez l'enfant d'âge scolaire ou l'adolescent pour déterminer s'il a une *scoliose*, c'est-à-dire une déviation latérale de la colonne. Placez-vous derrière l'enfant, observez la hauteur des épaules et des hanches (figure 4-43). Demandez à l'enfant de se pencher en avant lentement, à partir de la taille, les bras tendus vers le sol. Vous ne devriez constater aucune déviation latérale, quelle que soit la position. Normalement, les côtes restent plates des deux côtés. La courbure lombaire concave devrait s'aplanir pendant la flexion vers l'avant (figure 4-44). Une déviation latérale de la colonne ou une bosse sur une côte, d'un seul côté, indique une scoliose (se reporter également au chapitre 20).

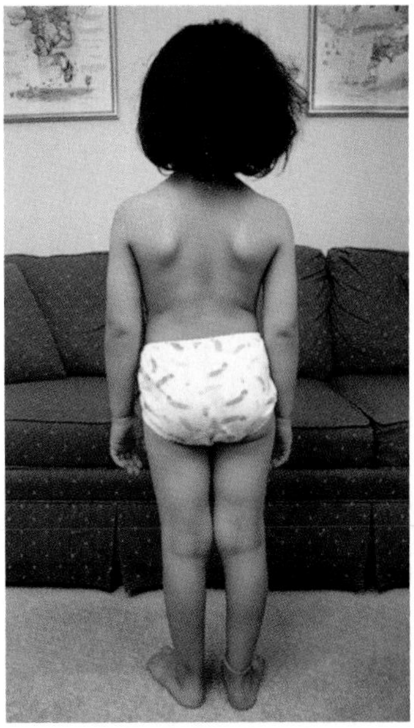

FIGURE 4-43. Les jambes de cette enfant sont-elles de la même longueur ou l'enfant a-t-elle une scoliose ? Observez la hauteur des crêtes iliaques et des épaules pour voir si elles sont au même niveau. Observez aussi le pli plus proéminent à la taille, du côté droit. Cette enfant pourrait avoir une scoliose.

INSPECTION DES MEMBRES SUPÉRIEURS

Bras

Les bras sont normalement droits et forment un petit angle au niveau du coude, à l'endroit de l'articulation.

TABLEAU **4-21** Développement normal de la posture et des courbures vertébrales

Nourrisson

2 - 3 mois

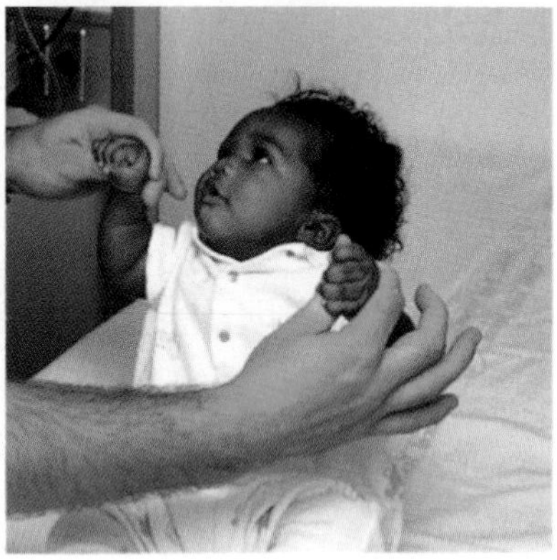

Tient la tête droite lorsqu'on le tient en position verticale ; cyphose dorsale en position assise.

6 - 8 mois

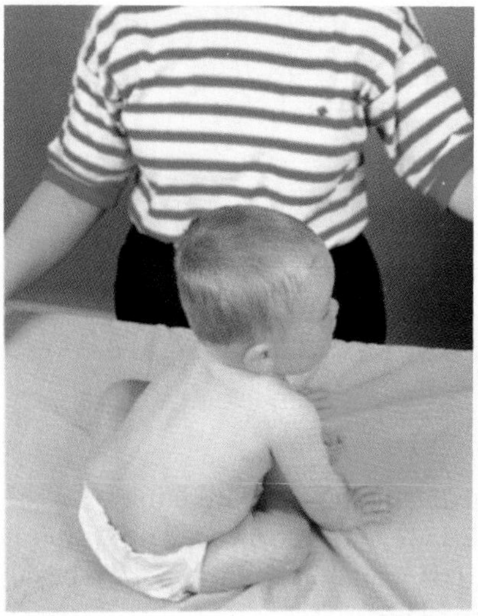

S'assoit sans aide ; la colonne vertébrale est droite.

10 - 15 mois

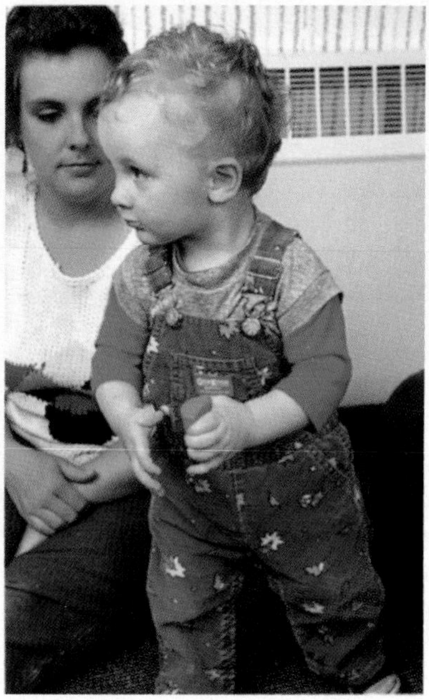

Marche tout seul ; la colonne vertébrale est droite.

Trottineur

Abdomen proéminant ; lordose lombaire.

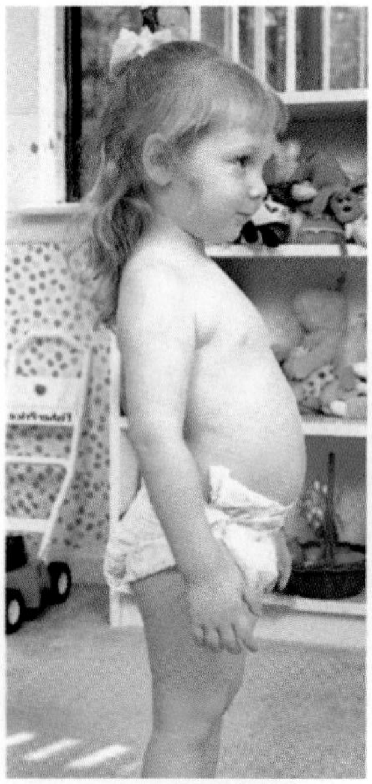

Enfant d'âge scolaire

Les épaules et les hanches sont au même niveau ; courbures thoracique convexe et lombaire concave équilibrées.

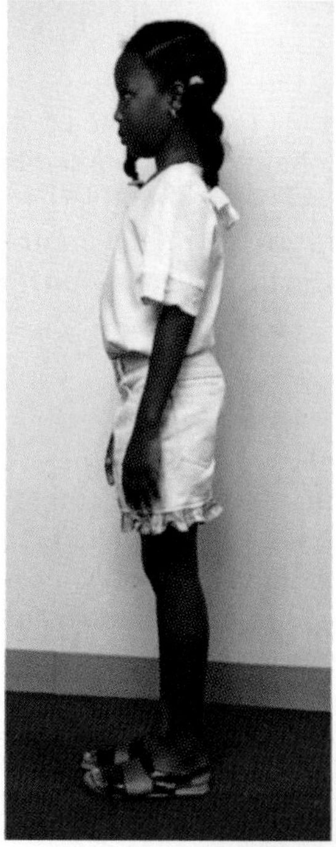

Mains

Comptez les doigts de chaque main. Des doigts supplémentaires (*polydactylie*) ou une palmure (*syndactylie*) correspondent à une situation anormale. Inspectez les plis de la surface palmaire de chaque main. De multiples plis sur la paume sont normaux. Un seul pli qui traverse toute la main, ou pli simien, est un signe du syndrome de Down (figure 4-45).

Ongles

Inspectez les ongles. Vérifiez-en la taille, la forme et la couleur. Les ongles sont normalement convexes, lisses et roses. L'*hippocratisme digital*, soit l'élargissement du lit de l'ongle qui forme un angle plus grand entre le sillon proximal de l'ongle et l'ongle, est anormal (figure 13-7) et est associé à des troubles respiratoires et cardiaques chroniques.

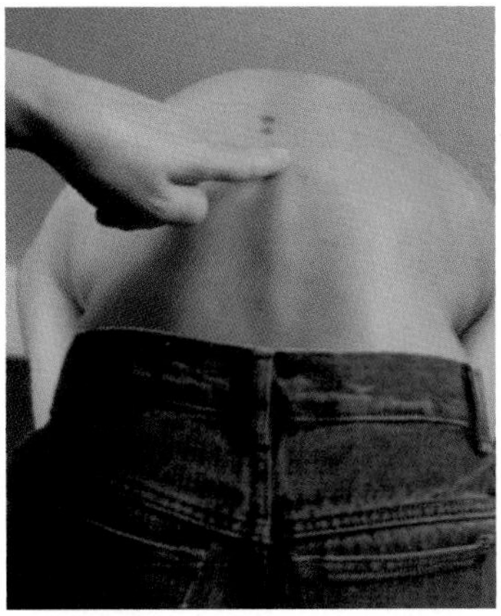

FIGURE 4-44. Inspection de la colonne pour détecter une scoliose. Demandez à l'enfant de se pencher lentement en avant, à partir de la taille, les bras tendus vers le sol. Faites glisser l'index le long de la colonne vertébrale et palpez chaque vertèbre pour détecter une modification de l'alignement. Une déviation latérale de la colonne ou une bosse sur une côte d'un seul côté indique une scoliose.

INSPECTION DES MEMBRES INFÉRIEURS

Hanches

Évaluez les hanches des nouveau-nés et des nourrissons afin d'écarter la possibilité qu'ils souffrent d'une luxation ou d'une subluxation. Commencez par inspecter les plis cutanés du haut de la jambe (plis inguinaux et sous-fessiers). Vous devriez compter le même nombre de plis cutanés sur chaque jambe. Un nombre inégal de plis cutanés indique une luxation de la hanche ou une différence dans la longueur des jambes (signe d'Allis). Vérifiez ensuite si les genoux sont à la même hauteur (figure 4-46). Deux manœuvres permettent d'évaluer les hanches d'un nouveau-né ou d'un nourrisson et de détecter une luxation (Ortolani ; figure 4-47) ou une subluxation (Barlow ; figure 4-48).

Demandez à l'enfant de se tenir sur une jambe, puis sur l'autre. Les crêtes iliaques doivent rester au même niveau. Si la crête iliaque de la jambe opposée à celle qui porte le poids semble plus basse, la hanche qui porte le poids est peut-être luxée.

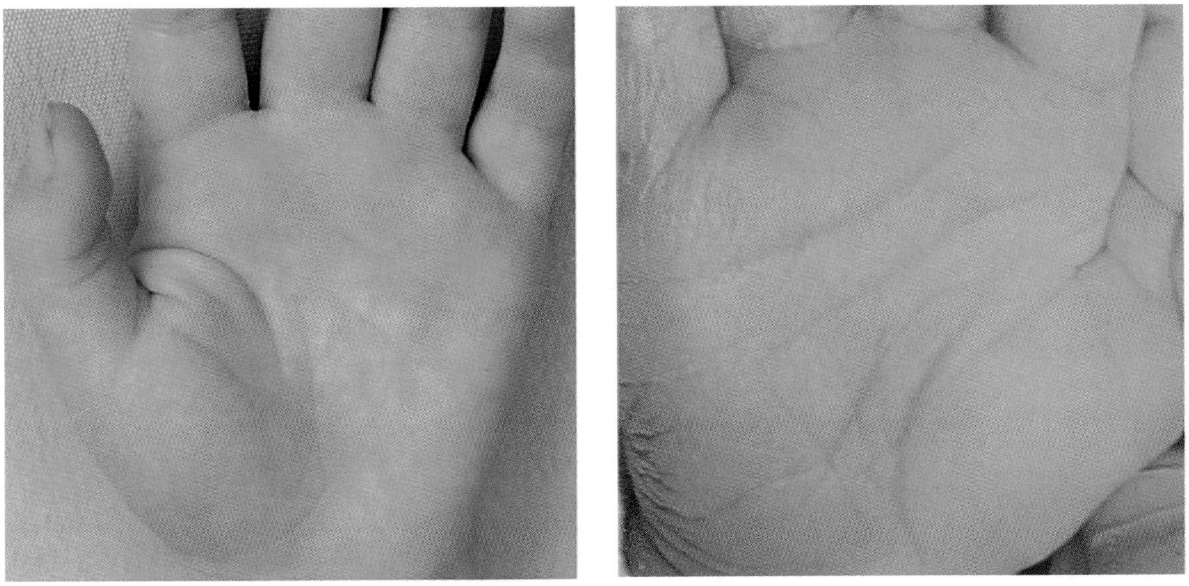

A B

FIGURE 4-45. A, Plis palmaires normaux. B, Pli simien associé au syndrome de Down.
Source B : *Tiré de Zitelli, B.J. et Davis, H.W. (dir.). (1997).* Atlas of pediatric physical diagnosis, *3e éd., St. Louis, Mosby-Year Book.*

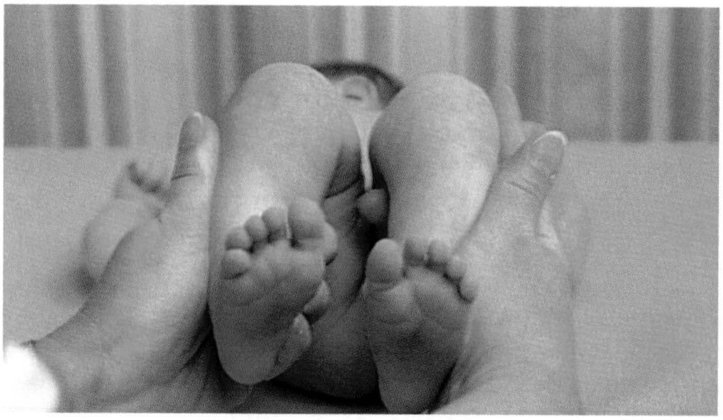

FIGURE 4-46. Pliez les hanches et les genoux du nouveau-né ou du nourrisson et rapprochez le plus possible les talons des fesses. Placez les pieds à plat sur la table d'examen. Habituellement, les genoux sont à la même hauteur. Une différence dans la hauteur des genoux (signe d'Allis) indique une luxation de la hanche (se reporter également au chapitre 20). *Avec la gracieuse permission de Dee Corbett, RN, Children's National Medical Center, Washington, DC.*

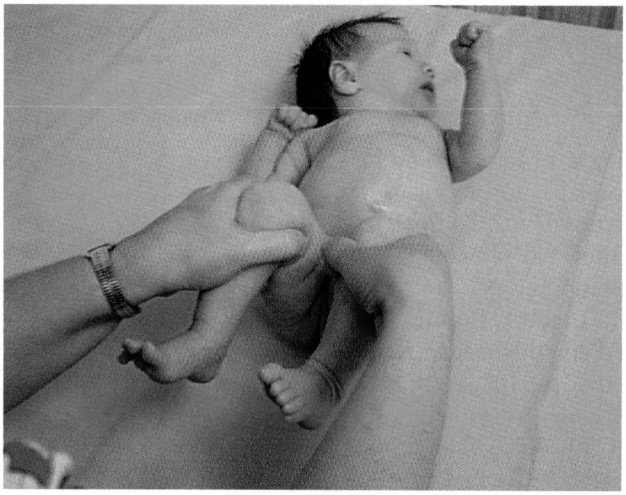

A

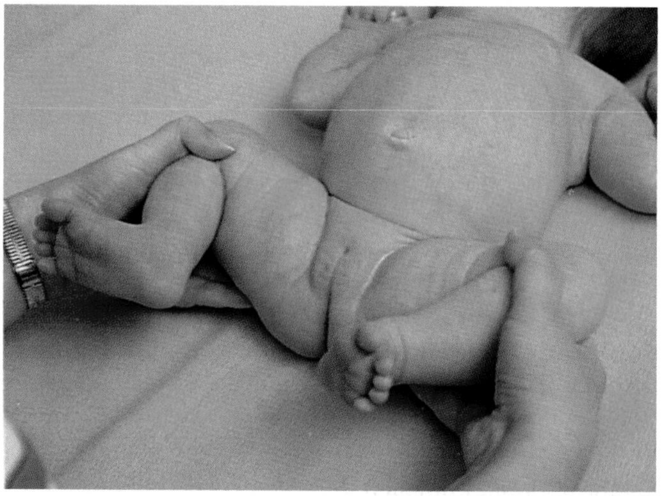

B

FIGURE 4-47. Manœuvre d'Ortolani. **A,** Allongez le bébé sur le dos et pliez-lui les hanches et les genoux en formant un angle de 90 degrés. Placez une main sur chaque genou, le pouce sur l'intérieur de la cuisse, l'index et le majeur sur la partie supérieure du fémur. Rapprochez les genoux du bébé jusqu'à ce qu'ils se touchent. Exercez ensuite une pression vers le bas sur les deux fémurs pour voir si les hanches glissent facilement hors des articulations, ou si elles se luxent. **B,** Imprimez un mouvement doux d'abduction des hanches et déplacez chaque genou vers la table d'examen. Maintenez la pression sur l'articulation des hanches avec les doigts, comme dans un mouvement de levier. Une abduction égale des hanches, les genoux touchant presque la table d'examen, est normale. Toute résistance à l'abduction ou un bruit sourd à la palpation peut indiquer une luxation développementale de la hanche.

CROISSANCE ET DÉVELOPPEMENT

Les nouveau-nés ont souvent une torsion du tibia causée par leur position dans l'utérus, de sorte que leurs orteils sont tournés vers l'intérieur. Les trottineurs passent par une période d'alignement du squelette au cours de laquelle leurs jambes sont arquées (*genu varum*) puis leurs genoux cagneux (*genu valgum*) avant que leurs jambes se redressent.

Jambes

Inspectez l'alignement des jambes. Quand un enfant atteint l'âge de 4 ans, les os longs sont droits et forment un angle minimal au niveau des genoux et des pieds, là où se trouvent les articulations. On évalue l'alignement des membres inférieurs chez les nourrissons et les trottineurs pour s'assurer que les changements normaux se produisent. Pour évaluer un trottineur présentant un *genu varum*, demandez-lui de se tenir debout sur une surface ferme. Mesurez l'écart entre les genoux lorsque les chevilles de l'enfant sont rapprochées. Les genoux ne devraient pas être distants de plus de 3,5 cm. Voir la figure 4-49 relative à l'évaluation d'un *genu valgum*.

Pieds

Inspectez les pieds. Vérifiez l'alignement, la présence de tous les orteils et recherchez d'éventuelles déformations. La ligne du pied qui porte le poids est généralement

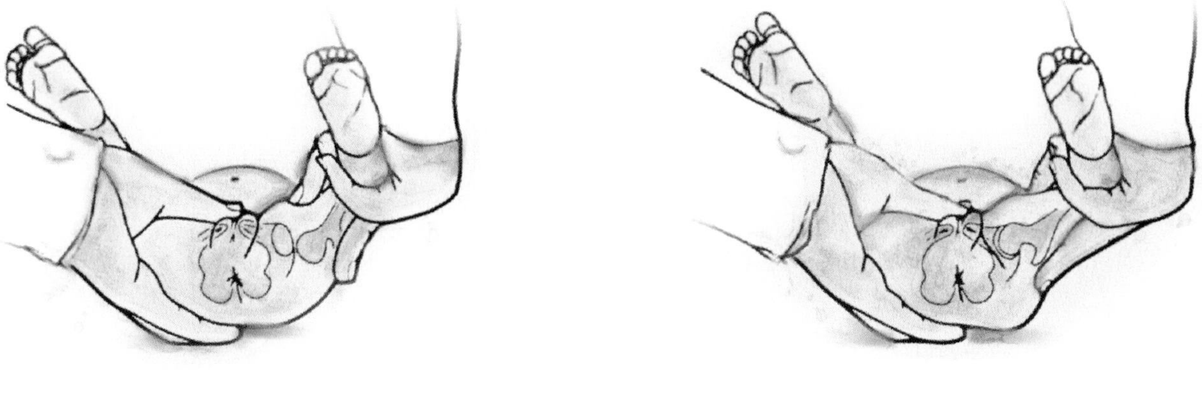

A B

FIGURE 4-48. Manœuvre de Barlow. A, Allongez le bébé sur le dos, les hanches et les genoux fléchis. Placez votre pouce au niveau de la face interne de la cuisse de l'enfant et votre index sur la face externe de la cuisse entre le genou et la tête du fémur. Poussez ensuite vers l'extérieur. Vous ne devez pas percevoir de déplacement de la tête du fémur en opposant une certaine résistance. B, Appuyez par la suite avec votre index sur la face externe de la cuisse. Vous ne devez pas percevoir de déplacement brusque de la tête fémorale en dedans. La présence des deux déplacements lors de cette manœuvre constitue le signe de Barlow, qui indique une subluxation.
Tiré de Ostiguy, K. et Taillefer, I. (2002). Le nouveau-né, le nourrisson, l'enfant et l'adolescent. Dans Brûlé, M. et Cloutier, L. (dir.). L'examen clinique dans la pratique infirmière. Saint-Laurent : Éditions du renouveau Pédagogique, p. 621.

alignée avec les jambes. Un grand nombre de nouveau-nés ont une inversion souple de l'avant-pied (*metartasus varus*) qui résulte de leur position dans l'utérus. Toute déformation fixe est anormale.

Inspectez la cambrure du pied lorsque l'enfant est debout. Jusqu'à l'âge de 3 ans, les enfants ont la voûte plantaire recouverte d'un coussinet de graisse, ce qui donne l'impression qu'ils ont les pieds plats. Les enfants plus âgés ont normalement une cambrure longitudinale que l'on voit généralement lorsqu'ils sont sur la pointe des pieds ou assis.

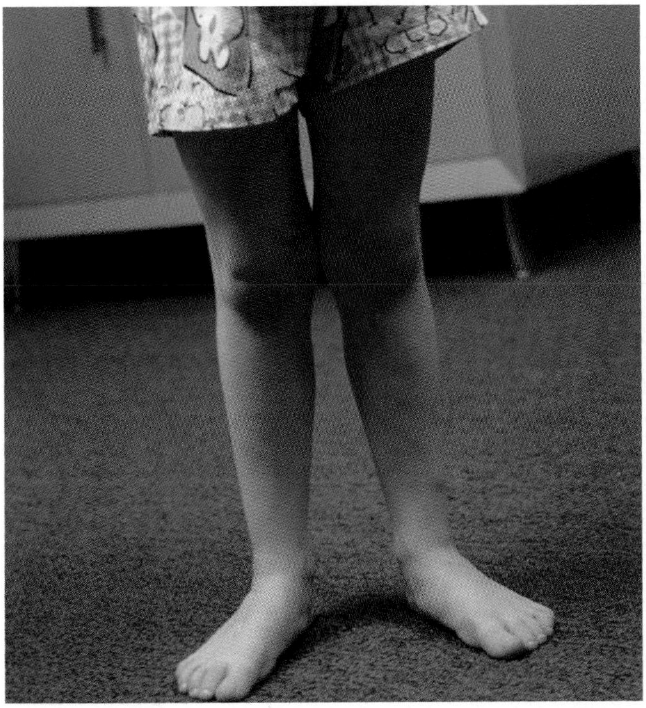

FIGURE 4-49. Pour évaluer un enfant aux genoux cagneux (*genu valgum*), demandez-lui de se tenir debout sur une surface ferme. Mesurez l'écart entre les chevilles lorsque l'enfant est debout, les genoux se touchant. L'écart normal entre les chevilles ne doit pas dépasser 5 cm.

► SYSTÈME NERVEUX : FONCTION COGNITIVE, ÉQUILIBRE, COORDINATION, FONCTION DES NERFS CRÂNIENS, SENSATIONS ET RÉFLEXES

MATÉRIEL NÉCESSAIRE

Marteau à réflexes
Boules d'ouate
Stylo lumineux
Abaisse-langue

Quel type d'information sur le développement est-il utile de connaître pour évaluer la fonction cognitive ? Comment évalue-t-on le niveau de conscience du nourrisson et de l'enfant ? Comment évalue-t-on les nerfs crâniens chez le nouveau-né et le nourrisson ? À quelle maladie la marche « en ciseaux » est-elle associée ? À quel âge le signe de Babinski devient-il anormal ? Quelle réaction devrait se produire lorsqu'on stimule un réflexe ostéotendineux ?

CONSEIL CLINIQUE

L'examen neurologique vous permet d'établir une relation avec l'enfant. Un grand nombre des techniques d'évaluation peuvent être présentées sous forme de jeux qui séduiront les jeunes enfants. Vous pouvez évaluer la fonction cognitive d'après la façon dont l'enfant observe les directives du jeu. À mesure que l'évaluation se poursuit, l'enfant apprend à vous faire confiance et est plus susceptible de se prêter à l'examen des autres systèmes.

FONCTION COGNITIVE

Pour évaluer la fonction cognitive d'un enfant, observez son comportement, les expressions de son visage, ses gestes, ses aptitudes à communiquer, son niveau d'activité et de conscience. Comparez votre examen neurologique à l'étape du développement de l'enfant. Ainsi, on évalue la fonction cognitive très différemment selon qu'il s'agit d'un nourrisson ou d'un enfant plus âgé puisque le nourrisson ne peut pas avoir recours à des mots pour communiquer.

Comportement

Le comportement des nouveau-nés, des nourrissons et des enfants pendant l'examen rend compte de leur vivacité. Les nourrissons et les trottineurs sont curieux mais ont besoin de la présence sécurisante de leur parent. Ainsi, ils peuvent se cramponner à lui ou chercher fréquemment son regard. Les enfants plus âgés sont souvent inquiets et observent tous les gestes de l'infirmière. Un manque d'intérêt au cours de l'examen ou des interventions thérapeutiques peut dénoter une maladie grave. Une activité excessive ou un maintien anormalement court de l'attention témoignent d'un trouble d'hyperactivité avec déficit d'attention.

Aptitudes à communiquer

Le développement de la parole et du langage ainsi que les aptitudes sociales sont de bons indices du fonctionnement cognitif. Écoutez la netteté phonétique et les mots utilisés, et comparez les résultats de l'enfant aux normes du développement social et de la netteté phonétique correspondant à son âge (tableau 4-22). Les trottineurs peuvent normalement suivre des directives simples comme « Montre-moi ta bouche ». À

TABLEAU 4-22 Acquisition normale du langage en fonction de l'âge

Points de repère de l'acquisition du langage	Âge correspondant
Comprend les mots « maman » et « papa ».	10 mois
Dit « maman » et « papa », et 2 autres mots ; imite le bruit des animaux.	12 mois
A un vocabulaire de 4 à 6 mots ; montre du doigt les objets souhaités.	13 – 15 mois
A un vocabulaire de 7 à 20 mots ; montre du doigt 5 parties du corps.	18 mois
Fait des combinaisons de 2 mots.	20 mois
Fait des phrases de 3 mots ; pluriels.	36 mois

Tiré de Capute, A.J, Shapiro, B.K., et Palmer, R.B. (1987). Marking the milestones of language development. Contemporary Pediatrics, 4, *24-41.*

partir de l'âge de 3 ans, on doit pouvoir comprendre ce que dit l'enfant. Un retard dans le développement du langage et l'acquisition d'aptitudes sociales peut-être lié à un retard mental.

Mémoire

On peut vérifier la mémoire immédiate, récente (à court terme), et la mémoire pour les faits anciens (à long terme) chez l'enfant à environ 4 ans. Pour évaluer la mémoire récente, demandez à l'enfant de se rappeler un nom ou un objet particulier. Cinq ou dix minutes plus tard, pendant l'examen, demandez à l'enfant de se rappeler le nom ou l'objet. Afin d'évaluer la mémoire pour les faits anciens, demandez à l'enfant de répéter son adresse, sa date de naissance ou une comptine. À l'âge de 5 ou 6 ans, les enfants sont normalement en mesure de se souvenir de ce type d'information sans difficulté.

CROISSANCE ET DÉVELOPPEMENT

On peut vérifier la mémoire immédiate d'un enfant en lui demandant de répéter une série de mots ou de nombres, comme le nom des personnages de son conte préféré ou une comptine. Les enfants retiennent un nombre croissant de mots et de numéros avec l'âge.

Âge	*Mémoire d'évocation*
4 ans	3 mots ou chiffres
5 ans	4 mots ou chiffres
6 ans	5 mots ou chiffres

Niveau de conscience

Lorsque vous approchez d'un nouveau-né, d'un nourrisson ou d'un enfant, observez son niveau de conscience et d'activité, notamment les expressions de son visage, ses gestes et ses interactions. Les enfants sont normalement vifs et on peut les réveiller facilement. L'enfant qu'on ne peut réveiller est inconscient. Un niveau de conscience diminué peut correspondre à un certain nombre de lésions neurologiques, notamment des traumatismes crâniens, des convulsions, une infection ou une tumeur au cerveau.

FONCTION CÉRÉBELLEUSE

Observez le jeune enfant pendant qu'il joue pour évaluer sa coordination et son sens de l'équilibre. Le développement de la motricité fine chez les nourrissons et les enfants d'âge préscolaire fournit des indices sur la fonction cérébelleuse.

Équilibre

Observez l'équilibre de l'enfant pendant ses activités ludiques, notamment quand il marche, quand il se tient sur une jambe et quand il sautille (tableau 4-23). On peut aussi utiliser l'épreuve de Romberg pour vérifier l'équilibre des enfants de plus de 3 ans (figure 4-50). Quand l'enfant a acquis l'équilibre et d'autres aptitudes liées à la motricité, il ne trébuche pas et ne tombe pas lors de l'examen. Un mauvais équilibre peut indiquer un trouble cérébelleux ou une dysfonction de l'oreille interne.

Coordination

Les tests de coordination permettent d'évaluer la régularité et la précision du mouvement. Pour évaluer la coordination des jeunes enfants, vous pouvez utiliser le test

TABLEAU 4-23 Développement normal de l'équilibre en fonction de l'âge

Points de repère de l'acquisition de l'équilibre	Âge
Tient debout très peu de temps sans aide.	12 mois
Marche bien tout seul.	15 mois
Marche à reculons.	2 ans
Tient en équilibre sur une jambe pendant 5 secondes.	4 ans
Saute sur un pied ; marche talon-orteils.	5 ans
Marche talon-orteils à reculons.	6 ans

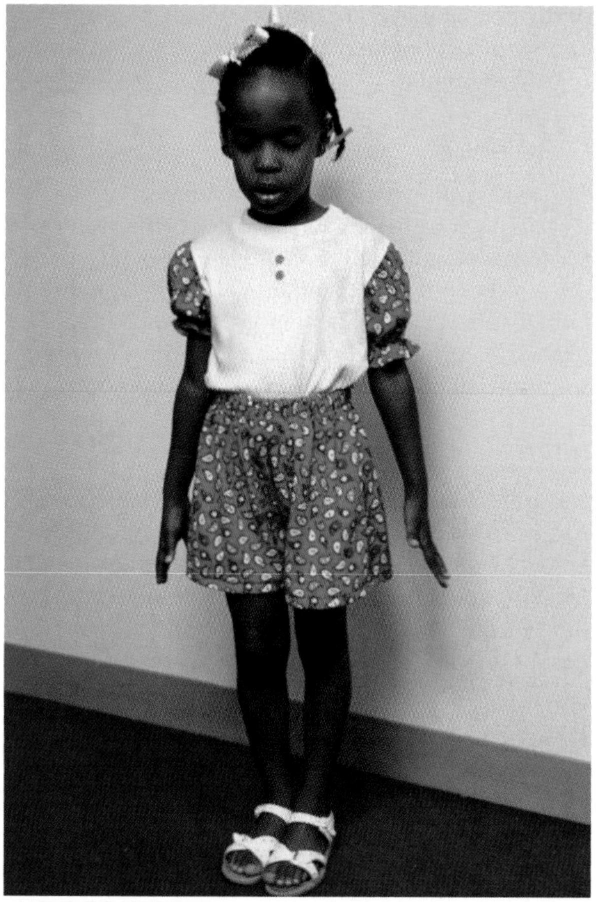

FIGURE 4-50. Épreuve de Romberg. Demandez à l'enfant de se tenir debout en collant les talons et de fermer les yeux. Empêchez l'enfant de tomber en vous tenant près de lui. Les enfants d'âge préscolaire pourront allonger les bras en avant pour maintenir leur équilibre mais les enfants plus âgés peuvent normalement faire cet exercice les bras le long du corps. Si l'enfant se penche vers l'avant ou tombe d'un côté, le résultat est anormal et dénote un mauvais équilibre.

du développement de la motricité fine (tableau 4-24) et pour les enfants de plus de 6 ans, les tests pour adultes (doigt-nez, doigt-doigt, talon-tibia et mouvement alterné) (figure 4-51). Habituellement, l'enfant réagit de façon enthousiaste à ces tests lorsqu'ils lui sont présentés sous forme de jeux. Des mouvements brusques ou la déviation de l'index dans l'*épreuve du doigt tendu* indiquent une mauvaise coordination, qui peut être liée à un retard de développement ou à une lésion cérébelleuse.

TABLEAU 4-24 Développement normal de la motricité fine en fonction de l'âge

Principales étapes du développement de la motricité fine	Âge
Passe les objets d'une main à l'autre.	7 mois
Ramasse de petits objets.	10 mois
Mange et boit tout seul avec une tasse et une cuillère.	12 mois
Gribouille avec un crayon ou un stylo.	18 mois
Construit des tours de 2 cubes.	24 mois
Construit des tours de 4 cubes.	30 mois
Déboutonne les boutons de devant.	36 mois

Tiré de Frankenburg, W.K., Dodds, J., Archer, P., Shapiro, H. et Bresnick, B. (1992). The Denver II : A major revision and restandardization of the Denver Developmental Screening Test, Pediatrics, 89, 91-97.

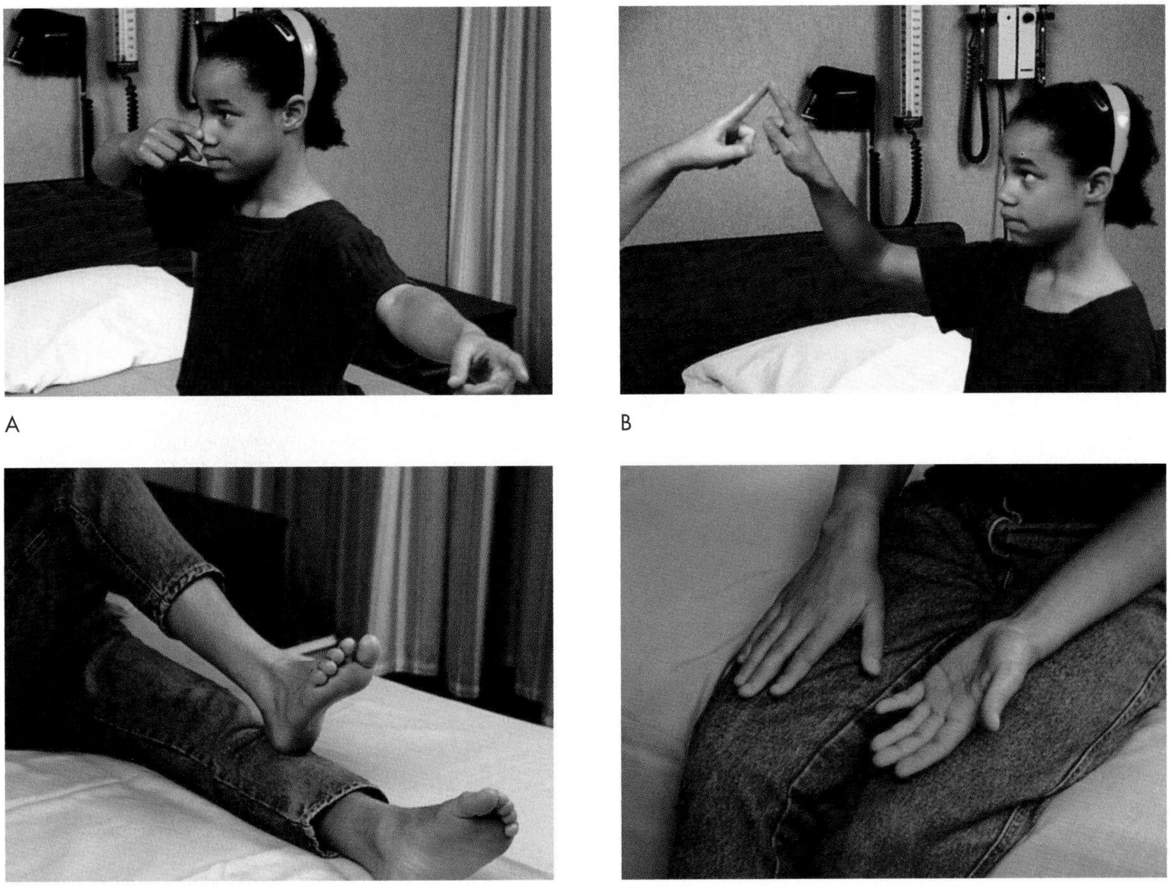

A B C D

FIGURE 4-51. Épreuves de coordination. A, *Épreuve doigt-nez*. Demandez à l'enfant de fermer les yeux et de toucher son nez, en alternant chacun des deux index. B, *Épreuve doigt-doigt*. Demandez à l'enfant de toucher alternativement son nez et votre index avec son index. Placez votre main dans différentes positions que l'enfant pourra atteindre facilement pour vérifier l'exactitude de l'indication. Recommencez avec l'autre main de l'enfant. C, *Épreuve talon-tibia*. Demandez à l'enfant de faire glisser son talon vers le bas, le long du tibia de l'autre jambe, du genou à la cheville. Recommencez avec l'autre pied. L'enfant réalise habituellement cette épreuve sans hésitation et en plaçant correctement son pied. D, *Épreuve du mouvement alterné rapide*. Demandez à l'enfant de tourner rapidement le poignet de sorte que la paume et le dessus de la main touchent alternativement la cuisse. Recommencez avec l'autre main. Des mouvements hésitants sont anormaux. Le mouvement parallèle de la main au repos dénote un retard de coordination.

Démarche

Une démarche normale exige des os et des articulations intacts, de la force musculaire, de la coordination et de l'équilibre. Inspectez l'enfant quand il marche, de l'avant et de l'arrière. Les crêtes iliaques sont normalement à la même hauteur pendant la marche, et aucune boiterie ne devrait être observée. Une boiterie dénote une blessure ou une maladie articulaire. L'enfant qui chancelle ou tombe souffre peut-être d'une ataxie cérébelleuse. La *marche « en ciseaux »*, démarche au cours de laquelle les cuisses ont tendance à se croiser à chaque pas, est un signe de paralysie cérébrale ou d'autres troubles spastiques.

CROISSANCE ET DÉVELOPPEMENT

La démarche est liée au développement de la motricité de l'enfant. Les trottineurs qui commencent à marcher ont les jambes très écartées et un équilibre précaire. Avec de l'expérience, l'équilibre du trottineur s'améliore et sa démarche devient plus assurée.

FONCTION DES NERFS CRÂNIENS

Vous pouvez évaluer les nerfs crâniens des nouveau-nés, des nourrissons et des jeunes enfants (tableau 4-25) en modifiant les épreuves destinées aux enfants d'âge scolaire et aux adultes. Les anomalies des nerfs crâniens sont liées à la compression d'un nerf, à un traumatisme crânien ou à des infections.

TABLEAU 4-25 Méthode d'évaluation des nerfs crâniens des nouveau-nés, des nourrissons et des enfants selon leur âge

Nerf crânien[a]	Méthode d'évaluation et observations courantes[b]
Olfactif – nerf crânien I	Nouveau-né/nourrisson : Pas évalué. Enfant : Pas évalué de façon routinière. Faire sentir des odeurs familières à l'enfant, une narine à la fois. *Il reconnaît des odeurs comme celles de l'orange, de la menthe et du chocolat.*
Optique – nerf crânien II	Nouveau-né/nourrisson : Braquer une source lumineuse vive dans les yeux. *Un clignement rapide et une flexion dorsale de la tête indiquent que le bébé perçoit la lumière.* Enfant : Si l'enfant est coopératif, évaluer la vision et le champ visuel. *Acuité visuelle correspondant à l'âge.*
Moteur oculaire commun – nerf crânien III Trochléaire – nerf crânien IV Moteur oculaire externe – nerf crânien VI	Nouveau-né/nourrisson : Braquer un stylo lumineux sur les yeux et le déplacer, d'un côté à l'autre. *Fixe la lumière et la suit de chaque côté.* Enfant : Déplacer un objet vers les six points cardinaux du regard. *Suit les objets dans tout le champ de vision.* Tous les âges : Vérifier que les paupières ne tombent pas. Évaluer la réaction de la pupille à la lumière. *Les paupières ne tombent pas ; les pupilles sont de la même taille et réagissent vivement à la lumière.*
Trijumeau – nerf crânien V	Nouveau-né/nourrisson : Stimuler le réflexe des points cardinaux et de succion. *Tourne la tête vers la stimulation, sur le côté de la bouche, et la succion est forte et bonne.* Enfant : Observer l'enfant mâcher un biscuit. Toucher le front et les joues avec une boule d'ouate lorsque l'enfant a les yeux fermés. *La force bilatérale de la mâchoire est bonne. L'enfant repousse la boule d'ouate.*
Facial – nerf crânien VII	Tous les âges : Observer les expressions du visage lorsque l'enfant pleure, sourit, fronce les sourcils, etc. *Les expressions du visage restent symétriques bilatéralement.*
Auditif – nerf crânien VIII	Nouveau-né/nourrisson : Produire un bruit fort près de la tête. *Cligne des yeux en réponse au bruit, tourne la tête vers le bruit, se fige ou présente le réflexe de Moro.* Enfant : Faire du bruit près de chaque oreille ou murmurer des mots que l'enfant devra répéter. *Tourne la tête vers le bruit et répète les mots correctement.*
Glosso-pharyngien – nerf crânien IX Vague – nerf crânien X	Nouveau-né/nourrisson : Observer la déglutition pendant l'allaitement ou le boire au biberon. *Bonne déglutition.* Tous les âges : Rechercher le réflexe nauséeux. *A un haut-le-cœur lorsque le réflexe est provoqué.*
Spinal – nerf crânien XI	Nouveau-né/nourrisson : Pas évalué. Enfant : Demander à l'enfant de hausser les épaules et de tourner la tête de chaque côté contre une légère résistance. *Bonne force du cou et des épaules.*
Grand hypoglosse – nerf crânien XII	Nouveau-né/nourrisson : Observer l'allaitement ou le boire. *La succion et la déglutition sont coordonnées.* Enfant : Demander à l'enfant de tirer la langue. L'écouter parler. *La langue est alignée sur la ligne médiane et ne tremble pas. Les mots sont prononcés clairement.*

[a] *Les nerfs joints par une accolade sont évalués ensemble.*
[b] *Le texte en italique indique les observations courantes.*

CONSEIL CLINIQUE

La fonction sensorielle du nouveau-né et du nourrisson ne fait pas partie de l'examen de routine. Des réactions de repli sur soi-même à la suite d'interventions douloureuses indiquent une fonction sensorielle normale.

FONCTION SENSORIELLE

Pour évaluer la fonction sensorielle, comparez les réactions des deux côtés du corps à différents types de stimulation. Des réponses identiques des deux côtés sont normales. Une perte de sensation peut indiquer une lésion du cerveau ou de la moelle épinière.

Sensation tactile superficielle

Effleurez la peau de la jambe ou de l'avant-bras avec une boule d'ouate ou le doigt, pendant que l'enfant a les yeux fermés. Les enfants de plus de 2 ans qui sont disposés à coopérer peuvent normalement indiquer l'endroit touché.

Sensation de douleur superficielle

Utilisez un abaisse-langue coupé en deux dans le sens de la longueur pour obtenir un bout pointu et un bout arrondi. Demandez à l'enfant de fermer les yeux et touchez-le à différents endroits, sur chaque bras et chaque jambe, en alternant le bout arrondi et le bout pointu. Les enfants de plus de 4 ans devraient toujours pouvoir distinguer le bout pointu du bout arrondi. Pour que l'enfant réponde de façon plus précise, laissez-le vous décrire la différence de stimulation que procurent le bout pointu et le bout arrondi.

L'incapacité de reconnaître un toucher superficiel et une sensation de douleur témoigne d'une perte sensorielle. Déterminez l'ampleur de cette perte sensorielle, par exemple, dans toutes les parties qui se trouvent sous le genou. On utilise d'autres épreuves pour évaluer la fonction sensorielle (température, vibration, pression profonde douloureuse et sens de position) en cas de perte sensorielle. Référez-vous à d'autres ouvrages pour la description de ces épreuves.

RÉFLEXES PRIMITIFS DU NOUVEAU-NÉ ET DU NOURRISSON

Évaluez le mouvement et la posture des nouveau-nés et des jeunes nourrissons à l'aide des réflexes suivants: réflexe de Moro, réflexe de la préhension palmaire, réflexe de la préhension plantaire, réflexe d'enjambement, réflexe de la marche automatique et réflexe tonique du cou (tableau 4-26). Ces réflexes apparaissent et disparaissent à des intervalles connus au cours des premiers mois de la vie, à mesure que le système nerveux central se développe. Les mouvements sont normalement les mêmes des deux côtés. Une réaction asymétrique peut témoigner d'un problème neurologique grave du côté où la réaction est la moins prononcée.

CONSEIL CLINIQUE

Les meilleures réactions aux réflexes ostéotendineux s'obtiennent lorsque l'enfant est détendu ou distrait. Les enfants réagissent souvent d'avance au réflexe rotulien. Ils se contractent ou exagèrent la réaction. Faites en sorte que l'enfant se concentre sur un autre ensemble de muscles. Vous obtiendrez ainsi une réponse plus précise. Lorsque vous recherchez les réflexes de la jambe, demandez à l'enfant de coller les mains ou d'essayer d'écarter les doigts de chaque main quand ils sont croisés ensemble.

RÉFLEXES SUPERFICIELS ET RÉFLEXES OSTÉOTENDINEUX

Évaluez les réflexes superficiels et les réflexes ostéotendineux pour mesurer la fonction de segments spécifiques de la colonne vertébrale.

Réflexes superficiels

Évaluez les réflexes superficiels en donnant un petit coup sur une région spécifique du corps. Le réflexe plantaire, qui permet de vérifier les vertèbres L4-S2, est couramment évalué chez les enfants (figure 4-52). Évaluez le réflexe crémastérien chez les garçons (voir p. 181).

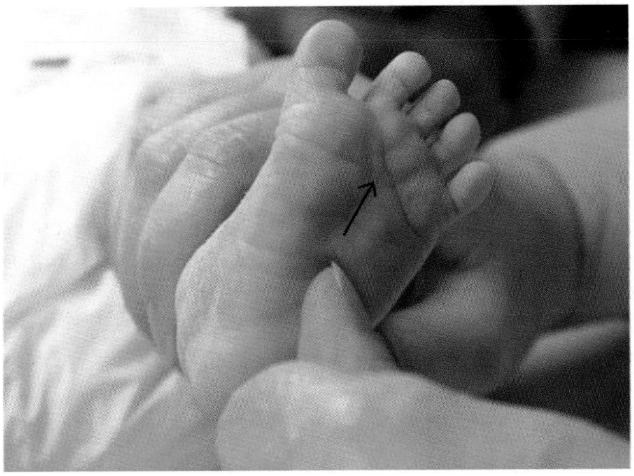

FIGURE 4-52. Pour évaluer le réflexe plantaire, appliquez une pression sur la plante du pied du nouveau-né, du nourrisson ou de l'enfant, dans la direction de la flèche. Observez la flexion plantaire des orteils, ou réflexe de Babinski. Les orteils se mettent en éventail et le gros orteil subit une dorsiflexion. Le réflexe de Babinski est normal chez les enfants de moins de 2 ans. La flexion plantaire des orteils est une réaction normale chez les enfants plus âgés. Le réflexe de Babinski chez des enfants de plus de 2 ans peut indiquer un trouble neurologique.

TABLEAU 4-26 **Techniques d'évaluation de certains réflexes primitifs ; observations courantes et âge correspondant**

Réflexe primitif	Technique et observations courantes[a]	Apparition et disparition normales
Réflexe de Moro 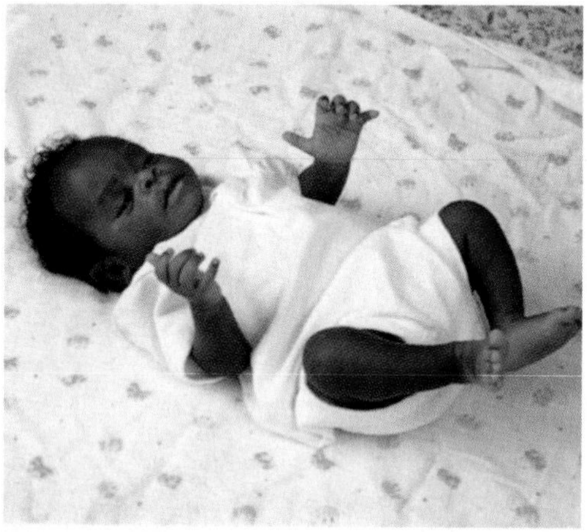	Utiliser une des trois techniques suivantes : • Émettre un bruit fort de chaque côté de la tête du bébé. • Abaisser brusquement la position du bébé d'environ 60 cm alors qu'on le soutient en décubitus dorsal. • Soulever la tête du bébé d'environ 30 cm et la laisser tomber brusquement, pour la rattraper avant qu'elle touche la table. *On note une abduction et une extension des membres supérieurs. Les doigts de la main forment un C à mesure qu'ils s'écartent. Les bras se rapprochent lentement comme pour donner l'accolade. Les jambes font parfois un mouvement similaire.*	Présent à la naissance. Diminue en intensité à 4 mois. Disparaît à 6 mois.
Réflexe de la préhension palmaire 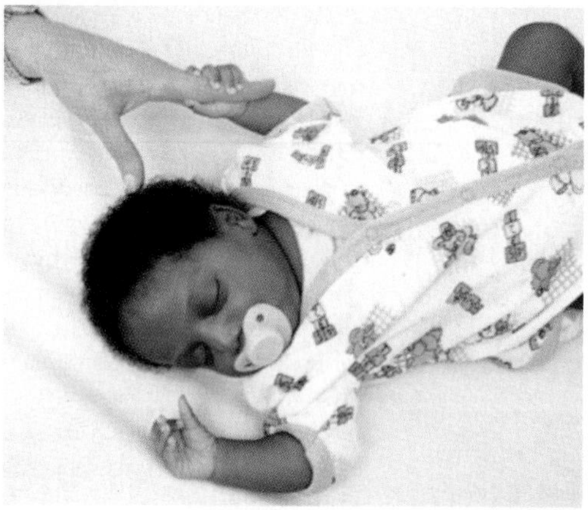	Placer les doigts en travers de la paume de l'enfant et éviter de toucher le pouce. *Une prise ferme autour des doigts est normale.*	Présent à la naissance. Disparaît à 3 mois.
Réflexe de la préhension plantaire 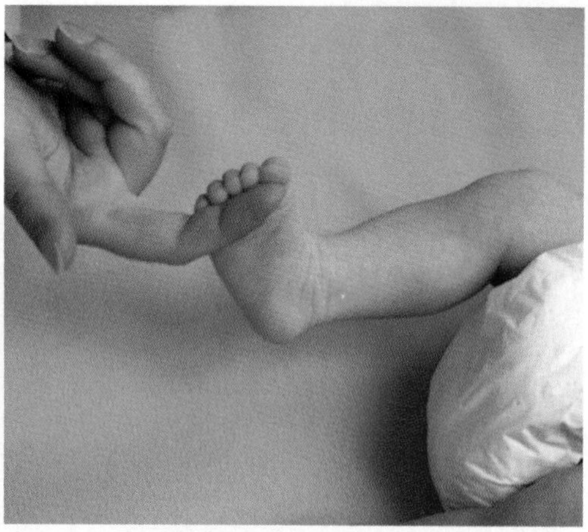	Placer les doigts en travers du pied, à la base des orteils. *Les orteils se replient comme pour attraper le doigt.*	Présent à la naissance. Disparaît à 8 mois.

[a] *Le texte en italique indique les observations courantes.*

TABLEAU 4-26 **Techniques d'évaluation de certains réflexes primitifs ; observations courantes et âge correspondant *(suite)***

Réflexe primitif	Technique et observations courantes[a]	Apparition et disparition normales
Réflexe d'enjambement 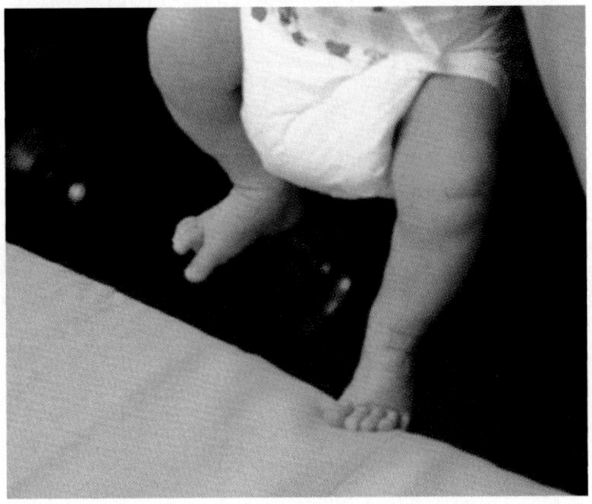	Maintenir l'enfant en position debout et lui faire toucher le bord d'une table ou d'une chaise du bout du pied. *Le bébé lève normalement le pied comme pour marcher sur la surface.*	Présent quelques jours après la naissance. Disparaît à différents moments.
Réflexe de la marche automatique 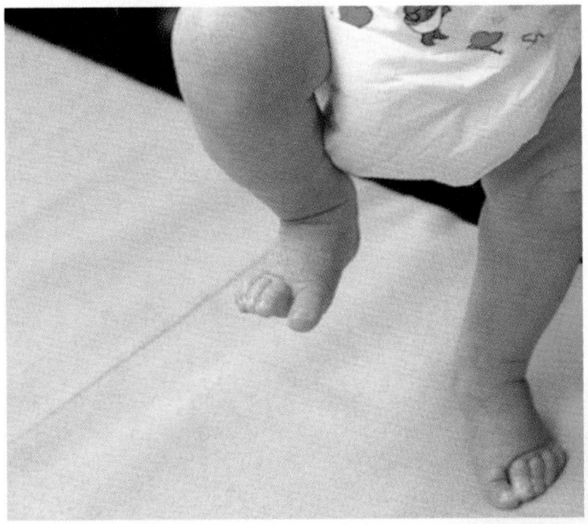	Maintenir l'enfant en position debout et lui faire poser la plante du pied sur une table ou une chaise. *Les pieds se soulèvent alternativement, comme pour marcher.*	Présent à la naissance. Disparaît entre 4 et 8 semaines.
Réflexe tonique du cou 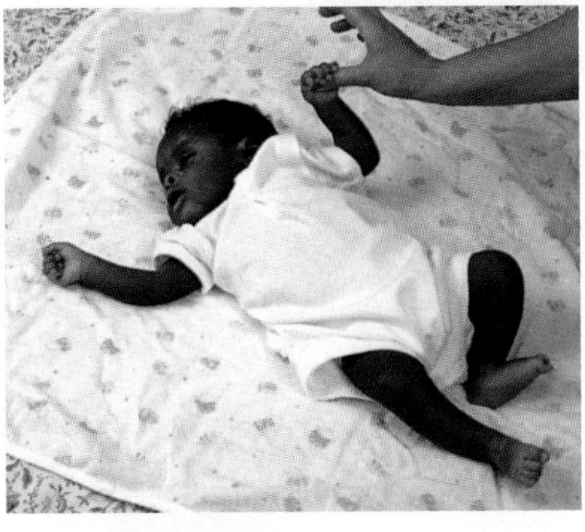	Coucher l'enfant sur le dos et, lorsqu'il est détendu, lui tourner la tête d'un côté, puis de l'autre. *Le bras et la jambe du côté où le visage est tourné se tendent ; le bras et la jambe opposés se plient, comme dans la position de l'escrimeur.*	Apparaît à environ 2 mois. Diminue à 4 mois. Disparaît à 6 mois, au plus tard. Ce réflexe doit disparaître avant que l'enfant sache se retourner.

Réflexes ostéotendineux

Pour évaluer les réflexes ostéotendineux, donnez un petit coup sur le tendon, près de l'articulation correspondante, avec un marteau à réflexes (ou avec l'index pour les nouveau-nés et les nourrissons) et comparez les réactions des deux côtés. On recherche généralement chez les enfants les réflexes bicipital, tricipital, styloradial, rotulien et achilléen. Inspectez le mouvement de l'articulation correspondante et palpez la force de la contraction musculaire prévue (tableau 4-27). Le tableau 4-28 présente les valeurs numériques attribuées aux réflexes ostéotendineux. Les réactions sont normalement symétriques bilatéralement. L'absence de réaction est liée à une tonicité et à une force musculaire réduites ; une réaction hyperactive, à de la spasticité musculaire.

TABLEAU 4-27 Évaluation des réflexes ostéotendineux et du segment de la colonne vertébrale correspondant

Réflexe ostéotendineux	Technique et observations courantes[a]	Segment correspondant de la colonne vertébrale
Réflexe bicipital 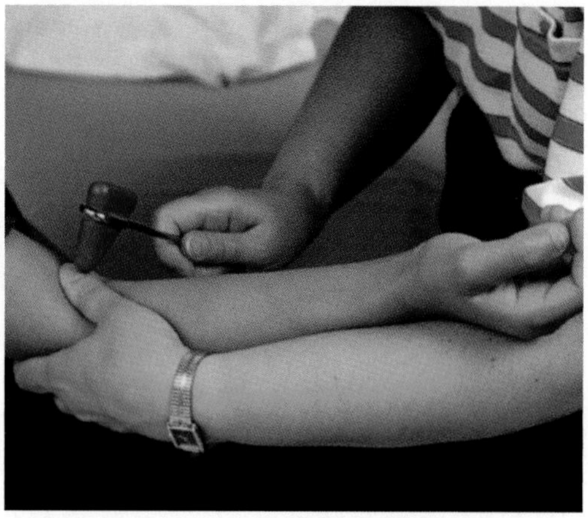	Plier le bras de l'enfant au niveau du coude et placer le pouce sur le tendon du biceps, dans le pli du coude. Donner un petit coup sur votre pouce. *Le coude se plie avec la contraction musculaire du biceps.*	C5 et C6
Réflexe tricipital 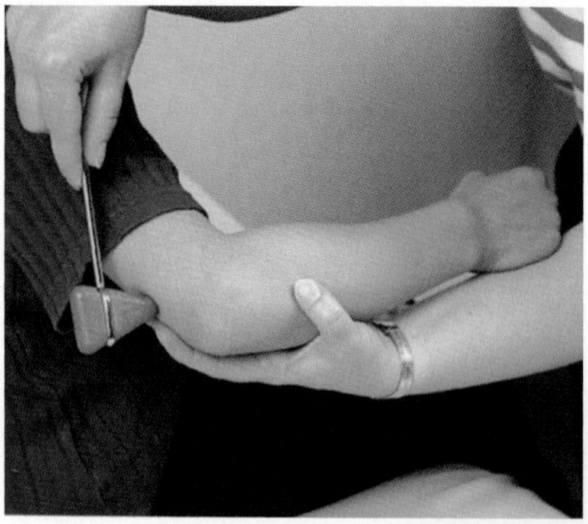	Le bras de l'enfant étant plié, donner un petit coup sur le tendon du triceps, au-dessus du coude. *Le coude se déplie avec la contraction musculaire du triceps.*	C6, C7 et C8

[a] *Le texte en italique indique les observations courantes.*

TABLEAU 4-27 **Évaluation des réflexes ostéotendineux et du segment de la colonne vertébrale correspondant *(suite)***

Réflexe ostéotendineux	Technique et observations courantes[a]	Segment correspondant de la colonne vertébrale
Réflexe styloradial 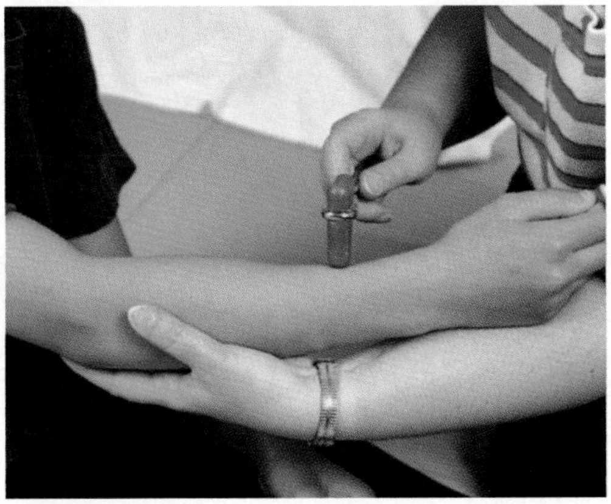	Placer l'avant-bras de l'enfant, le pouce vers le haut sur votre bras. Donner un petit coup sur le tendon styloradial, 2,5 cm au-dessus du poignet. *L'avant-bras fait un mouvement de pronation (la paume vers le bas) et le coude se plie.*	C5 et C6
Réflexe rotulien 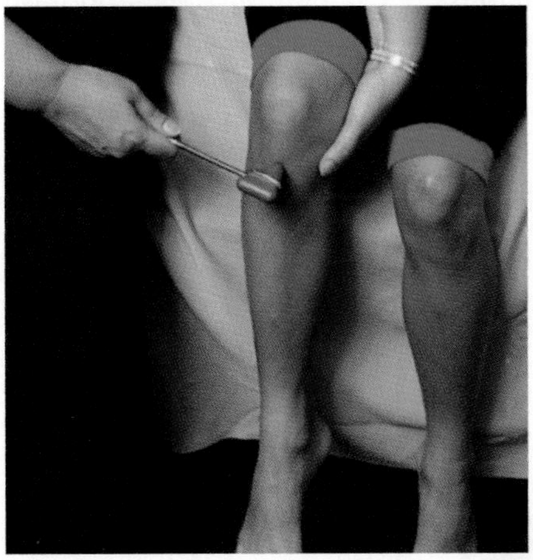	Plier les genoux de l'enfant. Lorsque les jambes sont détendues, donner un petit coup sur le tendon de la rotule, juste sous le genou. *Le genou se déplie (réflexe rotulien), avec la contraction musculaire du quadriceps.*	L2, L3 et L4
Réflexe achilléen 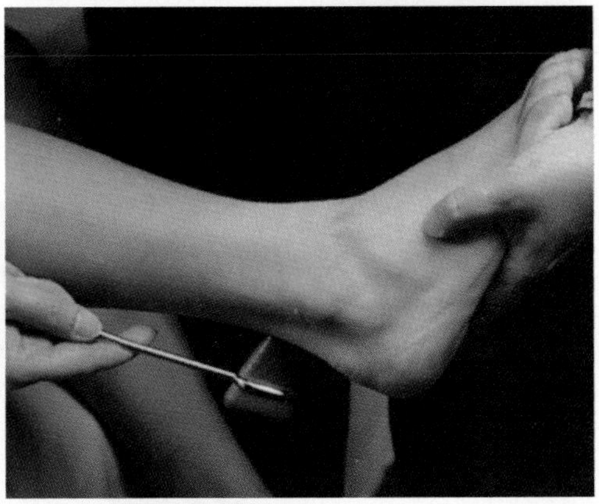	Les jambes de l'enfant étant pliées, soutenir le pied et donner un petit coup sur le tendon d'Achille. Flexion plantaire et contraction musculaire des jumeaux de la jambe.	S1 et S2

TABLEAU 4-28 Évaluation numérique des réflexes ostéotendineux

Note	Interprétation de la réaction
0	Pas de réaction
1+	Réaction lente, minimale
2+	Réaction prévue, active
3+	Réaction plus active ou prononcée que prévu
4+	Réaction hyperactive ; il y a peut-être clonus.

LOI ET ÉTHIQUE

Assurez-vous de consigner lisiblement et en détail tous les résultats de l'examen physique, sous une forme approuvée par votre établissement.

► ANALYSE DES DONNÉES DE L'EXAMEN PHYSIQUE

Lorsque l'examen physique est terminé, tous les résultats anormaux correspondant à chaque système doivent être regroupés avec ceux des autres systèmes. Il faut ici exercer son **jugement clinique** pour définir des schémas communs de réactions physiologiques liées à des problèmes médicaux. Des réactions physiologiques anormales servent aussi à établir des diagnostics infirmiers.

Retournons à la capsule du début du chapitre. L'examen physique approfondi de Catherine vous a permis de découvrir chez cette enfant des signes de détresse respiratoire et une déficience de l'irrigation tissulaire pour plusieurs systèmes de l'organisme. Ces signes de détresse respiratoire (peau marbrée, fréquence respiratoire accélérée au repos, effort respiratoire accru, battement des ailes du nez, tachycardie et léthargie) correspondent aux systèmes tégumentaire, respiratoire, cardiovasculaire et neurologique. Ces résultats vont vous permettre de poser des diagnostics infirmiers appropriés à un nourrisson qui souffre de bronchiolite : diminution de l'irrigation tissulaire, cardiopulmonaire, reliée à une obstruction des voies respiratoires inférieures et à l'hypoxie ; mode de respiration inefficace reliée à une détresse respiratoire. Ces diagnostics, à leur tour, vont orienter les soins infirmiers que vous allez donner à cette petite fille.

RÉFÉRENCES

1. Spector, R.E. (1996). *Cultural diversity in health and illness* (4e éd.). Stamford, CT: Appleton & Lange.
2. Burns, C. (1992). A new assessment model and tool for pediatric nurse practitioners. *Journal of Pediatric Health Care, 6,* 73-81.
3. Byrnnes, K. (1996). Conducting the pediatric health history: A guide. *Pediatric Nursing, 22,* 135-137.
4. Goldenring, J.M., et Cohen, E. (1988). Getting into adolescent heads. *Contemporary Pediatrics, 5,* 75-90.
5. Wilson, E.F. (1977). Estimation of the age of cutaneous contusions in child abuse. *Pediatrics, 60,* 750.
6. Seidel, H.M., Ball, J.W., Dains, J., et Benedict, G.W. (1995). *Mosby's guide to physical examination* (3e éd.). St. Louis: Mosby-Year Book.
7. Smith, J. (1988). Big differences in little people. *American Journal of Nursing, 88,* 458-462.
8. Eichelberger, M.R., Ball, J.W., Pratsch, G.S., et Clark, J.R. (1998). *Pediatric emergencies: A manual for prehospital care providers* (2e éd.). Upper Saddle River, NJ: Brady, Prentice Hall.
9. Tanner, J.M. (1962). *Growth at adolescence* (2e éd.). Oxford: Blackwell Scientific Publications, Inc.

LECTURES COMPLÉMENTAIRES

Barness, L. (1991). *Manual of pediatric physical diagnosis* (6e éd.). St. Louis : Mosby-Year Book.

Bradley, J.C., et Edinberg, M.A. (1990). *Communication in the nursing context* (3e éd.). Norwalk, CT: Appleton & Lange.

Calhoun, M. (1986). Providing health care to Vietnamese in America : What practitioners need to know. *Home and Healthcare Nurse, 4,* 14-19, 22.

Castiglia, P.T. (1989). Ambiguous genitalia. *Journal of Pediatric Health Care, 3,* 319-321.

Curry, L.C., et Gibson, L.Y (1992). Congenital hip dislocation: The importance of early detection and comprehensive treatment. *Nurse Practitioner 17,* 49-52, 55.

Elvik, S.L. (1990). Vaginal discharge in the prepubertal girl. *Journal of Pediatric Health Care, 4,* 181-185.

Engel, J.K. (1996). *Pocket guide to pediatric assessment* (3e éd.). St. Louis : Mosby-Year Book.

Finelli, L. (1991). Evaluation of the child with acute abdominal pain. *Journal of Pediatric Health Care, 5,* 251-256.

Gessner, I.H. (1997). What makes a heart murmur innocent ? *Pediatric Annals, 26*(2), 82-91.

Henry, J.J. (1992). Routine growth monitoring and assessment of growth disorders. *Journal of Pediatric Health Care, 6,* 291-301.

Lippe, B.M. (1987). Short stature in children : Evaluation and management. *Journal of Pediatric Health Care, 1,* 313-322.

Litt, IF. (1990). *Evaluation of the adolescent patient.* Philadelphia : Hanley & Belfus, Inc.

Ostiguy, K. et Taillefer, I. (2002). Le nouveau-né, le nourrisson, l'enfant et l'adolescent. Dans Brûlé, M. et Cloutier, L. (dir.). *L'examen clinique dans la pratique infirmière.* St-Laurent : Éditions du Renouveau Pédagogique.

Pipes, P.L., et Trahms, C.M. (1993). *Nutrition in infancy and childhood* (5e éd.). St. Louis : Mosby-Year Book.

Rosenthal, S.L., Burklow, K.A., Biro, F.M., Pace, L.C., et DeVellis, R.F. (1996). The reliability of high-risk adolescent girls' report of their sexual history. *Journal of Pediatric Health Care, 10,* 217-220.

Ruben, R.J. (1994). Communicative disorders : The first year of life. *Pediatric Clinics of North America, 41,* 1035-1045.

Rudy, E.C. (1991). Hair loss in children and adolescents. *Journal of Pediatric Health Care, 5,* 245-250.

Sifuentes, M. (1996). Talking to adolescents, *in* C.D. Berkowitz (dir.), *Pediatrics : A primary care approach* (p. 10-12). Philadelphia : W.B. Saunders.

Thomas, D. (1996). Assessing children — it's different. *RN, 59,* 38-44.

Unti, S.M. (1994). The critical first year of life : History, physical examination, and general developmental assessment. *Pediatric Clinics of North America, 41,* 859-873.

Vessey, J.A. (1995). Developmental approaches to examining young children. *Pediatric Nursing, 21,* 53-56.

5 LES SOINS INFIRMIERS À L'HÔPITAL

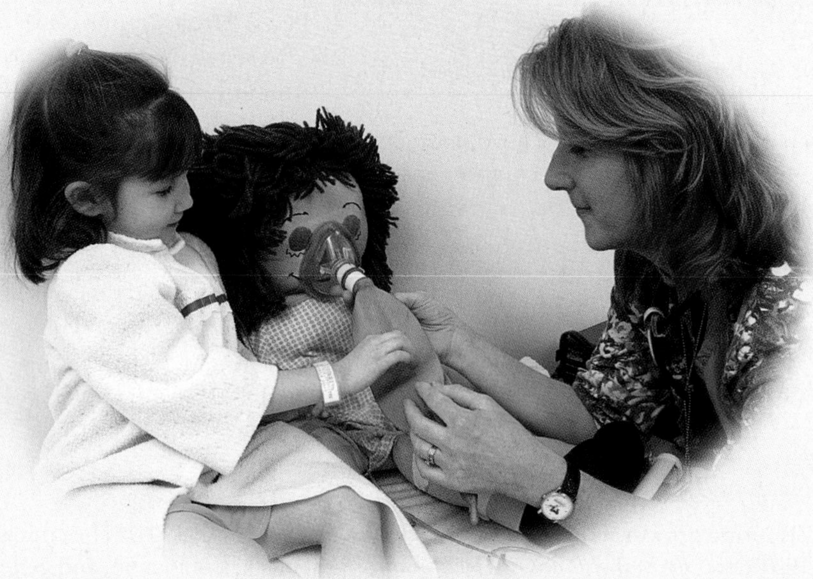

La petite Sabrine, âgée de 4 ans, présente des épistaxis et des évanouissements depuis quelque temps. Sabrine a subi un examen physique et passé des examens diagnostiques tels que des radiographies, une échographie cardiaque et une électrocardiographie ; on a alors constaté qu'elle est atteinte d'une coarctation de l'aorte. Sabrine sera admise au centre hospitalier dans quelques jours pour un cathétérisme cardiaque. Elle devrait subir une intervention chirurgicale à cœur ouvert dans deux semaines.

Les parents de Sabrine habitent à 80 km environ du centre hospitalier. Ils ont trois autres enfants, âgés de 9, 7 et 2 ans. Ils travaillent tous les deux, mais la mère de Sabrine compte prendre plusieurs jours de congé au moment de l'intervention chirurgicale. Sabrine fréquente la garderie et elle est habituée à côtoyer d'autres enfants.

Sabrine a rarement été malade jusqu'ici ; elle a donc très peu été en contact avec le milieu de la santé. C'est pourquoi ses parents se demandent avec inquiétude comment elle s'adaptera à l'hospitalisation.

Comment devriez-vous préparer Sabrine au cathétérisme cardiaque et à l'intervention chirurgicale ? À quel moment devriez-vous lui donner des informations sur cette opération ? Quel matériel pédagogique allez-vous utiliser ? Quel rôle les parents de Sabrine peuvent-ils jouer dans cet enseignement ? De quel genre de soutien les parents, les frères et sœurs et les amis de Sabrine auront-ils besoin au cours de l'hospitalisation ?

OBJECTIFS

Après l'étude de ce chapitre, vous serez en mesure de :

- Décrire la compréhension de la santé et de la maladie chez le nourrisson, l'enfant et l'adolescent ;
- Décrire des stratégies qui permettent de réduire l'angoisse de la séparation chez les jeunes enfants ;
- Discuter des stratégies qui diminuent chez l'enfant la peur de l'hospitalisation ;
- Discuter des facteurs de stress agissant sur la famille quand un enfant est hospitalisé ;
- Décrire le rôle de la famille dans l'adaptation de l'enfant à l'hospitalisation ;
- Définir des stratégies favorisant l'adaptation de l'enfant et son développement normal pendant l'hospitalisation ;
- Décrire en quoi consiste le jeu thérapeutique en fonction de l'âge des enfants auquel il s'adresse ;
- Décrire à quel moment préparer un enfant à une intervention, et de quelle façon ;
- Établir le plan de soins d'un enfant qui doit subir une intervention chirurgicale.

« Lorsque je prépare un enfant de l'âge de Sabrine à une opération, j'explique les interventions en utilisant une poupée. L'enfant est anxieux au début, mais le fait de jouer avec la poupée lui donne l'impression de maîtriser la situation. De plus, il comprend qu'il ira mieux grâce à l'intervention chirurgicale. »

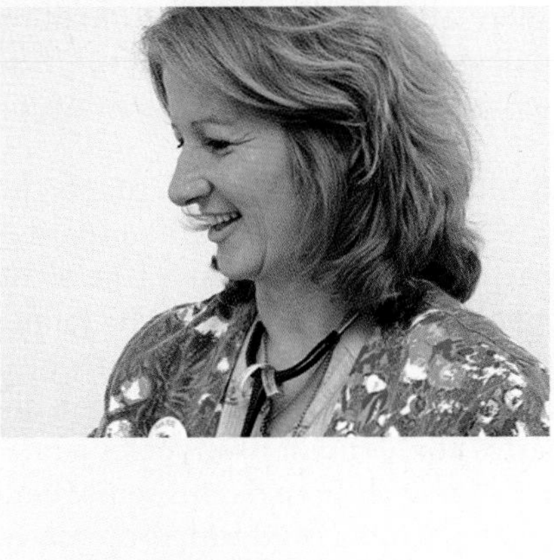

VOCABULAIRE

- **Angoisse de la séparation** Détresse observée chez les jeunes enfants lorsqu'ils sont séparés de leurs parents.
- **Cohabitation** Fait pour les parents de demeurer dans la chambre de l'enfant au centre hospitalier et de lui prodiguer des soins.
- **Éducateur spécialisé** Professionnel qui organise des activités thérapeutiques pour les enfants hospitalisés.
- **Gestionnaire de cas** Personne qui coordonne les soins de santé d'un patient afin d'éviter omissions ou chevauchements.
- **Jeu thérapeutique** Jeu organisé pour les enfants afin qu'ils puissent composer avec les peurs et les inquiétudes liées à la maladie ou à l'hospitalisation.
- **Plan d'interventions personnalisées** Document qui précise la méthode d'enseignement (à l'école) destinée à un enfant atteint d'un handicap physique ou intellectuel, établi à la suite d'une évaluation rigoureuse des capacités et des besoins de l'enfant.
- **Réadaptation** Ensemble des mesures thérapeutiques et éducatives visant à aider un enfant aux prises avec des difficultés physiques ou intellectuelles à exploiter pleinement ses ressources ; cette thérapie tient compte des forces et des limites physiologiques, psychologiques et environnementales de l'enfant.

Qu'elle soit élective, c'est-à-dire planifiée, ou dictée par une urgence ou un traumatisme, l'hospitalisation est une source de stress chez les enfants de tous âges et leurs familles. De nos jours, les enfants sont rarement hospitalisés, car la plupart des affections pédiatriques peuvent être traitées à domicile. C'est pourquoi la plupart des enfants qui séjournent dans un centre hospitalier sont gravement malades. Ils se retrouvent dans un environnement qui leur est inconnu, entourés d'étrangers, d'appareils bizarres, d'images et de bruits terrifiants. Ils subissent des interventions, parfois effractives, voire des opérations. Leur train-train quotidien est bouleversé, comme celui de leur famille, et leurs stratégies d'adaptation sont mises à rude épreuve.

Pour atténuer ce stress, l'infirmière doit apporter du soutien aux enfants et aux familles avant, pendant et après l'hospitalisation. La préparation à l'admission permet aux enfants et à leurs parents de se familiariser avec les lieux. Au cours de l'hospitalisation, diverses stratégies seront déployées pour favoriser l'adaptation des enfants et les préparer aux interventions. Il faut par ailleurs s'assurer que les besoins des enfants en matière de développement et d'instruction sont comblés, surtout si le séjour au centre hospitalier se prolonge. L'infirmière joue un rôle clé à cet effet. De plus, elle concourt à préparer les enfants et leurs familles à leur congé de l'hôpital ou à un éventuel transfert dans un centre de soins de longue durée ou un centre de réadaptation.

► EFFETS DE LA MALADIE ET DE L'HOSPITALISATION SUR L'ENFANT ET SA FAMILLE

COMPRÉHENSION DE LA SANTÉ ET DE LA MALADIE CHEZ L'ENFANT

Vous souvenez-vous d'avoir pensé enfant que votre amygdalite survenait parce que vous aviez crié contre votre mère ? Devenue adolescente, avez-vous cru que vous ne seriez jamais victime de maladies ou d'accidents ? Peut-être, au contraire, avez-vous craint de subir un accident de la route, comme un de vos amis. Les enfants ont une connaissance parcellaire de leur corps, de la santé et de la maladie. Leur compréhension des choses dépend principalement de leurs aptitudes cognitives, c'est-à-dire de leur stade de développement, ainsi que de leurs contacts antérieurs avec des professionnels de la santé.

Nouveau-né/nourrisson

On ne possède pas de données sur la compréhension de la santé et de la maladie chez le nouveau-né et le nourrisson, les recherches s'étant avérées vaines en ce qui concerne les enfants au stade préverbal. C'est seulement à partir de l'âge de 6 mois environ que le nourrisson comprend qu'il est distinct de sa mère et de son père. Il reconnaît les personnes qui s'occupent de lui et éprouve de l'anxiété en présence d'inconnus. L'hospitalisation peut être une période traumatisante pour lui, surtout si ses parents ne restent pas avec lui.

L'**angoisse de la séparation** comprend trois phases chez les jeunes enfants qui sont séparés de leurs parents de manière prolongée ou permanente et qui sont privés d'une relation étroite avec un parent-substitut par la suite[1]. Le tableau 5-1 présente les comportements caractéristiques de ces trois phases. Les nourrissons et les jeunes enfants hospitalisés manifestent souvent un certain nombre de ces comportements.

Avant les années 1970, les professionnels de la santé interprétaient comme des signes d'adaptation le désespoir et le déni manifestés par les nourrissons et les jeunes enfants après une longue période de séparation. Comme les nourrissons semblaient mécontents à l'arrivée de leurs parents, on conseillait parfois à ces derniers d'espacer leurs visites. Cependant, on estime aujourd'hui que la phase de protestation constitue une réaction saine à la séparation d'avec les proches et signifie que le nourrisson a des

TABLEAU 5-1 Stades de l'angoisse de la séparation chez le jeune enfant

Protestation
Crie et pleure
S'agrippe à ses parents
Se détourne des autres adultes

Désespoir
Triste et déprimé
A un comportement de repliement ou de soumission
Pleure quand il voit ses parents entrer dans sa chambre

Déni
Ne proteste pas quand ses parents le quittent
Semble heureux en compagnie de tout le monde
N'établit pas de relations étroites
Risque un retard de développement

D'après Bowlby, J. (1960). Separation anxiety, International Journal of Psychoanalysis, *41, 89-113.*

relations étroites et significatives avec eux. On devrait inciter les parents à demeurer avec le nourrisson hospitalisé et à lui prodiguer des soins.

Trottineur et enfant d'âge préscolaire

Le trottineur et l'enfant d'âge préscolaire commencent à comprendre ce qu'est la maladie, mais non ses causes. Ils ont tendance à établir une relation de cause à effet entre deux événements indépendants et à attribuer leur maladie au soleil, à un animal, à leur mauvaise conduite, ou même à la magie. Ils peuvent de même la rattacher à un événement, à l'action d'une personne ou à un de leurs gestes[2], en particulier si le fait s'est produit peu de temps avant l'apparition de la maladie.

En règle générale, l'enfant ne connaît de son corps que le nom et la localisation de certaines parties. Le trottineur et l'enfant d'âge préscolaire ne comprennent pas encore le fonctionnement des poumons, du cœur et des os, mais ils possèdent quelques connaissances sur la sécurité et d'autres sujets touchant la santé[3, 4].

La séparation d'avec les parents constitue le principal facteur de stress pour l'enfant. On suggère aux parents qui ne peuvent rester aux côtés de leur enfant de lui laisser quelque chose qui lui rappelle leur présence, par exemple un vêtement empreint du parfum de la mère, un objet appartenant au père ou bien des messages enregistrés sur cassette. Le trottineur et l'enfant d'âge préscolaire craignent la mutilation et le changement. Si, comme Sabrine, ils doivent être opérés, l'infirmière devrait leur expliquer que l'intervention « réparera leur corps ». Elle devrait aussi inciter les parents à accomplir le plus souvent possible certains rituels importants pour eux comme la toilette, le coucher, la récitation de comptines et la lecture d'histoires.

Enfant d'âge scolaire

L'enfant d'âge scolaire a une vision plus réaliste des causes de la maladie et il est capable de comprendre les explications. Sa conception des parties du corps et des fonctions physiologiques est plus raffinée. Comme il a la notion du temps, l'infirmière devrait fortement inciter ses parents à lui indiquer le moment de leur prochaine visite. Elle devrait également leur conseiller de lui téléphoner pour lui apporter soutien et réconfort. Les interventions pénibles entraînent parfois des régressions ou d'autres modifications du comportement. Dans ces moments-là, l'enfant compte sur l'appui et la compréhension de ses parents et des autres personnes de son entourage.

CROISSANCE ET DÉVELOPPEMENT

De 5 à 8 ans, l'enfant croit que l'intérieur du corps est composé du cœur et des os. Pour lui, le système digestif comprend deux parties, la bouche et l'abdomen.

CROISSANCE ET DÉVELOPPEMENT

À partir de 11 à 13 ans, l'enfant sait localiser les principaux organes tels que le cerveau, le nez, les yeux, le cœur et l'estomac et en donner la fonction.

Adolescent

Dès l'âge de 11 ans, l'enfant commence à comprendre les causes physiologiques, psychologiques et comportementales des maladies et des blessures. L'adolescent se préoccupe de son apparence et interprète les maladies ou les blessures en fonction de leurs effets sur son image corporelle. Laisser l'adolescent choisir ses vêtements, sa coiffure et sa musique lui prouve qu'on reconnaît l'importance de son identité[5]. L'adolescent tient à préserver son intimité et sa pudeur, car son physique subit des changements rapides. L'infirmière doit respecter cette volonté. L'adolescent se soustrait graduellement à l'influence de ses parents pour se tourner vers le groupe de pairs. Il peut vivre difficilement la séparation d'avec ses amis.

RÉACTIONS DE LA FAMILLE À L'HOSPITALISATION

La maladie et l'hospitalisation d'un enfant perturbent les habitudes de la famille. Il arrive que les rôles au sein de la famille changent. L'un des parents peut demeurer par exemple à l'hôpital tandis que l'autre parent, ou encore les frères et sœurs, assument les tâches supplémentaires à la maison. Les membres de la famille peuvent éprouver de l'anxiété et de la crainte, surtout si l'avenir est inconnu ou incertain. Il est pénible pour un parent de voir son enfant souffrir. L'adaptation s'avère encore plus difficile en cas de maladie prolongée, de maladie chronique, de pronostic sombre, d'absence de soutien familial, de problèmes financiers ou de difficultés d'accès aux services communautaires. Les expériences antérieures de la famille relativement à la maladie et à l'hospitalisation jouent également un rôle dans leur adaptation.

Souvent, les frères et sœurs d'un enfant malade souffrent du peu d'attention qu'on leur porte à la maison. De plus, les parents sont préoccupés et ne pensent pas toujours à les emmener avec eux à l'hôpital. Ces enfants risquent alors de se faire une idée fausse de la maladie ou de la blessure, de même que de l'état de leur frère ou de leur sœur. S'ils ne sont pas adéquatement informés sur sa situation, ils peuvent imaginer le pire, même si cette appréhension n'est pas fondée. Ils se sentent parfois coupables de gestes brusques ou mesquins qu'ils ont eus envers l'enfant hospitalisé et se croient responsables de sa maladie.

Avec le bouleversement des habitudes et des rôles, les frères et sœurs souffrent souvent d'insécurité et d'anxiété. Leur comportement et leurs résultats scolaires s'en ressentent parfois. Les frères et sœurs peuvent même éprouver de la jalousie envers l'enfant hospitalisé, puisque celui-ci monopolise, à leurs yeux, l'attention de leurs parents. Cependant, s'ils bénéficient d'un soutien approprié, les frères et sœurs d'un enfant malade arrivent à composer avec la situation. Nous présentons dans le chapitre 7 un certain nombre de stratégies destinées à faciliter l'adaptation des frères et sœurs d'un enfant hospitalisé.

▶ PRÉPARATION À L'HOSPITALISATION

Une hospitalisation peut être planifiée ou inattendue. Elle fait suite à l'un des événements suivants :

- un enfant malade non hospitalisé voit son état s'aggraver graduellement ou soudainement ;
- un enfant doit subir des examens diagnostiques, des traitements ou une intervention chirurgicale élective ;
- un enfant jusque-là en bonne santé subit une blessure.

Si l'hospitalisation a été planifiée, l'enfant et ses parents ont eu le temps de s'y préparer. Évaluez les connaissances et les attentes de la famille, puis renseignez-la sur le déroulement probable des événements. Essayez d'adopter différentes approches pour informer la famille et atténuer ses craintes.

- Organisez une visite de l'unité ou du bloc opératoire. Laissez les enfants d'âge préscolaire ou scolaire regarder et toucher les objets qu'on y trouve. Pour dédramatiser la tenue de l'équipe chirurgicale, proposez à l'enfant de la revêtir (figure 5-1). De même, faites une démonstration du matériel médical en utilisant une poupée afin que l'enfant en apprenne la fonction et le maniement (figure 5-2).
- S'il vous est impossible d'organiser une visite, présentez les lieux et les interventions au moyen de photos ou de vidéos.
- Plusieurs centres hospitaliers organisent des festivals de la santé ou des journées portes ouvertes en vue d'expliquer les interventions aux enfants.
- Lors d'une visite, au cours de l'hospitalisation ou à domicile, présentez à l'enfant des livres ou des films qui expliquent en des termes appropriés à son âge le déroulement de diverses interventions. Renforcez votre enseignement au moyen d'albums à colorier ou d'autres méthodes.

Les parents peuvent jouer un rôle capital dans la préparation de l'enfant à l'hospitalisation. Ils peuvent par exemple réviser avec lui l'information fournie, répondre à ses questions, se montrer honnêtes et lui donner du courage pour affronter cette épreuve (tableau 5-2 et figure 5-3).

Il existe différentes approches pour préparer un adolescent à l'hospitalisation. Chez lui, en effet, l'apprentissage passe non seulement par l'information écrite, par les modèles et par les vidéos, mais aussi par les conversations avec des pairs qui ont connu des expériences semblables. L'adolescent devrait avoir la possibilité de poser des questions à l'infirmière sans que ses parents assistent à l'entretien.

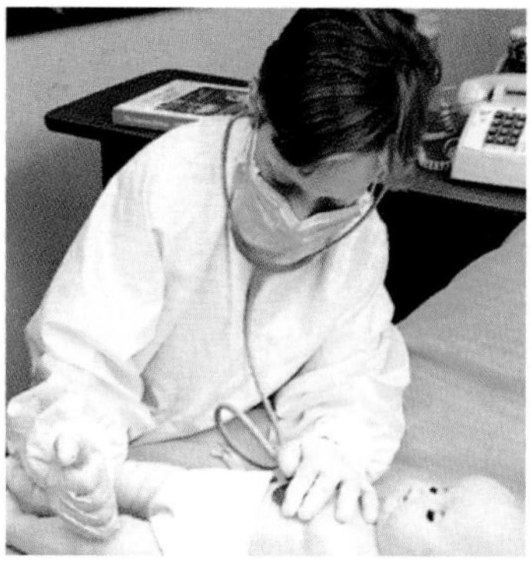

FIGURE 5-1. Pour préparer l'enfant à l'hospitalisation, on peut lui proposer de s'habiller comme un médecin ou une infirmière. Cette stratégie aide l'enfant à s'adapter au traitement, aux soins et à la convalescence. Selon vous, quelles sont les préoccupations de l'enfant ? Certaines d'entre elles peuvent-elles être liées à ses origines culturelles ?

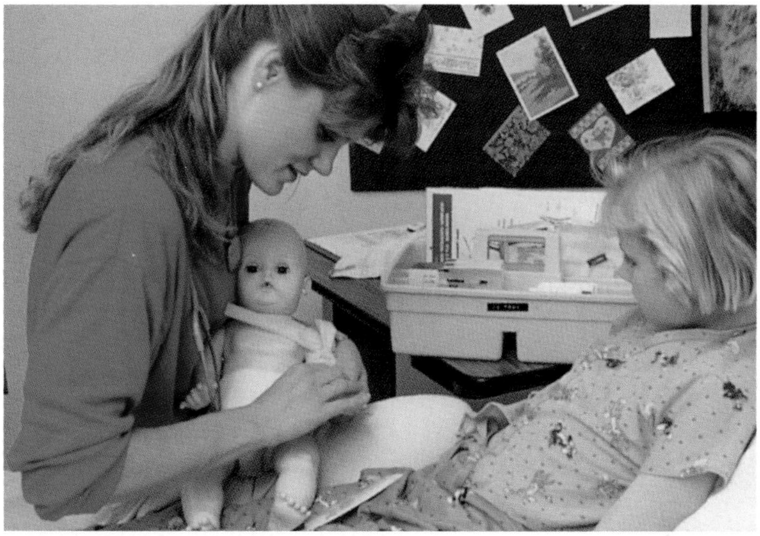

FIGURE 5-2. L'infirmière peut atténuer l'anxiété et la peur de l'enfant en lui décrivant à l'aide d'une poupée le déroulement de l'intervention.

TABLEAU 5-2 Préparation d'un enfant à l'hospitalisation : le rôle des parents

- Lire à l'enfant des histoires où il est question d'hospitalisation.
- Parler avec l'enfant de son futur séjour au centre hospitalier. Lui parler aussi de son retour à la maison.
- Inciter l'enfant à poser des questions.
- Inciter l'enfant à dessiner le centre hospitalier.
- Si possible, faire visiter à l'enfant l'unité où il sera hospitalisé.
- Si possible, laisser l'enfant regarder et toucher le matériel médical.
- Planifier des visites et des appels téléphoniques ; laisser l'enfant emporter un objet lui rappelant ses parents.
- Être honnête.

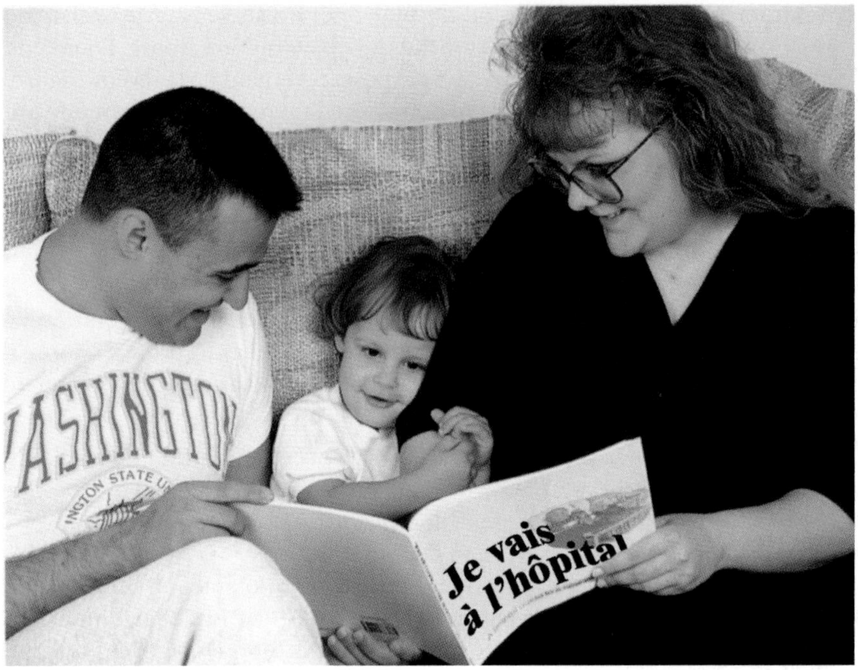

FIGURE 5-3. Les parents de Jasmine prennent le temps de la préparer à l'hospitalisation. Aujourd'hui, ils lui lisent un livre que leur a recommandé l'infirmière. Le matériel pédagogique doit être adapté à l'âge et à la culture de l'enfant.

► ADAPTATION À L'HOSPITALISATION

UNITÉS SPÉCIALES ET TYPES DE SOINS

Les enfants admis au centre hospitalier sont traités au service des urgences, à l'unité des soins intensifs ou à l'unité de court séjour. Leur état nécessite parfois un traitement chirurgical et, par conséquent, des soins préopératoires et postopératoires. Les enfants atteints de maladies infectieuses peuvent faire l'objet de mesures d'isolement. D'autres enfants ont besoin de soins de réadaptation pour atteindre ou retrouver un état de santé optimal.

Service des urgences

Les parents d'un enfant admis au service des urgences sont généralement anxieux, voire en état de choc. La cadence effrénée et la nature critique des soins prodigués à l'urgence créent une atmosphère fébrile qui inquiète les parents et les décourage de poser des questions. Informez l'enfant et sa famille des traitements entrepris et indiquez-leur le moment où vous serez en mesure de leur fournir plus de détails. Évitez autant que possible de séparer l'enfant de ses parents.

Unité des soins intensifs

Un enfant hospitalisé à l'unité des soins intensifs peut être atteint d'une maladie grave et faire l'objet d'un pronostic réservé, ce qui ne manque pas d'effrayer les parents. La présence du matériel technique peut créer une ambiance inquiétante. Les professionnels de la santé vont et viennent au chevet de l'enfant, et les parents ne savent trop vers qui se tourner ni même quelles questions poser. Apportez du soutien aux parents, expliquez-leur le but des traitements et la fonction des appareils, aidez-les à prendre leur enfant dans les bras ou à le toucher et orientez-les au besoin vers d'autres services. (Nous traiterons au chapitre 7 des facteurs de stress que subissent les parents et les enfants lors d'un séjour à l'unité des soins intensifs; nous décrirons aussi les stratégies que l'infirmière peut employer pour atténuer ces facteurs.)

Unités de soins préopératoires et postopératoires

Dans un bon nombre de centres hospitaliers, les parents ont le droit de rester auprès de leur enfant jusqu'au début de l'intervention chirurgicale et de le retrouver plus tard dans la salle de réveil. Les parents désirent souvent réconforter leur enfant avant une intervention chirurgicale, et tout de suite après; en effet, leur présence est susceptible de rassurer l'enfant.

Préparez les membres de la famille aux événements à venir et au rôle qu'ils seront alors appelés à jouer. Dans certains centres hospitaliers, on ne permet qu'à un ou deux membres de la famille immédiate de voir l'enfant; ces personnes doivent de plus porter des blouses, des chaussures et des bonnets spéciaux et il leur est interdit d'avoir accès à certains lieux. Expliquez aux membres de la famille la fonction des dispositifs comme les appareils de perfusion intraveineuse et de monitorage.

Unité de court séjour

Les séjours au centre hospitalier sont de moins en moins longs. En effet, les chirurgies mineures, les traitements de chimiothérapie et les examens diagnostiques tels que les examens radiologiques s'effectuent à présent en une journée. L'enfant est admis le matin et ressort l'après-midi même. La brièveté du séjour se révèle bénéfique, car elle perturbe au minimum les habitudes de la famille. L'infirmière peut aider les parents à préparer l'enfant à l'admission, observer l'enfant pendant les interventions et tenir la famille informée (tableau 5-3).

Isolement

L'enfant placé en isolement a très peu de contacts avec les autres et risque donc de souffrir d'un manque de stimulation. C'est pourquoi il est primordial que vous incitiez les membres de sa famille à lui rendre visite. Ces personnes peuvent être réticentes à porter les vêtements de protection, soit qu'elles craignent de ne pas savoir les mettre, soit qu'elles les croient superflus. Assurez-vous que les membres de la famille comprennent le bien-fondé de l'isolement et des interventions spéciales. Encouragez-les à toucher l'enfant et à le prendre dans leurs bras dans la mesure du possible. (Nous décrivons les précautions à prendre dans l'annexe A.)

Réadaptation

La réadaptation consiste à fournir un soutien et des soins continus à l'enfant afin qu'il se rétablisse complètement d'une maladie ou d'une blessure. Elle peut se dérouler dans une unité du centre hospitalier ou dans un établissement distinct. L'objectif de la

TABLEAU 5-3 Points à considérer par l'infirmière dans la préparation des parents et de l'enfant à une hospitalisation planifiée de courte durée

- L'enfant a-t-il des besoins particuliers ? Doit-il par exemple s'abstenir de boire ou de manger, ou encore augmenter son apport liquidien ?
- À quel endroit l'enfant doit-il se présenter ? À quelle heure ?
- Faut-il se procurer des formulaires spéciaux ou des dossiers antérieurs ?
- Quelle sera la durée de l'hospitalisation ?
- Les parents demeureront-ils dans la chambre de l'enfant ou seront-ils logés dans une autre chambre du centre hospitalier ?
- Est-il possible que l'hospitalisation dure plus longtemps que prévu ?
- Quel sera l'état de santé de l'enfant lors de son retour à la maison ?
- L'enfant aura-t-il besoin d'un équipement médical particulier ou de soins spéciaux ?
- Quels symptômes pourraient signaler certains problèmes de santé ?
- Où la famille peut-elle aller en cas de problème ? Qui peut-elle appeler si elle a des questions à poser ?

réadaptation est d'aider l'enfant aux prises avec des difficultés physiques ou intellectuelles à exploiter pleinement ses ressources et à acquérir des compétences appropriées à son stade de développement. La participation des parents est essentielle durant cette période.

ÉVALUATION DE LA FAMILLE

Évaluez les répercussions de la maladie ou de l'hospitalisation sur la famille afin d'être en mesure d'élaborer un plan de soins qui fasse participer tous les membres (tableau 5-4). L'enseignement à l'enfant et à la famille, l'apport de soutien et l'orientation vers les ressources communautaires sont des éléments clés du plan de soins.

Il faut évaluer fréquemment les ressources de la famille, c'est-à-dire ses stratégies d'adaptation, ses moyens financiers ainsi que son accès aux soins de santé et aux services communautaires. Certaines familles composent avec une situation stressante en dépit de moyens financiers modestes, parce qu'elles possèdent de bonnes stratégies d'adaptation. D'autres, malgré des moyens financiers considérables, ont de la difficulté à prendre soin d'un enfant malade.

Il est important d'évaluer la dynamique de la famille. Étudiez la qualité de la communication, les méthodes de résolution de problèmes et les modes de ressourcement. Donnez au besoin à la famille des noms d'organismes d'aide à la famille ou d'autres services communautaires auxquels elle pourrait se référer. Conseillez-lui aussi de communiquer avec des groupes de soutien ou des organismes qui fournissent du matériel médical.

TABLEAU 5-4 Évaluation de la famille

Rôles familiaux
- Quels changements la maladie de l'enfant entraînera-t-elle dans la famille ?
- Les tâches ménagères devront-elles être redistribuées ?
- Certains membres de la famille seront-ils surchargés ?
- Est-ce qu'un des parents cohabitera avec l'enfant ou passera la majeure partie de son temps au centre hospitalier ?

Connaissances
- Quelles connaissances la famille a-t-elle de l'état de santé de l'enfant ainsi que de son traitement ? A-t-elle besoin d'informations supplémentaires ?
- Est-il nécessaire d'entreprendre le plan de congé et l'enseignement pertinent ?

Réseau de soutien
- La famille a-t-elle des besoins financiers particuliers ?
- Les parents peuvent-ils compter sur leur entourage ou des amis très proches pour prendre en charge les autres enfants ou les tâches domestiques par exemple ?
- Quelles ressources communautaires l'infirmière pourra-t-elle indiquer à la famille (groupes de soutien, camps pour enfants handicapés, séances d'information, fourniture de matériel) ?

Fratrie
- Les frères et sœurs ont-ils été tenus au courant de l'état de santé de l'enfant et de ses conséquences possibles ?
- Leur a-t-on fait comprendre qu'ils ne sont aucunement responsables de la maladie ?
- Comprennent-ils le changement des habitudes et des rôles familiaux ?
- Leur est-il possible de rendre visite à l'enfant malade ?
- Leurs enseignants sont-ils au courant de la situation ?
- Si la vie de l'enfant hospitalisé est menacée, a-t-on prévu une thérapie afin d'aider ses frères et sœurs à faire face à ce stress ?

ENSEIGNEMENT À L'ENFANT ET À LA FAMILLE

L'enseignement est un aspect essentiel du rôle que joue l'infirmière auprès des enfants hospitalisés et de leurs parents. L'infirmière peut y procéder de manière spontanée, en prodiguant des soins courants par exemple, ou de manière structurée, selon un programme d'enseignement préétabli. Il est bénéfique pour les parents de recevoir un enseignement sur les comportements de l'enfant hospitalisé et sur les stratégies à utiliser. On sait en effet que cet enseignement atténue l'anxiété des parents et favorise leur participation aux soins et au soutien de l'enfant durant l'hospitalisation[6]. Sous quelle forme pourriez-vous fournir une telle information aux parents ?

L'enseignement destiné à l'enfant doit être adapté à son stade de développement et à ses habiletés cognitives. La stimulation de plusieurs sens (l'ouïe, la vue et le toucher par exemple) facilite l'apprentissage. Par ailleurs, l'enseignement s'adressant aux parents doit être approprié à leur degré de compréhension. L'infirmière devra peut-être recourir aux services d'un interprète si la langue maternelle des parents n'est pas le français.

Savoir choisir le bon moment est un facteur critique de l'enseignement. Les parents et les enfants sont peu réceptifs à l'enseignement si d'autres pensées ou d'autres activités occupent leur esprit. Peut-être serait-il donc utile d'établir un horaire pour les séances d'enseignement.

Selon l'information à présenter, l'enseignement peut toucher aux domaines cognitif, psychomoteur ou affectif. Un enseignement idéal engloberait les trois domaines.

> **CROISSANCE ET DÉVELOPPEMENT**
>
> Un enfant apprend mieux s'il a la possibilité d'entendre, de toucher et de voir des appareils ou des modèles, de lire, de regarder des images et même de sentir certains objets comme des tampons imbibés d'alcool. L'enfant d'âge scolaire, en particulier, qui se trouve au stade des opérations concrètes, doit manipuler du matériel pour apprendre.

Plan d'enseignement

Un plan d'enseignement est un document écrit qui précise les objectifs d'apprentissage, les différentes interventions qui permettront de les atteindre, le mode d'évaluation et le moment de l'évaluation. Il peut aussi préciser les méthodes d'enseignement et le matériel pédagogique à utiliser. En élaborant un tel plan, l'infirmière accroît l'efficacité de son enseignement et s'assure qu'elle transmet toute l'information nécessaire.

Le principal responsable de l'enfant devrait participer à l'enseignement. Il s'agit le plus souvent du père ou de la mère mais ce peut être aussi un membre de la famille (oncle, tante, grand-père ou grand-mère). La première étape de l'élaboration d'un plan d'enseignement consiste à évaluer les connaissances, les compétences, ainsi que les sentiments de l'enfant et du parent en posant les questions suivantes.

- Que sait le parent ou l'enfant sur le problème de santé ?
- Quel est le niveau cognitif ou quelle est l'aptitude à l'apprentissage de chacun d'eux ?
- Le parent ou l'enfant a-t-il le désir d'apprendre ?
- Quelles expériences antérieures peuvent influer sur l'apprentissage, de manière favorable ou défavorable ?
- Le parent ou l'enfant a-t-il des sentiments ou des croyances susceptibles de nuire au processus d'apprentissage ?

La deuxième étape consiste à déterminer les connaissances et les habiletés à transmettre, ainsi que les attitudes à modifier. L'infirmière définit alors des critères ou des objectifs pour le parent et l'enfant.

- Exemple d'objectif d'apprentissage pour un parent : Le parent explique qu'il est important d'examiner deux fois par jour les orteils de l'enfant qui porte un plâtre à la jambe afin d'en vérifier la température, la mobilité, la sensibilité et la coloration et de déceler les signes d'œdème (domaine cognitif).
- Exemple d'objectif d'apprentissage pour un enfant : L'enfant effectue lui-même le cathétérisme vésical en employant la méthode appropriée et il note dans un journal de bord la quantité d'urine excrétée (domaine psychomoteur).

- Exemple d'objectif d'apprentissage pour un adolescent : L'adolescent étudie des stratégies visant à contrer le sentiment de perte de contrôle associé au traitement du diabète (domaine affectif).

L'infirmière doit essayer différentes méthodes et stratégies d'enseignement. Elle dispose en effet de nombreux outils pédagogiques, imprimés (livres, brochures, dépliants, albums), informatiques ou audiovisuels. Si les ressources audiovisuelles et informatiques sont limitées, l'infirmière peut recourir aux séances d'enseignement en petits groupes (en particulier pour les enfants chez qui on vient de diagnostiquer le diabète ou la fibrose kystique). De même, elle peut réunir quelques parents ou quelques enfants dans une unité afin de leur transmettre de l'information et de les inciter à discuter entre eux.

L'infirmière peut trouver dans des manuels ou auprès d'organismes de soins de santé des plans d'enseignement standardisés relatifs à certaines maladies. Ceux-ci lui serviront de canevas pour élaborer des plans d'enseignement individualisés.

Enfants ayant des besoins particuliers

Certains enfants atteints d'une incapacité ou d'un handicap ont besoin d'un apprentissage particulier[7]. Axez votre enseignement sur l'ouïe et le toucher avec les enfants souffrant d'une déficience visuelle. Insistez sur la vue et le toucher avec les enfants qui ont une déficience auditive. Répétez fréquemment l'information et organisez des séances d'enseignement plus courtes pour les enfants qui ont des difficultés d'apprentissage. Évaluez régulièrement leur compréhension et adaptez votre enseignement en fonction des résultats obtenus. Un enfant qui doit apprendre une tâche psychomotrice peut avoir besoin d'une aide spéciale pour tenir une seringue, prélever un liquide ou pour exécuter d'autres techniques. L'évaluation appropriée des forces et des limites de l'enfant, ainsi que les consultations avec les parents et les enseignants, vous aideront à choisir les méthodes d'enseignement.

STRATÉGIES VISANT À FAVORISER L'ADAPTATION ET LE DÉVELOPPEMENT NORMAL

Pendant l'hospitalisation, les soins visent à combler non seulement les besoins physiologiques de l'enfant mais aussi ses besoins psychosociaux et développementaux. Plusieurs stratégies favorisent l'adaptation au milieu hospitalier et la mise sur pied d'activités appropriées au stade de développement de l'enfant (figure 5-4). L'éducation spécialisée, la cohabitation, le jeu thérapeutique et les activités récréatives thérapeutiques comptent parmi ces stratégies.

Éducation spécialisée

Dans certains centres hospitaliers, une équipe composée d'éducateurs spécialisés, d'auxiliaires et de bénévoles s'attache à répondre aux besoins psychosociaux des enfants hospitalisés. Un **éducateur spécialisé** planifie des activités de jeu adaptées à l'âge des enfants. Ces séances ont lieu dans leur chambre ou dans une salle de jeu ; certaines d'entre elles ont pour objectif d'aider les enfants à exprimer les sentiments que la maladie leur inspire. On incite par exemple les enfants à jouer avec du matériel médical ou à représenter par le dessin les traitements qu'ils reçoivent (figure 5-5). Un éducateur spécialisé qui a gagné la confiance d'un enfant peut rester à ses côtés lors d'une intervention qu'il appréhende particulièrement, par exemple une ponction veineuse ou une ponction de moelle osseuse.

Les membres de l'équipe d'éducation spécialisée et du personnel infirmier s'attachent tous à satisfaire les besoins affectifs des enfants hospitalisés. Ils collaborent les uns avec les autres dans l'élaboration d'un plan visant à venir en aide aux enfants ayant des besoins particuliers.

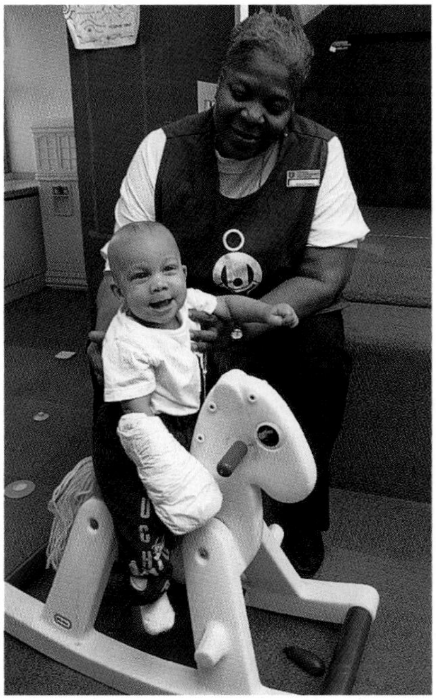

A

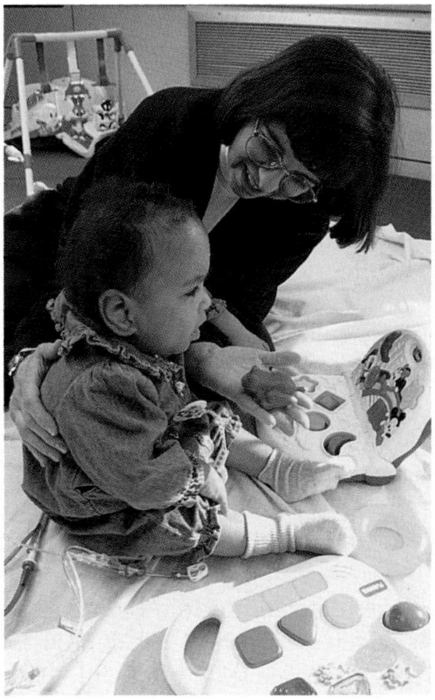

B

FIGURE 5-4. A, Les bénévoles comme cette « grand-maman » aident les jeunes enfants à s'adapter à une longue hospitalisation en leur offrant affection et stimulation. B, Les éducatrices spécialisées planifient des activités ludiques (jeux) à l'intention des jeunes enfants hospitalisés afin de les distraire et de les détendre.

Cohabitation

La **cohabitation** est la pratique qui consiste pour un parent à demeurer dans la chambre de l'enfant hospitalisé et à prendre soin de lui. Dans certains centres hospitaliers, les chambres des unités pédiatriques sont équipées de lits de camp ou de lits escamotables ; dans d'autres établissements, les parents occupent une chambre séparée. Les parents qui cohabitent avec leur enfant désirent lui prodiguer les soins de base dans leur totalité ou préfèrent se limiter à une participation à certains soins médicaux. Quoi qu'il en soit, il est important que l'infirmière et les parents communiquent pour déterminer dans quelle mesure ceux-ci désirent participer aux soins de leur enfant.

CHANGEMENTS DANS LE SYSTÈME DE SOINS DE SANTÉ

À la suite des changements apportés dans le système de soins de santé, les soins pédiatriques sont de plus en plus fréquemment prodigués en clinique externe, dans les unités de soins chirurgicaux de courte durée et dans les centres locaux de services communautaires (CLSC). Par conséquent, on ferme des lits dans les unités pédiatriques des centres hospitaliers et on réduit les programmes de thérapie par le jeu. Quoi qu'il en soit, il est important que l'infirmière planifie des séances de jeu. Les spécialistes de la thérapie par le jeu peuvent intervenir dans les divers milieux où l'on prodigue des soins de santé aux enfants[8].

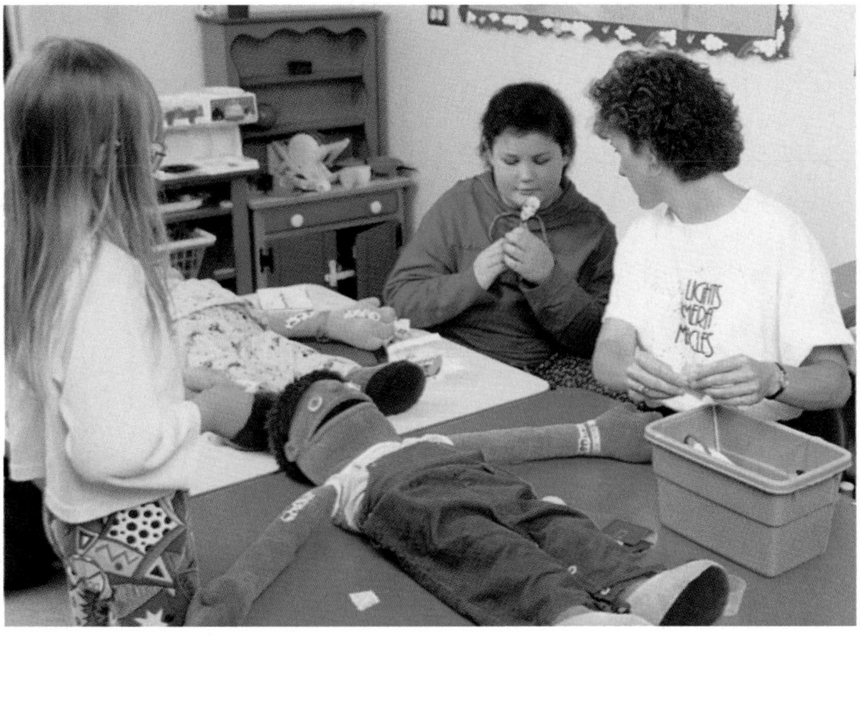

FIGURE 5-5. Dans plusieurs hôpitaux, une éducatrice spécialisée travaille auprès des enfants hospitalisés afin de rendre leur quotidien plus agréable.

Jeu thérapeutique

Le jeu occupe une grande place dans l'enfance. Il devient essentiel en période de maladie et d'hospitalisation. Les séances de jeu favorisent le développement normal de l'enfant. Elles l'informent aussi sur les soins de santé et lui donnent la possibilité d'exprimer son anxiété et de voir clair dans ses sentiments. Il pourra alors se sentir apte à maîtriser des situations inconnues ou terrifiantes. En cette période de compressions budgétaires, certains centres hospitaliers suppriment un grand nombre des programmes de jeu. L'infirmière et les autres personnes qui s'occupent des enfants hospitalisés doivent consigner au dossier la nécessité et les bienfaits du jeu[8]. Grâce au **jeu thérapeutique**, l'enfant peut affronter les peurs et les inquiétudes que suscite son état de santé.

Le jeu thérapeutique permet d'évaluer les connaissances que l'enfant possède au sujet de sa maladie ou de sa blessure. On peut ainsi présenter à l'enfant une ébauche du corps (figure 5-6) ou lui raconter une histoire, puis lui demander de dessiner ou d'exprimer verbalement ce que la maladie ou la blessure lui inspire[9]. Pour déceler les peurs et les autres émotions de l'enfant, l'infirmière peut aussi l'inviter à faire un dessin ou à inventer une histoire. Par exemple, le test du bonhomme de Goodenough permet de déterminer le niveau cognitif des enfants de 3 à 13 ans (tableau 5-5) et l'indice Gellert de mesurer la connaissance du corps chez l'enfant (tableau 5-6). Par le dessin, on évalue le développement cognitif de l'enfant et on lui transmet des informations sur sa maladie. Servez-vous d'un dessin pour expliquer à l'enfant le déroulement d'une intervention chirurgicale ou d'un traitement. Le dessin donne la possibilité à l'enfant d'exprimer ses peurs et d'acquérir un sentiment de contrôle.

Un large éventail de techniques favorise le jeu thérapeutique (tableau 5-7). L'infirmière choisira parmi toutes ces techniques celles qui conviennent le mieux au stade de développement de l'enfant.

Trottineur

Le jeu est important pour le trottineur. C'est ainsi qu'il explore son environnement et reconnaît les personnes qui gravitent autour de lui. De plus, le jeu constitue pour le trottineur un moyen acceptable de libérer les tensions engendrées par le stress ou les impulsions agressives.

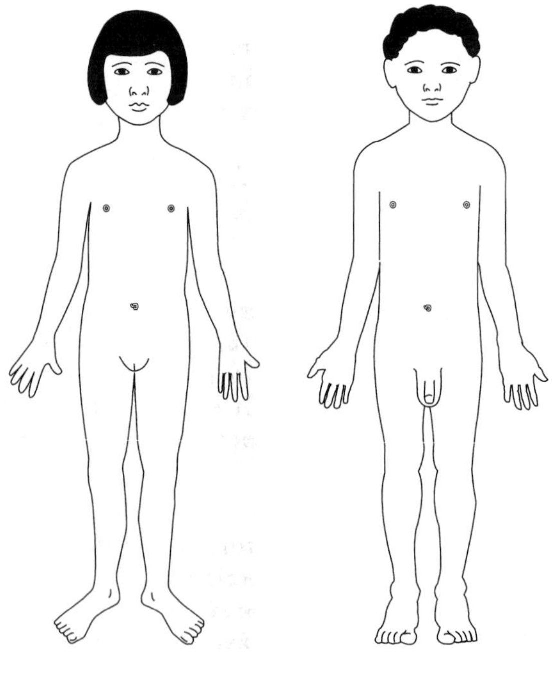

FIGURE 5-6. L'infirmière peut utiliser une ébauche du corps féminin ou masculin pour inciter les enfants à exprimer par le dessin les pensées que leur inspire leur problème de santé. L'infirmière peut ensuite s'appuyer sur les dessins pour fournir les soins appropriés.

TABLEAU 5-5 Test du bonhomme de Goodenough

- On demande à l'enfant de dessiner avec soin et en entier une personne, en prenant tout son temps. Il est préférable de laisser l'enfant faire le test seul, sans ses parents.
- On accorde des points pour chaque détail du dessin. Par exemple, on donne un point pour la tête, un pour les jambes, un pour les bras, un pour le tronc et un pour les yeux. On ajoute des points en fonction de la complexité du dessin.
- On ajoute une année à la valeur de base de 3 ans pour chaque tranche de 4 points accordés. Par exemple, le score total sera de 9 ans (3 + 6) pour un enfant qui obtient 24 points (pour 24 détails). On compare ce nombre à l'âge chronologique de l'enfant pour déterminer son niveau cognitif.

On peut se procurer le test de Goodenough auprès de The Psychological Corporation, 555 Academic Court, San Antonio, Texas 78204.

TABLEAU 5-6 Indice de Gellert relatif à la connaissance de son corps

Partie A

Qu'est-ce qu'il y a à l'intérieur de ton corps ? Nomme le plus de choses possible.

Partie B

1. Montre-moi la tête. Qu'est-ce qu'il y a dans la tête ? (Nomme toutes les choses qu'il y a dans la tête.)
2. Fais un cercle pour montrer la place et la grosseur approximatives du cœur. Que fait le cœur ? (À quoi sert-il ?) Qu'est-ce qui arriverait si nous n'avions pas de cœur ?
3. Montre-moi des endroits où tu as des os. (Tenter d'obtenir au moins cinq éléments de réponse.) À quoi servent les os ? Qu'est-ce qui arriverait si nous n'avions pas d'os ?
4. Fais un cercle pour montrer la place et la grosseur approximatives de l'estomac. Que fait l'estomac ? Montre-moi où va la nourriture que tu avales. (Faire un diagramme.) Et après, qu'est-ce qui se passe ? (Si l'enfant ne mentionne pas spontanément l'élimination, demander : Est-ce que la nourriture sort quelque part ? Si la réponse est affirmative, demander : Montre-moi par où elle sort.)
5. Fais un cercle pour montrer la place et la grosseur approximatives des côtes. Pourquoi avons-nous des côtes ? (À quoi servent-elles ?) Qu'est-ce qui arriverait si nous n'avions pas de côtes ?
6. Fais un cercle pour montrer la place et la grosseur approximatives du foie. Que fait le foie ? Qu'est-ce qui arriverait si nous n'avions pas de foie ?
7. À quoi sert la peau ? Qu'est-ce qui nous arriverait si nous n'avions pas de peau ?
8. Fais un cercle pour montrer la place et la grosseur approximatives des poumons. Combien avons-nous de poumons ? À quoi servent les poumons ? Qu'est-ce qui arriverait si nous n'avions pas de poumons ?
9. Est-ce que tu as des nerfs ? (Si la réponse est négative, demander : Est-ce que quelqu'un d'autre en a ? Si oui, qui ?) Qu'est-ce qui arriverait si nous n'avions pas de nerfs ?
10. Encercle la place et la grosseur approximatives de la vessie. À quoi sert la vessie ? Qu'est-ce qui arriverait si nous n'avions pas de vessie ?
11. Pourquoi avons-nous des selles ? D'où proviennent les selles ? (Chercher à établir un lien avec la nourriture, l'estomac et l'intestin.) Montre-moi l'endroit sur le diagramme. Qu'est-ce qui arriverait si nous n'avions pas de selles ? Combien faut-il avoir de selles par jour ? Combien as-tu de selles par jour ?

Partie C

1. Quelle partie de ton corps te semble la plus importante ?
2. Pourrais-tu vivre sans un certain nombre de parties de ton corps ? Lesquelles ?

Tiré de Gellert, E. (1962). Children's conception of the content and functions of the human body, Genetic Psychology Monographs, *Heidref Publications, 1319 18th St NW, Washington, DC 20036-1802. Reproduit avec l'autorisation de The Helen Dwight Reid Education Foundation.*

TABLEAU 5-7 Techniques du jeu thérapeutique

Technique	Évaluation	Intervention
Histoires	Demander à l'enfant d'inventer une histoire à partir d'une image. Analyser le contenu et les indices affectifs. Demander aux enfants d'un groupe d'enfants de raconter une expérience qui les a marqués.	Lire ou inventer des histoires dans le but d'expliquer la maladie, l'hospitalisation ou d'autres aspects des soins de santé. Faire état d'émotions comme la peur.
Dessins	Administrer le test du bonhomme de Goodenough (voir le tableau 5-5) pour déterminer le niveau cognitif de l'enfant. Tenir compte de la nature, de la taille et de la localisation des éléments du dessin, de l'utilisation des couleurs, de la présence ou de l'absence de barrières physiques ainsi que de l'émotion qui se dégage du dessin. Avant de planifier l'enseignement, calculer l'indice de Gellert (voir le tableau 5-6) afin de mesurer les connaissances que l'enfant a de son corps et de son fonctionnement.	Utiliser les dessins de l'enfant ou des ébauches du corps pour expliquer les soins, les interventions ainsi que les maladies ou les blessures. Inviter l'enfant à faire un dessin libre ou imposer un sujet comme la famille ou une interaction vécue dans le milieu des soins de santé. Demander à l'enfant de décrire son dessin. Être à l'affût des émotions de l'enfant : « Cet enfant doit avoir peur du gros appareil à radiographie. »
Musique	Observer le type de musique que l'enfant a choisi et les effets de la musique sur son comportement.	Inciter les parents et les enfants à apporter leurs cassettes préférées au centre hospitalier afin qu'ils puissent se détendre pendant les examens diagnostiques et les interventions. Suggérer aux parents de nourrissons et de jeunes enfants d'enregistrer leur voix et passer les cassettes pendant les périodes de séparation. Les enfants hospitalisés pendant de longues périodes peuvent enregistrer des messages à l'intention de leurs frères et sœurs et de leurs camarades de classe. Ceux-ci peuvent à leur tour enregistrer leur réponse. Proposer à l'enfant de jouer d'un instrument de musique ou de chanter pendant les périodes de jeu.
Marionnettes	Poser des questions par l'intermédiaire de marionnettes. Les enfants sont souvent plus enclins à répondre à une marionnette qu'à un adulte.	Présenter de courtes saynètes pour transmettre l'information relative aux soins de santé. Faire place aux émotions lorsque la situation le dicte.
Jeu dramatique	Mettre des poupées et du matériel médical à la disposition de l'enfant. Analyser le rôle, le comportement et les émotions apparentes que l'enfant prête aux poupées. Les poupées ayant une incapacité ou un handicap semblable à celui de l'enfant sont particulièrement recommandées (voir la figure 5-7B).	Fournir à l'enfant des poupées et du matériel médical pendant les périodes de jeu. Surveiller attentivement l'enfant s'il manipule de véritables instruments. Réagir aux émotions et aux comportements manifestés par l'enfant. Pour expliquer les soins, utiliser des poupées et des objets véritables tels qu'un plâtre, un nébuliseur, un appareil à perfusion intraveineuse et un stéthoscope. Si possible, utiliser des poupées ayant une incapacité ou un handicap semblable à celui de l'enfant. Fournir à l'enfant des jouets qui favorisent l'expression des émotions, tels un xylophone et des fléchettes d'intérieur.

D'autres techniques telles que le jeu avec du sable ou de l'eau ainsi que la zoothérapie peuvent être appropriées dans certaines situations.

L'infirmière doit approcher le trottineur lentement. La première rencontre doit idéalement avoir lieu en présence des parents afin de prévenir les manifestations de l'angoisse de la séparation. Pour aider l'enfant à comprendre la permanence de l'objet et, par conséquent, qu'il reverra bientôt ses parents, l'infirmière peut jouer à coucou ou à cache-cache avec le rideau entourant son lit. La présence d'objets familiers comme une couverture ou un animal en peluche contribuera à donner à l'enfant le sentiment de sécurité que lui apportent normalement ses parents. L'infirmière peut lire des histoires connues au trottineur immobilisé. La répétition des mêmes histoires produit une impression de stabilité dans l'environnement menaçant de l'hôpital.

La poupée, jouet classique, peut aider l'enfant à créer une mise en scène de son expérience difficile et, par conséquent, l'aider à surmonter ses appréhensions. Parmi les autres jouets appropriés au trottineur, on trouve des objets familiers comme les tasses graduées et les cuillères, les casse-tête en bois, les cubes et les jouets à roulettes. La manipulation d'articles médicaux qui ne présentent aucun danger (pansements, seringues sans aiguille, stéthoscopes) aide le trottineur à surmonter l'anxiété associée à ces objets. Surveillez l'enfant pendant les périodes de jeu et rapportez le matériel médical à votre départ.

Enfant d'âge préscolaire

Certaines formes de jeu peuvent aider l'infirmière à calmer les craintes de l'enfant d'âge préscolaire. Ainsi, l'infirmière utilisera une ébauche du corps ou une poupée pour amener l'enfant à exprimer ses fantasmes et sa peur de souffrir. La manipulation d'articles médicaux sécuritaires peut aussi favoriser la résolution d'émotions comme l'agressivité (figure 5-7).

L'enfant d'âge préscolaire aime les crayons et les albums à colorier, les marionnettes, les tableaux magnétiques, la pâte à modeler, les livres ainsi que les histoires enregistrées. Même à l'âge scolaire, l'enfant manipule encore avec plaisir les pièces d'un hôpital jouet.

Enfant d'âge scolaire

Le jeu commence à perdre de son importance à l'âge scolaire, mais l'infirmière peut tout de même recourir aux techniques du jeu thérapeutique pour aider l'enfant hospitalisé à composer avec le stress. Le dessin, par exemple, favorise l'expression de la

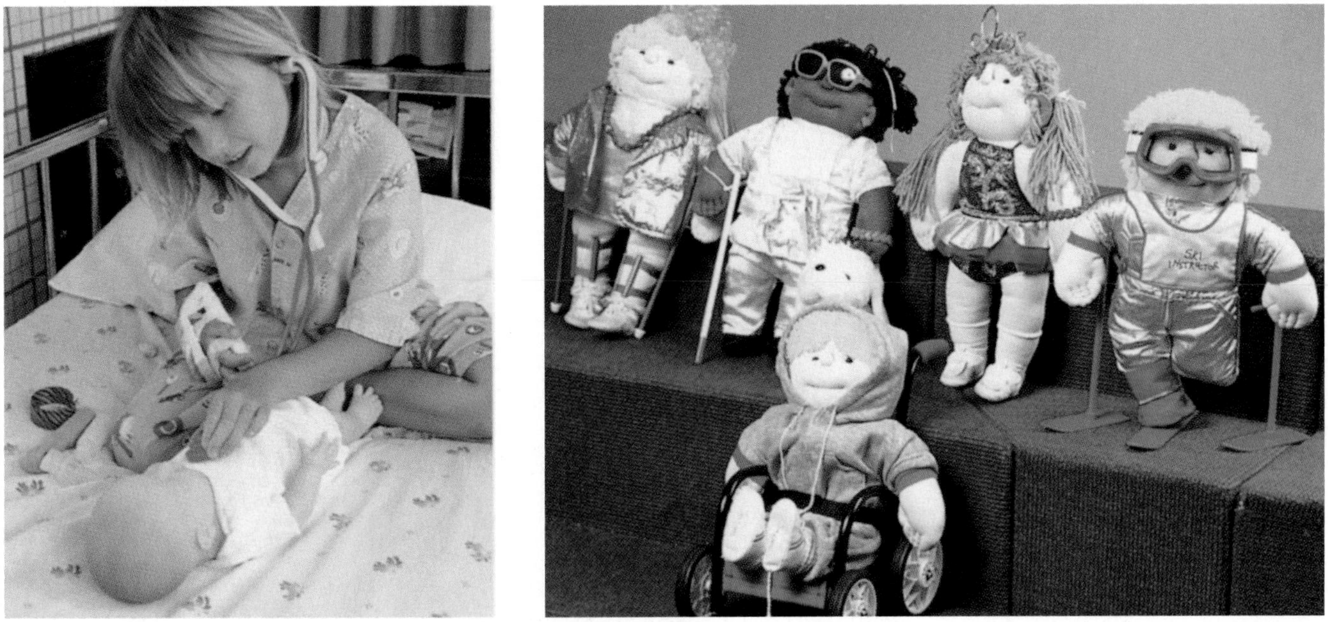

A B

FIGURE 5-7. A, Les activités ludiques appropriées à l'âge de l'enfant favorisent l'adaptation à l'hospitalisation et aux soins. B, En jouant avec une poupée atteinte d'un « handicap » semblable au sien, l'enfant apprend à s'adapter et découvre les activités qu'il peut pratiquer.

peur et de la colère. Au cours de l'hospitalisation l'enfant d'âge scolaire traverse souvent une période de régression et manifeste des comportements caractéristiques d'un stade de développement antérieur, telles l'angoisse de la séparation et la peur de la mutilation. L'infirmière peut utiliser des ébauches du corps et, à l'occasion, des poupées pour expliquer les causes de la maladie et les traitements. Elle devrait employer un vocabulaire approprié à l'âge de l'enfant pour désigner les parties du corps.

L'enfant d'âge scolaire aime collectionner des objets et les classer. Il demande souvent de conserver le matériel jetable qui a servi à lui prodiguer des soins. Il l'utilise parfois pour raconter ses expériences à ses amis. Par le biais des jeux, des livres, des travaux scolaires, du bricolage, des enregistrements et de l'ordinateur, l'enfant d'âge scolaire évacue son agressivité et renforce son estime de soi. Les jeux qu'on lui propose doivent favoriser l'apparition d'un sentiment de contrôle et d'accomplissement.

Activités récréatives thérapeutiques

La majeure partie des techniques de jeu appropriées au jeune enfant ne conviennent pas à l'adolescent. On ne saurait cependant négliger les besoins développementaux de l'adolescent pendant l'hospitalisation, et il importe de lui proposer un programme d'activités récréatives. L'isolement est particulièrement pénible pour l'adolescent, car les pairs jouent un rôle de premier plan dans sa vie. Il faut donc encourager les conversations téléphoniques et les visites des amis. Pour rétablir une part de normalité dans son existence, on peut même favoriser les rencontres autour de « soupers pizza », de jeux vidéo, de films ou d'autres activités (figure 5-8). L'activité physique, qui constitue une soupape pour le stress, doit être encouragée. Même cloué au lit ou dans un fauteuil roulant, l'adolescent peut pratiquer une forme modifiée de basket-ball.

La maladie brime l'indépendance de l'adolescent. Aussi l'infirmière peut-elle lui laisser des choix afin de lui donner un sentiment de contrôle de la situation. Ainsi, elle permettra à l'adolescent de choisir une activité récréative afin de renforcer son sentiment d'autonomie. L'infirmière peut même faire les démarches nécessaires pour obtenir à l'adolescent un congé temporaire qui lui permettra de participer à un événement important.

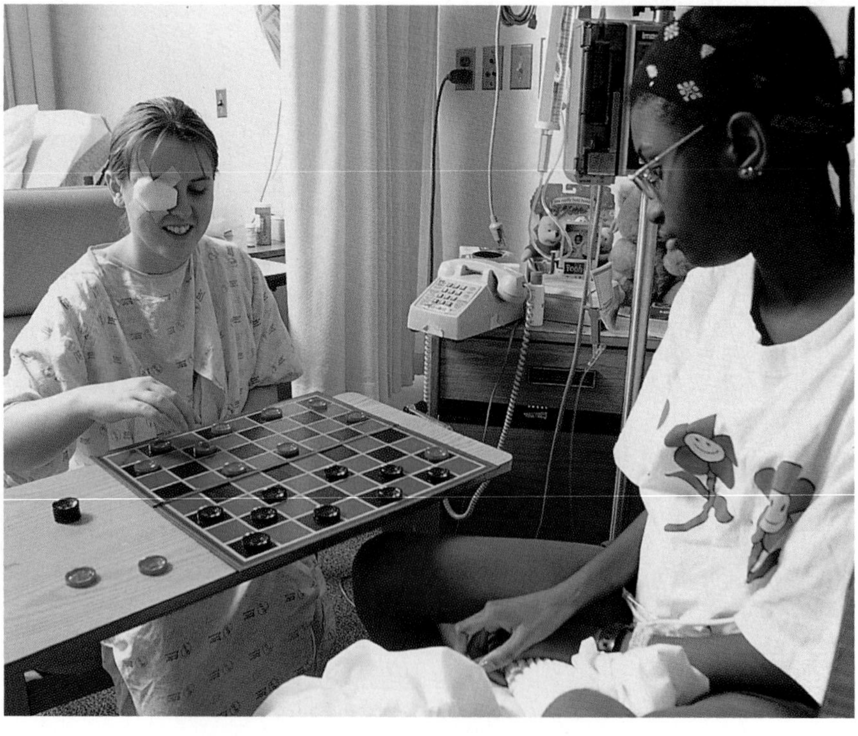

FIGURE 5-8. Il est très important pour un adolescent hospitalisé d'avoir des interactions avec des patients de son âge et de demeurer en contact avec ses amis. Il faut en effet éviter qu'il se sente isolé. Une partie de dames amicale, mais compétitive, distrait ces adolescentes tout en favorisant l'expression de soi. Quels sont les autres bienfaits d'une telle activité ?

STRATÉGIES VISANT À RÉPONDRE AUX BESOINS SCOLAIRES

Un très bref séjour au centre hospitalier a peu de conséquences sur la vie scolaire et sociale de l'enfant et de l'adolescent. Cependant, une hospitalisation de plus longue durée, qu'elle soit planifiée ou qu'elle survienne à la suite d'un changement de l'état de santé de l'enfant, nécessite que l'on prenne des dispositions avec la direction de l'école. L'infirmière doit évaluer les effets de l'hospitalisation sur le cheminement scolaire de l'enfant.

Il faut inciter la famille de l'enfant qui doit subir une intervention chirurgicale élective à communiquer avec les enseignants afin que l'enfant puisse faire ses travaux scolaires à l'hôpital ou à la maison dès que son état le permettra. On évitera ainsi qu'il prenne du retard dans ses études. Il est important de fournir à l'enfant des crayons, du papier et une aire de travail confortable et de prévoir des périodes calmes pour l'étude (figure 5-9). L'infirmière peut planifier des conversations téléphoniques avec les enseignants si le besoin s'en fait sentir.

La vie scolaire comporte un aspect social qu'il ne faut pas négliger. L'infirmière peut encourager les pairs de l'enfant hospitalisé à lui rendre visite, à lui envoyer des cartes et des lettres et à lui téléphoner. Au moment du retour à l'école, l'infirmière peut se rendre dans la classe afin d'informer les élèves sur l'état de santé de leur camarade.

L'infirmière du centre hospitalier peut communiquer avec l'infirmière de l'école si l'état de l'enfant dicte des mesures particulières. En effet, la présence dans une école traditionnelle d'un enfant qui porte un long plâtre ou qui a besoin de médicaments ou de traitements peut poser certaines difficultés.

L'enfant qui est atteint d'un problème de santé chronique ou qui séjourne pendant une longue période au centre hospitalier a des besoins particuliers en matière d'instruction. Certains centres hospitaliers et certaines unités de réadaptation sont dotés des installations et du personnel nécessaires pour répondre à ces besoins (figure 5-10). Plusieurs commissions scolaires proposent les services d'un enseignant aux enfants qui reçoivent des soins de longue durée en centre hospitalier ou à domicile. L'enfant peut rester en contact avec ses camarades par le truchement du téléphone ou de l'ordinateur.

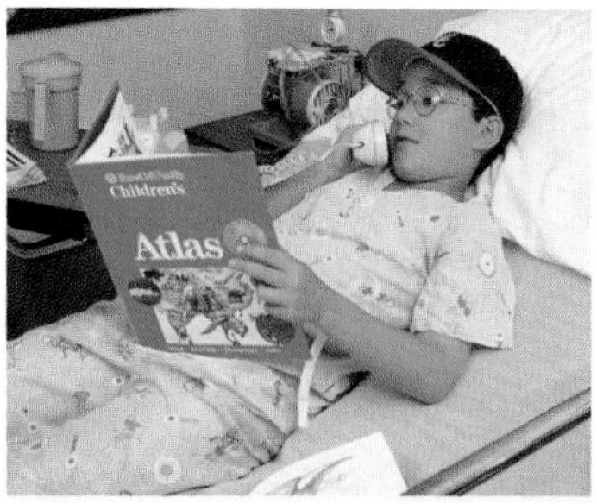

FIGURE 5-9. L'hospitalisation ne doit pas nuire aux études. L'enfant devrait reprendre son travail scolaire dès qu'il en est capable. S'il doit rester alité, il faut lui apporter tout son matériel scolaire.

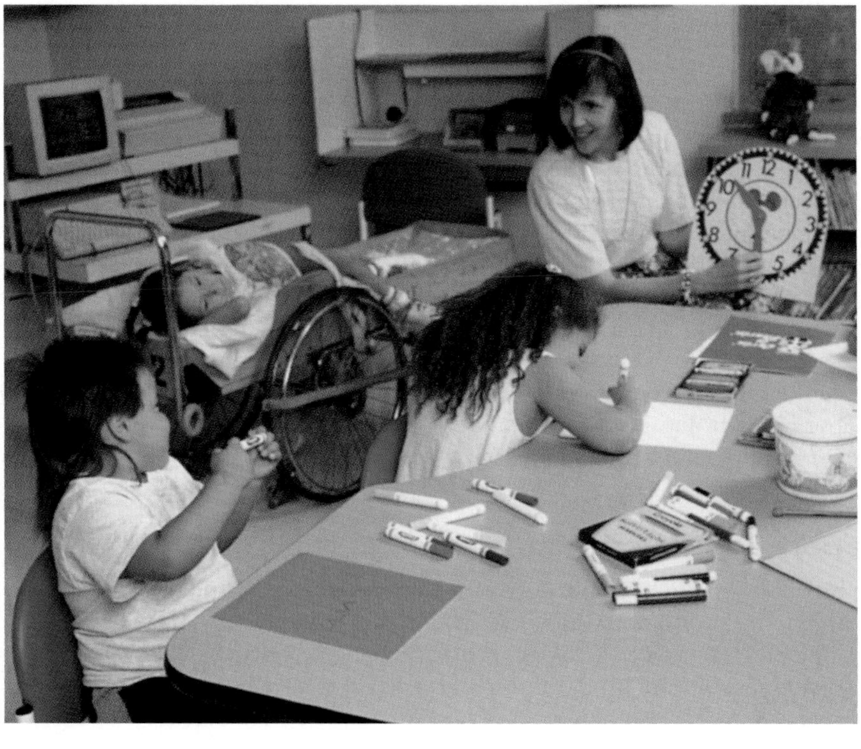

FIGURE 5-10. Dans certains grands centres hospitaliers, les enfants hospitalisés pendant de longues périodes étudient dans une classe spéciale ou dans leur chambre avec l'aide d'un enseignant. Ils évitent ainsi les retards, les difficultés d'adaptation, voire le redoublement.

Ses enseignants peuvent lui rendre visite. Ce sont souvent les parents qui coordonnent les études de l'enfant, puisqu'ils interagissent autant avec lui qu'avec le personnel enseignant et l'équipe soignante.

PRÉPARATION AUX INTERVENTIONS

Pendant un séjour au centre hospitalier, l'enfant subit un certain nombre d'interventions, par exemple prélèvements d'urine et de sang, ponction lombaire ou intervention chirurgicale. L'infirmière peut avoir recours à des méthodes particulières pour aider l'enfant à comprendre le sens de ces interventions et à vaincre les appréhensions qu'elles lui inspirent. Elle ne doit jamais présumer qu'une intervention est banale. Le simple fait d'uriner dans un récipient ou de subir une radiographie peut faire peur à un enfant qui ignore la raison d'être et le déroulement de l'intervention.

Pour vous aider à évaluer les sentiments de l'enfant, posez-vous les questions suivantes.

- L'enfant connaît-il la raison de l'intervention ?
- L'enfant a-t-il déjà subi cette intervention ? L'expérience a-t-elle été douloureuse, terrifiante ou rassurante ?
- Comment l'enfant voit-il le déroulement de l'intervention ? L'idée qu'il s'en fait est-elle exacte ?
- L'intervention est-elle douloureuse ?
- Quelles méthodes l'enfant utilise-t-il pour conserver un sentiment de contrôle dans une situation pénible ?
- L'enfant sera-t-il accompagné de ses parents ou d'amis adultes susceptibles de le réconforter ?

La préparation peut s'amorcer quelques minutes ou quelques jours avant l'intervention, selon l'âge de l'enfant. Décrivez l'intervention et son bien-fondé en des mots que l'enfant comprend (se reporter au chapitre 2). Les enfants d'âge scolaire ont besoin de recevoir des explications adaptées à leur niveau cognitif et à leurs expériences antérieures (figure 5-11). Ils veulent connaître la nature de l'intervention, sa justification et les stratégies qu'ils peuvent employer pour tenir bon (tableau 5-8).

Fournissez de l'information écrite aux adolescents et prévoyez une période de questions et de discussion. L'adolescent est apte à prendre lui-même un grand nombre de décisions relatives à ses soins de santé et à répondre à des questions comme : « Souhaites-tu avoir une anesthésie locale ou générale ? » et : « Voudrais-tu que j'insensibilise ta main avant d'installer le cathéter intraveineux ? » Certains adolescents acceptent que leurs parents participent à leurs soins, d'autres par contre préfèrent disposer d'un maximum d'autonomie.

Effectuez les interventions aussi rapidement et efficacement que possible. Les parents peuvent désirer y participer ou attendre qu'elles soient terminées pour réconforter l'enfant. Le soutien de l'enfant peut être confié à l'infirmière ou aux parents. L'adulte peut toucher l'enfant, lui parler, lui chanter une chanson, le rassurer ou l'aider à utiliser une méthode de réduction du stress.

Avec de jeunes enfants, on pratique habituellement les interventions dans une salle de traitement afin que la chambre demeure à leurs yeux un lieu « sûr ». On peut ramener l'enfant dans sa chambre après l'intervention pour le rassurer et le réconforter et lui faire choisir une récompense. Le tableau 5-9 présente un certain nombre de stratégies visant à préparer un trottineur à une ponction veineuse.

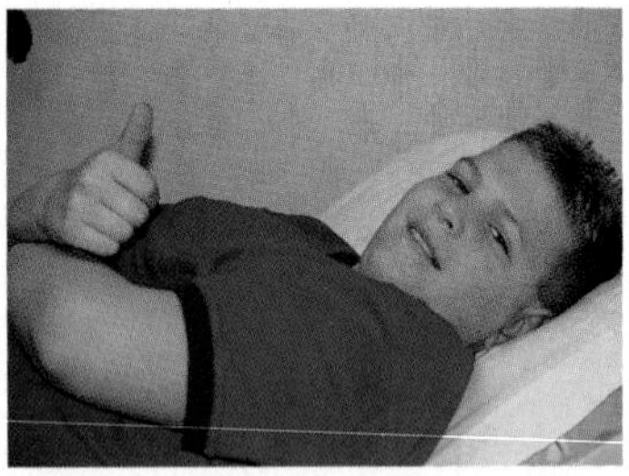

FIGURE 5-11. Ce garçon craignait les ponctions veineuses, mais grâce à l'aide de professionnels de la santé il a surmonté sa peur. Désormais, il est capable de garder son calme pendant l'intervention et il en tire une grande fierté.

Préparation à une intervention chirurgicale

Une intervention chirurgicale peut être élective, c'est-à-dire planifiée, ou dictée par une urgence ou un traumatisme. La réaction de l'enfant à l'expérience dépend de la préparation physique et psychologique qu'il a reçue. Le plan de soins infirmiers destiné à l'enfant qui subit une intervention chirurgicale, aux pages 220 à 225, présente les principaux éléments des soins préopératoires et postopératoires.

TABLEAU 5-8 Aide à apporter aux enfants pendant les interventions

Stade de développement	Avant l'intervention	Pendant et après l'intervention
Nouveau-né/nourrisson	Aucune aide particulière à apporter. Expliquer l'intervention et son bien-fondé aux parents et leur préciser leur rôle.	Immobiliser délicatement le bébé de manière sûre. Effectuer les interventions rapidement. Toucher le bébé, lui parler et lui offrir une sucette ou un biberon pour le distraire. Conseiller aux parents de le tenir dans leurs bras, de le bercer et de lui chanter une chanson après l'intervention.
Trottineur	Donner des explications juste avant l'intervention, car le trottineur n'a pas la notion du temps. Expliquer à l'enfant qu'il n'a rien fait de mal et que l'intervention est nécessaire, tout simplement.	Effectuer l'intervention dans une salle de traitement. Donner des explications brèves et des consignes positives. Éviter de proposer un choix à l'enfant s'il n'en a pas en réalité. Par exemple, il vaut mieux dire : « Nous allons faire ceci maintenant » que : « Ça te va si nous faisons ceci maintenant ? » Permettre à l'enfant de crier ou de pleurer. Le réconforter après l'intervention. Lui offrir sa boisson préférée, un autocollant ou une autre récompense.
Enfant d'âge préscolaire	Expliquer l'intervention simplement. Utiliser des dessins simples. Si possible, laisser l'enfant manipuler le matériel sous surveillance. L'enfant perçoit comme une menace toutes les interventions effractives. Lui indiquer que son corps restera intact. Appliquer des pansements adhésifs pour rassurer l'enfant qui craint que les parties de son corps ne « sortent ».	Effectuer l'intervention dans une salle de traitement. Immobiliser l'enfant de manière sûre. Lui donner des explications et des consignes brèves et positives. Pour aider l'enfant à conserver sa maîtrise de soi, l'inviter à compter jusqu'à 10 ou à épeler son nom. Lui permettre de pleurer. Le féliciter pour sa coopération et son endurance. Après l'intervention, inciter l'enfant à dessiner afin qu'il fasse un retour sur l'expérience qu'il vient de vivre. Lui faire choisir une récompense.
Enfant d'âge scolaire	Donner des explications claires et complètes. Présenter des dessins et des livres à l'enfant et le laisser manipuler le matériel. Lui enseigner certaines techniques de réduction du stress comme la respiration profonde et la visualisation.	Se préparer à immobiliser l'enfant au besoin. Permettre à l'enfant de garder la position appropriée sans contention s'il est capable de rester immobile. Expliquer l'intervention au fur et à mesure de son déroulement. Inciter l'enfant à utiliser des techniques de réduction du stress. Le féliciter pour sa coopération. Lui faire choisir une récompense.
Adolescent	Donner des explications claires verbalement et par écrit. Enseigner des méthodes de réduction du stress. Encourager l'adolescent à exprimer la crainte que lui inspirent certaines interventions, tels le retrait d'agrafes et la ponction veineuse.	Aider l'adolescent à garder sa maîtrise de soi. Éviter les contentions. Aider l'adolescent à utiliser des méthodes de réduction du stress. Lui expliquer le résultat escompté de l'intervention et lui indiquer le moment où les résultats de l'examen seront connus.

TABLEAU 5-9 Stratégie de communication : préparation d'un trottineur à une ponction veineuse

La petite Clara, âgée de 28 mois, doit subir une ponction veineuse. Quelle est pour l'infirmière la meilleure manière de communiquer avec elle ?

1. Éviter d'annoncer l'intervention à Clara longtemps à l'avance. En effet, Clara n'a aucune notion du temps et elle pourrait donc devenir très anxieuse. Lui expliquer l'intervention quelques minutes avant en employant des termes simples : « Il faut que nous prenions un peu de sang dans ton bras. Cela nous permettra de savoir si tu vas mieux. »
2. Permettre aux parents de Clara d'assister à l'intervention s'ils le désirent.
3. Permettre à Clara de pleurer. Lui dire que sa peur est compréhensible.
4. Effectuer l'intervention dans une salle de traitement afin que son lit et sa chambre continuent de représenter pour elle un havre de paix.
5. Veiller à restreindre les mouvements de Clara. Immobiliser les articulations au-dessus et au-dessous du point de ponction. L'intervention pourra ainsi se dérouler rapidement sans causer de traumatisme à l'enfant.
6. Recouvrir le point de ponction d'un pansement adhésif afin de rassurer Clara sur l'intégrité de son corps.
7. Féliciter Clara pour sa coopération et reconnaître que la ponction veineuse est une expérience pénible.
8. Pour réconforter Clara, la prendre dans ses bras, la bercer, lui offrir sa boisson préférée et mettre un morceau de musique. Inciter ses parents à la rassurer s'ils sont présents.

PLAN DE SOINS INFIRMIERS
L'ENFANT QUI DOIT SUBIR UNE INTERVENTION CHIRURGICALE

OBJECTIF	INTERVENTION	JUSTIFICATION	RÉSULTAT ESCOMPTÉ
Soins préopératoires			
1. Manque de connaissances relié aux soins préopératoires et postopératoires			
L'enfant et la famille décriront les interventions de l'infirmière et les événements reliés à l'intervention chirurgicale.	• Questionner les parents et l'enfant sur l'intervention chirurgicale.	• L'infirmière adapte ses explications aux connaissances et au degré de compréhension de l'enfant et de la famille.	L'enfant et la famille sont aptes à fournir des détails sur les soins préopératoires et postopératoires prévus. Ils posent des questions qui témoignent de leur compréhension.
	• Présenter les soins préopératoires et postopératoires à l'aide de méthodes appropriées au stade de développement de l'enfant (poupées, dessins, histoires, visites).	• L'infirmière choisit l'approche la plus appropriée à l'enseignement en fonction du stade de développement de l'enfant.	
	• Compléter l'information donnée à la famille sur la raison d'être de l'intervention chirurgicale.	• Le médecin a peut-être déjà expliqué l'intervention, mais la famille peut avoir besoin de plus d'information.	L'enfant démontre les habiletés qu'il devra mettre en pratique pendant la période postopératoire.
	• Demander à l'enfant de faire la démonstration des soins postzopératoires (respirer profondément, mettre un pansement à une poupée, installer une perfusion intraveineuse sur le bras d'une poupée à l'aide d'un ruban adhésif, appuyer sur le bouton d'un dispositif d'analgésie contrôlée par le patient).	• Les expériences concrètes favorisent l'apprentissage.	
	• Permettre aux parents et à l'enfant de poser des questions.	• Les apprenants doivent avoir la possibilité de poser des questions.	
2. Anxiété reliée aux soins préopératoires et postopératoires			
L'enfant et la famille manifesteront une réduction de l'anxiété.	• Poser des questions à l'enfant sur ses attentes à propos de l'hospitalisation et sur ses expériences antérieures en milieu hospitalier.	• Les expériences antérieures peuvent influer sur le degré actuel d'anxiété.	L'enfant et la famille manifestent une réduction de l'anxiété. Ils verbalisent leur compréhension et leur acceptation des pratiques du centre hospitalier.
	• Présenter à l'enfant les lieux, les pratiques, le personnel et les autres patients.	• Familiariser l'enfant avec les lieux et les personnes peut atténuer l'anxiété.	
	• Proposer à l'enfant des jeux et des interactions appropriés à son âge.	• Le jeu peut augmenter le degré de confiance et atténuer l'anxiété.	Les parents soutiennent l'enfant pendant les interventions traumatisantes.

PLAN DE SOINS INFIRMIERS

L'ENFANT QUI DOIT SUBIR UNE INTERVENTION CHIRURGICALE *(suite)*

OBJECTIF	INTERVENTION	JUSTIFICATION	RÉSULTAT ESCOMPTÉ
	• Expliquer les interventions et préparer l'enfant à celles qui pourraient être traumatisantes. Inciter les parents à donner du - soutien à l'enfant.	• L'enfant est plus enclin à faire confiance au personnel soignant si celui-ci est honnête et si les parents sont présents.	
	• Permettre à l'enfant et aux parents de poser des questions.	• Poser des questions permet d'apprivoiser l'inconnu et, par conséquent, d'atténuer l'anxiété.	

3. Risque de blessure relié à une infection nosocomiale et à l'administration de la médication préopératoire

OBJECTIF	INTERVENTION	JUSTIFICATION	RÉSULTAT ESCOMPTÉ
L'enfant ne présentera aucun signe d'infection.	• Prendre les signes vitaux toutes les quatre heures au moins. Vérifier l'état de la peau et l'état respiratoire à chaque quart de travail.	• Une augmentation des signes vitaux, des lésions cutanées, un écoulement nasal ou des bruits respiratoires anormaux (adventices) peuvent indiquer la présence d'une infection chez l'enfant.	Les signes vitaux et les résultats de l'examen sont à l'intérieur des limites normales.
L'enfant ne présentera pas de blessure.	• Signaler toute variation anormale des signes vitaux.	• L'intervention chirurgicale pourra être annulée si nécessaire.	
	• Relever les ridelles du lit après avoir administré la médication préopératoire. L'enfant doit demeurer NPO (du latin *nil per os*), ce qui signifie qu'il ne peut rien ingérer par voie orale ou entérale, selon l'ordonnance. Transporter l'enfant à la salle d'opération de manière sûre.	• La médication préopératoire peut modifier la conscience. Le fait d'être NPO prévient l'aspiration.	L'enfant est transporté à la salle d'opération de manière sûre.

Soins postopératoires

4. Risque d'infection relié à l'intervention chirurgicale et à la présence d'une perfusion intraveineuse

OBJECTIF	INTERVENTION	JUSTIFICATION	RÉSULTAT ESCOMPTÉ
L'enfant ne présentera aucune infection.	• Prendre les signes vitaux conformément aux pratiques du centre hospitalier. Noter et signaler les variations par rapport aux valeurs de base de l'enfant et aux données standard pour le groupe d'âge auquel l'enfant appartient.	• Les changements des signes vitaux, l'augmentation de la température et du pouls en particulier, peuvent indiquer la présence d'une infection.	L'enfant ne présente aucun signe d'infection.
	• Vérifier le pansement et les drains toutes les heures.	• Un écoulement excessif peut indiquer la présence d'une infection.	La plaie guérit sans infection.

Suite...

PLAN DE SOINS INFIRMIERS

L'ENFANT QUI DOIT SUBIR UNE INTERVENTION CHIRURGICALE *(suite)*

OBJECTIF	INTERVENTION	JUSTIFICATION	RÉSULTAT ESCOMPTÉ
4. Risque d'infection relié à l'intervention chirurgicale et à la présence d'une perfusion intraveineuse (suite)			
	• Changer ou renforcer les pansements lorsqu'ils deviennent humides (sauf si l'ordonnance demande un pansement humide).	• L'humidité du pansement peut favoriser la pénétration de micro-organismes dans la plaie.	
	• Vérifier le point d'insertion de la perfusion intraveineuse toutes les deux heures afin d'y déceler une rougeur, un œdème, une douleur, une chaleur ou de la pâleur.	• La perfusion intraveineuse peut causer une infiltration ou une thrombophlébite.	La perfusion intraveineuse demeure perméable et ne cause pas d'infection.
	• Avant le congé, indiquer les signes d'infection aux parents. Enseigner aux parents la technique aseptique de changement des pansements et de soins de la plaie, le cas échéant.	• Les parents signalent les symptômes d'infection et effectuent les soins à domicile nécessaires.	L'enfant ne présente aucun signe d'infection une fois de retour à la maison.
5. Altération de l'élimination: Constipation reliée à l'intervention chirurgicale et à l'administration d'anesthésiques			
L'enfant présentera, et maintiendra, des habitudes normales d'élimination intestinale dès le quatrième jour suivant l'intervention chirurgicale.	• Ausculter l'abdomen toutes les quatre heures. Offrir des liquides dès la réapparition des bruits intestinaux. Examiner l'abdomen pour déceler des signes de distension.	• La réduction de l'apport liquidien prévient la distension abdominale si le péristaltisme est anormal.	L'enfant a du péristaltisme deux ou trois jours après l'intervention chirurgicale et retrouve des habitudes normales d'élimination intestinale le quatrième jour.
	• Noter au dossier l'aspect et la fréquence des selles.	• La vérification de la fréquence des selles permet un dépistage précoce de la constipation.	
	• Passer à une alimentation normale à mesure que l'enfant la tolère.	• Les liquides et les fibres favorisent une fonction intestinale adéquate.	
	• Augmenter l'activité selon l'ordonnance du médecin et les capacités de l'enfant.	• L'activité physique favorise le péristaltisme.	
6. Excès ou déficit de volume liquidien relié à la perfusion intraveineuse et au fait de demeurer NPO			
L'enfant présentera, et conservera, un volume circulant approprié.	• Prendre les signes vitaux conformément aux pratiques du centre hospitalier.	• Les changements des signes vitaux, du pouls et de la tension artérielle en particulier, peuvent indiquer un déséquilibre liquidien.	L'enfant conserve un équilibre liquidien adéquat et ne vomit pas pendant la période postopératoire.
L'enfant tolérera immédiatement l'apport liquidien par voie orale et ne souffrira pas de nausées, de vomissements ni de déshydratation.	• Noter les ingesta et les excreta. Être à l'affût des pertes liquidiennes dues aux écoulements ou aux selles aqueuses. S'assurer que l'enfant n'est pas déshydraté en évaluant l'élasticité de la peau et l'humidité des muqueuses.	• Les ingesta et les excreta devraient être à peu près équivalents. L'anesthésie entraîne parfois une rétention urinaire. L'élasticité de la peau et l'humidité des muqueuses témoignent du degré d'hydratation.	

PLAN DE SOINS INFIRMIERS
L'ENFANT QUI DOIT SUBIR UNE INTERVENTION CHIRURGICALE *(suite)*

OBJECTIF	INTERVENTION	JUSTIFICATION	RÉSULTAT ESCOMPTÉ
6. Excès ou déficit de volume liquidien relié à la perfusion intraveineuse et au fait de demeurer NPO (suite)			
	• Prendre connaissance des résultats des analyses de laboratoire relatives à l'hématocrite et à l'hémoglobine.	• Une augmentation des valeurs de l'hématocrite et de l'hémoglobine peut indiquer une hémoconcentration et une déshydratation. Une diminution de ces valeurs peut indiquer une hémodilution ou une hyperhydratation.	
	• Amorcer l'apport de liquide par voie orale après avoir vérifié les bruits intestinaux. Noter les vomissements. Administrer des antiémétiques selon l'ordonnance.	• Le vomissement peut entraîner une perte liquidienne.	
7. Dégagement inefficace des voies respiratoires relié à l'anesthésie et à la douleur			
L'enfant conservera une ventilation adéquate et ne présentera aucune atteinte respiratoire.	• Ausculter les poumons toutes les deux heures. Noter la fréquence, le rythme et la qualité de la respiration. Mesurer la fréquence respiratoire après l'administration d'analgésiques.	• Un dépistage précoce des difficultés respiratoires permet d'entreprendre rapidement un traitement. Les analgésiques, la morphine en particulier, peuvent diminuer la fréquence respiratoire.	L'enfant ne présente aucune complication respiratoire.
	• Administrer de l'oxygène selon l'ordonnance.	• L'oxygène peut améliorer l'état respiratoire en phase postopératoire.	
	• Changer l'enfant de position toutes les deux heures.	• Le changement de position favorise l'expansion de tous les lobes pulmonaires.	
	• Inciter l'enfant à respirer profondément et à tousser toutes les deux heures. Utiliser un spiromètre, un moulinet, des bulles de savon ou d'autres accessoires appropriés au stade de développement de l'enfant.	• Ces interventions favorisent l'expansion de tous les lobes pulmonaires. L'enfant doit expectorer le mucus.	
	• Surveiller les ingesta et les excreta.	• L'atteinte de l'équilibre liquidien favorise la liquéfaction des sécrétions et prévient l'accumulation de liquide.	

Suite...

PLAN DE SOINS INFIRMIERS

L'ENFANT QUI DOIT SUBIR UNE INTERVENTION CHIRURGICALE *(suite)*

OBJECTIF	INTERVENTION	JUSTIFICATION	RÉSULTAT ESCOMPTÉ
8. Douleur reliée à l'intervention chirurgicale			
L'enfant ne présentera pas de douleur.	• Être à l'affût des signes comportementaux de la douleur (pleurs, agitation, défense musculaire).	• Le comportement du jeune enfant en phase préverbale informe sur la douleur qu'il éprouve.	L'enfant témoigne d'un soulagement de sa douleur à l'aide d'une échelle d'évaluation de la douleur (comportementale ou verbale).
	• Pour l'enfant en phase verbale, utiliser une échelle d'évaluation de la douleur adaptée à son stade de développement.	• Les échelles d'évaluation de la douleur permettent aux enfants de quantifier leur douleur (se reporter au chapitre 8).	
	• Administrer de manière régulière les analgésiques prescrits.	• Les analgésiques narcotiques et non narcotiques modifient la perception de l'intensité de la douleur.	
	• Utiliser des méthodes non pharmacologiques de soulagement de la douleur (distractions, changements de position).	• Les méthodes non pharmacologiques modifient la perception de l'intensité de la douleur.	
9. Risque d'atteinte à l'intégrité de la peau relié à la réduction de la mobilité après une intervention chirurgicale			
La peau de l'enfant restera intacte.	• Changer la position de l'enfant toutes les deux heures.	• Les changements de position diminuent la pression exercée sur la peau et favorisent la circulation.	L'enfant ne présente aucune plaie aux points de pression.
	• Garder la literie propre et sèche.	• La propreté de la literie prévient les lésions cutanées.	
	• Vérifier les zones de pression au moment du changement de position et frictionner les régions érythémateuses avec de la lotion.	• La friction favorise la circulation.	
	• Faire lever l'enfant, et le faire marcher en suivant les indications de l'ordonnance.	• Le mouvement diminue la pression exercée sur la peau.	
	• Examiner l'incision toutes les quatre à huit heures afin d'y déceler un écoulement et une rougeur et de vérifier l'état des agrafes ou des points de suture.	• La détection précoce de l'infection ou des problèmes de cicatrisation permet d'instaurer rapidement un traitement.	La plaie opératoire guérit sans complication.

PLAN DE SOINS INFIRMIERS
L'ENFANT QUI DOIT SUBIR UNE INTERVENTION CHIRURGICALE *(suite)*

OBJECTIF	INTERVENTION	JUSTIFICATION	RÉSULTAT ESCOMPTÉ
10. Anxiété (de l'enfant et de la famille) reliée au matériel et au résultat de l'intervention chirurgicale			
L'enfant et la famille se diront satisfaits des soins postopératoires et du résultat de l'intervention chirurgicale.	• Expliquer la fonction des appareils de monitorage, des drains, de la perfusion intraveineuse et des interventions.	• Le fait de connaître la fonction du matériel et des interventions atténue l'anxiété.	L'enfant et la famille font preuve d'habiletés d'adaptation à l'hospitalisation.
	• Faire savoir à l'enfant et à la famille que l'anxiété est une réaction normale au stress que représente une intervention chirurgicale.	• Le fait de connaître la réaction normale atténue l'anxiété.	
	• Inciter les parents à demeurer au chevet de l'enfant et à participer à ses soins.	• La présence des parents atténue l'anxiété de l'enfant.	
11. Manque de connaissances (de l'enfant et de la famille) relié aux soins à domicile nécessaires			
L'enfant et la famille expliqueront les soins à apporter à domicile.	• Fournir des directives verbalement et par écrit sur les soins de la plaie, la médication, l'activité et le régime alimentaire.	• Il faut procéder au début de l'hospitalisation à l'enseignement des soins à domicile.	L'enfant et la famille font preuve des habiletés nécessaires pour prodiguer les soins à domicile après le congé. Ils exposent verbalement les plans établis pour y arriver.
	• Indiquer aux parents un numéro de téléphone qu'ils pourront composer s'ils sont inquiets (unité de soins, Info-santé). Les renseigner sur les visites de suivi.	• Les parents ont besoin de savoir quoi faire en cas d'urgence et doivent être sensibilisés à la nécessité des soins de suivi.	

Soins préopératoires

Les soins préopératoires de l'enfant comprennent une préparation psychosociale et physique.

Préparation psychosociale

L'enseignement préopératoire permet d'atténuer la peur de l'inconnu et de soulager le stress et l'anxiété que provoque une intervention chirurgicale. Il doit être adapté au niveau de développement de l'enfant. Les éducateurs spécialisés et les infirmières peuvent jouer un rôle important dans la préparation de l'enfant à l'intervention chirurgicale.

Si l'enfant doit séjourner à l'unité des soins intensifs ou dans une salle de réveil après l'intervention chirurgicale, une visite des lieux peut réduire la peur et l'anxiété associées au fait de se réveiller dans un endroit inconnu rempli de sons, d'odeurs et d'objets terrifiants. Vous pouvez expliquer à l'enfant l'opération qu'il va subir en vous servant d'enregistrements, de marionnettes et de poupées, de dessins et de modèles. Dans le cas de Sabrine, exposé au début du chapitre, l'infirmière a préparé la petite fille à l'intervention chirurgicale en utilisant une poupée. On peut aussi permettre à l'enfant de jouer avec des stéthoscopes, des blouses, des masques et des seringues sans aiguille afin de l'aider à apprivoiser la situation. Le cas échéant, rassurer l'enfant en lui expliquant que ses parents l'accompagneront au bloc opératoire et seront à ses côtés quand il se réveillera.

Préparation physique

Les directives relatives aux interventions préopératoires varient d'un établissement à l'autre. Dans les centres ambulatoires et les centres de soins de courte durée, on se sert de listes de vérification pour s'assurer que la préparation physique a entièrement été effectuée (tableau 5-10).

Soins postopératoires

Les soins postopératoires de l'enfant comportent un volet physique et un volet psychologique. L'infirmière évalue l'état de conscience de l'enfant et mesure fréquemment ses signes vitaux. Elle observe le site de la chirurgie à la recherche d'un écoulement, et vérifie les pansements. Elle note les ingesta et les excreta, veille au confort de l'enfant et lui administre les analgésiques prescrits. (Nous fournissons plus de détails sur le soulagement de la douleur au chapitre 8.) Il faut permettre aux parents de rendre visite à leur enfant le plus vite possible après l'intervention chirurgicale (figure 5-12). Consultez le plan de soins infirmiers destiné à l'enfant qui subit une intervention chirurgicale.

► PRÉPARATION AUX SOINS DE LONGUE DURÉE

Un enfant malade ou blessé qui a besoin de soins prolongés est habituellement transféré d'un centre de soins de courte durée à un centre de réadaptation ou à un centre de soins de longue durée. La phase de réadaptation du traitement ne s'amorce pas à la sortie du centre de soins de courte durée mais dès les premiers jours de l'hospitalisation. C'est au centre hospitalier, en effet, que l'on établit le plan de soins, que l'on entreprend les interventions et les traitements et que l'on planifie la suite des soins.

TABLEAU 5-10 Liste de vérification : soins préopératoires

______	S'assurer que les formulaires de consentement ont été signés devant témoin et classés dans le dossier du patient.
______	S'assurer que l'enfant porte son bracelet d'identité.
______	S'assurer que les allergies dont souffre l'enfant sont notées de façon bien visible dans le dossier et écrites sur le bracelet.
______	Retirer toutes les prothèses, y compris les appareils orthodontiques.
______	S'assurer que l'enfant n'a pas de dents sur le point de tomber.
______	Retirer les lunettes.
______	Nettoyer le champ opératoire selon l'ordonnance.
______	Passer une chemise d'hôpital à l'enfant et lui permettre de garder ses sous-vêtements.
______	S'assurer que tous les examens spéciaux ont été effectués et les résultats classés dans le dossier.
______	Demander à l'enfant d'uriner avant l'intervention chirurgicale.
______	Veiller à ce que l'enfant demeure NPO avant l'intervention chirurgicale.
______	Administrer à l'enfant les médicaments prescrits en période préopératoire.
______	Transporter l'enfant de manière sécuritaire à la salle d'opération.

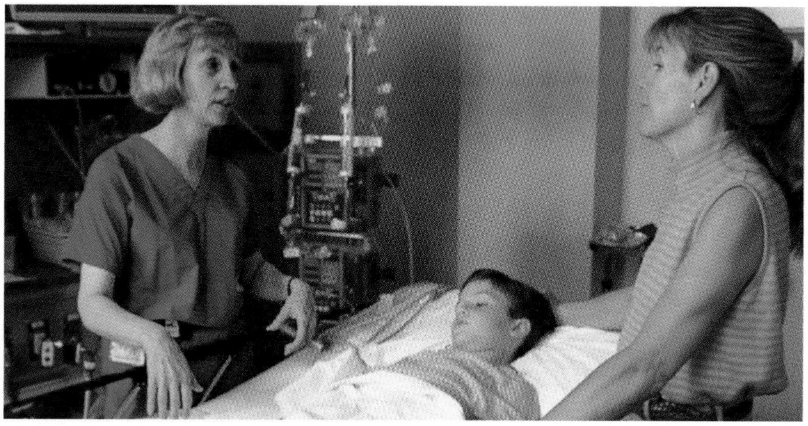

FIGURE 5-12. Cet enfant se trouve à l'unité des soins intensifs après une chirurgie cardiaque. Ses soins physiques sont cruciaux, certes, mais lui et sa famille ont aussi d'importants besoins psychosociaux auxquels il faut répondre simultanément. Il est important de réunir la famille le plus tôt possible après l'intervention chirurgicale.

L'équipe soignante discute avec la famille d'un enfant qui aura certainement besoin de soins de longue durée des choix et des ressources qui sont offerts:

- des soins à domicile accompagnés de services de soutien, par exemple des visites d'une infirmière et d'un physiothérapeute;
- un établissement de soins de longue durée;
- un centre de réadaptation spécialisé apte à fournir des soins pendant une longue période.

La famille doit prendre une décision en tenant compte des besoins de l'enfant, du soutien dont elle bénéficie et des ressources offertes dans la communauté.

Dans les centres de soins de courte durée, les infirmières sont souvent chargées de la coordination des services lors du transfert des patients. Elles sont appelées à fournir au nouvel établissement l'information relative aux antécédents de l'enfant, au plan de soins et au traitement. Elles disposent pour ce faire de divers formulaires. Les familles ont besoin d'aide et de soutien lors du transfert de l'enfant.

► PRÉPARATION AUX SOINS À DOMICILE

L'infirmière joue un rôle important dans la préparation de l'enfant et de la famille au congé. Si les soins de l'enfant doivent se poursuivre à la maison, l'infirmière en milieu hospitalier collabore avec les travailleurs sociaux, les services de soins à domicile, le CLSC et la famille afin d'organiser l'installation du matériel, les interventions et les autres aspects des soins. Dans plusieurs hôpitaux, une infirmière de liaison coordonne, avec l'équipe multidisciplinaire, le retour à domicile quand des soins particuliers sont requis. Ce sont ensuite les infirmières des soins à domicile du centre hospitalier ou du CLSC qui prennent la relève et qui aident la famille à prodiguer les soins de santé à l'enfant. Les soins infirmiers pour l'enfant au sein de la communauté sont abordés au chapitre 6.

ÉVALUATION DE L'ENFANT EN VUE DU CONGÉ

L'établissement du plan de congé de l'enfant commence dès les premiers jours de l'hospitalisation. Le médecin, l'infirmière, l'infirmière de liaison, le travailleur social, et la famille se concertent pour que la transition s'accomplisse sans heurt. Il faut procéder à une évaluation du domicile et de la capacité de la famille à s'occuper des soins de l'enfant[10].

Les soins à domicile d'un enfant atteint d'une maladie multisystémique exigent parfois des équipements particuliers et des intervenants spécialisés. Une planification diligente donne à la famille le temps nécessaire pour se renseigner sur les services de soutien offerts dans la communauté et les autres ressources susceptibles de répondre à ses besoins.

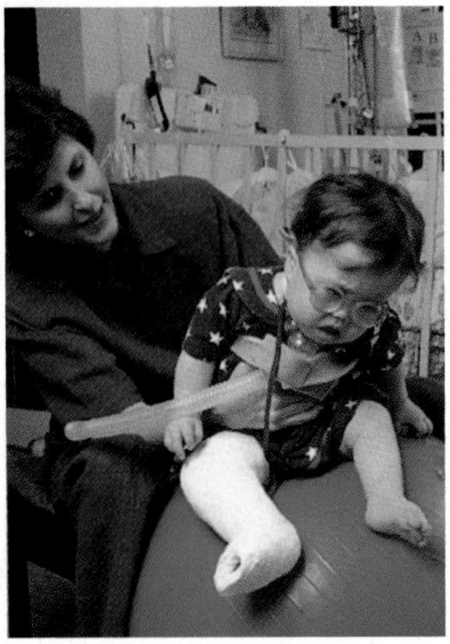

FIGURE 5-13. Cette enfant atteinte de troubles chroniques est traitée à domicile. La préparation de l'enfant et de la famille aux soins à domicile a-t-elle des implications juridiques pour le centre hospitalier et l'infirmière ?

Au moment du congé, il est important de communiquer avec l'école de l'enfant pour qu'il puisse poursuivre ses études. L'enfant fera l'objet d'une évaluation pédagogique et d'un **plan d'interventions personnalisées**. Ce plan peut prévoir les visites d'un enseignant particulier ou de spécialistes comme un physiothérapeute ou une orthophoniste. Si l'enfant fréquente une école, on planifiera son transport et l'apport en milieu scolaire des soins médicaux dont il a besoin.

La planification du congé se heurte parfois à certains obstacles, notamment les difficultés financières, le manque de disponibilité de la famille pour l'enseignement et la planification, de même que l'insuffisance de la communication et de la coopération entre les divers intervenants. L'infirmière doit être consciente de ces problèmes dès ses premiers contacts avec l'enfant et la famille et veiller à les résoudre aussitôt que possible[11].

ENSEIGNEMENT DES SOINS À DOMICILE

La famille doit apprendre les interventions associées aux soins physiques et à la réadaptation de l'enfant. Les soins à apporter peuvent être de courte durée ou encore se prolonger durant toute la vie de l'enfant. Ils peuvent comprendre la mesure des signes vitaux ou de la glycémie et, dans les cas complexes, l'installation de perfusions intraveineuses et de respirateurs ainsi que l'administration de médicaments et d'oxygène[12] (figure 5-13). Les parents doivent apprendre le maniement du matériel nécessaire aux soins de l'enfant et démontrer qu'ils sont capables de l'utiliser correctement. Ils doivent pouvoir déceler les symptômes de détresse et les signaler sans tarder au personnel soignant. L'infirmière des soins à domicile ou le coordonnateur du programme de soins à domicile discute avec les parents de l'enseignement reçu ainsi que de leur aptitude à prodiguer les soins. On doit inciter fortement les parents à apprendre la réanimation cardiorespiratoire (voir la section intitulée « Enfant dans la communauté » au chapitre 6).

L'infirmière doit faire en sorte que les parents s'accordent des périodes de répit et puissent compter sur d'autres personnes s'ils sont absents pendant la journée ou s'ils ont besoin de s'accorder quelque repos. Quelques organismes offrent ce service. Certaines familles ont besoin d'une aide continue pour surmonter tous les obstacles qui se dressent sur leur chemin[13]. Les familles les plus lourdement accablées par les soins des enfants ont besoin des interventions les plus assidues[14].

PRÉPARATION DES PARENTS AU RÔLE DE GESTIONNAIRES DE CAS

La famille est un élément fondamental du plan de soins destiné à l'enfant malade ou hospitalisé. L'enfant atteint d'une maladie chronique ou d'une blessure dictant des soins de longue durée aura probablement besoin des services de nombreux professionnels de la santé ou organismes de soins de santé. Une personne doit assumer le rôle de **gestionnaire de cas** et coordonner les soins de manière à éviter les omissions ou, au contraire, les chevauchements. Dans certains centres hospitaliers, les infirmières agissent à titre de gestionnaires de cas. Il leur arrive ainsi de réunir tous les intervenants pendant l'hospitalisation de l'enfant atteint d'une maladie chronique. Ces rencontres permettent d'établir les objectifs de traitement et de choisir le professionnel de la santé ou l'organisme qui aidera l'enfant à les atteindre.

Les parents aussi peuvent jouer le rôle de gestionnaires de cas. À ce titre, ils coordonnent les soins médicaux, les séjours au centre hospitalier et les visites chez les spécialistes ; ils rencontrent les enseignants de l'enfant et les dirigeants de l'école ou de la commission scolaire pour préparer à son intention un plan d'interventions personnalisées ; ils trouvent le matériel, le personnel et les services nécessaires aux soins à domicile. Bref, ils voient à tous les aspects des soins de l'enfant.

L'infirmière devrait inciter fortement les parents qui le désirent à assumer la gestion de cas. Ceux-ci peuvent obtenir de l'aide pour acquérir les compétences nécessaires. Dans certains milieux, ils peuvent assister à des ateliers portant sur la gestion des soins complexes.

RÉFÉRENCES

1. Bowlby, J. (1960). Separation anxiety. *International Journal of Psychoanalysis, 41*(2/3), 89-113.
2. Bibace, R., et Walsh, M. (1981). Children's conceptions of illness. *In* R. Bibace et M. Walsh. (dir.), *Children's conceptions of health, illness, and bodily function.* San Francisco : Jossey-Bass.
3. Logsdon, D.A. (1991). Conceptions of health and health behaviors of preschool children. *Journal of Pediatric Nursing, 6*(6), 396-405.
4. Mobley, C.E. (1996). Assessment of health knowledge in preschoolers. *Children's Health Care, 25*(1), 11-18.
5. Rosenbaum, J.N., et Carty, L. (1996). The subculture of adolescence : Beliefs about care, health and individuation within Leininger's theory. *Journal of Advanced Nursing, 23*(4), 741-746.
6. Melnyk, B.M. (1995). Parental coping with childhood hospitalization : A theoretical framework to guide research and clinical interventions. *Maternal-Child Nursing Journal, 23*(4), 123-131.
7. Greenberg, L.A. (1991). Teaching children who are learning disabled about illness and hospitalization. *American Journal of Maternal-Child Nursing 16*(5), 260-263.
8. Thompson, R.H. (1995). Documenting the value of play for hospitalized children : The challenge in playing the game. *The ACCH Advocate, 2*(1), 11-19.
9. Kreitmeyer, B., et Heiney, S. (1992). Storytelling as a therapeutic technique in a group for schoo l-aged oncology patients. *Children's Health Care, 21*(1), 14-20.
10. Votroubek, W., et McCoy, P. (1990). *Pediatric home care : A comprehensive approach.* Rockville, MD : Aspen Publications.
11. Proctor, E.K., Morrow-Howell, N., Kitchen, A., et Wang, Y.T. (1995). Pediatric discharge planning : Complications, efficiency, and adequacy. *Social Work in Health Care, 22*(1), 1-18.
12. Feeney, D., et Kaufman, J. (1994). Caring for children with special health care needs. *Caring 13*(12), 12-16.
13. Baginski, Y. (1994). Roadblocks to home care. *Caring, 13*(12), 18-24.
14. Jessop, D.J., et Stein, R.E.K. (1991). Who benefits from a pediatric home care program ? *Pediatrics 88*(3), 497-505.

LECTURES COMPLÉMENTAIRES

Abbot, K. (1990). Therapeutic use of play in psychological preparation of preschool children undergoing cardiac therapy. *Issues in Comprehensive Pediatric Nursing 13*(4), 265-277.

American Academy of Pediatrics. (1993). Child life programs. *Pediatrics, 91*(3), 671-673.

American Nurses Association (1996). *Statement on the scope and standards of pediatric clinical nursing practice.* Washington, DC : Auteur.

Azarnoff, P. (1990). Teaching materials for pediatric health professionals. *Journal of Pediatric Health, 4*(6), 282-289.

Azarnoff, P. (1983). *Health, illness, and disability : A guide to books for children and young adults.* New York : R.R. Bowker.

Azarnoff, P. (dir.). (1983). *Preparation of young healthy children for possible hospitalization : The issues.* Santa Monica, CA : Pediatric Projects.

Byers, M.L. (1987). Same day surgery : A preschooler's experience. *American Journal of Maternal-Child Nursing, 16*(3), 277-282.

Coyne, I.T. (1996). Parent participation : A concept analysis. *Journal of Advanced Nursing, 23*(4), 733-740.

Darbyshire, P. (1993). Parents, nurses and pædiatric nursing : A critical review. *Journal of Advanced Nursing, 18*(11), 1670-1680.

Fossin, A., Martin, J., et Haley, J. (1990). Anxiety among hospitalized latency-age children. *Journal of Developmental and Behavioral Pediatrics, 11,* 324-327.

Gottlieb, S.E. (1990). Documenting the efficacy of psychosocial care in the hospital setting. *Journal of Developmental and Behavioral Pediatrics, 11,* 328-329.

Jones, E., Badger, T., et Moore, I. (1992). Children's knowledge of internal anatomy : Conceptual orientation and review of research. *Journal of Pediatric Nursing 7*(4), 262-268.

Oster, G., et Gould, P. (1987). *Using drawings in assessment and therapy.* New York : Brunner/Maazel.

Price, S. (1994). The special needs of children. *Journal of Advanced Nursing, 20*(2), 227-232.

Ramsey, A.M., et Siroky, A. (1988). The use of puppets to teach school-age children with asthma. *Pediatric Nursing 14*(3), 187-190.

Redman, B.K. (1993). *The process of patient education* (7e éd.). St. Louis : Mosby-Year Book.

Riddle, I. (1990). Reflections on children's play. *American Journal of Maternal-Child Nursing 19*(4), 271-279.

Santrock, P. (1997). *Children* (p. 321-324). Madison, WI : Brown & Benchmark.

6 LES SOINS INFIRMIERS DANS LA COMMUNAUTÉ

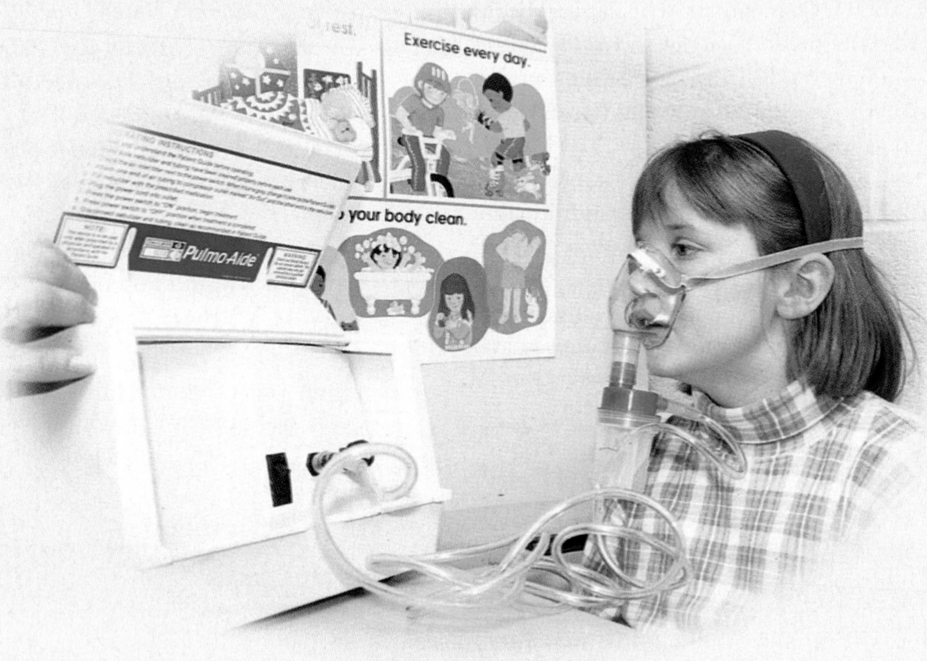

Jessica, 8 ans, est anxieuse parce qu'elle fait une crise d'asthme qui va en s'aggravant. L'enseignante s'aperçoit que l'enfant a de la difficulté à respirer, et elle l'envoie à l'infirmerie. Jessica souffre de crises d'asthme graves, à tel point qu'il est nécessaire de garder un nébuliseur sur place à son intention. Souvent, ce traitement permet de soulager ses symptômes, et elle peut alors retourner en classe. Cette fois-ci, toutefois, le traitement ne produit pas l'effet désiré et l'école communique avec la mère de Jessica afin qu'elle vienne la chercher. Encore une fois, elles devront se rendre à l'urgence.

Jessica souffre d'asthme depuis l'âge de 2 ans, et elle a dû être hospitalisée à deux reprises au cours des deux dernières années en raison de crises graves. Heureusement, les médicaments qu'on lui administre à l'urgence permettent d'améliorer son état, et elle peut retourner chez elle après quelques heures. Mais Jessica n'aime pas manquer l'école. Elle n'aime pas non plus inquiéter sa mère. Celle-ci souhaiterait qu'il existe un moyen de diminuer le nombre et la gravité des crises d'asthme de sa fille.

Quels pourraient être les facteurs déclenchants des crises d'asthme de Jessica à l'école ? Quelles mesures pourrait-on prendre pour contrôler sa maladie jour après jour et diminuer le nombre de crises ? Quelles dispositions particulières doit-on prendre à l'école pour qu'un enfant reçoive les soins dont il a besoin en cas de crise d'asthme ou d'une autre maladie chronique ?

OBJECTIFS

Après l'étude de ce chapitre, vous serez en mesure de :

- Décrire le rôle de l'infirmière dans la surveillance de la santé et dans la promotion de la santé des enfants ;
- Discuter des recommandations relatives à la surveillance de la santé durant l'enfance pour chaque groupe d'âge ;
- Discuter de la promotion de la santé dans la communauté pour les enfants atteints d'une maladie chronique ;
- Décrire les observations courantes pour les tests de dépistage concernant le développement des enfants ;
- Discuter de l'utilisation des tests de dépistage pour le développement des enfants ;
- Énumérer une liste de facteurs pouvant avoir un effet négatif sur la croissance et le développement des enfants ;
- Décrire différentes méthodes d'évaluation de la famille relativement à ses forces, à ses stratégies d'adaptation et à ses ressources ;
- Expliquer le but des soins infirmiers à domicile pour un enfant qui présente une fragilité sur le plan médical.

« Parfois, les crises d'asthme de Jessica me terrifient tellement elle a de la difficulté à respirer. Je n'aime pas la faire sortir de la classe trop tôt, mais je ne veux pas non plus que son problème s'aggrave. J'aimerais bien savoir quoi faire ! »

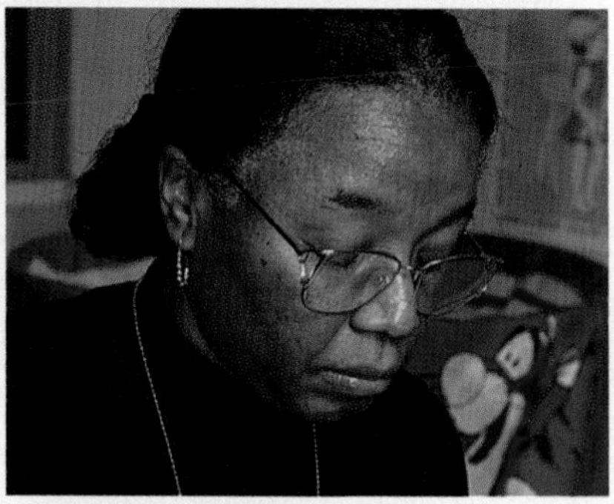

VOCABULAIRE

Assistance à domicile Travail d'un intervenant de soins primaires ou source constante de soins de santé.

Fragilité sur le plan médical Condition d'un enfant qui a besoin de soins infirmiers spécialisés, assistés ou non par du matériel médical, pour soutenir ses fonctions vitales.

Incapacité Déficience dans une ou plusieurs des cinq catégories de fonctions (cognition, communication, habiletés motrices, habiletés sociales et schémas d'interactions).

Maladie chronique État ou condition qui dure ou que l'on s'attend à voir durer au moins trois mois.

Sensibilité Valeur de contrôle d'un test de dépistage désignant le pourcentage d'enfants présentant des résultats positifs relativement à une maladie et qui en sont réellement atteints.

Spécificité Valeur de contrôle d'un test de dépistage désignant le pourcentage d'enfants présentant des résultats négatifs relativement à une maladie et qui n'en sont pas atteints.

Surveillance du développement Processus d'observation spécialisé, flexible et constant des habiletés de motricité fine et globale, du langage et des étapes du comportement psychosocial, effectué dans le cadre des visites de routine permettant la surveillance de la santé, par exemple lors des visites chez le médecin de famille ou le pédiatre.

Surveillance de la santé Prestation de services centrés sur la prévention des maladies et des blessures, la surveillance de la croissance et du développement, et la promotion de la santé à des intervalles clés au cours de la vie de l'enfant.

Test de dépistage Méthode visant à déceler la présence éventuelle d'une maladie avant l'apparition de tout symptôme.

PAUVRETÉ ET SOINS INFIRMIERS

Au Québec, des projets d'intervention préventive en périnatalité auprès de femmes enceintes et de familles de milieu défavorisé avec de jeunes enfants ont été mis sur pied par de nombreux centres de santé publique. La pauvreté des enfants et des familles est au cœur de ces programmes. L'infirmière doit donc se déplacer pour aller à la rencontre de ces familles dans leur milieu de vie afin de les soutenir, principalement lorsqu'un enfant est très malade.

LOI ET ÉTHIQUE

Au Québec, en 1997, la Loi de l'instruction publique a modifié les dispositions touchant les élèves handicapés, en retirant les concepts de forces et faiblesses pour les remplacer par les notions de capacité et de besoin, et l'introduction de ces concepts a été reprise dans la définition de l'élève handicapé à l'annexe 1 de l'article 12 du projet de nouveau régime pédagogique. La déficience et l'incapacité sont des caractéristiques individuelles, le handicap est le résultat de l'interaction entre ces caractéristiques et le milieu, en l'occurrence le milieu scolaire. Celui-ci doit s'adapter, et ce, conformément à la récente politique de l'adaptation scolaire qui privilégie l'intégration des élèves handicapés ou en difficulté d'adaptation ou d'apprentissage (EHDAA).

Les infirmières sont présentes auprès des enfants dans divers milieux de santé communautaire (garderies, écoles, camps, centres jeunesse, cabinets de médecins, cliniques externes des hôpitaux, cliniques de santé publique ou Centres locaux de services communautaires [CLSC]) et à domicile. La gamme des soins infirmiers qu'elles dispensent va du suivi de la sécurité et de la santé des enfants en garderie et en milieu scolaire à la prestation de soins de courte durée à domicile. Dans cette gamme de soins s'inscrivent la prestation de soins de surveillance de la santé (ou soins à l'enfant en santé), les soins épisodiques en cas de maladie ou de blessure, et l'enseignement aux familles des soins à prodiguer aux enfants atteints de maladies chroniques.

La plupart des soins de santé destinés à des enfants (surveillance de la santé et soins épisodiques en cas de maladie ou de blessure) sont administrés en milieu communautaire. Selon la collectivité, les ressources en soins de santé et l'âge de l'enfant, les soins peuvent être administrés dans l'un ou l'autre des milieux susmentionnés[1].

Au Canada et au Québec, au cours des deux dernières décennies, on a accordé une importance de plus en plus grande à la promotion de la santé et à la prévention des maladies et des blessures. L'objectif n'est pas seulement de promouvoir un état de santé optimal et de soulager la douleur et la souffrance de l'enfant et de sa famille, mais également de réduire les coûts des soins de santé. La chirurgie d'un jour, les centres hospitaliers ambulatoires, le congé de l'hôpital des nouveau-nés généralement 48 heures après la naissance, l'administration à domicile d'antibiotiques par voie intraveineuse dans le cas de traitements de longue durée, et les unités de court séjour liées aux services d'urgence des hôpitaux constituent d'autres modèles de prestation des soins de santé en voie d'être modifiés dans le même but. Les organismes de gestion intégrée des soins de santé (OGISS) et des professionnels de la santé étudient toujours divers moyens d'offrir des soins sécuritaires et de grande qualité tout en limitant les séjours à l'hôpital ou en réduisant leur durée.

Grâce à diverses découvertes technologiques, comme le matériel médical portable, il est maintenant possible d'administrer des soins de santé complexes à domicile et en milieu communautaire (figure 6-1). On a élaboré des stratégies visant à soutenir les familles qui ont un enfant malade à la maison. En outre, la loi canadienne exige que tous les enfants porteurs d'un handicap, sans exception, aient accès à l'enseignement. Par conséquent, le personnel des écoles peut être appelé à administrer certains soins de santé.

On observe un passage rapide des soins aux enfants du milieu hospitalier au milieu communautaire. L'infirmière qui travaille auprès des familles dans ces milieux doit savoir de quelle façon cet environnement plus étendu influe sur la santé et le développement de l'enfant et sur les activités de la famille. D'ailleurs, l'approche familiale systémique se base sur la prémisse voulant que le comportement de la famille est fortement influencé par le système social dans lequel elle est insérée. Cette approche, qui est centrée sur la famille et qui vise la valorisation et l'augmentation de la compétence parentale[2], assure le renforcement du potentiel des familles et le renforcement du milieu. Ainsi, l'infirmière favorise le développement de l'enfant, principalement dans les familles en situation d'extrême pauvreté[3]. Pour que sa pratique soit efficace, l'infirmière qui travaille dans un milieu de santé communautaire doit :

- Recueillir des données et les analyser, planifier des stratégies et mettre en œuvre et évaluer des méthodes de soins compatibles avec la situation économique et sociale de la famille, et les ressources disponibles dans le milieu ;
- Collaborer avec d'autres membres de la collectivité pour recueillir des données, les analyser, planifier des stratégies et mettre en œuvre et évaluer des méthodes répondant aux besoins des enfants en matière de soins de santé[4].

Enfin, de par sa présence dans la collectivité, l'infirmière exerce un rôle privilégié de porte-parole des populations plus vulnérables. Par ailleurs, pour établir un partenariat avec la famille et la communauté, l'infirmière doit prendre conscience de ses

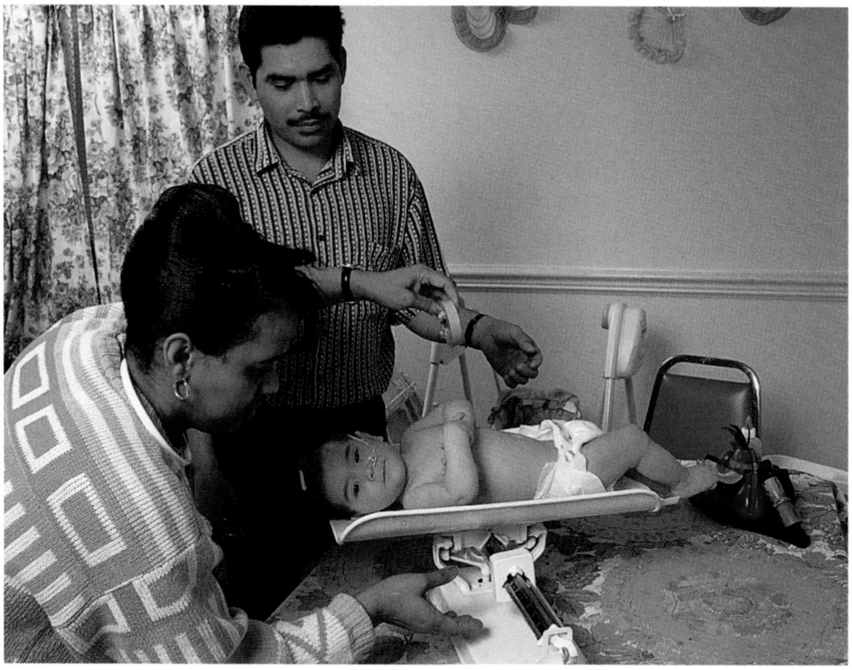

FIGURE 6-1. Les infirmières peuvent offrir aux familles des soins à domicile de courte ou de longue durée, selon leur situation. Dans certains cas, la famille n'a besoin que d'un soutien temporaire lorsque l'enfant revient de l'hôpital après une maladie aiguë. Dans d'autres cas, elle a besoin d'aide pour administrer des soins infirmiers complexes à un enfant dont la survie dépend d'équipement technologique.

propres valeurs et croyances vis-à-vis la situation vécue par les parents ainsi que leur comportement, et elle doit éviter les attitudes de nature à les stigmatiser, par exemple, lorsque les parents vivent une situation de pauvreté.

► SURVEILLANCE DE LA SANTÉ

À quelle fréquence les enfants ont-ils besoin de visites de surveillance de la santé? Quelles sont les composantes de ces visites? Pourquoi à certains moments les enfants subissent-ils des dépistages relativement à certaines affections?

Toutes les familles ont besoin d'une personne-ressource pour les soins de santé des enfants, c'est-à-dire d'un intervenant en soins primaires ou de l'**assistance à domicile**, pendant les années importantes du développement de l'enfant. Lorsque la famille a établi une relation avec une personne-ressource, celle-ci est en mesure d'offrir des services de santé complets, en tenant compte des points forts et des points faibles de la famille. L'attention est donc portée autant au soutien des parents qu'au développement des enfants.

La **surveillance de la santé** est la prestation de services centrés sur la prévention des maladies et des blessures, la surveillance de la croissance et du développement et la promotion de la santé à des intervalles clés au cours de la vie de l'enfant (figure 6-2). Il ne s'agit pas seulement d'une visite périodique visant à offrir des services de soins de santé. Le ministère de la Santé et des Services sociaux a élaboré des directives portant sur les services de santé préventifs à l'intention des nouveau-nés, nourrissons, enfants et adolescents[3]. Les visites de surveillance de la santé peuvent avoir lieu dans divers cadres au sein de la collectivité: cabinet de médecin, CLSC, milieu familial, école, garderie ou refuge. Dans les programmes d'intervention préventive destinés à l'enfance, les visites à domicile se révèlent être une composante essentielle, car elles permettent de rompre l'isolement des familles, d'informer la mère et le père du développement de leur enfant, de stimuler des schèmes cognitifs et moteurs chez les enfants, de soutenir l'apprentissage parental[3].

La visite de surveillance de la santé doit donc être adaptée à la famille et à l'enfant. Chaque visite reliée à la santé, y compris les visites dues à une maladie épisodique ou

LIGNES DIRECTRICES NATIONALES RELATIVES À LA PROMOTION DE LA SANTÉ

Gouvernement du Québec, ministère de la Santé et des Services sociaux. (1997). *Naître égaux – Grandir en santé. Un programme intégré de promotion de la santé et de prévention en périnatalité.*

Gouvernement du Québec, ministère de la Santé et des Services sociaux. (1992). *La politique de la santé et du bien-être.*

Gouvernement du Québec, ministère de la Santé et des Services sociaux. (1992). *Maintenant et pour l'avenir... La jeunesse.*

Organisation mondiale de la santé, Santé Canada, Association canadienne de santé publique. (1986). *Charte d'Ottawa pour la promotion de la santé.*

Santé Canada. (2000). *Les soins à la mère et au nouveau-né dans une perspective familiale : lignes directrices nationales.* Ottawa : ministère des Travaux publics et Services gouvernementaux.

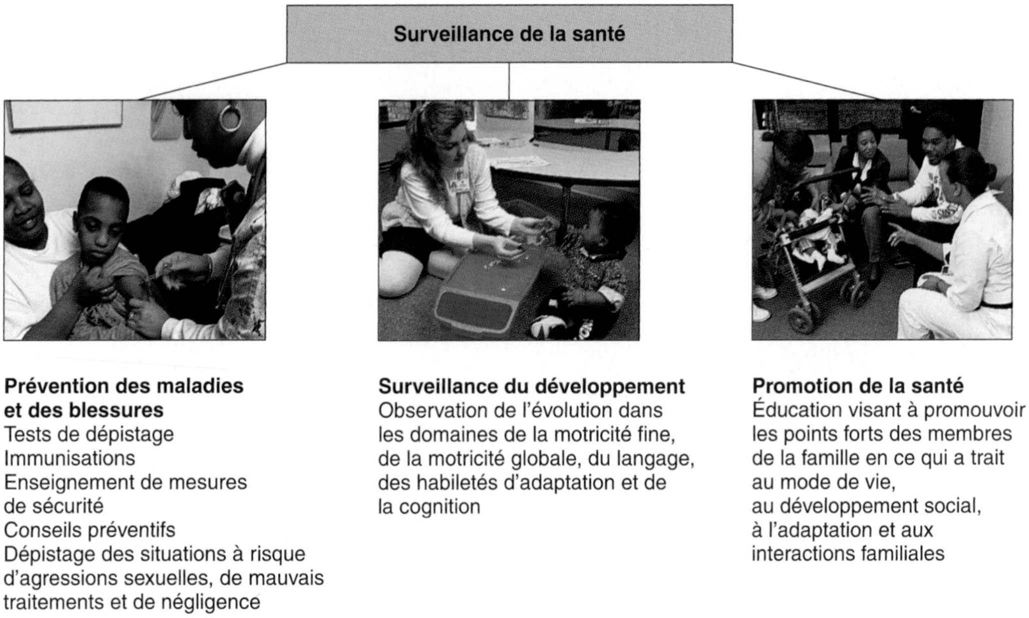

Surveillance de la santé
Prévention des maladies et des blessures
Tests de dépistage
Immunisations
Enseignement de mesures de sécurité
Conseils préventifs
Dépistage des situations à risque d'agressions sexuelles, de mauvais traitements et de négligence
Surveillance du développement
Observation de l'évolution dans les domaines de la motricité fine, de la motricité globale, du langage, des habiletés d'adaptation et de la cognition
Promotion de la santé
Éducation visant à promouvoir les points forts des membres de la famille en ce qui a trait au mode de vie, au développement social, à l'adaptation et aux interactions familiales

FIGURE 6-2. Exemples de visites de surveillance de la santé.

à des soins d'entretien relatifs à une maladie chronique, est une occasion de promotion de la santé. La mise en œuvre d'un système de suivi dans la prestation des soins primaires aide à déterminer les activités de surveillance de la santé appropriées à chaque visite. Par exemple, on pourra, dans le cadre d'une visite reliée à une affection aiguë, administrer un vaccin à un enfant qui a manqué la dernière visite de surveillance de la santé, moment où l'immunisation devait avoir lieu. Le chapitre 11 contient des lignes directrices au sujet de l'immunisation des enfants.

L'infirmière joue un rôle important lors de ces visites de surveillance de la santé. Selon le contexte, elle peut offrir tous les services ou assister le médecin de diverses manières: mise à jour des antécédents de santé de l'enfant, dépistage de certaines maladies ou affections, évaluation du développement, administration de vaccins et enseignement en matière de santé.

INTERPRÉTATION D'UN TEST DE DÉPISTAGE

Le terme **sensibilité** désigne le pourcentage d'enfants atteints d'une maladie et qui présentent un résultat positif relativement à cette maladie lors du test. Certains enfants présentent un résultat positif mais ne sont pas atteints de la maladie. Ce sont de faux positifs.

Le terme **spécificité** désigne le pourcentage d'enfants qui ne sont pas atteints d'une maladie et qui présentent un résultat négatif relativement à cette maladie lors du test. Certains enfants qui présentent un résultat négatif sont atteints de la maladie. Ce sont de faux négatifs.

Les meilleurs tests de dépistage sont ceux qui ont à la fois un degré élevé de sensibilité et de spécificité. Lorsqu'un enfant présente un résultat positif, on effectue généralement des tests supplémentaires dans le but de confirmer la présence de la maladie[5].

COLLECTE DES DONNÉES

La collecte des données relatives à l'enfant et à la famille, dans le cadre de chaque visite de surveillance de la santé, comporte les interventions suivantes:

- Entrevue avec les membres de la famille et l'enfant dans le but de mettre à jour les antécédents en matière de santé; évaluation des progrès de l'enfant sur le plan du développement ou de l'instruction; détermination de l'état nutritionnel et des habitudes alimentaires; discussions sur tout problème pouvant préoccuper l'enfant ou les parents (se reporter aux chapitres 3 et 4);
- Observation des relations entre l'enfant et les membres de la famille, ainsi qu'entre la famille et la communauté. Pour ce faire, vous pouvez utiliser le génogramme ou l'écocarte (se reporter à la page 256);
- Évaluation centrée sur la surveillance du développement;
- Tests de dépistage adaptés à l'âge de l'enfant;
- Examen physique.

Prévention des maladies et des blessures

Les **tests de dépistage** visent à déceler la présence éventuelle d'une maladie avant l'apparition de tout symptôme. Lorsque le test révèle la présence d'une maladie, une intervention rapide devrait permettre de réduire la gravité de la maladie ou les complications pouvant en résulter. Par exemple, des tests de dépistage sont administrés à tous les nouveau-nés au cours de la première semaine de vie afin de détecter la présence éventuelle d'au moins deux affections héréditaires : l'hypothyroïdie congénitale et la phénylcétonurie[6]. Dans les cas où les tests révèlent la présence de l'une de ces maladies, une intervention appropriée (traitement médicamenteux ou alimentaire) permet de diminuer les risques de déficience intellectuelle ou la gravité de l'affection, selon le cas. (Pour de plus amples renseignements sur le dépistage de maladies chez les nouveau-nés, se reporter au chapitre 21.)

Les tests de dépistage sont effectués aux moments où l'enfant est le plus susceptible de souffrir d'une maladie, ou dans le but de découvrir le plus grand nombre possible d'enfants présentant les risques les plus élevés relativement à cette maladie. Les tests visent également à diagnostiquer avec exactitude les enfants atteints de la maladie. Il arrive que des enfants soient plus exposés à certaines maladies en raison de leur environnement (figure 6-3). Par exemple, le jeune enfant qui vit dans une maison construite avant 1960 subit des tests de dépistage de l'intoxication par le plomb plus fréquemment que celui qui vit dans une maison plus récente, dans laquelle on n'a utilisé que de la peinture sans plomb. Le tableau 6-1 résume les tests de dépistage recommandés en fonction de l'âge, pour les nouveau-nés, les nourissons, les enfants et les adolescents. Soulignons que ce calendrier des tests est un modèle qui peut

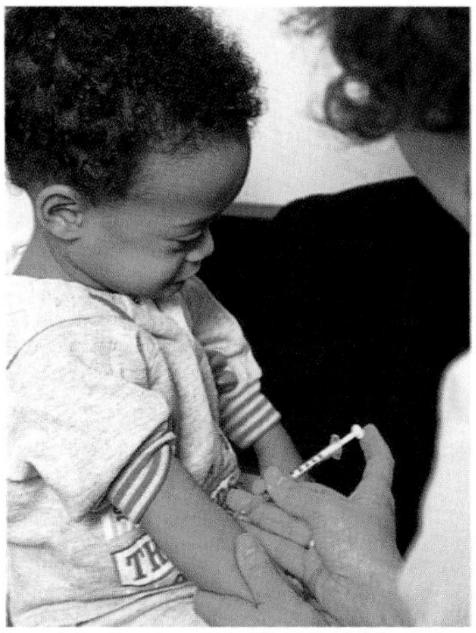

FIGURE 6-3. L'enfant qui vit dans une région où on a décelé des cas de tuberculose active ou dans un secteur où la tuberculose est épidémique doit subir des tests de dépistage.

TABLEAU **6-1** Calendrier des tests de dépistage recommandés pour les nouveau-nés, nourrissons, enfants et adolescents°

	Âge																		
Test de dépistage	*0*	*1*	*2*	*3*	*4*	*5*	*6*	*7*	*8*	*9*	*10*	*11*	*12*	*13*	*14*	*15*	*16*	*17*	*18*
Dépistage néonatal																			
Périmètre crânien																			
Taille et poids																			
Tension artérielle																			
Anémie (chez les enfants à risque seulement)																			
Tuberculose (chez les enfants à risque seulement)																			
Audition																			
Vision																			
Examen des yeux																			
Examen dentaire																			

°Recommandés par la plupart des autorités médicales.
Adaptation de Office of Disease Prevention and Health Promotion, DHHS, Public Health Service (1994). Clinician's handbook of preventive services : Put prevention into practice. *Washington, DC : Government Printing Office, p. xviii.*
American Academy of Pediatrics. (1995). American Academy of Pediatrics Recommandations for Preventive pediatric health care, Pediatrics, 96(2).

s'adapter. Actuellement, au Québec, on s'entend sur les différents aspects à observer. Cependant, le calendrier peut être modifié en fonction du milieu de santé où il est utilisé (CLSC, cabinet privé ou clinique pédiatrique).

Surveillance du développement

La **surveillance du développement** est un processus d'observation spécialisé, flexible et constant des habiletés de motricité fine et globale, du langage et des étapes du comportement psychosocial effectué dans le cadre des visites de routine permettant la surveillance de la santé. Les données peuvent être recueillies à partir de différentes sources. Il peut s'agir, par exemple, d'un questionnaire à faire remplir par les parents, de questions directives posées pendant l'entrevue ou de l'observation de l'enfant au cours de la visite. L'infirmière peut également interroger les parents dans le but de déterminer toute préoccupation qu'ils pourraient avoir au sujet du développement de leur enfant. Voici des exemples de questions pouvant servir à entamer un processus de surveillance de la santé générale et de surveillance du développement[7]:

- Avez-vous des inquiétudes au sujet de la vision et de l'audition de Samuel?
- Quelles modifications avez-vous perçues dans le développement d'Anna?
- Quel type de bébé est Jamal?
- Quelles sont les activités que Julie et vous aimez faire ensemble?
- Quels sont les jeux préférés de Simon?

RECHERCHE

Selon certaines études, le fait d'amener les parents à exprimer leurs inquiétudes sur le développement de leur enfant peut permettre, avec autant de justesse que si l'on avait utilisé des tests de dépistage, de déceler des problèmes importants sur le plan développemental[8].

Les questionnaires standardisés constituent un outil efficace de surveillance du développement, et ce, pour la plupart des enfants, particulièrement lorsque le temps alloué à la visite de surveillance de la santé est limité. Ces questionnaires sont faciles à administrer, ils ne requièrent pas la collaboration de l'enfant, et les parents peuvent les remplir dans la salle d'attente. Ils permettent de détecter les enfants qui ont besoin d'une surveillance plus étroite sur le plan développemental. Le tableau 6-2 contient une liste des questionnaires de dépistage les plus courants dont la validité et la fiabilité ont été éprouvées.

Pendant que vous parlez avec les parents, passez en revue les étapes de la vie du nourrisson et du jeune enfant sur les plans physique et social ainsi que dans le domaine

TABLEAU 6-2 Questionnaires sur la surveillance du développement

Questionnaire	Lignes directrices
Évaluation parentale du développement[a], de la naissance à 4 ans	Ce document comprend 10 questions à poser aux parents dans le cadre de l'entrevue. Les questions s'appuient sur des recherches portant sur les inquiétudes des parents. Durée : moins de cinq minutes.
[b] Pré-test de Denver (PDQ) et pré-test de Denver revisé pour le développement (R-PDQ), de la naissance à 6 ans	Les parents remplissent un questionnaire choisi en fonction de l'âge de l'enfant. Les réponses aident à déterminer les enfants qui ont besoin d'un test Denver II. Durée : moins de 10 minutes. Le questionnaire Pré-test de Denver (PDQ) est disponible en français, en anglais et en espagnol. La version révisée (R-PDQ) n'existe qu'en anglais.

[a] *Frances P. Glascoe, Radcliffe Medical Press Ltd., Oxon, Angleterre.*
[b] *Denver Developmental Materials, Inc., P.O. Box 6919, Denver, CO 80206-0919.*

de la communication. Il faut savoir que les souvenirs des parents sur les étapes du développement de leur enfant sont souvent erronés. Les parents sont enclins à placer les événements à une époque antérieure à leur arrivée. Lorsqu'il est essentiel d'obtenir des renseignements exacts sur les acquisitions importantes de l'enfant, demandez à voir son « Livre de bébé », ou passez en revue les antécédents de santé aux âges s'approchant du passage de cette étape. En règle générale, les parents offrent une description exacte des acquisitions et des réalisations de la période en cours.

Dans le cas d'un enfant plus âgé ou d'un adolescent, intéressez-vous au rendement scolaire. Jetez un coup d'œil aux bulletins, aux fiches d'appréciation du rendement scolaire et aux résultats des tests psychopédagogiques, s'il y a lieu. Posez des questions sur la participation de l'enfant à des activités sportives et à d'autres types d'activités, et sur ses habiletés particulières.

Si vous soupçonnez un retard ou une anomalie du développement, il est recommandé d'administrer un test de dépistage précis afin de documenter les progrès réalisés sur ce plan. Le tableau 6-3 contient une liste de tests de dépistage fréquemment utilisés. Certains professionnels de la santé utilisent le test Denver II pour obtenir une « courbe développementale » permettant de suivre les progrès du développement de l'enfant (voir les figures 6-4 et 6-5). Souvenez-vous : les tests de dépistage développemental ne sont pas des tests diagnostiques. Ils aident simplement à confirmer que la majorité des enfants évoluent selon des normes correspondant à leur âge, et à suivre le développement de ceux qui présentent un problème où chez qui on soupçonne la présence d'un problème.

Lorsque vous effectuez un processus de dépistage développemental à l'aide d'un outil standardisé, assurez-vous de suivre scrupuleusement les instructions.

TABLEAU 6-3 Tests de dépistage développemental du nourrisson, du trottineur et de l'enfant

Test	Lignes directrices
Denver II[a]: de la naissance à 6 ans	Observation de l'enfant dans quatre domaines : socio-personnel, motricité fine-adaptative, langage et motricité globale. Durée : 30 minutes. Un vidéo de formation est disponible.
Test de Bayley pour le développement neuromoteur chez l'enfant [b] de 3 à 24 mois	Observation de l'enfant à l'aide de 10 à 12 éléments pour chaque groupe d'âge. Durée : de 10 à 15 minutes.
Échelle McCarthy pour l'évaluation des habiletés chez l'enfant : de 2,5 ans à 8,5 ans	Observation de l'enfant dans divers domaines : moteur, verbal, perceptuel-performant, quantitatif, cognitif général et mnémonique. Durée : 45 minutes.
Pré-Test de Denver pour la prononciation : de 2,5 ans à 6 ans[a]	Observation de la prononciation par l'enfant de 30 éléments sonores et du degré d'intelligibilité. Durée : 5 minutes.
Test de Milestone pour l'évaluation précoce du langage[c], de la naissance à 36 mois	Observation de l'enfant dans le but d'évaluer les composantes langagières auditives expressives, auditives réceptives, et visuelles. Durée : de 5 à 10 minutes.

[a] *Denver Development Materials, Inc., P.O. Box 6919, Denver, CO 80206-0919.*
[b] *Psychological Corporation, 304 E., 45th Street, New York, NY 10017-3425.*
[c] *PRO-ED, Inc., 8700 Shoal Creek Blvd., Austin, TX 78758-6897.*

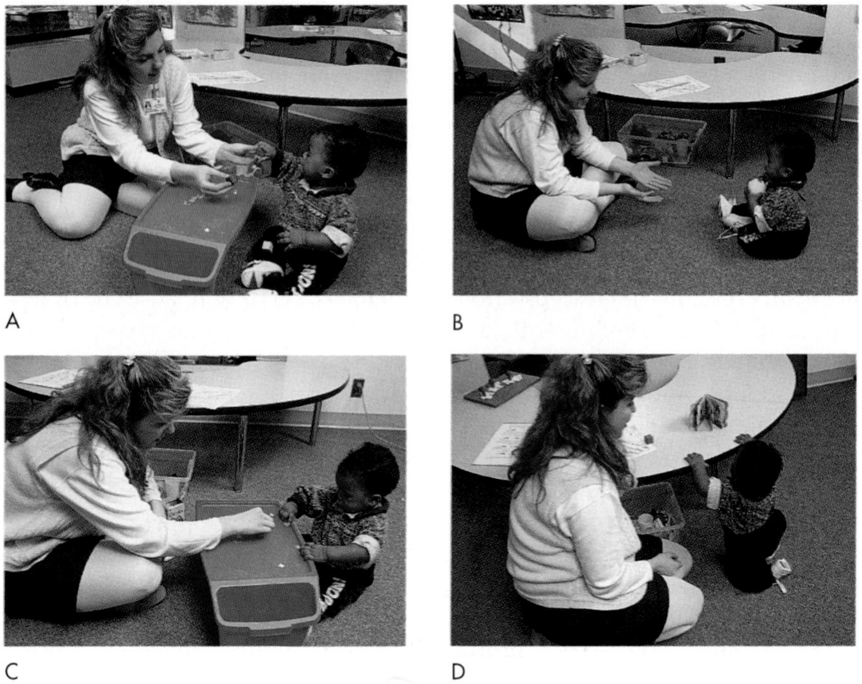

FIGURE 6-4. Suivez bien les instructions relatives à l'administration du test Denver II et à l'interprétation des résultats. Établissez une relation avec l'enfant et abordez l'évaluation comme un jeu. Une telle attitude amène souvent l'enfant à participer plus activement tout au long de l'activité. Dans les photographies ci-contre, le nourrisson de 9 mois se montre en mesure d'effectuer des tâches appropriées à son âge : **A**, frapper deux cubes l'un contre l'autre, **B**, jouer à la balle avec l'examinatrice, **C**, saisir un objet entre le pouce et l'index et **D**, se lever en prenant appui sur une table.

CONSEIL CLINIQUE

Au cours des deux premières années de vie, l'enfant né prématurément doit être évalué en fonction de son âge corrigé. On obtient l'âge corrigé en soustrayant le nombre de semaines ou de mois de prématurité de l'âge chronologique.

- Lisez attentivement les instructions ou utilisez un outil de formation ;
- Calculez l'âge du nourrisson avec exactitude, surtout s'il est né prématurément ;
- Essayez d'établir une relation avec le nourrisson ou l'enfant afin d'obtenir un rendement optimal ;
- Dans certains cas, surtout si l'enfant refuse de collaborer, vous pouvez demander aux parents s'il fait preuve d'habiletés particulières à la maison ;
- Prenez note du comportement et du degré de collaboration de l'enfant pendant le processus de dépistage ;
- Analysez les résultats de manière à obtenir une interprétation juste.

Si l'enfant ne parvient pas à effectuer un seul item dans un seul domaine, cela ne signifie pas qu'il a échoué ; il devra être réévalué lors d'une visite ultérieure. Enseignez aux parents des méthodes précises pour stimuler leur enfant. Un échec touchant plusieurs items dans un ou plusieurs domaines dénote une situation plus grave. Dans les cas où les résultats révèlent un schéma de développement déficient, il faudra diriger l'enfant vers un spécialiste pour une évaluation développementale diagnostique.

DIAGNOSTICS INFIRMIERS

Voici des exemples de diagnostics infirmiers concernant un enfant de 18 mois examiné dans le cadre d'une visite de surveillance de la santé et d'immunisation.

- Risque d'excès nutritionnel : Apport supérieur aux besoins métaboliques relié à une quantité excessive de lait donnée quotidiennement.
- Risque d'intoxication relié à la curiosité naturelle du trottineur et à une mobilité croissante lui permettant de grimper et d'atteindre des objets.
- Difficulté à se maintenir en santé reliée à une immunisation inadéquate.
- Risque de perturbation dans l'exercice du rôle parental, relié aux projets de la mère de reprendre un emploi à plein temps.

SOINS INFIRMIERS

Les soins infirmiers offerts dans le cadre des visites de surveillance de la santé peuvent inclure l'administration de vaccins, l'enseignement aux parents et aux enfants en

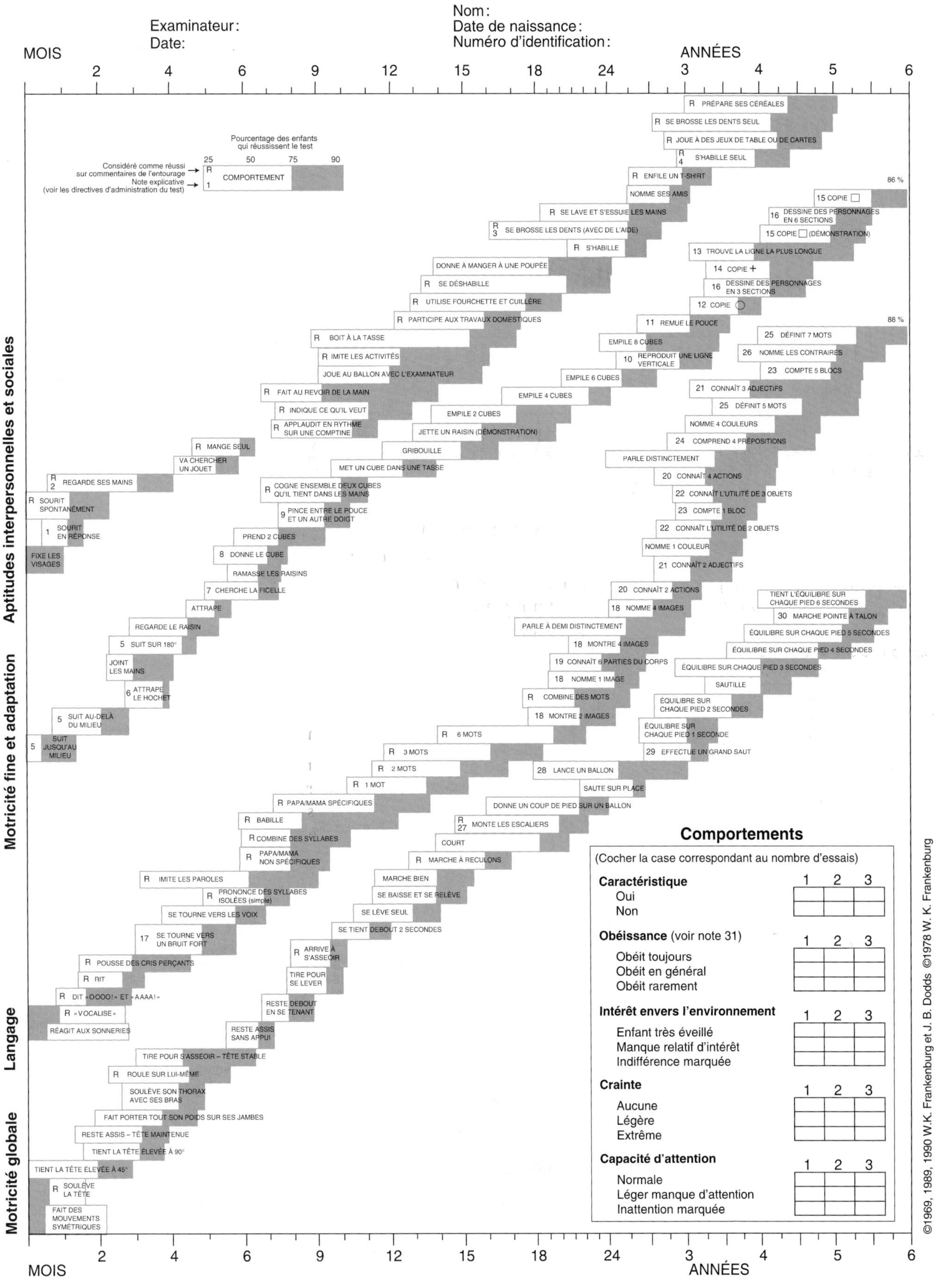
Examinateur:
Date:
Nom:
Date de naissance:
Numéro d'identification:
MOIS
2 4 6 9 12 15 18 24
ANNÉES
3 4 5 6
Pourcentage des enfants qui réussissent le test
25 50 75 90
Considéré comme réussi sur commentaires de l'entourage
Note explicative (voir les directives d'administration du test)
R 1 COMPORTEMENT
Aptitudes interpersonnelles et sociales
R PRÉPARE SES CÉRÉALES
R SE BROSSE LES DENTS SEUL
R JOUE À DES JEUX DE TABLE OU DE CARTES
R 4 S'HABILLE SEUL
R ENFILE UN T-SHIRT
NOMME SES AMIS
R SE LAVE ET S'ESSUIE LES MAINS
R 3 SE BROSSE LES DENTS (AVEC DE L'AIDE)
R S'HABILLE
DONNE À MANGER À UNE POUPÉE
R SE DÉSHABILLE
R UTILISE FOURCHETTE ET CUILLÈRE
R PARTICIPE AUX TRAVAUX DOMESTIQUES
R BOIT À LA TASSE
R IMITE LES ACTIVITÉS
JOUE AU BALLON AVEC L'EXAMINATEUR
R FAIT AU REVOIR DE LA MAIN
R INDIQUE CE QU'IL VEUT
R APPLAUDIT EN RYTHME SUR UNE COMPTINE
R MANGE SEUL
VA CHERCHER UN JOUET
R 2 REGARDE SES MAINS
R SOURIT SPONTANÉMENT
1 SOURIT EN RÉPONSE
FIXE LES VISAGES
Motricité fine et adaptation
86 %
15 COPIE □
16 DESSINE DES PERSONNAGES EN 6 SECTIONS
15 COPIE □ (DÉMONSTRATION)
13 TROUVE LA LIGNE LA PLUS LONGUE
14 COPIE +
16 DESSINE DES PERSONNAGES EN 3 SECTIONS
12 COPIE ○
11 REMUE LE POUCE
EMPILE 8 CUBES
10 REPRODUIT UNE LIGNE VERTICALE
EMPILE 6 CUBES
EMPILE 4 CUBES
EMPILE 2 CUBES
JETTE UN RAISIN (DÉMONSTRATION)
GRIBOUILLE
MET UN CUBE DANS UNE TASSE
R COGNE ENSEMBLE DEUX CUBES QU'IL TIENT DANS LES MAINS
9 PINCE ENTRE LE POUCE ET UN AUTRE DOIGT
PREND 2 CUBES
8 DONNE LE CUBE
RAMASSE LES RAISINS
7 CHERCHE LA FICELLE
ATTRAPE
REGARDE LE RAISIN
5 SUIT SUR 180°
JOINT LES MAINS
6 ATTRAPE LE HOCHET
5 SUIT AU-DELÀ DU MILIEU
5 SUIT JUSQU'AU MILIEU
Langage
88 %
25 DÉFINIT 7 MOTS
26 NOMME LES CONTRAIRES
23 COMPTE 5 BLOCS
21 CONNAÎT 3 ADJECTIFS
25 DÉFINIT 5 MOTS
NOMME 4 COULEURS
24 COMPREND 4 PRÉPOSITIONS
PARLE DISTINCTEMENT
20 CONNAÎT 4 ACTIONS
22 CONNAÎT L'UTILITÉ DE 3 OBJETS
23 COMPTE 1 BLOC
22 CONNAÎT L'UTILITÉ DE 2 OBJETS
NOMME 1 COULEUR
21 CONNAÎT 2 ADJECTIFS
20 CONNAÎT 2 ACTIONS
18 NOMME 4 IMAGES
PARLE À DEMI DISTINCTEMENT
18 MONTRE 4 IMAGES
19 CONNAÎT 6 PARTIES DU CORPS
18 NOMME 1 IMAGE
R COMBINE DES MOTS
18 MONTRE 2 IMAGES
R 6 MOTS
R 3 MOTS
R 2 MOTS
R 1 MOT
R PAPA/MAMA SPÉCIFIQUES
R BABILLE
R COMBINE DES SYLLABES
R PAPA/MAMA NON SPÉCIFIQUES
R IMITE LES PAROLES
R PRONONCE DES SYLLABES ISOLÉES (simple)
SE TOURNE VERS LES VOIX
17 SE TOURNE VERS UN BRUIT FORT
R POUSSE DES CRIS PERÇANTS
R RIT
R DIT «OOOO!» ET «AAAA!»
R «VOCALISE»
RÉAGIT AUX SONNERIES
Motricité globale
TIENT L'ÉQUILIBRE SUR CHAQUE PIED 6 SECONDES
30 MARCHE POINTE À TALON
ÉQUILIBRE SUR CHAQUE PIED 5 SECONDES
ÉQUILIBRE SUR CHAQUE PIED 4 SECONDES
ÉQUILIBRE SUR CHAQUE PIED 3 SECONDES
SAUTILLE
ÉQUILIBRE SUR CHAQUE PIED 2 SECONDES
ÉQUILIBRE SUR CHAQUE PIED 1 SECONDE
29 EFFECTUE UN GRAND SAUT
28 LANCE UN BALLON
SAUTE SUR PLACE
DONNE UN COUP DE PIED SUR UN BALLON
R 27 MONTE LES ESCALIERS
COURT
R MARCHE À RECULONS
MARCHE BIEN
SE BAISSE ET SE RELÈVE
SE LÈVE SEUL
SE TIENT DEBOUT 2 SECONDES
R ARRIVE À S'ASSEOIR
TIRE POUR SE LEVER
RESTE DEBOUT EN SE TENANT
RESTE ASSIS SANS APPUI
TIRE POUR S'ASSEOIR – TÊTE STABLE
R ROULE SUR LUI-MÊME
SOULÈVE SON THORAX AVEC SES BRAS
FAIT PORTER TOUT SON POIDS SUR SES JAMBES
RESTE ASSIS – TÊTE MAINTENUE
TIENT LA TÊTE ÉLEVÉE À 90°
TIENT LA TÊTE ÉLEVÉE À 45°
R SOULÈVE LA TÊTE
FAIT DES MOUVEMENTS SYMÉTRIQUES
Comportements
(Cocher la case correspondant au nombre d'essais)
Caractéristique 1 2 3
Oui
Non
Obéissance (voir note 31) 1 2 3
Obéit toujours
Obéit en général
Obéit rarement
Intérêt envers l'environnement 1 2 3
Enfant très éveillé
Manque relatif d'intérêt
Indifférence marquée
Crainte 1 2 3
Aucune
Légère
Extrême
Capacité d'attention 1 2 3
Normale
Léger manque d'attention
Inattention marquée
MOIS
2 4 6 9 12 15 18 24
3 4 5 6
ANNÉES

DIRECTIVES D'ADMINISTRATION DU TEST

1. Essayer de faire sourire l'enfant en lui souriant, en lui parlant ou en lui faisant des signes de la main. Ne pas le toucher.
2. L'enfant doit fixer la main pendant plusieurs secondes.
3. Les parents peuvent aider l'enfant à diriger la brosse à dents et à mettre le dentifrice dessus.
4. L'enfant n'a pas à être capable de lacer ses chaussures ni à boutonner son vêtement (ou remonter la fermeture éclair) sur l'arrière (dans son dos).
5. Faire bouger la ficelle en arc de cercle d'un côté à l'autre à environ 20 cm au-dessus du visage de l'enfant.
6. Critère de réussite: L'enfant attrape le hochet quand il touche le dos ou le bout de ses doigts: test réussi.
7. Critère de réussite: L'enfant essaie de suivre la ficelle des yeux. L'examinateur doit retirer rapidement la ficelle du champ de vision de l'enfant en la laissant tomber sans faire de mouvement du bras.
8. L'enfant doit faire passer le cube d'une main à l'autre sans s'aider de son corps, de sa bouche ou de la table.
9. Critère de réussite: L'enfant prend le raisin – avec quelque partie que ce soit du pouce et d'un autre doigt.
10. La ligne devrait s'écarter d'un maximum de 30° de celle de l'examinateur.
11. Serrer le poing en pointant le pouce vers le haut et remuer le pouce. L'enfant réussit le test s'il imite le mouvement sans bouger les autres doigts.

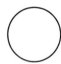

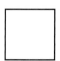

12. Critère de réussite: L'enfant dessine une forme fermée. Les cercles non fermés ne sont pas valables.
13. Laquelle des deux lignes est la plus longue (pas la plus épaisse)? Tourner la feuille à 180° et recommencer. Seuil de réussite: 3 sur 3 ou 5 sur 6.
14. Critère de réussite: L'enfant dessine deux traits qui se croisent près de leur point milieu.
15. Demander d'abord à l'enfant de copier la figure. En cas d'échec, lui montrer comment faire.

Ne pas nommer les formes pour les items 12, 14 et 15. Ne pas faire la démonstration du dessin pour les items 12 et 14.

16. Une paire de membres similaires compte pour une seule section (les deux bras, les deux jambes, etc.).
17. Placer le cube dans une tasse et le secouer doucement près de l'oreille de l'enfant sans le lui montrer. Reprendre avec l'autre oreille.
18. Montrer l'illustration et demander à l'enfant de nommer l'élément représenté. (Pas de point s'il se contente de faire le son correspondant.) S'il nomme correctement moins de quatre éléments, les nommer un par un en demandant à l'enfant de montrer du doigt l'image correspondante.

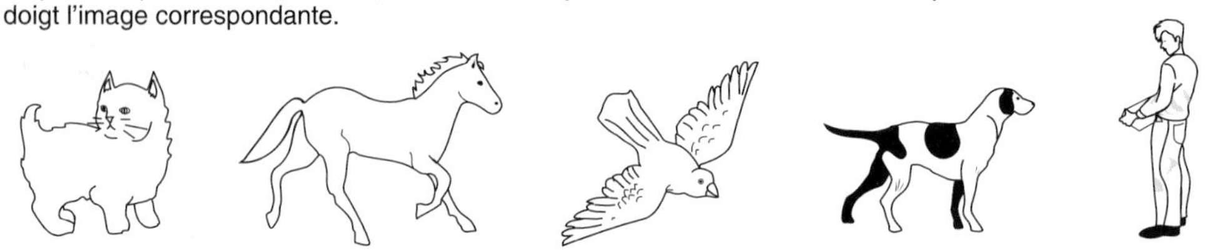

19. Montrer une poupée à l'enfant et lui demander : Montre-moi le nez, les yeux, les oreilles, la bouche, les mains, les pieds, le ventre, les cheveux. Seuil de réussite: 6 sur 8.
20. Montrer les images à l'enfant et lui demander : Lequel vole? ... fait «miaou»? ... parle? ... aboie? ... galope? Seuil de réussite: 2 sur 5, 4 sur 5.
21. Demander à l'enfant : Que fais-tu quand tu as froid?... lorsque tu es fatigué? ... lorsque tu as faim? Seuil de réussite: 2 sur 3, 3 sur 3.
22. Demander à l'enfant à quoi sert une tasse, une chaise, un crayon. Ses réponses doivent comporter des verbes d'action.
23. Critère de réussite: L'enfant place correctement le (les) cube(s) <u>et</u> dit combien il y en a sur le papier. (1, 5)
24. Demander à l'enfant de placer le cube **sur** la table; **sous** la table: **devant** vous; **derrière** vous. Seuil de réussite: 4 sur 4. (Ne pas désigner l'emplacement visé ni aider l'enfant par un mouvement des yeux ou de la tête.)
25. Demander à l'enfant : Qu'est-ce qu'un ballon? ... un lac?... un bureau?... une maison?... une banane?... un rideau?... une clôture (ou une barrière)?... un plafond? Critère d'acceptation des réponses: la définition est adéquate relativement à l'utilisation de l'objet, à sa forme, au matériau dont il est fait ou à la catégorie générale à laquelle il appartient (par exemple, la banane est un fruit; elle n'est pas simplement jaune). Seuil de réussite: 5 sur 8, 7 sur 8.
26. Demander à l'enfant: Si le cheval est grand, la souris est ____; Si le feu est chaud, la glace est ____; Si le soleil brille pendant la journée, la lune brille pendant ______. Seuil de réussite: 2 sur 3.
27. L'enfant peut se tenir à un mur ou une rampe seulement, pas à une personne. Il ne doit pas ramper.
28. L'enfant doit lancer le ballon à un mètre de la portée de main de l'examinateur.
29. L'enfant doit effectuer un grand saut par-dessus une feuille d'évaluation placée en largeur (8 1/2 po).
30. Demander à l'enfant d'avancer: ⊂⊃⊂⊃⊂⊃⊂⊃ → le talon à 2,5 cm au maximum du bout des orteils. L'examinateur peut faire la démonstration. L'enfant doit faire au moins quatre pas consécutifs.
31. Au cours de la deuxième année de vie, la moitié des enfants normaux refusent de collaborer.

OBSERVATIONS:

FIGURE 6-5. Denver II, page 239. Directives relatives à l'administration, page 240. *Tiré de W.K. Frankenburg, Denver, CO.*

matière de comportements sains, la mise sur pied, en collaboration avec la famille, d'une planification touchant la promotion de la santé, et l'orientation des parents et des enfants vers des professionnels de la santé afin d'assurer des soins de suivi. Pour plus de renseignements sur le calendrier recommandé pour les immunisations et sur le rôle de l'infirmière relativement à l'immunisation, reportez-vous au chapitre 11.

La plupart des parents veulent savoir comment ils peuvent favoriser la croissance et le développement de leur enfant. À la fin d'une visite de surveillance de la santé, la conversation devrait porter sur la façon de renforcer l'unité familiale en encourageant chez l'enfant le développement d'un sentiment de compétence, de confiance et d'estime de soi. Il est à noter que les mères vivant une situation d'extrême pauvreté craignent parfois qu'on les juge incapables de subvenir aux besoins matériels et affectifs de leurs enfants; le professionnel de la santé doit donc être attentif à ne pas prendre la place privilégiée du parent.

Bien que certaines interventions particulières soient plus susceptibles d'avoir lieu dans un établissement de soins de santé ou dans le cabinet d'un médecin, la plus grande partie des soins infirmiers concernant la surveillance de la santé peut se faire dans n'importe quel cadre.

CROISSANCE ET DÉVELOPPEMENT

Voici quelques-uns des problèmes relatifs à la collectivité qui doivent être pris en considération au cours des visites de surveillance de la santé :

- Pauvreté, logements insalubres, pénurie d'emplois ;
- Risques environnementaux, quartiers peu sécuritaires, violence ;
- Isolement en milieu rural, manque de programmes à l'intention des familles ayant des besoins particuliers, manque de soutien social, services publics inadéquats ;
- Insuffisance de programmes éducatifs et de services sociaux à l'intention des parents adolescents, manque de possibilités sur les plans social, éducatif, culturel et récréatif ;
- Concentration insuffisante de fluorure dans l'eau potable.

Les parents qui rencontrent plus que deux de ces problèmes dans leur collectivité peuvent avoir besoin d'une aide supplémentaire pour offrir à leur enfant un environnement favorable à la croissance et au développement.

Par ailleurs, le fait que les intervenants tendent à percevoir les familles vivant ces situations comme étant incapables d'améliorer leur situation constitue en soi une barrière culturelle entre les classes sociales. Cette barrière peut nuire à l'établissement d'une véritable relation entre l'intervenant et la famille[9].

Offrir des conseils préventifs

Grâce à l'apport de conseils préventifs, la famille peut savoir à quoi s'attendre pendant le stade de développement en cours et ceux qui restent à venir. Lors de chaque visite, l'infirmière donnera des renseignements adaptés à l'âge de l'enfant sur les habitudes saines, la prévention des maladies, des blessures et des intoxications, l'alimentation, la santé buccale et la sexualité. L'enseignement en matière de promotion de la santé aide également l'enfant et sa famille à élaborer des stratégies visant à soutenir et à améliorer le développement social, les relations familiales, la santé des parents, les interactions au sein de la collectivité, l'autoresponsabilité et le rendement scolaire ou professionnel.

Comme le temps consacré à chaque visite est limité, renforcez les connaissances et les méthodes de soins déjà acquises par les parents. Les conseils préventifs peuvent être axés sur l'apport d'information, le renforcement positif et la correction des idées erronées.

Utilisez les sources d'informations existant dans la collectivité. Par exemple, les groupes Enfants en sécurité, que l'on retrouve dans des programmes plus globaux communément appelés, au Canada et au Québec, « Y'a personne de parfait (YAPP) » (voir l'annexe G), enseignent aux familles des stratégies de prévention des blessures. Les programmes de santé scolaire peuvent informer les élèves sur les effets de la cigarette et des drogues. Tenez-vous au courant des méthodes d'éducation en matière de santé utilisées dans les différents milieux de la collectivité ; il vous sera ainsi plus facile de renforcer les concepts enseignés[8].

Favoriser les activités de promotion de la santé

Les membres de la famille ont souvent besoin d'enseignement et de counseling en matière de santé pour promouvoir des comportements sains chez leur enfant. Par exemple, vous pouvez les renseigner sur le contrôle de l'environnement dans le but de diminuer l'exposition au plomb (dans les milieux à risque), suggérer des modifications du régime alimentaire permettant d'augmenter la consommation d'aliments riches en fer et encourager la diminution de la consommation de lait dans le cadre d'une stratégie de contrôle ou de perte de poids. Dans le cas de l'enfant de 18 mois dont il a été question dans la section sur les diagnostics infirmiers, vous pourriez concentrer vos énergies sur les dispositions à prendre pour l'inscrire dans une garderie et sur l'anticipation et la prise en charge des problèmes de comportement qui risquent de survenir.

L'enseignement et le counseling sont d'autant plus efficaces lorsque la famille comprend le lien entre la modification qui doit être apportée au comportement et les répercussions qu'elle aura sur la santé de l'enfant. L'infirmière travaille alors de concert avec les parents et l'enfant. Les mesures présentées ci-dessous favorisent l'enseignement et le counseling auprès des parents[6].

- Évaluer avec les membres de la famille les obstacles à la modification du comportement;
- Faire participer l'enfant au choix d'un facteur de risque à modifier et d'un objectif final;
- Obtenir un engagement de la part des parents et de l'enfant à modifier le comportement choisi;
- Utiliser une combinaison de stratégies;
- Concevoir un programme de modification du comportement;
- Surveiller les progrès réalisés par des mesures de suivi.

Effectuer des interventions de surveillance de la santé

Après la collecte et l'analyse des données obtenues au moyen de l'entrevue, de l'examen physique et des tests de dépistage, il faut résumer à l'intention des parents et de l'enfant les réalisations précises touchant la santé et le développement. Les vaccins sont administrés selon les besoins. (Le chapitre 11 présente le calendrier recommandé pour les immunisations.) Vous pouvez offrir des conseils préventifs à divers moments au cours de la visite de surveillance de la santé.

Si un risque de problème de santé ou un problème réel a été découvert, il est nécessaire de prévoir un suivi. C'est le cas par exemple, en ce qui a trait à l'anémie ferriprive, aux troubles de la croissance, à l'absence de développement staturo-pondéral normal, aux risques d'abus sexuels ou de négligence parentale. L'enfant devra peut-être revenir voir le professionnel de la santé pour une évaluation plus approfondie, ou être orienté vers un autre professionnel de la santé. L'infirmière doit se renseigner sur les ressources communautaires disponibles afin d'orienter l'enfant vers celle qui lui convient le mieux. Ces services peuvent se donner dans les milieux suivants:

- Centre hospitalier et divers professionnels de la santé établis dans la collectivité (dentistes, médecins, physiothérapeutes, orthophonistes, nutritionnistes et travailleurs sociaux);
- Programmes établis dans la collectivité (centres jeunesse, centre de soins pour les enfants, CLSC, programmes de stimulation développementale, programmes de visites à domicile, programmes d'intervention précoce, centres de santé mentale, écoles, centres d'aide aux familles, cliniques de santé publique, Églises et autres organismes d'aide aux familles et aux enfants).

Après avoir reçu l'enseignement et le counseling appropriés, la famille et l'enfant travaillent conjointement avec le professionnel de la santé à la résolution du problème et à la prise de décision touchant l'état de l'enfant.

Encouragez les parents à se préparer aux visites de surveillance de la santé ultérieures en réfléchissant aux questions et aux préoccupations qu'ils désirent exprimer. Il est en de même pour l'infirmière, qui doit se pencher sur la façon dont elle conduira l'entrevue lors de la prochaine visite, tout en se préoccupant des interrogations soulevées par les parents, l'enfant ou l'adolescent[2].

CALENDRIER RECOMMANDÉ POUR LES VISITES DE SURVEILLANCE DE LA SANTÉ CHEZ LE NOUVEAU-NÉ ET LE NOURRISSON[10]

Prénatal
Nouveau-né
Première ou deuxième semaine de vie
1 mois
2 mois
4 mois
6 mois
12 mois

SURVEILLANCE DE LA SANTÉ EN FONCTION DU GROUPE D'ÂGE

Nouveau-né /nourrisson (de la naissance à 1 an)

En raison de la rapidité des changements liés à la croissance et au développement, les visites de surveillance de la santé sont fréquentes pendant la première année de vie.

Voici quelques exemples de questions liées à la surveillance du développement du nourrisson que vous pourriez poser :

- Avez-vous des inquiétudes particulières au sujet du développement ou du comportement de Colin ?
- De quelle façon Tania communique-t-elle ses désirs ?
- Selon vous, quelles sont les choses que Guillaume comprend ?
- Comment Marie se comporte-t-elle avec les membres de la famille ?
- Décrivez-moi la façon dont Émilie joue.

Les conseils préventifs doivent être centrés sur les étapes de croissance et de développement rapides du bébé, la prévention des blessures (se reporter au chapitre 2) et l'alimentation (se reporter au chapitre 3). Avec les parents, l'infirmière explore leurs forces et compétences quant aux soins à donner à leur bébé et aux autres membres de la famille.

L'enseignement en matière de santé porte sur des sujets comme les coliques, les habitudes de sommeil normales, les selles, les soins de la peau et des cheveux, les vêtements appropriés en fonction du temps et la prévention des coups de soleil. Enseignez aux parents à reconnaître les premiers signes de maladie chez leur enfant, comme la fièvre, l'anorexie, les vomissements, la diarrhée, la déshydratation, l'irritabilité ou la somnolence inhabituelles, et les éruptions cutanées.

Trottineur (de 1 à 3 ans) et enfant d'âge préscolaire (de 3 à 5 ans)

Pendant cette période, la surveillance du développement, le dépistage des problèmes de santé et les immunisations nécessitent de fréquentes visites de surveillance de la santé. Voici des exemples de questions relatives à la surveillance du développement que vous pourriez poser dans le cadre de ces visites :

- Avez-vous des inquiétudes particulières au sujet du développement ou du comportement de Shawn ?
- De quelle façon Daphné communique-t-elle ses désirs ?
- De quelle façon Anne-Soleil se déplace-t-elle d'un endroit à un autre ?
- Comment Kevin se comporte-t-il avec les membres de la famille ?
- Comment Britannie réagit-il à l'endroit des étrangers ?
- Quel degré d'autonomie Christophe démontre-t-il lorsqu'il mange ?
- Décrivez la façon dont Philippe joue.

CALENDRIER RECOMMANDÉ POUR LES VISITES DE SURVEILLANCE DE LA SANTÉ CHEZ LE TROTTINEUR ET L'ENFANT D'ÂGE PRÉSCOLAIRE[10]
15 mois
18 mois
2 ans
3 ans
4 ans
5 ans

Les conseils préventifs sont axés sur la promotion de la croissance et du développement, l'alimentation (se reporter au chapitre 3), l'établissement de limites et la discipline, l'apprentissage de la propreté, la prévention des blessures (se reporter au chapitre 2), les activités familiales, les conflits avec les frères et sœurs, les groupes formés dans le cadre de la garderie ou des groupes de jeu et l'intérêt manifesté à l'endroit des réalisations de l'enfant.

L'enseignement en matière de santé porte sur l'alimentation, les stratégies relatives à l'alimentation et aux heures des repas, le brossage des dents, les suppléments de fluorure (au besoin) et les visites chez le dentiste, la curiosité naturelle de l'enfant en ce qui a trait aux différences entre les organes génitaux des deux sexes et la masturbation et, enfin, le traitement des maladies mineures courantes.

CALENDRIER RECOMMANDÉ POUR LES VISITES DE SURVEILLANCE DE LA SANTÉ CHEZ L'ENFANT D'ÂGE SCOLAIRE[11]
6 ans
8 ans
10 ans
11 ans
12 ans

Enfant d'âge scolaire (de 6 à 12 ans)

Les visites de surveillance de la santé sont moins fréquentes au cours de la période de l'âge scolaire, car la santé est généralement plus stable, le rythme de la croissance est ralenti et la fréquence des dépistages des problèmes de santé est diminuée. Voici des exemples de questions que vous pourriez poser dans le cadre de la surveillance du développement :

- Avez-vous des inquiétudes particulières au sujet du développement ou du comportement de Chanel ?
- Selon vous, Benoît réussit-il bien à l'école ? À quelle fréquence s'absente-t-il ?
- David semble-t-il capable de respecter les règles à l'école ?
- Olivier est-il en mesure de suivre ses camarades lorsqu'il joue avec eux ?
- Mathilde est-elle fière de ses réalisations à l'école ? Vous parle-t-elle de ce qui se passe à l'école ? De quelle façon accueillez-vous ses réalisations ? La félicitez-vous ?
- Êtes-vous déjà allés dans la classe de Jean-François ? Participez-vous aux activités de son école ? Qu'est-ce que son enseignant dit à son sujet lors des rencontres parents-enseignant ?

Les conseils préventifs sont axés sur des sujets comme la croissance et le développement, l'entrée à l'école, l'influence croissante des pairs, la prévention des blessures (se reporter au chapitre 2), l'établissement d'attentes raisonnables, la reconnaissance des réalisations, l'établissement de limites et la discipline, le respect de l'autorité, la promotion de l'autonomie et le début des responsabilités relativement aux corvées domestiques.

L'enseignement en matière de santé porte sur la santé buccale, l'alimentation, la nécessité de l'activité physique régulière et les soins personnels et d'hygiène, la préparation à la puberté et au développement sexuel, ainsi que la gestion des conflits.

Adolescent (de 13 à 18 ans)

En raison des changements impressionnants qui se produisent dans le développement physique, social et affectif de l'adolescent, une visite de surveillance de la santé devrait avoir lieu chaque année. L'adolescent a besoin de services cliniques préventifs complets ayant pour but de l'empêcher de s'adonner à des comportements susceptibles de nuire à sa santé, de déceler rapidement les problèmes physiques, affectifs ou comportementaux éventuels et d'encourager les comportements qui favorisent de saines habitudes de vie[12]. Le tableau 6-4 présente les activités de surveillance de la santé recommandées pour l'adolescent, en fonction de son âge.

Les questions touchant la surveillance du développement portent sur le développement physique, social et affectif (figure 6-6). L'évaluation des comportements relatifs à la santé et la surveillance du développement sont de plus en plus étroitement reliées au fur et à mesure de l'augmentation de l'influence des pairs sur l'adolescent. Voici des exemples de questions que vous pourriez poser :

- Qui est ton meilleur ami ou ta meilleure amie ? Que faites-vous ensemble ? Combien d'amis as-tu ? Quel âge ont tes amis ? Que fais-tu avec tes amis lorsque vous n'êtes pas à l'école ?
- Quelles sont les choses qui t'inquiètent ? qui te rendent triste ? qui te mettent en colère ? Comment réagis-tu à ces choses ? À qui en parles-tu ?
- Dans quels domaines excelles-tu ?
- As-tu déjà eu des problèmes à l'école ou avec la justice ? As-tu déjà pensé à fuguer ? As-tu déjà pensé à te blesser ou à te tuer ?
- Selon toi, ton développement est-il comme celui de tes amis ? Que penses-tu de ton apparence physique ? Quelqu'un t'a-t-il parlé des changements qui vont se produire dans ton corps ? As-tu lu des livres sur la question ?
- Comparativement à tes camarades de classe, quel est ton rendement scolaire ? dans la moyenne ? supérieur à la moyenne ? inférieur à la moyenne ?
- Quelles sortes d'activités fais-tu ?

TABLEAU 6-4 Services préventifs de santé recommandés pour l'adolescent en fonction de l'âge et des interventions

	Préadolescence		Adolescence								
			Début		*Milieu*			*Fin*			
Intervention	*11*	*12*	*13*	*14*	*15*	*16*	*17*	*18*	*19*	*20*	*21*
Conseil de santé											
Rôle parental[a]	———	———■	———	———	———	■	———				
Développement	■	■	■	■	■	■	■	■	■	■	■
Régime alimentaire et activité physique	■	■	■	■	■	■	■	■	■	■	■
Saines habitudes de vie[b]	■	■	■	■	■	■	■	■	■	■	■
Prévention des blessures	■	■	■	■	■	■	■	■	■	■	■
Antécédents relatifs au dépistage de problèmes de santé											
Troubles alimentaires	■	■	■	■	■	■	■	■	■	■	■
Activités sexuelles[c]	■	■	■	■	■	■	■	■	■	■	■
Consommation d'alcool et d'autres drogues	■	■	■	■	■	■	■	■	■	■	■
Usage du tabac	■	■	■	■	■	■	■	■	■	■	■
Négligence ou mauvais traitements	■	■	■	■	■	■	■	■	■	■	■
Rendement scolaire	■	■	■	■	■	■	■	■	■	■	■
Dépression	■	■	■	■	■	■	■	■	■	■	■
Risque de suicide	■	■	■	■	■	■	■	■	■	■	■
Examen physique											
Tension artérielle	■	■	■	■	■	■	■	■	■	■	■
Indice de masse corporelle	■	■	■	■	■	■	■	■	■	■	■
Examen complet	———	———■	———	———	———	■	———	———	———■	———	———
Tests											
Cholestérol	———	———1	———	———	———	1	———	———	———1	———	———
Tuberculose	———	———2	———	———	———	2	———	———	———2	———	———
Gonorrhée, chlamydia, syphilis et papillomavirus	———	———3	———	———	———	3	———	———	———3	———	———
VIH	———	———4	———	———	———	4	———	———	———4	———	———
Test de Papanicolaou	———	———5	———	———	———	5	———	———	———5	———	———

[a] Une visite permettant d'offrir des conseils de santé aux parents est recommandée au cours des années du début et du milieu de l'adolescence.
[b] Comprend du counseling portant sur les comportements sexuels et l'abstention de tabac, d'alcool et d'autres drogues.
[c] Comprend les antécédents de grossesse non désirée et de maladies transmissibles sexuellement (MTS).
1. *Test de dépistage dans les cas d'antécédents familiaux de problèmes cardiovasculaires ou d'hyperlipidémie à un jeune âge.*
2. *Test de dépistage si la personne a été exposée à la tuberculose ou si elle vit ou travaille dans un milieu à risque élevé (par exemple, refuge pour sans abris, établissement de soins de santé).*
3. *Test de dépistage au moins une fois l'an si la personne est active sexuellement.*
4. *Test de dépistage en cas de risque élevé d'infection.*
5. *Test de dépistage une fois l'an si la personne est active sexuellement ou est âgée de 18 ans ou plus.*

- Quelles responsabilités as-tu à la maison ?
- As-tu consommé de l'alcool au cours du dernier mois ? Quelle quantité ? En avais-tu déjà consommé autant auparavant ? As-tu essayé des drogues ? À quelle fréquence en as-tu consommé au cours du dernier mois ?
- Tes amis exercent-ils des pressions sur toi pour que tu fasses des choses que tu ne veux pas faire ? Comment réagis-tu à ces pressions ?
- Sors-tu avec quelqu'un ? As-tu un(e) partenaire stable ? Cette relation te satisfait-elle ?

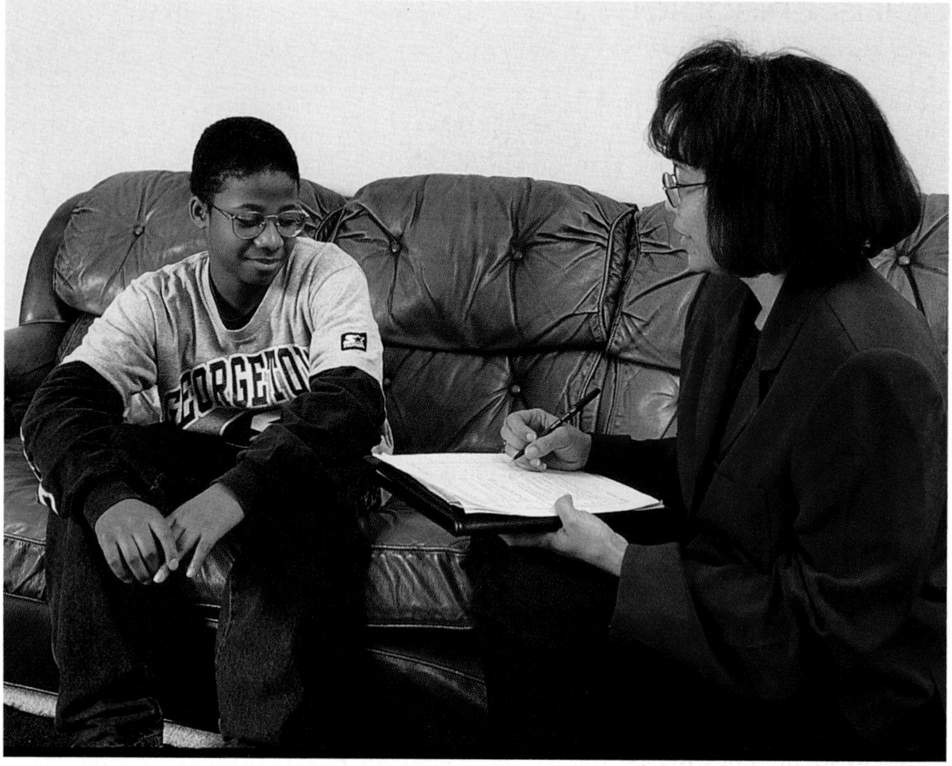

FIGURE 6-6. Contrairement à ce qui se fait au cours des stades antérieurs du développement, les questions posées relativement à la surveillance du développement chez un adolescent doivent s'adresser directement à celui-ci plutôt qu'à ses parents.

- Quelqu'un t'a-t-il déjà fait peur par des paroles violentes ou de nature sexuelle ? Quelqu'un a-t-il déjà essayé de te blesser physiquement ? Est-il arrivé que quelqu'un te touche d'une manière que tu n'aimes pas ? que quelqu'un t'oblige à avoir des rapports sexuels ?
- Si tu le pouvais, qu'est-ce que tu changerais dans ta famille ?

Les conseils préventifs sont axés sur des objectifs reliés à des comportements sains : rendement scolaire, identification de talents et d'intérêts à cultiver, gestion du stress, port d'équipement de protection pour faire du sport, utilisation de la ceinture de sécurité en voiture, prévention de la violence et utilisation de crème solaire pour prévenir le cancer de la peau.

L'enseignement en matière de santé est axé sur l'abstention des produits du tabac, des drogues et de l'alcool, sur la sexualité et les choix qui s'offrent sur le plan de l'activité sexuelle (abstinence, contraception et relations sexuelles protégées) et sur des comportements sains touchant l'alimentation, la santé buccale, l'exercice physique et le sommeil.

► PROMOTION DE LA SANTÉ CHEZ L'ENFANT DANS LA COMMUNAUTÉ

De quelle façon les soins infirmiers offerts dans les milieux communautaires répondent-ils aux besoin de l'enfant atteint d'une maladie chronique ? Comment peut-on faciliter le retour à l'école de cet enfant ? Comment détecter les familles qui ont besoin de soutien supplémentaire pour s'occuper de leur enfant à la maison ? Dans tous les milieux de soins communautaires (domicile, école, clinique spécialisée, CLSC), les soins infirmiers visent d'abord à réduire au minimum les répercussions de la maladie sur le développement physique et affectif de l'enfant et sur son fonctionnement.

SOINS ÉPISODIQUES EN CAS DE MALADIE OU DE BLESSURE

Les épisodes de maladie et les blessures nécessitant des soins de santé sont assez fréquents au cours de l'enfance. Dans la plupart des cas, ces soins sont administrés par les intervenants de soins primaires. Toutefois, il arrive que l'enfant doive se rendre à un centre de soins d'urgence, à l'urgence d'un hôpital, d'un CLSC ou d'une clinique médicale. Le rôle de l'infirmière dans le cadre de ces visites de soins épisodiques consiste à:

- recueillir des renseignements sur la condition de l'enfant;
- effectuer un examen physique;
- assister le médecin dans le cadre des interventions diagnostiques ou thérapeutiques nécessaires;
- renseigner l'enfant et la famille sur les soins à donner à la maison et sur la façon de déceler les signes avant-coureurs d'une aggravation du problème;
- évaluer les risques d'agression sexuelle, de mauvais traitements ou de négligence chez l'enfant.

SOINS À L'ENFANT QUI PRÉSENTE DES BESOINS PARTICULIERS EN MATIÈRE DE SOINS DE SANTÉ

L'enfant atteint d'une **maladie chronique**, c'est-à-dire d'une affection qui dure ou que l'on s'attend à voir durer au moins trois mois, est un *enfant présentant des besoins particuliers en matière de soins de santé*. Le plus souvent, l'enfant présente une **incapacité** dans une ou plusieurs des cinq catégories de fonctions (cognition, communication, habiletés motrices, habiletés sociales et schémas d'interactions) ou un handicap. La plupart des enfants atteints d'une maladie chronique sont soignés à la maison et ne bénéficient pas de soins infirmiers à domicile ou d'autres services de soins de santé. L'enfant et la famille ont donc besoin d'une surveillance de la santé régulière et de services de santé appropriés à leur situation.

La promotion de la santé joue un rôle tout aussi important dans la vie de l'enfant atteint d'une maladie chronique que dans celle de tous les autres enfants. Dès le départ, sa condition l'expose davantage à des problèmes comme des maladies infectieuses, des blessures ou un retard développemental. L'objectif consiste à permettre à l'enfant, comme dans le cas de Jessica présenté dans la capsule d'ouverture du présent chapitre, de vivre une enfance aussi normale que possible.

Dans le cas d'un enfant atteint d'une maladie chronique, les professionnels de la santé prodiguant les soins à l'enfant varient en fonction du type de maladie, des choix de la famille et de la disponibilité de ressources pédiatriques spécialisées. La plupart des enfants atteints d'une maladie chronique (par exemple l'asthme) sont suivis soit par une équipe, soit par un professionnel de la santé, une infirmière par exemple. C'est habituellement cette personne qui connaît le mieux les ressources communautaires locales susceptibles d'aider l'enfant et la famille. Souvent, l'enfant est orienté vers des spécialistes en pédiatrie qui réévaluent son état de santé et font de nouvelles recommandations.

Une équipe interdisciplinaire peut faire le suivi systématique de cette clientèle, dans le but de coordonner de manière efficiente les soins à l'enfant atteint d'une maladie chronique comme le spina bifida, la fibrose kystique ou l'asthme. Ainsi, l'enfant profite des lignes directrices actuelles en matière de soins s'appliquant à son cas particulier. En règle générale, l'enfant et la famille retiennent les services d'un professionnel de la santé qui prodigue des soins de surveillance de la santé et des soins épisodiques tout en servant la cause de l'enfant auprès des représentants du système de santé. Il est important de ne pas négliger les services réguliers de surveillance de la santé pendant les périodes d'exacerbation aiguë de la maladie chronique. Certains enfants nécessitent même des visites supplémentaires pour obtenir des agents immunisants, comme les vaccins antipneumocoque et antiméningocoque, et le vaccin anti-influenza.

L'infirmière qui travaille dans une clinique spécialisée d'un centre hospitalier ou dans un CLSC veille à ce que l'enfant reçoive les visites de surveillance de la santé dont il a besoin. L'infirmière de liaison qui œuvre dans un établissement de soins tertiaires doit trouver les ressources appropriées et aider la famille à établir des liens avec l'infirmière ou la coordonnatrice de l'équipe interdisciplinaire pour assurer un suivi dans le milieu où vit l'enfant. La difficulté est plus grande lorsque l'enfant et la famille sont venus de loin pour obtenir des services spécialisés. Il est souvent préférable de s'assurer que l'enfant a, dans sa communauté, un « intervenant pivot », soit un professionnel de la santé qui travaille régulièrement auprès de lui et qui favorise la coordination des ressources communautaires locales. Certaines familles vivant une situation de pauvreté extrême peuvent être méfiantes à l'égard des services. Dans ces cas, il est d'autant plus important pour l'infirmière ou « l'intervenant pivot » d'établir une relation de confiance avec la famille, afin de s'assurer que l'enfant aura accès aux services.

Le rôle de l'infirmière qui traite des enfants atteints d'une maladie chronique dans un milieu communautaire consiste à assurer la surveillance de la santé, à enseigner aux parents à s'occuper de l'enfant à la maison, à faire part des lignes directrices visant à favoriser la croissance et le développement de l'enfant, à surveiller l'état de santé de l'enfant et à orienter la famille vers les services et ressources communautaires appropriés. Elle a besoin des connaissances et des habiletés énumérées ci-dessous[13] :

- Connaissance de la physiopathologie de la maladie chronique et de l'évolution anticipée de la maladie ;
- Connaissance des réactions de l'enfant et de la famille au stress occasionné par l'état chronique ;
- Capacité de collaborer avec la famille pour favoriser la croissance et le développement normaux de l'enfant ;
- Habiletés d'évaluation visant à détecter toute modification dans l'état de l'enfant nécessitant l'orientation vers des ressources adéquates ou une consultation ;
- Capacité de communiquer efficacement avec les professionnels de la santé appropriés en cas de modifications dans l'état de santé physique ou psychosociale de l'enfant ;
- Capacité de travailler en collaboration avec d'autres professionnels de la santé ;
- Connaissance des ressources (organismes communautaires, centres de soins tertiaires, professionnels spécialisés, service de répit) appropriées pour l'enfant et la famille ;
- Capacité de reconnaître une famille dysfonctionnelle qui a besoin d'une intervention.

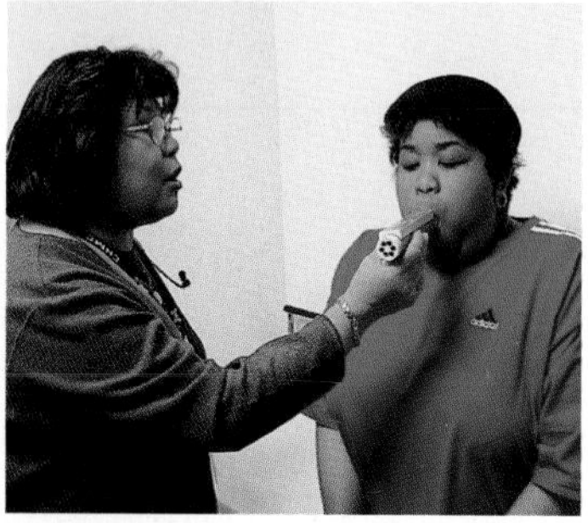

FIGURE 6-7. L'infirmière enseigne aux membres de la famille à reconnaître les premiers stades d'une crise d'asthme à l'aide d'un débitmètre de pointe. L'enfant apprend la manière appropriée de prendre une profonde inspiration et d'expirer dans le débitmètre de pointe afin d'obtenir le meilleur résultat possible.

Dans le cas de Jessica, une infirmière possédant certaines des connaissances et des habiletés mentionnées plus haut pourrait aider l'enfant à mieux contrôler son problème d'asthme. Les soins recommandés dans le cas des enfants atteints d'asthme, qui consistaient auparavant en des soins épisodiques lors des crises aiguës parallèlement à un traitement quotidien réduit au minimum, ont évolué pour prendre la forme d'une prise en charge quotidienne énergique du problème par l'enfant et la famille (figure 6-7). La détection des premiers signes d'une crise d'asthme peut entraîner l'administration de médicaments supplémentaires dans le but d'éviter une crise grave (se référer au chapitre 12, à la section sur le traitement de l'asthme). Le plan de soins infirmiers présenté dans ces pages résume les stratégies communautaires pouvant être utilisées pour aider un enfant comme Jessica, ainsi que sa famille, à prendre en charge son problème de santé.

PLAN DE SOINS INFIRMIERS

L'ENFANT ATTEINT D'ASTHME EN MILIEU COMMUNAUTAIRE

OBJECTIF	INTERVENTION	JUSTIFICATION	RÉSULTAT ESCOMPTÉ
1. Stratégies d'adaptation familiale efficaces: Potentiel de croissance relié au contrôle accru de l'asthme à l'aide de soins et de traitements quotidiens			
L'enfant et les parents collaboreront avec l'infirmière dans le but d'améliorer la prise en charge de l'asthme.	• Écouter les inquiétudes exprimées par la famille au sujet de la prise en charge de l'asthme et y répondre par des renseignements visant à corriger les idées erronées, s'il y a lieu.	• Les préoccupations des parents ne sont pas nécessairement les mêmes que celles de l'infirmière. Si on ne tient pas compte de leurs inquiétudes, les parents risquent de ne pas observer le traitement.	Les parents expriment une confiance accrue en leur capacité de prévenir et de prendre en charge les crises d'asthme de leur enfant.
	• Enseigner aux membres de la famille des habiletés (évaluation, utilisation de l'équipement et administration de médicaments) permettant de réagir et prendre adéquatement en charge les crises d'asthme.	• L'utilisation appropriée de l'équipement et l'administration des doses adéquates de médicaments contribuent à atténuer les symptômes.	
	• Offrir aux parents des conseils par téléphone lors des premières crises d'asthme.	• Le renforcement des apprentissages et le soutien pendant les crises d'asthme augmentent la confiance des parents en leur capacité de faire face aux crises à venir.	
	• Expliquez aux parents quand ils doivent téléphoner pour obtenir l'avis d'un professionnel de la santé ou un traitement d'urgence.	• Les parents ont besoin de lignes directrices pour évaluer la gravité des crises.	
2. Manque de connaissances (reconnaissance des premiers signes d'une crise d'asthme) relié à la modification des lignes directrices relatives aux soins			
L'enfant et les parents reconnaîtront les premiers signes et symptômes d'une crise d'asthme et commenceront l'administration de médicaments supplémentaires.	• Apprendre à l'enfant et aux parents comment utiliser un débitmètre de pointe.	• Le débitmètre de pointe aide à mesurer les changements dans l'état respiratoire avant même l'apparition des symptômes.	Le nombre de crises d'asthme nécessitant une intervention médicale diminue.
	• Aider l'enfant à reconnaître son meilleur débit personnel de pointe et le niveau indiquant le développement de symptômes.	• La mesure du meilleur débit personnel de pointe aide à établir les niveaux qui guideront à l'avenir l'identification des symptômes.	

Suite...

PLAN DE SOINS INFIRMIERS

L'ENFANT ATTEINT D'ASTHME EN MILIEU COMMUNAUTAIRE *(suite)*

2. Manque de connaissances (reconnaissance des premiers signes d'une crise d'asthme) relié à la modification des lignes directrices relatives aux soins (suite)

OBJECTIF	INTERVENTION	JUSTIFICATION	RÉSULTAT ESCOMPTÉ
	• Enseigner à l'enfant et à la famille à administrer des médicaments lorsque le débit de pointe chute au niveau jaune (50 à 80 %).	• Administrer les médicaments avant l'apparition d'une crise peut aider à la prévenir.	
	• Apprendre à l'enfant et à la famille à surveiller la réaction de l'enfant aux médicaments à l'aide du débitmètre de pointe.	• Surveiller la réaction de l'enfant donne à la famille des renseignements suffisants pour déterminer que les soins à domicile sont inadéquats et qu'une intervention médicale est nécessaire.	

3. Prise en charge inefficace du programme thérapeutique par la collectivité, reliée à l'absence d'un programme de traitement de l'asthme à l'école

OBJECTIF	INTERVENTION	JUSTIFICATION	RÉSULTAT ESCOMPTÉ
Un programme de santé scolaire individualisé sera élaboré dans le but de contrôler et de prendre en charge les symptômes d'asthme.	• Fournir à la famille du matériel pédagogique à remettre à l'infirmière et aux administrateurs de l'école.	• Le personnel de l'école doit connaître les développements les plus récents sur la prise en charge du traitement de l'asthme en milieu scolaire.	La mise en œuvre du programme de santé scolaire diminue le nombre des absences reliées à des crises d'asthme.
	• Demander que chaque enfant ait son plan individualisé de traitement de l'asthme.	• La mise en œuvre d'une politique à l'école aide l'ensemble des enfants atteints d'asthme à recevoir des soins adéquats.	
	• Aider la famille à obtenir un programme de santé scolaire incluant les prescriptions écrites du médecin traitant de l'enfant.	• L'enfant qui souffre d'asthme grave a besoin d'un plan de soins individualisé qui favorisera le contrôle des crises.	
	• Aider la famille à se procurer l'équipement et les médicaments qui peuvent être fournis à l'école.	• L'école prodigue les soins, mais la famille doit fournir le matériel, l'équipement et les médicaments.	
	• Travailler de concert avec les parents et l'infirmière de l'école pour enseigner les interventions nécessaires à une personne désignée en l'absence de l'infirmière.	• Les infirmières scolaires couvrent souvent plusieurs écoles. L'administrateur ou la secrétaire sert fréquemment de substitut à l'infirmière.	

PLAN DE SOINS INFIRMIERS

L'ENFANT ATTEINT D'ASTHME EN MILIEU COMMUNAUTAIRE (suite)

OBJECTIF	INTERVENTION	JUSTIFICATION	RÉSULTAT ESCOMPTÉ
4. Perturbation de l'image corporelle (de l'enfant) reliée au besoin d'avoir recours à des soins particuliers durant les heures de classe			
Le fait pour l'enfant de contrôler de plus en plus son d'asthme augmentera son estime de soi et améliore ses relations avec ses pairs.	• Évaluer les relations de l'enfant avec ses pairs et les occasions d'interactions avec des enfants de son âge. • Encourager l'enfant et la famille à mieux contrôler le problème d'asthme afin que l'enfant puisse s'adonner à des activités normales pour son âge. • Déterminer les types de conflits vécus et les taquineries infligées à l'enfant par ses pairs, et lui enseigner des façons d'agir pour composer avec la situation.	• L'évaluation joue un rôle important dans la détermination des meilleures stratégies de soutien de l'enfant et de la famille. • La motivation peut favoriser l'observance des interventions quotidiennes recommandées. • En obtenant un certain contrôle sur ces situations, l'enfant améliorera son estime de soi.	L'enfant établit des liens d'amitié et s'engage dans des activités avec ses pairs.

SOINS INFIRMIERS EN MILIEU SCOLAIRE

L'infirmière scolaire essaie d'éliminer ou de diminuer au minimum les obstacles à l'apprentissage liés à la santé afin que les élèves puissent obtenir un bon rendement scolaire. Les actions infirmières sont centrées sur les stratégies suivantes :

- Diminuer la transmission des maladies infectieuses et contagieuses afin d'améliorer l'assiduité scolaire (par exemple, programmes de vaccination) ;
- Promouvoir des comportements sains par de l'éducation en matière de santé ;
- Assurer la sécurité à l'école en inspectant l'environnement scolaire ;
- Effectuer un dépistage des affections courantes (par exemple, les déficits visuels ou auditifs) chez les enfants d'âge scolaire (figure 6-8) et des risques d'agression sexuelle et de mauvais traitements ;
- Élaborer des stratégies de promotion de la santé ;
- Établir des réseaux de soutien efficaces entre les élèves, les familles, l'école et la collectivité.

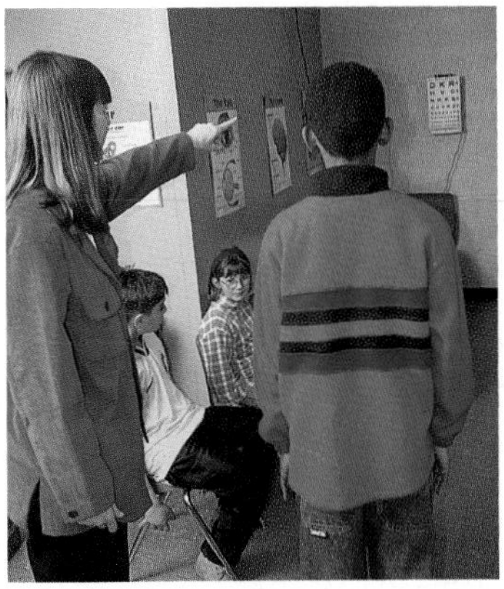

FIGURE 6-8. L'école est un milieu privilégié pour effectuer des tests de dépistage sur des groupes importants d'élèves à risque. Les tests de dépistage sont souvent organisés de manière que tous les enfants d'un niveau soient évalués. Dans l'image ci-dessus, le test vise à déceler des problèmes de vision.

Le tableau 6-5 présente les domaines d'intervention proposés par l'Ordre des infirmières et infirmiers du Québec (OIIQ).

La capacité d'intervention en cas d'urgence est importante, et un plan de soins d'urgence doit être mis au point pour l'ensemble des élèves. Les cas de blessures et de maladies aiguës sont fréquents pendant les heures de cours. Le personnel de l'école (administration, secrétaires et enseignants) doit apprendre à distinguer une situation d'urgence d'un problème urgent qui nécessite que l'on appelle les parents : dans ce dernier cas, ce sont les parents qui prendront en charge la situation. On élaborera, en collaboration avec les premiers répondants locaux, des lignes directrices relatives à la mise en œuvre de secours médicaux d'urgence.

L'enfant atteint d'une maladie chronique peut faire face à des défis particuliers à l'école. Un programme de santé scolaire individualisé, mis au point conjointement par les parents, l'enfant, l'infirmière scolaire, l'administrateur de l'école et les enseignants, constitue un mécanisme formel permettant d'assurer la satisfaction des besoins de santé de l'enfant (figure 6-9). Dans certains cas, le programme de santé est

TABLEAU 6-5 Définition des domaines d'intervention de l'infirmière scolaire

1. **Le développement et l'adaptation sociale des enfants et des jeunes**
   Toutes interventions visant le développement de compétences personnelles et sociales (estime de soi, prise de décision, communication, clarification des valeurs, résolution de conflits) ; les saines habitudes de vie ; l'administration et l'interprétation de tests, l'adaptation familiale, etc. (p. ex., dépistage maternel, campagne sur l'hygiène, etc.).
2. **Les maladies évitables par l'immunisation**
   Toutes interventions visant l'information ou l'application du protocole d'immunisation, le contrôle, la promotion de la vaccination, ainsi que l'administration de vaccins (p. ex., vaccination maternelle, hépatite B, rappel, etc.).
3. **L'éducation sexuelle et les maladies transmises sexuellement**
   Toutes interventions visant l'information, l'éducation, la prévention et le counseling en matière de contraception et de reproduction ; toutes interventions visant le renforcement des comportements sexuels sécuritaires, le dépistage, le suivi, le counseling en matière de VIH/sida et de MTS.
4. **Le tabagisme**
   Toutes interventions visant la prévention, le soutien à l'abandon, l'information, le counseling, l'éducation à la santé, le dépistage, etc.
5. **Les traumatismes non intentionnels (accidents, empoisonnement, etc.)**
   Toutes interventions visant la promotion de la conduite automobile sans alcool, le port du casque à vélo, la prévention des empoisonnements, etc.
6. **Les traumatismes intentionnels (violence, négligence, inceste, agression à caractère sexuel, harcèlement, etc.)**
   Toutes interventions visant l'information, l'éducation, la prévention et le dépistage des clientèles à risques.
7. **La prévention du suicide**
   Toutes interventions visant la sensibilisation, l'information, le counseling, la postvention, le soutien, la relation d'aide, le suivi et le dépistage des clientèles à risques.
8. **L'alcoolisme et les toxicomanies**
   Toutes interventions visant la prévention, l'information, l'éducation, la réduction des méfaits, la sensibilisation, le soutien, le counseling et le dépistage des clientèles à risques.
9. **Les maladies contagieuses**
   Toutes interventions visant la prévention des maladies contagieuses et infectieuses (p. ex., campagne sur la pédiculose, mécanismes d'information, etc.) et le dépistage.
10. **Les problèmes de santé/services courants**
    Toutes interventions de dépistage, d'évaluation ou de nature thérapeutique faites en raison d'un problème de santé physique ou mentale, incluant les références (p. ex., troubles oculaires, troubles du système nerveux, troubles oto-rhino-laryngologiques, troubles génito-urinaires, problèmes de santé respiratoire, troubles endocriniens, nutrition, métabolisme, troubles immunitaires, troubles ostéo-articulaires, troubles de santé mentale).

Tiré de Ordre des infirmières et infirmiers du Québec (consulté le 3 septembre 2002) : www.oiiq.org/act_pub/publications/scolaire/annexe_4.htm.

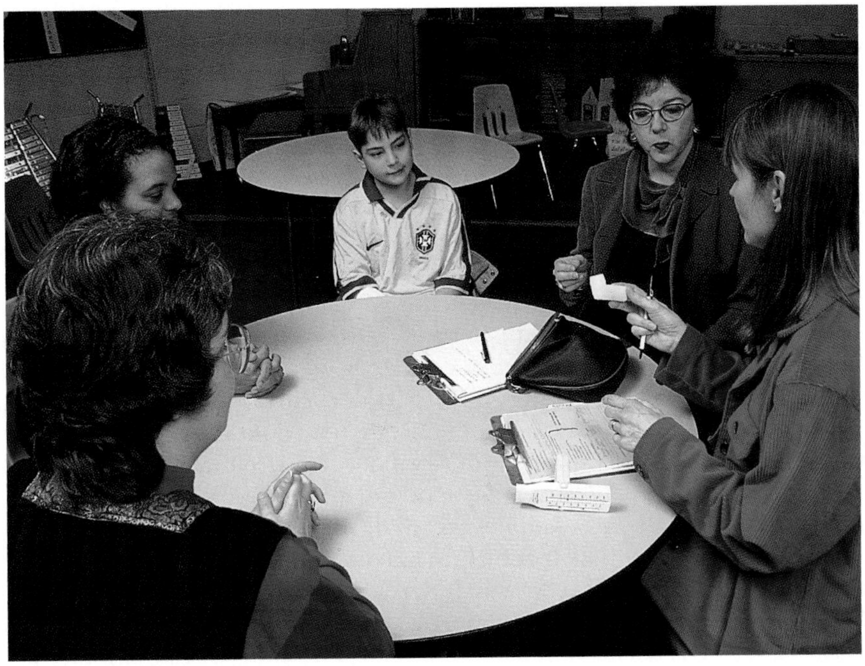

FIGURE 6-9. Certains enfants ont besoin de médicaments ou d'un autre type de traitement pendant les heures de cours. C'est pourquoi les parents, l'enfant, l'infirmière scolaire, l'enseignant et les administrateurs élaborent un programme visant la prise en charge de la condition de l'enfant pendant les heures de classe. Ce document constitue le programme de santé scolaire individualisé.

intégré au plan d'interventions personnalisé ou au plan individualisé d'aide à la famille. Les parents doivent apporter les médicaments, les fournitures et le matériel ainsi que les instructions écrites du médecin relativement aux soins à donner. Dans certains cas, le personnel de l'école doit être formé pour prodiguer à un enfant des soins qui nécessitent des précautions et de l'équipement particuliers. C'est souvent l'infirmière scolaire qui donne cette formation.

Lorsqu'un enfant retourne à l'école après un diagnostic de maladie chronique ou une modification importante de son état, l'infirmière de liaison rattachée au dossier de l'enfant (à l'hôpital ou dans un milieu communautaire) peut faciliter les choses en communiquant avec les administrateurs et avec l'infirmière de l'école. De plus, l'infirmière scolaire travaille avec la famille dans le but de préparer les enseignants et les administrateurs aux besoins particuliers de l'enfant. Elle transmet de l'information écrite ou fait de l'enseignement sur l'affection dont souffre l'enfant; souvent, il y a lieu de mettre au point ou de modifier un programme de santé scolaire. Dans certains cas, il peut être utile de travailler avec la famille et les enseignants pour préparer les autres élèves aux changements visibles qu'ils pourront constater chez l'enfant, afin de les aider à mieux comprendre son état.

CONSEIL CLINIQUE

Assurez-vous que le programme de santé scolaire individualisé comprend des directives touchant les soins à l'enfant dans l'autobus et pendant les sorties et les activités parascolaires.

RÔLE DE L'INFIRMIÈRE DANS D'AUTRES MILIEUX DE SANTÉ COMMUNAUTAIRE

Dans plusieurs milieux de santé communautaire, comme les CLSC, le rôle de l'infirmière est semblable à celui de l'infirmière en milieu scolaire. D'ailleurs, la majorité des infirmières scolaires sont également des infirmières œuvrant dans un CLSC. La promotion de la santé et la prévention des maladies et des blessures ont autant d'importance dans les garderies, les camps, les cliniques de santé, les centres jeunesse et les refuges que dans les écoles. Par exemple, les infirmières travaillent de concert avec les administrateurs des garderies pour assurer la prévention des infections et évaluer la sécurité de l'environnement des enfants. Dans les camps, les infirmières évaluent l'environnement, mais offrent également des soins infirmiers aux enfants atteints de maladies aiguës ou victimes de blessures, et planifient des activités visant à promouvoir la santé. Certains camps spécialisés dans l'accueil d'enfants atteints d'une maladie chronique doivent se doter d'un personnel qualifié qui administre des soins médicaux et infirmiers. Dans les CLSC, les centres jeunesse et les refuges, l'infirmière offre aux enfants des services de surveillance de la santé et elle peut assurer le lien avec des ressources communautaires.

► ÉVALUATION DE LA FAMILLE

RÉSILIENCE

La résilience est l'aptitude qu'ont les individus et les systèmes (famille, groupe ou collectivité) à vaincre l'adversité ou toute situation de risque. La résilience évolue à travers le temps, elle devient plus forte grâce à des facteurs de protection chez les individus ou dans les systèmes ou milieux. Elle contribue au maintien ou à l'amélioration de la santé[16].

Les forces, la résilience, les stratégies d'adaptation et les ressources de la famille jouent un rôle important dans la croissance et le développement de l'enfant et dans la prise en charge de ses problèmes de santé. Lorsque vous prodiguez des soins à des enfants, dans quelque milieu que ce soit, l'évaluation de la famille est un moyen de s'assurer que la planification et le choix des soins infirmiers correspondront davantage aux valeurs, aux ressources et aux capacités familiales. Il est donc important d'obtenir des renseignements touchant la structure de la famille, l'environnement familial et communautaire, ainsi que le type de travail, le niveau d'instruction et les caractéristiques culturelles des membres de la famille. Le fait de savoir de quelle manière la famille entoure ses membres, règle ses problèmes et communique peut aider à trouver des stratégies de soins de santé plus efficaces. Il s'avère également primordial de reconnaître que les perceptions, les valeurs, les croyances, les méthodes de résolution de problème et l'image même de la famille diffèrent d'une culture à l'autre[14]. Les tableaux 4-4 et 4-7, au chapitre 4, offrent des suggestions sur les renseignements à obtenir dans le cadre de l'évaluation de la famille.

La présence d'une affection ou d'une incapacité chronique augmente les risques de problèmes relatifs au développement chez le nourrisson, l'enfant ou l'adolescent. L'enfant tout comme les membres de la famille peuvent réagir par des problèmes de nature psychologique ou comportementale. La famille a besoin de soutien pour améliorer ses ressources et ses comportements d'adaptation afin de faire face avec succès aux nombreux facteurs de stress, pressions et tracas qui font partie de la vie quotidienne auprès d'un enfant atteint d'une maladie chronique.

Une famille résiliente sera en mesure de résister au stress, de soutenir les défis et de s'adapter, ce qui lui permettra de prendre en charge avec succès la maladie, l'incapacité ou le handicap de l'enfant. Une telle famille présente des comportements d'adaptation efficaces ainsi que la capacité d'acquérir et de maintenir les ressources nécessaires pour répondre aux exigences découlant de l'état de santé de l'enfant. Voici les comportements qui caractérisent la famille résiliente[15] :

- Réussir un équilibre entre les besoins de l'enfant malade et ceux de la famille ;
- Établir une relation de collaboration avec des professionnels de la santé ;
- Maintenir une relation de nature professionnelle plutôt qu'amicale avec les professionnels de la santé ;
- Acquérir des habiletés de communication ;
- Maintenir une certaine souplesse et s'adapter aux divers événements ;
- Maintenir son engagement à l'égard de la famille en tant qu'unité ;
- Donner un sens positif à la situation ;
- Maintenir des relations de soutien à l'extérieur de la famille ;
- Faire des efforts d'adaptation en utilisant des habiletés de résolution de problèmes efficaces.

Dans la plupart des cas, les membres de la famille ne développent pas naturellement de résilience. Souvent, ils ont besoin de soutien de la part de l'infirmière pour apprendre de nouvelles habiletés, effectuer des adaptations et augmenter leur confiance en leur capacité d'affronter les problèmes qui se présentent. L'infirmière doit aider les membres de la famille à déterminer leurs points forts et les domaines dans lesquels ils doivent s'améliorer pour acquérir davantage de résilience.

COLLECTE DES DONNÉES

Outils d'évaluation de la famille

Il existe plusieurs outils d'évaluation qui aident à mesurer le degré d'adaptation et de fonctionnement de la famille. L'infirmière qui connaît les points forts et les points faibles de la famille est davantage en mesure de soutenir son développement : rétablissement du fonctionnement de la famille, éducation, interventions visant à répondre aux besoins particuliers, et orientation vers des ressources communautaires qui assureront un suivi de longue durée.

Le modèle de Calgary relatif à l'évaluation de la famille (MCEF) est un cadre de référence multidimensionnel[2]. Le MCEF propose trois catégories d'analyse : la structure de la famille, le développement de la famille et le fonctionnement de la famille. Chacune de ces catégories se divise en un certain nombre de sous-catégories, parmi lesquelles vous pouvez choisir celles qui conviennent le mieux à chaque situation clinique et à chaque étape du processus d'évaluation. Il n'est pas nécessaire d'utiliser toutes ces sous-catégories lors de la première rencontre avec la famille, et il se peut même que certaines ne soient pas pertinentes du tout. La figure 6-10 illustre les trois catégories d'évaluation. Les sous-catégories qui apparaissent dans la partie droite du diagramme permettent d'obtenir des renseignements plus spécifiques. Il est illusoire de penser que l'évaluation nous apprendra toute la vérité sur la famille ; elle permettra plutôt d'en obtenir un portrait à un moment précis.

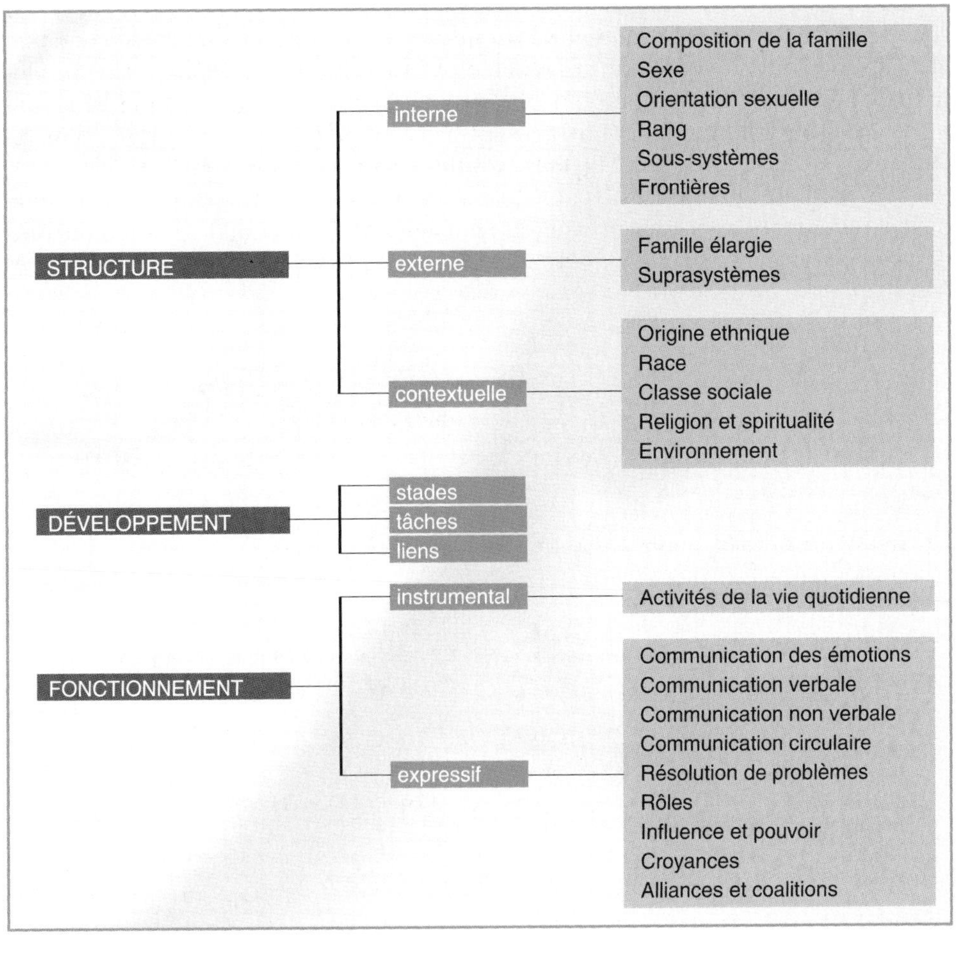

FIGURE 6-10. Le diagramme en arbre du MCEF.
Wright, L.M., et Leahey, M. (2001). L'infirmière et la famille, Guide d'évaluation et d'intervention, *2e éd. Saint-Laurent : Éditions du Renouveau Pédagogique.*

Rang
Position de l'enfant dans la famille relativement au sexe et à l'âge[2].

Sous-système
Degré de différenciation du système familial ; la formation des sous-systèmes est influencée par différents facteurs : génération, sexe, intérêt ou fonction[17]. Les sous-systèmes possibles comprennent : mère–enfant, père–fils, fratrie, mari-femme, femmes, etc.). Un membre de la famille peut appartenir à plusieurs sous-sytèmes.

Frontières
Le système familial établit des limites avec les structures externes, alors que les différents sous-systèmes établissent des limites entre eux ; peuvent être diffuses, rigides ou perméables[2].

Suprasystèmes
Systèmes qui sont en relation avec le système familial[18] ; système de santé, système scolaire, système du travail, organismes sociaux, amis, etc.

Stade
Stade de développement de la famille ; étape du cycle de la vie où elle se situe ; différents cycles de la vie existent selon la situation familiale, par exemple la famille nord-américaine de la classe moyenne, la famille pendant et après un divorce, la famille à la suite d'un remariage et la famille adoptive[2].

Tâche
Tâches liées au stade de développement où se situe la famille[2].

Liens
Force des liens d'attachement entre les différents membres de la famille ; peuvent être solides, moyennement solides, ténus, très ténus et négatifs[2].

Communication circulaire
Touche la réciprocité de la communication entre les personnes[19] ; chaque personne influence le comportement de l'autre, par son propre comportement.

Une évaluation initiale s'impose dans les conditions suivantes[2]:

- La famille connaît un bouleversement ou une détresse sur le plan affectif, physique et/ou spirituel, provoqués par une crise familiale (maladie aiguë d'un enfant, accident), ou par un événement marquant qui intervient dans le développement de la famille (naissance, mariage) ;
- La famille considère que le problème a une portée familiale (choc causé par une maladie chronique) ;
- Le client est un enfant ou un adolescent qui, de l'avis de la famille, est aux prises avec certains problèmes (phobie scolaire ou peur des traitements) ;
- La famille est aux prises avec un problème suffisamment grave pour mettre en péril les relations familiales :
  - Un enfant va bientôt être hospitalisé ;
  - Un membre de la famille doit être hospitalisé pour recevoir un traitement psychiatrique.

Le génogramme, ou diagramme des générations, et l'écocarte constituent deux outils efficaces pour obtenir un aperçu de la structure interne et de la structure externe de la famille[2]. La structure du génogramme se conforme à celle du diagramme génétique et de l'arbre généalogique classique ; elle intègre au moins trois générations. Le génogramme fournit donc un aperçu de la composition et des frontières du système familial. L'écocarte décrit les rapports que les membres de la famille entretiennent avec les autres systèmes externes (école, service de santé, famille élargie, travail, etc.). En résumé, ces deux outils permettent d'acquérir une perception globale de la famille et de ses interactions avec les autres systèmes et la famille élargie. Pour de plus amples informations sur l'élaboration d'un génogramme ou d'une écocarte, nous vous conseillons de vous reporter à des ouvrages spécialisés dans le domaine, comme celui de Duhamel et celui de Wright et Leahey (voir les lectures complémentaires).

Le Profil de la famille (tableau 6-6) est un autre outil d'évaluation utile dans le cas des parents qui s'occupent à la maison d'un enfant présentant des besoins de soins de santé particuliers. Les parents répondent à des questions portant sur leurs ressources

TABLEAU 6-6 Profil de la famille

Structure et rôles de la famille

Voulez-vous vous occuper de votre enfant à la maison ?
Connaissez-vous d'autres possibilités que les soins à domicile ?
Qui sont les principaux soignants naturels de votre enfant ?
Qui sont les autres personnes habitant dans votre maison ?
Y a-t-il une autre personne qui joue le rôle de soignant substitut pour votre enfant ?
Y a-t-il d'autres personnes (amis, membres de la famille) qui peuvent vous aider à vous occuper de votre enfant malade et de vos autres enfants, ou dans vos obligations familiales ?

Services médicaux

Avez-vous suivi toute la formation offerte par l'hôpital relativement aux soins à dispenser à votre enfant ? Sinon, que vous reste-t-il à apprendre ?
La personne qui vous remplace auprès de votre enfant (soignant substitut) a-t-elle suivi toute la formation ? Sinon, que lui reste-t-il à apprendre ?
Avez-vous un moyen de transport pour vous rendre à vos rendez-vous chez le médecin ?
Avez-vous besoin d'aide pour choisir un service de santé dans votre milieu ?

Nutrition

De quelle façon votre enfant est-il alimenté ?
S'il s'agit de lait maternisé, avez-vous besoin d'aide pour en acheter ou pour trouver un endroit où vous le procurer ?
Votre enfant a-t-il besoin de plus de couches que la moyenne des enfants ?

TABLEAU 6-6 Profil de la famille *(suite)*

Instruction

Votre enfant ira-t-il à l'école ?

Savez-vous déjà à quelle école ira votre enfant ?

Votre enfant est-il inscrit à un programme d'orientation pour nourrissons et trottineurs ?

Avez-vous un programme individualisé d'aide à la famille ? Un programme d'interventions personnalisées ?

Êtes-vous en communication avec une personne-ressource du programme d'enseignement ?

Votre enfant aura-t-il besoin d'équipement adapté à la maison ?

Rôle parental et soins à l'enfant

Quelles seront les heures de la journée (ou les quarts de travail) pour lesquelles vous croyez avoir besoin de soins infirmiers pour votre enfant ?

Si vous devez vous absenter d'urgence, qui s'occupera de votre enfant ? De vos autres enfants ?

Que prévoyez-vous faire dans l'éventualité d'une absence de l'infirmière ?

Avez-vous besoin d'aide pour trouver un milieu de garde de jour pour vos autres enfants ?

Travaillez-vous à l'extérieur ? Avez-vous des projets en ce sens ?

Êtes-vous aux études ? Avez-vous des projets en ce sens ?

Ressources financières

Votre enfant est-il couvert par un régime d'assurance privée ?

Avez-vous besoin d'information sur les services suivants : la sécurité du revenu, services d'aide au logement et soins de répit, ou d'une recommandation vers l'un d'eux ?

Avez-vous besoin d'aide pour vous procurer les fournitures utilisées pour les soins quotidiens de votre enfant ?

Avez-vous besoin d'aide pour vous procurer d'autres articles pour votre enfant, comme des meubles, des vêtements, des jouets ?

Avez-vous besoin d'aide pour administrer votre budget ?

Ressources communautaires

Êtes-vous en contact avec d'autres organismes d'entraide ou d'autres aidants professionnels que vous aimeriez voir inclus dans notre processus de planification ?

Faites-vous (ou d'autres membres de la famille font-ils) partie d'une Église ? d'un groupe social ? d'un club ? d'une association ?

Aimeriez-vous rencontrer un autre parent qui a un enfant présentant des besoins particuliers ?

Aimeriez-vous qu'on vous oriente vers un groupe de soutien ?

Aimeriez-vous qu'on vous oriente vers des services de counseling pour une thérapie individuelle ? conjugale ? familiale ? pour l'enfant ? pour ses frères et sœurs ?

Vie de famille

Croyez-vous que le retour de votre enfant à la maison apportera un changement important dans votre mode de vie ? Dans l'affirmative, de quelle manière votre vie sera-t-elle changée ?

Avez-vous des inquiétudes au sujet de vos autres enfants ?

Pouvez-vous décrire la manière dont vous voyez votre enfant dans quelques mois ? Quels sont vos objectifs à long terme pour votre enfant ?

Comment décririez-vous les points forts de votre famille ?

Quels sont les besoins de votre famille à l'heure actuelle ?

Adaptation de McCord, B. (1993). Family Profile. *Millersville, MD : Coordinating Centre for Home and Community Care.*

et leur recours aux services communautaires. Cet outil peut être le point de départ d'une relation de confiance permettant des échanges sur la situation vécue dans la famille.

Outils d'évaluation de l'environnement familial

Évaluez l'environnement familial afin de déterminer les facteurs favorables à la croissance et au développement de l'enfant. Les deux évaluations aideront l'infirmière à préparer un plan de soins qui favorisera la sécurité de l'enfant, et des stratégies visant à promouvoir son développement.

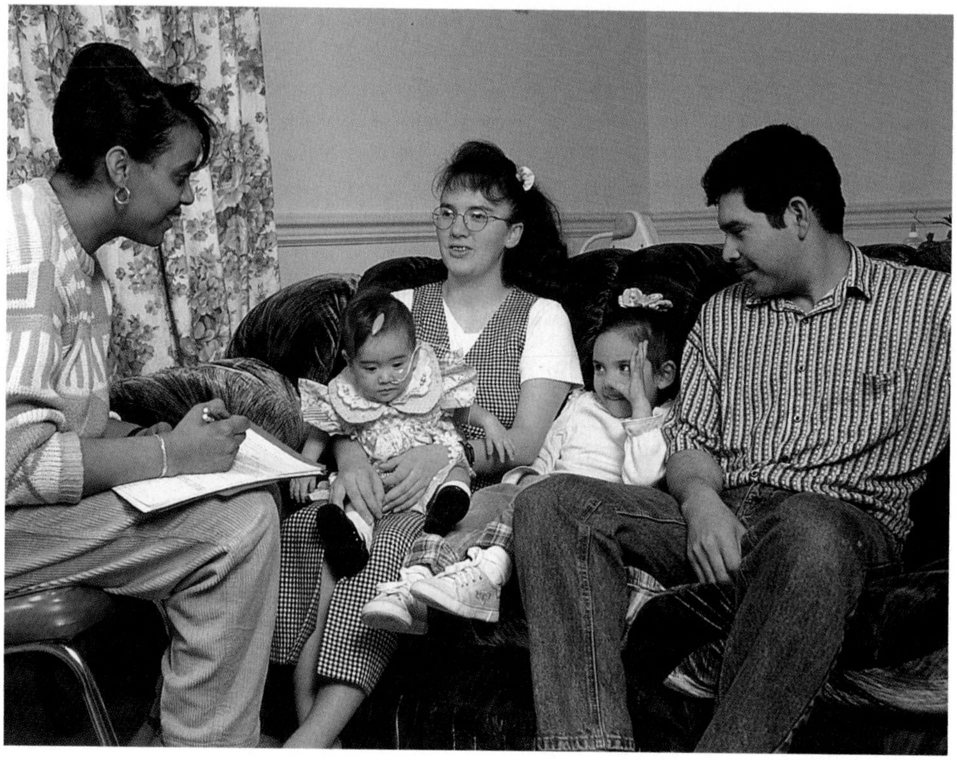

FIGURE 6-11. Une visite à domicile lorsque tous les membres de la famille sont présents est l'occasion idéale pour remplir un questionnaire d'évaluation comme le *Home Observation for Measurement of the Environment* (HOME).

QUESTIONS CIRCULAIRES[18]

On dit que les questions sont « circulaires » lorsqu'elles permettent de faire circuler de l'information entre les membres de la famille. Elles peuvent être de différents types : questions sur les différences (« Qui dans la famille est le plus affecté par la maladie de Julie ? »), sur les réactions à des comportements (« Lorsque Samuel exprime sa colère face à la prise quotidienne de ses médicaments, quelle est la réaction des autres membres de la famille ? »), des questions dyadiques ou triadiques (« Si je demandais à Caroline ce qu'elle ressent face à l'attention que ta mère porte à l'égard de ton frère malade, quelle serait sa réponse ? »), des questions hypothétiques (« Est-il possible que Marie refuse de prendre ses médicaments en réaction à la perte de contrôle qu'elle vit depuis le diagnostic ? ») et des questions axées sur le futur (« Sarah, que crois-tu que tu sera devenue dans cinq ans ? »).

Le *Home Observation for Measurement of the Environment* (HOME) est un outil d'évaluation visant à mesurer la qualité et le degré de stimulation et de soutien dans le domicile familial[20] (figure 6-11). Au Québec, différents outils d'évaluation ont été conçus par des équipes professionnelles sans pour autant être validés; le HOME constitue donc un modèle pertinent, puisqu'il peut s'adapter. Il porte sur quatre catégories d'âge (de la naissance à 3 ans, de 3 à 6 ans, de 6 à 10 ans et de 10 à 15 ans). Dans les sous-catégories, on trouve notamment la réceptivité des parents, l'acceptation de l'enfant, l'environnement physique, les ressources d'apprentissage, le degré de variété en ce qui a trait aux expériences ainsi que la participation des parents. Les données sont recueillies au cours d'une rencontre d'environ une heure menée dans un style décontracté. L'enfant doit être éveillé pendant la plus grande partie de la rencontre. L'observation de l'interaction parents-enfant est un élément essentiel de l'évaluation. L'objectif est d'amener les membres de la famille à se comporter de manière naturelle.

DIAGNOSTICS INFIRMIERS

L'évaluation de la famille et de l'environnement familial peuvent donner lieu à divers diagnostics infirmiers. En voici quelques exemples:

- Risque de perturbation dans l'exercice du rôle de l'aidant naturel relié au diagnostic récent d'une maladie chronique chez l'enfant.
- Perturbation des interactions sociales (des parents et de l'enfant) reliée à la maladie chronique de l'enfant et au manque de soutien familial ou professionnel pour établir des interactions dans la communauté.
- Stratégies d'adaptation familiale efficaces: Potentiel de croissance relié à une communication adéquate au sein de la famille, à l'engagement envers la cellule familiale et au réseau de soutien social.

- Stratégies d'adaptation familiale inefficaces : Soutien compromis relié aux fardeaux que constituent les problèmes financiers et les exigences relatives aux besoins des autres membres de la famille.
- Risque de perturbation de l'attachement parent-enfant relié au besoin de ressources technologiques et aux tensions occasionnées par la nécessité d'administrer des soins à domicile.

SOINS INFIRMIERS

Établissez avec la famille une relation thérapeutique fondée sur l'empathie et la confiance et sur la détermination d'objectifs de soins mutuellement choisis. Afin d'aider les membres de la famille à acquérir un certain degré de résilience, concentrez-vous sur ses capacités et ses points forts. Reconnaissez et entérinez leurs émotions. Renseignez-les de manière claire, opportune et adaptée à leur situation. Posez des questions circulaires susceptibles d'orienter leur processus de pensée de manière constructive plutôt que de leur donner toutes les réponses. Travaillez avec eux à créer des solutions jusqu'à ce qu'ils soient en mesure de résoudre leurs problèmes par eux-mêmes[21]. Il peut être utile de les mettre en communication avec des familles qui ont vécu une situation semblable.

Orientez la famille présentant un dysfonctionnement moyen ou grave vers des ressources communautaires qui lui offriront un soutien social et du counseling. Assurez-vous que la famille reçoit les services d'un coordonnateur de soins, surtout dans les cas où un des membres ne semble pas, initialement, être en mesure d'assumer la gestion de cas. Dans les cas où la famille semble incapable d'utiliser les recommandations reçues pour obtenir de l'aide dans la collectivité, l'infirmière peut prendre des mesures supplémentaires[22] :

- Effectuer les appels téléphoniques nécessaires et jouer le rôle du représentant de la famille ;
- Faire répéter les rôles ;
- Offrir des directives et du soutien ;
- Mettre les membres de la famille en communication avec un bénévole qui les accompagnera dans leurs visites aux différents services ou qui fournira du répit parental si nécessaire ;
- Offrir des services de gestion de cas, ou orienter la famille vers ce type de services.

► SOINS INFIRMIERS À DOMICILE

Les soins de santé à domicile font partie du continuum des soins de santé complets offerts aux personnes et aux familles à domicile. La plupart des enfants qui nécessitent des soins de santé à domicile sont affectés de **fragilité sur le plan médical**. Ils ont besoin de soins infirmiers spécialisés, assistés ou non par du matériel médical, pour soutenir leurs fonctions vitales. Cependant, c'est dans une proportion de 2 à 5 % seulement que l'état de l'enfant est suffisamment altéré pour nécessiter des services réguliers de soins de santé à domicile[24]. Il arrive également que les services soient offerts à de brefs intervalles dans le but d'aider la famille en début de convalescence (par exemple, un enfant qui est en traction ou dans un spica plâtré par suite d'une fracture du fémur). Les deux principaux objectifs du travail à domicile auprès de la famille sont les suivants :

- Promouvoir la santé ou rétablir l'état de santé initial tout en tentant de diminuer au minimum les effets de l'incapacité, du handicap et de la maladie, y compris la maladie en phase terminale ;
- Promouvoir auprès de l'enfant ou de la famille la capacité d'autosoins à domicile.

CLASSIFICATION DES ENFANTS AFFECTÉS DE « FRAGILITÉ SUR LE PLAN MÉDICAL »[23]

- Enfants dont la survie dépend de l'usage prolongé d'un appareil médical (ventilateur mécanique, alimentation ou traitement médicamenteux par voie intraveineuse, trachéotomie, aspiration, oxygène ou gavage).
- Enfants dont la survie dépend de l'usage prolongé d'autres appareils médicaux qui font le travail des fonctions corporelles vitales et nécessitent des soins infirmiers quotidiens ou presque (moniteur d'apnée, dialyse rénale, cathéter urinaire et colostomie).

MESURES DE SÉCURITÉ

Évaluez l'environnement familial dans le but de déceler d'éventuels risques liés à l'âge ou à l'état de l'enfant, et aux soins assistés. Par exemple, l'équipement nécessite-t-il des rallonges électriques ? L'équipement risque alors de se débrancher si quelqu'un trébuche dans le fil.

MESURES DE SÉCURITÉ

Cherchez les éléments de l'environnement de l'enfant qui pourraient entraîner une maladie aiguë. Par exemple, le chauffage à l'aide d'un poêle à bois ou d'un foyer risque de provoquer une détresse respiratoire. La rénovation d'une maison construite avant 1960 peut exposer l'enfant à de la poussière de plomb.

DIVERSITÉ CULTURELLE

Lorsque vous dispensez des soins à domicile, reconnaissez les conflits potentiels entre les soins médicaux « dominants » et les choix culturels de la famille, et ce, après avoir écouté avec attention le point de vue des parents. Tenez compte des valeurs de la famille en matière de santé et de maladie, et utilisez-les dans le cadre des discussions et dans l'élaboration du plan de soins[26].

Les soins infirmiers à domicile visent à amener la famille à acquérir la capacité de dispenser les soins de façon aussi autonome que possible à l'enfant atteint d'une maladie chronique. En outre, le domicile est considéré comme l'environnement le plus favorable à la promotion de la croissance et du développement de l'enfant.

Les parents et autres aidants naturels dépourvus d'expérience relativement aux soins de santé se trouvent face à la responsabilité écrasante d'administrer à l'enfant des soins assistés. Voici quelques-uns des appareils ou des procédés d'aide technologique auxquels ils peuvent être confrontés : ventilateur, trachéotomie, dispositif d'aspiration, alimentation par sonde nasogastrique, de gastrostomie ou par voie parentérale, administration de liquides et de médicaments à l'aide d'une pompe de perfusion intraveineuse. Certaines familles créent une mini-unité de soins intensifs à domicile. Des affections chroniques graves comme la cardiopathie congénitale avant la chirurgie correctrice, la dysplasie bronchopulmonaire et le cancer en phase terminale peuvent être soignées à la maison par les membres de la famille.

Les systèmes de soins de santé sont placés devant le défi de répondre aux besoins liés à la maladie et au développement de l'enfant tout en fournissant l'appui nécessaire à l'épanouissement de l'enfant dans son environnement. La famille a également besoin d'aide pour soutenir l'enfant à l'école et dans tous les milieux où il interagit avec ses pairs.

L'infirmière qui prodigue des soins à domicile doit faire preuve de compétences diverses :

- Connaissance et expérience de la pratique de soins aigus soutenus par divers moyens technologiques auprès des enfants atteints d'une maladie chronique. Ces habiletés lui permettent d'administrer des soins directs, d'enseigner à la famille et à l'enfant des pratiques d'autosoins, et de suivre les progrès réalisés par l'enfant ;
- Habiletés d'évaluation de la communauté ; compréhension des ressources, des mécanismes de financement et de la collaboration interorganismes au sein de la collectivité, et habiletés de communication[25] ;
- La compréhension des ressources susmentionnées permet à l'infirmière d'aider la famille à trouver les services les mieux appropriés à ses besoins et à ceux de l'enfant.

COLLECTE DES DONNÉES

La collecte des données est axée sur l'enfant, les forces et la capacité d'adaptation de la famille, ainsi que sur le recours aux ressources communautaires.

Transition de l'hôpital vers le domicile

Dans la plupart des cas, les soins de santé à domicile débutent après une hospitalisation pour une affection aiguë. Le centre hospitalier, ou l'infirmière chargée des soins à domicile, s'occupe de la coordination des étapes de la transition. Le cheminement critique et la gestion de cas visent à favoriser le passage de l'hôpital à la maison. Les résultats escomptés sont documentés. L'infirmière travaille de concert avec les infirmières du centre hospitalier pour évaluer les éléments suivants :

- Disponibilité des soignants naturels ;
- État de préparation du domicile (dispositions relatives à la garde de nuit, fournitures suffisantes, capacité de répondre aux besoins nutritionnels et liquidiens, accès téléphonique, chaleur, électricité, réfrigération et absence de toute maladie transmissible).

SOINS INFIRMIERS

Le rôle de l'infirmière en milieu familial consiste à[23]:

- Veiller à ce que l'enfant reçoive des soins adéquats;
- Offrir des renseignements sur l'état de l'enfant et sur les ressources communautaires;
- Aider la famille à acquérir des habiletés de gestion du temps et de prise en charge des soins au patient;
- Effectuer les interventions nécessaires pour trouver diverses sources d'aide financière;
- Sélectionner les programmes appropriés au sein de la collectivité (par exemple, service de répit, activités récréatives thérapeutiques ou programmes éducatifs).

Reconnaissez qu'il revient à la famille de prendre en charge les soins à domicile. Chaque interaction doit être négociée avec la famille ou, en cas de divergence d'opinion, entre la famille et l'enfant. L'infirmière doit faire preuve de souplesse et être en mesure de déléguer les pouvoirs. Les règles familiales touchant des domaines comme le stationnement, les zones privées de la maison, le déroulement des activités quotidiennes et les mesures de discipline doivent être respectées. Afin de diminuer le stress au sein de la famille, tous doivent comprendre clairement le rôle de l'infirmière. La réussite des soins à domicile passe également par l'entente culturelle.

Voici quelles sont les activités relatives aux soins infirmiers susceptibles d'entrer dans le plan de soins à domicile: la stimulation sensorielle, les activités de la vie quotidienne (intégration de l'enfant aux activités de la vie quotidienne de la famille lorsque c'est possible), l'installation de l'enfant dans des positions adéquates, les soins de la peau, les soins respiratoires, l'alimentation et l'élimination, l'administration des médicaments et d'autres traitements de soutien. Il est nécessaire d'avoir un plan d'évacuation en cas d'incendie. Il faut également élaborer un plan de soins d'urgence prévoyant que les antécédents médicaux seront rapidement mis à la disposition des intervenants de soins d'urgence. Ces derniers doivent recevoir suffisamment de renseignements pour prévenir tout retard sur le plan des traitements particuliers et réduire au minimum les interventions inutiles jusqu'à ce que le médecin de l'enfant soit consulté. La famille doit également aviser les services d'urgence médicale et le fournisseur d'électricité de la présence à la maison d'un enfant qui reçoit des soins assistés. Dans les cas où on utilise de l'équipement essentiel au maintien de la vie, il serait certainement avisé de se procurer une génératrice auxiliaire pour faire face aux pannes de courant.

LOI ET ÉTHIQUE

Les soins à domicile supposent la présence du soignant naturel principal de l'enfant (généralement les parents). Les traitements effractifs et les décisions touchant l'administration de soins d'urgence dans le but de prévenir un risque grave nécessitent un consentement éclairé. Lorsque l'infirmière prodigue de tels soins en l'absence du soignant naturel principal, l'établissement de santé (CLSC, hôpital) ou l'organisme de services de soins à domicile et l'infirmière risquent d'être tenus responsables en cas de problème[27].

DONNÉES SUR LES URGENCES MÉDICALES

Des problèmes médicaux particuliers peuvent évoluer rapidement chez un enfant atteint d'une maladie grave et complexe. Les données sur les urgences médicales qu'il est important de transmettre sont: un résumé des antécédents médicaux de l'enfant, les résultats des examens et les traitements particuliers qu'exige son état[28].

RÉFÉRENCES

1. Office des personnes handicapées du Québec. www.ophq.gouv.qc.ca.
2. Wright, L.M., et Leahey, M. (2001). *L'infirmière et la famille, Guide d'évaluation et d'intervention* (2e éd.). Saint-Laurent: Éditions du Renouveau Pédagogique.
3. Gouvernement du Québec. Ministère de la Santé et des Services sociaux. (1997). *Naître égaux – Grandir en santé. Un programme intégré de promotion de la santé et de prévention en périnatalité.*
4. Pridham, K.F., Broome, M., et Woodring, B. (1996). Education for the nursing of children and their families: Standards and guidelines for prelicensure and early professional education. *Journal of Pediatric Nursing, 11*(5), 273-280.
5. Curry, D.M., et Duby, J.C. (1994). Developmental surveillance by pediatric nurses. *Pediatric Nursing, 20*(1), 40-44.
6. Santé Canada. (2000). *Soins de la mère et du nouveau-né dans une perspective familiale: lignes directrices nationales.* Ottawa: Ministre des Travaux publics et Services gouvernementaux.
7. Deloian, B.J. (1997). Screening tests. Dans J.A. Fox (dir.), *Primary health care of children* (p. 148-157). St. Louis: Mosby.
8. Glascoe, F.P. (1997). Parents' concerns about children's development: Prescreening technique or screening test? *Pediatrics, 99*(4), 522-528.
9. Ampleman, G., et Duhaime, R. (1986). *Formation à l'intervention en périnatalité en milieux populaires.* Essai soumis à l'École de service social de l'Université Laval.

10. Santé Canada. (1994). *Guide canadien de médecine clinique préventive.* Ottawa : Ministère des Approvisionnements et Services.

11. American Academy of Pediatrics. (1995). Recommandations for preventive pediatric health care, *Pediatrics, 96*(2).

12. Green, M. (dir.) (1994). *Bright futures : Guidelines for health supervision of infants, children, and adolescents.* Arlington, VA : National Center for Education in Maternal and Child Health.

13. Office of Disease Prevention and Health Promotion, DHHS, Public Health Service. (1994). *Clinician's handbook of preventive services : Put prevention into practice.* Washington, DC : Government Printing Office.

14. Rycus, J.S., et Hughes, R.C. (1998). *Field guide to child welfare.* Washington, DC : Child welfare league of America.

15. Department of Adolescent Health. (1996). *Guidelines for adolescent preventive services (GAPS).* Chicago, IL : American Medical Association.

16. Mangham, C., McGrath, P., Reid, G., et Stewart, M. (1995). *Résilience, Pertinence dans le contexte de la promotion de la santé.* Document de travail – Analyse détaillée présentée à Santé Canada. Promotion research Centre, Université Dalhousie.

17. Minuchin, S. (1974). *Families and family therapy.* Cambridge, MA : Harvard University Press.

18. Duhamel, F. (1995). *La santé et la famille : Une approche systémique en soins infirmiers.* Boucherville : Gaëtan Morin Éditeur.

19. Watzlawick, P., Beavin, J., et Jackson, D. (1967). *Pragmatics of human communication.* New York : W.W. Norton.

20. Jackson, P.L. (1996). The primary care provider and children with chronic conditions. Dans P.L. Jackson et J.A. Vessey (dir.), *Primary care of the child with a chronic condition* (2e éd.). St. Louis : Mosby.

21. Patterson, J.M. (1991). Family resilience to the challenge of a child's disability. *Pediatric Annals, 20*(9), 491-499.

22. Caldwell, B.M., et Bradley, R.H. (1984). *The Home Observation for Measurement of the Environment.* Little Rock, AR : University of Arkansas.

23. Office of Technology Assessment. (1987). *Technology-dependent children : Hospital vs. home care. A technical memorandum.* Washington, DC : Congress of the United States.

24. Patterson, J.M. (1995). Promoting resilience in families experiencing stress. *Pediatric Clinics of North America, 42*(1), 47-63.

25. Taylor, E.H., et Edwards, R.L. (1995). When community resources fail : Assisting the frightened and angry parent. *Pediatric Clinics of North America, 42*(1), 209-216.

26. Ahmann, E. (1996). *Home care for the high risk infant : A family centered approach* (2e éd.). Gaithersburg, MD : Aspen Publishers.

27. Hogue, E. (1993). Care in the absence of primary caregivers. *Pediatric Nursing, 19*(1), 49-50.

28. Sacchetti, A., Gerardi, M., Barkin, R., *et al.* (1996). Emergency data set for children with special needs. *Annals of Emergency Medicine, 28,* 324-327.

LECTURES COMPLÉMENTAIRES

Ahmann, E., et Lierman, C. (1992). Promoting normal development in technology-dependent children : An introduction to the issues. *Pediatric Nursing 18*(2), 143-148.

Ahmann, E., et Lipsi, K. (1992). Developmental assessment of the technology-dependent infant and young child. *Pediatric Nursing, 18*(3), 299-305.

Coplan, J., et Gleason, J.R., (1993). Test-retest and interobserver reliability of the Early Language Milestone Scale (2e éd.). *Journal of Pediatric Health Care, 7*(5), 212-219.

Duhamel, F. (1995). *La santé et la famille : Une approche systémique en soins infirmiers.* Boucherville : Gaëtan Morin Éditeur.

Dworkin, P.H., et Glascoe, F.P. (1997). Early detection of developmental delays : How do you measure up ? *Contemporary Pediatrics, 14*(4), 158-168.

Friedman, M.M. (1998). *Family nursing : Research theory and practice* (4e éd.). Stamford, CT: Appleton & Lange.

Garwick, A.E., et Millar, H.E.C. (1996). *Promoting resilience in youth with chronic conditions and their families.* Washington, DC : DHHS Health Resources and Services Administration, Maternal and Child Health.

Gellerstedt, M.E., et leRoux, P. (1995). Beyond anticipatory guidance : Parenting and the family life cycle. *Pediatric Clinics of North America, 42*(1), 65-78.

Green, M. (1996). Task of the times. *Contemporary Pediatrics, 13*(6), 94-104.

Green, M. (1995). No child is an island : Contextual pediatrics and the "new" health supervision. *Pediatric Clinics of North America, 42*(1), 79-87.

Groupe de travail pour les jeunes. (1991). *Un Québec fou de ses enfants.* Québec : Ministère de la santé et des services sociaux.

Institut canadien de la santé infantile. (1994). *La santé des enfants du Canada,* (2e éd.).

Jackson, P.L., et Vessey, J.A. (1996). *Primary care of the child with a chronic condition* (2e éd.). St. Louis: Mosby.

Knafl, K., Breitmayer, B., Gallo, A., et Zoeller, L. (1996). Family response to childhood chronic illness: Description of management styles. *Journal of Pediatric Nursing, 11*(5), 315-326.

Pender, N.J. (1996). *Health promotion in nursing practice* (3e éd.). Stamford, CT: Appleton & Lange.

Perrin, E.C., Newacheck, P., Pless, I.B., *et al.* (1993). Issues involved in the definition and classification of chronic health conditions. *Pediatrics, 91,* 787-793.

Rabin, N.B. (1994). School reentry and the child with a chronic illness: The role of the pediatric nurse practitioner. *Journal of Pediatric Health Care, 8*(5), 227-232.

Thurber, F. Berry, B., et Cameron, M.E. (1991). The role of school nursing in the United States. *Journal of Pediatric Health Care, 5*(3), 135-140.

Vessey, J.A. (1994). Improving the primary care pediatric nurses provide to children and their families. *Pediatric Nursing, 20*(1), 64-65.

Worthington, R.C. (1995). Effective transitions for families: Life beyond the hospital. *Pediatric Nursing, 21*(1), 86-87.

Wright, L.M., et Leahey, M. (2001). *L'infirmière et la famille, Guide d'évaluation et d'intervention* (2e éd.). Saint-Laurent: Éditions du Renouveau Pédagogique.

7 LES MALADIES ET LES BLESSURES POTENTIELLEMENT MORTELLES

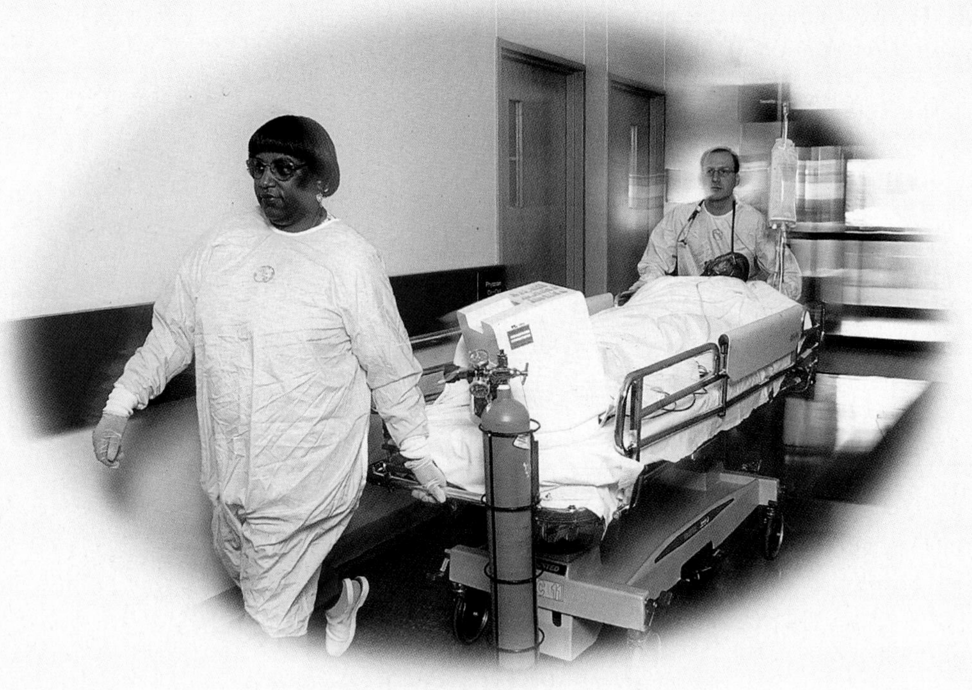

À 8 h 30 du matin, le téléphone sonne dans l'unité de soins intensifs pédiatriques (USIP). Un hôpital demande le transport d'un garçon de 12 ans en état de mal épileptique. Dans la plupart des cas, des médicaments permettent de maîtriser le trouble convulsif dont souffre Jérémie, mais le jeune adolescent a décidé d'arrêter de les prendre il y a quelques jours. Les services d'urgence de l'hôpital lui ont administré une quantité massive d'anticonvulsivants pour endiguer sa crise, si bien que Jérémie est maintenant inconscient et qu'on a dû l'intuber pour assurer sa ventilation jusqu'à ce que l'effet des médicaments diminue graduellement.

L'équipe de transport prend rapidement l'avion. Quelque vingt-cinq minutes plus tard, elle arrive à l'hôpital local, situé en milieu rural. Les membres de l'équipe stabilisent Jérémie et prennent connaissance du rapport des médecins et des infirmières. Puis, ils s'entretiennent brièvement avec ses parents, répondent à quelques questions et reprennent la voie des airs.

Jérémie est admis directement à l'USIP, où on l'attend. L'équipe de l'unité le relie à un moniteur cardiaque et évalue la perméabilité des perfusions intraveineuses et du tube endotrachéal. On procède également au monitorage électroencéphalographique afin de déterminer la nature des crises convulsives. De plus, les membres de l'équipe soignante font rapidement un examen complet du patient.

OBJECTIFS

Après l'étude de ce chapitre, vous serez en mesure de :

- Décrire les facteurs de stress associés à l'hospitalisation pour les enfants de tous les groupes d'âge ;
- Discuter des mesures que l'infirmière peut prendre pour diminuer le stress associé à l'hospitalisation de l'enfant ;
- Définir les cinq stades de réactions parentales quand un enfant est gravement malade ou blessé ;
- Décrire les besoins des parents d'un enfant gravement malade ou blessé ;
- Décrire les réactions de la fratrie devant la maladie d'un frère ou d'une sœur ;
- Préciser les stratégies de l'infirmière qui travaille avec la famille et les proches d'un enfant gravement malade ;
- Discuter des réactions des parents devant la mort de leur enfant ;
- Discuter des réactions de la fratrie devant la mort d'un frère ou d'une sœur ;
- Décrire la compréhension de la mort qu'ont les enfants des différents groupes d'âge ainsi que leurs différentes façons de réagir ;
- Examiner vos propres réactions devant la mort.

VOCABULAIRE

- **Angoisse de la mort** Sentiment de crainte ou d'appréhension que l'on éprouve devant la mort.
- **Crise familiale** Événement se produisant au sein d'une famille lorsqu'elle se heurte à des problèmes qui lui semblent insurmontables sur le moment et auxquels elle ne peut pas s'adapter par les moyens habituels.
- **Imagerie mortuaire** Ensemble des allusions et des références à la mort ou à des thèmes apparentés (départ, séparation, funérailles, agonie) déclenchées par une image ou une histoire qui n'incite pas normalement les autres enfants à évoquer la mort.
- **Peur des étrangers** Réticence envers des personnes et des lieux inconnus. Ce sentiment est très courant chez les enfants de 6 à 18 mois.
- **Réseau de soutien** Ensemble de l'entourage familial, amical, religieux et communautaire qui procure appui, réconfort, soutien émotionnel et assistance directe aux parents.
- **Soins palliatifs** Soins dont l'objectif est d'aider les personnes qui ont peu de temps à vivre à profiter pleinement de la vie qui leur reste en réduisant le plus possible leurs souffrances, en les laissant prendre le plus de décisions possibles et en préservant leur dignité.

« Quand un enfant est admis aux soins intensifs, il faut l'examiner très attentivement et de façon continue pour lui fournir les soins infirmiers les mieux adaptés à son état. Dans le cas de Jérémie, il faut s'assurer en permanence que ses voies respiratoires sont dégagées et que l'oxygénation se fait normalement afin d'éviter des complications graves. »

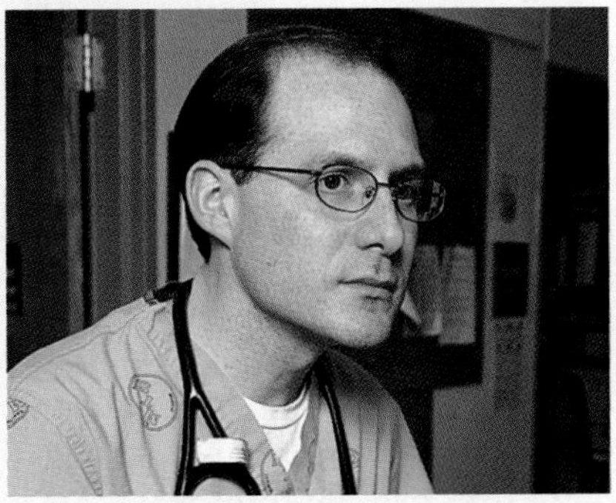

Quels facteurs de stress les enfants comme Jérémie doivent-ils affronter à l'USIP? Quelles stratégies pouvez-vous mettre en œuvre pour aider les enfants gravement malades ou blessés à faire face à cette épreuve? Quels sont les facteurs de stress auxquels les parents sont soumis au moment de l'admission? Comment pouvez-vous les aider à vivre cette situation difficile? Comment faire comprendre aux autres enfants de la famille ce qui arrive à leur frère ou à leur sœur? Ce chapitre vous permettra de répondre à ces questions, ainsi que de prodiguer des soins et d'offrir un support moral adéquat aux enfants gravement malades ou blessés, comme Jérémie, de même qu'à leurs familles.

Le jeune patient éprouve des difficultés émotives et physiques très grandes; l'infirmière devra donc faire des efforts particuliers pour lui prodiguer des soins adaptés à son stade de développement. Les parents, ainsi que les frères et sœurs de l'enfant, sont eux aussi soumis à des tensions inhabituelles. Pour réduire le stress chez l'enfant et son entourage et pour favoriser leur adaptation à cette situation pénible, l'équipe soignante devra s'efforcer de planifier ses interventions dans le cadre d'un modèle de soins infirmiers axé sur la famille.

▶ BLESSURES ET MALADIES POTENTIELLEMENT MORTELLES

De l'ensemble des dangers qui peuvent menacer la vie des enfants, certains sont prévisibles au moins dans une certaine mesure: c'est le cas des maladies chroniques et des maladies invalidantes évolutives. D'autres sont complètement impossibles à prévoir: c'est le cas des blessures accidentelles. La façon dont l'enfant, ses parents et ses frères et sœurs vivent ce danger de mort dépend de la prévisibilité de l'événement, du degré de préparation des personnes concernées (dans le cas d'un événement prévisible) et des conditions entourant l'hospitalisation de l'enfant.

Quand l'enfant souffre d'une maladie chronique ou d'une maladie mortelle en phase terminale, lui et sa famille ont le temps de se préparer à la mort. Les parents peuvent prendre part aux traitements et même faire partie intégrante de l'équipe soignante. Par contre, les hospitalisations urgentes pour une maladie aiguë ou une blessure imposent à l'enfant et à sa famille un stress soudain et les obligent à affronter sans préparation aucune un environnement qui ne leur est pas familier, des interventions terrifiantes, parfois effractives, ainsi qu'une incertitude angoissante quant à l'issue de ces interventions.

Nous étudierons dans des chapitres ultérieurs les soins infirmiers prodigués aux enfants et à leurs familles dans le cas des maladies chroniques ou potentiellement mortelles comme le cancer, la fibrose kystique ou la dystrophie musculaire. Ce chapitre porte plus particulièrement sur les soins à prodiguer aux enfants souffrant d'une maladie ou d'une blessure soudaine qui représente une menace pour leur vie, ainsi qu'aux enfants mourants.

▶ CE QUE VIT L'ENFANT MALADE OU BLESSÉ

L'admission dans un hôpital, un service d'urgence ou une USIP constitue sans conteste l'une des expériences les plus difficiles à vivre pour un enfant. Le jeune patient gravement malade est souvent effrayé ou anxieux, replié sur lui-même, sombre et inquiet de son état physique. La maladie ou la blessure s'accompagne en général de douleurs, d'une diminution du niveau d'énergie ainsi que d'une altération du niveau de conscience. Les enfants les plus jeunes ont en outre du mal à comprendre ce qui leur arrive. L'environnement dans lequel l'enfant malade est brusquement plongé lui apparaît comme pénible, frénétique, effrayant. L'alternance jour/nuit, activité/repos n'ayant généralement plus cours dans les unités de soins intensifs, le sommeil de l'enfant peut se trouver perturbé. Le fait que des inconnus s'occupent de lui, et non ses proches, constitue aussi un facteur d'anxiété supplémentaire pour le jeune patient. Enfin, l'enfant est moins mobile qu'à l'accoutumée, ce qui lui donne l'impression d'être vulnérable et impuissant.

La façon dont l'enfant réagit à cette situation de stress varie selon son stade de développement, ses expériences antérieures, le type de maladie ou de blessure dont il souffre, les stratégies d'adaptation qui lui sont propres et le soutien dont il peut bénéficier. L'infirmière doit évaluer les effets que le stade de développement de l'enfant ainsi que ses mécanismes d'adaptation peuvent produire sur la manière dont il vit son séjour en USIP. S'il s'adapte à cette expérience d'une manière relativement positive et efficace, il en sortira mieux armé pour aborder les situations difficiles qui se présenteront à lui dans l'avenir.

FACTEURS DE STRESS POUR L'ENFANT

Les quatre facteurs de stress les plus importants pour les enfants hospitalisés, quel que soit leur âge, sont: (1) la séparation d'avec les parents (ou d'avec la personne qui s'occupe d'eux la majeure partie du temps) ; (2) la perte de la maîtrise de soi, de l'autonomie et de l'intimité ; (3) les interventions douloureuses et effractives; et (4) la peur d'être blessé dans son corps et défiguré. Le tableau 7-1 résume les principaux facteurs de stress que représente l'hospitalisation selon le stade de développement de l'enfant.

En plus de faire face à tous ces facteurs de stress, l'enfant doit supporter la maladie ou la blessure, avec tous ses effets sur les plans physique et affectif.

Plusieurs facteurs expliquent pourquoi l'admission imprévue dans un service hospitalier représente une menace affective pour l'enfant: il n'était pas préparé à vivre ce qui lui arrive ; il ne sait pas ce qui va se passer ; il est brusquement plongé dans un environnement inconnu ; ses parents eux-mêmes sont extrêmement anxieux. L'admission dans un centre hospitalier à la suite de la détérioration de l'état de santé de l'enfant atteint d'une maladie chronique telle que la fibrose kystique ou la dystrophie musculaire peut susciter le désespoir et la dépression.

Nouveau-né/nourrisson

À l'âge de 3 mois, la plupart des nourrissons commencent à acquérir la notion de permanence de l'objet: ils comprennent que les choses et les personnes continuent d'exister même quand ils ne peuvent plus les voir, ni les toucher, ni les entendre. Cet apprentissage leur donne confiance en leur entourage, en particulier leurs parents et les autres personnes qui s'occupent d'eux la plupart du temps. La séparation d'avec ces personnes significatives suscite par conséquent chez eux une grande angoisse (voir le chapitre 5). De plus, les nourrissons de 6 à 18 mois font souvent preuve à l'égard des professionnels de la santé d'une grande **peur des étrangers**. L'hospitalisation comporte pour les nouveau-nés et les nourrissons plusieurs autres facteurs de stress, par exemple des interventions douloureuses, l'immobilisation des membres, un manque de sommeil par suite des perturbations de leurs activités et de leur rythme habituel de vie (figure 7-1).

Trottineur

Ce sont en général les enfants âgés de 1 à 3 ans qui ressentent le plus vivement le stress relié à l'hospitalisation. La séparation d'avec les parents est extrêmement angoissante à cet âge et les enfants protestent vivement quand ils voient leur père et leur mère s'éloigner d'eux. Le bouleversement de sa vie quotidienne perturbe considérablement le trottineur. Il se sent très menacé s'il doit être maintenu par des contentions ou immobilisé. Enfin, la crainte d'avoir mal, la peur de l'obscurité et des interventions effractives ainsi que de la mutilation sont très courantes à cet âge.

TABLEAU 7-1 Facteurs de stress affectant l'enfant hospitalisé, selon son stade de développement

Nouveau-né
Interventions douloureuses, effractives
Immobilisation
Manque de sommeil

Nourrisson
Angoisse de la séparation
Peur des étrangers
Interventions douloureuses, effractives
Immobilisation
Manque de sommeil

Trottineur
Angoisse de la séparation
Diminution de la maîtrise de soi
Immobilisation
Interventions douloureuses, effractives
Blessures ou mutilations
Peur de l'obscurité

Enfant d'âge préscolaire
Angoisse de la séparation et crainte de l'abandon
Diminution de la maîtrise de soi
Blessures ou mutilations
Interventions douloureuses, effractives
Peur de l'obscurité, des monstres et des fantômes

Enfant d'âge scolaire
Perte de contrôle de la situation
Perte d'intimité et diminution du contrôle des fonctions corporelles
Blessures
Interventions douloureuses, effractives
Peur de la mort

Adolescent
Perte de contrôle de la situation
Peur de la détérioration de l'image corporelle, d'un défigurement, d'une incapacité ou d'un handicap et de la mort
Séparation d'avec le groupe de pairs

D'après Smith, J. B. (1983). Pediatric critical care. *New York : Wiley & Sons ; et Stevens, K. R. (1981). Humanistic nursing care for critically ill children.* Nursing Clinics of North America, *16 (14), 611–622. Reproduction autorisée. Pediatric Clinical Care, Smith, J. B. Delmar Publishers, Albany (New York), 1989.*

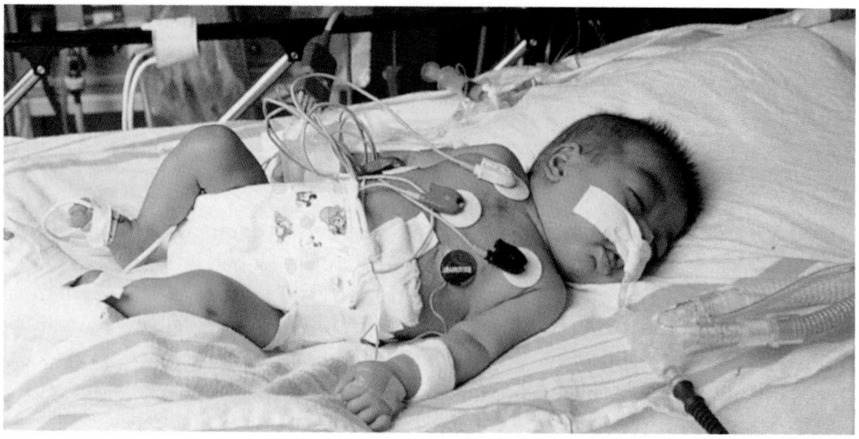

FIGURE 7-1. Julie a mal ; elle entend des bruits qu'elle ne connaît pas ; son sommeil est souvent interrompu et les nombreux équipements qui sont reliés à son corps entravent considérablement ses mouvements. Quels soins et quel réconfort pouvez-vous offrir aux parents qui voient leur enfant dans cet état ?

Enfant d'âge préscolaire

Les facteurs de stress les plus courants chez l'enfant d'âge préscolaire sont la peur de la solitude, de l'obscurité, de l'abandon, de la perte de la maîtrise de soi (sur le plan corporel comme sur le plan émotif), des blessures et des mutilations. Quand l'enfant se réveille dans une USIP limité dans ses mouvements et qu'il sent en lui la présence d'un tube endotrachéal ou nasogastrique, d'un drain thoracique, d'un cathéter intraveineux, artériel ou urinaire, il est naturellement terrifié de se retrouver dans une telle situation.

Enfant d'âge scolaire

Les principaux facteurs de stress à cet âge sont la diminution du contrôle exercé sur les fonctions corporelles, les atteintes à l'intimité, la peur des blessures physiques et les inquiétudes qu'inspire la mort. Les enfants d'âge scolaire s'efforcent en général de garder leur sang-froid ou, à tout le moins, d'en donner l'apparence lors des interventions douloureuses ou effractives. En général, ils ont néanmoins besoin d'un soutien important pour affronter ces épreuves.

Adolescent

Pour l'adolescent, les facteurs de stress les plus considérables sont la séparation d'avec le groupe de pairs, la perte du contrôle de la situation et la dépendance qui en résulte, les atteintes à l'intimité, les altérations de l'image corporelle, la peur d'une incapacité ou d'un handicap et la crainte de la mort. Lorsqu'ils doivent subir des interventions douloureuses ou effractives, les adolescents ont souvent tendance à se raidir pour garder leur maîtrise de soi.

MÉCANISMES D'ADAPTATION

Les enfants reproduisent parfois les réactions et les comportements de leurs parents. Cette attitude peut aider le jeune patient à affronter le stress, ou au contraire l'en empêcher. La capacité de l'enfant à faire face à sa maladie ou à sa blessure et à l'hospitalisation dépend en grande partie de son tempérament, des expériences antérieures d'adaptation et du réseau de soutien dont il peut bénéficier.

La nature et la gravité de la maladie elle-même, ainsi que l'hospitalisation d'urgence, mettent lourdement à contribution la capacité d'adaptation naturelle de l'enfant, qui peut alors déployer divers mécanismes de défense tels que la régression (réaction très courante à une situation de stress), le déni de la réalité, le refoulement (l'oubli involontaire), le marchandage ou le report d'une activité ou d'une intervention.

> **CROISSANCE ET DÉVELOPPEMENT**
>
> Les comportements d'adaptation varient selon le degré de maturité de l'enfant, son stade de développement cognitif (capacité d'attention, aptitude à résoudre les problèmes, compréhension des relations de cause à effet) et le contrôle de ses impulsions. Face au stress, les enfants en bas âge manifestent plus volontiers leur détresse par des comportements inhabituels et par l'expression sans retenue de leurs sentiments[1].

COLLECTE DES DONNÉES

Lorsque l'infirmière effectue la collecte des données, elle doit non seulement mesurer les paramètres physiologiques mais également évaluer les besoins émotifs et psychosociaux en tenant compte du stade de développement de son jeune patient. L'infirmière doit donc posséder une connaissance approfondie des différentes étapes du cheminement psychosocial et cognitif normal des enfants. La collecte des données devrait permettre notamment de déterminer la réaction de l'enfant hospitalisé à sa maladie et à son nouvel environnement, ses stratégies d'adaptation ainsi que le type d'information et de soutien dont il a besoin.

DIAGNOSTICS INFIRMIERS

Le plan de soins infirmiers présenté dans les pages suivantes indique les diagnostics infirmiers les plus courants chez les enfants gravement malades ou blessés. Les diagnostics suivants sont également possibles :

- Altération de la communication verbale reliée à l'intubation endotrachéale ;
- Perturbation des interactions sociales reliée à la séparation d'avec la famille et les amis ;
- Isolement social relié à l'environnement des soins intensifs ;
- Perturbation de la sexualité reliée à une maladie grave ou à l'altération d'une partie du corps ;
- Détresse spirituelle reliée à la crise que représente la maladie ou la souffrance ;
- Stratégies d'adaptation individuelle inefficaces reliées à l'altération de l'intégrité physique, à la séparation d'avec la famille ou les amis ou à la gravité de la maladie ;
- Altération de la mobilité physique reliée au trauma, à la douleur ou aux moyens de contention ;
- Fatigue reliée à la maladie, à la crise ou à la surcharge sensorielle ;
- Perturbation des habitudes de sommeil reliée aux médicaments, à la douleur, à la peur ou à l'environnement de l'unité des soins intensifs ;
- Manque de loisirs relié à la monotonie du confinement ;
- Perturbation de la croissance et du développement reliée à la blessure ou à la maladie grave, à l'environnement de l'unité des soins intensifs ou à la séparation d'avec la famille et les amis ;
- Perturbation de l'image corporelle reliée à une détérioration des fonctions corporelles, à un trauma grave ou à des interventions effractives ;
- Perturbation de l'estime de soi reliée à la détérioration des fonctions corporelles, à l'hospitalisation ou à la diminution de l'indépendance et de l'autonomie ;
- Perte d'espoir reliée à la maladie grave, à la dégradation de l'état de santé, à la douleur prolongée, à l'altération de l'image corporelle ou à la séparation d'avec la famille et les amis ;
- Chagrin par anticipation relié à la perte, réelle ou perçue, d'une fonction ou à la crainte, justifiée ou non, d'une mort imminente.

SOINS INFIRMIERS

Les soins infirmiers visent à rassurer l'enfant et son entourage, à les informer sur la maladie ou la blessure et à préparer l'enfant aux interventions. On tente également d'utiliser le jeu thérapeutique et de faire sentir à l'enfant qu'il a un certain pouvoir sur son environnement. Un enfant admis en USIP vit une expérience traumatisante et il a besoin d'appui pour traverser cette épreuve. L'infirmière joue un rôle crucial à cet égard, en lui offrant notamment un soutien bien adapté à son stade de développement. L'objectif de ses interventions doit être d'établir une relation de confiance avec l'enfant, de réduire le plus possible les facteurs de stress auxquels il est soumis et de l'aider à s'adapter à sa nouvelle situation. L'infirmière doit évaluer de façon continue la pertinence et la qualité de ses soins. Pour instaurer une relation de confiance avec son patient, elle doit aussi se montrer honnête dans toutes ses discussions avec lui. Le plan de soins infirmiers présenté dans les pages suivantes résume les soins à prodiguer aux enfants aux prises avec une blessure ou une maladie mettant leur vie en danger.

Favoriser le sentiment de sécurité

Tout enfant, quel que soit son âge, doit se sentir en sécurité, sur les plans physique et psychologique. Sur le plan physique, l'enfant a du mal à se sentir en sécurité dans une USIP à cause de la multiplication des interventions qui font partie du traitement. Sur le plan psychologique, la présence des parents est le facteur le plus sécurisant pour lui. Idéalement, les père et mère devraient rester au chevet de l'enfant. Leur participation aux soins contribue aussi à réconforter et à rassurer le jeune patient. L'enfant perçoit

PLAN DE SOINS INFIRMIERS

L'ENFANT ATTEINT D'UNE MALADIE OU D'UNE BLESSURE POTENTIELLEMENT MORTELLE

OBJECTIF	INTERVENTION	JUSTIFICATION	RÉSULTAT ESCOMPTÉ
1. Peur ou anxiété (enfant) reliées à la séparation d'avec les parents, à l'environnement nouveau, au fait d'être soigné par des étrangers et aux interventions effractives			
L'enfant exprimera ou manifestera un sentiment de sécurité accru.	• Inciter les parents à rester au chevet de l'enfant (visites libres 24 heures sur 24 ou cohabitation) et à prendre part aux soins, par exemple en le touchant, en lui parlant, en lui lisant des histoires et en lui chantant des chansons.	• La présence des parents réconforte l'enfant.	L'enfant semble plus détendu ; il apprécie la présence de ses parents et il est plus disposé à laisser le personnel soignant lui venir en aide.
	• Parler à l'enfant ou avec lui. Éviter d'avoir à son chevet des conversations qu'il ne devrait pas entendre.	• Même inconscient, l'enfant peut entendre et se rappeler les conversations tenues près de lui.	
	• Fournir à l'enfant des explications correspondant à son stade de développement ; l'inviter à poser des questions et à exprimer ses inquiétudes.	• L'information réduit l'anxiété et favorise l'instauration de relations de confiance.	
	• Préparer l'enfant aux interventions au moyen de techniques adaptées à son stade de développement.	• La préparation atténue l'anxiété causée par l'inconnu.	
	• Inviter les parents à apporter des objets que l'enfant connaît et qui le sécurisent, des photos de la famille et des jouets afin de « personnaliser » l'espace où il vit et de le lui rendre plus familier.	• Les objets familiers qui sécurisent l'enfant rendent moins froid le cadre de vie de l'hôpital. La présence d'objets personnels réconforte l'enfant.	
	• Faire participer l'enfant à des jeux correspondant à son âge et à son stade de développement (voir le chapitre 2).	• Le jeu crée une ambiance plus familière au jeune patient ; il endigue les échappées fantasmatiques et stimule l'activité motrice.	
	• Appliquer un modèle de soins infirmiers dans les soins prodigués à l'enfant.	• L'uniformité des pratiques entre les membres de l'équipe soignante contribue à sécuriser l'enfant et à lui inspirer confiance.	
2. Sentiment d'impuissance relié à l'incapacité de communiquer, à la perte d'intimité et à la perte du contrôle de la situation au profit de l'équipe soignante			
L'enfant ou l'adolescent aura l'impression de mieux contrôler les événements et son cadre de vie.	• Offrir des choix au patient dans toute la mesure du possible. • L'inciter à participer à ses propres soins.	• La prise de décisions procure à l'enfant le sentiment de mieux contrôler son univers et accroît son autonomie.	L'enfant ou l'adolescent exprime sa satisfaction de pouvoir contrôler certains aspects de sa situation.

Suite…

PLAN DE SOINS INFIRMIERS

L'ENFANT ATTEINT D'UNE MALADIE OU D'UNE BLESSURE POTENTIELLEMENT MORTELLE *(suite)*

OBJECTIF	INTERVENTION	JUSTIFICATION	RÉSULTAT ESCOMPTÉ
2. Sentiment d'impuissance relié à l'incapacité de communiquer, à la perte d'intimité et à la perte du contrôle de la situation au profit de l'équipe soignante (suite)			
	• Préparer l'enfant ou l'adolescent aux interventions plus ou moins d'avance selon son stade de développement. Lui décrire les sensations qu'il va éprouver. Lui proposer des choix en ce qui concerne l'heure des interventions ou les méthodes de soulagement de la douleur.	• Cette séance permet d'informer l'enfant et de le conseiller à titre préventif ; elle lui donne le sentiment de jouer un rôle actif dans son plan de soins et le valorise.	
	• Couvrir les parties intimes du patient. Fermer si possible les rideaux autour du lit.	• La préservation de l'intimité atténue le sentiment de vulnérabilité.	
	• Maintenir un horaire régulier par période de 24 heures et dans les soins de routine. Annoncer les interventions à l'enfant (plus ou moins d'avance selon son stade de développement), lui réexpliquer pourquoi les interventions sont nécessaires ; pratiquer les interventions toujours de la même façon et féliciter l'enfant ou lui raconter une histoire une fois qu'elles sont terminées. Si possible, intégrer aux soins des rituels de la maison.	• Les rituels aident l'enfant à préserver la maîtrise de soi.	
	• Favoriser les jeux qui aident l'enfant à exprimer ses sentiments.	• Le jeu constitue une activité normale pour les enfants et leur procure une grande liberté d'expression.	
	• Si l'enfant est intubé, lui procurer d'autres moyens de communiquer, par exemple un tableau de mots, un papier et un crayon ou un clavier.	• Le maintien de la communication contribue à préserver l'autonomie et l'indépendance de l'enfant.	
	• Utiliser le moins possible les contentions ; expliquer à l'enfant leur utilité et les retirer régulièrement. Envelopper soigneusement les cathéters intraveineux et utiliser des planchettes (aux bras, aux mains ou aux pieds) pour maintenir les cathéters en place et éviter si possible les contentions.	• Le retrait des contentions atténue le sentiment d'impuissance qu'elles suscitent chez l'enfant.	

PLAN DE SOINS INFIRMIERS

L'ENFANT ATTEINT D'UNE MALADIE OU D'UNE BLESSURE POTENTIELLEMENT MORTELLE *(suite)*

OBJECTIF	INTERVENTION	JUSTIFICATION	RÉSULTAT ESCOMPTÉ
3. Douleur reliée à des blessures ou à des interventions effractives ou chirurgicales			
L'enfant présentera moins de douleur et se sentira mieux.	• Évaluer la douleur de l'enfant: localisation, intensité, facteurs qui l'accentuent ou l'atténuent.	• Cette évaluation fournit une information de base qui permettra d'établir un plan de soins ciblé.	L'enfant présente peu ou pas de douleur, que cette amélioration soit réelle ou perçue.
	• Lorsque cela convient, utiliser une échelle d'évaluation de la douleur (se reporter au chapitre 8).	• L'utilisation d'une échelle d'évaluation de la douleur maintient une continuité et une uniformité dans le suivi de la douleur chez l'enfant.	
	• Préparer l'enfant aux interventions. Lui fournir des explications claires, honnêtes et bien adaptées à son stade de développement, tant dans le mode de communication choisi que dans les termes utilisés. Décrire à l'enfant les sensations qu'il va éprouver (toucher, odorat, goût, vue). Une fois l'intervention terminée, réconforter le patient. Lui réserver des périodes de repos entre deux interventions.	• L'information atténue l'anxiété et la peur suscitées par l'inconnu et elle aide l'enfant à préserver la maîtrise de soi.	
	• Procurer à l'enfant un soulagement optimal de sa douleur au moyen d'analgésiques prescrits. Pour faire diversion, lui proposer si possible des activités récréatives qui conviennent à son état.	• Pour obtenir un résultat optimal, il est souvent préférable d'associer des méthodes physiologiques et psychologiques de soulagement de la douleur.	

l'anxiété de ses parents et leur anxiété accentue la sienne. Par conséquent, les interventions dont le but est de réduire l'anxiété des adultes s'avèrent souvent très bénéfiques pour l'enfant[2]. D'autre part, pour que l'enfant se sente plus à l'aise dans l'unité et qu'il puisse établir des relations de confiance, il est souhaitable dans la mesure du possible que ce soient toujours les mêmes personnes au sein de l'équipe soignante qui s'occupent de lui.

Enfin, on peut sécuriser et réconforter l'enfant en ajoutant des touches personnelles à son environnement. Par exemple, des photos de sa famille ou de sa maison, sa couverture ou son jouet préféré, ainsi que des affiches peuvent rendre l'unité plus amicale et plus accueillante pour lui (figure 7-2).

Donner de l'enseignement à l'enfant sur la maladie ou la blessure et le préparer aux interventions

La capacité de comprendre la cause de sa maladie ainsi que son traitement dépend du stade de développement cognitif de l'enfant. En ce qui concerne les plus jeunes, il est capital de leur expliquer que la maladie et l'hospitalisation ne sont pas des châtiments.

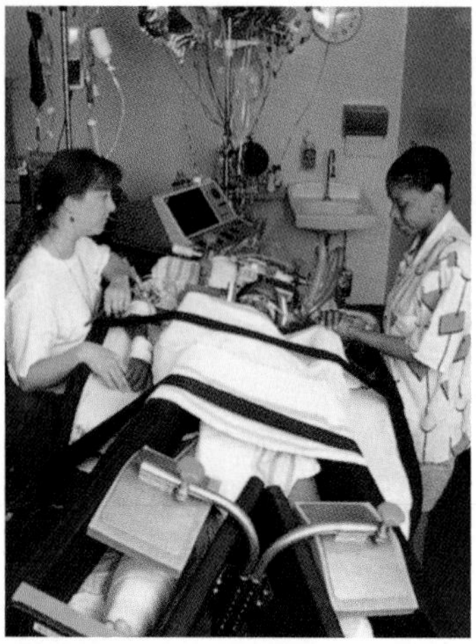

FIGURE 7-2. Les USIP sont par nature des environnements menaçants. Il est souvent bon de rendre plus familier le cadre de vie de l'enfant afin d'en atténuer la dimension inquiétante et froide. Pour réconforter le patient et son entourage, il suffit parfois de passer un peu de temps avec lui et sa famille et de répondre à leurs questions ou, simplement, de discuter avec eux à bâtons rompus.

La préparation aux interventions est très importante quel que soit l'âge de l'enfant, et même s'il est sous sédatifs ou inconscient. Le moment idéal pour mettre en œuvre les mesures préparatoires varie selon les capacités cognitives du patient. D'une manière générale, plus l'enfant est jeune, plus l'intervalle entre la séance d'information et l'intervention devrait être court (voir le chapitre 5).

Même lorsqu'ils sont inconscients, les enfants sentent (par le toucher) et entendent souvent ce qui se passe autour d'eux. Il est donc primordial de leur parler et de maintenir le contact physique avec eux. Les trottineurs ont besoin qu'on leur parle, qu'on les calme et qu'on les touche pendant les interventions et après. Il faut décrire aux enfants d'âge préscolaire ou scolaire et aux adolescents les sensations qu'ils peuvent s'attendre à éprouver (chaleur ou froid, vibrations, sons, odeurs, goûts) et ce qu'ils peuvent s'attendre à voir. En général, cette information réduit leur stress mieux que ne sauraient le faire des descriptions détaillées des interventions[3]. Quand vous expliquez les soins à l'enfant, évitez le jargon médical et utilisez un langage simple correspondant à son stade de développement.

Intégrer le jeu au plan de traitement

Le jeu contribue grandement à atténuer le stress et il aide l'enfant à se préparer aux interventions. Il permet aussi à l'infirmière d'évaluer son niveau de développement. Le jeu thérapeutique rapproche les participants, limite les idées fantasques, stimule l'activité motrice et procure à l'enfant un sentiment accru de contrôle de son environnement et des événements (voir le chapitre 5). Par exemple, un enfant immobilisé par des tubes, des cathéters ou des contentions peut faire un casse-tête. Il éprouvera un sentiment de satisfaction et de réussite même si l'infirmière doit l'aider en désignant les pièces du doigt pour qu'il puisse lui indiquer où les placer au moyen de gestes et de signes de la tête. Le jeu rend les situations difficiles plus supportables et aide les enfants à traverser ces épreuves.

Améliorer le sentiment de contrôle de la situation

De l'âge du trottineur à l'adolescence, les enfants atteints d'une maladie qui met leur vie en danger souffrent d'un sentiment de perte de contrôle de leur corps, de leurs émotions, de leurs habitudes et rituels quotidiens ou de leur intimité. Lors de ses interventions, l'infirmière doit leur montrer qu'ils contrôlent au moins en partie leur univers.

Dans toute la mesure du possible, offrez des choix au jeune patient. Par exemple, le simple fait de lui demander de choisir le bras qui recevra une perfusion intraveineuse lui donnera l'impression d'être un peu maître de la situation. Pour diminuer l'anxiété de l'enfant, pratiquez toujours aux mêmes heures les activités quotidiennes et les traitements réguliers afin que l'enfant puisse les prévoir et s'y préparer. Les contentions, qui sont nécessaires dans certains cas, ainsi que la restriction de la mobilité qu'elles provoquent, donnent à l'enfant le sentiment d'être impuissant devant ce qui lui arrive. Desserrez ou retirez les contentions à intervalles réguliers selon le protocole de l'établissement où vous travaillez. Utilisez les contentions le moins possible chez les trottineurs et les enfants d'âge préscolaire ; expliquez-leur la nécessité de ces dispositifs et insistez sur le fait qu'ils ne constituent pas une punition. Proposez à l'enfant des activités récréatives. Vous pourrez par exemple lui lire des histoires ou lui faire écouter de la musique, ou encore lui proposer de regarder des vidéos.

Pour aider le jeune patient et sa famille à affronter la situation, enseignez-leur différentes techniques de relaxation, d'imagerie mentale (visualisation), de distraction ou d'autosuggestion. L'enfant pourra par exemple se répéter : « Ce sera bientôt fini. Si je reste calme, tout va bien se passer. Ce sera fini plus vite et je pourrai m'amuser. » Aidez aussi les parents à encourager leur enfant et à le soutenir de façon constante dans cette épreuve.

▶ CE QUE VIVENT LES PARENTS

Face à une maladie grave, à un accident ou à tout autre événement stressant, chaque famille réagit d'une manière qui lui est propre et met en œuvre des mécanismes d'adaptation particuliers. Or, il est impossible de prodiguer des soins adéquats à l'enfant si les besoins de sa famille ne sont pas satisfaits. En effet, il est plus difficile aux parents de soutenir leur enfant dans une épreuve quand ils sont eux-mêmes isolés ou déstabilisés. Ils risquent en outre de transmettre leur anxiété à l'enfant, dont l'anxiété redouble alors.

GENÈSE DE LA CRISE

La **crise familiale** survient quand une famille se trouve aux prises avec un problème qui lui semble insurmontable et qu'elle ne peut ni aborder ni régler avec ses méthodes et ses modes d'adaptation habituels. Les soins intensifs et la maladie ou la blessure potentiellement mortelle font rarement partie du quotidien des familles. L'environnement inconnu que représente l'unité de soins, la gravité de la maladie ou de la blessure, ainsi que l'incertitude quant à l'issue des traitements, tous ces facteurs concourent à provoquer une crise dans la famille.

À cause de leur caractère soudain et imprévu, les maladies et les blessures sont particulièrement stressantes pour la famille, qui n'a pas eu le temps de se préparer à cette épreuve. Toute hospitalisation subite menace l'intégrité de la cellule familiale en provoquant un stress considérable ainsi que la séparation de l'enfant d'avec ses proches.

RÉACTIONS DES PARENTS

Comment les parents réagissent-ils quand une maladie ou une blessure menace la vie de leur enfant? Quels types de comportement les infirmières observent-elles chez eux? La plupart des parents traversent différentes étapes: choc et déni; colère et culpabilité; dépossession et perte; attente et appréhension; réadaptation ou deuil.

Choc et déni

La plupart des parents subissent un choc lorsqu'ils apprennent que leur enfant a été victime d'une maladie ou d'une blessure grave, et ils refusent de croire ce qui leur arrive. Leurs points de repère s'évanouissent, ils ont le sentiment que beaucoup de choses leur échappent sans qu'ils puissent agir; bref, ils se sentent paralysés. L'hôpital, le service d'urgence ou l'USIP leur semblent parfois irréels. Différents facteurs exacerbent leurs émotions premières: l'aspect de leur enfant (surtout après une blessure grave), la présence des moniteurs, tubes, cathéters et autres équipements médicaux, et, enfin, la maladie ou la blessure elle-même (figure 7-3). Ainsi que le disait la mère d'un enfant de 5 ans: « Le lendemain de l'accident, je me sentais étourdie, en dehors de tout ça, alternativement présente et absente. »

L'étape du choc et du déni se met en place dès que les parents sont informés de la gravité de la maladie ou de la blessure et elle peut durer plusieurs jours. En général, toutefois, le choc s'atténue dans les vingt-quatre heures. Pendant cette période, les parents cherchent à tâtons des explications sur la maladie ou la blessure dont souffre leur enfant. Il faut leur répéter l'information à de nombreuses reprises car ils ont souvent du mal à l'assimiler.

Colère et culpabilité

Dès que les parents prennent mieux conscience de la gravité de la blessure ou de la maladie qui frappe leur enfant, ils éprouvent un sentiment de colère et de culpabilité. Leur colère peut être dirigée contre eux-mêmes (ils peuvent également s'accuser

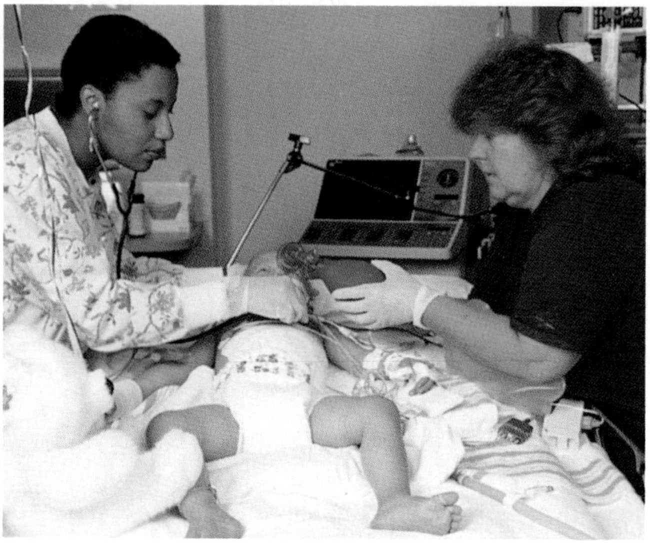

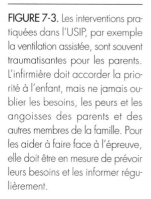

FIGURE 7-3. Les interventions pratiquées dans l'USIP, par exemple la ventilation assistée, sont souvent traumatisantes pour les parents. L'infirmière doit accorder la priorité à l'enfant, mais ne jamais oublier les besoins, les peurs et les angoisses des parents et des autres membres de la famille. Pour les aider à faire face à l'épreuve, elle doit être en mesure de prévoir leurs besoins et les informer régulièrement.

mutuellement l'un l'autre), contre les membres de l'équipe soignante, contre d'autres enfants ou parents (dans le cas d'un accident de la route dont un groupe d'adolescents a été victime). Les parents ressentent parfois de la colère envers leur enfant, par exemple si la blessure est due à une désobéissance de l'enfant, à une infraction à une règle connue : jouer avec des allumettes, faire de la bicyclette sans casque et, dans le cas d'un adolescent, prendre le volant après avoir bu de l'alcool. Enfin, la colère des parents peut ne pas s'adresser à quelqu'un en particulier. Les blessures causées par des catastrophes naturelles (tremblements de terre, inondations et ouragans) attisent autant la colère que celles qui résultent d'actions humaines. Il arrive parfois que la situation représente pour les parents un véritable dilemme spirituel.

Face à une blessure ou à une maladie frappant leur enfant, la plupart des parents éprouvent aussi un sentiment de culpabilité. Cette réaction peut s'exprimer de manière plus exacerbée dans le contexte des soins intensifs. Le fait que ce sentiment de culpabilité ne repose souvent sur aucun motif réel ne le rend pas moins difficile à vivre. À cette étape de leur cheminement, la question suivante hante fréquemment l'esprit d'un grand nombre de parents : « Pourquoi mon enfant et pas moi ? » Ce sentiment de culpabilité peut être attribué à une des deux causes suivantes :

1. *Le parent se sent responsable de la maladie ou de l'accident.* Il dira par exemple : « Si je ne l'avais pas envoyé au magasin à bicyclette, cela ne serait pas arrivé ! » Le père d'un enfant de deux ans qui avait failli se noyer déclarait : « Si je n'étais pas allé au travail, si je m'étais occupé de lui toute la journée, peut-être que ce ne serait pas arrivé. » Ces propos rendent compte du sentiment de culpabilité que les parents éprouvent lorsqu'ils pensent avoir causé la blessure ou ne pas avoir su l'éviter.
2. *Le parent se sent coupable de ne pas avoir détecté les signes avant-coureurs de la maladie ou d'en avoir négligé les premiers symptômes.* La mère d'une enfant d'un an atteinte d'une méningite à *Hæmophilus influenzæ* répétait constamment : « Je n'aurais pas dû attendre si longtemps avant de l'emmener chez le médecin… »

Dépossession et perte

Tandis que le choc s'estompe graduellement, les parents se mettent à éprouver un sentiment de dépossession et de perte de leur rôle parental. En quelques minutes ou quelques heures, leur « identité » a changé d'une manière radicale. Alors qu'ils assumaient le rôle connu de parents d'un enfant en pleine santé, ils doivent brusquement endosser celui, entièrement nouveau pour eux, de parents d'un enfant gravement malade ou blessé. Les pères et mères qui ont vécu cette expérience douloureuse comparent ce sentiment de dépossession et de perte à celui que l'on éprouve à la mort d'un membre de la famille.

Même s'ils savent que c'est nécessaire, les parents ont souvent du mal à renoncer à leur rôle premier pour confier leur enfant à des inconnus. Cette privation inattendue et subite de leurs prérogatives parentales peut altérer considérablement leur estime de soi et leur maîtrise de soi. En outre, les parents qui ne peuvent pas prendre une part active aux soins se sentent souvent impuissants et dévalorisés.

Attente et appréhension

Une fois que l'état de l'enfant s'est stabilisé et que sa survie semble assurée, les parents passent généralement à l'étape de l'attente et de l'appréhension. Ils ont alors l'impression que le temps est suspendu, et la vie mise entre parenthèses. Les parents de l'enfant hospitalisé passent beaucoup de temps à attendre : ils attendent les résultats des examens ou les explications des spécialistes ; ils attendent que leur enfant reprenne conscience ou que l'intervention chirurgicale soit terminée. Ils hésitent souvent à quitter les lieux, de peur de ne pas être là pour une intervention importante, pour la visite du médecin, pour prendre des décisions ou pour être informés des modifications apportées aux traitements. Or, ce manque de mobilité les entrave dans la mise en œuvre des stratégies habituelles d'adaptation et exacerbe leur anxiété et leur sentiment d'impuissance. Certains établissements se sont dotés d'un système de téléavertisseurs qui laisse toute latitude aux parents d'aller et venir sans rester rivés au chevet de l'enfant, tout en ayant l'assurance qu'ils seront avertis en cas d'événement important[4].

Les parents veulent souvent obtenir des explications détaillées sur ce qui va advenir. Ils peuvent par exemple vous interroger sur les conséquences à long terme de la maladie ou de la blessure pour l'enfant, sur les risques de lésion cérébrale ou sur la nécessité d'interventions chirurgicales ultérieures. Ils sont parfois très exigeants vis-à-vis du personnel soignant et peuvent faire preuve d'impatience quand l'état de santé de l'enfant tarde à s'améliorer.

Réadaptation ou deuil

L'étape finale du cheminement des parents est celle de la réadaptation à la vie quotidienne, ou bien celle du deuil. Si l'enfant se rétablit, que son état de santé s'améliore régulièrement et qu'il est sur le point d'être transféré dans une unité de soins ordinaires ou de quitter l'établissement hospitalier, les parents retrouvent graduellement les habitudes qu'ils avaient auparavant. Par contre, si l'enfant ne survit pas à sa maladie ou à sa blessure, ils doivent recommencer le cycle des émotions qui caractérise le deuil. Parfois, les parents ont un deuil à vivre même si l'enfant survit, dans le cas par exemple où il reste gravement malade ou dans le coma, où l'issue des traitements demeure incertaine pendant une longue période ou encore dans le cas où l'enfant a besoin de soins à long terme.

Le tableau 7-2 dresse la liste des besoins les plus importants que l'on constate chez les parents d'enfants touchés par une maladie ou une blessure grave.

COLLECTE DES DONNÉES

Les infirmières qui travaillent avec les familles d'enfants gravement malades ou blessés peuvent aider leurs membres à s'adapter à la situation et à maintenir une vie familiale adéquate. Pour ce faire, elles doivent tout d'abord analyser les réactions de la famille devant la maladie, ses mécanismes d'adaptation, les facteurs de stress les plus importants pour elle et ses principaux besoins. Cette collecte des données fournira à l'infirmière des informations de base pour établir des stratégies ciblées et un plan de soins susceptible de répondre aux besoins aussi bien physiologiques que psychosociaux de la famille.

TABLEAU 7-2 Besoins des parents lors de l'hospitalisation d'un enfant gravement malade ou blessé

Information (besoin le plus crucial)
- Information et mises à jour fréquentes sur l'état de santé de l'enfant
- Explications (compréhensibles pour les parents) sur l'état de santé de l'enfant, les appareils et instruments utilisés et les interventions effectuées
- Discussions quotidiennes avec un médecin
- Information générale sur les politiques de l'unité de soins, les membres de l'équipe, les numéros de téléphone, etc.

Proximité
- Autorisation de rester au chevet de l'enfant
- Autorisation de toucher l'enfant et de lui parler
- Heures de visites illimitées pour les parents

Reprise du rôle parental
- Reconnaissance du fait que les parents, en tant que tels, jouent un rôle important dans le rétablissement de l'enfant
- Reconnaissance du fait que les parents sont les premiers décideurs si plusieurs traitements sont possibles

Participation aux soins de l'enfant
- Soins de base : bains, changement des couches, alimentation, assistance dans les exercices d'amplitude de mouvement, massages, soins capillaires, etc.
- Réconfort : lecture à haute voix, chansons, histoires, contacts physiques, discussions, etc.

Confiance dans le plan de traitement et le personnel soignant
- Continuité dans l'équipe soignante et dans les soins de santé
- Preuves évidentes que le personnel soignant est attentif aux besoins de l'enfant
- Certitude que l'enfant reçoit les meilleurs soins possibles

Soutien psychologique
- Reconnaissance du fait que la situation est difficile à vivre
- Aide pour percevoir les dimensions positives ou inchangées dans l'aspect physique de l'enfant
- Repos et alimentation propres à préserver les ressources physiques afin d'aborder la situation plus efficacement
- Espace et intimité conformes aux besoins
- Espoir (dimension cruciale de l'adaptation à une situation nouvelle)
- Pouvoir décisionnel relatif à la présence des autres membres de la famille

DIAGNOSTICS INFIRMIERS

Plusieurs diagnostics infirmiers peuvent s'appliquer aux parents dont l'enfant souffre d'une maladie ou d'une blessure grave. En voici quelques-uns :

- Manque de connaissances relié à l'état de santé de l'enfant et au pronostic ;
- Perturbation dans l'exercice du rôle parental reliée à la blessure ou à la maladie grave de l'enfant ;
- Perturbation de la dynamique familiale reliée aux conséquences de la maladie ou de la blessure de l'enfant sur le système familial ;
- Conflit face au rôle parental relié à la maladie ou à la blessure grave de l'enfant ;
- Détresse spirituelle reliée à la maladie grave de l'enfant, à ses souffrances ou à sa mort ;
- Stratégies d'adaptation individuelle ou familiale inefficaces reliées à la maladie grave ou mortelle de l'enfant ;
- Stratégies d'adaptation familiale efficaces : potentiel de croissance relié à une gestion constructive de la crise ;

- Fatigue reliée à un très grand stress, à un état de crise et à une surcharge sensorielle;
- Perte d'espoir reliée à la détérioration de l'état physiologique de l'enfant;
- Sentiment d'impuissance relié à l'abandon de l'autorité et du contrôle parentaux au profit de l'équipe de soins;
- Chagrin (deuil) par anticipation relié au sentiment de perdre l'enfant ou à la crainte de le voir mourir bientôt.

SOINS INFIRMIERS

Un des rôles de l'infirmière consiste à tenir informés les parents de l'enfant, à établir des relations de confiance avec eux et à les inciter à participer aux soins. Elle doit également répondre aux besoins physiques et affectifs des parents, favoriser l'instauration et le maintien d'une relation constructive et d'une communication efficace entre eux et l'équipe soignante, et préserver le réseau de soutien de la famille, voire le renforcer. La réévaluation continuelle permet de se rendre compte si la famille est toujours apte à faire face à la crise. En définitive, le meilleur moyen de répondre aux besoins de l'entourage familial, de réduire le plus possible son stress et de l'aider à s'adapter à la situation consiste à prodiguer des soins axés sur la famille[5] (tableau 1-1, page 10). Le grand défi que devra relever l'infirmière est de trouver un juste équilibre entre humanité et technologie.

Informer les parents et établir une relation de confiance avec eux

L'infirmière doit tenir les parents informés et leur fournir des renseignements exacts sur la maladie de l'enfant, son état de santé et le plan de soins d'une manière compréhensible en utilisant notamment un vocabulaire simple. Dès l'admission de l'enfant à l'hôpital, l'équipe soignante doit indiquer aux parents l'évolution à prévoir pour les jours suivants et les préparer aux interventions particulières et aux modifications éventuelles des traitements.

L'infirmière doit faire preuve de la plus grande honnêteté dans les discussions avec les parents. En effet, les parents qui se sentent induits en erreur ou qui ont l'impression qu'on ne leur dit pas tout ont du mal à établir une relation de confiance. Par contre, s'ils sont bien informés, les parents seront rassurés de savoir qu'ils participent activement aux décisions et à la planification des soins prodigués à leur enfant. En outre, ils seront plus enclins à faire confiance aux membres de l'équipe soignante s'ils sont convaincus que leur enfant est considéré comme une personne unique et différente de toutes les autres.

Enfin, les parents ont besoin d'espoir pour affronter la maladie grave qui frappe leur enfant. Par conséquent, l'infirmière doit insister sur les dimensions positives des progrès de l'enfant à mesure qu'il franchit les diverses étapes de la maladie.

> **CONSEIL CLINIQUE**
>
> Expliquer à l'enfant et aux parents, en des termes qu'ils peuvent comprendre aisément, la fonction des différents appareils et instruments utilisés. Quand une alarme retentit, intervenir le plus rapidement possible, puis expliquer pourquoi elle a été déclenchée.

Favoriser la participation des parents aux soins de l'enfant

La principale fonction de l'infirmière consiste à aider les parents à assumer pleinement leur rôle de parents et à faire en sorte qu'ils restent le plus de temps possible au chevet de leur enfant. Leur seule présence réconforte celui-ci, atténue ses peurs et rend sa douleur plus supportable lors des interventions effractives[6, 7]. La situation est moins pénible à vivre aussi pour les parents quand ils se sentent encouragés à prendre part aux soins de l'enfant.

Si le jeune patient se trouve à l'USIP, l'infirmière devra préparer les parents avant qu'ils ne le voient pour la première fois. Elle devra également les rassurer et les soutenir pendant toute la durée du séjour hospitalier de leur enfant. Enfin, elle soulignera que les heures de visite flexibles et libres les aident grandement à continuer d'assumer leur rôle parental[8].

CONSEIL CLINIQUE

Inviter les parents à prendre du temps pour eux, seuls. Leur procurer si possible un téléavertisseur qui leur permettra de quitter l'unité sans trop s'inquiéter de ce qui pourrait se passer en leur absence.

Répondre aux besoins physiques et affectifs

La maladie grave qui frappe l'enfant représente une épreuve majeure pour les parents sur le plan physique ainsi que sur le plan affectif. L'infirmière doit parler aux parents pour leur faire prendre conscience qu'ils doivent aussi s'occuper d'eux-mêmes. Par exemple : « Jérémie aura besoin de vous quand il se réveillera. Il faut absolument que vous mangiez correctement et que vous vous reposiez pour lui donner le soutien voulu à ce moment-à. » De telles phrases aident les parents à comprendre que leur extrême fatigue ne sert ni leurs intérêts ni ceux de l'enfant.

En expliquant le fonctionnement de l'hôpital et de l'unité aux parents, on facilite leur adaptation au nouvel environnement. Des Manoirs Ronald McDonald sont maintenant établis dans certaines villes près des hôpitaux desservant une clientèle pédiatrique et leurs prix de séjour sont très abordables. Les parents des jeunes malades se retrouvent dans un cadre chaleureux et réconfortant (voir l'annexe G). Si la famille ne dispose pas d'un budget suffisant, le personnel soignant pourra la mettre en contact avec les services familiaux ou sociaux.

Le père et la mère ne franchissent pas toujours en même temps les différentes étapes du processus d'adaptation. La maladie de l'enfant renforce parfois la cohésion du couple et resserre les liens conjugaux mais malheureusement l'inverse peut se produire. Si le père et la mère n'affrontent pas la situation de la même manière ou ne le font pas au même rythme, ils risquent de souffrir chacun d'un sentiment d'isolement, ce qui exercera de fortes tensions sur leur relation. Les infirmières doivent observer attentivement les dynamiques familiales et, le cas échéant, recommander aux parents du jeune patient de consulter un conseiller ou un thérapeute.

Favoriser l'établissement d'une relation constructive et d'une communication efficace entre les parents et l'équipe

Étant donné le véritable séisme que représente pour le père et la mère la maladie de leur enfant et son hospitalisation, on imagine aisément le nombre et la complexité des problèmes qui peuvent affecter les relations entre les parents et l'équipe soignante. Pour que tous les membres de cette équipe transmettent la même information aux parents, chacun d'eux doit se tenir au courant de l'état de santé du patient. L'uniformité des renseignements fournis favorise l'établissement d'un lien de confiance entre les parties. Le personnel soignant doit aussi veiller à donner aux parents des explications compréhensibles pour eux, en utilisant notamment un vocabulaire qui leur est familier.

Les parents sont toujours rassurés de savoir quelle personne assume la responsabilité générale des traitements administrés à leur enfant. Il est donc indispensable qu'ils rencontrent le médecin et l'infirmière responsables des soins prodigués à l'enfant. Cet impératif s'impose davantage encore dans les centres hospitaliers universitaires, où le roulement de personnel est constant. Le médecin à qui incombe la responsabilité générale du cas doit rencontrer les parents aussi souvent que nécessaire pour les informer sur l'évolution de l'état de santé de l'enfant et de son plan de traitement et pour répondre à leurs questions (figure 7-4). Le personnel soignant devrait par ailleurs conseiller aux parents de tenir un registre ou un journal et d'y consigner tout ce qui a trait aux soins prodigués à leur enfant, à ses progrès et à ses besoins. Les réunions multidisciplinaires d'aide aux familles peuvent également s'avérer utiles quand les soins sont prodigués par de nombreux professionnels.

DIVERSITÉ CULTURELLE

Comme nombre d'autres groupes culturels, les personnes d'origine mexicaine entretiennent des liens très étroits avec la famille élargie, notamment les grands-parents, les oncles et tantes, les cousins et cousines et les compadres, c'est-à-dire les parrains et marraines des enfants. Cette famille élargie donne beaucoup de force aux parents et peut leur apporter le soutien émotif et physique dont ils ont tant besoin lors des crises.

Préserver ou renforcer le réseau de soutien de la famille

L'ensemble de l'entourage familial, amical, religieux et communautaire de la famille constitue son **réseau de soutien**. Il lui procure appui, réconfort, soutien et assistance

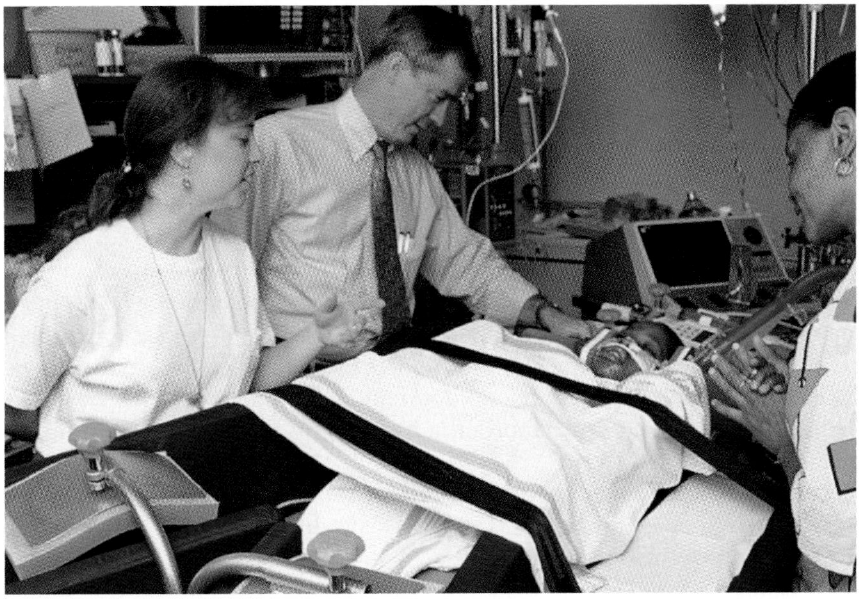

FIGURE 7-4. Lorsqu'on traverse une période difficile, il est rassurant de savoir qu'une personne a la situation en main, et de connaître son identité. Les parents doivent rencontrer le médecin traitant et les infirmières aussi souvent que possible et avoir la possibilité de s'entretenir avec eux. Il est important pour eux d'être informés qu'une même personne assume toute la responsabilité du dossier, même si plusieurs intervenants prodiguent les soins.

directe et l'aide à faire face aux problèmes graves et aux crises. La plupart des parents d'enfants malades considèrent que la famille ou les amis proches forment un réseau de soutien essentiel.

L'équipe soignante doit dans certains cas rappeler aux parents qu'ils peuvent solliciter l'aide de leur famille, de leurs amis ou des services communautaires. En effet, les parents hésitent souvent à faire appel à leur entourage et tentent d'assumer eux-mêmes toutes les responsabilités qui s'imposent à eux, souvent jusqu'à épuisement de leurs forces. Certains parents sont par ailleurs incapables d'accepter toute proposition d'aide ; cela exigerait de leur part un effort mental trop considérable.

Il arrive que l'infirmière intervienne au nom des parents auprès de différents membres de l'entourage[9]. Par exemple, certains parents sont parfois irrités de voir les amis ou la famille surgir à l'improviste, rester trop longtemps ou rendre des visites trop fréquentes à leur enfant. Il ont souvent du mal à dire à ces personnes bien intentionnées, mais qui manquent peut-être de tact, qu'ils ne sont pas en mesure de les recevoir pour le moment. L'infirmière peut alors proposer aux parents d'informer l'entourage et de faire office de « filtre » pour eux.

Les familles des enfants gravement malades ou mourants ont souvent des besoins affectifs qui dépassent les capacités de soutien de l'infirmière qui s'occupe du jeune patient. Il est préférable, dans ce cas, de recommander aux parents de s'adresser au service de pastorale ou d'appui aux familles.

► CE QUE VIT LA FRATRIE

L'enfant gravement malade occupe souvent tout le temps de ses parents au détriment des autres enfants de la famille. Pourtant, les frères et sœurs du patient ont eux aussi besoin de se sentir soutenus et entourés et ils risquent d'avoir l'impression d'être négligés ou rejetés si leurs parents ne parviennent pas à leur accorder l'attention et l'encadrement habituels. Ils peuvent exprimer leur désarroi en adoptant des comportements divers : jalousie ou envie, rancœur, sentiment de culpabilité, hostilité, colère, sentiment d'insécurité, peur. Le personnel soignant doit savoir que les frères et sœurs bien portants craignent parfois de tomber malades eux-mêmes ou pensent être responsables de l'état de l'enfant malade ou blessé. Les frères et sœurs font fréquemment des cauchemars au sujet de la maladie ou de la blessure du jeune patient.

L'infirmière expliquera à la fratrie l'état de santé de leur frère ou sœur en prenant soin de recourir à un vocabulaire et à des explications appropriés à leur âge et à leur stade de développement. Dans la mesure du possible, les frères et sœurs devraient être autorisés à rendre visite au malade. Ces rencontres remontent le moral du jeune patient et permettent d'autre part d'atténuer certaines peurs des frères et sœurs. En effet, il est souvent plus difficile pour les enfants d'affronter leurs craintes que la réalité.

Il faut préparer les enfants avant qu'ils rendent visite au malade ou au blessé. Il faut leur décrire l'aspect du patient. Si celui-ci n'adopte plus le même comportement, si ses mouvements, sa manière de parler ou son aspect physique ont changé, il faut leur en expliquer les causes avant qu'ils n'entrent dans la chambre et ne le constatent par eux-mêmes. Décrivez-leur la chambre de l'enfant, y compris les appareils et les instruments, les sons et les odeurs. Vous pourrez le faire en utilisant une poupée ou en faisant des dessins ou encore en leur montrant une photo de l'enfant. Le tableau 7-3 donne différents conseils pour aborder la fratrie d'un enfant gravement malade ou blessé.

Touchez le patient pendant que les visiteurs sont là. Parlez-lui et invitez les autres enfants à le faire aussi (figure 7-5). Une fois sortis de la chambre, discutez avec eux de ce qu'ils ont vu et ressenti et répondez à leurs questions. Si un frère ou une sœur ne peut pas rendre visite au jeune patient, suggérez-lui de lui envoyer des photos, des dessins, des cartes et des messages enregistrés sur cassette audio ou vidéo afin de garder le contact avec lui (figure 7-6).

Incitez les parents qui restent à l'hôpital avec leur enfant malade d'appeler leurs autres enfants à la maison à la même heure tous les soirs. Les frères et sœurs pourront ainsi raconter ce qu'ils ont fait dans la journée et s'informer sur l'état de santé de l'enfant. Ces appels téléphoniques contribuent de plus à préserver les liens familiaux et confirment aux frères et sœurs qu'ils comptent beaucoup pour leurs parents et qu'ils sont aimés.

► DEUIL

RÉACTIONS DES PARENTS

La mort d'un enfant constitue sans aucun doute l'une des expériences les plus douloureuses qu'un père ou une mère puisse avoir à affronter. Quand la mort est inattendue et soudaine, la brutalité de l'événement ajoute au choc, qui peut alors durer quatre à cinq semaines. Dans ces circonstances pénibles, le principal rôle de l'infirmière consiste à apporter le plus de soutien et de réconfort possible à l'enfant mourant

TABLEAU 7-3 Conseils pour aborder la fratrie d'un enfant gravement malade ou blessé

- Dites la vérité. Expliquez aux enfants la raison de l'hospitalisation de leur frère ou de leur sœur, les traitements qu'il doit recevoir et la durée de son séjour dans l'établissement hospitalier.
- Insistez auprès des frères et sœurs sur le fait que ce ne sont pas eux qui ont causé la maladie et que le jeune patient non plus n'a rien fait de répréhensible.
- Laissez les enfants poser des questions et exprimer leurs peurs et autres sentiments.
- Si possible, autorisez-les à rendre visite au malade. Préparez-les à ce qu'ils vont voir : appareils et instruments, vêtements, interventions de l'infirmière. Si le jeune patient ne peut pas parler, avertissez-en ses visiteurs. Par exemple : « Jean ne peut pas parler pour le moment. C'est comme s'il dormait très profondément. Par contre, il nous entend peut-être. Vous pourrez donc le toucher et lui parler. »
- Incitez les frères et sœurs à exprimer ce qu'ils ressentent à la suite des bouleversements dans leur vie familiale que l'hospitalisation du patient a provoqués.

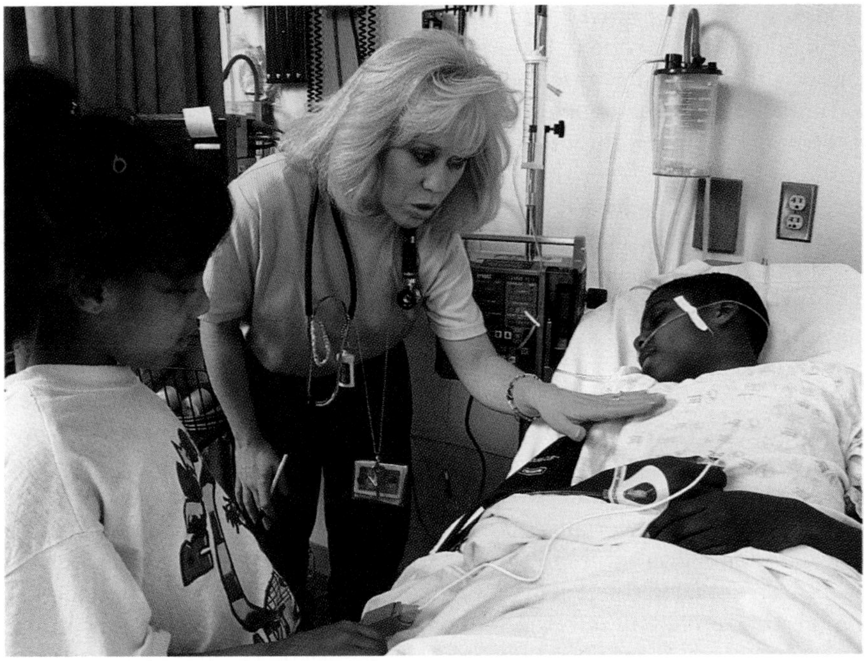

FIGURE 7-5. Quand les frères et sœurs rendent visite au jeune patient, l'infirmière doit leur parler et répondre à leurs questions honnêtement et d'une manière compréhensible pour eux.

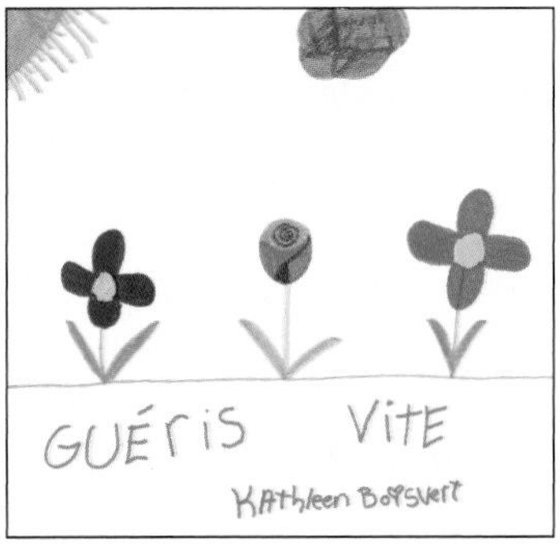

FIGURE 7-6. Les parents et les frères et sœurs doivent avoir la possibilité de communiquer avec le jeune malade de la manière qui leur convient. Si les frères et sœurs ne peuvent pas lui rendre visite, l'infirmière les incitera à lui envoyer des dessins ou des messages enregistrés. Il est important pour eux de pouvoir s'exprimer et d'avoir le sentiment d'aider le patient et l'équipe soignante.

et à sa famille (tableau 7-4). La formation du personnel soignant dans ce domaine doit reposer sur cette constatation de base : le chagrin et le deuil sont des cheminements nécessaires et normaux.

Le chagrin est douloureux et anéantit toutes les forces. Chacun le vit à sa manière. Plusieurs facteurs déterminent la façon dont les parents le ressentent et le manifestent : leurs impressions ou leurs certitudes quant aux possibilités qu'il y aurait eu de prévenir la maladie ou la blessure ; les circonstances du décès (en particulier, sa soudaineté ou sa prévisibilité) ; la nature de leur attachement à l'enfant ; les deuils et les épreuves qu'ils ont déjà vécus ; leurs convictions religieuses ou spirituelles ; leur contexte culturel.

TABLEAU 7-4 Conseils pour aborder les parents dont l'enfant meurt subitement

- Choisissez dans l'équipe soignante un porte-parole qui informera la famille à plusieurs reprises pendant les mesures de réanimation.
- Mettez à la disposition de la famille un espace privé avec téléphone.
- Laissez aux parents le temps d'assimiler la nouvelle de la détérioration de l'état de santé de leur enfant. Communiquez avec eux plusieurs fois durant les mesures de réanimation. Préparez-les à la mort de l'enfant.
- Proposez aux parents d'appeler leur conseiller spirituel, leur famille et leurs amis.
- Quand l'enfant est mort, préparez son corps pour atténuer le choc qu'éprouveront les parents.
- Donnez à la famille le temps – et l'espace – nécessaires pour faire ses adieux à l'enfant.
- Faites part à la famille des émotions que vous ressentez face à cette mort et laissez-la vous exprimer les siennes.
- Informez la famille sur les causes de la mort, sur l'autopsie, sur la préparation des funérailles et sur les étapes habituelles du deuil.
- Organisez le suivi auprès de la famille.

D'après Anderson, J. E. (1996). Helping parents cope with sudden death. Contemporary Pediatrics, *13 (12), 42–57.*

Tous les parents éprouvés par la mort d'un enfant traversent les mêmes étapes dans leur affliction. Cependant, la durée de chacune d'elles et la manière d'exprimer le chagrin et de l'affronter varient d'une personne à l'autre. La douleur extrême et le choc initial font graduellement place à des sentiments de colère, de culpabilité, de dépression et de solitude. Puis, très lentement, avec le soutien de leur entourage, les parents sentent l'énergie leur revenir et apprécient de nouveau la vie. Les conjoints ne franchissent pas forcément les étapes du deuil en même temps. S'ils ne cheminent pas au même rythme, ils auront besoin d'un appui additionnel pour ne pas sombrer chacun de leur côté dans un sentiment d'isolement et de solitude face à l'épreuve.

L'infirmière doit être présente auprès des parents dès que la mort de l'enfant semble imminente, car ce sont là des instants marquants qu'ils se rappelleront toute leur vie. Préparez-les aux changements qui se produisent dans l'aspect physique de l'enfant et aux événements qui s'annoncent. Mettez à leur disposition une pièce dans laquelle ils pourront s'isoler avec leur enfant en ces moments difficiles et extrêmement intimes. Demandez-leur comment ils aimeraient que les derniers instants ou les dernières heures de leur enfant se déroulent. Il arrive que des pratiques culturelles ou religieuses exigent une certaine organisation. La plupart des parents veulent prendre l'enfant dans leurs bras, et il faut le leur permettre. Les familles trouvent souvent moins difficile de faire leurs adieux à l'enfant en groupe plutôt que seul à seul. Les membres de la famille sont mieux armés pour affronter leur peine quand ils peuvent prendre l'enfant mourant dans leurs bras, le serrer contre eux, l'embrasser et lui parler[10]. Invitez les parents à continuer de participer aux soins afin de maintenir leur rôle parental jusqu'au bout. Ils pourront par exemple baigner l'enfant ou l'habiller pour la dernière fois.

DIVERSITÉ CULTURELLE

Demandez toujours l'accord des parents avant de couper une mèche de cheveux de l'enfant. Cette pratique est interdite dans certains groupes culturels et religieux, par exemple chez les Amérindiens[10].

Quand l'enfant est mort, laissez les parents passer tout le temps qu'ils souhaitent auprès du corps. Ne bousculez jamais une famille qui fait ses adieux à un enfant décédé. Conservez tous les biens personnels de l'enfant. Cette mesure est essentielle, en particulier dans le cas des nouveau-nés et des nourrissons, car la plupart des parents ont souvent très peu de souvenirs matériels de leur enfant. Vous pourrez ainsi recueillir une mèche de cheveux de l'enfant, l'empreinte de l'une de ses mains ou de l'un de ses pieds, son bracelet d'identification, une fiche indiquant son poids et sa taille, les derniers vêtements (ou le pyjama) qu'il portait au moment du décès. Mettez ces objets dans un sac en plastique scellé pour conserver l'odeur de l'enfant. Ces souvenirs, ou encore une photo, apportent souvent du réconfort à la famille et l'aident à se rappeler le disparu.

Les parents ont en général besoin de connaître les ressources disponibles pour l'organisation du service commémoratif ou des funérailles. L'équipe soignante doit aussi les mettre au courant des possibilités de dons d'organes et de tissus et, le cas échéant, d'une autopsie. Expliquez aux parents qu'ils risquent de traverser des périodes de tristesse particulièrement difficiles, par exemple le jour de la semaine correspondant à la mort de l'enfant, l'anniversaire de naissance de l'enfant ainsi que les vacances en famille. Pour se redonner du courage, certains parents tiennent un journal de leurs souvenirs ou de leurs réflexions, ou encore écrivent des lettres ou des poèmes qui sont adressés à leur enfant ou qui parlent de lui.

Expliquez aux parents que, même si la période entourant la mort de leur enfant est pénible, ils doivent absolument prendre soin d'eux sur le plan physique et sur le plan mental. Procurez-leur une liste de groupes de soutien, de livres et d'articles qu'ils pourront consulter ultérieurement. Plusieurs organismes nationaux ou locaux soutiennent les familles endeuillées, par exemple Leucan (voir l'Annexe G). Enfin, certains établissements proposent aux parents des programmes de suivi qui les aident à vivre leur deuil et à traverser le mieux possible cette épreuve.

RÉACTIONS DE LA FRATRIE

Les frères et sœurs ont aussi besoin de soutien, de compréhension et de compassion pour accepter la mort d'un des leurs. La plupart du temps, les parents leur ont accordé moins d'attention que d'habitude durant l'hospitalisation de leur frère ou de leur sœur. Ils s'imaginent parfois qu'ils ont provoqué la maladie ou la blessure par de mauvaises pensées ou de quelque autre façon. Ils ont besoin d'appui pour accepter les préoccupations de leurs parents, leur chagrin, mais aussi le surcroît de protection dont ils font brusquement l'objet[11, 12]. Le tableau 7-5 décrit la manière dont les enfants voient la mort selon leur stade de développement ainsi que certains des comportements qu'ils peuvent manifester en relation avec la mort.

Vous devez absolument faire preuve d'une grande franchise quand vous parlez à des enfants de la mort d'un de leurs frères ou de leurs sœurs. Fournissez-leur des explications dans un vocabulaire approprié à leur stade de développement. Insistez sur le fait qu'ils ne sont nullement responsables de la mort du jeune patient et que ce décès ne constitue pas un châtiment pour des méfaits ou des bêtises commis de part ou d'autre. Laissez les enfants vous poser des questions. Faites-leur savoir que vous comprenez ce qu'ils éprouvent et qu'il est normal en raison des circonstances de se sentir triste, en colère ou d'avoir envie de pleurer. Demandez-leur quel sentiment ils éprouvent au moment de dire adieu à leur frère ou à leur sœur et offrez-leur le soutien physique et affectif dont ils ont besoin. Avant leur dernière visite, expliquez-leur ce qu'ils vont voir, entendre et sentir. Répondez à leurs questions en toute sincérité. Pour que les enfants assimilent bien l'information que vous leur transmettez, vous devrez peut-être la répéter à plusieurs reprises.

Si la situation le permet, et si les enfants n'ont pas de réticences à cet égard, ils pourront participer à l'organisation du service commémoratif ou funéraire. Quand le deuil est vécu collectivement par toute la famille, les frères et sœurs se sentent plus proches de leurs parents et ils éprouvent alors un sentiment de sécurité dont ils ont bien besoin en cette période de grande vulnérabilité.

▶ ENFANT MOURANT

Les soins aux enfants mourants représentent sans conteste l'un des volets les plus éprouvants de la profession d'infirmière et ils exigent beaucoup de sensibilité et de compassion. Ainsi que l'indique le tableau 7-5, la perception qu'a l'enfant de la mort dépend de son stade de développement.

Dès l'âge de 5 ans, les enfants atteints d'une maladie grave sont en mesure de le comprendre. La conscience qu'ils peuvent avoir de la mort se développe plus rapidement chez ceux qui constatent la progression de leur maladie et des traitements médicaux qu'ils doivent subir. C'est souvent lors de leur séjour à l'hôpital ou lors de leurs visites en clinique externe, à l'occasion de contacts avec les autres patients gravement malades ou mourants, que les enfants prennent conscience de leur état de santé et du danger de mort auquel ils sont exposés.

Les enfants d'âge préscolaire peuvent constater la détérioration de leur corps à mesure que la maladie progresse et ressentir les effets secondaires des médicaments qui leur sont administrés. Ces altérations corporelles entraînent une modification de l'image qu'ils ont d'eux-mêmes. Les enfants de cet âge décrivent souvent la maladie comme une mutilation de leur corps. Certains comprennent qu'ils sont en train de mourir à cause de ces changements physiques.

Les enfants d'âge scolaire éprouvent toutes sortes de peurs se rapportant à l'intégrité corporelle, mais aussi de véritables angoisses par rapport à la gravité de leur maladie. Un grand nombre de professionnels de la santé considèrent que cette préoccupation majeure correspond chez ces enfants à l'**angoisse de la mort**, sentiment de crainte ou d'appréhension face à la mort. L'angoisse de la mort peut se manifester chez eux même s'ils sont incapables de conceptualiser la mort et de la concevoir ou de la décrire comme un adulte pourrait le faire. Cette anxiété émane parfois d'un sentiment de solitude causé par la séparation d'avec le monde connu. L'angoisse de la mort peut s'exprimer chez certains enfants sous la forme d'inquiétudes face aux traitements effractifs ou aux soins qui entravent les fonctions corporelles normales.

CROISSANCE ET DÉVELOPPEMENT

Il est important que les enfants comprennent que la mort est irréversible et que toutes les fonctions corporelles cessent à ce moment-là. Certaines phrases simples peuvent les aider à saisir cette réalité, par exemple : « Le cœur d'Adam ne battra plus jamais » ; « Il n'aura plus jamais faim ou froid » ; « Il ne reviendra jamais à la maison. » Il faut en général répéter ces phrases car les enfants, surtout les plus jeunes, ont tendance à poser plusieurs fois la même question pour vérifier qu'on leur donne toujours la même réponse[13].

CROISSANCE ET DÉVELOPPEMENT

Les enfants aussi ont un deuil à faire. Celui-ci comporte en général trois stades[14].

- *Stade initial :* L'enfant comprend que la personne est morte et met en œuvre des mécanismes d'autoprotection pour éviter de subir d'un coup tout l'impact émotif de cette perte.
- *Stade intermédiaire :* L'enfant accepte la perte et tente de la comprendre. Il souffre considérablement sur le plan psychologique.
- *Stade final :* L'enfant assimile la perte et l'intègre à son identité. Il reprend son processus de développement au stade correspondant à son âge.

TABLEAU 7-5 Perception de la mort par les enfants et réactions comportementales les plus souvent observées, selon le stade de développement

Perception de la mort	Comportements possibles
Nouveau-né/nourrisson • Ne comprend pas la notion de mort • Peut sentir de la tension chez les adultes qui s'occupent de lui et constater des changements dans la routine	• Peut exprimer sa tristesse en détournant son regard de vous • Se montre réfractaire aux câlins et mange moins • Dort davantage
Trottineur • Ne distingue pas les constructions imaginaires de la réalité • Ne comprend pas réellement la notion de mort • A conscience de l'absence d'un proche, d'où l'angoisse de la séparation	• S'agrippe aux adultes et refuse de laisser ses parents sortir de son champ de vision • Cesse de parler ou de marcher • Exprime sa détresse par des morsures, des coups et des pleurs • Se montre craintif • Souffre de troubles du sommeil et de l'alimentation
Enfant d'âge préscolaire • Croit que la mort est réversible et temporaire • Croit que ce sont les mauvaises pensées qui causent la mort • Croit qu'il est possible de ramener le disparu à la vie par la pensée magique • Peut considérer la mort comme une punition • Commence à comprendre la notion du temps (la distinction entre passé, présent et futur) • A déjà constaté la mort de plantes ou d'animaux	• Peut avoir peur de s'endormir ; fait des cauchemars • Manifeste un comportement imprévisible et incontrôlable ou fait preuve d'hyperactivité ; se met souvent en colère • Souffre d'incontinence urinaire et fécale • Fait des crises de larmes • A une fascination morbide de la mort • Pose beaucoup de questions • Manifeste de la colère devant l'échec de ses tentatives pour garder l'enfant en vie
Enfant d'âge scolaire • Acquiert une perception plus réaliste de la mort • Vers 8 ou 10 ans, comprend que la mort est irréversible et permanente • A la conviction que la mort est universelle et qu'elle va le frapper • Peut nourrir des inquiétudes excessives face à la mort	• Peut nier sa tristesse en cachant ses larmes et en s'efforçant de se comporter comme un adulte • A de la difficulté à se concentrer en classe • Est atteint de troubles psychosomatiques (mal de ventre, mal de tête, etc.) • Passage à l'acte • Peut prendre en charge certaines tâches pour tenter de réconforter ses parents
Adolescent • Peut comprendre la mort de façon abstraite • Saisit mieux le lien entre maladie et mort • Vit un conflit à cause de sa conviction d'être invincible et sa peur de mourir	• Peut manifester les mêmes comportements que l'enfant d'âge scolaire • Peut souffrir d'une dépression grave • Passage à l'acte : risques inconsidérés, délinquance, tentatives de suicide ; multiplication des relations sexuelles

D'après Krulik, T., Holaday, B., et Martinson, I. M., (dir.) (1987). The child and family facing life-threatening illness. *Philadelphia : Lippincott ; McIntier, T. M., Sr. (1995). Nursing the family when the child dies,* RN, *58, 50–54 ; et Anderson, J. E. (1996). Helping parents cope with sudden death.* Contemporary Pediatrics, 13, *42–55.*

DIVERSITÉ CULTURELLE

Selon l'origine culturelle et les convictions religieuses de la famille, la présence d'un ministre du culte ou d'un professionnel de la santé spécialisé dans les soins aux enfants en phase terminale et dans le soutien aux familles pourra calmer les craintes spirituelles du jeune patient ainsi qu'apaiser et réconforter son entourage familial.

Les enfants qui sont en train de mourir en ont intuitivement conscience, même s'ils n'ont pas habituellement les mêmes craintes que les adultes. Certains gardent pour eux leurs questionnements et leurs réflexions entourant la mort. Ils ont parfois peur que les membres de leur famille ne leur témoignent plus leur affection. Ils évitent de se laisser aller à des manifestations de colère car, comme tous les enfants, ils redoutent l'abandon plus que la mort. Ils sont parfois convaincus qu'ils vont alourdir d'une manière intolérable le chagrin et les soucis de leur famille s'ils parlent de la mort ou s'ils exposent leur appréhension à ce sujet. De leur côté, certains parents sont tellement habités par leurs propres peurs, leurs inquiétudes et leur détresse qu'ils ne perçoivent pas l'angoisse que leur enfant peut éprouver face à la mort.

Les recherches de Waechter sur les enfants hospitalisés ou atteints d'une maladie mortelle révèlent que les enfants ne présentent pas une angoisse de la mort plus grande quand on aborde en toute franchise avec eux ce sujet et d'autres thèmes s'y rattachant. Comme ils se sentent libres de parler des diverses dimensions de leur maladie, ils se sentent moins coupés de leurs parents et moins isolés. En définitive, les enfants estiment souvent que la maladie n'est pas un sujet de discussion trop difficile à aborder[15].

Les adolescents comprennent bien le phénomène de la mort. Par contre, les étapes normales du développement appropriées à leur âge accentuent la difficulté qu'ils peuvent éprouver face à la maladie mortelle. Par exemple, l'adolescent est à la période de la vie où l'on se construit sa propre identité et où l'on planifie l'avenir. Gravement malade ou blessé, il doit parfois affronter la perspective d'une mutilation ou d'un défigurement à un âge, justement, où l'image de soi revêt une importance capitale. L'adolescent mourant se retrouve souvent isolé de ses amis, qui constituent pour lui le groupe social le plus important. Enfin, l'adolescent en phase terminale peut éprouver de la colère à constater qu'il perd la vie au moment même où le monde s'ouvrait à lui.

Même s'ils ne sont plus vraiment des enfants, les adolescents ne manifestent pas et ne vivent pas leurs émotions de la même façon que les adultes. Ils évitent de se fâcher avec leur famille et s'efforcent de maîtriser leur colère ou de la diriger contre d'autres cibles. Ils peuvent ainsi manifester de l'irritation envers les changements apportés aux traitements ou encore envers le manque d'explications et les contraintes qui restreignent leur indépendance. Cependant, quand ils sentent la mort approcher, ils sont parfois plus enclins à accepter le réconfort et le soutien de leur entourage familial et peuvent autoriser les membres de leur famille à prendre soin d'eux, à condition qu'ils perçoivent chez eux amour et chaleur humaine, et non condescendance.

SOINS INFIRMIERS

Tant que l'enfant est toujours en vie, efforcez-vous de favoriser sa croissance et son développement et de renforcer les relations qu'il entretient avec sa famille et ses amis. Incitez-le à nouer des liens avec les autres jeunes patients de l'unité de soins, s'il a bien sûr encore suffisamment d'énergie et s'il peut tirer profit de ces contacts. La présence d'amis du même âge, eux-mêmes malades ou blessés, atténue souvent le sentiment d'isolement des enfants.

Proposez aux enfants gravement malades ou blessés de faire des jeux de fiction et d'imagination, de dessiner ou de raconter des histoires, mais en évitant de renforcer les thèmes apparentés à la mort. Écoutez ce que les enfants vous racontent sur eux et sur leur vie. Leurs propos révèlent parfois leur **imagerie mortuaire**, c'est-à-dire leur manière de se représenter, de décrire ou d'évoquer la mort et tous les thèmes s'y rattachant (départ, séparation, funérailles) ou les traitements à venir. Ces allusions sont normales et ne reflètent ni refoulement, ni trouble particulier.

Les parents se sentent parfois incapables de répondre directement aux questions de leur enfant concernant la mort. Ils craignent de ne pouvoir contrôler leurs sentiments lors de ces discussions qui, presque inévitablement, évoqueront la possibilité d'une mort imminente pour leur fils ou leur fille. Les questions suivantes comptent parmi celles que les enfants posent le plus fréquemment.

- C'est comment, quand on est mort?
- Qu'est-ce qui va m'arriver quand je vais mourir?
- Est-ce que je vais être puni pour toutes les bêtises que j'ai faites?
- Quand est-ce que je vais retrouver [la personne la plus proche de l'enfant]?
- Qu'est-ce qui va arriver à mes parents?
- Est-ce que j'aurai mal?

Certains parents ont besoin d'aide pour comprendre les questions de leur enfant et pour lui fournir des réponses qui correspondent à son stade de développement. Informez-les sur les méthodes à mettre en œuvre et sur les termes à employer auprès du jeune patient. Dans certains cas, les parents préfèrent qu'un professionnel de la

LOI ET ÉTHIQUE

Certains parents demandent à ce que l'on ne dise pas à l'enfant qu'il va mourir. Que faire si le jeune patient vous interroge sur le sujet? Dites aux parents qu'il vous a posé la question et offrez-leur de rencontrer l'équipe soignante pour faire le point sur les peurs et sur les inquiétudes qui les retiennent de dire la vérité à l'enfant. Proposez-leur des mots et des phrases qu'ils pourront dire à leur enfant quand ils parleront de sa mort avec lui.

santé se charge de dire la vérité à l'enfant. Un professionnel possédant une formation de conseiller aux personnes endeuillées pourra par ailleurs orienter et animer les discussions entre l'enfant mourant et sa famille.

Les explosions de colère sont courantes chez les adolescents gravement malades ou gravement blessés, mais elles ne visent personne en particulier. Proposez à ces patients des activités qui les aideront à canaliser leurs émotions et continuez malgré tout de les soutenir. Cette attitude peut les inciter à accepter le réconfort sans avoir peur de perdre la face. Montrez-vous disponible pour écouter l'adolescent quand il a besoin de parler ou d'exprimer ses impressions et sa tristesse. Faites en sorte qu'il établisse des liens d'amitié avec des jeunes de son âge aux prises avec les mêmes difficultés ou qui ont les mêmes centres d'intérêt.

Donnez aux adolescents le plus d'autonomie et le plus de contrôle de la situation possible. Invitez-les à prendre part aux décisions les concernant. Répondez à leurs questions avec franchise et sincérité, mais jamais sur un ton condescendant.

Les **soins palliatifs** aident les malades ou les blessés condamnés à mourir à brève échéance à vivre pleinement les heures, les jours ou les semaines qui leur restent. Cette approche consiste notamment à alléger le plus possible leurs douleurs, à leur laisser toutes les décisions qu'ils sont mesure de prendre et à préserver leur dignité jusqu'à la toute fin. Dans certains cas, l'équipe soignante doit aider les membres de la famille à mettre à contribution d'une manière positive le temps qu'ils peuvent encore passer avec le mourant. Par exemple, les communications entre le jeune patient et sa famille peuvent être facilitées afin de privilégier avant toute chose la qualité du temps qui leur reste à vivre ensemble. Invitez la famille à prendre part aux soins physiques et affectifs de l'enfant. Les membres de la famille ont besoin de pleurer ensemble et de se dire mutuellement à quel point ils vont se manquer l'un à l'autre. Ils ont besoin aussi d'entendre l'équipe soignante leur confirmer que le temps qu'ils passent auprès du jeune mourant est très précieux car il permet à l'enfant de ne pas de se sentir isolé ou abandonné à l'approche de la mort.

LOI ET ÉTHIQUE

Le Code civil du Québec réglemente de façon particulière le consentement aux soins (art.11 al.1 C.c.Q.). Ainsi, à partir de 14 ans, toute personne est en droit de prendre certaines décisions relatives aux soins médicaux qui lui seront prodigués. Le consentement doit être libre et éclairé (art.10 et 1399 C.c.Q.). Le Code prévoit une exception au consentement s'il s'agit d'une situation d'urgence.

► RÉACTIONS DU PERSONNEL À LA MORT D'UN ENFANT

La société accorde une grande importance aux enfants. Les enfants ne représentent-ils pas l'avenir ? Les jeunes devraient en principe avoir de nombreuses années de vie devant eux ; c'est pourquoi la mort d'un enfant est souvent perçue comme une véritable tragédie. Les professionnels de la santé qui travaillent auprès des jeunes mourants exercent un métier très exigeant et sont soumis à un stress considérable. Les infirmières qui prodiguent des soins pendant de longues périodes à des enfants éprouvent un énorme chagrin lorsqu'ils meurent[16]. Pour rester calmes et garder une attitude professionnelle, elles ont souvent tendance à garder leurs distances avec l'enfant mourant et avec sa famille. Les recherches de Waechter montrent que les infirmières passent de moins en moins de temps auprès de leurs jeunes patients à mesure que l'heure de leur mort se rapproche[17].

Le travail auprès des mourants s'avère parfois plus difficile encore pour les infirmières qui sont elles aussi mères de jeunes enfants. Elles éprouvent une empathie sans réserve envers leurs patients et risquent encore davantage de ne pouvoir aborder leur décès d'une manière strictement professionnelle. Par ailleurs, comme elles se sentent impuissantes à modifier le cours de la maladie, elles mettent elles-mêmes en œuvre des mécanismes de défense contre la détresse qui peuvent les empêcher de percevoir l'anxiété et les peurs du jeune mourant.

Les infirmières qui travaillent auprès des enfants en phase terminale et de leurs familles doivent bénéficier d'une formation spéciale pour pouvoir répondre aux besoins de leurs patients et de leur entourage tout en gérant d'une manière efficace leur propre stress. Elles peuvent suivre des cours spécialisés ou écouter les conseils d'infirmières plus expérimentées dans le domaine des soins palliatifs, qui feront office de mentors. Les infirmières qui travaillent auprès des enfants mourants et de leurs familles doivent apprendre à aborder le chagrin d'une manière saine et à développer d'une façon constructive leur faculté d'empathie, leur compétence et leur confiance en leur capacité à fournir des soins infirmiers plus humains et plus efficaces.

Les infirmières travaillant dans un contexte de soins palliatifs ou dans une unité de soins qui traite les enfants en phase terminale devraient également pouvoir compter sur des réseaux de soutien qui les aideront à affronter les difficultés et les pressions inhérentes à leur travail. Leur entourage professionnel doit rester conscient de la tension à laquelle elles sont soumises. Plusieurs méthodes peuvent aider les infirmières qui s'occupent des enfants mourants, par exemple des discussions avec les collègues, ou bien des séances de bilan avec des professionnels en santé mentale au cours desquelles il leur sera possible d'exprimer et d'analyser leurs sentiments et leurs préoccupations (figure 7-7). Les infirmières qui prennent part aux décisions d'équipe entourant le plan de soins de l'enfant mourant (passage aux soins palliatifs plutôt que curatifs) sont généralement mieux armées pour aborder la détresse associée à leur profession.

LOI ET ÉTHIQUE

Une infirmière qui administre, à la demande du médecin, des traitements douloureux à un jeune mourant, alors qu'elle sait que la mort de cet enfant est inéluctable, éprouve de la détresse morale mais aussi de la colère, de la frustration, de la tristesse ainsi qu'un sentiment d'impuissance. Vous devez discuter de ces émotions avec les membres de l'équipe soignante afin de déterminer la limite au-delà de laquelle les interventions curatives seront suspendues afin de privilégier les soins palliatifs[16].

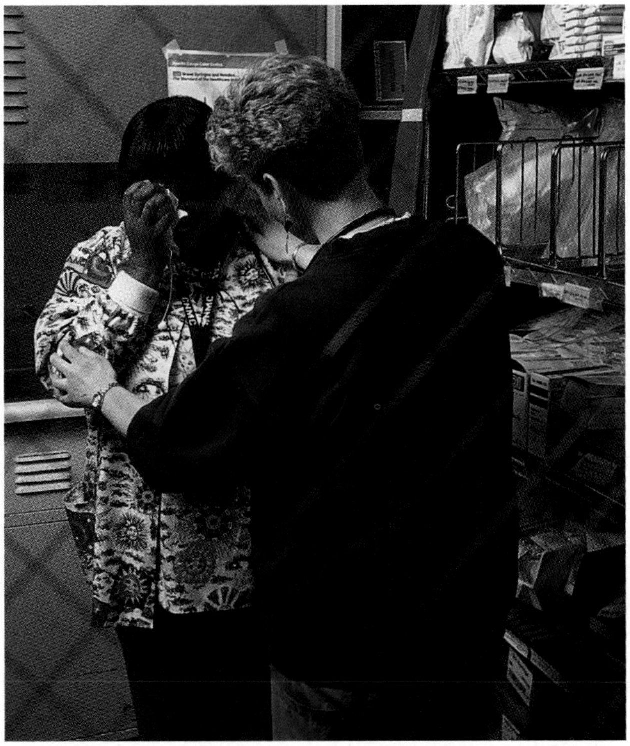

FIGURE 7-7. Lorsque l'un de leurs jeunes patients meurt, les infirmières doivent pouvoir exprimer leur chagrin dans un environnement rassurant et réconfortant. Quand elles peuvent faire part de leur tristesse et de leur chagrin ou expliquer l'échec des mesures de réanimation à des collègues, elles se sentent mieux armées par la suite pour prodiguer des soins adéquats aux familles qui auront besoin d'appui et de chaleur humaine.

RÉFÉRENCES

1. Ryan-Wenger, N.A. (1996). Children, coping, and the stress of illness : A synthesis of research. *Journal of the Society of Pediatric Nurses, 1*(3), 126-138.
2. LaMontagne, L.L., Hepworth, J.T., Johnson, B.D., et Cohen, F. (1996). Children's preoperative coping and its effects on postoperative anxiety and return to normal activity. *Nursing Research, 45*(3), 141-147.
3. LaMontagne, L.L. (1993). Bolstering personal control in child patients through coping mechanisms. *Pediatric Nursing, 19*(3), 235-237.

4. Ashenberg, M.D., Lambert, S.A., Maier, N.P., et McAliley, L.G. (1996). Easing the wait: Development of a pager program for families. *Pediatric Nursing, 22*(2), 103-107.
5. Ahman, E. (1994). Family-centered care: Shifting orientation. *Pediatric Nursing 20*(2), 113-117.
6. Evans, M. (1994). An investigation into the feasibility of parental participation in the nursing care of their children. *Journal of Advanced Nursing, 203*(3), 477-482.
7. George, A., et Hancock, J. (1993). Reducing pediatric burn pain with parent participation. *Journal of Burn Care and Rehabilitation, 14*(1), 104-107.
8. Henneman, E.A., McKenzie, J.B., et Dewa, C.S. (1992). An evaluation of interventions for meeting the information needs of families of critically ill patients. *American Journal of Critical Care, 1*(3), 85-93.
9. Tomlinson, P.S., et Mitchell, K.E. (1992). On the nature of social support for families of critically ill children. *Journal of Pediatric Nursing, 7*(6), 386-394.
10. Nelson, L. (1995). When a child dies: Practical, sensitive advice for helping parents through their worst nightmare. *American Journal of Nursing, 95*(3), 61-64.
11. Mclntier, T.M., Sr. (1995). Nursing the family when a child dies. *RN, 58*(2), 50-54.
12. Schonfeld, D.J. (1993). Talking with children about death. *Journal of Pediatric Health Care,* 7(6), 269-295.
13. Mahan, M.M. (1994). Death of a sibling: Primary care interventions. *Pediatric Nursing, 20*(3), 293-295, 328.
14. Baker, J.E., Sedney, M.A., et Gross, E. (1992). Psychological tasks for bereaved children. *American Journal of Orthopsychiatry, 62*(1), 105-116.
15. Waechter, E.H. (1987). Children's reactions to fatal illness. *In* T. Krulik, B. Holaday, et I.M. Martinson (dir.), *The child and family facing life-threatening illness.* Philadelphia: Lippincott.
16. Davies, B., Cook, K., O'Loane, M., Clarke, D., MacKenzie, B., Stutzer, C., Connaughty, S., et McCormick, J. (1996). Caring for dying children: Nurses' experiences. *Pediatric Nursing, 22*(6), 500-507.
17. Davies, B., et Eng, B. (1993). Factors influencing nursing care of children who are terminally ill: A selective review. *Pediatric Nursing, 19,* 9-14.

LECTURES COMPLÉMENTAIRES

Anderson, J.E. (1996). Helping parents cope with sudden death. *Contemporary Pediatrics, 13*(12), 42-57.

Anderson, A.H., Bateman, L.H., Ingallinera, K.L., et Woolf, P.J. (1991). Our caring continues: A bereavement follow-up program. *Focus on Critical Care, 18*(6), 523-526.

Armstrong-Dailey, A. (1990). Children's hospice care. *Pediatric Nursing 16,* 337-339, 409.

Back, K.J. (1991). Sudden, unexpected pediatric death: Caring for families. *Pediatric Nursing, 17*(6), 571-575.

Brown, P.S., et Sefansky, S. (1995). Enhancing bereavement care in the pediatric ICU. *Critical Care Nurse, 15*(5), 59-64.

Curley, A.Q. (1988). Effects of the nursing mutual participation model of care on parental stress in the pediatric intensive care unit. *Heart & Lung, 17*(6), 682-688.

Fina, D.K. (1994). A chance to say goodbye. *American Journal of Nursing, 94*(5), 42-45.

Gibbons, M.B. (1992). A child dies: The impact on siblings. *Journal of Pediatric Health Care, 6*(2), 65-72.

Hazinski, M.F. (1992). *Nursing care of the critically ill child* (2e éd.). St. Louis: Mosby-Year Book.

Hersch, S.P., et Wiener, L.S. (1997). Psychosocial support for the family of the child with cancer. *In* P.A. Pizzo et D.G. Poplack (dir.), *Principles and practice of pediatric oncology* (3e éd.). Philadelphia: Lippincott.

Krulik, T., Holaday, B., et Martinson, I.M. (dir.). (1987). *The child and family facing life-threatening illness.* Philadelphia: Lippincott.

Kiibler-Ross, E. (1983). *On children and death.* New York: Collier/Macmillan.

LaMontagne, L.L., Hepworth, J.T., Pawlak, R., et Chiafery, M. (1992). Parental coping and activities during pediatric critical care. *American Journal of Critical Care, 1*(2), 76-80.

Leske, J.S. (dir.). (1991). Family interventions. AACN *Clinical Issues in Critical Care Nursing, 2*(2), 181-355.

Miles, A. (1994). Am I going to die? *AmericanJ Nursing, 94,* 20.

Miles, M.S., et Carter, M.C. (1985). Coping strategies used by parents during their child's hospitalization in an intensive care unit. *Children's Health Care, 14*(1), 14-21.

Miles, M.S., et Carter, M.C. (1983). Assessing parental stress in intensive care units. *American Journal of Maternal-Child Nursing, 8*(5), 354-359.

Mishel, M. (1983). Parents' perceptions of uncertainty concerning their hospitalized child. *Nursing Research, 32,* 324-330.

Parkman, S.E. (1992). Helping families say good-bye. *American Journal of Maternal-Child Nursing, 17,* 14-17.

Philichi, L.M. (1989). Family adaptation during a pediatric intensive care hospitalization. *Journal of Pediatric Nursing, 4*(4), 268-276.

Rushton, C.H. (1990). Family-centered care in the critical care unit: Myth or reality? *Children's Health Care, 19*(2), 68-70.

Rushton, C.H. (1990). Strategies for family-centered care in the critical care setting. *Pediatric Nursing, 16*(2), 195-199.

Rushton, C.H., et Lynch, M.E. (1992). Dealing with advance directives for critically ill adolescents. *Critical Care Nurse, 12*(5), 31-37.

Stewart, E.S. (1995). Family-centered care for the bereaved. *Pediatric Nursing, 21*(2), 181-184, 187.

Tichy, A.M., Braam, C.A., Meyer, T.A., et Rattan, N.S. (1988). Stressors in pediatric intensive care units. *Pediatric Nursing, 14*(1), 40-42.

Todres, I.D., Earle, M., et Jellinek, M.S. (1994). Enhancing communication : The physician and family in the pediatric intensive care unit. *Pediatric Clinics of North America, 41*(6), 1395-1404.

Tse, A.M., Perez-Woods, R.C., et Opie, N.D. (1987). Children's admissions to the intensive care unit : Parents' attitudes and expectations of outcome. *Children's Health Care, 16*(2), 68-75.

Vachon, M.L.S., et Pakes, E. (1985). Staff stress in the care of the critically ill and dying child. *Issues in Comprehensive Pediatric Nursing, 8,* 151-182.

Wyckoff, P.M., et Erickson, M.T. (1987). Mediating factors of stress on mothers of seriously ill, hospitalized children. *Children's Health Care, 16*(1), 4-12.

8 L'ÉVALUATION ET LE SOULAGEMENT DE LA DOULEUR

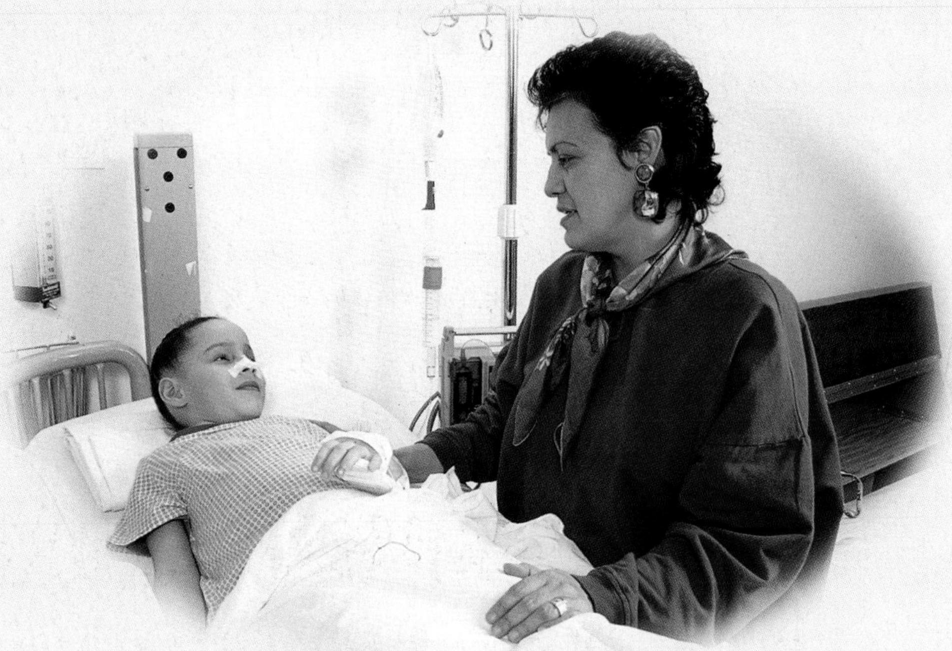

Felicia, cinq ans, s'est fait heurter par une voiture. Elle a été opérée il y a six heures pour une lacération du foie. Après avoir passé trois heures dans la salle de réveil, la fillette a été transférée à l'unité de soins. L'infirmière lui a installé une perfusion intraveineuse et une sonde nasogastrique sous succion. Le pansement abdominal de la petite est propre et sec.

La mère de Felicia reste à ses côtés durant son séjour à l'hôpital. Comme l'enfant s'agite beaucoup, sa mère en déduit qu'elle souffre et elle demande à l'infirmière de lui donner des analgésiques pour la soulager. Quand l'infirmière entre dans la chambre, la fillette est assoupie et elle a le visage serein. Cependant, elle se met à geindre lorsque l'infirmière tente de la redresser dans son lit. L'infirmière lui demande alors si elle a mal. La fillette fait un signe de tête négatif. Son dossier révèle qu'on lui a administré des analgésiques juste avant qu'elle quitte la salle de réveil, il y a trois heures. Selon l'ordonnance du médecin, on doit lui donner des analgésiques toutes les trois à quatre heures, au besoin.

Comment déterminer si la fillette souffre ou non ? Si elle a mal, pensez-vous qu'elle vous le dira ? Faudrait-il procéder à une évaluation supplémentaire avant de lui administrer de nouveau des analgésiques ? Quelles autres mesures pourraient atténuer sa douleur ou l'aider à la maîtriser ?

OBJECTIFS

Après l'étude de ce chapitre, vous serez en mesure de :

- Discuter de l'influence de la culture sur la douleur chez l'enfant ;
- Discuter des effets du bagage culturel et des valeurs de l'infirmière sur le soulagement de la douleur chez l'enfant et sur les soins dispensés ;
- Décrire les réponses physiologiques à la douleur et les conséquences de la douleur ;
- Discuter des types d'échelle d'évaluation de la douleur ;
- Décrire les différences dans la compréhension de l'enfant et dans sa réponse à la douleur en fonction de son stade de développement ;
- Distinguer les effets secondaires des analgésiques narcotiques et non narcotiques ;
- Discuter de l'utilisation de l'analgésie contrôlée par le patient (ACP) chez l'enfant ;
- Décrire différentes interventions non pharmacologiques afin de contrôler la douleur chez l'enfant ;
- Décrire comment l'infirmière prépare l'enfant avant une intervention douloureuse.

«Felicia doit avoir mal, puisqu'elle vient juste de se faire opérer. Si j'étais à sa place, je crois que je souffrirais aussi. Serait-il possible de lui redonner des analgésiques, en évitant toutefois de lui faire une nouvelle piqûre ? Elle en a déjà tellement eu ! »

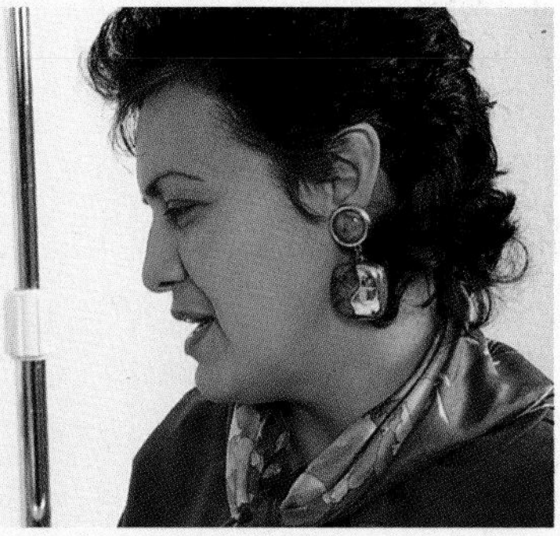

VOCABULAIRE

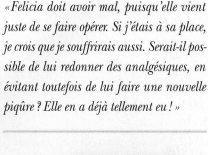

- **Accoutumance** Affaiblissement des réactions à un opiacé ou à un autre analgésique qui exige d'augmenter les doses normales pour procurer, ou maintenir, le même soulagement de la douleur.
- **AINS** Médicament anti-inflammatoire non stéroïdien destiné à soulager la douleur.
- **Analgésie contrôlée par le patient (ACP)** Méthode d'administration d'un analgésique (par exemple de la morphine) par voie intraveineuse au moyen d'une pompe informatisée contrôlée par le patient. Autre dénomination : analgésie autocontrôlée.
- **Anxiolytique** Classe de médicaments destinés à réduire l'anxiété.
- **Distraction** Action qui permet au patient de détourner son attention de la douleur en la reportant sur une activité qui l'intéresse (musique, histoire, etc.).
- **Dose analgésique équivalente** Quantité de médicament, administré par voie orale ou parentérale (voie autre que digestive), nécessaire pour obtenir un même effet analgésique.
- **Douleur** Sensation physique et émotive pénible survenant à la suite d'une lésion réelle ou potentielle des tissus. On doit considérer que la douleur existe dès que le patient dit la ressentir.
- **Douleur aiguë** Douleur soudaine et de courte durée provoquée par une lésion tissulaire.
- **Douleur chronique** Douleur qui persiste durant plus de six mois, souvent attribuable à une maladie prolongée.
- **Électroanalgésie** Méthode consistant à appliquer un stimulus électrique sur la peau pour qu'il soit transmis à la moelle épinière et se substitue au stimulus douloureux. Autres dénominations : analgésie électrique ; neurostimulation transcutanée ; stimulation électrique nerveuse percutanée ou transcutanée. L'acronyme anglais TENS *(transcutaneous electrical nerve stimulation)* est aussi couramment utilisé.
- **Opiacé** Médicament narcotique de synthèse destiné à soulager la douleur.
- **Sédation consciente** Sédation légère caractérisée par le fait que l'enfant continue de respirer naturellement et répond aux stimuli verbaux.
- **Sédation profonde** État contrôlé de conscience réduite ou d'inconscience au cours duquel l'enfant peut perdre partiellement ou totalement ses réflexes de protection.

Chaque être humain perçoit la douleur d'une manière qui lui est propre. Mais, tout d'abord, qu'est-ce que la **douleur**? La douleur est une réaction neurologique à une lésion réelle ou potentielle des tissus. Elle se manifeste par une sensation physique et émotive pénible. On doit considérer que la douleur existe dès que le patient dit la ressentir (figure 8-1).

La douleur peut être aiguë ou chronique. La **douleur aiguë** est soudaine et brève et résulte en général d'un événement unique et ponctuel : intervention chirurgicale ou exacerbation brutale d'une affection. La **douleur chronique** est persistante et dure plus de six mois ; elle est causée généralement par un processus morbide (une maladie) prolongé, comme l'arthrite juvénile.

DIVERSITÉ CULTURELLE

L'héritage culturel de certains professionnels de la santé les amène souvent à adopter une attitude dépassée au sujet de la douleur que ressent l'enfant. Ainsi, ces professionnels peuvent croire qu'il est acceptable de souffrir un peu pendant un certain temps, que la douleur est formatrice et que l'utilisation d'analgésiques est un signe de faiblesse de caractère.

► QUELQUES CONVICTIONS DÉPASSÉES CONCERNANT LA DOULEUR VÉCUE PAR LES ENFANTS

Autrefois, les enfants malades ne bénéficiaient pas de traitements adéquats contre la douleur. De nos jours, il arrive encore que leurs souffrances ne soient pas atténuées comme il le faudrait[1]. Les professionnels de la santé pensaient jadis que les enfants ne ressentaient pas la douleur aussi vivement que ne le faisaient les adultes (tableau 8-1). La plupart des médecins refusaient donc de prescrire des analgésiques aux jeunes patients ; ils procédaient cas par cas, et ne fléchissaient que devant des situations où la nécessité était flagrante. Cette réserve reposait sur les convictions des professionnels de la santé entourant la douleur, sur la difficulté à l'évaluer chez l'enfant, ainsi que sur le manque de connaissances dans ce domaine.

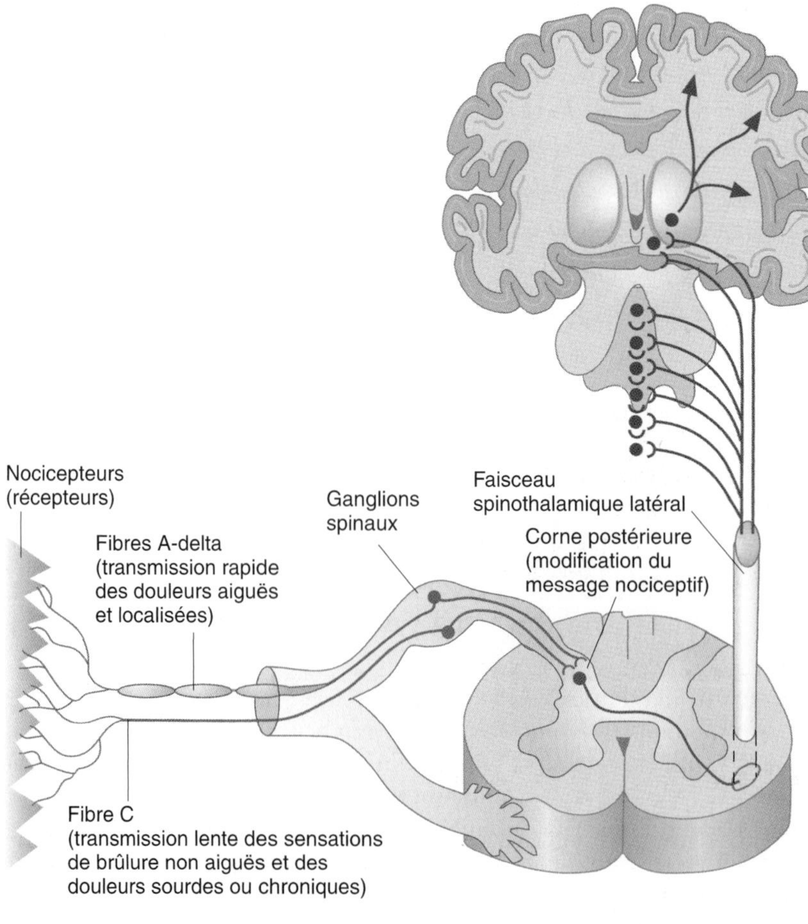

FIGURE 8-1. Les nocicepteurs (récepteurs nociceptifs ou « récepteurs de la douleur »), c'est-à-dire les terminaisons nerveuses libres situées dans la zone de la lésion tissulaire, transmettent l'information à la moelle épinière par l'intermédiaire de fibres nerveuses spécialisées. Ces récepteurs sont stimulés par les blessures mécaniques, thermiques ou chimiques. Les fibres C transmettent lentement les sensations de brûlure non aiguës ainsi que les douleurs sourdes, diffuses ou chroniques. Les fibres A-delta transmettent rapidement les douleurs aiguës très localisées. Dès que l'information sensorielle atteint la corne postérieure de la moelle épinière, le signal nociceptif peut être modifié par la présence d'autres stimuli provenant du cerveau ou de la périphérie. Le signal douloureux est ensuite transmis par les faisceaux nerveux spinothalamique et réticulospinal au cerveau, où se forme la perception. Quand la sensation atteint le cerveau, la réaction émotive du sujet peut faire augmenter ou baisser l'intensité de la douleur ressentie.

TABLEAU **8-1** **Quelques points de vue erronés sur la douleur et sur les traitements analgésiques chez l'enfant**

- S'il ne présente pas de lésion ni d'affection douloureuse physique évidente, l'enfant ne peut pas avoir mal.
- Les nouveau-nés ne ressentent pas la douleur.
- Leur système nerveux n'étant pas encore complètement développé, les enfants ne ressentent pas la douleur aussi vivement que ne le font les adultes.
- Les enfants tolèrent bien les malaises. Au bout d'un certain temps, ils s'habituent à la douleur.
- Quand un enfant a mal, il le dit. Tant qu'il n'exprime pas sa douleur, il est inutile de lui administrer des analgésiques.
- Un enfant qui dort ou que l'on peut distraire n'a pas de douleur.
- Les enfants se remettent plus vite que les adultes des expériences douloureuses telles que les interventions chirurgicales.
- Les parents exagèrent souvent la douleur de leur enfant, ils vont même parfois jusqu'à l'aggraver.
- Les enfants oublient les épisodes douloureux.
- Les narcotiques sont dangereux pour les enfants parce qu'ils peuvent causer une dépression respiratoire ou une accoutumance.
- Il est préférable d'administrer un analgésique à un enfant par voie intramusculaire.
- Il ne faut pas administrer d'analgésiques à un enfant après une intervention chirurgicale s'il ne montre pas des signes évidents de douleur.
- Les médicaments prescrits « au besoin » (PRN) doivent en fait être administrés le moins souvent possible.

Les recherches actuelles démontrent que ces points de vue sur la perception de la douleur par l'enfant sont erronés. Les nouveau-nés et les nourrissons ressentent la douleur et se la rappellent très clairement. Dès l'âge de 6 mois, les enfants manifestent une peur anticipée d'avoir mal quand on les emmène dans un endroit où ils ont vécu une expérience douloureuse[3]. Les professionnels de la santé reconnaissent maintenant que, dans certains cas, les jeunes patients se plaignent peu d'avoir mal parce qu'ils craignent que l'injection analgésique ne leur occasionne davantage de souffrances que celles qu'ils éprouvent déjà.

CROISSANCE ET DÉVELOPPEMENT

Même les nouveau-nés sont sensibles à la douleur. Les sensations cutanées se manifestent en fait dès la vingtième semaine de la grossesse. Les centres de la perception de la douleur se forment vers la fin de la grossesse. Les faisceaux nerveux qu'empruntent les sensations de douleur sont fonctionnels dès la naissance. Cependant, la myélinisation (l'élaboration de la gaine de myéline autour des fibres du système nerveux) se poursuit durant les premières années de vie. La sensation de douleur se propage peut-être moins vite chez le nouveau-né que chez l'adulte, mais la distance qu'elle doit parcourir est beaucoup plus courte. Leur système nerveux n'étant pas assez développé, les enfants en bas âge peuvent en fait présenter un seuil de douleur et une tolérance à la douleur inférieurs à ceux des adultes. Les nouveau-nés prématurés pourraient même être plus sensibles à la douleur que les bébés nés à terme[2].

► INDICATEURS DE LA DOULEUR

INDICATEURS PHYSIOLOGIQUES

La douleur aiguë stimule le système nerveux adrénergique et provoque des altérations physiologiques telles que tachycardie, tachypnée, hypertension, dilatation des pupilles, pâleur et transpiration excessive. Les changements observés dans ces signes témoignent d'une réaction au stress très complexe. Tandis que l'organisme s'adapte sur le plan physiologique, les signes vitaux reviennent à la normale, ou presque, et la sudation diminue au bout de quelques minutes. Les modifications des signes vitaux sont donc très passagères et ne constituent pas un indicateur fiable de la douleur chez les enfants.

Les douleurs chroniques dont la durée est très longue s'accompagnent d'une adaptation physiologique, de sorte que la fréquence cardiaque et respiratoire du patient, ainsi que sa tension artérielle, sont souvent normales[4].

INDICATEURS COMPORTEMENTAUX

La douleur aiguë chez l'enfant déclenche souvent un comportement semblable à celui que susciteraient la peur ou l'angoisse[5, 6]. Le jeune patient peut, par exemple, manifester les signes suivants :

- Nervosité, agitation ou vigilance extrême ;
- Faible capacité d'attention (il est ardu de distraire l'enfant) ;
- Irritabilité (il est difficile de consoler l'enfant), pleurs, gémissements ;
- Grimaces, posture non naturelle (par exemple, l'enfant immobilise son articulation douloureuse pour éviter d'avoir mal) ou protection des zones douloureuses (figure 8-2), contractures ;
- Anorexie ;
- Apathie, léthargie, mutisme ;
- Perturbations du sommeil.

L'infirmière qui examine Felicia, la fillette de cinq ans dont on rapporte le cas au début de ce chapitre, devrait porter attention à ces indicateurs comportementaux de la douleur.

La plupart des enfants souffrent en outre d'une détresse émotive et d'une crainte que leur douleur ne s'aggrave. La dépression et l'agressivité, deux indicateurs importants de la douleur, sont souvent négligés lors de l'évaluation.

Divers indicateurs comportementaux peuvent témoigner d'une douleur chronique ou de longue durée : maintien d'une posture non naturelle et suppression de l'activité pour éviter d'avoir mal, dépression, difficulté à dormir et incapacité à se concentrer[7].

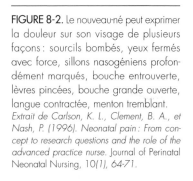

CONSEIL CLINIQUE

Les symptômes physiologiques tels que les nausées, la fatigue, la dyspnée, la distension vésicale ou intestinale et la fièvre peuvent se répercuter sur l'intensité de la douleur ressentie par l'enfant. D'autres facteurs influent aussi sur le comportement du jeune patient et sur ses réactions aux stimuli douloureux : la peur, l'angoisse, la séparation d'avec les parents, la colère, le contexte culturel, l'âge et les épisodes douloureux qu'il a déjà vécus.

CONSÉQUENCES DE LA DOULEUR

Toute douleur qui n'est pas soulagée adéquatement engendre une grande tension nerveuse et produit de nombreux effets physiologiques indésirables (tableau 8-2). Par exemple, un enfant qui est atteint d'une douleur postopératoire aiguë a tendance à ne respirer que superficiellement et à s'empêcher de tousser pour éviter d'avoir encore plus mal. Or, ces mesures d'autoprotection augmentent le risque de complications respiratoires. La douleur qui n'est pas soulagée peut aussi retarder le retour à la normale des fonctions gastriques et intestinales. L'anorexie associée à la douleur prolonge dans certains cas le rétablissement. Enfin, les effets à long terme de la douleur sur l'état de santé et sur le bien-être physique et psychologique de l'enfant sont encore inconnus.

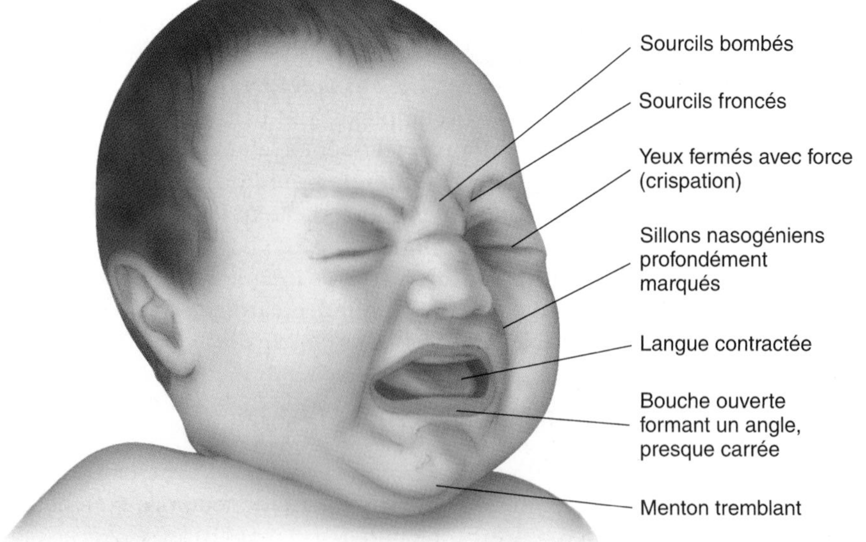

FIGURE 8-2. Le nouveau-né peut exprimer la douleur sur son visage de plusieurs façons : sourcils bombés, yeux fermés avec force, sillons nasogéniens profondément marqués, bouche entrouverte, lèvres pincées, bouche grande ouverte, langue contractée, menton tremblant. *Extrait de Carlson, K. L., Clement, B. A., et Nash, P. (1996). Neonatal pain : From concept to research questions and the role of the advanced practice nurse.* Journal of Perinatal Neonatal Nursing, *10(1), 64-71.*

TABLEAU 8-2 Les conséquences physiologiques d'une douleur non traitée chez l'enfant

Réaction à la douleur	Conséquences physiologiques possibles
Altérations respiratoires	
Respiration rapide et superficielle	Alcalose
Expansion insuffisante des poumons	Diminution de l'oxygénation
Toux insuffisante ou inadéquate	Rétention des sécrétions
Altérations neurologiques	
Accroissement de l'activité du système nerveux sympathique	Tachycardie, perturbation des habitudes de sommeil, élévation de la glycémie et du taux de cortisol (hydrocortisone)
Altérations métaboliques	
Accélération du métabolisme avec augmentation de la sudation	Intensification des pertes de liquides et d'électrolytes

D'après Eland, J. M. (1990). Pain in children. Nursing Clinics of North America, *25, 871-884, et Altimier, L., Norwood, S., Dick, M. J. et al. (1994). Postoperative pain management in preverbal children : The prescription and administration of analgesia with and without caudal analgesia.* Journal of Pediatric Nursing, *9(4), 226-232.*

► ÉVALUATION DE LA DOULEUR

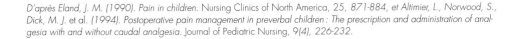

Les établissements de santé n'utilisent pas des analyses de laboratoire de manière systématique pour évaluer la douleur. Nous savons pourtant que toute douleur intense et prolongée déclenche une réaction de stress physiologique se traduisant notamment par une décharge de catécholamines (noradrénaline, adrénaline et dopamine), de cortisol, d'aldostérone et d'autres corticostéroïdes. La sécrétion d'insuline diminue également, ce qui fait augmenter la teneur du sang en glucose et entraîne un risque d'hyperglycémie grave[5]. Par ailleurs, certaines affections comme une infection, un trauma ou une anémie provoquent parfois une altération des signes vitaux identique à celle que produirait une douleur soudaine.

Le but de l'évaluation de la douleur consiste à déterminer avec précision la zone douloureuse, l'intensité de la douleur et ses effets sur l'enfant. Les professionnels de la santé doivent garder à l'esprit les questions suivantes quand ils mesurent la douleur chez un jeune patient:

- Quelles sont les altérations tissulaires susceptibles de causer de la douleur ? (L'intervention chirurgicale, la blessure et la maladie s'avérant douloureuses pour l'adulte, le professionnel de la santé doit considérer a priori qu'elles le sont aussi pour l'enfant.)
- Quels sont les facteurs externes susceptibles de causer de la douleur à l'enfant ? Par exemple, son plâtre est-il trop serré ? L'enfant est-il alité dans une position inconfortable ?
- Quels sont les indicateurs de la douleur observés chez l'enfant, autant sur le plan physiologique que comportemental ?
- Comment l'enfant réagit-il sur le plan émotionnel ?
- À quel niveau se situe la douleur selon l'enfant ou le parent ?

ANTÉCÉDENTS RELATIFS À LA DOULEUR

Les parents peuvent souvent fournir des informations précieuses sur les réactions de l'enfant à la douleur et répondre notamment aux questions qui suivent.

- Comment l'enfant exprime-t-il sa douleur en général, à la fois par ses paroles et par son comportement? Les enfants et les parents utilisent souvent les mêmes termes pour décrire la douleur[8], par exemple: « Ça fait mal » ; « Bobo » ; « Ouille » ; « Ça coupe » ; « Ça brûle » ; « Ça pique » ; « Ça gratte » ; « Ça tire » ; « C'est chaud » ; « C'est trop serré » ; etc. L'infirmière communiquera mieux avec son patient si elle connaît les expressions et les mots que lui et son entourage familial utilisent habituellement.
- Quels épisodes douloureux l'enfant a-t-il déjà vécus?
- Comment l'enfant supporte-t-il la douleur? L'enfant qui a déjà subi plusieurs expériences douloureuses ne manifeste pas les mêmes types de comportements de stress qu'un autre qui en a vécu peu.
- Quelles sont les préférences des parents et de l'enfant en ce qui concerne les modes d'administration des analgésiques?

CONSEIL CLINIQUE

Pour vous aider à évaluer la douleur chez un enfant de plus de 6 ans, demandez-lui de choisir dans une courte liste de mots ceux qui la décrivent le mieux, par exemple: pointue (aiguë), sourde, profonde, qui bat, froide, chaude, brûlante, qui donne des coups, piquante, qui picote, qui chatouille, coupante.

Les enfants plus âgés peuvent expliquer eux-mêmes les douleurs qu'ils ont déjà vécues. Le professionnel de la santé doit poser les mêmes questions ouvertes au patient et à ses parents lorsqu'il s'informe sur les antécédents de l'enfant relativement à la douleur et sur l'intensité de celle qu'il ressent actuellement. Le tableau 8-3 présente quelques exemples de questions pouvant aider à évaluer la douleur ressentie par les

TABLEAU 8-3 Exemples de questions à poser à l'enfant et à ses parents pour déterminer les antécédents relatifs à la douleur de l'enfant

À l'enfant	Aux parents
Les épisodes douloureux antérieurs	
Qu'est-ce que la douleur, pour toi?	Quels sont les termes que votre enfant utilise pour décrire la douleur qu'il éprouve?
Parle-moi des autres fois où tu as eu mal.	Quels sont les épisodes douloureux que votre enfant a déjà vécus?
Quand tu as mal quelque part, est-ce que tu en parles à des personnes de ton entourage? À qui?	Quand il a mal, qu'est-ce que votre enfant vous dit ou dit à d'autres personnes?
Qu'est-ce que tu fais quand tu as mal?	Quand votre enfant a mal, comment le savez-vous? Quels sont les indices qui vous le montrent?
Qu'est-ce qui t'aide le mieux à faire partir la douleur?	Comment votre enfant réagit-il à la douleur en général?
Qu'est-ce que tu aimerais que les gens autour de toi fassent quand tu as mal?	Que faites-vous pour votre enfant quand il a mal?
Qu'est-ce que tu n'aimes pas que les gens qui sont autour de toi fassent quand tu as mal?	Que fait votre enfant pour mieux supporter sa douleur ou pour l'atténuer?
Est-ce que tu aurais quelque chose de particulier à me dire sur la douleur et sur ce que tu ressens quand tu as mal? Quoi?	Quels sont les moyens les plus efficaces permettant d'atténuer ou de supprimer la douleur de votre enfant?
	Avez-vous quelque chose de particulier à me dire sur la manière dont votre enfant vit la douleur ou sur ses réactions?
La douleur actuelle	
Où as-tu mal?	Parlez-moi de la douleur que votre enfant éprouve en ce moment. Où est-elle située, selon vous? Que ressent-il exactement?
Qu'est-ce que tu ressens à cet endroit-là?	Qu'aimeriez que je fasse pour votre enfant?
À ton avis, qu'est-ce qui cause ta douleur?	
Qu'est-ce que tu aimerais que je fasse pour toi?	

D'après Hester, N. O., et Barcus, C. S. (1986). Assessment and management of pain in children. Pediatrics: Nursing Update, 1, 2-8.

enfants. La plupart de ceux-ci décrivent leur douleur différemment selon le type de questions qui leur est posé et selon les conséquences qu'ils pensent que leurs réponses entraîneront.

Si l'enfant subit souvent des épisodes douloureux (douleurs récurrentes), l'équipe soignante pourra lui proposer de tenir un registre ou un journal où il consignera les caractéristiques de la douleur, le moment où elle survient, les activités qui lui sont associées, les facteurs déclencheurs ainsi que ses propres réactions aux soins et aux autres mesures prises pour le soulager. Ce dossier permet de mieux établir un programme de soulagement de la douleur pour l'enfant.

INFLUENCE DU MILIEU CULTUREL SUR LA DOULEUR

Nos apprentissages sociaux et nos acquis culturels orientent beaucoup notre manière d'exprimer la douleur. Ainsi, les traditions culturelles définissent en grande partie le contrôle que les enfants exercent sur eux-mêmes, leurs stratégies d'adaptation et l'aide qu'ils sollicitent de leur entourage[4]. Directement ou indirectement, les enfants apprennent de leurs parents comment réagir quand ils ont mal. Par leur approbation et leur désapprobation, leurs père et mère leur indiquent les comportements à adopter :

- À partir de quel seuil de malaise ou de douleur peut-on se plaindre ?
- Comment se plaindre quand on a mal ?
- Quand et comment cesser de se plaindre ?
- À qui s'adresser quand on a mal ?

En Amérique du Nord, par exemple, la société apprend aux petits garçons à serrer les dents, à jouer les durs et à s'empêcher de pleurer pour cacher qu'ils ont mal. À l'inverse, elle incite les petites filles à exprimer ouvertement leur douleur. Les enfants observent aussi les membres de leur famille quand ils souffrent et ont tendance à imiter ensuite leurs comportements s'ils sont placés dans une situation similaire[9].

ÉCHELLES D'ÉVALUATION DE LA DOULEUR

La compréhension que l'enfant a de la douleur et la manière dont il y réagit sont fonction de son âge, de son stade de développement et de plusieurs autres facteurs situationnels[10] (tableaux 8-4, 8-5 et 8-6). Ainsi, les nouveau-nés ne peuvent pas prévoir la douleur et ils ne l'expriment pas par les comportements que l'on constate habituellement chez les patients plus âgés. La plupart des enfants en bas âge possèdent un vocabulaire limité et ont été peu exposés à la douleur ; c'est pourquoi ils ont de la difficulté à décrire en détail leur douleur. Les enfants qui ont mal mettent en place des stratégies d'adaptation variables selon leur stade de développement : fuite, évitement ou temporisation, distraction, imagerie mentale, etc.

Plusieurs échelles permettant d'évaluer la douleur des enfants ont été conçues. Des indicateurs physiques et comportementaux sont utilisés pour quantifier la douleur (tableau 8-7). Certaines échelles reposent sur les observations des infirmières et des parents lorsque l'enfant ne peut s'exprimer verbalement. Dans cette catégorie d'échelle on trouve l'échelle CHEOPS (*Children's Hospital of Eastern Ontario Pain Scale* – Échelle de la douleur de l'Hôpital pour enfants de l'est de l'Ontario – tableau 8-7) et l'indice de la douleur du nourrisson pendant la période néonatale, ou IDNN – tableau 8-8)[11]. Ces instruments de mesure n'évaluent qu'indirectement l'intensité de la douleur ressentie par l'enfant, à partir de ses comportements ou de sa condition physique. Cependant, la plupart d'entre eux se fondent sur l'autoévaluation de l'enfant, c'est-à-dire sur ce qu'il dit de sa propre douleur (tableau 8-7). Par exemple, les échelles des visages illustrent la dimension pénible de la douleur et aident à mesurer la détresse émotive de l'enfant. Dans notre capsule présentée en début de chapitre, l'infirmière qui

DIVERSITÉ CULTURELLE

Certains groupes ethniques, par exemple les Asiatiques, les Anglo-Saxons et les Irlandais, n'expriment pas ouvertement leur douleur. Les Italiens et les Juifs sont plus susceptibles d'exprimer leur douleur d'une manière éclatante, à la fois verbalement et non verbalement. Cependant, indépendamment de son contexte culturel, chaque enfant possède aussi des réactions qui lui sont propres. Il faut se rappeler également que les plus jeunes n'ont pas encore eu le temps d'intégrer les modes d'expression et les comportements typiques de leur culture.

CROISSANCE ET DÉVELOPPEMENT

Au stade préverbal, les expressions de la douleur sont parfois contradictoires chez l'enfant : ses signes vitaux peuvent diminuer ou s'intensifier ; l'enfant devient très agité ou, au contraire, se replie sur lui-même ; il peut être plus actif qu'à l'habitude ou au contraire devenir apathique ; il peut grimacer, pleurer ou piquer des colères. C'est pourquoi il est plus difficile d'évaluer la douleur chez les enfants de cet âge et d'évaluer les méthodes mises en œuvre pour la soulager.

CONSEIL CLINIQUE

La détresse manifestée par l'enfant n'étant pas forcément proportionnelle à l'intensité de la douleur qu'il éprouve, les méthodes d'évaluation fondées seulement sur le comportement ne correspondent pas toujours à l'évaluation fournie par le patient lui-même[10].

TABLEAU 8-4 Réactions comportementales et descriptions verbales de la douleur chez l'enfant selon son stade de développement

Groupe d'âge	Réactions comportementales	Description verbale
Nouveau-nés/nourrissons		
Moins de 6 mois	Agitation ; tremblements du menton ; grimaces ; difficulté d'alimentation	Pleurs
De 6 à 12 mois	Réflexe de retrait face aux stimuli ; grimaces ; perturbations du sommeil ; irritabilité ; agitation	Pleurs
Trottineurs		
De 1 à 3 ans	Retrait localisé ; résistance de tout le corps ; comportement agressif ; perturbations du sommeil	Pleurs et cris. L'enfant est incapable à ce stade de décrire la nature de sa douleur ou son intensité.
Enfants d'âge préscolaire		
De 3 à 5 ans (stade préopératoire)	Résistance physique active ; comportement directement agressif ; protestations verbales et physiques (coups) devant la douleur ; légère frustration	L'enfant peut délimiter la zone douloureuse et l'intensité de sa douleur ; il nie sa douleur ; il croit parfois que sa douleur est évidente pour les autres.
Enfants d'âge scolaire		
De 6 à 9 ans (opérations concrètes)	Résistance passive ; poings fermés ; rigidité de tout le corps ; retrait émotif pénible pour l'enfant ; chantage	L'enfant peut indiquer avec précision la zone douloureuse et l'intensité de sa douleur ainsi que ses caractéristiques physiques.
De 10 à 12 ans (transition)	L'enfant peut faire semblant de ne pas ressentir de douleur pour avoir l'air courageux ; l'angoisse et le stress provoquent dans certains cas une régression chez lui.	L'enfant peut décrire la zone douloureuse et l'intensité de sa douleur plus en détail ; il peut aussi décrire sa douleur psychologique.
Adolescents		
De 13 à 18 ans (opérations formelles)	L'adolescent tient à se comporter d'une manière qui soit acceptable sur le plan social (comme un adulte) ; il fait preuve de réactions comportementales.	À mesure qu'il acquiert de l'expérience, l'adolescent apprend à fournir des descriptions plus exactes et plus élaborées de sa douleur.

dispense des soins à Felicia pourrait déterminer si la fillette a besoin d'analgésiques supplémentaires en ayant recours à l'une des échelles de la douleur suivantes : CHEOPS, Eland, Oucher, jetons de poker, visages. Comme les adultes ne peuvent pas ressentir la douleur de l'enfant, il est impossible pour l'infirmière de comparer à l'aide de ces outils d'évaluation la douleur telle qu'elle est vécue par les adultes et telle qu'elle est vécue par les enfants, même pour des interventions médicales identiques.

CROISSANCE ET DÉVELOPPEMENT

Il est indispensable de définir avec précision le stade de développement de l'enfant afin de choisir les échelles d'évaluation de la douleur qui peuvent s'appliquer à lui.

- Évaluer les capacités langagières de l'enfant (aptitudes à utiliser les mots dans l'ordre, à suivre des instructions simples et à répondre à des questions faciles).
- Demander à l'enfant de compter ses doigts ou de compter jusqu'à dix.
- Déterminer si l'enfant comprend des notions telles que plus et moins, plus élevé (plus fort) ou plus petit (plus faible).

► SOULAGEMENT DE LA DOULEUR : TRAITEMENT MÉDICAL

Le soulagement de la douleur inclut des interventions pharmacologiques et non pharmacologiques. Dans la première catégorie, on distingue les **opiacés** (narcotiques) et les anti-inflammatoires non stéroïdiens (**AINS**).

OPIACÉS

Les narcotiques, par exemple la morphine et la codéine, peuvent être administrés par voie orale, sous-cutanée, intramusculaire ou intraveineuse. La voie orale est aussi efficace que la voie intramusculaire et intraveineuse pour une dose analgésique équivalente. La **dose analgésique équivalente** est la quantité de médicament à administrer par voie orale ou parentérale pour produire un même effet analgésique (tableau 8-9)[12]. Certains opiacés sont également offerts sous forme de préparations rectales.

TABLEAU 8-5

Compréhension de la douleur chez l'enfant selon son stade de développement

Stade de développement	Compréhension de la douleur
Nouveau-nés/nourrissons	
Moins de 6 mois	Le nouveau-né ne semble pas comprendre pourquoi il éprouve de la douleur, mais on constate qu'il en garde le souvenir. Dans les unités de soins intensifs, les nouveau-nés qui ont vécu de manière répétée des expériences douloureuses retiennent leur souffle quand les professionnels de la santé s'approchent d'eux, ce qui montre qu'ils se rappellent la douleur qu'ils ont déjà vécue.
De 6 à 12 mois	Le nourrisson redoute les interventions douloureuses telles que les vaccinations.
Trottineurs	
De 1 à 3 ans	L'enfant a peur des situations potentiellement douloureuses. Il désigne la douleur par des termes communs tels que « avoir mal » ou « faire bobo ».
Enfants d'âge préscolaire	
De 3 à 5 ans (stade préopératoire)	La douleur est comprise essentiellement dans ses dimensions mécaniques et physiques. L'enfant ne l'associe pas forcément à la maladie, mais peut l'associer à une blessure. Il est souvent convaincu qu'elle constitue une punition. Il ne croit pas qu'une injection puisse enrayer la douleur.
Enfants d'âge scolaire	
De 6 à 9 ans (opérations concrètes)	L'enfant peut saisir les relations simples entre douleur et maladie, mais il ne saisit pas bien les causes de la douleur. Il peut concevoir cependant que des interventions douloureuses soient indispensables pour suivre l'évolution de la maladie ou la traiter. Il a conscience dans certains cas de la douleur psychologique associée au chagrin et à la peine.
De 10 à 12 ans (transition)	L'enfant comprend mieux les diverses dimensions de la douleur physique et psychologique, par exemple les dilemmes moraux et la souffrance mentale.
Adolescents	
De 13 à 18 ans (opérations formelles)	L'adolescent saisit mieux la subtilité et la complexité des causes de la douleur physique et mentale. Il peut comprendre la douleur d'autrui et compatir avec lui. Il perçoit les dimensions qualitatives et quantitatives de la douleur.

TABLEAU 8-6

Les facteurs situationnels exerçant une influence sur la douleur perçue par l'enfant

Facteurs cognitifs
- Compréhension ou incompréhension de l'origine de la douleur
- Capacité ou incapacité de contrôler les événements futurs
- Attentes (espoirs et craintes) et prévisions quant à la nature et à l'intensité de la douleur
- Concentration de l'attention sur l'événement douloureux ou sur un dérivatif à la douleur

Facteurs comportementaux
- Mise en œuvre ou non d'une stratégie antidouleur
- Réactions des parents et de l'équipe soignante
- Liberté de mouvement ou contention
- Capacité ou incapacité de poursuivre les activités habituelles

Facteurs émotionnels
- Peur
- Angoisse
- Frustration
- Colère
- Dépression

D'après McGrath, P. A. (1995). Pain in the pediatric patient: Practical aspects of assessment. Pediatric Annals, *24(3), 126-138.*

Les opiacés produisent divers effets secondaires, dont les plus courants sont la somnolence ou l'assoupissement, les nausées, les vomissements, la constipation et les démangeaisons. Ils peuvent aussi provoquer des complications telles que la dépression respiratoire, le collapsus cardiovasculaire et la dépendance. Si l'enfant est dans un état instable, par exemple s'il souffre d'un trauma ou d'une maladie grave, la posologie doit tenir compte de ses paramètres cardiorespiratoires. Les nourrissons et les enfants ne sont toutefois pas plus exposés que les adultes au risque de dépression respiratoire quand on leur administre des doses de narcotiques en fonction de leur poids[13]. Chez l'enfant comme chez l'adulte, la dépendance est une complication rare.

ANTI-INFLAMMATOIRES NON STÉROÏDIENS (AINS)

Les AINS, par exemple l'aspirine et l'acétaminophène, qui sont administrés essentiellement par voie orale, s'avèrent efficaces pour soulager les douleurs chroniques ou les douleurs d'intensité faible à modérée. Le tableau 8-10 indique les doses recommandées[12]. Ces médicaments s'appliquent surtout aux affections osseuses, inflammatoires et rhumatismales. Il est possible de prescrire un AINS en conjonction avec un opiacé pour accroître l'efficacité de ce narcotique. Dans certains cas, cette association permet de réduire la quantité d'opiacé nécessaire pour soulager la douleur.

ADMINISTRATION DES MÉDICAMENTS

Lorsqu'il y a une intervention chirurgicale ou qu'on est en présence d'un trauma majeur ou d'un cancer, le professionnel de la santé peut souvent prévoir la durée des douleurs en fonction des lésions tissulaires observées. Il faut soulager la douleur de l'enfant 24 heures sur 24. Tout doit être mis en œuvre pour que l'administration de l'analgésique ne lui inflige pas de douleur supplémentaire. Les voies orale et intraveineuse constituent les modes d'administration les plus recommandables à cet égard.

L'analgésie par perfusion continue procure un soulagement plus uniforme dans le traitement de la douleur. Elle est particulièrement recommandée pour les enfants souffrant de fortes douleurs continues ou persistantes, car elle permet de maintenir à un niveau constant la quantité de médicament qui circule dans l'organisme. Les analgésiques peuvent également être administrés par voie intraveineuse à intervalles réguliers, par exemple toutes les trois à quatre heures. Tout retard dans l'administration

CONSEIL CLINIQUE

Les interventions chirurgicales et les traumas peuvent causer en plusieurs points du corps des douleurs diverses : incisions ou lacérations, contusions musculaires, interruption de l'apport sanguin ; insertion d'une sonde nasogastrique ou d'un cathéter intraveineux. L'infirmière qui utilise des échelles d'évaluation de la douleur auprès d'un enfant qui sait s'exprimer doit s'efforcer de cerner toutes les zones douloureuses. Elle peut ensuite évaluer la douleur en chacun de ces points.

ALERTE INFIRMIÈRE

La dépression respiratoire se définit par une fréquence respiratoire inférieure à 20 respirations par minute chez le nourrisson, à 16 chez l'enfant et à 12 chez l'adolescent. Elle peut dégénérer en arrêt respiratoire. Elle constitue l'une des trois principales complications potentiellement mortelles qui sont associées à l'administration d'opiacés. Définissez l'intervalle qui précède l'apogée de la dépression respiratoire résultant de la prise de médicaments et surveiller attentivement les signes vitaux de l'enfant pendant toute cette période.

TABLEAU 8-7 Les échelles d'évaluation de la douleur

Échelle et groupe d'âge	Mode d'emploi	Utilité
Indice de la douleur du nourrisson pendant la période néonatale (IDNN) Enfants de moins de 6 semaines, prématurés ou nés à terme (voir tableau 8-8)	Observer les expressions du visage du nouveau-né, ses pleurs et ses cris, sa respiration, la position de ses bras et de ses jambes et son degré d'éveil.	Cet outil se révèle très utile pour mesurer la douleur ou la détresse qu'elle cause chez le nouveau-né ou le nourrisson. L'état de santé général de l'enfant et son milieu doivent être pris en considération dans l'évaluation.
Système CHEOPS (Children's Hospital of Eastern Ontario Pain Scale) – Échelle de la douleur de l'Hôpital pour enfants de l'est de l'Ontario De 1 à 7 ans	Observer les pleurs et les cris de l'enfant ; les expressions de son visage ; la position de son torse et de ses jambes ; ses plaintes verbales. Vérifier s'il touche ou non les zones douloureuses. Au bout de cinq secondes, sélectionner le chiffre correspondant aux observations pour chaque catégorie.	Évaluation essentiellement comportementale applicable aux douleurs postopératoires ou suivant une intervention douloureuse. Cet outil n'est pas assorti d'un barème précis indiquant le seuil à partir duquel il faut administrer des analgésiques. Avant le stade verbal, l'échelle peut mesurer tous les types de stress affectant l'enfant, et non pas seulement la douleur proprement dite.

TABLEAU **8-7** Les échelles d'évaluation de la douleur *(suite)*

Échelle et groupe d'âge	Mode d'emploi	Utilité
Autoévaluation avec des crayons de couleurs Eland De 4 à 9 ans	L'enfant choisit quatre crayons de couleur désignant chacun une intensité de la douleur, par ordre décroissant (le premier crayon représentant la douleur la plus forte et le dernier, la plus faible). Il colorie ensuite sur une silhouette les zones douloureuses en choisissant le crayon correspondant à l'intensité.	Il faut six crayons de couleur pour mener cette évaluation : noir, violet, bleu, rouge, vert et orange. Les enfants ne sélectionnent en moyenne aucune de ces couleurs plus souvent que les autres pour représenter la douleur la plus forte. Les données obtenues par ce test sont d'une fiabilité et d'une validité limitées[a].
Échelle Oucher De 3 à 7 ans	L'enfant choisit le visage qui représente le mieux, selon lui, l'intensité de sa douleur. Les enfants plus âgés peuvent choisir un chiffre entre 0 et 100 plutôt qu'un visage.	Cet outil s'avère utile dans le contexte hospitalier. Pour qu'il s'applique, il faut que l'enfant comprenne les notions de plus/moins et de plus élevé/plus faible. Il existe plusieurs versions adaptées à différents milieux culturels. Cet outil a obtenu une bonne note pour sa fiabilité et sa validité auprès de certains groupes d'âge[a, b].

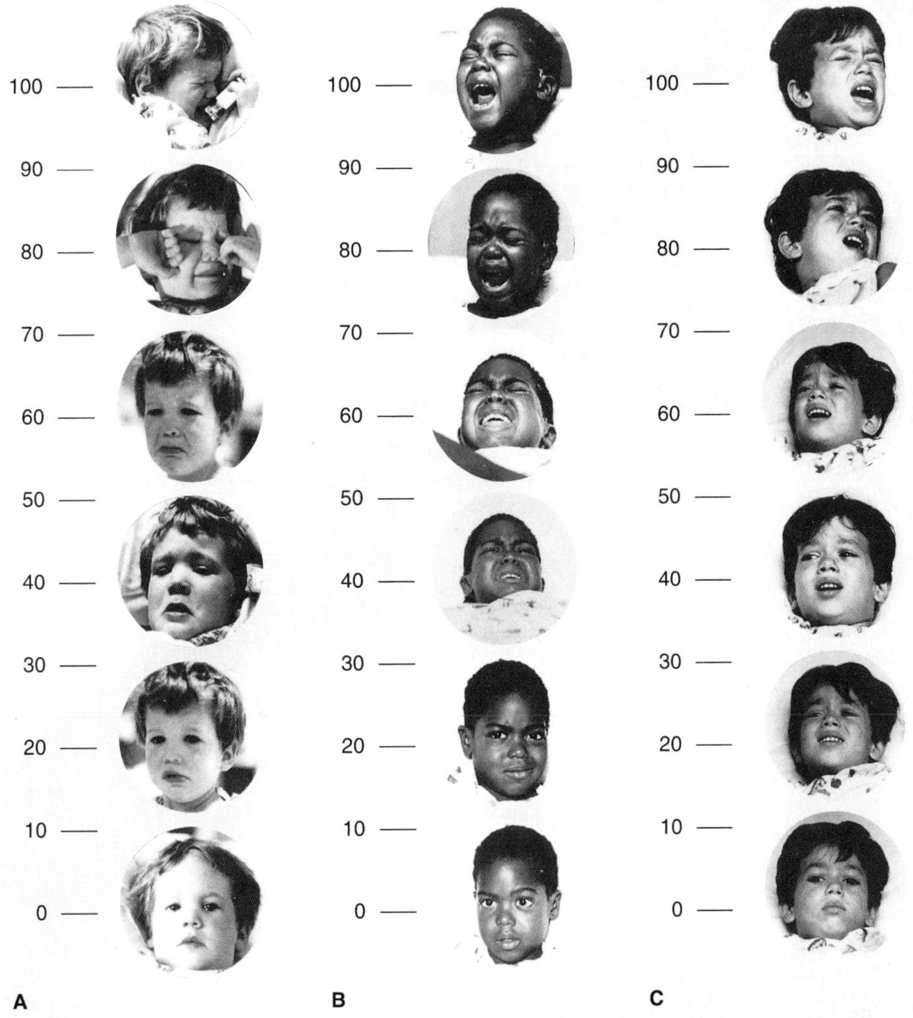

[a] *La fiabilité mesure la similitude des résultats obtenus quand l'outil est utilisé par des personnes différentes ou par la même personne, mais à des moments différents. La validité correspond à la probabilité que l'instrument ou l'échelle mesure effectivement ce qu'il est censé mesurer.*

[b] *A – Version europoïde (Blancs) de l'échelle Oucher – Conception et droits d'auteur : Judith E. Beyer, infirmière, Ph.D., 1983. B – Version afro-américaine (Noirs) de l'échelle Oucher – Conception et droits d'auteur : Mary J. Denyes, infirmière, Ph.D. et Antonia M. Villarruel, infirmière, Ph.D., 1990. C – Version hispanique (personnes originaires d'Amérique latine) de l'échelle Oucher – Conception et droits d'auteur : Antonia M. Villarruel, infirmière, Ph.D, et Mary J. Denyes, infirmière, Ph.D., 1990.*

TABLEAU 8-7 Les échelles d'évaluation de la douleur *(suite)*

Échelle et groupe d'âge	Mode d'emploi	Utilité
Échelle des jetons de poker (« poker chips ») De 3 à 7 ans	L'enfant choisit le nombre de jetons qui correspond à l'intensité de sa douleur. 1 = Douleur légère 5 = Douleur maximale	Cet outil s'avère utile dans le contexte hospitalier. Pour qu'il s'applique, il faut que l'enfant sache compter de un à cinq et comprenne la signification de ces chiffres ainsi que leur corrélation. L'échelle mesure la douleur perçue par l'enfant.

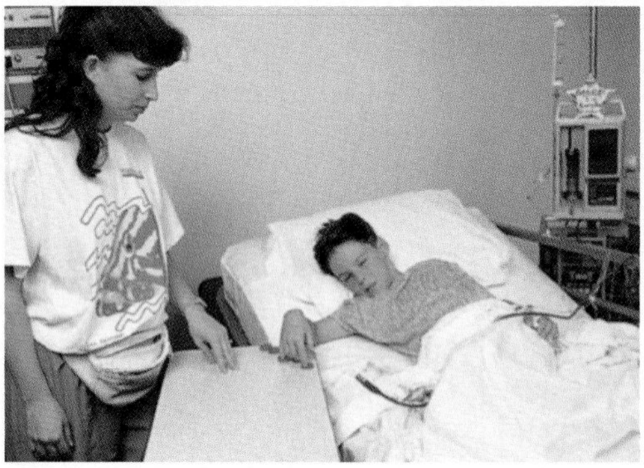

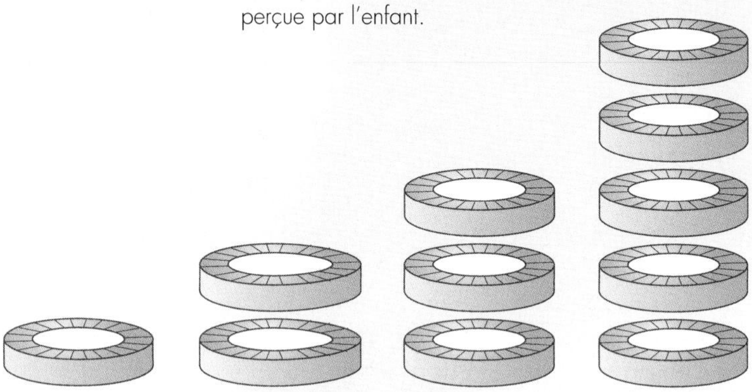

Échelle et groupe d'âge	Mode d'emploi	Utilité
Échelle des visages[c] Enfants d'âge préscolaire	Parmi quelques dessins de visages représentant diverses expressions échelonnées de la joie à la tristesse, l'enfant choisit celui qui représente le mieux sa douleur.	Cet outil procure une indication générale sur la façon dont l'enfant perçoit sa douleur. Il est fiable et il convient bien aux enfants de plus de 4 ans.

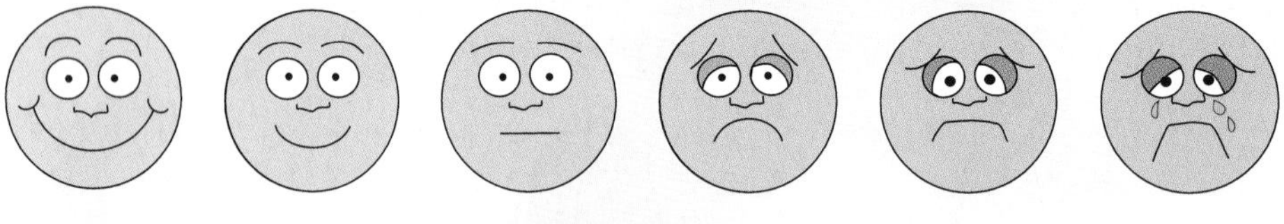
0 : Ça ne fait pas mal
1 : Ça fait un peu mal
2 : Ça fait un peu plus mal
3 : Ça fait encore plus mal
4 : Ça fait très mal
5 : La pire douleur possible

Échelle et groupe d'âge	Mode d'emploi	Utilité
Échelle numérique De 9 ans à l'âge adulte	Demander au patient d'évaluer sa douleur sur un axe gradué de 0 à 10. Le chiffre 1 représente une douleur faible et le chiffre 10 la pire douleur.	L'utilisation de cet outil suppose que l'enfant peut s'exprimer avec précision, qu'il sait compter de un à dix et qu'il comprend la signification de ces chiffres ainsi que leur corrélation ; cette échelle est facile à manipuler et à présenter au patient.

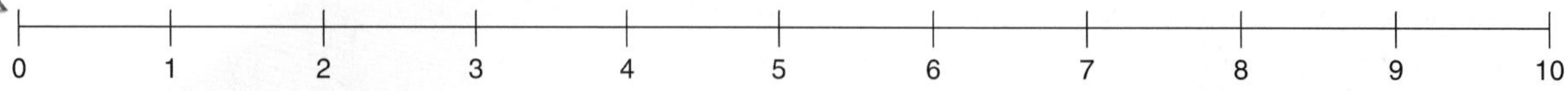
0
1
2
3
4
5
6
7
8
9
10

Échelle et groupe d'âge	Mode d'emploi	Utilité
Questionnaire sur la douleur pédiatrique[d]	L'enfant sélectionne dans une liste les termes qui décrivent le mieux sa douleur ; il évalue l'intensité de sa douleur actuelle et de sa douleur moyenne sur une échelle à pictogrammes ; à l'aide de couleurs qu'il choisit lui-même, il représente ensuite sur une silhouette l'intensité de sa douleur selon les zones du corps.	Il existe différentes versions de ce questionnaire, destinées aux parents, aux enfants et aux adolescents. La version s'adressant aux parents comporte une section sur les antécédents relatifs à la douleur de l'enfant et sur les moyens qui avaient été mis en œuvre pour atténuer sa douleur. Cet outil s'avère très utile pour les douleurs chroniques.

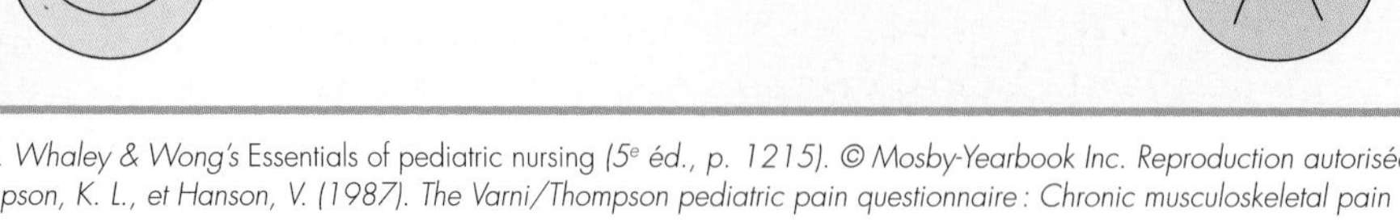

[c] *D'après Wong, D. (1997). Whaley & Wong's* Essentials of pediatric nursing *(5e éd., p. 1215). © Mosby-Yearbook Inc. Reproduction autorisée.*

[d] *D'après Varni, J. W., Thompson, K. L., et Hanson, V. (1987). The Varni/Thompson pediatric pain questionnaire : Chronic musculoskeletal pain in juvenile rheumatoid arthritis.* Pain, 28, *27-38.*

TABLEAU 8-8 **Indice de la douleur du nourrisson pendant la période néonatale – IDNN**

Caractéristique	Critères d'évaluation
Expression du visage	
0 = Détente musculaire	• Visage serein ; expression neutre
1 = Grimace	• Muscles faciaux contractés ; sourcils froncés ; menton et mâchoire crispés (Note : Les nouveau-nés d'âge gestationnel bas peuvent ne pas avoir d'expression faciale.)
Pleurs et cris	
0 = Pas de pleurs	• Enfant calme ; ne pleure pas
1 = Geignements, plaintes	• Geignements modérés et intermittents
2 = Cris et pleurs vigoureux	• Cris forts, crescendo, cris aigus et continus (Remarque : si l'enfant est intubé, l'infirmière peut observer des pleurs silencieux qui se manifestent par des mouvements de la bouche et du visage)
Respiration	
0 = Détente respiratoire	• Respiration habituelle
1 = Respiration altérée	• Tirage ; respiration irrégulière, plus rapide qu'à l'accoutumée, hoquetante, bloquée
Mouvements des bras	
0 = Détente/mouvements restreints (contention légère)	• Pas de rigidité musculaire ; mouvements aléatoires occasionnels (pas de résistance aux dispositifs de contention)
1 = Flexions/extensions	• Bras tendus, raides ; rigidité ; extensions et flexions rapides
Mouvements des jambes	
0 = Détente/mouvements restreints (contention légère)	• Pas de rigidité musculaire ; mouvements aléatoires occasionnels (pas de résistance aux dispositifs de contention)
1 = Flexions/extensions	• Jambes tendues, raides ; rigidité ; extensions et flexions rapides
Degré d'éveil	
0 = Enfant endormi/éveillé	• Sommeil paisible ; ou enfant éveillé, mais calme
1 = Enfant agité	• Enfant alerte, nerveux, qui se débat

Extrait de Lawrence, J., Alcock, D., McGrath, P. et al. (1993). The development of a tool to assess neonatal pain. Neonatal Network, *12(6), 61.*

régulière d'analgésiques risque de causer une réapparition brutale de la douleur et, par conséquent, une anticipation de la douleur. L'administration d'analgésiques qui est faite uniquement en réponse à la demande du patient (en cas de douleurs aiguës) entraîne aussi *une réduction du contrôle exercé sur la douleur.* Pour soulager le patient, il faut alors recourir à des doses de médicaments supérieures à celles qui auraient suffi avec la méthode de l'analgésie par perfusion continue.

L'**analgésie contrôlée par le patient (ACP**, ou **analgésie autocontrôlée)** permet au patient de s'administrer lui-même un analgésique, par exemple de la morphine, par voie intraveineuse, au moyen d'une pompe informatisée programmée par un professionnel de la santé, généralement une infirmière, mais activée par l'enfant lui-même selon ses besoins (figure 8-3). Cette technique s'avère très utile, en particulier dans les 48 heures qui suivent une intervention chirurgicale. L'ACP s'adresse surtout aux enfants âgés de 5 ans ou plus[13]. Pour pouvoir bénéficier de cette méthode, le jeune patient doit être en mesure d'appuyer sur le bouton d'injection et de comprendre que la mise en œuvre de ce mécanisme lui administrera un médicament qui soulagera sa douleur (tableau 8-11).

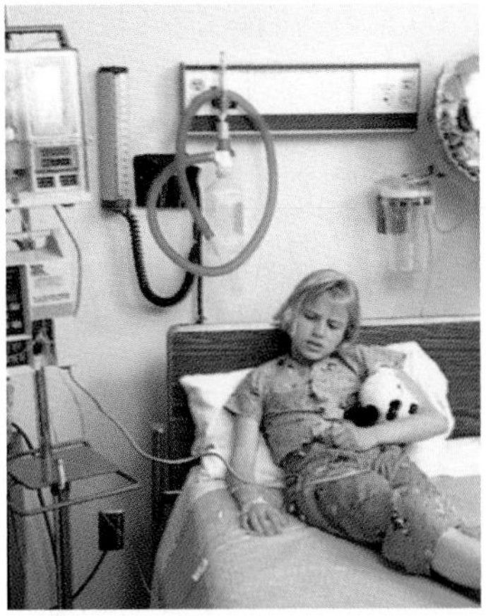

FIGURE 8-3. L'analgésie contrôlée par le patient permet à l'enfant plus âgé de déterminer lui-même la dose d'analgésique (par exemple de morphine) qu'il s'administre par voie intraveineuse.

TABLEAU 8-9 Les analgésiques opiacés et les doses recommandées pour les enfants et les adolescents

Médicaments	Dose orale analgésique équivalente approximative	Dose parentérale analgésique équivalente approximative	Dose de départ recommandée (Adultes de plus de 50 kg)		Dose de départ recommandée (Enfants et adultes de moins de 50 kg[a])	
			Orale	*Parentérale*	*Orale*	*Parentérale*
Agonistes des opiacés						
Morphine[b]	30 mg q̄ 3-4 h (administration 24 h/24) 60 mg q̄ 3-4 h (administration unidose ou intermittente)	10 mg q̄ 3-4 h	30 mg q̄ 3-4 h	10 mg q̄ 3-4 h	0,3 mg/kg q̄ 3-4 h	0,1 mg/kg q̄ 3-4 h
Codéine[c]	130 mg q̄ 3-4 h	75 mg q̄ 3-4 h (administration intramusculaire ou sous-cutanée)	60 mg q̄ 3-4 h	60 mg q̄ 2 h	1 mg / kg[d] q̄ 3-4 h	CI
Hydromorphone[b] (Dilaudid)	7,5 mg q̄ 3-4 h	1,5 mg q̄ 3-4 h	6 mg q̄ 3-4 h	1,5 mg q̄ 3-4 h	0,06 mg/kg q̄ 3-4 h	0,015 mg/kg q̄ 3-4 h
Hydrocodone (dans Lorcet, Lortab, Vicodin, etc.)	30 mg q̄ 3-4 h	NO	10 mg q̄ 3-4 h	NO	0,2 mg / kg[d] q̄ 3-4 h	NO
Lévorphanol (Levo-Dromoran)	4 mg q̄ 6-8 h	2 mg q̄ 6-8 h	4 mg q̄ 6-8 h	2 mg q̄ 6-8 h	0,04 mg/kg q̄ 6-8 h	0,02 mg/kg q̄ 6-8 h
Mépéridine (Demerol)	300 mg q̄ 2-3 h	100 mg q̄ 3 h	CI	100 mg q̄ 3 h	CI	0,75 mg/kg q̄ 2-3 h
Méthadone (Dolophine, etc.)	20 mg q̄ 6-8 h	10 mg q̄ 6-8 h	20 mg q̄ 6-8 h	10 mg q̄ 6-8 h	0,2 mg/kg q̄ 6-8 h	0,1 mg/kg q̄ 6-8 h
Oxycodone (Roxicodone, aussi dans Percocet, Percodan, Tylox, etc.)	30 mg q̄ 3-4 h	NO	10 mg q̄ 3-4 h	NO	0,2 mg/[d] q̄ 3-4 h	NO
Oxymorphone[b] (Numorphan)	NO	1 mg q̄ 3-4 h	NO	1 mg q̄ 3-4 h	CI	CI

MESURES DE SÉCURITÉ

La pompe informatisée de l'ACP possède plusieurs caractéristiques sur le plan de la sécurité qui permettent d'éviter les surdoses. En particulier, l'infirmière peut fixer le nombre maximal d'injections par heure (par exemple, bolus à toutes les 6 minutes) ainsi que la quantité maximale de médicament administrée sur une période prédéfinie.

Une fois la douleur initiale maîtrisée au moyen d'une perfusion intraveineuse mise en place par l'infirmière, l'enfant appuie sur un bouton pour s'injecter une dose plus faible d'analgésique chaque fois qu'il ressent le besoin d'atténuer sa douleur. Le moniteur ACP peut être relié ou non à une perfusion continue d'opiacé qui s'ajoute aux injections déclenchées par l'enfant. La perfusion en continu évite notamment la réapparition de la douleur lors des périodes prolongées de sommeil. Quand la douleur se révèle particulièrement difficile à contrôler, des analgésiques additionnels, à administrer au besoin pour compléter l'effet de la perfusion continue et des injections auto-administrées, peuvent être prescrits afin d'apporter un soulagement plus grand à l'enfant.

L'ACP présente l'avantage de soulager la douleur de façon continue chez l'enfant ou l'adolescent et de lui permettre de déterminer lui-même le niveau de soulagement dont il souhaite bénéficier sans avoir à lui imposer chaque fois le trauma d'une

TABLEAU **8-9** Les analgésiques opiacés et les doses recommandées pour les enfants et les adolescents *(suite)*

Médicaments	Dose orale analgésique équivalente approximative	Dose parentérale analgésique équivalente approximative	Dose de départ recommandée (Adultes de plus de 50 kg)		Dose de départ recommandée (Enfants et adultes de moins de 50 kg[a])	
			Orale	*Parentérale*	*Orale*	*Parentérale*
Agonistes–antagonistes et agonistes partiels des opiacés						
Buprénorphine (Buprenex)	NO	0,3 à 0,4 mg q̄ 6-8 h	NO	0,4 mg q̄ 6-8 h	NO	0,004 mg/kg q̄ 6-8 h
Butorphanol (Stadol)	NO	2 mg q̄ 3-4 h	NO	2 mg q̄ 3-4 h	NO	CI
Nalbuphine (Nubain)	NO	10 mg q̄ 3-4 h	NO	10 mg q̄ 3-4 h	NO	0,1 mg/kg q̄ 3-4 h
Pentazocine (Talwin, etc.)	150 mg q̄ 3-4 h	60 mg q̄ 3-4 h	50 mg q̄ 4-6 h	CI	CI	CI

Remarque : *Les publications ne s'entendent pas toutes sur les doses analgésiques qui sont équivalentes à la morphine. Le critère de la réaction clinique doit être appliqué à tous les patients. Il est indispensable de procéder à un titrage adéquat en fonction de la réaction clinique. Comme il n'existe pas de tolérance croisée complète entre ces médicaments, il faut en général utiliser une posologie inférieure à la dose analgésique équivalente quand on change de médicament pour retitrer en fonction de la réaction clinique.*

NO : non offert ; CI : contre-indiqué

Mise en garde : *Les doses recommandées indiquées ici ne s'appliquent pas aux patients atteints d'une insuffisance rénale ou hépatique ou d'une autre affection altérant le métabolisme ou la cinétique des médicaments.*

[a] Mise en garde : *Les posologies indiquées pour les patients de moins de 50 kg ne doivent pas servir à déterminer les doses initiales à administrer aux bébés de moins de 6 mois. Pour ces très jeunes patients, consulter les recommandations écrites dans la section de l'ouvrage* Clinical Practice Guideline for Acute Pain Management : Operative or Medical Procedures and Trauma *qui porte sur le soulagement de la douleur chez le nouveau-né.*

[b] Mise en garde : *La morphine, l'hydromorphone et l'oxymorphone peuvent être administrées par voie rectale aux patients qui ne peuvent pas prendre ces médicaments par voie orale. Cependant, du fait des écarts pharmacocinétiques, les doses analgésiques équivalentes peuvent différer des doses orales et parentérales.*

[c] Mise en garde : *Il n'est pas recommandé d'administrer des doses de codéine supérieures à 65 mg car, au-delà de ce seuil, certains effets secondaires tels que la constipation continuent de s'aggraver alors même que l'action analgésique n'augmente plus ou presque.*

[d] Mise en garde : *Les doses d'aspirine et d'acétaminophène des mélanges opiacés/AINS doivent aussi être établies en fonction de la masse corporelle du patient.*

Extrait de Acute Pain Management Guideline Panel (1992). Acute pain management in infants, children, and adolescents : Operative and medical procedures. Quick reference guide for clinicians. *(AHCPR Pub. No. 92-0020). Rockville, MD : Agency for Health Care Policy and Research, U.S. Public Health Service, Department of Health and Human Services.*

injection. Plusieurs études montrent que cette méthode soulage le patient d'une manière durable, c'est-à-dire qu'elle ne fait pas réapparaître d'épisodes douloureux et qu'elle n'aggrave pas les effets secondaires des narcotiques[14]. On cesse d'administrer l'ACP dès que l'enfant peut prendre des analgésiques par voie orale.

Les méthodes épidurales (ou péridurales) qui procurent au patient une analgésie sélective sont de plus en plus utilisées dans le traitement des douleurs postopératoires. La technique consiste à insérer un cathéter dans la région des vertèbres lombaires ou du sacrum. Les récepteurs des opiacés étant en très grand nombre dans la corne postérieure de la colonne vertébrale, des doses très faibles de médicament permettent d'obtenir le soulagement voulu.

► SOULAGEMENT DE LA DOULEUR : SOINS INFIRMIERS

Les infirmières ont l'obligation éthique de soulager les douleurs de leurs patients pour plusieurs raisons. Tout d'abord, toute douleur non soulagée peut avoir des conséquences néfastes. Ensuite, un soulagement efficace se traduit souvent par un retour plus rapide à la mobilité, une durée d'hospitalisation plus courte et une réduction du

LOI ET ÉTHIQUE

La plupart des enfants ne savent pas qu'ils ont droit à l'analgésie, c'est-à-dire au soulagement de leur douleur. Les infirmières et les établissements de soins de santé ont le devoir de prévenir la douleur et de la soulager. Les traitements antidouleur doivent figurer parmi les priorités des établissements et faire l'objet de normes précises. Les infirmières ont la responsabilité éthique de veiller à ce que ces normes soient respectées[1].

TABLEAU 8-10 **Les doses d'AINS recommandées pour les enfants et les adolescents**

AINS oral	Dose habituelle pour les adultes	Dose pédiatrique habituelle[a]	Remarques
Acétaminophène (Tylenol, Tempra)	650 à 975 mg q̄ 4 h	10 à 15 mg/kg q̄ 4 h PO (per os : par voie orale)	Ne produit pas l'action anti-inflammatoire périphérique des autres AINS.
Acide acétylsalicylique (Aspirin)	650 à 975 mg q̄ 4 h	10 à 15 mg/kg q̄ 4 h PO[b]	Référence à laquelle sont comparés les autres AINS ; inhibe l'agrégation plaquettaire ; peut causer des saignements postopératoires.
Trisalicylate de choline et de magnésium (Trilisate)	1000 à 1500 mg bid	15 à 20 mg/kg tid PO[b]	Peut produire une légère action antiplaquettaire ; également offert sous forme de liquide à administrer par voie orale.
Ibuprofène (Motrin, Advil, etc.)	400 mg q̄ 4-6 h	4 à 10 mg/kg q̄ 6-8 h PO	Mis en vente sous plusieurs noms de marque et en formule générique ; également offert sous forme de suspension orale.
Naproxen (Naprosyn)	Dose initiale de 500 mg, suivie de 250 mg q̄ 6-8 h	5 à 7 mg/kg q̄ 12 h PO	Également offert sous forme de liquide à administrer par voie orale.
Tolmétine (Tolectin)	De 600 mg à 1,8 g par jour en trois doses, PO	6 à 8 mg/kg qid PO	Offert en comprimés sécables de 200 mg.
Ketorolac (Toradol)	30 mg q̄ 6 h IV ou 10 mg q̄ 4-6 h PO	0,5 mg/kg q̄ 8 h IV	Pas encore approuvé pour les moins de 16 ans, mais est parfois administré aux enfants.

[a] Ces recommandations sont restreintes aux AINS pour lesquels les effets des doses pédiatriques sont bien connus.
[b] Contre-indiqué en cas de fièvre ou en présence d'autres symptômes d'affection virale.
D'après Acute Pain Management Guideline Panel (1992). Acute pain management in infants, children, and adolescents : Operative and medical procedures. Quick reference guide for clinicians. *(AHCPR Pub. No. 92-0020). Rockville, MD : Agency for Health Care Policy and Research, U.S. Public Health Service, Department of Health and Human Services, et Holder, K.A., et Pratt, R.B. (1995). Taming the pain monster : Pediatric postoperative pain management.* Pediatric Annals, *24(3), 164-168.*

ALERTE INFIRMIÈRE

L'aspirine (acide acétylsalicylique, AAS) n'est pas recommandée pour soulager la douleur chez les enfants à cause de son association possible avec le syndrome de Reye (se reporter au chapitre 19), particulièrement lors d'une affection virale comme la varicelle ou d'une infection par le virus de la grippe.

coût des soins. Pour soulager adéquatement la douleur, l'infirmière doit savoir la prévoir et reconnaître le droit de l'enfant de bénéficier d'un soulagement analgésique efficace et ciblé.

Plusieurs diagnostics infirmiers peuvent s'appliquer aux enfants qui souffrent. En voici quelques exemples :

- Douleur reliée à une intervention chirurgicale, à une blessure, à une intervention effractive ou à la compression d'un ou de plusieurs nerfs due à la croissance d'une tumeur ;
- Douleur chronique reliée à une dégénérescence articulaire ou à une inflammation ;
- Angoisse reliée à l'anticipation de la douleur pouvant être causée par une intervention effractive, ou à l'anticipation du retour de la douleur ;
- Perturbation des habitudes de sommeil reliée à un soulagement inapproprié de la douleur ;
- Manque de connaissances relié à l'autosoulagement de la douleur et aux méthodes analgésiques non pharmacologiques ;
- Risque d'incapacité de maintenir une respiration spontanée relié à une surdose d'opiacés ;
- Risque de constipation relié à des médicaments analgésiques (effets secondaires) et à la restriction de l'activité physique.

TABLEAU 8-11 Enseignement au patient: utilisation de l'ACP (analgésie contrôlée par le patient)

- Qu'est-ce que l'analgésie contrôlée par le patient (ACP)? Analgésie signifie soulagement ou suppression de la douleur. Cette méthode te permet de décider toi-même de la quantité de médicament qui t'est administrée par la pompe.
- La pompe envoie le médicament dans le tube qui est relié à ton cathéter intraveineux. Chaque fois que tu appuies sur le bouton, la machine laisse perfuser une certaine quantité de médicament dans ton cathéter intraveineux pour que tu aies moins mal.
- La pompe limite la quantité de médicament qui t'est injectée à la dose prescrite par le médecin. Si tu en as besoin, tu peux recevoir la dose maximale en une seule fois en appuyant à plusieurs reprises sur le bouton. Avec ce type de bouton, tu n'as pas à craindre d'activer la pompe par erreur en laissant tomber le bouton ou en t'appuyant dessus si tu roules sur toi-même.
- Quand tu as mal, tu appuies sur le bouton pour que la machine envoie du médicament dans ton bras. Personne d'autre que toi ne doit appuyer sur le bouton.
- Tant que le cathéter intraveineux reste en place, il ne sera pas nécessaire de te faire des injections antidouleur.
- L'ACP ne supprimera peut-être pas complètement ta douleur mais elle te permettra d'avoir moins mal et de te sentir mieux. Si tu penses que le système ne fonctionne pas, parles-en à l'infirmière.
- L'ACP sera utilisée jusqu'au moment où tu pourras avaler tes analgésiques sous forme de comprimés ou de liquide.

Plusieurs mesures sont envisageables sur le plan des soins infirmiers, notamment:

- Reconnaissance de la douleur et élaboration d'un diagnostic infirmier;
- Méthodes pharmacologiques;
- Méthodes non pharmacologiques;
- Évaluation de l'efficacité des mesures antidouleur mises en œuvre dans le but d'assurer au patient un bien-être maximal;
- Enseignement au patient.

Le plan de soins infirmiers présenté dans ces pages résume les soins à dispenser aux enfants souffrant de douleurs postopératoires.

AMÉLIORER ET MAINTENIR LE BIEN-ÊTRE DU PATIENT

Méthodes pharmacologiques

L'infirmière doit administrer les analgésiques selon les modalités prescrites par le médecin en s'assurant que les doses correspondent au poids de l'enfant. Si elle administre un opiacé par voie intraveineuse ou par ACP, elle doit vérifier le débit du médicament ainsi que le point d'insertion du cathéter intraveineux pour s'assurer de sa perméabilité. Veillez à garder à portée de la main des antagonistes de l'analgésique utilisé, par exemple de la naloxone, afin de pouvoir en disposer rapidement en cas de complication.

Observez les signes vitaux de l'enfant pour détecter le plus rapidement possible les complications pouvant résulter de l'administration d'opiacés, par exemple la dépression respiratoire. La naloxone peut traiter la dépression respiratoire causée par un médicament opiacé à une dose telle qu'elle ne contrecarre pas l'effet analgésique du narcotique. Les autres signes vitaux (rythme cardiaque et tension artérielle) peuvent rester identiques même si les mesures analgésiques sont efficaces. C'est ce qui se produit notamment quand une infection, un trauma ou un autre facteur de stress les maintient à un niveau élevé. Déterminez les autres effets secondaires possibles des analgésiques: somnolence, nausées, vomissements, prurit, constipation, etc.

CONSEIL CLINIQUE

Plusieurs indices cliniques peuvent annoncer une dépression respiratoire: somnolence, contraction des pupilles, respiration superficielle, etc. Les enfants les plus exposés à la dépression respiratoire due aux narcotiques sont ceux qui présentent une altération de l'état de conscience, ceux dont la circulation sanguine est instable, ceux qui ont déjà subi des épisodes d'apnée ou qui souffrent d'un problème respiratoire.

PLAN DE SOINS INFIRMIERS

L'ENFANT SOUFFRANT DE DOULEURS POSTOPÉRATOIRES

OBJECTIF	INTERVENTION	JUSTIFICATION	RÉSULTAT ESCOMPTÉ
1. Douleur reliée à une intervention chirurgicale ou à une blessure			
L'enfant rapportera une diminution de sa douleur.	• Administrer des analgésiques par une méthode indolore.	• L'enfant peut nier qu'il souffre afin d'éviter que des analgésiques lui soient administrés par des méthodes douloureuses.	Une fois l'analgésique administré, l'enfant rapporte une diminution de sa douleur. L'évaluation que l'enfant fait de sa propre douleur reste nulle ou se maintient à un niveau très faible.
	• Pour mesurer l'efficacité de la méthode choisie, demander à l'enfant, avant de lui donner l'analgésique, et de 30 à 60 minutes après, d'évaluer l'intensité de sa douleur au moyen d'une échelle de douleur.	• L'évaluation que l'enfant donne de sa douleur constitue le meilleur indicateur de la douleur qu'il éprouve. Pour maintenir un niveau de soulagement constant, il faut une dose plus petite d'analgésique que pour atténuer successivement chacun des épisodes de douleur aiguë.	
2. Perturbation des habitudes de sommeil reliée à un soulagement inapproprié de la douleur			
La douleur perturbera moins le sommeil de l'enfant.	• Administrer un analgésique par perfusion continue ou toutes les trois à quatre heures, régulièrement 24 heures sur 24.	• La douleur revient même pendant le sommeil.	La douleur ne réveille plus l'enfant et ne l'empêche plus de dormir. Le patient dort chaque jour le nombre d'heures approprié à son âge.
3. Anxiété reliée à l'anticipation du retour de la douleur			
L'enfant s'inquiétera moins d'un retour possible de la douleur.	• Changer la position de l'enfant toutes les deux heures et maintenir un bon alignement corporel. Lui procurer des séances de toucher thérapeutique ou de massage.	• L'anxiété augmente la douleur perçue. Le changement de position diminue le risque de crampes et de plaies de pression.	L'enfant ne manifeste aucune crainte par rapport au soulagement de la douleur.

Évaluez à plusieurs reprises l'intensité de la douleur de l'enfant pour déterminer si l'analgésique est efficace et pour détecter le plus rapidement possible toute accentuation de la douleur. Interprétez l'information recueillie auprès de l'enfant et de ses parents ainsi qu'au moyen des échelles d'évaluation de la douleur applicables au patient. Vous devriez constater que la douleur a considérablement diminué, même si elle n'a pas complètement disparu. L'enfant s'endort souvent juste après que l'analgésique lui a été administré. Ce sommeil n'est pas un effet secondaire du médicament ni le symptôme d'une surdose. Le patient s'endort simplement parce qu'il est soulagé. La réapparition de la douleur peut le réveiller ; il se rendort paisiblement dès qu'il a moins mal. D'autre part, le sommeil n'est pas toujours révélateur d'un soulagement efficace de la douleur : l'enfant peut avoir beaucoup de douleur et s'endormir d'épuisement. L'infirmière doit donc examiner les autres symptômes possibles de la douleur :

PLAN DE SOINS INFIRMIERS

L'ENFANT SOUFFRANT DE DOULEURS POSTOPÉRATOIRES *(suite)*

OBJECTIF	INTERVENTION	JUSTIFICATION	RÉSULTAT ESCOMPTÉ
4. Manque de connaissances relié à l'autosoulagement de la douleur et aux méthodes analgésiques non pharmacologiques			
L'enfant et sa famille comprendront le fonctionnement et l'utilisation de l'analgésie contrôlée par le patient (ACP) et connaîtront les méthodes non pharmacologiques de soulagement de la douleur qu'ils peuvent mettre en œuvre.	• Expliquer à l'enfant comment fonctionne l'ACP ainsi qu'à quel moment il doit appuyer sur le bouton. • Indiquer à l'enfant et à sa famille comment mettre à profit les méthodes d'imagerie mentale, de distraction et de relaxation et les autres méthodes non pharmacologiques de soulagement de la douleur qui correspondent à l'âge du patient.	• L'enfant doit comprendre qu'il peut contenir sa douleur en appuyant sur le bouton. • Les méthodes non médicamenteuses de traitement de la douleur réduisent la quantité d'analgésique nécessaire pour obtenir un soulagement efficace.	La douleur (telle qu'elle est évaluée par l'enfant lui-même) reste faible. L'enfant et sa famille mettent en œuvre par eux-mêmes des méthodes non pharmacologiques de soulagement de la douleur.
Dès qu'il aura son congé de l'hôpital, l'enfant (avec la collaboration de sa famille) prendra les mesures analgésiques appropriées.	• Analyser en compagnie de l'enfant et de sa famille les mesures antidouleur à mettre en œuvre une fois que l'enfant aura quitté l'hôpital.	• La famille et l'enfant peuvent craindre de ne pas savoir comment endiguer la douleur quand ils seront sortis du contexte hospitalier.	Les membres de la famille savent quelles mesures analgésiques prendre à la maison et qui appeler s'ils ont besoin d'aide.
5. Risque d'incapacité de maintenir une respiration spontanée relié à une surdose d'analgésiques opiacés			
L'enfant continuera de respirer d'une manière satisfaisante.	• Veiller à ce que l'enfant reçoive une dose adéquate d'analgésiques opiacés. Mesurer ses signes vitaux avant de lui administrer l'analgésique ainsi qu'au moment où le médicament atteint son efficacité maximale. Préparer l'antagoniste prescrit par le médecin – à une dose qui contrera la dépression respiratoire – sans pour autant annuler l'effet de l'analgésique.	• La dépression respiratoire constitue une complication grave de l'administration d'analgésiques opiacés. Les épisodes de dépression respiratoire doivent être endigués pour éviter qu'ils ne dégénèrent en arrêt respiratoire.	L'analgésique ne cause pas de dépression respiratoire.
6. Risque de constipation relié aux médicaments analgésiques (effets secondaires) et au manque d'activité physique			
L'enfant continuera d'éliminer ses selles d'une manière satisfaisante.	• Encourager une hydratation suffisante.	• Un apport liquidien suffisant aide à maintenir une élimination régulière et à assurer des selles ayant une bonne consistance.	Il n'y a pas d'épisode de constipation.
	• Favoriser la mobilisation précoce et l'activité physique.	• L'activité agit sur l'élimination intestinale en stimulant le péristaltisme.	

agitation, gémissements, etc. Elle peut par ailleurs élaborer des tableaux synoptiques qui récapituleront les résultats de ses examens et lui indiqueront les doses de médicaments administrées pendant toute la période postopératoire.

Si vous constatez que la dose ou le type d'analgésique prescrit ne convient pas à l'enfant, vous devez défendre au mieux ses intérêts. L'**accoutumance**, altération de la réaction à un opiacé ou à un autre analgésique, implique le besoin d'augmenter les doses du produit considéré pour obtenir le même soulagement ou le maintenir à son stade antérieur. Ce phénomène s'observe parfois chez les enfants qui prennent des narcotiques depuis plusieurs jours pour soulager des douleurs très vives. Des épisodes douloureux fulgurants obligent les professionnels de la santé à augmenter les doses pour permettre au jeune patient de retrouver un niveau de bien-être acceptable. Avant de demander au médecin de modifier la posologie de l'analgésique, l'infirmière doit vérifier dans le dossier de l'enfant si le médicament prescrit lui a été administré à des doses et à une fréquence adéquates et si l'enfant continue néanmoins de ressentir de la douleur d'une manière inacceptable. Une fois que vous avez examiné le dossier, indiquez au médecin les caractéristiques de la douleur de l'enfant et demandez-lui de changer sa médication.

Les AINS par voie orale sont prescrits en général pour les douleurs chroniques ou les douleurs moins vives. Ces médicaments peuvent cependant dissimuler les symptômes de la fièvre. L'infirmière doit porter attention aux signes révélateurs d'une hémorragie gastro-intestinale, une complication possible pouvant affecter les enfants très malades qui réagissent au stress par une augmentation de leurs sécrétions d'acide gastrique.

LOI ET ÉTHIQUE

La plupart des professionnels de la santé s'accordent pour considérer qu'il faut éviter d'utiliser des placebos pour évaluer la douleur et la soulager, surtout en l'absence du consentement du patient. Les recherches prouvent que les professionnels de la santé administrent plus volontiers les placebos aux patients avec lesquels ils sont en conflit, ou encore à ceux qui n'ont pas réagi aux traitements habituels. L'utilisation de placebos est par nature trompeuse. Vous devez respecter le droit du patient à être informé sur les traitements[15].

Méthodes non pharmacologiques

Les méthodes non pharmacologiques s'utilisent seules ou parallèlement à l'administration d'analgésiques. Elles peuvent suffire à soulager un enfant qui n'éprouve pas de douleurs trop vives. Utilisées en conjonction avec les analgésiques, elles accroissent souvent l'efficacité de ces médicaments ou permettent d'en administrer des doses moins fortes. Si vous associez les méthodes non pharmacologiques à une intervention médicale, n'oubliez pas de les mettre en œuvre avant, pendant et après l'intervention. L'enfant aura ainsi plus de chances de bien se rétablir; il se sentira plus en possession de ses moyens et de son environnement et assimilera les moyens d'adaptation qui s'avèrent les plus efficaces pour lui[16].

CONSEIL CLINIQUE

L'infirmière peut tenir prête une « valise antidouleur » qui l'aidera à soulager la douleur de l'enfant au moyen de la distraction, de l'imagerie mentale et de la relaxation. Cette mallette contiendra par exemple des baguettes magiques, des moulinets, du savon pour faire des bulles, un gros ressort multicolore (du type de ceux qui descendent les escaliers tout seuls), une balle en mousse, des crécelles, des sifflets et autres accessoires sonores de fête, des livres en relief, etc. L'infirmière pourra aussi y ranger des objets pour « jouer à l'infirmière » avec le jeune patient (mettre en scène les soins infirmiers) : seringues, pansements adhésifs, tampons imbibés d'alcool et autres accessoires médicaux. La valise antidouleur s'avère particulièrement utile pour divertir les enfants que l'on prépare à une intervention chirurgicale ou à une intervention douloureuse.

Parents

Les parents incarnent la « méthode non pharmacologiques » la plus efficace auprès de leurs enfants[5]. En effet, leur présence réduit considérablement l'angoisse que provoquent la douleur et l'hospitalisation. Par ailleurs, les enfants sont souvent plus enclins à parler à leurs parents de la douleur et de l'anxiété qu'ils ressentent qu'ils ne le feraient avec des inconnus (par exemple les professionnels de la santé).

Distraction

La **distraction** consiste à faire participer l'enfant à diverses activités afin de détourner son attention de la douleur et de l'angoisse suscitées par l'intervention. Plusieurs types de distractions s'avèrent efficaces : écouter de la musique, chanter, jouer, regarder une émission télévisée ou une cassette vidéo, observer une image en comptant. L'infirmière doit choisir les activités qui correspondent le mieux au stade de développement du jeune patient. Les enfants qui ressentent beaucoup de douleur réagissent peu aux distractions, voire pas du tout. Cependant, l'inverse n'est pas vrai : ce n'est pas parce qu'un enfant se laisse divertir qu'il n'a pas de douleur.

Stimulation cutanée

Cette technique consiste à frotter la zone douloureuse, à masser délicatement la peau, à tenir l'enfant contre soi et à le bercer. Chez le nourrisson, il faut masser la peau fermement pour procurer un soulagement efficace. Le toucher produit une stimulation qui rivalise avec les stimuli douloureux transmis des nerfs périphériques à la moelle épinière. Cette technique peut ainsi atténuer la sensation de douleur de l'enfant.

Électroanalgésie

L'**électroanalgésie** est aussi appelée neurostimulation transcutanée et stimulation électrique nerveuse percutanée ou transcutanée. L'acronyme anglais TENS (*transcutaneous electrical nerve stimulation*) est couramment utilisé dans les milieux de la santé. Cette technique consiste à appliquer une stimulation électrique légère sur la peau au moyen d'électrodes. Ce stimulus peut entraver la transmission du signal douloureux des nerfs périphériques à la moelle épinière. L'électroanalgésie s'utilise pour atténuer les douleurs chroniques ou aiguës.

Relaxation

Comme les tensions musculaires accentuent souvent la sensation de douleur, il est recommandé de détendre les muscles. Il existe plusieurs techniques de relaxation : la respiration rythmique (enchaînement d'inspirations profondes et d'expirations lentes) ; une alternance de contraction et de relaxation volontaire de certains groupes musculaires ; la concentration de l'attention de l'enfant sur une activité ou un objet qu'il aime.

Hypnose

Certaines techniques de suggestion efficaces et bien ciblées peuvent corriger les perceptions, la mémoire et l'humeur de l'enfant en modifiant son état de conscience. Les enfants qui réagissent bien aux suggestions hypnotiques sont souvent plus détendus que les autres et ils ont moins de douleur.

Imagerie mentale

L'imagerie mentale est un processus cognitif par lequel le jeune patient se concentre sur un lieu, un événement ou une anecdote qui n'ont aucun rapport avec sa douleur et qu'il aime bien. Cette méthode s'avère particulièrement efficace pour les enfants de plus de 6 ans. Demandez au patient de penser à tous les sons, images, odeurs, goûts et sensations qui peuvent l'aider à mieux se représenter l'endroit qu'il aime et où il souhaite se transporter par l'imagination. L'imagerie mentale est en fait une forme d'autohypnose. Elle est plus efficace quand elle est pratiquée après un exercice de relaxation.

Application de chaleur et de froid

La chaleur dilate les vaisseaux sanguins et cet accroissement de la circulation sanguine stimule l'élimination des débris cellulaires dans la zone de la lésion. La chaleur favorise aussi la détente musculaire et rompt ainsi le cycle douleur-spasme-douleur. Il faut toutefois éviter d'appliquer de la chaleur dans les 24 heures suivant la blessure afin de ne pas aggraver l'œdème. L'application de froid peut ralentir la capacité des fibres nerveuses à transmettre les stimuli douloureux. Le froid atténue aussi la sensation de douleur en réduisant l'œdème et l'inflammation. Lorsqu'on y a recours, il faut veiller à prendre des mesures appropriées pour éviter de causer une « brûlure par le froid » (lésion thermique). Pour ce faire, il est important d'alterner les périodes avec et sans application de froid (20 minutes avec application et 20 minutes sans).

PLANIFIER LE CONGÉ ET ENSEIGNER À LA FAMILLE LES SOINS À DOMICILE

La plupart des enfants qui ont été blessés, opérés ou traités pour une affection aiguë doivent continuer à prendre des analgésiques par voie orale une fois qu'ils sont de retour à la maison. L'infirmière indiquera au patient et à ses parents les doses et la fréquence d'administration des médicaments prescrits ainsi que leurs effets secondaires.

CROISSANCE ET DÉVELOPPEMENT

Les méthodes de distraction susceptibles de soulager la douleur de l'enfant varient selon le stade de développement de celui-ci et ses centres d'intérêt.

- Nourrissons : Se faire prendre et se faire cajoler ; téter une sucette.
- Enfants d'âge préscolaire : Participer à des jeux thérapeutiques, regarder la télévision ou une cassette vidéo.
- Enfants d'âge scolaire : Parler des bons moments qu'ils ont vécus, écouter la radio, regarder la télévision ou une cassette vidéo.
- Adolescents : Recevoir des visites, jouer à des jeux, regarder la télévision, écouter la radio ou de la musique.

SOINS À DOMICILE

Quand un enfant subit une intervention chirurgicale ambulatoire (chirurgie d'un jour), ses parents sont responsables du soulagement adéquat de sa douleur dès qu'il rentre à la maison. Les valeurs culturelles auxquelles ont adhéré certains parents les incitent à croire que leurs enfants doivent s'aguerrir et apprendre à supporter une certaine douleur. Le rôle de l'infirmière consiste à leur enseigner comment évaluer avec justesse l'intensité de la douleur de leur enfant et à leur indiquer comment la soulager autant par des méthodes pharmacologiques que non pharmacologiques. Elle doit également prendre le temps de discuter avec eux de l'importance du soulagement de la douleur et notamment des avantages qu'il présente pour la guérison et la convalescence du jeune patient[17].

Veillez en outre à ce que les parents soient bien conscients que toute augmentation subite de la douleur révèle une complication qui requiert un examen médical le plus rapidement possible.

Quand un enfant d'âge scolaire ou un adolescent doit subir une intervention non urgente, expliquez-lui les douleurs qu'elle peut entraîner, l'utilité et le mode d'emploi des échelles d'évaluation de la douleur ainsi que les méthodes de soulagement pharmacologiques et non pharmacologiques. Incitez le jeune patient et ses parents à recourir aux techniques qui s'avèrent les plus efficaces pour eux.

Les enfants souffrant d'une affection chronique (arthrite, anémie falciforme ou autre) ou d'épisodes douloureux répétés (migraines, douleurs abdominales récurrentes, etc.) ont souvent besoin de disposer d'un plan de soulagement à long terme (tableau 8-12). Par exemple, les jeunes atteints d'un cancer qui subissent des douleurs fortes et prolongées peuvent recevoir des analgésiques par voie intraveineuse à la maison. Ces traitements leur sont fournis en général par une équipe de soins à domicile. L'infirmière doit expliquer dans les moindres détails aux parents les modalités selon lesquelles les injections intraveineuses doivent être données et celles qui touchent l'administration des analgésiques.

N'oubliez pas que la douleur est un symptôme qui touche la majorité des problèmes de santé courants tels que l'otite moyenne, la pharyngite et les infections des voies urinaires. Dans la plupart des cas, le médecin se contente de prescrire un antibiotique pour enrayer l'infection. L'enfant peut alors avoir encore de la douleur de 48 à 72 heures, jusqu'à ce que l'antibiotique fasse effet. Indiquez aux parents les différents moyens de soulager sa douleur durant cette période.

▶ DOULEUR CAUSÉE PAR LES INTERVENTIONS MÉDICALES

Au cours des hospitalisations ainsi que des consultations externes, les enfants malades doivent parfois subir toutes sortes d'examens diagnostiques et de traitements qui occasionnent de la douleur. Une étude rapporte que la mise en place d'un drain thoracique, les ponctions artérielles et lombaires, les ponctions de moelle osseuse, l'installation d'un cathéter intraveineux et les ponctions veineuses[17] figurent parmi les interventions les plus douloureuses pour les enfants. Lorsque les enfants savent qu'ils vont subir une série d'interventions, ils éprouvent une angoisse et une détresse émotive qui peuvent intensifier leur douleur. Certains enfants, ayant beaucoup souffert dans le passé, refusent de coopérer avec l'équipe soignante.

TABLEAU 8-12 Stratégies de soulagement des douleurs chroniques

- Faire le point avec l'enfant sur ses zones de douleurs et lui expliquer ce qui les cause.
- Définir les objectifs du traitement, y compris du traitement médicamenteux.
- Recourir à la distraction, à la relaxation, à l'imagerie mentale, à l'électroanalgésie et à l'exercice pour réduire la perception de la douleur.
- Élaborer des stratégies visant le rétablissement des capacités fonctionnelles.
- Procurer des lignes directrices permettant d'augmenter graduellement l'activité.
- Établir un plan d'intervention concernant les épisodes douloureux soudains.
- Analyser les facteurs de stress et les éléments qui peuvent déclencher la sensation de douleur.
- Déterminer si l'enfant a recours à la manipulation pour obtenir l'attention de son entourage ou tout autre type d'avantage.
- Si c'est nécessaire, mettre le patient et sa famille en contact avec un professionnel de la santé mentale ou une équipe spécialisée dans le soulagement de la douleur (clinique de la douleur).

D'après Shapiro, B. S. (1995). Treatment of chronic pain in children and adolescents. Pediatric Annals, 24(3), 148-156.

TRAITEMENTS MÉDICAUX

Certaines interventions telles que le débridement des brûlures, la réparation des lacérations, les ponctions de moelle osseuse et la réduction des fractures sont tellement douloureuses et anxiogènes qu'il faut parfois administrer auparavant à l'enfant des médicaments analgésiques et **anxiolytiques**, c'est-à-dire des sédatifs.

On administre souvent par injection sous-cutanée (hypodermique) un anesthésique local tel que la lidocaïne afin d'atténuer la douleur qui sera causée par une insertion plus profonde de l'aiguille. Certains anesthésiques topiques, par exemple la crème EMLA (un mélange eutectique d'anesthésiques locaux), qui combine de la lidocaïne à 2,5 % et de la prilocaïne à 2,5 % dans une émulsion, peuvent être appliqués pour réduire la douleur provoquée par les piqûres (figure 8-4).

La **sédation consciente** est une sédation légère au cours de laquelle l'enfant garde ses réflexes respiratoires et répond aux stimuli verbaux (tableau 8-13). Ce type de sédation peut être utilisé avec les enfants qui coopèrent. La sédation consciente diminue considérablement l'anxiété éprouvée par le jeune patient, ainsi que sa douleur. L'enfant ne garde souvent aucun souvenir de l'intervention[18]. La sédation consciente s'obtient au moyen de divers médicaments comme le midazolam, le fentanyl, ou encore le DPT, un mélange de Demerol (mépéridine), de Phenergan (prométhazine) et de Thorazine (chlorpromazine). Le DPT est cependant moins utilisé que les autres médicaments car il agit moins vite ; son action est moins prévisible et elle s'accompagne de nombreux effets secondaires[18].

MESURES DE SÉCURITÉ

Si l'enfant doit être mis en état de sédation consciente, assurez-vous que vous disposez du matériel nécessaire pour suivre en continu ses signes vitaux et pour lui dispenser les soins de réanimation nécessaires s'il sombre dans un état de sédation profonde. En cas de complication, les instruments et les produits suivants doivent être immédiatement disponibles : appareil d'aspiration, sonde d'aspiration, ballon et masque de réanimation pour établir une ventilation assistée comportant une capacité de pompage d'oxygène de 90 à 100 % ; approvisionnement en oxygène (5 L/min pendant plus de 60 minutes) ; antagonistes des sédatifs administrés.

SOINS INFIRMIERS

Mesures pour atténuer la douleur de l'enfant lors des interventions

Pour aider l'enfant à mieux affronter l'intervention douloureuse, l'infirmière doit non seulement lui indiquer ce qui va se passer (les modalités de l'intervention), mais aussi ce qu'il va ressentir. Ces précautions apaisent le stress du patient plus efficacement que ne le feraient des explications portant uniquement sur l'intervention[19]. Le chapitre 5 présente différentes méthodes permettant de préparer les enfants aux interventions selon leur stade de développement.

L'infirmière n'administre pas d'analgésiques avant de procéder à des tâches très brèves telles que les changements de pansement, ou de faire des injections, des ponctions veineuses ou des installations de cathéters intraveineux périphériques qui sont

TABLEAU 8-13 Caractéristiques de la sédation consciente et de la sédation profonde

Critères d'évaluation	Sédation consciente	Sédation profonde
Voies respiratoires	Le patient peut respirer de manière autonome en continu.	Le patient ne peut plus respirer de manière autonome en continu.
Réflexes de toux et nauséeux	Ces réflexes sont intacts.	Ces réflexes ont disparu en partie ou complètement.
Niveau de conscience	Une stimulation verbale ou une stimulation physique légère suffit pour attirer l'attention du patient.	Il est difficile d'attirer l'attention du patient. Il ne répond pas aux stimulations verbales ni aux stimulations physiques légères autrement que par simple réflexe.

From Zimmerman, S. (1993). Conscious sedation in the Emergency Medical Trauma Center. Washington, DC : Children's National Medical Center.

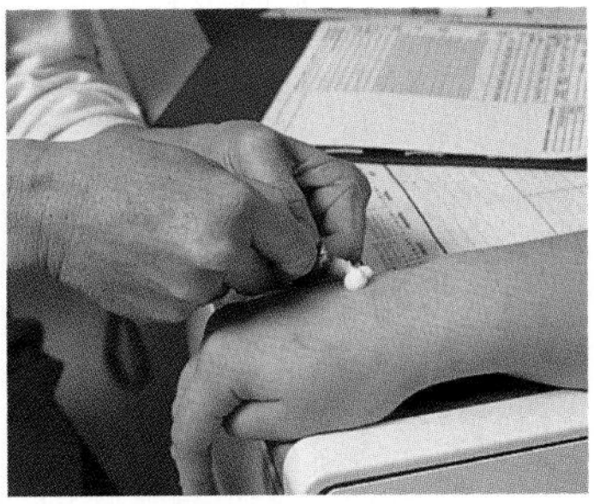

A

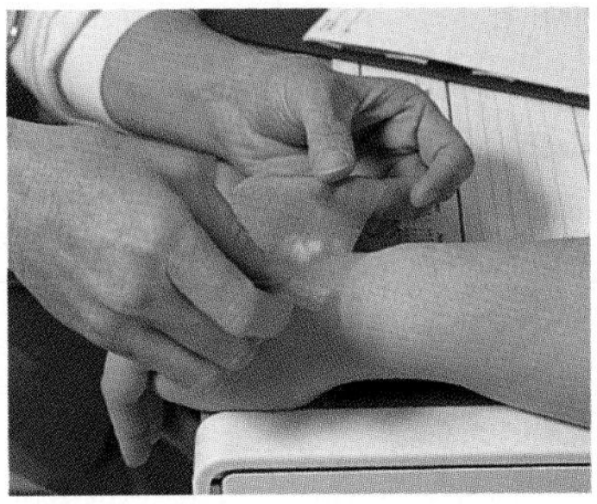

B

FIGURE 8-4. Si l'enfant doit subir une intervention douloureuse, utilisez de la crème EMLA pour anesthésier la zone de peau qui sera touchée. A – Appliquez une couche épaisse de crème sur la peau intacte (la moitié d'un tube de 5 g). B – Recouvrez d'un pansement adhésif transparent en fermant hermétiquement tous les côtés. La crème anesthésie le derme en 45 à 60 minutes.

CONSEIL CLINIQUE

Pour aider l'enfant à mieux supporter la douleur causée par la vaccination, demandez-lui de « souffler sur le bobo avec des bulles ». Cette technique, qui associe distraction et imagerie mentale, consiste à faire expirer l'enfant à plusieurs reprises pendant l'injection, comme s'il envoyait des bulles de savon en l'air.

imprévues. Par contre, lorsque ces interventions sont planifiées, elle peut appliquer de la crème EMLA sur la peau du jeune patient (figure 8-4). Certaines mesures non pharmacologiques, en particulier l'imagerie mentale, la relaxation et la distraction, peuvent aussi calmer l'anxiété causée par l'anticipation de l'intervention à venir. Apprenez à l'enfant et à ses parents à mettre en œuvre ces méthodes avant les interventions. Aidez aussi l'enfant à canaliser et à endiguer son anxiété par le jeu thérapeutique.

Si vous devez administrer un médicament analgésique avant de procéder à une intervention, acquittez-vous des tâches qui suivent :

- Traitez de manière prophylactique (préventive) la douleur que l'intervention risque de causer. Vous devez par exemple administrer un analgésique à l'enfant avant de faire une ponction de moelle osseuse ou une réduction de fracture. Attendez que le médicament fasse effet pour procéder à l'intervention.
- Soulagez la douleur actuelle avant d'entamer une intervention pénible, comme nettoyer une brûlure.
- Si possible, utilisez une méthode indolore pour administrer le médicament : par voie orale, par les muqueuses, par voie intraveineuse. Évitez les injections intramusculaires.
- Pour les interventions qui se répètent (par exemple les ponctions de moelle osseuse chez les enfants atteints de leucémie), administrez une analgésie optimale la première fois afin de réduire l'anxiété que les enfants pourraient éprouver au cours des interventions futures.
- Procédez sans retard aux interventions pour éviter que l'attente n'augmente l'anxiété du patient.

Si l'enfant est sous sédation consciente, il est indispensable de surveiller en continu ses signes vitaux. Lors de ces examens, l'infirmière observera notamment le rythme cardiaque et respiratoire, la tension artérielle, la saturation en oxygène du pouls, le niveau de conscience (réponse aux stimuli verbaux et physiques) et la coloration de la peau. Les signes vitaux doivent être réévalués toutes les 15 minutes jusqu'à ce que l'enfant soit redevenu pleinement conscient et qu'il ait retrouvé son activité fonctionnelle habituelle. Si le patient passe de la sédation consciente à la **sédation profonde** (un état contrôlé d'inconscience ou de conscience réduite), ses signes vitaux doivent être réévalués toutes les cinq minutes.

RÉFÉRENCES

1. Kachoyeanos, M.K., et Zollok, M.B. (1995). Ethics in pain management of infants and children. *American Journal of Maternal Child Nursing, 20,* 142-147.
2. Anand, K.J.S., et Carr, D.B. (1989). The neuroanatomy, neurophysiology, and neurochemistry of pain, stress, and analgesia in newborns and children. *Pediatric Clinics of North America, 36*(4), 795-822.
3. Lutz, W.J. (1986). Helping hospitalized children and their parents cope with painful procedures. *Journal of Pediatric Nursing, 1,* 24-32.
4. Ludwig-Beymer, P., Huether, S.E., et Schoessler, M. (1994). Pain, temperature regulation, sleep, and sensory function. *In* K.L. McCance et S.E. Huether (dir.), *Pathophysiology: The biologic basis for disease in adults and children* (2e éd.). St. Louis : Mosby-Year Book.
5. Eland, J.M., et Banner, W., Jr. (1992). Assessment and management of pain in children. *In* M.F. Hazinski (dir.), *Nursing care of the critically ill child* (2e éd., p. 79-100). St. Louis : Mosby-Year Book.
6. Carlson, K.L., Clement, B.A., et Nash, P. (1996). Neonatal pain : From concept to research questions and the role of the advanced practice nurse. *Journal of Perinatal Neonatal Nursing, 10*(1), 64-71.
7. Shapiro, B.S. (1995). Treatment of chronic pain in children and adolescents. *Pediatric Annals, 24*(3), 148-156.
8. Varni, J.W., Thompson, K.L., et Hanson, V. (1987). The Varni/Thompson pediatric pain questionnaire : Chronic musculoskeletal pain in juvenile rheumatoid arthritis. *Pain, 28,* 27-38.

9. Abu-Saad, H. (1984). Cultural components of pain : The Asian-American child. *Children's Health Care, 13,* 11-14.

10. McGrath, P.A. (1995). Pain in the pediatric patient : Practical aspects of assessment. *Pediatric Annals, 24*(3), 126-138.

11. Lawrence, J., Alcock, D., McGrath, P.A., Kay, J., MacMurray, S.B., et Dulberg, C. (1993). The development of a tool to assess neonatal pain. *Neonatal Network, 12*(6), 59-66.

12. Acute Pain Management Guideline Panel. (1992). *Acute pain management in infants, children, and adolescents : Operative and medical procedures. Quick reference guide for clinicians.* (AHCPR Pub. No. 92-0020). Rockville, MD : Agency of Health Care Policy and Research, Public Health Service, U.S. Department of Health and Human Services.

13. Holder, K.A., et Patt, R.B. (1995). Taming the pain monster : Pediatric postoperative pain management. *Pediatric Annals, 24*(3), 164-168.

14. Berde, C.B., Lehn, B.M., Yee, J.D., Sethna, N.F., et Russo, D. (1991). Patient-controlled analgesia in children and adolescents : A randomized, prospective comparison with intramuscular administration of morphine for postoperative analgesia. *Journal of Pediatrics, 118,* 460-466.

15. Rushton, C.H. (1995). Placebo pain medication : Ethical and legal issues. *Pediatric Nursing, 21*(2), 166-168.

16. Fanurik, D., Koh, J., Schitz, M., et Brown, R. (1997). Pharmacobehavioral intervention : Integrating pharmacologic and behavioral techniques for pediatric procedures. *Children's Health Care, 26*(1), 1-13.

17. Wong, D.L., et Baker, C.M. (1988). Pain in children : Comparison of assessment scales. *Pediatric Nursing, 14,* 9-16.

18. Litman, R.S. (1995). Recent trends in management of pain during medical procedures in children. *Pediatric Annals, 24*(3), 158-163.

19. Broome, M.E. (1990). Preparation of children for painful procedures. *Pediatric Nursing, 16,* 537-541.

LECTURES COMPLÉMENTAIRES

Abu-Saad, H. (1984). Cultural group indicators of pain in children. *American Journal of Maternal-Child Nursing, 13,* 187-196.

Adrian, E.R. (1994). Intranasal Versed : The future of pediatric conscious sedation. *Pediatric Nursing, 20*(3), 287-292.

Altimier, L., Norwood, S., Dick, M.J., Holditch-Davis, D., et Lawless, S. (1994). Postoperative pain management in preverbal children : The prescription and administration of analgesia with and without caudal analgesia. *Journal of Pediatric Nursing, 9*(4), 226-232.

Bender, L.H., Weaver, K., et Edwards, K. (1990). Postoperative patient-controlled analgesia in children. *Pediatric Nursing, 16,* 549-554.

Beyer, J.E., et Wells, N. (1989). The assessment of pain in children. *Pediatric Clinics of North America, 36,* 837-854.

French, G.M., Painter, E.C., et Coury, D.L. (1994). Blowing away shot pain : A technique for pain management during immunization. *Pediatrics, 93*(3), 384-388.

Gureno, M.A., et Reisinger, C.L. (1991). Patient-controlled analgesia for the young pediatric patient. *Pediatric Nursing, 17,* 251-254.

Jones, M. A. (1989). Identifying signs that nurses interpret indicating pain in newborns. *Pediatric Nursing, 15,* 76-79.

Lau, N. (1992). Pediatric pain management, Part 1. *Journal of Pediatric Health Care, 6,* 87-92.

McCready, M., MacDavitt, K., et O'Sullivan, K.K. (1991). Children and pain : Easing the hurt. *Orthopaedic Nursing, 10,* 33-42.

McGrath, P.A. (1987). An assessment of children's pain : A review of behavioral, physiological and direct scaling techniques. *Pain, 31,* 147-176.

McGrath, P.J., et Craig, K.D. (1989). Developmental and psychological factors in children's pain. *Pediatric Clinics of North America, 36,* 823-836.

Morrison, R.A., et Vedro, D.A. (1989). Pain management in the child with sickle cell disease. *Pediatric Nursing, 15,* 595-599.

Schecter, N.L. (1995). Common pain problems in the general pediatric setting. *Pediatric Annals, 24*(3), 139-146.

Schecter, N.L. (1989). The undertreatment of pain in children : An overview. *Pediatric Clinics of North America, 36,* 781-794.

Stroud, S., et Dyer, J. (1992). Premedication takes the pain out of painful procedures for children. *American Journal of Nursing, 92,* 66.

Tyler, D.C. (1994). Pharmacology of pain management. *Pediatric Clinics of North America, 41*(1), 59-71.

Tyler, D.C., Tu, A., Douthit, J., et Chapman, C.R. (1993). Toward validation of pain measurement tools for children : A pilot study. *Pain, 52,* 301-309.

Yaster, M., Bean, J.D., Schulman, S.R., et Rogers, M.C. (1996). Pain, sedation, and postoperative anesthetic management in the pediatric intensive care unit. *In* Rogers, M.C. (dir.), *Textbook of pediatric intensive care* (3e éd., p. 1547-1593). Baltimore : Williams et Wilkins.

9 LES TROUBLES DE L'ÉQUILIBRE HYDRO-ÉLECTROLYTIQUE ET ACIDO-BASIQUE

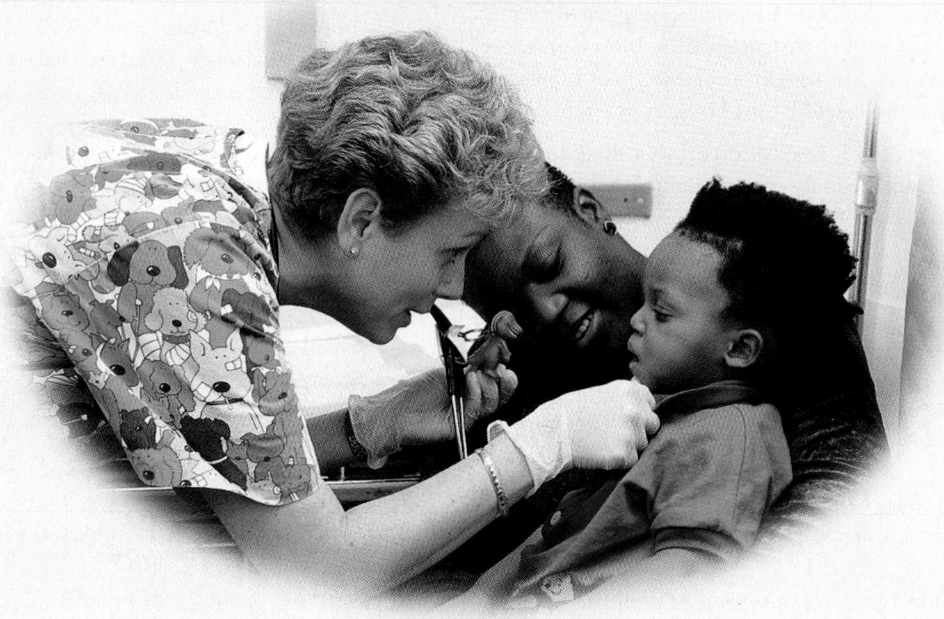

Grégory a 18 mois. Il souffre de vomissements et de diarrhée depuis quelques jours. Hier soir, ses parents ont essayé de le faire manger, mais il avait peu d'appétit. Il a tout de même bu un peu d'eau et de jus, mais ce matin il est apathique et refuse de boire. La diarrhée persiste.

La mère de Grégory décide de l'emmener à l'urgence. À son arrivée à l'hôpital, Grégory est irritable, et sa mère déclare qu'il s'est montré ces derniers temps alternativement irritable et léthargique. Ses muqueuses et sa langue semblent sèches, et le signe du pli cutané montre une diminution de l'élasticité de la peau. La mère de Grégory signale qu'il n'a mouillé que deux couches pendant la journée, et que l'urine était foncée. Elle ajoute qu'il pesait 12 kg lors de sa visite à la clinique la semaine précédente. Il ne pèse plus maintenant que 11 kg. Grégory souffre de déshydratation modérée. Il faut lui administrer rapidement les liquides dont il a besoin.

Quels sont les effets de la déshydratation sur l'organisme ? Comment l'infirmière reconnaît-elle les signes de déshydratation ? Quels types de liquides doit-on donner à Grégory ? De quel type de soins infirmiers a-t-il besoin ? Pourquoi les jeunes enfants présentent-ils un risque de déshydratation plus élevé que les adultes ? Pourquoi est-il important d'apprendre aux parents à prévenir et à traiter la déshydratation ? La lecture de ce chapitre vous permettra de répondre à ces questions.

OBJECTIFS

Après l'étude de ce chapitre, vous serez en mesure de :

- Décrire les raisons qui rendent le nourrisson et l'enfant davantage exposés au risque d'un déséquilibre hydro-électrolytique ;
- Décrire l'évaluation clinique à réaliser chez un enfant présentant un déséquilibre hydrique ;
- Déterminer les manifestations cliniques et le traitement de la déshydratation ;
- Déterminer les manifestations cliniques et le traitement de l'œdème ;
- Décrire l'évaluation clinique à réaliser chez un enfant présentant un déséquilibre électrolytique ;
- Discuter du traitement médical et des soins infirmiers lors d'un déséquilibre hydro-électrolytique ;
- Déterminer les aliments et les substances à haute teneur en potassium, en calcium et en magnésium ;
- Discuter des mécanismes normaux pour maintenir un équilibre acido-basique dans le corps ;
- Décrire le rôle des poumons et des reins dans l'équilibre acido-basique ;
- Comparer les quatre types de déséquilibres acido-basiques ;
- Interpréter les résultats d'une analyse des gaz sanguins artériels chez les enfants et les adolescents ;
- Déterminer les causes potentielles de chaque type de déséquilibre acido-basique ;
- Décrire les manifestations cliniques des déséquilibres acido-basiques ;
- Discuter du traitement médical et des soins infirmiers lors d'un déséquilibre acido-basique.

« Très peu de parents comprennent l'importance d'une hydratation adéquate pour leur l'enfant. La masse corporelle de l'enfant est constituée d'un pourcentage d'eau très élevé ; c'est pourquoi une déshydratation peut entraîner de graves perturbations. »

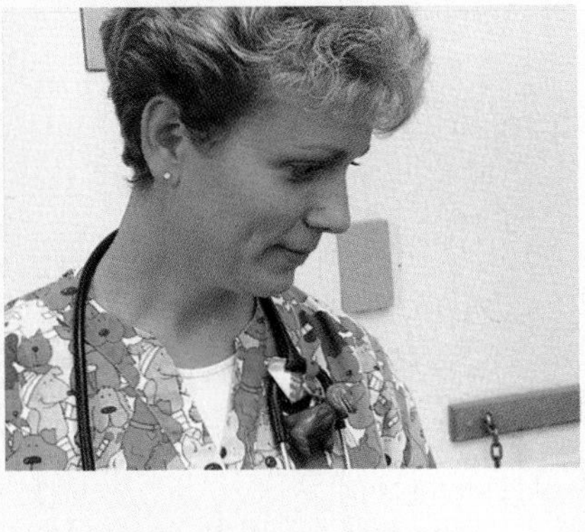

VOCABULAIRE

- **Acidémie** Diminution du pH sanguin.
- **Acidose** Condition causée par un surplus d'acide dans le sang.
- **Alcalémie** Augmentation du pH sanguin.
- **Alcalose** État causé par un taux d'acide sanguin insuffisant.
- **Déshydratation** Déficit liquidien dans l'organisme.
- **Électrolytes** Particules chargées (ions) dissoutes dans le liquide organique.
- **Filtration** Passage des liquides dans les capillaires ou hors de ceux-ci résultant de diverses forces contraires.
- **Liquide organique** Liquide de l'organisme contenant des substances dissoutes (électrolytes et non-électrolytes).
- **Liquide extracellulaire** Liquide qui se trouve à l'extérieur des cellules de l'organisme.
- **Liquide interstitiel** Partie du liquide extracellulaire qui se trouve entre les cellules et à l'extérieur du sang et des vaisseaux lymphatiques.
- **Liquide intracellulaire** Liquide organique qui se trouve à l'intérieur des cellules.
- **Liquide intravasculaire** Partie du liquide extracellulaire qui se trouve à l'intérieur des vaisseaux sanguins.
- **Osmolalité** Degré de concentration d'un liquide ; nombre de moles de particules par kilogramme d'eau dans la solution.
- **Osmose** Passage d'eau à travers une membrane semi-perméable vers une région où la concentration en particules est plus élevée.
- **pH** Logarithme négatif de la concentration en ions hydrogène ; utilisé pour surveiller le degré d'acidité du liquide organique.
- **Pression oncotique** Partie de la pression osmotique sanguine résultant des protéines plasmatiques ; également appelée pression osmotique colloïdale.
- **Solution hypotonique** Liquide plus dilué que le liquide organique normal.
- **Solution isotonique** Solution présentant la même osmolalité que le liquide organique normal.
- **Solution saline** Mélange de sel et d'eau ; la *solution saline normale* (NaCl à 0,9 %) contient la même concentration de sel et d'eau que les liquides organiques.
- **Tampon** Couple acide-base qui émet ou capte des ions hydrogène, selon les besoins, dans le but de prévenir des modifications importantes dans le pH d'une solution.

Pour dispener des soins infirmiers à un enfant comme Grégory, dont le cas est décrit dans la capsule d'ouverture, il est essentiel de bien comprendre les mécanismes qui régissent l'équilibre et les déséquilibres hydro-électrolytiques et acido-basiques. Ce chapitre traite des processus qui maintiennent l'équilibre hydro-électrolytique, et des déséquilibres fréquents chez l'enfant. Il décrit également la régulation de l'état acido-basique par l'organisme et le traitement des déséquilibres acido-basiques.

De nombreux types d'affections entraînent des déséquilibres dans les liquides organiques. Ces déséquilibres doivent être maîtrisés et traités. Dans certains cas, une bonne gestion de l'équilibre liquidien à la maison permet de prévenir une hospitalisation et une maladie grave.

► PARTICULARITÉS ANATOMIQUES ET PHYSIOLOGIQUES DE L'ENFANT

Sur le plan physiologique, le nourrisson et le jeune enfant diffèrent de l'adulte en ce sens qu'ils sont plus vulnérables aux déséquilibres hydro-électrolytique et acido-basiques.

Le liquide organique est un élément dynamique. Tout être humain, quel que soit son âge, élimine constamment des liquides par la peau, dans les selles et les urines, ainsi que dans le processus de la respiration. Une grande partie du corps humain est composée d'eau. Le **liquide organique** est de l'eau contenant des solutés (substances dissoutes). Un certain nombre de ces solutés sont des **électrolytes**, ou particules chargées (ions). Pour fonctionner adéquatement, les cellules ont besoin d'une concentration appropriée d'électrolytes comme les ions sodium (Na^+), potassium (K^+), calcium (Ca^{++}), magnésium (Mg^{++}), chlorure (Cl^-) et phosphore inorganique (Pi).

Le liquide organique est stocké dans divers compartiments de l'organisme. Les deux principaux compartiments hydriques contiennent le **liquide intracellulaire** (dans les cellules) et le **liquide extracellulaire** (à l'extérieur des cellules). Le liquide extracellulaire est composé du **liquide intravasculaire** (dans les vaisseaux sanguins) et du **liquide interstitiel** (entre les cellules et à l'extérieur du sang et des vaisseaux lymphatiques) (figure 9-1). Le liquide extracellulaire correspond à environ un tiers de l'eau organique totale, et le liquide intracellulaire aux deux tiers[1]. La concentration des électrolytes dans le liquide organique varie selon le compartiment liquidien. Par exemple, le liquide extracellulaire est riche en ions sodium; en revanche, le liquide intracellulaire est pauvre en ions sodium, mais riche en ions potassium (tableau 9-1).

Le liquide organique se déplace entre les compartiments intravasculaire et interstitiel grâce à un processus appelé filtration. L'osmose est le processus qui permet à l'eau d'entrer dans les cellules et d'en sortir. Ces deux processus sont décrits plus loin dans le chapitre.

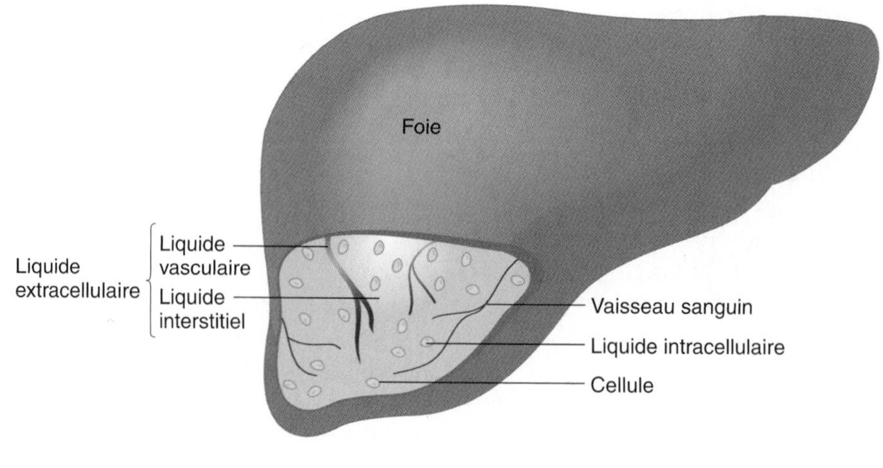

FIGURE 9-1. Les principaux compartiments hydriques. Le liquide extracellulaire est composé principalement du liquide vasculaire (dans les vaisseaux sanguins et du liquide interstitiel (entre les cellules et à l'extérieur du sang et des vaisseaux lymphatiques).

TABLEAU 9-1 Concentration des électrolytes dans les compartiments hydriques

Composantes	Liquide extracellulaire		
	Liquide vasculaire	Liquide interstitiel	Liquide intracellulaire
Na^+	Élevée	Élevée	Faible
K^+	Faible	Faible	Élevée
Ca^{++}	Faible	Faible	Faible (plus élevée que dans le liquide extracellulaire)
Mg^{++}	Faible	Faible	Élevée
Pi	Faible	Faible	Élevée
Cl^-	Élevée	Élevée	Faible
Protéines	Élevée	Faible	Élevée

Perte de liquide extracellulaire = ↓ déshydratation

Le pourcentage d'eau par rapport au poids corporel varie selon l'âge. Il atteint son niveau le plus élevé à la naissance (et est plus élevé chez le prématuré que chez l'enfant né à terme), et diminue avec l'âge (figure 9-2). Chez le nouveau-né et le nourrisson, le liquide extracellulaire est plus abondant, toutes proportions gardées, que chez l'enfant plus âgé et l'adulte, parce que le cerveau et la peau (tous deux riches en liquide interstitiel) constituent une proportion plus élevée du poids corporel. Une grande partie du liquide extracellulaire se renouvelle quotidiennement[2]. Pendant la première année de vie, les besoins liquidiens quotidiens sont considérables et la réserve de liquide peu abondante, ce qui rend l'enfant vulnérable à la déshydratation. À mesure que l'enfant grandit, la proportion d'eau à l'intérieur des cellules s'accroît (figure 9-3).

Avant l'âge de 2 ans, l'enfant perd chaque jour une proportion plus élevée de liquide que l'enfant plus âgé et l'adulte. Par conséquent, un apport liquidien adéquat est d'autant plus important pendant cette période. Chez l'enfant de cet âge, la surface corporelle est plus étendue, ce qui entraîne des pertes insensibles d'eau plus importantes par la peau. Cette caractéristique augmente par ailleurs les risques en cas de brûlure. En outre, la fréquence respiratoire et le métabolisme sont élevés pendant les premières années de vie. Par conséquent, les poumons perdent une quantité de liquide plus importante et les besoins en eau sont plus élevés en raison des exigences liées au maintien des processus métaboliques de l'organisme (figure 9-4).

Lorsque l'équilibre liquidien est compromis, divers mécanismes corporels sont sollicités dans le but de le rétablir. Plusieurs de ces mécanismes se produisent dans les reins. Ceux-ci conservent l'eau et les électrolytes nécessaires à l'organisme et excrètent les déchets et les métabolites des médicaments. Toutefois, chez l'enfant de moins de 2 ans, les glomérules, les tubules et les néphrons des reins n'ont pas atteint leur maturité et ne sont pas en mesure de conserver l'eau de manière efficace[3] (se reporter au chapitre 17). Comme un volume d'eau plus important est éliminé dans son urine, l'enfant de cet âge peut se déshydrater rapidement ou présenter des déséquilibres électrolytiques. En outre, son système de transport des ions et du bicarbonate est plus faible, ce qui accroît les risques d'acidose et de déséquilibres acido-basiques. L'organisme d'un enfant de moins de 2 ans a également de la difficulté à réguler le taux des électrolytes, comme le sodium et le calcium. La réaction des reins à des charges élevées de solutés est plus lente et moins développée chez le nouveau-né et le nourrisson, mais elle s'améliore progressivement au cours de la première année[4].

Enfin, au manque de maturité des processus physiologiques s'ajoutent de nombreuses affections qui rendent le jeune enfant plus vulnérable au déficit liquidien (tableau 9-2).

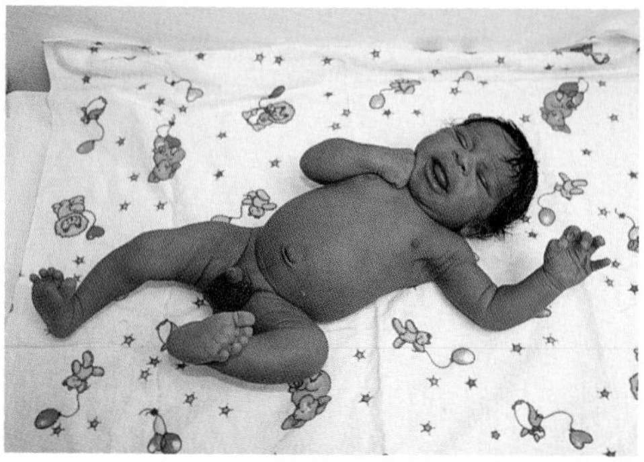

Nouveau-né à terme ; 75 % du poids corporel composé d'eau : liquide extracellulaire = 45 %, liquide intracellulaire = 30 %.

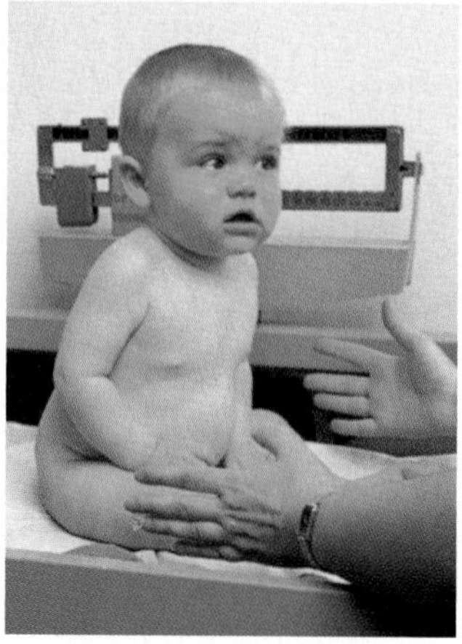

Nourrisson de 6 mois ; 65 % du poids corporel composé d'eau : liquide extracellulaire = 25 %, liquide intracellulaire = 40 %.

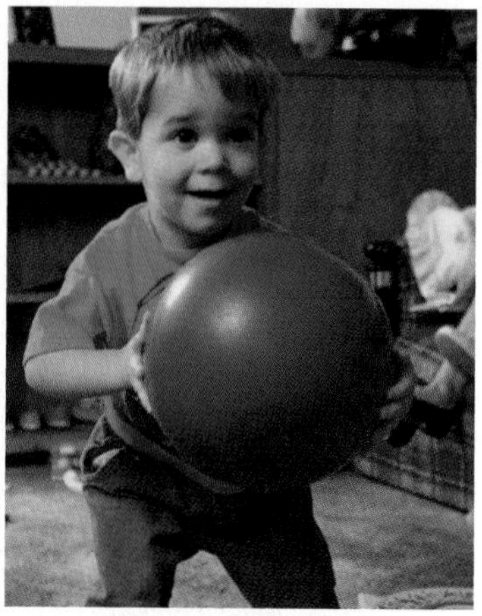

Enfant de 2 ans ; 60 % du poids corporel composé d'eau : liquide extracellulaire = 20 %, liquide intracellulaire = 40 %.

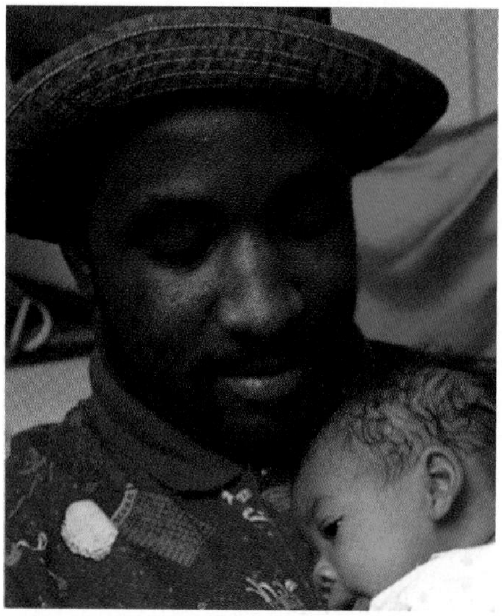

Homme ; 55 % du poids corporel composé d'eau : liquide extracellulaire = de 10 % à 15 %, liquide intracellulaire = 40 %.

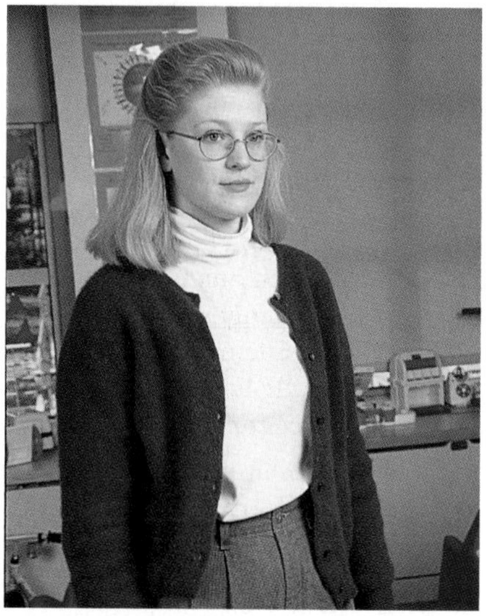

Femme ; 50 % du poids corporel composé d'eau : liquide extracellulaire, de 10 % à 15 %, liquide intracellulaire = 40 %.

FIGURE 9-2. Le pourcentage d'eau dans l'organisme varie selon l'âge.

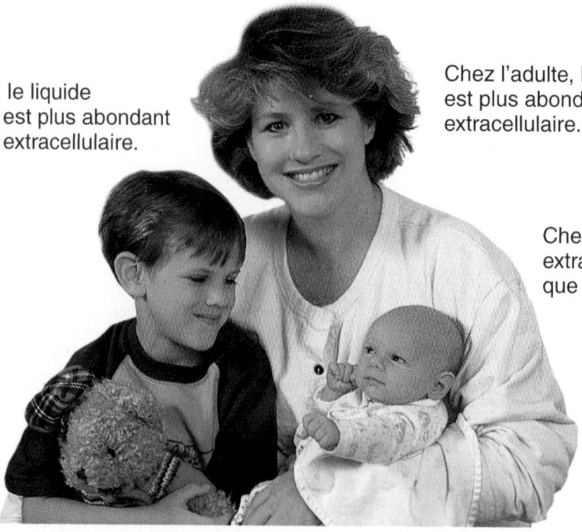

Chez l'enfant, le liquide intracellulaire est plus abondant que le liquide extracellulaire.

Chez l'adulte, le liquide intracellulaire est plus abondant que le liquide extracellulaire.

Chez le nouveau-né, le liquide extracellulaire est plus abondant que le liquide intracellulaire.

FIGURE 9-3. La proportion de liquide extracellulaire et de liquide intracellulaire varie selon l'âge.

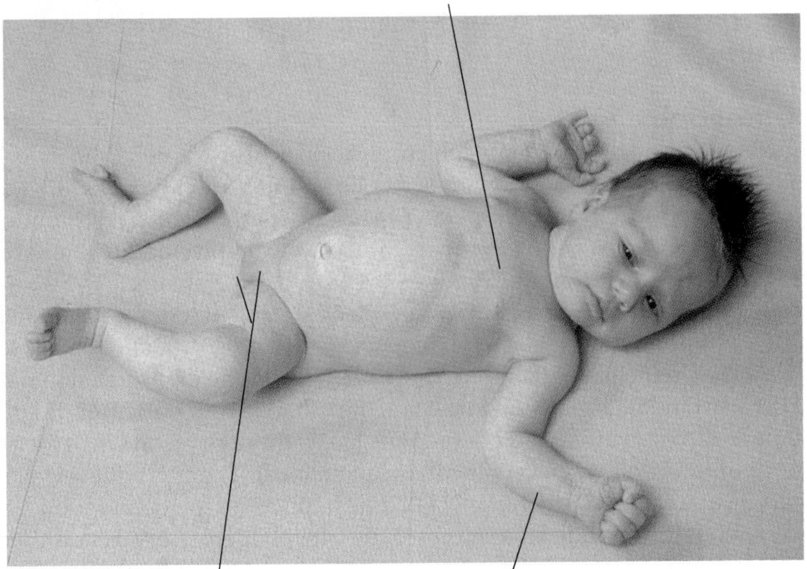

FIGURE 9-4. Les voies normales empruntées pour l'excrétion des liquides chez le nourrisson et l'enfant.

► DÉSÉQUILIBRES DU VOLUME LIQUIDIEN

Lorsque l'excrétion et les pertes liquidiennes sont équilibrées par un apport liquidien approprié tant en quantité qu'en qualité, l'équilibre hydro-électrolytique est préservé. Toutefois, si les ingesta et les excreta ne correspondent pas, un déséquilibre peut se manifester rapidement. Les principaux types de déséquilibres hydro-électrolytiques sont le déficit de liquide extracellulaire (déshydratation), l'excès de liquide extracellulaire et l'excès de liquide interstitiel (œdème).

DÉSÉQUILIBRES DU VOLUME LIQUIDIEN EXTRACELLULAIRE

Déficit du volume liquidien extracellulaire (déshydratation)

Un déficit de volume liquidien extracellulaire se produit dans l'organisme lorsque la quantité de liquide dans le compartiment extracellulaire (vasculaire et interstitiel) est insuffisante. Comme l'organisme perd généralement du sodium en même temps que

TABLEAU 9-2 Facteurs liés à certaines affections qui contribuent à un déséquilibre liquidien

- La chaleur rayonnante (photothérapie) utilisée dans le traitement de l'hyperbilirubinémie entraîne une augmentation de la perte liquidienne insensible par la peau.
- La fréquence respiratoire rapide consécutive à certaines maladies occasionne une perte liquidienne excessive par les poumons.
- La fièvre accroît la vitesse du métabolisme et, par conséquent, la quantité d'eau nécessaire au métabolisme (pour chaque élévation d'un degré Celsius, une quantité de 50 mL à 70 mL de liquide est excrétée).
- Les vomissements et la diarrhée augmentent les pertes en liquides et en électrolytes de l'appareil digestif.
- Les fistules, les pertes sanguines et les drains contribuent aux déficits liquidiens.

de l'eau, il est possible qu'une hyponatrémie soit également présente. (L'hyponatrémie est décrite à la page 339.) Le déficit de volume liquidien extracellulaire est appelé **déshydratation**.

CONSEIL CLINIQUE

L'évaluation de l'élasticité de la peau par le signe du pli cutané exige habileté et pratique. Dans le cas d'une déshydratation modérée, la peau peut présenter une texture et une apparence pâteuse. Dans le cas d'une déshydratation grave, on observe le plissement typique de la peau. Il est plus facile de déceler la diminution de l'élasticité de la peau chez le nouveau-né ou l'enfant qui a plus de tissu adipeux sous-cutané que chez l'enfant qui en a une grande quantité.

Manifestations cliniques

Les signes de déshydratation varient selon la gravité ou le degré de déperdition de liquide organique (tableau 9-3). Ils résultent à la fois de la diminution du volume de liquide (par exemple, diminution de l'élasticité de la peau et assèchement des muqueuses) et de la réaction de l'organisme à la déperdition (par exemple, modifications relatives au pouls et à la tension artérielle) (tableau 9-4).

La déshydratation légère est difficile à déceler, car l'enfant semble vigilant (alerte) et ses muqueuses sont humides. Elle se manifeste parfois par de l'irritation chez le nourrisson, et par de la soif chez l'enfant plus âgé. Dans le cas d'une déshydratation modérée, l'enfant est souvent léthargique et dort beaucoup, mais il peut présenter des périodes d'agitation et d'irritabilité ; c'est notamment le cas du nourrisson. L'élasticité de la peau est diminuée (voir signe du pli cutané au chapitre 4), les muqueuses semblent sèches ; la salive a un caractère « filant » ; l'urine est foncée et son débit réduit. Le pouls est généralement plus rapide et la tension artérielle peut être normale ou diminuée. Grégory, l'enfant dont nous présentons le cas dans la capsule d'ouverture, présentait des symptômes de déshydratation modérée. Son débit urinaire était réduit et son poids corporel avait diminué d'environ 8 %. Quels autres signes et symptômes de déshydratation modérée pouvez-vous identifier dans la capsule d'ouverture ? Quelles évaluations supplémentaires voudriez-vous effectuer ?

TABLEAU **9-3** Gravité de la déshydratation clinique

	Légère	Modérée	Grave
Pourcentage du poids corporel perdu	Jusqu'à 5 %	De 6 % à 9 %	10 % ou plus
Niveau de conscience	Vigilance, agitation, soif	Agitation ou léthargie (nourrisson et très jeune enfant) ; vigilance, soif, agitation (enfant plus âgé et adolescent)	De la léthargie au coma (nourrisson et jeune enfant) ; conscience et appréhension (enfant plus âgé et adolescent)
Tension artérielle	Normale	Normale ou faible ; hypotension orthostatique (enfant plus âgé et adolescent)	De faible à imperceptible
Pouls	Normal	Rapide	Rapide ; de faible à imperceptible
Élasticité de la peau (turgescence)	Normale	Faible	Très faible
Muqueuses	Humides	Sèches	Desséchées
Urine	Peut paraître normale	Diminution du débit (< 1 mL/kg/heure) ; foncée	Débit très diminué ou absent
Soif	Légère augmentation	Augmentation modérée	Augmentation marquée, sauf si l'enfant est léthargique
Fontanelle	Normale	Affaissée	Affaissée
Extrémités	Chaudes ; remplissage capillaire normal	Retard du remplissage capillaire (> 2 s)	Froides ; altération de la couleur ; retard du remplissage capillaire (> 3-4 s)

TABLEAU 9-4 Manifestations cliniques du déficit de volume liquidien extracellulaire

Signes et symptômes	Fondement physiologique
Perte de poids	Diminution du volume liquidien ; 1 L de liquide pèse 1 kg
Hypotension orthostatique (enfant plus âgé)	Volume de sang circulant insuffisant pour équilibrer la force de la gravité en position debout
Augmentation du temps de remplissage des petites veines	Diminution du volume vasculaire
Retard du temps de remplissage capillaire	Diminution du volume vasculaire
Veines du cou sans relief en décubitus dorsal (enfant plus âgé)	Diminution du volume vasculaire
Étourdissements, perte de connaissance	Circulation inadéquate vers le cerveau
Oligurie	Circulation inadéquate vers les reins
Pouls rapide et fuyant	Réflexe cardiaque en réponse à la diminution du volume vasculaire
Fontanelle affaissée (nourrisson)	Diminution du volume liquidien
Diminution de l'élasticité de la peau (pli cutané persistant)	Diminution du volume liquidien interstitiel

La déshydratation grave se manifeste par une léthargie ou une absence de réaction croissante, une baisse prononcée de la tension artérielle, un pouls rapide, la diminution de l'élasticité de la peau, des muqueuses sèches et une diminution marquée du débit urinaire ou une absence de miction.

Étiologie et physiopathologie

Le déficit de liquide extracellulaire est généralement dû à l'excrétion par l'organisme de liquide contenant du sodium. Les causes les plus fréquentes sont les vomissements, la diarrhée, l'aspiration nasogastrique, les hémorragies, un faible apport liquidien, la fièvre et les brûlures. Les vomissements et la diarrhée sont des manifestations cliniques courantes de maladies chez les enfants du monde entier. Chaque année, cinq millions d'enfants meurent des suites d'une déshydratation consécutive à une diarrhée[5].

Un nouveau-né de faible poids de naissance qui est placé sous un appareil émettant une chaleur rayonnante afin de garder à son corps une température uniforme[1] peut également être atteint d'un déficit de liquide extracellulaire (figure 9-5). La déshydratation se manifeste parfois, mais moins fréquemment, par suite d'une insuffisance surrénale, d'une accumulation de liquide extracellulaire dans un troisième « compartiment » comme la cavité péritonéale, ou par suite d'un usage excessif de diurétiques. Cette dernière cause est observée le plus souvent chez les adolescents boulimiques qui tentent de surveiller leur poids (se reporter au chapitre 23).

Traitement médical

Le traitement du déficit du volume liquidien extracellulaire consiste à administrer des liquides contenant du sodium en ayant recours à la réhydratation orale ou en injectant des liquides par voie intraveineuse.

La réhydratation orale est utilisée depuis plusieurs années dans les pays en voie de développement qui ne disposent pas de réserves accessibles de liquides pouvant être administrés par voie intraveineuse. Plus récemment, on a reconnu les avantages de l'intervention précoce au moyen de ce traitement pour prévenir la déshydratation grave

CONSEIL CLINIQUE

Pour calculer le pourcentage de perte du poids corporel :

- Soustrayez le poids actuel de l'enfant de son poids initial.
- Divisez le résultat par le poids initial de l'enfant.

Exemple : Dans la capsule d'ouverture, Grégory pesait 12 kg lors de sa visite à la clinique la semaine précédente. Il ne pèse maintenant plus que 11 kg. En soustrayant 11 de 12, nous obtenons 1 kg de perte. Si nous divisons 1 par le poids initial de 12 kg, nous obtenons une perte approximative de 8 % du poids corporel. Une telle perte indique une déshydratation modérée.

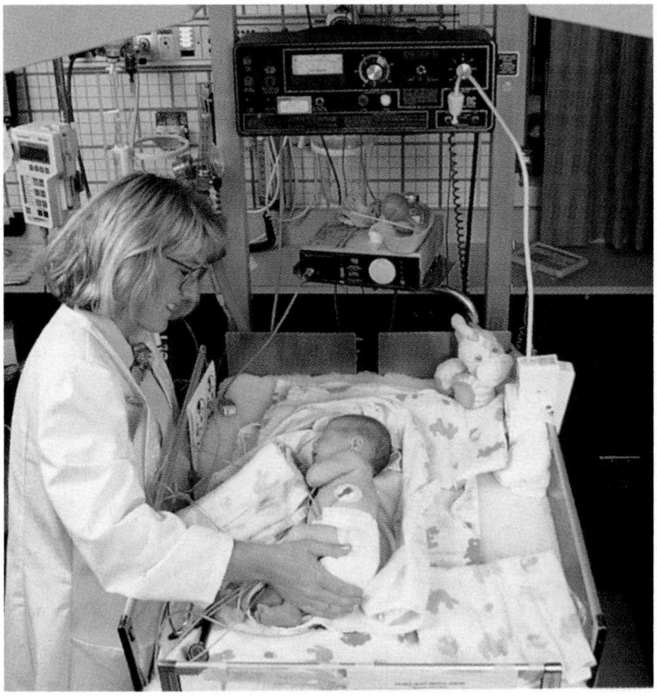

FIGURE 9-5. L'utilisation d'une lampe chauffante suspendue ou de la photothérapie augmente l'excrétion insensible de liquides par la peau et, par conséquent, les besoins en liquides.

et pour traiter la déshydratation légère ou modérée dans les pays industrialisés. La réhydratation orale est d'ailleurs recommandée par la Société canadienne de pédiatrie, les Diététistes du Canada et Santé Canada[6]. Le traitement est efficace en cas de déshydratation causée par diverses maladies gastro-intestinales, et il permet à un grand nombre de nourrissons et de jeunes enfants d'éviter l'hospitalisation[7]. Il existe sur le marché des solutions qui contiennent de l'eau, des glucides (sucre), du sodium, du potassium, du chlorure et du lactate (tableau 9-5). Certains médecins permettent qu'on fasse boire à l'enfant, outre des solutions servant à la réhydratation orale, du lait sans lactose, du lait maternel ou du lait dilué de moitié avec de l'eau. Toutefois, l'Association canadienne de gastro-entérologie recommande de continuer la prise de lait maternisé non dilué pour l'enfant présentant une déshydratation légère à modérée[8]. La solution OMS/UNICEF a été conçue pour être administrée dans les cas de choléra, et n'est généralement pas utilisée pour traiter la diarrhée aux États-Unis et au Canada car sa teneur en sodium est plus élevée que celle des autres solutions commerciales.

Dans les cas de déshydratation grave, on administre des liquides par voie intraveineuse. Il s'agit souvent d'un soluté injectable de lactate Ringer suivi ou accompagné d'une solution saline diluée (par exemple, une solution saline réduite de moitié ou du quart comme le NaCl à 0,45 % ou le NaCl à 0,2 %). La combinaison de liquides reconstitue le volume liquidien extracellulaire et contient des solutés (électrolytes et non-électrolytes) permettant de rétablir l'équilibre liquidien. L'enfant peut être hospitalisé dans une unité de court séjour jusqu'à ce que le problème soit maîtrisé.

CONSEIL CLINIQUE

Pour prélever un échantillon de l'urine d'un nourrisson dans le but d'en mesurer la densité, mettez deux tampons d'ouate dans sa couche. Quand les tampons sont bien imbibés d'urine, introduisez-les dans une seringue de 10 mL et comprimez-les à l'aide du piston pour en faire sortir le liquide.

Collecte des données

Pesez l'enfant chaque jour, sans ses vêtements, en utilisant toujours le même pèse-personne. Comparez le poids obtenu avec les poids précédents, et calculez la perte de poids. Évaluez soigneusement les ingesta et les excreta, la densité urinaire, le degré de conscience, la vitesse et la qualité du pouls, l'élasticité de la peau (signe du pli cutané), l'état des muqueuses et la tension artérielle. Comparez la tension artérielle prise lorsque l'enfant est couché sur le dos avec celle prise lorsqu'il est assis, les jambes pendantes, ou debout. Si l'enfant est déshydraté, la tension artérielle sera moins élevée lorsque l'enfant est assis ou debout plutôt que couché sur le dos, car le sang s'accumule dans les jambes.

Diagnostics infirmiers

Le diagnostic infirmier « Déficit de volume liquidien » s'applique à tous les enfants qui présentent un déficit de volume liquidien extracellulaire. Les autres diagnostics possibles dépendent de la gravité du problème et de l'âge de l'enfant. Plusieurs diagnostics infirmiers pouvant s'appliquer à l'enfant souffrant d'une déshydratation légère à grave sont inclus dans les plans de soins infirmiers présentés dans les pages suivantes. En voici d'autres exemples :

- Déficit de volume liquidien relié à une perte de liquide causée par une maladie gastro-intestinale, une hémorragie ou une brûlure ;
- Risque de diminution de l'irrigation tissulaire périphérique relié à un déficit de volume liquidien ;
- Risque de blessure relié à une hypotension orthostatique.

Soins infirmiers

Les soins infirmiers destinés à l'enfant souffrant de déshydratation consistent essentiellement à administrer des liquides de réhydratation par voie orale, à enseigner aux parents des méthodes de réhydratation par voie orale et, si nécessaire, à administrer les liquides par voie intraveineuse afin de rétablir l'équilibre hydrique. Les plans de soins infirmiers présentés dans ces pages résument les soins à donner à l'enfant atteint de déshydratation légère, modérée ou grave.

Administrer des liquides de réhydratation par voie orale. Dans le cas d'une déshydratation légère ou modérée, la première intervention consiste à administrer des liquides de réhydratation par voie orale (tableau 9-5) par petites doses fréquentes (par exemple, de 5 à 15 mL toutes les 10 à 15 minutes au début)[9]. Si l'enfant vomit, conseillez aux parents de continuer avec 5 mL toutes les 2 ou 5 minutes, car il est possible que l'enfant assimile des liquides en petite quantité[10, 11]. Le tableau 9-6 résume les lignes directrices touchant la réhydratation par voie orale.

TABLEAU 9-6 Lignes directrices relatives au traitement de la réhydratation par voie orale

- Dans le cas de l'enfant souffrant de diarrhée mais ne présentant pas de signes de déshydratation, on poursuit le régime alimentaire normal approprié à son âge. Remplacer les liquides perdus dans les selles. (Donner 5 à 10 mL de liquide pour chaque selle diarrhéique.)
- Dans le cas d'une déshydratation légère, administrer 10 mL/kg/heure de solution orale de réhydratation avec réévaluation toutes les quatre heures, tout en remplaçant les liquides perdus dans les selles et les vomissements. (Remplacer la quantité perdue dans les vomissements et donner 5 à 10 mL/kg de liquide pour chaque selle diarrhéique.)
- Dans le cas d'une déshydratation modérée, donner 15 à 20 mL/kg/heure de liquide de réhydratation avec réévaluation toutes les quatre heures, tout en remplaçant les liquides perdus de la manière indiquée ci-dessus.
- Dans le cas d'une déshydratation grave, l'enfant doit être hospitalisé et réhydraté par voie intraveineuse. Lorsque l'enfant est suffisamment hydraté, commencer la réhydratation par voie orale en administrant de 10 mL/kg/heure à 15-20 mL/kg/heure de solution orale de réhydratation avec réévaluation toutes les quatre heures et remplacer les liquides perdus dans les selles de la manière indiquée ci-dessus.
- Lorsque le degré d'hydratation est revenu à la normale, reprendre le régime alimentaire habituel.

Adaptation de Provisional Committee on Quality Improvement, Subcommittee on Acute Gastroenteritis. (1996). Practice parameter : The management of acute gastroenteritis in young children. Pediatrics, *97(3), 424-433 ; Duggan, C. (1992). The management of acute diarrhea in children : Oral rehydration, maintenance, and nutritional therapy,* Morbidity and Mortality Weekly Report, *41 (RR-16), 1-20 ; et Société canadienne de pédiatrie (1994). Réhydratation par voie orale et réalimentation précoce dans le contrôle de la gastro-entérite infantile, fait par le Comité de Nutrition, réapprouvé en 2000.* Journal canadien de pédiatrie, 1 (5).

TABLEAU 9-5 Réhydratation orale et liquides à administrer en cas de déshydratation légère

Pédialyte
Pédiatric électrolyte
Gastrolyte
Lytren
Rehydralyte
Sels pour réhydratation orale (OMS/UNICEF)*

** Cette solution n'est pas utilisée au Canada mais fréquemment dans les pays en voie de développement.*

MESURES DE SÉCURITÉ

Le sucre facilite l'absorption du sodium contenu dans les liquides de réhydratation administrés par voie orale. Recommandez aux parents de ne pas donner de boissons sans sucre (par exemple des boissons gazeuses diète) à leur enfant. Ces boissons ne contiennent pas de sucre et les liquides ne seront pas absorbés de manière efficace.

PLAN DE SOINS INFIRMIERS

L'ENFANT ATTEINT DE DÉSHYDRATATION LÉGÈRE OU MODÉRÉE

OBJECTIF	INTERVENTION	JUSTIFICATION	RÉSULTAT ESCOMPTÉ
1. Manque de connaissances (des parents) relié aux soins à domicile de la diarrhée et des vomissements			
Les parents décriront la manière appropriée de remplacer, à domicile, les liquides perdus à la suite de la diarrhée et des vomissements.	• Expliquer la manière de remplacer les liquides organiques en administrant une solution de réhydratation par voie orale. Encourager les parents à garder une bouteille de solution de réhydratation à la maison et à en faire boire à l'enfant aux premiers signes de diarrhée ou de vomissement.	• L'administration d'une solution de réhydratation par voie orale réussit dans certains cas à traiter efficacement les vomissements et la diarrhée à la maison.	Les parents sont en mesure de réussir à traiter la diarrhée et les vomissements de leur enfant à domicile.
	• Apprendre aux parents à poursuivre l'alimentation normale de l'enfant tout en lui faisant boire des liquides pour remplacer les liquides perdus à cause de la diarrhée ou des vomissements.	• Les liquides de réhydratation ajoutés à l'alimentation accélèrent le rétablissement.	
	• Fournir aux parents des instructions verbales et écrites à chaque visite de surveillance de la santé.	• Les parents sauront quoi faire la prochaine fois.	
2. Manque de connaissances (des parents) relié aux causes de la déshydratation			
Les parents seront en mesure de nommer les causes les plus fréquentes de la déshydratation chez l'enfant.	• Faire connaître aux parents les causes fréquentes de déshydratation chez l'enfant.	• Si les parents sont en mesure de reconnaître les phénomènes susceptibles de causer une déshydratation, ils réagiront plus rapidement.	Les parents savent reconnaître les phénomènes susceptibles d'entraîner une déshydratation chez leur enfant.
3. Risque de déficit de volume liquidien relié à l'aggravation de l'état de l'enfant			
Les parents consulteront un professionnel de la santé si l'état de leur enfant s'aggrave.	• Recommander aux parents de consulter un professionnel de la santé lorsque les vomissements ou la diarrhée s'aggravent ou lorsqu'ils observent un changement dans le degré de vigilance de leur enfant.	• Une déshydratation légère ou modérée peut s'aggraver si elle n'est pas traitée de façon appropriée.	Les parents ont recours sans délai à des soins professionnels, afin de prévenir l'aggravation de la déshydratation.

PLAN DE SOINS INFIRMIERS
L'ENFANT ATTEINT DE DÉSHYDRATATION GRAVE

OBJECTIF	INTERVENTION	EXPLICATION	RÉSULTAT ESCOMPTÉ
1. Déficit de volume liquidien relié à des pertes excessives et à un apport inadéquat			
Le degré d'hydratation de l'enfant redeviendra normal et le choc hypovolémique sera évité.	• Peser l'enfant quotidiennement. Vérifier les ingesta et les excreta à chaque quart de travail. Vérifier la fréquence cardiaque, la tension artérielle orthostatique, l'élasticité de la peau, le temps de remplissage des petites veines et des capillaires, la fontanelle (nouveau-né et nourrisson) et la densité urinaire toutes les quatre heures ou plus fréquemment, le cas échéant.	• L'évaluation fréquente du degré d'hydratation permet d'intervenir rapidement et de mieux estimer l'efficacité du traitement de réhydratation.	L'enfant présente des signes d'hydratation normale.
	• Administrer des liquides par voie intraveineuse conformément à l'ordonnance. Surveiller la présence de crépitants dans les parties déclives des poumons.	• Remplacer les liquides perdus. Une administration excessive de solution contenant du sodium peut entraîner un excès de volume liquidien extracellulaire.	
2. Risque de blessure relié à la diminution du niveau de conscience			
L'enfant ne souffrira pas de blessures.	• Remonter les côtés du lit (ridelles). Dans le cas d'un petit enfant, veiller à ce que les couvertures ne soient pas entortillées autour de lui.	• Les mesures de sécurité ont pour but de protéger l'enfant.	L'enfant évite les chutes et tout autre type de blessure.
	• Vérifier le niveau de conscience toutes les deux à quatre heures, ou plus fréquemment le cas échéant.	• Une vérification fréquente permet d'évaluer la nécessité d'appliquer des mesures de sécurité ainsi que l'efficacité du traitement.	
	• Vérifier la concentration de sodium sérique au moins une fois par jour.	• Une concentration de sodium sérique trop élevée (hypernatrémie) entraîne le rétrécissement des cellules cérébrales et une diminution du niveau de conscience.	
	• Faire asseoir l'enfant avant de le sortir du lit, et l'aider à se mettre debout lentement.	• En se mettant debout lentement, l'enfant risque moins de souffrir d'étourdissements dus à la diminution du volume sanguin.	

Suite…

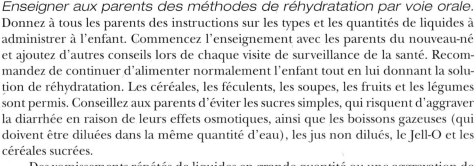

PLAN DE SOINS INFIRMIERS
L'ENFANT ATTEINT DE DÉSHYDRATATION GRAVE *(suite)*

OBJECTIF	INTERVENTION	EXPLICATION	RÉSULTAT ESCOMPTÉ
3. Intolérance à l'activité reliée à la faiblesse et aux vertiges			
L'enfant pourra effectuer les activités de son âge.	• Planifier des activités appropriées à l'âge de l'enfant et pouvant avoir lieu au lit. • Regrouper les interventions infirmières de manière à laisser l'enfant se reposer. • Aider l'enfant pendant les repas et dans le cadre d'autres activités, selon les besoins.	• Les activités permettent à l'enfant de se distraire et favorisent le rétablissement. • L'enfant a besoin de plus de repos qu'en temps normal. • La prévention du surmenage permet la conservation des liquides organiques et favorise la guérison.	L'enfant se consacre à des activités appropriées à son niveau de développement et prend suffisamment de repos.

ALERTE INFIRMIÈRE

Une solution de réhydratation trop concentrée peut aggraver la diarrhée. Les jus et les colas sont très concentrés et doivent être dilués de moitié avant d'être donnés à l'enfant. Suggérez aux parents d'avoir toujours en réserve une solution orale de réhydratation (tableau 9-5) sous forme de liquide ou de poudre et de l'utiliser de préférence aux jus et aux colas lorsque l'enfant présente de la diarrhée.

Enseigner aux parents des méthodes de réhydratation par voie orale. Donnez à tous les parents des instructions sur les types et les quantités de liquides à administrer à l'enfant. Commencez l'enseignement avec les parents du nouveau-né et ajoutez d'autres conseils lors de chaque visite de surveillance de la santé. Recommandez de continuer d'alimenter normalement l'enfant tout en lui donnant la solution de réhydratation. Les céréales, les féculents, les soupes, les fruits et les légumes sont permis. Conseillez aux parents d'éviter les sucres simples, qui risquent d'aggraver la diarrhée en raison de leurs effets osmotiques, ainsi que les boissons gazeuses (qui doivent être diluées dans la même quantité d'eau), les jus non dilués, le Jell-O et les céréales sucrées.

Des vomissements répétés de liquides en grande quantité ou une aggravation de l'état de l'enfant peuvent signifier qu'un traitement par voie intraveineuse doit être prodigué. Apprenez aux parents à reconnaître le moment approprié pour faire appel à un professionnel de la santé, par exemple dans le cas où l'état de l'enfant s'aggrave ou ne s'améliore pas après quatre heures de réhydratation par voie orale.

Surveiller l'administration de liquides par voie intraveineuse. L'enfant hospitalisé a généralement besoin d'un traitement de réhydratation par voie intraveineuse. Assurez-vous que la quantité et le type de liquide administré correspondent au degré de déshydratation (tableau 9-7). En règle générale, on administre environ la moitié des liquides d'entretien et de remplacement totaux de 24 heures pendant la première période de six à huit heures, et on poursuit à un rythme moins rapide. Le débit de la perfusion peut être à son maximum pendant la première période de une à trois heures afin de favoriser une vasodilatation rapide[12].

Surveillez attentivement la perfusion de façon à respecter le rythme prévu (consulter l'annexe A). Utilisez une pompe volumétrique pour prévenir une injection rapide accidentelle pouvant mener à une surcharge liquidienne et à un déséquilibre électrolytique. Jouez fréquemment avec le trottineur et l'enfant d'âge préscolaire et utilisez des méthodes de diversion, selon les besoins, afin de détourner l'attention de l'enfant des tubulures et du point d'insertion de la perfusion intraveineuse. Surveillez l'enfant et appliquez des mesures de sécurité en fonction des besoins. Lorsque l'enfant commence à tolérer les liquides par voie orale, remplacez le traitement intraveineux par la réhydratation par voie orale.

ALERTE INFIRMIÈRE

Les étourdissements et la léthargie peuvent être des signes de déshydratation. Par conséquent, il faut privilégier les interventions visant à promouvoir la sécurité. Laissez les côtés du lit remontés et surveillez l'enfant lorsqu'il descend de son lit.

TABLEAU 9-7 **Lignes directrices relatives au traitement de la réhydratation par voie orale**

1. Calculez d'abord les besoins liquidiens *d'entretien* de l'enfant en suivant les lignes directrices ci-dessous :

Poids habituel	Besoins essentiels
Jusqu'à 10 kg	100 mL/kg/24 h
De 11 kg à 20 kg	1 000 mL + (50 mL/kg dépassant 10 kg)/24 h
Plus de 20 kg	1 500 mL + (20 mL/kg dépassant 20 kg)/24 h

Exemple : Grégory pèse 12 kg. Ses besoins d'entretien sont donc de 1 000 mL + (50 x 2), ou 1 100 mL de liquides pour une durée de 24 heures.

2. Calculez ensuite les besoins en liquide de *réhydratation* :
Exemple : Grégory a perdu 1 kg (environ 8 % de son poids corporel). En multipliant le pourcentage de poids corporel perdu par 10, vous obtenez les besoins en mL/kg/24 h :
8 x 10 = 80 mL/kg/24 h
80 mL/kg/ x 12 kg = 960 mL
Par conséquent, Grégory a besoin de 960 mL de liquide de réhydratation pour une durée de 24 heures.

3. Enfin, il faut calculer les *pertes* continues et les ajouter au total des besoins d'entretien et de remplacement.

Planifier le congé et enseigner à la famille les soins à domicile. Avant le congé de l'enfant, les parents doivent recevoir des instructions touchant les types et les quantités de liquides à lui donner. Apprenez-leur à reconnaître les signes de la déshydratation (tableau 9-3) afin qu'ils consultent un professionnel de la santé dès que l'apport liquidien devient insuffisant. Incitez-les à garder à portée de la main les liquides appropriés pour combattre une déshydratation légère. Passez en revue les méthodes permettant de diminuer le plus possible les risques d'infections gastro-intestinales (éviter les contacts avec des enfants atteints de telles infections, prendre des précautions particulières pour se laver les mains et laver la vaisselle utilisée par un autre enfant de la famille atteint, par exemple).

Excès de volume liquidien extracellulaire

Un excès de volume liquidien extracellulaire se produit lorsque le compartiment extracellulaire (vasculaire et interstitiel) contient une quantité excessive de liquide. Si l'affection n'est pas accompagnée d'un déséquilibre salin, la concentration sérique de sodium est normale. Le liquide extracellulaire se trouve simplement en excès, tout en ayant une concentration normale.

L'excès de volume liquidien extracellulaire est caractérisé par un gain de poids. Une surcharge de liquide dans les vaisseaux sanguins et les espaces interstitiels peut donner lieu à des manifestations cliniques comme un pouls bondissant, une distension des veines du cou chez l'enfant (habituellement non visible chez le nourrisson), une hépatomégalie, une dyspnée, une orthopnée et des crépitants. Un œdème indique la présence d'une surcharge de liquide dans le compartiment interstitiel. Chez le nourrisson, l'œdème est souvent généralisé ; chez l'enfant plus âgé, il se manifeste dans les parties déclives du corps, c'est-à-dire les parties les plus près du sol. Par conséquent, quand l'enfant est étendu sur le dos, l'œdème est visible dans la région sacrée. (Les œdèmes dus à d'autres causes sont décrits dans la prochaine section de ce chapitre.)

Un enfant présente un excès de volume liquidien extracellulaire lorsqu'il est atteint d'une affection qui entraîne la rétention de la **solution saline** (sodium et eau) ou lorsqu'il a reçu par voie intraveineuse une quantité excessive de solution isotonique contenant du sodium (figure 9-6). Quelles affections provoquent la rétention de la solution saline ? Une des fonctions normales de l'aldostérone, hormone sécrétée par

CONSEIL CLINIQUE

Il est possible de savoir si le gain de poids d'un enfant est dû à une croissance normale ou au développement d'un excès de volume liquidien extracellulaire en regardant la vitesse à laquelle il se produit. Un gain soudain (par exemple, 0,5 kg en un jour) est causé par une accumulation de liquide. Un gain de 0,5 kg du jour au lendemain correspond à la rétention d'environ 500 mL de solution saline

CONSEIL CLINIQUE

On peut mesurer approximativement le débit urinaire d'un nourrisson en pesant les couches avant et après usage. La différence en grammes correspond au volume d'urine en millilitres. Changez les couches fréquemment afin de réduire le plus possible les pertes dues à l'évaporation.

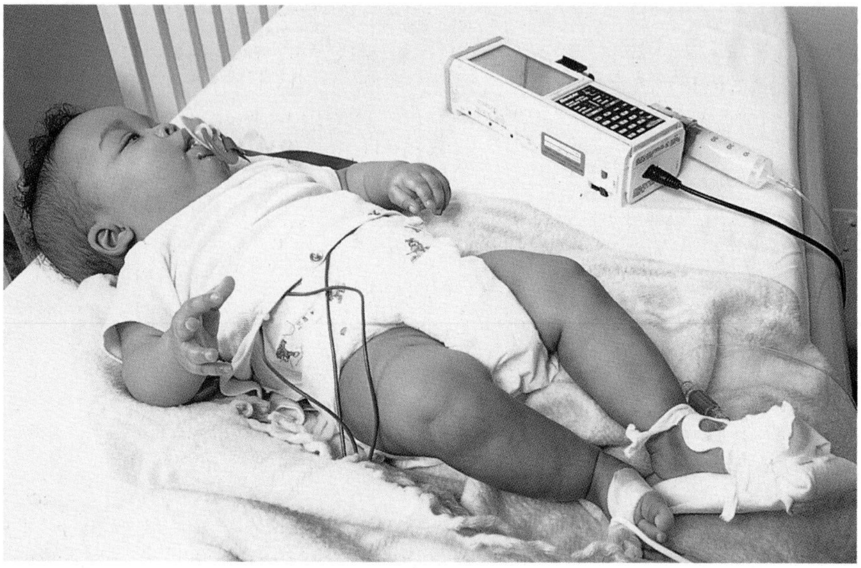

FIGURE 9-6. L'administration trop rapide ou en quantité excessive d'une solution isotonique contenant du sodium entraîne un excès de volume liquidien extracellulaire. Il est important de surveiller chez les enfants les ingesta, les excreta et la rétention.

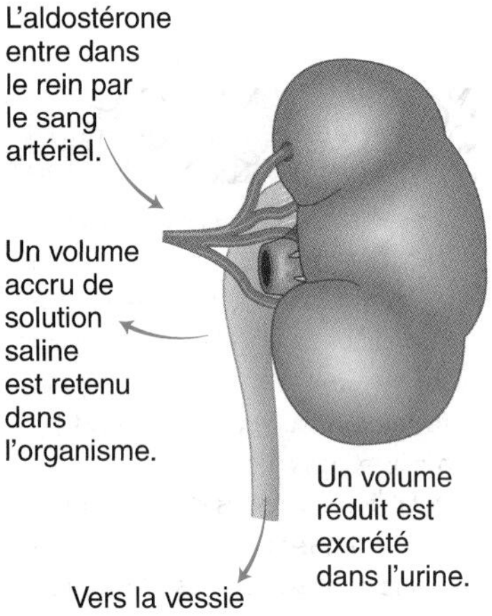
L'aldostérone entre dans le rein par le sang artériel.
Un volume accru de solution saline est retenu dans l'organisme.
Un volume réduit est excrété dans l'urine.
Vers la vessie

FIGURE 9-7. L'aldostérone a pour effet de retenir la solution saline. Une sécrétion accrue d'aldostérone peut être provoquée par des tumeurs surrénales ou une insuffisance cardiaque congestive.

la corticosurrénale, consiste à amener les reins à retenir la solution saline dans l'organisme (figure 9-7). Un excès de solution saline peut être dû à n'importe quelle affection causée par une sécrétion excessive d'aldostérone, comme une tumeur surrénale, une insuffisance cardiaque congestive, une cirrhose hépatique ou une insuffisance rénale chronique (figure 9-8). La plupart des médicaments contenant des glucocorticoïdes (comme la prednisone), consommés pendant une longue période, produisent un léger effet de rétention de la solution saline.

Il est important de contrôler le volume de liquide administré par voie intraveineuse, notamment chez le jeune enfant. Un calcul erroné des besoins liquidiens ou une perfusion excessive peuvent entraîner une surcharge de liquide.

Le traitement de l'excès de volume liquidien extracellulaire consiste à s'attaquer à la cause sous-jacente du problème. Par exemple, on administre à l'enfant souffrant d'insuffisance cardiaque des médicaments visant à renforcer la capacité de contraction du cœur. Le traitement de la cause de l'affection aide également à réduire l'excès de volume liquidien extracellulaire. On peut donner des diurétiques pour éliminer les liquides de l'organisme et agir ainsi directement sur le volume liquidien extracellulaire.

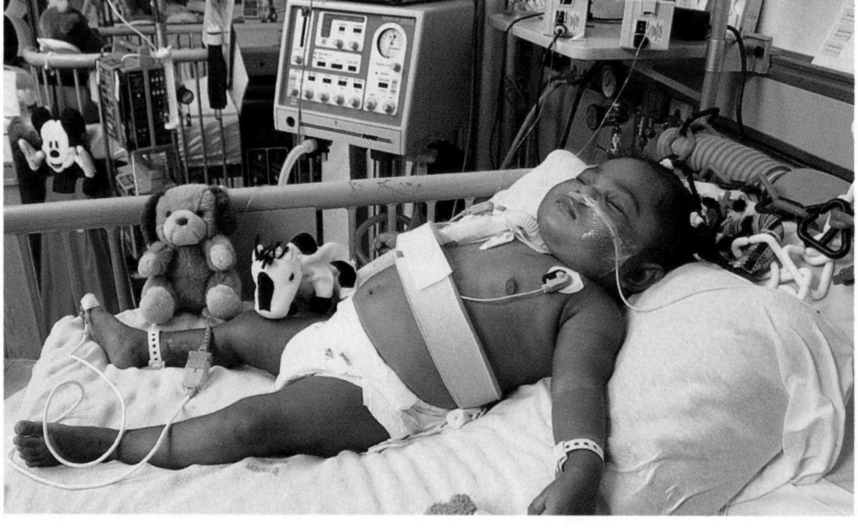

FIGURE 9-8. Ce nourrisson souffrant d'une cardiopathie congénitale présente des signes d'œdème généralisé. Remarquez la rétention liquidienne au visage et à l'abdomen.

Soins infirmiers

Un gain de poids soudain constitue l'indice le plus perceptible d'excès de volume liquidien extracellulaire. Par conséquent, la pesée quotidienne est un élément important de la collecte des données. Mesurez les ingesta et les excreta de l'enfant. Un volume d'excreta supérieur aux ingesta indique que le traitement est efficace. Évaluez la nature du pouls et vérifiez si les veines du cou présentent une distension lorsque l'enfant est assis (cette distension n'est habituellement visible que chez l'enfant plus âgé). Surveillez les signes d'œdème pulmonaire (qui caractérisent un déséquilibre grave) en écoutant les bruits dans les parties déclives des poumons (crépitants) et vérifiez si une détresse respiratoire (fréquence respiratoire rapide, utilisation des muscles accessoires de la respiration) est présente. Surveillez également l'apparition des signes d'œdème.

Il existe un risque de surcharge liquidienne chaque fois qu'un enfant reçoit par voie intraveineuse une solution isotonique contenant du sodium. Par conséquent, vérifiez fréquemment et attentivement le débit de la perfusion (figure 9-9).

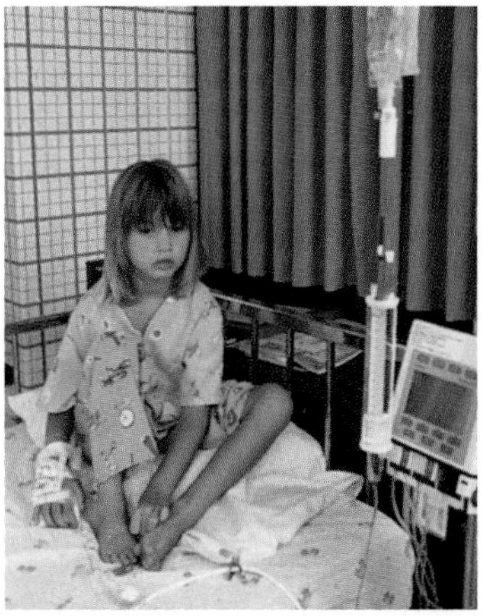

FIGURE 9-9. Il est important d'utiliser un appareil permettant de régler le volume d'une perfusion intraveineuse (pompe volumétrique) de solution saline afin d'éviter une surcharge soudaine de liquide extracellulaire.

Dans le cas d'un excès de volume liquidien, appliquez le traitement médical prescrit et surveillez l'apparition de toute complication. Par exemple, l'augmentation de l'excrétion de potassium dans l'urine qu'entraînent de nombreux diurétiques risque de provoquer une diminution de la concentration de potassium plasmatique si on n'augmente pas l'apport en potassium. (Se reporter plus loin dans ce chapitre à la section portant sur l'hypokaliémie.) Il est également important de surveiller l'apparition d'un déficit de volume liquidien extracellulaire consécutif au traitement diurétique.

En présence d'un œdème, il faut prodiguer des soins de la peau dans les zones œdémateuses et protéger ces régions. Apprenez aux parents à appliquer les soins de la peau et à changer l'enfant de position à la maison. La section qui suit porte sur d'autres interventions reliées à l'œdème.

Dans le cas d'une maladie de longue durée, comme l'insuffisance rénale chronique, qui augmente les risques d'excès de volume liquidien extracellulaire, un régime alimentaire pauvre en sodium est parfois prescrit. Enseignez alors aux parents à « gérer » le régime. Planifiez des repas sans sel adaptés aux habitudes culturelles de la famille. Vous pourrez intégrer des jeux à votre enseignement si l'enfant est assez grand. Si les parents disposent d'un pèse-personne, apprenez-leur à peser l'enfant quotidiennement et à noter son poids.

MESURES DE SÉCURITÉ

Il peut arriver que le liquide soit injecté trop rapidement par voie intraveineuse et compromette ainsi l'équilibre hydro-électrolytique du jeune enfant. L'infirmière peut réduire ce risque en prenant les mesures suivantes :

- Utilisez des sacs de petit format de manière à limiter la quantité perfusée en cas d'injection trop rapide.
- Dans la mesure du possible, utilisez toujours des pompes volumétriques qui permettent de programmer et de surveiller le débit de la perfusion.
- Vérifiez plusieurs fois l'appareil après l'avoir réglé afin de vous assurer qu'il a été programmé de manière adéquate.
- Demandez à une collègue de vérifier vos calculs du débit de perfusion et des quantités de liquides à administrer tant que vous ne vous sentirez pas suffisamment experte en ce domaine.
- Enfin, souvenez-vous que même une pompe mécanique peut faire défaut ; par conséquent, vérifiez fréquemment la tubulure, le sac et le débit de perfusion.

EXCÈS DE VOLUME LIQUIDIEN INTERSTITIEL (ŒDÈME)

L'œdème est une augmentation anormale du volume de liquide interstitiel. Il provient d'un excès du volume liquidien extracellulaire ou il peut être dû à d'autres facteurs.

L'œdème entraîne un gonflement localisé ou généralisé des tissus. Ce phénomène peut provoquer de la douleur et restreindre les mouvements. L'œdème causé par un excès de volume liquidien extracellulaire ou par une insuffisance cardiaque droite se présente généralement dans la partie déclive du corps. Chez un enfant qui marche, l'œdème déclive se localise dans les chevilles ; chez un enfant alité et étendu sur le dos, il se manifeste dans la région sacrée. La peau recouvrant la région œdémateuse est souvent mince et luisante.

Pour comprendre les causes de l'œdème, il faut avoir compris la dynamique normale des capillaires. Le liquide se déplace entre les compartiments vasculaire et interstitiel grâce au processus de la **filtration**. La filtration est le résultat net de forces qui visent à déplacer le liquide dans des directions opposées. Les forces les plus puissantes déterminent la direction du mouvement du liquide.

Au niveau des capillaires, deux forces (la pression hydrostatique sanguine et la pression osmotique interstitielle) tendent à déplacer le liquide des capillaires vers le liquide interstitiel, pendant que deux autres forces (la pression oncotique et la pression hydrostatique interstitielle) tendent à déplacer le liquide dans la direction opposée

LIQUIDES ISOTONIQUES CONTENANT DU SODIUM ADMINISTRÉS PAR VOIE INTRAVEINEUSE

Solution saline normale (NaCl à 0,9 %)
Solution de Ringer
Solution lactate de Ringer

DIVERSITÉ CULTURELLE

Pour vous aider à adapter votre enseignement au sujet d'une diète faible en sodium aux personnes auxquelles il s'adresse, informez-vous sur les habitudes culturelles des membres de la famille et sur les types d'aliments qu'ils consomment habituellement. Aidez-les à choisir des aliments à faible teneur en sel qui font déjà partie de leur régime alimentaire, et à éviter de consommer les aliments riches en sodium. Il est plus efficace de procéder ainsi plutôt que de remettre à chaque famille la même liste d'aliments.

(du liquide interstitiel vers les capillaires). Le résultat net de ces forces conduit habituellement le liquide des capillaires vers le compartiment interstitiel à l'extrémité artérielle des capillaires, et ramène le liquide interstitiel dans les capillaires à l'extrémité veineuse des capillaires. Ce processus fournit de l'oxygène et des nutriments aux cellules et élimine le dioxyde de carbone et d'autres déchets.

Un œdème se produit lorsque l'équilibre de ces quatre forces est modifié et entraîne un excès de liquide à entrer dans le compartiment interstitiel ou à en sortir (figure 9-10). Ce phénomène intervient par suite (1) d'une élévation de la pression hydrostatique sanguine, (2) d'une diminution de la pression oncotique sanguine, (3) d'une augmentation de la pression osmotique du liquide interstitiel ou (4) d'un blocage des vaisseaux lymphatiques. Un grand nombre de causes cliniques sont liées aux modifications des forces (tableau 9-8) décrites ci-dessous.

1. *Élévation de la pression hydrostatique sanguine.* Lorsqu'il y a excès du volume liquidien extracellulaire dans le compartiment cellulaire, cet excédent produit une congestion dans les veines. La pression exercée contre les parois des capillaires augmente et un volume de liquide plus important pénètre dans le compartiment interstitiel.
2. *Diminution de la pression oncotique sanguine.* La pression osmotique qui pousse le liquide vers les capillaires est due en grande partie à la présence d'albumine et d'autres protéines plasmatiques élaborées par le foie. On appelle souvent **pression oncotique,** ou pression osmotique colloïdale, la partie de la pression osmotique sanguine résultant de protéines plasmatiques. Toute affection qui réduit le taux de protéines plasmatiques diminue également la pression oncotique et entraîne un œdème. Par exemple, dans le cas où une condition clinique provoque la fuite d'albumine en grande quantité dans l'urine, le foie n'est pas en mesure d'élaborer de l'albumine assez rapidement pour compenser les pertes. Par conséquent, le taux de protéines plasmatiques décroît en entraînant une baisse de la pression osmotique sanguine. Si la force de tirage n'est pas suffisamment grande pour pousser le liquide vers les capillaires, un œdème apparaîtra. C'est ainsi que se produit l'œdème chez l'enfant atteint du syndrome néphrotique (se reporter au chapitre 17).
3. *Élévation de la pression osmotique interstitielle.* Normalement, seules quelques petites protéines pénètrent dans le liquide interstitiel, et la pression osmotique interstitielle est peu élevée. Cependant, si les capillaires deviennent anormalement perméables

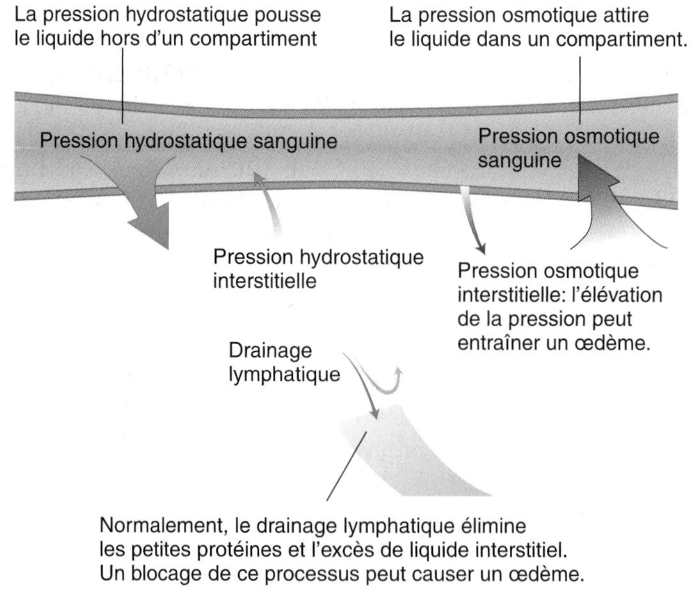

FIGURE 9-10. Dans la dynamique normale des capillaires, le liquide sort du compartiment sous la force de la pression hydrostatique dans le vaisseau sanguin et est tiré à l'extérieur par la pression osmotique interstitielle. Le liquide est poussé dans le compartiment par la pression hydrostatique interstitielle, et tiré à l'intérieur par la pression osmotique du compartiment. Une perturbation de la dynamique des capillaires entraîne un œdème.

TABLEAU 9-8 Causes cliniques possibles de l'œdème

Œdème dû à une élévation de la pression hydrostatique sanguine

Augmentation du débit sanguin dans les capillaires
Inflammation
Infection locale

Congestion veineuse
Excès de volume liquidien extracellulaire
Insuffisance cardiaque droite
Thrombose veineuse
Pression externe sur les veines
Paralysie musculaire

Œdème dû à une diminution de la pression oncotique sanguine

Excrétion d'albumine accrue
Syndrome néphrotique (fuite d'albumine dans l'urine)
Entéropathies avec perte protéique

Réduction de la synthèse de l'albumine
Kwashiorkor (régime alimentaire carencé, pauvre en protéines et riche en glucides, contenant trop peu d'acides aminés pour permettre au foie d'élaborer de l'albumine)
Cirrhose (le foie, malade, est incapable d'élaborer suffisamment d'albumine)

Œdème dû à une élévation de la pression osmotique interstitielle

Perméabilité accrue des capillaires
Inflammation
Toxines
Réactions d'hypersensibilité
Brûlures

Œdème dû à un blocage des vaisseaux lymphatiques

Tumeurs
Goitre
Parasites obstruant les ganglions lymphatiques
Ablation de ganglions lymphatiques

aux protéines, l'afflux de protéines en grande quantité dans le liquide interstitiel entraîne une élévation spectaculaire de la pression osmotique interstitielle. Cette force de tirage accrue emprisonne une quantité anormale de liquide dans le compartiment interstitiel. Ce mécanisme joue un rôle important dans l'œdème causé par une piqûre d'abeille ou par une entorse. Il est présent dans une plus large mesure dans les cas de brûlures, où l'œdème est accompagné d'une perte importante de volume liquidien par la peau brûlée (se reporter au chapitre 22).

4. *Blocage des vaisseaux lymphatiques.* En temps normal, les vaisseaux lymphatiques drainent les petites protéines ainsi que l'excès de liquide du compartiment interstitiel et les retournent dans les vaisseaux sanguins. Lorsque ce processus est bloqué, le liquide s'accumule dans le compartiment interstitiel. Cette situation peut se présenter lorsqu'une tumeur empêche le drainage lymphatique.

Le traitement médical de l'œdème vise essentiellement la cause sous-jacente. Les causes d'œdème sont présentées et expliquées tout au long de ce manuel. On soigne d'abord par le froid un œdème dû à l'inflammation qui accompagne une blessure dans le but de diminuer le débit sanguin et, par conséquent, la pression hydrostatique sanguine.

Soins infirmiers

Parfois, l'enfant ou un des parents fait un des commentaires suivants qui pourrait laisser présager qu'un œdème est en cours de développement : les souliers serrent les pieds à la fin de la journée (œdème déclive), la ceinture du pantalon ou de la jupe devient soudainement « trop petite » (œdème généralisé ou ascite [accumulation de liquide dans la cavité péritonéale]), les yeux sont bouffis (œdème périorbitaire), une bague devient trop serrée, les doigts prennent l'apparence de « saucisses », etc. Dans de nombreux cas, une simple inspection visuelle suffit à reconnaître la présence d'un œdème. Surveillez l'apparition d'un œdème qui prend le godet. Afin de déceler les changements dans la gravité de l'œdème, mesurez la région autour de la zone œdémateuse (figure 9-11). Si l'œdème est causé par un excès de volume liquidien extracellulaire, la mesure du poids et des ingesta et des excreta font obligatoirement partie de l'évaluation quotidienne de l'infirmière. L'évaluation doit également porter sur l'intégrité de la peau, la présence de douleur, la diminution de la mobilité et l'altération de l'image corporelle.

L'élévation d'une région d'un œdème local aide à réduire l'enflure. La peau recouvrant la région œdémateuse a besoin de soins particuliers en raison de sa fragilité (figure 9-12). Placez délicatement le bébé ou l'enfant alité et changez-le de côté fréquemment afin d'éviter les plaies de pression. Vous devez tourner l'enfant avec beaucoup de douceur afin d'éviter l'abrasion de la peau provoquée par le frottement sur les draps. Après avoir nettoyé la peau, asséchez-la en tapotant. Coupez les ongles de l'enfant afin de prévenir les égratignures. Enseignez aux parents les soins de la peau à donner à l'enfant à la maison. Apprenez à l'enfant plus âgé à examiner sa peau attentivement afin de déceler toute région ayant besoin de soins particuliers.

Si la mobilité est réduite, il faut prendre des mesures particulières pour aider l'enfant dans ses activités quotidiennes. Par exemple, dans le cas où un doigt enflé réduit la mobilité d'une main, il faut couper les aliments en petits morceaux avant de servir le repas de l'enfant, de manière à ce qu'il puisse manger seul.

Pour diminuer le malaise causé par l'œdème, l'infirmière doit parfois faire preuve de créativité dans ses interventions et distraire l'enfant au moyen de jouets ou d'activités appropriées à son stade de développement. Des interventions visant à traiter le problème sous-jacent peuvent également réduire l'œdème et le malaise qui l'accompagne. Il faut ajouter aux soins infirmiers visant à éliminer le problème sous-jacent des interventions visant à traiter l'œdème. L'infirmière doit également administrer le traitement médicamenteux prescrit et surveiller les complications possibles de ce traitement.

Discutez avec l'enfant d'âge scolaire ou l'adolescent du sentiment de gêne lié à l'apparence de l'œdème. Un enfant de cet âge a besoin de comprendre la cause de l'œdème et de pouvoir l'expliquer à ses pairs. Organisez une rencontre avec d'autres enfants ayant des problèmes de même nature.

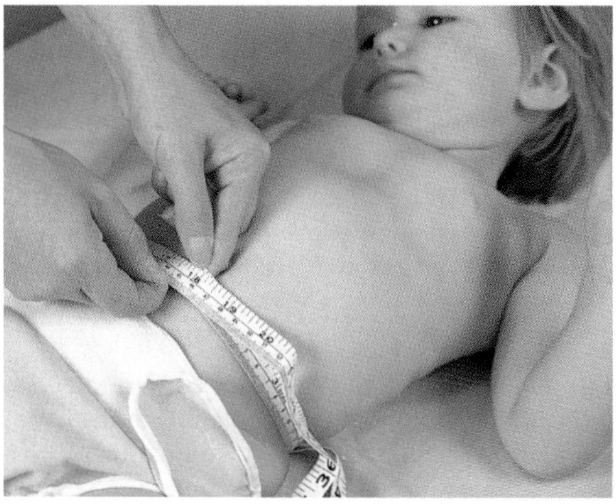

FIGURE 9-11. Pour mesurer quotidiennement la circonférence de l'œdème à la même place, utilisez un point de repère. Vous pouvez utiliser un marqueur à encre indélébile pour indiquer l'endroit où prendre la mesure si cette méthode est acceptée par l'enfant et par ses parents.

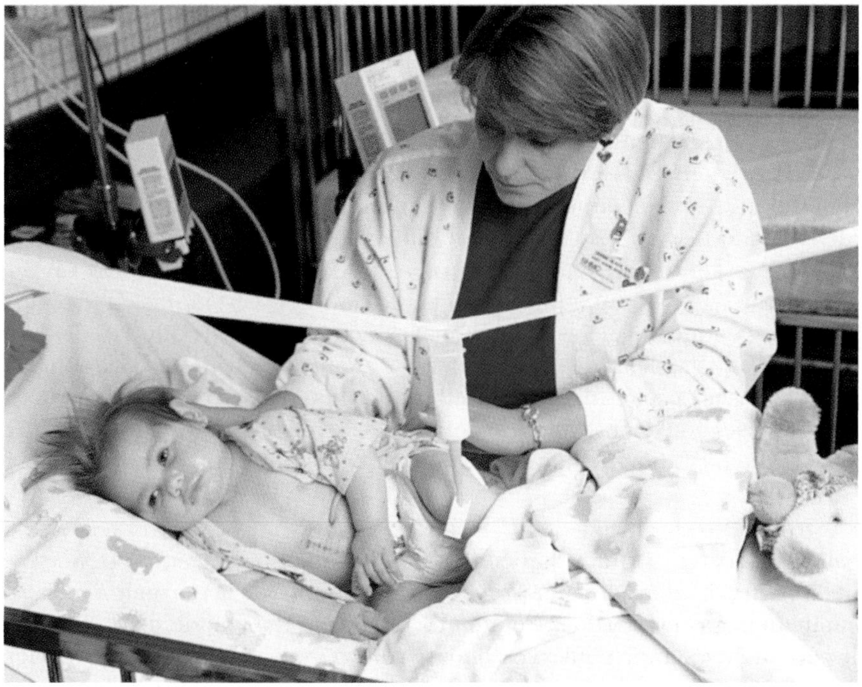

FIGURE 9-12. Le tissu œdémateux est fragile. Il doit être constamment propre et sec, et aucune pression ne doit y être exercée.

▶ DÉSÉQUILIBRES ÉLECTROLYTIQUES

Tous les liquides organiques contiennent des électrolytes, dont la concentration varie parfois en fonction du type de liquide et de l'endroit où il se trouve. Le taux d'un électrolyte sérique analysé en laboratoire fournit des renseignements sur la concentration de cet électrolyte dans le sang. Cependant, il ne reflète pas nécessairement sa concentration dans les autres compartiments de l'organisme.

Normalement, l'organisme perd et gagne pratiquement le même nombre d'électrolytes, ce qui lui permet de maintenir son équilibre. Toutefois, dans un cas de déperdition anormale, comme des vomissements, le drainage d'une plaie ou une aspiration nasogastrique, l'équilibre électrolytique risque d'être perturbé. Il est alors important de surveiller les signes de déséquilibre.

DÉSÉQUILIBRES SODIQUES

La concentration de sodium sérique reflète l'**osmolalité** des liquides organiques, c'est-à-dire leur degré de concentration ou de dilution. Elle correspond au nombre de moles de particules par kilogramme d'eau dans la solution. La concentration de sodium sérique reflète la proportion d'eau et de sodium dans le compartiment extracellulaire. Lorsque l'osmolalité des liquides organiques est perturbée, les cellules enflent ou se rétrécissent. Ces modifications de la taille des cellules sont causées par l'**osmose**, mouvement d'eau à travers une membrane semi-perméable vers une région où la concentration des particules est plus élevée.

CONCENTRATION NORMALE DE SODIUM SÉRIQUE

Nouveau-né : de 133 mmol/L à 146 mmol/L
Enfant : de 135 mmol/L à 148 mmol/L

Hypernatrémie

L'hypernatrémie se manifeste par une perturbation de l'osmolalité du sang. Les liquides organiques sont trop concentrés ; ils contiennent une trop grande quantité de sodium par rapport au volume d'eau. Un taux de sodium sérique supérieur à 148 mmol/L chez l'enfant (146 mmol/L chez le nouveau-né) indique une hypernatrémie.

Le bébé ou l'enfant atteint d'hypernatrémie a soif; son débit urinaire est peu élevé, à moins que l'hypernatrémie ne soit causée par un diabète insipide. Son niveau de conscience diminue : confusion, léthargie ou coma témoignent du rétrécissement des cellules cérébrales. Dans le cas d'une hypernatrémie soudaine ou grave, des convulsions surviennent parfois. Une hypernatrémie prononcée peut être mortelle.

L'hypernatrémie est causée par un déséquilibre qui amène l'organisme à perdre une quantité relativement plus importante d'eau que de sodium, ou à acquérir une quantité relativement plus importante de sodium que d'eau (tableau 9-9). L'ingestion d'une solution trop concentrée peut se produire, par exemple, lorsque la préparation de lait maternisé est insuffisamment diluée ou contient du sel au lieu de sucre.

L'hypernatrémie est traitée en administrant par voie intraveineuse un **liquide hypotonique**, c'est-à-dire un liquide dont la concentration est moins élevée que celle du liquide organique normal. Ce traitement ramène le degré de dilution des liquides organiques à la normale. Dans le cas d'un enfant souffrant de déshydratation, la prescription comprend parfois l'administration d'un **liquide isotonique** (ayant la même osmolalité que les liquides organiques) dans le but de rétablir un volume d'eau adéquat, suivie de l'administration de liquides hypotoniques visant à corriger l'osmolalité.

DENSITÉ URINAIRE NORMALE

De la naissance à 2 ans :
1,001 – 1,018
Enfant de plus de 2 ans :
1,001 – 1,040
Remarque : La densité est le rapport de la densité de l'urine relativement à celle de l'eau (la densité de l'eau est de 1,000). Chez l'enfant de moins de 2 ans, les reins ont une capacité réduite de concentrer l'urine.

Soins infirmiers

Surveillez le taux de sodium sérique et mesurez les ingesta et les excreta, ainsi que la densité urinaire. La densité se rapproche de plus en plus de la normale à mesure que le traitement progresse. Évaluez fréquemment la réactivité afin de surveiller les effets de l'hypernatrémie sur les cellules cérébrales. À mesure que la concentration des liquides organiques reviendra à la normale, l'enfant se montrera plus vigilant et plus réceptif. Appliquez des mesures de sécurité (par exemple, laisser les côtés du lit remontés) afin de protéger l'enfant. Assurez-vous que l'enfant se repose suffisamment et, lorsqu'il aura retrouvé un degré d'attention suffisant, commencez à lui proposer des activités appropriées à son stade de développement.

Priver un enfant d'eau peut être une forme de négligence ou de mauvais traitement. Dans les cas de négligence, les parents ne donnent simplement pas assez d'eau à leur enfant. Le syndrome de Munchausen par procuration est un exemple de mauvais traitement (se reporter au chapitre 23). Un jeune enfant hospitalisé à la suite d'une hypernatrémie dont on ne trouve pas de cause visible souffre peut-être d'un manque d'eau. Évaluez l'état général de l'enfant, les tâches liées au développement, la dynamique familiale, et vérifiez la compréhension des parents en ce qui a trait à la préparation du lait maternisé et aux besoins en liquides de leur enfant.

Il est possible d'éviter un grand nombre de cas d'hypernatrémie en enseignant quelques règles. Par exemple, les parents augmentent parfois la concentration du lait maternisé lorsque leur bébé est malade ou qu'il se développe lentement afin de lui

TABLEAU 9-9 Causes de l'hypernatrémie

Perte d'un volume relativement plus élevé d'eau que de sodium	Gain d'un volume relativement plus élevé de sodium que d'eau
Diabète insipide (hormone antidiurétique insuffisante)	Incapacité de dire qu'on a soif
Diarrhée ou vomissements sans réhydratation	Impossibilité d'obtenir de l'eau ou quantité d'eau limitée
Transpiration excessive sans réhydratation	Apport élevé en solutés et volume d'eau inadéquat (par exemple, alimentation par sonde)
Apport élevé en solutés et volume d'eau inadéquat (ce qui amène les reins à excréter de l'eau)	Solution saline hypertonique par voie intraveineuse

donner des forces. Or, les parents et les personnes qui s'occupent d'un enfant nourri au biberon devraient savoir qu'il ne faut jamais donner de lait maternisé ou de lait évaporé insuffisamment dilué. Ils doivent également veiller à garder le sel hors de la portée de l'enfant; en effet, on observe des cas d'hypernatrémie causés par l'ingestion de sel par poignées entières. Dites aux parents d'offrir à l'enfant des quantités plus importantes de liquides lorsqu'il fait chaud. Apprenez-leur également la façon de réhydrater l'enfant à la maison en cas de vomissements et de diarrhée légers (se reporter à la page 327).

L'infirmière peut prévenir l'hypernatrémie chez le bébé et l'enfant hospitalisés en donnant de l'eau entre chaque séance de gavage (alimentation par sonde), en laissant de l'eau à portée de la main de l'enfant et en lui en faisant boire fréquemment. En lui offrant souvent du liquide par petite quantité et en usant de son imagination, par exemple en présentant à l'enfant des sucettes glacées (popsicles), l'infirmière peut augmenter l'apport liquidien de l'enfant.

CONSEIL CLINIQUE

Un enseignement précis sur la façon de préparer le lait maternisé en poudre de manière à ce qu'il ne soit pas trop concentré peut aider à prévenir l'hypernatrémie. Les images constituent un outil pédagogique important dans les cas où les parents ne sont pas en mesure de lire les étiquettes ou les instructions.

Hyponatrémie

L'hyponatrémie est caractérisée par une réduction de l'osmolalité du sang. Les liquides organiques sont trop dilués; ils contiennent une quantité excessive d'eau par rapport à celle du sodium. L'hyponatrémie est le déséquilibre sodique le plus courant chez l'enfant[4]. Un taux de sodium sérique inférieur à 135 mmol/L chez l'enfant (133 mmol/L chez le nouveau-né) indique une hyponatrémie.

Manifestations cliniques

L'enfant atteint d'hyponatrémie présente une diminution du niveau de conscience résultant de l'œdème des cellules cérébrales. Cette réduction peut se traduire par de l'anorexie, des céphalées, de la faiblesse musculaire, une diminution des réflexes ostéotendineux, de la léthargie, de la confusion ou un coma. Des convulsions peuvent se produire en cas d'hyponatrémie soudaine ou extrême. L'hyponatrémie est une cause fréquente de convulsions chez les bébés de moins de 6 mois dont la température corporelle est peu élevée[13]. Certains enfants présentent également des nausées et des vomissements. Une hyponatrémie grave peut être mortelle.

Étiologie et physiopathologie

L'hyponatrémie est associée à des phénomènes qui provoquent un gain d'une quantité relativement plus importante d'eau que de sodium, ou la perte d'une quantité relativement plus importante de sodium que d'eau (tableau 9-10). La consommation d'eau

TABLEAU 9-10 Causes de l'hyponatrémie

Gain d'une quantité relativement plus importante d'eau que de sodium	Perte d'une quantité relativement plus importante de sodium que d'eau
Administration excessive de solution aqueuse de dextrose à 5 %	Diarrhée ou vomissements et réhydratation au moyen de l'eau du robinet plutôt que de liquides contenant du sodium
Quantité excessive de lavements à l'eau du robinet	
Irrigation des cavités corporelles à l'aide d'eau distillée	
Excès d'hormone antidiurétique	
Consommation excessive et forcée d'eau du robinet par voie orale	

par voie orale entraîne une hyponatrémie dans des situations inhabituelles, comme une consommation forcée. Par mesure d'économie, en milieu défavorisé, les parents ne donnent parfois à leur enfant que de l'eau ou du lait maternisé dilué plutôt que du lait maternisé à dilution normale ou du lait maternel. Un enfant qui avale un volume excessif d'eau dans une piscine peut présenter des symptômes d'hyponatrémie.

Traitement médical

Dans la plupart des cas, on traite l'hyponatrémie en réduisant la consommation d'eau, ce qui permet aux reins de corriger le déséquilibre en éliminant de l'organisme l'excès d'eau. Dans le cas de convulsions causées par une hyponatrémie, on administre parfois une solution saline **hypertonique** (plus concentrée que le liquide organique) par voie intraveineuse. Il s'agit là d'une façon d'augmenter rapidement la concentration des liquides organiques; cependant, il est important de surveiller attentivement l'administration de la solution, car elle peut facilement entraîner de l'hypernatrémie.

Collecte des données

Surveillez le taux de sodium sérique et mesurez les ingesta et les excreta. Dans le cas d'un nouveau-né ou d'un nourrisson dont le taux d'hormone antidiurétique (ADH) est normal et où toutes les autres causes ont été écartées, il faut interroger les parents sur la préparation du lait maternisé et les habitudes alimentaires. Chez le trottineur et l'enfant d'âge scolaire, les mauvais traitements prennent parfois la forme d'une consommation forcée de liquides. En faisant preuve de sensibilité pendant l'entrevue, l'infirmière peut déceler ce type de problème dans la famille.

Comme l'hyponatrémie est caractérisée par une diminution du niveau de conscience, il est nécessaire d'évaluer fréquemment la réactivité de l'enfant afin d'évaluer les résultats du traitement. À mesure que la concentration des liquides organiques reviendra à la normale, l'enfant se montrera plus vigilant et plus réceptif.

Diagnostics infirmiers

Le diagnostic infirmier le plus important à établir en cas d'hyponatrémie touche le risque de blessure relié à la diminution du niveau de conscience. Les diagnostics suivants peuvent également s'appliquer à l'hyponatrémie:

- Déficit de soins personnels relié à l'état léthargique;
- Manque de connaissances (des parents) relié à la préparation appropriée du lait maternisé.

Soins infirmiers

L'infirmière peut prévenir l'hyponatrémie chez l'enfant hospitalisé en utilisant pour effectuer les irrigations un soluté isotonique de chlorure de sodium plutôt que de l'eau distillée et en évitant d'utiliser l'eau du robinet pour administrer des lavements. Il est important d'aider l'enfant à se conformer aux restrictions liquidiennes (tableau 9-11). Laissez-le choisir ses boissons préférées.

Apprenez aux parents à remplacer les liquides organiques éliminés par la diarrhée ou les vomissements par des solutions d'électrolytes prises par voie orale (se reporter à la page 327).

DÉSÉQUILIBRES POTASSIQUES

Les nombreuses fonctions qu'exerce le potassium dans l'organisme en font un électrolyte essentiel. Chez l'enfant en bonne santé, l'apport en potassium provient d'aliments riches en potassium comme les fruits et les légumes. Le potassium est assimilé facilement par l'intestin. Le fonctionnement normal de l'organisme nécessite une distribution normale du potassium.

La plupart des ions potassium de l'organisme se trouvent dans les cellules. La pompe à sodium et à potassium située dans les membranes cellulaires fait pénétrer

CONCENTRATION NORMALE DE POTASSIUM SÉRIQUE

Prématuré: de 4,5 mmol/L à 7,2 mmol/L
Nouveau-né à terme: de 3,7 mmol/L à 5,2 mmol/L
Enfant: de 3,5 mmol/L à 5,8 mmol/L

TABLEAU 9-11 Interventions infirmières dans un cas de restriction liquidienne

(À modifier en fonction du stade de développement de l'enfant.)

- Donnez à boire des liquides froids plutôt que tièdes.
- Utilisez un verre à isolation thermique (qui semble plus grand qu'il ne l'est en réalité)
- Assurez-vous d'enlever les liquides en excédent du plateau-repas avant que l'enfant puisse les voir.
- Demandez à l'enfant de se rincer la bouche avec le liquide avant de l'avaler, ce qui l'aidera à étancher sa soif.
- Administrez des soins buccaux fréquents.
- Suggérez à l'enfant de s'abstenir de boire pendant les repas et de prendre ses liquides entre les repas.
- Remettez à l'enfant plus âgé un tableau qui lui permettra de noter ses ingesta.

les ions potassium dans les cellules afin de maintenir une concentration élevée en potassium dans le compartiment intracellulaire. Divers facteurs physiologiques peuvent avoir pour effet de faire entrer des ions potassium dans les cellules ou de les faire sortir (figure 9-13). Le potassium est éliminé de l'organisme dans l'urine, les selles et la sueur. Une hormone, l'aldostérone, accélère l'excrétion de potassium dans l'urine.

Un déséquilibre du taux de potassium survient lorsque la concentration de potassium sérique est inférieure ou supérieure à la normale. Ce déséquilibre peut être causé par une modification de l'apport en potassium, de la distribution ou de l'excrétion de celui-ci, ou encore par une perte de potassium due à une situation anormale comme une brûlure, des vomissements ou une insuffisance rénale.

Hyperkaliémie

L'hyperkaliémie correspond à un excès de potassium dans le sang. Elle se traduit par un taux supérieur à 5,8 mmol/L chez l'enfant et à 5,2 mmol/L chez le nouveau-né.

Manifestations cliniques

Les manifestations cliniques de l'hyperkaliémie sont toutes liées à un dysfonctionnement musculaire, car le potassium joue un rôle essentiel dans l'activité musculaire. L'hyperactivité des muscles lisses du système gastro-intestinal entraîne des crampes intestinales et de la diarrhée chez certains enfants. Les muscles squelettiques s'affaiblissent; le processus commence par les muscles des jambes et progresse vers le haut. La faiblesse peut dégénérer en paralysie flasque. L'enfant est la plupart du temps léthargique. Le dysfonctionnement du muscle cardiaque provoque des arythmies cardiaques, comme la tachycardie, et peut entraîner une insuffisance et un arrêt cardiaques. Les anomalies révélées par l'électrocardiogramme sont un complexe QRS prolongé, un pic des ondes T et des intervalles P-R prolongés[14].

Étiologie et physiopathologie

L'hyperkaliémie est causée par des facteurs entraînant une augmentation de l'apport en potassium, un déplacement du potassium des cellules dans le liquide extracellulaire et une excrétion réduite du potassium. L'augmentation de l'apport en potassium

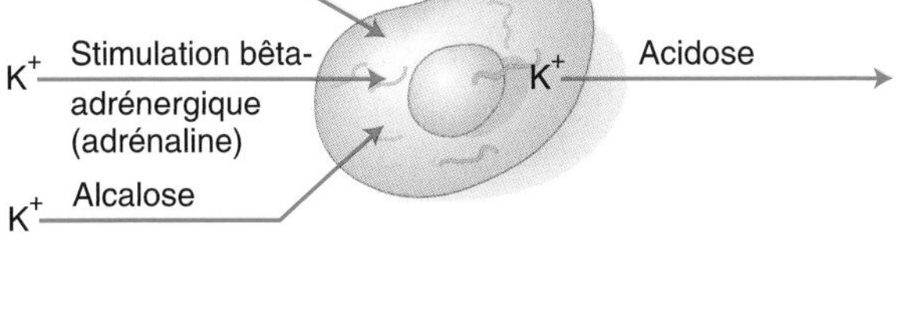

FIGURE 9-13. Facteurs qui amènent des ions potassium à entrer dans les cellules ou à en sortir.

MÉDICAMENTS SUSCEPTIBLES DE PROVOQUER UNE HYPERKALIÉMIE

Préparations contenant du potassium
Agents cytotoxiques
Diurétiques d'épargne potassique
Inhibiteurs de l'enzyme de conversion de l'angiotensine
Anti-inflammatoires non stéroïdiens

est habituellement due à une surcharge de potassium par voie intraveineuse. Une perfusion en quantité excessive de solutions contenant du potassium risque de se produire lorsque les besoins en potassium ont été surestimés ou lorsque la perfusion est trop rapide.

Une transfusion sanguine peut également provoquer une hyperkaliémie. Des ions potassium sortent des érythrocytes stockés dans les banques de sang. Plus le sang a été entreposé longtemps, plus grande est la quantité de potassium qui est sorti des cellules et s'accumule dans la portion liquide de la transfusion. Une hyperkaliémie consécutive à l'administration de sang entreposé survient lorsque plusieurs unités de sang sont injectées, par exemple dans le cas d'un nouveau-né qui reçoit une exsanguinotransfusion ou d'un enfant à qui l'on administre des transfusions multiples après une blessure grave, ou encore lors d'une intervention chirurgicale.

Le potassium se déplace des cellules jusque dans le liquide extracellulaire quand les cellules meurent en grand nombre, par exemple dans le cas d'une lésion par écrasement ou d'une anémie falciforme (crise hémolytique), ou lorsqu'une chimiothérapie pour une tumeur maligne se révèle rapidement efficace. Dans ces cas particuliers, les cellules mortes libèrent leur contenu riche en potassium dans le liquide extracellulaire. Des ions potassium sont également expulsés des cellules dans les cas d'acidose métabolique causée par une diarrhée ou dans le diabète sucré lorsque le taux d'insuline est bas.

Une diminution de l'excrétion du potassium se produit dans les cas d'oligurie chronique ou aiguë pendant un épisode d'insuffisance rénale, d'hypovolémie grave ou de maladies qui réduisent l'élaboration d'aldostérone par la surrénale (intoxication par le plomb, maladie d'Addison, hypoaldostéronisme). Plusieurs médicaments sont susceptibles de provoquer une hyperkaliémie.

Traitement médical

Le traitement de l'hyperkaliémie consiste à éliminer la cause du déséquilibre. Dans les cas où la concentration de potassium sérique est très élevée ou entraîne des arythmies cardiaques dangereuses, un traitement visant à diminuer le taux de potassium peut être prescrit afin d'éliminer le potassium de l'organisme ou de le faire sortir du liquide extracellulaire pour le transporter dans les cellules. Le potassium est éliminé de l'organisme par une dialyse péritonéale, l'administration de diurétiques de déplétion potassique ou d'une résine échangeuse d'ions (Kayexalate) par voie orale ou rectale. Les substances qui permettent d'entraîner des ions potassium dans les cellules sont le bicarbonate et l'insuline par voie intraveineuse, ainsi que le glucose.

CONSEIL CLINIQUE

Chez le nourrisson, il arrive parfois qu'on pose un diagnostic d'hyperkaliémie après l'analyse de sang prélevé au moyen d'une ponction capillaire au talon. Or, le liquide intracellulaire peut avoir contaminé l'échantillon. Il faut donc prélever un échantillon de sang veineux.

Collecte des données

Surveillez le taux de potassium sérique. L'évaluation continue de la force musculaire est importante car la faiblesse musculaire risque de dégénérer en paralysie flasque. (Cette forme de paralysie disparaît lorsque le déséquilibre potassique est corrigé.) Le nouveau-né, le nourrisson et l'enfant peuvent souffrir de diarrhée. L'enfant plus âgé peut se plaindre de crampes intestinales. Surveillez attentivement la fréquence du pouls.

CROISSANCE ET DÉVELOPPEMENT

Les diagnostics infirmiers relatifs à l'enfant atteint d'hyperkaliémie incitent l'infirmière à appliquer les mesures de sécurité appropriées au niveau de développement de l'enfant et à l'aider à effectuer certaines activités rendues difficiles à cause de la faiblesse musculaire. Il est important de proposer des activités ludiques tenant compte de la force musculaire de l'enfant et de son niveau de développement.

Diagnostics infirmiers

Les diagnostics infirmiers relatifs à l'enfant atteint d'hyperkaliémie dépendent de la gravité des manifestations cliniques. La cause du déséquilibre peut également conduire à des diagnostics susceptibles de guider l'enseignement à faire auprès de l'enfant et des parents. Les diagnostics infirmiers ci-dessous peuvent s'appliquer :

- Risque de diminution du débit cardiaque relié aux arythmies ;
- Risque de blessure relié à la faiblesse musculaire ;
- Déficit de soins personnels relié à la faiblesse musculaire ;
- Anxiété reliée à la diminution de la fonction musculaire ;

- Manque de connaissances (des parents) relié à la gestion de l'apport en potassium dans le cas d'une insuffisance rénale chronique ;
- Prise en charge inefficace du programme thérapeutique par la famille relié à la restriction du potassium dans le régime alimentaire.

Soins infirmiers

Les soins infirmiers sont constitués des mesures à prendre pour éviter l'apparition d'une hyperkaliémie chez l'enfant hospitalisé. Si une hyperkaliémie se déclare malgré tout, les soins consisteront à administrer des solutions par voie intraveineuse, à surveiller l'état cardiorespiratoire, à assurer la sécurité de l'enfant, à promouvoir un apport nutritionnel adéquat et à préparer l'enfant et la famille au congé de l'hôpital.

Prévenir l'hyperkaliémie. Tout enfant qui reçoit par voie intraveineuse des substances contenant du potassium est susceptible de souffrir d'une hyperkaliémie. Vérifiez que le débit urinaire est normal avant d'administrer par voie intraveineuse des solutions contenant du potassium. Si du potassium a été ajouté dans un sac de soluté, il faut retourner plusieurs fois le sac avant de le brancher à la tubulure de la perfusion afin de bien mélanger le contenu du sac.

Assurez-vous que le sang ou le culot globulaire sont frais, particulièrement pour l'enfant qui reçoit des transfusions multiples. Vérifiez le rythme cardiaque pendant la transfusion afin d'être en mesure de déceler une éventuelle arythmie.

Administrer des solutions par voie intraveineuse. Une fois le diagnostic d'hyperkaliémie posé, assurez-vous que l'enfant ne reçoit plus, par voie intraveineuse, de solutions contenant du potassium. Il peut être nécessaire de gérer diverses perfusions, comme celles contenant du glucose, du bicarbonate et du gluconate de calcium. Maintenez le débit de la perfusion selon l'ordonnance, et évaluez fréquemment l'état de l'enfant.

Vérifier l'état cardiopulmonaire. Lorsqu'un diagnostic d'hyperkaliémie est posé, on procède à un électrocardiogramme et on installe un moniteur cardiaque. Surveillez toute modification de la fonction cardiaque ainsi que les arythmies. Signalez toute anomalie dans la fréquence et la nature du pouls, ainsi que la dyspnée ou l'essoufflement.

Assurer la sécurité de l'enfant. Comme l'enfant est affaibli, il faut laisser les côtés du lit remontés. Installez l'enfant dans le lit avec soin. Aidez-le à effectuer les activités qui sollicitent les muscles des jambes, comme s'installer ou s'asseoir dans le lit. Encouragez les activités calmes entrecoupées de périodes de repos fréquentes. Notez et signalez toute modification de la force musculaire.

Promouvoir un apport nutritionnel adéquat. Un apport énergétique adéquat est nécessaire pour prévenir la dégradation des tissus et la libération de potassium qui en résulte. Si l'enfant manque d'appétit, offrez-lui des collations nourrissantes. Limitez les aliments à teneur élevée en potassium.

Planifier le congé et enseigner à la famille les soins à domicile. Si l'enfant souffre d'une insuffisance rénale chronique ou de toute affection réduisant la sécrétion d'aldostérone, les parents et l'enfant doivent apprendre à limiter la consommation d'aliments à teneur élevée en potassium. La plupart des solutions de réhydratation, y compris le Pedialyte, contiennent du potassium et ne doivent pas être administrées à l'enfant, les succédanés du sel non plus, car ces produits contiennent souvent du potassium. Les parents doivent se renseigner auprès du médecin traitant, de l'infirmière et du pharmacien avant de donner à l'enfant tout médicament en vente libre, car certains d'entre eux contiennent du potassium. Le traitement de l'insuffisance rénale à domicile peut être difficile pour l'enfant et sa famille, car cette maladie exige de fréquents déplacements à l'hôpital pour des séances de dialyse. Le chapitre 17 contient d'autres suggestions pour aider les parents à accepter cette maladie.

ALIMENTS À HAUTE TENEUR EN POTASSIUM

Abricots	Jus d'orange
Bananes	Mélasse
Cantaloup	Pêches
Cerises	Pommes de terre
Dattes	Pruneaux
Figues	Raisins secs
Fraises	
Jus de tomate	

Hypokaliémie

L'hypokaliémie correspond à une concentration insuffisante du potassium sérique. Selon la cause du déséquilibre, le taux de potassium total de l'organisme peut être réduit, normal ou même plus élevé, alors que le taux sérique est bas. Les taux de potassium sériques inférieurs à 3,5 mmol/L chez l'enfant (3,7 mmol/L chez le nouveau-né) révèlent une hypokaliémie.

Manifestations cliniques

Puisque le taux du potassium intracellulaire par rapport au taux du potassium extracellulaire détermine la réactivité des cellules musculaires aux stimuli nerveux, il n'est pas étonnant que les manifestations cliniques de l'hypokaliémie comprennent un dysfonctionnement musculaire. L'activité des muscles lisses du système gastro-intestinal est ralentie, ce qui entraîne une distension abdominale, de la constipation ou un iléus paralytique. Les muscles squelettiques sont faibles et insensibles aux stimuli, et cette faiblesse risque de dégénérer en paralysie flasque. Les muscles de la respiration peuvent être affectés; des arythmies cardiaques risquent de survenir. Les effets de l'hypokaliémie dans les reins entraînent une polyurie.

MÉDICAMENTS SUSCEPTIBLES DE PROVOQUER UNE HYPOKALIÉMIE

- Inhibiteurs bêta-adrénergiques
- Insuline
- Diurétiques de déplétion potassique
- Pénicilline par voie intraveineuse
- Glucocorticoïdes
- Aminosides
- Antifongiques à action systémique
- Antinéoplasiques
- Laxatifs

Étiologie et physiopathologie

L'hypokaliémie est causée par des affections qui provoquent une excrétion accrue de potassium, un apport réduit en potassium, un déplacement de potassium du liquide extracellulaire vers les cellules, et une perte de potassium par une voie anormale.

L'excrétion excessive de potassium est l'une des principales causes d'hypokaliémie chez l'enfant. En plus des diurétiques et d'autres médicaments, la diurèse osmotique (présence de glucose dans l'urine), l'hypomagnésémie, un taux accru d'aldostérone (hyperaldostéronisme, insuffisance cardiaque congestive, syndrome néphrotique, cirrhose) et un taux excessif de cortisol (syndrome et maladie de Cushing) peuvent provoquer l'excrétion accrue de potassium dans l'urine. Une consommation excessive de réglisse noire accroît l'excrétion du potassium par les reins. La diarrhée provoque l'excrétion du potassium dans les selles. Dans la capsule d'ouverture, Grégory présentait une excrétion accrue de potassium due à la diarrhée.

L'hypokaliémie consécutive à un apport réduit en potassium se développera lentement, ou plus rapidement si une augmentation de l'excrétion ou une perte de potassium s'y ajoute. Lorsque l'enfant est hospitalisé, on peut le mettre à jeun et administrer un traitement sans potassium par voie intraveineuse. L'adolescente préoccupée par son poids ou souffrant d'anorexie mentale adopte parfois un régime à faible teneur en potassium.

Le déplacement de potassium hors du liquide extracellulaire et vers les cellules se manifeste dans les cas d'alcalose et d'hypothermie (involontaires ou provoquées avant une intervention chirurgicale). L'hyperalimentation entraîne souvent une hypersécrétion d'insuline, qui a également pour effet de faire entrer du potassium dans les cellules.

La perte de potassium par une voie anormale est causée par des vomissements (par exemple, les vomissements volontaires dans les cas de boulimie). L'aspiration nasogastrique (figure 9-14) et la décompression intestinale peuvent entraîner une perte de potassium. Divers médicaments sont également susceptibles de provoquer une hypokaliémie.

Traitement médical

Le traitement médical consiste à compenser les pertes en potassium et à traiter la cause du déséquilibre. Le traitement de remplacement peut être administré par voie intraveineuse ou par voie orale.

Collecte des données

Observez le taux de potassium sérique. Surveillez l'apparition de la faiblesse musculaire, qui souvent se manifeste d'abord dans les jambes. Les parents signalent parfois que la faiblesse musculaire limite les activités de l'enfant et nuit à ses interactions avec

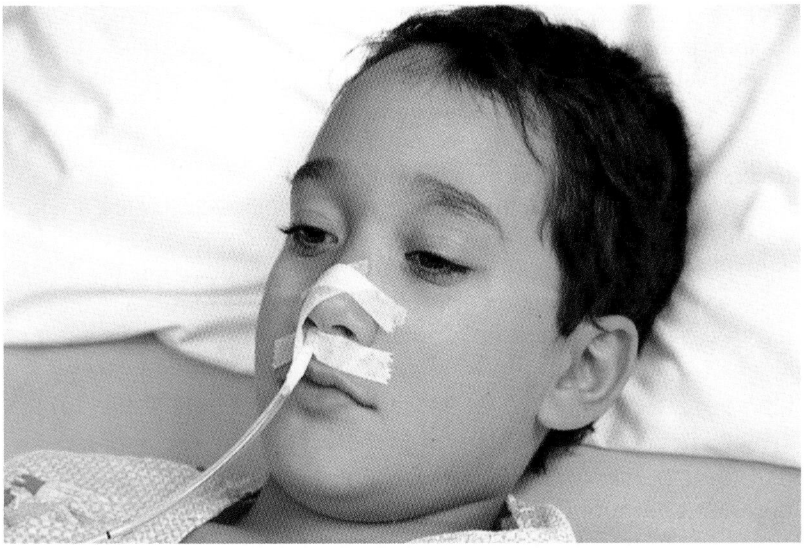

FIGURE 9-14. Il est important de surveiller le taux de potassium chez l'enfant qui subit une aspiration nasogastrique.

ses pairs. Comme nous l'avons observé dans le cas de Grégory au début de ce chapitre, il est parfois difficile d'évaluer la force des muscles squelettiques d'un enfant souffrant de léthargie.

La faiblesse musculaire peut affaiblir les muscles de la respiration. Évaluez fréquemment l'état de l'enfant afin de déterminer s'il y a lieu d'utiliser la ventilation assistée. Le monitorage cardiaque permet de surveiller de manière continue les arythmies consécutives à une hypokaliémie.

Surveillez la diminution des bruits intestinaux. Demandez aux parents si l'enfant se réveille pour aller aux toilettes pendant la nuit ou s'il a commencé (ou recommencé) à «mouiller son lit». Ces symptômes peuvent indiquer une polyurie associée à une hypokaliémie chronique.

Diagnostics infirmiers

Les diagnostics infirmiers les plus importants dans le cas de l'enfant atteint d'une hypokaliémie grave sont liés aux arythmies cardiaques et à la faiblesse des muscles de la respiration. Les diagnostics suivants peuvent s'appliquer:

- Risque de diminution du débit cardiaque relié aux arythmies;
- Mode de respiration inefficace relié à la faiblesse des muscles de la respiration;
- Risque de blessure relié à la faiblesse musculaire;
- Déficit de soins personnels relié à une grande faiblesse musculaire;
- Constipation reliée à la diminution de la fonction intestinale;
- Anxiété reliée à la faiblesse musculaire;
- Manque de connaissances (des parents) relié à la gestion des suppléments potassiques ou le régime alimentaire à haute teneur en potassium;
- Prise en charge inefficace du programme thérapeutique reliée au traitement prescrit relativement au potassium;
- Manque de connaissances (des adolescents) relié aux régimes amaigrissants.

Soins infirmiers

Les soins infirmiers consistent à assurer un apport adéquat en potassium, à surveiller l'état cardiorespiratoire, à favoriser une fonction intestinale normale, à assurer la sécurité de l'enfant, à donner des conseils sur le régime alimentaire et à préparer l'enfant et la famille au congé de l'hôpital.

Assurer un apport adéquat en potassium. Comme l'organisme élimine du potassium jour après jour, il est nécessaire d'en assurer un apport quotidien afin de prévenir l'hypokaliémie. Dès que l'enfant est capable de consommer des aliments solides, donnez-lui des aliments riches en potassium. Renseignez les parents (et l'enfant, s'il est suffisamment âgé) sur les aliments à teneur élevée en potassium et sur la manière de les intégrer au régime alimentaire quotidien (se reporter à la page 343).

Il faut administrer par voie intraveineuse des liquides contenant du potassium à un enfant qui n'est pas alimenté par voie orale pendant une certaine période. Assurez-vous que la dose de potassium est exacte et que la perfusion se fait à la vitesse prévue. Si l'enfant se plaint d'une sensation de brûlure le long de la veine pendant la perfusion de potassium, il peut être nécessaire de ralentir temporairement la perfusion. Vérifiez le taux de potassium sérique afin de déceler s'il est insuffisant ou excessif. Surveillez le débit urinaire. L'enfant atteint d'oligurie risque de développer une hyperkaliémie si on lui administre des suppléments.

CONSEIL CLINIQUE

La bradycardie se manifeste à différents niveaux en fonction de l'âge de l'enfant. Dans le cas du nourrisson, un pouls inférieur à 100 est considéré comme un signe de bradycardie. Chez le jeune enfant, on diagnostiquera une bradycardie en présence d'un pouls de 80, et chez l'adolescent d'un pouls inférieur à 60. Afin d'être en mesure de déceler des signes de bradycardie, vérifiez l'âge de l'enfant et les valeurs normales du pouls en fonction de l'âge.

Surveiller l'état cardiorespiratoire. L'hypokaliémie potentialise la toxicité de la digitaline. C'est pourquoi il faut surveiller attentivement les signes de toxicité de ce médicament quand on l'administre à un enfant atteint d'hypokaliémie. Ces signes sont l'anorexie, les nausées, les vomissements et la bradycardie. Vérifiez régulièrement la fréquence et le rythme du pouls. Surveillez la respiration afin d'être en mesure de déceler une diminution de l'activité des muscles de la respiration.

Favoriser la fonction intestinale normale. Assurez-vous que le régime alimentaire contient suffisamment de liquides et de fibres. Observez les selles, notez leur nombre et signalez toute selle anormale.

Assurer la sécurité de l'enfant. Laissez les côtés du lit remontés. Si c'est nécessaire, aidez l'enfant à monter dans son lit et à en descendre. Changez fréquemment la position de l'enfant afin de protéger l'intégrité de la peau des membres qui ne bougent pas régulièrement. Faites effectuer des exercices passifs d'amplitude de mouvement à l'enfant immobilisé. Utilisez des oreillers pour installer l'enfant de façon adéquate.

Donner des conseils relatifs à l'alimentation. L'adolescent qui s'alimente mal parce qu'il veut perdre du poids a besoin d'être conseillé dans son alimentation. L'adolescente atteinte d'anorexie ou de boulimie devra suivre un traitement plus rigoureux. (Le chapitre 23 présente des interventions relatives à l'anorexie et à la boulimie.)

Planifier le congé et enseigner à la famille les soins à domicile. Enseignez aux parents la manière de donner à leur enfant les suppléments de potassium, lorsqu'ils sont prescrits. Suggérez-leur d'atténuer le goût amer des suppléments liquides ou en poudre de potassium en les mélangeant à du jus de fruit ou à un sorbet. Les parents doivent faire comprendre à l'enfant qu'il s'agit d'un « médicament » afin d'éviter qu'il ne prenne tous les jus de fruits en aversion. Lorsque le supplément de potassium est mélangé avec un aliment, il faut préciser aux parents que l'enfant doit prendre toute la portion de l'aliment afin de recevoir la dose complète de supplément. Expliquez aux parents comment se manifestent les signes de l'hypokaliémie et de l'hyperkaliémie, et donnez-leur le nom de la personne qu'ils devront contacter pour les signaler le plus vite possible afin que l'ajustement approprié des médicaments puisse être apporté.

CONCENTRATION NORMALE DE CALCIUM SÉRIQUE

Prématuré :
- de 3,5 mEq/L à 4,5 mEq/L (de 1,7 mmol/L à 2,3 mmol/L)

Nouveau-né à terme :
- de 4 mEq/L à 5 mEq/L (de 2 mmol/L à 2,5 mmol/L)

Enfant :
- de 4,4 mEq/L à 5,3 mEq/L (de 2,2 mmol/L à 2,7 mmol/L)

DÉSÉQUILIBRES CALCIQUES

Un grand nombre de fonctions physiologiques, comme les fonctions musculaire et nerveuse, l'élaboration d'hormones, la formation et la résistance des os, ainsi que la coagulation du sang, nécessitent un taux normal de calcium sérique

Les déséquilibres calciques sont causés par une modification de l'apport en calcium ou de son absorption, de sa distribution ou de son excrétion. Le processus de l'absorption, dont l'efficacité nécessite de la vitamine D, a lieu en grande partie dans le duodénum. La distribution comprend l'entrée du calcium dans les os et la libération hors de ceux-ci, et la distribution de diverses formes de calcium dans le plasma. Le calcium est excrété dans l'urine, les selles et la sueur (figure 9-15).

La parathormone est le principal agent de régulation du taux de calcium plasmatique. Elle augmente la concentration du calcium dans le plasma en intensifiant l'absorption du calcium et la libération du calcium de l'os, et en réduisant l'excrétion du calcium par l'urine. La concentration de calcium plasmatique joue un rôle important dans la perméabilité des membranes et influe sur le seuil d'excitation des cellules musculaires et nerveuses. C'est pourquoi les déséquilibres du taux de calcium plasmatique ont des répercussions sur l'irritabilité neuromusculaire.

LES TROIS FORMES DE CALCIUM PLASMATIQUE

Calcium lié à des protéines
Calcium lié à de petits ions organiques (p. ex., citrate)
Calcium ionisé (Ca^{++}), seule forme physiologiquement active

Hypercalcémie

L'hypercalcémie correspond à un taux de calcium plasmatique supérieur à 5,3 mEq/L (2,7 mmol/L) chez l'enfant, et à 5 mEq/L (2,5 mmol/L) chez le nouveau-né. Toutefois, comme une grande quantité de calcium est stockée dans les os, le taux de calcium sérique ne reflète pas nécessairement les réserves de l'organisme.

Manifestations cliniques

L'hypercalcémie peut être accompagnée de symptômes non spécifiques, ce qui rend son diagnostic difficile à établir[4]. Un grand nombre des signes et des symptômes de l'hypercalcémie proviennent d'une diminution de l'excitabilité neuromusculaire. De la constipation, de l'anorexie, des nausées et des vomissements peuvent être présents. La fatigue et la faiblesse des muscles squelettiques sont des symptômes prédominants; la confusion, la léthargie et une diminution de la durée d'attention sont fréquentes.

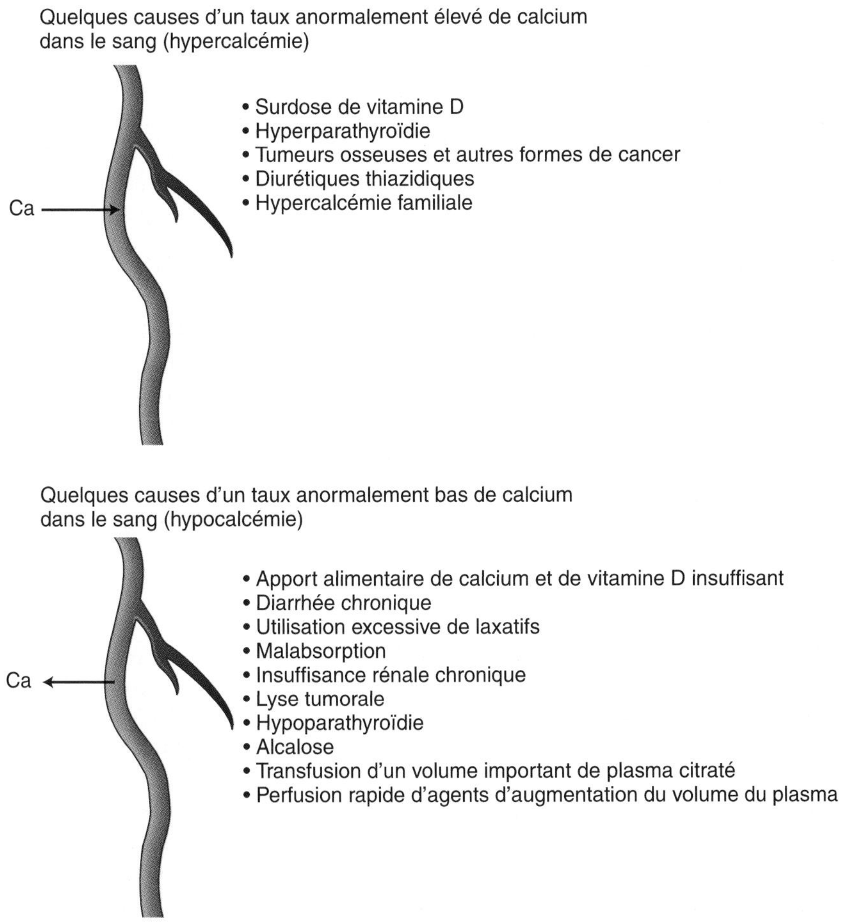

Quelques causes d'un taux anormalement élevé de calcium dans le sang (hypercalcémie)
Ca
• Surdose de vitamine D
• Hyperparathyroïdie
• Tumeurs osseuses et autres formes de cancer
• Diurétiques thiazidiques
• Hypercalcémie familiale
Quelques causes d'un taux anormalement bas de calcium dans le sang (hypocalcémie)
Ca
• Apport alimentaire de calcium et de vitamine D insuffisant
• Diarrhée chronique
• Utilisation excessive de laxatifs
• Malabsorption
• Insuffisance rénale chronique
• Lyse tumorale
• Hypoparathyroïdie
• Alcalose
• Transfusion d'un volume important de plasma citraté
• Perfusion rapide d'agents d'augmentation du volume du plasma

FIGURE 9-15. Facteurs déterminants des déséquilibres du taux de calcium.

L'enfant présente une polyurie. Une hypercalcémie grave peut entraîner des arythmies et un arrêt cardiaques. L'hypercalcémie chez le nouveau-né se manifeste par des muscles flasques et une absence de développement staturo-pondéral normal. L'hypercalcémie a pour effet d'augmenter l'excrétion du sodium et du potassium par les reins, ce qui risque de provoquer une polyurie et une polydipsie.

Étiologie et physiopathologie

L'hypercalcémie est due à des affections associées à une consommation ou à une absorption accrue de calcium, à un déplacement du calcium des os vers le liquide extracellulaire et à une diminution de l'excrétion du calcium. L'hypercalcémie due à une consommation ou à une absorption accrue de calcium peut se manifester chez le nourrisson qui mange de grandes quantités de foie de poulet (source de vitamine A) ou reçoit des doses massives de vitamine D ou de vitamine A, ou chez l'enfant ou l'adolescent qui consomme des aliments à teneur élevée en calcium en grande quantité tout en prenant des antiacides (syndrome de Burnett). Un nouveau-né de petit poids risque de souffrir d'hypercalcémie si l'apport en phosphore est inadéquat car le phosphore et le calcium contenus dans les os sont alors résorbés. Une hypercalcémie peut également se manifester chez l'enfant recevant une alimentation parentérale totale comportant des doses de calcium excessives.

Dans la plupart des cas, l'hypercalcémie chez l'enfant est due à un déplacement du calcium des os vers le liquide extracellulaire. Les quantités excessives de parathormone élaborées dans les cas d'hyperparathyroïdie entraînent l'évacuation du calcium contenu dans les os. Une immobilisation prolongée a le même effet. Souvent, les ions calcium en surplus sont éliminés dans l'urine. Toutefois, si le calcium est libéré par les os plus rapidement que les reins sont capables de l'excréter, une hypercalcémie se produit. De nombreux types de cancers, comme la leucémie, peuvent également entraîner une hypercalcémie. Les cellules cancéreuses produisent des substances qui circulent dans le sang, atteignent les os et causent une résorption osseuse. Le calcium provenant des os pénètre ensuite dans le liquide extracellulaire, ce qui provoque une hypercalcémie. Les tumeurs osseuses détruisent les os directement, ce qui entraîne la fuite du calcium. L'hypercalcémie familiale et l'hypercalcémie infantile font partie des affections congénitales rares.

Les diurétiques thiazidiques (thiazide ou hydrochlorthiazide, par exemple) diminuent l'excrétion du calcium dans l'urine et peuvent contribuer au développement d'une hypercalcémie.

Traitement médical

Le traitement de l'hypercalcémie consiste à augmenter l'apport liquidien et à administrer un diurétique, du furosémide (Lasix), dans le but d'accélérer l'excrétion du calcium dans l'urine. Pour réduire l'absorption du calcium dans l'intestin, on utilise des glucocorticoïdes. La résorption osseuse peut être diminuée par l'administration de glucocorticoïdes et de calcitonine. On a parfois recours à du phosphate pour soigner l'hypercalcémie ; cependant, ce traitement risque de provoquer une précipitation dangereuse du phosphate de calcium dans les tissus corporels. Si l'état de santé l'exige, il y a lieu d'effectuer une dialyse.

Collecte des données

L'infirmière doit surveiller le taux de calcium sérique, le niveau de conscience, la fonction gastro-intestinale, le volume et la densité urinaires, le rythme cardiaque et le pH de l'enfant souffrant d'hypercalcémie. Dans le cas d'une hypercalcémie chronique, elle doit également évaluer la tolérance à l'activité et le stade de développement.

Diagnostics infirmiers

De nombreux diagnostics infirmiers sont appropriés à l'enfant atteint d'hypercalcémie. Ceux qui touchent les manifestations cardiaques et neuromusculaires sont particulièrement importants. Les diagnostics infirmiers ci-dessous peuvent s'appliquer :

- Risque de diminution du débit cardiaque relié à un arrêt cardiaque ;
- Risque de blessure relié à une diminution du niveau de conscience ;
- Risque de blessure relié à la faiblesse musculaire ;
- Risque de blessure relié à la possibilité de fractures spontanées ;
- Déficit de soins personnels relié à la fatigue et à la faiblesse musculaire ;
- Anxiété reliée à la diminution de la fonction musculaire ;
- Constipation reliée à la diminution de la fonction intestinale ;
- Risque de déficit nutritionnel : Apport nutritionnel inférieur aux besoins métaboliques relié à l'anorexie et à la nausée ;
- Risque d'altération de l'élimination urinaire relié à des calculs rénaux.

Soins infirmiers

Calculez avec précision la quantité de calcium administrée lors de l'alimentation parentérale totale ; donnez les solutions avec précaution et utilisez un moniteur cardiaque de manière à prévenir l'hypercalcémie chez l'enfant hospitalisé, conformément à l'ordonnance.

Il est important de bien conduire les interventions destinées à augmenter l'apport liquidien chez l'enfant atteint d'hypercalcémie ou chez l'enfant immobilisé. Il est nécessaire d'assurer un apport liquidien abondant, approprié à l'âge de l'enfant, afin de prévenir une concentration excessive de l'urine et de réduire la constipation (symptôme courant de l'hypercalcémie). Une urine acide aide à prévenir la formation de calculs calciques. Les infections des voies urinaires peuvent rendre l'urine alcaline ; c'est pourquoi des interventions spécifiques sont nécessaires afin de prévenir ce type d'infections. Il ne faut pas administrer de diurétiques thiazidiques, qui réduisent l'excrétion du calcium, à un enfant atteint d'hypercalcémie. Donnez à l'enfant des aliments à haute teneur en fibres afin de réduire la constipation.

En favorisant la mobilité, on aide à diminuer l'évacuation du calcium des os que provoque l'immobilité. Lorsque le retrait du calcium contenu dans les os est responsable de l'hypercalcémie, l'enfant est vulnérable aux fractures et doit être manipulé avec un soin particulier.

Expliquez aux parents qu'il ne faut pas donner à leur enfant d'aliments à haute teneur en calcium ou d'antiacides contenant du calcium (par exemple, des Tums). Sauf lors de l'allaitement maternel, les suppléments de vitamine D sont à éviter, car ils augmentent l'absorption du calcium contenu dans le tube digestif.

CONSEIL CLINIQUE

Pour réduire l'apport en calcium, limiter la consommation de lait, de crème glacée et de tous les produits laitiers. Les desserts non laitiers à base de fruits sont des solutions de remplacement acceptables.

Hypocalcémie

L'hypocalcémie correspond à un taux de calcium sérique inférieur à 4,4 mEq/L (2,2 mmol/L) chez l'enfant ou à 4 mEq/L (2 mmol/L) chez le nouveau-né. (Il ne faut pas oublier que la plus grande partie des réserves de l'organisme en calcium est stockée dans les os et que, par conséquent, le taux de calcium sérique peut ne pas refléter la quantité contenue dans l'organisme.)

Manifestations cliniques

Les signes et les symptômes de l'hypocalcémie sont des manifestations d'excitabilité musculaire anormalement élevée (tétanie). Chez l'enfant, ils comprennent des contractions et des crampes musculaires, des engourdissements ou des fourmillements autour de la bouche ou dans les doigts, et des spasmes carpo-pédaux. Les laryngospasmes, les convulsions et les arythmies cardiaques sont des manifestations plus graves pouvant entraîner la mort. L'hypocalcémie provoque parfois une insuffisance cardiaque congestive, notamment chez le nouveau-né.

Les symptômes énumérés ci-dessus accompagnent un déficit calcique aigu. Cependant, le déficit calcique chronique est un problème plus courant chez l'enfant et l'adolescent. Il peut se manifester par des fractures spontanées chez le nourrisson et chez l'adolescent qui abuse de l'exercice physique.

CROISSANCE ET DÉVELOPPEMENT

Chez le nourrisson, l'hypocalcémie se manifeste le plus souvent par des tremblements, des contractions musculaires et de brèves convulsions tonico-cloniques.

Étiologie et physiopathologie

L'hypocalcémie est due à des affections associées à une diminution de l'apport en calcium ou de son absorption, une transformation du calcium en une forme inutilisable par l'organisme, une augmentation de l'excrétion du calcium et une perte de calcium par une voie anormale.

La diminution de l'apport en calcium ou de son absorption entraîne une hypocalcémie chez l'enfant souffrant de malnutrition généralisée ou au régime alimentaire faible en vitamine D et en calcium. La plupart des athlètes féminines et des adolescentes qui essaient de perdre du poids réduisent leur consommation d'aliments contenant du calcium et risquent ainsi de souffrir d'une hypocalcémie chronique. Dans ce cas, une perte osseuse prématurée et une formation osseuse inadéquate s'ensuivent[15]. Ce déficit ne pourra pas être rattrapé, ce qui augmentera les risques d'ostéoporose plus tard dans la vie.

Même en présence d'un apport adéquat de calcium, une hypocalcémie peut se manifester dans le cas où cette substance minérale n'est pas absorbée par l'organisme. Lorsqu'un enfant ne prend pas suffisamment de vitamine D, le calcium n'est pas absorbé de manière efficace dans le duodénum. La lumière du soleil accélère la formation de vitamine D dans la peau. L'enfant qui vit en institution et qui n'a pas accès à cette lumière (par exemple, l'enfant présentant un retard grave du développement) peut présenter une hypocalcémie due à un déficit en vitamine D. Le syndrome urémique est une autre cause de déficit en vitamine D, car il empêche l'activation de la vitamine par les reins. Un apport important en phosphate peut entraîner une hypocalcémie. La diarrhée chronique et la stéatorrhée (selles graisseuses) provoquent également une diminution de l'absorption du calcium dans le tube digestif.

Le calcium qui pénètre dans les os ou le calcium ionisé du plasma qui se lie à des protéines ou à de petits ions organiques dans le plasma prend une forme inutilisable par l'organisme. Dans divers types d'hypoparathyroïdie, comme le syndrome de Di George (absence congénitale de glandes parathyroïdes), une quantité excessive de calcium se retrouve dans les os. L'hypomagnésémie nuit à la fonction de la parathormone et peut entraîner une hypocalcémie. Certains types d'hypocalcémie néonatale sont associés à un retard de la fonction parathormone ou à une hypomagnésémie. Dans le cadre du traitement du rachitisme, le calcium pénètre rapidement dans le tissu osseux. Une concentration élevée de phosphate plasmatique provoque une baisse du calcium plasmatique. L'hypocalcémie ionisée, causée par une liaison accrue du calcium ionisé plasmatique, apparaît très soudainement et ne sera pas guérie avant que l'alcalose ne soit résolue ou que le citrate ne soit métabolisé par le foie. L'enfant qui subit une greffe du foie présente pendant plusieurs jours une hypocalcémie due à un trouble du métabolisme du citrate[16].

L'excrétion accrue de calcium se produit lors d'une stéatorrhée : le calcium sécrété dans le liquide gastro-intestinal se lie aux graisses fécales en s'ajoutant au calcium alimentaire associé aux selles. La pancréatite aiguë entraîne une situation semblable.

La perte de calcium par une voie anormale favorise parfois l'hypocalcémie, par exemple lorsque le calcium est excrété de l'organisme par le biais d'une brûlure ou du drainage d'une plaie, ou encore lorsqu'il est séquestré, comme dans le cas de la pancréatite aiguë. De nombreux médicaments peuvent entraîner une hypocalcémie.

CAUSES DE L'HYPOCALCÉMIE IONISÉE

- Alcalose (augmentation de la liaison du calcium aux protéines plasmatiques)
- Présence de citrate dans des produits sanguins transfusés (liaison avec le calcium)

MÉDICAMENTS SUSCEPTIBLES D'ENTRAÎNER UNE HYPOCALCÉMIE

- Antiacides (excès)
- Laxatifs (excès)
- Lubrifiants intestinaux à base d'huile
- Anticonvulsivants
- Préparations contenant du phosphate
- Substituts protéiniques du plasma au cours d'une perfusion rapide
- Antinéoplasiques

Traitement médical

Le traitement de l'hypocalcémie consiste à administrer du calcium par voie orale ou intraveineuse. On traite également la cause initiale du déséquilibre. Dans le cas d'une hypocalcémie consécutive à une hypomagnésémie, le magnésium perdu doit être remplacé avant que l'apport supplémentaire de calcium puisse faire effet. Si le déséquilibre est dû à une insuffisance chronique de l'apport alimentaire, il faut donner de l'information sur les aliments à haute teneur en calcium.

Collecte des données

Évaluez soigneusement la croissance de la jeune athlète qui suit un régime amaigrissant. Dans le cas d'une adolescente très mince, informez-vous des sports qu'elle pratique et de la régularité de ses menstruations. En cas d'irrégularité des règles ou d'absence de règles, interrogez-la davantage sur son alimentation afin de déceler la possibilité d'un apport insuffisant en calcium, en énergie ou en d'autres nutriments. Il est nécessaire d'effectuer ces évaluations même si le taux de calcium sérique est normal. Vérifiez les signes d'alimentation inadéquate (par exemple, perte de tissu adipeux et musculaire, cheveux secs, mains et pieds froids au toucher)[17]. Vérifiez la présence des signes suivants: crampes musculaires, raideur et maladresse; grimaces causées par des spasmes des muscles faciaux, secousses des muscles des bras; et laryngospasme. La recherche des signes de Trousseau et de Chvostek peut révéler une excitabilité neuromusculaire accrue. De nombreux nouveau-nés en bonne santé présentent un signe de Chvostek positif, mais cette évaluation doit être réservée aux enfants âgés d'au moins plusieurs mois. Surveillez le taux de calcium sérique et effectuez un monitorage cardiaque afin de déceler la présence éventuelle d'arythmies.

CONSEIL CLINIQUE

Pour vérifier la présence du signe de Trousseau, mettez autour du bras de l'enfant un brassard de sphygmomanomètre et laissez-le gonflé pendant trois minutes. Un spasme carpo-pédal indique un signe de Trousseau positif. Pour vérifier le signe de Chvostek, tapotez la peau devant l'oreille (au-dessus du nerf facial). Le signe de Chvostek est positif si une contraction musculaire fait monter le coin de la bouche.

Diagnostics infirmiers

Les répercussions d'une excitabilité neuromusculaire accrue chez l'enfant atteint d'hypocalcémie sont le point de départ de plusieurs diagnostics infirmiers, dont les suivants:

- Risque de blessure relié à la vulnérabilité aux fractures;
- Risque de blessure relié à l'augmentation de l'excitabilité neuromusculaire;
- Risque de mode de respiration inefficace relié au laryngospasme;
- Risque de diminution du débit cardiaque relié aux arythmies;
- Altération de la perception sensorielle reliée à la paresthésie;
- Anxiété reliée à l'augmentation de l'excitabilité neuromusculaire;
- Manque de connaissances relié aux besoins en calcium et aux sources de calcium.

Soins infirmiers

Pour corriger le déficit en calcium chez l'enfant hospitalisé, administrez du calcium par voie orale ou intraveineuse, selon l'ordonnance. Surveillez l'apparition de complications consécutives à l'apport supplémentaire de calcium. Dans un cas d'hypocalcémie grave, ayez à portée de la main une solution de gluconate de calcium à 10 %. Ne jamais administrer de calcium par voie intramusculaire, au risque de provoquer une nécrose tissulaire.

Prenez des mesures en vue d'assurer la sécurité de l'enfant hospitalisé. Il peut être nécessaire de prendre certaines précautions afin de protéger l'enfant pendant d'éventuelles convulsions. Expliquez aux parents et à l'enfant en âge de comprendre la cause des crampes musculaires.

Conseillez la famille dans la consommation des produits laitiers et des aliments non laitiers à haute teneur en calcium. Dans le cas de la jeune athlète au poids insuffisant et aux menstruations irrégulières, l'apport en énergie et en calcium doit être augmenté. Il peut être également nécessaire de renseigner la jeune fille sur ce qui constitue un apport adéquat en calcium et sur l'importance de celui-ci relativement à la performance athlétique et à la prévention de l'ostéoporose. Incitez la jeune athlète à consommer trois verres de lait écrémé par jour[18, 19]. Apprenez-lui des moyens d'intégrer le lait à son régime alimentaire (par exemple, saupoudrer de la poudre de lait écrémé sur les céréales et d'autres aliments). Dans un cas d'intolérance au lactose, mettez l'accent sur les sources de calcium d'origine non laitière, et conseillez aux parents de se procurer du lait ou d'autres produits laitiers, comme du fromage, spécialement traités au lactase. Cependant, ces produits coûtent plus cher et les parents à faible revenu auront peut-être du mal à ajouter cette dépense à leur budget familial. Si l'enfant est atteint d'une affection qui provoque de la diarrhée chronique, encouragez un apport accru en aliments à haute teneur en calcium. Il est également possible d'utiliser des suppléments de calcium sous forme de comprimés de carbonate de calcium.

ALIMENTS À HAUTE TENEUR EN CALCIUM

Lait et produits laitiers
Jaune d'œuf
Céréales
Légumineuses
Noix
Soja

COMPLICATIONS CAUSÉES PAR L'APPORT SUPPLÉMENTAIRE DE CALCIUM

Voie orale
Constipation
Voie intraveineuse
Desquamation avec infiltration
Élévation du taux de calcium sérique
Diminution du taux de phosphate sérique

DÉSÉQUILIBRES DU MAGNÉSIUM

Le magnésium est nécessaire à la fonction enzymatique des cellules, à la libération de l'acétylcholine, à la glycolyse, à la stimulation des ATPases et à la formation des os. Comme le magnésium est un élément de la chlorophylle, les légumes verts feuillus sont de bonnes sources de magnésium, tout comme les noix et les céréales. C'est dans l'iléon terminal qu'est absorbée la plus grande partie du magnésium. Celui-ci est réparti dans le liquide extracellulaire (en faible quantité), dans les cellules (en quantité plus importante) et dans les os (en quantité importante). Le magnésium est excrété dans l'urine, les selles et la sueur.

Les déséquilibres du magnésium sont dus à des modifications de l'apport, de la répartition ou de l'excrétion du magnésium; par une perte de magnésium par une voie anormale; ou par une combinaison de ces facteurs. La concentration en magnésium plasmatique influe sur la libération de l'acétylcholine aux jonctions neuromusculaires. Par conséquent, les déséquilibres du taux de magnésium sont caractérisés par des modifications de l'irritabilité neuromusculaire.

CONCENTRATION NORMALE DE MAGNÉSIUM SÉRIQUE

1,5 mg/dL à 2,4 mg/dL (0,62 mmol/L à 0,99 mmol/L)

Hypermagnésémie

L'hypermagnésémie correspond à un taux de magnésium plasmatique supérieur à 2,4 mg/dL (0,99 mmol/L). Il faut se souvenir que le taux de magnésium sérique obtenu en laboratoire risque de ne pas refléter les réserves réelles de l'organisme, car la plus grande partie du magnésium de l'organisme se trouve dans les os et à l'intérieur des cellules.

Les manifestations cliniques de l'hypermagnésémie comprennent une diminution de l'irritabilité musculaire, de l'hypotension, de la bradycardie, de la somnolence, de la léthargie et des réflexes ostéotendineux faibles ou absents. Dans les cas graves d'hypermagnésémie, on observe une paralysie flasque, une dépression respiratoire mortelle, des arythmies cardiaques et un arrêt cardiaque.

L'hypermagnésémie provient d'affections qui se traduisent par un apport accru en magnésium et par une diminution de son excrétion. Une perturbation de la fonction rénale entraînant une diminution de l'excrétion du magnésium est la cause la plus fréquente chez l'enfant. Dans les cas d'insuffisance rénale oligurique et d'insuffisance surrénalienne, les ions magnésium qui ne peuvent pas être excrétés dans l'urine s'accumulent dans le liquide extracellulaire.

L'augmentation de la consommation de magnésium est une cause moins fréquente d'hypermagnésémie. Le sulfate de magnésium ($MgSO_4$), administré pour traiter l'éclampsie chez la mère avant l'accouchement, entraîne une hypermagnésémie chez le nouveau-né. Il arrive parfois que du magnésium en quantité anormalement élevée soit pris sous la forme de lavements, de laxatifs, d'antiacides et de liquides administrés par voie intraveineuse. L'aspiration d'eau de mer (par exemple, dans un cas de quasi-noyade) est une source peu courante mais possible d'apport excessif en magnésium. L'enfant atteint de la maladie d'Addison peut présenter un taux de magnésium anormalement élevé.

MÉDICAMENTS SUSCEPTIBLES D'ENTRAÎNER UNE HYPERMAGNÉSÉMIE

- Cathartiques contenant du magnésium
- Antiacides contenant du magnésium

Le traitement de l'hypermagnésémie consiste principalement à augmenter l'excrétion du magnésium dans l'urine, en augmentant dans la plupart des cas l'apport liquidien (sauf lors d'insuffisance rénale oligurique) et en administrant des diurétiques. Il est parfois nécessaire d'effectuer une dialyse.

Soins infirmiers

Surveillez le taux de magnésium sérique. Mesurez la tension artérielle (afin de déceler une hypotension possible), la fréquence et le rythme cardiaques (afin de surveiller l'apparition de bradycardie et d'arythmies), la fréquence et la profondeur de la respiration (afin de détecter une dépression respiratoire possible) ainsi que les réflexes ostéotendineux (afin de vérifier le tonus musculaire et de déceler tout signe de paralysie ou de mouvement anormal). Laissez les côtés du lit remontés. On ne doit pas donner de sel de mer ni de médicaments contenant du magnésium à un enfant atteint d'hypermagnésémie ou d'oligurie.

Avertissez les parents d'un enfant atteint d'insuffisance rénale chronique de ne jamais lui donner de lait de magnésie, d'antiacides contenant du magnésium ou d'autres substances à base de magnésium. Dans les cas où l'hypermagnésémie est traitée avec des diurétiques, surveillez le taux de potassium afin de déceler tout signe d'hypokaliémie.

CONSEIL CLINIQUE

Apprenez aux parents de l'enfant atteint d'insuffisance rénale chronique à vérifier sur les étiquettes des bouteilles d'antiacides et de cathartiques si les produits contiennent du magnésium.

Hypomagnésémie

L'hypomagnésémie correspond à une concentration de magnésium plasmatique inférieure à 1,5 mg/dL (0,62 mmol/L). (Il faut se souvenir que le taux de magnésium sérique ne reflète pas toujours les réserves de l'organisme, puisque la plus grande partie du magnésium de l'organisme se trouve dans les cellules et dans les os.)

L'hypomagnésémie est caractérisée par une augmentation de l'excitabilité neuromusculaire (tétanie). Les manifestations cliniques sont des réflexes hyperactifs, des crampes des muscles squelettiques, des secousses musculaires, des tremblements et des arythmies cardiaques. On observe parfois des convulsions dans les cas d'hypomagnésémie grave.

L'hypomagnésémie provient d'affections associées à une diminution de l'apport en magnésium ou à une diminution de son absorption, à une transformation du magnésium en une forme non utilisable par l'organisme, à une augmentation de l'excrétion du magnésium ou à une perte de magnésium par une voie anormale.

Une diminution de l'apport en magnésium ou de l'absorption du magnésium peut se produire chez l'enfant qui ne mange pas et qui reçoit un traitement intraveineux de longue durée sans magnésium. La malnutrition chronique est une autre cause de diminution de l'apport en magnésium. L'absorption du magnésium est réduite dans la diarrhée chronique, le syndrome de l'intestin court, les syndromes de malabsorption et la stéatorrhée.

La transformation de magnésium en une forme non utilisable par l'organisme peut être consécutive à la transfusion de nombreuses unités de produits sanguins contenant des citrates, car le magnésium lié au citrate n'est pas physiologiquement actif. Des transfusions de ce genre entraînent une hypomagnésémie prolongée chez les personnes ayant subi une greffe du foie, dont le métabolisme est perturbé. Le magnésium pénètre rapidement dans les os lorsque ceux-ci ne contiennent pas de réserves suffisantes de ce minéral.

Une augmentation de l'excrétion du magnésium dans l'urine peut se produire lors d'un traitement diurétique, pendant la phase diurétique de l'insuffisance rénale aiguë et dans les cas d'acidocétose diabétique et d'hyperaldostéronisme. L'alcoolisme chronique, observé chez certains adolescents, augmente l'excrétion du magnésium dans l'urine. Le magnésium présent dans les sécrétions gastro-intestinales se lie aux graisses et est excrété dans les selles.

Les causes de la perte de magnésium par une voie anormale sont l'aspiration nasogastrique et la séquestration du magnésium dans les cas de pancréatite aiguë.

Le traitement de l'hypomagnésémie consiste à administrer du magnésium et à traiter la cause sous-jacente du déséquilibre.

MÉDICAMENTS SUSCEPTIBLES D'ENTRAÎNER UNE HYPOMAGNÉSÉMIE

- Diurétiques de déplétion magnésique
- Antinéoplasiques
- Antifongiques à action systémique
- Aminosides
- Laxatifs

COMPLICATIONS POSSIBLES DE LA MAGNÉSOTHÉRAPIE

Voie orale
- Diarrhée

Voie intraveineuse
- Bouffées vasomotrices, chaleur
- Élévation du taux de magnésium sérique
- Arythmies cardiaques
- Diminution des réflexes ostéotendineux

Soins infirmiers

L'évaluation infirmière de l'hypomagnésémie comprend non seulement la surveillance du taux de magnésium sérique, mais également la recherche des réflexes ostéotendineux, la vérification des signes de Trousseau et de Chvostek (se reporter à la page 351), le monitorage de la fonction cardiaque et des contractions musculaires. Un enfant capable de parler se plaint de crampes musculaires. Dans de nombreux milieux de soins, le taux de magnésium sérique n'est pas mesuré de façon systématique;

ALIMENTS À HAUTE TENEUR EN MAGNÉSIUM

Amandes
Bananes
Beurre d'arachide
Céréales à grains entiers
Jaunes d'œuf
Légumes vert foncé
Soya

cependant, il faut demander que cette mesure soit effectuée lorsque l'enfant présente des facteurs de risque ou des manifestations précoces d'hypomagnésémie. Si une administration de magnésium par voie intramusculaire ou intraveineuse a été prescrite, procédez soigneusement en suivant l'ordonnance, et surveillez les signes vitaux. Un électrocardiogramme et des tests de la fonction rénale peuvent précéder cette injection. Assurez-vous d'avoir toujours à portée de la main des médicaments et du matériel de réanimation pendant l'administration du magnésium.

Dans le cas de l'enfant atteint d'hypomagnésémie ou présentant des facteurs de risque de longue durée, comme une diarrhée chronique, demandez aux parents d'intégrer à son régime alimentaire des aliments à haute teneur en magnésium. Avant d'administrer des suppléments de magnésium, assurez-vous que le débit urinaire de l'enfant est adéquat. Dans le cas d'une administration de magnésium par voie intraveineuse, surveillez les réflexes ostéotendineux et les complications éventuelles de la magnésothérapie.

► ÉVALUATION CLINIQUE DES DÉSÉQUILIBRES HYDRO-ÉLECTROLYTIQUES

Comment vérifier chez un enfant la présence d'un déséquilibre hydro-électrolytique sans examiner en détail l'une après l'autre les manifestations cliniques de chaque trouble possible ? Effectuez d'abord une évaluation rapide des facteurs de risque afin de déterminer les facteurs présents (tableaux 9-12 et 9-13).

Il est possible d'évaluer mentalement les facteurs de risque dans le cadre des tâches habituelles. Recherchez les facteurs qui modifient l'apport en liquide isotonique

TABLEAU 9-12 Évaluation des facteurs de risque relatifs à des déséquilibres liquidiens

Liquide isotonique (déséquilibres du volume liquidien extracellulaire)
- Source d'augmentation de l'apport ?
- Augmentation ou diminution de la sécrétion de l'aldostérone ?
- Source de perte par l'organisme ?

Eau
- Source d'augmentation de l'apport ?
- Augmentation ou diminution de la sécrétion de l'hormone antidiurétique ?
- Source de perte anormale par l'organisme ?

TABLEAU 9-13 Évaluation des facteurs de risque relatifs aux déséquilibres électrolytiques

Électrolytes – apport et absorption
- Augmentation ?
- Diminution ?

Échanges d'électrolytes
- Du capital électrolytique vers le plasma ?
- Du plasma vers le capital électrolytique ?

Excrétion des électrolytes
- Augmentation ?
- Diminution ?

Perte d'électrolytes par une voie anormale
- Vomissements ?
- Diarrhée ?
- Aspiration nasogastrique ?
- Blessure ?
- Brûlure ?
- Transpiration excessive ?

et en eau ainsi que la rétention et la perte de ces éléments. Les renseignements ainsi obtenus servent à déterminer le type de déséquilibre liquidien le plus susceptible de se produire chez un enfant. Puis, recherchez les facteurs qui modifient l'apport en électrolytes et l'absorption de ceux-ci, la répartition entre le plasma et d'autres capitaux électrolytiques, l'excrétion et les voies anormales de perte. À l'aide de ces renseignements, vous pourrez déterminer le type de déséquilibre électrolytique le plus susceptible de se produire chez l'enfant. Il est important de revoir la physiopathologie afin de comprendre le rôle joué par les autres électrolytes et d'autres substances (par exemple le phosphore) dans l'organisme.

Après avoir évalué des déséquilibres possibles chez un enfant, effectuez une évaluation clinique. Pour évaluer les déséquilibres liquidiens, mesurez l'évolution pondérale, le volume vasculaire, le volume interstitiel et la fonction cérébrale (tableau 9-14). Pour évaluer les déséquilibres électrolytiques, mesurez le taux d'électrolytes sérique, la force des muscles squelettiques, l'excitabilité neuromusculaire, la fonction du tube digestif et le rythme cardiaque (tableau 9-15). Ensuite, vérifiez la présence de manifestations propres à un risque élevé d'un déséquilibre en particulier (par exemple, la polyurie dans un cas d'hypokaliémie). Évaluez tous les résultats d'analyses de laboratoire. Cette méthode d'évaluation des facteurs de risque, suivie d'une évaluation clinique, constitue une approche rapide et exhaustive permettant de détecter les déséquilibres hydroélectrolytiques.

► PHYSIOLOGIE DE L'ÉQUILIBRE ACIDO-BASIQUE

L'équilibre acido-basique est essentiel au fonctionnement normal des cellules de l'organisme. Le nombre d'ions hydrogène (H^+) présents dans un liquide détermine le degré d'acidité de celui-ci. Une augmentation de la concentration en ions hydrogène accroît

TABLEAU 9-14 Résumé de l'évaluation clinique des déséquilibres liquidiens

Catégorie	Objet de l'évaluation	Modifications consécutives aux déséquilibres liquidiens
Modification rapide du poids	Prise de poids quotidienne	Gain de poids – excès de volume extracellulaire Perte de poids – déficit du volume extracellulaire ; déshydratation clinique
Volume vasculaire	Temps de remplissage des petites veines	Augmentation – déficit du volume extracellulaire ; déshydratation clinique
	Temps de remplissage capillaire	Augmentation – déficit du volume extracellulaire ; déshydratation clinique
	Nature du pouls	Pouls bondissant – excès de volume extracellulaire Pouls filant – déficit du volume extracellulaire ; déshydratation clinique
	Mesure de la tension artérielle orthostatique	Chute – déficit du volume extracellulaire ; déshydratation clinique
	Bruits pulmonaires anormaux dans les parties déclives	Crépitants – excès de volume extracellulaire
	Pression veineuse centrale	Augmentation – excès de volume extracellulaire Diminution – déficit du volume extracellulaire ; déshydratation clinique
	Fontanelle (nouveau-né et nourrisson)	Bombée – excès de volume extracellulaire Affaissée – déficit de volume extracellulaire ; déshydratation clinique
	Remplissage des veines du cou (enfant)	Veines remplies en position debout - excès de volume extracellulaire Veines cachées en décubitus dorsal - déficit du volume extracellulaire ; déshydratation clinique
Volume interstitiel	Élasticité de la peau	Persistance du pli cutané – déficit du volume extracellulaire ; déshydratation clinique
	Présence ou absence d'œdème	Œdème – excès de volume extracellulaire
Fonction cérébrale	Niveau de conscience	Diminution – déshydratation clinique

TABLEAU 9-15 Résumé de l'évaluation clinique des déséquilibres électrolytiques

Catégorie	Objet de l'évaluation	Modifications consécutives aux déséquilibres électrolytiques
Fonction des muscles squelettiques	Force musculaire	Faiblesse, paralysie flasque – hyperkaliémie ; hypokaliémie
Excitabilité neuromusculaire	Réflexes ostéotendineux	Diminution – hypercalcémie ; hypermagnésémie Hyperactivité – hypocalcémie ; hypomagnésémie
	Signe de Chvostek (sauf chez le nouveau-né et le nourrisson)	Positif – hypocalcémie ; hypomagnésémie
	Signe de Trousseau	Positif – hypocalcémie ; hypomagnésémie
	Paresthésies	Digitales ou péribuccales – hypocalcémie
	Crampes ou secousses musculaires	Présentes – hypocalcémie ; hypomagnésémie
Fonction du tube digestif	Bruits intestinaux	Diminution ou absence – hypokaliémie
	Profil d'élimination	Constipation – hypokaliémie ; hypercalcémie Diarrhée – hyperkaliémie
Rythme cardiaque	Arythmie	Irrégularité – hyperkaliémie ; hypokaliémie ; hypercalcémie ; hypocalcémie ; hypermagnésémie ; hypomagnésémie
	Électrocardiogramme	Anormal – hyperkaliémie ; hypokaliémie ; hypercalcémie ; hypocalcémie ; hypermagnésémie ; hypomagnésémie
	Niveau de conscience	Diminution – hyponatrémie ; hypernatrémie

le degré d'acidité d'une solution. Comme la concentration en ions hydrogène des liquides organiques est très peu élevée, le degré d'acidité est exprimé par la valeur du **pH** (le logarithme négatif de la concentration en ions hydrogène) plutôt que par la concentration en ions hydrogène elle-même. La gamme des valeurs de pH possibles s'étend de 1 à 14. Un pH de 7 représente une valeur neutre. Plus le pH est faible, plus la solution est acide. Un pH supérieur à 7 indique une valeur basique. Plus le pH est élevé, plus la solution est alcaline. Normalement, les liquides organiques sont légèrement alcalins.

Le pH des liquides organiques est régulé de manière à offrir un environnement favorable à la fonction cellulaire. Le pH du sang influe sur le pH intracellulaire. L'**acidémie** désigne un pH sanguin inférieur à la normale, alors que l'**alcalémie** correspond à une augmentation du pH sanguin. Pour que le fonctionnement des enzymes extracellulaires soit optimal, le pH doit se situer dans les limites normales. Si le pH intracellulaire devient trop élevé ou trop bas, la vitesse des réactions chimiques ne permet plus le fonctionnement normal des cellules. La fonction des protéines cellulaires repose sur un taux normal d'ions hydrogène. Par conséquent, les déséquilibres acido-basiques se traduisent par des signes et des symptômes cliniques et, dans les cas graves, ils peuvent causer la mort.

Au cours de leur fonctionnement normal, toutes les cellules de l'organisme produisent deux types d'acides : l'acide carbonique (H_2CO_3) et des acides métaboliques (non carboniques). Ces acides sont libérés dans le liquide extracellulaire et doivent être neutralisés par l'organisme, ou excrétés de l'organisme, sinon ils risquent de s'accumuler de façon dangereuse. Les tampons contenus dans les liquides organiques peuvent les neutraliser dans une certaine mesure. L'acide carbonique est éliminé par les poumons sous forme de dioxyde de carbone et d'eau. Les acides métaboliques sont excrétés par les reins.

VALEURS NORMALES DU PH DU SANG ARTÉRIEL

Nourrisson : 7,36 – 7,42
Enfant : 7,37 – 7,43
Adolescent : 7,35 – 7,41

EXEMPLES D'ACIDES MÉTABOLIQUES

Acide pyruvique
Acide sulfurique
Acide acétoacétique
Acide lactique
Acide chlorhydrique
Acide ß-hydroxybutirique

Tampons

Le maintien des ions hydrogène dans les limites normales repose en grande partie sur les tampons. Un **tampon** est un composé qui se lie aux ions hydrogène lorsque la concentration de ceux-ci est à la hausse, et qui les libère lorsque la concentration est à la baisse[20] (figures 9-16A et 9-16B). Plusieurs types de tampons sont présents dans l'organisme (tableau 9-16). Un certain nombre de liquides organiques ont des tampons qui leur servent à répondre à leurs besoins particuliers. Le tampon bicarbonate neutralise les acides métaboliques (figure 9-17) ; cependant, il n'est pas en mesure de neutraliser l'acide carbonique.

Les tampons ont tous leurs limites. Par exemple, en présence d'un volume excessif d'acides métaboliques, les tampons de bicarbonate s'épuisent. Les acides s'accumulent ensuite dans l'organisme jusqu'à ce qu'ils soient excrétés par les reins. Du point de vue clinique, il s'agit d'une diminution de la concentration de bicarbonate sérique et d'une diminution du pH sanguin.

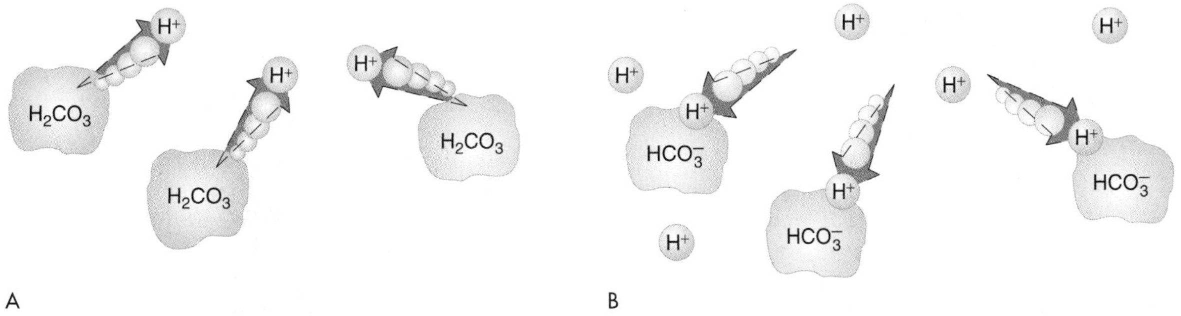

FIGURE 9-16. A, Réaction des tampons à un excès d'alcalinité. Si l'alcalinité du sang est excessive, la partie acide d'un tampon (par exemple, le H_2CO_3 d'un système bicarbonate) libère des ions hydrogène (H^+) dans le but de ramener le pH à la normale. B, Réaction des tampons à un excès d'acidité. Si le sang contient une quantité excessive d'acide, la partie alcaline d'un système tampon (par exemple le HCO_3^- d'un système bicarbonate) se lie à des ions hydrogène (H^+) dans le but de ramener le pH à la normale.

TABLEAU 9-16 Tampons importants

Tampon	Principaux sites dans l'organisme
Bicarbonate	Plasma ; liquide interstitiel
Protéines	Plasma ; intérieur des cellules
Hémoglobine	Intérieur des érythrocytes
Phosphates	Intérieur des cellules ; urine

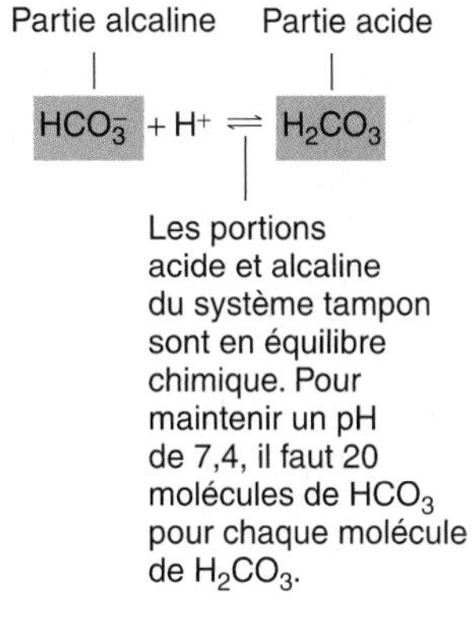

Partie alcaline
Partie acide
HCO3- + H+ ⇌ H2CO3
Les portions acide et alcaline du système tampon sont en équilibre chimique. Pour maintenir un pH de 7,4, il faut 20 molécules de HCO3 pour chaque molécule de H2CO3.

FIGURE 9-17. Système tampon bicarbonate.

Rôle des poumons

Les poumons ont la tâche d'éliminer de l'organisme l'excès d'acide carbonique. À chaque respiration, l'enfant expire du dioxyde de carbone et de l'eau, les composantes de l'acide carbonique. Plus la respiration est rapide et profonde, plus la quantité d'acide carbonique excrétée est importante. Comme l'acide carbonique est transformé dans l'organisme en dioxyde de carbone et en eau par une enzyme, l'anhydrase carbonique, il est possible de mesurer la quantité d'acide carbonique au moyen de la PCO_2.

Même si l'enfant peut les augmenter et les diminuer volontairement, la fréquence et la profondeur de sa respiration sont généralement régulées de manière involontaire. La PCO_2 et le pH sanguin sont contrôlés par des chémorécepteurs situés dans l'hypothalamus, l'aorte et les artères carotides. Ces artères contrôlent également la PO_2 du

ACIDE CARBONIQUE

Acide carbonique = dioxyde de carbone + eau

$H_2CO_3 = CO_2 + H_2O$

VALEURS NORMALES DE LA P_{CO_2} DANS LE SANG ARTÉRIEL

Nourrisson :
30 mm Hg – 34 mm Hg
Enfant :
35 mm Hg – 41 mm Hg
Adolescent :
38 mm Hg – 44 mm Hg

CONCENTRATION NORMALE DE BICARBONATE DANS LE SANG ARTÉRIEL

Nourrisson :
17,2 mmol/L – 23,6 mmol/L
Enfant :
18 mmol/L – 25 mmol/L
Adolescent :
23 mmol/L – 25 mmol/L

sang. Les messages des chémorécepteurs s'ajoutent à d'autres messages nerveux pour modifier la respiration en fonction des besoins. La fréquence et la profondeur augmentent ou diminuent selon la quantité d'acide carbonique qui doit être excrétée.

Si l'enfant se trouve dans un état physiologique qui réduit l'excrétion de l'acide carbonique ou entraîne une respiration trop lente ou superficielle (par exemple, une surmédication suivant une intervention chirurgicale), l'acide carbonique s'accumule dans le sang. Du point de vue clinique, il s'agit d'une augmentation de la P_{CO_2} du sang. L'inverse est également vrai.

Rôle des reins

Les reins excrètent des acides métaboliques de deux façons. Ils réabsorbent le bicarbonate filtré et ils produisent du bicarbonate en cas de besoin afin de rétablir l'équilibre. Du bicarbonate se forme lorsque des acides et de l'ammonium s'unissent à des ions surnuméraires[21]. La concentration du bicarbonate du sang est un indice de la quantité d'acides métaboliques présents, puisque le bicarbonate est utilisé pour tamponner les acides. Lorsque la concentration est normale, la quantité d'acides métaboliques l'est aussi (figures 9-18A et 9-18B).

Chez l'enfant en bonne santé, le résultat de ces processus rénaux est l'excrétion d'acides métaboliques et le maintien dans les limites normales de la concentration de bicarbonate sanguin. Toutefois, l'enfant dont les reins ne produisent pas suffisamment d'urine peut être incapable d'éliminer de l'organisme ses acides métaboliques de manière efficace. L'accumulation de ces acides épuise un grand nombre des tampons bicarbonate disponibles, ce qui entraîne une diminution de la concentration de bicarbonate sérique.

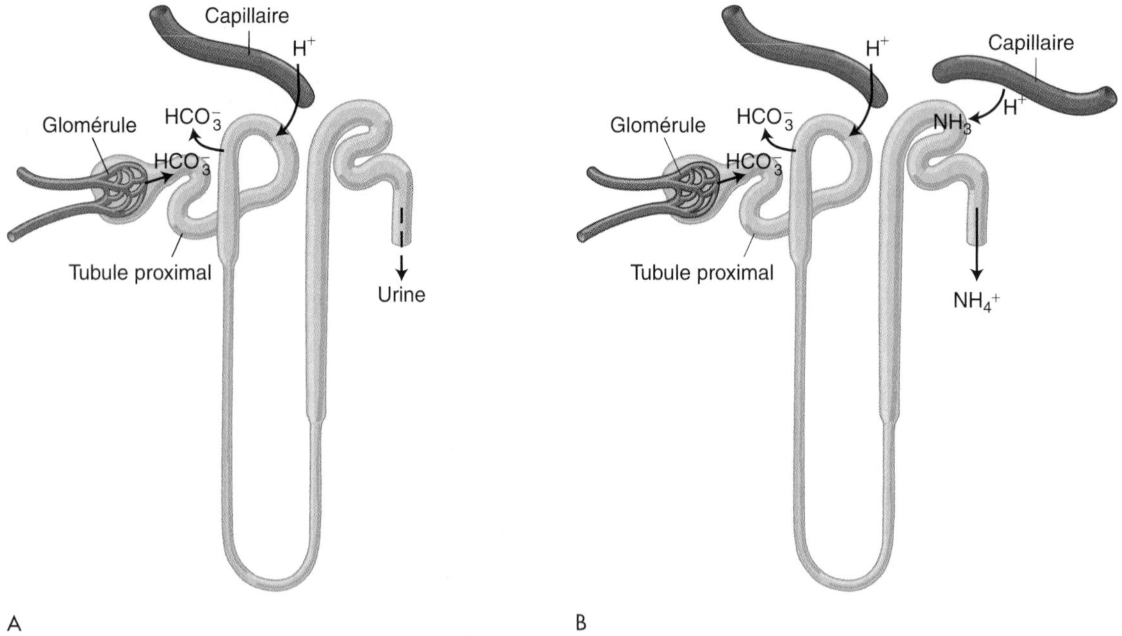

FIGURE 9-18. **A**, Recyclage du bicarbonate par les reins. Les ions bicarbonate présents dans le sang sont filtrés dans le glomérule rénal. Dans les tubes proximaux, les ions bicarbonate sont réabsorbés dans le sang au moment où les ions hydrogène sont transportés par le sang dans le liquide des tubules rénaux. **B**, Sécrétion et tamponnage des ions hydrogène dans les reins. Une urine excessivement acide risque d'endommager les cellules qui tapissent les voies urinaires. Pour prévenir ce problème, les ions hydrogène sécrétés dans les tubules distaux sont neutralisés par des tampons phosphate ou liés à l'hydroxyde d'ammonium et excrétés sous forme d'ions ammonium.

Rôle du foie

Le foie joue également un rôle dans le maintien de l'équilibre acido-basique en métabolisant les protéines, qui produisent des ions hydrogène. Il synthétise également les protéines nécessaires au maintien des pressions osmotiques dans les compartiments liquidiens.

► DÉSÉQUILIBRES ACIDO-BASIQUES

Il existe quatre types de déséquilibres acido-basiques. Deux d'entre eux résultent de processus qui amènent un volume excessif d'acide dans l'organisme. Ce sont des **acidoses**. Les deux autres types de déséquilibres sont dus à des processus qui entraînent un volume insuffisant d'acide dans l'organisme. Ce sont des **alcaloses**. Un trouble acido-basique dû à un volume insuffisant ou excessif d'acide carbonique est un déséquilibre *respiratoire*. Un trouble causé par un volume excessif ou insuffisant d'acide métabolique est un déséquilibre *métabolique*.

L'analyse des gaz sanguins artériels fournit une évaluation de laboratoire de l'état acido-basique. Le tableau 9-17 décrit une méthode permettant d'interpréter les valeurs du pH, de la PCO_2 et des concentrations de bicarbonate, mesures les plus importantes

DÉSÉQUILIBRES ACIDO-BASIQUES

Acidose : Volume relativement excessif d'acide dans l'organisme.
- Acidose respiratoire : Volume relativement excessif d'acide carbonique.
- Acidose métabolique : Volume relativement excessif d'acide métabolique.

Alcalose : Volume relativement insuffisant d'acide dans l'organisme.
- Alcalose respiratoire : Volume relativement insuffisant d'acide carbonique.
- Alcalose métabolique : Volume relativement insuffisant d'acide métabolique.

TABLEAU 9-17 Interprétation des résultats de l'analyse des gaz sanguins artériels

Lorsque vous étudiez les résultats de l'analyse des gaz sanguins artériels, posez les questions suivantes :

1. **Quelle est la valeur du pH ?** Si le pH est normal, l'enfant ne présente pas de déséquilibre, ou son organisme a compensé le déséquilibre. Si le pH est inférieur à la normale, l'enfant est en acidose. Si le pH est supérieur à la normale, l'enfant présente une alcalose.
2. **Quelle est la valeur de la PCO_2 ?** Si la PCO_2 est normale, l'enfant ne présente pas de déséquilibre acido-basique. Si la PCO_2 est inférieure à la normale, l'enfant est en acidose respiratoire. Il peut s'agir du problème initial ou d'une réponse compensatoire relativement à l'alcalose respiratoire. La concentration de bicarbonate vous aidera à déterminer la cause.
   Si la PCO_2 est supérieure à la normale, l'enfant présente une alcalose respiratoire. Encore une fois, il peut s'agir du trouble initial ou d'une réponse compensatoire relativement à l'acidose métabolique.
3. **Quelle est la concentration de bicarbonate ?** Si la concentration de bicarbonate est dans les limites normales, l'enfant ne présente pas de déséquilibre acido-basique métabolique. Si elle est supérieure à la normale, l'enfant est atteint d'alcalose métabolique. Il peut s'agir du trouble initial ou d'une réponse compensatoire relativement à l'acidose respiratoire. Une concentration de bicarbonate inférieure à la normale indique une acidose métabolique, qui peut être le trouble initial ou une réaction compensatoire relativement à l'alcalose respiratoire.
4. **Que vous disent les résultats dans leur ensemble ?** Si le pH est anormal et que la PCO_2 ou la concentration de bicarbonate est normale, il s'agit d'un déséquilibre acido-basique non compensé. Si les trois valeurs sont anormales, l'enfant présente un déséquilibre partiellement compensé, et le pH fournira la réponse concluante. Si la PCO_2, le pH et la concentration de bicarbonate sont tous réduits, il s'agit très probablement d'une acidose métabolique partiellement compensée. Si le pH est normal et que la PCO_2 et la concentration de bicarbonate sont anormales, vous êtes en présence d'un déséquilibre acido-basique entièrement compensé.
5. **Quels sont les antécédents et les signes cliniques ?** Votre interprétation concorde-t-elle avec ce que vous savez de l'état pathologique de l'enfant et avec les évaluations que vous avez faites ? Cette dernière étape vous aide à intégrer au portrait clinique les données reçues du laboratoire, ce qui permet de dispenser à l'enfant présentant un déséquilibre acido-basique les meilleurs soins infirmiers possibles.

en ce qui a trait à l'équilibre acido-basique. La PCO_2 de fin d'expiration constitue une mesure non effractive pouvant être effectuée en tout temps. (Rappelez-vous que la PCO_2 reflète la concentration d'acide carbonique, et que la concentration de bicarbonate exprime le taux d'acide métabolique.)

Acidose respiratoire

L'acidose respiratoire est causée par l'accumulation de dioxyde de carbone dans le sang. Comme le dioxyde de carbone et l'eau peuvent être combinés dans l'acide carbonique, l'acidose respiratoire est parfois appelée « excès d'acide carbonique ». L'affection peut être aiguë ou chronique. Elle dépend du fonctionnement des poumons.

Manifestations cliniques

Lorsqu'elle s'attaque aux cellules cérébrales, l'acidose entraîne une dépression du système nerveux central qui se manifeste par de la confusion, de la léthargie, des céphalées, une augmentation de la pression intracrânienne et même un coma[22]. L'acidose respiratoire aiguë peut provoquer une tachycardie et des arythmies cardiaques. L'analyse des gaz sanguins artériels révèle toujours une augmentation de la PCO_2, ce qui signifie une augmentation du taux d'acide carbonique. Le pH sérique peut être diminué ou normal.

Étiologie et physiopathologie

Toute entrave à l'excrétion du dioxyde de carbone par les poumons risque d'entraîner une acidose respiratoire. Cette situation peut nuire à l'échange gazeux dans les poumons, porter atteinte à la fonction neuromusculaire, qui fait entrer l'air dans les poumons et l'en fait sortir, ou encore abaisser la fréquence respiratoire (tableau 9-18; figure 9-19).

Lorsque la PCO_2 commence à s'élever, le pH sanguin s'abaisse. Des mécanismes compensatoires se mettent à l'œuvre: tampons non bicarbonates, excrétion d'ions hydrogène supplémentaires par les reins, formation de bicarbonate par les reins et diminution de son excrétion rénale. Ces mécanismes compensatoires mettent plusieurs

TABLEAU 9-18 Causes de l'acidose respiratoire

Facteurs touchant les poumons	Facteurs touchant la fonction neuromusculaire	Facteurs touchant le contrôle de la respiration
Aspiration	Volet costal	Dose excessive de sédatifs
Spasmes des voies respiratoires	Pneumothorax ou hémothorax	Anesthésie générale
Œdème de la glotte	Hypoventilation artificielle	Traumatisme crânien
Épiglottite	Faiblesse musculaire due à une hypokaliémie	Tumeur cérébrale
Syndrome du croup	Traumatisme touchant la moelle épinière de la partie supérieure de la colonne cervicale	Apnée du sommeil d'origine nerveuse centrale
Œdème pulmonaire	Botulisme	
Atélectasie	Tétanos	
Pneumonie grave	Cypho-scoliose	
Fibrose kystique	Poliomyélite	
Dysplasie broncho-pulmonaire	Dystrophie musculaire	
Embolie pulmonaire	Hernie diaphragmatique congénitale	
	Syndrome de Guillain-Barré	

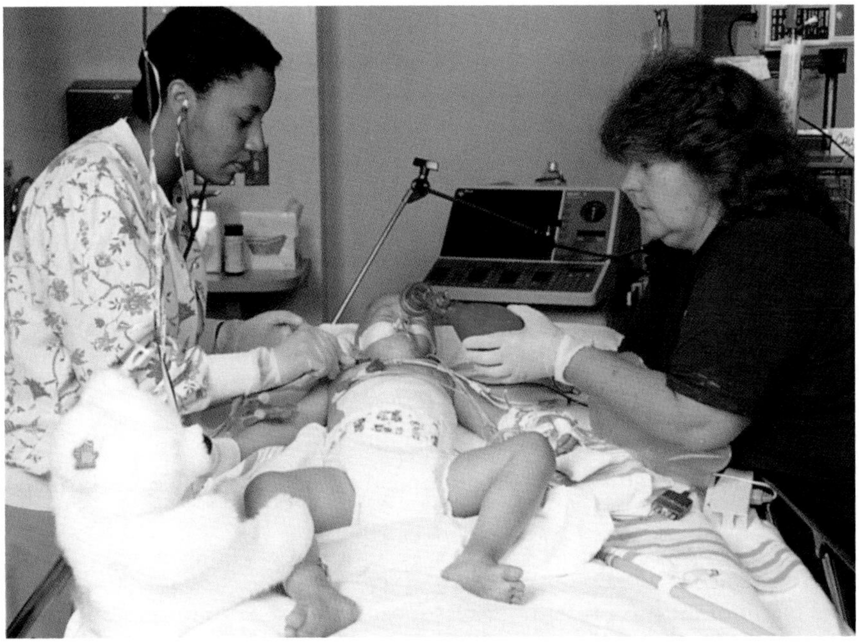

FIGURE 9-19. Cet enfant risque de souffrir d'une acidose ou une d'alcalose respiratoire. Si le volume respiratoire est réglé à un niveau insuffisant pendant la ventilation mécanique, le dioxyde de carbone (acide carbonique) s'accumulera dans l'organisme (acidose respiratoire), car il ne sera plus excrété par les poumons. Si le volume respiratoire est réglé à un niveau trop élevé, le dioxyde de carbone sera excrété en quantité excessive (alcalose respiratoire).

jours avant de devenir actifs, et la situation clinique de l'enfant présente une modification en fonction de la cause sous-jacente et de l'importance de la compensation en cours (tableau 9-19).

Traitement médical

Le traitement de l'acidose respiratoire nécessite la correction de la cause sous-jacente. Il peut comprendre l'administration de bronchodilatateurs s'appliquant au bronchospasme, une ventilation mécanique pour pallier les déficits sur le plan neuromusculaire, un usage décroissant des sédatifs ou encore une intervention chirurgicale visant à corriger une cypho-scoliose.

Collecte des données

L'infirmière joue un rôle essentiel dans les décisions concernant les interventions relatives à l'acidose respiratoire, et plus particulièrement lorsqu'il s'agit de maladies chroniques, comme la fibrose kystique et la cypho-scoliose. Évaluez soigneusement la fréquence, le rythme et la profondeur de la respiration. Prenez le pouls apical et surveillez l'apparition de tachycardies ou d'arythmies. Un moniteur cardiaque est parfois utilisé. Dans les cas de maladies aiguës, obtenez des valeurs des gaz sanguins artériels

TABLEAU 9-19 Valeurs des analyses de laboratoire de l'acidose respiratoire non compensée et compensée

	PCO_2	pH	HCO_3^-
Non compensée	Élevée	Diminué	Normal
Partiellement compensée	Élevée	Diminué, mais tendance vers la normale	Élévation
Entièrement compensée	Élevée	Normal	Élevé

CROISSANCE ET DÉVELOPPEMENT

Il est généralement difficile d'amener un jeune enfant à respirer profondément s'il s'y oppose. Pour transformer en jeu la respiration profonde, présentez un moulinet à l'enfant et demandez-lui de le faire tourner. Ou, encore, donnez-lui une paille et faites-lui faire des bulles dans un verre d'eau, ou demandez-lui de souffler sur des bouts de papier éparpillés sur sa table de chevet.

en série afin de suivre l'évolution de l'état de l'enfant. Évaluez le niveau de conscience et d'énergie. Surveillez les signes de fatigue chronique, les céphalées et la diminution du niveau de conscience.

Diagnostics infirmiers

Plusieurs diagnostics infirmiers peuvent s'appliquer à l'enfant atteint d'acidose respiratoire. Le plus important est le risque de blessure. Les autres diagnostics dépendent des manifestations cliniques et de la cause précise de l'acidose. En voici quelques exemples :

- Risque de blessure relié à la diminution du niveau de conscience ;
- Risque de diminution du débit cardiaque relié aux arythmies cardiaques ;
- Mode de respiration inefficace (hypoventilation) relié à l'activité neuromusculaire inadéquate ;
- Douleur (céphalée) reliée à la vasodilatation cérébrale ;
- Prise en charge inefficace du programme thérapeutique reliée aux bronchodilatateurs prescrits.

Soins infirmiers

Apprenez à l'enfant qui présente des risques d'acidose respiratoire, ainsi qu'à ses parents, des mesures préventives à utiliser à la maison. Dans le cas de l'enfant atteint d'une affection chronique comme la fibrose kystique, la dystrophie musculaire ou la cypho-scoliose, apprenez-lui à respirer profondément et incitez-le à le faire plusieurs fois par jour. Apprenez à la famille à reconnaître les signes d'infection (par exemple, fièvre, augmentation des sécrétions respiratoires et gêne accompagnant la respiration) de manière à pouvoir intervenir rapidement et à éviter ainsi l'aggravation du problème respiratoire. Placez l'enfant de manière à faciliter l'amplitude thoracique (figure 9-20). Apprenez aux parents à administrer eux-mêmes les médicaments nécessaires à leur enfant. Par exemple, l'enfant atteint de fibrose kystique peut prendre des antibiotiques prévenant les infections respiratoires. Montrez aux parents et à l'enfant plus âgé comment utiliser un respirateur conçu pour le domicile (figure 9-21).

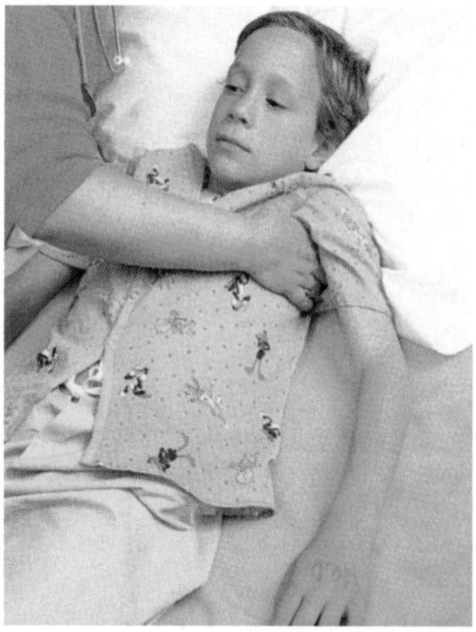

FIGURE 9-20. Installation de l'enfant dans une position qui facilite l'amplitude thoracique. On contribue à corriger l'acidose respiratoire en évitant la compression et la flexion latérale du thorax.

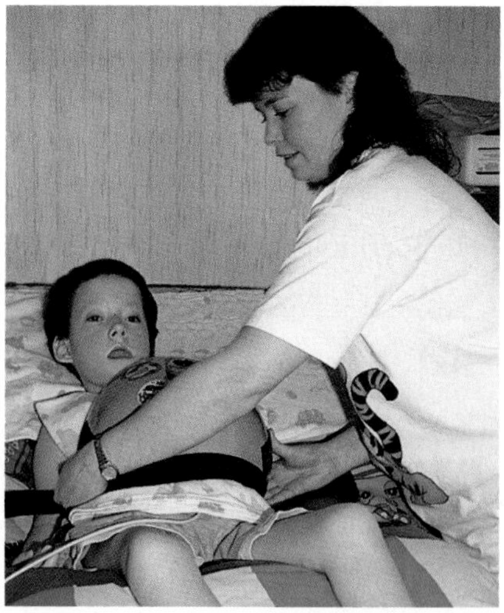

FIGURE 9-21. Cet enfant, atteint de dystrophie musculaire, utilise un respirateur à la maison. L'infirmière a donné à ses parents des instructions sur le fonctionnement de l'appareil. La famille possède une génératrice qui fournit du courant lors des pannes d'électricité.

Dans le cas de l'enfant hospitalisé, il faut d'abord assurer sa sécurité. Laissez les côtés du lit remontés, tournez l'enfant et changez-le de position fréquemment. Évaluez son état mental ; notez et signalez toute modification relative à la vigilance. Lorsque vous avez en votre possession les résultats des analyses du pH et de la PCO_2 du sang, évaluez-les rapidement et signalez toute modification ou anomalie. Administrez les médicaments selon l'ordonnance. Surveillez attentivement les doses de sédatifs afin d'éviter une aggravation de la dépression respiratoire. Effectuez des aspirations et encouragez l'enfant à respirer profondément.

Alcalose respiratoire

L'alcalose respiratoire, appelée parfois « déficit d'acide carbonique » survient lorsque le sang contient une quantité insuffisante de dioxyde de carbone.

Dans l'alcalose respiratoire, l'analyse des gaz sanguins artériels révèle une diminution de la PCO_2. Le pH sanguin est généralement élevé. L'insuffisance de dioxyde de carbone entraîne une irritabilité neuromusculaire et des paresthésies dans les extrémités et autour de la bouche. On observe parfois des crampes musculaires et un spasme carpal ou pédal. L'enfant peut présenter des vertiges ou de la confusion.

La perte excessive de dioxyde de carbone est due à une hyperventilation (volume excessif d'air qui entre dans les poumons et qui en sort). Les causes les plus fréquentes de l'hyperventilation sont présentées au tableau 9-20.

Dans de nombreux cas, l'alcalose respiratoire ne dure que quelques heures. Les reins ne corrigent pas la situation, car les mécanismes compensatoires mettent plusieurs jours à entrer en action. L'hyperventilation due à une anxiété aiguë en est un exemple. Toutefois, si le problème persiste, les reins commencent à retenir plus d'acide et à excréter davantage de bicarbonate. Des ions hydrogène sont éliminés de l'organisme par des tampons, ce qui abaisse le taux de bicarbonate plasmatique. Pendant la durée du déséquilibre, la fonction cellulaire est ainsi protégée par un retour du pH à des valeurs normales (tableau 9-21).

Le traitement médical vise à corriger le déséquilibre à l'origine de l'hyperventilation afin que les mécanismes compensatoires de l'organisme puissent ramener le taux de dioxyde de carbone à la normale.

Soins infirmiers

Évaluez le niveau de conscience de l'enfant et demandez-lui s'il a des étourdissements ou une sensation de fourmillement ou d'engourdissement ou encore une insensibilité dans les doigts, dans les orteils ou autour de la bouche. Évaluez la fréquence et la profondeur de la respiration. Dans le cas de l'enfant hospitalisé, surveillez la PO_2 au moyen de l'analyse des gaz sanguins artériels afin de déceler toute modification de son état. Il est nécessaire de rechercher soigneusement la cause de l'hyperventilation. L'enfant a-t-il été perturbé par un événement ? Présente-t-il de la douleur (se référer au chapitre 8) ? Lui a-t-on administré des salicylates sous quelque forme que ce soit ? L'enfant est-il ventilé mécaniquement ? Est-il atteint d'une infection du système nerveux central, comme une méningite ?

TABLEAU 9-20 Causes d'hyperventilation

- Hypoxémie
- Anxiété
- Douleur
- Fièvre
- Intoxication salicylée
- Méningite
- Encéphalite
- Septicémie causée par une bactérie gram négatif
- Ventilation mécanique excessive

ALERTE INFIRMIÈRE

Il est nécessaire de vérifier la PO_2 avant de commencer le traitement de l'alcalose respiratoire. Il est en effet dangereux de mettre fin à l'hyperventilation lorsque l'oxygénation est insuffisante.

TABLEAU 9-21 Valeurs des analyses de laboratoire de l'alcalose respiratoire compensée et non compensée

	PCO_2	pH	HCO_3^-
Non compensée	Diminuée	Élevé	Normal
Partiellement compensée	Diminuée	Élevé, mais tendance vers la normale	Diminution
Entièrement compensée	Diminuée	Normal	Normal

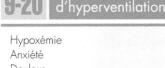

Les soins infirmiers consistent à enseigner des méthodes de gestion du stress, à soulager la douleur, à favoriser la fonction respiratoire, à assurer la sécurité de l'enfant, à maintenir l'équilibre liquidien, à effectuer une surveillance de la santé et à offrir des services de soins à domicile.

Enseigner des méthodes de gestion du stress. Si l'alcalose respiratoire est due à l'anxiété, apprenez à l'enfant à respirer lentement, en lui en faisant la démonstration vous-même. Enseignez-lui des méthodes de gestion du stress, comme la relaxation et l'imagerie mentale relativement aux situations anxiogènes (tableau 9-22).

Soulager la douleur. Afin de diminuer la douleur, utilisez divers moyens (par exemple, un traitement médicamenteux, l'imagerie mentale, des distractions, le positionnement et les massages). Le chapitre 8 décrit ces techniques ainsi que d'autres mesures qui favorisent le soulagement de la douleur.

Faciliter la fonction respiratoire. Demandez à l'enfant de tousser ou aspirez ses sécrétions, si nécessaire. Vérifiez que les systèmes de ventilation mécanique fonctionnent adéquatement.

Assurer la sécurité de l'enfant. Offrez un environnement sans danger à l'enfant dont le niveau de conscience est diminué. Assurez-vous que l'enfant est sous surveillance lorsqu'il est assis ou debout. Laissez les côtés du lit remontés.

Maintenir l'équilibre liquidien de l'enfant. Dans le cas d'une alcalose respiratoire, la compensation rénale nécessite un débit urinaire adéquat. Si aucune restriction de liquides n'a été imposée en raison de l'état de l'enfant, gérez l'apport liquidien de manière à assurer un débit urinaire satisfaisant.

Soins dans la communauté. Apprenez aux parents à ranger l'aspirine et tout autre produit contenant du salicylate hors de la portée des enfants, de préférence dans une armoire fermée à clé. Expliquez-leur qu'il est utile de garder du sirop d'ipéca à la maison et apprenez-leur la façon de l'administrer en cas d'empoisonnement par les salicylés. Remettez-leur des autocollants portant le numéro de téléphone du centre antipoison.

Acidose métabolique

L'acidose métabolique correspond à un excès d'acide autre que l'acide carbonique.

TABLEAU 9-22 Méthodes permettant de diminuer l'anxiété chez l'enfant présentant des paresthésies

Nouveau-né/nourrisson
Toucher l'enfant pour le calmer, lui parler doucement, l'emmailloter, le tenir calmement.

Trottineur et enfant d'âge préscolaire
Donner à l'enfant un jouet en peluche qu'il pourra serrer contre lui, lui chanter des comptines ou des berceuses connues, le tenir dans les bras et le calmer.

Jeune enfant d'âge scolaire
Parler doucement à l'enfant de choses agréables, lui raconter une histoire connue, lire avec lui un livre qu'il connaît bien, lui expliquer que les fourmillements ou les engourdissements vont s'en aller, utiliser une imagerie mentale dirigée simple, écouter l'enfant de manière empathique.

Enfant d'âge scolaire plus âgé et adolescent
Expliquer la cause des fourmillements ou des engourdissements et dire qu'ils vont disparaître, utiliser l'imagerie dirigée, faire écouter à l'enfant ou à l'adolescent de la musique qu'il connaît bien, demander à l'enfant ce qu'il fait lorsqu'il se sent anxieux ou lorsqu'il a peur, parler de stratégies d'adaptation.

Manifestations cliniques

Les analyses de laboratoire révèlent une baisse du pH sanguin et une diminution du HCO_3 et de la PCO_2. Toute compensation respiratoire entraîne un des signes les plus caractéristiques de l'acidose métabolique, à savoir une augmentation de la fréquence et de la profondeur de la respiration (hyperventilation) ou la *respiration de Kussmaul*. Une acidose grave peut provoquer une diminution de la résistance vasculaire périphérique entraînant à son tour des arythmies cardiaques, de l'hypotension, un œdème pulmonaire et une hypoxie tissulaire[22]. On peut également observer de la confusion ou de la somnolence, ainsi que des céphalées ou des douleurs abdominales.

Étiologie et physiopathologie

L'acidose métabolique est due à un déséquilibre de la production et de l'excrétion de l'acide ou à une perte excessive de bicarbonate (tableau 9-23). L'accumulation excessive peut se produire de deux façons. Premièrement, l'enfant mange ou boit des acides ou des substances qui sont converties en acide dans l'organisme (par exemple, aspirine, acide borique ou antigel). Deuxièmement, les cellules produisent une quantité excessive d'acide qui ne peut pas être excrétée. C'est ce mécanisme qui est à l'œuvre dans l'acidocétose liée au diabète sucré ou dans le jeûne associé à l'anorexie ou à la boulimie. Un problème d'excrétion caractérise certaines affections, comme l'insuffisance rénale oligurique (figure 9-22).

Le bicarbonate peut être excrété dans l'urine ou lors d'une perte excessive de liquide intestinal. La diarrhée, les fistules et le drainage iléal sont des sources possibles d'excrétion de bicarbonate. En outre, les inhibiteurs de l'anhydrase carbonique peuvent entraîner une perte excessive de bicarbonate dans l'urine[20].

Lorsque le pH sanguin descend sous la limite normale, les chémorécepteurs du cerveau et des artères sont stimulés et la compensation respiratoire est amorcée. La fréquence et la profondeur de la respiration augmentent, et l'acide carbonique est éliminé de l'organisme. Le pH sanguin se rapproche de la normale, même si la cause n'a pas été supprimée. Le problème sous-jacent et le degré de compensation vont modifier les valeurs des analyses de laboratoire (tableau 9-24).

TABLEAU 9-23 Causes de l'acidose métabolique

Gain d'acide métabolique
- Ingestion d'acides (par exemple, aspirine)
- Ingestion de précurseurs acides (par exemple, antigel)
- Oligurie (par exemple, insuffisance rénale)
- Acidose tubulaire rénale (distale)
- Alimentation parentérale totale (APT)
- Acidocétose diabétique
- Acidocétose de jeûne
- Erreurs innées du métabolisme (par exemple, leucinose ou maladie du sirop d'érable)
- Hypoxie tissulaire (acidose lactique)

Perte de bicarbonate
- Diarrhée
- Fistule intestinale ou pancréatique
- Acidose tubulaire rénale (proximale)

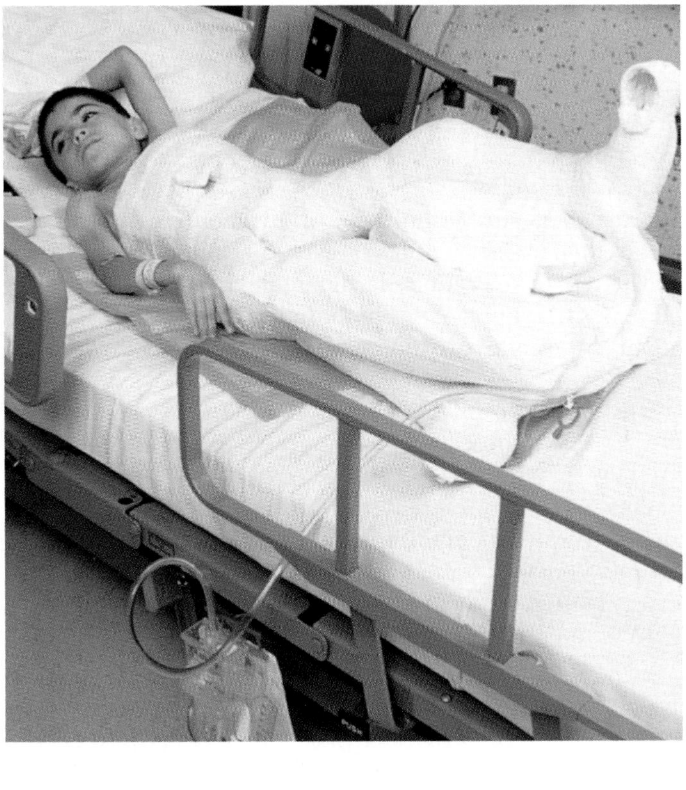

FIGURE 9-22. Il est important de surveiller le débit urinaire d'un enfant immobilisé ou venant de subir une intervention chirurgicale afin de déceler une oligurie possible. Si les reins ne produisent pas suffisamment d'urine, les acides métaboliques s'accumulent dans l'organisme et provoquent une acidose métabolique. Une consommation inadéquate de liquides peut entraîner une oligurie et, parfois, une acidose métabolique chez l'enfant immobilisé ou venant de subir une intervention chirurgicale.

TABLEAU 9-24 Valeurs des analyses de laboratoire de l'acidose métabolique compensée et non compensée

	HCO_3^-	pH	PCO_2
Non compensée	Diminué	Diminué	Normale
Partiellement compensée	Diminué	Diminué, mais tendance vers la normale	Diminution
Entièrement compensée	Diminué	Normal	Diminuée

Traitement médical

Le traitement de l'acidose métabolique dépend de la détermination et du traitement de la cause sous-jacente. Dans un cas d'acidose grave, on peut administrer du bicarbonate de sodium par voie intraveineuse dans le but d'élever le pH et de prévenir les arythmies cardiaques. Ce traitement est cependant difficile à gérer, car l'excrétion rénale risque d'entraîner une rétention excessive du bicarbonate. Par conséquent, on ne l'utilise que dans les situations très graves (par exemple, arrêt cardiaque prolongé)[23].

Collecte des données

Évaluez la fréquence et la profondeur de la respiration. Observez fréquemment le niveau de conscience de l'enfant. Surveillez les signes ou les plaintes relatifs à des céphalées et à des douleurs abdominales. Des analyses des gaz sanguins artériels sont généralement effectuées afin d'évaluer les changements dans l'état de l'enfant.

Diagnostics infirmiers

Plusieurs diagnostics infirmiers peuvent s'appliquer à l'enfant présentant une acidose métabolique. En voici quelques exemples :

- Risque de blessure relié à la confusion ou à la somnolence, ou à la diminution de la réactivité ;
- Risque de diminution du débit cardiaque relié aux arythmies cardiaques ;
- Diminution de l'irrigation tissulaire cérébrale reliée à l'hypoxie tissulaire ;
- Mode de respiration inefficace relié au contrôle de la production des cétones dans le diabète.

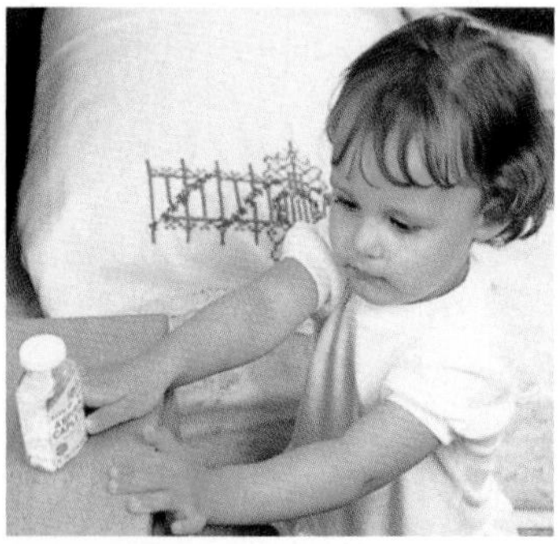

FIGURE 9-23. Les parents de cette enfant ont besoin des conseils d'une infirmière ! En enseignant aux parents à ranger le flacon d'aspirine hors de la portée des jeunes enfants dans une armoire verrouillée, on contribue à prévenir l'acidose métabolique.

Soins infirmiers

Assurez la sécurité de l'enfant en tenant compte de son niveau de conscience et d'attention. Tournez l'enfant et changez-le de position afin d'éviter la pression des draps sur la peau. Limitez les activités en vue de réduire la charge de travail du cœur.

Placez l'enfant dans une position qui facilite l'amplitude thoracique. Dispensez-lui des soins buccaux pendant les périodes de respiration rapide, car ce type de respiration assèche la bouche.

Surveillez les solutions administrées par voie intraveineuse et les résultats des analyses de laboratoire relatives à l'équilibre acido-basique. Signalez rapidement tout changement.

Une fois l'état de l'enfant stabilisé, donnez aux parents les instructions dont ils ont besoin. Afin de réduire les risques d'empoisonnement, apprenez-leur à mettre sous clé et hors de la portée de l'enfant les médicaments et les acides (figure 9-23), par exemple les médicaments contenant de l'aspirine, mais également les produits d'entretien de la voiture souvent rangés dans le garage. Enseignez aux parents le traitement du diabète sucré à la maison et apprenez-leur à déceler et à traiter rapidement les signes de cette affection afin d'éviter l'acidocétose diabétique (se reporter au chapitre 21).

Alcalose métabolique

L'alcalose métabolique correspond à une quantité insuffisante d'acides métaboliques.

L'alcalose métabolique est caractérisée habituellement par l'élévation simultanée du pH sanguin, de taux de bicarbonate et de la PCO_2 (tableau 9-25). Souvent, une hypokaliémie se déclare en même temps (se reporter à la page 344 pour revoir les signes de l'hypokaliémie). Généralement, la fréquence et la profondeur de la respiration sont à la baisse. On peut observer une irritabilité neuromusculaire, des crampes, de la paresthésie, de la tétanie, des convulsions et de l'excitation. Enfin, la situation peut s'aggraver au point d'entraîner de la confusion, de la léthargie et un coma.

TABLEAU 9-25 Valeurs des analyses de laboratoire de l'alcalose métabolique non compensée et compensée

	HCO_3^-	pH	PCO_2
Alcalose aiguë non compensée	Élevé	Élevé	Normale
Partiellement compensée	Élevé	Élevé, mais tendance vers la normale	Élévation
Entièrement compensée	Le besoin d'oxygène détermine la respiration et empêche la compensation complète.		

Un gain de bicarbonate ou une perte d'acide métabolique peut provoquer une alcalose métabolique (tableau 9-26). L'élévation du taux de bicarbonate est due à une consommation excessive d'antiacides contenant du bicarbonate ou du bicarbonate de soude, ou au métabolisme des précurseurs du bicarbonate comme le citrate contenu dans les transfusions sanguines. Lors d'une hypokaliémie profonde, d'un hyperaldostéronisme primaire ou d'un déficit extrême du volume liquidien extracellulaire, on observe parfois une absorption accrue du bicarbonate par les reins. Une quantité excessive d'acide peut être excrétée dans des vomissements abondants (par exemple, dans le cas du nouveau-né ou du nourrisson atteint de sténose du pylore) ou retirée lors d'une aspiration continue du contenu gastrique.

Lorsque les chémorécepteurs du cerveau et des artères détectent l'élévation du pH liée à une alcalose métabolique et que la respiration diminue, l'organisme retient de l'acide carbonique qui peut neutraliser le bicarbonate et ramener le pH dans les limites normales.

Le traitement médical consiste à traiter la cause sous-jacente de l'alcalose. On augmente le volume liquidien extracellulaire en administrant par voie intraveineuse une solution saline normale (NaCl 0,9 %) afin de faciliter l'excrétion du bicarbonate par les reins.

Soins infirmiers

Évaluez fréquemment le niveau de conscience de l'enfant. La vigilance peut diminuer après une période initiale d'excitation; par conséquent, il est nécessaire d'effectuer des évaluations fréquentes. Surveillez les signes d'irritabilité neuromusculaire ainsi que les nausées et les vomissements. Observez attentivement la fréquence et la profondeur de la respiration. Demandez des analyses des gaz sanguins artériels selon l'ordonnance.

Facilitez la respiration. Assurez la sécurité de l'enfant en laissant les côtés du lit remontés et en tournant l'enfant fréquemment. Placez-le sur le côté afin d'éviter qu'il n'aspire les matières vomies.

Dans le cas où l'alcalose est due à l'ingestion d'antiacides, enseignez à l'enfant et aux parents la façon appropriée d'utiliser ces médicaments.

TABLEAU 9-26 Causes de l'alcalose métabolique

Gain de bicarbonate
- Ingestion de bicarbonate de soude
- Ingestion d'antiacides contenant du bicarbonate en grande quantité
- Transfusion d'échange ou transfusion massive (transformation du citrate en bicarbonate)
- Absorption accrue de bicarbonate par les reins

Perte d'acide métabolique
- Vomissements prolongés (par exemple, sténose du pylore)
- Aspiration nasogastrique
- Fibrose kystique
- Hypokaliémie
- Utilisation de diurétiques
- Hyperaldostéronisme
- Hyperplasie congénitale des surrénales
- Syndrome de Cushing

Déséquilibres acido-basiques mixtes

Il est possible que deux types de déséquilibres acido-basiques surviennent en même temps. Par exemple, l'enfant atteint de fibrose kystique peut souffrir simultanément d'une acidose respiratoire consécutive à ses troubles pulmonaires et d'une alcalose métabolique due aux vomissements causés par une autre affection sans lien avec sa maladie chronique. Le traitement par les diurétiques peut provoquer en même temps une alcalose métabolique causée par la déplétion du volume extracellulaire et une hypokaliémie chez l'enfant atteint d'insuffisance cardiaque congestive et d'acidose respiratoire chronique. Lorsqu'une telle situation se présente, il est nécessaire de déterminer et de traiter toutes les causes sous-jacentes. Les soins aux enfants présentant des déséquilibres acido-basiques mixtes sont souvent complexes et nécessitent une hospitalisation et un traitement délicat. Lorsque l'enfant obtient son congé de l'hôpital, l'infirmière enseignera aux parents la façon de reconnaître les signes de déséquilibres qui doivent être signalés et traités afin que les complications possibles soient évitées.

RÉFÉRENCES

1. Trachtman, H. (1995). Sodium and water homeostasis. *Pediatric Clinics of North America, 42*(6), 1343-1364.
2. Davenport, M. (1996). Pediatric fluid balance. *Care of the Chronically ill Child, 12*(1), 26-28, 30-31.
3. Seaman, S.L. (1995). Renal physiology part II : Fluid and electrolyte regulation. *Neonatal Network, 14*(5), 5-11.
4. Dabbagh, S., Ellis, D., et Gruskin, A.B. (1996). *In* E.K. Motoyama et P.J. Davis (dir.), *Smith's anesthesia for infants and children* (6e éd., p. 105-137). St. Louis : Mosby-Year Book.
5. UNICEF. (1990). *State of the world's children.* Oxford, England : University Press for UNICEF.
6. Société canadienne de pédiatrie, Les diététistes du Canada et Santé Canada (1998). *La nutrition du nourrisson né à terme et en santé,* Ottawa : Ministère des Travaux publics et gouvernementaux du Canada.
7. Gavin, N., Merrick, N., et Davidson, B. (1996). Efficacy of glucose-based oral rehydration therapy. *Pediatrics, 98*(1), 45-51.
8. Association canadienne de gastro-entérologie (1997). *Principes fondamentaux de gastro-entérologie : États pathologiques et démarche thérapeutique,* (4e édition), Canada : AstraZeneca.
9. Avery, E.A., et Snyder, J.D. (1990). Oral rehydratation for acute diarrhea : The underused simple solution. *New England Journal of Medicine, 323,* 891-894.
10. Rice, K.H. (1994). Oral rehydratation therapy : A simple, effective solution. *Journal of Pediatric Nursing, 9*(6), 349-356.
11. Duggan, C. (1992). The management of acute diarrhea in children : Oral rehydratation, maintenance, and nutritional therapy. *Morbidity and Mortality Weekly Reports, 41*(RR-16), 1-20.
12. Travis, L.B. (1997). Disorders of water, electrolyte, and acid-base physiology. In A.M. Rudolph, J.I.E. Hoffman, et C.D. Rudolph (dir.), *Rudolph's pediatrics* (20e éd., p. 1319-1331). Stamford, CT: Appleton et Lange.
13. Farrar, H.C., Chande, V.T., Fitzpatrick, D.F., et Shema, S.J. (1995). Hyponatremia as the cause of seizures in infants : A retrospective analysis of incidence, severity, and clinical predictors. *Annals of Emergency Medicine, 26*(1), 42-48.
14. White, V.M. (1997). Hyperkalemia. *American Journal of Nursing, 97*(6), 35.
15. Nativ, A., Agostini, R., Drinkwater, B., et Yeager, K.K. (1994). The female athlete triad : The interrelatedness of disordered eating, amenorrhea, and osteoporosis. *Clinics in Sports Medicine, 13*(2), 405-418.
16. Sommerauer, J., Gayle, C., Jenner, M., et Stiller, C. (1998). Intensive care course following liver transplantation in children. *Journal of Pediatric Surgery, 23,* 705-108.
17. Johnson, M.D. (1994). Disordered eating in active and athletic women. *Clinics in Sports Medicine, 13*(2), 355-369.
18. Snow-Harter, C.M. (1994). Bone health and prevention of osteoporosis in active and athletic women. *Clinics in Sports Medicine, 13*(2), 389-404.
19. Santé Canada (2001). *Guide alimentaire canadien.* www/hc-sc.gc.ca
20. Halperin, M.L., et Goldstein, M.B. (1994). *Fluid, electrolyte, and acid-base physiology* (2e éd., p. 69-144). Philadelphia : Saunders.
21. Hanna, J.D., Scheinman, J.I., et Chan, J.C.M. (1995). The kidney in acid-base balance. *Pediatric Clinics of North America, 42*(6), 1365-1396.

22. Adelman, R.D., et Solhung, M.J. (1996). Pathophysiology of body fluids and fluid therapy. In R.E. Behrman, R.M. Kliegman, et A.M. Arvin (Eds.), *Nelson textbook of pediatrics* (15e éd., p. 185-214). Philadelphia : Saunders.

23. Lustig, J.V. (1997). Fluid and electrolyte therapy. *In* W.W. Hay, J.R. Groothuis, A.R. Hayward, et M.J. Levin (dir.), *Current pediatric diagnosis and treatment* (13e éd., p. 1106-1115). Stamford, CT: Appleton et Lange.

LECTURES COMPLÉMENTAIRES

American Academy of Pediatrics, Provisional Committee on Qualiity Improvement, Subcommittee on Acute Gastroenteritis. (1996). Practice parameter : The management of acute gastroenteritis in young children. *Pediatrics, 97*(3), 424-431.

Bindler, R., et Howry, L. (1997). *Pediatric drugs and nursing implications* (2e éd.). Stamford, CT: Appleton et Lange.

Corbett, J.V. (1996). *Laboratory tests and diagnostic procedures* (4e éd.). Stamford, CT: Appleton et Lange.

Cullen, L. (1992). Interventions related to fluid and electrolyte balance. *Nursing Clinics of North America, 27*(2), 569-597.

Gaylord, M.S., Lorch, S., Lorch, V., et Wright, P. (1995). The novel use of sterile water gastric drips for management of fluid and electrolyte abnormalities in extremely low birth weight infants. *Neonatal Intensive Care, 8*(3), 44-48, 64.

Goldberg, G., et Greene, C. (1992). Update on inborn errors of metabolism : Primary lactic acidemia. *Journal of Pediatric Health Care, 6,* 176-181.

Maguire, D., et Doyle, P. (1994). Sodium balance in very-low-birth-weight infants. *Critical Care Nurse, 14*(5), 61-66.

Merenstein, G.B., Kaplan, D.W., et Rosenberg, A.A. (1997). *Handbook of pediatrics* (18e éd.). Stamford, CT: Appleton et Lange.

O'Donnell, D., et Lathrop, J. (1989). *Pediatric fluids and electrolytes : A self-study text.* Milwaukee : Maxishare.

Poulson, N. (1995). Fluid and electrolyte management of the very-low-birth-weight infant. *Journal of Perinatal and Neonatal Nursing, 8*(4), 59-70.

Reid, S.R., et Bonadio, W.A. (1996). Outpatient rapid intravenous rehydration to correct dehydration and resolve vomiting in children with acute gastroenteritis. *Annals of Emergency Medicine, 28*(3), 318-323.

Weizman, Z., Houri, S., et Gradus, D. (1992). Type of acidosis and clinical outcome in infantile gastroenteritis. *Journal of Pediatric Gastroenterology and Nutrition, 14,* 187-191.

10 LES TROUBLES DE LA FONCTION IMMUNITAIRE

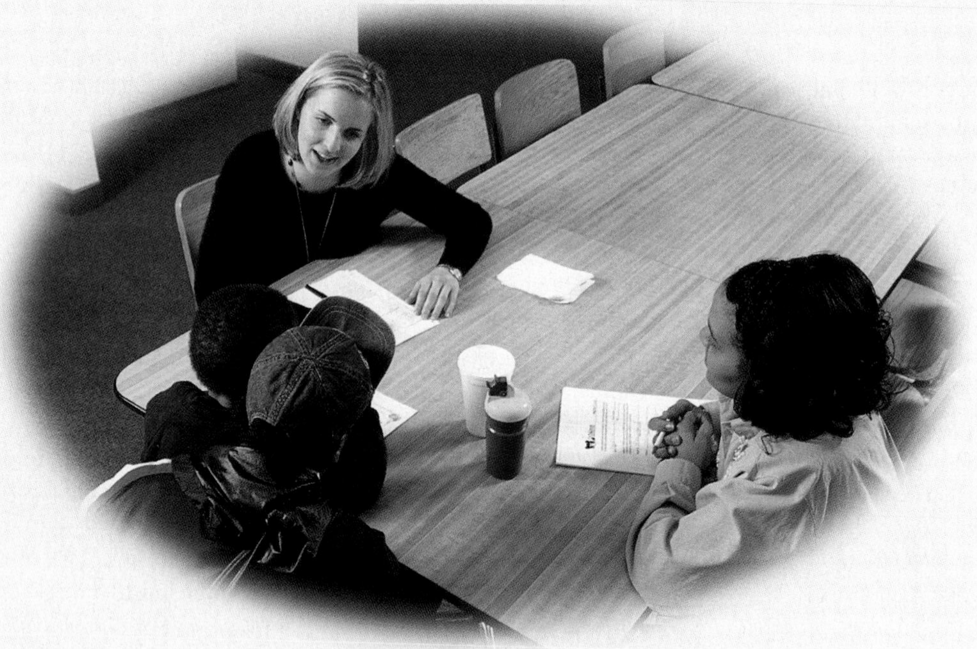

Anthony, un enfant de deux ans, souffre d'infections à répétition depuis sa naissance. Ces trois derniers mois, il a fait deux bronchites, trois otites moyennes et plusieurs rhumes. Pendant quelques jours, il a eu une légère fièvre accompagnée de vomissements et de diarrhée. Sa mère décide de l'emmener dans une clinique sans rendez-vous pour savoir ce qui ne va pas.

On effectue des analyses sanguines pour évaluer le fonctionnement du système immunitaire d'Anthony. Un examen approfondi des symptômes cliniques et les résultats des analyses de laboratoire permettent de diagnostiquer le syndrome d'immunodéficience acquise (sida). Anthony est alors admis dans une unité spéciale où les enfants atteints du sida sont hospitalisés et où des précautions particulières sont appliquées pour éviter tout risque d'infection. Comme la plupart des enfants souffrant de cette maladie, Anthony a tendance à être irritable et difficile à consoler. Il vomit souvent; c'est pourquoi les infirmières prêtent une attention particulière à ses problèmes d'ordre nutritionnel et lui offrent de petits repas fréquents.

Anthony présente une absence de développement staturo-pondéral normal, une séquelle courante du sida. On lui administre des antibiotiques à large spectre et on l'examine fréquemment pour détecter l'éventuelle apparition de nouvelles infections. Une équipe multidisciplinaire composée d'infirmières, de médecins, de nutritionnistes et de travailleurs sociaux veille à la planification des soins de l'enfant.

OBJECTIFS

Après l'étude de ce chapitre, vous serez en mesure de :

- Expliquer la réponse immunitaire normale chez l'enfant ;
- Différencier les troubles de déficit immunitaire du lymphocyte B de ceux du lymphocyte T ;
- Décrire les manifestations cliniques et la physiopathologie des déficits immunitaires ;
- Préciser les soins infirmiers à l'enfant atteint d'un déficit immunitaire ;
- Décrire les manifestations cliniques et la physiopathologie des affections auto-immunes ;
- Discuter des soins infirmiers à l'enfant atteint de certaines affections auto-immunes ;
- Décrire les soins infirmiers à l'enfant présentant une réaction d'hypersensibilité.

« La famille d'Anthony apprend à composer avec la réalité du sida. Nous nous efforçons tous, au sein de l'équipe, d'apporter à la famille le soutien dont elle a besoin maintenant et de la préparer à l'avenir. »

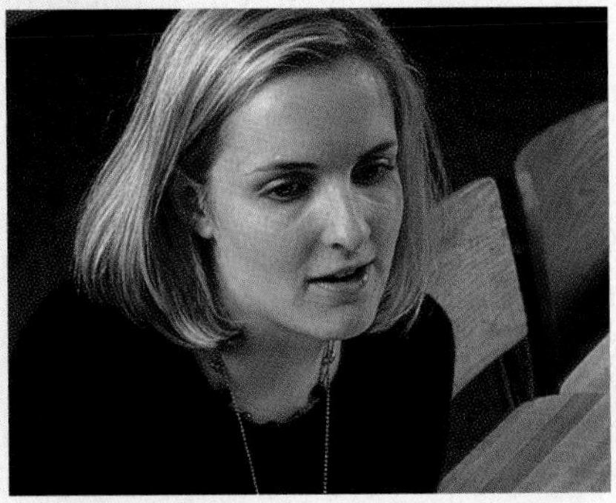

VOCABULAIRE

- **Allergène** Antigène capable de provoquer une hypersensibilité.
- **Anticorps** Protéine capable de réagir contre un antigène particulier.
- **Antigène** Substance étrangère qui provoque une réaction du système immunitaire.
- **Déficit immunitaire (immunodéficience)** État du système immunitaire dans lequel il ne peut réagir efficacement contre les antigènes étrangers.
- **Immunoglobuline** Protéine qui agit comme un anticorps. Les immunoglobulines assurent l'immunité humorale.
- **Infection opportuniste** Infection souvent causée par des organismes habituellement non pathogènes ; apparaît chez des individus dont le système immunitaire ne fonctionne pas adéquatement.
- **Lymphocytes T tueurs (lymphocytes T cytotoxiques, cellules T tueuses)** Variété de lymphocytes T capables de détruire des cellules porteuses de certains antigènes après s'être sensibilisés à leur contact.
- **Lymphocytes T auxiliaires (cellules T auxiliaires)** Variété de lymphocytes T qui participent avec les lymphocytes B à la production d'anticorps et avec d'autres lymphocytes T à l'immunité à médiation cellulaire.
- **Réaction d'hypersensibilité** Réaction exagérée du système immunitaire, se traduisant par des réactions allergiques.
- **Réaction du greffon contre l'hôte** Série de réactions du système immunitaire provoquées par les cellules greffées (le greffon), qui attaquent l'hôte d'un organe (ou tissu) transplanté.
- **Réponse immunitaire primaire** Processus au cours duquel les lymphocytes B produisent des anticorps spécifiques à un antigène particulier lors de la première exposition.

Quels sont les signes et les symptômes de la présence de troubles immunologiques chez des enfants? Bien souvent, ils ne sont pas spécifiques. Les signes et les symptômes que nous avons décrits précédemment et qui ont mené à l'admission d'Anthony caractérisent plusieurs troubles différents d'immunodéficience. Le système immunitaire fait partie des quelques systèmes du corps qui régulent, directement ou indirectement, toutes les autres fonctions corporelles. C'est pourquoi tout dérèglement du fonctionnement du système immunitaire peut se répercuter sur plusieurs autres systèmes et, parfois même, entraîner la mort. Des réactions allergiques à la nourriture ou de fréquentes otites moyennes peuvent signaler des troubles de fonctionnement du système immunitaire. Les anomalies congénitales sont parfois associées à une problématique relative à l'immunité cellulaire. Dans ce chapitre, nous nous pencherons sur certaines des maladies les plus répandues du système immunitaire et nous aborderons la nature des soins infirmiers à apporter aux enfants atteints de ces maladies et à leur famille.

► PARTICULARITÉS ANATOMIQUES ET PHYSIOLOGIQUES DE L'ENFANT

La fonction du système immunitaire consiste à reconnaître toute substance étrangère dans le corps, c'est-à-dire à distinguer ce qui lui est propre de ce qui ne l'est pas, et à éliminer ces substances étrangères aussi efficacement que possible. Chaque fois que le corps reconnaît la présence d'une substance qu'il ne peut pas identifier comme faisant partie de lui, il se protège en provoquant une réaction immunitaire. Normalement, le système immunitaire réagit à une invasion des substances étrangères, les **antigènes**, de nombreuses manières. Il produit des **anticorps**, protéines qui agissent contre les antigènes. Il existe plusieurs types d'anticorps; nous les décrirons un peu plus loin dans cette section. Le système immunitaire produit aussi d'autres types de cellules, comme les lymphocytes T et les cellules tueuses naturelles (lymphocytes NK, abréviation qui vient de l'appellation anglaise *natural killer*).

L'immunité est soit naturelle, soit acquise. Les défenses immunitaires naturelles sont celles avec lesquelles on naît, à savoir la peau intacte, le pH corporel, les anticorps naturels de la mère et les propriétés inflammatoires et phagocytaires. L'immunité acquise comprend les réponses immunitaires qui ne sont pas présentes au moment de la naissance et qui se développent au fil des années, à la suite d'une maladie infectieuse, de la vaccination ou de l'administration de substances immunisantes. L'immunité acquise se compose de l'immunité à médiation humorale (due à la présence d'anticorps) et de l'immunité à médiation cellulaire (due à la réaction des lymphocytes T). Elle atteint sa pleine maturité chez l'enfant vers l'âge de 6 ans.

L'*immunité humorale* est responsable de la destruction des antigènes bactériens. Les lymphocytes B, présents dans la moelle osseuse, se transforment en plasmocytes qui produisent des anticorps. Les anticorps sont un type de protéines qu'on appelle **immunoglobulines**. Il y a cinq classes d'immunoglobulines, à savoir: IgM, IgG, IgA, IgD et IgE (tableau 10-1). Les IgM, IgG et IgA agissent de manière à contrôler un certain nombre d'infections, alors que l'IgE contribue à combattre les infections d'origine parasitaire et fait partie de la réaction allergique. On ne connaît pas le rôle des IgD.

TABLEAU 10-1 Classes d'immunoglobulines

IgM	Présentes dans les espaces intravasculaires
IgG	Présentes dans tous les liquides organiques
IgA	Présentes dans les sécrétions des voies gastro-intestinales, respiratoires et génito-urinaires
IgD	Présence et fonction non encore décrites
IgE	Présentes dans les liquides organiques internes ou externes

Les anticorps se trouvent dans le sérum, les liquides organiques et certains tissus. Lorsqu'un enfant est exposé pour la première fois à un antigène, son système de lymphocytes B commence à produire des anticorps qui réagissent spécifiquement à cet antigène (figure 10-1). Ce processus, connu sous le nom de **réponse immunitaire primaire**, prend approximativement trois jours. Par la suite, toute rencontre avec l'antigène active les cellules lymphocytes à mémoire et déclenche dans les 24 heures une réponse immunitaire.

Les nouveau-nés, les nourrissons et les enfants disposent de quantités différentes de certaines immunoglobulines. L'IgG est la seule immunoglobuline qui traverse le placenta ; par conséquent, un nouveau-né présente des taux d'IgG semblables à ceux de sa mère. L'IgG maternelle disparaît vers l'âge de 6 à 8 mois. L'IgG de l'enfant augmente alors pour atteindre son taux définitif vers l'âge de 7 ou 8 ans. Le taux d'IgM est bas à la naissance, puis connaît une croissance marquée à une semaine de vie et continue de s'élever pour atteindre son taux définitif vers l'âge de 1 an. Les immunoglobines IgA et lgE sont absentes à la naissance. Le corps entreprend en effet la production de ces immunoglobulines vers la deuxième semaine de vie ; cependant, elles n'atteignent pas leur taux définitif avant l'âge de 6 à 7 ans. On comprend donc aisément pourquoi les enfants de moins de 6 ans sont si souvent malades ; ils ne possèdent pas l'ensemble du complément d'immunoglobulines.

À l'inverse, l'*immunité à médiation cellulaire* atteint sa pleine capacité tôt dans la vie. Les lymphocytes T, produits par le thymus, assurent l'immunité cellulaire et protègent le corps contre la plupart des virus, des champignons, des infections bactériennes à évolution lente, comme la tuberculose, ainsi que des tumeurs. De plus, ils contrôlent le moment du déclenchement de la réaction d'hypersensibilité retardée, comme lors

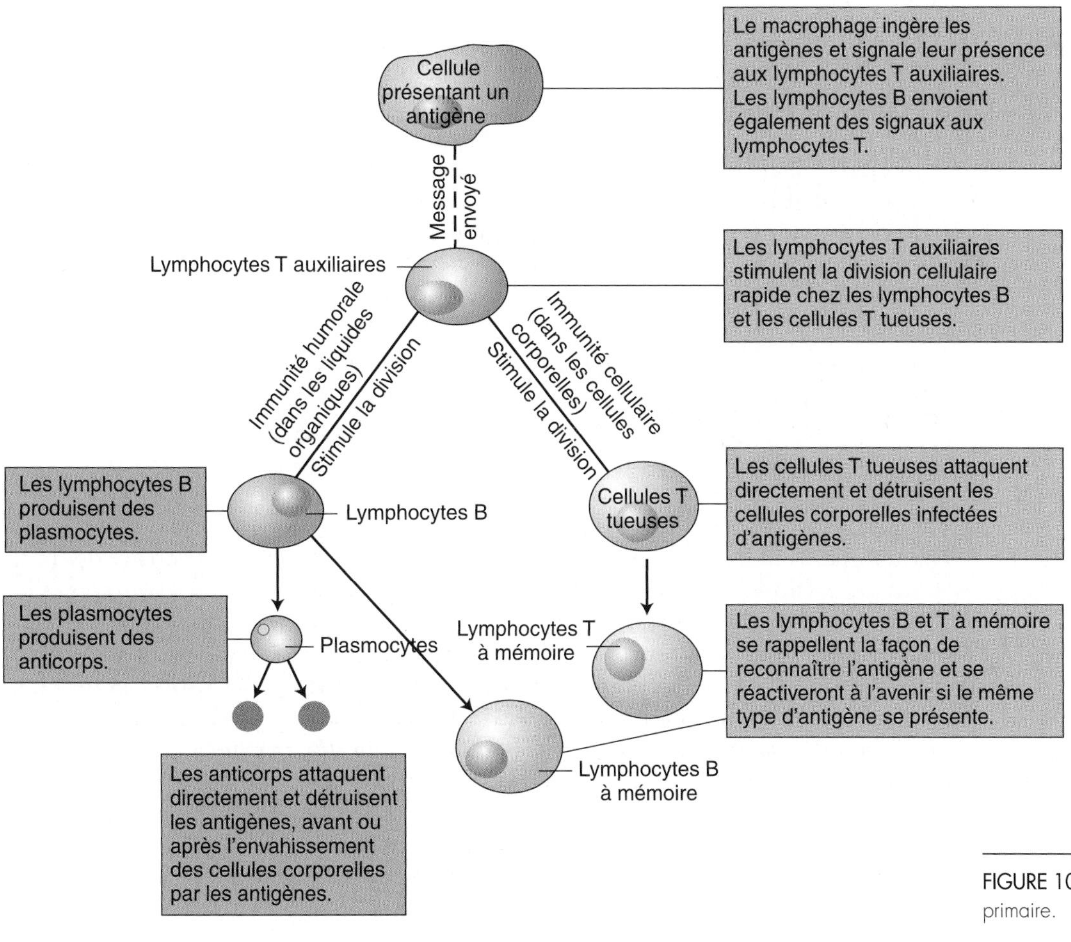

FIGURE 10-1. Réponse immunitaire primaire.

du test cutané à la tuberculine (également appelé test de Montoux ou PPD, abréviation qui vient de l'appellation anglaise *purified protein derivation*), et ils sont responsables du rejet des greffons. C'est pourquoi lors d'une transfusion à un nouveau-né, le sang est généralement irradié au préalable de façon à éviter la **réaction du greffon contre l'hôte** (série de réactions immunologiques causées par les cellules greffées) provenant des lymphocytes transfusés[1]. Parmi les classes de lymphocytes T spécialisés, figurent les cellules T tueuses, les lymphocytes T suppresseurs et les lymphocytes T auxiliaires. Les cellules T tueuses, également appelées lymphocytes T cytotoxiques, sont capables de détruire des cellules porteuses de certains antigènes après s'être sensibilisées à leur contact. Les lymphocytes T suppresseurs empêchent les lymphocytes B de se différencier en plasmocytes. Les lymphocytes T auxiliaires participent à ce processus.

Les cellules tueuses naturelles (NK) (aussi connues sous le nom de cellules nulles ou de lymphocytes non-B et non-T) sont sécrétées par la moelle osseuse et le thymus, et migrent vers le sang et la rate. Elles contribuent au contrôle des infections virales, des tumeurs et des maladies auto-immunes. Les nouveau-nés ont un niveau plus bas de cellules tueuses naturelles que les enfants plus âgés et les adultes, ce qui réduit leur capacité de réagir à certains antigènes.

Le complément est un composant du sérum sanguin constitué de onze composés protéiniques. C'est une enzyme inactive activée en réaction à des fonctions antigène-anticorps, ce qui se traduit par une inflammation généralisée qui élimine les cellules étrangères. Cette enzyme provoque aussi certaines maladies auto-immunes. Le taux de protéines du complément est plus bas chez les nouveau-nés que chez les enfants plus âgés et les adultes, ce qui retarde et inhibe la réaction à certaines infections.

► DÉFICITS IMMUNITAIRES

Le **déficit immunitaire**, ou **immunodéficience**, état de réaction affaiblie du système immunitaire, peut se présenter à différents degrés dans plusieurs problèmes de santé. Les enfants atteints de déficit immunitaire congénital ou primaire naissent avec une défaillance de la fonction de formation des anticorps humoraux (trouble du lymphocyte B), une défaillance du système immunitaire cellulaire (trouble du lymphocyte T), ou une combinaison de ces deux anomalies. Dans le cas des troubles d'origine congénitale, le déficit immunitaire ne découle pas d'une autre affection. Toutefois, le déficit immunitaire peut aussi être acquis, comme dans le cas de l'infection par le virus de l'immunodéficience humaine (VIH).

TROUBLES DU LYMPHOCYTE B ET DU LYMPHOCYTE T

Dans les troubles du lymphocyte B, les immunoglobulines peuvent être présentes en quantité insuffisante, ou quasi absentes. L'hypogammaglobulinémie congénitale liée au chromosome X, le déficit sélectif en IgA et la déficience immunitaire commune variable figurent parmi ces troubles. Comme les nouveau-nés sont protégés des infections par les anticorps de leur mère les premiers mois de leur vie, les symptômes des troubles du lymphocyte B n'apparaissent qu'après l'âge de 3 mois. Les nourrissons atteints de ces troubles souffrent d'infections bactériennes à répétition et d'une absence de développement staturo-pondéral normal. Le traitement, qui consiste à administrer des immunoglobulines intraveineuses (IVIG, abréviation qui vient de l'appellation anglaise *intravenous immune globulin*) et des antibiotiques, permet à la plupart de ces enfants de survivre jusqu'à l'âge adulte. Le pronostic dépend du degré de déficience en anticorps.

Les troubles du lymphocyte T se caractérisent par un nombre insuffisant de lymphocytes T ou une absence de leurs fonctions. Les troubles du lymphocyte T isolés sont rares. Ils peuvent être associés à des anomalies congénitales (dans le cas du syndrome de Di George par exemple) ; leur origine peut être également inconnue. Ce n'est que récemment que le syndrome de Di George a été reconnu comme maladie génétique, la plupart des enfants atteints présentant une délétion chromosomique caractéristique. Le syndrome se caractérise par l'absence des glandes parathyroïdes et du thymus, une malformation des oreilles et une malformation cardiaque, l'apparition d'une tétanie 48 heures après la naissance, ainsi que des infections virales et fongiques au cours de la période néonatale (figure 10-2). Les traitements offerts aux enfants atteints de la maladie sont les suivants : antibiotiques, administration de calcium par voie orale, greffe du thymus et greffe de moelle osseuse en situation de compatibilité HLA (se reporter au chapitre 14). Sans greffe du thymus, peu d'enfants survivent après l'âge de 5 ans. L'immunodéficience liée au chromosome X avec hypergammaglobulinémie IgM est un trouble du lymphocyte T qui affecte essentiellement les garçons et entraîne une fonction diminuée du lymphocyte T, des variations anormales des niveaux d'immunoglobulines et des titres élevés de certains anticorps.

Veuillez consulter le tableau 10-2, qui compare les données des analyses de laboratoire pour certains troubles congénitaux de déficit immunitaire.

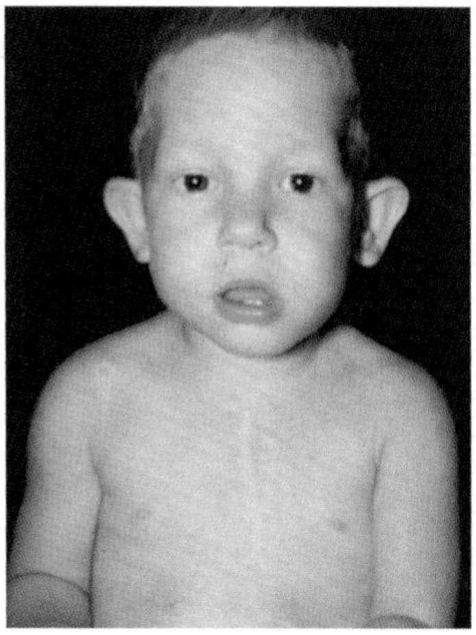

FIGURE 10-2. Ce jeune enfant présente certaines caractéristiques du syndrome de Di George. Notez la position basse ainsi que la forme anormale des oreilles. *Tiré de Stites, D.P. et Terr, A.I.,* Basic & clinical immunology, *7e éd., Stamford, Connecticut, Appleton & Lange, 1997, p. 346.*

DÉFICIT IMMUNITAIRE COMBINÉ SÉVÈRE

Le déficit immunitaire combiné sévère est une affection congénitale caractérisée par l'absence d'immunité à la fois humorale et cellulaire. Il se manifeste sous une forme récessive liée au chromosome X, une forme autosomique récessive et une forme sporadique. Les enfants nés avec cette affection meurent habituellement au cours des deux premières années de vie s'ils ne reçoivent pas le traitement approprié.

Manifestations cliniques

Les symptômes apparaissent rapidement chez l'enfant né avec un déficit immunitaire combiné sévère. Le nourrisson présente souvent une prédisposition aux infections vers l'âge de 3 mois. Les caractéristiques essentielles sont les suivantes : infection

TABLEAU 10-2 Quelques troubles congénitaux de déficit immunitaire

Troubles	Résultats des analyses de laboratoire
Lymphocyte B	
Hypogammaglobulinémie congénitale liée au chromosome X	Taux diminués d'IgA, d'IgM, d'IgE et d'IgG (< 1 g/L), absence de lymphocytes B dans le sang périphérique, lymphocytes T normaux
Déficit sélectif en IgA	Taux d'IgA < 0,1 g/L
Déficience immunitaire commune variable	Taux diminués d'IgA, d'IgM ; taux d'IgG < 2,5 g/L
Lymphocyte T	
Syndrome de Di George	Lymphopénie ; absence des fonctions du lymphocyte T, diminution du taux des lymphocytes T, taux des lymphocytes B normal
Hypogammaglobulinémie liée au chromosome X avec hyper-IgM	Taux diminués d'IgG et d'IgA ; taux normal ou élevé d'IgM ; mutations des protéines de surface des lymphocytes T
Combiné	
Déficit immunitaire combiné sévère	Absence totale d'immunité à médiation humorale et cellulaire
Syndrome de Wiskott-Aldrich	Thrombopénie, taux d'IgG normal, d'IgM diminué, d'IgA augmenté, d'IgE augmenté ; incapacité de réagir aux antigènes polysaccharidiens

chronique, rétablissement incomplet après une infection, fréquentes réinfections, et infections avec des virus tels que le cytomégalovirus et la bactérie *Pneumocystis carinii.* Habituellement, la première infection à se déclarer est une candidose buccale résistante. Ces enfants sont aussi particulièrement sensibles aux septicémies et aux pneumonies. L'absence de développement staturo-pondéral normal est une conséquence de l'état maladif constant.

Certains nourrissons font une réaction du greffon contre l'hôte à la suite du transfert placentaire des lymphocytes T maternels. Si l'enfant reçoit des tissus étrangers, par exemple lors d'une transfusion sanguine, des symptômes comme une éruption cutanée, de la fièvre, une hépatosplénomégalie et de la diarrhée peuvent survenir.

Étiologie et physiopathologie

On ignore l'origine précise du déficit immunitaire combiné sévère. Les causes possibles suivantes ont été proposées : dysfonctionnement des cellules souches et du thymus, et trouble enzymatique.

Examens diagnostiques et traitement médical

Une diminution significative du nombre des lymphocytes signale la présence d'un déficit immunitaire combiné sévère. Les lymphocytes B et T sont généralement peu nombreux ou absents du sang périphérique et des tissus lymphoïdes. Dans certains cas, le nombre de lymphocytes B peut être élevé même si ces cellules ne sont pas actives. Les cellules tueuses naturelles sont peu nombreuses. Les taux d'immunoglobulines sont fort diminués. Veuillez consulter dans le tableau 10-2 les observations sur les analyses de laboratoire lors d'un déficit immunitaire combiné sévère. On n'établit généralement pas le diagnostic avant d'avoir effectué des analyses de laboratoire approfondies. En plus de la formule sanguine complète, de la détermination de la vitesse de sédimentation des érythrocytes et de la numération des lymphocytes B et T, on procédera à d'autres analyses, qui vont des titres d'anticorps IgA, IgG et IgM aux immunisations reçues et à la numération des neutrophiles (tableau 10-3).

L'objectif du traitement médical est de rétablir la fonction immunitaire. On a administré des hormones thymiques à quelques enfants, mais les résultats ont été peu concluants. On peut procéder à l'administration d'immunoglobulines intraveineuses (IVIG). La greffe de moelle osseuse offre un espoir aux enfants atteints du déficit

TABLEAU 10-3 Cellules examinées dans des analyses de laboratoire pour les affections immunitaires

Analyse et type de cellule examinée	Action	Conséquence : taux augmentés ou diminués
Formule leucocytaire (numération des globules blancs)		
Neutrophile	Cellule phagocytaire qui agit contre les bactéries	Taux augmentés en présence d'une infection bactérienne, de réactions inflammatoires et de certaines affections ou tumeurs malignes.
Éosinophile	Associé à une réaction antigène-anticorps	Taux augmentés en cas de réaction allergique ; diminués chez les enfants recevant des corticostéroïdes.
Lymphocytes (T, B, nuls (non B/non T ou NK))	Composants principaux du système immunitaire	Taux augmentés dans beaucoup d'infections ; diminués chez les enfants atteints de déficit immunitaire.
Immunoglobulines		
(IgM, IgG, IgA, IgD, IgE)	Nombreux rôles dans plusieurs réactions immunitaires	Taux augmentés en présence d'infection ou de réaction allergique ; diminués chez les enfants atteints de déficit immunitaire.

immunitaire combiné sévère et constitue le seul traitement définitif de cette affection (se reporter au chapitre 14). Pour ce faire, le donneur doit présenter une histocompatibilité avec le patient, ce qui peut être le cas, par exemple, avec un frère ou une sœur. La greffe de moelle osseuse permet de rétablir la fonction des lymphocytes T; de nouvelles cellules apparaissent trois à quatre mois après celle-ci.

Si le traitement n'est pas énergique, le pronostic sera sombre. Certains enfants ont pu survivre 10 ans après une greffe de moelle osseuse réussie[2].

Collecte des données

Recueillez tous les antécédents concernant les infections: l'âge auquel elles ont débuté, le type d'agent pathogène, leur fréquence et leur gravité. Établissez les antécédents familiaux et notez si l'enfant a eu des réactions inhabituelles à des vaccins, à des médicaments ou à certains aliments. Mesurez la taille et le poids de l'enfant avec précision pour noter une éventuelle absence de développement staturo-pondéral normal. Relevez tout signe d'infection affectant les tissus cutanés ou sous-cutanés, le système respiratoire et les muqueuses. Palpez l'abdomen pour évaluer une possible hépatomégalie, et les ganglions lymphatiques pour dépister une éventuelle adénopathie (se reporter au chapitre 4).

Évaluez le réseau de soutien de la famille ainsi que ses mécanismes d'adaptation.

Diagnostics infirmiers

Le principal diagnostic infirmier à établir pour un enfant atteint de déficit immunitaire combiné sévère est le risque d'infection relié au déficit immunitaire. Voici quelques autres diagnostics infirmiers:

- Risque de déficit nutritionnel: Apport nutritionnel inférieur aux besoins métaboliques relié à une diarrhée chronique et aux infections;
- Risque d'atteinte à l'intégrité de la peau relié aux infections chroniques;
- Risque de perturbation dans l'exercice du rôle d'aidant naturel relié à un enfant atteint d'une maladie chronique mettant sa vie en danger;
- Risque de perturbation de la croissance et du développement relié aux activités restreintes et à la maladie chronique.

Soins infirmiers

Les soins infirmiers dispensés à un enfant atteint d'un déficit immunitaire sont centrés sur la prévention des infections. Toutefois, ces enfants sont très sensibles aux **infections opportunistes** (infections causées par des organismes habituellement non pathogènes, qui apparaissent chez des individus présentant un mauvais fonctionnement du système immunitaire), même si une surveillance rigoureuse de l'environnement est observée, c'est-à-dire même si on place l'enfant dans une bulle pour lui assurer un environnement stérile.

Prévenir les infections systémiques

Il est important de se laver les mains soigneusement et fréquemment. Il faut toujours avoir recours aux mesures de précautions universelles, en ajoutant des mesures supplémentaires si nécessaire pour limiter les risques de transmission des infections. Utilisez les techniques d'asepsie stériles lorsque vous apportez des soins aux endroits du corps de l'enfant où sont insérés des aiguilles, des cathéters, des cathéters centraux, des tubes endotrachéaux, des capteurs de pression intravasculaire et des voies intraveineuses périphériques. Il faudra peut-être soumettre à un traitement spécial les aliments et autres produits introduits dans la chambre d'hôpital. Il serait préférable que l'enfant bénéficie d'une chambre individuelle et évite tout contact avec des individus contagieux.

Promouvoir le maintien de l'intégrité de la peau

La peau est le seul mécanisme de défense intact dont disposent nombre d'enfants souffrant de déficit immunitaire. Il est donc important de leur fournir des soins de la peau adéquats et de vérifier tous les points de pression pour noter les signes d'infection ou de rupture de l'épiderme. Changez fréquemment de position les nourrissons et les enfants. Encouragez-les à faire des exercices d'amplitude des mouvements. Évitez d'infliger toute lésion cutanée.

Gérer la pharmacothérapie

La plupart des médicaments administrés à long terme aux enfants atteints du déficit immunitaire combiné sévère provoquent de nombreux effets secondaires. Surveillez donc de très près l'apparition d'effets secondaires des antibiotiques, comme une prolifération de germes résistants (par exemple, le muguet buccal et les infections au *Clostridium difficile* qui s'attaquent au tractus gastro-intestinal) et administrez de façon sécuritaire l'immunoglobuline intraveineuse (IVIG) (tableau 10-4).

Offrir du soutien à l'enfant et à la famille et recommander des groupes de soutien et des services adéquats

Le déficit immunitaire combiné sévère est une maladie dévastatrice qui met en danger la vie du patient. Même avec un traitement énergique, le pronostic est sombre. Évaluez les connaissances de la famille sur la maladie. Le caractère génétique de la maladie et les difficultés du traitement peuvent faire éprouver aux parents un sentiment de culpabilité. Soyez à l'écoute de leurs préoccupations et encouragez-les à parler de leurs craintes. Le cas échéant, recommandez-leur de s'intégrer à un groupe de soutien ou orientez-les vers un service de counseling. Si les parents ont l'intention d'agrandir leur famille, incitez-les à demander un conseil génétique.

TABLEAU 10-4 Administration d'immunoglobulines intraveineuses (IVIG) : éléments dont l'infirmière doit tenir compte

Utilisées pour traiter
- Les maladies d'immunodéficience comme le déficit immunitaire combiné sévère et le syndrome d'immunodéficience acquise (sida).
- Les déficiences en anticorps associées à d'autres affections, comme les tumeurs malignes.
- La maladie de Kawasaki (se reporter au chapitre 13).

Administration
- L'administration des immunoglobulines intraveineuses doit être effectuée conformément aux instructions de la notice.
- Utilisez des tubulures différentes et ne les mélangez pas à d'autres médicaments.
- Commencez l'administration lentement (pour les 30 premières minutes) et augmentez le débit de perfusion jusqu'au niveau recommandé après 30 minutes si aucune réaction ne se produit (voir ci-dessous).
- Surveillez l'apparition de toute réaction d'hypersensibilité (fièvre, tachycardie, tachypnée, hypotension, douleur thoracique, tremblements, frissons).
- Prévoyez les immunisations 14 jours avant ou 3 mois après l'administration d'immunoglobulines intraveineuses puisque la réaction immunitaire en sera affectée.

Réactions indésirables possibles[3]
- Céphalée
- Fièvre
- Nausée, vomissements
- Arthralgie
- Anaphylaxie

Différents types d'IVIG disponibles
- Respigam (usage recommandé contre le virus respiratoire syncytial)
- CytoGam (enrichi d'anticorps du cytomégalovirus)

La famille d'un enfant qui subit une greffe de moelle osseuse a besoin de soutien et de services supplémentaires. Au cours du processus menant à la greffe, l'enfant malade et le donneur, souvent un autre enfant de la famille, doivent tous deux être opérés (se reporter au chapitre 14). L'opération que doit subir l'enfant malade ne consiste pas en la transplantation de la moelle en tant que telle mais en l'installation d'un accès intraveineux central en prévision de la greffe. Après la perfusion de la moelle osseuse, l'enfant sera hospitalisé pendant plusieurs semaines jusqu'à ce que le taux de lymphocytes T soit suffisamment élevé pour lui permettre de résister aux infections. Pendant cette période, les parents auront peut-être besoin de l'appui des services sociaux pour les aider à gérer la situation familiale, surtout si l'enfant se trouve dans un centre hospitalier éloigné de leur domicile. Évaluez le contexte familial et recommandez les services sociaux et les groupes de soutien les mieux adaptés aux besoins de la famille. Présentez les parents à d'autres familles vivant la même expérience de greffe de moelle osseuse.

SYNDROME DE WISKOTT-ALDRICH

Syndrome de déficience immunitaire congénitale combinée, le syndrome de Wiskott-Aldrich est un trouble lié au chromosome X caractérisé par plusieurs anomalies: la thrombopénie, l'eczéma, des tendances hémorragiques et des infections à répétition. La thrombopénie, avec tendance aux saignements, survient pendant la période néonatale. L'eczéma fait son apparition vers l'âge de 1 an. Les infections sont localisées dans l'oreille moyenne et mènent souvent à des otites moyennes récurrentes. Les enfants sont particulièrement sujets aux infections causées par le virus de l'herpès et à une lymphoréticulopathie maligne touchant particulièrement le système lymphatique.

Le diagnostic est établi tôt dans la période néonatale sur la base de la thrombopénie (tableau 10-2). Comment et quand le syndrome de Wiskott-Aldrich se déclare-t-il? La réponse à cette question varie selon les enfants. Chez certains, le taux de lymphocytes peut demeurer normal pendant des années. Le traitement est symptomatique et repose sur une antibiothérapie prophylactique jumelée avec des transfusions de plaquettes et l'administration d'immunoglobulines intraveineuses. S'ils ne subissent pas une greffe de moelle osseuse, la plupart des enfants meurent au cours des 5 premières années de vie. Rares sont ceux qui survivent au-delà de l'adolescence. La cause du décès est généralement l'infection, l'hémorragie ou l'apparition d'affections malignes[4].

Soins infirmiers

Les soins infirmiers sont les mêmes que ceux destinés aux enfants atteints de déficit immunitaire combiné sévère. Recommandez aux parents de demander un conseil génétique pour les aider à comprendre le mode de transmission de la maladie et la probabilité d'avoir un autre enfant souffrant de la même maladie. Il faut obtenir un soutien psychologique aux parents, qui peuvent être accablés par un sentiment de culpabilité en apprenant la nature génétique de la maladie.

Aidez les parents et la famille à vivre avec le fait que l'enfant est atteint d'une maladie chronique et potentiellement mortelle. Il peut être approprié de leur recommander des services de consultation familiale.

L'eczéma étant un problème caractéristique du syndrome de Wiskott-Aldrich, l'infirmière doit prodiguer à l'enfant les soins relatifs à cette affection (se reporter au chapitre 22).

SYNDROME D'IMMUNODÉFICIENCE ACQUISE

Peu de temps après avoir reconnu le syndrome d'immunodéficience acquise (sida) chez des adultes homosexuels et des toxicomanes consommateurs de drogues injectables, on a constaté des cas d'enfants atteints du sida. On a diagnostiqué un nombre grandissant

STATISTIQUES DU SIDA CHEZ LES ENFANTS[6]

Au 31 décembre 2001, 266 cas de VIH/sida touchant les enfants et les adolescents âgés de moins de 19 ans ont été rapportés au Canada :
- Moins de 15 ans : 208
- 15 à 19 ans : 58

Plus de 116 décès ont été enregistrés chez des enfants de moins de 15 ans.
Voici les catégories d'exposition identifiées chez les enfants et adolescents canadiens de moins de 15 ans séropositifs entre 1996 et 2001 :
- Produits sanguins : 2,5 %
- Exposition périnatale : 87,5 %
- Autre catégorie d'exposition : 10,0 %

ALERTE INFIRMIÈRE

Certaines infections sont fréquentes chez les enfants infectés par le VIH, avant même qu'un diagnostic ait été établi. Il s'agit des otites moyennes récurrentes et bilatérales, du muguet (candidose buccale) et de l'infection respiratoire à *Pneumocystis carinii*. Il convient d'être vigilant et de s'assurer que les enfants atteints de ces infections ne sont pas contaminés par le VIH, en particulier les nourrissons qu'on sait exposés à ce risque.

d'enfants infectés par le virus de l'immunodéficience humaine (VIH). L'infection par le VIH est ainsi devenue l'une des principales causes des maladies immunitaires chez les nourrissons et les enfants.

La plupart des cas d'infection par le VIH chez les enfants (essentiellement tous les nouveaux cas) sont le résultat d'une transmission périnatale[5]. Chaque année aux États-Unis, environ 1 500 à 1 750 enfants sont contaminés par des mères infectées par le VIH. Pour ce qui est du Canada, plus de 160 enfants canadiens ont été contaminés par des mères infectées par le VIH[6]. On escompte, et on espère, que ce chiffre baissera grâce aux nouvelles thérapies visant à traiter les femmes infectées pendant la grossesse, le travail et l'accouchement, ainsi que le bébé après la naissance. Compte tenu de l'incidence considérable des infections transmises par des mères à leur nouveau-né, on incite fortement toutes les femmes enceintes à consulter un professionnel de la santé et à subir de façon volontaire un test de dépistage du VIH[7].

Le virus affecte de multiples systèmes avant de détruire le système immunitaire de l'enfant (figure 10-3). On continue de découvrir l'histoire naturelle de la maladie du VIH et on note plusieurs différences significatives dans la progression et les manifestations cliniques de l'infection chez l'enfant et chez l'adulte.

Manifestations cliniques

Le délai entre l'infection par VIH et la déclaration du sida est plus court chez les enfants que chez les adultes, et encore plus court chez les enfants contaminés pendant la période périnatale que chez ceux qui le sont à la suite d'une transfusion[8]. La plupart des enfants atteints du sida ou du para-sida (également appelé pré-sida ou syndrome associé au sida, et qui consitue la période où l'enfant est infecté par le VIH et présente seulement quelques symptômes non spécifiques de la maladie) présentent des signes non spécifiques comme l'adénopathie, l'hépatosplénomégalie, la néphropathie, la candidose buccale, l'absence de développement staturo-pondéral normal et la perte de poids, la diarrhée, l'eczéma et la dermite chroniques, ainsi que la fièvre. Anthony, l'enfant dont nous évoquons le cas au début de ce chapitre, présente plusieurs de ces symptômes, ainsi que des antécédents d'infections aiguës récurrentes (bronchites, otites moyennes et rhumes).

À mesure que la maladie progresse, on observe des infections bactériennes et opportunistes causées par le streptocoque, *Hæmophilus influenzæ* et la salmonelle, ainsi que la pneumonie à *Pneumocystis carinii,* de même que des tumeurs malignes comme les lymphomes. La pneumonie interstitielle lymphocytaire se manifeste chez la plupart

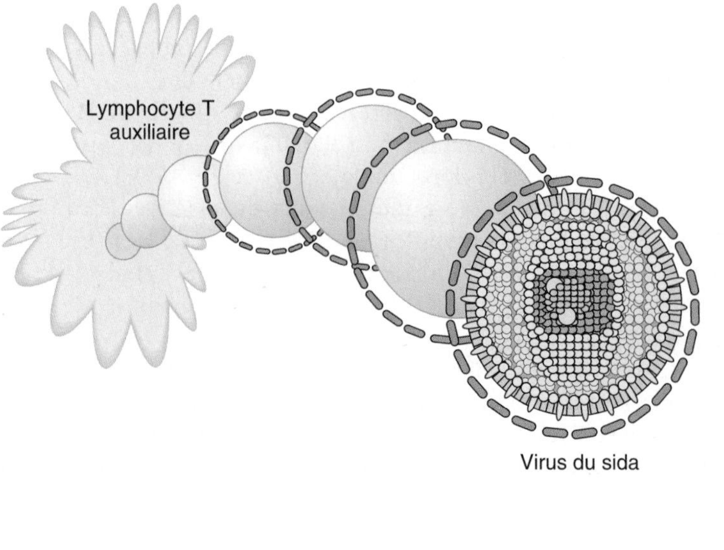

FIGURE 10-3. Le virus du sida cible spécifiquement et détruit les lymphocytes T du corps, ce qui finit par anéantir la capacité de l'organisme à combattre les infections.

des enfants atteints du sida. Ces enfants souffrent souvent d'une encéphalopathie qui retarde leur développement ou détériore leurs habiletés motrices et leur fonctionnement intellectuel.

Étiologie et physiopathologie

Le syndrome d'immunodéficience acquise est causé par le virus de l'immunodéficience humaine. On connaît deux principales souches de ce virus : le VIH-2, présent principalement en Afrique, et le VIH-1, qui prédomine en Amérique du Nord et ailleurs dans le monde. Les enfants peuvent contracter le virus de leur mère par *transmission verticale (périnatale)* de manière transplacentaire ou pendant l'accouchement. La transmission peut avoir lieu pendant l'accouchement par l'intermédiaire du sang, du liquide amniotique et de l'exposition aux sécrétions des voies génitales, et après la naissance, par l'intermédiaire du lait maternel. Toutefois, le risque de transmission périnatale est notablement réduit si la mère infectée reçoit pendant la grossesse de la zidovudine (ZDV), un médicament autrefois appelé azidothumidine (AZT)[9].

RECHERCHE

Une étude clinique sur le sida, qui a débuté en 1991, concernait l'administration de zidovudine (ZDV) à des femmes contaminées par le VIH pendant la grossesse, le travail et l'accouchement, ainsi qu'au bébé par voie orale. Cette étude a été interrompue en 1994 après qu'on eut constaté une chute considérable dans la transmission du VIH au bébé chez les mères qui avaient reçu le médicament. Ainsi, tous les fœtus et nouveau-nés du groupe témoin nés de mères contaminées ont pu être soignés plutôt que de continuer à recevoir le placebo[10].

La personne peut également avoir été infectée par *transmission horizontale*, c'est-à-dire lors de rapports sexuels intimes ou de l'exposition parentérale à du sang ou à des liquides biologiques contaminés par le VIH. Ainsi, le VIH a été transmis à des enfants par des transfusions de sang contaminé avant que le dépistage du sang et des produits sanguins ne devienne obligatoire, en 1985. La plupart de ces enfants ont été infectés pendant le traitement de l'hémophilie. Même si 30 % des adolescents atteints du sida sont également hémophiles, le sang contaminé étant la cause probable[11], les adolescents d'aujourd'hui acquièrent plus souvent le virus par la consommation de drogues injectables ou la pratique d'activités sexuelles non protégées.

Le VIH cible spécifiquement et détruit les lymphocytes T du corps, plus particulièrement une sous-population des lymphocytes T, les lymphocytes T4. Ce virus, comme tous les rétrovirus, utilise une de ses enzymes (la transcriptase inverse) pour intégrer son programme génétique dans celui des lymphocytes T4, ce qui lui permettra ensuite de se répliquer. En plus de s'introduire dans les lymphocytes, le virus parvient à l'occasion à pénétrer dans d'autres cellules du corps, par exemple les cellules du cerveau, des poumons et de la peau. Vu que le virus a la capacité de détruire les lymphocytes, il en résulte une diminution et un anéantissement de l'immunité cellulaire. L'immunité humorale est également atteinte. Par conséquent, l'enfant est livré sans défense à une multitude d'infections bactériennes, virales, fongiques et opportunistes qui finissent par être mortelles. Tous les systèmes de l'organisme peuvent être touchés.

LYMPHOCYTES T4

On désigne souvent les lymphocytes T4 sous le nom de lymphocytes CD4. En réalité, le CD4 est une protéine de surface caractéristique de certaines cellules comme les macrophages, les monocytes et les lymphocytes T4.

Examens diagnostiques et traitement médical

La plupart des enfants atteints du sida sont diagnostiqués très jeunes. On soumet à des analyses sérologiques les enfants de mères séropositives pour le VIH. Ces analyses sérologiques sont effectuées à la naissance et répétées à 3 et à 6 mois de vie. L'analyse privilégiée est l'amplification génique (PCR, abréviation venant de l'appellation anglaise *polymerase chain reaction*). Les autres analyses pratiquées sont l'antigénémie p24 ou la culture du VIH (qui n'est pas disponible partout). On confirme tout résultat positif par une reprise de l'analyse. Lorsque les résultats des analyses sur un nourrisson sont négatifs deux fois de suite, on pratique le dosage par la méthode immuno-enzymatique (ELISA, abréviation de l'appellation anglaise *enzyme-linked immunosorbent assay* ; anticorps VIH) à 12, 15 et 18 mois de vie. Après deux résultats négatifs consécutifs avec la méthode ELISA, on considère que l'enfant n'est pas contaminé par le VIH. De plus, on procède à une formule sanguine complète et à une numération de la sous-population de lymphocytes T CD4 entre l'âge de 3 mois et 6 mois.

Les Centers for Disease Control and Prevention (CDC) ont établi une classification pour les enfants atteints du VIH. Selon cette classification, les enfants de moins de 13 ans sont considérés comme étant infectés si leurs symptômes répondent aux critères établis pour le sida, s'il y a présence du VIH dans le sang ou les tissus ou s'il y a présence d'anticorps VIH. Les critères du CDC ont deux objectifs : premièrement, établir le diagnostic du VIH, deuxièmement, dresser la classification clinique des enfants atteints du VIH (tableau 10-5).

La progression de la maladie est très rapide dans les infections d'origine périnatale ; c'est pourquoi il est important de la découvrir très tôt chez les nouveau-nés et les nourrissons pour pouvoir la traiter le plus efficacement possible. Les cas de mères infectées par le VIH devraient être détectés pendant la grossesse, et les nouveau-nés et nourrissons devraient subir régulièrement des analyses de laboratoire, comme celles recommandées ci-dessus. Quels que soient les résultats de ces analyses sérologiques, tous les enfants de mères séropositives devraient bénéficier d'une prophylaxie contre la pneumonie à *Pneumocystis carinii* (souvent grave ou mortelle chez les nourrissons) qui s'étendrait de l'âge de 4 à 6 semaines jusqu'à l'âge de 12 mois ou jusqu'à ce que deux résultats négatifs pour le VIH aient été obtenus (à l'âge de 1 mois et de 4 mois). Parmi les médicaments utilisés pour la prophylaxie de la pneumonie à *Pneumocystis carinii* figurent le triméthoprime-sulfaméthoxazole (Bactrim ou Septra), le dapsone ou la pentamidine en aérosol[12]. En outre, toutes les mères infectées par le VIH devraient recevoir de la zidovudine (ZDV) par voie orale après le premier trimestre de grossesse et de la zidovudine par voie intraveineuse pendant le travail et l'accouchement ; de plus, on devrait administrer au nouveau-né de la zidovudine par voie orale pendant 6 semaines. On procède à une formule sanguine complète avec une formule leucocytaire (différentielle) chez l'enfant au moment de la naissance, puis à 4 ou 6 semaines et à 12 semaines de vie pour surveiller l'apparition des effets secondaires du médicament.

Le traitement médical est essentiellement un traitement de soutien, puisqu'il n'existe pas de remède connu au sida On a eu recours à l'administration d'immunoglobulines intraveineuses (IVIG) (tableau 10-4) pour prévenir les infections bactériennes chez les enfants de moins de 2 ans. Le traitement consiste en une thérapie rapide contre les infections bactériennes et opportunistes. Les enfants âgés de 3 mois à 12 ans sont traités au moyen d'antirétroviraux, notamment les inhibiteurs nucléosidiques de la transcriptase inverse, comme la zidovudine (ZDV), la didanosine, la zalcitabine, la lamuvidine (3TC) et la didéoxydéhydrothymidine. La recherche porte aussi sur les inhibiteurs des protéases comme le saquinavir, l'indinavir, le ritonavir et le nelfinavir ; ces inhibiteurs semblent être plus efficaces lorsqu'ils sont associés aux inhibiteurs nucléosidiques de la transcriptase inverse, qui ralentissent la prolifération du virus. De récents essais pharmacologiques ont révélé une diminution de la charge virale du VIH chez les nouveau-nés infectés par leur mère qui sont traités avec une combinaison de plusieurs médicaments antiviraux[13].

Plus le sida apparaît tôt chez l'enfant, plus le pronostic est sombre. L'âge moyen de survie d'un enfant après que le diagnostic d'infection par le VIH a été établi est de 8 ans[5].

RECHERCHE

Les chercheurs des National Institutes of Health ont interrompu brusquement une étude sur le traitement du sida prescrit à des enfants. En effet, les résultats indiquaient que ces enfants auxquels on administrait une combinaison de médicaments antiviraux (de la zidovudine et soit de la lamivudine ou de la didanosine) réagissaient mieux que ceux qui étaient traités seulement avec la didanosine. Les chercheurs ont recommandé de traiter avec cette combinaison de médicaments les enfants de moins de 3 ans dont les résultats aux tests du VIH étaient positifs et qui n'avaient pas reçu de traitement antiviral[14].

TABLEAU 10-5 Classification clinique de l'infection par le VIH chez les enfants

Diagnostic de l'infection par le VIH chez les enfants

- Infection par le VIH (au moins deux résultats positifs à la culture du VIH ou symptômes du sida)
- Exposition périnatale (enfant né d'une mère infectée par le VIH)
- Séroconversion (enfant né d'une mère infectée par le VIH mais ayant obtenu des résultats négatifs à deux cultures du VIH)

Une fois infecté par le VIH, l'enfant est classé dans l'une des catégories suivantes :

- Catégorie N (affection non symptomatique)
- Catégorie A (affection légèrement symptomatique)
- Catégorie B (affection modérément symptomatique)
- Catégorie C (affection hautement symptomatique)

Collecte des données

Dans le cas d'un nouveau-né exposé à un risque d'infection par le VIH, essayez d'obtenir les résultats des tests de dépistage du VIH de la mère, s'ils sont disponibles. Lorsque ces résultats sont positifs, le nouveau-né devra subir de nombreuses épreuves de dépistage de l'infection par le VIH, comme nous l'avons expliqué précédemment. Facilitez les tests de dépistage et expliquez à la famille la nécessité de ces analyses.

Données physiologiques

Il s'agit de rechercher et d'évaluer des foyers d'infection potentiels. Évaluez les bruits respiratoires et l'état respiratoire (se reporter au chapitre 4), vérifiez les résultats des gaz sanguins artériels et observez le niveau de conscience et l'état mental. Tout signe de pneumonie interstitielle lymphocytaire ou d'anomalie neurologique doit être rapporté. Mesurez la taille et le poids de l'enfant fréquemment. Relevez toute absence de développement staturo-pondéral normal et signalez tout signe d'anémie. Examinez la bouche ainsi que toute la région située sous la couche de l'enfant, soit le périnée, les aines et les fesses pour vous assurer qu'il n'y a pas d'infection à *Candida*. Notez tout retard de développement des habiletés motrices ou du fonctionnement intellectuel qui pourrait provenir d'une encéphalopathie et d'un déficit nutritionnel.

Données psychosociales

Évaluez le réseau de soutien et les stratégies d'adaptation de la famille ; en effet, les facteurs de stress associés aux soins à apporter à un enfant atteint du sida sont souvent accablants pour les parents. Déterminez la capacité de la famille à prendre soin de l'enfant. Si la mère est séropositive, prenez en considération les capacités de la famille élargie à assumer les soins quotidiens et le soutien affectif nécessaires. S'il s'agit d'un adolescent atteint du sida, jugez de sa compréhension du mode de transmission du sida ainsi que de sa réaction au diagnostic.

Diagnostics infirmiers

Le plan de soins infirmiers présenté dans les pages suivantes comprend des diagnostics infirmiers courants qui peuvent s'appliquer à un enfant hospitalisé atteint du sida. On compte parmi les autres diagnostics infirmiers :

- Diarrhée reliée à une infection gastro-intestinale, une affection maligne ou des réactions médicamenteuses ;
- Perturbation des échanges gazeux reliée à une maladie pulmonaire ;
- Perturbation de la croissance et du développement reliée à des infections chroniques et à un déficit nutritionnel ;
- Risque de stratégies d'adaptation familiales inefficaces : Soutien compromis relié à une maladie mettant en danger la vie.

Soins infirmiers

Lorsqu'on sait que la mère est infectée par le VIH, il faut suivre de près la santé du nourrisson, c'est-à-dire pratiquer des tests de dépistage, appliquer une prophylaxie propre au VIH et à la pneumonie à *Pneumocystis carinii*, et évaluer le développement et l'état de santé général[9].

Les soins infirmiers prodigués à un enfant atteint du sida sont semblables à ceux de n'importe quel enfant souffrant d'une maladie chronique mettant sa vie en danger. Ils portent essentiellement sur les points suivants : prévention des infections, soulagement de la douleur, promotion de la fonction respiratoire et de celle des autres organes, promotion d'un apport nutritionnel adéquat ainsi que soutien aux parents et à l'enfant, tout en veillant au développement de ce dernier. Le plan de soins infirmiers présenté dans les pages suivantes résume les soins infirmiers à apporter à l'enfant hospitalisé pour le syndrome d'immunodéficience acquise.

MESURES DE SÉCURITÉ

Les travailleurs de la santé qui entrent en contact avec du sang ou d'autres liquides organiques d'enfants infectés par le VIH courent le risque d'être contaminés. Ils doivent donc toujours utiliser les précautions universelles lorsqu'ils prodiguent des soins aux enfants, puisqu'on peut ignorer la présence du VIH ou d'autres infections. (Consultez l'Annexe A.)

> **MESURES DE SÉCURITÉ**
>
> Les enfants atteints de troubles immunitaires, leurs frères et sœurs ou toute autre personne de l'entourage familial ne devraient pas recevoir le vaccin antipoliomyélitique vivant oral, car il y a un risque que le virus soit transmis à l'enfant atteint d'un déficit immunitaire. On peut utiliser un vaccin antipoliomyélitique inactivé (injectable).

Prévenir les infections

Les enfants souffrant d'un déficit immunitaire sont susceptibles d'être infectés par des bactéries et d'autres organismes que l'on trouve communément dans l'environnement. Voici quelques mesures à prendre pour que l'enfant malade ne soit pas atteint d'infections supplémentaires : se laver fréquemment les mains et éviter, dans la mesure du possible, le contact avec des personnes qui ont des infections des voies respiratoires supérieures ou d'autres infections[15]; il convient également de modifier le plan d'immunisation pour ne pas exposer l'enfant au vaccin vivant contre la poliomyélite[16]. Selon le *Guide d'immunisation canadien*[16], le vaccin contre la varicelle, vaccin vivant également, ne doit être administré que si son usage est indiqué et si l'enfant séropositif est asymptomatique. L'administration des vaccins inactivés ou de leurs composantes n'est pas contre-indiquée. Suivant les recommandations du guide, le vaccin contre la rougeole, la rubéole et les oreillons (RRO), vaccin vivant, peut également être administré à l'enfant atteint du VIH/sida s'il ne présente pas un déficit immunitaire important. Toutefois, peu importe le vaccin, l'état du système immunitaire de l'enfant doit être soigneusement évalué avant la vaccination. Santé Canada et l'Association pulmonaire du Canada recommandent d'effectuer des tests annuels de dépistage de la tuberculose chez les enfants infectés par le VIH[17]. Expliquez aux adolescents sexuellement actifs l'importance de pratiques sexuelles sans risque et les conséquences de comportements sexuels à haut risque ainsi que de l'utilisation de drogues par voie intraveineuse.

Faciliter la fonction respiratoire

Un grand nombre d'enfants atteints du sida souffrent de pneumonie. Il faut donc encourager l'enfant à tousser et à respirer profondément toutes les deux à quatre heures. On peut proposer à un jeune enfant de s'amuser à souffler sur des tampons d'ouate avec une paille, à faire des bulles de savon ou d'autres techniques de jeux semblables. Changez souvent de position les nouveau-nés et les nourrissons de façon à permettre à toutes les zones des poumons de s'aérer. Il est important de prévoir des périodes de repos pour ménager les forces du patient et limiter les besoins en oxygène du corps.

Promouvoir un apport nutritionnel adéquat

Comme beaucoup d'enfants atteints du sida souffrent d'une absence de développement staturo-pondéral normal, l'alimentation occupe une place centrale parmi l'ensemble des soins. C'est pourquoi le rôle d'une nutritionniste est essentiel. Cette spécialiste pourra planifier une diète adaptée à l'enfant de telle sorte qu'il reçoive l'apport en énergie, en protéines et en nutriments approprié. Les vitamines font souvent défaut dans la diète des enfants infectés. Les antioxydants (vitamine A, vitamine E, zinc et sélénium) renforcent la fonction du système immunitaire dans son ensemble et devraient faire partie de l'alimentation dans les proportions recommandées. Il faut analyser régulièrement le régime alimentaire de l'enfant et lui prodiguer des conseils. C'est parfois grâce à une alimentation par gavage ou à une alimentation parentérale totale que l'on obtiendra une nutrition adéquate.

Les enfants atteints du sida souffrent souvent d'une diarrhée consécutive à une infection gastro-intestinale et à une intolérance au lactose, ce qui s'ajoute à d'autres troubles nutritionnels. On peut prescrire des médicaments antidiarrhéiques ou essayer d'autres préparations lactées. Il faut hydrater les lèvres de l'enfant et garder ses muqueuses buccales humides, et surveiller de près son hydratation générale (se reporter aux chapitres 4 et 9). Évaluez le débit urinaire et l'élasticité (turgescence) de la peau au moyen du signe du pli cutané, sans oublier d'apporter un soin attentif à l'hygiène du périnée pour éviter tout risque d'infection.

Les infections à *Candida*, très fréquentes, provoquent l'apparition d'ulcères, de gerçures et d'écoulement de la muqueuse buccale. Toutes les deux à quatre heures, il convient de prodiguer des soins buccaux avec une solution sans alcool, notamment avec une solution saline normale (NaCl à 0,9 %) ou des tampons préhumidifiés de citron/glycérine.

PLAN DE SOINS INFIRMIERS

L'ENFANT ATTEINT DU SYNDROME D'IMMUNODÉFICIENCE ACQUISE

OBJECTIF	INTERVENTION	JUSTIFICATION	RÉSULTAT ESCOMPTÉ
1. Risque d'infection relié à l'immunosuppression			
L'enfant ne contractera pas d'infection.	• Toutes les deux à quatre heures, vérifiez si l'enfant a de la fièvre ; assurez-vous de l'absence de lésions buccales, de rougeur, d'inflammation, de sensibilité et de lésions sur la peau ou au pourtour des points d'insertion des perfusions intraveineuses.	• La fièvre est l'un des quelques signes d'infection chez l'enfant immunosupprimé qui n'a pas assez de globules blancs.	L'enfant n'a pas de fièvre et ne présente aucun autre signe d'infection.
	• Auscultez l'enfant toutes les deux heures pour constater tout changement éventuel des bruits respiratoires. Toutes les deux à quatre heures, faites-lui une toilette bronchique (toux, respiration profonde, spirométrie).	• La pneumonie est une infection courante chez les enfants atteints du sida.	
	• Insistez de façon rigoureuse sur l'importance du lavage des mains. N'autorisez, dans la chambre de l'enfant, aucune fleur, ni aucun fruit ou légume frais. Examinez et questionnez systématiquement les visiteurs pour vous assurer qu'ils ne sont pas enrhumés et qu'ils n'ont pas été récemment exposés à la varicelle. Appliquez les mesures de précaution en vigueur pour la manipulation du sang et des liquides organiques (consultez l'Annexe A). Appliquez des règles strictes d'asepsie lors du changement des pansements et lors des interventions d'aspiration.	• Une surveillance rigoureuse des facteurs environnementaux permet de limiter les risques d'infection.	
	• Coordonnez les soins du patient pour éviter qu'il soit en contact avec des personnes ayant souffert d'une infection quelconque ou ayant été immunisées récemment.	• La planification réduit les risques d'infection.	
	• Regroupez les soins du patient de façon à lui allouer des périodes de repos adéquates.	• Les périodes de repos permettent à l'enfant de faire le plein d'énergie.	
	• Observez les recommandations du *Guide d'immunisation canadien*[16] pour immuniser les enfants immunosupprimés. Évitez l'administration du vaccin antipoliomyélitique vivant oral et n'administrez le vaccin contre la varicelle que s'il est indiqué et si l'enfant séropositif est asymptomatique. Procédez à un test annuel de dépistage de la tuberculose.	• Les recommandations particulières tiennent compte de la réaction immunitaire affaiblie de l'enfant et de ses risques de contracter une maladie à la suite de l'administration de vaccins vivants.	

Suite...

PLAN DE SOINS INFIRMIERS

L'ENFANT ATTEINT DU SYNDROME D'IMMUNODÉFICIENCE ACQUISE *(suite)*

2. Déficit nutritionnel: Apport nutritionnel inférieur aux besoins métaboliques relié à une diminution de l'apport et de l'absorption des nutriments

OBJECTIF	INTERVENTION	JUSTIFICATION	RÉSULTAT ESCOMPTÉ
L'enfant aura un apport nutritionnel suffisant pour satisfaire ses besoins métaboliques.	• Encouragez la prise de petits repas fréquents pour favoriser l'apport nutritionnel et liquidien.	• Il faut prévoir une alimentation complémentaire pour reconstruire le système immunitaire.	L'enfant prend des repas fréquents de valeur nutritive adéquate.
	• S'ils sont prescrits, administrez des gavages par une sonde nasogastrique ou de gastrostomie. L'alimentation parentérale totale peut être nécessaire pour assurer une nutrition adéquate.		
	• Éliminez tout stimulus et toute odeur désagréable de l'environnement pendant les repas.	• Les stimuli désagréables coupent l'appétit.	
	• Évaluez l'élasticité de la peau (signe du pli cutané) à chaque quart de travail (se reporter au chapitre 4).	• Le signe du pli cutané reflète l'état d'hydratation.	
	• Ayez recours à une nutritionniste pour planifier une diète comportant les aliments préférés de l'enfant.	• L'enfant mangera davantage si on lui présente aux repas ses aliments préférés.	

3. Risque d'atteinte à l'intégrité de la peau relié aux infections cutanées, à l'immobilisation ou à la diarrhée

OBJECTIF	INTERVENTION	JUSTIFICATION	RÉSULTAT ESCOMPTÉ
L'enfant aura peu (ou pas) de rupture de l'épiderme.	• Inspectez tous les points de pression pour détecter tout signe d'infection ou de rupture éventuelle.	• Les soins de la peau sont très importants pour l'enfant atteint d'un déficit immunitaire. La peau peut constituer son seul mécanisme de défense encore intact.	L'enfant n'a pas de rupture de l'épiderme qui pourrait être évitée.
	• Gardez la peau propre et sèche (non humide). Lavez la peau à l'aide d'un savon doux. Appliquez de la crème hydratante non parfumée sur la peau de l'enfant. Donnez des soins périnéaux pour réduire l'irritation due à la diarrhée.	• Cela prévient les ruptures et les fissures de la peau.	

4. Risque d'atteinte à l'intégrité des muqueuses buccales relié aux infections

OBJECTIF	INTERVENTION	JUSTIFICATION	RÉSULTAT ESCOMPTÉ
Les muqueuses buccales de l'enfant resteront intactes.	• Inspectez la bouche pour détecter la présence d'ulcères ou de lésions.	• La candidose buccale se manifeste souvent en cas de déficit immunitaire.	L'enfant a des muqueuses buccales intactes.
	• Prodiguez des soins buccaux avec une solution saline normale ($NaCl$ à 0,9 %) ou des tampons préhumidifiés d'une solution citron/glycérine toutes les deux à quatre heures.	• Cette pratique permet de soulager l'enfant et accélère la guérison.	

PLAN DE SOINS INFIRMIERS
L'ENFANT ATTEINT DU SYNDROME D'IMMUNODÉFICIENCE ACQUISE *(suite)*

OBJECTIF	INTERVENTION	JUSTIFICATION	RÉSULTAT ESCOMPTÉ
5. Douleur reliée aux infections			
L'enfant ne présentera pas de douleur ou seulement une douleur légère/un léger malaise.	• Observez tout signe de douleur ou de malaise. Évaluez la douleur (se reporter au chapitre 8).	• Le soulagement de la douleur réconforte l'enfant et sa famille.	L'enfant présente des signes de soulagement de la douleur.
	• Administrez la médication contre la douleur selon l'ordonnance et évaluez les résultats. • Utilisez des interventions non pharmacologiques de soulagement de la douleur (se reporter au chapitre 8). • Adoptez les mesures habituelles de réconfort (prendre dans les bras, bercer, etc.).		
6. Manque de connaissances (des parents) relié aux soins à domicile d'un enfant atteint du sida			
Les parents exprimeront verbalement leurs connaissances sur les soins à domicile, les mesures de prévention des infections et les signes et symptômes à signaler aux professionnels de la santé.	• Expliquez qu'il faut améliorer le plus possible l'état de santé de l'enfant et réduire les risques de complications grâce à l'alimentation, au repos et à une hygiène personnelle rigoureuse. Assurez-vous que les parents et les autres membres de la famille connaissent le mode de transmission du sida et les mesures de précaution adéquates.	• Il est nécessaire de connaître la maladie et les mesures de prévention pour prodiguer des soins à domicile sécuritaires et efficaces à l'enfant.	Les parents décrivent les soins à domicile à prodiguer et les mesures de prévention à prendre pour un enfant atteint du sida.
	• Discutez avec les parents et l'enfant des raisons justifiant les mesures de protection.	• Les recommandations sont mieux appliquées lorsque les explications sont comprises.	
	• Informez la famille des signes et symptômes d'infection qu'il lui faudra signaler rapidement au médecin ou à l'infirmière (fièvre, frissons, toux, léger érythème).	• Les résultats sont meilleurs lorsque le traitement est appliqué rapidement.	
7. Perturbation dans l'exercice du rôle de l'aidant naturel reliée à de l'anxiété par rapport à l'état de santé de l'enfant et aux exigences de son rôle			
Les parents rapporteront une diminution de leur anxiété en ce qui concerne l'état de santé de l'enfant et les soins à lui apporter.	• Encouragez les membres de la famille à exprimer leurs peurs et leurs inquiétudes relatives au pronostic.	• Exprimer ses peurs fait diminuer l'anxiété.	Les parents rapportent que leur anxiété a diminué.
	• Informez la famille de l'existence de groupes de soutien et d'autres ressources disponibles dans la communauté.	• La famille dispose ainsi d'un soutien complémentaire pour l'aider à surmonter son désarroi face à la maladie de l'enfant et au décès de ce dernier lorsqu'elle en a besoin.	

LOI ET ÉTHIQUE

La divulgation de renseignements sur le patient constitue une atteinte à la confidentialité des renseignements et peut exposer l'infirmière à des poursuites judiciaires. On parle de divulgation de renseignements confidentiels lorsque l'état de santé d'un patient, par exemple un diagnostic de sida, est discuté de façon inappropriée avec un tiers.

Offrir du soutien à l'enfant et à la famille

La famille de l'enfant atteint du sida vit dans un climat de grande tension. La mère ainsi que les autres membres de la famille peuvent également être contaminés. Prévoyez la participation des services sociaux et des groupes de soutien le plus rapidement possible après que le diagnostic a été établi. Passez du temps avec les membres de la famille et discutez de leurs peurs et de leurs émotions. Dans plusieurs régions de l'Amérique du Nord, le sida est associé à de très forts préjugés. C'est pourquoi la famille d'un enfant atteint du sida pourrait se trouver dans l'incapacité de discuter de ce qu'elle ressent avec des personnes ne faisant pas partie du milieu hospitalier ou médical (hôpital, clinique externe, Centre local de services communautaires, etc.). Respectez le souhait de la famille de ne pas divulguer l'information relative au diagnostic.

Dissipez toute idée fausse que l'enfant plus âgé ou l'adolescent atteint du sida pourrait entretenir sur les modes de transmission de la maladie. Il faut donc discuter avec lui de ceux-ci ainsi que de la nécessité de pratiquer une sexualité sans risque. Il est particulièrement important d'apporter un soutien aux adolescents, car cette maladie chronique et mortelle crée une dépendance qui peut nuire au développement de leur autonomie. Les adolescents peuvent bénéficier du contact avec des jeunes de leur âge également atteints.

Planifier le congé et enseigner à la famille les soins à domicile

Le diagnostic du sida suscite des émotions et des peurs profondes au sein de la famille. Franchise et clarté sont de mise. Il est essentiel de faire de l'enseignement sur la maladie. Expliquez qu'il n'existe aucune preuve qu'un contact quotidien du malade avec les membres de la famille comporte un risque de contamination. Dans le cas d'un enfant hospitalisé, il faut déterminer et combler bien avant le congé les besoins de la famille en matière de soins à domicile.

Des directives concernant la fréquentation scolaire des enfants atteints du sida ont été publiées par le CDC et sont en vigueur au Canada. Elles sont en faveur d'une scolarisation sans restriction des enfants atteints du sida ou du para-sida tant que leur médecin donne son accord. La fréquentation scolaire est contre-indiquée dans les cas où l'enfant manque de contrôle sur les sécrétions corporelles, a tendance à mordre et porte des plaies ouvertes qui ne peuvent pas être pansées. Le rôle de l'infirmière consiste souvent à apporter au personnel de l'école un enseignement sur les soins que requièrent les enfants infectés par le VIH ainsi que sur les mesures de précaution nécessaires pour prévenir la contamination par le VIH. Elle peut aussi être responsable de l'administration à l'école des médicaments et des autres soins à l'enfant infecté par le VIH[18].

La maladie de l'enfant exige généralement d'avoir recours à un moment donné à différents services : groupes de soutien, soins infirmiers à domicile, assistance financière et consultation psychologique. Il est important que la famille connaisse l'existence de ces ressources. Aidez-la à surmonter le sentiment de culpabilité qu'elle éprouve envers l'affection de l'enfant.

MESURES DE SÉCURITÉ

Comme un certain nombre d'enfants contaminés par le VIH ou par d'autres infections transmises par le sang peuvent fréquenter la garderie, le personnel de ces établissements doit avoir recours à des mesures de précautions universelles lorsqu'il y a manipulation de sang et de liquides organiques. Enseignez ces mesures de précaution. Participez à la mise sur pied de processus visant à informer tous les parents lorsqu'un enfant atteint d'une maladie contagieuse a séjourné dans la garderie. Par la suite, les parents d'enfants immunosupprimés peuvent prendre toute mesure de précaution jugée utile pour éviter que l'enfant ne tombe malade. Les parents d'enfants infectés par le VIH doivent veiller à restreindre l'exposition de leurs enfants à des maladies infectieuses[19].

Soins dans la communauté

Une grande partie des soins dispensés à un enfant infecté par le VIH ou atteint du sida a lieu dans la communauté. Évaluez le réseau de soutien de la famille et de la communauté. Un grand nombre d'enfants infectés par le VIH sont placés en familles d'accueil, et ces familles ont besoin d'informations détaillées pour gérer cette maladie aux multiples facettes.

Aidez la famille à apporter les modifications nécessaires pour créer un environnement lui permettant d'appliquer les précautions universelles pendant les soins. Assurez-vous que l'enfant et sa famille comprennent que le VIH est transmis par le sang, l'urine, les selles et autres sécrétions corporelles. Apprenez à tous les membres de la famille l'importance d'une hygiène rigoureuse. Encouragez-les à se laver soigneusement les mains et soulignez aux parents qu'il faut éviter d'entrer en contact avec les liquides organiques. Insistez auprès d'eux sur la nécessité de porter des gants lorsqu'ils changent les couches, nettoient de l'urine, des selles ou des vomissements, ou encore lorsqu'ils soignent les blessures de l'enfant. Incitez-les à utiliser une solution javellisée pour désinfecter les objets, si nécessaire, et à éviter d'être en contact avec des personnes atteintes de maladies infectieuses. Il faudra aussi donner de l'enseignement aux parents sur la façon de bien administrer les médicaments à l'enfant et les informer des effets secondaires de ces médicaments.

Soulignez aux parents qu'il faut favoriser le développement de l'enfant. Il convient d'évaluer fréquemment son développement. Enseignez aux parents comment aider l'enfant à franchir les différentes étapes de son développement. Encouragez les rencontres avec d'autres enfants et d'autres adultes, vérifiez que l'enfant a des jouets appropriés à sa disposition, enseignez aux parents à faire communiquer l'enfant le plus possible avec les autres et n'oubliez pas de féliciter la famille des progrès que l'enfant a déjà accomplis. Les enfants dont le développement régresse ou qui présentent d'autres symptômes neurologiques devraient subir un examen de dépistage de l'encéphalopathie liée au VIH par le médecin traitant. Les observations de l'infirmière inscrites au dossier médical sur le développement de l'enfant seront d'une grande importance dans ce cas.

L'enfant a besoin de recevoir des soins de façon régulière, comme les visites de surveillance de la santé, les immunisations et les soins relatifs à ses affections (un enfant atteint du sida souffre souvent d'asthme)[20].

ALERTE INFIRMIÈRE

Lorsqu'un enfant a été diagnostiqué comme étant séropositif pour le VIH, même les maladies infantiles les plus courantes sont à redouter. En effet, toute altération de l'état de santé, comme une infection respiratoire, de la fièvre, la varicelle ou une maladie gastro-intestinale, peuvent rapidement menacer la vie de l'enfant. Recommandez aux familles de consulter un professionnel de la santé dès les premiers symptômes.

► AFFECTIONS AUTO-IMMUNES

Dans un système immunitaire affecté par des modifications pathologiques, une réaction immunitaire peut avoir lieu à l'encontre des protéines même du corps et provoquer ainsi la production d'autoanticorps. Ces circonstances pathologiques où le corps oriente sa réaction immunitaire contre lui-même (identifiant ainsi le « soi » comme « non-soi ») s'appellent affections auto-immunes.

La principale caractéristique des affections auto-immunes est la lésion des tissus causée par une réaction immunologique probable de l'hôte contre ses propres tissus. Des modifications de structure et de fonction se produisent lorsque les cellules immunitaires attaquent d'autres cellules du corps.

Les affections auto-immunes sont regroupées en maladies systémiques et en maladies spécifiques à un organe. Les maladies systémiques, qui s'attaquent pour la plupart à plus d'un organe, comprennent le lupus érythémateux systémique et l'arthrite juvénile. Les maladies spécifiques à un organe, qui s'attaquent essentiellement à ce seul organe, comprennent le diabète de type 1 (se reporter au chapitre 21) et la thyroïdite.

LUPUS ÉRYTHÉMATEUX SYSTÉMIQUE

Le lupus érythémateux systémique, affection généralisée frappant principalement les femmes, est une maladie inflammatoire chronique à l'étiologie inconnue qui touche plusieurs systèmes organiques. Dans le lupus érythémateux systémique, également appelée lupus érythémateux disséminé, il y a une alternance de périodes d'exacerbation et de périodes de rémission, dont la durée varie. Cette affection est plus répandue chez les Afro-américains, les Hispaniques et les Asiatiques que chez les personnes de race blanche ; elle frappe 4,4 filles de race blanche âgées de 10 à 20 ans sur 100 000, 20 Afro-américaines sur 100 000, 13 Hispaniques sur 100 000 et 31 Asiatiques sur 100 000[21]. La plupart des cas sont diagnostiqués pendant l'adolescence et au début de l'âge adulte. On soupçonne la présence d'une composante génétique, car la maladie est plus répandue dans certaines familles.

Manifestations cliniques

Les symptômes varient selon l'organe touché et le degré d'atteinte des tissus. Les premiers symptômes incluent de la fièvre, des frissons, de la fatigue, des malaises et une perte de poids. Les symptômes les plus courants sont l'arthrite et une éruption cutanée. Le placard en papillon du visage, éruption rose ou rouge sur l'arcade du nez qui s'étale sur les joues, est caractéristique de cette maladie. Les enfants atteints du lupus érythémateux systémique peuvent présenter une anémie hémolytique avec une faible numération des globules blancs et des plaquettes sanguines ; des troubles hémorragiques ; une hypergammaglobulinémie ; une angéite ; des ulcérations buccales ; de la photosensibilité ; et des troubles rénaux. La présence d'une atteinte rénale indique que la maladie est évolutive et qu'un traitement énergique est nécessaire.

Étiologie et physiopathologie

L'étiologie exacte du lupus érythémateux systémique est inconnue. On pense qu'un agent environnemental extérieur (par exemple rayons ultraviolets, certains médicaments et autres produits chimiques, hormones sexuelles, etc.) provoque une réaction anormale du système immunitaire contre les tissus. Les complexes antigène-anticorps (complexes immuns) sont déposés dans le système vasculaire, provoquant ainsi une inflammation et des lésions tissulaires. Les tissus les plus affectés sont les petits vaisseaux sanguins, les glomérules, les articulations, la rate et les valves cardiaques. Comme plusieurs systèmes sont parfois touchés en même temps, des lésions causant des dysfonctionnements organiques peuvent apparaître.

Examens diagnostiques et traitement médical

Les analyses sanguines révèlent une anémie, une grande quantité d'azote uréique sérique, un niveau anormal de protéines plasmatiques, une vitesse de sédimentation des érythrocytes anormale, la présence d'anticorps antinucléaires et une réaction positive au test des cellules LE (de lupus érythémateux), ce qui indique une inflammation non spécifique. Le test à l'antiglobuline (test de Coombs) est positif. L'analyse d'urine peut révéler une protéinurie.

Le traitement médical vise à obtenir une rémission et à prévenir les complications. On prescrit des corticostéroïdes, comme la prednisone, pour réduire l'inflammation. On utilise des antipaludiques, comme l'hydroxychloroquine et la chloroquine, pour traiter les symptômes associés aux lésions cutanées et aux problèmes rénaux et arthritiques. Ces médicaments, même si on ignore encore de façon précise leur action sur le lupus érythémateux systémique, permettent à la personne de demeurer en rémission avec une dose réduite de stéroïdes. On a recours à des anti-inflammatoires non stéroïdiens (aspirine, ibuprofène et naproxen) pour soulager les douleurs musculaires et articulaires. Les immunosuppresseurs comme la cyclosporine et le méthotrexate ont été utilisés pour maîtriser le lupus érythémateux systémique. Il pourrait être nécessaire de surveiller l'alimentation de l'enfant ou de lui faire suivre un régime strict dans le cas d'un gain de poids ou d'une rétention liquidienne excessive par suite de l'action des stéroïdes ou des lésions rénales.

Le pronostic est tributaire de la gravité de la maladie. Grâce à l'amélioration des mesures curatives, le taux de survie de 5 ans est désormais de 80 à 90 %[22].

Collecte des données

Données physiologiques

Les symptômes étant généralisés, une évaluation approfondie s'impose. Vérifiez l'érythème, les pétéchies, la cyanose, les ulcères cutanés, les déformations articulaires, le frottement (bruit ou sensation qui donne l'impression que deux surfaces glissent rudement l'une sur l'autre), les œdèmes et la splénomégalie.

Données psychosociales

Étant donné que le lupus érythémateux systémique est une maladie chronique qui frappe surtout les adolescents, il convient de procéder à une évaluation psychosociale. Évaluez les interactions familiales, en explorant les situations de tension comme un divorce ou un trauma. Les restrictions découlant du traitement et les modifications dans l'apparence peuvent conduire à un repli sur soi, à une dépression et à des tendances suicidaires.

Diagnostics infirmiers

Plusieurs diagnostics infirmiers peuvent s'appliquer à l'enfant atteint de lupus érythémateux systémique :

- Risque de prise en charge inefficace du programme thérapeutique relié au déni de la réalité ;
- Risque de diminution de l'irrigation tissulaire (rénale) relié au processus inflammatoire des reins ;
- Risque d'atteinte à l'intégrité de la peau relié aux érythèmes et à la photosensibilité ;
- Risque d'intolérance à l'activité relié au caractère chronique de la maladie ;
- Risque de perturbation de l'image corporelle relié aux effets secondaires des médicaments ;
- Risque d'infection relié aux immunosuppresseurs (médication) ;
- Douleur reliée à l'inflammation articulaire.

Soins infirmiers

Les objectifs des soins infirmiers sont d'aider l'enfant à gérer une maladie chronique et à s'y adapter, et de faciliter une rémission.

Maintenir l'équilibre hydro-électrolytique

La plupart des enfants atteints de lupus érythémateux systémique souffrent de problèmes rénaux. Il est donc important de surveiller les ingesta et les excreta, d'examiner fréquemment l'état d'hydratation et le bilan hydro-électrolytique de l'enfant. Le dysfonctionnement rénal peut se manifester sous forme d'œdème, de crampes musculaires, de diarrhée, de tétanie et de convulsions.

Promouvoir le maintien de l'intégrité de la peau

La présence d'un érythème sur les muqueuses peut occasionner une fragilisation des tissus, ce qui expose l'enfant à un risque accru d'infection. Incitez l'enfant à prendre de bonnes mesures d'hygiène et à se laver avec un savon doux. Recommandez aux adolescents d'utiliser des produits cosmétiques avec modération. Puisque l'exposition au soleil et aux rayons ultraviolets est reliée aux exacerbations de la maladie, il est important de s'exposer le moins possible au soleil et de toujours appliquer une crème avec un facteur de protection solaire (FPS) de 15 ou plus.

> **ALERTE INFIRMIÈRE**
>
> Les effets secondaires des corticostéroïdes, des immunosuppresseurs et des antipaludiques utilisés dans le traitement des enfants atteints du lupus érythémateux systémique sont nombreux et comprennent, notamment, l'alopécie, la susceptibilité aux infections, le faciès lunaire (visage rond), les lésions rétiniennes et une déperdition de masse osseuse.

Promouvoir le repos et le confort

En raison de la fatigue et de la douleur articulaire, l'enfant possède peu de réserves d'énergie durant les périodes d'exacerbation de la maladie. Encouragez-le à prendre de fréquentes périodes de repos et à adopter une alimentation nutritive pour augmenter au maximum son énergie. Un physiothérapeute peut élaborer un programme destiné à encourager la mobilité et à accroître la force musculaire.

Gérer les effets secondaires des médicaments

Surveillez l'apparition des effets secondaires des médicaments utilisés pour le traitement, et informez l'enfant et sa famille de ces effets. Par exemple, les immunosuppresseurs peuvent favoriser des infections dans n'importe quelle partie du corps, et les anti-inflammatoires non stéroïdiens, des troubles gastriques et des hémorragies gastro-intestinales. L'antipaludique hydroxychloroquine peut modifier considérablement la vision ; il faut donc procéder régulièrement à des examens de la vue[23].

Offrir du soutien à l'enfant et à la famille

Une perturbation de l'image corporelle peut survenir chez les adolescents en raison des érythèmes, de l'alopécie, des modifications arthritiques dans les articulations et de la maladie chronique. Il serait judicieux de les orienter vers des groupes de soutien s'adressant aux personnes souffrant de lupus et vers des services sociaux ou des services de counseling. Lupus Canada, l'Association des lupiques du Québec et la Société d'arthrite peuvent fournir des renseignements destinés à aider les parents et les enfants à s'adapter à la maladie (voir l'Annexe G).

ARTHRITE JUVÉNILE

L'arthrite juvénile, également appelée arthrite chronique juvénile ou polyarthrite juvénile, est une maladie inflammatoire auto-immune. Elle touche un nombre un peu plus élevé de filles que de garçons. Cette maladie se déclare généralement chez les enfants âgés de 2 à 5 ans ou de 9 à 12 ans. Elle peut disparaître à l'adolescence[2] ou se poursuivre parfois sous forme de maladie chronique[24].

Manifestations cliniques

L'arthrite juvénile peut être limitée à l'inflammation de quelques articulations ou être systémique et toucher alors plusieurs articulations. Les symptômes peuvent être les suivants : fièvre, éruption cutanée, lymphadénopathie, splénomégalie et hépatomégalie. L'enfant peut présenter une boiterie ou avoir une préférence marquée à utiliser un membre plutôt que l'autre. On peut constater de la douleur, une raideur, une perte de mobilité et de l'œdème des grosses articulations comme les genoux. Chez les enfants plus âgés, la maladie peut être symétrique dans les petites articulations de la main.

Étiologie et physiopathologie

Les causes de l'arthrite juvénile sont inconnues, mais on pense que cette maladie est d'origine auto-immune. L'inflammation se déclare dans l'articulation et se traduit par de la douleur et de l'œdème. Des tissus cicatriciels finissent par se former et limitent la mobilité. Il existe différents types d'arthrite juvénile, et les trois principaux sont : l'oligoarthrite, la polyarthrite et l'arthrite systémique (ou disséminée). L'oligoarthrite est la forme la plus fréquente : elle touche environ la moitié des enfants atteints d'arthrite juvénile[25]. Elle atteint quatre articulations ou moins, comparativement à la polyarthrite qui implique au moins cinq articulations[25]. Cette dernière forme représente entre 15 et 20 % des cas[25]. Enfin, 15 % des enfants atteints d'arthrite juvénile souffrent de la forme systémique (ou disséminée), qui implique différents types d'arthrite[25]. S'ajoutent aux symptômes généraux énoncés dans la section sur les manifestations cliniques une péricardite ou une pleurésie.

Examens diagnostiques et traitement médical

Le diagnostic est établi essentiellement sur la base des antécédents et de l'examen physique de l'enfant. En effet, l'arthrite juvénile désigne toute atteinte articulaire sans cause reconnue, se déclarant avant l'âge de 16 ans et persistant pendant au moins six semaines[26]. Il n'existe aucune analyse de laboratoire spécifique pour cette maladie. Chez certains enfants, les tests du facteur rhumatoïde sérique et des anticorps antinucléaires sont positifs.

Le traitement médical repose sur la pharmacothérapie, la physiothérapie et l'ergothérapie ainsi que, si nécessaire, sur la chirurgie. Le traitement a pour objectif de soulager la douleur et de prévenir les contractures. On prescrit des salicylés (acide acétylsalicylique [aspirine]) ou des anti-inflammatoires non stéroïdiens (AINS tels que tolmétine sodique, naproxen, diclofénac et ibuprofène) pour réduire l'inflammation. Les AINS constituent de nos jours le traitement de choix de l'arthrite juvénile. Jumelés aux AINS, des antirhumatismaux à action lente (hydroxychloroquine, sulfasaline, pénicillamine) peuvent également faire partie du traitement. Toutefois, ces derniers peuvent prendre plusieurs mois avant d'être efficaces. On peut administrer des stéroïdes aux enfants qui souffrent de la maladie sous une forme modérément active. Les enfants qui ne réagissent pas à l'aspirine ou aux AINS peuvent être soignés avec de faibles doses de méthotrexate, un médicament cytotoxique. La physiothérapie permet d'augmenter la force et la mobilité des articulations tout en les protégeant des blessures. L'ergothérapie permet à l'enfant d'acquérir une mobilité globale maximale et d'exécuter ses activités de la vie quotidienne. Le port d'attelles, particulièrement pour les genoux, les poignets et les mains, peut également faire partie du traitement de l'enfant afin de diminuer la douleur et de prévenir ou de réduire les déformations en flexion. De plus, on pratique parfois une chirurgie, également pour soulager la douleur, mais aussi pour maintenir ou améliorer la fonction articulaire chez les enfants ayant des contractures articulaires.

Soixante-dix pour cent des enfants atteints d'arthrite juvénile connaissent une rémission spontanée et permanente avant l'âge adulte. Dans de très rares cas, la maladie ne répond pas au traitement. Le pronostic de la maladie est plus favorable pour les enfants chez lesquels elle se déclare tôt[2].

ALERTE INFIRMIÈRE

Les nourrissons et les enfants atteints d'arthrite juvénile traités avec de l'aspirine risquent de souffrir du syndrome de Reye s'ils contractent une infection virale comme la grippe ou la varicelle. Ces enfants devraient être vaccinés contre la grippe à l'automne, chaque année.

Collecte des données

Il est important de bien recueillir les données puisque le diagnostic est souvent fondé sur les antécédents du patient. Recherchez l'œdème et les déformations articulaires, la fièvre, les nodules sous-cutanés (nodules rhumatoïdes) et la tuméfaction ganglionnaire.

Diagnostics infirmiers

Plusieurs diagnostics infirmiers peuvent s'appliquer à l'enfant atteint d'arthrite juvénile :

- Intolérance à l'activité reliée à l'œdème et à la douleur articulaires ;
- Altération de la mobilité physique reliée à l'inflammation articulaire ;
- Anxiété reliée à la maladie chronique et à l'incertitude du pronostic ;
- Douleur reliée à l'inflammation articulaire ;
- Perturbation de l'image corporelle reliée à l'apparence et à l'immobilisation ;
- Risque d'infection relié à la maladie chronique et à l'administration d'aspirine.

Soins infirmiers

Les soins infirmiers portent essentiellement sur les points suivants : la promotion d'une plus grande mobilité et d'une alimentation adéquate ainsi que l'enseignement aux parents et à l'enfant sur la maladie et sur le traitement. La plus grande partie des soins se donneront dans la communauté, y compris la physiothérapie, avec des hospitalisations occasionnelles pendant les périodes d'exacerbation de la maladie.

Favoriser une plus grande mobilité

Les physiothérapeutes jouent un rôle prépondérant dans le traitement de l'enfant. Les objectifs de la physiothérapie sont les suivants : préserver la fonction articulaire, renforcer la musculature, augmenter le tonus musculaire, maintenir l'alignement du corps et prévenir les déformations permanentes comme les contractures. Les exercices visant l'amplitude des mouvements, les étirements, l'hydrothérapie et les exercices de natation aident à prévenir les déformations (figures 10-4 et 10-5). Incitez l'enfant à

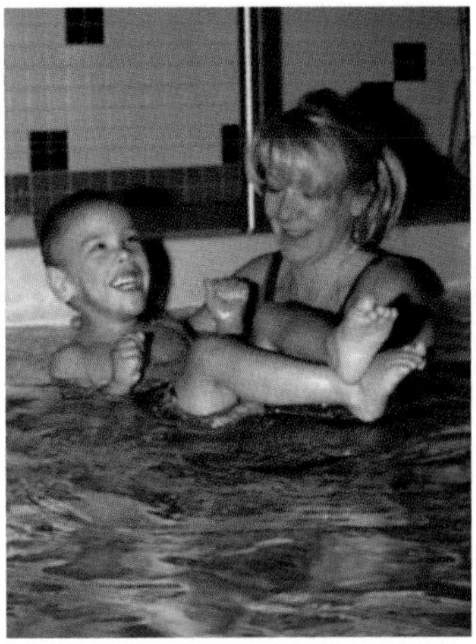

FIGURE 10-4. La physiothérapeute a recours à l'hydrothérapie pour maintenir la fonction articulaire d'un enfant atteint d'arthrite juvénile.

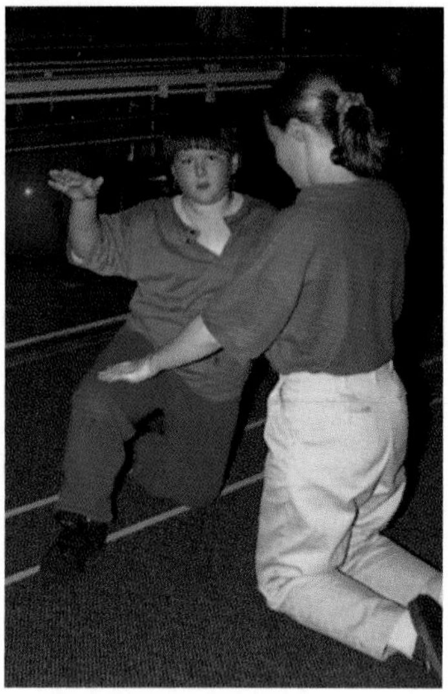

FIGURE 10-5. Les exercices d'étirement font partie intégrante de la physiothérapie de l'enfant atteint d'arthrite juvénile.

pratiquer les activités de la vie quotidienne car, d'une part, elles l'aident à acquérir de l'autonomie et, d'autre part, elles lui permettent de maintenir sa mobilité. On peut administrer des médicaments pour diminuer l'œdème, l'inflammation et les douleurs articulaires. L'application de compresses tièdes sur les articulations touchées ou la prise d'un bain d'eau tiède peut aussi soulager le jeune patient. Les techniques non pharmacologiques de soulagement de la douleur (se reporter au chapitre 8) sont très efficaces chez les enfants atteints d'arthrite.

Encourager une alimentation adéquate

Il faut promouvoir une bonne santé générale en soulignant l'importance d'une alimentation équilibrée. Les enfants dont la mobilité est restreinte peuvent avoir des besoins métaboliques réduits et la surcharge pondérale ajoute de la tension sur les muscles.

Soins dans la communauté

Certains enfants atteints d'arthrite juvénile ne sont jamais hospitalisés; d'autres le sont rarement. La majeure partie des soins est fournie pendant les visites en clinique externe, au CLSC et en physiothérapie. Renseignez les parents sur l'affection de leur enfant et sur le pronostic, et répondez à leurs questions sur le traitement. L'enfant a souvent besoin de soutien pour accepter le diagnostic de maladie chronique. Encouragez-le à garder le contact avec ses camarades et à continuer d'aller à l'école, dans la mesure du possible. Expliquez à l'enfant et à ses parents que le surmenage peut exacerber la maladie. Informez les parents des complications possibles de l'arthrite juvénile, comme le retard de croissance lié à une soudure précoce des cartilages de conjugaison, les contractures des petites articulations et la synovite. Les parents et les enfants peuvent s'adresser à la Société d'arthrite et à l'Association Kourir (association française regroupant les enfants atteints d'arthrite juvénile) pour obtenir informations et soutien supplémentaires (voir l'Annexe G).

► RÉACTIONS ALLERGIQUES

ALERTE INFIRMIÈRE

L'anaphylaxie est une réaction d'hypersensibilité grave qui peut se manifester sous plusieurs formes: démangeaisons; urticaire localisé ou généralisé sur les mains, les pieds ou les muqueuses; œdème des tissus mous; toux; dyspnée; pâleur; transpiration et tachycardie. Des réactions extrêmes peuvent entraîner une détresse respiratoire ou la mort.

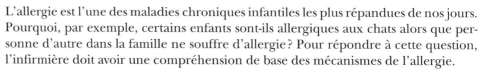

L'allergie est l'une des maladies chroniques infantiles les plus répandues de nos jours. Pourquoi, par exemple, certains enfants sont-ils allergiques aux chats alors que personne d'autre dans la famille ne souffre d'allergie? Pour répondre à cette question, l'infirmière doit avoir une compréhension de base des mécanismes de l'allergie.

L'allergie est une réaction anormale ou modifiée à un antigène. Les antigènes responsables des manifestations cliniques d'allergie s'appellent **allergènes**. On peut ingérer des allergènes dans la nourriture ou les médicaments. Ils peuvent aussi être absorbés à travers une peau intacte, ou être injectés. Une réaction allergique est une réaction antigène-anticorps qui peut se manifester sous forme d'anaphylaxie, d'atopie, de maladie du sérum ou de dermite atopique. Vous trouverez un résumé des observations caractéristiques présentes chez les enfants souffrant d'allergies dans le tableau 10-6.

La **réaction d'hypersensibilité**, une réaction exagérée du système immunitaire, est responsable des réactions allergiques. Les réactions d'hypersensibilité ont été classées en quatre types (tableau 10-7). Les réactions d'hypersensibilité de type I sont des réactions immédiates qui ont lieu quelques secondes ou quelques minutes après l'exposition à l'antigène. En voici quelques symptômes: urticaire, œdème, spasme des muscles lisses, wheezing, vomissements, diarrhée ou anaphylaxie. La libération de substances chimiques, appelées médiateurs chimiques (l'histamine, par exemple), est responsable des signes et des symptômes. La première fois que l'enfant est exposé à l'allergène, il n'y a aucune réaction. Cependant, l'enfant allergique pourra avoir une réaction à l'allergène à chaque exposition subséquente.

Les réactions de type IV sont des réactions retardées qui ne surviennent que plusieurs heures après l'exposition et prennent de 24 à 72 heures pour apparaître complètement. Elles ne se limitent à aucun tissu spécifique, et sont provoquées par des antigènes relativement complexes, comme ceux des bactéries et des virus, ainsi que

TABLEAU 10-6 Observations caractéristiques chez des enfants souffrant d'allergies

Système respiratoire : asthme, rhinite (saisonnière et continuelle), otite séreuse moyenne, toux, pneumonie, laryngite suffocante et œdème de la glotte.

Système gastro-intestinal : douleur abdominale et coliques, stomatite, constipation, diarrhée, présence de sang dans les selles, vomissements et langue géographique (glossite en carte géographique).

Peau : œdème angioneurotique, urticaire, eczéma, dermite atopique, érythème polymorphe, purpura, eczéma médicamenteux, exanthème alimentaire et dermite de contact.

Système nerveux : céphalée, tension, fatigue, convulsions, syndrome de Ménière et tremblements.

Yeux : conjonctivite, cataracte, spasme ciliaire et iritis.

Sang : purpura thrombopénique, anémie hémolytique, leucopénie et agranulocytose.

Système musculosquelettique : arthralgie, myalgie, polyarthrite rhumatoïde et torticolis.

Système génito-urinaire : dysurie, vulvovaginite et énurésie.

Divers : choc anaphylactique, maladie du sérum et maladies auto-immunes.

TABLEAU 10-7 Types de réactions d'hypersensibilité

Type	Mécanisme d'action	Manifestations cliniques	Exemples
Type I Réactions immédiates, localisées ou systémiques (anaphylaxie)	Les anticorps se lient à certaines cellules, ce qui provoque la libération de médiateurs chimiques qui produisent une réaction inflammatoire.	Hypotension artérielle, wheezing, spasme gastro-intestinal ou utérin, stridor, urticaire.	Asthme extrinsèque et rhume des foins.
Type II Réactions cytotoxiques (spécifiques du tissu)	Les anticorps activent le complément, ce qui provoque des lésions tissulaires.	Variables ; peuvent comporter une dyspnée ou de la fièvre.	Réaction transfusionnelle, incompatibilité ABO et anémie hémolytique du nouveau-né.
Type III Réactions d'hypersensibilité par complexes immuns	Les complexes immuns sont déposés dans les tissus, où ils activent le complément, ce qui se traduit par une réaction inflammatoire généralisée.	Urticaire, fièvre et douleur articulaire.	Glomérulonéphrite aiguë et maladie du sérum.
Type IV Réactions retardées	Les antigènes stimulent les lymphocytes T, qui libèrent des lymphokines, ce qui provoque une inflammation et des lésions tissulaires.	Variables ; peuvent comprendre de la fièvre, un érythème et des démangeaisons.	Dermite de contact, test cutané à la tuberculine (PPD), réaction du greffon contre l'hôte et rejet d'une greffe allogénique.

par des antigènes simples, comme les médicaments et les métaux. La dermite de contact, les démangeaisons et la vésication comptent au nombre des symptômes de ce type de réaction.

Soins infirmiers

L'enfant qui souffre d'allergies doit faire l'objet d'une évaluation approfondie : antécédents médicaux complets comprenant les antécédents personnels, familiaux et sociaux, ainsi que la revue des symptômes. Les antécédents sont axés sur les points suivants.

LE TEST RAST

Le test RAST (radioallergosorbent test) est une analyse de laboratoire courante qui permet de détecter les anticorps de classe IgE spécifiques à un allergène donné. Il mesure les anticorps IgE circulants par rapport à un grand nombre d'allergènes et correspond habituellement bien aux résultats des tests cutanés. Toutefois, ce test est moins utilisé que les tests cutanés parce qu'il est moins précis.

MESURES DE SÉCURITÉ

Si, dans le passé l'enfant a eu des réactions graves ou systémiques à la suite, par exemple, d'une piqûre d'abeille ou de guêpe, vérifiez si les parents savent comment agir face à une réaction anaphylactique (ou réaction immunitaire de type I) dans le cas où l'enfant se ferait piquer de nouveau. Sur ordonnance, on peut se procurer une trousse d'urgence Epipen, contenant un auto-injecteur d'épinéphrine (adrénaline). Cette trousse permet d'administrer des doses prémesurées d'épinéphrine, soit 0,15 mg pour les enfants (Epipen jr) et 0,3 mg pour les adultes (Epipen). Apprenez aux membres de la famille à s'en servir. Assurez-vous que la trousse est correctement rangée, à l'abri du soleil et des températures élevées. Demandez à la famille de vérifier régulièrement la date d'expiration de la seringue Epipen. L'enfant devrait porter un bracelet ou un pendentif indiquant son allergie (Medic Alert*). Il faudrait aussi consulter un spécialiste en allergies (un allergologue) pour déterminer si l'enfant bénéficierait d'injections de désensibilisation.

* Medic Alert Foundation, P.O. Box 1009, Turlock, CA 95380 ou www.medicalert.ca.

- Quels sont les symptômes de l'enfant ? Incitez l'enfant à décrire ses malaises dans ses propres termes.
- Les symptômes se manifestent-ils de façon continuelle ou intermittente ? Quelles sont la fréquence et la durée des crises ?
- À quel moment l'enfant a-t-il commencé à présenter ces symptômes ? A-t-il déjà souffert en bas âge ou au cours de l'enfance de problèmes d'eczéma ou d'alimentation ? Est-ce que le bébé a eu de fréquentes crises de coliques ou des problèmes cutanés lors de l'introduction de nouveaux aliments ? A-t-on constaté une modification des symptômes à la puberté ? Les symptômes se sont-ils aggravés ou connaissent-ils une amélioration spontanée ?
- Quels sont les agents environnementaux connus qui sont la source de problèmes ?
- Les symptômes connaissent-ils une variation saisonnière ? À quel moment de la journée ou de la nuit se présentent-ils habituellement ?

L'évaluation doit aussi comprendre un examen physique approfondi ; des analyses de laboratoire, des radiographies et des épreuves de fonction pulmonaire ; des examens de la fonction nasale et des tests cutanés. Les soins infirmiers consistent essentiellement à traiter les symptômes, tout en soulageant l'inquiétude de l'enfant et des parents, et en identifiant les allergènes. Il est important d'apprendre à l'enfant et à sa famille comment réduire ou éviter l'exposition aux allergènes. Il faut enseigner aux parents d'enfants qui ont des réactions graves aux piqûres d'abeille ou de guêpe les mesures de précautions à prendre et la façon d'administrer un traitement d'urgence en cas de piqûre.

Les familles pourraient avoir besoin de savoir comment chasser de la maison tout allergène. Les animaux domestiques, la poussière, les tapis, les tissus, les oreillers et la literie de plumes, ainsi que la fumée de cigarette peuvent provoquer des réactions allergiques. Si les familles hésitent à se débarrasser de leurs animaux de compagnie, incitez-les à leur donner des bains fréquents afin de réduire les phanères qui constituent l'allergène habituel.

Dans le cas d'un enfant souffrant d'allergies alimentaires, revoyez avec l'enfant et sa famille toutes les restrictions alimentaires et enseignez-leur à lire les étiquettes des produits alimentaires. Il est généralement nécessaire de les orienter vers une nutritionniste. (Reportez-vous au chapitre 3 pour un exposé sur les réactions alimentaires.)

ALLERGIE AU LATEX

On a constaté une augmentation croissante de l'allergie au latex, à la fois chez les travailleurs de la santé et chez les patients. Un grand nombre d'articles, comme les gants, les drains, les cathéters et les cathéters à chambre implantable (tels que Port-a-Cath) utilisés dans le domaine des soins de santé, contiennent du latex, sève de l'arbre à caoutchouc, l'hévéa. L'allergie au latex est causée par une réaction des IgE qui se produit après une exposition répétée au latex. Des cas de mort périopératoire ont été rapportés lorsque des individus allergiques ont été exposés à des articles en latex pendant une intervention chirurgicale.

Les enfants présentant une myélodysplasie et des anomalies congénitales des voies urinaires courent un risque plus élevé de souffrir d'une allergie au latex. C'est également le cas des personnes ayant subi plusieurs interventions chirurgicales, par suite de leur forte exposition au latex pendant ces opérations. Les personnes qui prodiguent des soins de santé sont également à risque pour cette allergie (tableau 10-8).

Les enfants et les adolescents à haut risque devraient subir des tests cutanés d'allergie au latex[27, 28]. Le personnel des soins de santé devrait, dans la mesure du possible, recourir à des articles de remplacement pour soigner les individus à risque.

Lorsque les résultats du test cutané sont positifs ou que l'individu a manifesté une réaction au latex, tous les articles en latex doivent être retirés de son environnement. Il faut alors utiliser pour les soins des articles de remplacement, comme les

TABLEAU 10-8 Mesures pour se prémunir contre l'allergie au latex

Les professionnels de la santé et les membres du personnel de soutien courent un risque élevé de développer une allergie au latex à cause de leur exposition répétée à des articles contenant du latex. On estime que 8 à 12 % des professionnels de la santé et des membres du personnel de soutien sont sensibles au latex. Les mesures suivantes offrent une certaine protection[27] :

- Réduisez l'exposition au latex en utilisant des articles de remplacement dans la mesure du possible (utilisez des gants en caoutchouc synthétique, en polyéthylène, en nitrile, en néoprène ou en vinyle).
- Utilisez des gants sans poudre si vous employez des gants en latex (la poudre contient une grande quantité de latex, qui est inhalé).
- Évitez d'utiliser des crèmes et des lotions à base d'huile avant de revêtir des gants en latex car ces préparations dégradent le latex.
- Si vous constatez des symptômes de sensibilité au latex (éruption, urticaire, congestion nasale, conjonctivite, toux ou wheezing), prenez contact avec le service de santé des employés de votre lieu de travail.
- Si vous êtes gravement atteint, évitez tout contact et portez un bracelet ou un pendentif identifiant votre allergie.
- Pour en savoir plus, communiquez avec la Société Canadienne d'Allergie et d'Immunologie Clinique et Santé Canada.

gants et les cathéters sans latex. Les personnes allergiques au latex devraient aussi porter en tout temps un bracelet ou un pendentif identifiant leur allergie (Medic Alert). Soulignez aux parents et aux enfants que de nombreux produits d'usage courant contiennent du latex, comme les ballons et les condoms. Le tableau 10-9 présente une liste d'articles de remplacement pouvant permettre d'éviter l'exposition au latex. Selon l'Association Canadienne d'Allergie et d'Immunologie Clinique[29], il est impossible d'énumérer chacun des articles ou produits contenant du latex. On diminuerait le pouvoir allergène des produits en latex en les lavant soigneusement à l'eau savonneuse ; il ne suffit pas d'essuyer le produit à l'aide d'un chiffon humide. Pour réduire au minimum la concentration de substance allergène, il faut plonger l'article dans une grande quantité d'eau pendant plusieurs minutes.

ALERTE INFIRMIÈRE

En septembre 1997, la Food and Drug Administration (FDA) des États-Unis a publié des règles d'étiquetage pour tous les produits médicaux contenant du latex. Depuis septembre 1998, ces produits doivent comporter la mention suivante : « Attention : ce produit contient du latex naturel qui peut provoquer des réactions allergiques. »

TABLEAU 10-9 Produits de consommation de remplacement sans latex pour la maison

Articles contenant souvent du latex	Articles de remplacement sans latex
Aliments manipulés avec des gants en latex	Gants synthétiques pour manipuler la nourriture
Ballons, balles de type Koosh, ballons de soccer et de volleyball	Ballons recouverts de Mular (type métallisé) ; balles en cuir ou Thorton en vinyle
Bandes élastiques des sous-vêtements, des jambes et des tailles des vêtements	Recouvrir de tissu
Béquilles (coussinets aux aisselles et aux mains)	Recouvrir de tissu ou de ruban adhésif
Brosse à dents pour masser les gencives des nourrissons	Brosse à soie douce ou tissu
Condoms, condoms féminins, diaphragmes	Condoms pour femmes en polyuréthanne, condoms pour hommes en caoutchouc synthétique ou en membrane naturelle
Éponges pour appliquer des cosmétiques	Tampons de coton hydrophile, éponges sans latex
Fauteuil roulant (coussins, pneus)	Revêtement de siège ; utilisez des gants lorsque vous touchez aux pneus.
Fournitures pour l'école ou le bureau et matériel d'art plastique – marqueurs, peintures, colle, gommes	Choisir des produits faits en vinyle ou en silicone
Gants de caoutchouc pour entretien ménager	Gants en nitryle, en néoprène, en vinyle ou en copolymère

Suite...

TABLEAU 10-9 Produits de consommation de remplacement sans latex pour la maison *(suite)*

Articles contenant souvent du latex	Articles de remplacement sans latex
Garnitures en mousse des orthèses	Recouvrir de feutre
Imperméables, bottes de caoutchouc	Nylon recouvert de néoprène
Jouets (Stretch Armstrong, anciennes Barbies, balles de bowling)	Figurines de Jurassic Park (Kenner) ; Barbie de 1993 et plus ; Poupée Disney (Mattel) ; nombreux jouets de Fisher Price, Little Tykes, Playschool et Discovery ; trolls (Norfin) ; The First Years, Shelcore ; Safety First ; *(les magasins Toys R Us ont un catalogue destiné aux enfants aux besoins particuliers comprenant une liste des produits utilisés dans la fabrication de la plupart des jouets)*
Jouets aquatiques, matériel de scuba, tuba, combinaison de plongée, tongs de plage	Plastique PVC, ou recouvrir de tissu
Jouets, canards en caoutchouc, anneaux de dentition	Plastique, tissu, vinyle
Manches de raquettes, bâtons de golf, bâtons de base-ball, outils, bâtons de ski	Manches recouverts de vinyle ou de cuir
Maquillage et masques d'Halloween	Choisir des produits faits en vinyle ou en silicone
Matelas en caoutchouc et caoutchouc mousse	La plupart des objets en caoutchouc mousse sont fabriqués en mousse de polyuréthanne et ne sont donc pas allergènes.
Produits pour bébés : tétines et sucettes	Produits en silicone
Revers de tapis, sols de gymnases	Installer une protection (tissu ou tapis), revêtement de bois
Élastiques	Ficelle, pinces, bandes en plastique
Sacs à fermeture	Papier ciré, sacs en plastique ordinaire, Ziploc (Dow)
Tapis à revers en caoutchouc	Tapis réversibles 100 % coton
Vêtements : tissus extensibles, couches, sous-vêtements	Bon nombre de tissus extensibles ne contiennent pas de caoutchouc (exemple : spandex et lycra), mais les bandes élastiques en contiennent souvent.

Tiré de Allergie au latex, Guide à l'intention des personnes allergiques, *préparé par la Société Canadienne d'Allergie et d'Immunologie Clinique (1994), et du guide* L'allergie au latex, *préparé par l'Association de spina-bifida et d'hydrocéphalie du Québec.*

RÉFÉRENCES

1. Buckley, R.H. (1996). Allergy, immunology, and rheumatology. Dans A.M. Rudolph, J.I.E. Hoffman et C.D. Rudolph (dir.), *Rudolph's pediatrics* (20e éd., p. 431-498). Stamford, CT : Appleton & Lange.
2. Stiehm, E.R., et Ammann, A.J. (1997). Combined antibody (B-cell) and cellular (T-cell) immunodeficiency disorders. Dans D.P. Stites, A.T. Terr et T.G. Parslow (dir.), *Basic & clinical immunology* (9e éd.). Stamford, CT : Appleton & Lange.
3. Lederman, H.M. (1996). IVIG therapy : Separating fact from wishful thinking. *Contemporary Pediatrics, 13*(6), 75-92.
4. Workman, L., Ellerhorst-Ryan, J., et Hargrave-Koertge, V. (1993). *Nursing care of the immunocompromised patient.* Philadelphia : Saunders.
5. Boland, M. (1996). Overview of perinatally transmitted HIV infection. *Nursing Clinics of North America, 31*(1), 155-164.
6. Santé Canada (2002). *Le VIH et le sida au Canada : Rapport de surveillance en date du 31 décembre 2001.* Division de la surveillance du VIH/Sida, des MTS et de la tuberculose, Centre de prévention et de contrôle des maladies infectieuses. Santé Canada.
7. MMWR. (1996). AIDS among children — U.S. 1996. *Morbidity and Mortality Weekly Report, 45*(46), 1005-1010.
8. McClintock, L., et Corrall, J. (1994). Pediatric presentation of the immunocompromised patient. *Topics in Emergency Medicine, 16*(1), 45-67.
9. Rogers, M.F., Moseley, R.R., Simonds, R.J., Moore, J.S., Gwinn, M., Elsner, L.G., Curran, J.W., Bloom, A.S., et Peterson, H.B. (1995). U.S. Public Health Service recommendations for human immunodeficiency virus counseling and voluntary testing for pregnant women. *Morbidity and Mortality Weekly Report, 44*(RR-7), 1-15.10.
10. MMWR. (1994). CDC : Recommendations for the use of zidovudine to reduce perinatal transmission of human immunodeficiency virus. *Morbidity and Mortality Weekly Report, 43,* 1-20.
11. Hall, C.S. (1994). The experience of children with hemophilia and HIV infection. *Journal of School Health, 64*(1), 16-17.
12. Grubman, S. (1995). 1995 revised guidelines for prophylaxis against *Pneumocystis carinii* pneumonia for children infected with or prenatally exposed to human immunodeficiency virus. *Morbidity and Mortality Weekly Report, 44*(RR-4), 1-11.

13. Luzuriaga, K., Bryson, Y., Krogstad, P., Robinson, J., Stechenberg, B., Lamson, M., Cort, S., et Sullivan, J. (1997). Combination treatment with zidovudine, didanosine, and nevirapine in infants with human immunodeficiency virus type infection. *New England Journal of Medicine, 336*(19), 1343-1344.
14. National Institutes of Health. (1997). Combination regimens favored in symptomatic HIV children. *Clinician Reviews, 7*(9), 104.
15. Kaplan, J.E., Masur, H., et Holmes, K.K. (1997). 1997 USPHS/IDSA guidelines for the prevention of opportunistic infections in persons infected with human immunodeficiency virus. *Morbidity and Mortality Weekly Report, 46*(RR-12), 1-46.
16. Santé Canada (1998). *Le Guide canadien de l'immunisation* (5e éd.). Direction générale de la protection de la santé (Santé Canada). Ministère des Travaux publics et Services gouvernementaux et Association médicale canadienne.
17. Santé Canada et Association pulmonaire du Canada (2000). Normes canadiennes pour la lutte antituberculeuse (5e éd.). Gouvernement du Canada.
18. Gross, E.J., et Larkin, M.H. (1996). The child with HIV in day care and school. *Nursing Clinics of North America, 31*(1), 231-242.
19. Pizzo, P.A., et Wilfert, C.M. (dir.). (1994). Pediatric AIDS: The challenge of HIV infection in infants, children, and adolescents (2e éd.). Baltimore: Williams & Wilkins.
20. O'Hara, M.J., et D'Orlando, D. (1996). Ambulatory care of the HIV-infected child. *Nursing Clinics of North America, 31*(1), 179-206.
21. Lehman, T.J.A. (1995). A practical guide to systemic lupus erythematosus. *Pediatric Clinics of North America, 42*(5), 1223-1238.
22. Sack, K.E., et Fye, K.H. (1997). Rheumatic diseases. Dans D.P. Stites, A.T. Terr et T.G. Parslow (dir.), *Basic & clinical immunology* (9e éd.). Stamford, CT: Appleton & Lange.
23. Kuper, B.C., et Failla, S. (1994). Shedding new light on lupus. *American Journal of Nursing, 8*(5), 26-33.
24. Dunkin, M.A. (1994). When kids get arthritis. *Arthritis Today, 94*(11), 45-49.
25. Prieur, A.-M. (2000). Du rhumatisme noueux chez les enfants aux arthrites juvéniles idiopathiques ou de Diamantberger aux critères de Durban. *Archives de pédiatrie,* 7, 121-124.
26. Warren, R.W., Perez, M.D., Wilking, A.P., et Myones, B.L. (1994). Pediatric rheumatic diseases. *Pediatric Clinics of North America, 41*(4), 783-818.
27. Petonsk, E.L. (1997). Nurses should take action to avoid occupational latex allergy. *Journal of Emergency Nursing 32*(2), 91-92.
28. Wilburn, S. (1997). Latex allergy. *Journal of Emergency Nursing, 32*(2), 93-94.
29. Société d'Allergie et d'Immunologie Clinique (1994). *Allergie au latex. Guide à l'intention des personnes allergiques.* www.allerg.qc.ca/alllatex.html.

LECTURES COMPLÉMENTAIRES

Barrett, D.J., et Sleasman, J.W. (1997). Pediatric AIDS: So now what do we do? *Contemporary Pediatrics, 14*(6), 111-124.

Baumeister, L.L., et Nicol, N.H. (1994). Pediatric lupus and the role of sun protection. *Pediatric Nursing, 20*(4), 371-375.

Bok, M., et Morales, J. (1997). The impact and implication of HIV on children and adolescents: Social justice and social change. *Journal of HIV/AIDS Prevention & Education for Adolescents and Children, 1*(1), 9-33.

Czarniecki, L. (1996). Advanced HIV disease in children. *Nursing Clinics of North America, 31*(1), 207-220.

Dickover, R.E., Garraty, E.M., et Herman, S.A. (1996). Identification of levels of maternal HIV-1 RNAA associated risk of perinatal transmission, effect of maternal zidovudine treatment on viral load. *Journal of the American Medical Association, 275,* 599-605.

Emery, H.M., Bowyer, S.L., et Sisung, C.E. (1995). Rehabilitation of the child with a rheumatic disease. *Pediatric Clinics of North America, 42*(5), 1263-1284.

Fritsch, D.F., et Fredrick Pilat, D.M. (1993). Exposing latex allergies. *Nursing, 23*(8), 46-48.

Giannini, E.H., et Cawkell, G.D. (1995). Drug treatment in children with juvenile rheumatoid arthritis: Past, present, and future. *Pediatric Clinics of North America, 42*(5), 1099-1126.

Grzybowski, M., Ownby, D.R., Peyser, P.A., Johnson, C.L., et Shork, M.A. (1996). The prevalence of anti-latex IgE antibodies among registered nurses. *Journal of Allergy and Clinical Immunology, 98,* 535.

Hartley, B., et Fuller, C.C. (1997). Juvenile arthritis: A nursing perspective. *Journal of Pediatric Nursing, 12*(2), 100-109.

Hudack, C.M., et Gallo, B.M. (1997). What to expect when your patient has AIDS. *American Journal of Nursing, 97*(9), 16CC-16HH.

Hughes, C.B., et Caliandro, G. (1996). Effects of social support, stress, and level of illness on caregiving of children with AIDS. *Journal of Pediatric Nursing, 11*(6), 347-358.

Leung, D.Y.M. (1994). Mechanisms of the human allergic response: Clinical implications. *Pediatric Clinics of North America, 41*(4), 727-744.

Levinson, W., et Jawetz, E. (1996). *Medical microbiology and immunology* (14e éd.). Stamford, CT: Appleton & Lange.

Lewis, S.Y., Wesley, Y., et Haiken, H.J. (1996). Pediatric and family HIV: Psychosocial concerns across the continuum of disease. *Nursing Clinics of North America, 31*(1), 221-230.

Lyons, M. (1993). Immunosuppressive therapy after cardiac transplantation: Teaching pediatric patients and their families. *Critical Care Nurse, 13*(1), 39-45.

Nicholson, J.K.A., et Hearn, T.L. (1997). 1997 revised guidelines for performing CD4 and T-cell determinations in persons infected with human immunodeficiency virus (HIV). *Morbidity and Mortality Weekly Report, 46*(RR-2), 1-29.

Schelonka, R.L., et Yoder, B.A. (1996). The WBC count and differential: Its uses and misuses. *Contemporary Pediatrics, 13*(10), 124-141.

Young, M.A., et Meyers, M. (1997). Latex allergy. *Nursing Clinics of North America, 32*(1), 169-182.

11 LES MALADIES INFECTIEUSES ET CONTAGIEUSES

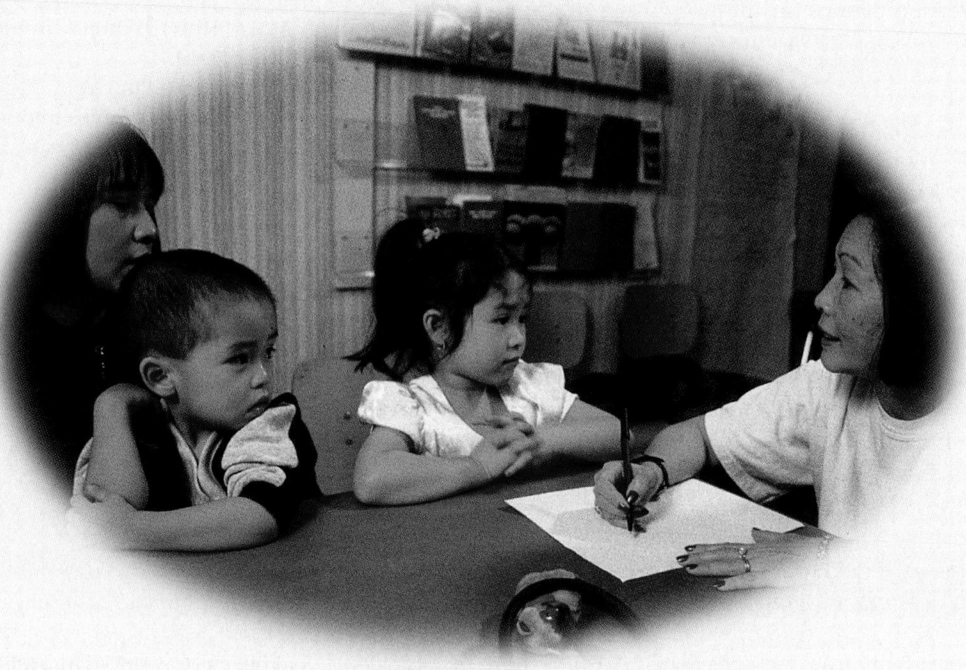

Chang, 2 ans, arrive à la clinique pédiatrique accompagné de sa mère et de sa sœur, Lian, 5 ans. Sa mère s'inquiète de sa fièvre de 38,3 °C qui persiste depuis trois jours. Chang a déjà consulté plusieurs fois un médecin dans ce cabinet, mais c'est la première fois qu'il y vient avec sa sœur.

*Au cours de l'entretien, l'infirmière s'informe du suivi médical et des vaccins de Lian. La mère de Lian lui explique qu'elle n'a pas amené sa fille chez le médecin depuis deux ans et qu'elle ne sait pas si ses vaccinations sont à jour. L'infirmière consulte alors le carnet de santé de Lian que la mère lui remet et constate que plusieurs vaccins n'y figurent pas, notamment le DCT (diphtérie, coqueluche et tétanos) et le vaccin contre la poliomyélite. Pour sa part, Chang aurait besoin de recevoir les vaccins antipoliomyélitique, RRO (rougeole, rubéole, oreillons) et Hib (*Hæmophilus influenzæ *de type b).*

L'infirmière devrait-elle profiter de la présence de Lian pour la vacciner, même si son frère est malade ? Quels vaccins pourrait-elle lui administrer ? Chang devrait-il aussi être vacciné aujourd'hui ?

OBJECTIFS

Après l'étude de ce chapitre, vous serez en mesure de :

- Discuter de la chaîne de l'infection ;
- Décrire les facteurs qui augmentent la susceptibilité de l'enfant aux maladies contagieuses ;
- Différencier l'immunisation active et passive, et donner quelques exemples de chacune ;
- Connaître le calendrier de vaccination pour tous les enfants ;
- Discuter des effets secondaires, des contre-indications et des soins infirmiers lors de l'immunisation des enfants ;
- Décrire les effets secondaires qui doivent être signalés aux autorités ;
- Expliquer le mécanisme du contrôle de la température corporelle ;
- Décrire les effets bénéfiques de la fièvre ;
- Discuter des caractéristiques, des manifestations cliniques, du traitement médical et des soins infirmiers de certaines maladies infectieuses et contagieuses rencontrées chez les enfants.

« La maladie dont souffrait Chang était bénigne. Par contre, la consultation a permis de mettre à jour son carnet de vaccination, ainsi que celui de sa sœur. Autant profiter de leur visite chez le médecin pour rattraper le temps perdu ! Lian entrera à la maternelle à l'automne prochain et il faut absolument qu'elle ait reçu d'ici là tous les vaccins nécessaires. »

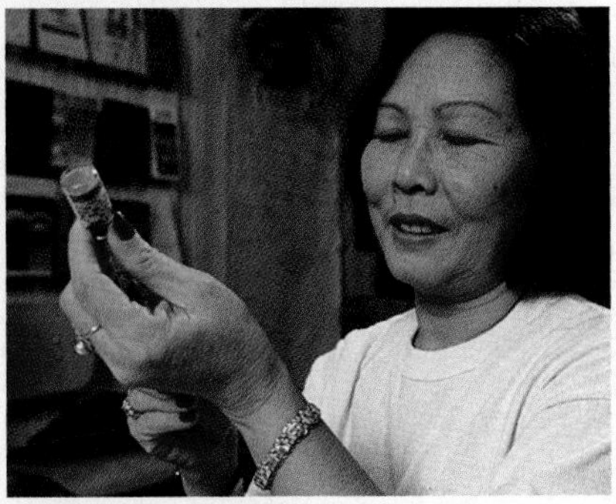

VOCABULAIRE

- **Anatoxine** Toxine ayant subi un traitement thermique ou chimique qui diminue sa toxicité mais préserve son antigénicité (ses propriétés antigéniques, c'est-à-dire la capacité des antigènes à susciter la formation d'anticorps).
- **Immunité active** Immunité résultant de la stimulation de la production d'anticorps sans pour autant qu'on ait causé de maladie clinique.
- **Immunité passive** Immunité résultant de l'introduction dans l'organisme d'anticorps de la maladie visée, qui proviennent généralement du sang ou du sérum de personnes ou d'animaux immuns (immunisés). Cette forme d'immunité ne protège pas de manière durable contre la maladie.
- **Immunité transplacentaire** Immunité passive transmise par la femme enceinte au fœtus qu'elle porte.
- **Infection nosocomiale (infection d'origine hospitalière)** Infection qui n'était pas présente chez le patient à son arrivée à l'unité de soins et qu'il a contractée dans cet établissement.
- **Maladie contagieuse (ou transmissible)** Maladie pouvant être transmise d'une personne à une autre, directement ou indirectement.
- **Maladie infectieuse** Maladie causée par un micro-organisme, qui se transmet le plus souvent d'un hôte (humain ou autre) à un autre.
- **Transmission (ou contagion) directe** Propagation d'une maladie infectieuse par contact physique entre la source de l'agent pathogène et un nouvel hôte.
- **Transmission (ou contagion) indirecte** Propagation d'une maladie infectieuse par des agents pathogènes qui envahissent l'organisme-hôte après avoir survécu hors du corps humain-source.
- **Vaccin acellulaire** Vaccin qui confère l'immunité active au moyen des protéines du micro-organisme (et non de la cellule dans son intégralité).
- **Vaccin à virus inactivé (vaccin viral inactivé)** Vaccin contenant un micro-organisme inactivé (« tué »), mais qui reste capable de déclencher dans le corps humain la production des anticorps de la maladie.
- **Vaccin à virus vivant (vaccin vivant)** Vaccin contenant le micro-organisme vivant mais affaibli, peu virulent.

Les enfants en bas âge comme Lian et Chang sont particulièrement sensibles aux maladies qui se transmettent par contact ou par exposition indirecte à des micro-organismes. Les calendriers de vaccination recommandés pour les jeunes permettent de prévenir la plupart de ces maladies. Pourquoi les enfants sont-ils plus susceptibles d'attraper des maladies infectieuses et contagieuses que les adultes ? Comment détecter ces affections ? Comment les aborder du point de vue médical et infirmier ? Ce chapitre vous fournira les éléments d'information indispensables pour répondre à ces questions.

Une maladie est dite **infectieuse** quand elle est causée par des micro-organismes qui se transmettent souvent d'un hôte (humain ou non) à un autre. Une maladie est dite **contagieuse** (ou **transmissible**) quand elle se propage d'une personne à une autre, directement ou indirectement. En Amérique du Nord et dans d'autres régions du monde, les maladies contagieuses constituent une cause majeure de morbidité chez les nourrissons et les enfants et peuvent dans certains cas être mortelles.

Plusieurs conditions doivent être réunies pour qu'une maladie contagieuse se déclare (figure 11-1) :

- Présence d'un agent infectieux (ou pathogène) ;
- Existence d'un moyen efficace de transmission ;
- Présence d'un hôte réceptif.

Pour que l'infection se propage, l'agent pathogène doit disposer d'un habitat propice : le réservoir, qui peut être vivant ou non. La transmission se fait en mode direct ou indirect. La **transmission directe** suppose un contact physique entre la source de l'infection et le futur hôte de l'agent pathogène. La **transmission indirecte** concerne les agents pathogènes qui peuvent survivre hors du corps humain jusqu'à ce qu'ils soient « recueillis » par un nouvel hôte, chez lequel ils déclenchent l'infection et la maladie.

Pour que l'infection se transmette, il faut aussi qu'elle élise domicile dans l'organisme d'un hôte réceptif. Dans les toutes premières années de la vie, le système immunitaire est encore immature et l'enfant n'a pas acquis d'anticorps contre tous

DIVERSITÉ CULTURELLE

Dans certaines cultures, les maladies infectieuses sont considérées comme un châtiment, le résultat d'une malédiction ou l'œuvre d'esprits malins. Par exemple, dans la tradition amérindienne, la maladie provient d'une discordance entre le sujet et l'univers ou de l'intervention des esprits. Les membres de ces groupes culturels admettent parfois difficilement que des germes puissent provoquer les maladies.

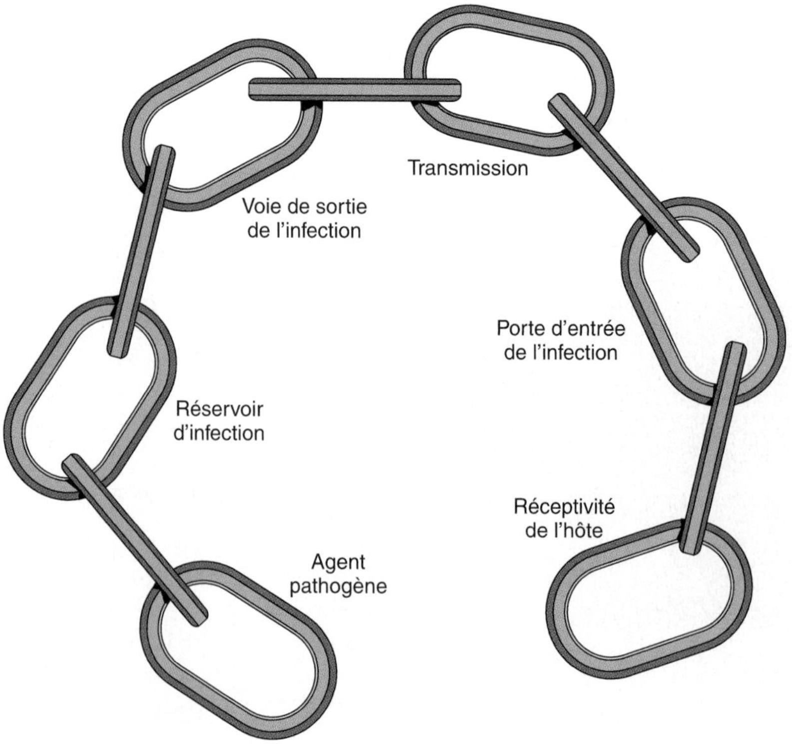

FIGURE 11-1. La chaîne de l'infection. Pour endiguer l'infection, pour éviter sa propagation, il faut briser n'importe lequel des maillons de cette chaîne.

les agents pathogènes. Les enfants en bas âge ne peuvent donc pas lutter contre les maladies de façon aussi efficace que les enfants plus âgés. D'autres caractéristiques peuvent aussi accroître le risque de contracter une maladie infectieuse, par exemple le déficit immunitaire ou un état de santé précaire.

Pour enrayer une maladie infectieuse, il faut en général rompre la chaîne de contagion ou supprimer les habitats des agents pathogènes (les réservoirs). Dans le cas de la malaria, on peut ainsi vaporiser de l'insecticide pour tuer les moustiques porteurs du parasite. La mise en isolement des personnes infectées ralentit ou arrête la propagation. Toutefois, pour éliminer la cause de l'infection, il faut supprimer l'agent pathogène coupable (l'agent causal). Les services de santé publique suivent en continu l'incidence de ces maladies. Pour un certain nombre d'entre elles, les professionnels de la santé sont tenus de déclarer aux autorités responsables les cas d'infection qu'ils constatent.

L'incidence des maladies infectieuses et contagieuses a diminué au fil des ans, grâce notamment à la mise sur pied de vastes programmes de santé publique et à différents progrès scientifiques tels que l'amélioration de la qualité de l'eau, l'assainissement des lieux de vie et la généralisation des mesures d'hygiène, l'élévation du niveau de vie, les vaccinations et le perfectionnement des traitements médicaux. Néanmoins, ces affections représentent encore une source importante de morbidité et de mortalité chez les nourrissons et les enfants, surtout dans les pays en voie de développement.

► SUSCEPTIBILITÉ DES ENFANTS AUX MALADIES INFECTIEUSES ET CONTAGIEUSES

On connaît encore mal les capacités et le fonctionnement du système immunitaire, surtout chez les nourrissons. On constate cependant que les enfants en bas âge sont particulièrement exposés aux maladies infectieuses pour les raisons suivantes:

- Leurs réactions immunitaires ne sont pas encore pleinement développées;
- Les anticorps maternels acquis de manière passive par l'enfant commencent à diminuer;
- La protection que confère la vaccination est encore très incomplète à cet âge.

Les vaccinations et l'exposition naturelle aux maladies renforcent l'immunité de l'enfant à mesure qu'il grandit. Plus il se développe et plus il devient actif, plus il entre en contact avec des adultes et d'autres enfants, ce qui l'expose davantage aux agents infectieux (figure 11-2). Si l'enfant est en bonne santé, cette exposition accrue lui

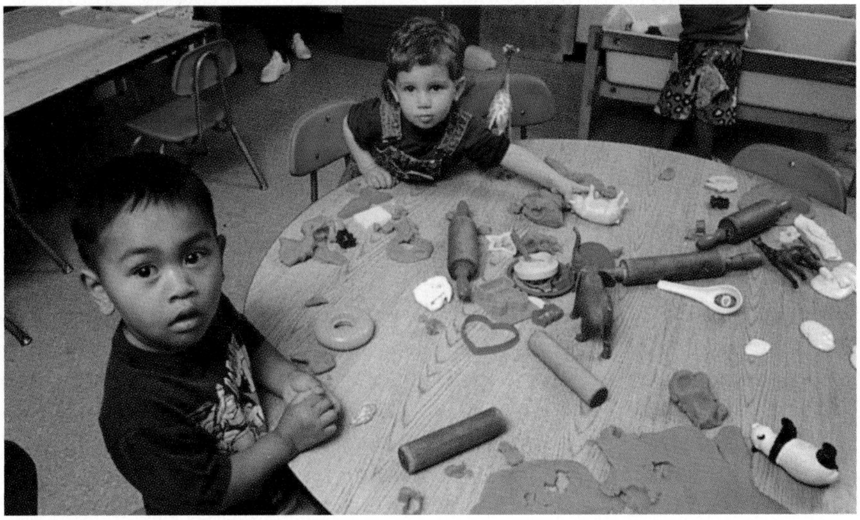

FIGURE 11-2. Les maladies infectieuses se propagent très vite quand les enfants manipulent les mêmes objets, par exemple à la garderie.

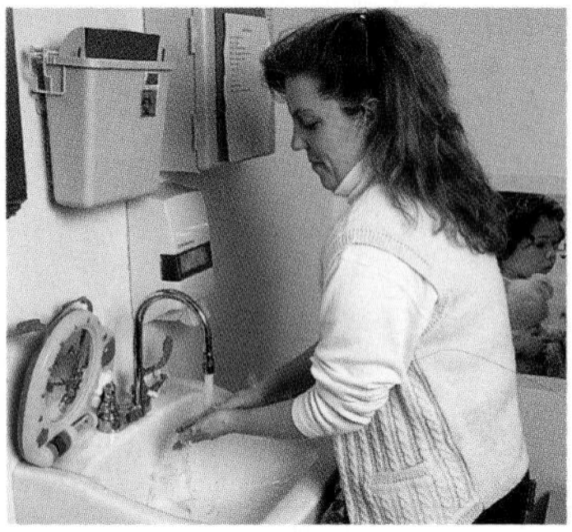

FIGURE 11-3. Le lavage minutieux des mains constitue l'une des mesures les plus efficaces qui soient pour prévenir la propagation des micro-organismes.

permettra de développer naturellement les anticorps nécessaires. Dès lors, chaque fois qu'il sera exposé de nouveau aux mêmes organismes infectieux, ses anticorps étoufferont l'infection dans l'œuf ou, à tout le moins, celle-ci sera beaucoup moins grave. (Se reporter à l'analyse des particularités anatomiques et physiologiques de l'enfant au chapitre 10.)

Les enfants ne respectent pas toujours scrupuleusement les principes d'hygiène. Dans les garderies et autres lieux de contact, ces mauvaises habitudes favorisent grandement la transmission des maladies infectieuses. Chez les enfants, la propagation des maladies se fait principalement par les voies fécale-orale et respiratoire. S'ils ne sont pas étroitement surveillés, les enfants négligent souvent de se laver les mains après être allés aux toilettes. Ils portent les jouets ou les doigts à leur bouche, puis se frottent les yeux et le nez. Ils sont en général incapables de se moucher seuls. Les fuites des couches les exposent aux micro-organismes d'origine fécale. Il arrive en outre que le personnel des garderies ou les autres personnes qui s'occupent des enfants ne se lavent pas les mains systématiquement ou d'une manière suffisamment efficace (figure 11-3). Tous ces comportements offrent un terrain favorable à la transmission des infections.

TYPES DE VACCINS

- **Vaccin à virus inactivé (vaccin viral inactivé)** Vaccin contenant un micro-organisme inactivé (« tué »), mais qui reste capable de déclencher dans le corps humain la production des anticorps de la maladie. EXEMPLE : Le vaccin antipoliomyélitique inactivé (vaccin à poliovirus inactivé).
- **Anatoxine** Toxine ayant subi un traitement thermique ou chimique qui diminue sa toxicité mais préserve son antigénicité. EXEMPLE : L'anatoxine tétanique (le vaccin antitétanique).
- **Vaccin à virus vivant (vaccin vivant)** Vaccin contenant le micro-organisme vivant mais affaibli, peu virulent. EXEMPLE : Le vaccin contre la rougeole (appelé aussi vaccin antirougeoleux ou antimorbilleux).
- *Forme recombinée* Organisme ayant subi une modification génétique afin de pouvoir être utilisé dans les vaccins. EXEMPLES : Le vaccin de l'hépatite B et le **vaccin acellulaire anticoquelucheux** (vaccin qui se sert des protéines du virus de la coqueluche plutôt que de la cellule complète pour conférer l'immunité active).
- *Forme conjuguée* Organisme modifié associé à une autre substance afin de stimuler la réaction immunitaire. EXEMPLE : Le vaccin contre *Hæmophilus influenzæ* de type b (Hib).

► IMMUNISATION

La mise au point et l'accessibilité des produits immunisants représentent sans conteste l'une des réussites les plus éclatantes de la médecine moderne. Mais selon quels principes ces produits agissent-ils ? L'immunisation consiste à introduire dans l'organisme un antigène (c'est-à-dire une substance étrangère qui déclenche une réaction immunitaire) afin que l'individu acquière naturellement une immunité face à la maladie correspondante. La personne vaccinée produit des anticorps, c'est-à-dire des protéines capables de réagir à des antigènes précis.

L'**immunité active** s'obtient en introduisant un antigène dans l'organisme sous forme de vaccin afin de stimuler la production d'anticorps sans causer de maladie clinique. Cependant, dans certains cas, l'enfant a besoin d'anticorps plus rapidement que son organisme ne peut les produire. Il faut alors recourir à l'**immunité passive**, c'est-à-dire introduire dans l'organisme des anticorps fabriqués par un autre hôte, humain ou animal. Cette méthode s'utilise notamment pour des enfants à risque qui ont été exposés à la maladie. Elle permet d'éviter que la maladie ne se déclenche ou, à tout le moins, d'en atténuer la gravité. Par exemple, si un enfant n'ayant jamais été vacciné contre le tétanos marche sur un clou rouillé, il faut l'immuniser sur-le-champ (immunisation passive) contre cette maladie. Il s'agit de lui injecter de l'immunoglobuline antitétanique pour combattre la toxine tétanique produite par les spores bactériennes introduites dans l'organisme par le clou rouillé. Comme l'immunisation passive ne protège pas de manière durable, il faut ensuite administrer un vaccin antitétanique (un vaccin à l'anatoxine antitétanique) pour déclencher la fabrication des anticorps (immunité active).

L'incidence de nombreuses maladies a considérablement diminué depuis l'invention des vaccins, à la fin du 19e siècle. La mise au point de vaccins contre certaines maladies typiques de l'enfance, par exemple la rougeole, les oreillons, la rubéole, la poliomyélite, la coqueluche, la diphtérie, l'infection à *Hæmophilus influenzæ* de type b, l'hépatite B et la varicelle, a beaucoup amélioré la qualité de vie des enfants, mais aussi celle des adultes. Par ailleurs, les progrès réalisés de nos jours dans l'élaboration et la production des vaccins continuent d'accroître l'efficacité et l'innocuité de l'immunisation pour un nombre sans cesse grandissant de maladies. Les vaccins actuels sont souvent synthétisés au moyen de la recombinaison génétique in vitro (ADN recombiné) ou du génie génétique.

Les vaccins devraient être administrés à des âges et à des intervalles bien précis. La date des premières immunisations dépend de l'âge auquel l'**immunité transplacentaire** (l'immunité passive transmise par la femme enceinte au fœtus) décroît ou disparaît, c'est-à-dire de l'âge auquel le nourrisson ou l'enfant développe la capacité de produire lui-même des anticorps en réaction aux vaccins. Les scientifiques poursuivent aujourd'hui encore des recherches concernant la durée de protection des vaccins. Certains vaccins n'immunisent pas toute la vie. Le calendrier de vaccination recommandé est mis à jour régulièrement en fonction des produits nouveaux lancés sur le marché et des rappels d'immunisation nécessaires. Au Canada, le Comité consultatif national de l'immunisation de Santé Canada et la Société canadienne de pédiatrie recommandent un calendrier de vaccination pour les nourrissons et les enfants (tableau 11-1)[1, 2]. Ce calendrier émet des recommandations, et non des obligations ou des règles.

Ainsi que l'indique le tableau 11-2, des vaccins additionnels contre la grippe, la varicelle ou les infections à méningocoques ou à pneumocoques sont recommandés pour certains enfants. Les immunisations additionnelles sont généralement à la charge des parents, et leurs coûts peuvent être importants.

L'efficacité de la vaccination dépend notamment des conditions d'entreposage des produits et du taux d'immunisation de la population réceptive. Plusieurs facteurs expliquent que certains enfants sont vaccinés moins complètement que d'autres: situation économique précaire; absence de services de soins primaires aux heures où les parents sont disponibles; manque d'information sur l'importance de l'immunisation; interdits religieux. Les autorités redoublent actuellement leurs efforts pour que tous les enfants bénéficient des immunisations nécessaires. Par exemple, les organismes de gestion intégrée des soins de santé demandent des professionnels qu'ils appliquent les normes de l'immunisation pédiatrique et les dossiers des patients sont analysés pour vérifier la mise en œuvre de ces normes.

2003

TABLEAU 11-1 Calendrier régulier de vaccination[a]

Âge	Vaccin
2 mois	DcaT[b] – Polio – Hib[c]
4 mois	DcaT[b] – Polio – Hib[c]
6 mois	DcaT[b] – Polio – Hib[c]
12 mois	RRO – Méningocoque de sérogroupe C
18 mois	DcaT[b] – Polio – Hib[c] – RRO
4-6 ans	DcaT[b] – Polio
4e année du primaire	Hépatite B
14-16 ans	DT[d] – Polio

DCaT Vaccin contre la diphtérie, la coqueluche (acellulaire) et le tétanos
Hib Vaccin conjugué contre *Hæmophilus influenzæ* type b
RRO Vaccin contre la rougeole, le rubéole et les oreillons
DT Anatoxines diphtérique et tétanique de type « adultes »

[a] Ce calendrier indique l'âge recommandé pour l'administration de routine des vaccins pour enfants actuellement approuvés. Certains vaccins associés sont disponibles sur le marché et peuvent être utilisés lorsque toutes leurs composantes sont indiquées. Les professionnels de la santé doivent consulter les notices d'accompagnement des produits qui fournissent des recommandations détaillées.

[b] Le vaccin DcaT (diphtérie, coqueluche acellulaire, tétanos) est le vaccin privilégié pour toutes les doses de la série vaccinale, y compris dans le cas des enfants qui ont reçu ≥1 dose du vaccin DCT (composante anticoquelucheuse à bacille entier).

[c] Le calendrier indiqué pour Hib s'applique aux vaccins HbOC ou PRP-T. Si l'on utilise le vaccin PRP-OMP, on administre la première dose à 2 mois, la deuxième dose à 4 mois et la dose de rappel à 12 mois.

[d] La préparation associant les anatoxines diphtérique et tétanique (dT) sous forme absorbée de type « adultes » est destinée aux personnes de ≥7ans. Elle contient moins d'anatoxine diphtérique que les préparations destinées aux enfants plus jeunes et risque moins d'entraîner des effets secondaires chez les personnes plus âgées.

Tiré de Santé Canada, (1998). Le Guide canadien de l'immunisation *(5e éd.). Ottawa : Direction générale de la protection de la santé (Santé Canada). Ministère des Travaux publics et Services gouvernementaux et Association médicale canadienne.*

CONSEIL CLINIQUE

Le vaccin anticoquelucheux est administré en association avec le vaccin aux anatoxines antidiphtérique et antitétanique (vaccin associé DCT). Les anciennes immunisations contre la coqueluche ayant causé certains problèmes neurologiques, un vaccin acellulaire (DcaT) a été élaboré. Il est mieux ciblé et produit moins d'effets secondaires graves que les vaccins antérieurs. Les autorités recommandent de l'utiliser dans la mesure du possible plutôt que le vaccin à germe entier, en association avec le vaccin antitétanique et antidiphtérique, et ce, pour toutes les doses.

TABLEAU 11-2 Immunisations additionnelles

Vaccin	Recommandation
Influenza	Pour les enfants atteints d'une maladie pulmonaire chronique, d'une maladie cardiaque, d'anémie falciforme ou d'une autre hémoglobinopathie, de diabète, d'une maladie du métabolisme ou de l'infection par le virus de l'immunodéficience humaine (VIH) et pour ceux qui suivent un traitement immunosuppresseur ou un traitement permanent à l'aspirine (par exemple, en cas de polyarthrite rhumatoïde ou de maladie de Kawasaki). Vaccination annuelle à l'automne, répétée chaque année.
Infection aux pneumocoques	Pour les enfants de moins de 2 ans et ceux plus âgés atteints d'anémie falciforme, d'asplénie, de troubles chroniques cardiovasculaires ou pulmonaires, du syndrome néphrotique, d'insuffisance rénale, d'infection par le VIH, de perte de liquide céphalorachidien et pour ceux qui suivent un traitement immunosuppresseur. Le vaccin doit faire l'objet d'un rappel au bout de 3 à 5 ans si l'enfant a moins de 10 ans et qu'il présente un risque sérieux de développer une infection à pneumocoques[3]. Chez les moins de 2 ans, on recommande l'administration du vaccin à 2, 4, et 6 mois ainsi qu'à 12 ou 13 mois.
Varicelle[4]	Le vaccin contre la varicelle n'est pas inclus dans le calendrier standard de vaccination au Québec et au Canada. Cependant, il est recommandé pour les enfants de plus de 1 an qui n'ont jamais contracté la maladie et dont le système immunitaire n'est pas affaibli. Actuellement, des recommandations officielles sont émises pour certains groupes à risque (leucémie, syndrome néphrotique, par exemple). L'administration se fera pendant une rémission, période pendant laquelle les défenses immunitaires de l'enfant ne sont pas réduites. Si l'enfant a déjà eu la varicelle, l'administration du vaccin n'est pas nécessaire. Posologie : 0,5 mL, par voie sous-cutanée. Garder congelé, utiliser dans les 30 minutes suivant sa reconstitution, ne pas recongeler. Recommander aux adolescentes pubères de prendre des mesures contraceptives les trois mois suivant l'immunisation. Le vaccin contre la varicelle peut être administré en même temps que d'autres vaccins (DCTP, Hib, RRO et HB) si on utilise des points d'injection différents.

CONSEIL CLINIQUE

Vérifiez que les vaccins sont conservés dans le réfrigérateur ou le congélateur conformément aux indications du fabricant. Toute entorse aux normes d'entreposage ou d'administration risque de rendre le vaccin inefficace et d'empêcher ainsi l'enfant d'acquérir l'immunité dont il a besoin. Lisez attentivement les notices d'accompagnement des produits pour connaître les modalités d'entreposage. Certains vaccins sont congelés ; d'autres sont simplement réfrigérés. Pour les reconstituer, le professionnel de la santé doit utiliser la solution fournie ou suivre les indications du fabricant, selon le cas. N'oubliez pas d'inscrire la date et l'heure sur le flacon pour les multidoses. La plupart des vaccins reconstitués (par exemple, celui de la varicelle) ont une durée de conservation très courte.

COLLECTE DES DONNÉES

L'infirmière doit analyser le carnet de vaccination de l'enfant et déterminer s'il a besoin de certains vaccins. Évaluez les soins préventifs qui sont dispensés à l'enfant ainsi que ses problèmes de santé éventuels. Analysez toujours son dossier à la lumière des directives les plus récentes. Si vous constatez que certaines vaccinations n'ont pas été reçues à l'âge habituel, définissez la combinaison à administrer lors de la présente visite pour assurer une protection optimale à l'enfant. Profitez-en également pour administrer les immunisations nécessaires aux frères et sœurs qui accompagnent le jeune patient (comme Lian dans la capsule d'ouverture). Les affections mineures ne doivent pas dissuader l'infirmière d'immuniser l'enfant (comme Chang dans la capsule).

Les professionnels de la santé négligent parfois d'immuniser les enfants alors qu'ils en ont la possibilité. Ils devraient au contraire à chacune de leurs visites faire le point sur les vaccinations reçues par les jeunes patients et leurs frères et sœurs, Les directives ci-dessous les aideront à assurer aux enfants une immunisation optimale[5].

- Plusieurs vaccins peuvent être administrés lors d'une même visite : diphtérie, coqueluche, tétanos (DCT) ; rougeole, rubéole, oreillons (RRO) ; hépatite B (HB) ; *Hæmophilus influenzæ* de type b (Hib) ; vaccin antipoliomyélitique inactivé ou oral (VPI ou VPO).

- Il est possible d'administrer deux injections sur le même membre en deux points différents.
- Les immunisations peuvent être administrées même si l'enfant souffre d'une maladie mineure, s'il fait un peu de fièvre ou s'il suit un traitement antibiotique. La vaccination ne doit pas être retardée sous prétexte que l'enfant a été récemment exposé à une maladie infectieuse.
- Les prématurés ont les mêmes besoins en matière d'immunisation que les enfants nés à terme.
- Les immunisations peuvent être administrées même si l'enfant a eu une réaction locale à un vaccin antérieur ou si un membre de sa famille a eu une réaction indésirable au vaccin.

D'une manière générale, seules la réaction anaphylactique au vaccin ou à l'une de ses composantes et la maladie aiguë modérée à grave constituent de véritables contre-indications à la vaccination. Cependant, il est déconseillé de donner certains vaccins pendant la grossesse ou en cas d'allergie à une de leurs composantes (tableau 11-3).

Suite du texte page 410

ALERTE INFIRMIÈRE

En ce qui concerne la vaccination antipoliomyélitique, l'administration exclusive du vaccin vivant oral (VPO) ayant causé la poliomyélite paralytique chez certaines personnes immunosupprimées et chez certains enfants en bonne santé, c'est le vaccin inactivé (VPI) qui est recommandé pour la vaccination systématique au Canada[1].

***

TABLEAU **11-3** Immunisations pédiatriques les plus courantes

Type d'immunisation	Effets secondaires	Contre-indications	Éléments à prendre en considération par l'infirmière
Vaccins antidiphtérique et anticoquelucheux et anatoxine tétanique (DCT ou DcaT)			
Voie : Intramusculaire *Posologie :* 0,5 mL *Âge :* 2, 4, 6, 18 mois ; 4 à 6 ans (cinq doses) *Entreposage :* Au réfrigérateur entre 2 et 8 °C. Ne pas congeler.	*Courants :* Rougeur ; douleur ; nodosité au point d'injection ; température pouvant monter jusqu'à 38,3 °C ; somnolence ; irritabilité ; anorexie *Sérieux :* Anaphylaxie ; état de choc ou collapsus ; convulsions ; fièvre de plus de 38,8 °C ; pleurs convulsifs et persistants	Effets secondaires sérieux consécutifs à une immunisation précédente au DCT ou au DcaT (par exemple, l'anaphylaxie) Retarder l'immunisation d'un mois ou plus (selon les directives du médecin) en cas de traitement immunosuppresseur ; en cas de maladie fébrile de modérée à grave, ne pas vacciner l'enfant avant la fin de la maladie. Administration d'immunoglobuline sérique (IGS – gammaglobuline spécifique) au cours des 90 jours précédant l'injection.	Avant de vacciner l'enfant, faire le point sur ses réactions aux immunisations précédentes. S'informer sur les antécédents de l'enfant (convulsions ou maladies neurologiques). Si l'enfant a déjà fait des convulsions (avec ou sans fièvre), lui administrer de l'acétaminophène au moment de la vaccination, puis toutes les 4 heures pendant 24 heures. Agiter la fiole avant d'aspirer le contenu. La solution devient trouble. Le dT est réservé aux enfants de plus de 7 ans et aux adultes. La préparation anticoquelucheuse acellulaire présente un taux d'incidence inférieur pour certains effets secondaires et peut être administrée à chaque immunisation de préférence au vaccin à germe entier. Pour administrer simultanément l'immunoglobuline antitétanique ou l'antitoxine diphtérique, choisir un autre point d'injection et utiliser une seringue et une aiguille neuves.

Suite...

TABLEAU **11-3** Immunisations pédiatriques les plus courantes *(suite)*

Type d'immunisation	Effets secondaires	Contre-indications	Éléments à prendre en considération par l'infirmière
Vaccin antipoliomyélitique trivalent oral (VPO) – à virus vivant			
Voie : Orale *Posologie :* 0,5 mL, ou en gouttes, ou contenu entier d'une fiole unidose *Âge :* 2, 4, 6 à 18 mois ; 4 à 6 ans (quatre doses) *Entreposage :* Conserver congelé à – 10 °C. Recongeler les doses décongelées, si leur température n'a jamais dépassé 8 °C. Les doses peuvent subir au maximum dix cycles de décongélation/recongélation. Les doses décongelées peuvent également être conservées au réfrigérateur à une température de 2 à 8 °C pendant un maximum de 30 jours.	*Courants :* Aucun *Sérieux :* Déclenchement de la poliomyélite paralytique chez l'enfant ou ses proches	Immunosuppression ou absence d'immunité acquise chez le nourrisson ou chez des personnes qui s'occupent de lui. Si l'un des membres de sa famille est immunosupprimé, le nourrisson ou l'enfant peut être immunisé avec un vaccin antipoliomyélitique inactivé injectable plutôt qu'au VPO. Grossesse	Avant de vacciner l'enfant, demander si lui-même ou des membres de sa famille sont immunosupprimés ou ont été immunisés récemment contre la maladie. Les vaccins à virus vivant doivent être manipulés avec beaucoup de précautions. Essuyer soigneusement les surfaces souillées par la solution. Expliquer aux parents que toutes les personnes qui s'occupent du bébé doivent se laver soigneusement les mains après les changements de couches, et ce, pendant tout le mois suivant l'immunisation, afin d'éviter que le virus vivant ne se propage des selles du bébé à des sujets non immunisés. Afin d'éviter les risques de poliomyélite paralytique associée à la vaccination (PPAV), il est recommandé d'utiliser exclusivement le vaccin antipoliomyélitique inactivé (VPI)[1]. L'usage exclusif du VPO ou l'usage séquentiel du VPI suivi du VPO offre un degré de protection acceptable mais ces deux approches entraînent un risque de PPAV chez les personnes vaccinées et celles qui sont en contact avec elles. Si les enfants ont commencé leur série de doses dans une province où l'on utilise le VPO, ils peuvent poursuivre la série avec le VPI à partir de la dernière dose.
Vaccin antipoliomyélitique inactivé (VPI) *celui qu'on administre actuellement			
Voie : Sous-cutanée *Posologie :* 0,5 mL Âge : 2, 4, 6 à 18 mois ; 4 à 6 ans (quatre doses) *Entreposage :* Conserver au réfrigérateur à une température comprise entre 2 et 8 °C. Ne pas congeler.	*Courants :* Œdème et sensibilité au toucher ; irritabilité ; fatigue *Sérieux :* Anaphylaxie	Hypersensibilité aux composantes du vaccin : néomycine, streptomycine, polymyxine B Réaction anaphylactique	Avant de vacciner l'enfant, demander s'il est allergique à la néomycine, à la streptomycine, ou à la polymyxine B. Recommandé pour toutes les doses à donner à l'enfant.

TABLEAU 11-3 Immunisations pédiatriques les plus courantes (suite)

Type d'immunisation	Effets secondaires	Contre-indications	Éléments à prendre en considération par l'infirmière
Vaccin antirougeoleux, antirubéoleux et antiourlien (vaccin associé rougeole, rubéole, oreillons – RRO)			
Voie : Sous-cutanée *Posologie :* 0,5 mL *Âge :* 12 et 18 mois ; *Entreposage :* Conserver au réfrigérateur à une température de 2 à 8 °C. Une fois le vaccin reconstitué, le conserver réfrigéré et à l'abri de la lumière. Jeter toute solution non utilisée dans les huit heures. Le diluant doit être conservé à la température ambiante.	*Courants :* Température corporelle plus élevée que la normale de 5 à 12 jours après l'immunisation ; rougeur ou douleur au point d'injection ; éruption cutanée non contagieuse ; douleurs articulaires *Sérieux :* Anaphylaxie ; encéphalopathie ; troubles convulsifs résiduels	Allergie à la néomycine ; déficience du système immunitaire due à une tumeur maligne, à une maladie causant un déficit immunitaire ou à un traitement immunosuppresseur. Le vaccin contre la rougeole est recommandé aux porteurs du VIH. Administration d'immunoglobuline sérique (IGS – gammaglobuline spécifique) ou de produits sanguins au cours des 3 à 11 mois précédant l'injection. Grossesse	Avant de vacciner l'enfant, demander s'il est allergique aux œufs ou à la néomycine. S'informer sur ses troubles immunitaires antérieurs. Expliquer aux adolescentes pubères qu'elles doivent prendre des mesures contraceptives pendant les trois mois qui suivent l'injection.
Vaccin contre l'hépatite B (HB)			
Voie : Intramusculaire *Posologie :* Engerix–B : 0,5 mL ou Recombivax HB : 0,5 mL pour les enfants (1 mL pour les adultes) *Âge :* Le vaccin est recommandé pendant l'enfance ou la pré-adolescence (11-12 ans) à raison de trois doses : la deuxième est donnée 1 mois après la première et la troisième 6 mois après la deuxième. L'administration simultanée du vaccin HB et d'autres vaccins est possible mais en des points différents. Pour les nouveau-nés pesant moins de 2 000 g, il est recommandé d'injecter une dose additionnelle de vaccin 2 mois après la troisième dose. *Entreposage :* Conserver au réfrigérateur à une température de 2 à 8 °C. Ne pas congeler.	*Courants :* Douleur ou rougeur au point d'injection ; céphalées ; photophobie ; altération des enzymes hépatiques *Sérieux :* Anaphylaxie	Épisodes antérieurs d'anaphylaxie ; troubles hépatiques Réaction allergique grave à des doses antérieures La grossesse ne semble pas être une contre-indication.	Avant de vacciner l'enfant, vérifier si un test de dépistage de l'hépatite B a été administré à la mère et quels en sont les résultats ; vérifier aussi si elle souffre d'une autre maladie hépatique. Remarque : Si la mère est porteuse de l'antigène HbsAg, le vaccin doit être administré à l'enfant dans les 12 heures suivant sa naissance en même temps que des immunoglobulines anti-hépatite B (GIHB), mais en un point différent. Agiter la fiole avant d'aspirer le contenu. La solution devient trouble. Plusieurs formulations sont disponibles sur le marché (enfants, adultes, dialyse), à des concentrations diverses. Lire attentivement la notice d'accompagnement du produit pour déterminer la posologie correspondant à l'âge de l'enfant et à la formulation choisie.

Suite…

TABLEAU 11-3 Immunisations pédiatriques les plus courantes *(suite)*

Type d'immunisation	Effets secondaires	Contre-indications	Éléments à prendre en considération par l'infirmière
Vaccin contre *Hæmophilus influenzæ* de type b (Hib)			
Voie : Intramusculaire *Posologie :* 0,5 mL *Âge :* 2, 4, 6, 18 mois ; (quatre doses pour HbOC[a] et PRP–T[a]) Entreposage : Conserver au réfrigérateur à une température comprise entre 2 et 8 °C. Ne pas congeler.	*Courants :* Douleur, rougeur ou œdème au point d'injection *Sérieux :* Anaphylaxie (extrêmement rare)	Réaction anaphylactique antérieure à ce vaccin	Avant de vacciner l'enfant, demander s'il est immunosupprimé. Le calendrier de vaccination variant d'un fabricant à l'autre, il est important de lire attentivement les notices d'accompagnement des produits. De nouvelles préparations sont maintenant disponibles sur le marché, qui associent les vaccins DCT et Hib ou DcaT et Hib.

[a] *Nom de marque*

Données extraites de Bindler, R. M. et Howry, L. B. (1997). Pediatric drugs and nursing implications *(2e éd.). Stamford, CT: Appleton & Lange, et du* Guide canadien d'immunisation (1998). (5e éd.), ministère de la Santé, Ottawa.

LOI ET ÉTHIQUE

Les professionnels de la santé ont l'obligation d'obtenir un consentement éclairé de la part des parents avant de vacciner l'enfant. Dans la plupart des établissements de santé, l'infirmière a la tâche d'informer les parents ou les tuteurs légaux de l'enfant, de leur fournir des documents d'information et d'obtenir leur consentement avant l'immunisation. L'infirmière doit en outre inscrire (1) le jour, le mois et l'année de la vaccination ; (2) le type de vaccin utilisé ; (3) le nom du fabricant ; (4) le numéro de lot et la date d'expiration du produit ; (5) la voie d'administration et le point d'injection du vaccin ; (6) le nom et le titre de la personne qui procède à la vaccination. L'infirmière doit aussi rapporter à l'organisme gouvernemental responsable les réactions majeures à l'immunisation.

ALERTE INFIRMIÈRE

Les réactions anaphylactiques aux vaccins sont toujours à craindre. Gardez de l'épinéphrine (adrénaline) à 1/1000 et l'équipement de réanimation à portée de la main pour intervenir immédiatement en cas de nécessité.

L'infirmière doit déterminer les contre-indications des vaccins pouvant s'appliquer à ses patients. Elle s'informera notamment de leurs réactions aux vaccins antérieurs et de leurs éventuelles allergies aux principales composantes des produits (œufs, néomycine ou autre). Elle vérifiera la possibilité de grossesse chez les jeunes filles en âge de procréer.

Déterminez si l'enfant a reçu dernièrement de l'immunoglobuline sérique (IGS – gammaglobuline spécifique) ou des produits sanguins. La réaction immunitaire aux vaccins pourrait en être amoindrie. Suivez les directives concernant l'administration de vaccins à virus vivant (rougeole, varicelle, etc.).

DIAGNOSTICS INFIRMIERS

Le plan de soins infirmiers proposé ici analyse trois diagnostics pouvant s'appliquer aux enfants qui n'ont pas reçu toutes les vaccinations nécessaires. D'autres diagnostics infirmiers sont également possibles, par exemple :

- Mode de respiration inefficace relié à une réaction anaphylactique au vaccin ;
- Risque d'atteinte à l'intégrité de la peau relié à une réaction au vaccin ;
- Difficulté à se maintenir en santé reliée à une immunisation incomplète (compte tenu de l'âge).

SOINS INFIRMIERS

L'infirmière doit essentiellement renseigner les parents sur les immunisations et sur leurs effets secondaires possibles, répondre à leurs craintes relatives aux réactions éventuelles, obtenir leur consentement et, le cas échéant, rapporter les réactions indésirables observées.

Toutes les infirmières devraient plaider avec énergie en faveur de l'immunisation. Les programmes de vaccination sont toujours mieux appliqués quand toutes les personnes concernées disposent d'une information complète et fiable sur les vaccins, leurs effets secondaires possibles et les calendriers de vaccination recommandés (tableau 11-3).

PLAN DE SOINS INFIRMIERS

L'ENFANT AYANT BESOIN D'IMMUNISATIONS

OBJECTIF	INTERVENTION	JUSTIFICATION	RÉSULTAT ESCOMPTÉ
1. Risque d'infection relié à une immunisation incomplète			
L'enfant sera bien protégé contre les maladies que l'on peut prévenir au moyen de la vaccination.	• Lors de chacune des visites de l'enfant, examiner son carnet de vaccination et déterminer les immunisations qui lui manquent.	• Cette analyse permet de détecter les enfants qui n'ont pas reçu tous les vaccins nécessaires.	L'enfant est bien protégé contre les maladies que l'on peut prévenir au moyen de la vaccination.
	• Définir quels sont les vaccins manquants qui peuvent être administrés simultanément.	• De nombreux vaccins peuvent être administrés lors d'une même visite afin d'assurer une protection optimale à l'enfant. Cette méthode évite aussi à la famille de multiplier inutilement les visites à l'établissement de soins de santé.	
	• Analyser les contre-indications potentielles aux vaccins manquants. Faire le point sur les réactions que l'enfant a eues aux vaccins déjà reçus.	• Cet examen réduit le risque que l'enfant, ou les personnes de son entourage, aient des réactions indésirables aux vaccins.	
2. Manque de connaissances (des parents) reliés aux effets secondaires possibles des vaccins			
Les parents donneront leur consentement (verbal ou écrit) pour la vaccination.	• Indiquer aux parents les vaccins dont l'enfant a besoin en leur précisant les risques/avantages de la vaccination. La nature et la prévalence de la maladie doivent être signalées aux parents.	• Tout traitement exige l'obtention d'un consentement éclairé.	Les parents signent un formulaire de consentement pour la vaccination qui est annexé au dossier de l'enfant ou bien ils donnent leur consentement verbal.
Les parents indiqueront au professionnel de la santé les effets secondaires des vaccins.	• Faire le point sur les réactions que l'enfant a eues aux vaccinations antérieures ; décrire les réactions les plus courantes et en expliquer les causes.	• Les parents doivent s'attendre à ce que leur enfant présente certaines des réactions courantes aux vaccins ; il est important qu'ils sachent que ces réactions signifient simplement que l'enfant est en train d'acquérir une protection contre la maladie.	Les parents décrivent tous les effets secondaires sérieux au professionnel de la santé.
	• Décrire les effets secondaires sérieux qui doivent être signalés aux professionnels de la santé.	• Les parents doivent connaître les effets secondaires sérieux possibles afin de demander de l'aide à des professionnels de la santé en cas de besoin.	
Les parents traiteront eux-mêmes les effets secondaires courants des vaccins.	• Expliquer aux parents les soins de base à dispenser à l'enfant pour atténuer les effets secondaires courants. Par exemple : – Poser un sac de glace pour atténuer la douleur au point d'injection ; – Donner de l'acétaminophène pour soulager la fièvre et la sensation de malaise ; – Bercer l'enfant et le tenir contre soi ; – Faire bouger doucement les membres où l'enfant a été vacciné.	• Les parents sauront comment soulager l'enfant dans les 24 à 48 heures suivant la vaccination.	L'enfant est réconforté d'une manière adéquate après l'administration des vaccins.

Suite…

PLAN DE SOINS INFIRMIERS

L'ENFANT AYANT BESOIN D'IMMUNISATIONS *(suite)*

OBJECTIF	INTERVENTION	JUSTIFICATION	RÉSULTAT ESCOMPTÉ
3. Risque d'accident relié à la réaction au vaccin			
Les réactions que l'enfant peut avoir aux vaccins seront traitées d'une manière adéquate.	• Tenir à portée de la main l'équipement et les médicaments de réanimation nécessaires en cas de réactions potentiellement mortelles.	• Les réactions anaphylactiques doivent être traitées efficacement et rapidement.	L'enfant n'a pas de réaction aux vaccins ou alors une réaction sévère traitée d'une manière efficace.
	• Garder l'enfant en observation durant les 15 minutes qui suivent la vaccination.	• C'est généralement dans les 15 minutes suivant l'administration du vaccin que les réactions potentiellement mortelles se manifestent.	
	• Vérifier si l'enfant est très angoissé ou s'il a très peur de l'injection.	• L'angoisse et la peur peuvent annoncer une réaction vasovagale chez l'enfant.	
	• Si l'enfant est craintif, le mettre en position assise ou allongée jusqu'à la disparition des symptômes de la réaction vasovagale.	• L'enfant risque de se blesser à la tête s'il s'évanouit.	
	• Déclarer les réactions majeures aux vaccins aux organismes appropriés.	• Cette précaution constitue une obligation légale pour tous les professionnels de la santé.	

Vous devez fournir aux parents ou aux tuteurs légaux des documents d'information sur l'immunisation et leur signaler les risques et les avantages de la vaccination, la nature et la prévalence des maladies à craindre, les effets secondaires les plus courants et leur traitement. Consignez soigneusement les antécédents de l'enfant en indiquant notamment ses réactions antérieures aux vaccinations, ses allergies et ses troubles immunitaires éventuels.

Certains parents redoutent de faire vacciner leur enfant après avoir lu ou entendu des comptes rendus sur l'immunisation très défavorables. Discutez avec eux pour bien cerner leurs inquiétudes et expliquez-leur en détail les risques et les avantages de tous les vaccins. Les parents peuvent refuser que leur enfant soit immunisé pour des motifs religieux. Vous devez obtenir le consentement écrit ou verbal des parents ou des tuteurs légaux avant d'immuniser l'enfant. Administrez le vaccin de la manière la plus efficace et la plus rapide possible, en prenant soin de rassurer le jeune patient et de le réconforter (figure 11-4). Les piqûres sont toujours génératrices de stress pour les enfants en bas âge, et même les plus vieux peuvent manifester de l'angoisse face à l'aiguille. Ne prolongez pas indûment l'intervention et soyez franche avec l'enfant. Dites-lui que la piqûre risque de faire un peu mal. Pour aider le patient à mieux aborder cette « épreuve », invitez-le à choisir lui-même la jambe ou le bras où vous ferez l'injection et demandez-lui de choisir un dérivatif (une distraction). Une fois les injections terminées, laissez les parents le réconforter et fixez la date de la prochaine visite afin qu'il bénéficie de toutes les immunisations nécessaires à son âge.

LOI ET ÉTHIQUE

En vertu de la Loi sur la protection de la santé publique, le ministère de la Santé et des Services sociaux du Québec a la responsabilité d'indemniser les victimes d'immunisation. Une demande d'indemnité doit être présentée dans les trois ans qui suivent la date de l'immunisation ou la date du décès.
Santé Canada demande aux professionnels de la santé de remplir le Rapport d'incident associé temporellement à l'administration de vaccins pour garder trace des réactions majeures aux vaccins.

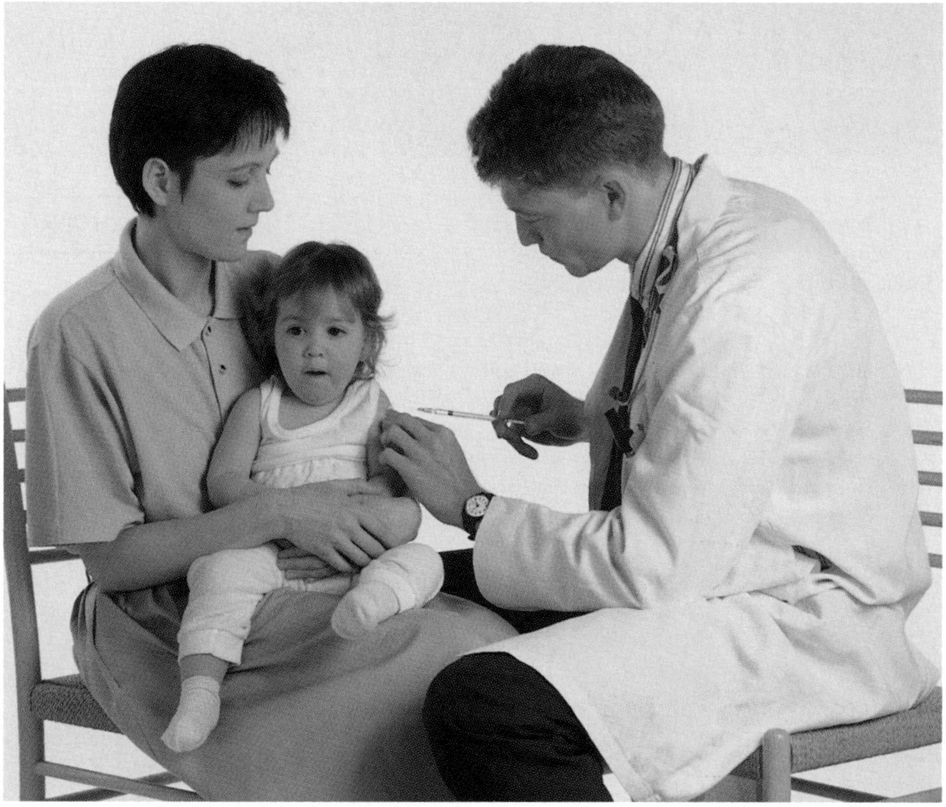

FIGURE 11-4. Quand vous administrez un vaccin, procédez toujours d'une manière efficace et rapide. Ne faites pas attendre inutilement l'enfant car il risquerait d'avoir de plus en plus peur. Les enfants ont souvent très peur des interventions médicales ou infirmières, surtout s'ils doivent recevoir plusieurs injections.

Au Canada, la loi oblige les professionnels de la santé à rapporter certaines réactions provoquées par les immunisations à Santé Canada en remplissant le *Rapport d'incident associé temporellement à l'administration de vaccins* en suivant les directives fournies. Notez les vaccins administrés à l'enfant dans les dossiers officiels de l'organisme qui supervise les soins de santé et remettez le carnet de santé de l'enfant aux parents.

► MALADIES INFECTIEUSES ET CONTAGIEUSES CHEZ L'ENFANT

Les maladies infectieuses et contagieuses sont causées par des organismes bactériens, viraux, protozoaires ou fongiques et se manifestent par des symptômes aigus. Ainsi que nous l'avons mentionné auparavant, les nourrissons et les enfants y sont plus sujets que les adultes. En effet, comme les enfants doivent être exposés aux organismes infectieux pour produire des anticorps, ils présentent souvent des symptômes après avoir été en contact avec la maladie. Le tableau 11-4 décrit les caractéristiques épidémiologiques, les manifestations cliniques, le traitement, les mesures de prévention et les soins infirmiers pour plusieurs maladies infectieuses et contagieuses typiques de l'enfance.

MANIFESTATIONS CLINIQUES

L'enfant atteint d'une maladie infectieuse ou contagieuse (transmissible) cumule souvent plusieurs symptômes. Chaque maladie présente son lot de signes et de manifestations : éruptions cutanées, manque d'appétit, sensation de malaise, vomissements, diarrhée, douleurs corporelles, etc. Chez l'enfant, la fièvre trahit souvent une maladie infectieuse. Pourquoi certaines maladies et infections déclenchent-elles une réaction fébrile ? Quelles méthodes peut-on employer pour faire diminuer la température ?

Suite du texte page 434

ALERTE INFIRMIÈRE

La varicelle peut causer la mort chez les enfants dont le système immunitaire est altéré. En particulier, les jeunes patients qui suivent une chimiothérapie, un traitement aux stéroïdes ou une thérapie relative à une transplantation doivent faire l'objet d'un suivi très étroit s'ils sont exposés à la maladie. L'immunoglobuline antivaricelleuse-antizostérienne (varicelle et zona) est administrée en général le plus rapidement possible après l'exposition. Il existe un vaccin contre la varicelle et il est recommandé de l'administrer à tous les enfants de plus d'un an qui n'ont jamais attrapé la maladie.

TABLEAU 11-4 Quelques maladies infectieuses et contagieuses typiques de l'enfance

Maladie	Manifestations cliniques	Traitement	Soins infirmiers
Coqueluche† *Agent causal* : *Bordetella pertussis*. *Épidémiologie* : La maladie est présente dans le monde entier. Elle touche surtout les enfants, en particulier ceux de moins de 6 mois. La coqueluche touche aussi les professionnels de la santé et les adultes dont l'immunité est incomplète ou affaiblie. Les adultes sont généralement atteints de symptômes légers mais risquent de transmettre la maladie aux enfants non immunisés. *Transmission* : Par gouttelettes respiratoires et par contact direct avec les sécrétions respiratoires, par contact indirect avec des objets contaminés. *Période d'incubation* : De 7 à 21 jours (généralement, de 7 à 10 jours). *Période de contagiosité* : Elle commence environ une semaine après l'exposition à l'agent causal. La coqueluche est transmissible pendant 5 à 7 jours après le début du traitement antibiotique. C'est avant le stade de la toux paroxystique qu'elle est la plus contagieuse.	Les premiers symptômes sont discrets. La maladie se manifeste tout d'abord par un écoulement nasal, puis une toux sèche et irrégulière qui s'intensifie la nuit. Celle-ci devient ensuite quinteuse : les spasmes de toux paroxystique sont suivis par une apnée ou un stridor et se caractérisent par un bruit ressemblant au chant du coq. (Les très jeunes nourrissons ne produisent pas ce bruit.) La tétée au biberon peut provoquer l'accès de toux. Les quintes de toux peuvent être accompagnées de bradycardie et de vomissements. La maladie s'accompagne parfois de bouffées congestives (ou vasomotrices), de cyanose, de vomissements et de déshydratation imputable à une diminution de la quantité de liquide absorbée. La toux dure 1 à 4 semaines, voire plus. *Complications* : Pneumonie ; atélectasie ; otite moyenne ; convulsions.	Le traitement consiste à administrer des antibiotiques (érythromycine) et des corticostéroïdes (si le médecin en prescrit) et à dispenser des soins visant à atténuer les symptômes. Les antibiotiques ne sont pas administrés pour traiter la maladie, mais pour prévenir sa transmission. *Pronostic* : La coqueluche est plus grave chez les nourrissons de moins de 1 an. C'est dans ce groupe d'âge que surviennent la plupart des décès attribuables à la maladie. *Prévention* : La coqueluche peut être prévenue au moyen d'un vaccin. L'immunisation active doit être administrée dès que l'enfant a quelques mois. Les professionnels de la santé qui ont été en contact étroit avec des enfants infectés avant l'établissement du diagnostic peuvent avoir à prendre des antibiotiques pour éviter de transmettre la maladie.	• Appliquer l'isolement respiratoire durant 5 à 7 jours après le début du traitement antibiotique. La plupart des enfants hospitalisés pour la coqueluche ont moins de 5 ans. • Observer de près la respiration et la saturation en oxygène. Plus l'enfant est jeune, plus le risque de détresse respiratoire et d'apnée est élevé. • Rester auprès de l'enfant durant les quintes de toux, car c'est dans ces moments-là que les épisodes hypoxiques et apnéiques sont les plus fréquents. Administrer de l'oxygène (selon les prescriptions du médecin). Tenir l'équipement d'urgence à portée de la main. • Humidifier les muqueuses. Il faut parfois aussi aspirer délicatement les sécrétions. • Administrer au besoin des antipyrétiques ne contenant pas d'aspirine pour faire tomber la fièvre. • Inciter l'enfant à prendre souvent du repos. • Laisser l'enfant manger les aliments qu'il aime. • L'inciter à boire beaucoup. Une hydratation par voie intraveineuse s'avère parfois indispensable quand l'enfant ne peut pas avaler de liquides. • Apporter aux parents du soutien, les rassurer relativement aux quintes de toux. • Si l'enfant est soigné à la maison, expliquer aux parents comment détecter les symptômes de défaillance respiratoire et de déshydratation.

Remarque : L'astérisque (*) indique qu'un vaccin ou une anatoxine est disponible et peut être administré en cas de risque élevé ou au besoin. La croix (†) indique qu'il existe actuellement un vaccin efficace et sûr pour la maladie.

TABLEAU **11-4** Quelques maladies infectieuses et contagieuses typiques de l'enfance *(suite)*

Maladie	Manifestations cliniques	Traitement	Soins infirmiers
Diphtérie†* *Agent causal* : La bactérie *Corynebacterium diphteriæ*. *Épidémiologie* : Dans les zones tempérées, la maladie survient surtout pendant les mois les plus froids et frappe en particulier les enfants non immunisés, partiellement immunisés, ou dont la protection immunitaire commence à diminuer. Dans les zones tropicales, des cas de diphtérie de la peau ou des plaies se déclarent de manière sporadique. L'immunité maternelle peut subsister pendant les six mois qui suivent la naissance. *Transmission* : Directe par contact avec les sécrétions nasales, les écoulements oculaires ou les lésions cutanées d'une personne contagieuse ou porteuse ; plus rarement indirecte, par contact avec des objets contaminés. Le lait non pasteurisé sert aussi parfois de véhicule à la maladie. *Période d'incubation* : De 2 à 5 jours, parfois plus. *Période de contagiosité* : Variable. Dure en général de 2 à 4 semaines ou subsiste jusqu'à un maximum de 4 jours après le début du traitement antibiotique.	Les symptômes sont parfois légers, parfois graves. Exemples : fièvre légère ; anorexie ; sensation de malaise ; rhinorrhée nauséabonde ; toux ; enrouement ; respiration sifflante (wheezing) ou bruyante, stridor ; pharyngite. Dans les cas les plus graves, les membranes des amygdales, du pharynx et du larynx sont également affectées. Les pseudomembranes épaisses qui se forment sur ces muqueuses et qui caractérisent cette maladie couvrent les amygdales. Leur couleur varie du blanc bleuâtre au noir grisâtre. Elles se propagent parfois au palais dur et au palais mou ainsi qu'à la partie postérieure du pharynx. Un saignement se produit généralement quand on tente de les retirer. *Complications* : Production d'une endotoxine pouvant causer une myocardite et diverses neuropathies (diplopie ; trouble de l'élocution ; difficultés de déglutition ; paralysie du palais ; etc.) ou une paralysie ascendante semblable à celle du syndrome de Guillain-Barré.	Administrer l'antitoxine et des antibiotiques dans les 3 jours suivant l'apparition des symptômes. Déterminer la sensibilité de l'enfant au sérum de cheval avant d'administrer l'antitoxine. S'il est presque certain que l'enfant est atteint de la diphtérie, il faut amorcer un traitement antibiotique (pénicilline G ou érythromycine) sans attendre les résultats d'analyses du laboratoire. Il faut parfois retirer les pseudomembranes qui couvrent les amygdales pour dégager les voies respiratoires. *Pronostic* : Si l'enfant est traité, le pronostic est bon. Non traitée, par contre, la diphtérie peut entraîner la mort par obstruction des voies respiratoires. *Prévention* : La diphtérie peut être prévenue au moyen d'un vaccin. La série d'immunisations commence à l'âge de 2 mois et le vaccin est administré en général en association avec celui du tétanos et de la coqueluche. Le vaccin diphtérie-tétanos (dT) est administré aux enfants de plus de 7 ans.	• Appliquer l'isolement respiratoire concernant les maladies pharyngiennes et l'isolement de contact concernant les maladies de la peau. Généralement, les enfants font l'objet d'un isolement strict. • Observer le patient pour détecter rapidement toute aggravation de la détresse respiratoire ou toute complication cardiaque ou neurologique. Procurer au malade de l'oxygène humidifié au besoin. • Garder à proximité les équipements d'intervention d'urgence en cas de problèmes respiratoires. • Administrer les antibiotiques. Ne pas administrer de médicaments contenant de la caféine ou d'autres excitants. • Procéder délicatement à une aspiration buccale au besoin. • Autoriser l'enfant à utiliser un rince-bouche s'il le souhaite. Il doit cependant éviter de se gargariser car il risquerait d'irriter le fond de sa gorge. • Inciter l'enfant à boire autant qu'il le peut. Il faut parfois lui injecter des liquides par voie intraveineuse. • Apporter du soutien à la famille.

Suite…

TABLEAU **11-4** Quelques maladies infectieuses et contagieuses typiques de l'enfance *(suite)*

Maladie	Manifestations cliniques	Traitement	Soins infirmiers
Érythème infectieux aigu (cinquième maladie)			
Agent causal : Le parvovirus humain B19. *Épidémiologie :* La maladie est présente dans le monde entier et survient surtout en hiver et au printemps. Elle se manifeste aussi sous forme d'épidémies avec un nombre record de cas tous les 6 ans. Les enfants de 5 à 14 ans sont les plus touchés. *Transmission :* Par les sécrétions respiratoires et par le sang. *Période d'incubation :* De 4 à 14 jours, parfois jusqu'à 21 jours. *Période de contagiosité :* La contagiosité culminerait avant l'apparition des premiers symptômes. La maladie n'est plus contagieuse une fois que l'éruption est apparue, sauf dans les cas d'aplasie médullaire[6]. Chez les patients immunosupprimés et présentant une infection chronique au parvovirus, la contagiosité persiste pendant toute la durée de l'infection[7].	Les premiers symptômes sont identiques à ceux de la grippe : céphalées ; nausées ; douleurs généralisées. Une rougeur cutanée survient une semaine plus tard. Cette éruption érythémateuse maculopapuleuse commence sur les joues (visuellement, elle donne l'impression que l'enfant a été giflé) puis elle se répand. Elle s'accompagne de pâleur péribuccale. Au bout de 2 à 4 jours, le jeune patient passe au deuxième stade de la maladie. Une éruption érythémateuse et maculopapuleuse en forme de dentelle se manifeste d'une manière symétrique sur le tronc et les membres en se propageant des zones proximales aux zones distales. Le troisième stade de la maladie dure de 1 à 3 semaines et se caractérise par une disparition graduelle de l'éruption. Celle-ci peut cependant resurgir si la peau est irritée ou exposée à la chaleur ou au froid. L'éruption est parfois légèrement prurigineuse. *Complications :* Les enfants atteints de certaines maladies, notamment les affections hémolytiques, peuvent présenter une aplasie médullaire temporaire. Les symptômes sont alors identiques à ceux de la grippe, mais sans éruption.	Il n'existe pas de traitement spécifique pour l'érythème infectieux aigu. La maladie guérit d'elle-même. Les enfants qui présentent une affection hémolytique peuvent avoir besoin d'une transfusion sanguine en cas d'aplasie médullaire. *Pronostic :* Chez la femme enceinte, la transmission de l'infection au fœtus peut provoquer une fausse couche. *Prévention :* Éviter les contacts avec les personnes infectées en début de maladie.	• Il est rare que l'on doive hospitaliser l'enfant pour un érythème infectieux aigu, à moins qu'il ne soit atteint d'une autre maladie par ailleurs. Seuls les enfants immunosupprimés ou présentant une aplasie médullaire doivent être isolés. Appliquer les précautions universelles. • L'infirmière peut administrer des antipyrétiques tels que l'acétaminophène pour faire tomber la fièvre. • En cas d'éruption prurigineuse, baigner l'enfant avec un produit à base d'avoine, par exemple Aveeno. Les antiprurigineux peuvent aussi soulager les démangeaisons. • Inciter l'enfant à se reposer et lui proposer souvent à boire. • Le tenir si possible à l'abri de la lumière solaire directe. Sinon, habiller l'enfant de vêtements amples et légers pour le protéger du soleil. • Proposer au jeune patient des distractions calmes. Il n'y a aucune raison de ne pas le laisser aller à l'école ou à la garderie. • Expliquer les trois phases de l'éruption aux parents.

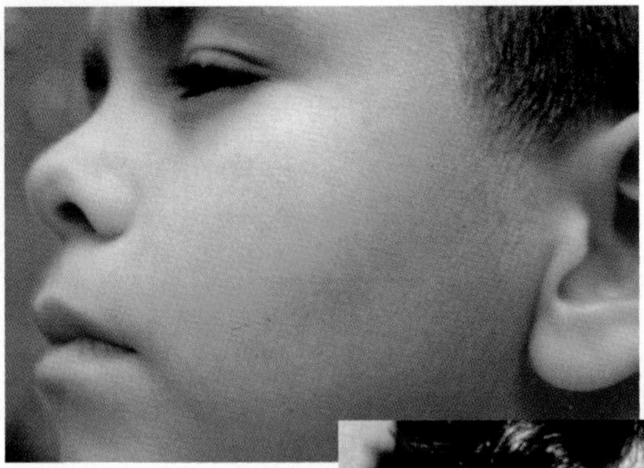

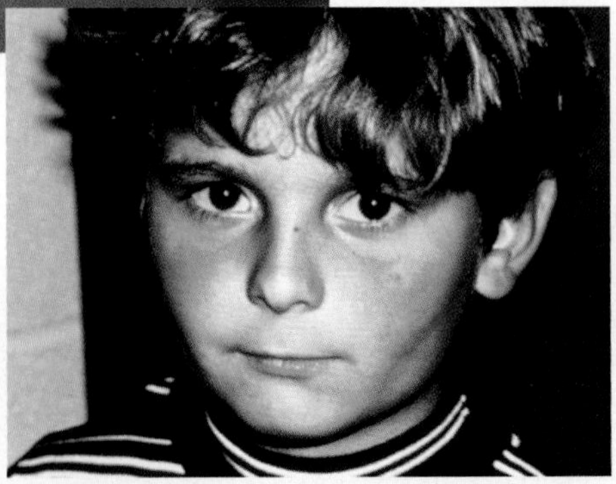

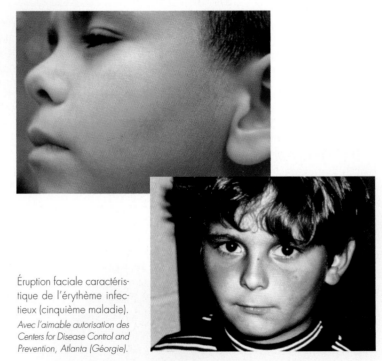

Éruption faciale caractéristique de l'érythème infectieux (cinquième maladie).
Avec l'aimable autorisation des Centers for Disease Control and Prevention, Atlanta (Géorgie).

TABLEAU 11-4 Quelques maladies infectieuses et contagieuses typiques de l'enfance *(suite)*

Maladie	Manifestations cliniques	Traitement	Soins infirmiers
Fièvre pourprée des montagnes Rocheuses			
Agent causal : Rickettsia rickettsii, une bactérie transmise par des tiques infectées. *Épidémiologie :* La fièvre pourprée des montagnes Rocheuses est présente sur la plus grande partie du territoire des États-Unis, dans le sud du Canada et au Mexique. La maladie frappe généralement entre avril et septembre, et surtout les enfants de moins de 15 ans. L'infection est immunisante. *Transmission :* Par piqûre de tiques, surtout canines. On ne connaît aucun cas de transmission d'humain à humain. *Période d'incubation :* Entre 3 et 14 jours (généralement, 7) après la morsure par une tique infectée.	La fièvre pourprée des montagnes Rocheuses est une maladie systémique (généralisée) de gravité variable. L'émergence des symptômes est graduelle ou rapide, selon le cas. L'enfant peut être très malade. Leur apparition soudaine se caractérise par une fièvre moyenne à forte qui dure habituellement 2 à 3 semaines ; une sensation forte de malaise ; des douleurs musculaires intenses ; des céphalées violentes ; des frissons. L'éruption caractéristique de la maladie survient en général entre le troisième et le cinquième jour. Elle commence sur les membres, y compris la paume des mains et la plante des pieds, puis se propage au tronc. Elle est d'abord maculopapuleuse et blanchit sous la pression ; puis, l'éruption devient pétéchiale et mieux définie ; elle est rarement prurigineuse. L'enfant peut présenter une splénomégalie, une hépatomégalie et un ictère. *Complications :* Dans les cas graves, les saignements causés par la coagulation intravasculaire disséminée (CIVD) peuvent être abondants. Les symptômes gastro-intestinaux surviennent en général au début de la maladie. Les complications pulmonaires, en particulier la pneumonite (congestion pulmonaire), sont fréquentes et peuvent se révéler potentiellement mortelles. Les atteintes touchant le système nerveux central se traduisent parfois par une encéphalite majeure et des troubles neurologiques généralisés graves. Les complications cardiaques et rénales sont aussi possibles ; les plus graves peuvent provoquer un état de choc.	Administrer des antibiotiques, par exemple du chloramphénicol ou de la doxycycline[3]. *Pronostic :* Si la maladie n'est pas détectée et traitée rapidement, la morbidité est élevée ; chez les enfants, la mortalité est généralement inférieure à 20 %[8]. La maladie est souvent plus grave quand l'éruption se produit tardivement (voire pas du tout). *Prévention :* Éviter les zones fortement infestées de tiques et porter des vêtements protecteurs. Examiner la peau pour relever la présence éventuelle de tiques et, le cas échéant, les retirer rapidement. Si l'enfant a été piqué et qu'il présente des symptômes, le faire examiner le plus vite possible par un professionnel de la santé.	• Appliquer les précautions universelles. • Certains enfants doivent être hospitalisés assez longuement, parfois en unité de soins intensifs. • Tenir à portée de la main l'équipement de surveillance hémodynamique et le matériel d'intervention d'urgence. • Administrer les antibiotiques conformément à l'ordonnance. • Relever tout saignement anormal. • Optimiser le bien-être de l'enfant. S'il est inconscient, soutenir ses membres ; maintenir ses yeux fermés et les lubrifier. • Proposer à l'enfant des activités récréatives calmes. • Apporter du soutien aux parents et les tenir informés de l'état de santé de l'enfant.

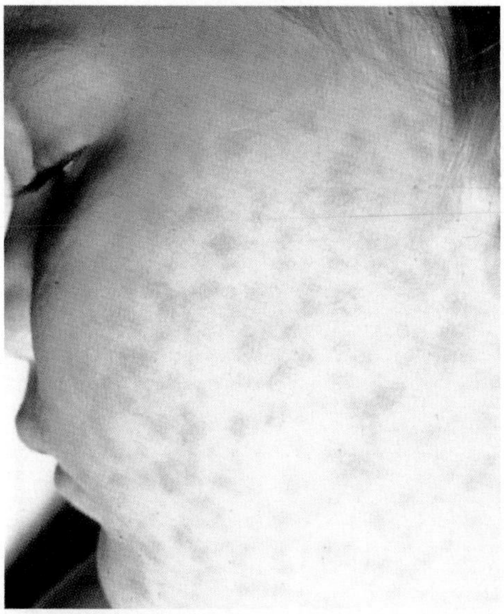

Éruption de fièvre pourprée des montagnes Rocheuses.

Suite...

TABLEAU **11-4** Quelques maladies infectieuses et contagieuses typiques de l'enfance *(suite)*

Maladie	Manifestations cliniques	Traitement	Soins infirmiers
Fièvre typhoïde (fièvre entérique)†			
Agent causal : *Salmonella typhi*, une bactérie à Gram négatif. *Épidémiologie :* La maladie est présente dans le monde entier, mais très rare dans les pays développés. De 1 à 4 % des patients qui en guérissent deviennent porteurs. Dans les pays en voie de développement, la maladie présente un taux élevé de morbidité et de mortalité, surtout chez les enfants d'âge scolaire. La maladie clinique confère l'immunité. *Transmission :* Par voie fécale-orale ; par ingestion d'eau ou d'aliments contaminés par des excréments humains. Le nouveau-né peut également être infecté à la naissance par sa mère ou par le personnel médical. *Période d'incubation :* Entre 5 et 14 jours. *Période de contagiosité :* Variable. La fièvre typhoïde reste contagieuse tant que la personne infectée excrète la bactérie, en général de la première semaine de l'infection jusqu'à la guérison.	*Les premiers symptômes sont les suivants :* sensation de malaise ; forte fièvre ; frissons ; céphalées ; toux ; mal de gorge ; anorexie ; douleurs abdominales. La fièvre monte graduellement puis elle culmine au bout de 7 jours ; l'enfant est alors parvenu à un stade plus avancé de la maladie. Il peut souffrir de constipation ou d'une diarrhée de consistance plutôt épaisse. Les enfants plus âgés peuvent se plaindre de douleurs musculaires et de céphalées. D'autres symptômes peuvent aussi apparaître : lymphadénopathie généralisée ; hypertrophie de la rate et du foie ; bradycardie ; irritation des conjonctives ; distension abdominale avec sensibilité accrue au toucher ou à la pression. La deuxième semaine de la maladie, des taches rosées peuvent apparaître sur le tronc. (Elles sont causées par les embolies bactériennes se formant dans les capillaires de la peau.) *Complications :* La perforation et l'hémorragie intestinale, la cholécystite, la rétention d'urine, la pneumonie et l'hépatite sont les complications graves les plus fréquentes.	Les médicaments antimicrobiens les plus recommandés sont le chloramphénicol, le triméthoprime-sulfaméthoxazole, les céphalosporines et l'ampicilline. *Pronostic :* Si un traitement adéquat est administré, le pronostic est bon. Les personnes qui attrapent la fièvre typhoïde deviennent parfois des porteurs qui peuvent être traités. *Prévention :* Il existe des vaccins contre la fièvre typhoïde. L'immunisation est recommandée aux voyageurs qui comptent se rendre dans une région de forte incidence. Les vaccins oraux et injectables doivent faire l'objet de rappels. Une élimination efficace des déchets permet d'éviter la contamination de l'eau.	• Appliquer l'isolement de contact et entérique. Se laver les mains après tout contact avec les selles de l'enfant. Se débarasser de manière adéquate des gants, des blouses et des chemises d'hôpital. L'enfant doit utiliser des toilettes séparées. • Observer les signes vitaux et examiner souvent le thorax et l'abdomen. Surveiller les signes précurseurs des problèmes respiratoires ou d'une perforation intestinale. • Mesurer les ingesta et les excreta. Inciter l'enfant à boire beaucoup. Lui administrer des liquides par voie intraveineuse au besoin. • Administrer les antibiotiques. • Faire garder le lit à l'enfant et l'inciter à se reposer. Veiller à ce que sa chambre soit calme. • Lui proposer des activités récréatives telles que des jeux de table (dames, échecs, etc.) ou des vidéos dès qu'il se sent mieux. • Informer les visiteurs qu'ils ne doivent pas utiliser les mêmes toilettes que l'enfant. • Apporter du soutien aux parents et au reste de la famille. • La garderie ou l'école que l'enfant fréquente doit être avisée de sa maladie.

TABLEAU 11-4 Quelques maladies infectieuses et contagieuses typiques de l'enfance *(suite)*

Maladie	Manifestations cliniques	Traitement	Soins infirmiers
Hépatite B† *Agent causal :* Le virus de l'hépatite B (VHB), un membre de la famille des *Hepadnaviridæ*. *Épidémiologie :* La maladie est présente dans le monde entier. Au Canada, elle frappe plus particulièrement certains groupes à risque et les immigrants en provenance des régions de forte incidence. Les groupes à risque sont notamment les suivants : consommateurs de drogues injectables ; hommes homosexuels ; personnes ayant des partenaires sexuels multiples ; travailleurs du domaine de la santé ; certaines communautés[1]. *Transmission :* Surtout par les liquides organiques, notamment le sang, le sperme, la salive et les sécrétions vaginales. Exposition à du sang ou à des produits sanguins contaminés et utilisation de seringues non stérilisées. Rapports sexuels (l'un des modes de transmission les plus courants)[9]. Tatouage et partage de brosse à dents. La transmission périnatale représente aussi un risque majeur pour les nouveau-nés. *Période d'incubation :* 45 à 160 jours (en moyenne, 60 à 90 jours). *Période de contagiosité :* Durant la période d'incubation et sur toute l'évolution clinique de la maladie.	Les premières manifestations de la maladie sont insidieuses :, sensation de malaise et de faiblesse essentiellement. D'autres symptômes peuvent également être observés : douleurs musculaires ; anorexie ; nausées ; vomissements ; diarrhée ; ictère ; arthralgies ; malaises abdominaux vagues. Certains enfants présentent une acrodermatite papuleuse. *Complications :* Seule l'analyse sérologique permet de détecter l'hépatite B. C'est pourquoi il arrive souvent que la maladie ne soit pas diagnostiquée et qu'elle se transforme en une hépatite active chronique pouvant toucher sérieusement le foie, voire causer une insuffisance hépatique. Risque accru de cancer du foie. De 25 à 50 % des enfants de moins de 5 ans touchés deviennent porteurs chroniques[10].	Il n'existe pas de remède à l'hépatite B. Seul un traitement symptomatique est possible. On a recours aux injections d'interféron alpha pour traiter les infections chroniques. Il est possible en outre d'administrer l'immunoglobuline antihépatitique B aux personnes qui ne sont pas protégées après qu'elles ont été exposées à la maladie[11]. *Pronostic :* Les enfants peuvent devenir porteurs à vie même s'ils n'ont pas présenté de symptômes de la maladie. *Prévention :* L'hépatite B peut être évitée au moyen d'un vaccin. Son administration est recommandée aujourd'hui pour tous les enfants et les adolescents et pour toutes les personnes vivant sous le même toit qu'un porteur. Tous les travailleurs du secteur de la santé devraient également être immunisés.	• Il est assez rare que l'on hospitalise un enfant atteint de l'hépatite B aiguë. Si c'est le cas, toutefois, les professionnels de la santé doivent le maintenir en isolement strict et prendre toutes les précautions universelles quand ils font des prélèvements ou qu'ils lui dispensent des soins. • Inciter l'enfant à se reposer. • Vérifier si la sclérotique passe du blanc au jaune. • Observer de près tout saignement inhabituel ou prolongé. Examiner les ecchymoses éventuelles. • Procurer à l'enfant des liquides hyperénergétiques et l'inciter à manger souvent, de petites portions à chaque fois. • Éviter d'administrer des médicaments métabolisés par le foie (acétaminophène, sédatifs, tranquillisants). • Proposer à l'enfant des activités récréatives. • Informer les parents sur les modes de transmission. (Pour en savoir plus sur l'hépatite aiguë, se reporter au chapitre 17.)

CONSEIL CLINIQUE

L'hépatite B peut se transmettre de la mère à l'enfant par voie transplacentaire, lors de l'accouchement ou lors de l'allaitement si les mamelons sont crevassés. Le nouveau-né infecté devient souvent porteur chronique. Les enfants nés d'une mère infectée par le virus doivent être immunisés en des points distincts à l'immunoglobuline antihépatitique B et au vaccin antihépatite B dans les 12 heures suivant leur naissance.

Suite...

TABLEAU 11-4 Quelques maladies infectieuses et contagieuses typiques de l'enfance *(suite)*

Maladie	Manifestations cliniques	Traitement	Soins infirmiers
Infection à *Hæmophilus influenzæ* de type b (Hib)†			
Agent causal : Le coccobacille *H. Influenzæ*. Cette bactérie présente plusieurs sérotypes et peut être encapsulée ou non. *Épidémiologie :* La maladie survient surtout au printemps et en été et touche en particulier les nourrissons et les enfants en bas âge qui passent la journée en groupe (par exemple, à la garderie). Les enfants qui avaient un faible poids à la naissance et ceux qui sont atteints d'une maladie chronique risquent davantage de contracter cette maladie. L'introduction du vaccin Hib modifie actuellement les paramètres épidémiologiques de la maladie. *Transmission :* Par contact direct ou par voie aéroportée de gouttelettes. Les voies respiratoires sont souvent colonisées sans que l'on observe de symptômes (colonisation asymptomatique). *Période d'incubation :* Inconnue. *Période de contagiosité :* 3 jours à partir de l'apparition des symptômes.	*H. influenzæ* de type b peut causer plusieurs maladies graves, notamment la méningite, l'épiglottite, la pneumonie, l'arthrite septique et la cellulite. Elle est aussi à l'origine de septicémies chez le nourrisson et provoque diverses autres maladies telles que la sinusite, l'otite moyenne, la bronchite et la péricardite. Chacune de ces affections possède des manifestations cliniques qui lui sont propres. *Complications :* Un traitement antibiotique ciblé permet de guérir les maladies causées par *Hæmophilus influenzæ* de type b. En l'absence d'un traitement adéquat, par contre, certaines maladies comme la méningite, l'épiglottite, la sinusite, la pneumonite et la cellulite peuvent causer des séquelles graves, voire la mort, surtout chez les nourrissons.	Traitement antibiotique. On peut aussi administrer de la rifampine aux membres de la famille qui ne sont pas protégés contre la bactérie (sauf les femmes enceintes) dans la semaine suivant le diagnostic. *Pronostic :* Les perspectives de guérison sont bonnes sous réserve que la maladie soit diagnostiquée et traitée rapidement. Elles dépendent cependant du type de maladie causée par le micro-organisme. La guérison complète est beaucoup plus incertaine si le traitement n'intervient pas aux premiers stades de la maladie. *Prévention :* L'immunisation contre *H. influenzæ* de type b fait maintenant partie des vaccinations recommandées chez les enfants à partir de 2 mois. Même si le vaccin n'est distribué que depuis quelques années, on constate déjà une diminution significative de l'incidence des maladies causées par ce micro-organisme.	• Appliquer l'isolement respiratoire pour éviter la propagation de gouttelettes contaminées jusqu'à 24 heures après le début du traitement antibiotique. • Les antibiotiques sont administrés par voie intraveineuse pour les infections majeures. Les moins graves (par exemple, l'otite moyenne) peuvent être traitées à la maison au moyen d'antibiotiques par voie orale. • Les enfants de moins de 4 ans qui n'ont pas été immunisés sont plus susceptibles de contracter les maladies causées par *H. influenzæ* de type b. Le médecin peut prescrire des mesures prophylactiques ciblées pour les enfants à risque. • Administrer des antipyrétiques pour améliorer le bien-être du patient. • Observer attentivement les points d'insertion des perfusions intraveineuses pour vérifier la perméabilité et détecter les infiltrations éventuelles. • Dispenser les soins infirmiers correspondant à la maladie constatée. • Expliquer à la famille que la rifampine fait virer à l'orangé l'urine et les autres liquides organiques.

TABLEAU **11-4** Quelques maladies infectieuses et contagieuses typiques de l'enfance *(suite)*

Maladie	Manifestations cliniques	Traitement	Soins infirmiers
Infections à streptocoques (scarlatine, impétigo)			
Agent causal : Les streptocoques du groupe A (SGA). *Épidémiologie :* La maladie est déclenchée par différents groupes de protéines M des streptocoques alpha et bêta hémolytiques de type A. Ces dernières années, on a observé des infections graves, certaines menaçant la vie du sujet ou l'intégrité de ses membres. Différentes souches causeraient des infections pharyngiennes ou des pyodermites (infections cutanées purulentes). Les infections pharyngiennes surviennent surtout à la fin de l'automne, en hiver et au printemps. Les pyodermites se déclenchent à la faveur de lésions cutanées légères et de piqûres d'insectes, donc plutôt dans les saisons plus chaudes. *Transmission :* Par gouttelettes respiratoires se propageant dans l'air et par contact direct. *Période d'incubation :* Infections pharyngiennes – en général, de 2 à 5 jours. Pyodermites – en général, de 7 à 10 jours. *Période de contagiosité :* Plusieurs semaines dans le cas des infections pharyngiennes non traitées.	Infections pharyngiennes – Elles se déclenchent de manière fulgurante et se manifestent par divers symptômes : maux de gorge ; sensation de malaise ; forte fièvre ; frissons ; céphalées ; douleurs abdominales ; anorexie ; vomissements. Le pharynx devient rouge et produit un exsudat (pharyngite à streptocoques) et les ganglions du cou deviennent douloureux. Une éruption érythémateuse typique de la scarlatine survient parfois dans les 12 à 48 heures suivant l'apparition des symptômes. L'éruption cutanée ressemble à un coup de soleil sur de la chair de poule. Elle se forme sur le cou puis se propage au tronc et aux membres. La paume des mains et la plante des pieds sont habituellement épargnées. L'éruption commence à régresser dans les 3 à 4 jours ; le bout des orteils et des doigts se desquame. Signe typique de la maladie, la langue prend la couleur framboise (langue framboisée) le quatrième et le cinquième jour. Pyodermites – Elles se caractérisent par la formation de croûtes jaunâtres (impétigo) aux lésions ouvertes. *Complications :* Si elle n'est pas traitée, l'infection peut causer une fièvre rhumatismale (rhumatisme articulaire aigu) ; glomérulonéphrite aiguë ; choc toxique staphylococcique ; bactériémie ; fasciite nécrosante (infection à la bactérie mangeuse de chair) ; myosite nécrosante (fasciite nécrosante dont l'infection s'étend aux tissus musculaires). L'incidence des infections aux SGA graves et envahissantes augmente depuis quelques années[3].	Le traitement antibiotique est efficace sous réserve qu'il soit administré rapidement. La pénicilline est le médicament le plus recommandé. Si l'enfant y est allergique, opter pour l'érythromycine. La fièvre commence à baisser une fois le traitement entrepris. Les impétigos simples (sans complications) sont traités avec un onguent à la mupirocine ou à la bacitracine. Les patients atteints par une souche envahissante causant la fasciite nécrosante et la myosite nécrosante doivent être traités par chirurgie (exploration et débridement des tissus nécrosés). Il faut parfois administrer de la clindamycine en cas de choc toxique staphylococcique ou de fasciite nécrosante[12]. *Pronostic :* Le traitement antibiotique permet généralement au patient de bien se rétablir. *Prévention :* Aucune.	• Les enfants présentant une infection streptococcique simple (sans complications) sont généralement traités à la maison. Inciter le patient à garder le lit et à se reposer durant la phase fébrile. Administrer des antipyrétiques ne contenant pas d'aspirine pour faire tomber la fièvre. Expliquer aux parents les principaux signes précurseurs d'une aggravation de la maladie. • Pour les infections pharyngiennes, proposer au patient de se gargariser à l'eau tiède salée. Lui offrir des aliments non irritants et des boissons non acides. L'inciter à boire beaucoup. Lui donner des boissons fraîches (sans pulpe, ni morceaux). L'enfant peut avoir de la difficulté à avaler. • Indiquer aux parents que l'enfant doit prendre ses antibiotiques sur toute la durée prescrite. • Conseiller aux membres de la famille qui ont mal à la gorge de faire faire une culture de gorge. • Si l'enfant fait de l'impétigo, montrer aux parents comment nettoyer sa peau, enlever les croûtes et appliquer l'onguent antibiotique. Si l'enfant est hospitalisé, appliquer l'isolement respiratoire en cas d'infection pharyngienne ou l'isolement de contact en cas de lésions cutanées, durant les 24 heures suivant le début du traitement antibiotique. Suivre en continu les signes vitaux, en particulier la température. Administrer les antibiotiques conformément à l'ordonnance. • Si l'enfant souffre d'une infection streptococcique envahissante, appliquer les précautions universelles. Les enfants qui font un choc toxique staphylococcique ont besoin de soins intensifs pour traiter l'état de choc et rétablir l'équilibre hydroélectrolytique.

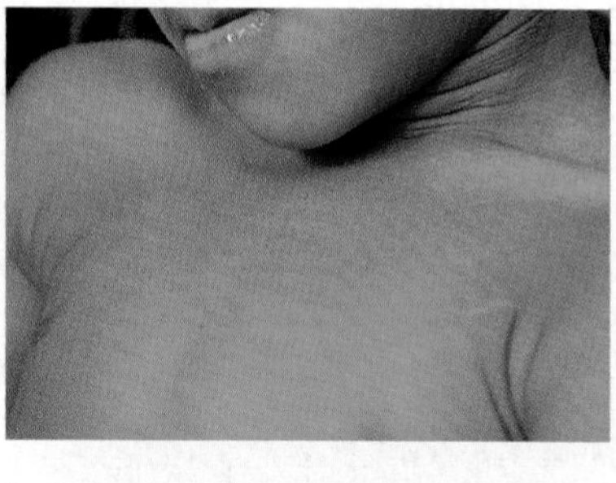

Éruption cutanée de scarlatine.

Suite…

TABLEAU **11-4** Quelques maladies infectieuses et contagieuses typiques de l'enfance *(suite)*

Maladie	Manifestations cliniques	Traitement	Soins infirmiers
Maladie de Lyme *Agent causal :* *Borrelia burgdorferi*, un spirochète qui se transmet par les tiques dures (*Ixodidæ*). *Épidémiologie :* Au Canada, la carte de répartition de la maladie correspond largement à celle des porteurs de tiques (vecteurs). Certains animaux tels que les chiens et les chats peuvent aussi attraper la maladie. La maladie de Lyme peut survenir toute l'année durant, mais le risque d'infection est plus élevé en été. L'infection ne confère pas l'immunité. *Transmission :* Par piqûre de tique. La tique transmet le spirochète infecté lorsqu'elle suçe le sang. La tique doit se nourrir pendant 36 heures pour transmettre la maladie. *Période d'incubation :* De 3 à 32 jours après la piqûre par une tique infectée.	En général, la maladie se manifeste d'abord par une rougeur cutanée qui apparaît à l'endroit de la morsure et s'étend lentement (érythème migrant). La tique pique de préférence à l'aine, à l'aisselle ou à la cuisse. L'éruption consiste au début en une rougeur plane ou surélevée. Celle-ci peut ensuite s'éclaircir, se couvrir de cloques ou de croûtes en son centre, ou tourner au bleuâtre. L'éruption est délimitée par un pourtour rouge et mesure au moins 5 cm de diamètre. Le premier stade se caractérise par plusieurs symptômes, notamment : sensation de malaise ; fatigue ; céphalées ; raideur de la nuque ; fièvre légère ; douleurs musculaires et articulaires. Le deuxième stade commence 1 à 4 mois après la piqûre. Si elle n'a pas été traitée, la maladie se manifeste alors en général par des douleurs et de l'œdème aux articulations, surtout aux genoux (arthrite de Lyme). Le troisième stade survient quelques mois plus tard et se caractérise par divers problèmes tels que l'arthrite de Lyme et des altérations du système nerveux central. Ces troubles peuvent devenir chroniques. *Complications :* Si elle n'est pas traitée, la maladie de Lyme peut causer des déficiences neurologiques sérieuses : faiblesse des bras et des jambes ; paralysie faciale périphérique de Bell ; encéphalite ; méningite ; et parfois, dépression. Certains problèmes cardiaques peuvent survenir, notamment l'insuffisance cardiaque globale légère et le bloc auriculo-ventriculaire (BAV).	Le traitement par les antibiotiques est le plus approprié. L'amoxicilline, la céfuroxime et l'érythromycine sont les produits les plus utilisés pour les enfants jusqu'à l'âge de 8 ans. La doxycycline et la tétracycline sont administrées aux enfants de plus de 8 ans. Le jeune patient suit d'abord une cure de 14 à 21 jours, puis il fait l'objet d'une réévaluation qui permettra de déterminer s'il vaut mieux continuer le même traitement antibiotique ou le modifier pour éviter les rechutes et la progression de la maladie[13]. Aux stades ultérieurs de la maladie, il faut en général administrer des antibiotiques par voie intraveineuse. *Pronostic :* La maladie de Lyme ne cause pas d'affections aiguës pouvant menacer la vie du malade, mais elle peut entraîner une morbidité significative, surtout si elle est chronique. *Prévention :* Éviter les régions fortement infestées par les tiques et porter des vêtements protecteurs. Rechercher des tiques (surtout dans les poils et les cheveux) après chaque excursion. Examiner aussi les animaux domestiques, qui peuvent rapporter des tiques à la maison et les transmettre aux enfants. Retirer les tiques le plus rapidement possible. Si l'enfant manifeste les symptômes de la maladie de Lyme, consulter immédiatement un professionnel de la santé. Il n'existe pas d'immunité acquise pour cette maladie.	• Les enfants aux premiers stades sont généralement traités à la maison. Ceux qui présentent des symptômes évolutifs doivent être hospitalisés dans certains cas. Appliquer les précautions universelles. • Administrer les antibiotiques. Indiquer aux parents que l'enfant doit éviter le soleil s'il prend un antibiotique rendant la peau photosensible (par exemple la doxycycline). Les antipyrétiques et les analgésiques ne contenant pas d'aspirine peuvent faire tomber les fièvres légères et soulager les céphalées ainsi que les douleurs musculaires et articulaires. • Laisser le patient prendre beaucoup de repos. Les enfants atteints de la maladie de Lyme se fatiguent en général très vite. Les activités qui exigent beaucoup d'énergie sont souvent difficiles pour eux. • Informer les parents et les enfants sur la maladie et sur ses premiers symptômes. Leur montrer comment retirer les tiques en toute sécurité. • Apporter du soutien à la famille et au jeune patient.

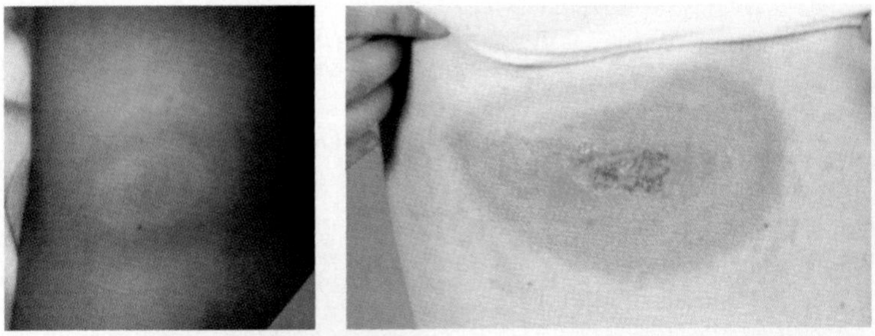

Aux premiers stades de la maladie de Lyme, l'apparence de l'érythème migrant peut varier d'un sujet à l'autre.
Source : Pfizer Central Research. (1989). Lyme disease. *Groton, CT: Auteur.*

TABLEAU 11-4 Quelques maladies infectieuses et contagieuses typiques de l'enfance (suite)

Maladie	Manifestations cliniques	Traitement	Soins infirmiers
Mononucléose *Agent causal :* Le virus d'Epstein-Barr (VEB), un membre du groupe des herpèsvirus. *Épidémiologie :* La maladie est présente dans le monde entier. Dans les pays en voie de développement, elle touche les enfants en bas âge et se manifeste par des symptômes légers ou reste asymptomatique. Dans les pays développés, la mononucléose frappe plutôt les enfants plus âgés et les adolescents. *Transmission :* Par contact direct avec les sécrétions bucco-pharyngiennes (salive, baiser). Le VEB peut aussi se transmettre par transfusion sanguine. *Période d'incubation :* De 30 à 50 jours. *Période de contagiosité :* Varie considérablement selon les individus. Généralement, une personne infectée est contagieuse quelques jours avant l'apparition de la maladie. Le virus peut se transmettre pendant une période allant jusqu'à 18 mois après la fin de l'évolution clinique de la maladie.	Chez les enfants en très bas âge, la mononucléose peut causer de l'irritabilité, mais rester asymptomatique par ailleurs. Elle se manifeste dans certains cas par une éruption maculopapuleuse. Chez les autres enfants, la maladie suscite sensation de malaise, céphalées, anorexie, douleurs abdominales, fatigue et fièvre durant 2 ou 3 jours. Se développent ensuite une lymphadénopathie et des maux de gorge. La splénomégalie est également possible. L'œdème des amygdales et des ganglions lymphatiques peut causer de fortes douleurs à l'enfant. *Complications :* La maladie entraîne parfois des effets secondaires importants, notamment des atteintes du système nerveux central telles que l'encéphalite, la méningite virale et le syndrome de Guillain-Barré. Ces effets secondaires sont rares. Les ruptures spléniques, les défaillances respiratoires et les complications hématologiques telles que la thrombopénie peuvent aussi se produire. Les enfants immunosupprimés peuvent présenter des lymphomes ou des infections entraînant la mort.	Il n'existe pas de traitement spécifique de la mononucléose. On peut cependant administrer des corticostéroïdes pour atténuer la douleur et limiter l'œdème des amygdales en cas d'obstruction possible des voies respiratoires. Les antibiotiques (pénicilline ou érythromycine) permettent d'éliminer les surinfections[14]. *Pronostic :* Le virus reste à l'état latent dans le système lymphoïde du jeune patient après la guérison et peut se réactiver dans les périodes d'immunosuppression. Le sujet reste porteur du virus à vie. *Prévention :* Aucune mesure de prévention n'est connue à ce jour.	• L'enfant est en général traité à la maison. Prendre les précautions universelles. Administrer des antipyrétiques et des analgésiques pour faire tomber la fièvre et soulager les maux de gorge. Proposer à l'enfant de se gargariser la bouche à l'eau tiède salée. Lui offrir des aliments de consistance molle et l'inciter à boire beaucoup. • L'enfant doit garder le lit et se reposer. • Pour les adolescents, les inviter dans toute la mesure du possible à prendre part aux décisions concernant les soins afin de leur donner le sens des responsabilités. Veiller à faire participer aux discussions parents et adolescents. • Si l'enfant ou l'adolescent craint d'accumuler du retard dans ses travaux scolaires, lui indiquer qu'il sera en mesure de retourner en classe dès que sa fièvre sera tombée et qu'il pourra de nouveau avaler normalement. • Les adolescents doivent éviter de s'embrasser jusqu'à ce que la fièvre soit tombée depuis plusieurs jours déjà. • Les sports de contact doivent être évités jusqu'à ce que le foie et la rate aient retrouvé leur état normal et leur fonctionnement habituel, ce qui prend généralement 4 semaines environ.

Suite...

TABLEAU 11-4 Quelques maladies infectieuses et contagieuses typiques de l'enfance *(suite)*

Maladie	Manifestations cliniques	Traitement	Soins infirmiers
Oreillons (parotidite infectieuse)[†]			
Agent causal : Un paramyxovirus. *Épidémiologie :* Présente dans le monde entier, la maladie touche les enfants qui ne sont pas vaccinés, surtout en hiver et au printemps. L'infection immunise à vie, de même que la vaccination. L'immunité maternelle commence à décliner chez le nourrisson vers l'âge de 12 à 15 mois. Les échecs vaccinaux et l'absence d'immunisation sont responsables de certains cas survenant dans les populations vaccinées[15]. *Transmission :* Par gouttelettes de salive et par contact direct. *Période d'incubation :* De 12 à 25 jours. *Période de contagiosité :* 7 jours avant et jusqu'à 9 jours après l'œdème de la glande parotide.	Sensation de malaise ; fièvre légère ; maux d'oreilles ; douleur lors de la mastication ; perte d'appétit et déclin de l'activité ; puis, la glande parotide enfle (unilatéral ou bilatéral). L'œdème atteint son apogée vers le troisième jour. Les symptômes méningés (raideur de la nuque ; maux de tête ; photophobie) touchent environ 15 % des patients. *Complications :* L'orchite (inflammation de l'épididyme, douleur lors de la palpation testiculaire et œdème scrotal, le plus souvent d'un seul côté) peut survenir chez les garçons postpubertaires ; la stérilité est relativement rare[16]. L'ovarite, la pancréatite, l'hépatite, la myocardite, la méningo-encéphalite, et la surdité de perception sont possibles, quoique rares.	Il n'existe pas de traitement spécifique. Les traitements sont symptomatiques. *Pronostic :* La maladie guérit en général d'elle-même. *Prévention :* Les oreillons peuvent être prévenus au moyen d'un vaccin souvent administré en association avec celui de la rougeole et de la rubéole (RRO) vers l'âge de 12 à 18 mois.	• L'enfant éprouve souvent une sensation de malaise, mais il est rarement très malade. Il est généralement traité à la maison. • Appliquer l'isolement respiratoire pour éviter la contamination par projection de gouttelettes pendant la période de contagiosité. Éviter d'exposer les personnes immunosupprimées ou réceptives à la maladie. • Retirer l'enfant de l'école ou de la garderie jusqu'à ce que tous les symptômes aient disparu. Proposer à l'enfant des activités récréatives. • Administrer des antipyrétiques et des analgésiques ne contenant pas d'aspirine pour faire tomber la fièvre et soulager la douleur. Le cas échéant, administrer les stéroïdes prescrits. Inciter l'enfant à boire beaucoup. Il peut lui être douloureux de mastiquer ou d'avaler. Lui offrir des aliments de consistance molle. Éviter les boissons et les aliments qui stimulent la salivation (agrumes, épices et bonbons) car ils peuvent accroître la douleur. • L'enfant a parfois de la difficulté à parler. Lui remettre une clochette ou un autre dispositif qui lui permettra d'attirer l'attention en cas de nécessité. • Appliquer sur la région parotide des compresses chaudes ou froides, selon ce que préfère l'enfant. • Scruter les signes précurseurs des complications. Les céphalées, la raideur de la nuque, les vomissements et la photophobie sont parfois révélateurs d'une irritation méningée. En cas d'œdème des testicules, l'enfant peut porter des sous-vêtements ajustés qui aideront à apporter un support et de la chaleur localement. • Si l'enfant semble inquiet, lui expliquer que son visage ne restera pas toujours œdémateux.

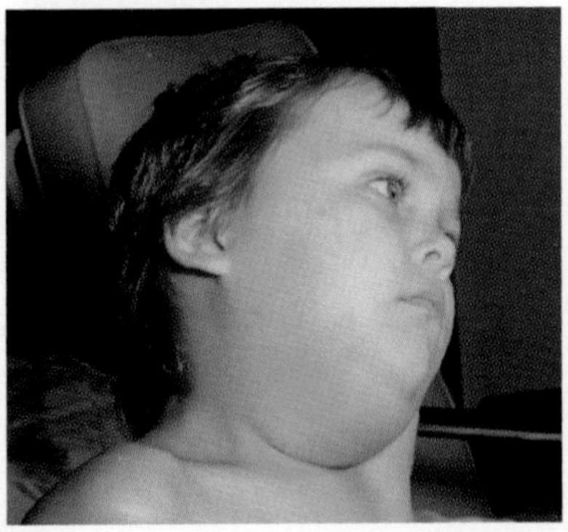
A

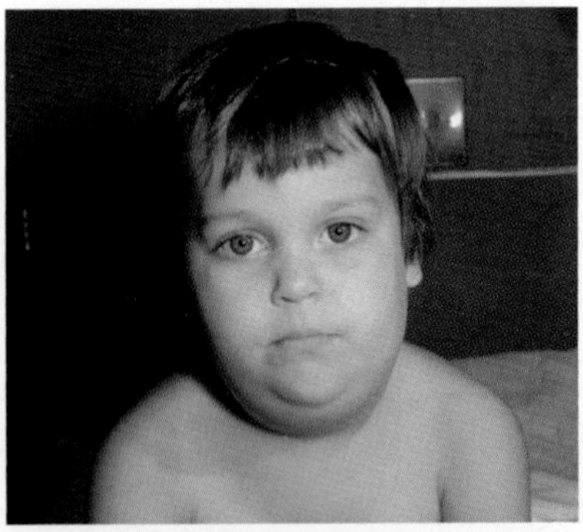
B

Enfant atteint des oreillons avec lymphœdème diffus au cou. **A**, Vue de profil. **B**, Vue de face.
Avec l'aimable autorisation des Centers for Disease Control and Prevention, Atlanta (Géorgie).

TABLEAU 11-4 Quelques maladies infectieuses et contagieuses typiques de l'enfance *(suite)*

Maladie	Manifestations cliniques	Traitement	Soins infirmiers
Poliomyélite† *Agent causal :* Il existe trois sérotypes du poliovirus. *Épidémiologie :* La maladie est présente dans le monde entier. Elle touche surtout les enfants, mais elle se transmet aussi parfois à des adultes immunodéprimés ou non protégés contre la polio et s'occupant d'enfants ayant reçu le vaccin antipoliomyélitique à virus actif. La maladie peut être légère à grave. La vaccination immunise à vie. Le virus antipoliomyélitique actif aurait causé des maladies paralytiques (1 cas/7,8 millions de doses), le risque le plus élevé étant associé à la première dose[11]. *Transmission :* Essentiellement par voie fécale-orale, peut-être aussi par voie respiratoire. *Période d'incubation :* Habituellement, de 7 à 10 jours (peut varier de 3 à 36 jours). *Période de contagiosité :* Inconnue. Les personnes touchées peuvent être contagieuses plusieurs semaines avant l'apparition des symptômes. Le virus subsiste dans les sécrétions pharyngiennes pendant quelques jours, et dans les selles pendant plusieurs semaines.	La maladie touche le système nerveux central. Les infections les moins graves se manifestent uniquement par de la fièvre et une raideur de la nuque et du dos, des céphalées, des vomissements et des maux de gorge. Dans les autres cas, la maladie se traduit par de la fièvre, des maux de tête, une raideur du cou, les signes de Kernig ou de Brudzinski, une diminution des réflexes ostéotendineux et une faiblesse évolutive. Le patient est parfois atteint de difficultés respiratoires et d'une élévation de la fréquence respiratoire qui peuvent l'obliger à s'interrompre fréquemment quand il parle. La paralysie découle de dommages aux neurones. *Complications :* Paralysie motrice permanente ; arrêt respiratoire ; hypertension ; syndrome de post-poliomyélite.	Le traitement est purement symptomatique. Nous ne disposons actuellement d'aucun agent chimiothérapeutique qui tuerait directement le virus de la poliomyélite. *Pronostic :* Les complications respiratoires peuvent causer la mort et surviennent dans 5 à 10 % des cas. La paralysie respiratoire peut également être mortelle. *Prévention :* La poliomyélite peut être prévenue au moyen d'un vaccin. Les enfants devraient être immunisés par le vaccin antipoliomyélitique inactivé (VPI), selon le calendrier vaccinal recommandé. Il existe aussi un vaccin antipoliomyélitique de Sabin (actif, par voie orale : VPO) qui n'est pas recommandé au Canada par suite des risques de poliomyélite paralytique associée à la vaccination. Le VPO est éliminé par les selles pendant environ 1 mois après son administration. Il faut éviter de mettre les enfants en bas âge en contact avec des personnes immunosupprimées, non immunisées ou âgées durant les 7 à 10 jours qui suivent l'administration du VPO.	• Appliquer l'isolement respiratoire, pour éviter la contamination par projection de gouttelettes, ainsi que l'isolement entérique. Faire garder le lit à l'enfant. Celui-ci doit bénéficier d'un repos au lit. • Observer les signes pouvant annoncer une paralysie respiratoire (toux sèche ; pauses fréquentes en parlant ; respiration superficielle et rapide). Tenir l'équipement d'intervention d'urgence au chevet du patient. Apporter à l'enfant une assistance ventilatoire au besoin. • Administrer les sédatifs et les analgésiques (ne contenant pas d'aspirine) conformément aux prescriptions du médecin afin de soulager les symptômes et de permettre à l'enfant de mieux se reposer. Les compresses chaudes et humides procurent parfois un mieux-être au jeune patient. • Inciter l'enfant à boire souvent. • Le placer de manière à ce que son corps soit aligné adéquatement. • Lui faire faire des exercices d'amplitude de mouvement après la phase aiguë afin de prévenir les contractures. • Apporter du soutien. • Certains enfants ont besoin d'un soutien orthopédique à long terme (physiothérapie).

Suite…

TABLEAU 11-4 Quelques maladies infectieuses et contagieuses typiques de l'enfance *(suite)*

Maladie	Manifestations cliniques	Traitement	Soins infirmiers
Rage* *Agent causal :* Des *Rhabdoviridæ* (transmis par les chiens en ville et par les animaux sauvages dans la nature). *Épidémiologie :* La maladie est présente dans le monde entier. En ville, la vaccination des animaux domestiques susceptibles de la contracter, notamment les chiens et les chats, permet généralement de l'éviter. À la campagne, de nombreux animaux sauvages peuvent être atteints de la rage, en particulier les chauves-souris, les renards, les moufettes et les ratons laveurs. *Transmission :* Par la salive infectée en cas de morsure par un animal enragé. Le virus entre dans l'organisme humain par la blessure et se propage le long des nerfs jusqu'au point d'entrée du cerveau, où il se multiplie et voyage le long des nerfs efférents jusqu'aux glandes salivaires. *Période d'incubation :* Très variable : entre 3 et 7 semaines (en moyenne, 6). La durée de l'incubation dépend de la quantité de virus dans la salive, de la distance entre l'endroit de la morsure et le cerveau ou les principaux nerfs, ainsi que de la profondeur de la morsure.	L'enfant peut ne manifester aucun symptôme pendant la longue période d'incubation. Surviennent ensuite les premiers symptômes aigus, notamment : céphalées ; fièvre ; diminution de l'appétit ; sensation de malaise. Des contractures douloureuses des muscles intervenant lors de la déglutition peuvent causer de l'hydrophobie, une contraction réflexe qui se produit à la vue des liquides. Des symptômes neurologiques surviennent ultérieurement, par exemple : hallucinations ; désorientation ; périodes d'excitation (manie) alternant avec des épisodes de tranquillité ; convulsions. La rage est généralement mortelle.	Il faut laver toutes les morsures animales à fond avec de l'eau et du savon et rincer abondamment. Éviter si possible de suturer. L'immunoglobuline rabique (IGR) ou le vaccin antirabique préparé sur cellules diploïdes humaines doit être administré à toutes les personnes qui ont été mordues par un animal susceptible d'être enragé[17]. Il ne sert à rien de vacciner une fois que les symptômes se sont déclarés. *Pronostic :* Aucun médicament ne peut améliorer le pronostic à partir du moment où les symptômes apparaissent. Seulement 7 humains ont survécu à ce jour à la rage, grâce à des soins intensifs[3]. *Prévention :* L'IGR ou le vaccin antirabique préparé sur cellules diploïdes humaines doit être administré le plus rapidement possible après l'exposition. Le vaccin doit faire l'objet d'un rappel les 3e, 7e, 14e et 28e jours suivant la morsure (cinq doses). Cette série d'injections peut être suspendue si l'on constate que l'animal n'était pas porteur du virus. Les autorités médicales locales et nationales sont à même de fournir des avis et des conseils éclairés sur l'administration de ces vaccins. L'immunisation de tous les animaux domestiques contre la rage compte également au nombre des mesures de prévention prévues. Expliquer aux enfants qu'ils doivent absolument éviter le contact avec des animaux sauvages, même si ces animaux leur semblent affectueux. La rage est une maladie à déclaration obligatoire.	• Administrer l'IGR ou le vaccin antirabique préparé sur cellules diploïdes humaines selon l'ordonnance. Aider la famille à se procurer de l'aide pour retrouver l'animal incriminé et le faire mettre en quarantaine pour observation. • Apporter du soutien à la famille ; souligner le caractère urgent de la vaccination et la nécessité absolue d'administrer la série d'injections. • Tout enfant qui attrape la rage doit être hospitalisé. • Appliquer et faire respecter les précautions universelles. Le virus se transmet par la salive et par le liquide céphalorachidien (LCR). • Maximiser le bien-être de l'enfant. • Si l'enfant est hydrophobe, tenir tous les liquides hors de sa vue. • Faire preuve d'une grande prudence dans les derniers stades de la maladie, car l'enfant se montre généralement agressif. Plusieurs médicaments, agents paralysants et sédatifs sont susceptibles de le soulager. Le coma et la mort surviennent au terme d'une période d'excitation et d'agitation qui peut durer plusieurs jours.

CONSEIL CLINIQUE

Dans la mesure du possible, tous les animaux soupçonnés d'être porteurs du virus de la rage devraient être mis en quarantaine[17]. Le diagnostic de la rage est établi d'après les antécédents et les symptômes cliniques. Les antécédents revêtent une importance capitale et il ne faut pas les sous-estimer. La confirmation du diagnostic se fait généralement par immunofluorescence (technique de la coloration fluorescente des anticorps) des tissus cérébraux de l'animal mort.

TABLEAU 11-4 Quelques maladies infectieuses et contagieuses typiques de l'enfance *(suite)*

Maladie	Manifestations cliniques	Traitement	Soins infirmiers
Roséole (exanthème subit) *Agent causal :* Le virus de l'herpès de type 6. *Épidémiologie :* La maladie est présente dans le monde entier et touche surtout les enfants de 6 à 24 mois, au printemps et à l'été. *Transmission :* Mode de transmission inconnu. *Période d'incubation :* Semble durer de 5 à 15 jours. *Période de contagiosité :* Inconnue, mais l'enfant est probablement contagieux pendant la phase fébrile, avant l'éruption.	Fièvre forte et soudaine pouvant monter jusqu'à 40,5 °C. Elle dure de 3 à 8 jours, mais l'enfant ne semble pas particulièrement malade. À la phase fébrile succède l'apparition de l'érythème caractéristique de la maladie, une éruption maculopapuleuse qui commence sur le tronc puis s'étend au visage, au cou et aux membres. L'éruption peut durer 1 ou 2 jours. L'appétit de l'enfant reste normal. *Complications :* Le jeune patient peut être atteint de convulsions fébriles.	La roséole se guérit d'elle-même. Il n'y a aucun traitement, à part les soins de soutien (qui visent simplement à soulager les symptômes). *Pronostic :* La maladie est généralement bénigne. *Prévention :* Aucun moyen de prévention.	• Un enfant atteint de roséole est rarement hospitalisé. Toutefois, si c'est le cas, il convient d'appliquer les précautions universelles. • Administrer des antipyrétiques ne contenant pas d'aspirine pour faire tomber la fièvre. • Relever tout signe de convulsions, surtout durant les phases de fièvre aiguë. • Inciter l'enfant à boire beaucoup. • Rassurer les parents en leur expliquant que l'éruption ne dure que quelques jours.

Suite…

TABLEAU **11-4** Quelques maladies infectieuses et contagieuses typiques de l'enfance *(suite)*

Maladie	Manifestations cliniques	Traitement	Soins infirmiers
Rougeole† *Agent causal :* Le morbillivirus, un membre du groupe des paramyxovirus. *Épidémiologie :* La maladie frappe surtout à la fin de l'hiver et au début du printemps. L'incidence est en baisse dans les pays développés où l'immunisation est largement pratiquée. L'immunité maternelle reste active chez le nourrisson jusqu'à l'âge de 12 à 15 mois environ. La vaccination immunise à vie. Dans les pays en voie de développement, la rougeole est encore largement endémique et constitue une cause importante de morbidité et de mortalité chez le nourrisson et l'enfant.	L'enfant est très malade dans la phase prodromique et présente plusieurs symptômes pénibles : fièvre élevée ; conjonctivite ; coryza ; toux ; anorexie ; sensation de malaise. Les grains de Koplik, des petites taches irrégulières blanc bleuâtre sur fond rouge, se forment sur la muqueuse buccale environ deux jours avant l'éruption cutanée et persistent quelques jours. L'éruption maculopapuleuse rouge caractéristique de la maladie ressemble à de la couperose. Elle apparaît tout d'abord sur le visage 2 à 4 jours après le début de la phase prodromique et s'étend ensuite au tronc et aux membres. Les symptômes disparaissent graduellement 4 à 7 jours plus tard. D'autres symptômes sont également associés à la rougeole : anorexie ; sensation de malaise ; fatigue ; lymphadénopathie généralisée.	Il n'existe pas de traitement spécifique à la rougeole. Le traitement est de nature symptomatique. Toutefois, la vitamine A diminuerait la mortalité et la morbidité associées à la rougeole. Alors que certains prônent son administration à tous les enfants atteints, d'autres soutiennent que seuls les enfants souffrant de malnutrition, de déficience immunitaire ou de malabsorption intestinale devraient en recevoir. *Pronostic :* Avec des soins de soutien adéquats, la guérison et la convalescence se passent généralement bien. *Prévention :* Il est possible de prévenir la rougeole au moyen d'un vaccin, administré seul ou associé au vaccin antirubéoleux (formulation RR), ou avec les vaccins contre les oreillons et la rubéole (formulation RRO). L'immunoglobuline peut être administrée jusqu'à 6 jours après l'exposition au virus et peut contribuer à prévenir la maladie chez les sujets réceptifs (enfants immunosupprimés ; nourrissons de moins de 1 an ; femmes enceintes). Tous les professionnels de la santé doivent bénéficier d'une immunité reconnue et documentée contre la rougeole.	• Appliquer l'isolement respiratoire sur toute la période de contagiosité (4 jours après l'apparition de l'éruption cutanée). • Humidifier les voies respiratoires afin de les dégager. • Procéder aussi souvent que nécessaire à un nettoyage délicat des cavités buccale et nasale par aspiration. • Administrer des antipyrétiques ne contenant pas d'aspirine pour faire tomber la fièvre et des antiprurigineux pour soulager les démangeaisons. • Examiner soigneusement les poumons – surtout ceux des enfants en bas âge, chez lesquels la pneumonie est une complication courante. • Si l'enfant souffre d'une conjonctivite, enlever les croûtes autour des yeux avec de l'eau tiède ou de la solution saline normale (NaCl à 0,9 %). • Tamiser les lumières et obstruer les fenêtres si l'enfant souffre de photophobie.

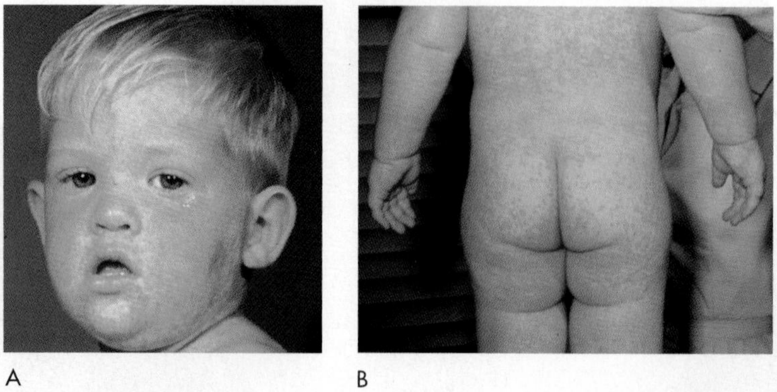

A B

Rougeole, le troisième jour de l'éruption. **A,** Éruption faciale. **B,** Vue postérieure.
Avec l'aimable autorisation des Centers for Disease Control and Prevention, Atlanta (Géorgie).

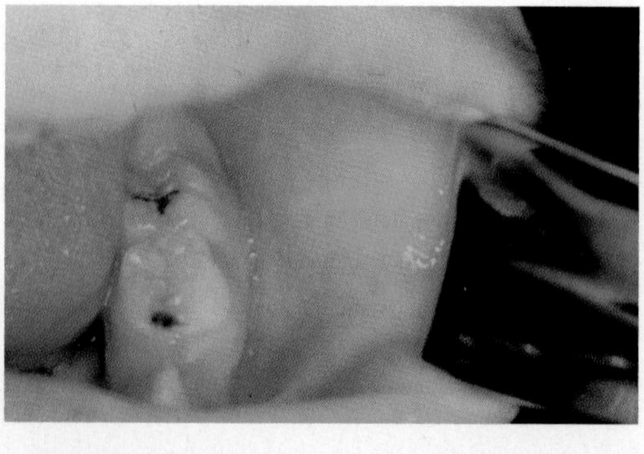

Grains de Koplik sur la muqueuse buccale.
Avec l'aimable autorisation des Centers for Disease Control and Prevention, Atlanta (Géorgie).

TABLEAU **11-4** Quelques maladies infectieuses et contagieuses typiques de l'enfance *(suite)*

Maladie	Manifestations cliniques	Traitement	Soins infirmiers
Rougeole† (suite)			
Transmission : Par voie aéroportée ; par gouttelettes projetées par les voies respiratoires ; par contact épidermique avec une personne infectée. *Période d'incubation :* Environ 8 à 12 jours. *Période de contagiosité :* Commence au stade prodromique et se termine environ 2 à 4 jours après le début de l'éruption.	*Complications :* Diarrhée ; otite moyenne ; bronchopneumonie ; bronchiolite ; laryngotrachéite ; encéphalite. Les complications et les séquelles touchent surtout les enfants souffrant de malnutrition, fragiles sur le plan médical ou immunosupprimés. Plus l'enfant est jeune, plus le risque de complications est élevé.		• Surélever la tête du lit. Garder la chambre fraîche et maintenir une bonne circulation d'air. Couvrir l'enfant de couvertures légères et non irritantes. • Maintenir la peau de l'enfant propre et sèche. Ne pas utiliser de savons. • Offrir souvent des liquides frais à l'enfant, en petites quantités. Les aliments réduits en bouillie ou en purée sont mieux tolérés. • L'enfant doit garder le lit et se reposer. Seuls peuvent être admis à son chevet les visiteurs immunisés contre la rougeole. • Proposer à l'enfant diverses distractions : de la musique ; des histoires ; ses jeux et jouets préférés, etc.

Suite…

TABLEAU 11-4 Quelques maladies infectieuses et contagieuses typiques de l'enfance *(suite)*

Maladie	Manifestations cliniques	Traitement	Soins infirmiers
Rubéole *Agent causal :* Un virus à ARN membre de la famille des *Togaviridæ*. *Épidémiologie :* La maladie est présente dans le monde entier et frappe surtout en hiver et au printemps. Les enfants peuvent la contracter dès qu'ils perdent les anticorps maternels acquis par voie transplacentaire, c'est-à-dire vers l'âge de 6 à 9 mois. L'infection naturelle immunise à vie, de même que la vaccination. Le syndrome de la rubéole congénitale est généralement attribuable au manque d'immunisation, plutôt qu'à des échecs vaccinaux. *Transmission :* Par gouttelettes ou par contact direct avec des personnes infectées ; par contact avec des objets souillés par des sécrétions nasales, des selles ou des urines. *Période d'incubation :* Entre 14 et 21 jours (généralement, entre 16 et 18 jours). *Période de contagiosité :* D'environ 7 jours avant jusqu'à environ 4 jours après le début de l'éruption. Les bébés atteints de rubéole congénitale peuvent être porteurs du virus durant plusieurs mois après leur naissance et ne devraient pas être mis en contact avec des personnes non immunisées contre la maladie (y compris dans le cadre de soins médicaux ou quotidiens).	La rubéole est rarement grave. Elle se caractérise par une éruption de maculopapules roses. L'éruption commence tout d'abord sur le visage et gagne progressivement le cou, le tronc et les jambes puis disparaît dans le même ordre. Plusieurs symptômes se manifestent : fièvre légère ; céphalées ; sensation de malaise ; coryza ; mal de gorge ; anorexie. Il n'est pas rare que le malade présente aussi une lymphadénopathie généralisée touchant les zones cervicales postauriculaire, sous-occipitale et postérieure.	Le traitement se résume en soins symptomatiques. Chez les enfants, la rubéole guérit généralement d'elle-même. *Pronostic :* La maladie est souvent légère et bénigne. Le risque le plus important est que le fœtus soit touché par la maladie. En effet, la rubéole provoque souvent chez une femme enceinte qui contracte l'infection un avortement, une mortinaissance ou un décès de l'enfant dans les 6 mois suivant sa naissance (10 % des fœtus touchés meurent après la naissance). Plusieurs autres anomalies peuvent aussi se manifester, par exemple des déficiences cardiaques, auditives ou oculaires. *Prévention :* La rubéole peut être prévenue au moyen d'un vaccin. Du fait des complications graves que la maladie peut créer chez le fœtus dans le premier trimestre de la grossesse, toutes les femmes en âge de procréer devraient être immunisées. Tous les professionnels de la santé devraient avoir une immunité reconnue et documentée.	• Les enfants sont généralement traités à la maison. Rares sont ceux qui doivent être hospitalisés. Ils doivent être retirés de l'école ou de la garderie pendant la période de contagiosité et ne doivent pas être mis en contact avec des femmes enceintes. L'école ou la garderie doit être informée de la maladie. • Appliquer l'isolement respiratoire, pour éviter que la maladie ne se propage par gouttelettes, ainsi que l'isolement entérique. Pour les nourrissons atteints de rubéole congénitale, appliquer aussi jusqu'à l'âge de 1 an[3] l'isolement de contact. • Administrer des antipyrétiques et des analgésiques ne contenant pas d'aspirine pour faire tomber la fièvre et soulager les douleurs. • Laisser l'enfant choisir ce qu'il va boire et manger. L'inciter à boire beaucoup. • Proposer au patient des activités calmes.

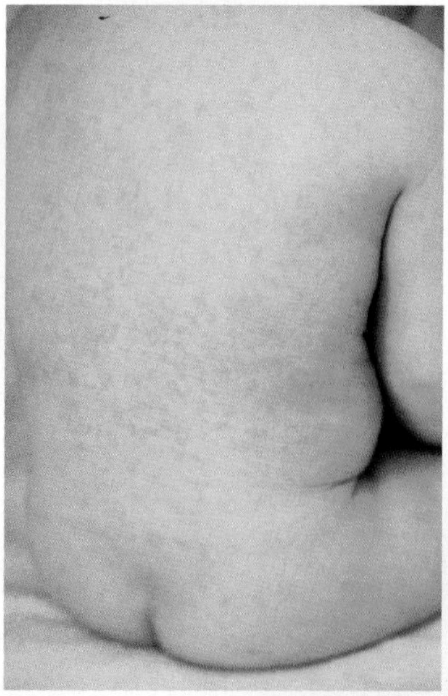

Éruption érythémateuse maculopapuleuse discrète de rubéole.

ALERTE INFIRMIÈRE

Le syndrome de la rubéole congénitale frappe au moins 25 % des enfants nés de mères ayant attrapé la rubéole pendant le premier trimestre de leur grossesse. Ces enfants peuvent présenter à la naissance divers problèmes : anomalies cardiaques ou ophtalmologiques (cécité, cataracte), retard mental ou physique, surdité, complications neurologiques.

TABLEAU 11-4 Quelques maladies infectieuses et contagieuses typiques de l'enfance *(suite)*

Maladie	Manifestations cliniques	Traitement	Soins infirmiers
Tétanos *Agent causal :* *Clostridium tetani*, le bacille tétanique. *Épidémiologie :* Commun, le bacille est présent sous forme de spore dans les sols, la poussière et les excrétions animales. Il produit une endotoxine qui altère le système nerveux central. *Transmission :* Le microorganisme entre dans le corps humain par des blessures cutanées au contact de terre ou d'outils contaminés. Les nouveau-nés peuvent attraper le tétanos par le cordon ombilical s'ils viennent au monde dans des conditions sanitaires douteuses ou si le cordon est coupé au moyen d'un instrument contaminé. *Période d'incubation :* Entre 3 jours et 3 semaines (en moyenne, 8 jours). *Période de contagiosité :* Pas de transmission d'humain à humain, sauf par les blessures cutanées.	Raideur de la nuque et de la mâchoire avec spasmes faciaux douloureux pendant quelques jours. Un bruit ou un mouvement brusque peut déclencher des spasmes. L'abdomen et le tronc de l'enfant deviennent éventuellement rigides. Il a de la difficulté à avaler ses sécrétions buccales, qui augmentent. Les nouveau-nés ont du mal à téter. Ils deviennent graduellement incapables de le faire, manifestent de l'irritabilité et souffrent de raideur de la nuque. *Complications :* Laryngospasme ; détresse respiratoire ; mort.	Si l'enfant n'est pas immunisé, l'immunoglobuline antitétanique doit lui être administrée le plus rapidement possible. L'anatoxine tétanique est administrée simultanément, mais en un point différent. Les spasmes musculaires font l'objet d'un traitement médicamenteux. Le patient doit bénéficier de soins intensifs avec suivi cardiorespiratoire, respiration assistée, injection de métronidazole ou de pénicilline G par voie intraveineuse et soins de soutien. Les chances de guérir augmentent si le patient survit plus de quatre jours à la maladie. Les crises s'espacent mais la guérison complète peut prendre plusieurs semaines. *Pronostic :* Le taux de mortalité est de 30 % (beaucoup plus élevé chez les nouveau-nés). *Prévention :* L'immunisation antitétanique fait partie des vaccinations courantes, avec un rappel tous les 10 ans (au bout de cinq ans en cas de blessures pouvant être contaminées). Un débridement chirurgical efficace des blessures réduit le risque d'infection.	• Vérifier le carnet de vaccination de l'enfant et lui administrer les immunisations nécessaires pour le protéger contre la maladie. • Si l'enfant n'est pas immunisé, lui administrer le plus vite possible l'immunoglobuline antitétanique. • Aider au débridement des blessures. • Les enfants atteints de tétanos doivent être hospitalisés. Prendre les précautions universelles. • Assurer un suivi constant de l'état de santé de l'enfant. Le déplacer le moins possible. • Dispenser les soins respiratoires et cutanés. Il faut dans certains cas procéder à une intubation endotrachéale pour fournir à l'enfant une assistance ventilatoire. • Nourrir le patient par alimentation parentérale totale ou par gavage (alimentation par sonde). • Maintenir l'hydratation du patient au moyen de liquides et d'électrolytes administrés par voie intraveineuse. • Rassurer l'enfant et le calmer, car la maladie peut influer sur son état mental. • Préparer la famille à l'éventualité d'un pronostic sombre.
Tuberculose Se reporter au chapitre 12.			

Suite...

TABLEAU 11-4 Quelques maladies infectieuses et contagieuses typiques de l'enfance *(suite)*

Maladie	Manifestations cliniques	Traitement	Soins infirmiers
Varicelle† *Agent causal :* Le virus de la varicelle et du zona (virus varicelle-zona). *Épidémiologie :* C'est à la fin de l'automne, en hiver et au printemps que l'incidence est la plus forte. Les anticorps maternels disparaissent deux à trois mois après la naissance. *Transmission :* Par contact direct avec des lésions, par contact avec des objets contaminés ou par voie aéroportée de gouttelettes de salive. *Période d'incubation :* De 14 à 21 jours. *Période de contagiosité :* D'un maximum de 5 jours avant l'éruption cutanée à un maximum de 6 jours après l'apparition du premier groupe de vésicules, quand toutes les lésions sont recouvertes d'une croûte. L'immunisation passive ou le déficit immunitaire peuvent prolonger cette période de transmissibilité.	Les symptômes sont aigus dès que la maladie se déclare. Fièvre légère, sensation de malaise et irritabilité surviennent avant et pendant la période d'éruption cutanée. Celle-ci commence avec l'apparition de macules (lésions cutanées constituées de petites taches rougeâtres à base érythémateuse) qui font ensuite saillie et deviennent des papules. Ces lésions se transforment en vésicules ou cloques (lésions remplies d'un liquide séreux), et enfin en pustules. Les « boutons de varicelle » sont souvent décrits comme « des larmes sur un pétale de rose ». D'habitude, les lésions apparaissent d'abord sur le cuir chevelu, le visage et le tronc, et se généralisent par la suite. Leur éruption peut parfois durer de 1 à 5 jours. On peut observer une plus ou moins grande quantité de lésions à différents stades. Les croûtes peuvent demeurer de 1 à 3 semaines. Les lésions buccales réduisent parfois la consommation de liquides et peuvent ainsi entraîner la déshydratation. *Complications :* Les complications sont rares mais ne doivent pas être prises à la légère : surinfection bactérienne secondaire (abcès, cellulite) ; encéphalite ; pneumonopathie varicelleuse ; thrombopénie ; arthrite ; méningite ; syndrome de Reye. Cette maladie a des conséquences graves chez les enfants immunosupprimés et peut causer la mort.	Il n'existe pas de traitement spécifique de la varicelle. Les interventions médicales se limitent donc à soulager les symptômes du patient. Administré dans les 24 heures, l'acyclovir (Zovirax) ralentit la formation de nouvelles lésions et par conséquent leur nombre total[18]. L'acyclovir est recommandé chez tous les nouveau-nés ainsi que chez les enfants atteints d'affections chroniques de la peau ou des voies respiratoires, chez ceux qui reçoivent un traitement aux corticostéroïdes et chez ceux qui présentent un déficit immunitaire. Il n'est cependant pas recommandé de l'administrer aux enfants en santé atteints d'une varicelle simple (sans complications)[3]. *Pronostic :* La plupart des enfants se rétablissent d'eux-mêmes complètement. Cependant, ceux qui sont immunosupprimés doivent faire l'objet d'un traitement plus vigoureux. *Prévention :* La varicelle peut être prévenue au moyen de la vaccination. L'immunisation peut être administrée à tout âge aux enfants réceptifs de plus de 1 an. Il est possible par ailleurs d'administrer de l'immunoglobuline antivaricelleuse-antizostérienne aux enfants immunosupprimés, aux nouveau-nés et aux femmes enceintes qui sont exposés à la maladie, mais qui ne l'ont pas encore manifestée.	• Les enfants en phase contagieuse doivent faire l'objet d'un isolement respiratoire et de contact. Généralement, les enfants font l'objet d'un isolement strict. (La période de contagiosité commence en général avant l'apparition des lésions cutanées et se termine quand celles-ci ont toutes séché.) Normalement, seuls sont hospitalisés les enfants qui présentent des complications ou qui sont atteints d'autres maladies. Les professionnels de la santé doivent faire le point sur les antécédents varicelleux de tous les enfants admis en milieu hospitalier. Pour les jeunes patients susceptibles de la contracter, en particulier, ils détermineront s'ils ont été exposés à la maladie récemment. Les enfants qui ont été exposés à la varicelle et qui doivent être hospitalisés seront isolés afin de préserver les patients immunosupprimés d'une éventuelle contagion. Les infirmières qui n'ont jamais attrapé la maladie et qui s'occupent de ces enfants doivent faire procéder à un titrage varicelleux pour vérifier qu'elles sont immunisées. • La plupart des enfants sont traités à la maison. Durant leur période de contagiosité, il convient de les isoler de tous les membres de leur entourage qui sont susceptibles de contracter la maladie – surtout ceux, adultes et enfants, qui ont une santé précaire ou qui sont immunosupprimés, ainsi que les femmes en début de grossesse. L'école ou la garderie que fréquente l'enfant doit être informée de la maladie. • Pour faire diminuer la fièvre, administrer à l'enfant un antipyrétique ne contenant pas d'aspirine. • Pour soulager les démangeaisons, administrer des antihistaminiques par voie orale. Les bains à l'avoine ou à l'Aveeno atténuent aussi l'irritation, de même que l'application modérée de lotion calmante (calamine) sur les lésions. Pour limiter les risques d'infection, changer fréquemment de tampon d'ouate, et appliquer la lotion en tamponnant et non en frottant. L'application de compresses froides peut également soulager le prurit de l'enfant. • Observer l'enfant de près pour détecter tout symptôme éventuel de somnolence, signe méningé, détresse respiratoire ou déshydratation. • Couper court les ongles de l'enfant et les tenir propres. Faire porter aux jeunes enfants qui ne peuvent s'empêcher de se gratter des gants de coton doux pour éviter la propagation de l'infection. Observer la peau pour détecter toute surinfection éventuelle.

TABLEAU **11-4** Quelques maladies infectieuses et contagieuses typiques de l'enfance *(suite)*

Maladie	Manifestations cliniques	Traitement	Soins infirmiers
Varicelle† (suite)			
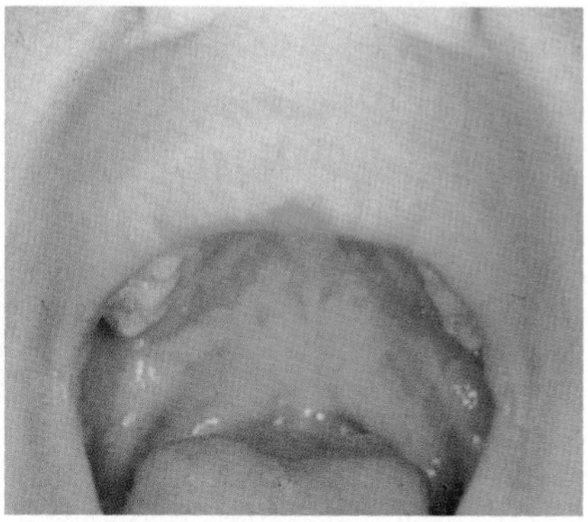 Lésions varicelleuses buccales. *Avec l'aimable autorisation des Centers for Disease Control and Prevention, Atlanta (Géorgie).*	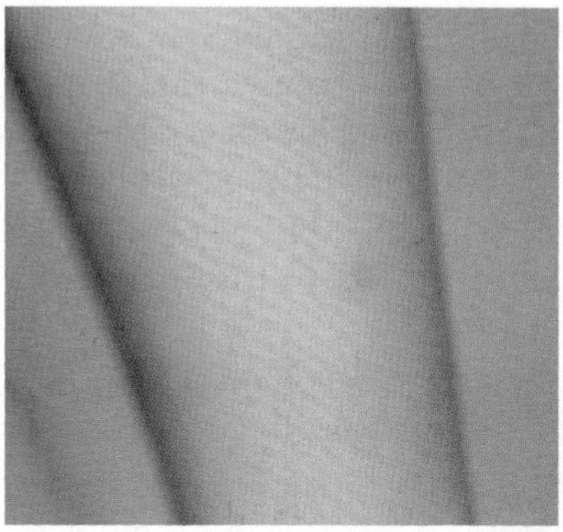 Lésions varicelleuses épidermiques.		• Changer les draps souvent. Les draps utilisés doivent être lavés avec un savon doux et rincés à fond. • Surveiller les éventuels symptômes de complications. • La désorientation et l'agitation sont parfois révélatrices d'une encéphalite d'origine virale. • Expliquer à l'enfant que les lésions sont temporaires et qu'elles disparaîtront bientôt. Les enfants craignent souvent d'être défigurés, surtout à l'âge scolaire, et il faut les rassurer à cet égard.
Virus Coxsackie *Agent causal :* Les virus Coxsackie provoquent de nombreuses maladies aiguës présentant des degrés de gravité divers. Certaines sont mineures et spontanément résolutives ; d'autres peuvent causer la mort. *Épidémiologie :* Présents dans le monde entier, ces virus sont actifs surtout en été et au début de l'automne. La maladie se manifeste de manière sporadique, surtout chez les enfants qui sont gardés à l'extérieur du domicile familial. Ces virus sont responsables de différentes affections : rhume ; pharyngite ; pneumonie ; maladie pieds-mains-bouche ; herpangine (pharyngite vésiculeuse) ; etc. L'infection clinique ou subclinique (non apparente) confère probablement l'immunité, mais la durée de celle-ci reste inconnue. *Transmission :* Par voie fécale-orale ; peut-être par voie respiratoire. *Période d'incubation :* De 3 à 6 jours. *Période de contagiosité :* De 2 jours avant le début de l'éruption à 2 jours après sa disparition.	Chacun des virus du groupe Coxsackie cause un ensemble différent de symptômes. Ainsi, l'herpangine est une maladie virale aiguë qui évolue spontanément vers la guérison. Elle se caractérise par une fièvre soudaine, un mal de gorge et la formation, dans la zone pharyngienne, de petites lésions grisâtres papulo-vésiculeuses et ulcéreuses qui sont presque invisibles au début et qui grandissent peu à peu. La maladie pieds-mains-bouche se manifeste par des lésions plus diffuses qui peuvent se former sur les parois intérieures des joues, sur les gencives et sur les côtés de la langue. Des lésions papulovésiculeuses apparaissent sur les mains et les pieds et y demeurent de 7 à 10 jours. L'irritabilité, la fièvre, l'anorexie, la dysphagie, la sensation de malaise et le mal de gorge comptent au nombre des symptômes courants chez les enfants atteints.	Il n'existe pas de traitement spécifique pour ces affections. *Pronostic :* La guérison est généralement complète avec des traitements symptomatiques. *Prévention :* Éviter les contacts avec les personnes infectées au début de leur maladie.	• Isoler l'enfant durant la période de contagiosité. S'il est hospitalisé, appliquer l'isolement respiratoire et entérique. • Appliquer les lotions topiques et administrer les médicaments systémiques prescrits pour atténuer la douleur et diminuer l'irritation. • Proposer à l'enfant des boissons fraîches et des aliments de consistance molle au goût peu prononcé et non irritants (pas d'agrumes ni de plats trop salés ou trop épicés). Le malade peut avoir de la difficulté à avaler. • Offrir au patient d'utiliser un rince-bouche d'eau tiède salée. • Observer l'enfant pour détecter tout symptôme de déshydratation. • Rassurer les parents et leur apporter tout le soutien nécessaire. • Administrer des antipyrétiques ne contenant pas d'aspirine pour faire tomber la fièvre. L'enfant ne peut pas retourner à l'école ou à la garderie tant qu'il a de la fièvre.

Physiologie de la fièvre

L'hypothalamus est le centre de contrôle qui maintient la température corporelle à son niveau normal. Ce rôle régulateur lui vaut souvent d'être comparé à un thermostat (figure 11-5). En fait, c'est par l'intermédiaire du sang qui le traverse, et dont il régule la température, que l'hypothalamus transmet aux systèmes corporels les messages en vue soit de conserver la chaleur soit de la dissiper.

- Si la température est inférieure à la normale, le corps déclenche une vasoconstriction destinée à conserver la chaleur. Les glandes surrénales sécrètent de l'adrénaline (ou épinéphrine) et de la noradrénaline (norépinéphrine), qui ont pour propriété d'accélérer le métabolisme, ce qui stimule encore davantage la vasoconstriction ainsi que la production de chaleur.
- Le patient grelotte ou frissonne parfois, ce qui fait aussi augmenter la production de chaleur.
- En cas de production de chaleur excessive, le corps réagit par une élévation de sa température. Les fréquences cardiaque et respiratoire augmentent.
- La vasodilatation fait progressivement son effet: la peau rougit et devient plus chaude au toucher. À mesure que la température diminue, l'enfant se met parfois à transpirer et ses fréquences cardiaque et respiratoire reviennent à la normale.

À l'arrivée de micro-organismes envahissants, les macrophages libèrent des pyrogènes endogènes qui voyagent dans le système circulatoire jusqu'à l'hypothalamus, où ils déclenchent la production des prostaglandines. On croit que celles-ci élèveraient le seuil de thermorégulation du corps, causant ainsi la fièvre[19].

CONSEIL CLINIQUE

Toute élévation de la température de 1 degré cause une augmentation de la fréquence respiratoire de quatre respirations par minute ainsi qu'une augmentation de 7 % des besoins en oxygène.

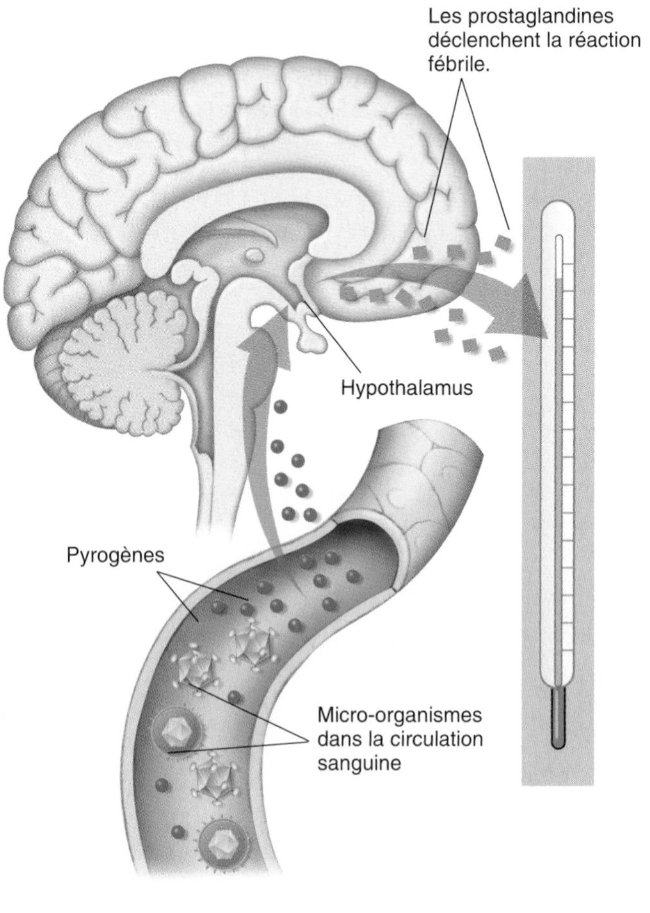

FIGURE 11-5. L'hypothalamus joue dans le corps humain le rôle de thermostat. Il indique à l'organisme de conserver ou, au contraire, de dispenser sa chaleur selon ses besoins. Quand des micro-organismes envahissent le corps, des pyrogènes (substances qui provoquent une augmentation de la température) endogènes se répandent dans la circulation sanguine. Ils atteignent l'hypothalamus, où ils déclenchent la production et la sécrétion des prostaglandines, lesquelles provoquent la fièvre.

EXAMENS DIAGNOSTIQUES ET TRAITEMENT MÉDICAL

Les examens diagnostiques comprennent les prélèvements pour culture effectués là où l'infection risque de se manifester, par exemple la peau, le pharynx, le sang, l'urine, les selles et le liquide céphalorachidien. Dans certains cas, les radiographies et les techniques d'imagerie peuvent aider à détecter l'infection localisée dans un organe (les poumons ou autre).

Pour bon nombre de maladies infectieuses et transmissibles, les soins sont simplement symptomatiques (soins de soutien). L'élévation de la température constitue parfois une réaction physiologique bénéfique parce qu'elle aide à éradiquer les microorganismes, ceux-ci proliférant plus facilement à des températures corporelles plus basses. La fièvre mobilise aussi le système immunitaire pour lutter contre les microorganismes envahisseurs et elle peut stimuler l'effet des antibiotiques. Elle décroît en outre la teneur en fer du plasma et contribue ainsi à endiguer la croissance des microorganismes[20]. La fièvre n'est pas dangereuse en soi à moins de 41 °C; c'est pourquoi l'équipe médicale peut décider de ne pas traiter trop vite les fièvres légères (température de 38,9 °C ou moins) afin de renforcer les défenses naturelles que le corps met en œuvre pour lutter contre l'infection. Si elle n'est pas traitée, une forte fièvre peut cependant dégénérer en convulsions fébriles, lesquelles n'ont en général pas de séquelles à long terme. Les fièvres supérieures à 38,9 °C doivent être traitées surtout si elles s'accompagnent d'une sensation de malaise. Les températures qui persistent entre 38,3 et 38,5 °C peuvent aussi bénéficier d'un traitement aux antipyrétiques. L'acétaminophène et l'ibuprofène sont les antipyrétiques les plus recommandés pour les enfants, contrairement à l'aspirine parce qu'elle pourrait être associée au syndrome de Reye. (Se reporter au chapitre 19 pour des exposés sur les convulsions fébriles et le syndrome de Reye.)

CONSEIL CLINIQUE

Les antipyrétiques inhibent la synthèse des prostaglandines, ce qui abaisse le seuil de régulation de la température corporelle et fait donc diminuer la fièvre.

Outre le traitement pharmacologique, on peut utiliser des méthodes non pharmacologiques pour soulager la fièvre. Celles-ci comprennent le port de vêtements légers, la diminution de la température ambiante, l'augmentation de la circulation d'air, l'application de compresses fraîches et humides et l'exposition à de l'air frais. Pour être efficaces, ces différentes méthodes doivent être appliquées 1 heure après l'administration de l'antipyrétique. Toutefois, il faut y renoncer si elles provoquent un malaise ou des frissons (qui augmentent la température corporelle). Par ailleurs, les bains tièdes et les bains à l'éponge, très désagréables, ne sont pas recommandés.

Les antibiotiques occupent souvent une place de choix dans l'arsenal médical déployé pour lutter contre les maladies infectieuses. Avant que l'on ne découvre les bienfaits des antibiotiques, les enfants avaient souvent du mal à combattre d'eux-mêmes efficacement les infections et pouvaient alors mourir de septicémie foudroyante. Les antibiotiques ont donc fait baisser la morbidité et la mortalité associées aux infections chez les enfants. Toutefois, certaines souches de bactéries et de virus résistant à de nombreux antibiotiques se sont développées. Or, les enfants atteints de maladies chroniques telles que la fibrose kystique, l'anémie falciforme et le syndrome d'immunodéficience acquise (sida) sont particulièrement réceptifs aux infections causées par des pathogènes pharmacorésistants.

COLLECTE DES DONNÉES

L'infirmière doit vérifier le degré d'hydratation de l'enfant et la quantité de liquides qu'il absorbe, ainsi que ses signes vitaux, son niveau de bien-être et son appétit et elle doit l'observer pour détecter rapidement les convulsions et une apparence « toxique » (léthargie, hypoventilation, hyperventilation, cyanose). Les enfants fiévreux se montrent parfois irritables et agités, dorment de façon intermittente et souffrent de douleurs musculaires non spécifiques. Dans le cas d'un enfant fiévreux, l'infirmière doit déterminer s'il présente un risque particulièrement élevé de présenter une maladie grave[21], à partir des éléments suivants:

- Il a une apparence « toxique » ;
- Il a moins de 28 jours de vie et sa température corporelle est supérieure à 38 °C (par voie rectale) ;
- Il a moins de 4 ans et sa température corporelle est supérieure à 41 °C (par voie rectale) ;
- Il est porteur d'une dérivation ventriculo-péritonéale (se reporter au chapitre 19) ou souffre d'une cardiopathie congénitale, d'asplénie (absence de rate) ou d'anémie falciforme.

L'infirmière doit examiner l'enfant pour détecter les autres signes d'infection (éruptions, nausées, vomissements, diarrhée et autres) ainsi que les symptômes plus généraux dénotant un manque d'appétit ou une sensation de malaise.

DIAGNOSTICS INFIRMIERS

Plusieurs diagnostics peuvent s'appliquer aux enfants atteints d'une maladie infectieuse ou contagieuse, par exemple:

- Hyperthermie reliée à la maladie infectieuse;
- Risque de déficit de volume liquidien relié à l'incapacité du patient à boire en quantité suffisante;
- Atteinte à l'intégrité de la peau reliée à une surinfection des lésions cutanées résultant d'une maladie infectieuse;
- Atteinte à l'intégrité de la muqueuse buccale reliée à la maladie infectieuse;
- Risque d'infection secondaire (surinfection) relié au grattage de lésions prurigineuses;
- Déficit de volume liquidien relié aux vomissements répétés;
- Manque de connaissances (des parents) relié aux soins à dispenser à un enfant atteint d'une maladie infectieuse.

SOINS INFIRMIERS

En cas de maladie infectieuse, l'enfant est en général traité à la maison. Il peut cependant être examiné par des professionnels de la santé. Les soins infirmiers destinés à l'enfant atteint d'une maladie infectieuse et contagieuse consistent à éviter la contagion, à prévenir les complications, à soulager les symptômes et à apporter du soutien à l'enfant et à sa famille (tableau 11.4).

DIVERSITÉ CULTURELLE

Un grand nombre de peuples d'Amérique latine et d'Asie divisent les maladies et leurs causes en deux catégories, chaudes et froides. La fièvre, un symptôme « chaud », se traite par l'administration d'aliments ou de médicaments « froids ». Les termes « chaud » et « froid » ne renvoient pas à la température du produit mais à sa catégorie. Ainsi, les légumes, les fruits et le poisson font partie des aliments froids tout comme l'eau de fleurs d'oranger, le tilleul et la sauge entrent dans la catégorie des remèdes froids.

Soins prodigués à domicile

L'infirmière doit expliquer aux parents les soins à donner à leur enfant à la maison. Elle leur indiquera en particulier quand et comment administrer les antipyrétiques et les antibiotiques prescrits (le cas échéant), quels aliments et quelles boissons offrir à l'enfant, et comment traiter les éruptions et autres symptômes topiques. La fièvre est souvent source d'inquiétude pour les parents; l'infirmière doit les informer et les rassurer à cet égard. Elle doit également leur expliquer les méthodes non pharmacologiques de soulagement de la fièvre. Le tableau 11-5 présente des directives que les parents peuvent suivre en cas de fièvre chez leur enfant. Vous aiderez les parents à détecter et à interpréter les signes susceptibles de trahir une aggravation de l'état de santé de l'enfant, selon la maladie dont il est atteint.

Si les parents connaissent mal l'incidence ou les causes de la maladie, procurez-leur tous les renseignements nécessaires. Les parents pensent parfois qu'ils ont eux-mêmes exposé leur enfant à certains germes ou bactéries nuisibles. Il faut leur expliquer que l'application rigoureuse de mesures de prévention des infections dans le milieu familial réduit le risque pour les autres membres de la maisonnée d'attraper

TABLEAU 11-5 Enseignement aux parents : directives en cas de fièvre chez l'enfant

Vous devez appeler immédiatement un professionnel de la santé dans les cas suivants :
- L'enfant a moins de 2 mois ou il fait plus de 39,0 °C de fièvre.
- Il pleure ou gémit et est inconsolable.
- Il se met à pleurer ou crier quand l'un de ses parents ou un autre membre de sa famille le bouge, le transporte d'un lieu à un autre ou, d'une manière plus générale, le touche.
- Il a du mal à se réveiller.
- Il a le cou ou la nuque raide.
- Il a la peau couverte de taches violacées ou rougeâtres.
- Il a du mal à respirer, même après s'être mouché.
- Il bave et n'arrive pas à avaler quoi que ce soit.
- Il a des convulsions.
- Il a l'air très malade ou tout dans son comportement et son attitude le laisse croire.

Vous devez appeler un professionnel de la santé dans les 24 heures dans les cas suivants :
- L'enfant est âgé de 2 à 4 mois – sauf si la fièvre survient dans les 24 à 48 heures suivant une injection de DCT (diphtérie, coqueluche, tétanos) et que l'enfant ne présente pas d'autres symptômes importants.
- Il fait plus de 40,1 °C de fièvre (en particulier s'il a moins de 3 ans).
- Il se plaint d'avoir mal ou d'éprouver une sensation de brûlure quand il urine.
- Il fait de la fièvre depuis plus de 24 heures sans cause apparente et sans qu'une infection soit décelable.
- La fièvre est tombée pendant plus de 24 heures puis est revenue.
- L'enfant fait de la fièvre depuis plus de 72 heures.

D'après Hay, W. W., Jr., Groothuis, J.R., Hayward, A. R. et Lewin, M. J. (dir.). (1997). Current pediatric diagnosis and treatment *(13e éd.). Stamford, CT: Appleton & Lange.*

ALERTE INFIRMIÈRE

L'infirmière doit s'assurer que les parents ou les autres personnes qui s'occupent de l'enfant respectent la posologie des antipyrétiques. Elle soulignera en particulier les points suivants : (1) les solutions buvables (élixirs) et les gouttes n'ont pas la même concentration ; (2) l'ibuprofène faisant effet une à deux heures de plus que l'acétaminophène, il peut être administré moins souvent ; (3) une dose de 15 mg/kg d'acétaminophène équivaut à une dose de 10 mg/kg d'ibuprofène.

la maladie infectieuse dont souffre l'enfant. Certaines précautions peuvent être recommandées aux parents à cet égard, par exemple :

- Se laver soigneusement les mains ; cette mesure d'hygiène constitue l'un des moyens les plus efficaces qui soient pour endiguer la propagation de l'infection ;
- Désinfecter les surfaces, notamment celles que l'enfant malade touche, les tables à langer, les seaux à couches, les berceaux, etc. ;
- Expliquer aux enfants qu'il ne faut jamais embrasser un animal sur la gueule ;
- Désinfecter les jouets que l'enfant a portés à sa bouche avant de laisser d'autres enfants s'en emparer ;
- Vérifier que tous les enfants de la maisonnée ont reçu toutes les immunisations nécessaires (selon leur âge).

Soins prodigués dans un établissement de santé

Dans les établissements de santé, les soins infirmiers dispensés aux enfants atteints d'une maladie infectieuse consistent notamment à éviter la propagation de l'infection. Les jeunes patients qui présentent une éruption cutanée suspecte doivent être mis en isolement. Dans la mesure du possible, les surfaces dures de la salle d'examen dans laquelle l'enfant a été reçu seront nettoyées avec une solution antiseptique avant qu'un autre enfant soit accueilli à son tour dans la pièce. Les draps seront mis dans des sacs à linge spécialement désignés.

Si l'enfant fait de la fièvre, l'infirmière doit lui administrer des antipyrétiques, lui enlever tout vêtement superflu et l'inciter à boire beaucoup.

RECHERCHE

Une étude récente comparait la baisse de température chez des enfants faisant plus de 38,9 °C de fièvre. Elle consistait à administrer à des enfants seulement de l'acétaminophène puis à accompagner ce médicament d'un bain à l'éponge de 15 minutes à l'eau tiède. Aucune différence significative n'a été constatée entre les deux méthodes dans les deux heures suivant l'expérience. Cependant, les enfants ayant bénéficié d'un bain à l'éponge manifestaient une sensation de malaise beaucoup plus forte que les autres[22].

ALERTE INFIRMIÈRE

Les enfants hospitalisés qui souffrent de varicelle ou de diphtérie, maladies hautement contagieuses, ainsi que ceux qui présentent des éruptions cutanées qui n'ont pas encore été diagnostiquées, doivent être isolés de façon stricte.

Les enfants sont souvent hospitalisés pour des infections graves. En outre, d'innombrables **infections nosocomiales** (c'est-à-dire contractées à l'hôpital) surviennent chaque année. Les voies fécale-orale et respiratoire constituent les principales sources d'infection chez les enfants. Tous les objets avec lesquels le jeune patient infecté a été en contact (draps, jouets, instruments médicaux, etc.) doivent être considérés comme contaminés. Les professionnels de la santé sont tenus d'appliquer les mesures de précaution visant à prévenir la contagion, y compris l'isolement, afin d'éviter le plus possible que les autres enfants et le personnel de l'établissement soient exposés à l'agent infectieux. Vous devez respecter les mesures de précautions universelles ainsi que les mesures habituelles de prévention de la contagion afin de protéger le personnel et les autres patients des maladies infectieuses. Si vous avez des questions à poser à cet égard, communiquez avec l'infirmière responsable de la prévention des infections. (Pour en savoir plus à ce sujet, consultez aussi l'annexe A.)

L'infirmière doit enfin inviter les parents à participer aux soins dispensés à leur enfant. Les soins infirmiers consistent également à traiter les infections, à administrer les antibiotiques selon l'horaire établi, à vérifier sur demande le taux d'antibiotiques dans le sang pour s'assurer que les objectifs visés sont atteints, ainsi qu'à enseigner les soins aux parents.

RÉFÉRENCES

1. Santé Canada (1998). *Le Guide canadien de l'immunisation* (5e éd.). Ottawa : Direction générale de la protection de la santé (Santé Canada). Ministère des Travaux publics et Services gouvernementaux et Association médicale canadienne.
2. Société canadienne de pédiatrie (1997). *Faire vacciner mon enfant, c'est important.*
3. Peters, G. (dir.). (1997). *1997 red book : Report of the Committee of Infectious Diseases* (24e éd.). Elk Grove Village, IL : American Academy of Pediatrics.
4. Société canadienne de pédiatrie. (2002). *Les vaccins, c'est important : la varicelle.*
5. Osguthorpe, N.C., et Morgan, E.P. (1995). An immunization update for primary care providers. *Nurse Practitioner 20*(6), 52-65.
6. Adams, D.M., et Ware, R.E. (1996). Parvovirus B19 : How much should you worry? *Contemporary Pediatrics, 13*(4), 85-96.
7. Weber, L.M., et coll. (1994). *Dictionnaire de thérapeutique pédiatrique.* Montréal : Les Presses de l'Université de Montréal ; Paris : Doin éditeurs.
8. Hashmey, R., et Shandera, W.X. (1997). Infectious diseases : Viral and rickettsial. Dans L.M. Tierney, S.J. McPhee et M.A. Papadakis (dir.), *Current medical diagnosis and treatment 1997* (37e éd.). Stamford, CT : Appleton & Lange.
9. Alter, M.J., et Margolis, H.S. (1990). The emergence of hepatitis B as a sexually transmitted disease. *Medical Clinics of North America, 74*(6), 1529-1541.
10. Ramos-Soriano, A.G., et Schwarz, K.B. (1994). Recent advances in the hepatides. *Gastroenterology Clinics of North America, 23*(4), 753-767.
11. Kline, N.E. (1997). Infectious diseases. Dans J.A. Fox (dir.), *Primary health care of children.* (p. 797-825). St. Louis : Mosby.
12. Denny, F.W., et Henderson, F.W. (1996). Group A invaders. *Contemporary Pediatrics, 13*(9), 104-115.
13. Gordon, S.L. (1994). Lyme disease in children. *Pediatric Nursing, 20*(4), 415-418.
14. Cozad, J. (1996). Infectious mononucleosis. *Nurse Practitioner, 21*(3), 14-27.
15. Briss, P.A., Fehrs, L.J., Parker, R.A., et coll. (1994). Sustained transmission of mumps in a highly unvaccinated population : Assessment of primary vaccine failure and warning vaccine-induced immunity. *Journal of Infectious Diseases, 169,* 187-193.
16. Shulman, A., Shohat, B., Gillis, D., Yavetz, H., Homonnai, Z.T., et Paz, G. (1992). Mumps orchitis among soldiers : Frequency, effect on sperm quality, and sperm antibodies. *Fertility and Sterility, 57*(6), 1344-1346.
17. Centers for Disease Control and Prevention. (1992). Human rabies, California, 1992. *Morbidity and Mortality Weekly Reports, 41*(26), 461-463.
18. Asano, Y., Yoshikawa, T., Suga, S., Kobayashi, I., Nakashima, T., et coll. (1993). Postexposure prophylaxis of varicella in family contact by oral acyclovir. *Pediatrics, 92*(2), 219-222.
19. Sapir, C.B., et Breder, C.D. (1994). The neurologic basis of fever. *New England Journal of Medicine, 330,* 1880.

20. Thomas, V., Riegel, B., Andrea, J., Murray, P., Gerhart, A., et Gocka, I. (1994). National survey of pediatric fever management practices among emergency department nurses. *Journal of Emergency Nursing, 20*(6), 505.

21. Thomas, D.O. (1995). Fever in children : Friend or foe? *RN, 58*(4), 42-47.

22. Sharber, J. (1997). The efficacy of tepid sponge bathing to reduce fever in young children. *American Journal of Emergency Medicine, 15*(2), 211-213.

LECTURES COMPLÉMENTAIRES

Adcoch, L.M. (1992). A new look at measles. *Infectious Disease Clinics of North America, 6*(1), 133-147.

Advisory Committee on Immunization Practices. (1998). What's new in the 1998 immunization schedule? *Contemporary Pediatrics, 15*(2), 22-23.

Association canadienne de santé publique. Programme canadien de promotion de la vaccination. *Mythes et réalités à propos de l'immunisation.* Ottawa. www.immunize.cpha.ca.

Association des infirmières et infirmiers du Canada. (2001). *Vaccination : ce que l'infirmière doit savoir !*

Benenson, A.S. (dir.). (1995). *Control of communicable diseases in man* (16e éd.). Washington, DC : American Public Health Association.

Broome, C.V., et Wenger, J.D. (1993). Decline of childhood *Haemophilus influenzae* type b disease in the Hib vaccine era. *Journal of the American Medical Association, 269,* 221-226.

Castiglia, P.T. (1996). Hepatitis in children. *Journal of Pediatric Health Care, 10*(6), 286-288.

Dionne, M. (2000). Manque de conviction face à la vaccination chez les vaccinateurs québécois. *Revue canadienne de santé publique,* (2) 92.

Freigen, R.D., et Cherry, J.D. (1992). *Textbook of pediatric infectious diseases* (3e éd.), Vol. 1 et 2. Philadelphia : Saunders.

Gildea, J.H. (1992). When fever becomes an enemy. *Pediatric Nursing, 18*(2), 165-167.

Groleau, G. (1992). Rabies. *Emergency Medicine Clinics of North America, 10*(2), 361-368.

Kamper, C. (1992). Treatment of Rocky Mountain spotted fever. *Journal of Pediatric Health Care, 5,* 216-222.

Kline, N.E. (1997). Infectious diseases (p. 797-825). Dans Fox, J.A. (dir.), *Primary health care of children.* St. Louis : Mosby.

Pauley, J.G., et Gaines, S.K. (1993). Preventing day care-related illnesses. *Journal of Pediatric Health Care, 7*(5), 207-211.

Salsberry, P.J., Nickel, J.T., et Mitch, R. (1995). Missed opportunities to immunize preschoolers. *Applied Nursing Research, 8*(2), 56-60.

Schmitt, B.D. (1996). When your child has hand, foot, and mouth disease. *Contemporary Pediatrics, 13*(11), 89.

Schmitt, B.D. (1996). When your child has mononucleosis. *Contemporary Pediatrics, 13*(4), 66-69.

Strebel, P.M., Sutter, R.W., Cochi, S.L., Biellik, R.J., Brink, E.W., et coll. (1992). Epidemiology of poliomyelitis in the United States one decade after the last reported case of indigenous wild virus-associated disease. *Clinical Infectious Diseases, 14,* 568-579.

Torrigiani, G. (1993). Communicable diseases : A major burden of morbidity and mortality. *Vaccine, 11*(5), 570-572.

Walker, D.H. (1995). Rocky mountain spotted fever : A seasonal alert. *Clinical Infectious Diseases, 20,* 111.

12 LES TROUBLES DE LA FONCTION RESPIRATOIRE

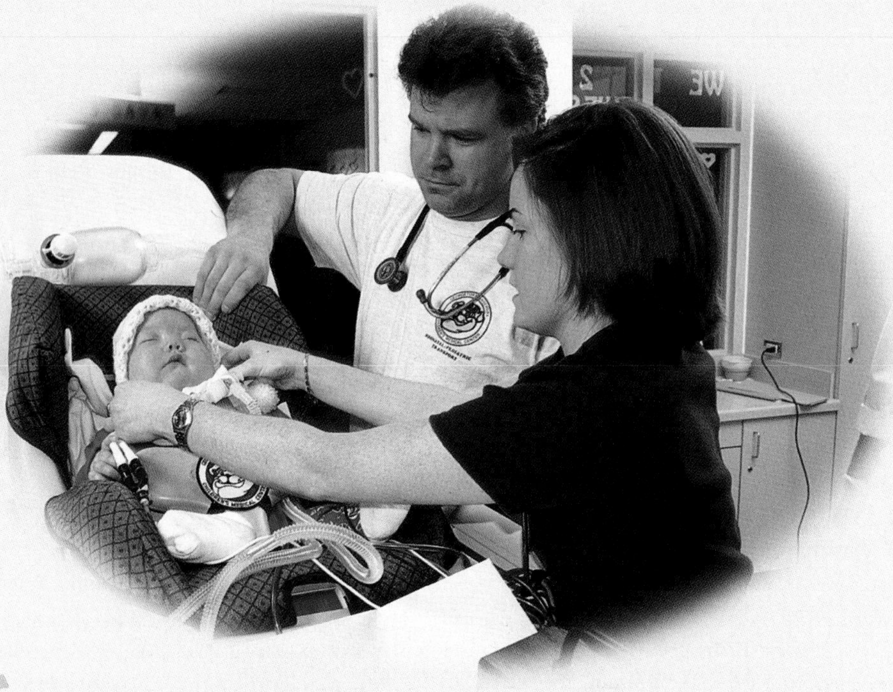

Émilie est âgée de huit mois et souffre de dysplasie bronchopulmonaire. Sa mère la soigne à la maison. L'enfant a subi une trachéotomie et est reliée à un appareil d'humidification. Lorsqu'elle a de la fièvre, les sécrétions s'accumulent dans la trachéotomie et elle a de la difficulté à respirer. Sachant à quel point il est important de traiter rapidement les malaises respiratoires de sa fille, sa mère l'emmène d'urgence chez le pédiatre.

À son arrivée, Émilie présente une température corporelle de 38,8 °C (rectale), une fréquence respiratoire de 50 resp./min et une fréquence cardiaque de 130 batt./min. Un tirage intercostal et sous-sternal est visible et des crépitants sont audibles au-dessus du lobe inférieur droit. Le pédiatre juge qu'une radiographie pulmonaire est nécessaire. Comme les difficultés respiratoires sont susceptibles de s'aggraver, il demande à ce qu'elle soit hospitalisée pour une période de 24 heures. Si la radiographie confirme la présence d'une infection, il peut s'avérer nécessaire d'administrer des antibiotiques par voie intraveineuse. À la demande du médecin, c'est une équipe d'ambulanciers qui se charge d'emmener l'enfant à l'hôpital.

Émilie a été placée dans un siège de sécurité pour voiture qui est fixé à une civière de manière à protéger l'enfant et à la maintenir dans une position qui l'aide à respirer. On lui administre de l'oxygène afin de prévenir l'anoxie. Le trajet en ambulance dure 20 minutes.

Pourquoi les risques de troubles respiratoires sont-ils plus élevés chez le nourrisson atteint de dysplasie bronchopulmonaire ? Quels sont les signes de détresse respiratoire ? Quels sont les soins infirmiers que requiert un enfant présentant une détresse respiratoire ?

OBJECTIFS

Après l'étude de ce chapitre, vous serez en mesure de :

- Décrire les différences significatives entre l'appareil respiratoire de l'adulte et celui de l'enfant ;
- Différencier les symptômes précoces et tardifs de détresse respiratoire ;
- Décrire l'évaluation infirmière effectuée chez l'enfant présentant une détresse respiratoire ;
- Décrire les besoins de la famille dont l'enfant a été victime du syndrome de la mort subite du nourrisson ;
- Différencier les types de troubles respiratoires réactionnels ;
- Expliquer les soins infirmiers à l'enfant atteint d'une affection respiratoire aiguë ou chronique ;
- Traiter de la médication le plus fréquemment utilisée pour soulager une affection respiratoire aiguë ou chronique ;
- Planifier le congé hospitalier de l'enfant atteint d'une affection respiratoire aiguë ou chronique ;
- Expliquer les changements multisystémiques qui surviennent chez l'enfant atteint de fibrose kystique ;
- Énumérer les conseils préventifs à donner aux parents dont l'enfant a été atteint d'une blessure accidentelle au système respiratoire.

« Pendant le trajet en ambulance, nous surveillerons l'apparition du moindre signe d'une augmentation de la détresse respiratoire pouvant être provoquée par des sécrétions excessives ou par une aggravation de l'état d'Émilie. En raison des troubles respiratoires dont souffre l'enfant, il est plus sûr de la transporter dans un véhicule bien équipé que de laisser sa mère la conduire en voiture à l'hôpital. »

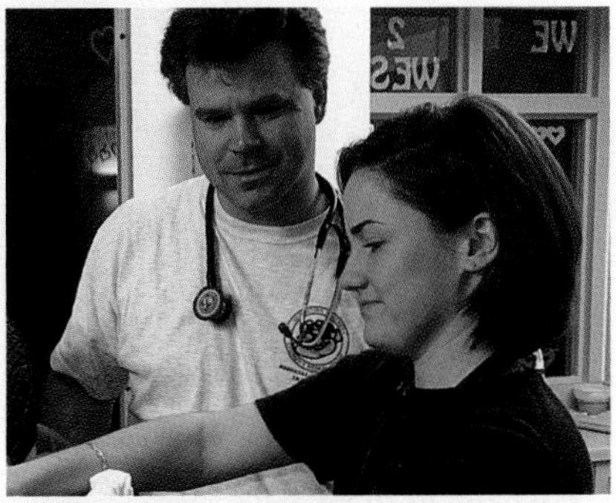

VOCABULAIRE

Anoxie (hypoxie) Insuffisance d'oxygène dans les tissus.

Apnée Arrêt de la respiration pendant plus de 20 secondes.

Atélectasie Affaissement des alvéoles des poumons.

Bruits surajoutés (adventices) Bruits respiratoires anormaux (p. ex. : crépitants, sibilants ou ronchi).

Cyanose Signe d'hypoxie, caractérisé par une coloration bleutée de la peau.

Dysphonie Voix rauque, étouffée ou éteinte.

Dyspnée Essoufflement, difficulté à respirer.

Facteur déclenchant Stimulus qui déclenche une crise d'asthme. Il peut s'agir d'une substance ou d'un événement (p. ex. : allergie, climat, émotion, exercice, infection ou irritant).

Hypercapnie Excès de dioxyde de carbone (CO_2) dans le sang.

Hypoventilation alvéolaire Phénomène caractérisé par le fait que le volume d'air dans les alvéoles, pendant les échanges gazeux, ne suffit pas à répondre aux besoins métaboliques.

Hypoxémie Insuffisance d'oxygène dans le sang.

Laryngospasme Vibrations spasmodiques du larynx qui provoquent une contraction violente, imprévisible et involontaire des muscles des voies respiratoires.

Résistance aérienne Effort ou force nécessaire pour faire passer l'oxygène dans la trachée et, de là, jusqu'aux poumons.

Respiration paradoxale Détresse respiratoire grave au cours de laquelle le thorax s'abaisse et l'abdomen se soulève pendant l'inspiration.

Respiration périodique Pauses respiratoires pouvant durer jusqu'à 20 secondes ; respiration normale chez le nouveau-né, le nourrisson et l'enfant.

Stridor Bruit respiratoire aigu et anormal qui se fait entendre en cas d'obstruction partielle du larynx ou de la trachée.

Tachypnée Rythme respiratoire anormalement rapide.

Tirage Dépression visible de la peau du cou et du thorax pendant l'inspiration, chez le nouveau-né, le nourrisson ou le jeune enfant présentant une détresse respiratoire.

Le présent chapitre porte sur divers facteurs relatifs à l'appareil respiratoire de l'enfant et qui constituent une menace constante pour la fonction respiratoire et pour l'état de santé en général. Des affections telles qu'amygdalites, otites, pharyngites, rhinopharyngites et sinusites sont abordées au chapitre 18. La plupart des troubles respiratoires s'accompagnent chez l'enfant de symptômes légers, généralement de courte durée et qui peuvent être traités à domicile. Cependant, les troubles respiratoires aigus représentent l'une des causes les plus fréquentes de maladie nécessitant une hospitalisation en pédiatrie.

Chez l'enfant, les troubles respiratoires se présentent comme le problème principal ou comme une complication d'un trouble d'origine non respiratoire ; ils peuvent être potentiellement mortels ou avoir des répercussions à long terme. L'infirmière doit apprendre à évaluer rapidement l'état respiratoire, à en surveiller l'évolution et à prévoir les complications possibles (tableau 12-1).

Les troubles respiratoires peuvent résulter d'un problème touchant la structure, la fonction, ou une combinaison des deux. Les problèmes relatifs à la structure com-

TABLEAU 12-1 Lignes directrices relatives à l'évaluation de l'enfant présentant une détresse respiratoire[a]

Qualité de la respiration

- Observez la fréquence, la profondeur ou la facilité de la respiration.
- Décelez les signes de détresse respiratoire : tachypnée (fréquence respiratoire anormalement rapide), tirage, battement des ailes du nez, stridor à l'inspiration, geignement expiratoire.
- Noter le soulèvement non simultané de l'abdomen et du thorax lors de l'inspiration (respiration paradoxale).
- Écoutez les bruits respiratoires : bilatéraux, diminués ou absents, adventices (bruits anormaux : crépitants, sibilants ou ronchi).

Qualité du pouls

- Évaluez-en la fréquence et le rythme : une tachycardie peut indiquer une anoxie.
- Comparez la force et la fréquence du pouls en plusieurs endroits (du pouls apical au pouls brachial).

Couleur de la peau

- Observez la couleur de la peau : en cas de détresse respiratoire, la peau, qui est d'abord pâle, devient ensuite marbrée ou cyanosée ; une cyanose centrale est un signe tardif de détresse respiratoire, caractérisé par une coloration bleutée de la peau.
- Comparez la couleur de la peau au centre (centale) du corps à celle des extrémités (périphérique) : évaluez le remplissage capillaire et la couleur des lits des ongles et inspectez les muqueuses ; une cyanose centrale touchant les muqueuses est de mauvais augure.
- Vérifiez si la couleur s'améliore ou se détériore lorsque l'enfant pleure.

Toux

- Qualité : déterminez s'il s'agit d'une toux sèche (non productive), grasse (productive), rauque (bruyante, musicale), croupale (aboyante) ou quinteuse ; la toux quinteuse est surtout associée à la coqueluche (reportez-vous au chapitre 11, qui traite de la coqueluche).
- Effort : observez si l'effort est marqué ou faible ; une toux faible peut indiquer une obstruction des voies respiratoires ou une fatigue consécutive à un effort respiratoire prolongé (sauf chez le nouveau-né).

Modifications du comportement

- Notez le niveau de conscience : l'enfant a-t-il l'esprit alerte (vigilant) ou est-il léthargique ?
- L'agitation et l'irritabilité sont liées à l'anoxie.
- Surveillez les modifications soudaines du comportement (agitation, irritabilité) et les diminutions du niveau de conscience, qui indiquent une aggravation de l'anoxie.

Signes de déshydratation

- Vérifiez si l'enfant présente des muqueuses sèches, une absence de larmes, une altération de l'élasticité (turgescence) de la peau (signe du pli cutané) ou une diminution du débit urinaire. Ces signes indiquent que les besoins liquidiens ne sont pas satisfaits.

[a] *Le chapitre 4 expose en détail les techniques d'examen mentionnées ci-dessus.*

prennent les modifications du volume et de la forme de certaines parties de l'appareil respiratoire. Les troubles fonctionnels correspondent aux modifications relatives aux échanges gazeux et aux dangers que présentent, pour ce processus, des irritants comme les corps étrangers ou les substances chimiques ; ou des envahisseurs tels les virus ou les bactéries. Des problèmes touchant d'autres systèmes organiques, et plus particulièrement les systèmes immunitaire et neurologique, peuvent également porter atteinte à la fonction respiratoire. En lisant le présent chapitre, rappelez-vous les différences qui existent entre les problèmes de structure et les problèmes de fonction afin de mieux comprendre les phénomènes, normaux ou anormaux, qui touchent l'appareil respiratoire de l'enfant.

► PARTICULARITÉS ANATOMIQUES ET PHYSIOLOGIQUES DE L'ENFANT

Chez l'enfant, l'appareil respiratoire croît et se modifie constamment jusqu'à l'âge de 12 ans environ. Le cou du jeune enfant étant plus court que celui de l'adulte, ses structures respiratoires sont plus rapprochées les unes des autres.

CONSEIL CLINIQUE

Chez l'enfant, le diamètre de la trachée correspond à peu près à celui de son auriculaire. Vous pouvez utiliser cette règle pour évaluer rapidement le diamètre des voies respiratoires.

PARTICULARITÉS RELATIVES AUX VOIES RESPIRATOIRES SUPÉRIEURES

Les voies respiratoires de l'enfant sont plus courtes et plus étroites que celles de l'adulte, ce qui accroît les risques d'obstruction (figure 12-1 et tableau 12-2). Chez le nourrisson,

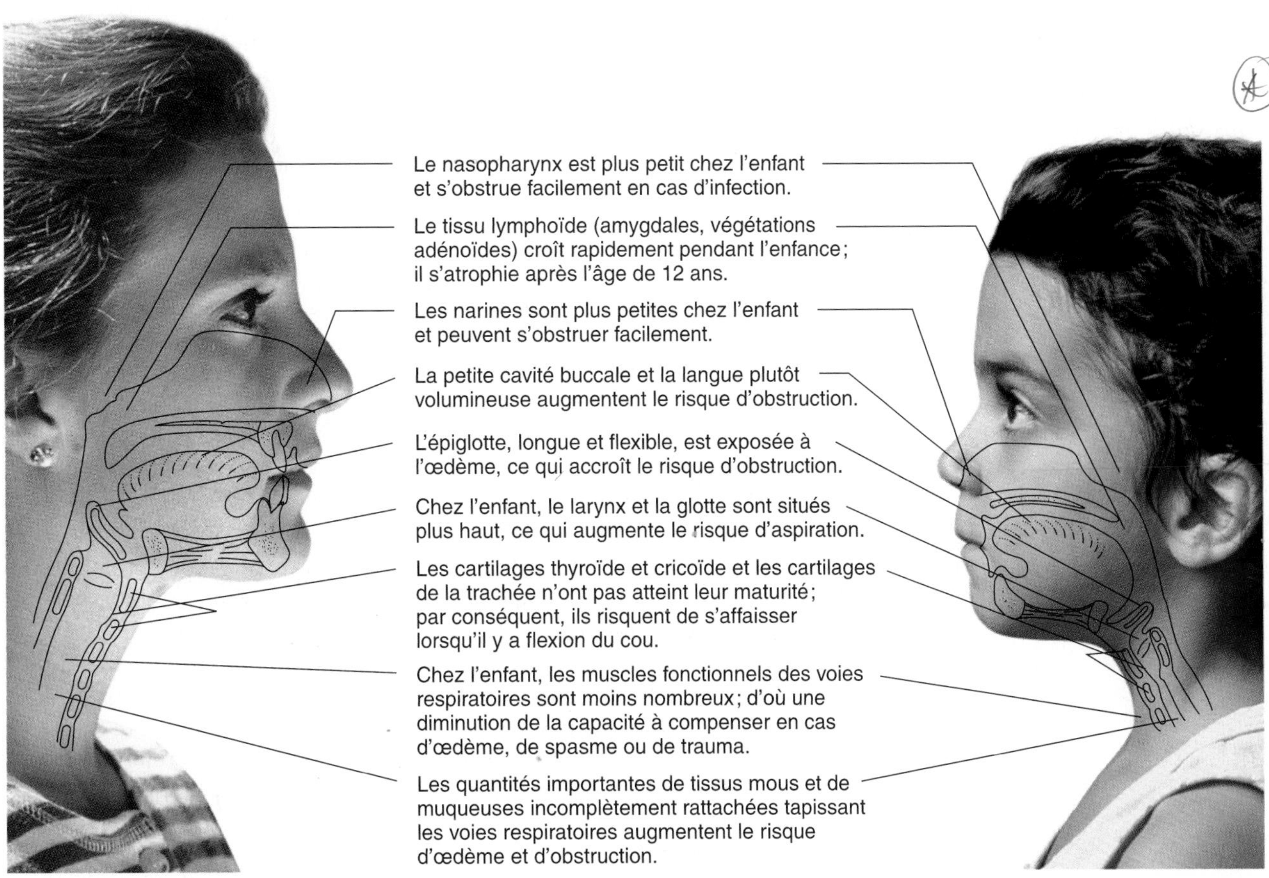
Le nasopharynx est plus petit chez l'enfant et s'obstrue facilement en cas d'infection.
Le tissu lymphoïde (amygdales, végétations adénoïdes) croît rapidement pendant l'enfance ; il s'atrophie après l'âge de 12 ans.
Les narines sont plus petites chez l'enfant et peuvent s'obstruer facilement.
La petite cavité buccale et la langue plutôt volumineuse augmentent le risque d'obstruction.
L'épiglotte, longue et flexible, est exposée à l'œdème, ce qui accroît le risque d'obstruction.
Chez l'enfant, le larynx et la glotte sont situés plus haut, ce qui augmente le risque d'aspiration.
Les cartilages thyroïde et cricoïde et les cartilages de la trachée n'ont pas atteint leur maturité ; par conséquent, ils risquent de s'affaisser lorsqu'il y a flexion du cou.
Chez l'enfant, les muscles fonctionnels des voies respiratoires sont moins nombreux ; d'où une diminution de la capacité à compenser en cas d'œdème, de spasme ou de trauma.
Les quantités importantes de tissus mous et de muqueuses incomplètement rattachées tapissant les voies respiratoires augmentent le risque d'œdème et d'obstruction.

FIGURE 12-1. Il est facile de voir que les voies respiratoires de l'enfant sont plus petites et moins développées que celles de l'adulte. Mais pourquoi est-il important de le savoir ? Une infection des voies respiratoires supérieures, une réaction allergique, la position de la tête et du cou pendant le sommeil et les petits objets avec lesquels l'enfant s'amuse, tout cela peut avoir des conséquences graves.

TABLEAU 12-2 Différences entre les voies respiratoires supérieures de l'enfant et celles de l'adulte

Enfant	Conséquences
La cavité buccale est petite et la langue, volumineuse.	Cette situation augmente le risque d'obstruction ; chez le nouveau-né, il est essentiel que les voies nasales soient dégagées.
Le tissu lymphoïde (amygdales et végétations adénoïdes) croît rapidement pendant l'enfance et s'atrophie après l'âge de 12 ans.	Les tissus sont plus étendus et les structures pharyngiennes, plus petites ; l'œdème du tissu lymphoïde qui accompagne une infection obstrue donc facilement les voies respiratoires supérieures.
Le larynx et la glotte sont situés plus haut dans le cou.	Cette position accroît les risques d'aspiration.
Les cartilages thyroïde et cricoïde et les cartilages de la trachée n'ont pas encore atteint leur maturité.	Les cartilages peuvent s'affaisser facilement lorsque le cou est fléchi, car cette position rétrécit davantage les voies respiratoires ; en outre, la glotte est moins bien protégée.
Des quantités importantes de tissus mous et de muqueuses incomplètement rattachées tapissent les voies respiratoires sur toute leur longueur.	Cette situation augmente les risques d'œdème et d'obstruction des voies respiratoires.
L'épiglotte est longue et flexible.	L'épiglotte est exposée à l'œdème, qui entraîne une obstruction.
Les muscles fonctionnels des voies respiratoires sont moins nombreux.	L'enfant est moins en mesure que l'adulte de compenser en cas d'œdème, de spasme ou de trauma ; il risque d'avaler les sécrétions plutôt que d'éternuer ou de tousser.

le diamètre des voies respiratoires est d'environ 4 mm, soit à peu près celui d'une paille. Chez l'adulte, les voies respiratoires ont un diamètre de 20 mm. Au cours des cinq premières années de la vie, les voies respiratoires augmentent en longueur plutôt qu'en largeur.

CROISSANCE ET DÉVELOPPEMENT

La résistance aérienne est 15 fois plus prononcée chez le nourrisson que chez l'adulte[1].

Le diamètre réduit des voies respiratoires de l'enfant entraîne une augmentation de la **résistance aérienne**, qui correspond à la force nécessaire pour amener l'oxygène dans la trachée et, de là, jusqu'aux poumons. Lorsque l'air entre par les narines et descend dans la trachée pour se rendre aux voies respiratoires distales (alvéoles), il doit circuler dans une zone relativement petite. En passant dans les voies respiratoires, l'air cause de la friction et une résistance croissante. En présence d'œdème causé par un virus, une bactérie ou tout autre irritant, le rétrécissement des voies respiratoires est encore plus marqué, ce qui accroît d'autant la résistance aérienne. Chez l'enfant, la trachée est plus haute que chez l'adulte et placée à un angle différent (figure 12-2).

Sur le plan physiologique, les voies respiratoires supérieures servent à l'inspiration de l'oxygène et à l'expiration du dioxyde de carbone. Le nourrisson, l'enfant et l'adulte peuvent respirer par le nez ou par la bouche. Cependant, jusqu'à ce qu'il ait atteint l'âge de 4 semaines, le nouveau-né ne peut respirer que par le nez. En effet, la coordination de la respiration par la bouche est contrôlée par certaines voies nerveuses en cours de maturation. Par conséquent, le nouveau-né n'ouvre pas automatiquement la bouche pour respirer lorsqu'il a le nez obstrué et ne respire par la bouche que lorsqu'il pleure. Il est donc essentiel que les voies nasales du nouveau-né soient dégagées pour lui permettre de respirer et de se nourrir.

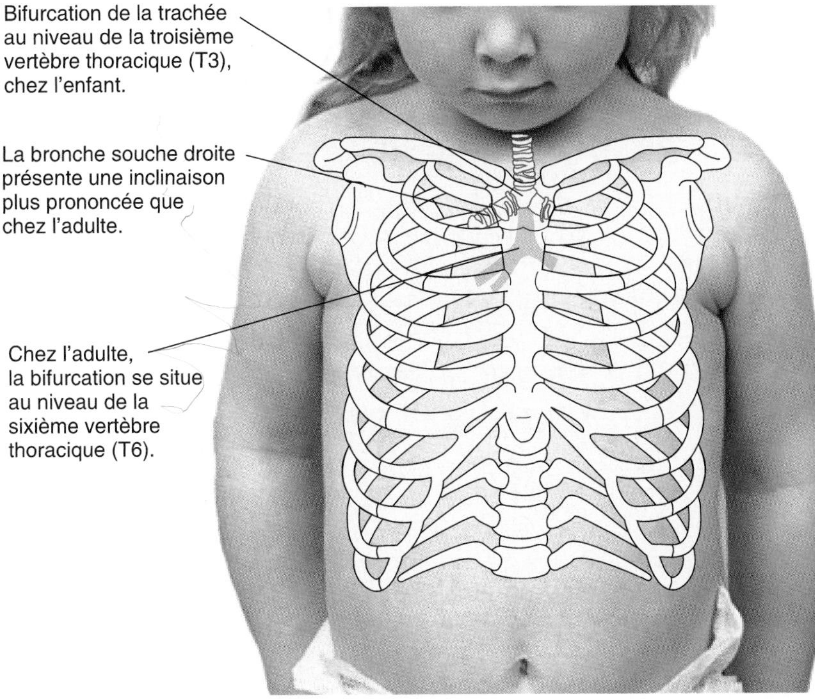
Bifurcation de la trachée au niveau de la troisième vertèbre thoracique (T3), chez l'enfant.
La bronche souche droite présente une inclinaison plus prononcée que chez l'adulte.
Chez l'adulte, la bifurcation se situe au niveau de la sixième vertèbre thoracique (T6).

FIGURE 12-2. Chez l'enfant, la trachée est plus courte et l'angle de la bronche droite à la bifurcation est plus aigu que chez l'adulte. Il est important de tenir compte de ces différences lorsque vous faites des manœuvres de réanimation ou d'aspiration. Selon vous, ces particularités jouent-elles un rôle dans les infections respiratoires ? Pourquoi ?

PARTICULARITÉS RELATIVES AUX VOIES RESPIRATOIRES INFÉRIEURES

Chez l'enfant, les voies respiratoires inférieures sont en croissance constante. Les alvéoles changent de volume et de forme et leur nombre s'accroît jusqu'à ce que l'appareil respiratoire atteigne la maturité, lorsque l'enfant a 12 ans. Cette croissance des alvéoles accroît l'espace disponible pour les échanges gazeux. À la naissance, les bronchioles distales (périphériques) qui s'étendent vers les alvéoles sont étroites et moins nombreuses que chez l'adulte. On peut comparer la croissance générale de l'enfant à une ramification de plus en plus importante des bronchioles distales à mesure que les alvéoles se multiplient. Plus l'enfant grandit, plus la superficie pulmonaire augmente.

Les bronches et les bronchioles sont tapissées de muscles lisses. Chez le nouveau-né, les faisceaux de muscles lisses ne sont pas suffisamment nombreux pour emprisonner les envahisseurs des voies respiratoires. Toutefois, à 5 mois, ses muscles possèdent la capacité de réagir aux irritants par des bronchospasmes et des contractions musculaires. À un an, ses muscles lisses sont comparables à ceux de l'adulte[1].

Les poumons, qui ne sont pas dotés de muscles, dépendent des muscles du diaphragme et des muscles intercostaux pour assurer la respiration. Jusqu'à l'âge de 6 ans, l'enfant respire principalement à l'aide du diaphragme, c'est ce que l'on appelle la respiration diaphragmatique (ou respiration abdominale). Comme les muscles intercostaux n'ont pas atteint leur maturité et que les côtes, composées surtout de cartilage, sont très flexibles, leur efficacité dans le processus de ventilation est limitée. La paroi de la cage thoracique est si flexible que la pression négative créée par le mouvement descendant du diaphragme fait entrer de l'air mais, en cas de détresse respiratoire, amène la paroi à s'affaisser, ce qui provoque du **tirage**. À 6 ans, l'enfant commence à utiliser ses muscles intercostaux de manière plus efficace pour respirer (figure 12-3).

CROISSANCE ET DÉVELOPPEMENT

À la naissance, le tissu pulmonaire contient 25 millions d'alvéoles qui ne sont pas entièrement développés. À l'âge de huit ans, ce nombre atteint 300 millions. Par la suite, ces structures grossissent et se complexifient jusqu'à la puberté[1].

ALERTE INFIRMIÈRE

La profondeur et la position du tirage sont liées à la gravité de la détresse respiratoire. Un tirage intercostal isolé indique une détresse légère. Un tirage sous-costal, sus-sternal ou sus-claviculaire révèle une détresse modérée. Lorsque le tirage s'accompagne de l'utilisation de muscles accessoires, il s'agit d'une détresse respiratoire grave.

► SITUATIONS D'URGENCE

Dès la naissance, l'intégrité des voies respiratoires de l'enfant est menacée par l'immaturité des muscles respiratoires et du système neurologique. Apprenez à reconnaître

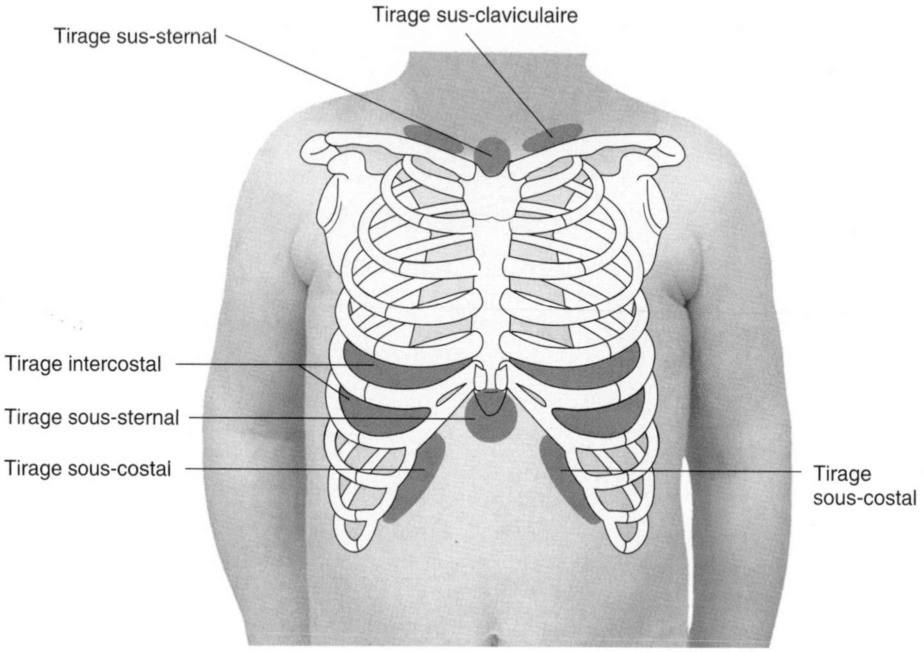

FIGURE 12-3. Régions où le tirage peut être présent. Chez le nouveau-né ou le jeune nourrisson, le tirage peut survenir dans la région sus-sternale. Chez le nourrisson plus âgé et chez l'enfant, un tirage se manifeste en cas d'obstruction grave des voies respiratoires (comme dans le syndrome de croup).

ALERTE INFIRMIÈRE

Les signes et les symptômes énumérés ci-dessous indiquent comment réagit l'organisme à l'augmentation des besoins métaboliques en oxygène en cas de stress ou de maladie imminente :

- Agitation croissante, irritabilité, confusion soudaine sans cause apparente ;
- Fréquences cardiaque et respiratoire élevées.

les signes précoces des troubles respiratoires afin de pouvoir intervenir rapidement auprès du nouveau-né et du nourrisson en détresse.

APNÉE

Normalement, le rythme respiratoire du nouveau-né et du nourrisson est irrégulier et la respiration est entrecoupée de pauses pouvant durer jusqu'à 20 secondes. Il ne faut cependant pas confondre **respiration périodique** et **apnée**, cette dernière désignant une interruption de la respiration qui dure plus de 20 secondes. L'apnée est parfois le premier signe important de dysfonctionnement respiratoire chez le nouveau-né[2, 3].

Il existe deux types d'apnée : l'apnée du prématuré et l'apnée du nourrisson (épisode visible à risque mortel), cette dernière étant souvent désignée par l'acronyme anglais ALTE (*apparent life-threatening event*). Comme son nom l'indique, l'apnée du prématuré s'observe chez le l'enfant né avant terme ; l'immaturité en est habituellement la cause. L'apnée du nourrisson touche l'enfant né à terme ou presque à terme. Par le passé, ces deux formes d'apnée étaient souvent désignées par des termes qui sous-entendaient, à tort, qu'il existait un lien étroit entre ces épisodes et le syndrome de la mort subite du nourrisson. Il ne faut pas confondre l'apnée et le syndrome de la mort subite du nourrisson, dont il sera question plus loin dans le présent chapitre.

Apnée du prématuré

L'apnée du prématuré est parfois attribuable à des problèmes relatifs à la fonction ou à la structure. Les problèmes fonctionnels comprennent l'immaturité neurologique et immunologique. Quant aux problèmes structuraux, ils sont liés au fait que le développement n'est pas terminé et que la coordination musculaire est insuffisante. Le tableau 12-3 résume les causes possibles de l'apnée du prématuré.

Apnée du nourrisson (épisode visible à risque mortel)

L'apnée du nourrisson est un épisode d'apnée accompagné d'un changement de coloration (cyanose, pâleur, ou parfois rougeur), une diminution du tonus musculaire et des manifestations de suffocation ou de haut-le-cœur observés chez le nouveau-né ou chez le nourrisson dont l'âge gestationnel est supérieur à 37 semaines. Ces épisodes peuvent se produire pendant le sommeil, à l'état de veille ou à l'heure des repas (tableau 12-3). Toutefois, dans 50 % des cas, il est impossible d'en découvrir la cause.

L'épisode d'apnée effraie souvent le parent ou l'observateur, qui craint que l'enfant ne soit mort. Il est habituellement nécessaire de pratiquer des manœuvres de réanimation d'urgence.

Soins infirmiers

Après un épisode d'apnée du prématuré ou d'apnée du nourrisson (épisode à risque mortel), l'enfant est habituellement hospitalisé pendant 48 heures, au cours desquelles on effectue une évaluation et une surveillance cardiorespiratoires. Les soins infirmiers consistent à observer et à surveiller la fonction cardiorespiratoire, à apporter du soutien à l'enfant et à sa famille, à offrir de la stimulation tactile, à administrer la médication, à se préparer à l'éventualité d'une réanimation d'urgence et à planifier le retour à domicile de l'enfant.

TABLEAU 12-3 Causes et manifestations cliniques de l'apnée du prématuré et de l'apnée du nourrisson (épisode visible à risque élevé)

Causes	Manifestations cliniques	Examens diagnostiques
Problème lié à la fonction, à la structure ou à l'immaturité des voies respiratoires	Épisodes d'apnée durant 20 secondes ou plus, accompagnés de bradycardie ou de cyanose	Surveillance cardiorespiratoire (moniteur d'apnée), étude du sommeil (polysomnographie), dépistage de septicémie
Aspiration imputable à un trouble de la déglutition ou au reflux gastro-œsophagien	Suffocation, toux, cyanose, vomissements	Déglutition barytée pH-métrie œsophagienne
Troubles cardiaques	Tachycardie, tachypnée, dyspnée	Surveillance cardiorespiratoire (moniteur d'apnée), électrocardiographie, échocardiographie
Empoisonnement ou toxicité médicamenteuse, antécédents maternels de consommation de ces substances	Dépression du système nerveux central, hypotonie	Taux du magnésium sérique, tests de toxicité
Environnement	Léthargie, tachypnée, hypothermie ou hyperthermie	Surveillance cardiorespiratoire (moniteur d'apnée), surveillance de la température corporelle et de la température ambiante
Oxygénation inadéquate, affection respiratoire	Cyanose, tachypnée, détresse respiratoire, anémie, suffocation, toux	Saturométrie pulsatile en oxygène, radiographie thoracique, gaz sanguins artériels, formule sanguine complète, évaluation des voies respiratoires supérieures, étude du sommeil (polysomnographie), taux des électrolytes sanguins
Infection aiguë	Intolérance à l'alimentation, léthargie, température instable	Formule sanguine complète et, au besoin, cultures
Affection intracrânienne	Examens neurologiques avec résultats anormaux, convulsions	Échographie crânienne, tomodensitométrie (TDM), imagerie par résonance magnétique (IRM)
Troubles métaboliques	Agitation, problèmes d'alimentation, léthargie, dépression du système nerveux central ou irritabilité	Taux sérique des électrolytes, du glucose et du calcium

Source : Eichenwald, E., et Stark, A. (1992). Apnea of prematurity : Etiology and management. Tufts University School of Medicine Reports on Neonatal Respiratory Diseases, 2(1), 1-11.

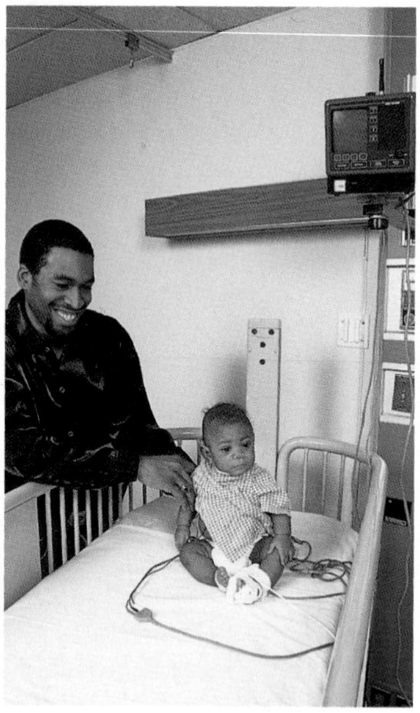

FIGURE 12-4. Le nourrisson qui présente un épisode d'apnée est habituellement hospitalisé afin qu'une surveillance cardiorespiratoire soit effectuée, grâce au moniteur d'apnée.

Surveiller l'état cardiorespiratoire

Le moniteur d'apnée enregistre les fréquences cardiaque et respiratoire pendant le sommeil et à l'état de veille (figure 12-4). De plus, il émet un signal d'alarme strident lorsque ces paramètres sont anormaux (apnée, tachypnée, bradycardie, tachycardie) chez le bébé, permettant ainsi aux infirmières de réagir sur-le-champ et d'effectuer les interventions nécessaires. Le contrôle transcutané de la PO_2 (saturation du sang en oxygène, ou oxymétrie) permet une évaluation constante du degré d'oxygénation.

Apporter du soutien à l'enfant et à sa famille

Pour instaurer un climat de confiance, il est essentiel d'avoir de bons rapports avec les parents et de communiquer ouvertement avec eux. Vous obtiendrez des renseignements supplémentaires sur l'épisode d'apnée en posant les questions directement et en pratiquant l'écoute active. Ne donnez pas aux parents l'impression que vous les jugez ou que vous doutez de leur compétence en tant que parents. Ces derniers peuvent éprouver de la crainte et de l'anxiété à l'égard du pronostic. En leur expliquant en quoi consistent les examens diagnostiques et le traitement administré, vous les aiderez à faire diminuer leur niveau d'anxiété et à mieux comprendre la situation.

Pendant le séjour du nouveau-né ou du nourrisson à l'hôpital, il est bon de le prendre dans ses bras et de le cajoler afin de lui donner un sentiment de sécurité et de bien-être. En incitant les parents à participer aux soins dispensés à l'enfant, vous les aiderez à satisfaire ces besoins et vous favoriserez l'établissement de liens d'attachement entre les membres de la famille. Souvent, les parents n'osent toucher l'enfant de crainte de débrancher les fils du moniteur. Placez les fils à l'intérieur de la couverture qui recouvre l'enfant. De cette manière, vous assurerez la stabilité des fils et les parents se sentiront plus à l'aise pour prendre l'enfant ou le cajoler.

> **POLYSOMNOGRAPHIE**
>
> La polysomnographie est utilisée pour étudier le sommeil de l'enfant en mesurant les ondes cérébrales, les mouvements oculaires et corporels, la quantité de gaz carbonique et la pression œsophagienne.

Offrir de la stimulation tactile

La stimulation tactile, comme le massage du dos, le fait de frotter le thorax ou de donner des chiquenaudes aux pieds, suffit souvent à mettre fin à un épisode d'apnée. La stimulation constante fournie par un lit d'eau oscillant réduit la fréquence des épisodes d'apnée chez certains nourrissons[3]. Ces deux méthodes de stimulation rappellent à l'enfant qu'il doit respirer. La stimulation tactile ne doit durer que de 15 à 20 secondes et la réanimation cardiorespiratoire devrait débuter par la suite. L'infirmière doit aviser les parents de ne jamais secouer vigoureusement l'enfant.

Administrer des médicaments

On peut administrer des méthylxanthines (aminophylline, caféine, théophylline) dans le but de stimuler le centre respiratoire situé dans l'encéphale. Les fonctions hépatique et rénale du nouveau-né et du nourrisson n'ont pas atteint leur maturité, ce qui modifie la vitesse, et l'efficacité, d'absorption et d'excrétion des médicaments. Il est essentiel de vérifier fréquemment le taux sérique des médicaments, car le métabolisme et la distribution des médicaments dans l'organisme sont imprévisibles.

Se préparer à l'éventualité d'une réanimation d'urgence

L'arrêt cardiaque représente un danger constant chez l'enfant qui connaît un épisode d'apnée du prématuré ou d'apnée du nourrisson. Par conséquent, il est essentiel de toujours avoir à la portée de la main le matériel et les médicaments de réanimation d'urgence nécessaires.

Planifier le congé et enseigner à la famille les soins à domicile

Il est important de déterminer les besoins en soins à domicile et d'y répondre bien avant que l'enfant ait son congé de l'hôpital. Les parents doivent apprendre à faire fonctionner un moniteur d'apnée, à évaluer l'état de l'enfant, à réagir à un épisode d'apnée (tableau 12-4) et à pratiquer la réanimation cardiorespiratoire (se reporter

TABLEAU 12-4 Enseignement aux parents : instructions relatives aux soins à domicile destinés au nourrisson ayant besoin d'un moniteur d'apnée

Matériel

- Savoir comment fonctionne le moniteur, les fils de connexion et l'alimentation par piles, savoir comment placer la ceinture thoracique ou les électrodes, et savoir comment s'y retrouver dans le guide de dépannage.

Préparation en cas d'urgence

- Aviser la compagnie de téléphone, la compagnie d'électricité, les premiers répondants locaux (policiers, ambulanciers) et le service d'urgence local de la présence d'un enfant ayant un moniteur d'apnée (se faire octroyer un statut prioritaire).
- Afficher le numéro de téléphone des premiers répondants (ambulanciers, policiers), du médecin, du fabricant du moniteur, de la compagnie d'électricité et de l'urgence, les instructions relatives à la réanimation cardiorespiratoire (RCR) et tout autre numéro important (voisin, lieu de travail des parents) en au moins deux endroits dans la maison. Il est essentiel d'avoir au moins un téléphone supplémentaire au cas où le premier ferait défaut.
- Veiller à ce que la pile du moniteur d'apnée soit toujours chargée.

Mesures de sécurité

- Placer le moniteur sur une surface stable, à bonne distance des autres appareils (téléviseur, four à micro-ondes) de même que de toute source d'eau.
- Vérifier si les signaux d'alarme peuvent s'entendre de toutes les pièces de la maison.
- Toujours s'assurer, avant d'aller au lit, que le moniteur est en marche.
- Enfiler le câble et les fils de l'appareil dans la partie supérieure des vêtements du nourrisson.
- Vérifier si les fils, le câble et le cordon d'alimentation sont en bon état (remplacer le cordon d'alimentation s'il est effiloché).

Soins courants

- Comprendre pourquoi, et à quelle fréquence, le moniteur doit être utilisé.
- Être en mesure de bien placer les électrodes sur la poitrine de l'enfant.
- Savoir attacher et détacher la ceinture et les fils de raccord.
- Vérifier si la peau porte des traces d'irritation ou de détérioration causées par les électrodes et prodiguer des soins de la peau (ne pas utiliser d'huile ni de lotion, déplacer correctement les plaques).

Soins d'urgence

- Élaborer un plan en cas d'insuffisance respiratoire ou de panne d'électricité.
- Démontrer comment effectuer la réanimation cardiorespiratoire et les techniques de dégagement des voies respiratoires en cas d'obstruction.
- Savoir réagir aux signaux d'alarme indiquant une apnée, une bradycardie ou le relâchement d'un fil.

Alarme indiquant une apnée

- Observer les mouvements respiratoires de l'enfant.
- Si l'enfant ne respire pas ou s'il est léthargique, le stimuler en l'appelant par son prénom et en le touchant doucement, puis plus vigoureusement au besoin (sans le secouer énergiquement).
- Si l'enfant ne réagit pas, effectuer des manœuvres de RCR.

Alarme indiquant une bradycardie

- Stimuler le nourrisson : il devrait réagir rapidement.

Relâchement d'un fil

- Vérifier la plaque : est-elle relâchée ou souillée ? La ceinture est-elle relâchée ?
- Vérifier les fils de l'électrode ou du câble du moniteur.
- Vérifier l'alimentation électrique. La pile est-elle faible ? Y a-t-il panne d'électricité ? Le moniteur fonctionne-t-il correctement ?

CONSEIL CLINIQUE

Il est primordial de sensibiliser les parents à l'importance de l'utilisation du moniteur d'apnée et de leur enseigner comment donner les soins au cours d'un épisode d'apnée. Les parents doivent être conscientisés et bien renseignés : la vie de l'enfant en dépend. L'alarme sonore du moniteur préviendra le parent du déclenchement d'un épisode d'apnée, ce qui lui permettra d'intervenir à temps. Il faut leur rappeler qu'un moniteur éteint ne pourra les prévenir et qu'en ce cas le risque de décès est considérable.

MESURES DE SÉCURITÉ

Comme des recherches ont fait état d'un lien existant entre le syndrome de la mort subite du nourrisson et le fait que l'enfant dorme en position de décubitus ventral, la Société canadienne de pédiatrie recommande aujourd'hui de coucher le nourrisson sur le dos. La position sur le côté est également déconseillée, parce que l'enfant peut se tourner sur le ventre. Ces dernières années, le nombre de victimes du syndrome de la mort subite du nourrisson a diminué, ce qui indiquerait que la population a tenu compte de cette recommandation.

à l'annexe A). Le monitoring à domicile est pour les parents une importante source de fatigue et de tension. D'autres proches (parents ou amis) doivent pouvoir bénéficier de l'enseignement donné par l'infirmière ; ils apprendront ainsi à connaître le moniteur d'apnée et les soins à donner afin d'accorder un répit aux parents. Autre point important : si la surveillance cardiorespiratoire de l'enfant s'effectue à domicile, ses frères et sœurs doivent comprendre que le moniteur n'est pas un jouet.

SYNDROME DE LA MORT SUBITE DU NOURRISSON

On appelle syndrome de la mort subite du nourrisson la mort soudaine d'un enfant d'un an, ou moins, qui demeure inexpliquée après autopsie complète, examen du lieu du décès et étude des antécédents. Ce syndrome représente la première cause de mortalité chez les enfants âgés de 1 mois à 1 an[4]. Au Canada, on ne compte pas moins de trois nourrissons qui meurent chaque semaine de façon soudaine et inexpliquée ; les nourrissons autochtones courent un plus grand risque que les autres[5]. C'est chez les enfants âgés de 2 à 4 mois que la fréquence de ces décès atteint son niveau le plus élevé. Le syndrome de la mort subite du nourrisson frappe rarement l'enfant de moins de 2 semaines ou de plus de 6 mois. À l'heure actuelle, le déclenchement de ce syndrome, dont le premier symptôme est l'arrêt cardiorespiratoire, est impossible à prévoir ou à prévenir[6].

Le syndrome de la mort subite du nourrisson est appelé « syndrome » en raison des résultats cliniques et des diverses constatations faites au cours des autopsies et caractérisant la plupart des nourrissons qui en sont victimes. L'autopsie ne permet généralement pas de déterminer à quelle maladie il faut attribuer le décès ; toutefois, de l'œdème pulmonaire et des hémorragies intrathoraciques peuvent être présents. Les résultats cliniques comprennent des signes de lutte ou de changement de position et la présence de sécrétions spumeuses et teintées de sang, expulsées par la bouche ou par les narines. La couche est généralement souillée de selles. Le syndrome frappe le plus souvent en automne, en hiver et pendant le sommeil. La plupart des décès ont lieu sans témoin. Généralement, les parents trouvent le nourrisson mort dans son lit et disent n'avoir entendu ni cris ni mouvements pendant la nuit. Souvent, un léger trouble respiratoire précède la mort.

Bien que de nombreuses causes possibles aient été suggérées (obstruction des voies respiratoires attribuable à des facteurs anatomiques, neuromusculaires et développementaux, anomalie touchant le contrôle cardiorespiratoire et réflexes hyperactifs des voies respiratoires), l'origine du problème demeure un mystère. Plusieurs facteurs reliés à l'enfant, à la mère et à la famille semblent entraîner un risque pour certains enfants (tableau 12-5). Cependant, aucune étude n'a établi de lien entre la mort subite du nourrisson et l'apnée du nouveau-né ou le vaccin antidiphtérique, antitétanique et anticoquelucheux (DCT).

Soins infirmiers

La nature soudaine et imprévue du décès est confirmée à l'urgence. La découverte de l'enfant, généralement effectuée par les parents, constitue un choc terrible. L'infirmière doit faire preuve d'empathie et aider la famille à traverser cette crise, l'une des crises les plus graves qu'elle puisse être amenée à vivre. Avant tout, l'infirmière doit soutenir les membres de la famille pendant la phase aiguë du deuil (tableau 12-6).

Faites comprendre aux parents qu'ils ne sont pas responsables de la mort de leur enfant et aidez-les à communiquer avec d'autres membres de la famille ou amis pouvant leur apporter du soutien dans ce moment difficile. Il est suggéré de remettre de la documentation aux parents lorsqu'ils quittent l'hôpital car, en raison du choc qu'ils ont subi, les parents peuvent avoir oublié ce que les professionnels de la santé leur ont dit à l'urgence. Les enfants plus âgés peuvent craindre de succomber à la même maladie et ont besoin d'être rassurés. Ils peuvent également s'imaginer qu'ils ont provoqué la

TABLEAU 12-5 Facteurs de risque liés au syndrome de la mort subite du nourrisson

Nouveau-né/nourrisson
- Prématurité
- Faible poids à la naissance
- Naissance de jumeaux ou de triplés
- Groupes ethniques (par ordre de fréquence décroissante) : Autochtones, Noirs, Hispaniques, Blancs, Asiatiques
- Sexe : plus fréquent chez les garçons
- Âge : plus fréquent chez le nourrisson de deux à quatre mois
- Période de l'année : plus fréquent en hiver
- Exposition à la fumée de cigarette (réduit la réaction à l'anoxie)[7]
- Antécédents de cyanose, de détresse respiratoire, d'irritabilité ou de problèmes d'alimentation

Mère et famille
- Mère âgée de moins de 20 ans
- Antécédents de tabagisme ou d'usage de drogues illégales (incidence multipliée par 10)
- Anémie
- Grossesses multiples et rapprochées
- Antécédents du syndrome de la mort subite du nourrisson dans la fratrie (incidence multipliée par 4 ou 5)
- Milieu socio-économique défavorisé ; manque d'espace
- Soins prénatals inadéquats ; gain de poids insuffisant

mort de leur petit frère ou de leur petite sœur par des pensées ou des désirs négatifs. Un professionnel de la santé, une infirmière du Centre local de services communautaires (CLSC) de leur quartier, par exemple, peut visiter la famille après le retour à domicile afin de lui apporter du soutien et de répondre à ses questions. Il existe de nombreux groupes de soutien, des organismes comme la Fondation canadienne pour l'étude de la mortalité infantile (se reporter à l'annexe G) qui peuvent aider les parents, les frères et sœurs et les autres membres de la famille à exprimer leurs craintes et à composer avec leurs sentiments en ce qui a trait au décès du nourrisson.

MESURES DE SÉCURITÉ

Les nourrissons ne devraient pas dormir sur des matelas trop mous, pas plus que sur des oreillers ou des édredons, car ils sont moelleux. De plus, le lit ne devrait pas contenir de toutous ni de serviettes. Ces mesures visent à prévenir toute asphyxie.

INSUFFISANCE RESPIRATOIRE

Une insuffisance respiratoire se produit lorsque l'organisme n'est plus en mesure de maintenir des échanges gazeux efficaces en raison d'un problème fonctionnel ou structural lié aux mécanismes de la respiration. D'autres systèmes peuvent également contribuer, directement ou indirectement, à l'augmentation de la charge de travail, ce qui entraîne un dysfonctionnement de l'appareil respiratoire. Les manifestations cliniques de l'insuffisance respiratoire sont des signes de détresse respiratoire : **hypoxémie** (insuffisance d'oxygène dans le sang) et **hypercapnie** (excès de dioxyde de carbone dans le sang) (tableau 12-7).

ANALYSES DE LABORATOIRE : INSUFFISANCE RESPIRATOIRE

Les gaz sanguins artériels indiquent qu'il y a insuffisance respiratoire dans les cas où la PO_2 est inférieure à 50 mm Hg et la PCO_2, supérieure à 50 mm Hg.

Le processus physiologique qui aboutit à l'insuffisance respiratoire commence par l'hypoventilation alvéolaire. Celle-ci se produit en réaction à n'importe lequel des facteurs suivants : 1) les besoins en oxygène sont plus importants que l'apport en oxygène ; 2) les voies respiratoires sont partiellement obstruées ; 3) le transfert de l'oxygène et du dioxyde de carbone dans les alvéoles est interrompu. Cette interruption peut être causée par une défaillance de la stimulation du centre respiratoire (les alvéoles ne reçoivent pas l'ordre de diffuser) ou par une défectuosité de la membrane alvéolaire (problème structural).

L'hypoventilation alvéolaire entraîne une hypoxémie et une hypercapnie. Les quantités anormales d'oxygène et de dioxyde de carbone dans le sang entraînent une anoxie (insuffisance d'oxygène dans les tissus), ce qui déclenche l'insuffisance respiratoire. Les signes d'une insuffisance respiratoire imminente sont l'irritabilité, la

TABLEAU 12-6 Soutien destiné à la famille dont l'enfant a été victime du syndrome de la mort subite du nourrisson

Interventions infirmières	Justifications
1. Fournir aux parents un endroit tranquille et le soutien d'une personne qui les assurera qu'ils ne sont pas responsables de la mort de leur enfant.	1. Les parents doivent pouvoir exprimer leur chagrin à leur manière et savoir que personne ne les blâme pour la mort de l'enfant.
2. Préparer les membres de la famille à voir l'enfant. Leur décrire de quoi l'enfant aura l'air et ce qu'ils pourraient ressentir en le touchant.	2. Dire aux parents, par exemple : « Paul (utiliser le prénom de l'enfant) aura la peau très froide. Il sera immobile et il aura les yeux fermés. » Sans doute le savent-ils déjà, mais une explication fournie avec délicatesse est un signe d'empathie. Expliquer que les accumulations de sang dans les régions déclives auront l'aspect d'ecchymoses.
3. Laisser les parents prendre l'enfant dans leurs bras, le toucher et le bercer, s'ils le désirent.	3. Les parents ont l'occasion de faire leurs adieux à leur enfant. Avant de présenter l'enfant aux parents, l'envelopper dans une couverture propre, le peigner, lui laver le visage, lui nettoyer la bouche avec un coton-tige et lui appliquer de la gelée de pétrole (vaseline) sur les lèvres.
4. Réitérer les explications du médecin relativement à la nécessité d'une autopsie.	4. Une autopsie est nécessaire dans tous les cas de décès inexpliqué. Dire aux parents que c'est la seule façon de connaître avec certitude la cause de la mort.
5. Répondre aux questions des parents et leur fournir d'autres sources d'information. Leur donner des renseignements écrits et le nom d'une personne-ressource qui pourra les mettre en communication avec un groupe de soutien ou avec, par exemple, la Fondation canadienne sur l'étude de la mortalité infantile.	5. Il est possible que les parents soient trop perturbés pour bien écouter les informations et les réponses à leurs questions. Souvent, les services d'urgence et les unités de soins pédiatriques offrent le soutien d'un travailleur social qui restera en communication avec la famille. Fournir les noms de personnes-ressources et les numéros de téléphone de groupes de soutien.
6. Avertir les parents que les membres de la fratrie auront peut-être besoin d'une aide psychologique.	6. Souvent, les frères et sœurs ont besoin de soutien au cours des semaines ou des mois qui suivent le décès. Les travailleurs sociaux sont là pour aider la famille à obtenir des services de soutien et de counseling pour tous ses membres.
7. Offrir aux parents, s'ils le désirent, une mèche de cheveux de l'enfant ainsi que ses empreintes de mains ou de pieds.	7. Les parents pourront ainsi conserver ces objets personnels dans un album-souvenir. Dans bien des cas, cela permet aux parents de confirmer que l'enfant a bel et bien existé.

léthargie, la cyanose et une augmentation de l'effort respiratoire qui se manifeste sous la forme de **dyspnée** (difficulté à respirer), de **tachypnée** (augmentation de la fréquence respiratoire), de battement des ailes du nez et de tirage intercostal[8]. Tout symptôme d'insuffisance respiratoire doit être signalé sans délai.

Soins infirmiers

La découverte précoce d'une insuffisance respiratoire imminente constitue l'aspect le plus important des soins à l'enfant qui présente des signes de troubles respiratoires. Aux premiers signes de détresse respiratoire, même légers, on doit immédiatement placer l'enfant en position verticale (en surélevant la tête du lit). Évaluez la qualité et

TABLEAU 12-7 **Manifestations cliniques d'insuffisance respiratoire ou d'arrêt respiratoire imminent**

Manifestations cliniques	Causes physiologiques
Insuffisance respiratoire	
Premiers signes Agitation Tachypnée Tachycardie Diaphorèse	Ces signes révèlent que l'enfant tente de compenser un déficit en oxygène et une obstruction des voies respiratoires. L'apport en oxygène est inadéquat ; le comportement et les signes vitaux indiquent qu'il y a compensation et début d'anoxie.
Décompensation précoce Battement des ailes du nez Tirage Geignement expiratoire Wheezing Anxiété et irritabilité Changements d'humeur (euphorie, dépression) Céphalée Hypertension Confusion	L'enfant tente d'utiliser ses muscles accessoires pour augmenter l'apport en oxygène ; l'anoxie persiste et les efforts de compensation font perdre à l'enfant plus d'oxygène qu'il n'en reçoit.
Arrêt respiratoire imminent	
Anoxie grave Dyspnée Bradycardie Cyanose Stupeur et coma	Ces signes sont attribuables à l'ampleur du déficit en oxygène, qui ne peut plus être corrigé spontanément. L'oxygénation cérébrale est considérablement réduite et les modifications relatives au système nerveux central sont de mauvais augure.

ALERTE INFIRMIÈRE

En cas de trouble respiratoire chronique, l'insuffisance respiratoire peut se développer progressivement. Les signes en sont discrets. Surveillez particulièrement les modifications du comportement qui viennent s'ajouter aux symptômes respiratoires. Des gaz sanguins artériels sont souvent nécessaires pour surveiller l'évolution du problème.

la fréquence de la respiration, ainsi que la fréquence du pouls apical et la température. Laissez au chevet de l'enfant du matériel permettant d'administrer de l'oxygène et d'intervenir en cas d'urgence. Veillez à ce que l'enfant reçoive de l'oxygène. Surveillez les modifications touchant les signes vitaux, l'état respiratoire et le niveau de conscience. Préparez-vous à assurer une ventilation assistée (ou artificielle) en cas de détérioration de l'état respiratoire de l'enfant.

Utiliser la ventilation assistée

Si la situation ne s'améliore pas malgré l'oxygénothérapie, les médicaments ou les changements de position, la ventilation assistée devient nécessaire. La capacité de l'enfant à maintenir ses voies respiratoires ouvertes diminue au fur et à mesure que diminue son niveau de conscience. L'intubation endotrachéale constitue une mesure d'urgence de courte durée visant à stabiliser les voies respiratoires. La canule endotrachéale peut être insérée dans le nez (nasotrachéale), la bouche (orotrachéale) ou la trachée (trachéotomie). L'intubation nasotrachéale est généralement plus stable et permet d'effectuer l'hygiène buccale quotidienne. Une trachéotomie consiste à créer une ouverture dans la trachée, dans la région antérieure du cou, au niveau du cartilage cricoïde. Généralement, les chirurgiens préfèrent pratiquer cette intervention en salle d'opération, mais il est également possible de la pratiquer à l'urgence ou en un autre milieu si la situation exige une intervention immédiate (pour de plus amples renseignements sur la canule endotrachéale et la canule de trachéotomie, reportez-vous à l'annexe A). L'enfant doit habituellement être admis à l'unité de soins intensifs, où il est placé sous surveillance étroite.

Comme la canule endotrachéale et la canule de trachéotomie empêchent les cordes vocales de vibrer, l'enfant intubé ne peut ni pleurer ni parler. Souvent, le nourrisson ou le jeune enfant exprime de la frustration lorsqu'il constate qu'il ne peut pas communiquer verbalement. Pour attirer l'attention, il recourt à des gestes « sonores » (par exemple, taper sur son matelas). Si elle en a le temps, l'infirmière renseignera les parents et l'enfant sur cet aspect de l'intervention avant que cette dernière ne soit pratiquée. Chez l'enfant plus âgé, on peut utiliser un tableau de communication ou lui fournir un crayon et du papier.

Bon nombre d'enfants porteurs d'une canule de trachéotomie reçoivent leur congé et sont traités à la maison pendant une période prolongée. Il est essentiel d'enseigner aux parents comment s'y prendre pour maintenir les voies respiratoires ouvertes, pour nettoyer le siège de la trachéotomie et pour changer la canule. Une infirmière des soins à domicile (du centre hospitalier ou du CLSC de quartier) peut assurer le suivi et apporter du soutien à l'enfant et à sa famille.

► TROUBLES RESPIRATOIRES RÉACTIONNELS

Des troubles respiratoires réactionnels se manifestent lorsque les tissus des voies respiratoires réagissent à l'invasion d'un virus, d'une bactérie, d'un allergène ou d'un irritant. Ces envahisseurs entraînent une inflammation, un œdème, une augmentation de la production de mucus et un bronchospasme. Ces troubles sont réversibles et sont, en règle générale, spontanément résolutifs et réagissent aux traitements de soutien. Ils peuvent toucher les voies respiratoires supérieures ou inférieures et comprennent le syndrome de croup, l'asthme et la bronchiolite.

SYNDROME DE CROUP

Le terme de « croup » recouvre diverses affections des voies respiratoires supérieures résultant de l'œdème de l'épiglotte et du larynx. L'œdème s'étend généralement à la trachée et aux bronches. Ces affections comprennent des syndromes viraux comme la laryngite spasmodique (faux croup) et la laryngotrachéobronchite, ainsi que des affections d'origine bactérienne comme la trachéite et l'épiglottite (figure 12-5, tableau 12-8).

La laryngotrachéobronchite, l'épiglottite et la trachéite bactérienne sont les trois affections respiratoires qui touchent le plus grand nombre d'enfants, et ce chez les deux sexes et dans tous les groupes d'âge. Les premiers symptômes, communs aux trois affections, sont un **stridor** à l'inspiration (bruit aigu causé par le rétrécissement des voies respiratoires), une toux « aboyante » ou rauque (toux croupale) et un enrouement. La laryngotrachéobronchite est la plus fréquente, mais l'épiglottite et la trachéite bactérienne sont plus graves.

La laryngite et la laryngotrachéite sont des affections légères qui peuvent être traitées à la maison. La laryngotrachéobronchite est la plus grave des affections virales (dans le syndrome de croup) et nécessite souvent une visite à l'urgence lorsque l'enfant atteint est âgé de moins de 6 ans.

Laryngotrachéobronchite

Bien que le terme de « croup » soit utilisé en rapport avec divers syndromes d'origine virale et bactérienne, il sert le plus souvent à désigner la laryngotrachéobronchite, invasion virale des voies respiratoires supérieures qui s'étend au larynx, à la trachée et aux bronches. Le tableau 12-8 présente une comparaison entre la laryngotrachéobronchite et les autres affections relevant du syndrome de croup.

Manifestations cliniques

L'enfant atteint de laryngotrachéobronchite qui est amené à l'urgence présente généralement des symptômes de problèmes respiratoires depuis plusieurs jours. Ces

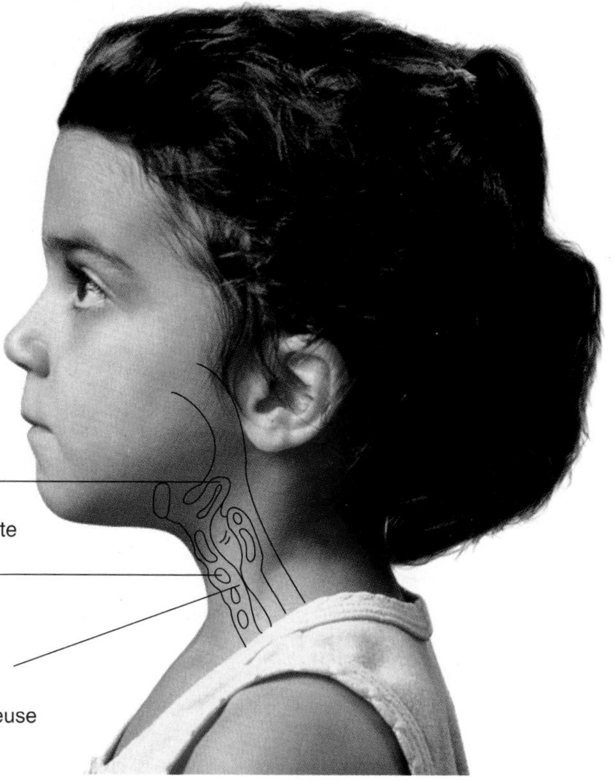

FIGURE 12-5. Dans le syndrome de croup, deux changements importants se produisent au niveau des voies respiratoires : l'œdème de l'épiglotte obstrue les voies respiratoires et la trachée œdémateuse exerce une pression sur le cartilage cricoïde, ce qui entraîne une obstruction.

symptômes ont évolué et ont pris la forme d'une toux et d'un enrouement. L'enfant peut présenter ou non de la fièvre. Les signes les plus courants sont une tachypnée, un stridor à l'inspiration et une toux aboyante. Lorsque l'enfant ne peut s'oxygéner efficacement et que le rétrécissement des voies respiratoires empêche l'expiration du dioxyde de carbone, l'anoxie survient. L'acidose respiratoire et l'insuffisance respiratoire risquent d'être présentes.

Étiologie et physiopathologie

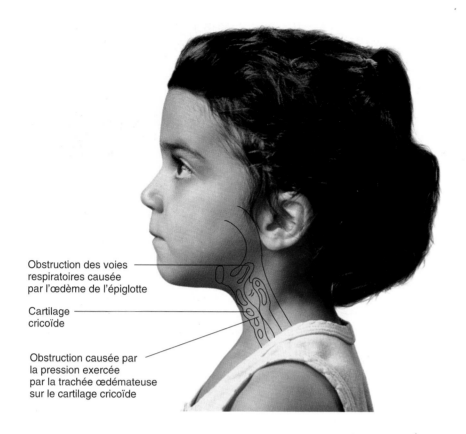

La laryngotrachéobronchite aiguë d'origine virale touche surtout les enfants âgés de 3 mois à 4 ans, mais elle peut survenir jusqu'à l'âge de 8 ans. Les garçons en sont atteints plus souvent que les filles. Cette affection est très préoccupante chez le nourrisson et chez l'enfant de moins de 6 ans, en raison de l'obstruction des voies respiratoires qu'elle peut provoquer. L'agent pathogène est habituellement le virus parainfluenza 1 ou 2, qui se manifeste pendant les mois d'hiver sous forme de flambées regroupées[9]. Le virus respiratoire syncytial (VRS) et les virus de l'influenza (A et B) sont aussi des agents pathogènes fréquents.

Les tissus des voies respiratoires réagissent au virus en produisant des sécrétions abondantes et tenaces ainsi que de l'œdème, ce qui aggrave la détresse respiratoire. L'œdème provoque le rétrécissement du diamètre des voies respiratoires dans la région sous-glottique, partie la plus étroite des voies respiratoires. Même de minimes quantités de mucus ou un œdème léger risquent d'obstruer rapidement les voies respiratoires (figure 12-5). Les grandes et les petites structures des voies respiratoires peuvent être touchées.

> **ALERTE INFIRMIÈRE**
>
> En cas de laryngotrachéobronchite et d'épiglottite, les cultures de gorge et l'examen visuel de la cavité buccale et de la gorge sont contre-indiqués. En effet, ces examens risquent de provoquer des **laryngospasmes** (vibrations spasmodiques qui referment le larynx) causés par l'anxiété ou par la stimulation de cette région rendue vulnérable par la maladie.

Examens diagnostiques et traitement médical

Le diagnostic découle souvent des signes cliniques. On utilise la saturométrie pulsatile en oxygène (oxymétrie pulsée) pour déceler l'anoxie. Si le diagnostic de laryngotrachéobronchite est mis en doute, on prend des radiographies antéro-postérieures et latérales des voies respiratoires supérieures. Celles-ci peuvent révéler un rétrécissement sous-glottique symétrique.

TABLEAU 12-8 Syndrome de croup sous ses diverses formes

	Syndromes viraux			Syndromes bactériens	
	Laryngite spasmodique aigüe (faux croup)	*Laryngotrachéite*	*Laryngotrachéo-bronchite*	*Trachéite bactérienne*	*Épiglottite (supraglottite aiguë)*
Gravité	L'affection la moins grave.	L'affection la plus courante[a].	La plus grave des affections virales (syndrome de croup) : elle s'aggrave en l'absence de traitement.	Pronostic réservé ; elle nécessite une observation étroite.	L'affection posant le plus grand risque pour la vie (urgence médicale).
Âge	De 3 mois à 3 ans.	De 3 mois à 8 ans.	De 3 mois à 8 ans.	D'un mois à 13 ans[a].	De 2 à 8 ans.
Apparition	Rapide ; point culminant pendant la nuit, amélioration le matin (récurrente).	Apparition progressive ; elle commence par une infection des voies respiratoires supérieures, évolue vers une difficulté respiratoire modérée.	Apparition progressive ; elle commence par une infection des voies respiratoires supérieures, se transforme en détresse respiratoire.	Apparition progressive, elle débute sous la forme d'une infection des voies respiratoires supérieures (1 ou 2 jours).	Elle évolue rapidement (en quelques heures).
Symptômes	Absence de fièvre ; détresse respiratoire légère ; toux aboyante.	Début : fièvre légère (< 39 °C) ; enrouement ; toux aboyante, rauque et croupale ; rhinorrhée ; mal de gorge ; stridor à l'inspiration ; appréhension. On observe par la suite une respiration laborieuse.	Début : fièvre légère (< 39 °C) ; enrouement ; toux aboyante, rauque et croupale ; rhinorrhée ; mal de gorge ; stridor à l'inspiration ; appréhension ; agitation, irritabilité. On observe par la suite un tirage (progressif) ; une augmentation du stridor et une cyanose.	Fièvre élevée (> 39 °C) ; infection des voies respiratoires supérieures sous forme de toux croupale d'origine virale ; croup à l'origine ; stridor (trachéal) ; sécrétions purulentes.	Fièvre élevée (> 39 °C) ; infection des voies respiratoires supérieures ; mal de gorge intense ; dysphagie[a]; écoulement de bave[a]; augmentation de la fréquence cardiaque et respiratoire ; position verticale préférée (position du tripode, menton projeté vers l'avant)[a].
Étiologie	Inconnue ; elle pourrait être d'origine virale avec influences de nature allergique et affective.	Virus para-influenza 1 et 2, virus respiratoire syncytial (VRS) ou influenza.	Virus para-influenza 1 et 2, virus respiratoire syncytial (VRS) ou influenza.	Staphylocoques et streptocoques de type A, *Hæmophilus influenzæ*.	*Hæmophilus influenzæ*.

[a] Facteur clé (permet de différencier l'affection).

Les traitements médicaux consistent à préserver, et à améliorer, la respiration à l'aide de l'humidification, de médicaments et d'oxygène supplémentaire lorsque la saturation en oxygène est inférieure à 92 % (tableau 12-9).

Dans la plupart des cas, l'enfant qui réagit bien aux médicaments est renvoyé chez lui après une période d'observation à l'urgence. L'enfant qui, après administration de médicaments, présente des symptômes modérés ou graves, est hospitalisé pour être observé et traité. L'obstruction des voies respiratoires est une complication possible de la laryngotrachéobronchite. Il peut devenir nécessaire d'intuber l'enfant et de le transférer à l'unité de soins intensifs dans le but de maintenir la perméabilité des voies respiratoires en cas d'obstruction. Toutefois, la plupart des enfants réagissent bien à l'humidification et à l'oxygénothérapie et reçoivent leur congé après une période de 48 à 72 heures. Chez l'enfant présentant des symptômes plus graves, on

TABLEAU 12-9 Médicaments utilisés pour le traitement symptomatique de la laryngotrachéobronchite

Médicaments	Action et indications	Considérations infirmières
Bêta-agonistes et bêta-adrénergiques (p. ex.: albuterol, adrénaline racémique) administrés en aérosol par masque facial.	Bronchodilatateur à action rapide utilisé pour réduire les symptômes de la détresse respiratoire de même que la constriction de la muqueuse sous-glottique et des capillaires sous-muqueux.	Le soulagement est temporaire ; l'enfant peut développer rapidement une tolérance, ce qui oblige à administrer le médicament plus souvent. L'enfant peut présenter de la tachycardie (de 160 à 200 batt./min) et de l'hypertension, des étourdissements, des céphalées et des nausées pouvant exiger la cessation de la médication. L'évolution du croup d'origine virale n'est pas modifiée. Les médicaments peuvent exempter d'avoir recours à la ventilation assistée. Il existe une tendance à retrouver le niveau de détresse existant avant le traitement.
Corticostéroïdes (p. ex.: dexaméthasone) par voie orale, intramusculaire ou intraveineuse.	Anti-inflammatoire utilisé pour diminuer l'œdème.	L'enfant peut présenter des symptômes cardiovasculaires (hypertension). Il est nécessaire d'effectuer une surveillance étroite pour observer comment l'enfant réagit au traitement. On peut s'exempter d'avoir recours à la ventilation assistée. Le stridor s'estompe plus rapidement.

administre de l'adrénaline (épinéphrine) en aérosol afin de diminuer l'œdème et de favoriser une vasoconstriction de la muqueuse. Après administration d'adrénaline, une amélioration devrait être notée en moins de 15 minutes. Les corticostéroïdes sont efficaces contre l'inflammation eux aussi, mais leurs effets sont plus tardifs (quelques heures) (tableau 12.9).

ALERTE INFIRMIÈRE

Surveillez l'enfant constamment afin d'être en mesure de déceler une incapacité à avaler, une absence de bruits vocaux, un degré croissant de détresse respiratoire ou un écoulement soudain de bave (signe d'obstruction supraglottique). En présence de l'un de ces signes, avisez immédiatement le médecin. Plus l'enfant est silencieux, plus il y a lieu de s'inquiéter.

Collecte des données

L'examen physique initial et les examens subséquents sont centrés sur la fonction respiratoire. Il est nécessaire de surveiller étroitement l'état de l'enfant afin de déceler toute modification relative à la perméabilité des voies respiratoires. L'enfant doit être constamment surveillé à la salle d'observation de l'urgence ou à l'unité de soins intensifs. Lorsque la situation se stabilise, la surveillance peut être moins incessante (tableaux 12-10 et 12-11).

Il faut accorder une attention particulière à l'effort respiratoire, aux bruits respiratoires et à la réactivité de l'enfant. L'épuisement physique peut diminuer l'intensité du tirage et du stridor. Comme l'enfant consacre ses réserves d'énergie à la ventilation, il est possible que les bruits respiratoires diminuent. Une respiration bruyante (congestion audible des voies respiratoires, respiration rauque), en ce cas, indique que l'enfant dispose de réserves d'énergie suffisantes. La réactivité diminue au fur et à mesure que l'hypoxémie augmente.

ALERTE INFIRMIÈRE

Pour éviter tout risque d'aspiration, il ne faut rien donner par voie orale à l'enfant qui présente une détresse respiratoire grave.

Diagnostics infirmiers

Les diagnostics infirmiers énumérés ci-dessous peuvent s'appliquer à l'enfant atteint de laryngotrachéobronchite aiguë.

- Mode de respiration inefficace relié à l'obstruction trachéobronchique, à la diminution d'énergie et à la fatigue ;

TABLEAU 12-10 Évaluation de l'enfant qui présente un trouble respiratoire réactionnel

Interventions infirmières	Justifications
Évaluer la fréquence cardiaque et respiratoire.	Une tachypnée et une tachycardie indiquent une augmentation de l'effort respiratoire.
Vérifier la position de l'enfant (est-il assis ? en décubitus ventral ? en décubitus dorsal ?).	La position verticale, ou position de semi-Fowler, favorise la perméabilité des voies respiratoires. L'enfant qui adopte de lui-même une position plus verticale peut signaler ainsi une aggravation de la détresse.
Évaluer la qualité générale de l'effort respiratoire : déterminer les bruits liés à l'inspiration et à l'expiration, la capacité de parler et la présence de stridor, de toux, de tirage, de battement des ailes du nez et de cyanose.	Cette évaluation révèle l'état général de la fonction et des voies respiratoires.
Utiliser l'échelle du tableau 12-11 et continuer à évaluer le score toutes les deux à quatre heures, ou plus souvent si la détresse augmente ; effectuer les interventions infirmières appropriées en fonction du score obtenu.	Elle permet d'obtenir des données d'évaluation cohérentes et objectives et un score quantitatif pour comparaison ultérieure.
Relier l'enfant au moniteur cardiorespiratoire et au saturomètre (oxymètre de pouls).	Ces mesures fournissent des données d'évaluation continues dans le cadre de la surveillance générale des fonctions physiologiques.

TABLEAU 12-11 Échelle permettant de déterminer la gravité du syndrome de croup

	Indice de gravité			
Signes	*0*	*1*	*2*	*3*
Stridor	Aucun	Léger	Modéré au repos	Marqué à l'inspiration et à l'expiration
Tirage	Aucun	Léger	Sus-sternal, intercostal	Marqué, pouvant être accompagné de tirage sternal
Coloration	Normale	Indice normal = 0	Indice normal = 0	Empourprée ou cyanosée = 0
Bruits respiratoires	Normaux	Diminution légère	Diminution modérée	Diminution marquée
Niveau de conscience	Normal	Agitation lorsque l'enfant est dérangé	Anxiété, agitation	Diminution marquée, léthargie

Calcul des résultats : Pour quantifier la gravité du syndrome de croup, additionner les scores pour chacune des catégories de signes. Les scores peuvent aller de 0 à 15. La détermination des signes légers, modérés et graves, ou marqués, s'effectue de la manière suivante : 4-5 = léger ; 6-8 = modéré ; 8 ou plus (ou tout signe entrant dans la catégorie « grave ») = grave.

Source : Davis H.W., Gartner, J.C., Galvis, A.G., Michaels, R.H., et Mestad, P.H. (1981). Acute upper airway obstruction : croup and epiglottitis. Pediatric Clinics of North America, 28(4), p. 859-880.

- Perturbation des échanges gazeux reliée à l'insuffisance de l'apport en oxygène (rétrécissement de l'entrée d'air).
- Déficit nutritionnel: Apport nutritionnel insuffisant par rapport aux besoins métaboliques relié à l'épuisement des réserves de glycogène et à un apport alimentaire et liquidien inadéquat pendant la période précédant l'admission à l'hôpital.
- Peur et anxiété (des parents ou de l'enfant) reliées à la maladie aiguë, au caractère incertain du pronostic de même qu'à l'environnement peu familier et aux interventions effectuées.
- Manque de connaissances (des parents)relié au diagnostic, au traitement, au pronostic et aux soins à domicile.

Soins infirmiers

Des soins infirmiers efficaces peuvent aider considérablement l'enfant atteint de laryngotrachéobronchite, ainsi que sa famille, à faire face aux symptômes de la maladie. Les soins consistent à maintenir la perméabilité des voies respiratoires, à maintenir l'équilibre liquidien, à diminuer le niveau de stress et à enseigner aux parents comment prodiguer les soins à domicile.

Maintenir la perméabilité des voies respiratoires. Il peut être nécessaire, pour combattre l'hypoxémie, d'administrer de l'oxygène d'appoint (oxygénothérapie) et d'assurer un degré d'humidité élevé. Des études ont démontré que les croupettes (tentes) n'apportaient aucune diminution des symptômes; celles-ci sont donc rarement utilisées. Laissez l'enfant prendre la position qu'il trouve la plus confortable.

La capacité de l'enfant à communiquer de manière efficace est une considération importante sur le plan du développement. L'infirmière doit pouvoir se rendre rapidement auprès de lui afin de répondre à ses besoins respiratoires. Placez l'enfant dans une chambre située près du poste des infirmières et laissez le matériel de réanimation à son chevet.

Répondre aux besoins liquidiens et nutritionnels. La maladie qui a nécessité une visite à l'urgence risque d'avoir perturbé l'équilibre liquidien de l'enfant. Il est essentiel de reconnaître qu'il y a déficit liquidien et de surveiller l'état hydrique et nutritionnel de l'enfant. Les liquides comme les jus de fruits favorisent la liquéfaction des sécrétions, ils contiennent des kilojoules qui fournissent de l'énergie et sont utiles au métabolisme. Encouragez les parents à convaincre l'enfant de prendre des liquides par voie orale. Il peut être nécessaire d'administrer des liquides par voie intraveineuse afin de réhydrater l'enfant, de préserver l'équilibre liquidien ou de créer une voie d'accès intraveineux en cas d'urgence. Il faut surveiller les signes de déglutition difficile, ce qui peut être un signe précoce d'épiglottite ou de trachéite bactérienne.

Planifier le congé et enseigner à la famille les soins à domicile. Pendant que l'enfant est en observation, l'infirmière doit saisir toutes les occasions d'évaluer les connaissances des parents sur les symptômes de la laryngotrachéobronchite et de discuter avec eux des mesures à prendre en cas de récidive. Par exemple, dites aux parents de téléphoner au médecin de l'enfant dans les cas suivants:

- Ils ne voient aucune amélioration des symptômes légers après avoir administré de l'humidité et de l'air frais pendant une heure.
- La respiration de l'enfant est rapide et laborieuse.

Épiglottite (supraglottite aiguë)

L'épiglottite (également appelée supraglottite aiguë) est une inflammation de l'épiglotte, structure longue et étroite qui ferme la glotte pendant la déglutition (figure 12-5). Comme un œdème dans cette région risque d'obstruer rapidement (en quelques minutes

CROISSANCE ET DÉVELOPPEMENT

Il est nécessaire de constamment surveiller le nourrisson ou le trottineur au stade préverbal qui souffre d'une laryngotrachéobronchite dans le but de contrôler son état respiratoire. Si l'enfant est plus âgé, il faut trouver une façon de communiquer avec lui (en utilisant des signes ou des mots simples) afin qu'il puisse alerter le personnel infirmier en cas de difficultés respiratoires.

CONSEIL CLINIQUE

L'enfant atteint de laryngotrachéobronchite préfère habituellement des boissons fraîches et non gazeuses, comme du jus de pomme ou des boissons aux fruits. N'oubliez pas que le Jell-O, les glaçons et les sucettes glacées à saveurs de fruits sont également des liquides. On peut aussi offrir des solutions de réhydratation orale.

ÉPIGLOTTITE

Les quatre principaux signes d'épiglottite, par ordre d'apparition, sont:
- La dysphonie;
- La dysphagie;
- L'écoulement de bave;
- La détresse respiratoire.

ALERTE INFIRMIÈRE

Lorsque l'on parle d'un état « toxique », cela signifie que l'on observe chez l'enfant certaines des caractéristiques suivantes : irritabilité, pâleur, hypo-activité, perte d'intérêt pour l'environnement et diminution de la perfusion cutanée.

ou en quelques heures) les voies respiratoires en bloquant la trachée, l'épiglottite est considérée comme une maladie potentiellement mortelle (le tableau 12-8 présente une comparaison entre l'épiglottite et d'autres formes du syndrome de croup).

L'épiglottite se distingue par le fait que l'enfant, antérieurement en bonne santé, devient *soudainement* très malade sans avoir présenté de signes précurseurs. Les premiers symptômes sont une forte fièvre (supérieure à 39 °C), un mal de gorge, de la **dysphonie** (voix rauque, étouffée ou éteinte), de la dysphagie (difficulté à avaler). L'enfant peut aussi avoir une apparence « toxique ». À mesure que le larynx s'obstrue, un stridor se développe à l'inspiration. En raison de la douleur intense et de l'œdème dans la gorge, l'enfant évite d'avaler sa salive et la laisse s'écouler. L'enfant peut également présenter du tirage sus-sternal et sous-sternal. Ainsi, selon le degré d'obstruction, le tirage peut être absent, léger, modéré ou important. Pour libérer ses voies respiratoires et augmenter son apport d'air, il s'assoit en se penchant vers l'avant, mâchoire avancée, bouche ouverte dans la position classique « du tripode » et il refuse de s'étendre.

L'épiglottite est souvent causée par une invasion bactérienne des tissus mous du larynx par *Hæmophilus influenzæ* de type B (Hib). Cependant, elle est parfois due à des streptocoques ou à des staphylocoques. L'inflammation et l'œdème des tissus de l'épiglotte et des régions environnantes provoquent une obstruction des voies respiratoires. Heureusement, depuis que l'administration du vaccin contre le Hib (*Hæmophilus influenzæ* de type B) s'est répandue, le nombre de cas d'épiglottite a sensiblement diminué.

Le diagnostic se base souvent sur une radiographie cervicale de profil (radiographie latérale, figure 12-6), qui révèle une épiglotte hypertrophiée et arrondie, apparaissant sous forme de masse à la base de la langue. On peut également observer un rétrécissement des voies respiratoires. Une hémoculture peut être effectuée une fois que l'état de l'enfant est stabilisé. L'irritation marquée et l'hypersensibilité des muscles des voies respiratoires risquent d'entraîner un **laryngospasme**. C'est pourquoi il est contre-indiqué d'effectuer un examen visuel de la bouche et de la gorge chez l'enfant que l'on croit atteint d'épiglottite, à moins que l'intervention ne soit pratiquée par un médecin et en un lieu pourvu du matériel nécessaire à une intubation d'urgence[9]. En effet, tout stress ou toute manipulation physique ne fait qu'aggraver l'irritation de voies respiratoires déjà fragiles, ce qui entraîne presque inévitablement une obstruction.

Les soins médicaux immédiats consistent à maintenir les voies respiratoires ouvertes, généralement en introduisant une canule endotrachéale. On administre des antibiotiques visant à combattre *Hæmophilus influenzæ* et les micro-organismes à Gram positif jusqu'à ce que l'on obtienne les résultats des hémocultures. Il peut être utile

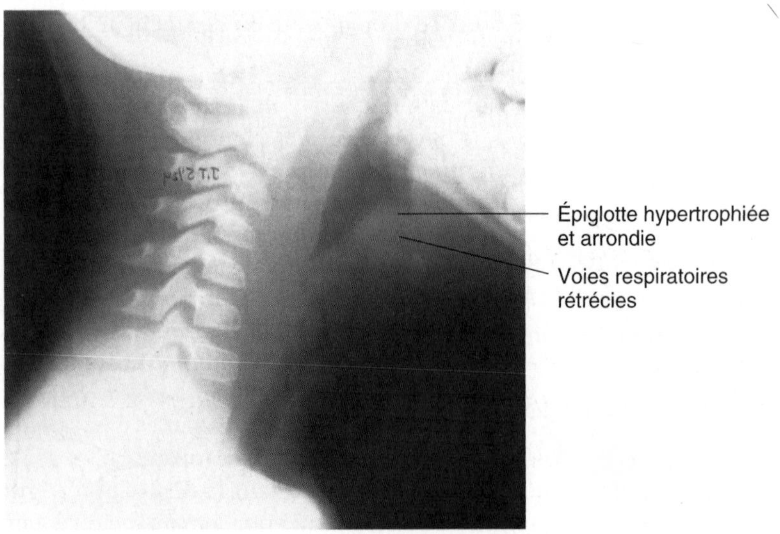

FIGURE 12-6. On utilise parfois l'expression « signe du pouce » pour décrire l'hypertrophie de l'épiglotte. Rappelez-vous que le diamètre de la trachée est habituellement le même que celui de l'auriculaire. Dans cette radiographie, pouvez-vous distinguer la forme en « pouce », rigide et hypertrophiée ?

de donner des antipyrétiques (acétaminophène, ibuprofène) pour traiter la fièvre et le mal de gorge, et des corticostéroïdes (pendant les premières heures du traitement) pour faire diminuer l'œdème.

> **ALERTE INFIRMIÈRE**
>
> Comme le nourrisson ou le trottineur au stade préverbal ne peut avertir l'infirmière s'il éprouve de la difficulté à respirer, il ne faut pas le laisser seul pendant la phase aiguë de l'épiglottite.

Soins infirmiers

Les soins infirmiers visent à maintenir la perméabilité des voies respiratoires, à administrer la médication, à assurer l'hydratation et à apporter du soutien à l'enfant et à sa famille. Généralement, l'enfant demeure sous observation constante à l'unité de soins intensifs jusqu'à ce que la canule endotrachéale soit retirée.

Maintenir la perméabilité des voies respiratoires. L'humidificateur à vapeur froide et l'oxygène d'appoint améliorent le fonctionnement des voies respiratoires. L'enfant peut être placé sous une croupette à degré d'humidité élevé, qui lui fournira de l'oxygène et de la vapeur froide. Il faut le surveiller attentivement et contrôler fréquemment son état. Il est essentiel de lui offrir un environnement aussi calme que possible. Ainsi, il sera moins anxieux et moins porté à pleurer. En effet, les pleurs stimulent les voies respiratoires, augmentent la consommation d'oxygène et risquent de provoquer un laryngospasme. Donc, plus l'enfant est calme, meilleure est sa fonction respiratoire[10]. La position en décubitus dorsal est déconseillée, car elle risque de perturber la fonction du diaphragme et de faire éprouver à l'enfant une sensation d'étouffement.

Administrer les médicaments et les liquides. Les antibiotiques visent à combattre l'infection et les liquides à assurer l'hydratation. Comme l'enfant était fiévreux et souffrait de mal de gorge avant son hospitalisation, il peut exister un déficit liquidien. L'infirmière doit être à l'affût de tout signe de déshydratation. Le contrôle strict des ingesta et des excreta, ainsi que de la densité urinaire, fournit des données précieuses sur l'état d'hydratation.

Apporter du soutien à l'enfant et à sa famille. L'enfant peut être effrayé en constatant qu'il a perdu la voix, ou qu'il ne peut même plus produire de sons. De plus, l'environnement peu familier de l'hôpital et l'équipement médical peuvent avoir un effet anxiogène non seulement chez l'enfant, mais également chez ses parents. L'infirmière rassurera les parents en leur expliquant que la perte de la voix chez l'enfant est temporaire et en leur donnant des détails sur chacun des appareils. Il est souhaitable que les parents et les proches puissent en tout temps rendre visite à l'enfant, ce qui leur permettra de se relayer à son chevet pour lui apporter soutien et réconfort.

Planifier le congé et enseigner à la famille les soins à domicile. Dans la plupart des cas, l'état de l'enfant s'améliore rapidement après que l'on a commencé à administrer l'humidité fraîche, l'oxygène, les antibiotiques et les liquides. Généralement, l'enfant se rétablit rapidement et la sonde endotrachéale peut être retirée après une période de 24 à 36 heures[11]. Il peut être nécessaire de poursuivre l'administration d'antibiotiques par voie orale à la maison pendant 7 à 10 jours environ après les avoir administrés par voie intraveineuse à l'hôpital. Les parents doivent recevoir des instructions sur la façon d'administrer les médicaments et sur les effets secondaires possibles du traitement médicamenteux.

Trachéite bactérienne

La trachéite bactérienne est une infection de la trachée causée, dans la plupart des cas, par *Staphylococcus aureus.* Les streptocoques de type A ainsi que *Hæmophilus influenzæ* sont aussi des agents pathogènes pour cette affection. On croit qu'elle commence par une infection virale ou une lésion anatomique préexistante et qu'ensuite une surinfection bactérienne se développe. Cette affection débute par une toux croupale et un stridor. L'enfant souffre ensuite d'une forte fièvre (plus de 39 °C) pendant plusieurs jours[9] (on trouvera au tableau 12-8 une comparaison entre la trachéite et d'autres formes du syndrome de croup).

En raison des ressemblances entre les symptômes des deux affections, la trachéite bactérienne est souvent diagnostiquée, à ses débuts, comme une laryngotrachéobronchite. Toutefois, on note qu'au lieu de s'améliorer sous l'effet du traitement l'état de l'enfant se détériore. Celui-ci préfère généralement la position couchée plutôt qu'assise, car cette position semble lui permettre de conserver son énergie. Souvent, le diagnostic de trachéite est fondé sur les résultats d'une hémoculture après une absence de réaction au traitement habituel de la laryngotrachéobronchite. Des sécrétions épaisses et purulentes sont fréquemment retrouvées dans la trachéite bactérienne. Dans la plupart des cas, l'enfant a besoin d'une intubation endotrachéale, d'une assistance ventilatoire et d'une antibiothérapie.

Soins infirmiers

Les soins infirmiers comprennent les interventions suivantes :

- Évaluation approfondie et soutien des voies respiratoires ;
- Maintien de la perméabilité des voies respiratoires (les sécrétions épaisses qui s'accumulent dans les voies respiratoires supérieures rendent souvent nécessaire l'intubation endotrachéale) ;
- Aspiration, au besoin (l'aspiration mécanique facilite l'élimination des sécrétions et favorise la perméabilité des voies respiratoires) ;
- Administration d'oxygène humidifié ;
- Administration d'antibiotiques ;
- Préparation à une réanimation éventuelle.

La section portant sur l'épiglottite présente d'autres interventions infirmières pouvant également s'appliquer à la trachéite bactérienne.

ASTHME

L'asthme est une inflammation chronique des voies respiratoires[12] dont traitent, depuis les temps anciens, d'innombrables ouvrages médicaux. Cette affection chronique, et courante, touche le nourrisson, l'enfant et l'adolescent et représente une cause importante d'absentéisme scolaire[13, 14]. Dans la plupart des cas, les premiers symptômes se manifestent avant l'âge de 5 ans. Jusqu'à la puberté, l'asthme atteint plus fréquemment les garçons que les filles ; par la suite, la répartition des cas s'équilibre[15].

L'asthme est une affection chronique accompagnée de poussées aiguës ou de symptômes persistants. Il faut prodiguer à l'enfant des soins coordonnés et constants pour maîtriser les symptômes qui apparaissent soudainement et limiter les atteintes permanentes aux voies respiratoires. L'asthme grave et persistant, peu fréquent par le passé, est plus répandu aujourd'hui. Ces dernières années, les taux de mortalité et de morbidité liés à l'asthme sont à la hausse, et ce à l'échelle mondiale. L'asthme représente une maladie chronique importante qui touche de 5 à 10 % de la population du Québec[16]. Quels dangers cette affection représente-t-elle pour les enfants ?

> **TABAGISME PASSIF**
>
> Des études indiquent que le tabagisme passif (exposition involontaire à la fumée) contribue de manière importante au développement des troubles respiratoires chez les enfants. Le tabagisme passif a été expressément lié à l'augmentation des symptômes d'asthme, du nombre de visites aux urgences et du nombre d'hospitalisations chez les enfants dont les parents sont fumeurs. On estime que le tabagisme passif est responsable, chaque année, de milliers de nouveaux cas d'asthme chez les enfants[17].

Manifestations cliniques

L'asthme se caractérise par une inflammation, une obstruction ou un rétrécissement bronchiques variables et une hyper-réactivité des voies respiratoires à divers stimuli (tableau 12-12). On appelle généralement « crise d'asthme » l'apparition soudaine de difficultés respiratoires.

Pendant une crise, la respiration est rapide et laborieuse et l'enfant semble souvent fatigué à cause de l'énergie considérable qu'il doit consacrer au simple fait de respirer. On observe parfois un battement des ailes du nez et un tirage intercostal. L'enfant présente une toux productive et un wheezing à l'expiration, une utilisation des muscles accessoires, une diminution de la capacité de ventilation et une fatigue respiratoire. L'anoxie qui en résulte ainsi que l'effet cumulatif des médicaments administrés précé-

TABLEAU 12-12 Manifestations cliniques de l'asthme

Dyspnée
Tachypnée
Phase expiratoire prolongée
Teint pâle
Joues et oreilles rouges
Tirage
Oppression thoracique
Sibilants et crépitants à l'auscultation
Diminution de l'entrée d'air
Wheezing inspiratoire et expiratoire
Toux
Sécrétions (transparentes et gélatineuses)
Agitation et transpiration, si la crise progresse
Appréhension
Battement des ailes du nez
Cyanose
Après plusieurs crises : utilisation des muscles accessoires de la respiration, thorax en tonneau, hippocratisme digital, modification de l'aspect du visage

demment favorisent des comportements allant de l'agitation à l'irritabilité léthargique. Entre les crises, l'enfant peut sembler en très bonne santé et ne manifester aucun signe particulier. Toutefois, si l'enfant a connu de nombreuses crises, il arrive souvent qu'il présente de l'hippocratisme digital, un thorax en tonneau et une utilisation des muscles accesssoires de la respiration (figure 12-12, p. 477). De plus, il est souvent plus petit que la moyenne, lorsqu'on le compare aux normes des courbes de croissance, mais il rattrape généralement ses pairs à l'adolescence.

Étiologie et physiopathologie

Les difficultés respiratoires liées à une crise d'asthme sont causées par l'inflammation qui contribue à obstruer les voies respiratoires[12]. L'inflammation amène les mécanismes qui normalement protègent les poumons (formation de mucus, œdème de la muqueuse et contraction des muscles des voies respiratoires) à fournir une réponse excessive à un stimulus.

Le stimulus ou, plus précisément, le **facteur déclenchant** qui provoque la crise d'asthme, peut être une substance ou une affection. Parmi les facteurs déclenchants de l'asthme, on note : exercice physique ; infections respiratoires (virales, bactériennes) ; allergènes (moisissures, poussière, acariens, animaux ou pollen) ; additifs alimentaires à base de sulfites, polluants, odeurs fortes, fumée, produits chimiques, variations de température (air froid, humidité) ; médicaments (aspirine, anti-inflammatoires non stéroïdiens, antibiotiques, bêtabloquants) ; certaines maladies (reflux gastro-œsophagien, maladies de la thyroïde) ; ou encore certaines émotions ou un événement important. Le rôle des émotions comme facteur déclenchant est souvent mal compris et mal interprété. Il faut démentir le sophisme selon lequel l'enfant atteint d'asthme souffre de problèmes psychologiques qui déclenchent des crises. Bien que l'enfant puisse présenter des problèmes d'ordre psychologique, ceux-ci ne sont pas responsables des crises. La réactivité des voies respiratoires aux stimuli est présente *avant* que le facteur déclenchant ne provoque la suite d'événements physiologiques qui aboutissent à une crise d'asthme.

CROISSANCE ET DÉVELOPPEMENT

Chez les jeunes enfants, les infections virales des voies respiratoires constituent les principaux facteurs déclenchants des crises d'asthme.

Le rétrécissement des voies respiratoires est causé par l'œdème et par la production de grandes quantités de mucus. Le mucus bloque les petites voies respiratoires et emprisonne l'air sous les bouchons (bouchons muqueux), créant une obstruction (figure 12-7). Les voies respiratoires sont œdémateuses, ce qui provoque des spasmes

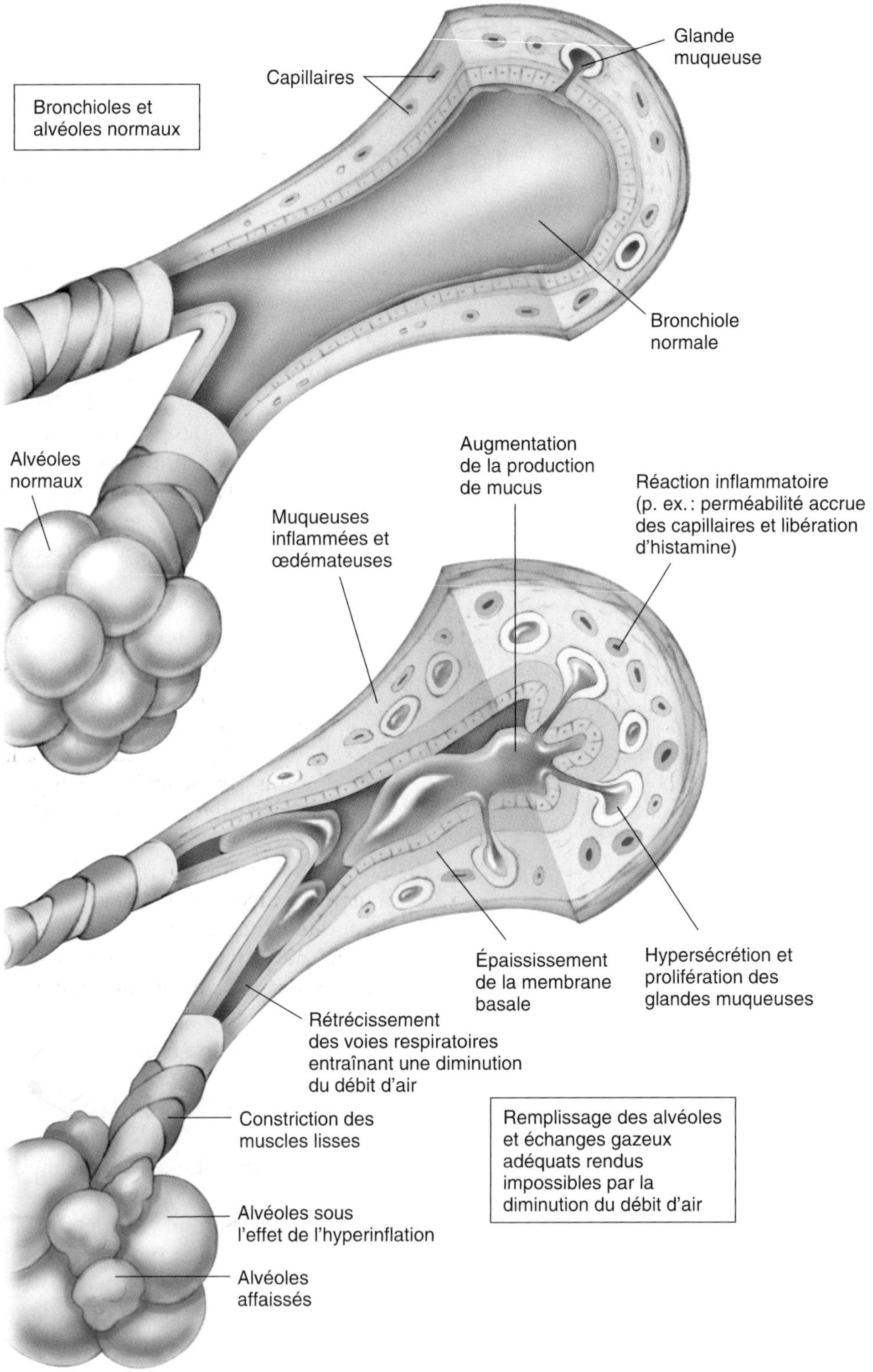

FIGURE 12-7. Quelles sont les causes des crises d'asthme ? L'exercice physique, l'infection et les allergies sont quelques-uns des facteurs déclenchants. Nous voyons ici de quelle manière l'asthme réduit le débit d'air en comprimant et en rétrécissant les voies respiratoires.

musculaires (bronchospasmes), qui deviennent souvent incontrôlables lorsqu'ils atteignent les grandes voies respiratoires. Avec le temps, les épisodes répétés de bronchospasmes, d'œdème des muqueuses et de formation de bouchons muqueux risquent d'endommager les cellules respiratoires. Les voies respiratoires sont alors chroniquement irritées et cicatrisées, ce qui entraîne un blocage aérien appelé hyperinflation. Il importe de souligner que, bien que la bronchoconstriction soit une réaction normale de notre système respiratoire, chez l'enfant atteint d'asthme elle acquiert une gravité anormale et affecte le système respiratoire.

L'enfant qui est aux prises avec une crise d'asthme passe par plusieurs stades psychologiques : il connaît d'abord une anxiété modérée en début de crise, anxiété qui s'intensifie au fur et à mesure que la situation s'aggrave. L'anxiété marquée accroît les réactions et les symptômes physiques, et un cercle vicieux se met en place. Il est essentiel de reconnaître chez l'enfant la peur et le sentiment de panique et de les traiter afin de rétablir le processus de respiration normal.

Examens diagnostiques et traitement médical

Le diagnostic d'asthme se fonde surtout sur les manifestations cliniques, sur l'examen physique et sur les antécédents personnels et familiaux de l'enfant. En période de crise, les données ainsi obtenues suffisent habituellement pour établir le diagnostic.

Les radiographies pulmonaires ne sont indiquées qu'en présence de fièvre, d'asymétrie lors de l'auscultation ou d'emphysème sous-cutané. Elles permettent alors d'écarter la possibilité qu'existent d'autres problèmes de santé, concomitants de l'asthme ou non. En cas de crise grave, la saturation en oxygène et les gaz sanguins artériels doivent être surveillés de près pour s'assurer qu'une insuffisance respiratoire ne soit pas en train de s'installer (se reporter à la section traitant de cette affection plus haut dans le présent chapitre).

L'épreuve de la fonction respiratoire permet de déterminer la gravité de l'obstruction des voies respiratoires et d'évaluer l'efficacité du traitement. On utilise ce test pour mesurer la capacité respiratoire des poumons, soit le volume d'air que les poumons peuvent faire entrer et sortir. Comme l'examen exige la coopération de l'enfant, il est habituellement réservé aux enfants de 4 ou 5 ans, ou plus[18]. Les résultats de l'examen déterminent la gravité de l'obstruction des voies respiratoires et permettent de choisir le traitement approprié (tableaux 12-13 et 12-14). Une fois la crise maîtrisée, il peut être utile d'effectuer des tests cutanés afin d'identifier les allergènes (facteurs déclenchants de l'asthme).

Le traitement médical comprend la médication, le soutien aux parents et à l'enfant, ainsi que l'enseignement (tableau 12-15). Le traitement médicamenteux vise à optimiser la fonction respiratoire. Le débitmètre de pointe peut être utilisé dès l'âge de 4 ou 5 ans et il favorise le traitement de l'asthme en permettant de déceler les obstructions (tableau 12-16)[15]. Ce petit appareil portatif mesure la capacité de l'enfant à

TABLEAU 12-13 Évaluation du débit expiratoire de pointe (DEP)[15]

Zone	Débit respiratoire de pointe (idéal ou en fonction du groupe d'âge)	Mesures à prendre
Verte	De 80 à 100 %	Asthme bien maîtrisé. Suivre le plan établi.
Jaune	De 50 à 80 %	Asthme insuffisamment maîtrisé. Mettre en œuvre le plan d'action prescrit par le médecin. Il est possible de modifier la médication.
Rouge	< 50 %	**Alerte médicale** : Mettre en œuvre le plan d'action établi par le médecin. Aviser rapidement le médecin traitant si le débit reste dans la zone rouge.

On détermine quel est le meilleur résultat personnel de l'enfant en analysant les lectures de DEP effectuées de deux à quatre fois par jour, durant une période de deux à quatre semaines. Afin d'obtenir la meilleure lecture possible, l'enfant doit, au cours de la journée, être traité de façon optimale à l'aide de la médication.

ALERTE INFIRMIÈRE

Chez le nourrisson ou chez l'enfant qui a présenté des épisodes de toux ou de fréquentes infections des voies respiratoires (plus particulièrement pneumonies, bronchiolites ou bronchites), il est nécessaire d'effectuer un dépistage de l'asthme. La toux est le signal d'alarme indiquant que les voies respiratoires sont très sensibles aux stimuli. Dans le cas de l'« asthme silencieux », il peut s'agir du seul signe.

CONSEIL CLINIQUE

L'enfant d'âge préscolaire peut s'exercer à utiliser le débitmètre de pointe en soufflant dans une flûte en plastique comme celle qui s'utilise dans les fêtes d'enfants. Pour apprendre à utiliser un aérosol-doseur, l'enfant peut s'exercer à aspirer lentement à l'aide d'une paille. Cependant, assurez-vous de lui apprendre d'abord comment utiliser l'aérosol-doseur. L'infirmière doit interpréter avec prudence les résultats des mesures de débit expiratoire de pointe (DEP) chez l'enfant de moins de 5 ans, car ses habiletés motrices ne sont pas suffisamment développées pour lui permettre de bien utiliser le débitmètre.

ALERTE INFIRMIÈRE

Il n'est pas nécessaire de mesurer régulièrement et continuellement les débits expiratoires de pointe (DEP) chez la majorité des personnes atteintes d'asthme. La fidélité des mesures diminue avec le temps et ne concorde pas toujours avec l'état clinique du sujet[19].

TABLEAU 12-14 Classification révisée des degrés de gravité de l'asthme*

Classification (stades)	Description
Stade 1 : asthme intermittent	Crises brèves deux fois par semaine au maximum. Symptômes nocturnes deux fois par mois au maximum. Débit de pointe : ≥ 80 % de la valeur prédite, variabilité < 20 %.
Stade 2 : asthme persistant et léger	Crises plus de deux fois par semaine, mais moins d'une fois par jour. Symptômes nocturnes plus de deux fois par mois. L'activité peut en être affectée. Débit de pointe : ≥ 80 % de la valeur prédite, variabilité de 20 à 30 %.
Stade 3 : asthme persistant et modéré	Symptômes quotidiens. Utilisation quotidienne par inhalation de bêta-2 agonistes à courte durée d'action. Les crises ont lieu au mois deux fois par semaine, elles durent quelques jours. Symptômes nocturnes plus d'une fois par semaine. L'activité en est affectée. Débit de pointe : ≥ 60 % et < 80 % de la valeur prédite. Variabilité > 30 %.
Stade 4 : asthme persistant et grave	Symptômes continus. Activité physique limitée. Crises fréquentes. Symptômes nocturnes fréquents. Débit de pointe : ≥ 0 % de la valeur prédite, variabilité > 30 %.

** La personne souffrant d'asthme peut changer de catégorie avec le temps, en raison de la variabilité de la maladie. Elle sera classée dans la catégorie la plus grave, en fonction de ses manifestations cliniques.*
Source : National Asthma Education and Prevention Program (1997). Expert Panel Report II : Guidelines for the diagnosis and management of asthma (NIH Publication no 97-4051). Bethesda, MD : National Institutes of Health.

TABLEAU 12-15 Médicaments utilisés dans le traitement de l'asthme

Médicaments	Action et indications	Considérations infirmières
Bronchodilatateurs		
Bêta-agonistes (à courte durée) Salbutamol, sulfate de métaprotérénol ou terbutaline, en aérosol, par voie orale ou voie sous-cutanée	Ils ont un effet relaxant sur les muscles lisses des voies respiratoires, entraînant une bronchodilatation rapide ; *médicaments à privilégier en cas de crise ou pour le traitement quotidien (inhalation).*	Quelques effets secondaires (tachycardie, nervosité, irritabilité, nausées et vomissements, céphalées), habituellement reliés au dosage ; un usage répétitif ou excessif risque de masquer une aggravation de l'inflammation et l'hypersensibilité des voies respiratoires.
Bêta-agonistes (à longue durée) Salmétérol, fumarate de formotérol, en aérosol	Ils provoquent un relâchement plus lent des muscles lisses entourant les bronches. Ne pas utiliser en cas de crise aiguë, limiter l'utilisation à 2 fois par jour, à la prévention à long terme, surtout pour les symptômes nocturnes et l'asthme lié à l'exercice.	Les effets secondaires sont reliés au dosage : céphalée, tachycardie, palpitations et tremblements.
Anticholinergiques Ipratropium, en aérosol	Ils provoquent un léger relâchement des muscles lisses entourant les bronches, ils soulagent lentement les symptômes.	Éviter le contact avec les yeux, effets secondaires liés au dosage : toux, bouche et gorge sèches, goût métallique dans la bouche, nausées, palpitations.
Méthylxanthines Théophylline (apparentée à la caféine), par voie orale	Ils ont un effet relaxant sur les faisceaux musculaires qui compriment les voies respiratoires ; dilatation des voies respiratoires ; effet de relaxation constant sur les voies respiratoires. De moins en moins utilisés pour traiter les crises, car leur efficacité est controversée dans le traitement de l'asthme.	Médicaments visant un contrôle de longue durée et devant être administrés sans interruption ; meilleure efficacité lorsqu'un taux précis est maintenu dans la circulation sanguine (niveau sérique thérapeutique de 10 à 20 μg/L) ; nécessité de vérifier le taux sérique et d'ajuster la dose ; effets secondaires nombreux et divers (p. ex. : tachycardie, arythmie, agitation, tremblements, crises d'épilepsie, insomnie, hypotension, céphalées intenses, vomissements et diarrhée).

TABLEAU **12-15** Médicaments utilisés dans le traitement de l'asthme *(suite)*

Médicaments	Action et indications	Considérations infirmières
Anti-inflammatoires		
Cromoglycate disodique, en aérosol seulement Nedocromil, en aérosol seulement	Leur action est préventive ; ils sont plus efficaces lorsque pris quotidiennement afin de stopper l'action des substances chimiques associées à l'asthme ; contrôle de l'asthme saisonnier, allergique ou déclenché par l'exercice physique.	Moins efficaces chez l'enfant plus âgé ; action préventive, inefficaces après apparition du wheezing.
Corticostéroïdes en aérosol, par voie orale ou par voie intraveineuse Beclomethasone, fluticasone, triamcinolone, prednisone	Diminution de l'œdème des muqueuses des voies respiratoires ; mieux absorbés lorsqu'ils sont administrés par voie intraveineuse, mais ils peuvent être inhalés ; ils sont prescrits généralement en combinaison avec d'autres anti-asthmatiques.	Effets secondaires (p. ex.: métabolisme anormal du glucose, augmentation de l'appétit, rétention liquidienne, gain de poids, faciès lunaire (visage rond, joues proéminentes), changements de l'humeur et hypertension) pouvant être graves si les médicaments sont administrés sur une période prolongée ; si l'enfant doit en prendre tous les jours, donner la plus faible dose possible ; un usage prolongé peut interrompre la croissance.
Autres Anti-leucotriène Montélukast sodique Zafirlukast, par voie orale	Ils améliorent la maîtrise de l'asthme léger ou modéré, diminuent l'inflammation et le bronchospasme, diminuent les besoins en bêta-agonistes de courte durée. Administrés en combinaison avec les bêta-agonistes et les stéroïdes pour la prévention à longue échéance.	Effets secondaires rares : les plus fréquents sont céphalées et douleurs abdominales.
Immunothérapie par voie sous-cutanée	Série d'injections pouvant atténuer la sensibilité à des allergènes impossibles à éviter (p. ex.: organismes présents dans l'environnement, moisissures, pollen) ; une augmentation progressive de la dose (effet cumulatif) accroît la tolérance de l'enfant aux allergènes ; succès auprès de certains enfants.	Usage controversé ; doute quant aux véritables effets de la méthode.

Sources : Chagnon, J., Dupuis, L., et Paquette, M. (1998). Programme pédiatrique d'enseignement sur l'asthme, *Hôpital Sainte-Justine.*
Comité de revue de l'utilisation des médicaments (1999). Résumé des recommandations de la conférence canadienne de consensus sur l'asthme, *1999.*
Comité de revue de l'utilisation des médicaments (2002). Plan d'action pour la personne atteinte d'asthme.

TABLEAU **12-16** Utilisation d'un débitmètre de pointe

Renseignements à fournir à l'enfant avant l'utilisation :
S'assurer que le curseur du débitmètre est à zéro ;
- Se placer en position verticale ;
- Tenir le débitmètre dans une main en évitant de toucher à l'embout buccal ;
- Vider la bouche de tout aliment ;
- Souffler fortement et aussi rapidement que possible ;

Noter le résultat indiqué par le curseur du débitmètre.
Remarque : La personne doit faire trois essais. Le résultat le plus élevé sera consigné sur un graphique. Idéalement, la mesure du débit expiratoire de pointe doit s'effectuer chaque jour à la même heure (matin et soir) et dans les mêmes conditions (10 minutes après avoir pris la médication).

expirer avec force (degré d'ouverture et de fermeture des bronches). Les mesures sont calculées en litre par minute. L'administration des médicaments peut être fonction du débit expiratoire de pointe et de l'efficacité du traitement, qu'il confirme ou infirme.

Dans la plupart des cas, l'enfant qui présente une exacerbation des symptômes réagit au traitement énergique administré à l'urgence. L'enfant dont l'état ne s'améliore pas après ce traitement ou qui prend déjà des corticostéroïdes à la maison est davantage susceptible d'être hospitalisé. En certains cas, l'enfant a besoin de ventilation assistée. Le soutien aux parents et à l'enfant a pour but de les aider à comprendre le diagnostic et la nécessité d'un traitement quotidien visant à favoriser une fonction respiratoire s'approchant de la normale pendant que la croissance et le développement se poursuivent normalement.

Collecte des données

Généralement, l'infirmière rencontre l'enfant et la famille à l'urgence ou à l'unité de soins. Il est devenu nécessaire d'administrer des soins actifs, car le trouble respiratoire est généralement trop grave pour être traité uniquement à la maison. Que faut-il faire en premier lieu? Quel est le rôle de l'infirmière en cas de grave crise d'asthme?

Données physiologiques

Déterminez d'abord l'état respiratoire en évaluant la perméabilité des voies respiratoires, la respiration et la circulation (tableau 12-17). Si l'enfant respire ou parle, évaluez la qualité de la respiration. Entendez-vous du wheezing, un stridor ou des sibilants? Voyez-vous du tirage (figure 12-3)? Quelle est la fréquence respiratoire? Quelle est la nature des bruits respiratoires? Examinez la coloration de l'enfant et prenez la fréquence cardiaque. Mesurez la saturation en oxygène au moyen d'un saturomètre. Ne vous occupez d'aucun autre système ni d'aucune autre fonction avant d'avoir établi qu'il n'existe pas de détresse respiratoire potentiellement mortelle. Évaluez le débit expiratoire de pointe, l'élasticité de la peau (signe du pli cutané), les ingesta et les excreta, ainsi que la densité urinaire. Comme l'asthme peut être le symptôme d'une autre affection, il est nécessaire d'effectuer un examen complet afin de déceler les problèmes associés, s'il y a lieu (tableaux 12-1 et 12-10).

Données psychosociales

L'enfant est-il anxieux? Pleure-t-il? (voir le tableau 12-18.) Dans le cas d'un enfant plus âgé dont l'asthme a été diagnostiqué précédemment, la crise d'asthme et l'hospitalisation ont-elles amené l'enfant à se sentir coupable d'avoir fait quelque chose qu'il n'aurait pas dû faire ou d'avoir oublié de prendre ses médicaments? L'infirmière doit rechercher les signes indiquant que l'enfant est tendu et se juge responsable de son état.

Diagnostics infirmiers

Les diagnostics infirmiers les plus fréquents chez l'enfant présentant une crise d'asthme aiguë sont les suivants:

- Dégagement inefficace des voies respiratoires relié à l'atteinte des voies respiratoires, à l'abondante sécrétion de mucus et à la toux;
- Mode de respiration inefficace relié à l'obstruction des voies respiratoires, à la présence possible d'une affection respiratoire supplémentaire et à la réaction insatisfaisante au traitement médicamenteux;
- Peur et anxiété (de l'enfant ou des parents) reliées à la modification de l'état de santé et aux difficultés respiratoires;
- Manque de connaissances relié aux soins médicaux relatifs à la maladie chronique.

TABLEAU 12-17 Évaluation de la gravité d'une crise d'asthme chez un enfant

Critères d'évaluation	Légère	Modérée	Grave
DEP[a]	De 70 à 90 % de la valeur prédite ou du meilleur résultat personnel	De 50 à 70 % de la valeur prédite ou du meilleur résultat personnel	< 50 % de la valeur prédite ou du meilleur résultat personnel
Fréquence respiratoire, au repos ou pendant le sommeil	De normale à 30 % au-dessus de la moyenne	De 30 à 50 % au-dessus de la moyenne	50 % au-dessus de la moyenne
Niveau de vigilance	Normal	Normal	Diminution possible
Dyspnée[b]	Absente ou légère ; phrases complètes	Modérée ; groupes de mots ou phrases incomplètes ; chez le nourrisson, les pleurs sont plus faibles et plus brefs ; difficulté à téter et à s'alimenter.	Grave ; mots isolés ou petits groupes de mots ; chez le nourrisson, les pleurs sont plus faibles et plus brefs ; il cesse de téter et de s'alimenter.
Pouls paradoxal	Tension artérielle diminue de moins de10 mm Hg	Tension artérielle diminue de 10 mm Hg à 20 mm Hg	Tension artérielle diminue de 20 mm Hg à 40 mm Hg
Utilisation des muscles accessoires	Tirage intercostal absent ou léger	Tirage intercostal modéré accompagné de tirage sus-sternal ; utilisation des muscles sterno-cléido-mastoïdiens ; distension du thorax	Tirage intercostal grave, sus-sternal, avec battement des ailes du nez à l'inspiration ; distension du thorax
Couleur de la peau	Bonne	Pâle	Possibilité de cyanose
Auscultation	Sibilants en fin d'expiration seulement	Sibilants présents pendant toute la durée de l'expiration et de l'inspiration	Bruits respiratoires de plus en plus faibles, presque inaudibles
Saturation en oxygène	> 95 %	De 90 à 95 %	< 90 %
PCO_2	< 35 mm Hg	< 40 mm Hg	> 40 mm Hg

Remarque : Dans chaque catégorie, la présence de plusieurs paramètres, mais pas nécessairement de chacun d'entre eux, indique où il faut classer l'exacerbation.
[a] *Enfant de 5 ans ou plus.*
[b] *Perception des parents ou du médecin quant au degré d'essoufflement de l'enfant.*
[c] *Chez le très jeune enfant, le pouls paradoxal ne correspond pas à une phase de la respiration.*
Source : National Asthma Education and Prevention Program. (1994). Acute exacerbations of asthma : Care in a hospital-based emergency department *(p. 13). Bethesda, MD : National Heart, Lung and Blood Institute, National Institutes of Health.*

Soins infirmiers

Le traitement médicamenteux et la thérapie de soutien visent à dégager les voies respiratoires et à favoriser la fonction respiratoire. Les interventions infirmières ont pour but de maintenir la perméabilité des voies respiratoires, de satisfaire les besoins liquidiens, de favoriser le repos et la diminution du stress chez l'enfant et chez les parents, d'encourager les membres de la famille à participer aux soins et de donner à ceux-ci l'information qui leur permettra de traiter les crises d'asthme aiguës et de répondre aux besoins de l'enfant à long terme.

Maintenir la perméabilité des voies respiratoires

Si l'enfant a de la difficulté à respirer, il faut lui donner de l'oxygène d'appoint. La meilleure méthode consiste à utiliser des lunettes nasales ou un masque facial (se reporter à l'annexe A). On utilisera de l'oxygène humidifié afin de prévenir l'assèchement et l'épaississement du mucus. Placez l'enfant en position assise ou en position de semi-Fowler afin de faciliter la respiration. Évaluez l'efficacité de la position et de l'oxygénothérapie au moyen d'un saturomètre et par l'observation de l'état respiratoire.

TABLEAU 12-18 Évaluation psychosociale de l'enfant atteint d'une affection aiguë des voies respiratoires

Enfant

- Évaluez les signes d'anxiété ou de crainte pouvant influer sur l'état respiratoire.
- Chez le jeune enfant, voyez s'il possède des objets qui lui procurent un sentiment de sécurité (p. ex.: une couverture ou une poupée) et vérifiez comment l'enfant réagit face à la présence d'étrangers et à l'absence de ses parents.
- Demandez à l'enfant plus âgé s'il s'agit de son premier séjour à l'hôpital et essayez de découvrir quels effets ont eu ses expériences antérieures relativement à la maladie et aux hôpitaux.

Parents

- Évaluez les réactions des parents. Sont-ils anxieux? Ont-ils peur? Parlent-ils beaucoup ou sont-ils silencieux? Posent-ils des questions pertinentes?
- Recherchez les indices non verbaux. Il est possible que les parents connaissent des problèmes financiers qu'ils ne divulguent pas spontanément au personnel infirmier. Il peut s'agir de dépenses reliées directement à l'hospitalisation (p. ex.: les frais de stationnement ou le coût des repas des parents, les frais encourus pour faire garder les autres enfants de la famille, le manque à gagner par suite du temps consacré à s'occuper de l'enfant). Parfois, ils ont également d'autres problèmes personnels (enfants malades à la maison).

La détresse respiratoire et la nécessité d'administrer de l'oxygène d'appoint sont parfois source d'anxiété pour les parents et pour l'enfant (figure 12-8; tableau 12-18). Vous rassurerez indirectement l'enfant en encourageant les parents à demeurer auprès de lui. Renseignez les parents sur les interventions, informez-les des résultats et faites-les participer à l'élaboration du plan de traitement.

La plupart des médicaments sont administrés en aérosol (figure 12-9 et tableau 12-19). Les avantages de l'aérosol sont nombreux: le médicament agit rapidement, ce qui permet aux vaisseaux sanguins des poumons d'absorber le médicament inhalé, les

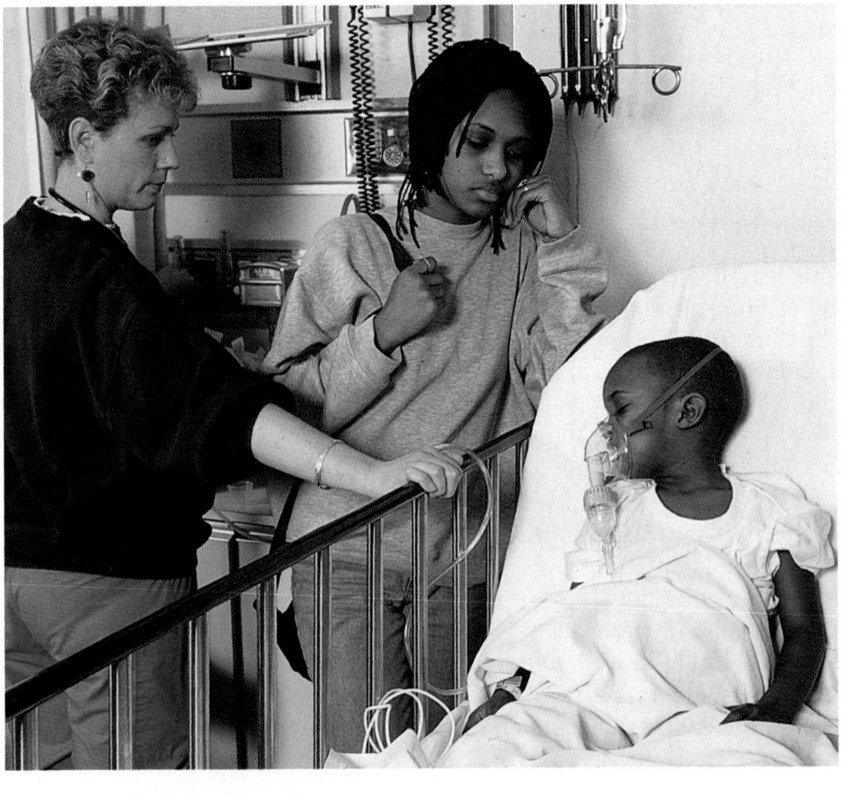

FIGURE 12-8. Lorsqu'une crise d'asthme aiguë se manifeste, il peut être nécessaire d'emmener l'enfant à l'urgence d'un hôpital. L'enfant est placé en position de semi-Fowler, ce qui facilite la respiration. Le soutien à l'enfant et aux parents constitue un aspect important des soins infirmiers tout au long de la crise. La mère que nous voyons ici est épuisée après avoir passé la nuit à veiller son fils.

TABLEAU 12-19 Dispositifs recommandés pour l'administration des médicaments en aérosol chez l'enfant

Asthme stable	
De 5 à 12 ans	Aérosol-doseur sous pression, avec chambre d'inhalation (aérochambre), ou inhalateur de poudre si le débit inspiratoire est suffisant.
Moins de 5 ans	Aérosol-doseur sous pression, avec chambre d'inhalation.
Crise d'asthme légère ou modérée (en milieu hospitalier)	
De 5 à 12 ans	Aérosol-doseur sous pression, avec chambre d'inhalation.
Moins de 5 ans	Aérosol-doseur sous pression, avec chambre d'inhalation ou nébulisation avec oxygène.
Crise grave (en milieu hospitalier)	
Tous âges	Nébulisation avec oxygène.

Source : Boulet, L.P. (1997). L'asthme, notions de base, éducation et interventions. *Les Presses de l'Université Laval.*

effets systémiques sont réduits au minimum et les gouttelettes inhalées contribuent à l'humidification. Comme le médicament est absorbé rapidement, il est possible de mettre en œuvre des traitements permanents sous forme d'aérosol. Surveillez l'apparition d'effets secondaires. La fréquence de l'évaluation des signes vitaux dépend de la gravité des symptômes.

Satisfaire les besoins liquidiens

Il est souvent nécessaire d'administrer des liquides afin de maintenir l'équilibre liquidien. Un degré d'hydratation adéquat est essentiel pour liquéfier et diluer les bouchons de mucus emprisonnés dans les voies respiratoires. L'atteinte à l'état respiratoire peut rendre impossible un apport liquidien adéquat par voie orale. Il faut alors administrer les liquides par voie intraveineuse, voie qui peut également être utilisée pour administrer les médicaments et du dextrose. On doit éviter l'hyperhydratation afin de prévenir l'œdème pulmonaire.

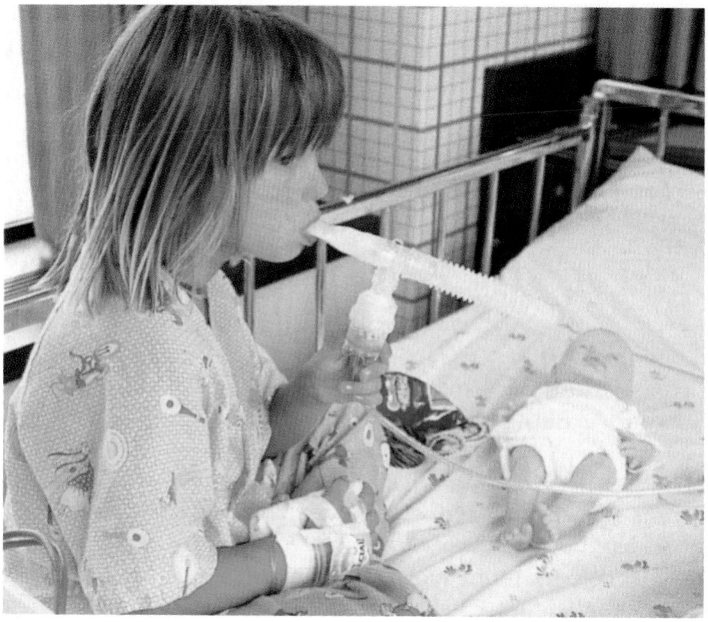

FIGURE 12-9. L'aérosolthérapie permet à l'enfant de continuer à jouer et à s'amuser.

MESURES DE SÉCURITÉ

Chez certains enfants atteints d'asthme, les boissons glacées provoquent des bronchospasmes. Il est plus prudent d'offrir à l'enfant souffrant d'asthme des boissons à la température ambiante ou légèrement rafraîchies, sans glaçons.

Au fur et à mesure que les difficultés respiratoires diminuent, on peut commencer à administrer progressivement des liquides par voie orale. Mesurez fréquemment les ingesta et les excreta ainsi que la densité urinaire afin d'évaluer l'état d'hydratation. Si les parents participent aux soins de l'enfant, il est plus facile d'obtenir sa coopération lorsque vient le moment de prendre des liquides par voie orale. Découvrez quelles sont les préférences de l'enfant en matière de liquides et tenez-en compte, autant que possible.

Favoriser le repos et la diminution du stress

L'enfant qui vient de subir une crise d'asthme aiguë est généralement très fatigué lorsqu'il arrive à l'unité de soins, épuisé par les difficultés respiratoires et par le manque d'oxygène. On le placera dans une chambre calme, de préférence une chambre privée, pour lui permettre de se reposer. En outre, l'infirmière s'efforcera de regrouper les interventions pour déranger l'enfant le moins possible.

Encourager les membres de la famille à participer aux traitements

Les parents peuvent demeurer auprès de l'enfant. Cependant, ils risquent d'être épuisés après les longues heures de détresse respiratoire de l'enfant. Donnez-leur le choix de participer ou non aux traitements, plutôt que d'ajouter automatiquement cette tâche à leur rôle de soutien à l'enfant. Informez-les fréquemment de l'état de l'enfant et encouragez-les à se reposer quand ils en éprouvent le besoin.

La durée de l'hospitalisation dépend de la réaction au traitement. Tout problème de santé sous-jacent ou additionnel, comme une affection pulmonaire ou une pneumonie préexistante, risque de compliquer le tableau et de prolonger le séjour de l'enfant à l'hôpital. Renseignez les membres de la famille, au moins une fois par jour, sur l'état de l'enfant.

Planifier le congé et enseigner à la famille les soins à domicile

Il est essentiel que les parents comprennent bien la maladie de leur enfant: prévention des crises et traitement visant à maintenir l'état de santé et à éviter l'hospitalisation. L'Association pulmonaire du Québec (APQ) et Asthmédia (association pour asthmatiques et parents d'asthmatiques du Québec) représentent d'excellentes ressources (se reporter à l'annexe G). Ces organismes offrent du matériel éducatif aux parents et les orientent au besoin vers des groupes de soutien, ce qui leur donne l'occasion d'acquérir les connaissances et l'assurance nécessaires pour aider l'enfant à mener une vie normale (figure 12-10). Ces associations peuvent également recommander des camps d'été pour enfants atteints d'asthme.

Le plan de congé a pour but de fournir aux membres de la famille davantage de connaissances quant à la maladie, au traitement médicamenteux et à l'importance d'assurer le suivi des soins (tableau 12-20). Les changements que l'enfant et les parents doivent apporter à leur mode de vie peuvent être difficiles à accepter. Par exemple, il peut être nécessaire de se départir d'un animal domestique auquel la famille est attachée. En ce sens, l'infirmière joue un rôle de premier plan dans le maintien de la communication en facilitant la discussion et la compréhension des moyens à prendre pour prévenir les crises. Enseignez aux membres de la famille à mesurer le débit expiratoire de pointe et à administrer les médicaments nécessaires pour traiter rapidement les crises d'asthme. Rassurez-les en leur expliquant que la plupart des enfants atteints d'asthme peuvent mener une vie normale, moyennant quelques modifications à leurs habitudes.

Soins dispensés dans la communauté

Les infirmières prodiguent des soins à des enfants atteints d'asthme dans les cabinets de médecins, les cliniques externes d'asthme, les CLSC, les écoles et les camps d'été. Une fois que le stress occasionné par la crise est passé, il existe des moyens de poursuivre l'enseignement (figure 12-11).

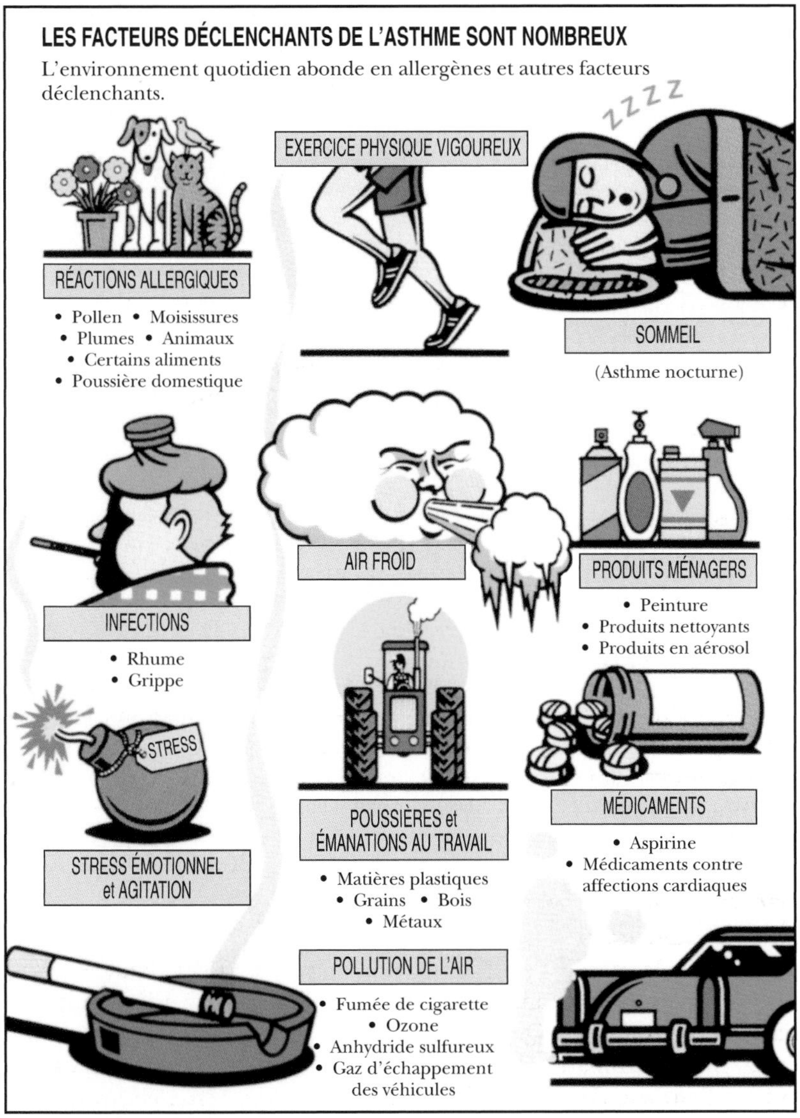

LES FACTEURS DÉCLENCHANTS DE L'ASTHME SONT NOMBREUX
L'environnement quotidien abonde en allergènes et autres facteurs déclenchants.
ZZZZ
EXERCICE PHYSIQUE VIGOUREUX
RÉACTIONS ALLERGIQUES
• Pollen • Moisissures
• Plumes • Animaux
• Certains aliments
• Poussière domestique
SOMMEIL
(Asthme nocturne)
AIR FROID
PRODUITS MÉNAGERS
• Peinture
• Produits nettoyants
• Produits en aérosol
INFECTIONS
• Rhume
• Grippe
STRESS
MÉDICAMENTS
• Aspirine
• Médicaments contre affections cardiaques
POUSSIÈRES et ÉMANATIONS AU TRAVAIL
• Matières plastiques
• Grains • Bois
• Métaux
STRESS ÉMOTIONNEL et AGITATION
POLLUTION DE L'AIR
• Fumée de cigarette
• Ozone
• Anhydride sulfureux
• Gaz d'échappement des véhicules

Adapté de American Lung Association - The Christmas Seal People. Copyright © 1989, American Lung Association.

FIGURE 12-10. Cette affiche de l'American Lung Association présente les facteurs qui déclenchent les crises d'asthme. L'enfant et les membres de sa famille devront apporter des modifications importantes à leur mode de vie ; l'infirmière doit donc faire preuve de sensibilité à l'égard de la situation et des besoins de la famille. Parfois, la culture joue un rôle important dans l'exposé des facteurs déclenchants liés au mode de vie.

Il est important de surveiller l'enfant qui prend des glucocorticoïdes en aérosol ou par voie orale pour contrôler ses crises d'asthme, car ces médicaments risquent d'influer sur sa croissance en général. Passez en revue le plan établi par la famille dans le but de surveiller quotidiennement l'état respiratoire de l'enfant. Évaluez l'habileté de l'enfant à mesurer le débit expiratoire de pointe et la capacité des parents de déterminer le moment où il faut renforcer les soins pour traiter les symptômes d'aggravation, ainsi que le type de soins à administrer en pareil cas. L'objectif consiste à maîtriser la crise d'asthme en modifiant le traitement avant l'apparition d'une crise importante. Une surveillance quotidienne permet d'atteindre cet objectif.

Le contrôle de l'environnement joue un rôle important dans le traitement de l'asthme. Autant que possible, la famille ne doit garder aucun animal domestique dans la maison (tout particulièrement dans la chambre de l'enfant). Il faut en outre veiller à éliminer des acariens. De plus, la fumée de cigarette, de poêle à bois et de foyer peuvent aussi représenter des facteurs déclenchants.

Les parents doivent rencontrer le personnel enseignant de l'école que fréquente l'enfant de manière à l'informer de son état de santé, des médicaments qu'il doit prendre ainsi que de sa capacité à prendre part aux activités de groupe[13].

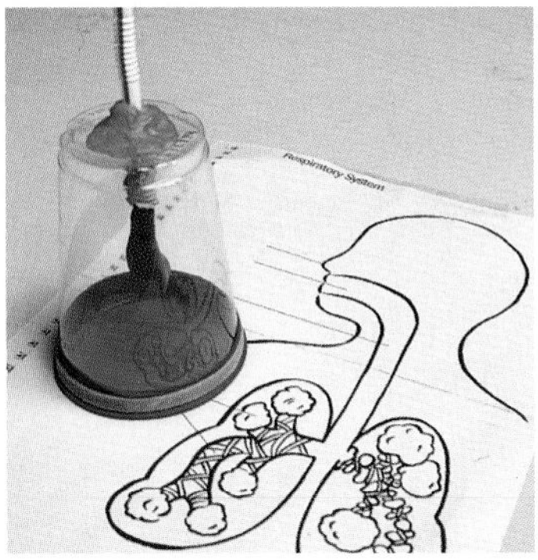

FIGURE 12-11. Il est possible d'enseigner à l'enfant d'âge scolaire le fonctionnement des poumons en recourant à des activités simples comme celle qui est illustrée ci-dessus. L'enfant « fabrique » un poumon à l'aide d'un verre de plastique, d'une paille et de ballons. L'infirmière scolaire qui a mis sur pied un « club d'asthmatiques », décrit au chapitre 1, utilise cette activité pour illustrer la façon dont le poumon inspire, prend de l'expansion et se contracte pendant la respiration.

TABLEAU 12-20 Enseignement aux parents : instructions relatives aux soins à domicile chez l'enfant atteint d'asthme

1. Évaluez les connaissances des parents sur la maladie.
   a. Passez en revue les causes de l'asthme et déterminez dans quelle mesure les parents comprennent le processus physiologique. Posez les questions suivantes :
      - Comprenez-vous ce qui se passe dans les poumons de votre enfant pendant une crise d'asthme ?
      - Connaissez-vous les premiers signes d'une crise d'asthme ?
      - Quels sont les symptômes de votre enfant et comment y réagit-il ?
      - Votre enfant utilise-t-il le débitmètre de pointe afin d'évaluer ses symptômes ?

   b. Déterminez les facteurs déclenchants de l'asthme et évaluez le degré de compréhension des parents relativement aux moyens de prévenir, d'éviter ou de minimiser les effets de ces facteurs en temps opportun. Posez les questions suivantes :
      - Savez-vous quels sont les facteurs déclenchants des crises d'asthme chez votre enfant (suggérez-leur de noter dans un cahier, avec la collaboration de l'enfant, le déroulement détaillé des crises afin d'en savoir plus long sur les facteurs déclenchants) ?
      - Quelles mesures pourriez-vous prendre pour réduire au minimum ou pour éliminer les risques de crise chez votre enfant (cesser de fumer, contrôler l'environnement, etc.) ?
2. Établissez un horaire d'apprentissage du traitement de l'asthme. Posez les questions suivantes :
   - Savez-vous quand vous devez recourir à de l'aide médicale d'urgence et où vous adresser pour l'obtenir ?
   - Quelles mesures pourriez-vous prendre avant de recourir à l'aide médicale ?
3. Évaluez le degré de compréhension des parents relativement au traitement médicamenteux.
   - Renseignez-les sur les médicaments : noms et types de médicaments, doses, modes d'administration, effets escomptés et effets secondaires possibles.
   - Évaluez l'habileté de l'enfant à utiliser l'aérosol-doseur et le débitmètre de pointe.
4. Abordez certaines questions connexes.
   - Les parents savent-ils comment conserver et transporter adéquatement les médicaments ?
   - Quelles sont les modifications à apporter au mode de vie ?
   - Les parents ont-ils informé les enseignants ou la direction de l'école que fréquente l'enfant ? Quelles dispositions a-t-on prévues pour que l'enfant puisse prendre ses médicaments à l'école ?
   - L'enfant porte-t-il un bracelet ou un pendentif indiquant qu'il est atteint d'asthme afin de lui permettre d'obtenir plus facilement de l'aide lorsqu'il se trouve à l'extérieur ?
5. Déterminez les besoins relativement aux soins de suivi :
   - Les parents savent-ils à quel moment consulter un médecin ? Savent-ils à quel moment le taux sérique des médicaments doit être évalué ?
   - L'enfant doit-il voir un allergiste ?
   - L'enfant ou les parents présentent-ils des besoins affectifs particuliers ?
   - Serait-il utile pour l'enfant de se joindre à un groupe de soutien ou de participer à un camp d'été pour enfants atteints d'asthme ?

Pour de plus amples renseignements, reportez-vous au Plan des soins infirmiers destinés à l'enfant asthmatique en milieu communautaire aux pages 249-251.

ÉTAT DE MAL ASTHMATIQUE

L'état de mal asthmatique correspond à une détresse respiratoire grave et incessante, accompagnée d'un bronchospasme qui frappe l'enfant atteint d'asthme et persiste en dépit des mesures de soutien et des traitements médicamenteux. Il est nécessaire d'intervenir sans délai, car cette situation risque d'être fatale. L'enfant est hospitalisé dans une unité de soins intensifs et il peut être nécessaire de l'intuber afin d'assurer une ventilation assistée. La section portant sur l'insuffisance respiratoire, dans le présent chapitre, fournit des renseignements supplémentaires sur le rôle de l'infirmière en ce qui a trait aux soins respiratoires d'urgence.

► TROUBLES TOUCHANT LES VOIES RESPIRATOIRES INFÉRIEURES

Les voies respiratoires inférieures, ou arbre bronchique, se trouvent sous la trachée et comprennent les bronches, les bronchioles et les alvéoles. Les troubles des voies respiratoires inférieures sont causés par un problème de structure ou de fonction qui empêche les poumons de terminer le cycle respiratoire. Ces troubles englobent le syndrome de la détresse respiratoire du nouveau-né, la dysplasie bronchopulmonaire, la bronchite, la bronchiolite, la pneumonie, la tuberculose et la fibrose kystique.

SYNDROME DE LA DÉTRESSE RESPIRATOIRE DU NOUVEAU-NÉ

Le syndrome de la détresse respiratoire du nouveau-né se manifeste au cours des premières heures qui suivent la naissance d'un enfant dont l'appareil respiratoire est gravement atteint. On lui connaît une diversité de causes, par exemple la maladie des membranes hyalines ou l'aspiration de méconium. Il s'agit de la plus importante cause d'insuffisance respiratoire chez le nouveau-né. Cependant, grâce aux progrès technologiques, de 80 à 90 % des enfants qui en sont atteints survivent[20].

Les manifestations cliniques sont les suivantes : tachypnée (de 70 à 120 resp./min) tachycardie (fréquence cardiaque > 160 batt./min), tirage, geignements expiratoires, râles, cyanose, battement des ailes du nez, remplissage capillaire lent, **respiration paradoxale** (affaissement du thorax et soulèvement de l'abdomen à l'inspiration), diminution des bruits respiratoires et respiration laborieuse.

Le syndrome de la détresse respiratoire du nouveau-né est causé par une production insuffisante ou nulle de surfactant pulmonaire[20]. Le surfactant est une substance qui abaisse la tension de surface des alvéoles en maintenant la réplétion de celles-ci et en empêchant les parois internes d'adhérer l'une à l'autre, ce qui risquerait de se produire en l'absence d'une quantité suffisante de surfactant.

> **CONSEIL CLINIQUE**
>
> On peut comparer un alvéole à un petit ballon rempli d'eau. Lorsqu'on vide le ballon, les gouttelettes d'eau qui restent à l'intérieur font augmenter la tension de surface, ce qui amène les parois du ballon à se toucher. En raison de cette augmentation de la tension de surface, il est pratiquement impossible de regonfler le ballon.

Dans l'utérus, les poumons du fœtus sont remplis de liquide. Lorsque le nouveau-né inspire pour la première fois, ce liquide est expulsé des alvéoles. Si le surfactant n'est pas suffisamment abondant, les parois alvéolaires adhèrent l'une à l'autre. Par conséquent, l'échange d'oxygène et de dioxyde de carbone est impossible, ce qui met en danger la vie de l'enfant. Les alvéoles eux-mêmes se détériorent et meurent, ce qui entraîne l'apparition de tissu cicatriciel épais (tissu des membranes hyalines) dans l'espace alvéolaire. Les alvéoles sont remplacés par du tissu fibreux non fonctionnel qui durcit les poumons[20].

Le diagnostic est habituellement établi à l'unité mère-enfant, puis confirmé par une radiographie pulmonaire révélant une expansion pulmonaire diminuée et la présence d'air dans l'arbre bronchique. Les soins médicaux consistent en une réanimation adéquate à la naissance, un contrôle approprié de la température et une ventilation assistée visant à agrandir les alvéoles et à préserver la fonction respiratoire. L'administration par voie intraveineuse de liquide et de médicaments (théophylline et dexaméthasone en particulier) peut soutenir la fonction du système respiratoire et d'autres systèmes de l'organisme[21]. L'administration de surfactant synthétique dans les 24 heures suivant la naissance a permis de réduire le taux de mortalité, mais n'a pas pu empêcher le développement d'une inflammation chronique[22]. On peut également administrer des produits sanguins dans le but d'augmenter le volume sanguin, ce qui accroît le pouvoir oxyphorique du sang (se reporter à l'annexe A pour des informations sur l'administration des transfusions sanguines). En outre, on peut donner des corticostéroïdes à la mère, à titre préventif, lorsqu'il y a un risque de travail prématuré.

Soins infirmiers

Il faut surveiller étroitement l'état respiratoire de l'enfant atteint du syndrome de la détresse respiratoire du nouveau-né. L'évaluation effectuée par l'infirmière permet de déterminer les modifications relatives à l'état respiratoire, comme la qualité de la respiration et du pouls, la couleur de la peau, les signes de déshydratation et le comportement. La surveillance de la saturation en oxygène et des gaz sanguins artériels fait partie de l'évaluation.

Il importe, dans les soins au nouveau-né, d'éviter toute stimulation physique inutile, qui pourrait, en ajoutant un facteur de stress supplémentaire, aggraver l'atteinte à la fonction pulmonaire. En règle générale, l'enfant est placé dans un incubateur afin de diminuer les besoins métaboliques. Placez-le de manière à faciliter la respiration. Il est important d'expliquer clairement aux parents l'état de santé du nouveau-né et les interventions prévues. En restant à l'écoute des parents et en répondant à leurs questions, l'infirmière établit de bons rapports avec eux et fait circuler l'information.

En raison des risques de détresse respiratoire et de troubles respiratoires persistants qui pourraient se présenter après le congé de l'hôpital, les parents doivent apprendre à effectuer les manœuvres de réanimation cardiorespiratoire (se reporter à l'annexe A). Il est également essentiel qu'une surveillance relative à l'apnée se fasse à la maison de même qu'un suivi médical rigoureux.

DYSPLASIE BRONCHOPULMONAIRE

La dysplasie bronchopulmonaire est une maladie iatrogénique (provoquée par un traitement) qui entraîne un dysfonctionnement respiratoire chronique. Elle survient chez le prématuré qui a eu besoin d'une ventilation assistée en raison d'une maladie des membranes hyalines. Le processus de mécanique ventilatoire est altéré. La dysplasie bronchopulmonaire est diagnostiquée chez le nouveau-né qui a eu besoin d'une ventilation assistée et qui, ayant atteint 28 jours de vie, a toujours besoin d'un supplément d'oxygène. C'est le plus répandu et le plus grave des troubles respiratoires chroniques chez le nouveau-né. Le prématuré est atteint plus gravement que l'enfant né à terme et le taux de morbidité est plus élevé chez les garçons que chez les filles. La fréquence de cette affection est en hausse, ce qui s'explique par le fait que les progrès technologiques permettent aux nouveau-nés de poids très faible de survivre[21].

Le nouveau-né atteint de dysplasie bronchopulmonaire présente des signes persistants de détresse respiratoire : tachypnée, cyanose, irritabilité, battement des ailes du nez, geignements expiratoires, tirage intercostal et sous-costal et œdème pulmonaire. Un niveau d'activité normal, comme l'alimentation, peut entraîner une augmentation des besoins en oxygène que l'organisme de l'enfant, déjà hypothéqué, a de la difficulté à satisfaire.

La dysplasie bronchopulmonaire résulte directement du traitement administré à l'enfant prématuré, ou à terme, présentant des affections telles que le syndrome de la détresse respiratoire du nouveau-né, une cardiopathie congénitale, une aspiration de méconium ou une fistule trachéo-œsophagienne. L'administration d'oxygène et la ventilation à pression positive pendant au moins trois jours influent d'ailleurs sur le développement de la dysplasie bronchopulmonaire[22].

La dysplasie bronchopulmonaire se caractérise par une réaction inflammatoire qui endommage les alvéoles et les bronches et entraîne la formation de cicatrices, une fibrose et une hypertrophie des muscles lisses, lesquels gênent les échanges gazeux et l'élimination du mucus. La rétention d'air et l'obstruction des petites voies respiratoires créent des régions de surdistension ; et la rétention de dioxyde de carbone entraîne, par la suite, un affaissement des voies respiratoires qui vient accentuer la rétention d'air. L'accroissement du volume des liquides pulmonaires est imputable à la détérioration de la membrane alvéolo-capillaire, qui entraîne à son tour une oxygénation affaiblie et chronique (hypoxémie). Le développement des alvéoles se poursuit, mais les poumons ne guérissent jamais complètement.

La radiographie pulmonaire représente le meilleur moyen de déceler les modifications qui se sont produites dans les poumons et constitue la clé du diagnostic médical. Elle peut révéler la présence de modifications kystiques ou de fines masses

CONSÉQUENCES À LONG TERME DE LA DYSPLASIE BRONCHOPULMONAIRE

- Retard de développement
- Retard de croissance
- Obstruction persistante des voies respiratoires
- Hyperactivité constante des voies respiratoires

en dentelle, avec ou sans hyperinflation[23]. La rétention d'air persiste et finit par occasionner la formation d'un thorax en tonneau (figure 12-12). Les soins médicaux sont axés sur le traitement symptomatique, qui soutient la fonction respiratoire, et sur une alimentation adéquate, qui accélère la maturation des poumons. Ils prennent la forme d'une oxygénothérapie, de physiothérapie respiratoire et de traitement médicamenteux (tableau 12-21)[23].

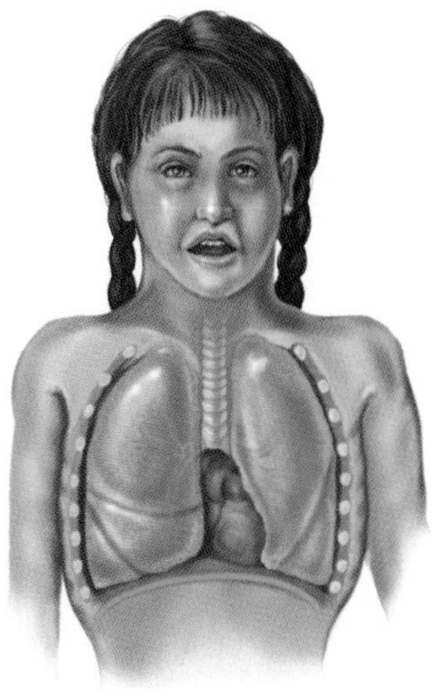

FIGURE 12-12. Le thorax en tonneau est parfois causé par des troubles respiratoires chroniques comme la dysplasie bronchopulmonaire ou l'asthme, qui se caractérisent par une rétention d'air et une hyperinflation des alvéoles.

Soins infirmiers

Les soins infirmiers visent à promouvoir la fonction respiratoire et à préparer la famille à dispenser les soins à domicile. La collecte des données comprend une surveillance étroite de la respiration, du pouls, de la couleur de la peau, des signes vitaux et des modifications du comportement. Il faut garder à l'esprit que l'enfant atteint de dysplasie bronchopulmonaire chronique peut présenter des symptômes aigus à tout moment.

Lorsqu'il quitte l'hôpital, le nourrisson a souvent besoin d'oxygénothérapie et de traitement médicamenteux à domicile (figure 12-13). Il se peut que l'enfant doive être hospitalisé à plusieurs reprises, car les poumons, bien que fonctionnant de façon adéquate, demeurent vulnérables aux maladies respiratoires courantes de l'enfance. En effet, le nourrisson atteint de dysplasie bronchopulmonaire ne dispose pas de la même réserve respiratoire que le bébé en santé et son état de santé risque de se détériorer très rapidement. Nous en avons vu un exemple dans le cas d'Émilie, décrit dans la capsule d'ouverture du présent chapitre. Il faut respecter les restrictions liquidiennes tout en tenant compte des besoins nutritionnels imposés par l'organisme en croissance. Le taux sérique des électrolytes doit être mesuré chaque mois.

Il est important d'assurer le développement normal de l'enfant en favorisant le repos, une alimentation adéquate, la stimulation et le soutien familial dont il a besoin. En faisant participer les parents dès le début aux soins prodigués à l'enfant, on favorise le processus d'attachement et on les prépare aux responsabilités qui les attendent une fois que l'enfant aura obtenu son congé de l'hôpital. En certains cas, la famille a besoin d'être aidée par une infirmière des soins à domicile. Il est essentiel de planifier et de coordonner soigneusement, et cela bien avant que l'enfant ne quitte l'hôpital, les recommandations relatives à l'équipement nécessaire, aux médicaments, à un programme d'intervention précoce et au suivi des soins.

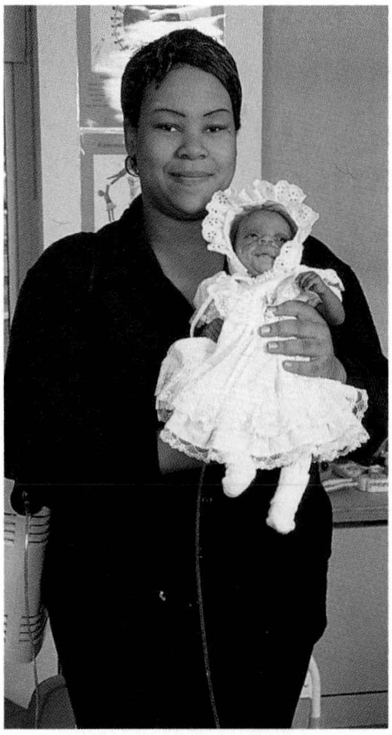

FIGURE 12-13. Bien souvent, l'enfant atteint de dysplasie bronchopulmonaire sera traité dans le cadre d'un programme de soins à domicile visant à évaluer la capacité de la famille à prendre en charge l'oxygénothérapie et les soins respiratoires. Cette fillette est née prématurément et ne pèse que 2,5 kg à l'âge de 4 mois. Elle reçoit une oxygénothérapie par réservoir portatif.

TABLEAU 12-21 Médicaments utilisés dans le traitement de la dysplasie bronchopulmonaire

Médicaments	Action et indications
Bronchodilatateurs (bêta-adrénergiques, anticholinergiques, théophylline)	Effet relaxant sur les muscles lisses des voies respiratoires ayant pour effet de les ouvrir ; on obtient de meilleurs résultats en administrant simultanément plusieurs médicaments ; amélioration des échanges gazeux, diminution du wheezing et de la toux.
Anti-inflammatoires (corticostéroïdes, acide cromoglycique)	Diminution de l'œdème pulmonaire et de l'inflammation dans les petites voies respiratoires ; intensification de l'effet des bronchodilatateurs.
Diurétiques (furosémide, chlorothiazidiques, spironolactone)	Élimination de l'excès de liquide présent dans les poumons ; diminution de la résistance pulmonaire et augmentation de la compliance pulmonaire ; risque de déséquilibres électrolytiques.
Chlorure de potassium	Prévention des déséquilibres électrolytiques associés aux diurétiques.
Antibiotiques	À faible dose, traitement prophylactique visant à prévenir une affection grave ; traitement spécifique dirigé contre certains micro-organismes. L'antibiothérapie prophylactique est controversée.

VIRUS RESPIRATOIRE SYNCYTIAL

Le virus respiratoire syncytial (VRS) se présente sous forme d'épidémies annuelles qui ont lieu entre les mois d'octobre et de mars. À l'âge de 3 ans, la plupart des enfants ont déjà été infectés par le VRS et il est courant que l'enfant soit réinfecté tout au long de sa vie (par ses frères et sœurs ou par contact familier étroit). Le VRS déclenche une maladie grave, voire mortelle, chez le nourrisson atteint de cardiopathie congénitale, de dysplasie bronchopulmonaire, de prématurité ou d'immunosuppression)[24]. Le personnel soignant doit se laver les mains soigneusement, car le virus est très contagieux. Il se transmet facilement par gouttelettes respiratoires ou par contact avec des sécrétions infectées.

BRONCHITE

La bronchite, qui consiste en une inflammation des bronches, se présente rarement chez l'enfant comme un trouble isolé. En effet, dans le cadre d'une affection respiratoire, l'atteinte aux bronches s'accompagne souvent d'une atteinte aux structures respiratoires adjacentes. La bronchite est plus fréquente chez l'enfant de 4 ans ou moins, généralement à la suite d'une affection légère des voies respiratoires supérieures[24]. La bronchite est généralement causée par un virus, mais peut également être due à une invasion bactérienne ou résulter d'une réaction à un allergène ou à un irritant. Les principaux virus responsables sont le virus respiratoire syncytial (VRS), l'influenza, l'adénovirus et les rhinovirus.

Le symptôme le plus caractéristique de la bronchite est une toux rauque et quinteuse qui s'intensifie la nuit. La toux est généralement sèche au début de la maladie et devient grasse par la suite. Chez l'enfant plus âgé, des sécrétions épaisses et purulentes peuvent être expectorées. L'enfant semble fatigué et affirme se sentir mal. La toux, profonde et persistante, peut entraîner une douleur au thorax et aux côtes. L'auscultation révèle des crépitants et, même sans stéthoscope, on entend un wheezing.

Soins infirmiers

Les soins infirmiers consistent à soutenir la fonction respiratoire par le repos, l'humidification, l'hydratation et un traitement symptomatique. Les sections portant sur l'asthme et sur la pneumonie fournissent des détails sur les mesures thérapeutiques. Il n'existe pas de traitement spécifique pour la bronchite virale aiguë. Les antitussifs ne sont pas recommandés chez les enfants, car la toux constitue un mécanisme de défense permettant d'évacuer les sécrétions bronchiques.

L'infirmière à domicile doit insister sur le caractère spontanément résolutif de l'affection. Si les parents fument, l'infirmière leur conseillera d'éviter de le faire en présence de l'enfant, sinon d'abandonner le tabac.

BRONCHIOLITE

La bronchiolite représente l'une des causes d'hospitalisation les plus fréquentes chez le nourrisson[25] et constitue l'un des plus graves dangers pour l'appareil respiratoire du nourrisson et du jeune enfant. La bronchiolite demeure la première cause de morbidité respiratoire chez l'enfant[26]. En certains cas, les symptômes sont légers et peuvent se traiter à domicile. Toutefois, certains enfants sont gravement malades et présentent une détresse respiratoire potentiellement mortelle. Pourquoi la bronchiolite peut-elle avoir d'aussi graves conséquences?

La bronchiolite est une affection aiguë des voies respiratoires inférieures attribuable à une inflammation et à une obstruction des petites voies respiratoires (bronchioles) sous l'action d'un agent infectieux (virus ou bactérie). C'est chez l'enfant de moins de 2 ans qu'elle est la plus fréquente, affectant particulièrement les enfants âgés de 6 mois. La maladie prend sa forme la plus grave chez le bébé de 6 mois ou moins. L'enfant de moins de 2 mois y est particulièrement vulnérable. Un diagnostic de bronchiolite chez un nouveau-né ou un nourrisson de moins de 3 mois entraîne automatiquement l'hospitalisation. La bronchiolite a un caractère saisonnier, elle est présente surtout en hiver[26].

Manifestations cliniques

Souvent, le nourrisson ou l'enfant atteint de bronchiolite présente depuis quelques jours des symptômes de troubles respiratoires tels que fièvre (moins de 39 °C), toux (sauf chez le nourrisson, en règle générale) et rhinorrhée. À mesure que la maladie évolue et que les voies respiratoires inférieures sont touchées, les symptômes s'intensifient et l'enfant présente une toux plus profonde et plus fréquente, ainsi qu'une respiration plus laborieuse. La respiration est rapide, superficielle et accompagnée

16 mois et moins

de battement des ailes du nez et de tirage (signes de détresse respiratoire grave). De la cyanose peut également être présente. Les parents signalent que le nourrisson ou l'enfant paraît plus malade, moins enjoué et moins intéressé par la nourriture. Le nourrisson, en particulier, peut refuser de se nourrir ou recracher, en même temps que ses aliments, des sécrétions épaisses de couleur claire. Le nez, encombré par des sécrétions, est généralement congestionné. Une otite moyenne ou une conjonctivite peuvent également survenir. L'auscultation révèle un murmure vésiculaire diminué, des crépitants fins à l'inspiration et à l'expiration, des sibilants expiratoires de basse tonalité, ainsi que du wheezing, qui est audible sans stéthoscope. De plus, on note un allongement du temps expiratoire. Selon l'évolution de la maladie, si les sécrétions deviennent abondantes, on peut également percevoir des ronchi à l'auscultation. L'apnée peut apparaître rapidement chez le jeune nourrisson.

Étiologie et physiopathologie

Des micro-organismes d'origine bactérienne, virale ou mycoplasmique peuvent être à l'origine de la bronchiolite. Plusieurs virus peuvent être responsables de la bronchiolite, dont l'adénovirus et le virus para-influenza. Cependant, c'est le virus respiratoire syncytial (VRS) qui en est la cause la plus fréquente. Le VRS est transmis par contact étroit ou direct avec les sécrétions provenant des voies respiratoires des personnes infectées. Les virus, agissant comme des parasites, envahissent les cellules épithéliales respiratoires qui tapissent les bronchioles et les détruisent en les faisant éclater pour envahir les cellules adjacentes. À la suite de la nécrose des cellules des muqueuses, il y a une régénérescence des cellules épithéliales nonciliées qui, entravant l'activité ciliaire normale, entraîne une stase des sécrétions dans les voies respiratoires. Il y a infiltration des leucocytes et œdème de la muqueuse et des tissus adventices. Les débris des cellules obstruent les bronchioles et irritent les voies respiratoires. Toutes ces modifications des voies respiratoires provoquent chez le jeune enfant une obstruction des petites voies respiratoires ainsi que des bronchospasmes.

Le cycle se répète dans les deux poumons au fur et à mesure que le virus envahit les cellules des voies respiratoires. Les voies partiellement obstruées laissent entrer de l'air, mais le mucus et l'œdème en bloquent l'expulsion, d'où l'apparition de sibilants et de crépitants. L'air emprisonné en amont de l'obstruction gêne également les échanges gazeux. Par conséquent, le taux d'oxygène diminue et le taux de dioxyde de carbone s'élève, ce qui pose un risque d'insuffisance respiratoire. Une apnée et un œdème pulmonaire peuvent se produire.

Tandis que la circulation d'air diminue, les bruits respiratoires diminuent également. En général, plus les bruits respiratoires sont importants, meilleur est l'état de l'enfant, car ces bruits indiquent que les poumons de l'enfant sont toujours en mesure de faire entrer de l'air et de l'expulser. Il faut se rappeler que les voies respiratoires, chez l'enfant de 5 ans ou moins, sont disproportionnellement plus petites, de sorte qu'elles s'obstruent plus aisément.

Examens diagnostiques et traitement médical

Les antécédents et l'examen physique fournissent les données nécessaires pour diagnostiquer une bronchiolite. Les radiographies pulmonaires révèlent une inflammation aspécifique.

Les cultures virales, les tests ELISA (dosage immuno-enzymatique, abréviation qui vient de l'appellation anglaise « *enzyme-linked immunosorbent assay* ») ; ou les tests par immunofluorescence portant sur les sécrétions des voies respiratoires, que l'on obtient au moyen d'une aspiration nasopharyngée ou d'un écouvillonnage du nez dans un milieu de culture particulier, confirment la présence du virus respiratoire syncytial[25]. Pour minimiser les risques de propagation, il est conseillé de regrouper dans une même chambre ou dans une même salle les enfants présentant des résultats positifs. Les soins médicaux consistent souvent en un traitement de soutien, surtout lorsque l'agent pathogène est

MESURES DE SÉCURITÉ

Pour prévenir la transmission du VRS, les professionnels de la santé doivent :
Se laver soigneusement les mains ;
Porter un masque (si on se tient à moins d'un mètre de l'enfant infecté), une blouse et des gants ;
Désinfecter le stéthoscope avec un tampon d'alcool ;
Respecter l'isolement respiratoire de contact.

inconnu et que les symptômes sont légers ou modérés (tableau 12-22). Le traitement médical est symptomatique et se donne généralement à domicile. L'hospitalisation est souvent requise chez le prématuré, le nourrisson de moins de 3 mois, l'enfant atteint de cardiopathie ou d'une autre maladie grave ainsi que chez celui qui présente des signes de détresse respiratoire importante.

On administre de la ribavirine en aérosol de fines particules dans certains cas particuliers (dysplasie bronchopulmonaire, fibrose kystique, immunosuppression, etc.) seulement, car le rapport coût-bénéfice n'est pas assez convaincant pour généraliser l'usage de ce médicament.

Des études indiquent que la bronchiolite, chez le nourrisson, peut augmenter les risques de wheezing ou d'asthme au cours de l'enfance. Elle peut également constituer un facteur de risque important lié à la bronchopneumopathie chronique obstructive plus tard au cours de la vie[1].

> **ALERTE INFIRMIÈRE**
>
> La ribavirine, agent antiviral utilisé contre le VRS, est généralement administrée par canule endotrachéale, ou par une cage faciale, afin de réduire les risques tant pour les visiteurs que pour les professionnels de la santé. Certains professionnels de la santé souhaitent voir cesser l'administration de ribavirine, en raison de son effet tératogène lorsqu'elle est administrée en aérosol. Cependant, s'il peut être sage de diminuer les risques auxquels s'exposent les membres du personnel, les visiteurs et les autres patients, il est moins souhaitable d'écarter ce médicament d'importance vitale[27]. L'utilisation de la ribavarine devrait être réservée aux enfants présentant une bronchiolite évoluant vers l'insuffisance respiratoire, immunosupprimés ou atteints de problèmes majeurs (cardiopathie congénitale, fibrose kystique, dysplasie bronchopulmonaire). La Société canadienne de pédiatrie recommande d'évaluer l'utilité de ce médicament en fonction de chaque cas clinique. Les professionnelles de la santé qui sont enceintes ne doivent pas entrer en contact avec les enfants qui reçoivent ce traitement. Le coût élevé du médicament doit également être pris en considération.

Collecte des données

Données physiologiques

Évaluez soigneusement l'état de la fonction respiratoire et des voies respiratoires. Il est important de posséder de bonnes aptitudes d'observation afin d'être en mesure, advenant une aggravation des symptômes respiratoires, d'intervenir à temps et de prévenir toute détresse respiratoire (tableaux 12-1 et 12-7).

Données psychosociales

Surveillez les signes de crainte et d'anxiété, et ce autant chez l'enfant que chez les parents (tableau 12-18). L'environnement peu familier de l'hôpital et les interventions peuvent en effet accroître le stress. Les questions que posent les parents, de même que leur langage non verbal, pourront guider l'infirmière dans le choix des interventions, tant au moment de l'admission qu'au cours du séjour à l'hôpital.

Données développementales

Surveillez l'apparition de certains signes tels que la peur des étrangers et l'angoisse de séparation, qui sont courants chez les enfants du groupe d'âge le plus souvent hospitalisé pour bronchiolite (nourrissons et trottineurs). En faisant participer les parents, autant que possible, aux interventions et aux soins, vous favoriserez le développement de la sécurité affective chez l'enfant.

Diagnostics infirmiers

Le plan de soins infirmiers ci-dessous énumère les diagnostics infirmiers fréquemment posés en cas de bronchiolite. Les diagnostics suivants peuvent également s'appliquer.

- Dégagement inefficace des voies respiratoires relié à l'augmentation des sécrétions respiratoires et à la fatigue causée par la toux;
- Mode de respiration inefficace relié à l'inflammation de l'arbre trachéobronchique et à l'aggravation de la bronchiolite;
- Déficit de volume liquidien relié à l'incapacité de satisfaire les besoins liquidiens et les exigences accrues du métabolisme (fièvre, perte insensible, augmentation ou épaississement des sécrétions respiratoires).

Soins infirmiers

Les soins infirmiers consistent à maintenir la fonction respiratoire, à soutenir l'hydratation et la fonction physiologique en général, à diminuer le niveau d'anxiété de l'enfant, et de la famille, et à préparer la famille aux soins à domicile. Le plan de soins infirmiers présenté dans ces pages résume les soins infirmiers destinés à l'enfant atteint de bronchiolite.

TABLEAU 12-22 Traitement médical en cas de bronchiolite

Traitement	Justifications
Surveillance cardiorespiratoire et saturométrie pulsatile en oxygène	Ces méthodes permettent de suivre l'évolution de la maladie et d'évaluer la nécessité de recourir à des traitements spécifiques.
Oxygénothérapie humide par cage faciale, tente (croupette) ou lunettes nasales	Le mode d'administration est déterminé par la concentration en oxygène et en humidité désirée, ainsi que par la réaction de l'enfant. Les lunettes nasales sont particulièrement utiles pour subvenir aux besoins en oxygène au cours d'une longue période[26].
Intubation et ventilation assistée	Elles sont utilisées lorsque l'enfant est trop fatigué pour respirer efficacement.
Hydratation par voie orale ou intraveineuse	Le médecin doit tenir compte de la perte insensible, de l'équilibre électrolytique, du degré d'hydratation et des risques d'œdème pulmonaire.
Médicaments en aérosol	L'efficacité des bronchodilatateurs et des corticostéroïdes ne fait pas consensus, de sorte qu'il n'est pas recommandé de les administrer systématiquement ; trois traitements par bronchodilatateurs doivent être réalisés avant de conclure à un manque d'efficacité[26]; les bronchodilatateurs et les stéroïdes agiraient directement sur l'inflammation et sur l'obstruction des voies respiratoires, en cas de bronchiolite légère ou modérée ; les bronchodilatateurs aident à prévenir les épisodes d'apnée chez le nouveau-né prématuré ; la ribavirine (agent antiviral utilisé contre le VRS) atténue la gravité des symptômes, améliore l'oxygénation et diminue l'inflammation (utilisation réservée à certains patients immunosupprimés ou présentant une pathologie grave).
Hygiène pulmonaire (drainage postural et physiothérapie respiratoire)	Ces méthodes aident à dégager le mucus.
Médicaments à action systémique	Le traitement symptomatique peut comprendre des antipyrétiques (de préférence acétaminophène ou ibuprofène) ; on n'administre pas d'antibiotiques à moins d'infection bactérienne secondaire [p. ex.: otite moyenne]. Les antitussifs ne sont pas recommandés dans le traitement de la bronchiolite.
Prévention chez le nourrisson ou l'enfant à risque élevé[a]	
Immunoglobulines spécifiques contre le VRS par voie intraveineuse IGIV-VRS (RespiGam)	Ce traitement peut prévenir la bronchiolite causée par le VRS. Certains vaccins (à virus vivants) peuvent interférer avec la réponse immunitaire du RespiGam. Selon la Société canadienne de pédiatrie, il est préférable d'attendre que l'enfant ait atteint l'âge de 10 mois avant de lui donner les vaccins RRO (rougeole, rubéole et oreillons) et RR (rougeole et rubéole)[28].

[a] Nourrisson ou enfant atteint de cardiopathie congénitale, de dysplasie bronchopulmonaire, de troubles respiratoires chroniques ou de fibrose kystique, immunosupprimé, prématuré ou gravement malade et âgé de moins de 6 semaines.

Maintenir la fonction respiratoire

Il est essentiel d'exercer une surveillance étroite en vue d'évaluer l'amélioration de l'état de l'enfant ou de déceler rapidement tout signe précoce d'aggravation de son état. Si l'enfant n'a besoin que d'humidité et d'un apport minimal en oxygène, on administre un niveau élevé d'humidité et de l'oxygène supplémentaire à l'aide d'une tente

PLAN DE SOINS INFIRMIERS

L'ENFANT ATTEINT DE BRONCHIOLITE

OBJECTIF	INTERVENTION	JUSTIFICATION	RÉSULTAT ESCOMPTÉ
1. Mode de respiration inefficace relié à la respiration laborieuse et à la diminution de l'énergie (fatigue)			
L'enfant retrouvera un niveau de fonction respiratoire de base. Il ne présentera pas d'insuffisance respiratoire.	• Évaluer l'état respiratoire (tableau 12-1) au moins toutes les deux à quatre heures, ou plus souvent si la situation l'exige, afin d'être en mesure de déceler une diminution de la fréquence respiratoire ou des épisodes d'apnée. Si l'ordonnance l'indique, mettre l'enfant sous moniteur d'apnée) et saturomètre, et s'assurer de la présence d'alarmes. Noter et signaler sans délai au médecin toute modification dans l'état de l'enfant.	• Des modifications au niveau de la respiration peuvent se produire rapidement, à mesure que les réserves d'énergie de l'enfant s'épuisent. L'évaluation et la surveillance du niveau de base révèlent la fréquence et la qualité des échanges gazeux. L'évaluation fréquente et la surveillance fournissent des indices objectifs de changement dans la qualité de la respiration, ce qui permet d'intervenir rapidement et efficacement.	L'enfant retrouve un niveau respiratoire de base en 48 à 72 heures.
2. Diminution de l'irrigation tissulaire (cardiopulmonaire) reliée à l'obstruction partielle des voies respiratoires			
L'enfant retrouvera un niveau d'oxygénation de base.	• Administrer de l'oxygène humide par masque, cage faciale ou croupette.	• L'oxygène humidifié liquéfie les sécrétions (ce qui aide à les dégager) et favorise le maintien du niveau d'oxygénation et la diminution de la détresse respiratoire.	La respiration est facilitée. La saturation en oxygène révélée par la saturométrie pulsatile en oxygène est supérieure à 94 % pendant le traitement.
	• Noter la réaction de l'enfant aux médicaments prescrits (traitements en aérosol).	• Les médicaments ont un effet systémique et local (sur les tissus des voies respiratoires), qui améliore l'oxygénation et diminue l'inflammation.	L'enfant tolère les mesures thérapeutiques et ne présente pas de réactions indésirables.
	• Surélever la tête du lit ou, si l'enfant pleure ou s'agite dans son lit, le placer confortablement sur les genoux ou dans les bras d'un de ses parents.	• La position assise ou semi-assise favorise les échanges gazeux et la diminution de l'anxiété (particulièrement chez le trottineur) et de la dépense d'énergie.	L'enfant repose calmement et confortablement.

PLAN DE SOINS INFIRMIERS

L'ENFANT ATTEINT DE BRONCHIOLITE *(suite)*

OBJECTIF	INTERVENTION	JUSTIFICATION	RÉSULTAT ESCOMPTÉ
3. Risque de déficit liquidien relié à l'incapacité satisfaire les besoins de l'organisme et les exigences accrues du métabolisme			
Le déficit liquidien de l'enfant sera compensé.	• Déterminer s'il est nécessaire d'administrer des liquides par voie intraveineuse. Si l'ordonnance l'indique, maintenir la perfusion intraveineuse.	• Les pertes liquidiennes nécessitent une réhydratation immédiate.	L'équilibre liquidien de l'enfant est maintenu pendant la phase aiguë de la maladie.
L'enfant sera bien hydraté, il tolérera les liquides par voie orale et progressera vers un régime alimentaire normal.	• Maintenir une surveillance étroite des ingesta et des excreta et évaluer la densité urinaire au moins toutes les huit heures.	• La surveillance fournit des indices objectifs sur la perte liquidienne et sur l'état d'hydratation.	L'enfant prend des liquides par voie orale après une période de 24 à 48 heures et l'équilibre liquidien est préservé.
	• Peser l'enfant quotidiennement à la même heure et en utilisant le même pèse-personne. Évaluer l'élasticité de la peau (signe du pli cutané).	• Obtenir des signes supplémentaires du progrès vers l'état d'hydratation.	Le poids de l'enfant se stabilise après une période de 24 à 48 heures ; l'enfant ne présente pas de signes de déshydratation.
	• Examiner les muqueuses et vérifier la présence de larmes. Ne pas tarder à signaler au médecin toute modification.	• Des muqueuses humides et la présence de larmes constituent des indices visibles d'un état d'hydratation adéquat.	
	• Offrir des bouillons clairs et faire participer les parents aux soins. Offrir un choix de liquides lorsque ceux-ci sont tolérés.	• L'enfant collabore plus facilement lorsque ce sont les parents qui offrent le choix des liquides.	L'enfant choisit la boisson qu'il préfère parmi les boissons offertes par ses parents ou par le personnel infirmier.
4. Peur et anxiété (de l'enfant et des parents) reliées à la maladie aiguë, à l'hospitalisation et à l'incertitude concernant la maladie et le traitement.			
L'enfant et les parents présenteront des comportements indiquant une diminution du niveau d'anxiété.	• Encourager les parents à exprimer leurs peurs et à poser des questions ; leur répondre de façon franche ; discuter avec eux des soins, des interventions et des modifications dans l'état de l'enfant.	• Les parents ont ainsi la possibilité d'exprimer leurs sentiments et de recevoir les renseignements pertinents. Cette façon de procéder diminue le niveau d'anxiété des parents et accroît leur confiance envers le personnel infirmier.	L'enfant et les parents présentent une diminution du niveau d'anxiété et de peur au fur et à mesure que les symptômes diminuent et se sentent plus en confiance dans l'environnement hospitalier. Les parents sont à l'aise pour poser des questions et pour participer aux soins. L'enfant pleure moins et se laisse prendre et toucher par les membres du personnel.

Suite...

PLAN DE SOINS INFIRMIERS

L'ENFANT ATTEINT DE BRONCHIOLITE *(suite)*

OBJECTIF	INTERVENTION	JUSTIFICATION	RÉSULTAT ESCOMPTÉ
5. Manque de connaissances (de l'enfant ou des parents) relié au diagnostic, au traitement, au pronostic et aux soins à domicile			
Avant que l'enfant ne reçoive son congé, les parents verbaliseront leurs connaissances concernant les symptômes de la bronchiolite et l'application des méthodes de soins à domicile.	• Expliquer en quoi consistent les symptômes, le traitement et les soins à domicile s'appliquant à la bronchiolite.	• Envisager la possibilité d'une récurrence. Aider la famille à se préparer à la réapparition des symptômes de la bronchiolite.	Les parents décrivent de manière adéquate les symptômes de la bronchiolite, les traitements et les soins à domicile qui conviennent.
	• Remettre aux parents des instructions écrites touchant les dispositions relatives aux soins de suivi, selon les besoins.	• Les instructions verbales et écrites ont un effet de renforcement. Il est possible que les parents « n'entendent pas » ce qu'on leur dit et qu'ils oublient certains détails relatifs aux soins à domicile si les instructions ne sont données que verbalement.	Lorsque l'enfant obtient son congé, les parents se voient remettre des directives ayant trait aux soins à domicile.

(croupette). Si les besoins en oxygène sont plus importants, l'on peut recourir à une cage faciale ou aux lunettes nasales. Le degré d'oxygénation s'évalue par la saturation en oxygène.

Pour que l'enfant reçoive un apport adéquat en oxygène, les narines doivent être perméables. La poire d'aspiration représente un outil précieux pour dégager facilement et rapidement les voies nasales. On peut conseiller aux parents de se procurer une poire d'aspiration pour les soins à domicile. Dans le cas où l'enfant présente une grande quantité de sécrétions, une aspiration nasopharyngée peut être effectuée. Cette technique doit être pratiquée avec délicatesse (se reporter à l'annexe A). Relevez la tête du lit afin de faciliter la respiration et de favoriser l'écoulement du mucus présent dans les voies respiratoires supérieures. Bien que les soins relatifs à l'hygiène pulmonaire (comprenant le drainage postural et la physiothérapie respiratoire) soient souvent prodigués par un physiothérapeute, et que la responsabilité d'administrer les médicaments en aérosol revienne en général à un inhalothérapeute, l'infirmière peut être amenée à dispenser ces soins, selon l'établissement où elle pratique. Ainsi, il peut être nécessaire de garder sous la main un nébuliseur pour administrer les médicaments en aérosol.

CONSEIL CLINIQUE

Chez le nourrisson, l'aspiration des sécrétions ne doit pas avoir lieu immédiatement après l'allaitement maternel ou la prise du biberon. En effet, le nourrisson risque de vomir ce qu'il vient de boire et d'en aspirer une partie dans ses voies respiratoires. L'aspiration avant les boires dégage les voies respiratoires et permet au nourrisson de s'alimenter plus facilement.

Soutenir la fonction physiologique

Il est conseillé de regrouper les interventions infirmières de manière à soutenir la fonction physiologique de l'enfant en diminuant le niveau de stress et en favorisant le repos. Le repos permet d'améliorer la respiration et l'état de santé de l'enfant en général. Les médicaments sont administrés en fonction des besoins dans le but de normaliser la température corporelle et d'assurer le maximum de confort. Il se peut qu'une perfusion intraveineuse soit prescrite afin de réhydrater l'organisme et de préserver l'équilibre liquidien jusqu'à ce que l'enfant soit en mesure de prendre des liquides par voie orale.

Diminuer le niveau d'anxiété

L'hospitalisation et les traitements de soutien engendrent fréquemment de l'anxiété et de la crainte, chez l'enfant comme chez ses parents. Un aspect important des soins infirmiers consiste à prévoir et à reconnaître cette anxiété et, autant que possible, à l'atténuer. Fournissez aux parents des explications détaillées et faites le point quotidiennement sur l'état de santé de l'enfant. De plus, encouragez-les à participer aux soins dispensés à l'enfant.

La présence des parents et leur capacité à apaiser l'enfant jouent un rôle important dans le rétablissement de celui-ci. Cependant, les parents eux-mêmes peuvent être effrayés par les constantes difficultés respiratoires de leur enfant et par la présence d'équipement à son chevet. Il faut les informer qu'ils peuvent prendre l'enfant et le toucher sans craindre de déplacer les fils ou les tubulures.

Si l'enfant a été malade pendant quelques jours avant d'être hospitalisé, les parents peuvent être fatigués. Le fait de reconnaître que les parents ont des besoins physiques et affectifs favorise la communication entre la famille et le personnel infirmier. Encouragez les parents à se relayer au chevet de leur enfant et à prendre le temps de manger et de se reposer.

Planifier le congé et enseigner à la famille les soins à domicile

L'enfant peut obtenir son congé lorsqu'il s'avère capable de maintenir une oxygénation adéquate (dont les signes sont : respiration moins laborieuse, diminution de la production de sécrétions et disparition de la toux) et stable. Dans la plupart des cas, les symptômes s'atténuent en 24 à 72 heures. Les traitements de soutien peuvent être les mêmes à la maison qu'à l'hôpital :

- Utilisation d'une poire d'aspiration pour dégager les narines de l'enfant de 1 an ou moins (se reporter à l'annexe A).
- Apport de liquides dans le but de liquéfier les sécrétions respiratoires (ce qui facilite le dégagement des voies respiratoires) et administration de glucose afin d'augmenter le niveau d'énergie (il se peut que l'enfant mette quelques jours à retrouver un appétit normal).
- Repos.

L'enfant est habituellement en mesure de reconnaître ses limites en ce qui a trait à l'activité. Toutefois, les parents devront inciter le trottineur actif à faire des siestes et à se reposer. Montrez-leur comment administrater adéquatement les médicaments. Il est possible que de l'acétaminophène soit prescrit en cas de malaise ou de fièvre légère. Mettre en garde les parents contre une nouvelle infection au VRS de manière à ce qu'ils puissent en détecter les symptômes et savoir quand consulter un médecin.

ENSEIGNEMENTS AUX PARENTS : BRONCHIOLITE

Au moment du congé, conseiller aux parents de voir un médecin dans les cas suivants :

- Les troubles respiratoires empêchent l'enfant de dormir ou de manger.
- La respiration est rapide ou difficile.
- Les symptômes persistent chez l'enfant de moins d'un an et atteint d'une affection cardiaque ou pulmonaire, ou chez le nourrisson né avant terme et chez lequel une affection pulmonaire a été découverte.
- L'enfant paraît plus malade, fatigué, moins enjoué, il s'intéresse moins à la nourriture (les parents ont l'impression que son état ne s'améliore pas).

PNEUMONIE

La pneumonie est une inflammation ou une infection des bronchioles et des espaces alvéolaires pulmonaires. Elle touche le plus souvent le nourrisson ou le jeune enfant. L'enfant se rétablit beaucoup plus facilement que l'adulte. Il est essentiel de la reconnaître rapidement afin que l'enfant puisse être soigné à la maison plutôt qu'à l'hôpital.

La pneumonie peut être d'origine virale, bactérienne ou mycoplasmique. Les micro-organismes responsables sont, entre autres, le virus respiratoire syncytial (VRS), le virus para-influenza, l'adénovirus, l'entérovirus et le pneumocoque. L'enfant qui est immunosupprimé est vulnérable à de nombreuses infections d'origine bactérienne,

CLASSIFICATION DES PNEUMONIES

Pneumonie lobaire : inflammation aiguë, partielle ou totale, d'un ou de plusieurs lobes pulmonaires ; elle peut être unilatérale ou bilatérale.

Pneumonie interstitielle : l'atteinte est plus ou moins limitée aux parois alvéolaires (interstitium) et aux tissus péribronchiques et interlobaires.

Bronchopneumonie : foyers disséminés, l'inflammation a débuté dans une ou plusieurs régions localisées des bronches et s'est propagée au parenchyme pulmonaire avoisinant.

fongique ou parasitaire. Quel que soit l'agent pathogène, les symptômes sont les mêmes : hausse de la température corporelle (dont le niveau ne permet pas de différencier la pneumonie virale de la pneumonie bactérienne), toux, dyspnée, tachypnée, tirage, battement des ailes du nez et bruits respiratoires anormaux (diminution du murmure vésiculaire, présence de crépitants). On peut entendre de la matité à la percussion.

Quels sont les processus physiologiques qui déclenchent les symptômes ? Selon qu'il s'agit d'un virus ou d'une bactérie, les envahisseurs se comportent de manière différente dans les poumons. Les bactéries empruntent la circulation sanguine pour se rendre jusqu'aux poumons, où elles attaquent les cellules. Les bactéries sont généralement réparties uniformément dans un (ou plusieurs) des lobes d'un même poumon, profil désigné sous le nom de *pneumonie lobaire*. Les virus, quant à eux, sont des parasites des cellules. Souvent, ils pénètrent dans l'organisme par l'appareil respiratoire supérieur, infiltrent les alvéoles les plus proches des bronches de l'un des poumons ou des deux. Ensuite, ils envahissent les cellules, se reproduisent et font éclater violemment les cellules, détruisant celles-ci et projetant des particules cellulaires. Ils gagnent rapidement les zones adjacentes et décrivent un parcours dispersé et inégal qui correspond à une bronchopneumonie. Par suite de cet envahissement de bactéries, de virus ou de mycoplasmes, on constate un exsudat consécutif à la mort des cellules, qui remplit les espaces alvéolaires, s'accumule et s'agglutine dans les zones déclives du poumon, où ils délimitent des zones d'hépatisation. L'hépatisation consiste en une modification des tissus, qui leur donne l'aspect compact et brun rouge du foie.

Le diagnostic est établi par une radiographie pulmonaire révélant une densité anormale des tissus (p. ex.: hépatisation lobaire). Des facteurs tels que l'âge de l'enfant, la gravité des symptômes et la présence d'une affection pulmonaire, cardiaque ou immunodéficitaire sous-jacente, entraînent des réactions différentes.

Dans tous les types de pneumonie, les soins médicaux comprennent un traitement symptomatique (endiguement de la douleur et de la fièvre) et des soins de soutien (repos, assistance respiratoire et administration de liquides). Les pneumonies d'origine mycoplasmique et certaines autres formes de pneumonie d'origine bactérienne se traitent par antibiotiques à action spécifique ; quant aux pneumonies d'origine virale, elles guérissent généralement sans administration d'antibiotiques.

Soins infirmiers

Les soins infirmiers comprennent des mesures de soutien et des soins médicaux adaptés aux besoins. Les interventions infirmières utilisées pour traiter l'enfant atteint de bronchiolite s'appliquent généralement à celui qui souffre de pneumonie.

CONSEIL CLINIQUE

Expliquez à l'enfant et aux parents comment immobiliser le thorax : pour atténuer la douleur occasionnée par la toux, l'enfant serre sur sa poitrine une poupée, un petit oreiller ou un ours en peluche.

Tout en évaluant régulièrement la fonction respiratoire et en appliquant les traitements de soutien (antibiotiques, hydratation et soins pulmonaires), il peut être nécessaire de soulager la douleur occasionnée par la toux et la respiration profonde. Des analgésiques comme l'acétaminophène et l'ibuprofène permettent également de maintenir une température corporelle normale et de favoriser le sommeil. Les soins doivent être regroupés afin de permettre à l'enfant de se reposer. Il faut lui permettre d'adopter la position qu'il trouve la plus confortable. Chez le nourrisson, qui peut avoir besoin d'aide pour dégager ses voies respiratoires, l'aspiration des sécrétions est à privilégier. L'hospitalisation est réservée aux enfants gravement atteints.

L'objectif des soins infirmiers consiste à rétablir une fonction respiratoire optimale. C'est assez tôt durant l'hospitalisation de l'enfant qu'il faut préparer le congé. Les médicaments, plus particulièrement les antibiotiques, doivent être administrés aux intervalles prescrits et pendant toute la durée du traitement. Les parents doivent apprendre à administrer les médicaments de façon appropriée et connaître les effets secondaires possibles. Le suivi peut comprendre une radiographie pulmonaire visant à vérifier si les poumons sont dégagés. Habituellement, les symptômes de pneumonie disparaissent longtemps avant que les poumons ne soient complètement guéris. En certains cas, l'enfant continue de présenter une évolution défavorable des troubles respiratoires, ou encore on enregistre des résultats anormaux à la suite de tests visant à évaluer la fonction pulmonaire. Cependant, la plupart des enfants se rétablissent sans incident. L'enfant et les parents auront besoin de soutien tout au long du processus de guérison. Les soins à donner à l'enfant peuvent être cause de fatigue pour la famille.

Les mesures préventives sont peu nombreuses, mais on recommande d'administrer un vaccin antipneumococcique à tout enfant de 2 ans ou plus qui présente une affection chronique ou une immunosuppression[29].

TUBERCULOSE

La tuberculose est causée par *Mycobacterium tuberculosis* (bacille de Koch), qui se transmet dans l'air par des particules infectieuses. Au Canada, la tuberculose n'a pas encore été éliminée, puisque plus de 2 000 nouveaux cas sont signalés chaque année, atteignant les enfants dans une proportion d'environ 15 %[30]. La maladie peut affecter les poumons, mais aussi le larynx, les ganglions, les méninges et les os. La tuberculose comporte deux stades, soit la tuberculose-infection (primo-infection) et la tuberculose proprement dite (tuberculose active). Dans la tuberculose-infection, *Mycobacterium tuberculosis* est dormant. Il y a eu contact avec la bactérie, mais il n'existe pas de symptômes et la radiographie pulmonaire est normale. Cependant, le test PPD (abréviation qui vient de l'appellation anglaise «*purified protein derivation*») est positif. À ce stade, la personne n'est pas contagieuse. La tuberculose-infection peut passer inaperçue. Après un certain temps, qui varie selon les sujets, la tuberculose devient active, les bacilles de Koch se multiplient et envahissent l'organisme.

La tuberculose (forme active) peut être soit asymptomatique, soit associée à diverses manifestations cliniques. Chez le nourrisson et chez l'enfant, on peut noter les symptômes suivants: toux, perte de poids, fatigue, fièvre, expectorations et sueurs nocturnes. On observe parfois du wheezing et une diminution des bruits respiratoires. Le test PPD est positif et la radiographie pulmonaire, anormale. La personne est contagieuse; il est donc très important d'effectuer des tests de dépistage auprès de tous les membres de la famille et de tous les proches, car l'adulte (ami, gardienne, proche parent) atteint de tuberculose laryngée ou pulmonaire risque de transmettre la maladie aux enfants.

Lorsqu'elle tousse, éternue, parle ou chante, la personne atteinte de tuberculose active propage des gouttelettes liquides qui restent dans l'air et risquent d'infecter ceux et celles qui les inhalent. Souvent, toutefois, le micro-organisme est retenu dans les voies respiratoires supérieures, ce qui empêche l'infection, qui a lieu *uniquement* si le bacille atteint les alvéoles[31].

Une fois que le micro-organisme a atteint les alvéoles, une réponse immunitaire est déclenchée contre l'envahisseur. Le système immunitaire envoie des macrophages qui cernent le bacille et le retiennent dans des capsules, petites et dures, appelées tubercules. Le bacille peut soit demeurer latent (inactif) pendant toute la vie de la personne, ou s'activer, ce qui déclenche une tuberculose active. Chez le jeune enfant, la maladie représente une complication immédiate de l'infection primaire[32]. Chez l'enfant immunosupprimé ou infecté par le VIH (virus de l'immunodéficience humaine), elle peut évoluer plus rapidement. Si le bacille tuberculeux pénètre dans un vaisseau sanguin, la maladie risque de s'étendre à tout l'organisme par la circulation sanguine et affecter ainsi le foie, la rate, la moelle osseuse ou les méninges (méningite tuberculeuse). Cette forme de tuberculose systémique (appelée tuberculose miliaire) peut s'avérer grave, voire mortelle. Cependant, elle n'est pas transmissible. Seule la tuberculose pulmonaire active peut se transmettre. La destruction progressive des tissus pulmonaires entraîne le déclenchement d'une pneumonie.

Il peut être nécessaire d'effectuer plusieurs tests afin de confirmer le diagnostic (tableau 12-23). Le test diagnostique à privilégier est le PPD, également appelé test à la tuberculine, ou test de Mantoux. La Société canadienne de pédiatrie recommande que ce test soit le seul utilisé pour le dépistage et le diagnostic[33].

CONSEIL CLINIQUE

Lorsqu'on soupçonne qu'il y a tuberculose, il faut effectuer des tests cutanés de dépistage chez l'enfant, chez les membres de sa famille immédiate et chez le porteur présumé. Le test jugé le plus précis est le test intradermique à l'aide d'un dérivé protéinique purifié (PPD, test à la tuberculine cutanée, ou test de Mantoux). Un test cutané permet d'évaluer le système immunitaire.

LOI ET ÉTHIQUE

La loi exige que les cas de tuberculose soient signalés sans délai à la Direction de la santé publique afin que les porteurs puissent être retracés. Pour chaque enfant infecté, il existe un adulte qui est porteur d'une forme active de la maladie et a besoin de traitement[34].

DIVERSITÉ CULTURELLE

La tuberculose est souvent associée à la pauvreté et à une hygiène inadéquate. Aux yeux de certains groupes culturels, la tuberculose représente une maladie honteuse, une sorte de malédiction. L'infirmière doit se garder de tout préjugé. Au Québec et au Canada, la majorité des enfants traités pour la tuberculose sont des enfants adoptés, des immigrants ou des réfugiés.

CONSEIL CLINIQUE

Pour s'assurer que le patient prend bel et bien ses médicaments, l'enfant atteint de tuberculose fait l'objet d'une «thérapie sous observation directe» (TOD), qui consiste à donner la médication au patient et à le regarder l'avaler[35]. L'observation directe doit se poursuivre quotidiennement après l'hospitalisation et le suivi est assuré par le CLSC.

TEST À LA TUBERCULINE CUTANÉE (TEST DE MANTOUX, OU PPD)

Ce test consiste en une injection intradermique à l'avant-bras. Au bout de 48 à 72 heures, il faut effectuer une lecture du test, c'est-à-dire mesurer le diamètre de l'induration qui s'est formée au pourtour du point d'injection. C'est ce diamètre qui indique si le test est positif ou négatif. Pour que ce test soit réussi, il est préférable que l'enfant reste immobile pendant qu'on le lui administre. Un test positif indique que la personne a été infectée, mais ne confirme pas la présence d'une tuberculose active. Une réaction positive sera toujours positive, même si le test est effectué à plusieurs reprises.

Interprétation du test

- L'induration a un diamètre inférieur à 5 mm : le résultat est négatif.
- L'induration a un diamètre de 5 à 9 mm : le résultat est incertain ou douteux si les antécédents du patient sont négatifs. Il faut considérer ce résultat comme positif si les antécédents du patient sont positifs.
- L'induration a un diamètre de 10 mm ou plus : le résultat est positif.

ALERTE INFIRMIÈRE

Pendant l'hospitalisation, l'isolement dans une chambre à pression négative est indiqué chez l'enfant atteint de tuberculose pulmonaire active, et ce jusqu'à ce qu'on ait pu entamer la thérapie médicamenteuse et que le bacille de Koch ne soit plus sécrété.

TABLEAU 12-23 **Examens diagnostiques – effectués en vue de dépister la tuberculose**

Examens	Indications
Test de Mantoux (injection intradermique de dérivé protéinique purifié)	Ce test confirme l'infection par l'agent pathogène (de 2 à 10 semaines après le contact).
Radiographie pulmonaire (vues antéro-postérieure et latérale)	La radiographie confirme la présence de la tuberculose pulmonaire (petites taches d'aspect granuleux).
Hémocultures visant à déceler la présence de *Mycobacterium tuberculosis*	Les hémocultures visent à confirmer le diagnostic et déterminent la réactivité au médicament.
Lavages gastriques (tôt le matin après un jeûne d'une nuit, durant 3 jours consécutifs)	Cette technique permet de confirmer la présence de tuberculose pulmonaire (forme active).
Cultures des expectorations (expulsées ou obtenues par prélèvement bronchoscopique)	Les cultures confirment la présence de tuberculose pulmonaire active.
Biopsie pleurale en vue d'effectuer une culture et un examen des tissus	En présence d'un épanchement pleural.
Ponction lombaire	La ponction confirme la présence de méningite tuberculeuse (forme inactive de la tuberculose).

Les traitements médicaux sont axés sur le diagnostic et sur le traitement des lésions de la tuberculose par une médication antituberculeuse de longue durée. Une association des médicaments suivants est à privilégier : isoniazide (INH), rifampicine et pyrazinamide (PZA). En cas de résistance médicamenteuse, on ajoutera au traitement de base la streptomycine (injection intramusculaire) et l'éthambutol. Une intervention chirurgicale est parfois nécessaire pour atteindre les tissus qui ne sont pas accessibles par thérapie médicamenteuse, ou encore pour corriger les déformations liées à la tuberculose osseuse (se reporter au tableau 20-9 pour d'autres renseignements concernant la tuberculose osseuse). Le traitement a été rendu plus difficile par le développement d'une tuberculose à bacilles multirésistants. La tuberculose représente un important problème de santé publique et tous les cas doivent être signalés sans délai à la Direction de la santé publique.

Soins infirmiers

Les soins infirmiers consistent à administrer les médicaments et à prodiguer des soins de soutien. Il est nécessaire de renseigner les parents sur la maladie, les médicaments, les effets secondaires possibles ainsi que sur l'importance de suivre le traitement à long terme (ainsi, le traitement médicamenteux peut se prolonger pendant 6 à 12 mois). La plupart des enfants atteints de tuberculose peuvent mener une vie normale. Insistez sur l'importance de respecter l'ordonnance et d'assurer à l'enfant une alimentation adéquate et suffisamment de repos pour favoriser sa croissance et son développement. Le succès du traitement dépend du soin avec lequel on le suit. Il est important que s'établisse une relation de confiance entre l'infirmière et la famille de manière à soutenir la famille sans que celle-ci se sente jugée.

La section portant sur la pneumonie, plus haut dans le présent chapitre, et celle qui touche la méningite (tuberculeuse), au chapitre 19, contiennent d'autres interventions infirmières s'appliquant à l'enfant atteint de tuberculose.

FIBROSE KYSTIQUE

La fibrose kystique, aussi appelée mucoviscidose, est une affection héréditaire des glandes exocrines, transmise selon le mode autosomique récessif et qui entraîne des modifications physiologiques des systèmes respiratoire, gastro-intestinal, tégumentaire, musculosquelettique et reproducteur. Elle atteint principalement les enfants de race blanche, mais peut également affecter d'autres groupes. Sa fréquence n'est pas liée au sexe (figure 12-14).

FIBROSE KYSTIQUE

Les selles de l'enfant atteint de fibrose kystique présentent les caractéristiques suivantes :
- Spumeuses (volumineuses et abondantes) ;
- Nauséabondes ;
- Contiennent des matières grasses (graisseuses) ;
- Flottent.

Histoire de Ralph Turner

Je m'appelle Ralph Turner et je souffre de fibrose kystique.
Un jour, je suis allé dans un magasin avec ma mère. C'était l'hiver et il faisait très froid. Quand je suis entré dans le magasin, je me suis mis à tousser. Ma mère m'a tapé dans le dos pour que je puisse expulser le mucus et arrêter de tousser. Mais une femme a dit : « Regardez donc cette femme qui bat son enfant enrhumé ! » Ma mère a demandé à la femme de se taire et lui a expliqué ce que j'avais. La femme n'a plus rien dit.

Je sais d'autres choses au sujet de la fibrose kystique. Par exemple, quand je joue au baseball, je cours vers les buts et parfois je commence à tousser et il faut que je m'arrête un moment ; ensuite, je peux continuer. Je peux aller à vélo. Je fais du vélo, c'est bon pour nous, qui sommes atteints de cette maladie. Ça aide à faire remonter le mucus. C'est vrai ! Quand on va très vite, on fait remonter le mucus !

Le mucus est ce qui sort quand je tousse. Cela s'appelle des mucosités. Si je vous disais tout ce qui me fait tousser, vous seriez surpris ! Par exemple, quand je saute et que j'atterris très fort sur mes pieds, je tousse ! Je veux être comme Reggie Jackson et jouer pour les Orioles. Lorsque des gens comme moi grandissent, ils n'ont plus autant de problèmes. Ils toussent, mais moins. Je connais un homme qui a la fibrose kystique, c'est le père de mon ami et il n'a pas tant de problèmes que ça.

Mon cousin a aussi la fibrose kystique. Il a 14 ans et s'appelle Ralph Paul Turner. Parfois, il a des problèmes qui ressemblent aux miens. On est nés avec la fibrose kystique, mais j'avais déjà 4 mois quand ils ont su que je l'avais. J'ai maintenant 7 ans.

J'espère que les chercheurs trouveront bientôt un remède pour guérir les enfants.

Ralph Dwayne Turner, 7 ans
(mort à l'âge de 9 ans).

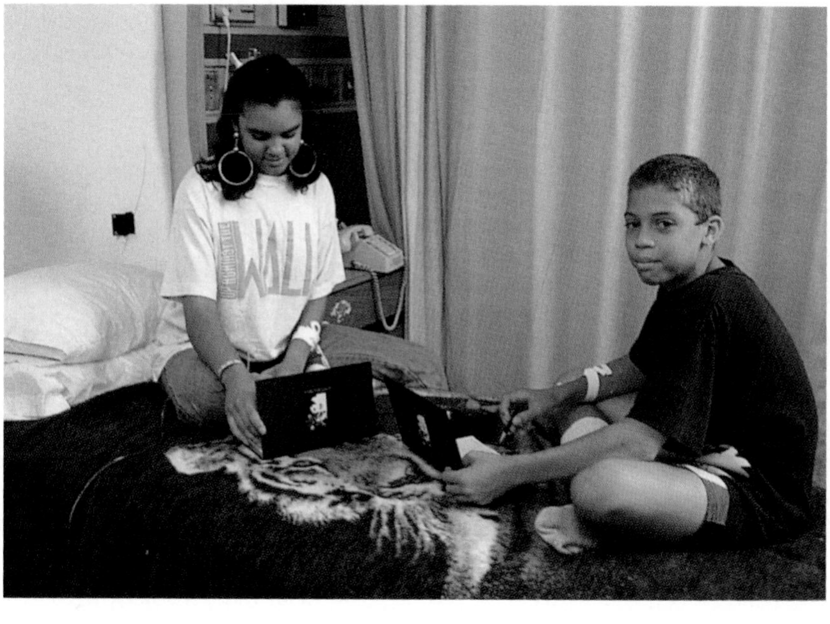

FIGURE 12-14. La fibrose kystique est une affection héréditaire des glandes exocrines qui se transmet selon un mode autosomique récessif. Il n'est donc pas rare qu'au sein d'une même fratrie plusieurs enfants en soient atteints, par exemple le frère et la sœur que l'on aperçoit sur cette photographie.

INDICE DIAGNOSTIQUE

« J'ai embrassé la joue de mon bébé et elle goûtait le sel. À partir de ce moment, tout a changé. » Mère d'un enfant âgé d'une semaine et atteint de fibrose kystique.

Manifestations cliniques

Le principal symptôme de la mucoviscidose est la production d'un mucus épais, visqueux et collant. Chez le nouveau-né, l'un des premiers signes est l'iléus méconial, obstruction intestinale causée par un méconium épais (semblable à du mastic), tenace et visqueux. L'iléus méconial s'observe au cours des premiers jours après la naissance. Chez le nourrisson et chez le trottineur, un fécalome et une invagination de l'intestin sont parfois les premiers signes de la maladie. La stéatorrhée (selles graisseuses) est l'un des signes caractéristiques de la fibrose kystique. De plus, les selles sont grossières, volumineuses et très nauséabondes. Cette odeur est due à la putréfaction des protéines (qui ne peuvent être digérées ni absorbées). On croit que les selles visqueuses, collantes et épaisses sont responsables de l'obstruction initiale. Le péristaltisme de l'intestin (régi par le système nerveux autonome) est également touché. Chez 20 % des nourrissons et des enfants souffrant de fibrose kystique[36], on observe un prolapsus rectal causé par des selles volumineuses et difficiles à expulser (figure 12-15).

Les autres signes et symptômes sont une toux grasse, chronique et productive, et des infections respiratoires fréquentes. Toutefois, au début de la maladie, la toux est sèche et non productive. Lors d'une infection des voies respiratoires, on note la présence de dyspnée, de sibilants, crépitants et ronchi. Dans la plupart des cas, l'enfant a de la difficulté à maintenir un poids normal ou à prendre du poids, malgré un appétit vorace. Il est également possible que, au fur et à mesure que la maladie évolue, on note une perte d'appétit. Le nourrisson ou l'enfant peut présenter un âge osseux retardé, une petite taille et un retard du début de la puberté. Au fur et à mesure que la maladie évolue, l'hippocratisme digital des mains et des pieds apparaît (figure 12-16), de même que la cyanose. De plus, l'apparence du thorax se modifie et on note alors un thorax en tonneau.

Étiologie et physiopathologie

Un gène isolé sur le chromosome 7 régit la fonction du régulateur de la perméabilité transmembranaire de la fibrose kystique (CFTR). Un CFTR défectueux entraîne une défaillance du transport des ions chlorure à travers l'épithélium sécrétoire. Lorsque les ions chlorure ne sont pas perméables, l'eau ne traverse pas les membranes cellulaires, ce qui entraîne la formation de sécrétions visqueuses qui, finalement, obstruent et endommagent tous les organes pourvus de canaux muqueux[37].

Par suite de l'obstruction des conduits pancréatiques et de la détérioration du pancréas (fibrose pancréatique) qui en résulte, les enzymes naturels qui sont nécessaires à la digestion et à l'absorption des lipides et des protéines ne sont pas sécrétés et plusieurs nutriments essentiels sont excrétés dans les selles. Les îlots de Langerhans

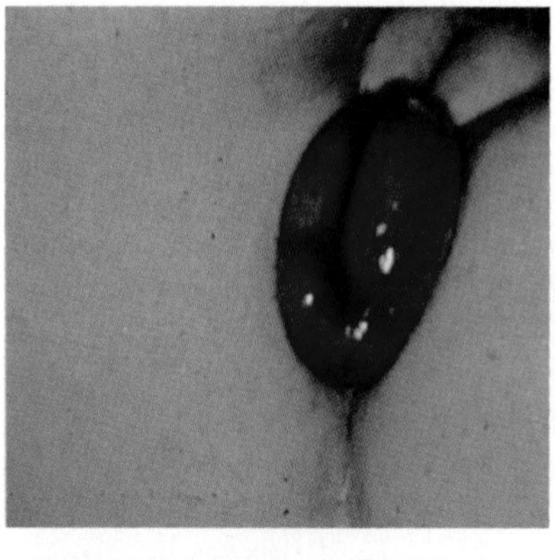

FIGURE 12-15. Prolapsus rectal.

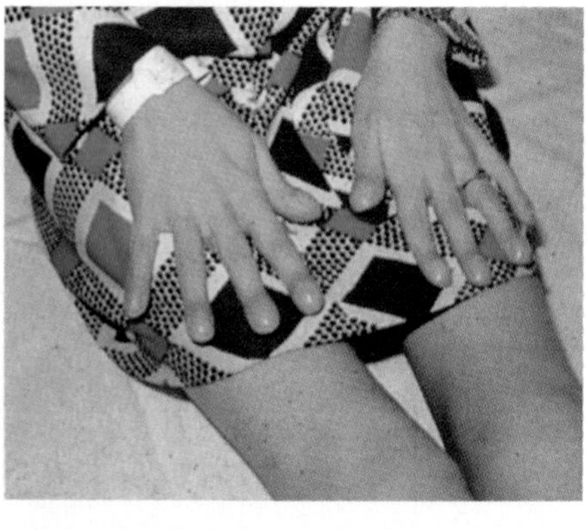

FIGURE 12-16. Hippocratisme digital.

(ou îlots pancréatiques) sont également affectés. En effet, au fur et à mesure que la fibrose du pancréas évolue, leur nombre diminue, ce qui favorise le développement du diabète de type I chez les enfants atteints de fibrose kystique (se reporter au chapitre 21, qui traite du diabète).

Une toux caractéristique se développe parce que les poumons sont en permanence remplis de mucus que les cils ne peuvent éliminer. L'air est donc emprisonné dans les petites voies respiratoires, ce qui entraîne une **atélectasie** (affaissement des alvéoles des poumons). Comme la présence des sécrétions crée un milieu propice à la croissance bactérienne, des infections respiratoires secondaires en résultent.

Dans presque tous les cas, la fibrose kystique entraîne chez l'homme une obstruction du canal déférent ou l'absence de celui-ci et il est, par conséquent, stérile[37]. Chez la femme, la sécrétion de mucus dans l'appareil reproducteur nuit au passage du sperme et, par conséquent, à la fécondation[37].

La fonction métabolique subit une altération par suite des déséquilibres causés par la perte excessive d'électrolytes dans la sueur, la salive et le mucus. Le « goût salé » de la peau provient du chlorure de sodium éliminé par les pores.

Examens diagnostiques et traitement médical

La fibrose kystique est généralement diagnostiquée pendant la première année de la vie ou au début de l'enfance. Le diagnostic se fonde sur l'un des trois principaux symptômes : iléus méconial (chez le nouveau-né), malabsorption ou absence de développement staturo-pondéral normal, ou encore infections des voies respiratoires à répétition. Cependant, dans certains cas à caractère plus léger, les symptômes n'apparaissent qu'à l'adolescence ou au début de l'âge adulte.

Le diagnostic définitif repose sur des résultats positifs au test de la sueur et sur la présence des symptômes classiques ou d'antécédents familiaux positifs[37] (tableau 12-24). Lorsqu'il existe des symptômes et que le test de la sueur n'est pas concluant, on peut effectuer un test génétique de l'ADN[36].

Le test de la sueur est effectué au chevet du malade ou en clinique externe. Il est préférable que les parents soient présents afin de rassurer le nourrisson ou le jeune enfant (figure 12-17). Ils doivent savoir que le test indiquera si l'enfant souffre de fibrose kystique et qu'un deuxième test pourra être prescrit afin de confirmer le diagnostic.

Parmi les examens diagnostiques que l'enfant devra subir pour compléter l'évaluation initiale, on trouve une culture des sécrétions pharyngées et (selon l'âge de l'enfant) une culture d'expectorations, une épreuve de la fonction pulmonaire, un dosage des graisses dans les selles (durant 72 heures) et des analyses sanguines qui permettront d'évaluer la fonction hépatique (transaminases sériques).

Les traitements médicaux consistent à maintenir la fonction respiratoire, à traiter les infections, à fournir à l'enfant une nutrition optimale, à favoriser l'exercice physique et à prévenir toute obstruction gastro-intestinale (tableau 12-25). Grâce aux progrès

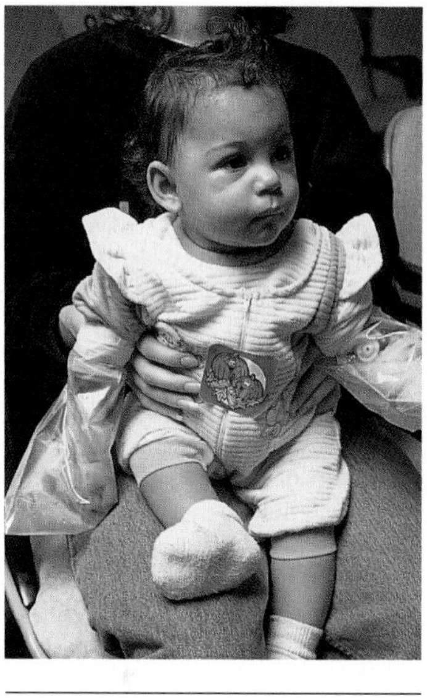

FIGURE 12–17. Cette enfant de 6 mois subit un test de la sueur pour dépister la fibrose kystique.

GÉNÉTIQUE

Grâce aux recherches récentes portant sur la localisation du gène de la fibrose kystique (sur le chromosome 7), recherches effectuées au moyen d'études sur les liaisons génétiques, on a élaboré des méthodes permettant d'établir un diagnostic prénatal et d'effectuer des tests sur les porteurs. On étudie également la possibilité de mettre au point une thérapie génique en transférant le gène normal aux cellules épithéliales des voies respiratoires.

TABLEAU 12-24 Test de la sueur

	Objectif	Valeurs normales	Valeurs diagnostiques
Test de la sueur (ionophorèse avec pilocarpine)	Analyse de la teneur en sodium et en chlorure de la sueur	Sodium : de 10 à 30 mEq/L ; chlorure : de 10 à 35 mEq/L	Chlorure : de 50 à 60 mEq/L – cas suspect ; > 60 mEq/L – diagnostic positif, en présence d'autres signes cliniques

TABLEAU 12-25 Traitement médical de la fibrose kystique

Traitements	Justifications
Traitement respiratoire	
Bronchodilatateurs en aérosol	Le traitement dégage les petites et grandes voies respiratoires ; on l'utilise avant la physiothérapie respiratoire lorsque la maladie y répond de manière positive.
Désoxyribonucléase humaine recombinée (Pulmozyme) en aérosol	Le médicament dégage, liquéfie et dilue les sécrétions pulmonaires ; il diminue chez certains patients les risques d'infections pulmonaires nécessitant un traitement antibiotique par voie intraveineuse[38]. Les effets secondaires sont minimes.
Anti-inflammatoires : stéroïdes, ibuprofène à fortes doses	Le traitement diminue l'inflammation consécutive à l'infection chronique ; il est administré par intervalle, pour une courte période, afin de limiter les effets secondaires des stéroïdes ; il prévient l'aggravation des lésions pulmonaires chez le préadolescent atteint d'une forme légère de la maladie.
Physiothérapie respiratoire pour tous les lobes pulmonaires (percussion et vibration bilatérales et toux énergique)	Le traitement entraîne les sécrétions vers les bronches, d'où elles sont expulsées. À effectuer une à trois fois par jour, ou au besoin. Le Flutter, petit appareil en forme de pipe fait de plastique et d'acier inoxydable, permet à l'enfant de se dégager les voies respiratoires de façon autonome.
Exercice physique	Complémentaire à la physiothérapie respiratoire, il favorise l'expectoration des sécrétions et accroît le bien-être de l'enfant.
Traitement des infections (dues en particulier aux bactéries *Hæmophilus influenzæ, Staphylococcus aureus* et *Pseudomonas æruginosa*, ainsi qu'aux agents viraux)	
Antibiotiques (voie orale, voie intraveineuse et aérosol)	Le traitement est déterminé par les résultats de la culture des expectorations ; il peut être nécessaire d'administrer des doses supérieures à la normale pour obtenir des résultats satisfaisants[39]. Des antibiotiques (p. ex. : tobramycine, gentamicine, cloxacilline, pipéracilline, ceftazidime) sont fréquemment utilisés chez l'enfant atteint de fibrose kystique. Une antibiothérapie par voie orale ou intraveineuse est souvent maintenue après le retour à la maison. Un dispositif d'accès veineux central (cathéter intraveineux central) peut être installé lorsque les médicaments doivent être administrés par voie intraveineuse.
Besoins nutritionnels	
Suppléments d'enzymes pancréatiques (Cotazym-S, Pancrease, Viokase) pris aux repas ou avec une collation	Ces suppléments favorisent la digestion des nutriments et diminuent la teneur en graisses et le volume des selles.
Le régime alimentaire offre une alimentation équilibrée et nutritive comportant de 120 à 150 % des kilojoules et 200 % des protéines recommandées dans les ANR, ainsi qu'une quantité modérée de matières grasses ; des suppléments alimentaires administrés par sonde (gavage) peuvent s'avérer nécessaires ; il est nécessaire de consulter une nutritionniste. L'allaitement maternel doit être privilégié.	Ce régime alimentaire favorise l'équilibre des nutriments essentiels dans le but de maintenir la santé, la croissance et le poids ; il tient compte de l'enfant, des aliments et des questions d'ordre culturel et socio-économique.
Multivitamines et vitamine E sous forme hydrosoluble ; vitamines A, D et K s'il existe une carence ; suppléments de fer.	La fibrose kystique nuit à la production des vitamines ; les suppléments vitaminiques sous forme hydrosoluble sont mieux absorbés (les vitamines A, D, E et K sont naturellement liposolubles) ; la carence en fer est imputable au syndrome de malabsorption.

réalisés, nombre d'enfants atteints de fibrose kystique vivent maintenant jusqu'à l'âge adulte. Toutefois, en raison de la détérioration multisystémique progressive et de la difficulté à traiter les infections, à longue échéance la maladie finit par l'emporter.

La section suivante décrit les soins donnés à l'enfant chez qui on a établi un diagnostic de fibrose kystique.

Collecte des données

Données physiologiques

L'examen physique est axé sur la fonction respiratoire. Généralement, à son arrivée à l'hôpital, l'enfant présente des symptômes d'infection des voies respiratoires supérieures. Au moment de l'admission, on évalue divers signes vitaux : poids, taille, température corporelle, fréquence respiratoire et cardiaque et tension artérielle. Observez l'apparence physique de l'enfant, notez les proportions corporelles et toute modification entraînée à long terme par la fibrose kystique.

Données psychosociales

Le stress émotionnel lié à cette affection chronique n'est pas nécessairement visible dès l'admission, surtout lorsque les symptômes sont légers et qu'ils ne mettent pas immédiatement en danger la vie de l'enfant. L'observation continue du comportement de l'enfant et des parents aide à orienter les interventions infirmières tout au long du séjour de l'enfant à l'hôpital (tableau 12-18). Les frères et sœurs de l'enfant peuvent également avoir de la difficulté à accepter la maladie.

Demandez aux parents dans quelle mesure la maladie de leur enfant affecte la vie quotidienne de la famille. Qu'ont-ils dit à l'enfant, de même qu'à ses frères et sœurs, au sujet de la maladie ? Quelles questions l'enfant malade a-t-il posées, ainsi que ses frères et sœurs, et quelles réponses leur a-t-on données ? L'enfant malade a-t-il déjà posé des questions sur son espérance de vie ? Sinon, comment les parents doivent-ils répondre à ces questions ?

Données développementales

Le caractère chronique de la fibrose kystique a des répercussions sur la croissance et le développement. Les enfants atteints présentent un retard de croissance. Chez 40 % d'entre eux, le poids se situe, sur la courbe de croissance, en bas du 5e percentile par rapport aux normes établies pour le groupe d'âge[40]. Comparez la taille et le poids de l'enfant aux normes établies pour son groupe d'âge. Chez l'adolescent, recherchez les caractères sexuels secondaires, dont l'apparition est souvent retardée en cas de fibrose kystique. Souvent, l'enfant d'âge scolaire et l'adolescent souffrent d'être considérés comme différents de leurs pairs. Demandez à l'enfant comment il perçoit la nécessité de suivre un régime alimentaire particulier, de prendre des médicaments et d'accepter certaines contraintes.

Diagnostics infirmiers

Les diagnostics infirmiers courants pour l'enfant atteint de fibrose kystique sont les suivants :

- Dégagement inefficace des voies respiratoires relié à la présence d'un épais mucus dans les poumons ;
- Mode de respiration inefficace relié à la présence de sécrétions épaisses dans la trachée et dans les bronches et à l'obstruction des voies respiratoires ;
- Risque d'infection relié à la présence de mucus favorisant la croissance bactérienne ;
- Déficit nutritionnel : Apport insuffisant par rapport aux besoins métaboliques relié à l'incapacité à digérer les nutriments ;
- Peur et anxiété (des parents ou de l'enfant) reliées au pronostic et aux répercussions de la maladie sur la croissance et sur le développement ;
- Manque de connaissances (des parents ou de l'enfant) relié au régime alimentaire, aux traitements et au suivi des soins.

Soins infirmiers

Les soins infirmiers consistent à soutenir l'enfant et la famille au moment du diagnostic, pendant toute hospitalisation ultérieure et dans le cadre des visites à des médecins spécialistes ou au médecin traitant. L'infirmière doit d'abord mettre en œuvre des soins médicaux spécifiques et offrir des soins infirmiers visant à répondre aux besoins physiologiques et psychosociaux de l'enfant. Les traitements respiratoires et médicamenteux ainsi que le régime alimentaire doivent être coordonnés de manière à favoriser le fonctionnement optimal de l'organisme. Le soutien psychosocial et le renforcement de l'aide proposée en vue d'assurer les soins quotidiens représentent des éléments importants de la préparation aux soins à domicile.

L'enfant atteint de fibrose kystique est sujet aux infections et doit fréquemment être hospitalisé lorsqu'il souffre d'une infection sévère. En faisant participer les parents, autant que possible, aux soins courants, on les aide à préserver l'horaire habituel de l'enfant pendant son hospitalisation. Cependant, les parents peuvent voir l'hospitalisation comme un événement qui les libère du fardeau des soins pulmonaires quotidiens qu'ils doivent administrer à la maison. Ils ont besoin qu'on les aide à profiter de ce « temps d'arrêt ». Souvent, les membres de la famille deviennent de véritables experts en matière de soins à domicile ; toutefois, l'infirmière doit profiter de l'occasion que lui procure l'hospitalisation de l'enfant pour passer en revue les renseignements élémentaires touchant la nutrition, les médicaments et les soins respiratoires. Si l'on veut préparer la famille à relever le défi que représente cette affection chronique, il est très important de maintenir une communication ouverte avec les parents et de vérifier l'état de leurs connaissances concernant la maladie de leur enfant et les soins dont il a besoin.

CONSEIL CLINIQUE

Assurez-vous que les traitements en aérosol soient effectués avant les traitements de physiothérapie respiratoire. Pourquoi ? Tout d'abord, parce que le bronchodilatateur a une action qui facilite l'ouverture des bronches, et donc l'expectoration des sécrétions. De plus, la désoxyribonucléase humaine recombinée liquéfie le mucus en diminuant sa viscosité, ce qui facilitera également l'expulsion du mucus lors de la séance de physiothérapie respiratoire.

Assurer l'administration des traitements respiratoires

La physiothérapie respiratoire est habituellement administrée d'une à trois fois par jour, avant les repas, dans le but de dégager les poumons des sécrétions qui sont présentes (figure 12-18). Selon les centres hospitaliers, les traitements de physiothérapie respiratoire peuvent être effectués par un physiothérapeute ou par une infirmière. Les parents ainsi que d'autres membres de la famille peuvent apprendre à aider le professionnel de la santé dans le cadre de ces traitements essentiels (se reporter à

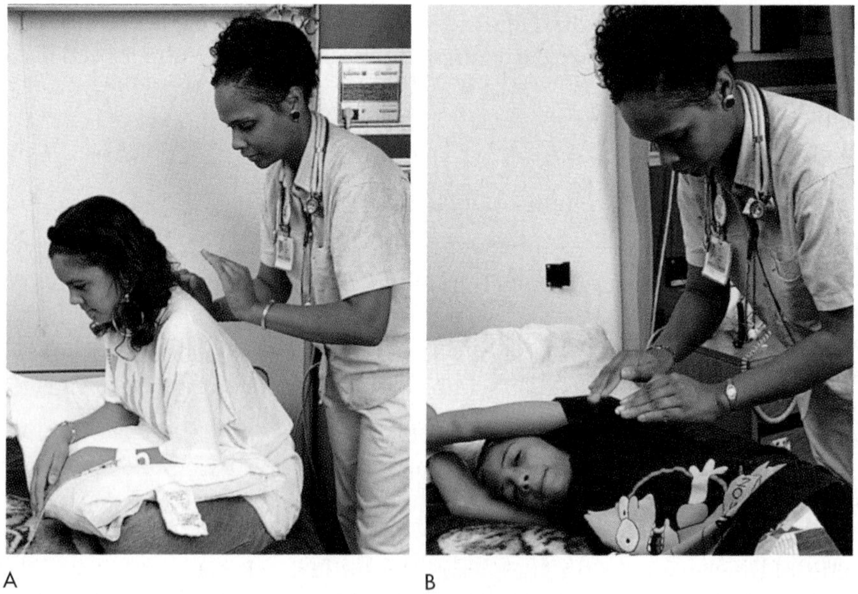

A B

FIGURE 12-18. Pour effectuer de la physiothérapie respiratoire, on frappe, mains en coupe, la partie du thorax qui se trouve au-dessus du lobe à drainer. On crée ainsi des vibrations qui sont transmises aux bronches et délogent les sécrétions. A, Si l'obstruction touche le segment apico-postérieur du lobe supérieur droit et/ou gauche, l'enfant est assis pendant l'intervention. B, Si l'obstruction touche le segment postérieur du poumon gauche, l'enfant doit être étendu sur le côté droit. Selon l'endroit où se trouve l'obstruction, l'on recourra à diverses positions (se reporter à l'annexe A).

l'annexe A). Les soins pulmonaires peuvent comprendre également des traitements en aérosol et des antibiotiques, au besoin (tableau 12-22). Les traitements en aérosol sont généralement administrés par un inhalothérapeute; toutefois, dans certains milieux, ce sont les infirmières qui en assument la responsabilité. La physiothérapie respiratoire doit avoir lieu aussi loin que possible des heures de repas, car la position de l'enfant et la percussion appliquée sur le thorax risquent de provoquer des vomissements.

Administrer les médicaments et répondre aux besoins nutritionnels

L'enfant chez qui la maladie vient d'être diagnostiquée a généralement bon appétit. Cette situation peut se maintenir ou se modifier au fur et à mesure que l'état de l'enfant se détériore. Il est possible d'atténuer les problèmes digestifs grâce aux médicaments et à la modification du régime alimentaire (tableau 12-25). Il existe des suppléments d'enzymes pancréatiques, offerts sous forme de poudre ou de capsules, qui peuvent être administrés par voie orale aux repas et à chaque collation importante. La dose est établie en fonction des besoins nutritionnels de l'enfant et de la réaction de son appareil digestif aux suppléments. L'objectif consiste à obtenir des selles formées et à peu près normales, ainsi qu'un gain de poids satisfaisant.

L'organisme de l'enfant n'absorbe pas complètement certaines vitamines liposolubles (A, D, E et K) qui se trouvent dans les aliments. Ces vitamines doivent donc être prises sous forme hydrosoluble. Une dose de multivitamines deux fois par jour suffit généralement à prévenir les carences. Le régime alimentaire doit être équilibré et riche en énergie. Les complications respiratoires entraînent une dépense d'énergie supplémentaire et certains enfants ont besoin, pour prendre du poids, de suppléments nutritionnels particuliers qui peuvent être administrés par une sonde de gastrostomie ou par une sonde nasogastrique.

Les lipides et le sel constituent deux éléments essentiels du régime alimentaire. Un apport lipidique modéré, ajouté aux suppléments d'enzymes pancréatiques, constitue une importante source d'énergie additionnelle.

ALERTE INFIRMIÈRE

Il ne faut jamais laisser l'enfant effectuer une hyperextension (fléchissement complet vers l'arrière) ou une hyperflexion (fléchissement complet vers l'avant) du cou. Comme il n'y a pas de cartilage ferme capable de soutenir la structure, l'hyperextension entraîne un écrasement de la trachée. L'hyperflexion risque de faire dévier et de comprimer la trachée. Ces deux mouvements, au lieu d'ouvrir les voies respiratoires, les obstruent.

Offrir des conseils préventifs

L'infirmière enseigne aux parents et à l'enfant comment donner les soins à l'enfant, une fois qu'il aura obtenu son congé de l'hôpital. Le diagnostic de cette affection inévitablement mortelle étant source de crainte et d'anxiété, tant chez les parents que chez l'enfant, il est essentiel de leur offrir du soutien. En effet, ils ont besoin d'aide pour affronter les problèmes d'ordre affectif et psychosocial liés à la discipline, à l'image corporelle (selles et odeurs), aux hospitalisations fréquentes, au fait qu'il s'agit d'une maladie mortelle, à la différence ressentie par l'enfant par rapport à ses amis, de même qu'aux soucis d'ordre familial, social et financier. Comme il s'agit d'une maladie héréditaire, plus d'un enfant, au sein d'une même famille, peut en être atteint. En outre, les parents peuvent se sentir responsables de la maladie de l'enfant et taire leurs sentiments de colère ou de culpabilité.

Planifier le congé et enseigner à la famille les soins à domicile

Il arrive que les membres de la famille, accablés par le diagnostic, ne prennent pas immédiatement conscience du fardeau que représentent les soins à donner à l'enfant malade. En raison du caractère chronique de la fibrose kystique, les soins à domicile revêtent autant d'importance que les soins offerts à l'hôpital. Au début, on aidera les parents à se procurer l'équipement nécessaire. Les soins à domicile destinés à l'enfant atteint de fibrose kystique sont exigeants et risquent de désorganiser la famille.

Les parents doivent apprendre les techniques de physiothérapie respiratoire, qu'il leur faudra appliquer de façon générale une à trois fois par jour. L'infirmière responsable prendra les dispositions nécessaires pour qu'une infirmière des soins à domicile (du centre hospitalier ou du CLSC de leur quartier), un inhalothérapeute et un physiothérapeute se rendent fréquemment au domicile de la famille pour la rassurer et la soulager. La gestion des besoins nutritionnels de l'enfant requiert à la fois temps et énergie et représente un aspect important du traitement.

CONSEIL CLINIQUE

Chez le nourrisson ou le trottineur qui ne peut avaler de capsules, les enzymes pancréatiques seront mélangés à de la compote de pommes et administrés à la cuillère. L'infirmière doit prévenir l'irritation de la peau au pourtour de la bouche en appliquant à cette zone sensible une gelée protectrice (p. ex.: gelée de pétrole) avant d'administrer les enzymes.

Dans le cas d'un jeune enfant, les parents doivent apprendre à mélanger les enzymes et à connaître les vitamines qu'ils doivent administrer quotidiennement, de même que les aliments à éviter ou à proscrire, en raison des troubles digestifs de l'enfant. Les parents devront consulter une nutritionniste au moment où est donné le congé de l'hôpital, ou avant.

La fibrose kystique touche tous les membres de la famille et perturbe la vie quotidienne de chacun. Il est important d'orienter la famille vers des services de counseling familial ou, s'il y a lieu, vers un groupe de soutien, ce qui lui permettra de rencontrer d'autres familles ayant un enfant atteint de fibrose kystique. Le fait de rencontrer des pairs atteints de cette maladie peut aider l'enfant et l'adolescent et leur apporter du soutien. L'Association québécoise de la fibrose kystique, présente partout au Québec (se reporter à l'annexe G), est une source de renseignements concernant les progrès réalisés dans la recherche sur la fibrose kystique. Les activités offertes par cette association comprennent également le soutien aux parents et aux enfants.

Soins dans la communauté

Les cliniques spécialisées, les cabinets de pédiatres ou de médecins de famille et les écoles sont des milieux communautaires où une infirmière peut être appelée à rencontrer un enfant atteint de fibrose kystique. Le principal objectif consiste à contrôler la maladie en assurant une nutrition optimale et en aidant la famille à diminuer la fréquence des infections. L'infirmière peut également dispenser à domicile les soins nécessaires après une hospitalisation liée à une exacerbation, ou encore, des soins palliatifs.

L'antibiothérapie intraveineuse à domicile constitue un élément important des soins dans la communauté. L'infirmière enseignera aux parents, selon leurs capacités, à utiliser les dispositifs d'accès intraveineux et à administrer la médication. L'aide et le suivi de l'infirmière des soins à domicile (du centre hospitalier ou du CLSC) représentent un secours précieux pour les familles.

Évaluation. Évaluez l'état respiratoire de l'enfant. Obtenez des renseignements sur la nature de la toux, de même que sur sa fréquence et sur les caractéristiques des expectorations. Comparez ces renseignements à l'état habituel de l'enfant (son niveau de base). Les modifications de la toux peuvent avoir plus d'importance que sa présence ou son absence. Auscultez l'enfant afin de déceler la présence éventuelle de bruits respiratoires, de crépitants, de ronchi ou de sibilants. Notez tout signe de cyanose ou d'hippocratisme digital des extrémités. Si l'on soupçonne une détérioration de la fonction respiratoire, on doit vérifier la saturation en oxygène et effectuer une épreuve de la fonction pulmonaire.

Évaluez la croissance en inscrivant le poids et la taille de l'enfant sur une courbe de croissance. Déterminez si l'enfant présente un profil de croissance approprié. Renseignez-vous sur son appétit et son apport alimentaire ainsi que sur la prise de vitamines, d'enzymes pancréatiques ou de suppléments nutritionnels (gavage).

Évaluez les habitudes d'élimination de l'enfant. Déterminez si l'enfant présente des douleurs abdominales ou des ballonnements et si ces problèmes sont liés à l'alimentation, à la défécation ou à d'autres activités. Palpez l'abdomen afin d'évaluer le volume du foie et de détecter la présence de douleur ou de masses fécales (se reporter au chapitre 4 pour les techniques de palpation de l'abdomen). La distension abdominale doit également être évaluée.

Renseignez-vous sur la réaction affective et psychosociale de l'enfant et des membres de la famille relativement à la prise en charge de la maladie. Ces questions revêtent une importance primordiale à chaque grande étape du développement. En effet, les parents doivent préparer l'enfant à devenir autonome, indépendant et responsable de ses soins. Étant donné qu'au fil des ans l'espérance de vie des enfants atteints de fibrose kystique s'est améliorée, il importe que l'adolescent prépare sérieusement son avenir, tant sur le plan personnel que sur le plan professionnel.

Traitement. Revoir la manière dont l'enfant utilise les bronchodilatateurs de même que les techniques de dégagement des voies respiratoires. Afin de prévenir tout changement de la fonction pulmonaire, l'on pourra recommander, pendant une brève période, certaines modifications au traitement, par exemple l'administration d'antibiotiques ou une augmentation du nombre quotidien de séances de physiothérapie respiratoire. Aidez la famille à déterminer quelle est la meilleure période pour intégrer à son horaire le nouveau programme de traitement.

CONSEIL CLINIQUE

Les parents ont souvent de la difficulté à inciter l'enfant atteint de fibrose kystique à consommer les kilojoules supplémentaires dont il a besoin pour obtenir une alimentation optimale, de sorte que l'heure des repas risque d'être assez agitée. Les parents ont besoin de conseils pour gérer les comportements liés aux heures des repas, et de lignes directrices pour les aider à préparer des aliments nutritifs et riches en kilojoules[41].

La malnutrition représente un problème grave pour l'enfant atteint de fibrose kystique. Souvent, les parents doivent planifier les repas et les collations de leur enfant afin de lui assurer un apport énergétique suffisant. Lorsque la croissance n'est pas adéquate, des suppléments nutritionnels sont parfois recommandés. Prévoyez une consultation avec une nutritionniste si vous jugez utile pour la famille d'apprendre de nouvelles stratégies lui permettant de mieux répondre aux besoins nutritionnels de l'enfant.

L'enfant atteint de fibrose kystique perd, par sudation, une quantité importante de sel. Cette perte de sel est encore plus importante par temps très chaud ou en cas de fièvre ou d'exercice vigoureux. Les parents doivent laisser l'enfant saler ses aliments et prendre des collations salées (bretzels, croustilles, marinades). Aux périodes où l'enfant transpire plus que d'ordinaire, on l'encouragera à accroître sa consommation de liquides et de sel. Apprenez aux parents à reconnaître les symptômes précoces du déficit salin (fatigue, faiblesse, douleur abdominale et vomissements) et recommandez-leur de communiquer avec le médecin traitant de leur enfant s'ils voient apparaître de tels symptômes.

C'est en conversant avec l'enfant et avec les membres de sa famille que vous pourrez en savoir davantage concernant leurs besoins sur le plan affectif ou psychosocial. Selon le stade de développement de l'enfant, les questions relatives à la discipline, à l'image corporelle (selles et odeurs) et au sentiment d'être différent des autres peuvent constituer des problèmes importants. Il se pourrait également que les membres de la famille aient des soucis d'ordre familial, social ou financier.

► TRAUMATISMES AFFECTANT L'APPAREIL RESPIRATOIRE

L'atteinte aux voies respiratoires causée par une blessure accidentelle constitue une cause importante de mortalité chez l'enfant[11]. Pourquoi l'enfant est-il si vulnérable aux modifications des voies respiratoires après une blessure ?

Tout d'abord, les voies respiratoires de l'enfant sont petites, ce qui accroît les risques d'obstruction. De plus, elles peuvent être obstruées par la langue, par une petite quantité de sang, de mucus ou par un corps étranger, ou encore par un œdème de l'appareil respiratoire ou des tissus adjacents du cou entraînant une anoxie ou une insuffisance respiratoire. Si le cou de l'enfant est fléchi ou en hyperextension, les voies respiratoires risquent d'êtres obstruées par compression du cartilage du larynx.

Le nourrisson et le jeune enfant ont une respiration diaphragmatique (abdominale). Chez eux, la ventilation dépend en grande partie du diaphragme. L'enfant qui pleure beaucoup et qui est très anxieux épuise ses réserves métaboliques. Un soutien ventilatoire externe et des crises de larmes énergiques risquent de gêner la fonction du diaphragme lorsque l'estomac est distendu par de l'air. Comme l'enfant présente une vitesse métabolique deux fois plus élevée environ que celle de l'adulte, ses besoins en oxygène sont plus importants. La détresse respiratoire, l'anxiété et même la fièvre peuvent accroître considérablement les besoins en oxygène.

OBSTRUCTION DES VOIES RESPIRATOIRES

L'obstruction des voies respiratoires correspond au ralentissement ou à l'arrêt de la circulation de l'air dans l'appareil respiratoire et dans les poumons. Lorsque le blocage se produit au-dessus de la trachée, il nuit surtout à l'inspiration. Par contre, s'il a lieu sous la trachée, il gêne principalement l'expiration. Les sections précédentes portaient sur les problèmes relatifs à la structure et à la fonction qui sont susceptibles d'entraîner une obstruction des voies respiratoires. Nous allons maintenant aborder deux causes fréquentes d'obstruction des voies respiratoires chez l'enfant, par suite de blessures accidentelles : l'aspiration d'un corps étranger et la quasi-noyade.

CROISSANCE ET DÉVELOPPEMENT

L'aspiration d'un corps étranger constitue un grave problème chez le nourrisson ou chez le jeune trottineur, qui se déplace de plus en plus et a tendance à porter à sa bouche de nombreux petits objets.

Aspiration d'un corps étranger

L'aspiration d'un corps étranger se définit comme l'inhalation d'un objet quelconque (solide ou liquide, d'origine alimentaire ou non) dans l'appareil respiratoire. Dans la plupart des cas, l'aspiration affecte l'enfant âgé de 6 mois à 4 ans et elle se produit quand l'enfant s'alimente, quand il cherche à s'emparer de petits objets alors qu'il rampe ou qu'il joue[9]. Cependant, tout enfant peut, à un moment ou à un autre, aspirer un corps étranger, et ce quel que soit son âge.

Manifestations cliniques

En règle générale, l'enfant est emmené à l'hôpital après un épisode de toux intense. Parfois, la découverte d'un récipient laissé ouvert et contenant de petits objets amène les parents à faire appel à une aide médicale. Lorsque le corps étranger se situe au niveau des voies respiratoires supérieures, l'enfant peut présenter une toux spasmodique, une détresse respiratoire, des haut-le-cœur, du stridor, de la cyanose, de la dysphonie, de l'anxiété ou une perte de conscience. Lorsque le corps étranger est logé au niveau d'une bronche (intrabronchique), les manifestations cliniques peuvent être la toux, la dyspnée, du wheezing, des sibilants et une asymétrie des bruits respiratoires à l'auscultation. Une détresse respiratoire soudaine, en l'absence de fièvre ou d'autres symptômes de maladie, suggère fortement que l'enfant a aspiré un corps étranger[9].

Étiologie et physiopathologie

Dans le cas d'un nourrisson de plus de 6 mois ou d'un jeune enfant, n'importe quel petit objet que l'enfant se met dans la bouche peut être aspiré. Il peut s'agir d'aliments (noix, arachide, maïs soufflé, morceaux de légumes crus ou de saucisse à hot dog), d'éléments de jouets (petites roues, cloches), d'objets ou de substances domestiques (perles, épingles de sûreté, pièces de monnaie, boutons, morceaux de ballons de caoutchouc, liquides colorés [rince-bouche, parfum]) ou objets sous emballage attirant (bouchons colorés), autant d'objets qu'un enfant peut se mettre dans la bouche et qui peuvent causer une obstruction des voies respiratoires.

ALERTE INFIRMIÈRE

Il faut éviter de tenter de retirer à l'aveugle le corps étranger (à l'aide d'un balayage avec le doigt), car cela risque de repousser encore plus loin le corps étranger dans les voies respiratoires.

La gravité de l'obstruction dépend de la taille et de la composition du corps étranger, ainsi que de sa localisation dans l'appareil respiratoire. Dans la plupart des cas, l'objet aspiré entraîne une obstruction des bronches plutôt que de la trachée. Dans ce cas, s'il n'est pas retiré rapidement, il peut être responsable d'une morbidité importante. En outre, lorsque le corps étranger est localisé au niveau des voies respiratoires supérieures (trachée, larynx et pharynx), le décès peut survenir subitement. Toutefois, lorsque l'objet est coincé dans les voies respiratoires qui se trouvent au-dessus des cordes vocales, il peut être expulsé facilement, avec ou sans aide (se reporter à l'annexe A pour les manœuvres de dégagement des voies respiratoires). Quand il s'agit d'un nourrisson, il faut donner des tapes dans le dos en alternance avec des compressions thoraciques. Chez l'enfant d'un an ou plus, on recourra de préférence à la manœuvre de Heimlich. Tout objet coincé dans la trachée met en péril la vie de l'enfant.

La toux, la suffocation (étouffement), les haut-le-cœur, la dysphonie et le wheezing peuvent être de courte durée ou persister pendant plusieurs heures si l'objet est descendu sous la trachée et s'est logé dans l'une des bronches souches. En raison de l'angle incliné de sa bronche souche, le poumon droit est l'endroit, au niveau des voies respiratoires inférieures, où l'on retrouve le plus souvent l'objet aspiré (figure 12-2). L'objet peut se déplacer de haut en bas, ou même retourner vers la trachée, ce qui entraîne une très grande difficulté respiratoire[9]. Si le manque d'oxygène se prolonge, des lésions cérébrales peuvent s'ensuivre.

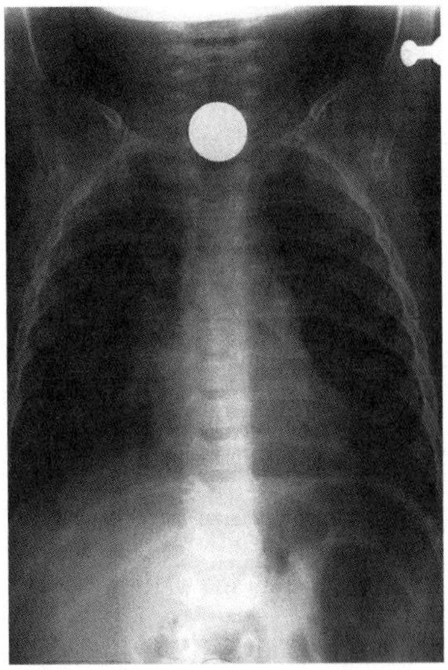

FIGURE 12-19. Cette radiographie pulmonaire permet de voir clairement, dans la trachée de l'enfant, le corps étranger aspiré (une pièce de monnaie).

Examens diagnostiques et traitement médical

Le traitement médical consiste à se renseigner sur l'incident afin de déterminer si l'enfant a effectivement aspiré un corps étranger. Généralement, le fait que l'enfant s'étouffe alors qu'il est en train de manger ou de ramper constitue un signe concluant. L'examen physique révèle souvent une diminution des bruits respiratoires, du wheezing, un stridor, des sibilants et de la détresse respiratoire chez l'enfant qui a aspiré un corps étranger sans qu'il y ait eu de témoin. Il est possible que le médecin demande qu'on effectue une radiographie spéciale, permettant de mesurer le volume expiratoire maximal. Cette radiographie révèle une hyperinflation locale et un éloignement du médiastin par rapport au côté touché[9]. Si l'objet est radio-opaque, il pourra être détecté par une radiographie courante (figure 12-19). On peut également recourir à la radioscopie et à la bronchoscopie dans le but de déceler, de localiser et de déloger le corps étranger.

Après extirpation de l'objet, on garde habituellement l'enfant en observation à l'urgence pendant quelques heures. Selon le type de corps étranger et la gravité de l'obstruction, il peut être nécessaire d'hospitaliser l'enfant et de retirer l'objet chirurgicalement. Une antibiothérapie peut être nécessaire, advenant une surinfection bactérienne après l'incident.

Collecte des données

Données physiologiques. Si l'objet n'a toujours pas été délogé, l'enfant reste en observation en cas d'aggravation des signes de détresse respiratoire, particulièrement des signes vitaux et du wheezing audibles à l'auscultation. On note une diminution de l'intensité des bruits respiratoires. L'absence de ces bruits peut indiquer que l'objet s'est déplacé et qu'il obstrue une bronche souche.

CONSEIL CLINIQUE

L'incapacité de l'enfant à prononcer le son « p », par exemple, dans des noms tels que Pierre ou Paul, indique une diminution perceptible de l'effort expiratoire causée par un corps étranger.

Données psychosociales. Le caractère soudain et aigu de l'événement entraîne de l'anxiété chez l'enfant et chez ses parents. Ces derniers peuvent également éprouver d'autres émotions, par exemple de la crainte, de la colère ou un sentiment de culpabilité. L'infirmière évalue la réaction des parents et de l'enfant, leur adaptation ainsi que leur niveau de stress. Il peut être utile d'assurer un environnement calme et d'inciter les parents à demeurer auprès de l'enfant pour le rassurer et le réconforter.

Données développementales. Pendant que l'état de l'enfant se stabilise, l'infirmière observe si les parents savent bien mettre en rapport les habiletés de l'enfant et les comportements qui correspondent à son âge. Elle offre un enseignement préventif ou renforce les connaissances des parents sur les caractéristiques relatives au développement (se reporter au chapitre 2) afin d'aider les parents à prévenir les risques d'accident. Le jeune enfant est enclin à adopter les habitudes et les comportements de ses parents (p. ex. : avoir un cure-dents à la bouche). Ces derniers doivent en être conscients et se garder de tout geste que pourrait imiter l'enfant et qui pourrait lui porter préjudice.

Diagnostics infirmiers

Les diagnostics infirmiers courants, chez l'enfant qui a aspiré un corps étranger, sont les suivants.

- Dégagement inefficace des voies respiratoires relié au trauma causé par le corps étranger (objet retiré ou recraché) ;
- Mode de respiration inefficace relié à l'inflammation de l'arbre trachéobronchique (objet en place ou dont le retrait a entraîné un œdème traumatique) ;

CONSEILS PRÉVENTIFS

Voici quelques conseils préventifs à donner aux parents :

- Éviter qu'un jeune enfant ait accès à de petits objets qu'il pourrait porter à sa bouche.
- Ramasser les petits objets qui se trouvent sur le plancher.
- Éviter de donner au jeune enfant des saucisses à hot dog entières (ou coupées en rondelles), des noix, des arachides, du maïs soufflé, des grains de maïs entiers, des morceaux de carottes crues.
- Éviter que l'enfant prenne de trop grosses bouchées, couper ses aliments en petits morceaux.
- Ne pas donner au nourrisson d'aliments « solides » (non en purée) avant qu'il ait des dents et qu'il soit capable de les mastiquer.
- Utiliser des techniques appropriées pour alimenter un enfant non coopératif ou faible.
- Ne pas alimenter l'enfant qui se trouve en position couchée.

- Peur et anxiété (des parents ou de l'enfant) reliées au pronostic incertain, à l'environnement peu familier ou aux interventions elles-mêmes ;
- Manque de connaissances (des parents) relié au suivi nécessaire après le congé de l'hôpital, à la manière de rendre la maison sans danger pour un enfant.

Soins infirmiers

Les 12 premières heures suivant l'aspiration d'un corps étranger constituent une période critique au cours de laquelle il faut noter et signaler sans délai toute modification de la fonction respiratoire de l'enfant. L'enfant et la famille doivent être informés des interventions et on doit leur apporter du soutien.

Planifier le congé et enseigner à la famille les soins à domicile. Le plan de congé met l'accent sur les conseils préventifs à donner aux parents : comment s'assurer que la maison ne recèle aucun danger pour l'enfant (se reporter au chapitre 2) et comment empêcher ce dernier de s'étouffer. De plus, il faut encourager les parents à apprendre les manœuvres de RCR et les techniques de dégagement des voies respiratoires (se reporter à l'annexe A).

QUASI-NOYADE

C'est chez l'enfant de 1 à 4 ans et chez l'adolescent que l'on observe le plus grand nombre de cas de quasi-noyade ou de décès par noyade. Les taux sont environ deux fois plus élevés chez ces groupes d'âge, pour lesquels la noyade représente l'une des principales causes de décès consécutif à une blessure[42]. Les enfants sujets aux troubles convulsifs représentent aussi un groupe à risque élevé, car ils peuvent perdre soudainement conscience de la position de leur corps, ce qui leur fait courir de grands risques de noyade.

La quasi-noyade correspond à une réanimation et à une survie de 24 heures par suite d'une atteinte consécutive à une submersion. L'enfant qui survit peut se remettre complètement ou présenter des lésions cérébrales graves, ou encore divers déficits neurologiques[42]. L'un des facteurs qui déterminent la survie est la pratique immédiate de manœuvres de réanimation accompagnées ensuite, de préférence, d'un effort respiratoire spontané au cours des cinq minutes qui suivent sa sortie de l'eau[42]. On doit retirer de la bouche tout corps étranger, sans toutefois perdre de temps à essayer d'évacuer l'eau des poumons. Plus l'assistance ventilatoire sera fournie rapidement, meilleures seront ses chances de survivre sans séquelles neurologiques. Le transport d'urgence dans un centre hospitalier doit s'effectuer dès que possible, même si l'enfant a recommencé à respirer spontanément.

CROISSANCE ET DÉVELOPPEMENT

La tête du trottineur est volumineuse, ce qui le déséquilibre et lui donne une démarche instable, de sorte qu'il a du mal à maîtriser sa démarche et la vitesse de ses mouvements. Si on le pousse à l'eau, il risque d'être incapable d'en sortir. Certains adolescents présentent un comportement dangereux dans l'eau ou aux abords des points d'eau, ce qui peut leur faire courir (à eux et aux autres) de graves dangers.

Dans la plupart des cas, la noyade a lieu dans la piscine des parents ou dans celle d'un voisin, d'un ami ou d'un membre de la famille élargie. Généralement, l'enfant est en train de jouer, ne porte pas de maillot de bain et n'est laissé sans surveillance que pendant un court laps de temps. Souvent aussi, la noyade se produit dans une baignoire, une cuve thermale, une toilette, ou même un grand seau rempli d'eau. Il faut se rappeler qu'un tout jeune enfant peut se noyer dans 5 cm d'eau et un nourrisson, dans 2,5 cm d'eau[42]. Dans la plupart des cas d'immersion, une hypoxémie se manifeste au cours des secondes qui suivent, et des lésions irréversibles du système nerveux, en quatre à six minutes. L'hypoxémie est la conséquence la plus importante de la quasi-noyade.

Lorsque l'enfant arrive à l'urgence, diverses analyses sanguines sont nécessaires, dont une hémoculture, des gaz sanguins artériels et un ionogramme (dosage des électrolytes sériques), puisqu'une hyponatrémie n'est pas rare après à une quasi-noyade en eau douce. L'azote uréique sanguin et la créatinine sérique doivent également être mesurés. Il est possible que l'on demande une radiographie pulmonaire afin d'obtenir des données de base sur l'expansion pulmonaire et l'intégrité des poumons. Selon le type d'accident ayant mené à la quasi-noyade, d'autres examens diagnostiques peuvent s'avérer nécessaires, entre autres le dépistage toxicologique, la tomodensitométrie cérébrale et la radiographie cervicale (lors d'un accident de plongeon).

Il est essentiel d'administrer un traitement de soutien afin d'éviter toute aggravation des atteintes associées à l'œdème cérébral et à l'aspiration d'eau. Des lésions aux voies respiratoires résultant d'une perte de tissu tensio-actif peuvent entraîner une fuite capillaire et un œdème pulmonaire[42].

Le pronostic dépend de plusieurs facteurs: la durée de l'immersion, la température de l'eau (car l'hypothermie a un effet protecteur), la réaction physiologique de l'enfant, le temps écoulé entre l'immersion et le début de la réanimation et l'état de conscience de l'enfant au moment de son arrivée au centre hospitalier.

Soins infirmiers

Les soins infirmiers sont axés sur l'observation et le soutien de la fonction cardiorespiratoire et du système nerveux central (se reporter au chapitre 19). Une surveillance constante à l'aide de l'échelle de coma de Glasgow et une évaluation des signes vitaux fournissent des données de base précieuses. La saturométrie pulsatile en oxygène fournira des données constantes sur l'état d'oxygénation de l'enfant. L'infirmière doit noter toute modification de la fonction respiratoire et en avertir le médecin sans délai.

L'enfant et les membres de la famille ont besoin de soutien pour composer avec les émotions qui accompagnent la quasi-noyade, l'hospitalisation soudaine et un pronostic réservé pouvant signifier que l'état de l'enfant ne reviendra jamais à la normale. La prévention demeure la meilleure façon d'éviter ce genre d'incident.

CONSEILS PRÉVENTIFS

- Apprendre aux enfants à nager ou du moins à se maintenir la tête à la surface de l'eau sans paniquer et à se déplacer pour pouvoir atteindre un endroit sûr en attendant les secours.
- Enseigner aux enfants d'âge scolaire les règles de sécurité concernant les activités nautiques.
- Insister auprès des adultes et de la communauté sur l'importance de surveiller les enfants lors des activités nautiques et de la baignade.

INTOXICATION CONSÉCUTIVE À L'INHALATION DE FUMÉE

L'appareil respiratoire de l'enfant réagit très fortement à la fumée produite par un incendie. Dans tous les groupes d'âge, les risques de décès consécutifs à l'inhalation de fumée sont considérablement plus élevés chez l'enfant que chez l'adulte[43].

La gravité d'une intoxication consécutive à l'inhalation de fumée dépend du type de matériau, du temps d'exposition et du fait que l'enfant se trouve dans un espace ouvert ou fermé. La composition des matériaux détermine la rapidité avec laquelle ils peuvent prendre feu et brûler, de même que la quantité de chaleur qu'ils dégagent. Ces facteurs influent sur la production de fumée et de gaz toxiques. Le volume et la densité de la fumée, engendrée par un procédé de combustion composé de gaz et de particules, peuvent varier. Le type et la concentration des gaz toxiques, généralement invisibles, déterminent la gravité des lésions pulmonaires. La durée de l'exposition à la fumée et la présence de gaz toxiques ont des répercussions importantes sur le pronostic.

L'exposition à la chaleur extrême qui accompagne souvent un incendie résidentiel entraîne des lésions superficielles et porte atteinte aux voies respiratoires supérieures. Les voies respiratoires supérieures éliminent normalement la chaleur contenue dans les gaz inhalés, protégeant ainsi les voies respiratoires inférieures. Cependant, ce mécanisme provoque un œdème prononcé, ce qui augmente considérablement, chez le jeune enfant, les risques d'obstruction des voies respiratoires. L'œdème se développe rapidement, en quelques heures, et peut entraîner un syndrome de détresse respiratoire. Les brûlures au visage et au cou, les poils brûlés des narines, la présence de suie autour de la bouche et du nez et une raucité de la voix, avec stridor, constituent tous des symptômes d'intoxication par inhalation de fumée.

Le monoxyde de carbone (CO) est un gaz incolore et inodore que dégage toute forme d'incendie. Étant donné que la molécule de monoxyde de carbone se lie plus solidement à l'hémoglobine que l'oxygène, ce gaz remplace l'oxygène dans la circulation et provoque rapidement l'hypoxie chez l'enfant. En outre, plus l'exposition au monoxyde de carbone est longue, plus l'hypoxie est grave. Le cerveau ne reçoit pas suffisamment d'oxygène, ce qui entraîne de la confusion. C'est pourquoi les victimes d'incendie sont incapables de s'échapper et l'état de confusion amène progressivement une perte de conscience. Il est toutefois possible de renverser rapidement ce processus si l'on administre à temps de l'oxygène humidifié, pur à 100 %[44], ce qui se fait dans une chambre hyperbare. Lorsque la victime se trouve à proximité d'un hôpital muni d'une telle chambre, elle y sera transférée en ambulance. La chambre hyperbare accélère la rupture du lien entre l'hémoglobine et l'oxyde de carbone (HbCO).

Les lésions des voies respiratoires inférieures sont généralement causées par l'inhalation de substances chimiques ou de gaz toxiques. La suie pénètre profondément dans les poumons, où elle se lie à l'eau et dépose des substances chimiques acidogènes sur le tissu pulmonaire. Les acides ainsi produits brûlent le tissu, détruisant une partie des cils et du surfactant et provoquant un œdème. La destruction tissulaire, l'œdème et le dérèglement de l'échange gazeux constituent le début de l'atteinte pulmonaire. Quelques jours plus tard, le tissu endommagé se détache et obstrue les voies respiratoires. Comme les cils, qui aident normalement à éliminer les débris, ont été détruits, les poumons se transforment en véritable milieu de culture pour microorganismes. La pneumonie devient alors un problème de santé grave. Des antibiotiques à large spectre sont parfois administrés à titre préventif, mais cette pratique n'est pas généralisée. Les alvéoles se cicatrisent. Cependant, le tissu cicatriciel ainsi formé risque diminuer considérablement la capacité pulmonaire par la suite.

Soins infirmiers

Dans la plupart des cas, l'enfant qui survit à une intoxication par inhalation de fumée est hospitalisé, placé sous observation et traité. Il reçoit une assistance ventilatoire, au besoin, et de la physiothérapie respiratoire. Il est généralement nécessaire d'effectuer une évaluation de la fonction respiratoire et d'appliquer un traitement pulmonaire afin de rétablir une oxygénation et une fonction respiratoire adéquates. L'enfant et sa famille ont besoin de soutien et de réconfort à la suite de l'incident. Les parents se sentent généralement coupables et ont besoin d'être renseignés quant à l'état de leur enfant.

TRAUMATISMES THORACIQUES CONTONDANTS

Le traumatisme contondant (causé par une chute ou un coup) représente un problème fréquent chez l'enfant; il est notamment associé aux accidents de voiture[45]. Les blessures au thorax ne sont pas toujours apparentes et peuvent être extrêmement difficiles à évaluer.

Dans la plupart des cas, l'enfant qui a subi un grave traumatisme thoracique contondant meurt par suite du manque d'oxygène causé par la régulation inadéquate des voies respiratoires et de la ventilation. Chez l'enfant, la paroi de la cage thoracique est flexible et les muscles abdominaux minces, de sorte que les organes sous-jacents ne sont pas aussi bien protégés que chez l'adulte. Cette flexibilité, bien qu'elle permette souvent d'épargner les os, ne peut protéger les organes sous-jacents. La présence d'une fracture des côtes, chez un enfant de moins de 12 ans, indique un traumatisme d'une ampleur et d'une force considérables. L'énergie se transmet directement aux organes par l'intermédiaire du traumatisme contondant, ce qui provoque souvent une contusion pulmonaire ou un pneumothorax.

CONSEIL CLINIQUE

Lorsque vous surveillez l'état d'un enfant présentant une contusion pulmonaire, ne vous fiez pas à la coloration de la peau pour évaluer le degré d'oxygénation. Chez l'enfant, la cyanose est souvent un signe tardif de détresse respiratoire. Surveillez les signes d'hémoptysie (présence de sang dans les vomissements), de dyspnée, de diminution des bruits respiratoires, de sibilants, de crépitants et de hausse temporaire de la température corporelle.

CONTUSION PULMONAIRE

La contusion pulmonaire correspond à une meurtrissure du tissu pulmonaire. Cette meurtrissure entraîne des saignements dans les alvéoles, ce qui risque de provoquer des ruptures capillaires dans les sacs alvéolaires. Un œdème se développe dans les voies respiratoires inférieures alors que s'accumulent du sang et du liquide provenant des tissus endommagés. Ce processus risque d'entraîner une obstruction des voies respiratoires inférieures et une atélectasie[43].

Jusqu'à 76 % des enfants qui ont subi un traumatisme thoracique contondant présentent une contusion pulmonaire. Il se peut qu'au départ les symptômes ne soient pas apparents. Il est nécessaire d'observer l'enfant attentivement au cours des 12 heures suivant le traumatisme afin de pouvoir déceler une diminution de l'irrigation sanguine associée au déficit ventilatoire.

Soins infirmiers

Les soins infirmiers consistent à offrir le soutien physiologique nécessaire (p. ex. : fournir de l'oxygénothérapie, placer l'enfant dans une position qui lui convient et assurer son bien-être). Le niveau de conscience est un excellent indicateur de la fonction respiratoire. De même, l'agitation et la léthargie peuvent révéler une aggravation de l'anoxie. Vérifiez la symétrie des mouvements de la paroi thoracique et des bruits respiratoires dans les deux poumons. Il est possible que l'enfant ait l'air de bien se porter ; cependant, il est nécessaire d'effectuer une surveillance attentive et minutieuse afin de pouvoir déceler des signes éventuels de détérioration. L'enfant qui présente des blessures importantes est traité à l'unité de soins intensifs. En certains cas, l'enfant a besoin d'assistance ventilatoire pendant le processus de cicatrisation du tissu pulmonaire.

PNEUMOTHORAX

Un pneumothorax consiste en une accumulation d'air entre les plèvres, ce qui entraîne l'affaissement du poumon. Lorsque du sang s'accumule dans l'espace pleural, il s'agit d'un *hémothorax*. Lorsque du sang et de l'air s'y accumulent, il s'agit d'un *hémopneumothorax*. Le pneumothorax constitue l'une des lésions thoraciques les plus courantes chez les patients pédiatriques présentant un trauma.

Il existe trois types de pneumothorax : le pneumothorax ouvert, le pneumothorax fermé et le pneumothorax sous tension. Le pneumothorax ouvert est causé par toute plaie pénétrante qui vient exposer l'espace pleural à la pression atmosphérique et provoque, de ce fait, l'affaissement du poumon.

Le pneumothorax fermé peut être causé par un traumatisme thoracique contondant sans indication de fracture des côtes (figure 12-20). Le thorax est parfois pressé contre la glotte fermée, ce qui entraîne une hausse soudaine de pression dans la cavité thoracique. L'enfant retient spontanément sa respiration au moment de l'impact, ce qui explique la fermeture involontaire de la glotte. La hausse de pression est communiquée aux alvéoles, qui éclatent. Un seul alvéole éclaté peut guérir spontanément. Cependant, l'explosion d'un grand nombre d'alvéoles entraîne l'affaissement du poumon. Les bruits respiratoires sont réduits ou absents du côté atteint et l'enfant présente une détresse respiratoire[43]. Il faut alors pratiquer une thoracotomie et introduire un drain thoracique. Un système de drainage fermé est installé dans le but d'éliminer l'air et de regonfler le poumon en rétablissant la pression négative (se reporter à l'annexe A).

Un pneumothorax sous tension est une situation d'urgence, et potentiellement mortelle, qui se produit lorsque la pression interne exercée par un pneumothorax fermé n'est pas ventilée et continue de s'accumuler, comprimant ainsi le contenu du thorax et provoquant l'affaissement du poumon. L'air s'infiltre dans la cavité thoracique pendant l'inspiration, mais ne peut s'échapper au cours de l'expiration. La trachée, le cœur, la veine cave et l'œsophage sont pressés contre le poumon non touché lorsque le médiastin se déplace, ce qui gêne le retour veineux. Les signes indiquant un pneumothorax sous tension sont une détresse respiratoire croissante, une diminution des bruits respiratoires et une respiration paradoxale.

Soins infirmiers

Les soins infirmiers sont axés sur l'assistance respiratoire et sur le maintien de la présence d'air dans le poumon. Lorsque l'enfant arrive à l'unité de soins, le drain thoracique et le système de drainage sont en place. Il est essentiel d'exercer une

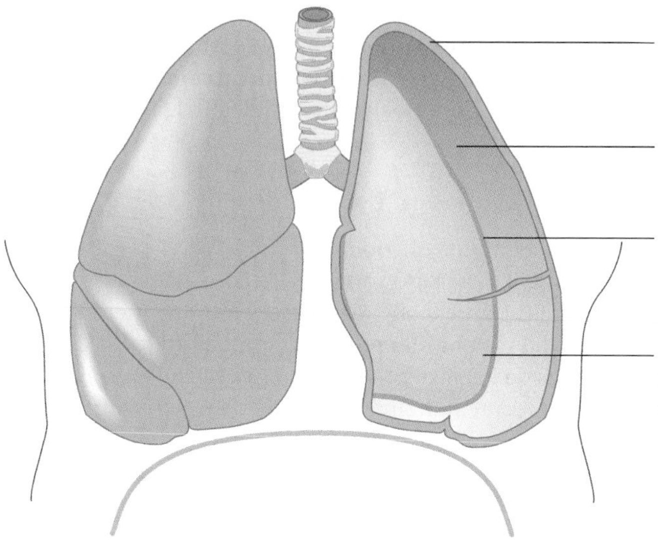

A

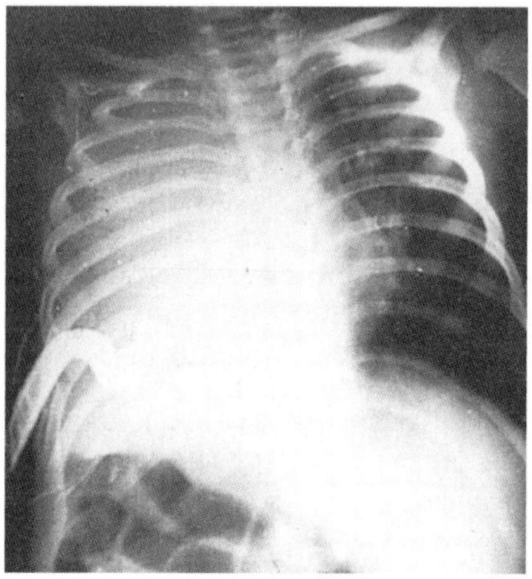

B

FIGURE 12-20. A, Un pneumothorax correspond à la présence d'air dans la cavité pleurale, cela ayant pour conséquence l'affaissement du poumon. Que la présence d'air soit due à une plaie ouverte ou à un éclatement des alvéoles consécutif à un traumatisme contondant, il est important de se concentrer sur l'assistance respiratoire et le maintien de l'air dans le poumon. B, Pneumothorax (copyright © 1975, MEDCOM inc.).

surveillance étroite et constante pour déceler le moindre signe de détresse respiratoire. Évaluez les signes vitaux. Les complications comprennent l'hémothorax (dans les cas où la thoracotomie et le drain thoracique sont installés de façon inappropriée), les lésions du tissu pulmonaire et la formation de tissu cicatriciel résultant d'une installation inadéquate du drain (particulièrement lorsque le drain est introduit trop près du sein, chez les filles).

RÉFÉRENCES

1. Webster, H., et Huether, S.E. (1998). Alterations in pulmonary function in children. Dans K.L. McCance et S.E. Huether (dir.), *Pathophysiology : The biologic basis for disease in adults and children* (3e éd., p. 1201-1220). Saint-Louis : Mosby.
2. Brooks, J.G. (1992). Apparent life-threatening events and apnea of infancy, *Clinics in Perinatology, 19*(4), 808-838.
3. Eichenwald, E., et Stark, A. (1992). Apnea of prematurity : Etiology and management. *Tufts University School of Medicine Reports on Neonatal Respiratory Diseases, 2*(1), 1-11.
4. Sudden infant death syndrome – U.S., 1983-1994. (1996), *Morbidity and Mortality Weekly Report,* 45(40), 11 octobre, 862.
5. Société canadienne de pédiatrie *et ali.* (1998, approuvé de nouveau en 2002). La mort subite du nourrisson au Canada : réduire les risques . *Peadiatrics & Child Health, 4* (3), 227-228.
6. National SIDS Resource Center. (1994). *Sudden infant death syndrome : Trying to understand the mystery.* McLean, VA : L'auteur.
7. Lewis, K.W., et Bosque, E.M. (1995). Deficient hypoxia awakening response in infants of smoking mothers : Possible relationship to sudden infant death syndrome. *Journal of Pediatrics, 127,* 691-699.
8. Bechler-Karsch, A. (1994). Assessment and management of status asthmaticus, *Pediatric Nursing, 20*(3), 217-223.
9. Bank, D.E., et Krug, S.E. (1995). New approaches to upper airway disease. *Emergency Medical Clinics of North America, 13*(2), 473-487.
10. Eichelberger, M.R., Ball, J.W., Pratsch, G.S., et Clark, J.R., (1998). *Pediatric emergencies* (2e éd.), Englewood Cliffs, NJ : Brady.
11. Hazinski, M.F. (1992). *Nursing care of the critically ill child* (2e éd.). Saint Louis : Mosby.
12. Richman, E. (1997). Asthma diagnosis and management : New severity classifications and therapy alternatives. *Clinician Reviews, 7*(8), 76-112.
13. Swanson, M.N., et Thompson, P.E. (1994). Managing asthma triggers in school. *Pediatric Nursing, 20*(2), 181-184.
14. Boulet, L.P. (1997). *L'asthme, notions de base, éducation et interventions.* Les Presses de l'Université Laval.
15. Kieckhefer, G., et Ratcliffe, M. (1996). Asthma. Dans P.L. Jackson et J.A. Vessey (dir.), *Primary care of the child with a chronic condition* (2e éd., p. 121-144). Saint- Louis : Mosby.
16. Ernst, P., Bérubé, D., et Boulet, L.P. (1996). Consensus sur le bilan et le traitement de l'asthme. *Le Clinicien, 11*(5), 122-138.
17. Beeber, S.J. (1996). Parental smoking and childhood asthma. *Journal of Pediatric Health Care, 10*(2), 58-62.
18. Rachelefsky, G.S. (1995). Asthma update : New approaches and partnerships. *Journal of Pediatric Health Care, 9*(1), 12-21.
19. Chagnon, J., Dupuis, L., et Paquette, M. (1998). *Programme pédiatrique d'enseignement sur l'asthme.* Hôpital Sainte-Justine.
20. Tooley, W.H. (1996). Hyaline membrane disease. Dans A.M. Rudolph, J.I.E. Hoffman et C.D. Rudolph (dir.), *Rudolph's pediatrics* (20e éd., p. 1598-1605). Stamford, CT: Appleton & Lange.
21. Rastogi, A., Akintorin, S.M., Bez, M.L., Morales, P., et Pildes, R.S. (1996). A controlled trial of dexamethasone to prevent bronchopulmonary dysplasia in surfactant-treated infants. *Pediatrics, 98*(2), 204-210.
22. Parker, R.A., Lindstrom, D.P,. et Cotton, R.B. (1992). Improved survival accounts for most, but not all, of the increase in bronchopulmonary dysplasia. *Pediatrics, 90,* 663-668.
23. Harvey, K. (1996). Bronchopulmonary dysplasia. Dans P.L. Jackson et J.A. Vessey (dir.), *Primary care of the child with a chronic condition* (2e éd., p. 172-192). Saint- Louis : Mosby.
24. D'Auria, J.P. (1997). Respiratory system. Dans J.A. Fox (dir.), *Primary health care of children* (p. 415-418). Saint-Louis : Mosby.
25. Chiocca, E.M. (1994). RSV and the high-risk infant. *Pediatric Nursing, 20*(6), 565-568.
26. Turgeon, J., et Lebel, M.H. (2001). Le traitement de la bronchiolite chez l'enfant : mise à jour. *Le Clinicien,* avril.
27. Jury, D.L. (1993). More on RSV and ribavirin. *Pediatric Nursing,* 20(1), 89-92.
28. Société canadienne de pédiatrie (1999, approuvé de nouveau en avril 2002). Le palivizumab et l'immunothérapie spécifique contre le VRS par voie IV en prophylaxie chez les nourrissons à haut risque, fait par le comité des maladies infectieuses, en collaboration avec le comité étude du fœtus et du nouveau-né . *Pediatrics & Child Health, 4* (7), 483-489.
29. Koslap-Petraco, M. (1997). Immunizations. Dans J.A. Fox (dir.), *Primary health care of children* (p. 168). Saint Louis : Mosby.

30. Société canadienne de pédiatrie (1994, approuvé de nouveau en 2002 et accompagné d'un addendum). La tuberculose infantile : concepts actuels sur le diagnostic fait par le comité des maladies infectieuses et d'immunisation). *The Canadian Journal of Pediatrics, 1*(3), 97-100.

31. Boutette, J. (1993). T.B. The second time around, *Nursing, 5*, 42-50.

32. American Thoracic Society. (1994). Treatment of TB and tuberculosis infection in adults and children. *American Journal of Respiratory Critical Care Medicine, 149*, 1359-1374.

33. Santé Canada. (1997). *Pour la sécurité des jeunes Canadiens : des données statistiques aux mesures préventives.* Ottawa : Ministère des Travaux publics.

34. Starke, J. (1992). Childhood tuberculosis during the 1990s. *Pediatrics in Review, 13*, 43-53.

35. Doerr, C.A., et Starke, J.R. (1996). Tuberculosis : When to test. *Contemporary Pediatrics, 13*(1), 82-104.

36. Duffield, R.A. (1993). Cystic fibrosis and the gastrointestinal tract. *Journal of Pediatric Health Care, 10*(2), 51-57.

37. McMullen, A.H. (1996). Cystic fibrosis. Dans P.L. Jackson et J.A. Vessey (dir.), *Primary care of the child with a chronic condition* (2e éd., p. 324-349). Saint Louis : Mosby.

38. Gutteridge, C., et Kuhn, R.J. (1994). Pulmozyme-Dornase alfa. *Pediatric Nursing, 20*(3), 278-279.

39. Hagemann, T. (1996). Cystic fibrosis – Drug therapy. *Journal of Pediatric Health Care, 10*(3), 127-134.

40. Fitzsimmons, S.C. (1993). The changing epidemiology of cystic fibrosis. *Journal of Pediatrics, 122*, 1-9.

41. Stark, L.J., Knapp, L., Bowen, A.M., Powers, S.W., Jelalian, E., *et al* (1993). Behavioral treatment of calorie consumption in children with cystic fibrosis : Replication with 2 years' follow-up. *Journal of Applied Behavior Analysis, 26*(4), 435-450.

42. Fields, A.I. (1993). Near drowning. Dans M.R. Eichelberger (dir.), *Pediatric trauma : Prevention, acute care, rehabilitation* (p. 606-615). Saint Louis : Mosby.

43. Allshouse, M.J., et Eichelberger, M.R. (1993). Patterns of thoracic injury. Dans M.R. Eichelberger (dir.), *Pediatric trauma : Prevention, acute care, rehabilitation* (p. 437-448). Saint Louis : Mosby.

44. Kane, T.D., et Warden, G.D. (1996). Pediatric burn injury. Dans A.M. Rudolph, J.I.E. Hoffman et C.D. Rudolph (dir.), *Rudolph's pediatrics* (20e éd., p. 866-867). Stamford, CT: Appleton & Lange.

45. Templeton, J.M. (1993). Mechanism of injury : Biomechanics. Dans M.R. Eichelberger (dir.), *Pediatric trauma : Prevention, acute care, rehabilitation* (p. 21). Saint Louis : Mosby.

LECTURES COMPLÉMENTAIRES

Ahmann, E. (1996). *Home care of the high risk infant* (2e éd.). Rockville, MD : Aspen Systems.

Allen, D.B. (1996). Growth suppression by glucocorticoid therapy. *Endocrinology and Metabolism Clinics of North America, 25*(3), 699-717.

Back, K.J. (1991). Sudden, unexpected pediatric death : Caring for the parents. *Pediatric Nursing, 17*(6), 571-575.

Berti, L.C. (1996). Childhood tuberculosis. *Journal of Pediatric Health Care, 10*(3), 106-114.

Brûlé, M., et Cloutier, L. (2002). *L'examen clinique dans la pratique infirmière.* Saint-Laurent : Éditions du Renouveau Pédagogique.

Campbell, L.S., et Thomas, D.O. (1991). Pediatric trauma : When kids get hurt. *RN, 8*, 32-39.

Castiglia, P.T. (1996). Adjusting to childhood asthma. *Journal of Pediatric Health Care, 10*(3), 82-84.

Chagnon, J., Dupuis, L., et Paquette, M. (1998). *Programme pédiatrique d'enseignement sur l'asthme.* Hôpital Sainte-Justine.

Comité de revue de l'utilisation des médicaments. *Résumé des recommandations de la conférence canadienne de consensus sur l'asthme* (1999).

Comité de revue de l'utilisation des médicaments. (2002). *Plan d'action pour la personne atteinte d'asthme.*

Cruz, M.N., Stewart, G., et Rosenberg, N. (1995). Use of dexamethasone in the outpatient management of acute laryngotracheitis. *Pediatrics, 96*(2), 220-223.

Cunningham, J.C., et Taussig, L.M. (1991). An introduction to cystic fibrosis for patients and families (Publication n° N8554A-4). Bethesda, MD : Cystic Fibrosis Foundation.

Coffman, S.P. (1992). Home care of the child and family after near-drowning. *Journal of Pediatric Health Care, 6*, 18-24.

Dickison, A.E. (1990). Child with upper airway obstruction : Part I. *Choices in Respiratory Management, 20*(2), 29-34.

Dickison, A.E. (1990). Child with upper airway obstruction : Part II. *Choices in Respiratory Management, 20*(3), 66-68.

Fernbach, S.D., et Thomson, E.J. (1992). Molecular genetic technology in cystic fibrosis: Implications for nursing practice. *Journal of Pediatric Nursing*, 7(1), 20-25.

Ferrante, S., et Painter, E. (1995). Continuous nebulization : A treatment modality for pediatric asthma patients, *Pediatric Nursing, 21*(4), 327-331.

Geller, G. (1995). Cystic fibrosis and the pediatric caregiver : Benefits and burdens of genetic technology. *Pediatric Nursing, 21*(1), 57-61.

Hay, W.W., Groothuis, J.R., Hayward, A.R., et Levin, M.J. (dir.) (1997). *Current pediatric diagnosis & treatment* (12e éd.). Stamford, CT: Appleton & Lange.

Keens, T.G., et Ward, S.L.D. (1993), Apnea spells, sudden death and the role of the apnea monitor. *Pediatric Clinics of North America, 40*(5), 897-911.

McDonald, H. (1996). Mastering uncertainty : Mothering a child with asthma. *Pediatric Nursing, 22*(1), 55-59.

National Education and Prevention Program. (1997). *Expert Panel Report II : Guidelines for diagnosis and management of asthma* (NIH Publication nº 97-4051). Bethesda, MD : National Institutes of Health.

Ott, M.J., Horn, M., et McLaughlin, D. (1995). Pediatric TB in the 1990s. *American Journal of Maternal Child Nursing, 20*(1), 16-20.

Rothbaum, R.J. (1996). Improving digestion in children with cystic fibrosis. *Contemporary Pediatrics, 13*(2), 39-54.

Wagner, M.H., et Sherman, J.M. (1997). Cystic fibrosis and the general pediatrician. *Contemporary Pediatrics, 14*(2), 89-112.

Weber, M.L. (1994). *Dictionnaire de thérapeutique pédiatrique.* Montréal : Les Presses de l'Université de Montréal.

Williams, J.K. (1995). Genetics and cystic fibrosis : A focus on carrier testing. *Pediatric Nursing, 21*(5), 444-448.

Wintemute, G.J. (1992). Drowning in early childhood. *Pediatric Annals, 21*(7), 417-421.

13 LES TROUBLES DE LA FONCTION CARDIOVASCULAIRE

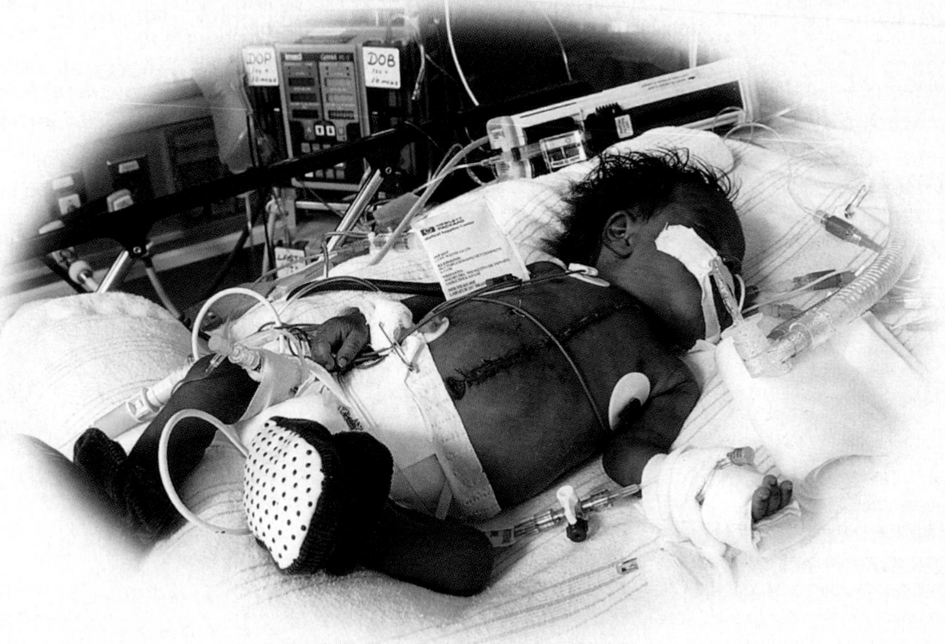

Béatrice a un mois. Son diagnostic : communication interventriculaire (CIV) congénitale. Au moment où sont apparus des signes de détresse respiratoire et des difficultés d'alimentation, les parents de Béatrice commençaient à peine à accepter l'idée que la cardiopathie congénitale de leur fille exigerait une correction chirurgicale. On avait recommandé à la mère de Béatrice de surveiller ces signes d'insuffisance cardiaque congestive. Béatrice a donc été hospitalisée sans tarder et l'insuffisance cardiaque congestive a été traitée à l'aide de digoxine, de furosémide (Lasix) et de potassium. En deux jours, elle a perdu le poids qu'elle avait pris en liquides.

Du fait que Béatrice a connu des problèmes si tôt après sa naissance, on a décidé de pratiquer une intervention chirurgicale pour corriger sa malformation. C'est ainsi que Béatrice a subi une opération consistant à poser une pièce d'un matériau synthétique sur l'ouverture du septum. L'enfant a passé plusieurs jours aux soins intensifs avant d'être transférée dans une autre unité de soins.

Quelles sont les causes de l'insuffisance cardiaque congestive ? Comment traite-t-on cette affection ? Béatrice court-elle le risque, malgré la chirurgie correctrice, de souffrir à nouveau d'insuffisance cardiaque congestive ? Quelle formation doivent recevoir les parents de Béatrice en matière de soins postopératoires à domicile ? De quel type de soutien auront-ils besoin ? Ces questions, de même que plusieurs autres, seront abordées dans le présent chapitre.

OBJECTIFS

Après l'étude de ce chapitre, vous serez en mesure de :

- Comparer la circulation cardiaque fœtale et pulmonaire ;
- Décrire les changements qui surviennent dans les structures cardiovasculaires fœtales au moment de la naissance ;
- Discuter de la réponse de l'enfant à l'hypoxémie chronique ;
- Décrire l'étiologie, les manifestations cliniques, le traitement médical et les soins infirmiers de l'insuffisance cardiaque congestive chez l'enfant ;
- Distinguer les formes cyanogènes et non cyanogènes de cardiopathie congénitale ;
- Discuter de l'anatomie, des manifestations cliniques, du traitement médical et des soins infirmiers de certaines formes non cyanogènes de cardiopathie congénitale chez l'enfant ;
- Discuter de l'anatomie, des manifestations cliniques, du traitement médical et des soins infirmiers de certaines formes cyanogènes de cardiopathie congénitale chez l'enfant ;
- Comprendre les examens diagnostiques utilisés pour diagnostiquer les cardiopathies congénitales ;
- Discuter de l'étiologie des maladies cardiaques et vasculaires ainsi que du traitement médical et des soins infirmiers aux enfants souffrant de ces maladies ;
- Discuter de l'étiologie des atteintes du système cardiovasculaire ainsi que du traitement médical et des soins infirmiers aux enfants présentant ces atteintes.

VOCABULAIRE

- **Compliance** Degré de distension ou d'expansion des ventricules pour accroître le débit systolique.
- **Digitalisation** Processus qui consiste à administrer une dose de digoxine supérieure à la normale pour accélérer la réaction au médicament.
- **Hémodynamique** Pression produite par le sang et par le passage du sang dans le cœur et dans le système pulmonaire.
- **Hypertension pulmonaire** Affection causée par une surcharge chronique du volume sanguin dans les artères pulmonaires. Cette affection est souvent irréversible et provoque une augmentation de la résistance vasculaire pulmonaire potentiellement mortelle.
- **Intervention palliative** Intervention pratiquée pour préserver la vie chez l'enfant atteint d'une affection potentiellement mortelle.
- **Polyglobulie** Augmentation du nombre de globules rouges dans le sang au-dessus de la normale afin d'accroître la quantité d'hémoglobine disponible pour le transport de l'oxygène.
- **Précharge** Volume de sang dans le ventricule à la fin de la diastole ; il étire le muscle cardiaque avant que ne se produise la contraction.
- **Sang désaturé** Sang dont le niveau d'oxygène est inférieur à la normale ; s'observe lorsqu'une cardiopathie congénitale provoque un mélange de sang oxygéné et de sang non oxygéné.
- **Shunt** Dérivation du sang entre les cavités cardiaques par une ouverture anatomique ou chirurgicale anormale.
- **Syncope** Perte momentanée de conscience et de tonus musculaire.

« Béatrice est tombée malade si rapidement. Nous ne nous attendions pas à ce qu'elle soit opérée si jeune. Je désire seulement qu'elle reprenne des forces et qu'elle ait, comme tout autre enfant, la chance de se développer. »

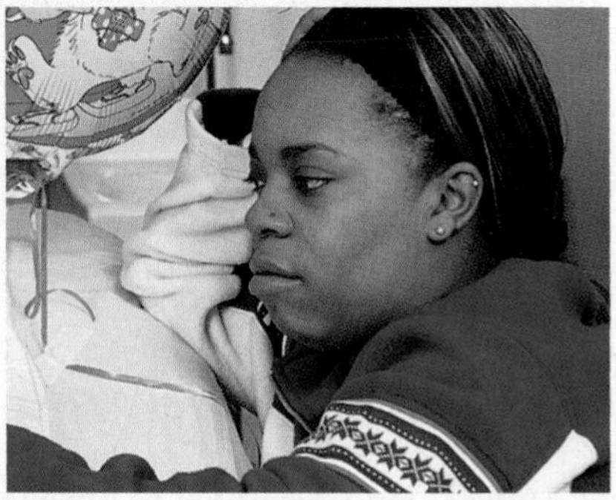

Les troubles de la fonction cardiovasculaire peuvent être liés à une cardiopathie congénitale, à une infection ou à un traumatisme. Les cardiopathies congénitales, comme la communication interventriculaire dont souffre Béatrice, ont une incidence d'environ 8 naissances vivantes sur 1000[1] et représentent une cause importante de décès chez le nourrisson et chez le jeune enfant. Elles requièrent souvent une correction chirurgicale. Des progrès rapides dans le traitement des diverses formes de cardiopathie congénitale ont donné lieu à la pratique d'interventions chirurgicales chez de très jeunes enfants, ce qui a accru la complexité des soins infirmiers nécessaires pour déterminer et gérer les réactions du nouveau-né ou de l'enfant atteint d'une cardiopathie.

► PARTICULARITÉS ANATOMIQUES ET PHYSIOLOGIQUES DU FŒTUS ET DE L'ENFANT

PASSAGE DE LA CIRCULATION FŒTALE À LA CIRCULATION PULMONAIRE

Dès que le cordon ombilical est coupé, le nouveau-né doit s'habituer rapidement à capter de l'oxygène par les poumons. De fait, le passage de la circulation fœtale à la circulation pulmonaire s'effectue en quelques heures à peine. Pendant la circulation fœtale, les vaisseaux pulmonaires en constriction limitent le débit sanguin vers les poumons (résistance vasculaire pulmonaire élevée). Le sang, cependant, circule facilement dans les membres, en raison d'une faible résistance vasculaire systémique. Le foramen ovale, ouverture entre les oreillettes du cœur du fœtus, permet au sang de circuler de l'oreillette droite vers l'oreillette gauche. La résistance vasculaire systémique augmente après que le cordon ombilical a été coupé, ce qui provoque un reflux du débit sanguin. La pression dans le côté gauche du cœur augmente et stimule la fermeture du foramen ovale. À la naissance, lorsque la respiration commence, les poumons se déplient et la résistance vasculaire pulmonaire diminue, de sorte que le sang qui était auparavant dérivé dans le canal artériel vers l'aorte s'écoule vers les poumons. La figure 13-1 présente une comparaison entre la circulation fœtale et la circulation pulmonaire.

Le canal artériel, qui répond à une saturation plus élevée en oxygène, se contracte et se ferme habituellement entre 10 et 15 heures après la naissance. La fermeture permanente a lieu de 10 à 21 jours après la naissance, à moins que la saturation en oxygène ne demeure faible. Les tissus du fœtus sont habitués à une faible saturation en oxygène, ce qui peut expliquer que le nouveau-né atteint d'une cardiopathie congénitale cyanogène ne semble pas incommodé, même lorsque la pression partielle d'oxygène artériel (PaO_2) n'est que de 20-25 mm/Hg. Chez l'enfant plus âgé ou chez l'adulte, une PaO_2 de cet ordre pourrait provoquer, en quelques minutes, l'acidose, l'anoxie cérébrale ou même la mort[2].

Les ventricules ont la même taille à la naissance mais, à l'âge de 2 mois, le ventricule gauche est deux fois plus gros que le ventricule droit. Cette disparité est imputable à des pressions vasculaires systémiques plus élevées, qui accélèrent le développement du ventricule gauche.

Le nourrisson court un plus grand risque d'insuffisance cardiaque que l'enfant plus âgé, car le cœur immature est plus sensible à la surcharge de volume ou de pression. Chez le nourrisson, les fibres musculaires du cœur sont moins développées et moins organisées, ce qui limite la capacité fonctionnelle. Une moindre **compliance** (degré de distension ou d'expansion des ventricules pour accroître le débit systolique) du muscle cardiaque signifie que le débit systolique ne peut augmenter substantiellement. Les fibres musculaires du cœur se développent au début de l'enfance, de sorte que, dès l'âge de 5 ans, la fonction cardiaque est comparable à celle d'un adulte en bonne santé[3].

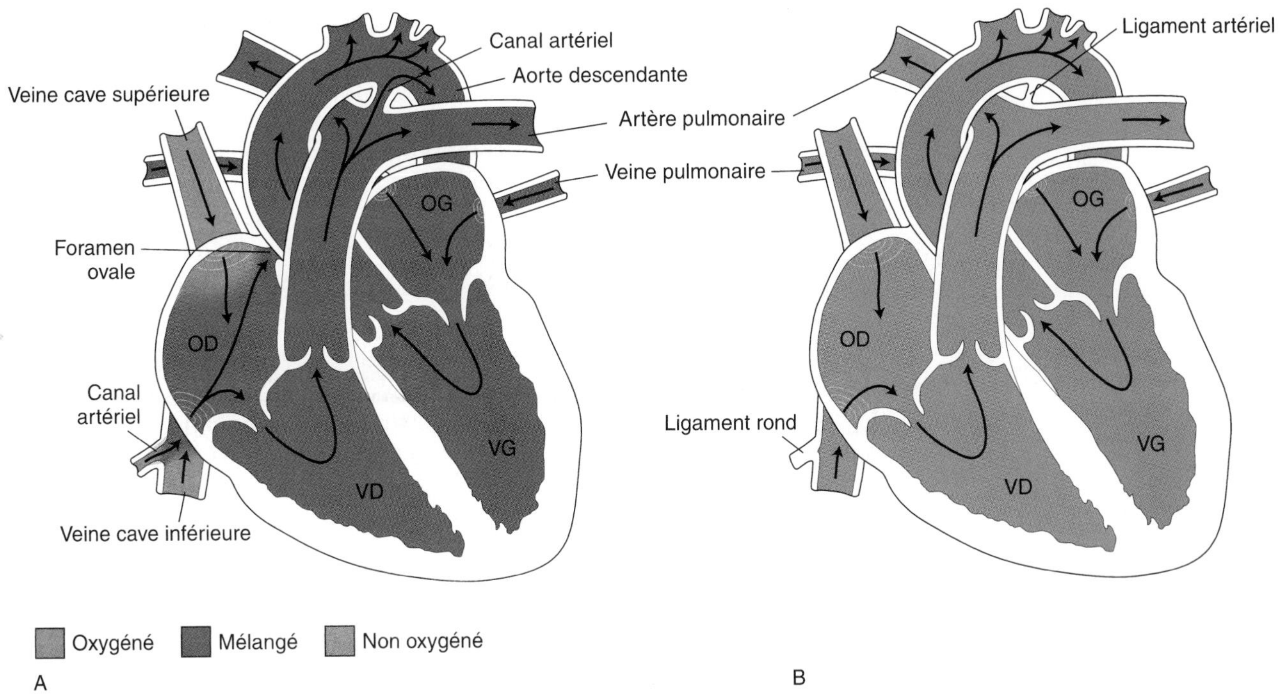

FIGURE 13-1. Circulation cardiaque normale. A, Circulation fœtale (prénatale). B, Circulation pulmonaire (postnatale). OG = oreillette gauche ; VG = ventricule gauche ; OD = oreillette droite ; VD = ventricule droit.

OXYGÉNATION

L'oxygène lié à l'hémoglobine est acheminé vers les tissus par la circulation systémique. Des concentrations d'hématocrite et d'hémoglobine correspondant à l'âge de l'enfant sont nécessaires pour le transport adéquat de l'oxygène (se reporter au chapitre 14).

La saturation des artères en oxygène correspond à la quantité d'oxygène qui peut, potentiellement, être acheminée vers les tissus. On parle de **sang désaturé** lorsque du sang oxygéné et non oxygéné se mélange en raison d'une cardiopathie congénitale. La cyanose, qui est un symptôme d'hypoxémie (insuffisance d'oxygène dans le sang), est liée à la présence d'au moins cinq grammes d'hémoglobine non oxygénée par 100 mL de sang[4].

La moelle osseuse du nouveau-né réagit à une hypoxémie chronique en produisant une plus grande quantité de globules rouges pour accroître la quantité d'hémoglobine disponible pour l'oxygénation. Cette augmentation s'appelle **polyglobulie.** Un hématocrite d'au moins 50 % est courant chez l'enfant atteint d'une cardiopathie congénitale cyanogène.

CONSEIL CLINIQUE

On peut utiliser un saturomètre (oxymètre de pouls) pour mesurer la saturation pulsatile en oxygène (SpO_2) dans les capillaires artériels. Un relevé de 95 à 98 % est normal chez l'enfant. Les valeurs suivantes indiquent de l'hypoxémie :

Hypoxémie légère 90-95 %
Hypoxémie modérée 85-90 %
Hypoxémie grave < 85 %

FONCTIONNEMENT CARDIAQUE

Les besoins en oxygène sont élevés au cours des 8 premières semaines de vie. Habituellement, la fréquence cardiaque du nouveau-né augmente pour fournir un transport adéquat de l'oxygène. La capacité de réserve liée au débit cardiaque du nouveau-né et du nourrisson est faible jusqu'à ce que ses besoins en oxygène commencent à diminuer. Le débit cardiaque dépend presque intégralement de la fréquence cardiaque jusqu'à ce que le muscle cardiaque soit tout à fait développé, soit vers l'âge de 5 ans. Le débit cardiaque lié au poids diminue pendant l'enfance. En cas de stress, d'exercice, de fièvre ou de détresse respiratoire, le nourrisson ou l'enfant présente de la tachycardie, ce qui accroît le débit cardiaque.

ALERTE INFIRMIÈRE

Une polyglobulie extrême, déterminée par une concentration en hémoglobine supérieure à 200 g/L et par un hématocrite supérieur à 55 ou 60 %, est dangereuse. Dans ce cas, la viscosité sanguine augmente et l'enfant risque de souffrir d'une thromboembolie[4].

La bradycardie représente la façon dont l'enfant réagit à une hypoxémie grave. Chez l'enfant, l'arrêt cardiaque résulte généralement d'une hypoxémie prolongée, liée à une insuffisance respiratoire ou à un état de choc, plutôt qu'à une atteinte cardiaque primaire, comme chez l'adulte. La bradycardie est par conséquent un important signe précurseur d'arrêt cardiaque. La gestion appropriée de l'hypoxémie peut contrer la bradycardie et prévenir l'arrêt cardiaque.

► INSUFFISANCE CARDIAQUE CONGESTIVE

L'insuffisance cardiaque congestive est une affection qui se caractérise par un débit cardiaque insuffisant pour répondre aux besoins circulatoires et métaboliques de l'organisme. Elle peut être le fait d'une anomalie structurelle (cardiopathie congénitale) qui provoque une obstruction et fait augmenter le volume sanguin et la pression au cœur. Elle peut également résulter de problèmes liés à la contractilité cardiaque ou d'états pathologiques qui exigent un débit cardiaque élevé, comme une anémie grave, une acidose ou une maladie respiratoire.

ALERTE INFIRMIÈRE

Lorsque la fréquence cardiaque atteint 180 battements/minute chez l'enfant (220 battements/minute chez le nourrisson), le temps nécessaire au sang pour remplir les ventricules pendant la diastole est trop court. Par conséquent, le débit cardiaque et le débit systolique diminuent. Un état de choc potentiellement mortel peut apparaître si des mesures correctrices ne sont pas prises pour réduire la fréquence cardiaque[5].

Manifestations cliniques

L'insuffisance cardiaque congestive progresse souvent de manière discrète et les symptômes ne sont pas toujours reconnus dès le début. Le nourrisson se fatigue facilement, surtout quand il boit. Les symptômes suivants sont parfois évidents : perte de poids ou absence de gain normal de poids, diaphorèse, irritabilité et infections fréquentes.

À mesure que la maladie évolue, les symptômes suivants surviennent : tachypnée, tachycardie, battement des ailes du nez, geignements expiratoires, tirage, toux ou crépitants. Une hypervolémie se voit plus souvent chez le trottineur et chez l'enfant plus âgé. Un œdème périorbitaire et facial, une distension de la veine jugulaire et une hépatomégalie constituent des signes d'hypervolémie.

Il y a toujours cardiomégalie lorsque le cœur essaie de maintenir le débit cardiaque. La cyanose, des pouls périphériques faibles, la froideur des membres, une hypotension et un souffle cardiaque représentent des signes précurseurs du choc cardiogénique, qui peut se produire si l'insuffisance cardiaque congestive n'est pas traitée adéquatement. (Nous abordons le choc cardiogénique plus loin dans ce chapitre.)

Étiologie et physiopathologie

Les cardiopathies congénitales sont la cause la plus courante d'insuffisance cardiaque congestive chez l'enfant[6]. Béatrice, dont le cas est présenté dans la capsule d'ouverture, souffre d'insuffisance cardiaque congestive imputable à l'une de ces malformations. Certaines formes de cardiopathie congénitale permettent au sang de circuler du côté gauche du cœur vers le côté droit, de sorte que du sang supplémentaire doit être pompé vers le système pulmonaire plutôt que dans l'aorte, lorsque le ventricule gauche se contracte. Même si la fréquence cardiaque augmente pour gérer le volume sanguin supplémentaire, le système pulmonaire est surchargé. D'autres formes de cardiopathie congénitale restreignent le débit sanguin, de sorte que les pressions normales dans le cœur sont perturbées. Par exemple, si l'aorte ou les vaisseaux pulmonaires sont anormalement petits, le cœur doit fournir davantage d'efforts pour pousser le sang dans ces structures. Par conséquent, le muscle cardiaque s'hypertrophie, ce qui a initialement pour effet d'accroître le débit cardiaque, mais le muscle hypertrophié finit par devenir inefficace[7]. Au début, l'insuffisance peut frapper le côté droit ou gauche du cœur, mais elle finit par devenir bilatérale.

Lorsque le débit cardiaque est insuffisant, la réaction sympathique du corps est activée. Une vasoconstriction périphérique et un débit sanguin réduit vers les organes internes, comme le cerveau et les reins, provoquent de la fatigue et des étourdissements.

Les reins réagissent à la baisse de volume en déclenchant le mécanisme rénine-angiotensine, qui remédie temporairement au problème. Une vasoconstriction rénale se produit lorsqu'il y a sécrétion d'aldostérone et rétention d'eau et de sel. Cette mesure de protection finit par échouer, ce qui provoque un œdème systémique ou une congestion pulmonaire.

Examens diagnostiques et traitement médical

Le diagnostic repose essentiellement sur les manifestations cliniques, comme la tachycardie, la détresse respiratoire et les crépitants entendus à l'auscultation. La radiographie thoracique révèle une augmentation du volume du cœur et une vascularisation pulmonaire accrue. On peut réaliser une échocardiographie pour diagnostiquer un dysfonctionnement cardiaque. L'électrocardiographie révèle rarement les anomalies, mais peut indiquer des dysrythmies cardiaques.

Le traitement médical vise à faire fonctionner le cœur plus efficacement, à réduire le travail du cœur, à supprimer les liquides excessifs pour améliorer la circulation périphérique, et à améliorer l'oxygénation tissulaire. On utilise parfois des médicaments inotropes et des agents de réduction de la postcharge pour alléger le fardeau du cœur et l'aider à mieux fonctionner[8]. La digoxine (Lanoxin) est le médicament le plus couramment utilisé pour améliorer la capacité du cœur à se contracter et, par conséquent, à améliorer son débit. À l'occasion, une dose supérieure à la normale est donnée initialement, suivie d'une dose d'entretien plus faible. Ce processus, appelé **digitalisation**, accélère la réaction de l'enfant au médicament. Pendant la digitalisation, un moniteur cardiaque est généralement installé afin de surveiller l'état de l'enfant.

Les diurétiques comme le furosémide, la chlorothiazide et la spironolactone favorisent l'excrétion des liquides. Le furosémide est le médicament le plus utilisé pendant l'hospitalisation ; les thiazidiques s'utilisent couramment pour maintenir la diurèse à la maison (tableau 13-1). Du fait que la plupart des diurétiques (à l'exception de la spironolactone) provoquent des pertes de potassium, le taux de potassium sérique est surveillé et on peut prescrire des suppléments de potassium. Il faut tenir compte du fait que les effets de la digoxine sont augmentés lorsqu'il y a une diminution de potassium sérique ; une toxicité peut alors se manifester. On peut aussi administrer des médicaments vasodilatateurs pour réduire la vasoconstriction pulmonaire et systémique et les efforts du cœur. Les inhibiteurs de l'enzyme de conversion de l'angiotensine (captopril ou énalapril) sont également utilisés dans le traitement de l'insuffisance cardiaque congestive.

ALERTE INFIRMIÈRE

La digoxine et la digitoxine sont toutes deux des préparations digitales, mais représentent deux médicaments distincts. La digoxine est le médicament de choix en pédiatrie. La digitoxine est dix fois plus puissante que la digoxine et est rarement administrée aux enfants. Lisez attentivement les étiquettes et vérifiez les doses, afin de vous assurer que l'enfant reçoit la bonne dose du bon médicament.

TABLEAU 13-1 Médicaments utilisés dans le traitement de l'insuffisance cardiaque congestive

Médicament	Action
Digoxine	Accroît la contractilité du myocarde.
Captopril ou Énalapril	Inhibe la production d'angiotensine II, produit une vasoconstriction qui stimule la production d'aldostérone et provoque une vasodilatation systémique ; réduit la précharge et la postcharge.
Furosémide	Diurèse rapide
Thiazidiques	Maintien de la diurèse
Chlorothiazide (suspension)	
Hydrochlorothiazide (comprimés)	
Spironolactone	Diurétique d'épargne potassique

D'autres traitements médicaux apportent aussi un soutien. L'oxygénothérapie, le repos, le dosage des ingesta et des excreta ainsi que la surveillance de l'alimentation font également partie du traitement (figure 13-2).

La plupart des enfants voient leur état s'améliorer rapidement après l'administration des médicaments. Lorsqu'une insuffisance cardiaque congestive se développe chez un enfant atteint d'une cardiopathie congénitale qui peut être corrigée, une intervention chirurgicale peut être pratiquée plus tôt que prévu, pour éviter une détérioration ultérieure ou des lésions cardiaques. Ce fut le cas de Béatrice, dont le cas est présenté dans la capsule d'ouverture.

Collecte des données

Données physiologiques

Le diagnostic d'insuffisance cardiaque congestive repose avant tout sur les symptômes physiques. Les observations de l'infirmière sont importantes. Il faut évaluer le comportement habituel de l'enfant, la fonction cardiaque, la fonction respiratoire et l'état d'hydratation (tableau 13-2). Obtenez, auprès des parents, les antécédents détaillés du début des symptômes, puisqu'une insuffisance cardiaque congestive se développe souvent de manière discrète.

Données psychosociales

Prenez note des hospitalisations précédentes de l'enfant et évaluez les connaissances de la famille relativement à la maladie de l'enfant. La famille de l'enfant atteint d'insuffisance cardiaque congestive est anxieuse et redoute une issue fatale, de même que la nécessité de donner des soins constants[8]. Évaluez le degré d'anxiété et la situation familiale, de même que les stratégies adoptées pour faire face à la situation.

La famille surprotège souvent l'enfant et hésite à le confier à d'autres soignants. Conseillez à la famille de s'adjoindre une personne compétente, capable de surveiller l'enfant et de lui administrer des médicaments en toute sécurité, pour assurer un service de répit.

Données développementales

Puisque la fatigue limite les activités chez l'enfant atteint d'insuffisance cardiaque congestive, ce dernier n'a pas la possibilité de mettre en pratique les compétences nécessaires à un développement normal. Évaluez le développement de l'enfant au moyen

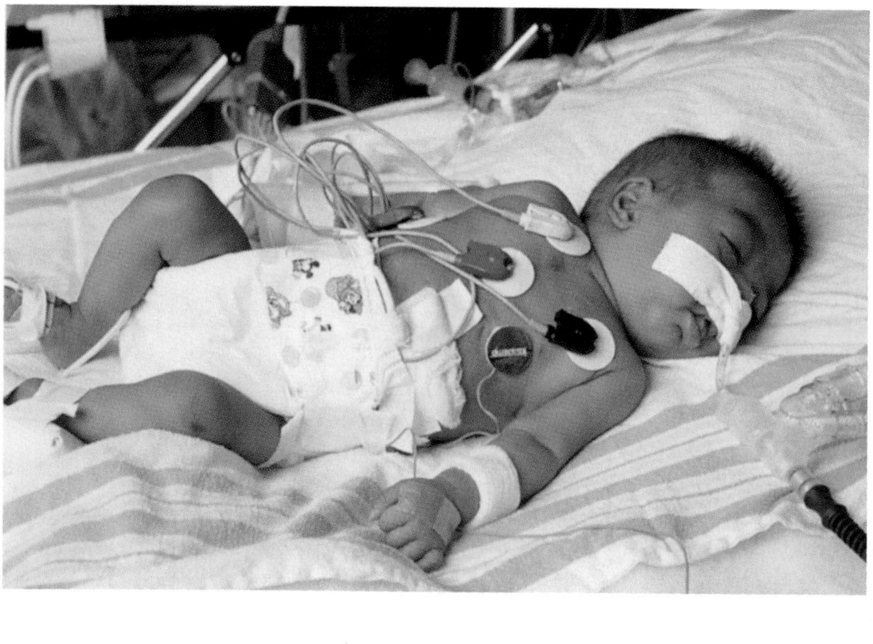

FIGURE 13-2. Julie reçoit de l'oxygène et une perfusion intraveineuse. On surveille son état en permanence afin de détecter les signes d'insuffisance cardiaque congestive.

TABLEAU 13-2 Évaluation physique de l'enfant atteint d'insuffisance cardiaque congestive

Comportement
Léthargie
Apathie
Fatigue pendant le boire (nourrisson)
Fatigue pendant le jeu (enfant)
Irritabilité

Fonction cardiaque et équilibre liquidien
Tachycardie
Cyanose (signe tardif, sauf en cas de cardiopathie congénitale cyanogène)
Froideur des membres
Œdème périphérique
Remplissage capillaire lent
Hypotension (rare : signe tardif)
Distension de la veine jugulaire (enfant)
Souffle cardiaque
Oligurie

Fonction respiratoire
Tachypnée
Battement des ailes du nez
Tirage
Crépitants
Orthopnée
Toux
Geignement expiratoire

Signes non spécifiques
Faible prise de poids (nourrisson)
Ascite
Hépatomégalie
Diaphorèse
Infections fréquentes (otite moyenne, infection respiratoire)

d'outils tels que le test de Denver II (se reporter au chapitre 6). Posez des questions aux parents sur les principales étapes du développement, comme la position assise, la manipulation d'objets, la station debout ou la marche. Une fois que l'insuffisance cardiaque congestive est maîtrisée, le niveau d'énergie de l'enfant se rétablit et ses aptitudes développementales s'améliorent souvent. Il est utile d'évaluer le nourrisson et le trottineur tous les deux ou trois mois, afin d'observer le niveau de développement et de s'assurer que la maladie est stabilisée.

Les parents voudront peut-être limiter le contact avec d'autres enfants, pour éviter les infections, qui sont fréquentes, ainsi que l'intolérance à l'exercice. Posez des questions aux parents sur les contacts et les jeux avec d'autres enfants. Demandez-leur de vous décrire une journée typique dans la vie de l'enfant.

Diagnostics infirmiers

On trouvera dans les plans de soins infirmiers présentés dans les pages suivantes plusieurs diagnostics infirmiers concernant l'enfant atteint d'insuffisance cardiaque congestive. Le principal diagnostic infirmier est : Diminution du débit cardiaque reliée à la cardiopathie congénitale.

Soins infirmiers

Les soins infirmiers donnés à l'enfant atteint d'insuffisance cardiaque congestive mettent l'accent sur les points suivants : administrer des médicaments et en surveiller les effets ; maintenir une oxygénation et une fonction myocardique adéquates ; favoriser le repos et le développement ; assurer une alimentation adéquate et apporter du soutien à l'enfant et à sa famille. Le premier des deux plans de soins infirmiers présentés résume les soins à donner à l'enfant hospitalisé pour insuffisance cardiaque congestive.

Administrer les médicaments prescrits et en surveiller les effets

L'enfant souffrant d'insuffisance cardiaque congestive reçoit généralement de la digoxine et du furosémide. Ces deux médicaments, qui sont puissants, doivent être administrés correctement. La digoxine est injectée par voie intraveineuse ou

ALERTE INFIRMIÈRE

Prenez le **pouls apical** avec un stéthoscope pendant une minute complète avant chaque dose de digoxine. En cas de bradycardie (<100 battements/minute chez le nourrisson ou chez le trottineur ; <80 battements/minute chez l'enfant plus âgé ; ou <60 battements/minute chez l'adolescent), demandez l'avis du médecin avant d'administrer le médicament. L'ordonnance médicale indique généralement la fréquence cardiaque à laquelle l'infirmière ne doit pas administrer le médicament.

ALERTE INFIRMIÈRE

Signes d'intoxication à la digoxine :

- Bradycardie (pouls généralement < 100 battements/minute chez le jeune enfant) ;
- Arythmie ;
- Nausées, vomissements, anorexie ;
- Étourdissements, céphalées ;
- Faiblesse, fatigue.

administrée oralement, à très faibles doses. Il importe de mesurer et de vérifier les doses avec soin (à titre de précaution, l'infirmière devrait effectuer une double vérification de la dose en collaboration avec une autre infirmière avant d'administrer de la digoxine). Si un enfant qui prend de la digoxine par voie orale est NPO ou vomit, on demandera l'avis du médecin ; cependant, le médicament ne doit pas être omis. Les vomissements peuvent indiquer que le taux de digoxine provoque une intoxication. Il est important d'observer l'enfant attentivement, pour s'assurer que la digoxine ne provoque pas d'intoxication. Il faut effectuer une prise de sang de 6 à 8 heures après l'administration de digoxine, pour en évaluer les concentrations sériques. Le taux sérique normal de digoxine va de 1,4 à 2,2 nmol/L. Les taux inférieurs à 0,6 nmol/L sont inefficaces et ceux qui dépassent 2,5 nmol/L peuvent entraîner une intoxication. Une surdose de digoxine est plus courante lorsque le taux de potassium est faible. Par conséquent, il faut vérifier les concentrations sériques de potassium lorsqu'on administre un diurétique qui réduit les niveaux de potassium. Un taux de potassium sérique de 3,5 mmol/L ou moins peut représenter une contre-indication à l'administration de digoxine : il faut établir clairement ce point avec le médecin traitant.

Mesurer soigneusement les ingesta et les excreta. Par exemple, il faut peser les couches du nourrisson avant et après l'avoir changé (1 g = 1 mL d'urine). Il faut en outre observer l'évolution de l'œdème et de la circulation périphérique. On doit peser l'enfant à la même heure chaque jour, du fait que le volume liquidien peut fluctuer au cours de la journée. En cas d'ascite, prendre une série de mesures du périmètre abdominal, pour noter toute modification (voir la figure 9-11). Changer fréquemment la position de l'enfant et, en cas d'œdème, veiller aux soins de la peau (voir la figure 9-12).

Maintenir l'oxygénation et la fonction myocardique

On peut prescrire une oxygénothérapie. Il faut s'assurer que le circuit est perméable, que le débit d'oxygène est adéquat, que le dispositif d'acheminement de l'oxygène fonctionne correctement et qu'il y a humidification. Faites en sorte que l'enfant reste calme. L'allonger en position de semi-Fowler (45 degrés) pour obtenir une oxygénation maximale. Le nourrisson est généralement plus à l'aise pour boire lorsqu'il est placé à angle de 45 degrés, ce qui facilite la respiration pendant l'alimentation.

La température de l'enfant est aussi surveillée. Les besoins en oxygène sont augmentés lorsque la température corporelle n'est pas maintenue (augmentation ou diminution).

Favoriser le repos

Il est conseillé de regrouper les évaluations et les interventions, de manière que l'enfant puisse dormir sans être réveillé toutes les heures. L'allaitement au sein ou la prise du biberon ne doit pas durer plus de 20 à 30 minutes. Ainsi, il est préférable de procéder à des allaitements fréquents, mais de courte durée et de faire faire le rot à l'enfant après chaque 15 mL pour réduire les risques de vomissements. Encourager les parents à bercer l'enfant, ce qui le détend. On évitera aussi de le laisser pleurer afin de ne pas l'affaiblir davantage. On incitera l'enfant plus âgé à participer à des activités calmes, par exemple regarder la télévision ou s'adonner à des jeux de société.

Favoriser le développement

Encouragez les parents à jouer avec l'enfant et à proposer des activités qui stimulent la coordination œil-main et exercent la motricité fine. Pour le nourrisson, ces jouets comprennent hochets, jeux de cubes ou animaux en peluche ; chez l'enfant plus âgé : livres, papier, crayons ou poupées. Encouragez l'enfant à s'asseoir, à se lever ou à marcher pendant de courtes périodes, puis à se reposer, afin de favoriser le développement des gros muscles. Chanter, parler ou écouter de la musique favorise le développement des facultés cognitives et linguistiques chez l'enfant.

Offrir une alimentation adéquate

Les nourrissons atteints d'insuffisance cardiaque congestive ont un métabolisme plus rapide que les nourrissons en santé à cause de leurs difficultés cardiaques et respiratoires. Ils ont donc des besoins énergétiques plus grands.

Enseignez aux parents des techniques d'alimentation adéquates. La mère qui choisit d'allaiter son enfant ne doit pas abandonner cette pratique. En effet, les anticorps du lait maternel réduisent les infections, et le lait maternel est naturellement faible en sodium. Il convient de noter, toutefois, que le mouvement de succion caractéristique de l'allaitement maternel peut provoquer de la dyspnée, ce qui oblige le nourrisson à se reposer souvent pendant qu'il boit. La mère doit être informée de ce fait. Lorsque l'enfant est nourri au biberon, une ouverture peut être faite dans la tétine (à l'aide de ciseaux stériles) afin d'élargir son ouverture et de diminuer l'effort demandé au nourrisson pendant qu'il boit. Le nourrisson doit éructer fréquemment, ce qui lui permet de se reposer et d'éviter les vomissements. Il aura peut-être besoin d'être nourri fréquemment et par petites quantités pendant plus longtemps. Des restrictions liquidiennes ne sont généralement pas indiquées chez les nourrissons car la succion est difficile pour eux, ce qui complique l'hydratation. Il est conseillé de placer le nourrisson dans un siège pour bébés, à angle de 45 degrés, ce qui réduit le retour veineux au cœur et atténue l'exigence métabolique. Il s'agit d'une position favorable tant pour la prise du biberon que pour nombre d'autres activités[9].

On doit s'assurer que les parents comprennent qu'une modification des habitudes alimentaires (apport diminué, vomissements, endormissement pendant les boires, sudation accrue pendant les boires) peut indiquer une détérioration de l'état cardiaque.

Une alimentation adéquate est nécessaire pour soutenir la croissance du nourrisson. Il arrive fréquemment que le nourrisson atteint de problèmes cardiaques présente une absence de développement staturo-pondéral normal, en raison de difficultés d'alimentation. Lorsque le nourrisson souffre de dyspnée importante au cours de l'allaitement, il faut utiliser des techniques d'alimentation particulières. En effet, certains nourrissons ont besoin d'une préparation de lait plus riche en énergie (340 kJ/100mL) pour obtenir un apport alimentaire adéquat. D'autres nourrissons ont besoin de recevoir des suppléments alimentaires par sonde nasogastrique ou de gastrostomie (figure 13-3). On conseille souvent aux parents de donner au nourrisson la

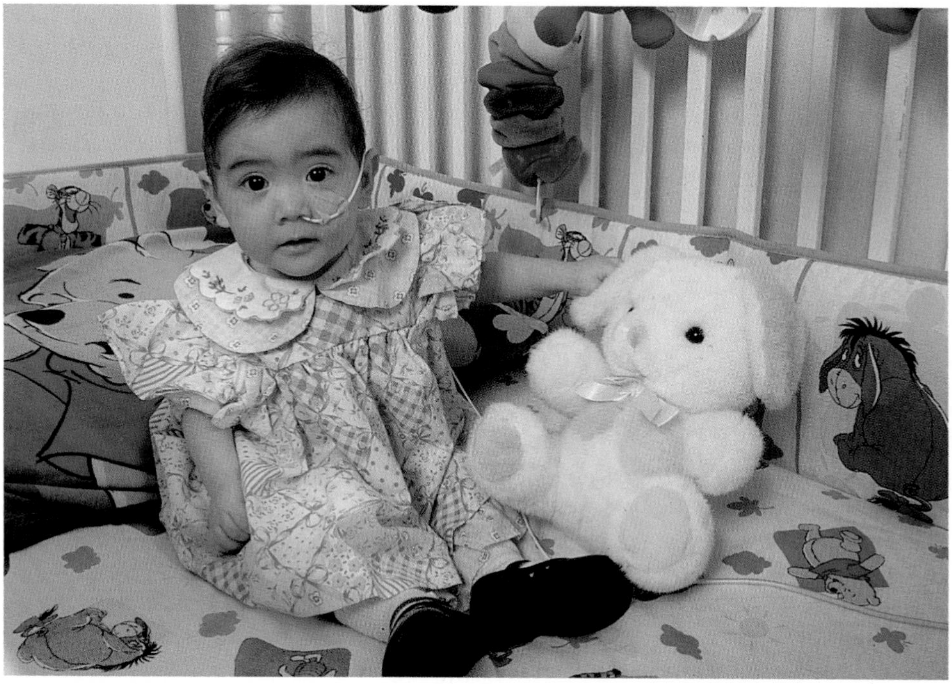

FIGURE 13-3. Le nourrisson atteint d'insuffisance cardiaque congestive a souvent besoin d'une alimentation complémentaire pour obtenir les nutriments nécessaires à sa croissance et à son développement. Les parents de cette fillette ont appris à la nourrir à domicile au moyen d'une sonde nasogastrique.

possibilité de s'alimenter normalement pendant une période donnée. Le reste de la préparation de lait est ensuite donné par sonde nasogastrique ou de gastrostomie.

SOINS À DOMICILE

Une fois que l'enfant a obtenu son congé de l'hôpital, c'est fréquemment aux parents qu'il incombe de lui administrer la digoxine. Pour éviter une erreur potentiellement fatale, il convient de préciser un certain nombre de points ayant trait à l'administration de ce médicament :

- La digoxine doit être conservée en lieu sûr, hors de la portée des enfants ;
- L'horaire d'administration doit être régulier (aux 12 heures) ; le médicament est généralement donné à 8 h et à 20 h. On conseille aux parents d'adopter un système fiable pour s'assurer que le médicament a été administré (par exemple noter sur un calendrier quelle dose a été donnée à quelle heure) ;
- Donner le médicament une heure avant les repas ou deux heures après. Si on administre la digoxine sous forme de suspension, s'assurer que l'enfant se rince soigneusement la bouche, pour prévenir la carie dentaire ;
- Si l'enfant vomit la dose, ne pas réadministrer le médicament ;
- Ne pas mêler le médicament à de la nourriture, ni à aucun autre médicament ;
- Si on a oublié une dose, ne pas doubler la dose suivante. Si l'oubli est constaté 4 heures après l'heure prévue pour donner le médicament, on se contentera de donner la dose suivante ; si l'oubli est constaté en moins de 4 heures, on peut donner la dose et administrer aussi la dose suivante ;
- Recommander aux parents de prévenir le médecin immédiatement si l'enfant devient malade (voir Signes d'intoxication à la digoxine). En cas d'urgence, on peut joindre le centre antipoison du Québec au 1-800-463-5060.

Offrir du soutien à l'enfant et à sa famille

Lorsqu'un enfant est hospitalisé pour insuffisance cardiaque congestive, la famille est souvent inquiète. Il faut permettre aux parents d'exprimer leurs préoccupations sur l'état de l'enfant. Il convient de leur expliquer le traitement et de s'assurer que les membres de la famille comprennent les besoins de l'enfant en matière d'alimentation et de repos. Répondez à toutes les questions portant sur le pronostic. Renseignez les membres de la famille. Les rencontres avec d'autres parents dont l'enfant souffre aussi d'insuffisance cardiaque congestive peut être une source de réconfort. On pourra également adresser les parents à des groupes de soutien.

Planifier le congé et enseigner à la famille les soins à domicile

Bien avant que l'enfant n'obtienne son congé de l'hôpital, il convient de déterminer les besoins en matière de soins à domicile et d'y répondre adéquatement. Pendant l'hospitalisation de l'enfant, on enseignera aux membres de la famille comment administrer les médicaments et comment détecter les signes d'aggravation de l'état de l'enfant.

Enseignez aux parents comment administrer les médicaments et supervisez-les pendant qu'ils les mesurent et les donnent à l'enfant. Renseignez les parents quant aux effets toxiques de la digoxine ou d'autres médicaments. Si un effet secondaire se manifeste, les parents doivent aussitôt en avertir le médecin.

Montrez aux parents comment alimenter l'enfant, afin de maximiser l'apport nutritionnel. Ils devront surveiller divers symptômes, dont : plus grande difficulté à s'alimenter, irritabilité, léthargie, difficulté à respirer, œdème au pourtour des yeux ou aux membres : ces signes peuvent démontrer une aggravation de l'insuffisance cardiaque congestive. On enseigne souvent aux parents à prendre le pouls de l'enfant et à signaler au médecin toute modification importante. Une augmentation de la fréquence du pouls peut indiquer une insuffisance cardiaque congestive, tandis qu'une diminution de la fréquence cardiaque peut témoigner d'une intoxication à la digoxine.

Soins dans la communauté

Le deuxième plan de soins infirmiers présente les soins à donner, à domicile, à l'enfant atteint d'insuffisance cardiaque congestive. Les parents jouent un rôle essentiel dans les soins à prodiguer à l'enfant atteint de cette affection en facilitant son développement normal et en limitant l'incidence de la maladie[9].

Évaluez les ressources de la famille pour prévoir des soins de répit ou des soins pour l'enfant, le cas échéant. Montrez à la famille comment évaluer le niveau d'énergie de l'enfant et observer ce dernier pour détecter des problèmes d'alimentation ou le développement d'un œdème. Observez la manière dont les médicaments sont administrés et rectifiez toute erreur. Observez l'enfant pendant qu'on l'alimente et, s'il y a lieu, formulez des suggestions (par exemple, placer l'enfant à un angle de 45 degrés et prévoir suffisamment de temps).

► CARDIOPATHIE CONGÉNITALE

La cardiopathie congénitale se définit comme une malformation du cœur ou des gros vaisseaux ; ou encore, la persistance d'une structure fœtale après la naissance. L'incidence des malformations cardiaques congénitales est de 8 naissances vivantes sur 1000[1]. En cas d'avortement spontané ou d'enfant mort-né, l'incidence est beaucoup plus élevée.

Les cardiopathies congénitales résultent habituellement de l'effet combiné ou interactif de facteurs génétiques et environnementaux, notamment :

PLAN DE SOINS INFIRMIERS

L'ENFANT ATTEINT D'INSUFFISANCE CARDIAQUE CONGESTIVE SOIGNÉ À L'HÔPITAL

OBJECTIF	INTERVENTION	JUSTIFICATION	RÉSULTAT ESCOMPTÉ
1. Diminution du débit cardiaque reliée à une cardiopathie congénitale			
Le débit cardiaque de l'enfant sera suffisant pour répondre aux exigences métaboliques de l'organisme.	• Administrer de la digoxine, conformément à l'ordonnance.	• La digoxine accroît la contractilité du cœur et la force de la contraction.	Le débit cardiaque de l'enfant est suffisant, comme l'indiquent un niveau plus élevé d'énergie, un apport alimentaire suffisant et une réduction de l'œdème.
	• Prendre le pouls apical et écouter régulièrement les bruits cardiaques, surtout avant chaque dose de digoxine. Consigner le pouls apical pris pendant 1 minute avec chaque dose de digoxine administrée.	• La digoxine peut provoquer de la bradycardie. Le pouls et les bruits cardiaques donnent des renseignements sur le fonctionnement du cœur.	
	• Utiliser un moniteur cardiaque, s'il est prescrit.	• Le moniteur cardiaque consigne la tachycardie et les épisodes d'arythmie.	
	• Éviter les complications en surveillant les effets secondaires de la digoxine. Surveiller les taux de digoxine sérique et de potassium sérique.	• La digoxine est un médicament puissant, dont les effets secondaires peuvent être importants. L'hypokaliémie accroît les risques d'intoxication par la digoxine.	L'enfant conserve un taux sérique normal de potassium et un taux thérapeutique de digoxine.
	• Prévoir des périodes de repos toutes les heures.	• Le repos réduit les risques de débit cardiaque élevé.	L'enfant se repose toutes les heures et a suffisamment d'énergie pour manger et pour jouer.
2. Altération de l'irrigation sanguine des tissus (cardiopulmonaires et rénaux) reliée à la réaction sympathique à l'insuffisance cardiaque congestive			
L'œdème périphérique et central diminuera.	• Prodiguer les soins de la peau aux membres œdémateux ; au besoin, les surélever.	• La peau œdémateuse se fendille facilement. L'élévation favorise le retour des liquides en provenance des membres.	L'enfant n'a pas d'œdème.
	• Peser l'enfant tous les jours. Mesurer quotidiennement le périmètre abdominal, en cas d'ascite. Observer la présence possible d'œdème périphérique.	• Les évaluations montrent l'efficacité du traitement.	
La diurèse de l'enfant se situe dans des limites normales. Les ingesta et les excreta seront équilibrés.	• Mesurer soigneusement les ingesta et les excreta. Chez le jeune enfant, peser les couches pour évaluer la diurèse.	• Un débit adéquat est un bon indicateur de l'irrigation sanguine rénale.	Les ingesta et les excreta de l'enfant sont proportionnés et les taux d'électrolytes sont normaux.
	• Donner un régime restreint en liquides, conformément à l'ordonnance.	• On utilise parfois la restriction liquidienne pour réduire la charge cardiaque.	
	• Administrer des diurétiques, conformément à l'ordonnance.	• Les diurétiques mobilisent les liquides et facilitent l'excrétion.	
	• Surveiller les électrolytes.	• Les déséquilibres électrolytiques sont courants lorsque les liquides sont restreints et qu'on administre des diurétiques.	

Suite...

PLAN DE SOINS INFIRMIERS

L'ENFANT ATTEINT D'INSUFFISANCE CARDIAQUE CONGESTIVE SOIGNÉ À L'HÔPITAL *(suite)*

OBJECTIF	INTERVENTION	JUSTIFICATION	RÉSULTAT ESCOMPTÉ
3. Altération des échanges gazeux reliée à une congestion pulmonaire			
L'enfant bénéficiera d'une oxygénation adéquate.	• Placer l'enfant en position de semi-Fowler.	• La position facilite l'expansion pulmonaire.	La fréquence respiratoire de l'enfant est normale pour son âge, sans signes de bruits respiratoires anormaux ou de diaphorèse.
	• Évaluer la fréquence et les bruits respiratoires. Relever la saturométrie pulsatile en oxygène pour déterminer la saturation en oxygène.	• L'absence de tachypnée et de bruits respiratoires anormaux ainsi qu'une saturation en oxygène supérieure à 95 % indiquent une facilité à respirer.	
	• Fournir de l'oxygène et humidifier les voies respiratoires, selon l'ordonnance médicale. Observer la présence éventuelle de diaphorèse, qui atteste un plus grand effort respiratoire.	• Un supplément d'oxygène réduit la tachypnée et l'humidification liquéfie les sécrétions pour dégager les voies respiratoires.	
4. Déficit nutritionnel: Apport nutritionnel inférieur aux besoins métaboliques relié à un épuisement rapide pendant l'alimentation			
Le gain pondéral du nourrisson ou de l'enfant sera normal pour son âge.	• Placer le nourrisson à un angle de 45 degrés pour le nourrir.	• La position facilite la respiration pendant le boire.	Le nourrisson ou l'enfant prend le poids recommandé selon les courbes de croissance. Toutes les exigences alimentaires sont satisfaites et les repas sont pris dans une ambiance agréable.
	• Consigner soigneusement les ingesta.	• L'évaluation des ingesta indique si les besoins en énergie et les autres besoins nutritionnels sont satisfaits.	
	• Peser l'enfant tous les jours.	• Un gain pondéral est signe de croissance (en l'absence de symptômes œdémateux indiquant une insuffisance cardiaque congestive).	
	• Donner de petits repas fréquents, suivis de périodes de repos. Offrir des collations riches en énergie.	• La digestion de petits repas requiert moins d'énergie. Des collations riches en énergie représentent une façon efficace de garantir un apport énergétique suffisant.	
	• Utiliser des approches apaisantes, notamment prendre le nourrisson dans les bras pour le nourrir et faire en sorte que les parents mangent avec l'enfant plus âgé.	• Une atmosphère reposante facilite l'ingestion et exige un effort cardiaque minimal.	

PLAN DE SOINS INFIRMIERS

L'ENFANT ATTEINT D'INSUFFISANCE CARDIAQUE CONGESTIVE SOIGNÉ À L'HÔPITAL *(suite)*

OBJECTIF	INTERVENTION	JUSTIFICATION	RÉSULTAT ESCOMPTÉ
5. Anxiété (des parents) reliée à la nature inconnue de la maladie de l'enfant			
L'anxiété des parents diminuera à mesure que progressent les soins donnés pendant l'hospitalisation.	• Encourager les parents à cohabiter ou à demeurer auprès de l'enfant. Leur expliquer les interventions et le traitement. Autant que possible, les faire participer aux soins. Demander aux parents de prévoir des périodes de jeu pour l'enfant.	• La participation aux soins donnés à l'enfant atténue, chez les parents, l'anxiété et la peur de l'inconnu.	Les parents sont à l'aise lorsqu'ils donnent des soins à l'enfant.
	• Avant que l'enfant n'obtienne son congé, fournir aux parents des instructions écrites, ainsi que les noms de personnes-ressources à appeler au besoin.	• Le fait de pouvoir compter sur certaines ressources procure un sentiment de sécurité.	
	• Permettre aux parents de verbaliser leurs questions, leurs préoccupations et leurs sentiments. S'il y a lieu, adresser les parents à des groupes de soutien ou suggérer des ressources connexes.	• Le soutien affectif est nécessaire pour atténuer l'anxiété.	

- Exposition du fœtus à des médicaments comme la phénytoïne ou le lithium;
- Infections virales de la mère pendant la grossesse, comme la rubéole;
- Troubles métaboliques de la mère, notamment phénylcétonurie ou diabète sucré;
- Complications pendant la grossesse, notamment âge avancé de la mère et saignement avant la naissance;
- Facteurs génétiques (récurrence familiale);
- Anomalies chromosomiques, comme le syndrome de Turner-Albright, le syndrome du cri du chat, les trisomies 21, 13, 15 et 18[11].

En raison de ces facteurs génétiques, l'incidence des cardiopathies congénitales est appelée à augmenter légèrement, du fait que certains sujets atteints de ces malformations survivent et ont des enfants[12].

Un enfant peut être atteint simultanément de plusieurs formes de cardiopathie congénitale. Selon le type de malformation, les signes et les symptômes peuvent être présents à la naissance ou n'apparaître que plus tard.

Les cardiopathies congénitales se divisent habituellement en deux catégories: elles sont dites cyanogènes ou non cyanogènes, selon les signes d'appel de la cyanose. Cependant, l'enfant atteint d'une malformation non cyanogène peut présenter des signes cliniques de cyanose. La physiopathologie d'une cardiopathie congénitale est liée à l'**hémodynamique**, qui désigne les pressions produites par le sang et par les voies qu'emprunte le sang dans le cœur et dans le système pulmonaire.

CONSEIL CLINIQUE

Il semble de plus en plus évident que la prise de multivitamines, à la période de conception, réduit les risques de cardiopathie congénitale (transposition des gros vaisseaux, tétralogie de Fallot et tronc artériel commun)[10].

PLAN DE SOINS INFIRMIERS

L'ENFANT ATTEINT D'INSUFFISANCE CARDIAQUE CONGESTIVE SOIGNÉ À DOMICILE

OBJECTIF	INTERVENTION	JUSTIFICATION	RÉSULTAT ESCOMPTÉ
1. Altération de la croissance et du développement reliée à un faible niveau d'énergie			
L'enfant franchira les étapes normales du développement.	• Procéder à une évaluation de base du développement.	• L'évaluation permet de faire des comparaisons avec les évaluations antérieures et sert de base à la planification de jeux ainsi qu'au choix de jouets et d'activités.	Le langage, la motricité fine et la motricité globale de l'enfant sont normaux.
	• Prévoir de courtes périodes de jeu après le repos.	• De courtes périodes de jeu maintiennent le niveau d'énergie et facilitent le jeu.	
	• Proposer à l'enfant des jouets et des activités de son âge, comme des hochets ou des jeux de cubes pour le nourrisson et des activités artistiques pour l'enfant plus âgé.	• Les activités récréatives facilitent l'apprentissage et la maîtrise des tâches liées au développement.	
	• Prévoir des interactions avec des enfants en bonne santé.	• Les compétences sociales s'acquièrent par le contact avec autrui.	
2. Manque de connaissances (des parents) relié au traitement			
Les parents sauront administrer correctement les médicaments.	• Montrer comment administrer la digoxine, les diurétiques et les autres médicaments. Demander aux parents de les administrer sous la surveillance d'une infirmière.	• Montrer la façon de procéder et la faire appliquer constitue un excellent moyen d'acquérir des compétences psychomotrices.	Les parents affirment que l'état de l'enfant continue de s'améliorer, que son débit cardiaque est adéquat et qu'il n'existe pas d'épisodes d'insuffisance cardiaque congestive.
Les parents pourront décrire les effets secondaires des médicaments et les symptômes d'insuffisance cardiaque congestive.	• Décrire les effets secondaires des médicaments. Remettre aux parents des dépliants indiquant les numéros de téléphone à composer pour poser des questions ou signaler des effets secondaires.	• Si les effets secondaires sont correctement compris, on peut prévenir de graves complications.	
	• Décrire les premières manifestations discrètes de l'insuffisance cardiaque congestive et ses symptômes (faiblesse croissante, épuisement, irritabilité, difficulté à s'alimenter, toux ou respiration difficile, œdème).	• Les parents peuvent évaluer régulièrement l'état de l'enfant et détecter toute modification qui requiert un traitement médical.	

PLAN DE SOINS INFIRMIERS

L'ENFANT ATTEINT D'INSUFFISANCE CARDIAQUE CONGESTIVE SOIGNÉ À DOMICILE *(suite)*

OBJECTIF	INTERVENTION	JUSTIFICATION	RÉSULTAT ESCOMPTÉ
3. Déficit nutritionnel: Apport nutritionnel inférieur aux besoins métaboliques relié à un état de fatigue pendant l'alimentation			
Le nourrisson ou l'enfant présentera un gain de poids normal pour son âge.	• Enseigner aux parents des méthodes favorisant l'apport alimentaire (position, volume des repas, choix alimentaires).	• La position, la fréquence et le volume des repas, de même que le recours à des aliments riches en énergie peuvent accroître l'apport nutritionnel.	Le nourrisson ou l'enfant prend normalement du poids.
	• Au cours d'une visite à domicile, évaluer le régime alimentaire de l'enfant et observer l'enfant au cours d'un repas.	• Certaines suggestions peuvent aider les parents à adopter de bonnes habitudes et techniques alimentaires.	Les parents parviennent à bien nourrir l'enfant.
4. Défaillance dans l'exercice du rôle de l'aidant naturel (les parents) reliée aux exigences de l'enfant			
Les parents seront en mesure de répondre à leurs propres besoins.	• Évaluer le soutien familial et communautaire. Renseigner les parents quant aux services de répit.	• Divers types de soutien familial et communautaire sont disponibles.	Les parents s'accordent des périodes de répit et signalent un renouveau dans les soins donnés à l'enfant.
	• Encourager les parents à s'adonner à des activités leur permettant de satisfaire à leurs besoins personnels.	• Les parents ont besoin de temps pour répondre à leurs besoins personnels, afin d'être mieux en mesure de s'occuper de l'enfant.	
5. Intolérance à l'activité (de l'enfant) reliée à un faible débit cardiaque			
L'enfant se consacrera à ses activités habituelles sans éprouver de fatigue excessive.	• Aider les parents à faire alterner les périodes d'activité et de repos, tout au long de la journée de l'enfant.	• Les activités visant à promouvoir le développement doivent alterner avec des périodes de repos à cause de la réduction du débit cardiaque.	L'enfant s'adonne chaque jour à ses activités habituelles et se repose régulièrement.
	• Faire en sorte que les parents limitent l'exposition de l'enfant aux personnes atteintes d'infections contagieuses.	• Lorsque l'enfant est malade et fatigué, son système immunitaire est plus vulnérable.	
	• Aider la famille à maintenir une ambiance calme, qui permette à l'enfant de se détendre.	• Il faudra peut-être modifier l'aménagement des pièces ou du mobilier, de manière à favoriser le repos de l'enfant.	

CONSEIL CLINIQUE

Chez l'enfant plus âgé, les signes et les symptômes de cardiopathie congénitale sont les suivants :
- Intolérance à l'exercice
- Douleur thoracique
- Arythmie
- Syncope
- Mort subite

MALFORMATIONS NON CYANOGÈNES

La majorité des enfants atteints d'une cardiopathie congénitale ont une affection non cyanogène. Il existe deux types d'affections non cyanogènes : les lésions non obstructives, qui n'entravent pas le débit sanguin ; et les lésions obstructives, qui bloquent le débit sanguin à partir du cœur. Les malformations non obstructives incluent les affections suivantes : persistance du canal artériel, communication interauriculaire (CIA), malformation du canal auriculoventriculaire et communication interventriculaire (CIV). Les malformations obstructives sont les suivantes : sténose de l'artère pulmonaire, sténose aortique et coarctation de l'aorte. Les tableaux 13-3 et 13-4 résument les manifestations cliniques, les examens diagnostiques et les traitements médicaux liés à ces malformations.

Manifestations cliniques

Il se peut que l'enfant atteint d'une malformation cardiaque non cyanogène et non obstructive ne présente pas d'autre symptôme qu'un souffle cardiaque. La conséquence la plus importante de ces malformations est la surcharge liquidienne. Une insuffisance cardiaque congestive peut se développer si la quantité de sang qui passe du côté gauche au côté droit du cœur surcharge le système pulmonaire[13]. On peut alors observer les manifestations cliniques suivantes : hépatomégalie, dyspnée, tachypnée, tirage intercostal, retard de croissance et infections respiratoires fréquentes. Plus la malformation cardiaque est grave et complexe, plus tôt apparaîtront les symptômes d'insuffisance cardiaque congestive.

L'enfant atteint de malformation cardiaque obstructive non cyanogène présente également un souffle cardiaque. Les malformations obstructives provoquent une surcharge systolique de pression et une hypertrophie du ventricule le plus proche. Certains enfants ressentent de la fatigue et ont une intolérance à l'exercice, à cause de leur incapacité à accroître leur débit cardiaque. Toutefois, nombre d'enfants ne présentent aucun symptôme et se développent normalement.

L'enfant plus âgé qui souffre de cardiopathie congénitale présente parfois des symptômes supplémentaires. Par exemple, l'exercice peut lui occasionner des étourdissements ou provoquer des **syncopes** (perte momentanée de conscience et de tonus musculaire). Ce sont là des signes graves, qui commandent une évaluation médicale.

Étiologie et physiopathologie

Dès la naissance, le côté gauche du cœur produit normalement des pressions plus élevées que le côté droit, en réaction à une résistance vasculaire systémique qui augmente et à une résistance vasculaire pulmonaire qui diminue. Chez l'enfant atteint de malformation non obstructive, comme une communication interventriculaire, un **shunt** gauche-droite se produit (dérivation du sang entre les cavités cardiaques par une ouverture anatomique ou chirurgicale anormale). Le sang oxygéné se mélange au sang non oxygéné et le volume sanguin supplémentaire surcharge le système pulmonaire, ce qui provoque une insuffisance cardiaque congestive. L'**hypertension pulmonaire**, affection souvent irréversible entraînant une résistance vasculaire pulmonaire qui constitue un danger de mort, se produit si la surcharge diastolique de volume chronique des artères pulmonaires n'est pas corrigée.

Examens diagnostiques et traitement médical

La présence d'un souffle cardiaque constitue souvent le premier signe d'une malformation non cyanogène. Un souffle fort indique des pressions sanguines plus élevées passant à travers le shunt ou encore dans la valvule ou le vaisseau rétréci. Lorsqu'on découvre un souffle cardiaque, on effectue une radiographie thoracique, une électrocardiographie et une échocardiographie. Habituellement, l'échocardiographie montre clairement la malformation, le shunt et les pressions cardiaques.

Le choix du traitement des malformations non cyanogènes dépend de la gravité des symptômes et du danger imminent que pose l'affection. Une correction chirurgicale représente le traitement de choix dans la plupart des malformations non cyanogènes.

Suite du texte à la page 529

TABLEAU 13-3 Malformations cardiaques non cyanogènes – Lésions non obstructives

Persistance du canal artériel (PCA)

Malformation congénitale courante provoquée par la persistance de la circulation fœtale, correspondant à 5 à 10 % de toutes les cardiopathies congénitales. À la naissance, lorsque la circulation pulmonaire commence et que la résistance vasculaire systémique augmente, la pression dans l'aorte est plus élevée que dans les artères pulmonaires. Le sang est dévié de l'aorte vers les artères pulmonaires, ce qui intensifie la circulation vers le système pulmonaire.

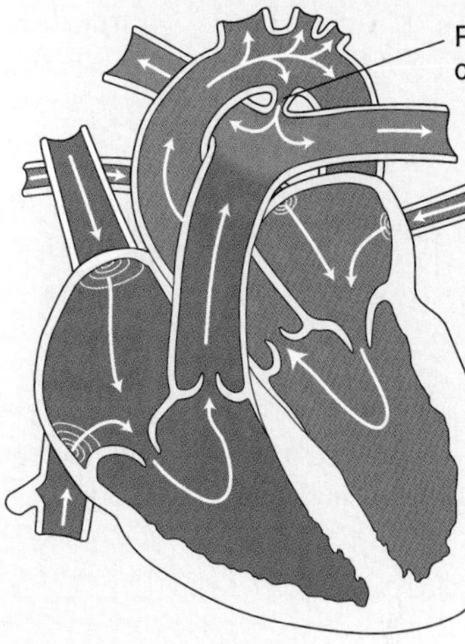

Manifestations cliniques

Dyspnée, tachypnée, pouls bondissant ou retard de croissance. Souvent, un petit canal artériel ne cause pas de symptômes. Le nourrisson court des risques d'infections respiratoires fréquentes et d'endocardite subaiguë. Lorsque la PCA est importante, on note aussi les troubles suivants : insuffisance cardiaque congestive, tirage intercostal, hépatomégalie et retard de croissance important. On entend un souffle systolique continu et on peut percevoir, à la palpation, un frémissement au niveau du foyer pulmonaire.

Examens diagnostiques

Lorsqu'on détecte un souffle, le diagnostic est confirmé par radiographie thoracique, par électrocardiographie et par échocardiographie. La radiographie thoracique et l'électrocardiographie montrent toutes deux l'hypertrophie du ventricule gauche. On peut voir la PCA et mesurer le shunt gauche-droite sur l'échocardiographie.

Traitement médical

La ligature du canal représente le traitement de choix. Chez le nouveau-né prématuré, l'administration par voie intraveineuse d'indométhacine stimule souvent la fermeture du canal artériel. Chez l'enfant de 18 mois ou plus, on tente parfois une fermeture par transcathéter à l'aide d'un dispositif obstructif.

PRONOSTIC : Si la PCA n'est pas traitée, l'espérance de vie de l'enfant est réduite en raison de l'apparition d'hypertension pulmonaire et de maladie vasculaire obstructive. Si la PCA est de gros calibre, une insuffisance cardiaque congestive et une maladie artérielle pulmonaire irréversible apparaîtront.

Communication interauriculaire (CIA)

Il s'agit d'une ouverture à n'importe quel endroit du septum interauriculaire qui donne lieu à un shunt gauche-droite du sang. Il peut s'agir d'une petite ouverture, comme lorsque le foramen ovale reste ouvert ; ou le septum peut être tout à fait absent. On note que de 30 à 50 % des enfants atteints de cardiopathie congénitale souffrent d'une communication interauriculaire.

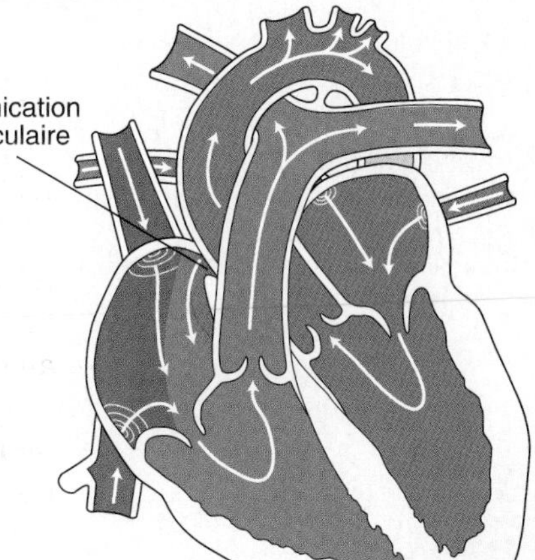

Manifestations cliniques

Le nourrisson et le jeune enfant n'ont habituellement pas de symptômes. Une communication interauriculaire légère ou moyenne n'est généralement pas diagnostiquée avant l'âge préscolaire. Une insuffisance cardiaque congestive, une fatigue rapide, une dyspnée d'effort et un retard de croissance se produisent en cas de communication interauriculaire importante. On entend généralement un souffle systolique doux au foyer pulmonaire, avec un large dédoublement de B_2.

Examens diagnostiques

Le diagnostic repose sur l'échocardiographie, qui montre la surcharge du ventricule droit et la taille du shunt. La radiographie thoracique et l'électrocardiographie fournissent peu de données, à moins d'une communication interauriculaire marquée ou de shunt excessif.

Traitement médical

On procède à une intervention chirurgicale pour fermer la communication interauriculaire ou pour poser une pièce en matériau synthétique en maille de Dacron, afin d'éviter une maladie pulmonaire vasculaire obstructive. Certaines communications interauriculaires peuvent être occluses par transcathéter pendant un cathétérisme cardiaque.

Suite…

TABLEAU 13-3 Malformations cardiaques non cyanogènes – Lésions non obstructives *(suite)*

PRONOSTIC: Nombre de personnes ayant une communication interauriculaire légère ou moyenne et qui n'a pas été corrigée n'ont pas connu de symptômes avant la quarantaine. Parmi les complications tardives, on note couramment l'arythmie auriculaire ou l'hypertension pulmonaire.

Malformation du canal auriculoventriculaire (canal auriculoventriculaire commun)

Le canal auriculoventriculaire (AV) désigne une combinaison de malformations du septum interauriculaire, du septum interventriculaire et de portions des valvules mitrales et tricuspides. Quelque 3 ou 4 % des enfants atteints d'une cardiopathie congénitale présentent une malformation du canal auriculoventriculaire totale ou partielle. Cette malformation est associée à la trisomie 21. Les replis ou coussins endocardiques sont des centres de croissance du fœtus pour les valvules mitrales et tricuspides, et le septum AV. La malformation plus complexe du canal AV se traduit par des malformations d'une valvule AV et par des malformations congénitales de grande taille du septum interventriculaire entre les oreillettes et les ventricules.

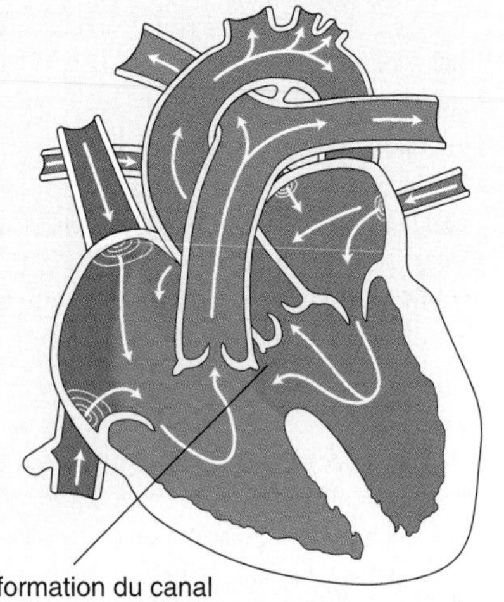

Malformation du canal auriculoventriculaire

Manifestations cliniques

La gravité des symptômes dépend du degré de régurgitation mitrale. Le nourrisson souffre des troubles suivants : insuffisance cardiaque congestive, tachypnée, tachycardie, retard de croissance, insuffisance respiratoire répétée et souffle systolique plus marqué vers le bord inférieur gauche du sternum.

Examens diagnostiques

Sur la radiographie thoracique, le cœur semble gros et il y a vascularisation pulmonaire. L'échocardiographie révèle la présence de malformations congénitales du septum interventriculaire et des détails de malformation valvulaire. Le cathétérisme cardiaque permet d'évaluer l'hypertension et la résistance pulmonaires.

Traitement médical

On procède à une chirurgie chez le nourrisson, pour prévenir une maladie vasculaire pulmonaire. Cette intervention comporte l'insertion de pièces en matière synthétique sur les malformations congénitales du septum interventriculaire et sur les tissus valvulaires, de manière à former des valvules fonctionnelles. Il arrive qu'on remplace la valvule mitrale. Il peut être nécessaire de donner de l'oxygène jusqu'au moment de la chirurgie.

PRONOSTIC: Il existe peu de données sur la survie à longue échéance après une intervention chirurgicale réussie. Des épisodes d'arythmie peuvent survenir après l'opération. On n'a noté aucune différence dans les taux de survie à courte échéance chez le nourrisson, qu'il soit ou non atteint de trisomie 21.

Communication interventriculaire (CIV)

Il s'agit d'un orifice dans le septum interventriculaire, qui cause un débit sanguin pulmonaire accru. À travers le septum ouvert, le sang est dérivé directement du ventricule gauche vers l'artère pulmonaire. Cette cardiopathie congénitale très courante se produit chez environ 30 à 40 % des enfants atteints d'une malformation cardiaque congénitale[a].

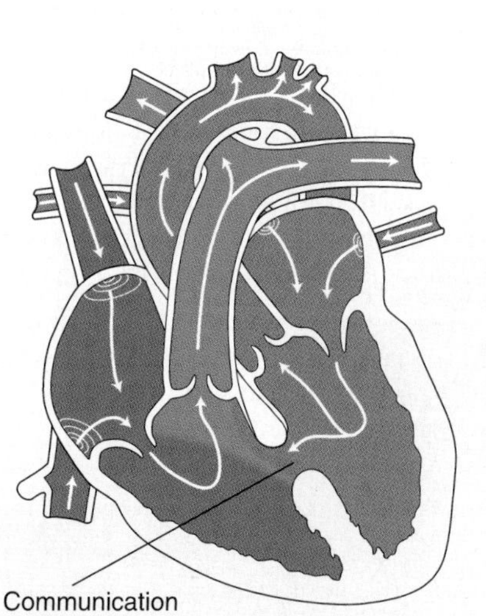

Communication interventriculaire

Manifestations cliniques

Dans 15 % des cas seulement, la communication interventriculaire est suffisamment importante pour provoquer des symptômes, dont : tachypnée, dyspnée, retard de croissance, fatigue à l'effort, insuffisance cardiaque congestive, hypertension pulmonaire et forte susceptibilité aux infections respiratoires. On entend un souffle systolique à la limite inférieure gauche du sternum.

Examens diagnostiques

Lorsque l'orifice est petit, la radiographie thoracique et l'électrocardiographie fournissent peu d'indices. Les communications interventriculaires où l'orifice est plus important et qui s'accompagnent d'un shunt sont associées à un cœur plus gros et à une vascularisation pulmonaire qui apparaissent sur la radiographie thoracique. L'électrocardiographie montre une hypertrophie du ventricule gauche. L'échocardiographie permet d'établir un

TABLEAU 13-3 Malformations cardiaques non cyanogènes – Lésions non obstructives *(suite)*

diagnostic en cas de shunt. On utilise le cathétérisme cardiaque uniquement comme préparation à la chirurgie.

Traitement médical

La plupart des communications interventriculaires de petite taille se referment spontanément. Le traitement est conservateur lorsqu'il n'existe pas de signes d'hypertension pulmonaire. Advenant un retard de croissance, on procède à une chirurgie chez le nourrisson pour obturer l'orifice. Pour certaines malformations, on peut essayer de fermer une communication interventriculaire par transcathéter pendant un cathétérisme cardiaque. Il faut adopter une prophylaxie pour lutter contre l'endocardite infectieuse.

PRONOSTIC: Les risques les plus élevés liés à une correction chirurgicale ont lieu pendant les premiers mois de vie. Par la suite, l'enfant réagit bien à la chirurgie et rattrape aisément le retard de croissance. L'arythmie représente une complication qui se rencontre chez plus de 30 % des patients[b].

[a] *Information tirée de Hoffman, J.I.E. (1990). Congenital heart disease : Incidence and inheritance.* Pediatric Clinics of North America, *37, 25-43.*
[b] *Information tirée de Fyler, D.C. (1992). Ventricular septal defect.* Dans Nadas' Pediatric Cardiology, *p. 453-457. Philadelphia : Hanley & Belfus.*

TABLEAU 13-4 Malformations cardiaques non cyanogènes – Lésions obstructives

Sténose de l'artère pulmonaire

La sténose (rétrécissement de la valvule ou de la région de la valvule) peut se trouver au-dessus de la valvule, au-dessous de la valvule ou sur la valvule proprement dite. La sténose obstrue le flux sanguin dans l'artère pulmonaire, ce qui accroît la précharge et produit une hypertrophie du ventricule droit. La sténose de l'artère pulmonaire représente la deuxième cause de cardiopathie congénitale non cyanogène obstructive et est responsable de 8 à 12 % des cas.

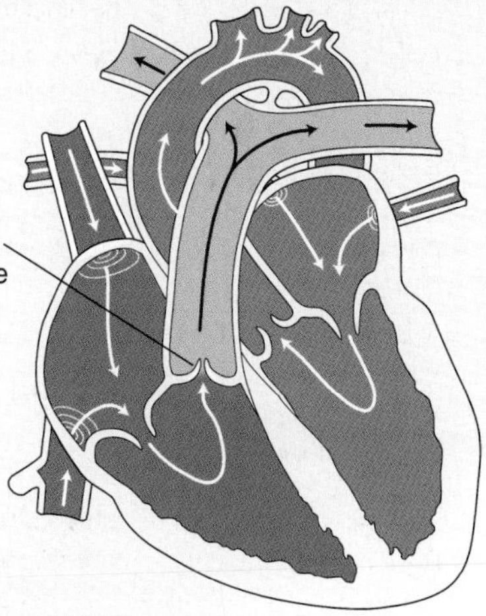

Manifestations cliniques

L'enfant atteint de sténose légère peut être asymptomatique et connaître une croissance normale. En cas de sténose modérée, il y a dyspnée et fatigue à l'effort. Les signes d'insuffisance cardiaque congestive sont rares, mais peuvent résulter d'une surcharge systolique chronique de pression. Un souffle systolique avec dédoublement fixe de B_2 et un frémissement peuvent être perçus dans le foyer pulmonaire. De plus, en certains cas graves, une insuffisance cardiaque congestive et une douleur à la poitrine, à l'effort, peuvent se produire.

Examens diagnostiques

Le diagnostic se fait habituellement à la naissance, après auscultation du souffle. La radiographie thoracique peut montrer une augmentation de volume du cœur et l'électrocardiographie, une hypertrophie du ventricule droit. L'échocardiographie renseigne sur la force de pression dans la valvule et sur la taille de l'anneau de la valvule.

Traitement médical

La dilatation par valvuloplastie, réalisée par cathéter à ballonnet, qui a lieu pendant le cathétérisme cardiaque, représente le traitement de choix dans la sténose de l'artère pulmonaire simple. La valvulotomie chirurgicale se pratique encore, surtout en présence d'autres malformations, comme la communication interauriculaire. Il est parfois nécessaire de procéder à une résection chirurgicale pour réduire la région au-dessus de la valvule. Il peut en résulter une régurgitation pulmonaire, mais cette dernière ne constitue pas un problème grave.

PRONOSTIC: En général, la sténose de l'artère pulmonaire ne s'aggrave pas. Il est toutefois nécessaire d'adopter une prophylaxie à vie pour lutter contre l'endocardite infectieuse.

TABLEAU **13-4** Malformations cardiaques non cyanogènes – Lésions obstructives *(suite)*

Sténose aortique

Le rétrécissement de la valvule aortique obstrue le flux sanguin vers la circulation systémique. La sténose aortique est responsable de 3 à 6 % des cas de cardiopathie congénitale. Cette malformation est souvent associée à une valvule mitrale plutôt qu'à une valvule tricuspide normale. Habituellement, la sténose évolue pendant l'enfance.

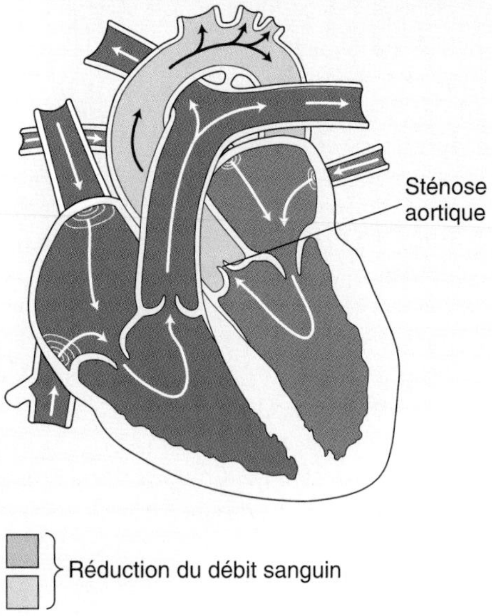

Manifestations cliniques

Une majorité de nourrissons et de jeunes enfants ne présentent aucun symptôme et se développent normalement. La tension artérielle est normale. À l'occasion, l'enfant se plaint de douleurs à la poitrine après avoir fait de l'exercice. Toutefois, l'intolérance à l'exercice est rare. Les pouls périphériques peuvent être faibles. Les évanouissements et les étourdissements représentent des signes graves, qui commandent une intervention. Le nourrisson qui présente des symptômes souffre d'insuffisance cardiaque congestive. Chez l'enfant d'âge scolaire ou chez l'adolescent, un souffle systolique et un frémissement dans la zone d'écoute de l'aorte sont habituellement détectés à l'occasion d'un examen physique de routine.

Examens diagnostiques

Dans les cas légers, la radiographie thoracique et l'électrocardiographie sont habituellement normales. L'échocardiographie révèle le type de sténose, la force de pression dans la valvule et la taille de l'aorte. On peut procéder à une épreuve à l'effort chez l'enfant asymptomatique, pour déterminer l'ampleur de l'obstruction au moment de l'exercice.

Traitement médical

Il faut éviter l'effort soutenu ou axé sur la compétition. On peut dilater avec succès la valvule aortique par valvuloplastie au moyen d'un cathéter à ballonnet pendant un cathétérisme cardiaque. On peut aussi procéder à une valvuloplastie chirurgicale. La valvule aortique doit être remplacée lorsque la sténose est grave ou que d'autres interventions donnent lieu à une régurgitation importante. Le traitement chirurgical est palliatif plutôt que curatif.

PRONOSTIC: Douleur thoracique, syncope ou mort subite peuvent survenir chez l'enfant qui présente des symptômes, surtout pendant un exercice vigoureux. La sténose progresse généralement pendant l'enfance, à mesure que la valvule se calcifie. En dernier ressort, il faudra peut-être remplacer la valvule. On doit également adopter une prophylaxie à vie pour lutter contre l'endocardite infectieuse.

Coarctation de l'aorte

Le rétrécissement ou la constriction de l'aorte descendante, souvent près du canal artériel, obstrue l'écoulement de sang systémique. Cette malformation, qui est courante, se produit chez 8 à 10 % des enfants souffrant d'une cardiopathie congénitale. Cette malformation doit être recherchée de façon systématique au cours de l'examen initial du nouveau-né (se reporter au chapitre 4).

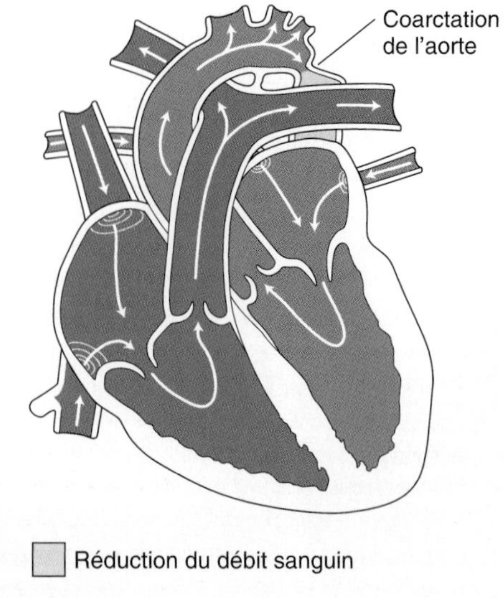

Manifestations cliniques

Nombre d'enfants ne présentent aucun symptôme et se développent normalement, mais la constriction est progressive ; de 20 à 30 % des enfants présentent une insuffisance cardiaque congestive avant l'âge de 3 mois. La réduction du débit sanguin dans l'aorte descendante provoque une tension artérielle plus faible dans les jambes et une tension artérielle plus élevée dans les bras, le cou et la tête. Les pouls brachial et radial sont forts, mais le pouls fémoral est faible ou nul. L'enfant plus âgé se plaint parfois de faiblesse et de douleur aux jambes après avoir fait de l'exercice.

Examens diagnostiques

L'électrocardiographie montre la congestion du ventricule gauche. La radiographie thoracique peut révéler un élargissement et une congestion de la veine pulmonaire, ainsi qu'une dilatation de l'aorte ascendante. Les encoches costales (modification du contour uniforme des côtes, qui apparaît sur la radiographie) se voient rarement avant l'âge de 10 ans. L'imagerie par résonance magnétique montre la coarctation.

TABLEAU 13-4 Malformations cardiaques non cyanogènes – Lésions obstructives *(suite)*

Traitement médical

La dilatation par ballonnet, pendant le cathétérisme cardiaque, peut apporter un soulagement initial. La résection chirurgicale et l'anastomose ne peuvent être que palliatives, puisque la coarctation est parfois récurrente. Chez le nourrisson, l'artère sous-clavière ou un greffon prothétique peuvent être utilisés comme pièce lors de la correction chirurgicale.

PRONOSTIC: Il est courant que l'hypertension persiste à l'âge adulte, surtout si la chirurgie a lieu après l'âge de 9 ans[a]. Il est nécessaire d'adopter une prophylaxie pour lutter contre l'endocardite infectieuse.

[a] *Information tirée de Ing, F.F., Starc, T.J., Griffiths, S.P. et Gersony, W.M. (1996). Early diagnosis of coarctation of the aorta in children : A continuing dilemma.* Pediatrics, *98 (3 Pt. 1), 378-382.*

Le tableau 13-5 présente les divers types d'interventions chirurgicales chez l'enfant souffrant de cardiopathie congénitale. Pour chaque intervention, un exemple de diagnostic est fourni. On peut, au début, choisir un traitement conservateur, par exemple attendre que l'enfant présente des symptômes ou qu'il soit plus âgé. En effet,

TABLEAU 13-5 Malformations cardiaques congénitales – Interventions chirurgicales

Intervention	Objectif	Usage thérapeutique	Exemples de diagnostic
Angioplastie (dilatation par ballonet)	Dilatation de la recoarctation de l'aorte pendant le cathétérisme cardiaque.	Palliatif	Coarctation de l'aorte
Switch artériel (opération de Jatene)	Rattachement des grosses artères au ventricule correspondant pour la transposition des gros vaisseaux.	Correctif	Transposition des gros vaisseaux
Opération de Fontan	Création d'un conduit entre l'oreillette droite et l'artère pulmonaire pour accroître le débit sanguin pulmonaire.	Correctif	Hypoplasie du cœur gauche
Shunt de Blalock-Taussig	Création d'un conduit pour accroître le débit sanguin pulmonaire.	Palliatif	Tétralogie de Fallot ; atrésie tricuspide
Intervention de Mustard ou de Senning	Déviation du sang dans les oreillettes pour rétablir un débit sanguin approprié dans la transposition des gros vaisseaux.	Correctif	Transposition des gros vaisseaux
Opération de Norwood	Création d'un conduit entre l'aorte et l'artère pulmonaire pour accroître le débit sanguin vers l'aorte.	Palliatif ou correctif	Hypoplasie du cœur gauche
Fermeture du canal artériel	Fermeture du canal artériel par chirurgie ou par pose d'un dispositif en forme de parapluie pendant le cathétérisme cardiaque.	Correctif	Persistance du canal artériel
Cerclage de l'artère pulmonaire	Placement d'un bandage qui étrangle l'artère pulmonaire, pour réduire le débit sanguin pulmonaire.	Palliatif	Tronc artériel commun
Technique de Rashkind-Miller	Création d'une malformation plus grande entre les oreillettes pour accroître le mélange du sang pendant le cathétérisme cardiaque.	Palliatif	Transposition des gros vaisseaux
Fermeture par transcathéter	Fermeture d'une communication interventriculaire grâce à un dispositif en forme de parapluie, pendant le cathétérisme cardiaque.	Correctif	Communication interventriculaire
Greffe	Remplacement du cœur malade par le cœur d'un donneur.	Correctif	Hypoplasie du cœur gauche
Valvuloplastie	Réparation de la valvule pour soulager la sténose par dilatation par ballonnet, pendant le cathétérisme cardiaque ou la chirurgie.	Palliatif ou correctif	Sténose aortique ou pulmonaire

EXAMENS DIAGNOSTIQUES

Les examens suivants servent à établir un diagnostic de cardiopathie congénitale :

Radiographie thoracique
Révèle la taille et le contour du cœur ainsi que les caractéristiques de la vascularisation pulmonaire.

Électrocardiographie (ECG)
Consigne la qualité de la principale activité électrique du cœur ; définit les types d'arythmie.

Échocardiographie
Montre les structures du cœur, les mouvements, l'hémodynamique et, le cas échéant, les malformations. Méthode utilisant les ultrasons pour produire l'image.

Cathétérisme cardiaque
Permet de mesurer précisément la saturation en oxygène et les pressions dans chaque cavité du cœur ainsi que de visualiser les structures cardiaques et le débit sanguin. Permet aussi de détecter toute modification anatomique.

Moniteur de surveillance cardiaque (moniteur de Holter)
Permet d'enregistrer l'électrocardiographie pendant une période de 24 à 48 heures pour évaluer les dysrythmies.

Épreuve à l'effort
Permet d'enregistrer l'électrocardiographie avec augmentation contrôlée de l'activité physique (sur tapis roulant ou bicyclette stationnaire), pour évaluer la fréquence cardiaque, la tension artérielle et la consommation d'oxygène.

il peut arriver qu'une communication interventriculaire se referme spontanément ou que la croissance de l'enfant améliore les chances de réussite d'une chirurgie. On procède à une correction chirurgicale des malformations provoquant de l'hypertension pulmonaire au cours des premières années de vie, afin de prévenir l'apparition d'une maladie vasculaire pulmonaire irréversible.

Le plus souvent, la chirurgie comporte une réparation complète de la malformation non cyanogène. À moins de complications avant l'intervention chirurgicale, l'enfant se rétablit complètement. L'hypertension pulmonaire représente la principale complication liée aux malformations cardiaques non cyanogènes.

Le cathétérisme cardiaque, intervention effractive qui, auparavant, servait uniquement à diagnostiquer certaines cardiopathies congénitales, est utilisé plus couramment, à l'heure actuelle, comme intervention thérapeutique. Des techniques récentes, prévoyant le recours à des ballonnets et à d'autres transcathéters, permettent de traiter nombre de malformations cardiaques non cyanogènes pendant le cathétérisme cardiaque.

Lors d'un cathétérisme cardiaque, un cathéter est inséré dans le cœur via une veine périphérique. L'introduction du cathéter est réalisée soit par une incision dans un vaisseau sanguin, soit au moyen d'une aiguille de gros calibre. Le cathétérisme cardiaque est généralement accompagné d'une angiographie qui permet de visualiser les cavités et les vaisseaux du cœur à l'aide d'un produit de contraste, injecté dans le cathéter.

Les complications possibles du cathétérisme cardiaque sont les suivantes : hémorragie au point d'insertion du cathéter, perforation de l'artère pulmonaire, réaction allergique aux produits de contraste, dysrythmie, hypotension, fièvre, nausées ou vomissements, accident vasculaire cérébral, lésion vasculaire aux jambes et perte de pouls à l'extrémité du membre cathétérisé.

Soins infirmiers à l'enfant qui subit un cathétérisme cardiaque

Préparez l'enfant pour le cathétérisme cardiaque et adaptez l'information à son âge. On peut lui faire visiter la salle de cathétérisme afin d'atténuer son anxiété face aux équipements médicaux. L'enfant sera sous sédation, mais pourra être réveillé pour l'intervention. Il est conseillé de lui expliquer ce qu'il pourra ressentir. Une anesthésie générale est parfois nécessaire, surtout chez les très jeunes enfants. Le cathétérisme cardiaque se fait souvent en clinique externe, mais certains enfants doivent rester à l'hôpital, en observation. La veille de l'intervention, l'enfant doit demeurer NPO (du latin *nil per os*, qui signifie que la personne ne peut rien ingérer par voie orale ou entérique) après minuit, sauf en ce qui concerne ses médicaments. Il doit généralement arriver le matin de l'intervention. Avant de le faire entrer dans la salle, on demande à l'enfant d'uriner et on lui donne un sédatif par voie orale. Il est important de lui expliquer en termes simples ce qu'il va ressentir après avoir pris le médicament.

Collecte des données

Avant l'intervention, il faut évaluer les signes vitaux de l'enfant, sa saturation, les concentrations d'hématocrite et d'hémoglobine et la force des pouls pédieux et tibiaux, données qui serviront de base de comparaison après le cathétérisme.

Pendant plusieurs heures après l'intervention, surveillez l'enfant afin de dépister les complications, par exemple l'arythmie, l'infection, le saignement ou la formation d'hématomes ou de thrombus. Il ne doit pas y avoir de saignement au siège du cathétérisme. Toutes les 15 minutes pendant une heure, puis toutes les 30 minutes pendant l'heure suivante, évaluez les signes vitaux, l'état neurovasculaire des membres inférieurs et la pression au siège du cathétérisme. La température corporelle, la fréquence cardiaque, la fréquence respiratoire et la tension artérielle doivent demeurer stables. Notez les ingesta et les excreta, car les produits de contraste peuvent provoquer de la diurèse. Les ingesta et les excreta doivent être équilibrés. Les pouls pédieux et tibiaux, le remplissage capillaire, les sensations, la chaleur et la coloration des membres inférieurs doivent correspondre à l'évaluation réalisée avant le cathétérisme.

Diagnostics infirmiers

Les diagnostics infirmiers ci-dessous peuvent s'appliquer à l'enfant qui subit un cathétérisme cardiaque :

- Manque de connaissances (de l'enfant ou des parents) relié à l'intervention (cathétérisme) ;
- Risque d'infection relié à une chirurgie effractive ;
- Risque de déficit de volume liquidien relié à la perte de sang, à la période pendant laquelle l'enfant est NPO et à l'effet diurétique des produits de contraste ;
- Diminution de l'irrigation sanguine tissulaire (cardiopulmonaire) reliée à une hémorragie ou à la formation possible de thrombus ;
- Risque de diminution du débit cardiaque relié à l'obstruction par le ballonnet du cathéter.

Soins infirmiers

Pendant un cathétérisme cardiaque, les soins infirmiers consistent avant tout à surveiller les signes vitaux de l'enfant, à rassurer l'enfant et à assurer les soins d'urgence, le cas échéant. Lorsque les cathéters et les fils guides sont retirés, à la fin de l'intervention, il faut appliquer une pression directe pendant 15 minutes. On applique ensuite, pendant 6 heures, un coussin hémostatique au siège du cathétérisme.

L'enfant doit garder le lit et se reposer pendant 6 heures. L'activité est limitée pendant 24 heures. Pour occuper l'enfant, on lui proposera des distractions calmes.

Encouragez l'enfant à boire de petites quantités de liquides clairs avant de lui donner d'autres boissons ou d'autres aliments, à mesure qu'il les tolère. Il est important de maintenir une hydratation adéquate, du fait que les produits de contraste ont un effet diurétique. Surveillez les ingesta et les excreta.

Planifier le congé et enseigner aux parents les soins à domicile. Habituellement, l'enfant peut quitter l'hôpital quelques heures après un cathétérisme cardiaque. Expliquez aux parents les signes de complications à rechercher et les situations exigeant un appel au médecin. Une forte fièvre peut être signe d'infection. Il est essentiel que les parents vérifient le siège du cathétérisme pour y détecter tout hématome ou tout saignement et ce, pendant les 24 premières heures, au cours desquelles il faut souligner que *seuls* les jeux calmes sont autorisés.

L'enfant dont la malformation cardiaque est corrigée par cathétérisme cardiaque court les mêmes risques d'endocardite infectieuse que l'enfant qui subit une correction chirurgicale. On s'inspirera des données du tableau 13-8, plus loin dans ce chapitre, pour familiariser les parents avec l'antibiothérapie prophylactique.

Soins infirmiers à l'enfant qui subit une chirurgie pour malformation non cyanogène

L'enfant atteint d'une malformation cardiaque non cyanogène est hospitalisé soit en raison de complications, par exemple une insuffisance cardiaque congestive, soit pour subir une intervention chirurgicale. Se reporter aux pages précédentes, portant sur les soins infirmiers à l'enfant atteint d'insuffisance cardiaque congestive.

Collecte des données

Évaluez la capacité des parents à faire face au diagnostic de cardiopathie congénitale chez l'enfant. Au début, les parents sont en état de choc et peuvent se sentir anxieux ou coupables. L'enfant peut sembler en bonne santé et présenter peu de symptômes.

Les parents ont besoin d'exprimer leurs sentiments et d'apprendre à faire face à la maladie de l'enfant. Si la malformation cardiaque est potentiellement mortelle, ils peuvent avoir besoin d'un soutien particulier. Les membres de l'équipe de cardiologie, y compris les infirmières, doivent fournir à la famille tous les renseignements utiles, dont :

- Renseignements généraux sur la cardiopathie congénitale, notamment description de l'anatomie et de la physiologie du cœur et de la malformation ;
- Renseignements spécifiques sur l'interaction de multiples facteurs liés à la cardiopathie congénitale ; ces renseignements permettent souvent d'atténuer le sentiment de culpabilité des parents relativement à la malformation cardiaque chez l'enfant ;
- Étude de cas similaires, avec bon ou mauvais pronostic ;
- Survol du pronostic de l'enfant et moment où il faudra procéder à des interventions médicales et chirurgicales.

CONSEIL CLINIQUE

Les parents courent davantage de risques d'avoir un enfant souffrant d'une cardiopathie congénitale si l'un des facteurs suivants est présent[14]:
- Antécédents familiaux de cardiopathie congénitale ;
- Mère âgée de plus de 35 ans ;
- Maladie de la mère (diabète sucré, maladies auto-immunes comme lupus érythémateux ou arthrite rhumatoïde, phénylcétonurie) ;
- Exposition à des agents tératogènes ou à la rubéole.

Si les parents désirent avoir d'autres enfants, ils auront peut-être besoin de conseil génétique. On pourra les informer qu'une échocardiographie fœtale peut permettre de détecter les malformations cardiaques structurelles dès la 18e ou la 20e semaine de grossesse (tableau 13-6).

Après la correction chirurgicale de la malformation cardiaque, l'enfant est placé aux soins intensifs jusqu'à ce que son état se stabilise. L'enfant pourra être intubé et ventilé pendant quelques heures. Pendant la période suivant immédiatement l'opération, évaluez les signes vitaux de l'enfant, son niveau de conscience et de douleur, le fonctionnement de son cœur et les arythmies. Surveillez les ingesta et les excreta. Il convient de surveiller toute hémorragie possible et de veiller à ce que la ventilation et l'irrigation sanguine tissulaires soient adéquates, en plus d'observer tout déséquilibre acido-basique ou électrolytique.

Après le retour de l'enfant à l'unité de soins, l'évaluation de l'infirmière met l'accent sur les signes de complications chirurgicales, comme les infections, l'arythmie et la modification de l'irrigation sanguine des tissus. Prenez la température de l'enfant et inspectez le siège de l'incision. Une fièvre, une douleur excessive au siège de l'incision, un érythème qui se répand autour du siège de l'incision et un écoulement de la plaie trois ou quatre jours après l'intervention peuvent être des signes avant-coureurs d'infection. Évaluez le système respiratoire à la recherche de bruits respiratoires anormaux, d'effort respiratoire ou de signes de détresse pouvant accuser une pneumonie ou la présence de liquides dans l'espace pleural.

Du fait que l'enfant n'est peut-être plus surveillé par moniteur cardiaque, il est essentiel de procéder à l'auscultation du pouls apical pour détecter une fréquence cardiaque irrégulière ou une bradycardie. Ces deux affections révèlent un débit cardiaque réduit et commandent une intervention. Pour évaluer la modification de l'irrigation sanguine des tissus, vérifiez le temps de remplissage capillaire, la chaleur des membres, les pouls pédieux, le niveau de conscience et la diurèse. Une diurèse réduite indique une diminution du débit cardiaque. Il faut continuer d'évaluer la douleur chez l'enfant.

TABLEAU 13-6 Développement fœtal de malformations cardiaques spécifiques

Malformation	Moment critique (semaines de gestation)
Persistance du canal artériel	3-8
Coarctation de l'aorte	4-28
Communication interventriculaire	4-7
Transposition des gros vaisseaux	3-4
Atrésie tricuspide ou mitrale	3-6
Tronc artériel commun	6-7
Retour veineux pulmonaire anormal total	3-8

Tiré de Keith, J.D., Rowe, R.D., et Vlad, P. (dir.). (1978). Heart disease in infancy and childhood *(3e éd.), New York : Macmillan.*

Diagnostics infirmiers

Plusieurs diagnostics infirmiers sont liés à des malformations cardiaques non cyanogènes ou à leurs complications. Il s'agit notamment de :

- Excès de volume liquidien relié à une surcharge du système vasculaire pulmonaire ;
- Diminution du débit cardiaque reliée à une obstruction de la chambre d'éjection ;
- Mode de respiration inefficace relié à une surcharge du système vasculaire pulmonaire ;
- Déficit nutritionnel : Apport nutritionnel inférieur aux besoins métaboliques relié à un mode d'alimentation inefficace ;
- Mode d'alimentation inefficace chez le nourrisson relié à la dyspnée et à la fatigue ;
- Risque d'infection relié à une modification de la fonction immunitaire, à une chirurgie ou à une surcharge pulmonaire ;
- Risque d'intolérance à l'activité relié à une surcharge chronique du système vasculaire pulmonaire ;
- Perturbation de la dynamique familiale : culpabilité et chagrin reliés à la perte du « nourrisson parfait » ;
- Défaillance dans l'exercice du rôle de l'aidant naturel relié aux besoins de l'enfant souffrant d'une affection chronique ;
- Manque de connaissances (des parents) relié aux soins particuliers à donner en cas d'affection chronique.

Soins infirmiers

L'enfant est souvent soigné à la maison jusqu'à ce que l'intervention chirurgicale puisse être pratiquée. Voir le tableau 13-7 pour les lignes directrices sur l'enseignement à donner aux parents avant la chirurgie.

Après l'intervention chirurgicale, les soins infirmiers sont axés sur le rétablissement de l'enfant. Il faut soulager adéquatement la douleur pendant plusieurs jours après l'opération. Voir les lignes directrices présentées au chapitre 8.

Encouragez l'enfant à faire régulièrement des exercices de spirométrie afin de favoriser l'expansion complète des poumons. On peut faire de la physiothérapie respiratoire. Il convient d'inspecter régulièrement le siège de l'incision et de la nettoyer au moyen de la solution prescrite (figure 13-4).

TABLEAU 13-7 Soins à domicile, avant la chirurgie, pour l'enfant atteint d'une cardiopathie congénitale

Soins de santé de routine

Offrir des soins préventifs pendant l'enfance, de même que tous les vaccins nécessaires, par exemple les vaccins antipneumococcique et antigrippal.

Prévoir, dès l'âge de 2 ans, des soins dentaires préventifs comportant un traitement au fluor.

Administration de médicaments

Donner des médicaments en toute sûreté, selon un protocole convenant au rythme de vie de la famille.

Signes de maladie

Avertir le médecin si l'enfant présente l'un des signes suivants : fièvre, vomissements, diarrhée ; ou s'il a des difficultés d'alimentation.

Activité

Permettre à l'enfant de définir son niveau d'activité. L'enfant atteint de cardiopathie congénitale n'est pas enclin à se surmener.

Tiré de Stinson, J., et McKeever, P. (1995). Mother's information needs related to caring for infants at home following cardiac surgery. Journal of Pediatric Nursing, 10 *(1), 48-57.*

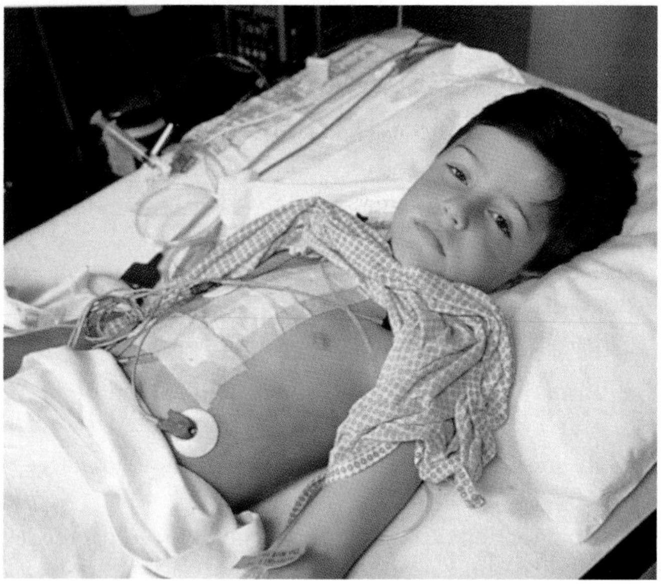

FIGURE 13-4. Enfant venant de subir la correction chirurgicale d'une communication interauriculaire. On corrige ce genre de malformation afin de prévenir une complication vasculaire pulmonaire.

Administrez des antibiotiques conformément à l'ordonnance. Une fois que l'apport par voie orale devient suffisant, il arrive fréquemment que la perfusion intraveineuse soit remplacée par un dispositif d'injection intermittente (cathéter saliné ou hépariné), de manière à poursuivre l'administration d'antibiotiques. Bien que l'ingestion de boissons par voie orale fasse rarement l'objet de restrictions, il faut évaluer soigneusement les ingesta et les excreta.

Encouragez l'enfant à accroître graduellement son niveau d'activité et à passer des périodes de plus en plus longues hors du lit. Pour l'aider à gérer le stress qui accompagne la douleur et la réalisation d'interventions anxiogènes, lui proposer des activités de jeu thérapeutique.

Planifier le congé et enseigner aux parents les soins à domicile. Le nourrisson ou l'enfant peut quitter l'hôpital quelques jours après la chirurgie. Avant que l'enfant n'obtienne son congé de l'hôpital, il faut donner aux parents un enseignement en matière de soins à domicile[15]. Cet enseignement comprendra les éléments suivants :

- Permettre à l'enfant d'accroître graduellement son niveau d'activité, selon sa tolérance. Indiquer au médecin tout changement dans le niveau d'activité.
- Rechercher tout signe d'infection de la plaie, de fièvre, de symptômes comme ceux de la grippe ou de détresse respiratoire. Signaler ces manifestations au médecin.
- Permettre à l'enfant de retourner à l'école au bout d'environ trois semaines. Il faudra attendre six semaines, toutefois, ou jusqu'à ce que la plaie soit complètement guérie, avant de permettre l'activité physique intense, la bicyclette ou l'escalade.

Rassurez les parents en leur expliquant que l'enfant dont la malformation cardiaque a été corrigée ne devrait pas connaître d'autres problèmes cardiovasculaires. Il faut les inciter à permettre à l'enfant de mener une vie normale et active.

L'enfant court des risques d'endocardite infectieuse, surtout pendant les six premiers mois après l'intervention. Par conséquent, il doit recevoir une antibiothérapie prophylactique (tableau 13-8). Toute fièvre ou tout malaise inexpliqué, au cours des deux mois suivant la correction chirurgicale, ou après un traitement dentaire, peut indiquer une infection. L'enfant doit être examiné, afin de détecter des pétéchies ou une splénomégalie. De plus, on procédera à des hémocultures, à une formule sanguine complète et à une analyse d'urine.

TABLEAU 13-8 Antibiotiques recommandés pour la prophylaxie de l'endocardite infectieuse chez l'enfant[a]

Pour les interventions dentaires, orales ou des voies respiratoires supérieures
Amoxicilline

Pour l'enfant allergique à la pénicilline
Clindamycine, céphalexine, céfadroxil, azithromycine, clarithromycine

Pour les interventions génito-urinaires ou gastro-intestinales
Ampicilline, gentamicine, amoxicilline

Pour l'enfant allergique à la pénicilline
Vancomycine, gentamicine

[a] Posologie habituelle : une forte dose une heure avant l'intervention, suivie d'une dose plus faible six heures après l'intervention. Adapté de Dajani, A.S., Taubert, K.A., Wilson, W. Bolger, A.F. Bayer, A. et coll. (1997). Prevention of bacterial endocarditis : Recommendations of the American Heart Association. Journal of the American Medical Association, 277 (22), 1794-1801.

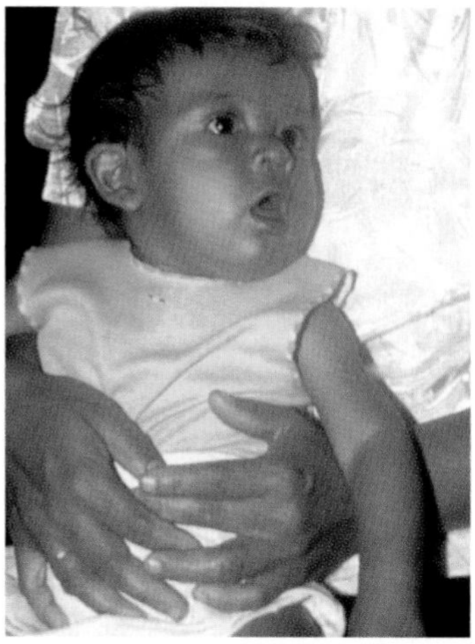

FIGURE 13-5. Ce nourrisson souffre d'une malformation cardiaque cyanogène. Quel est le pronostic d'un nourrisson ayant l'une des malformations les plus courantes : tétralogie de Fallot ou transposition des gros vaisseaux ?

MALFORMATIONS CYANOGÈNES

Les cardiopathies cyanogènes sont généralement provoquées par une malformation valvulaire ou vasculaire. Les malformations les plus courantes sont la tétralogie de Fallot et la transposition des gros vaisseaux (figure 13-5). Le tableau 13-9 résume les manifestations cliniques, les examens diagnostiques et le traitement médical de ces malformations.

D'autres formes moins courantes de cardiopathie congénitale sont les suivantes : hypoplasie du cœur gauche, atrésie tricuspide, atrésie pulmonaire, tronc artériel commun et anomalie totale du retour veineux pulmonaire (tableau 13-10). Cependant, ces malformations ne provoquent pas toutes de la cyanose.

Manifestations cliniques

Il y a souvent cyanose lorsque le canal artériel se ferme, ce qui provoque l'hypoxémie. Les signes et les symptômes d'hypoxémie chronique sont la fatigue, l'hippocratisme digital, la dyspnée d'effort et le retard de développement. Du fait que le nourrisson se fatigue rapidement lorsqu'il boit, il absorbe moins d'énergie et ne présente pas une croissance normale. Certains enfants présentent une insuffisance cardiaque congestive.

La peau peut avoir une apparence rougeâtre ou marbrée avant qu'on observe une cyanose. Lorsque la circulation pulmonaire est entravée, l'hémoglobine n'est pas toujours réoxygénée. L'apparition de la cyanose est liée au taux d'hémoglobine et au niveau de saturation en oxygène.

Les crises de cyanose (anoxie), problème le plus important chez le nourrisson ou chez le trottineur atteint d'une malformation cardiaque, apparaissent habituellement entre 2 mois et 2 ans. Les crises de cyanose peuvent apparaître soudainement et se reconnaissent aux signes suivants :

- Augmentation de la fréquence et de la profondeur respiratoires ;
- Augmentation de la cyanose ;
- Augmentation de la fréquence cardiaque ;
- Pâleur et mauvaise irrigation sanguine tissulaire ;
- Agitation ou irritabilité.

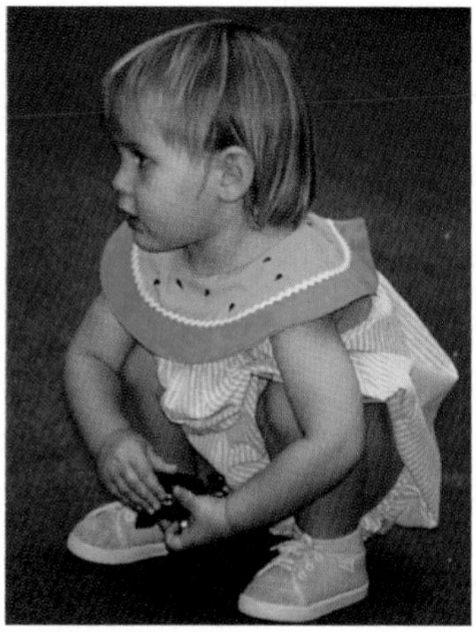

FIGURE 13-6. L'enfant atteint de malformation cardiaque cyanogène s'accroupit (prend une position genu-pectorale) pour soulager les crises de cyanose.

L'enfant chez lequel la cardiopathie cyanogène n'a pas été corrigée s'accroupit souvent pour soulager la dyspnée (figure 13-6). La position genu-pectorale réduit le débit cardiaque en diminuant le retour veineux des membres inférieurs et en accroissant la résistance vasculaire systémique.

TABLEAU 13-9 **Malformations cardiaques cyanogènes**

Tétralogie de Fallot

Combinaison de quatre malformations : sténose de l'artère pulmonaire, hypertrophie du ventricule droit, communication interventriculaire et dextroposition de l'aorte. Certains enfants montrent une cinquième malformation : ouverture du foramen ovale ou communication interauriculaire. Environ 10 % des enfants ayant une cardiopathie congénitale souffrent d'une tétralogie de Fallot, malformation qui se caractérise par une pression élevée dans le cœur droit, ce qui provoque un shunt droite-gauche.

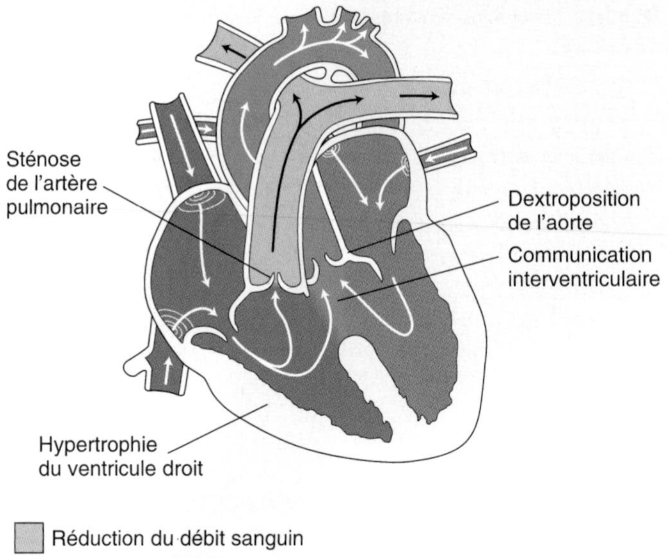

Manifestations cliniques

Lorsque le canal artériel se ferme, l'enfant souffre d'anoxie et de cyanose. Le degré de sténose de l'artère pulmonaire détermine la gravité des symptômes. Les troubles suivants peuvent se développer : polyglobulie, crises d'anoxie, acidose métabolique, retard de croissance, hippocratisme digital ou intolérance à l'exercice. Le nourrisson a parfois un souffle systolique dans le foyer pulmonaire, qui se transmet à la fourchette sternale.

Examens diagnostiques

La radiographie thoracique montre un cœur « en sabot », en raison de la grande taille du ventricule droit et de la réduction de la vascularisation pulmonaire. L'électrocardiographie montre une hypertrophie du ventricule droit. L'échocardiographie montre la communication interventriculaire, l'obstruction de l'écoulement dans l'artère pulmonaire et la dextroposition de l'aorte. Il faut procéder à un cathétérisme cardiaque avant la correction chirurgicale, pour bien localiser les structures anatomiques et détecter toute autre malformation.

Traitement médical

Les crises de cyanose se traitent selon les lignes directrices qui se trouvent à la section sur les soins infirmiers relatifs aux malformations cyanogènes. Le traitement de l'enfant atteint d'acidose métabolique ou d'inconscience prolongée est critique. On peut procéder à une chirurgie palliative avant la chirurgie correctrice. Chez l'enfant qui présente des symptômes, une intervention chirurgicale correctrice peut être pratiquée dès l'âge de six mois.

PRONOSTIC : On pense que l'arythmie et le dysfonctionnement du myocarde sont liés à l'intervention chirurgicale. Un stimulateur cardiaque sera peut-être nécessaire chez certains enfants. La mort subite, liée à une arythmie ventriculaire, se produit dans 2 à 7 % des cas, plusieurs années après la chirurgie[a]. Il est nécessaire d'adopter une prophylaxie à vie contre l'endocardite infectieuse.

Étiologie et physiopathologie

Les malformations cyanogènes sont généralement causées par une malformation ou par une combinaison de malformations qui entravent l'oxygénation du sang. Lorsque la malformation accompagne un débit pulmonaire réduit, les pressions du sang sont plus élevées dans la partie droite du cœur que dans la partie gauche. Le sang non oxygéné est alors dérivé vers la partie gauche du cœur. Le sang oxygéné destiné à la circulation systémique est dilué, ce qui entraîne hypoxémie et cyanose chroniques.

TABLEAU 13-9 Malformations cardiaques cyanogènes *(suite)*

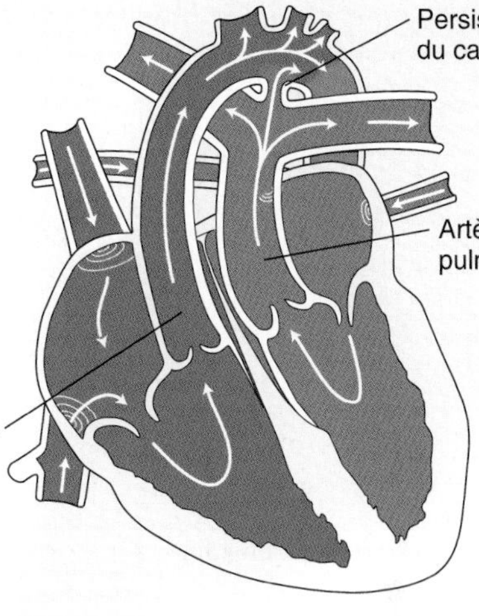

Transposition des gros vaisseaux (TGV)

L'artère pulmonaire sort du ventricule gauche et l'aorte sort du ventricule droit. Cette affection est potentiellement mortelle à la naissance et la survie dépend avant tout de l'ouverture du canal artériel et du foramen ovale. Cette affection survient chez environ 5 % des enfants atteints d'une cardiopathie congénitale. Une communication interauriculaire ou interventriculaire peut aussi accompagner une transposition des gros vaisseaux.

Manifestations cliniques

La cyanose, qui apparaît peu après la naissance, se transforme en anoxie et en acidose. La cyanose ne s'améliore pas avec l'administration d'oxygène. Cependant, la cyanose pourra être moins apparente si elle s'accompagne d'une communication interventriculaire importante. Une insuffisance cardiaque congestive peut se développer au fil des jours ou des semaines. Il y a souvent tachypnée (60 respirations par minute), sans tirage ni autres signes de dyspnée. Il faut du temps pour alimenter le nourrisson, qui a besoin de nombreuses périodes de repos, en raison de la fatigue et d'une fréquence respiratoire élevée. On peut noter un retard de croissance dès l'âge de 2 semaines si on ne procède pas à une chirurgie correctrice.

Examens diagnostiques

La radiographie thoracique montre une cardiomégalie et un rétrécissement du médiastin qui donne au cœur l'apparence d'un œuf. Le diagnostic repose sur l'échocardiographie lorsque la position des artères provenant des ventricules est visible.

Traitement médical

On prescrit habituellement de la prostaglandine E_1 pour maintenir la persistance du canal artériel jusqu'à l'intervention palliative. La chirurgie correctrice a généralement lieu avant l'âge de 1 semaine. Chez le nouveau-né, on crée une grande ouverture entre les oreillettes avec un ballonnet pendant un cathétérisme cardiaque. On peut également procéder à une chirurgie correctrice.

PRONOSTIC: La survie sans chirurgie est impossible. Les arythmies surviennent chez de nombreux patients après une intervention de Mustard ou de Senning. Une antibiothérapie prophylactique contre l'endocardite infectieuse peut être nécessaire.

[a] *Fyler, D.C. (1992). Tetralogy of Fallot. Dans* Nadas' pediatric cardiology *(p. 471–491). Philadelphia : Hanley & Belfus.*

Lorsque l'enfant présentant de la cyanose se lève, le matin, il risque de connaître une chute soudaine du débit pulmonaire qui peut déclencher une crise de cyanose si elle s'accompagne d'une augmentation soudaine du débit cardiaque et du retour veineux causée par les pleurs, l'alimentation, l'exercice ou l'effort de la défécation. La pression partielle d'oxygène (PO_2) diminue et la pression partielle de dioxyde de carbone (PCO_2) augmente. L'hypoxémie s'aggrave progressivement, à mesure que le centre respiratoire du cerveau a une réaction exagérée, ce qui accroît l'effort respiratoire. Cet effort supplémentaire fait à son tour augmenter le débit cardiaque et contribue à un déclin potentiellement mortel, à moins d'intervention rapide et réussie. L'enfant atteint d'une malformation cyanogène court davantage de risques de souffrir d'une maladie thromboembolique. L'hypoxémie chronique entraîne de la polyglobulie, l'organisme tentant d'accroître la quantité l'hémoglobine servant à transporter

TABLEAU 13-10 Malformations cardiaques moins courantes

Affection	Manifestations cliniques	Examens diagnostiques	Traitement médical
Hypoplasie du cœur gauche			
Absence ou sténose des valvules mitrales et aortiques liée à la taille anormalement petite du ventricule gauche et de l'arc de l'aorte. Les signes apparaissent avec la fermeture du canal artériel.	Signes : tachypnée, tirage, diminution des pouls périphériques, mauvaise irrigation sanguine périphérique, œdème pulmonaire et insuffisance cardiaque congestive entraînant, en dernier ressort, un état de choc, de l'acidose et la mort.	L'échocardiographie permet d'établir le diagnostic.	On administre de la prostaglandine E_1 pour maintenir la persistance du canal artériel. On procède à une opération palliative de Norwood, puis à une opération modifiée de Fontan ou à une greffe. Le taux de survie est faible.
Atrésie tricuspide/atrésie pulmonaire			
Absence de valvule tricuspide ou pulmonaire. De plus, on observe souvent une communication interventriculaire ou une transposition des gros vaisseaux.	Signes : cyanose précoce, dyspnée, insuffisance cardiaque congestive, hépatomégalie, acidose, crises d'anoxie, hippocratisme digital, polyglobulie et retard de croissance. On entend un souffle continu dans la région de l'aorte.	On utilise la radiographie thoracique et l'échocardiographie pour établir le diagnostic.	On administre de la prostaglandine E_1 pour maintenir la persistance du canal artériel. On donne aussi de la digoxine et des diurétiques. Une chirurgie palliative accroît le débit sanguin pulmonaire. On utilise la technique de Rashkind-Miller. L'opération modifiée de Fontan se traduit par une amélioration du taux de survie.
Tronc artériel commun			
Un seul gros vaisseau vide les deux ventricules. En règle générale, il existe aussi une communication interventriculaire.	La cyanose apparaît peu après la naissance. Autres signes : insuffisance cardiaque congestive grave, dyspnée, tirage, fatigue, alimentation difficile, polyglobulie, hippocratisme digital, pouls périphériques bondissants, augmentation du nombre d'infections respiratoires et cardiomégalie.	La radiographie thoracique et l'échocardiographie permettent d'établir le diagnostic. On procède à un cathétérisme cardiaque avant la chirurgie.	La chirurgie permet de fermer la communication interventriculaire et de créer un passage vers l'artère pulmonaire. On administre de la digoxine et des diurétiques. Il faut pratiquer plusieurs interventions chirurgicales pour élargir le conduit de l'artère pulmonaire. La survie est améliorée, mais le pronostic à long terme est inconnu.
Anomalie totale du retour veineux pulmonaire			
Les veines pulmonaires se vident dans l'oreillette droite ou dans les veines allant à l'oreillette droite.	Augmentation possible du battement du ventricule droit. En cas de surcharge pulmonaire grave, on note les troubles suivants : tachycardie, dyspnée, œdème pulmonaire, tirage, cyanose, hépatomégalie, difficulté d'alimentation, irritabilité et absence de développement staturo-pondéral normal.	La radiographie thoracique, l'échocardiographie et un cathétérisme cardiaque servent à établir le diagnostic.	Chirurgie pour raccorder les veines pulmonaires à l'oreillette gauche ou les dévier vers l'oreillette gauche. Certaines personnes ont survécu plus de 20 ans après la chirurgie correctrice.

l'oxygène. Les abcès cérébraux sont plus courants chez l'enfant atteint d'une malformation cardiaque cyanogène. Les bactéries du sang revenant de la circulation systémique sont habituellement filtrées par les capillaires des poumons. Cependant, lorsque du sang non oxygéné entre dans la circulation systémique par le shunt droite-gauche, les bactéries peuvent gagner directement le cerveau.

Examens diagnostiques et traitement médical

On peut détecter un souffle systolique après l'apparition de la cyanose. On examine alors la radiographie thoracique et on procède à une électrocardiographie et à une échocardiographie. Habituellement, l'échocardiographie montre clairement la malformation, le shunt et les pressions cardiaques. Le cathétérisme cardiaque s'utilise souvent pour obtenir des renseignements anatomiques détaillés avant une chirurgie.

Il est important d'instaurer un traitement précoce de la cardiopathie congénitale cyanogène, pour éviter des dommages secondaires au cœur, aux poumons et au cerveau, notamment les effets nuisibles de l'hypoxémie sur le développement cognitif et psychomoteur de l'enfant[16]. C'est pourquoi on procède à une chirurgie correctrice à un jeune âge, souvent au cours de la première année de vie. On peut également recourir à une **intervention palliative** pour préserver la vie de l'enfant atteint d'une cardiopathie congénitale potentiellement mortelle et, ainsi, lui épargner certaines complications connexes (tableau 13-5). En présence de nombreuses malformations, les chances de réussite d'une chirurgie correctrice sont d'autant plus grandes que le nourrisson a eu de temps pour se développer.

Si la fermeture du canal artériel provoque une cyanose potentiellement mortelle chez le nouveau-né, on prescrit de la prostaglandine E_1 (PGE_1) pour rouvrir le canal artériel. Le nourrisson dépend de la persistance du canal artériel pour survivre ; ou encore, d'une amélioration du débit pulmonaire ou systémique. Le traitement par PGE_1 permet généralement de transférer le nouveau-né à un hôpital spécialisé en soins cardiaques pédiatriques, où il pourra subir une intervention. Le temps de réaction à la PGE_1 varie selon le type de malformation. L'enfant atteint de cardiopathie congénitale cyanogène réagit en 30 minutes environ, mais le nourrisson atteint d'une forme de cardiopathie non cyanogène, comme une coarctation de l'aorte, peut mettre jusqu'à trois heures à réagir[17].

Le taux d'hémoglobine de l'enfant et les valeurs d'hématocrite doivent être surveillés, pour s'assurer que le sang ne deviendra pas trop visqueux. Si toutefois cela se produit, on peut traiter la polyglobulie par érythraphérèse. Ce traitement s'effectue à l'aide de l'appareil à aphérèse, qui permet de séparer les différents éléments figurés du sang et d'en retenir certains (dans ce cas les globules rouges [érythrocytes]). Les éléments figurés non retenus sont ensuite réinjectés à l'enfant.

Les crises de cyanose doivent être traitées énergiquement. Pour réduire la résistance vasculaire pulmonaire, le traitement consiste d'abord à calmer l'enfant, à lui donner de l'oxygène et à lui administrer de la morphine et du propranolol par voie intraveineuse. Toute intervention anxiogène ou désagréable doit être reportée. Pour accroître la résistance vasculaire systémique, l'enfant est placé en position genupectorale et reçoit une perfusion intraveineuse pour accroître le volume circulatoire. Il convient également de lui administrer de la dopamine ou de la phényléphrine (Néosynéphrine). Lorsqu'une crise de cyanose a eu lieu, on prévoit souvent tout de suite une chirurgie palliative ou correctrice. On administre du propranolol par voie orale pour réduire la fréquence des crises de cyanose, puisque son action réduit les spasmes de la voie d'éjection pulmonaire[18].

Pour toutes les affections cyanogènes, une antibiothérapie prophylactique est nécessaire contre l'endocardite infectieuse, avant et après l'intervention chirurgicale correctrice. Le tableau 13-8 présente la liste des antibiotiques recommandés.

Collecte des données

Surveillez fréquemment l'état cardiovasculaire chez le nourrisson qui reçoit de la PGE_1. Évaluez les signes vitaux, le rythme cardiaque, la coloration de la peau, les pouls

CONSEIL CLINIQUE

Les pleurs peuvent atténuer la cyanose causée par une maladie pulmonaire ou par des troubles du système nerveux central. Par contre, chez l'enfant atteint d'une maladie cardiaque cyanogène, les pleurs aggravent généralement la cyanose.

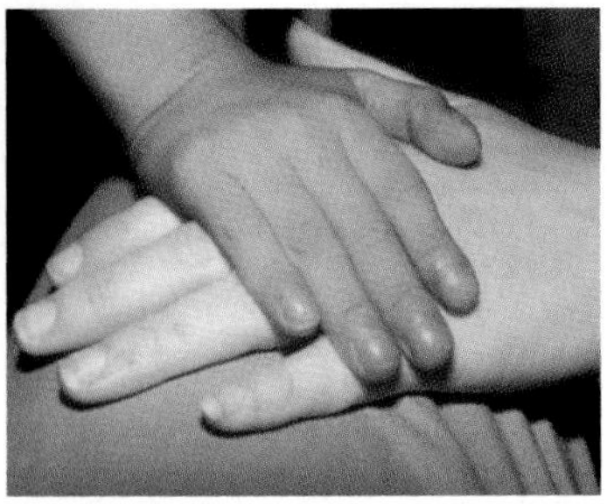

FIGURE 13-7. L'hippocratisme digital est l'une des manifestations d'une cardiopathie congénitale cyanogène chez l'enfant plus âgé. Quels signes neurologiques peut-on associer à ce type de malformation congénitale ?

ALERTE INFIRMIÈRE

Les crises de cyanose peuvent être mortelles si elles ne sont pas traitées immédiatement. L'enfant devient de plus en plus hypoxique et amorphe ; il peut s'évanouir et court le risque de connaître une crise convulsive ou un accident vasculaire cérébral entraînant la mort.

CONSEIL CLINIQUE

Pour calmer et rassurer le nourrisson, le placer en position genu-pectorale, face à votre poitrine. Glisser un bras sous les genoux et replier les jambes du nourrisson vers son thorax. Avec l'autre bras, soutenir le dos de l'enfant.

périphériques et le temps de remplissage capillaire. Observez l'amélioration des signes vitaux et de la coloration de la peau à mesure que la saturation en oxygène augmente et que l'acidose diminue après le traitement initial. Il faut également surveiller les symptômes suivants, du fait que ces nourrissons présentent des risques d'insuffisance cardiaque congestive : tachycardie, tachypnée, crépitants, sécrétions spumeuses, faible diurèse et œdème.

Le matin, ou en d'autres moments où les risques sont élevés, observez l'enfant attentivement, à la recherche de signes d'aggravation de la cyanose. Surveillez les signes neurologiques de complications thromboemboliques liées à la polyglobulie, notamment céphalées, étourdissements, irritabilité ou paralysie. L'enfant plus âgé souffrant d'une cardiopathie congénitale cyanogène peut présenter un hippocratisme digital (figure 13-7).

Diagnostics infirmiers

Voici quelques-uns des diagnostics infirmiers qui peuvent s'appliquer à l'enfant souffrant d'une cardiopathie cyanogène :

- Diminution de l'irrigation tissulaire (cardiopulmonaire) reliée à la réduction du débit pulmonaire ;
- Diminution du débit cardiaque reliée au développement d'une insuffisance cardiaque congestive ;
- Risques d'infection reliés à la présence de bactéries non filtrées dans le sang et à des sièges de shunt qui favorisent la croissance bactérienne ;
- Déficit nutritionnel : Apport nutrionnel inférieur aux besoins métaboliques relié à la dyspnée et à la fatigue pendant les périodes d'alimentation ;
- Mode d'alimentation inefficace chez le nourrisson relié à la dyspnée ou à la fatigue ;
- Risque de défaillance dans l'exercice du rôle d'aidant naturel relié aux soins que requiert l'enfant atteint d'une maladie chronique ;
- Intolérance à l'activité reliée à la cyanose ou à la dyspnée d'effort ;
- Perturbation de la croissance et du développement reliée à l'hypoxémie ;
- Risque de prise en charge inefficace du programme thérapeutique relié à l'antibiothérapie prophylactique pour les interventions dentaires ;
- Manque de connaissances (des parents) relié à l'évaluation et au traitement des crises de cyanose, qui sont imprévisibles.

Soins infirmiers

L'enfant atteint de tétralogie de Fallot est souvent traité à domicile avant l'intervention chirurgicale. Dans le cadre des soins à domicile, il faut atténuer l'anxiété des parents, favoriser une alimentation adéquate, aider les parents à reconnaître les signes de maladie et formuler un plan de traitement d'urgence. Les soins infirmiers de l'enfant hospitalisé mettent l'accent sur la surveillance du traitement par PGE_1 (chez le nouveau-né uniquement; ce traitement est administré seulement en attendant la chirurgie palliative), le traitement des crises de cyanose et les soins postopératoires.

Soins à domicile de l'enfant avant l'intervention chirurgicale

Les parents sont souvent anxieux pendant la période qui précède l'intervention chirurgicale. Ils peuvent craindre que le nourrisson ne survive pas jusqu'à l'intervention ou se demander s'ils seront capables de faire face aux problèmes que pourrait entraîner l'état du nourrisson. Il importe de bien renseigner les parents et de leur apprendre comment avoir soin de l'enfant à la maison. Certains nourrissons peuvent requérir des soins à domicile assez particuliers pour justifier l'aide d'une infirmière des soins à domicile ou d'autres services communautaires. Nombre de ces enfants ont besoin d'un supplément en oxygène et en nutrition, soit en urgence, soit de façon régulière (figure 13-8).

La cyanose, avec ou sans insuffisance cardiaque congestive, entraîne souvent un retard de développement de l'activité motrice. Des spécialistes du développement peuvent aider les parents à fixer des objectifs de développement réalistes pour l'enfant. Donnez aux parents les coordonnées de responsables de programmes communautaires d'intervention précoce, dont le rôle consiste à promouvoir le développement de l'enfant.

Encouragez les parents à traiter le nourrisson aussi normalement que possible. Il faut permettre à l'enfant de pleurer pendant quelques minutes, mais il faut éviter de le laisser pleurer pendant de longues périodes, ce qui peut provoquer de la fatigue et entraîner une aggravation de l'anoxie.

Comme la diarrhée et les vomissements peuvent déshydrater l'enfant, les parents doivent prévenir le médecin si le nourrisson ou l'enfant présente ces symptômes. La déshydratation constitue un risque particulier chez l'enfant atteint de polyglobulie, du fait que le sang peut devenir encore plus visqueux. En outre, la fièvre et la déshydratation peuvent aggraver la cyanose. La résistance vasculaire systémique diminue, ce qui se traduit par une aggravation de la réduction du débit sanguin vers le système pulmonaire. Il est nécessaire d'adopter un traitement énergique par médicaments antipyrétiques et par remplacement du volume liquidien[18].

Enseignez aux parents comment observer l'enfant et détecter les signes d'endocardite infectieuse, notamment fièvre, fatigue ou malaise. Les parents doivent avertir le médecin si ces symptômes surviennent dans les deux mois qui suivent la chirurgie ou une intervention à haut risque. Ils doivent savoir dans quelles situations il faut demander une antibiothérapie prophylactique (tableau 13-8). L'enfant doit également recevoir des soins dentaires préventifs, pour réduire les risques d'endocardite.

Les parents voudront peut-être élaborer un plan d'urgence, advenant que le nourrisson présente des problèmes aigus, par exemple une crise de cyanose ou une détresse respiratoire. Il faut enseigner aux parents les techniques de réanimation cardiorespiratoire (RCR). Préparez une fiche ou un bref historique à conserver à la maison et où figureront le nom du médecin ainsi que tout renseignement relatif à la maladie de l'enfant, de même qu'aux médicaments et aux soins d'urgence nécessaires[19]. Ainsi, en cas de problème aigu, cette fiche ou cet historique fournira des renseignements importants aux ambulanciers et au personnel du service d'urgence.

Les parents peuvent emmener en voyage un enfant atteint de cyanose, mais ils ne doivent pas l'exposer à de hautes altitudes sans avoir obtenu l'autorisation du médecin. En cas de voyage par avion, il sera peut-être nécessaire de prévoir l'administration d'oxygène supplémentaire.

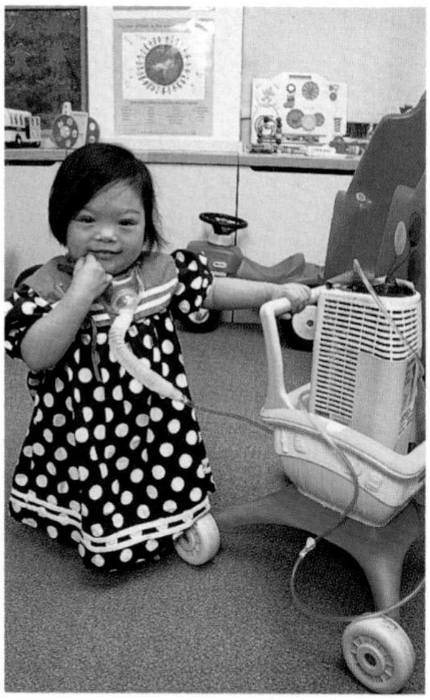

FIGURE 13-8. En poussant sa bouteille d'oxygène dans une voiturette, cette fillette jouit d'une grande liberté de mouvement. Cette stratégie permet de satisfaire à ses besoins physiologiques en oxygène supplémentaires tout en répondant aux aspirations d'autonomie liées à son développement.

Soins du nourrisson ou de l'enfant qui subit une intervention chirurgicale

Surveillez avec soin les perfusions intraveineuses centrales ou périphériques chez le nouveau-né qui reçoit une perfusion constante de PGE_1. Observez le nouveau-né pour détecter tout effet secondaire possible du traitement par prostaglandines. Gardez au chevet de l'enfant du matériel d'intubation, avec un ballon et un masque, en cas d'apnée. Conservez sous la main des dispositifs de perfusion intraveineuse, pour stabiliser l'hypotension, au besoin.

> **ALERTE INFIRMIÈRE**
>
> Les effets secondaires courants du traitement par PGE_1 sont les suivants : vasodilatation cutanée, bradycardie, tachycardie, hypotension, convulsions, fièvre et apnée.

En cas de crise de cyanose, placez immédiatement l'enfant en position genupectorale et donnez-lui de l'oxygène. Administrez de la morphine conformément à l'ordonnance. Prévenez immédiatement le médecin, pour connaître la marche à suivre si ces mesures ne sont pas efficaces ou que la crise persiste. Évitez toute intervention anxiogène ou désagréable.

L'enfant est admis à l'unité de soins intensifs après une chirurgie. Consultez la section sur la collecte des données dans la section portant sur les soins infirmiers à donner à l'enfant qui subit une intervention chirurgicale, en page 531. Le saignement postopératoire constitue un risque chez l'enfant qui souffre de polyglobulie, car le temps de saignement est prolongé et la numération plaquettaire est faible. Il convient de surveiller étroitement l'écoulement du drain thoracique, au cas où il contiendrait du sang rouge vif ou présenterait un volume excessif. La présence de sang rouge vif dans le drain thoracique constitue un signe grave d'hémorragie. On administre une perfusion intraveineuse et des diurétiques pour maintenir la **précharge** (volume de sang dans le ventricule à la fin de la diastole, qui étire le muscle cardiaque avant la contraction) dans le ventricule droit, tout en donnant des médicaments inotropes pour soutenir le débit cardiaque. L'enfant est transféré à l'unité de soins dès que la fonction cardiaque se stabilise.

Chez l'enfant, il faut surveiller le fonctionnement cardiaque après la chirurgie. Évaluez les signes vitaux, la coloration de la peau, l'irrigation sanguine de la peau par remplissage capillaire et les pouls périphériques. Une augmentation soudaine et soutenue du pouls et de la respiration, accompagnée d'une baisse de l'irrigation sanguine périphérique, peuvent être des signes précoces d'hémorragie. Il est essentiel de surveiller les ingesta et les excreta après la chirurgie. Notez tout signe de détresse respiratoire, qui peut accuser le développement d'un pneumothorax ou d'une insuffisance cardiaque.

▶ CARDIOPATHIES ACQUISES

RHUMATISME ARTICULAIRE AIGU

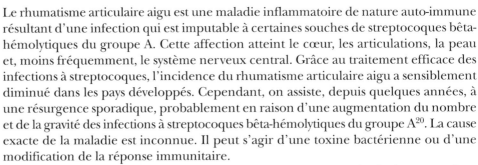

SOINS COMMUNAUTAIRES

Une souche virulente de streptocoques bêta-hémolytiques du groupe A pourrait être responsable de l'augmentation des cas de rhumatisme articulaire aigu. Souvent, le mal de gorge qui précède la maladie de l'enfant est léger et n'est pas traité. L'infirmière doit évaluer avec soin la pharyngite, surtout en cas d'infection imputable au streptocoque bêta-hémolytique du groupe A dans la famille ou dans la communauté.

Le rhumatisme articulaire aigu est une maladie inflammatoire de nature auto-immune résultant d'une infection qui est imputable à certaines souches de streptocoques bêta-hémolytiques du groupe A. Cette affection atteint le cœur, les articulations, la peau et, moins fréquemment, le système nerveux central. Grâce au traitement efficace des infections à streptocoques, l'incidence du rhumatisme articulaire aigu a sensiblement diminué dans les pays développés. Cependant, on assiste, depuis quelques années, à une résurgence sporadique, probablement en raison d'une augmentation du nombre et de la gravité des infections à streptocoques bêta-hémolytiques du groupe A[20]. La cause exacte de la maladie est inconnue. Il peut s'agir d'une toxine bactérienne ou d'une modification de la réponse immunitaire.

Des signes de rhumatisme articulaire aigu peuvent survenir plusieurs semaines après une infection à streptocoques non traitée. Des nodules d'Aschoff (lésions bulleuses hémorragiques) se développent dans le tissu conjonctif du cœur. Une endocardite peut causer des lésions permanentes aux valvules cardiaques. Les articulations de l'enfant subissent une inflammation et deviennent douloureuses (polyarthrite mobile), bien que cette affection s'améliore en quelques semaines. On peut palper, à proximité des articulations, des nodules sous-cutanés (d'un diamètre allant de 0,5 cm à 2 cm). On note souvent une éruption cutanée, un érythème marginé discoïde de Besnier, avec macules roses et blanchâtres au centre des lésions, qui s'accompagnent de poussées de fièvre. Cette éruption cutanée, localisée principalement sur le tronc et sur la face interne des membres, n'est pas prurigineuse. Une affection connue sous le nom de « chorée rhumatismale » (ou de Sydenham), qui se caractérise par des grimaces et par des mouvements incontrôlés des membres, est présente en cas d'atteinte du système nerveux central. De plus, on observe parfois une légère anémie.

Le diagnostic repose sur des signes cliniques (critères de Jones ; tableau 13-11) et sur des analyses de laboratoire de l'antistreptolysine O (ASO). Un titre élevé d'anticorps d'ASO indique une infection à streptocoques récente. La formule sanguine complète révèle aussi une hyperleucocytose.

Le traitement médical comprend des antibiotiques (pénicilline ou érythromycine) pour éradiquer l'infection à streptocoques. On peut administrer de l'aspirine pour réduire l'inflammation des articulations. Il faut surveiller l'apparition d'éventuels signes de lésion cardiaque. Le repos au lit est préférable. La plupart des enfants se rétablissent complètement.

Soins infirmiers

Le rôle primordial de l'infirmière consiste à prévenir le rhumatisme articulaire aigu. C'est pourquoi les infirmières travaillant en clinique, en CLSC, pour un cabinet de

TABLEAU **13-11** Lignes directrices pour le diagnostic d'une crise initiale de rhumatisme articulaire aigu (critères de Jones ; mise à jour : 1992)[a]

Signes majeurs	Signes mineurs
Cardite Polyarthrite Chorée Érythème marginé discoïde de Besnier Nodules sous-cutanés	**Résultats cliniques** Arthralgie Fièvre **Résultats de laboratoire** Réactifs de phase aiguë élevés Vitesse de sédimentation des érythrocytes Protéine C-réactive Intervalle PR prolongé

Preuves d'infection antérieure à streptocoques bêta-hémolytiques du groupe A : (1) résultat positif d'une culture de prélèvement de gorge ou de l'épreuve rapide de l'antigène streptococcique ; (2) titre élevé ou à la hausse d'anticorps streptococciques.

[a] *S'il existe des preuves d'infection antérieure à streptocoques hémolytiques A, la présence de deux manifestations principales de rhumatisme articulaire aigu et de deux manifestations secondaires indique une forte probabilité de rhumatisme articulaire aigu.*

Données tirées du Special Writing Group of the Committee on Rheumatic Fever, Endocarditis, and Kawasaki Disease of the Council on Cardiovascular Disease in the Young of the American Heart Association. (1992). Guidelines for the Diagnosis of Rheumatic Fever, Jones Criteria, mise à jour de 1992. Journal of the American Medical Association, *268 (15), 2069-2073.*

médecin ou en milieu scolaire doivent veiller à ce que tout enfant qui pourrait souffrir d'une infection à streptocoques fasse l'objet d'un prélèvement de gorge et d'une culture. Même si le mal de gorge est léger, il faut procéder à une culture si les membres de la famille ou d'autres proches ont eu une infection à streptocoques (se reporter à l'annexe A, où est présentée la technique du prélèvement de gorge). Les infirmières peuvent organiser des cliniques de cultures en une diversité de milieux[21]. Il faut informer la famille qu'en cas de culture positive, il est important de donner les antibiotiques à l'enfant pendant les dix jours que doit durer le traitement.

En cas de rhumatisme articulaire grave, l'enfant doit être hospitalisé pendant quelque temps. Les soins infirmiers viseront à évaluer l'état de l'enfant, à favoriser le rétablissement et à observer le régime thérapeutique.

À la phase inflammatoire aiguë, il faut prendre la température de l'enfant au moins toutes les quatre heures et surveiller les signes vitaux. Auscultez le cœur et notez les bruits anormaux. Observez l'enfant, pour surveiller toute modification de la peau, des articulations ou du comportement. Les membres de la famille devront aussi se prêter à un prélèvement de gorge, afin qu'on puisse identifier d'éventuels porteurs asymptomatiques de streptocoques.

Administrez de la pénicilline et de l'aspirine, conformément à l'ordonnance. L'enfant est habituellement léthargique et souffre fréquemment de douleur aux articulations. Manipulez les articulations délicatement. On maîtrise les poussées de fièvre, par exemple, au moyen de compresses fraîches (se reporter au chapitre 11 pour plus de détails sur le traitement non pharmacologique de la fièvre). Comme l'enfant est généralement placé en isolation et confiné au lit, on lui proposera des activités calmes. Recommandez les visites ou les appels téléphoniques d'amis ou de membres de la famille. Apportez du soutien à l'enfant atteint de chorée rhumatismale, car il peut s'inquiéter de ses mouvements désordonnés et involontaires. Encouragez la famille à participer aux soins de l'enfant.

Pendant la convalescence, on prend généralement soin de l'enfant à la maison. Ses activités sont limitées, surtout si on soupçonne des lésions cardiaques. Aidez les parents à prévoir des activités calmes, comme la lecture, l'utilisation d'un ordinateur ou la participation à des jeux de société et prévoyez des périodes de repos, une fois que l'enfant sera retourné à l'école. Rassurez l'enfant et ses parents en leur expliquant que les effets de la chorée rhumatismale finiront par disparaître.

Avant que l'enfant ne quitte l'hôpital, on prescrit une faible dose d'antibiotiques par voie orale ; ou une dose mensuelle d'antibiotiques donnée par injection à action prolongée et renforcée. Assurez-vous que l'enfant et les parents comprennent l'importance de la prise à long terme des médicaments prescrits, de manière à prévenir une nouvelle infection et les lésions cardiaques pouvant résulter de rhumatisme articulaire aigu récurrent. Informez les parents qu'ils devront prévenir tout professionnel de la santé qui procédera à une intervention effractive, y compris tout dentiste ou chirurgien, des antécédents de rhumatisme articulaire aigu chez l'enfant, de manière qu'il reçoive une antibiothérapie prophylactique contre l'endocardite infectieuse.

Les parents doivent savoir qu'une infection de la gorge chez l'enfant peut être causée par un streptocoque et qu'il faudra alors réaliser une culture d'un prélèvement de gorge, même si l'enfant prend des antibiotiques tous les jours. L'enfant aura peut-être besoin d'antibiotiques supplémentaires pour traiter l'infection. Soulignez l'importance des soins de suivi, qui permettront de surveiller la fonction cardiaque et de prévenir de nouvelles infections.

ENDOCARDITE INFECTIEUSE

L'endocardite est une inflammation de la paroi, des valvules et des artères du cœur. L'endocardite infectieuse, aussi appelée endocardite bactérienne, représente la forme la plus courante de ce type d'infection.

Les symptômes peuvent être légers et se développer lentement ; ou être graves et apparaître rapidement. Parmi les symptômes les plus courants, on note : fièvre (souvent plus marquée l'après-midi), fatigue, douleur articulaire et musculaire, céphalées et malaise gastro-intestinal. D'autres signes peuvent s'observer, par exemple : douleur thoracique, dyspnée, perte de poids, splénomégalie, hépatomégalie et arythmie ou souffles[5].

La plupart des infections sont causées par des streptocoques ou par des staphylocoques. Les risques d'endocardite infectieuse sont plus élevés chez l'enfant atteint d'une cardiopathie congénitale, de rhumatisme cardiaque ou d'anomalies valvulaires. Ils sont également plus importants chez l'enfant qui a un cathéter intraveineux central ou qui a subi une chirurgie cardiaque. L'infection survient souvent après que l'organisme déclencheur pénètre dans la circulation sanguine, par exemple au cours d'un traitement dentaire ou d'une intervention chirurgicale.

L'endocardite infectieuse est avant tout diagnostiquée par hémoculture ; toutefois, on peut également procéder à une culture d'urine ou à une culture du liquide céphalo-rachidien. Cette affection se caractérise par les signes suivants : élévation de la vitesse de sédimentation des érythrocytes, anémie, taux élevé de protéine C-réactive, leucocytose, modifications de l'électrocardiographie par allongement de l'intervalle PR, changements des bruits cardiaques et souffles. On peut aussi utiliser l'échocardiographie pour détecter la présence de lésions bactériennes au cœur.

Le traitement consiste à administrer de fortes doses d'antibiotiques, par exemple pénicilline G, ampicilline, vancomycine, nafcilline ou gentamicine. Il est conseillé de les administrer par voie intraveineuse et de poursuivre le traitement pendant deux à huit semaines. Il faut surveiller le taux sérique d'antibiotiques, pour maintenir une marge thérapeutique. Il peut être nécessaire de pratiquer une intervention chirurgicale, soit pour drainer un abcès, soit pour corriger une insuffisance des valvules cardiaques. En cas d'insuffisance cardiaque congestive, l'enfant doit garder le lit et prendre des médicaments, par exemple de la digoxine et du furosémide. Le traitement est efficace chez une majorité d'enfants. Toutefois, 20 % d'entre eux meurent des suites d'une atteinte cardiaque[5].

Soins infirmiers

Les soins infirmiers mettent l'accent sur l'évaluation de l'affection de l'enfant, l'administration de médicaments et l'enseignement aux parents en matière de soins à domicile. Il faut évaluer les signes vitaux de l'enfant, ainsi que le degré de malaise gastro-intestinal, administrer les médicaments conformément à l'ordonnance et surveiller le taux sérique d'antibiotiques. Il convient de surveiller les effets secondaires possibles des antibiotiques et de noter toute infiltration au point d'insertion de la perfusion. Il faut limiter, autant que possible, les interventions effractives. On veillera en outre à maintenir une asepsie rigoureuse lors des ponctions veineuses, des cathétérismes urinaires ainsi qu'au cours de toute autre intervention.

L'enfant est souvent léthargique et garde le lit. Encouragez les parents à participer aux soins de l'enfant et à prévoir des activités calmes, adaptées à l'âge de l'enfant. Avant que l'enfant n'obtienne son congé, enseignez aux parents comment administrer des antibiotiques par voie orale à la maison, et soulignez l'importance des visites de suivi. Expliquez aux parents qu'il est important d'informer tout médecin, de même que tout dentiste ou autre professionnel de la santé, des antécédents d'endocardite infectieuse de l'enfant, de façon à pouvoir prendre des mesures de prévention de l'infection avant une intervention effractive.

ARYTHMIES CARDIAQUES

Les arythmies cardiaques (rythmes cardiaques anormaux) sont courantes chez l'enfant. La plupart des rythmes anormaux ne sont pas préjudiciables et n'exigent pas d'intervention. Il s'agit des affections suivantes: tachyarythmie (tachycardie sinusale) et bradyarythmie (bradycardie sinusale) qui accompagnent des affections aiguës et qui disparaissent lorsque l'affection est traitée. Les autres rythmes anormaux doivent être évalués par un cardiologue. La tachycardie supraventriculaire constitue la forme d'arythmie la plus courante. Les autres formes d'arythmie, généralement associées à une cardiopathie congénitale, comprennent fibrillation auriculaire, flutter auriculaire, fibrillation ventriculaire et bloc cardiaque.

La *tachycardie supraventriculaire* se définit comme l'apparition soudaine d'une fréquence cardiaque rapide et régulière, souvent trop rapide pour pouvoir être comptée. Les nouveau-nés et les jeunes enfants y sont prédisposés, en raison d'une cardiopathie congénitale ou d'un syndrome de Wolff-Parkinson-White. De courtes périodes d'arythmie (de quelques secondes), qui peuvent être provoquées par une tachycardie auriculaire paroxystique, sont rarement dangereuses. Cependant, les épisodes de tachycardie supraventriculaire qui durent plus de 24 heures peuvent mener à l'insuffisance cardiaque congestive. Des épisodes récurrents sont fréquents. Le diagnostic se confirme par électrocardiographie.

Des épisodes prolongés de tachycardie supraventriculaire sont potentiellement mortels et, s'ils ne sont pas traités, peuvent évoluer vers l'insuffisance cardiaque congestive ou vers un état de choc. Le débit cardiaque est affecté, du fait que le remplissage systolique ne peut se produire à une fréquence cardiaque aussi élevée.

Une vagotonie (manœuvre de stimulation vagale), comme le massage de l'artère carotide (sur un seul côté) ou encore l'application de glace ou de solution saline glacée sur le visage, peut réduire la fréquence cardiaque. L'enfant plus âgé peut procéder à la manœuvre de Valsalva (qui consiste à retenir son souffle et à forcer l'expiration) pour accroître les pressions intrathoracique et veineuse, ce qui a pour effet de réduire la fréquence cardiaque. L'adénosine est le médicament recommandé en cas d'urgence, lorsque la vagotonie ne donne aucun résultat. Si les autres traitements ne sont pas efficaces, on peut recourir à la cardioversion en cas d'épisodes potentiellement mortels. On peut aussi donner de la digoxine et du propranolol pour réduire la fréquence des épisodes[22, 23].

CROISSANCE ET DÉVELOPPEMENT

La fréquence cardiaque révélatrice d'une maladie chez le nourrisson souffrant de tachycardie supraventriculaire peut atteindre 260 battements/minute. Chez l'enfant plus âgé, on observe parfois une fréquence cardiaque de 150 à 240 battements/minute. Une fréquence cardiaque de 230 battements/minute s'observe chez 60 % des enfants de moins de 18 ans[22].

ALERTE INFIRMIÈRE

L'enfant ayant souffert de tachycardie supraventriculaire doit éviter de prendre des médicaments qui stimulent le cœur, par exemple des décongestionnants. Ceux-ci pourraient en effet provoquer un nouvel épisode de tachycardie supraventriculaire.

Soins infirmiers

Les soins infirmiers mettent l'accent sur l'évaluation de l'affection de l'enfant, l'administration des médicaments et le soutien affectif à l'enfant et à ses parents. L'infirmière doit être capable de détecter un battement cardiaque anormal. Elle devrait prendre le pouls apical pendant une minute et, ensuite, faire une comparaison avec le pouls radial. L'enfant est traité en salle d'urgence ou aux soins intensifs. Il faut surveiller l'état cardiaque, l'évaluer régulièrement et signaler au médecin tout rythme anormal. Observez attentivement et consignez les modifications des critères suivants : niveau de conscience, coloration, faiblesse, irritabilité ou mode d'alimentation. Administrez les médicaments conformément à l'ordonnance. Conservez au chevet de l'enfant les médicaments d'urgence et le matériel de réanimation. Prévoyez du repos et une alimentation adéquate pour l'enfant.

Les épisodes d'arythmie sont inquiétants pour l'enfant comme pour ses parents. Il faut leur expliquer en détail le plan de traitement et les soins à domicile. Enseignez aux parents comment prendre le pouls apical de l'enfant. On doit également leur fournir les numéros de téléphone à composer en cas d'urgence et les aider à prévoir des soins d'urgence. Soulignez que la digoxine et le propranolol permettent de réduire la fréquence des épisodes.

► MALADIES VASCULAIRES

MALADIE DE KAWASAKI

La maladie de Kawasaki, qu'on appelle aussi syndrome adéno-cutanéo-muqueux, est une maladie inflammatoire systémique aiguë. Ce trouble se rencontre surtout chez l'enfant japonais, mais également chez des sujets de toutes races. Il survient surtout chez le trottineur. Son incidence est à la hausse[24].

La maladie de Kawasaki comporte trois phases : aiguë, subaiguë et convalescente. La phase aiguë de la maladie se caractérise par les signes suivants : fièvre, hypérémie conjonctivale, gorge rouge, mains et pieds œdémateux, éruption et œdème des ganglions lymphatiques cervicaux (figure 13-9). La phase subaiguë se caractérise par les signes suivants : fissuration des lèvres, desquamation de la peau au bout des doigts et des orteils, douleur articulaire, cardiopathie et thrombocytose. Pendant la convalescence, l'enfant semble normal, mais on peut observer des signes persistants d'inflammation.

L'étiologie de la maladie de Kawasaki est inconnue, mais il semble que la cause primaire soit une infection causée par un micro-organisme ou une toxine. Cette maladie, qui n'est pas contagieuse, se manifeste surtout au début du printemps et à la fin de l'été.

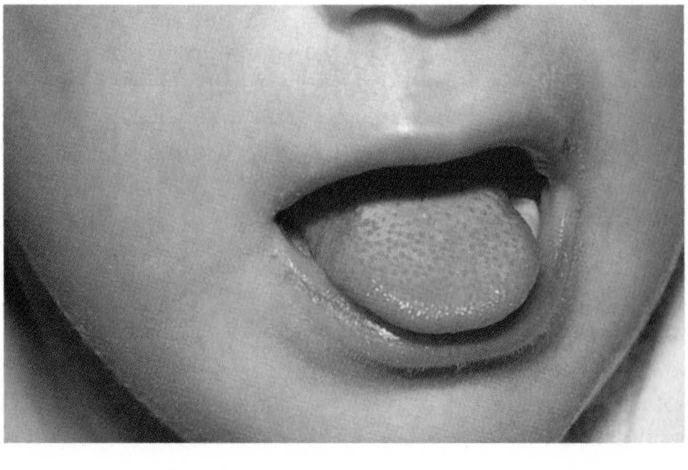

FIGURE 13-9. Cet enfant montre nombre des signes qui s'observent à la phase aiguë de la maladie de Kawasaki.

Le diagnostic repose sur les signes cliniques et s'établit à l'aide des critères présentés dans le tableau 13-12. Des analyses de sang révèlent certaines anomalies, comme une élévation de la vitesse de sédimentation des érythrocytes et de la numération des globules blancs, une légère anémie, une numération plaquettaire élevée et un niveau élevé de protéine C-réactive. Une échocardiographie peut révéler certains changements cardiaques.

TABLEAU 13-12 Critères servant à diagnostiquer la maladie de Kawasaki

On diagnostique la maladie de Kawasaki lorsque l'enfant présente cinq des six signes suivants :
- Fièvre, généralement ≥ à 40 °C, pendant cinq jours ou plus.
- Conjonctivite bilatérale sans exsudat, avec des vaisseaux très distincts au début de la maladie.
- Érythème soutenu des muqueuses buccales et pharyngées et lèvres sèches, œdémateuses, craquelées et fissurées ou « langue framboisée ».
- Dermite des membres, érythème intense de la paume des mains et de la plante des pieds ; induration des mains et des pieds et desquamation au bout de deux semaines ou plus de symptômes.
- Dermite du thorax et éruption maculopapuleuse érythémateuse polymorphe.
- Adénopathie cervicale aiguë, souvent unilatérale, avec un ganglion mesurant plus de 1,5 cm de diamètre, qu'on trouve dès le début de la maladie. L'adénopathie est présente dans 50 à 80 % des cas.

Adapté de Harville, T.O., Autoimmune Vasculititis. Dans A.M. Rudolph, J.I.E. Hoffman et C.D. Rudolph (dir.). (1996). Rudolph's Pediatrics *(20e éd.) p. 496, Stamford, CT: Appleton & Lange.*

Le traitement médical de la maladie de Kawasaki repose sur l'administration d'aspirine et d'immunoglobulines. On donne de fortes doses d'aspirine (80-100 mg/kg/jour) pendant que la fièvre est élevée. Une fois que la fièvre est maîtrisée, on réduit la dose à 10 mg/kg/jour ou moins. L'enfant doit prendre de l'aspirine jusqu'à ce que la numération plaquettaire redevienne normale et doit en prendre à longue échéance si des anomalies cardiaques surviennent. L'administration d'immunoglobulines par voie intraveineuse au début de la maladie réduit l'incidence des lésions de l'artère coronaire et des anévrismes, d'une part, ainsi que la fièvre, l'inflammation, le nombre de leucocytes et de leucocytes polynucléaires, d'autre part. Toutefois, on ne connaît pas le mécanisme qui provoque ce phénomène[25, 26].

L'enfant est généralement hospitalisé aussi longtemps que persiste la fièvre. La plupart des enfants se rétablissent complètement. Un suivi cardiaque étroit se poursuit pendant plusieurs semaines ou plusieurs mois. Les lésions cardiaques constituent la complication la plus grave. Les anévrismes et d'autres changements des vaisseaux provoquent les problèmes suivants: arythmie, insuffisance cardiaque congestive, infarctus du myocarde et, éventuellement, mort.

Soins infirmiers

Les soins infirmiers mettent l'accent sur le confort du patient, sur la surveillance de signes précoces de complications ou de progression de la maladie et sur le soutien à la famille.

L'évaluation est importante pour reconnaître les signes de la maladie de Kawasaki, car il arrive fréquemment que la phase aiguë de ce trouble soit confondue avec d'autres maladies. L'infirmière doit se montrer attentive, afin de détecter les premiers signes et les premiers symptômes. Lorsque l'enfant est hospitalisé, prendre sa température toutes les quatre heures et avant chaque dose d'aspirine. Examinez les membres avec soin, toutes les huit heures, afin de détecter l'œdème, les rougeurs ou la desquamation. Examinez les yeux, pour y dépister toute conjonctivite, ainsi que les muqueuses, pour

ALERTE INFIRMIÈRE

Informer les parents d'un enfant atteint de maladie de Kawasaki de reporter toute immunisation prévue à cinq mois après l'administration d'immunoglobulines, car celles-ci peuvent entraver la réaction immunitaire au vaccin[27].

y détecter tout signe d'inflammation. Surveillez l'apport alimentaire et les ingesta de liquides de l'enfant. Pesez l'enfant tous les jours. Évaluez avec soin les bruits cardiaques et le rythme cardiaque.

Administrez l'aspirine et les immunoglobulines conformément à l'ordonnance. Surveillez les effets secondaires de l'aspirine, notamment le saignement et les troubles gastro-intestinaux. Administrez les immunoglobulines par voie intraveineuse, comme un produit sanguin. Réglez soigneusement le débit de la perfusion pour qu'il soit lent, selon les directives du médecin, et surveillez toute réaction à la perfusion. Le débit de la perfusion ne doit pas dépasser 1 mL/minute. Si on note des symptômes de réaction, il faut *cesser* la perfusion immédiatement (se reporter au chapitre 10).

Veillez au confort de l'enfant. La peau doit demeurer propre et sèche ; hydratez les lèvres. Chez l'enfant fiévreux, appliquez des compresses fraîches ou utilisez une autre méthode de traitement non pharmacologique de la fièvre (se reporter au chapitre 11). Changez régulièrement les draps et les vêtements. Donnez plusieurs petites portions de nourriture molle et des boissons ni trop froides, ni trop chaudes.

Pour favoriser la souplesse des articulations, effectuez des exercices passifs d'amplitude de mouvement. Du fait que l'enfant atteint de la maladie de Kawasaki est souvent léthargique et irritable, il faut prévoir des périodes de repos et des activités calmes, adaptées à son âge. On encouragera les parents à participer aux soins de l'enfant. Ce dernier sera ainsi rassuré et se sentira plus à l'aise. Tenez les parents au courant de l'état et du traitement de l'enfant.

Avant que l'enfant obtienne son congé de l'hôpital, enseignez aux parents comment lui administrer de l'aspirine conformément à l'ordonnance et comment en surveiller les effets secondaires. Avertissez les parents que l'enfant doit éviter les sports de contact ou toute autre activité qui pourrait provoquer un saignement. Demandez aux parents de prendre chaque jour la température de l'enfant et de signaler au médecin tout relevé supérieur à 37,8 °C. Soulignez l'importance des soins de suivi, pour détecter tout signe de complication cardiaque.

HYPERLIPIDÉMIE

L'hyperlipidémie est une accumulation excessive de lipides (matières grasses) dans le sang, qui peut entraîner de l'athérosclérose. En règle générale, il est rare que des enfants meurent d'athérosclérose. Toutefois, comme les maladies coronariennes commencent pendant l'enfance et se développent à l'âge adulte[28], il est important de dépister l'enfant dont les antécédents génétiques ou le mode de vie le prédisposent à des maladies coronariennes (tableau 13-13).

À mesure que les surplus de matières grasses circulent, ils modifient les vaisseaux sanguins. Les stries graisseuses qui apparaissent chez l'enfant se transforment en plaques fibreuses chez l'adolescent. Ces plaques d'athérosclérose continuent de se développer à l'âge adulte et peuvent provoquer des hémorragies, des thrombus et une occlusion des vaisseaux[29].

TAUX DE LIPIDES ET DE LIPOPROTÉINES RECOMMANDÉS CHEZ L'ENFANT[1]

Cholestérol total
De 3,10 à 5,45 mmol/L

Cholestérol LDL
De 1,3 à 5 mmol/L

Cholestérol HDL
De 0,8 à 2,35 mmol/L

Triglycérides
< 2,3 mmol/L

TABLEAU 13-13 Facteurs de risque d'hyperlipidémie

Antécédents familiaux de maladie coronarienne avant l'âge de 55 ans
Tabagisme (cigarette)
Hypertension
Diabète
Manque d'exercice
Régime alimentaire riche en matières grasses
Obésité

Une analyse sanguine permet de détecter l'hyperlipidémie. On mesure le cholestérol, y compris le cholestérol total (CT), le cholestérol à lipoprotéines de haute densité (cholestérol HDL) et les triglycérides. Le taux de cholestérol à lipoprotéines de basse densité (cholestérol LDL) est calculé à l'aide d'une équation basée sur les triglycérides, le cholestérol HDL et le cholestérol total. Il est recommandé de soumettre à des tests tout enfant ayant des antécédents familiaux de maladie cardiovasculaire avant l'âge de 55 ans (parents ou grands-parents), ou dont l'un des parents accuse un taux de cholestérol sérique élevé (6,20 mmol/L)[28]. Certains cliniciens préfèrent administrer des tests à tous les enfants, surtout à ceux dont on ne connaît pas les antécédents familiaux, pendant l'enfance ou après l'âge de 2 ans. Il est ainsi plus facile de dépister l'hyperlipidémie chez l'enfant qui ne présente aucun facteur de risque[30]. En fonction de la valeur du cholestérol total, l'enfant est classé dans une catégorie à faible risque, à risque modéré ou à risque élevé. Le taux de cholestérol LDL est examiné avec soin chez l'enfant dont le cholestérol total est élevé (5,20 mmol/L). Le cholestérol LDL doit être inférieur à 2,85 mmol/L. Un taux élevé de cholestérol HDL et un faible taux de cholestérol LDL protègent contre les maladies cardiaques.

Certains enfants souffrent de troubles héréditaires du métabolisme des lipides, qui se caractérisent par des taux élevés de cholestérol, de triglycérides ou des deux[31]. Par exemple, l'enfant ayant des antécédents familiaux d'hypercholestérolémie montre des taux de cholestérol qui peuvent atteindre 15,50 à 25,90 mmol/L, ce qui se traduit par des dépôts de lipides sur la cornée ou sur les tendons. Ces affections rares doivent être traitées par un spécialiste.

Chez la plupart des enfants, on peut traiter l'hyperlipidémie en modifiant le régime alimentaire et le mode de vie. Le régime alimentaire de l'enfant est analysé attentivement, puis modifié conformément aux lignes directrices figurant dans le tableau 13-14. Si l'enfant continue d'accuser des taux élevés de lipides sériques, il faut consulter un spécialiste. Chez l'enfant de plus de 10 ans, il arrive qu'on prescrive de la cholestyramine ou du colestipol, qui lient les acides biliaires dans l'intestin.

Des études à long terme se poursuivent concernant les effets, sur l'espérance de vie, des taux de lipides pendant l'enfance, dans l'espoir qu'un suivi et un traitement énergique, chez le jeune sujet, réduiront l'incidence des maladies cardiovasculaires.

Soins infirmiers

Les soins infirmiers mettent l'accent sur l'identification des enfants à risque d'hyperlipidémie, de même que sur l'adoption d'un régime alimentaire sain et sur la pratique régulière d'activités physiques. Le dépistage et le traitement de l'hyperlipidémie se pratiquent en nombre de milieux communautaires. Les infirmières travaillant pour un cabinet de médecin ou en clinique déterminent chez quels enfants il convient de

TABLEAU 13-14 Apport nutritif recommandé chez l'enfant et chez l'adolescent souffrant d'hyperlipidémie

Nutriment	Apport recommandé
Acides gras saturés	Moins de 10 % des kilojoules
Matières grasses totales	Pas plus de 30 % des kilojoules
Matières grasses poly-insaturées	Jusqu'à 10 % des kilojoules
Matières grasses mono-insaturées	De 10 à 15 % des kilojoules
Cholestérol	Moins de 300 mg/jour

Adapté du National Cholesterol Education Program Coordinating Committee. (1991). Report of the Expert Panel on Blood Cholesterol Levels in Children and Adolescents. *Washington DC : U.S. Department of Health and Human Services.*

mesurer le taux de lipides sériques. Les infirmières travaillant en milieu scolaire éduquent leur clientèle quant aux moyens de réduire les facteurs de risque[32]. Les antécédents de l'enfant en matière d'exercice, son poids et son régime alimentaire constituent de précieuses sources d'information. On s'efforcera d'en connaître davantage sur les antécédents familiaux de cardiopathie, d'hypertension, de diabète ou de tabagisme, afin de déterminer les facteurs de risque. Il faut dire aux parents que l'enfant doit être à jeun pendant douze heures avant tout prélèvement sanguin destiné à évaluer les taux de lipides sériques.

Il est en outre conseillé de travailler en collaboration avec des nutritionnistes, pour échanger des renseignements diététiques et étudier les habitudes alimentaires de la famille. Soulignez l'importance de l'exercice dans la prévention de l'athérosclérose du cœur et des vaisseaux sanguins. Aidez l'enfant à choisir une activité aérobique qu'il pratiquera au moins trois fois par semaine.

Il faut décourager le tabagisme autant chez l'enfant que chez les parents. En effet, la fumée secondaire peut avoir des répercussions sur la tension artérielle et accroître les risques de maladies cardiovasculaires[32].

Faites participer toute la famille au plan de traitement. Il est, en effet, difficile pour un seul membre de la famille de modifier son régime alimentaire ou son programme d'exercice[33]. La famille de l'enfant atteint d'hyperlipidémie doit faire l'objet d'un enseignement et d'un renforcement constants. Il faut évaluer périodiquement le mode de vie et le régime alimentaire de la famille.

ACTIVITÉS AÉROBIQUES

Course	Bicyclette
Jogging	Soccer
Marche rapide	Danse aérobique
Randonnée pédestre	Patin à roues alignées
Natation	

HYPERTENSION

L'hypertension est rare chez l'enfant. La plupart des cas sont provoqués par des affections sous-jacentes, comme une maladie rénale ou une malformation cardiaque. Cependant, une prédisposition génétique à l'hypertension peut se manifester, chez certains enfants, par une tension artérielle à la limite supérieure de la normale ou légèrement élevée. Chez l'adolescent, une tension artérielle moyenne peut évoluer vers l'hypertension à l'âge adulte[34, 35]. Chez l'adolescent, une tension artérielle élevée peut être liée à l'obésité ou à un taux élevé de lipides sériques[36]. Tout enfant présentant une tension artérielle qui se situe dans le 90e percentile, compte tenu de son âge, court davantage de risques d'hypertension à l'âge adulte[35].

Consignez les antécédents complets de l'enfant qui est à la limite de l'hypertension, sans autre maladie connexe. Les parents ou les frères et sœurs souffrent-ils de la même affection ? L'enfant est-il obèse ? Quelle quantité de sel l'enfant absorbe-t-il par jour ? Quelles sont les habitudes quotidiennes de l'enfant en matière d'exercice ? Il faut analyser le taux de lipides sériques pour déterminer s'il y a, ou non, hyperlipidémie.

On doit inciter l'enfant, de même que ses parents, à améliorer leur régime alimentaire et à prendre de bonnes habitudes d'exercice. Il faut décourager le tabagisme. L'enseignement qui engage la participation de toute la famille est habituellement la plus efficace. Évaluez régulièrement la tension artérielle de l'enfant et notez toute modification. Comparez les lectures à un relevé normal selon l'âge et le sexe de l'enfant (se reporter au chapitre 4). Au besoin, on administre des médicaments pour diminuer la tension artérielle lorsque les autres formes de traitement ont échoué. Enseignez à la famille comment administrer correctement les médicaments prescrits.

DIVERSITÉ CULTURELLE

L'enfant afro-américain est particulièrement exposé à une augmentation de la tension artérielle associée à l'apport de sodium. Il est important d'encourager ces enfants à limiter l'apport alimentaire en sodium.

MANIFESTATIONS CLINIQUES DE L'HYPERTENSION

Nouveau-né et nourrisson :
- Irritabilité
- Cris, pleurs
- Convulsions

Enfant et adolescent :
- Céphalées
- Fatigue
- Étourdissements
- Épistaxis
- Troubles visuels

PERSISTANCE ANORMALE DE L'HYPERTENSION PULMONAIRE

La persistance anormale de l'hypertension pulmonaire (persistance de la circulation fœtale) est une maladie du nouveau-né, surtout du nourrisson prématuré, qui est attribuable à une constriction de l'artère pulmonaire. L'augmentation de la pression provoque un shunt droite-gauche au niveau du canal artériel ou du foramen ovale. La perfusion pulmonaire est réduite, ce qui cause une hypoxémie. Chez certains enfants souffrant de cardiopathie congénitale, un débit sanguin pulmonaire excessif provoque une résistance vasculaire pulmonaire.

Le nouveau-né souffre de tachypnée, de cyanose, de tirage et de fatigue. L'alimentation est difficile. Il est probable que l'enfant perde du poids et présente un déséquilibre hydro-électrolytique.

La persistance anormale de l'hypertension pulmonaire peut avoir plusieurs causes: maladie des membranes hyalines, polyglobulie, syndrome d'aspiration méconiale, infection respiratoire ou cardiopathie congénitale[37]. Une fois la cause déterminée, le nourrisson est traité de plusieurs façons: oxygène, ventilation et médicaments.

Les soins infirmiers consistent essentiellement à favoriser le repos, pour conserver l'oxygène, à surveiller les ingesta et les excreta et à administrer de l'oxygène et des médicaments. Les nouveau-nés et les nourrissons ont souvent besoin de ventilation assistée. Apportez du soutien aux parents et renseignez-les sur l'état de leur enfant. Encouragez-les à rendre visite au nouveau-né, tout en évitant de le stimuler.

► ÉTAT DE CHOC ET CONTUSION DU MYOCARDE

ÉTAT DE CHOC

L'état de choc représente une situation aiguë et complexe de dysfonctionnement circulatoire dans laquelle l'organisme est incapable de fournir assez d'oxygène et d'autres nutriments pour répondre à la demande des tissus. Plusieurs affections peuvent en être la cause: hémorragie, déshydratation, infection, obstruction du débit sanguin ou insuffisance cardiaque.

Choc hypovolémique

Le choc hypovolémique est un état clinique d'irrigation sanguine inadéquate des tissus et des organes résultant du mouvement du sang ou du plasma à l'extérieur du compartiment intravasculaire[38] (figure 13-10). Le sang ou le plasma de l'espace vasculaire peut diminuer en raison d'une hémorragie ou du mouvement des liquides dans les espaces interstitiels. L'hypovolémie est la cause la plus courante d'état de choc chez le nourrisson et chez l'enfant[39].

Manifestations cliniques

Les signes de choc hypovolémique précoce chez l'enfant ne sont pas spécifiques, mais doivent être reconnus avant que ne survienne l'hypotension. Les signes indiquant que l'enfant compense une réduction du volume sanguin sont les suivants: tachycardie, habituellement soutenue à une fréquence supérieure à 130 battements/minute, effort respiratoire accru, temps de remplissage des capillaires lent (> 2 secondes), faibles pouls périphériques, pâleur ou froideur des membres (signes d'irrigation sanguine diminuée). L'organisme de l'enfant tente de compenser cet état en préservant la circulation vers les organes vitaux. Toutefois, une diminution du niveau de conscience finit par faire suite à une réduction du débit sanguin cérébral. La diurèse diminue lorsque le débit sanguin rénal baisse.

Si on n'entreprend pas de traitement dès les premiers signes de choc hypovolémique, l'affection progresse jusqu'à ce que l'enfant ne puisse plus compenser. À ce stade, la tension artérielle systolique baisse et la tension artérielle différentielle diminue. En cas de déshydratation, les muqueuses sont sèches et il y a persistance du pli cutané. On trouvera dans le tableau 13-15 une comparaison des signes associés à un choc hypovolémique précoce, non compensé et profond.

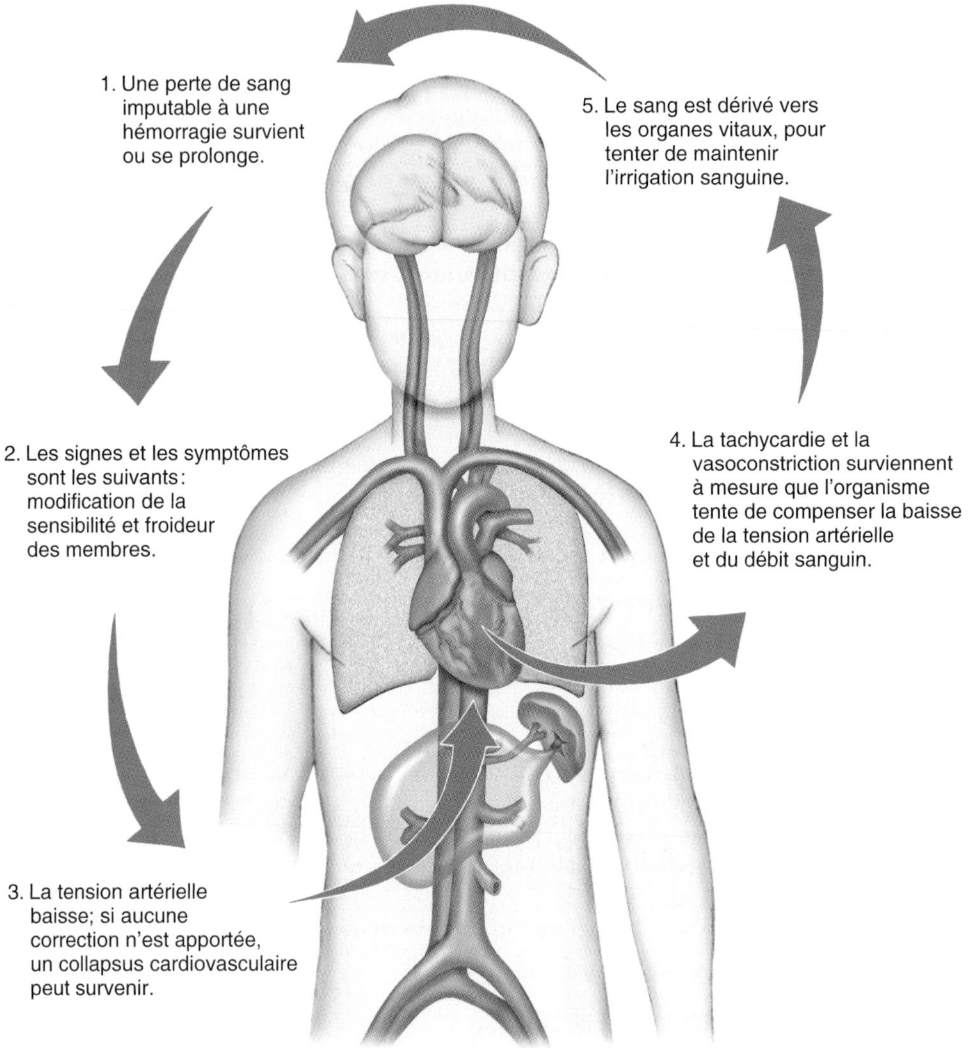
1. Une perte de sang imputable à une hémorragie survient ou se prolonge.
2. Les signes et les symptômes sont les suivants : modification de la sensibilité et froideur des membres.
3. La tension artérielle baisse; si aucune correction n'est apportée, un collapsus cardiovasculaire peut survenir.
4. La tachycardie et la vasoconstriction surviennent à mesure que l'organisme tente de compenser la baisse de la tension artérielle et du débit sanguin.
5. Le sang est dérivé vers les organes vitaux, pour tenter de maintenir l'irrigation sanguine.

FIGURE 13-10. Si une hémorragie réduit suffisamment le volume sanguin en circulation, il y a vasoconstriction, et le sang est dérivé pour maintenir l'irrigation sanguine des organes vitaux. Lorsque la perte de sang dépasse 20 à 25 % du volume total, l'organisme de l'enfant ne peut plus compenser, ce qui provoque un choc hypovolémique.

TABLEAU 13-15 Signes de choc hypovolémique

Système	Choc précoce	Choc non compensé	Choc profond
Cardiaque	Tachycardie, pouls périphériques faibles	Tachycardie ; pouls périphériques absents ; tension artérielle systolique diminuée	Hypotension ; bradycardie ; pouls apical faible
Neurologique	Comportement normal, anxieux, irritable ou combatif	Confusion, léthargie, réduction de la réaction à la douleur	État comateux
Peau	Apparence marbrée ; temps de remplissage capillaire > 2 secondes ; membres moites et froids	Cyanose ; temps de remplissage capillaire > 3 secondes ; membres froids	Peau pâle et froide
Rénal	Diurèse réduite ; densité urinaire accrue	Oligurie ; densité urinaire accrue	Pas de diurèse

Adapté de Waisman, H., et Eichelberger, M.R. (1993). Hypovolemic shock. Dans M.R. Eichelberger (dir.). Pediatric Trauma : Prevention, acute care, rehabilitation, *p. 182, Saint Louis : Mosby-Year Book.*

Étiologie et physiopathologie

Les principales causes d'une réduction du volume sanguin intravasculaire sont les suivantes :

- Hémorragie liée à une blessure grave ;
- Perte de plasma (augmentation de la perméabilité des capillaires) à la suite d'une brûlure, d'une septicémie, d'une péritonite et du syndrome néphrotique ;
- Perte hydro-électrolytique liée à une déshydratation, à de la diarrhée ou des vomissements, à une acidocétose diabétique ou à un diabète insipide ;
- Médicaments vasodilatateurs.

Le choc se traduit par un acheminement inadéquat de l'oxygène et des nutriments vers les cellules et par une accumulation de déchets toxiques dans les capillaires. La réduction du volume sanguin en circulation provoque une baisse du débit cardiaque et de la tension artérielle. L'anoxie cellulaire et l'acidose se développent simultanément. L'accumulation de toxines et une oxygénation inadéquate des tissus endommagent les cellules.

L'organisme de l'enfant tente de compenser par les réactions suivantes :

- La fréquence cardiaque et la contractilité du myocarde augmentent pour améliorer le débit cardiaque ;
- La fréquence respiratoire augmente pour améliorer l'oxygénation et réduire l'accumulation de déchets dans les cellules ;
- La pression hydrostatique baisse, ce qui permet aux liquides de se déplacer dans l'espace vasculaire et d'accroître le volume sanguin en circulation ;
- Le système vasculaire périphérique se contracte pour maintenir la résistance vasculaire systémique aussi longtemps que possible.

L'enfant est en mesure de compenser jusqu'à ce qu'il ait perdu de 20 à 25 % de son volume sanguin. Au-delà de cette limite, il court des risques d'hypotension potentiellement mortelle.

Examens diagnostiques et traitement médical

Aucune valeur de laboratoire ne peut être utilisée pour évaluer le déficit du volume assez rapidement pour diagnostiquer un choc hypovolémique. On examine les signes caractéristiques de l'enfant pour confirmer le diagnostic. Les analyses de laboratoire courantes, après un diagnostic de choc hypovolémique, sont les suivantes : hématocrite et hémoglobine, gaz sanguins artériels, électrolytes sériques ; glucose, osmolalité, azote uréique du sang et analyse d'urine.

Les soins d'urgence mettent l'accent sur l'amélioration de l'irrigation sanguine des tissus. On ouvre les voies respiratoires, on administre de l'oxygène et on assiste la ventilation, le cas échéant. Le saignement est jugulé et une perfusion intraveineuse est installée pour fournir des volumes élevés de solutés cristalloïdes (lactate de Ringer).

Le lactate de Ringer représente le soluté de choix pour la réanimation initiale. Un volume de 20 mL/kg est administré rapidement, en cinq minutes. La même quantité de soluté est donnée en l'espace de cinq minutes si l'état physiologique de l'enfant ne s'améliore pas après la première administration. Si on n'obtient aucune amélioration après la deuxième tentative, on prescrit du sang ou de l'albumine.

Une fois que l'état physiologique de l'enfant se stabilise, l'examen et le traitement porteront sur la cause du choc hypovolémique.

Collecte des données

Posez des questions aux parents (ou à l'enfant, le cas échéant) quant à toute blessure possible ou encore à la durée et à la gravité de maladies aiguës. Si on n'observe aucun saignement, déterminez si une blessure pourrait provoquer un saignement interne.

CONSEIL CLINIQUE

Les signes indiquant que l'enfant réagit à la réanimation sont les suivants :

- Amélioration de la coloration de la peau ;
- Amélioration de la réactivité ;
- Baisse de la fréquence cardiaque ;
- Amélioration du temps de remplissage capillaire.

CROISSANCE ET DÉVELOPPEMENT

Le volume sanguin total de l'enfant varie selon le poids. L'enfant a environ 80 mL de sang par kilogramme de poids corporel[39].

- Nouveau-né :
  3 kg x 80 mL = 240 mL
- Enfant de 5 ans :
  25 kg x 80 mL = 2 000 mL
- Enfant de 13 ans :
  50 kg x 80 mL = 4 000 mL

À titre d'exemple, le foie et la rate sont des organes très vascularisés, peu protégés en cas de choc contondant direct, de sorte qu'un saignement important provenant d'une blessure à l'un de ces organes peut provoquer un choc hypovolémique sans hémorragie apparente. Une maladie aiguë, comme une gastro-entérite avec diarrhée et vomissements prolongés, peut aussi entraîner une déshydratation et un choc hypovolémique.

En cas de saignement apparent, évaluer les pertes de sang. Même si l'enfant perd la même quantité de sang que l'adulte après une lacération, le volume total de sang perdu est proportionnel au poids du sujet.

Lorsqu'un enfant est admis à l'hôpital pour des lésions telle une lacération du foie ou de la rate, il faut évaluer régulièrement son état circulatoire. Le traitement médical courant pour ce genre de blessure est conservateur. Les chirurgiens attendent généralement, avant de pratiquer une intervention visant à juguler le saignement ou à réparer la lacération, de voir si le foie ou la rate se rétablira spontanément. Même si l'état circulatoire de l'enfant a été stabilisé pendant les soins d'urgence, le choc peut se reproduire si le saignement continue.

Évaluez fréquemment les fréquences cardiaque et respiratoire, la tension artérielle, le temps de remplissage capillaire, le niveau de conscience (à l'aide de l'échelle de coma de Glasgow; se reporter au chapitre 19), la coloration et la température de la peau, afin de détecter tout changement indiquant une modification de l'état de l'enfant. Mesurez la diurèse et la densité urinaire toutes les heures. Les signes que l'état de l'enfant s'améliore sont les suivants:

- Baisse de la fréquence cardiaque, de la fréquence respiratoire et du temps de remplissage capillaire;
- Augmentation de la tension artérielle systolique et de la diurèse;
- Amélioration de la coloration et de la température de la peau, de même que du niveau de conscience;
- Reprise du poids perdu.

Diagnostics infirmiers

Plusieurs diagnostics s'appliquent à l'enfant souffrant de choc hypovolémique, notamment:

- Diminution du débit cardiaque reliée à la perte de sang ou à la déshydratation;
- Déficit de volume liquidien relié à la déshydratation;
- Diminution de l'irrigation tissulaire (cardiopulmonaire, rénale ou cérébrale) reliée à une réduction du volume sanguin en circulation;
- Dégagement inefficace des voies respiratoires relié à une modification de l'état de conscience;
- Stratégies d'adaptation familiale inefficaces: Soutien compromis relié à l'état de l'enfant, qui fait craindre pour sa vie;
- Anxiété reliée à une hospitalisation imprévue pour une affection critique.

Soins infirmiers

Les infirmières en salle d'urgence ou aux soins intensifs participent à la réanimation de l'enfant atteint de choc hypovolémique. Elles participent en outre à l'évaluation de l'enfant et à la mise en place d'un accès intraveineux. Il faut calculer et préparer la quantité de soluté intraveineux nécessaire à l'administration, selon le poids de l'enfant (20 mL/kg). On doit en outre veiller à ce que le soluté soit administré rapidement, par bolus intraveineux ou par sac de soluté sous pression. Il faut surveiller la réaction physiologique de l'enfant, dans les cinq minutes d'administration, au bolus intraveineux. On préparera, au besoin, un deuxième, puis un troisième bolus intraveineux.

Il est conseillé d'utiliser, pour la réanimation, des solutés intraveineux à la température du corps, puisque l'hypothermie peut entraver la réaction de l'enfant au traitement. On doit en outre couvrir l'enfant ou utiliser des lampes infrarouges, pour limiter les pertes de chaleur corporelle.

Lorsqu'on administre un culot globulaire, il faut s'assurer que le sang administré convient à l'état de l'enfant. Remplacez le soluté en cours par une solution saline normale (NaCl à 0,9 %), pour éviter l'hémolyse pendant la transfusion sanguine. Observez attentivement la réaction de l'enfant à la transfusion (se reporter au chapitre 14 et à l'annexe A pour des informations sur l'administration de transfusions sanguines). Il convient également de surveiller ses réactions circulatoires physiologiques, afin de détecter toute modification de son état. Bien entendu, toute détérioration de l'état de l'enfant doit être signalée au médecin.

À la phase aiguë du traitement, il faut soutenir l'enfant et sa famille. Les parents dont l'enfant souffre de choc hypovolémique résultant d'une blessure sont généralement inquiets. L'enfant peut se montrer craintif face à une hospitalisation soudaine; ou être agité, en raison d'une perturbation du niveau de conscience. Il est important de déterminer les causes d'anxiété chez l'enfant. En cas de blessure, les parents craignent souvent pour la vie de l'enfant. Il faut renseigner régulièrement les parents sur l'état de l'enfant. On leur expliquera les soins qui lui sont donnés et en quoi ils peuvent aider l'enfant. On demeurera à l'écoute de leurs préoccupations et, au besoin, on dissipera toute idée fausse.

Choc septique

Le choc septique résulte d'un transport insuffisant d'oxygène vers les tissus. Au cours du choc septique, des agents infectieux (souvent d'origine bactérienne) produisent des phénomènes circulatoires qui réduisent la perfusion tissulaire. Le choc septique peut être imputable à plusieurs causes: anaphylaxie, septicémie ou traumatisme médullaire. L'enfant immunosupprimé court des risques élevés de choc septique. Le sang s'accumule dans les membres, en raison de la vasodilatation. Comme le débit de sang vers le cœur est réduit, la précharge tombe et le débit cardiaque diminue.

Le choc septique se manifeste comme une infection et évolue vers la septicémie. Lorsqu'une toxine bactérienne pénètre dans le système circulatoire, le processus inflammatoire de l'organisme est déséquilibré. Les globules blancs prolifèrent et les macrophages produisent des cytokines qui dilatent les vaisseaux sanguins et en accroissent la perméabilité. Les polynucléaires neutrophiles s'agglutinent et obstruent les capillaires[40] (figure 13-11).

Le choc septique se compose de deux phases: une phase hyperdynamique et une phase hypodynamique. À la phase hyperdynamique, l'enfant est atteint des troubles suivants: fièvre, tachycardie, tachypnée, membres chauds, pouls bondissant et remplissage capillaire rapide. L'irrigation sanguine semble adéquate; cependant, en raison de l'infection et de la fièvre, la demande en oxygène des tissus est beaucoup plus élevée et l'irrigation sanguine est nettement insuffisante.

Le débit cardiaque est élevé, mais la résistance vasculaire systémique est faible, ce qui entraîne un flux inégal et une accumulation anormale de sang dans les membres. La circulation sanguine est très ralentie; le métabolisme anaérobie et l'acidose lactique se produisent dans les tissus où l'oxygène ne circule plus. À mesure que le syndrome progresse, la phase hypodynamique se développe. Le débit cardiaque est faible et la résistance vasculaire systémique est élevée. Le sang s'est déjà accumulé dans les membres. À la phase hypodynamique, l'enfant a froid; il est hypotendu, pâle et oligurique. Le sang est dérivé des reins, des muscles et de la peau vers le cœur et vers le cerveau. On constate une défaillance de plusieurs organes si le traitement n'améliore pas l'irrigation sanguine régionale.

Le traitement du choc septique commence bien avant la confirmation du diagnostic. Au début du choc septique, on utilise la réanimation liquidienne par perfusions intraveineuses pour stabiliser la circulation et assurer une irrigation sanguine adéquate

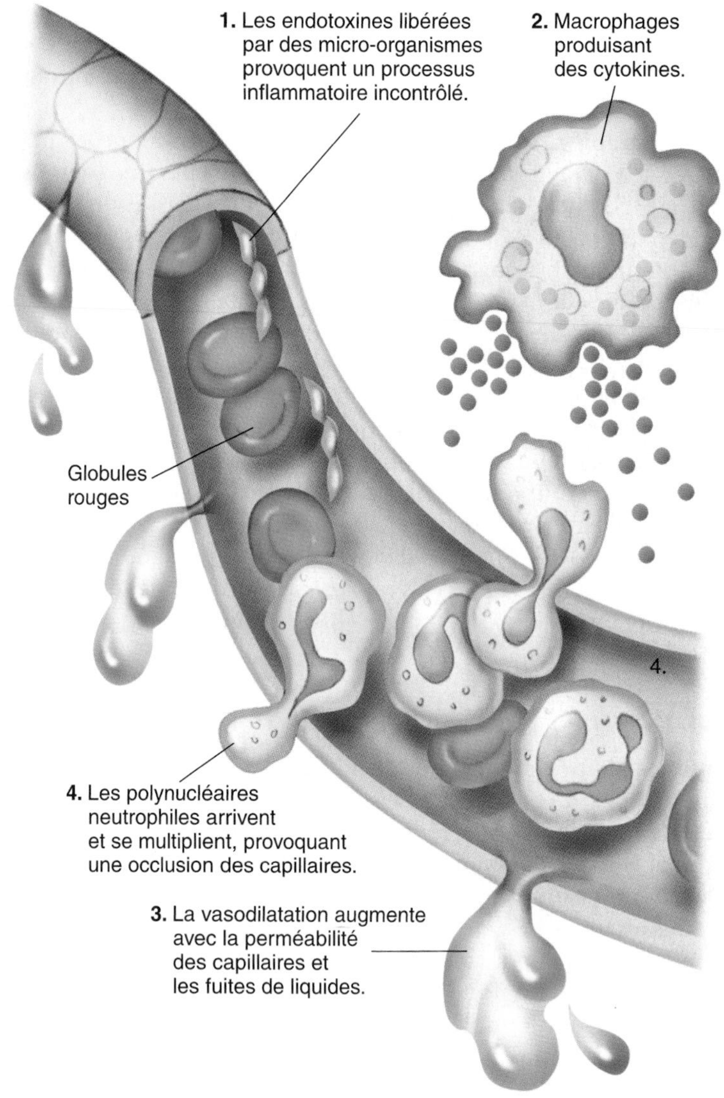
1. Les endotoxines libérées par des micro-organismes provoquent un processus inflammatoire incontrôlé.
2. Macrophages produisant des cytokines.
Globules rouges
4.
4. Les polynucléaires neutrophiles arrivent et se multiplient, provoquant une occlusion des capillaires.
3. La vasodilatation augmente avec la perméabilité des capillaires et les fuites de liquides.

FIGURE 13-11. Dans le choc septique, le sang s'accumule anormalement dans les membres. Le débit sanguin est lent et les tissus reçoivent des quantités insuffisantes d'oxygène pour le métabolisme des cellules.

des tissus. On donne alors à l'enfant des antibiotiques efficaces contre l'organisme qu'on soupçonne. À la phase hypodynamique, on lui administre des vasopresseurs. Les taux de morbidité et de mortalité sont élevés, même lorsque le traitement commence tôt. Les complications sont les suivantes: coagulation intravasculaire disséminée (se reporter au chapitre 14) ou syndrome de détresse respiratoire adulte.

Choc obstructif

Il y a choc obstructif lorsqu'un blocage de la circulation sanguine principale entrave l'irrigation sanguine des tissus (figure 13-12). Les causes, chez l'enfant, sont les suivantes: compression de la veine cave, tamponnade péricardique, embolie pulmonaire, pneumothorax sous pression, épanchement pleural ou cardiopathie congénitale avec obstruction de l'écoulement sanguin (coarctation de l'aorte). Le traitement doit porter sur l'affection sous-jacente.

Choc cardiogénique

Le choc cardiogénique est une anomalie de la fonction du myocarde. Le cœur ne réussit pas à maintenir un débit cardiaque adéquat ni une irrigation sanguine suffisante des tissus (figure 13-13). Il existe plusieurs causes de choc cardiogénique chez l'enfant:

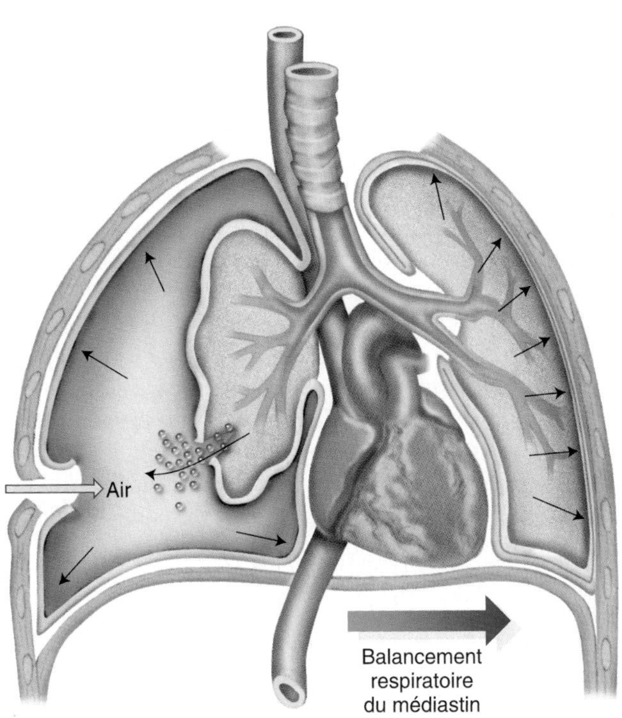

FIGURE 13-12. Un choc obstructif peut se produire lorsqu'un pneumothorax sous pression obstrue le débit sanguin en provenance du cœur et vers ce dernier. Ici, les gros vaisseaux sont comprimés pendant le balancement respiratoire du médiastin.

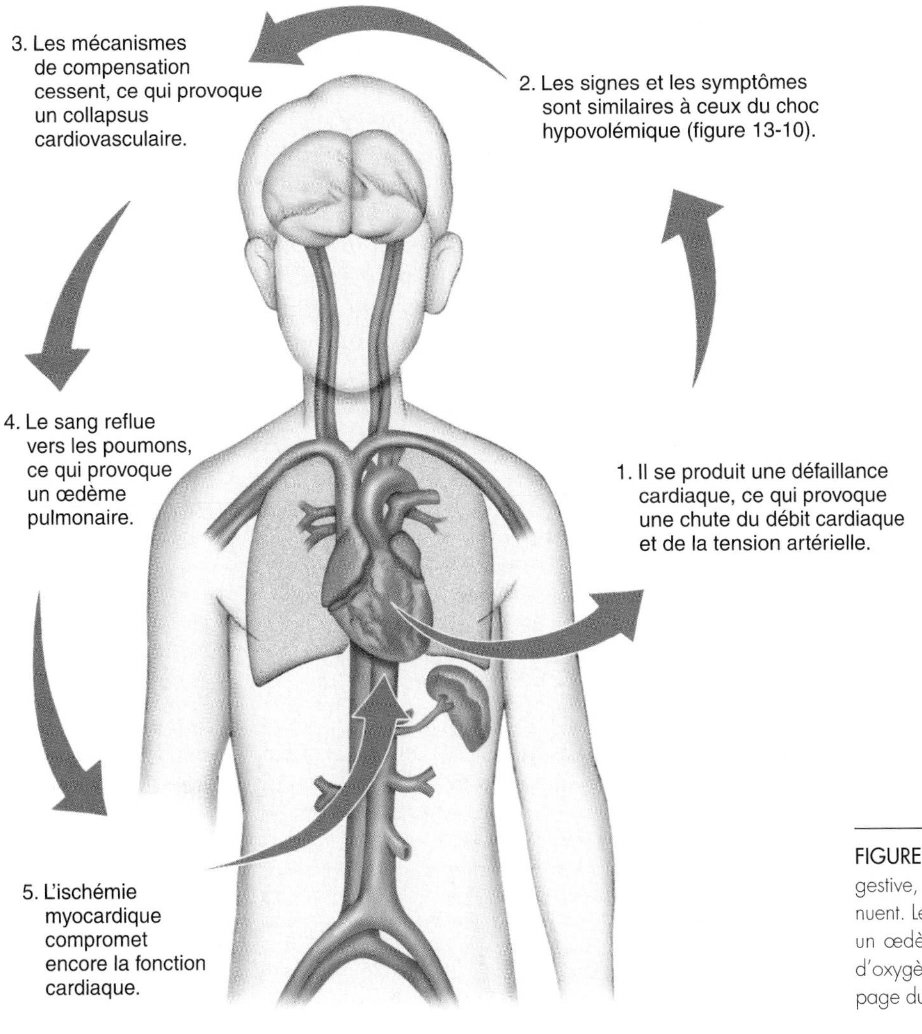

1. Il se produit une défaillance cardiaque, ce qui provoque une chute du débit cardiaque et de la tension artérielle.
2. Les signes et les symptômes sont similaires à ceux du choc hypovolémique (figure 13-10).
3. Les mécanismes de compensation cessent, ce qui provoque un collapsus cardiovasculaire.
4. Le sang reflue vers les poumons, ce qui provoque un œdème pulmonaire.
5. L'ischémie myocardique compromet encore la fonction cardiaque.

FIGURE 13-13. En cas d'insuffisance cardiaque congestive, le débit cardiaque et la tension artérielle diminuent. Le sang reflue vers les poumons, ce qui provoque un œdème pulmonaire. Le myocarde reçoit trop peu d'oxygène, ce qui compromet encore l'action de pompage du cœur. Il en résulte un choc cardiogénique.

insuffisance cardiaque congestive, cardiopathie congénitale et arythmie, notamment bradycardie et tachycardie supraventriculaires. Le choc cardiogénique peut aussi représenter la phase finale d'autres affections aiguës ou chroniques, notamment septicémie, choc prolongé, hypoglycémie ou dystrophie musculaire. Une insuffisance cardiaque congestive peut faire suite à un écoulement obstrué, en cas de cardiopathie congénitale comme la coarctation de l'aorte.

Au point de vue clinique, le choc cardiogénique ressemble au choc hypovolémique. La tachycardie, la tachypnée, une saturation réduite en oxygène, de l'hypotension et des membres froids et pâles en sont les signes courants. Lorsque les mécanismes de compensation font défaut, l'enfant devient agité et désorienté. L'augmentation de la résistance vasculaire systémique aggrave encore le stress du cœur en défaillance. Chaque contraction provoque une accumulation accrue de sang dans le cœur et dans les vaisseaux pulmonaires, ce qui finit par provoquer une insuffisance cardiaque congestive, une acidose métabolique et un collapsus cardiovasculaire.

L'objectif du traitement médical est de restaurer la fonction du myocarde avec une ventilation adéquate, de corriger les arythmies, de gérer les liquides et d'administrer des diurétiques et des médicaments inotropes.

CONTUSION DU MYOCARDE

La contusion du myocarde, blessure rare chez l'enfant, résulte d'un choc violent à la paroi de la cage thoracique, ce qui entraîne des lésions au muscle cardiaque. Le débit sanguin vers les régions du muscle cardiaque est désorganisé ; ou les cellules du myocarde sont carrément détruites. Cette affection, potentiellement mortelle, est souvent liée à une blessure provoquée par un accident de la route. Elle peut, par exemple, se produire chez l'adolescent qui heurte le volant de son véhicule au moment d'une collision ; ou chez l'enfant qui a reçu un coup de bâton de baseball à la poitrine.

En cas de blessure à la face antérieure du thorax, il faut soupçonner une contusion du myocarde. Cette affection est souvent ignorée au moment de l'évaluation initiale d'urgence. L'enfant éprouve un malaise thoracique, en raison de côtes fracturées ou d'une contusion à la paroi thoracique. L'électrocardiographie révèle des épisodes d'arythmies ou des signes d'infarctus du myocarde. L'échocardiographie peut indiquer une anomalie du mouvement des parois cardiaques. Les concentrations d'iso-enzymes cardiaques sont élevées. En raison du risque d'arythmies soudaines, l'enfant doit être admis aux soins intensifs et faire l'objet d'un suivi cardiaque.

RÉFÉRENCES

1. Weber, M.L. et coll. (1994). *Dictionnaire de thérapeutique pédiatrique.* Montréal : Les Presses de l'Université de Montréal ; Paris : Doin éditeurs.
2. Freed, M.D. (1992). Fetal and Transitional Circulation. Dans D.C. Fyler (dir.), *Nadas' Pediatric Cardiology* (p. 59). Philadelphia : Hanley & Belfus.
3. Ludwig, S. et Loiselle, J. (1993). Anatomy, Growth, and Development : Impact on Injury. Dans M.R. Eichelberger (dir.), *Pediatric Trauma : Prevention, Acute Care, Rehabilitation* (p. 39-58). Saint Louis : Mosby-Year Book.
4. Park, M.K. (1996). *Pediatric Cardiology for Practitioners* (3e éd.). Saint Louis : Mosby-Year Book.
5. Eichelberger, M.R., Ball, J.W., Pratsch, G.S. et Clark, J.R. (1998). *Pediatric Emergencies* (2e éd.). Englewood Cliffs, NJ : Brady.
6. Wolfe, R.R., Boucek, M., Schaffer, M.S. et Wiggins, J.W. (1997). Cardiovascular Diseases. Dans W.W. Hay, J.R. Groothius, A.R. Hayward et M.J. Levin (dir.), *Current Pediatric Diagnosis and Treatment* (13e éd., p. 474-536). Stamford, CT : Appleton & Lange.
7. Katz, A. (1990). Cardiomyopathy of Overload. *New England Journal of Medicine, 322*(2), 100-110.
8. Kohr, L.M. et O'Brien, P. (1995). Current Management of Congestive Heart Failure in Infants and Children. *Nursing Clinics of North America, 30*(2), 261-290.
9. Werner, N.P. (1993). Congestive Heart Failure : Pathophysiology and Management Throughout Infancy. *Journal of Perinatology and Neonatal Nursing, 7*(3), 59-76.
10. Botto, L.D., Khoury, M.J., Mulinare, J. et Erickson, J.D. (1996). Periconceptional Multivitamin Use and the Occurrence of Contruncal Heart Defects : Results from a Population-Based, Case-Control Study. *Pediatrics, 98*(5), 911-917.
11. Sims, S.L. (1994). Alterations in Cardiovascular Function in Children. Dans K.L. McCance et S.E. Huether (dir.), *Pathophysiology : The Biologic Basis for Disease in Adults and Children* (2e éd.). Saint Louis : Mosby.
12. Hoffman, J.I.E. (1995). Incidence of Congenital Heart Disease : I. Postnatal incidence. *Pediatric Cardiology, 16*(3), 103-113.
13. Nouri, S. (1997). Congenital Heart Defects : Cyanotic and Acyanotic. *Pediatric Annals, 26*(2), 94-98.
14. Stumpflen, I., Stumpflen, A., Wimmer, M. et Bernaschek, G. (1996). Effects of Detailed Fetal Echocardiography as Part of Routine Prenatal Ultra-Sonographic Screening on Detection of Congenital Heart Disease. *Lancet, 348* (28 septembre), 854-857.
15. Stinson, J. et McKeever, P. (1995). Mother's Information Needs Related to Caring for Infants at Home Following Cardiac Surgery. *Journal of Pediatric Nursing, 10*(1), 48-57.
16. Castaneda, A.R. (1990). Classical Repair of Tetralogy of Fallot : Timing, Technique, and Results. *Seminars in Thoracic and Cardiovascular Surgery, 2,* 70-75.
17. Rikard, D.H. (1993). Nursing Care of the Neonate Receiving Prostaglandin E_1 Therapy. *Neonatal Network, 12,* 17-22.
18. DeBoer, S. (1996). The Care of the Blue Baby : Emergency Department Management of Tetralogy of Fallot. *Journal of Emergency Nursing, 22*(2), 73-76.
19. Sacchetti, A., Gerardi, M., Barkin, R. et coll. (1996). Emergency Data Set for Children with Special Needs. *Annals of Emergency Medicine, 28,* 324-327.
20. Denny, F. (1993). New Developments : Group A Streptococcal Infections, 1993. *Current Problems in Pediatrics, 23*(5), 179-185.
21. Freund, B.D., Scacco-Neumann, A., Pisanelli, A.S. et Benchot, R. (1993). Acute Rheumatic Fever Revisited. *Journal of Pediatric Nursing, 8*(3), 167-176.
22. Robinson, B., Anisman, P. et Eshaghpour, E. (1996). Is That Fast Heartbeat Dangerous (and what should you do about it) ? *Contemporary Pediatrics, 13*(9), 52-85.
23. Ros, S., Fisher, E. et Bell, T. (1991). Adenosine in the Emergency Management of Supraventricular Tachycardia. *Pediatric Emergency Care, 7*(4), 222-223.
24. Lux, K. (1991). New hope for children with Kawasaki disease. *Journal of Pediatric Nursing, 6*(3), 159-165.
25. Peterson-Sweeney, K.L. (1995). Systemically Induced Vasculitis in Children. *AACN Clinical Issues, 6*(4), 657-669.
26. American Academy of Pediatrics. (1997). *1997 Redbook : Report of the Committee on Infectious Diseases.* Elk Grove Village, IL : Auteur.
27. Dajani, A.S., Taubert, K.A., Gerber, M.A., Shulman, S.T., Ferrieri, P. et coll. (1993). Diagnosis and Therapy of Kawasaki Disease in Children. *Circulation, 87*(5), 1776-1780.
28. National Cholesterol Education Program. (1991). *Report of the Expert Panel on Blood Cholesterol Levels in Children and Adolescents.* Washington, DC : U.S. Department of Health and Human Services.
29. Williams, C.L. et Bollella, M. (1995). Guidelines for Screening, Evaluating, and Treating Children with Hypercholesterolemia. *Journal of Pediatric Health Care, 9*(4), 153-161.
30. Purath, J., Lansinger, T. et Ragheb, C. (1995). Cardiac Risk Evaluation for Elementary School Children. *Public Health Nursing, 12*(3), 189-195.
31. Kwiterovich, P.O. (1989). *Beyond Cholesterol.* Baltimore : Johns Hopkins University Press.
32. Howard, J.K., Bindler, R.M., Synoground, G. et Van Gemert, F.C. (1996). A Cardiovascular Risk Reduction Program for the Classroom. *Journal of School Nursing, 12*(4), 5-11.

33. McCabe, E. (1993). Monitoring the Fat and Cholesterol Intake of Children and Adolescents. *Journal of Pediatric Health Care, 7*(2), 61-70.

34. National High Blood Pressure Education Program Working Group on Hypertension Control in Children and Adolescents. (1996). Update on the 1987 task force report on high blood pressure in children and adolescents: A working group report from the National High Blood Pressure Education Program. *Pediatrics, 98*(4), 649-658.

35. Lauer, R., Clarke, W., Mahoney, L. et Witt, J. (1993). Childhood Predictors for High Adult Blood Pressure. The Muscatine Study. *Pediatric Clinics of North America, 40*(1), 23-40.

36. Rocchini, A.P. (1993). Adolescent Obesity and Hypertension. *Pediatric Clinics of North America, 40*(1), 81-92.

37. Rosenberg, A.A. et Thilo, E.H. (1997). The Newborn Infant. Dans W.W. Hay, J.R. Groothius, A.R. Haywood et M.J. Levin (dir.), *Current Pediatric Diagnosis and Treatment* (13e éd., p. 20-76). Stamford, CT: Appleton & Lange.

38. Waisman, Y. et Eichelberger, M.R. (1993). Hypovolemic Shock. Dans M.R. Eichelberger (dir.), *Pediatric Trauma: Prevention, Acute Care, Rehabilitation* (p. 178-185). Saint Louis: Mosby-Year Book.

39. DiMaio, A.M. et Singh, J. (1992). The Infant with Cyanosis in the Emergency Room. *Pediatric Clinics of North America, 39,* 987-1006.

40. Brown, K.K. (1994). Septic Shock: How to Stop the Deadly Cascade. *American Journal of Nursing, 94*(9), 20-26.

LECTURES COMPLÉMENTAIRES

Baker, A.L., Roberts, C. et Gothing, C. (1995). Dyslipidemias in Childhood: An Overview. *Nursing Clinics of North America, 30*(2), 243-260.

Beaver, B.L. et Laschinger, J.C. (1992). Pediatric Thoracic Trauma. *Seminars in Thoracic and Cardiovascular Surgery, 4,* 255-262.

Berro, E.A. et Bechler-Karsch, A. (1993). A Closer Look at Septic Shock. *Pediatric Nursing, 19,* 289-297, 314.

Boisvert, J., Reidy, S. et Lulu, J. (1995). Overview of Pediatric Arrhythmias. *Nursing Clinics of North America, 29*(2), 365-380.

Caire, J.B. et Erickson, S. (1986). Reducing Distress in Pediatric Patients Undergoing Cardiac Catheterization. *Children's Health Care, 14,* 146-152.

Castiglia, P.T. (1993). Kawasaki Disease. *Journal of Pediatric Health Care, 10*(3), 124-126.

Cowell, J., Montgomery, A. et Talashek, M. (1992). Cardiovascular Risk Stability: From Grade School to High School. *Journal of Pediatric Health Care, 6*(6), 349-354.

DeBruin, W.J., Greenwald, B.M. et Notterman, A. (1992). Fluid Resuscitation in Pediatrics. *Critical Care Clinics, 8,* 423-438.

Grimes, D. et Woolbert, L. (1990). Facts and Fallacies about Streptococcal Infection and Rheumatic Fever. *Journal of Pediatric Health Care, 4*(4), 186-192.

Hayden, R.A. (1992). What Keeps Oxygen on Track? *American Journal of Nursing, 92,* 32-40.

Ing, F.F., Starc, T.J., Griffiths, S.P. et Gersony, W.M. (1996). Early Diagnosis of Coarctation of the Aorta in Children: A Continuing Dilemma. *Pediatrics, 98*(3), 378-382.

Jensen, C.A. (1992). Nursing Care of a Child Following an Arterial Switch Procedure for Transposition of the Great Arteries. *Critical Care Nurse, 12,* 51-57.

Klein, D.M. (1991). Shock: Physiology, Signs, and Symptoms. *Nursing, 91,* 21, 74-76.

Matthews, D. (1994). The Prevention and Diagnosis of Infective Endocarditis: The Primary Care Provider's role. *Nurse Practitioner, 19*(8), 53-60.

McCubbin, H., Thompson, E., Thompson, A., McCubbin, M. et Kaston, A. (1993). Culture, Ethnicity, and the Family: Critical Factors in Childhood Chronic Illnesses and Disabilities. *Pediatrics, 91*(5), 1063-1070.

Mistretta, E. et Strond, S. (1990). Hypercholesterolemia in Children: Risk and Management. *Pediatric Nursing, 16*(2), 152-154.

Nicklaus, T., Farris, R., Srinivasan, S., Webber, L. et Berenson, G. (1989). Nutritional Studies in Children and Implications for Change: The Bogalusa Heart Study. *Journal of Advancement in Medicine, 2*(3), 451-473.

Ohler, L., Fleagle, D.J. et Lee, B.I. (1989). Aortic Valvuloplasty: Medical and Critical Care Nursing Perspectives. *Focus on Critical Care, 16,* 275-287.

Pederson, C. (1995). Children's and Adolescents' Experiences while Undergoing Cardiac Catheterization. *Maternal and Child Nursing Journal, 23*(1), 15-25.

Radtke, W. et Lock, J. (1990). Balloon Dilation. *Pediatric Clinics of North America, 37,* 193-209.

Rowley, A. et Gonzalez-Crussi, F. (1991). Kawasaki Syndrome. *Current Problems in Pediatrics, 21*(9), 380-405.

Sade, R.M. et Fyfe, D.A. (1990). Tricuspid Atresia: Current Concepts in Diagnosis and Treatment. *Pediatric Clinics of North America, 37,* 151-169.

Shulman, S.T., De Inocencio, J. et Hirsch, R. (1995). Kawasaki Disease. *Pediatric Clinics of North America, 42*(5), 1205-1222.

Stewart, K.J., Lipis, P.H., Seemans, C.M., McFarland, L.D., Weinhofer, J.J. et Brown, C.S. (1995). Heart Healthy Knowledge, Food Patterns, Fatness, and Cardiac Risk Factors in Children Receiving Nutrition Education. *Journal of Health Education, 26*(6), 381-387.

Swanson, L.T. (1995). Treatment Options for Hypoplastic Left Heart Syndrome : A Mother's Perspective. *Critical Care Nurse, 15*(6), 70-79.

Tong, E. et Sparacino, P. (1994). Special Management Issues for Adolescents and Young Adults with Congenital Heart Disease. *Critical Care Clinics of North America, 9*(2), 199-214.

Uzark, K., VonBargen-Mazza, P. et Messiter, E. (1989). Health Education Needs of Adolescents with Congenital Heart Disease. *Journal of Pediatric Health Care, 3,* 137-143.

Warshaw, M.P. et Winn, C.W. (1988). Pulmonary Valvuloplasty as an Alternative to Surgery in the Pediatric Patient : Implications for Nursing. *Heart & Lung, 15,* 521-527.

Zales, V.R. et Wright, K.L. (1997). Endocarditis, Pericarditis, and Myocarditis. *Pediatric Annals, 26*(2), 116-121.

14 LES TROUBLES DE LA FONCTION HÉMATOLOGIQUE

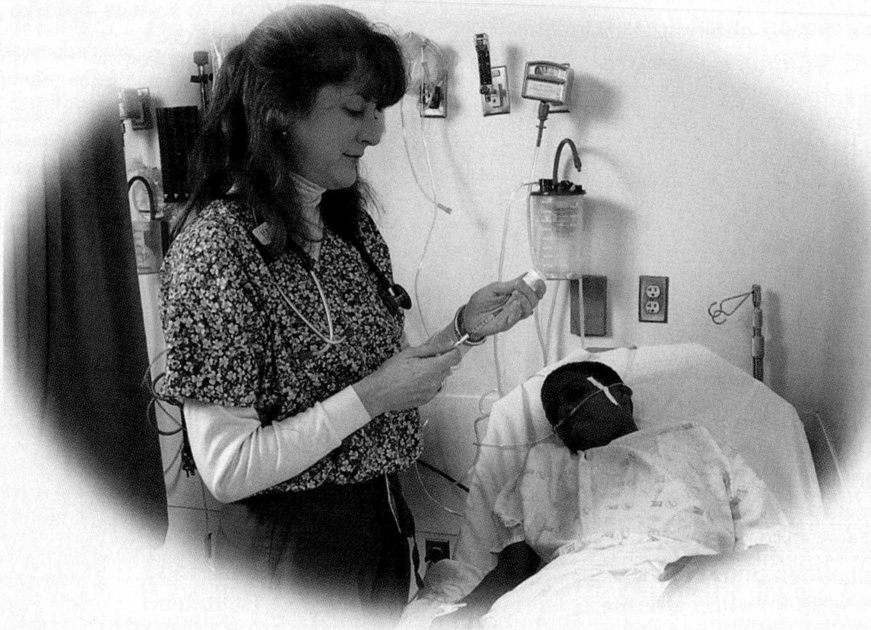

À son admission à l'hôpital, Michael, un jeune Noir âgé de 12 ans, souffre de douleurs abdominales aiguës. Lorsqu'il avait un an, on a diagnostiqué chez lui une anémie falciforme, mais il a toujours été en assez bonne santé. Il a cependant déjà été hospitalisé à deux reprises à cause de complications de la maladie. Ces derniers temps, Michael a contracté plusieurs maladies virales, ce qui a incité son médecin à soupçonner que sa rate contenait des cellules anormales nuisant à son système immunitaire.

Michael est petit pour son âge et il a plusieurs ecchymoses sur les jambes. Sa respiration est rapide et il semble anxieux. Les parents de Michael connaissent bien l'anémie falciforme, car l'oncle de Michael est lui aussi atteint de cette maladie. Ils savent que Michael vit un épisode de crise falciforme.

Michael reçoit, par perfusion intraveineuse, des médicaments contre la douleur. L'infirmière s'efforce de regrouper les examens diagnostiques et les interventions nécessaires pour ménager des temps de repos au jeune garçon. Michael reçoit de l'oxygène grâce à une canule nasale pour amener sa saturation en oxygène à un niveau normal.

De quels soins Michael a-t-il besoin à court terme et à long terme ? Que doivent savoir Michael et ses parents au sujet de la crise actuelle ? Comment pouvez-vous les aider à faire face aux défis que pose cette maladie ? Le présent chapitre a pour but de vous aider à planifier les soins requis par les enfants qui, comme Michael, souffrent de troubles du système hématologique.

OBJECTIFS

Après l'étude de ce chapitre, vous serez en mesure de :

- Distinguer les différentes cellules qui constituent la composante cellulaire du sang (et non sa composante liquide) ;
- Décrire le mode de transmission de l'anémie falciforme ;
- Discuter du mécanisme selon lequel les globules rouges deviennent des hématies falciformes dans l'anémie falciforme ;
- Différencier les divers types de crises falciformes ;
- Décrire les soins infirmiers aux enfants atteints d'anémie falciforme ;
- Décrire les soins infirmiers aux enfants qui risquent d'être atteints d'une anémie ferriprive ;
- Décrire les manifestations cliniques de la β-thalassémie et de l'anémie aplasique, ainsi que le traitement médical et les soins infirmiers destinés aux enfants atteints de ces troubles ;
- Décrire le mode de transmission de l'hémophilie ;
- Discuter des manifestations cliniques de l'hémophilie et d'autres problèmes de coagulation, ainsi que du traitement médical et des soins infirmiers aux enfants atteints de ces troubles ;
- Décrire la greffe de moelle osseuse et déterminer quand elle est pratiquée.

« Ma préoccupation première est de faire en sorte que Michael soit soulagé, qu'il ne souffre pas. Il éprouvait des douleurs intenses au moment de son admission, il était très anxieux et il respirait rapidement. Lorsque la douleur aura été soulagée et que les résultats des examens indiqueront quels sont les traitements appropriés, nous pourrons nous occuper des complications spécifiques de sa maladie. »

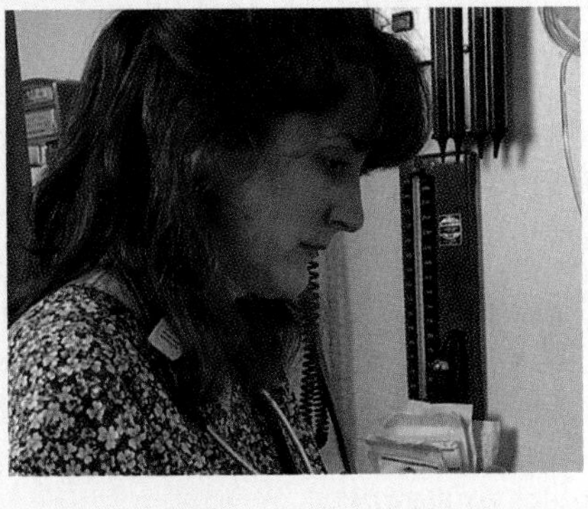

VOCABULAIRE

- **Anémie** Diminution sous les valeurs normales du nombre de globules rouges (érythrocytes), de la quantité d'hémoglobine (Hb) et du volume de globules rouges concentrés par 100 mL de sang (hématocrite, Hc).
- **Ecchymose** Contusion, ou bleu.
- **Érythropoïèse** Formation des globules rouges.
- **Hémarthrose** Épanchement de sang dans une cavité articulaire.
- **Hématopoïèse** Formation des cellules sanguines.
- **Hématocrite** Proportion de globules rouges par rapport au volume sanguin total.
- **Hémoglobinopathie** Maladie caractérisée par une anomalie de l'hémoglobine.
- **Hémosidérose** Augmentation de l'entreposage du fer dans les tissus de l'organisme ; associée à des maladies entraînant la destruction des globules rouges.
- **Leucopénie** Diminution sous les valeurs normales du taux de globules blancs (leucocytes).
- **Ménorragie** Augmentation de l'écoulement menstruel, soit en quantité, soit en durée.
- **Pancytopénie** Diminution du nombre de tous les éléments figurés du sang.
- **Pétéchies** Petites taches rouges de la dimension d'une tête d'épingle. Type d'hémorragie cutanée.
- **Polycythémie (polyglobulie)** Augmentation au-dessus de la normale du nombre de globules rouges dans le sang, ce qui accroît la quantité d'hémoglobine disponible pour le transport de l'oxygène.
- **Purpura** Épanchement de sang dans les tissus, particulièrement sous la peau et les muqueuses, se traduisant par des lésions dont la couleur varie du rouge au violet.
- **Thrombopénie (thrombocytopénie)** Numération plaquettaire sous la normale.
- **Vaso-occlusion** Obstruction d'un vaisseau sanguin.

Le système hématologique est l'un des rares systèmes de l'organisme qui règle, directement ou indirectement, toutes les autres fonctions corporelles. Puisque le sang est impliqué dans le fonctionnement de tous les tissus et organes, les changements dans le sang peuvent entraîner des modifications dans le fonctionnement de nombreux organes et structures du corps. Savez-vous que la prédisposition aux ecchymoses est un signe caractéristique de nombreux troubles hémorragiques? Parmi les autres signes, mentionnons les saignements de nez (épistaxis), la pâleur, les infections fréquentes et la léthargie. Le présent chapitre traite des troubles du sang et des organes hématopoïétiques les plus fréquents chez les enfants. (Pour ce qui est de la leucémie, se reporter au chapitre 15.)

► PARTICULARITÉS ANATOMIQUES ET PHYSIOLOGIQUES DE L'ENFANT

Le sang a deux composantes: une portion liquide appelée plasma et une portion cellulaire, formée de cellules en suspension, appelée éléments figurés du sang. Ces éléments figurés sont les globules rouges (érythrocytes), les globules blancs (leucocytes) et les plaquettes (thrombocytes) (figure 14-1). Le tableau 14-1 présente les valeurs normales de ces composantes du sang chez les enfants.

Chez le fœtus, la formation des globules rouges survient dès la deuxième semaine de grossesse, alors que la formation des globules blancs et des plaquettes commence à 8 semaines. La majeure partie de cette formation initiale se produit dans le foie; cependant, au cinquième mois de grossesse, la moelle osseuse prend la relève pour la production de ces éléments[1].

À la naissance, l'**hématopoïèse**, ou formation des cellules sanguines, se produit dans la moelle de presque tous les os. Les os plats – tels que le sternum, les côtes, les ceintures pelvienne et thoracique, les vertèbres et les os iliaques – conservent la majeure partie de leur activité hématopoïétique durant toute la vie.

GLOBULES ROUGES

Les globules rouges, aussi appelés érythrocytes ou hématies, sont les plus nombreux des éléments figurés du sang. Leur formation implique un processus appelé **érythropoïèse**. La principale fonction des globules rouges est de transporter l'oxygène des poumons jusqu'aux tissus. Les érythrocytes aident aussi à ramener le dioxyde de carbone (gaz carbonique) des tissus vers les poumons. L'hémoglobine, un pigment rouge composé d'une protéine et de fer, joue un rôle essentiel dans cette fonction.

Les globules rouges sont classifiés selon leur morphologie (taille, forme et coloration). Ainsi, un globule rouge anormalement petit est un microcyte, un globule rouge de taille normale est un normocyte et un globule rouge anormalement grand est un macrocyte. Pour ce qui est de leur forme, se reporter à la figure 14-1, qui illustre les poïkilocytoses (globules rouges de formes irrégulières), les sphérocytoses (globules rouges sphériques) et les hématies falciformes, également appelées drépanocytes (en forme de croissant ou de faux). La dernière caractéristique permettant de classifier les globules rouges est leur coloration. Tout d'abord, il est important de spécifier que la coloration est un indice de la concentration d'hémoglobine du globule. Lorsque la concentration d'hémoglobine est normale ou suffisante, le globule est normochrome. Par contre, lorsque sa concentration en hémoglobine est réduite, le globule est hypochrome, donc très pâle (se reporter à la figure 14-2).

La **polycythémie (polyglobulie)** est une augmentation au-dessus de la normale du nombre de globules rouges dans le sang. Tout problème de santé entraînant une diminution de la quantité d'oxygène transportée vers les tissus provoque généralement une augmentation du taux de production des globules rouges. Par exemple, si un enfant souffre d'anémie à la suite d'une hémorragie, la moelle osseuse se met aussitôt à produire de grandes quantités de globules rouges.

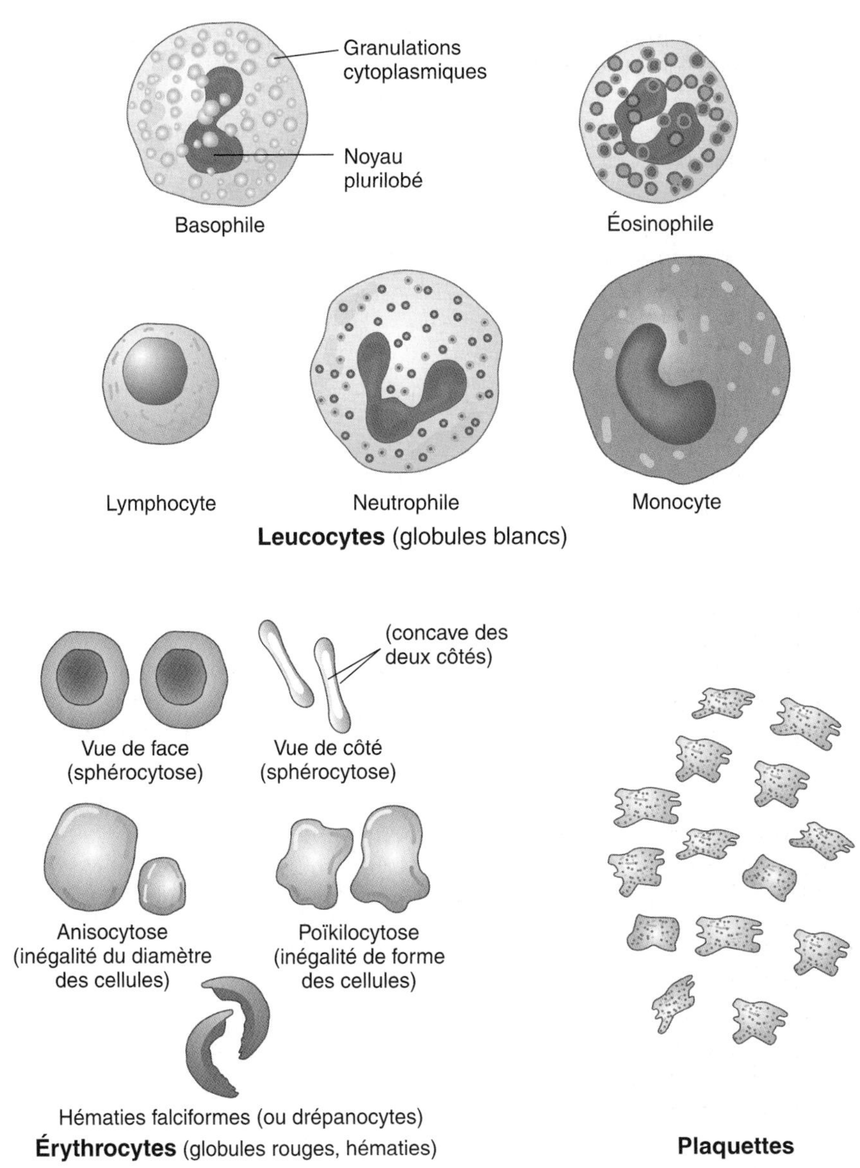

FIGURE 14-1. Types de cellules sanguines.

À la naissance, une augmentation du nombre de globules rouges se produit naturellement chez le nouveau-né, dont le taux élevé d'érythropoïétine stimule la formation de globules rouges. Cette production ralentit dès que le nouveau-né se met à respirer et que le niveau d'oxygène présent dans le sang augmente. À l'âge de 2 mois, le niveau de globules rouges est bas ; puis, vers 3 ou 4 mois, le nombre de globules rouges commence à augmenter et à tendre vers les valeurs normales chez l'enfant. C'est ce qui explique les valeurs élevées de la numération érythrocytaire (également appelée numération des globules rouges), du taux d'hémoglobine et de l'hématocrite chez le nouveau-né (tableau 14-1). Les niveaux demeurent stables durant l'enfance ; à l'adolescence, le taux d'hémoglobine augmente chez les garçons, alors qu'il reste stable ou diminue légèrement chez les filles[1].

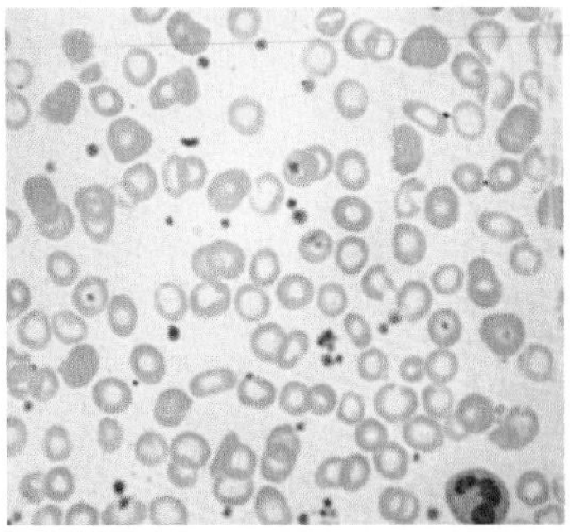

FIGURE 14-2. Dans le cas de l'anémie ferriprive, les globules rouges sont pâles (hypochromie) à cause d'une synthèse réduite de l'hémoglobine.
Avec l'aimable autorisation du service d'hématologie-oncologie du Children's National Medical Center, Washington, DC.

GLOBULES BLANCS

Les globules blancs, ou leucocytes, sont les unités mobiles du système de défense de l'organisme. Ils sont formés dans la moelle osseuse et dans le tissu lymphoïde. La numération leucocytaire (également appelée numération des globules blancs) est à

TABLEAU 14-1 Valeurs sanguines normales chez les enfants

	Nouveau-né	1 an	5 ans	8-12 ans
Globules rouges (GR) (millions/µL)	5,9 (4,1-7,5)	4,6 (4,1-5,1)	4,7 (4,2-5,2)	5 (4,5-5,4)
Hémoglobine (Hb) (g/L)	190 (140-240)	120 (110-150)	135 (125-150)	140 (130-155)
Globules blancs (GB) (par µL)	17 000 8-38	10 000 5-15	8 000 5-13	8 000 5-12
Plaquettes (par µL)	200 000	260 000	260 000	260 000
Hématocrite (Hc) (%)	54	36	38	40

D'après Merenstein, G.B., Kaplan, D.W., et Rosenberg, A.A. (1997). Handbook of pediatrics *(18e éd., p. 986-989). Stamford, CT: Appleton & Lange.*

son plus haut niveau à la naissance, bien que les valeurs varient beaucoup selon les nouveau-nés. À l'âge d'une semaine, le nombre de globules blancs se stabilise. Tout au long de l'enfance, le nombre de globules blancs diminue très lentement[2].

Il existe cinq types de globules blancs ayant chacun une fonction spécifique (tableau 14-2). Une formule leucocytaire (la différentielle) indique la répartition, exprimée en pourcentage, des différents types de globules blancs présents dans le sang; une telle formule peut aider à déterminer la cause d'une maladie. Ainsi, les infections entraînent une augmentation des neutrophiles, alors que les allergies correspondent à une augmentation des éosinophiles. Le rôle des lymphocytes dans le syndrome d'immunodéficience acquise (sida) est abordé au chapitre 10.

PLAQUETTES

Les plaquettes, ou thrombocytes, sont des fragments de cellules pouvant former des agrégats, appelés clous plaquettaires, qui permettent d'arrêter les saignements. Elles sont synthétisées à partir d'éléments de la moelle rouge des os et emmagasinées dans la rate. Chez le nouveau-né, le nombre de plaquettes est plus bas que chez les enfants plus âgés et chez les adultes. Le taux de nombreux facteurs de coagulation, notamment ceux dont l'activation dépend de la vitamine K, est aussi plus bas chez les nouveau-nés. Pour cette raison, tous les nouveau-nés reçoivent une injection prophylactique de vitamine K à la naissance. Les taux de plaquettes et des autres produits de coagulation atteignent rapidement les valeurs normales chez l'enfant[3].

TABLEAU 14-2 Les globules blancs et leurs fonctions

Type	Fonction
Neutrophiles	Phagocytose
Éosinophiles	Réactions allergiques
Basophiles	Réactions inflammatoires
Monocytes (macrophages)	Phagocytose, transformation et présentation des antigènes
Lymphocytes	Immunité humorale (lymphocytes B), immunité cellulaire (lymphocytes T)

▶ ANÉMIES

L'**anémie** se définit comme une diminution sous les valeurs normales du nombre de globules rouges, de la quantité d'hémoglobine et de l'**hématocrite** (proportion de globules rouges par rapport au volume sanguin total). Cet état, qui réduit la capacité du sang à transporter l'oxygène, peut résulter de la perte ou de la destruction de globules rouges existants ou d'une altération ou diminution de la production de globules rouges. L'anémie peut aussi être la manifestation clinique d'un problème sous-jacent, par exemple une intoxication par le plomb ou bien l'hypersplénisme (syndrome caractérisé par la splénomégalie et la pancytopénie).

TYPES D'ANÉMIES OBSERVÉES CHEZ LES ENFANTS

- Anémie ferriprive
- ß-thalassémie
- Anémie aplasique
- Anémie normocytaire
- Anémie falciforme (anémie à hématies falciformes, ou drépanocytose)

ANÉMIE FERRIPRIVE

L'anémie ferriprive est le type d'anémie le plus courant; c'est aussi la carence nutritionnelle la plus répandue chez les enfants. Cette anémie peut résulter d'une perte de sang, d'une augmentation des besoins internes de production de sang (croissance rapide) ou d'un apport nutritionnel insuffisant.

Les manifestations cliniques dépendent de la gravité de l'anémie. La pâleur, la fatigue et l'irritabilité sont des signes caractéristiques. L'anémie prolongée peut entraîner des déformations du lit des ongles, un retard de croissance, un retard de développement, de la tachycardie et la présence d'un souffle cardiaque systolique.

Les adolescents en pleine croissance dont le régime alimentaire est riche en gras et pauvre en vitamines et en minéraux ont une prédisposition particulière à l'anémie ferriprive. Rappelons que la surconsommation de lait de vache au cours des deux premières années de la vie joue un rôle étiologique important (se reporter au chapitre 3). Les nourrissons qui ne mangent pas d'aliments solides adéquats après l'âge de 6 mois et qui ne reçoivent que du lait maternel, ou du lait maternisé non enrichi de fer, sont eux aussi à risques parce qu'ils ont alors épuisé leurs réserves de fer néonatales et que leurs besoins en fer ne sont pas satisfaits. Pour les mêmes raisons, dans le cas de mères dont l'alimentation durant la grossesse était inadéquate, ou dans le cas de prématurés ou de naissances multiples, il est possible qu'une quantité insuffisante de fer ait été emmagasinée en fin de grossesse, ce qui augmente les risques d'anémie chez le nourrisson au cours des premiers mois de sa vie.

Des saignements chroniques peuvent toujours être à l'origine d'une anémie ferriprive. Le nourrisson qui a saigné durant la période néonatale, l'enfant qui perd du sang à cause de problèmes comme l'hémophilie ou à cause d'une gastroentérite d'origine parasitaire, ou encore l'adolescente qui présente une **ménorragie** (saignement menstruel abondant) sont prédisposés à souffrir d'anémie ferriprive.

Le diagnostic repose sur des analyses de laboratoire, entre autres le taux d'hémoglobine, le volume globulaire moyen, l'analyse microscopique (frottis sanguin, figure 14-2) et la capacité de fixation en fer du sérum. Dans le cas de l'anémie ferriprive, les globules rouges sont petits (microcytes) et pâles (hypochromes)[4]. Une évaluation complète du régime alimentaire peut fournir des renseignements sur l'apport nutritionnel.

Le traitement comprend une correction de la carence en fer grâce à des préparations orales de fer élémentaire et à un régime riche en fer. Comme les préparations de fer entraînent des effets secondaires tels que la constipation et des malaises gastrointestinaux, on prescrit souvent à l'enfant, en même temps que des suppléments de fer, un régime alimentaire dont la teneur en fer dépasse le taux recommandé. Cela permet de diminuer les suppléments oraux dès que l'alimentation de l'enfant fournit suffisamment de fer. En cas d'anémie ferriprive grave ou d'absence d'amélioration après un mois de traitement par voie orale, on pourra administrer du fer par voie intramusculaire. Toutefois, l'injection intramusculaire de fer est très douloureuse pour l'enfant. Si l'anémie est le résultat de saignements, la cause doit en être déterminée et traitée de façon à prévenir ces pertes de sang à l'avenir.

DIVERSITÉ CULTURELLE

Dans la tradition chinoise, si une personne ne se sent pas bien, c'est qu'elle a une carence de *chi* (énergie intérieure) et de sang. Ne vous étonnez pas si des patients d'origine chinoise et respectueux de la tradition se montrent réticents face aux prises de sang nécessaires pour effectuer les analyses de laboratoire : ils craignent qu'elles n'entraînent une faiblesse physique.

DIVERSITÉ CULTURELLE

Un certain nombre d'anomalies génétiques des globules rouges qui sont rares en Amérique du Nord peuvent être observées chez les immigrants originaires de l'Asie du Sud-Est. Plusieurs de ces anomalies peuvent être confondues avec l'anémie ferriprive ; toutefois, la plupart ne causent pas de problèmes sérieux. Les infirmières qui interviennent auprès de ces groupes culturels devraient se renseigner davantage sur ces anomalies[6].

Soins infirmiers

L'enfant atteint d'anémie ferriprive n'est généralement pas hospitalisé, à moins qu'il n'ait une autre maladie grave. Les soins infirmiers consistent principalement à dépister le problème, à renseigner les parents et l'enfant sur les causes de l'anémie ferriprive, sur le régime alimentaire et sur la nécessité de respecter la médication.

Aux États-Unis, on soumet la plupart des enfants du programme Head Start (il s'agit d'un programme américain) à des tests de dépistage annuels. Santé Canada, la Société canadienne de pédiatrie et Les Diététistes du Canada ne recommandent pas de faire le dépistage de l'anémie chez tous les nourrissons, mais bien seulement chez les nourrissons à risques entre l'âge de 6 et 8 mois[5]. On obtient le taux d'hémoglobine ou l'hématocrite. Si l'analyse sanguine présente des anomalies, on effectue alors des analyses plus poussées. Il serait également indiqué de faire subir des analyses aux enfants qui montrent des signes d'anémie (figure 14-3). On devrait mesurer la taille et le poids à chaque visite médicale, indiquer ces mesures sur des courbes de croissance et comparer les percentiles obtenus à ceux des visites précédentes. Une lente évolution à la baisse des percentiles est inquiétante et requiert une analyse nutritionnelle plus poussée. On devrait soumettre l'enfant à des tests de dépistage afin de détecter tout retard de développement (se reporter au chapitre 6).

Le traitement par le biais du régime alimentaire est le traitement de prédilection à long terme pour l'anémie ferriprive. Indiquez à l'enfant et à sa famille quels sont les aliments riches en fer (se reporter au chapitre 3). Si un nourrisson souffre d'anémie, encouragez ses parents à intégrer à son régime alimentaire des céréales pour bébés et du lait maternisé enrichis de fer. On peut fournir aux nourrissons plus âgés et aux trottineurs des aliments en bâtonnets, par exemple de la viande en fines tranches. Les adolescents seront encouragés à manger des aliments à forte teneur en fer, par exemple des hamburgers et des fruits séchés.

Les suppléments oraux de fer servent à corriger l'anémie. Précisez à l'enfant et à sa famille que les suppléments liquides de fer doivent être pris au moyen d'une paille ou d'un compte-goutte parce qu'ils tachent les dents. Spécifiez cependant que les taches ainsi causées sont temporaires et que si l'enfant se brosse les dents après l'administration de la dose, elles diminueront. Informez-les des effets secondaires tels que

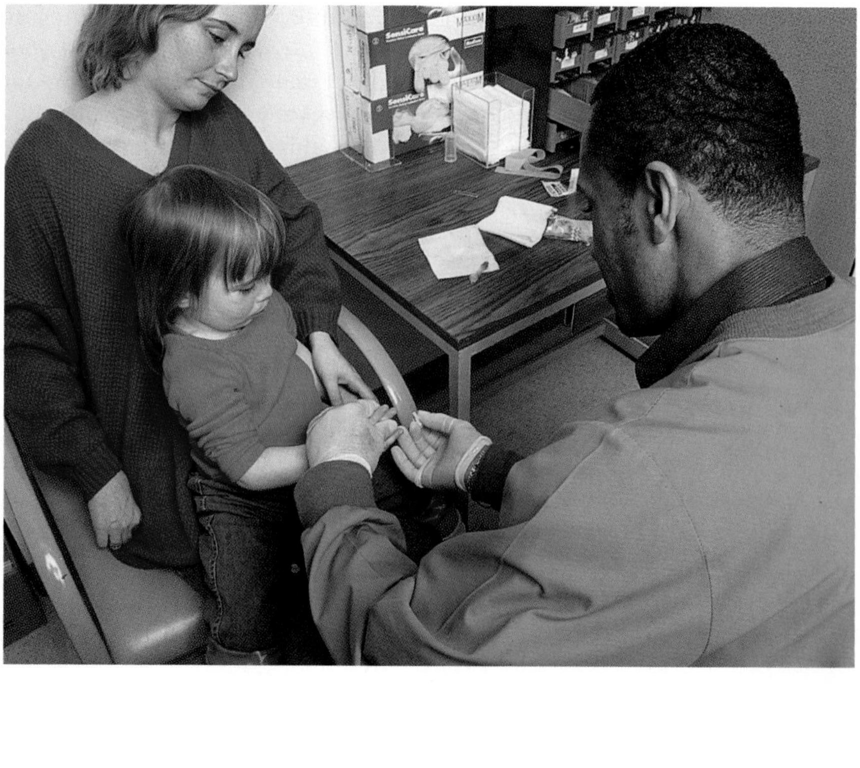

FIGURE 14-3. Si un enfant présente des signes d'anémie, il faut effectuer des tests de dépistage de l'anémie.

selles noires, constipation et arrière-goût désagréable. Insistez sur la nécessité de consommer des boissons et des aliments riches en fibres alimentaires afin de limiter ces effets secondaires.

ANÉMIE NORMOCYTAIRE

Dans l'anémie normocytaire, les globules rouges sont de grosseur normale, mais leur nombre est réduit et leur centre est pâle[4]. Ce type d'anémie peut survenir à la suite d'une hémorragie, d'une inflammation résultant d'une maladie, de la coagulation intravasculaire disséminée (CIVD ; se reporter aux passages présentés plus loin dans le présent chapitre), d'un déficit en glucose-6-phosphate déshydrogénase (G-6-PD), du syndrome hémolytique et urémique (se reporter au chapitre 17) ou de plusieurs autres affections. Lorsqu'un enfant que l'on sait atteint de l'une de ces maladies présente une anémie, on devrait se douter que le problème infectieux ou inflammatoire est à l'origine de l'anémie et traiter ce problème en premier. L'anémie se corrigera alors souvent d'elle-même au bout d'un certain temps[7]. Le tableau 14-3 présente certaines maladies infectieuses et inflammatoires pouvant entraîner l'anémie.

Les manifestations cliniques sont semblables à celles de l'anémie ferriprive, et il est possible qu'on observe également une hépatomégalie et une splénomégalie. L'étiologie de l'anémie normocytaire associée à une inflammation ou à une infection chroniques est liée à la destruction accrue des globules rouges, à la libération réduite de fer des sites de stockage et à la réponse inefficace de la moelle osseuse[8]. Dans les cas d'hémorragie, l'anémie est le résultat direct de la perte de sang.

Le traitement de l'anémie normocytaire dépend de la cause sous-jacente. Lorsque l'anémie est associée à une inflammation ou à une infection, on traite le problème sous-jacent. Lorsque l'anémie résulte d'une insuffisance rénale, on administre de l'érythropoïétine humaine recombinée. Lorsque la cause sous-jacente est une hémorragie, on identifie et on traite la source du saignement. Dans les cas d'extrême urgence, on effectue des transfusions sanguines pour compenser en partie les pertes de sang.

Les soins infirmiers requis par l'anémie normocytaire dépendent de la cause de la diminution des globules rouges. Dans les cas de maladies inflammatoires ou infectieuses, on doit évaluer et administrer avec le plus grand soin les médicaments à donner et les autres mesures thérapeutiques. Respectez les consignes pour administrer les produits sanguins (se reporter au tableau 14-6 ainsi qu'à l'annexe A pour des informations sur l'administration des transfusions sanguines) et les autres liquides intraveineux destinés à rétablir le volume sanguin. Un suivi et des visites à domicile permettent de vérifier l'hématocrite, l'hémoglobine et les apports alimentaires. (Pour les soins reliés à la coagulation intravasculaire disséminée [CIVD], se reporter plus loin dans le présent chapitre ; pour les soins reliés aux infections intestinales, se reporter au chapitre 16 et, enfin, pour les soins reliés au syndrome hémolytique et urémique, au chapitre 17.)

TABLEAU 14-3 Causes infectieuses et inflammatoires de l'anémie

Infections	Inflammations
Arthrite septique	Arthrite
Cellulite orbitaire	Cancers
Hæmophilus influenzæ de type b	Maladie cardiaque ou hépatique chronique
Méningite	
VIH/sida	

ANÉMIE FALCIFORME

L'anémie falciforme est également appelée anémie à hématies falciformes, ou encore drépanocytose. Ce type d'anémie (tableau 14-4) est une **hémoglobinopathie** héréditaire caractérisée par le remplacement, partiel ou total, de l'hémoglobine normale (hémoglobine A [HbA] par de l'hémoglobine anormale, soit de l'hémoglobine S [HbS]). L'anémie falciforme touche principalement les personnes de race noire et, dans une moindre mesure, les personnes d'origine hispanique ou méditerranéenne. L'anémie falciforme affecte environ 1 enfant de race noire sur 600 nés aux États-Unis et 1 Afro-Américain sur 12 possède le trait falciforme (c'est-à-dire qu'il est porteur du gène de cette maladie)[9]. Malheureusement, les statistiques canadiennes ne font pas état de l'incidence de cette maladie.

Manifestations cliniques

Les enfants atteints sont généralement asymptomatiques jusqu'à l'âge de 4 à 6 mois parce que la falciformation est inhibée par les concentrations élevées d'hémoglobine fœtale (HbF). Les manifestations cliniques sont directement reliées à la durée de vie écourtée des globules sanguins (anémie hémolytique) et à la destruction tissulaire résultant de la **vaso-occlusion** (obstruction d'un vaisseau sanguin). Des changements pathologiques se produisent dans la plupart des systèmes de l'organisme et entraînent l'apparition de nombreux signes et symptômes (figure 14-4).

La maladie résulte d'épisodes vaso-occlusifs récurrents impliquant des crises douloureuses et des lésions chroniques aux organes[10]. Les crises falciformes correspondent à des épisodes aigus d'exacerbation de la maladie, qui varient énormément en gravité et en fréquence. Le tableau 14-5 présente les types de crises les plus fréquents chez les enfants atteints d'anémie falciforme. Ces crises peuvent survenir isolément ou en association. Michael, le garçon dont on a présenté le cas dans la capsule d'ouverture du présent chapitre, était en crise falciforme.

Les enfants qui possèdent le trait falciforme connaissent rarement de telles crises. Cependant, comme ils ont une certaine proportion d'hémoglobine anormale, ils

TABLEAU 14-4 Maladies falciformes

Trait falciforme (HbAS)

La forme la plus répandue de maladies falciformes en Amérique du Nord.

État hétérozygote (l'enfant a un gène d'hémoglobine S et un gène d'hémoglobine normale [HbA]).

L'enfant est porteur de l'anémie falciforme, mais présente rarement les signes de la maladie.

Anémie falciforme (HbSS)

État homozygote (l'enfant a deux gènes d'hémoglobine S).

L'enfant est sujet aux crises falciformes.

Syndromes falciformes

Hémoglobinopathie SC (HbSC)

Cette forme de trouble falciforme est la deuxième en importance chez les Afro-Américains.

Elle se distingue de l'anémie falciforme seulement par le fait que les érythrocytes sont en forme de **C** plutôt qu'en forme de **S**.

S-ß-thalassémie (HbSB)

Rare.

Association du trait falciforme et du trait thalassémique observée le plus souvent chez les personnes d'origine méditerranéenne.

peuvent présenter des symptômes de la maladie s'ils se trouvent dans un milieu où le taux d'oxygène est anormalement bas, par exemple à bord d'un avion non pressurisé qui vole à plus de 2 000 mètres d'altitude, ou pendant une anesthésie. Les symptômes les plus fréquemment observés chez les enfants possédant le trait falciforme sont l'infarctus de la rate et l'hématurie. Toutefois, la plupart des personnes porteuses du trait ne présentent jamais de symptômes, même dans des milieux où les concentrations d'oxygène sont faibles.

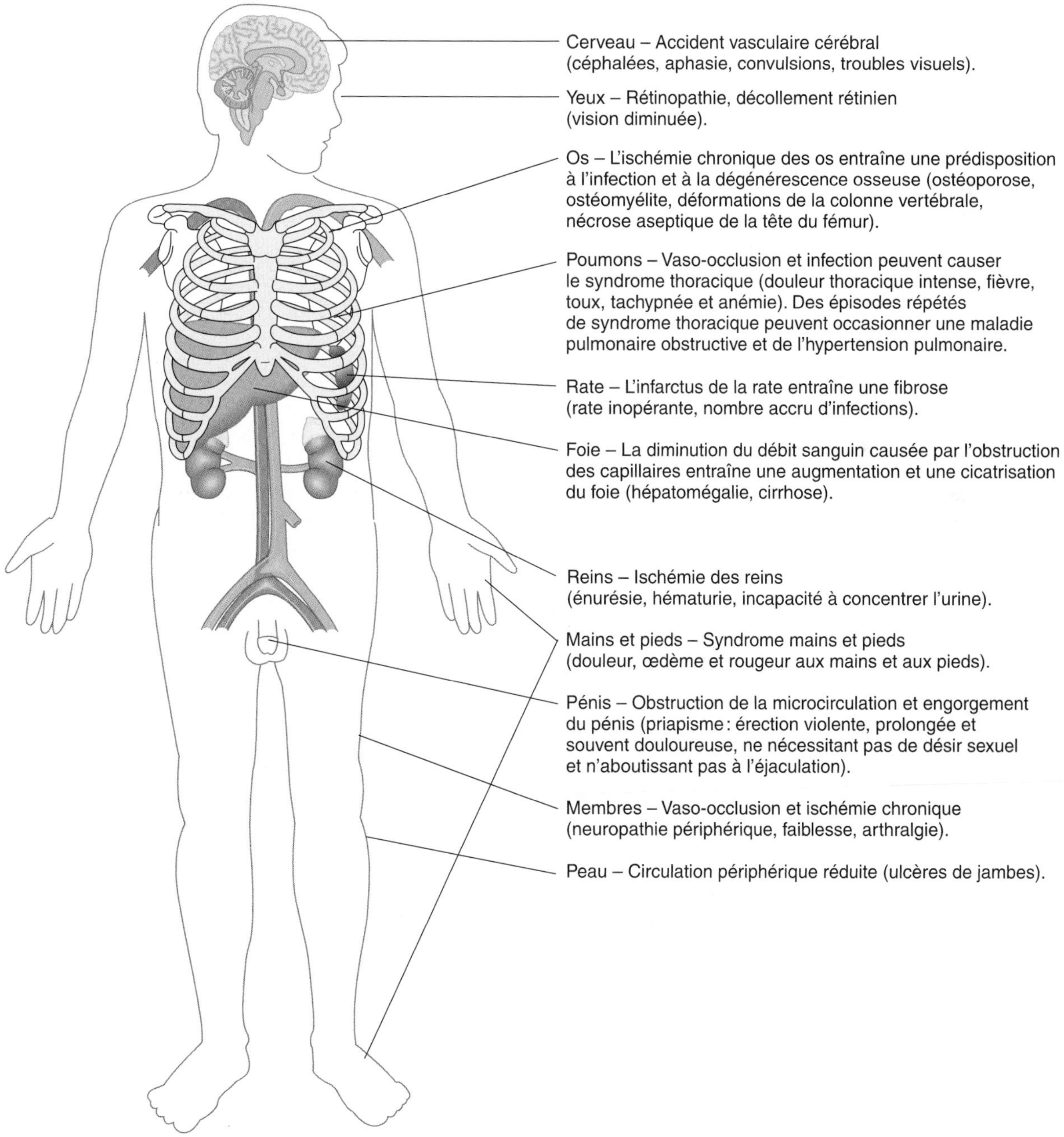

FIGURE 14-4. Les manifestations cliniques de l'anémie falciforme résultent de changements pathologiques affectant des structures et des systèmes partout dans l'organisme.

interventions
SV, dlr, urine
site de la dlr

TABLEAU 14-5 Types de crises falciformes

Crises vaso-occlusives (thrombotiques)
Type de crises le plus fréquent ; douloureuses.
Causées par une stase sanguine avec agglutination de cellules dans la microcirculation, ischémie et infarctus.
Les principaux signes sont la fièvre, la douleur, l'engorgement des tissus. La douleur peut être localisée ou généralisée, et elle peut durer de quelques minutes à plusieurs jours.
Peut toucher n'importe quelle partie du corps.
Séquestration splénique
Crise potentiellement mortelle ; la mort peut survenir en quelques heures.
Causée par l'accumulation de sang dans la rate. La rate est incapable de jouer son rôle, qui est d'éliminer les cellules anormales du sang, ce qui cause une accumulation de globules rouges.
Les principaux signes sont l'anémie grave, l'hypovolémie et l'état de choc.
Crises aplasiques
Production réduite et destruction accrue de globules rouges.
Déclenchées par une infection virale ou une déplétion d'acide folique.
Les principaux signes sont l'anémie grave, la pâleur.

Étiologie et physiopathologie

L'anémie falciforme est une maladie autosomique récessive. Si les deux parents possèdent le trait, le risque d'avoir un enfant atteint de la maladie est de 25 % à chacune des grossesses (se reporter au chapitre 2 pour la transmission des gènes récessifs).

Dans l'anémie falciforme, l'hémoglobine des globules rouges prend la forme d'un croissant allongé ou d'une faucille (figure 14-5). Les hématies falciformes (ou drépanocytes) sont rigides et inflexibles. Elles adhèrent donc aux parois des capillaires, ce qui ralentit le flux sanguin, crée une accumulation des cellules et obstrue le flux sanguin capillaire. Des obstructions microscopiques entraînent l'engorgement et l'ischémie des tissus. Cette hypoxie tissulaire locale, causée par la perte d'oxygène au siège de l'obstruction, provoque davantage de falciformations et, finalement, des infarcissements étendus. Dans tout l'organisme, les tissus endommagés des organes se cicatrisent, ce qui nuit à leur fonctionnement. Par exemple, les enfants atteints d'anémie falciforme peuvent souffrir de séquestration splénique, une complication potentiellement mortelle, lorsque le sang s'accumule dans la rate. Souvent, les enfants doivent subir une splénectomie lorsqu'ils sont encore jeunes, ce qui compromet sérieusement leur immunité[9].

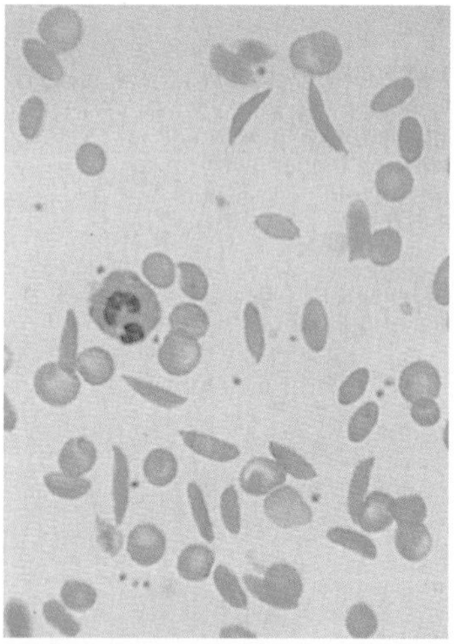

FIGURE 14-5. Un bon nombre des globules rouges ci-dessus présentent une forme de croissant allongé, caractéristique de l'anémie falciforme.
Avec l'aimable autorisation de l'American Society of Hematology, Brookline, Massachusetts.

La falciformation peut être déclenchée par la fièvre et par un stress émotif ou physique. Parmi les facteurs susceptibles de précipiter une crise falciforme, on trouve une viscosité sanguine accrue (causée par exemple par un faible apport liquidien ou par de la fièvre) et l'hypoxie ou une faible pression d'oxygène. L'altitude élevée, les avions mal pressurisés, l'hypoventilation, la vasoconstriction consécutive au froid ou un événement stressant sur le plan émotif sont des causes possibles de l'hypoxie ou d'une faible pression d'oxygène. Tout état qui augmente les besoins de l'organisme en oxygène ou qui nuit au transport de l'oxygène (par exemple une infection, un trauma ou la déshydratation) peut provoquer une crise falciforme.

Les hématies falciformes peuvent reprendre une forme normale lorsqu'elles sont réhydratées et réoxygénées. La membrane de ces cellules est cependant fragilisée et la durée de vie de la cellule n'est plus que de 10 à 20 jours plutôt que de 120 jours, qui est la durée de vie normale des globules rouges. En réaction, la moelle osseuse prend de l'expansion afin de produire un plus grand nombre de globules rouges. La formation et la destruction ininterrompues des globules rouges de l'enfant contribuent à l'anémie hémolytique grave, caractéristique de l'anémie falciforme.

Examens diagnostiques et traitement médical

Chez les nouveau-nés, le diagnostic initial d'anémie falciforme est souvent posé à la suite d'une électrophorèse de l'hémoglobine du sang du cordon ombilical. La réaction de turbidité (Sickledex) peut être utilisée à des fins de dépistage rapide (en quelques minutes) chez les enfants de plus de 6 mois, une fois que les taux d'hémoglobine fœtale ont baissé. L'électrophorèse de l'hémoglobine (du sang sériphérique) permet de confirmer les résultats positifs au test Sickledex et de préciser si l'enfant est porteur du trait falciforme (hétérozygote) ou s'il est atteint de la maladie (homozygote). Dans certains hôpitaux canadiens, on pratique le dépistage prénatal ou on soumet les nouveau-nés à risque à des tests de dépistage. Par nouveau-nés à risque, on entend les nouveau-nés dont l'un des parents ou les deux sont de race noire, et les nouveau-nés dont l'un des parents ou les deux sont atteints de la maladie ou porteurs du trait falciforme. Cependant, il est recommandé d'étendre le dépistage à tous les nouveau-nés, car la maladie peut toucher plusieurs groupes en plus des personnes de race noire, notamment les groupes originaires de la Méditerranée, de l'Amérique du Sud, de la péninsule arabique et de l'Inde[11]. On ne devrait pas présumer du bagage génétique d'un enfant en se fiant seulement à son apparence physique ou à son nom.

Les soins de soutien visent la prévention et le traitement des crises falciformes. Il importe de prévenir l'exposition aux infections et de maintenir une hydratation normale pour éviter les crises. Le traitement énergique des infections au moyen d'antibiotiques et l'administration quotidienne de pénicilline à titre prophylactique chez les enfants âgés de 2 mois à 5 ans se révèlent efficaces[13]. De plus, le fait de vacciner les enfants atteints contre *Streptococcus pneumoniæ* et *Neisseria meningitidis*, d'abord à l'âge de 2 ans puis à l'âge de 5 ans, aide également à prévenir les infections. Il faut vérifier régulièrement le nombre de réticulocytes afin de s'assurer que la moelle osseuse joue bien son rôle. De plus, on administre quotidiennement de l'acide folique par voie orale pour prévenir l'anémie macrocytaire (présence d'érythrocytes de taille anormalement grande).

Tout enfant atteint d'anémie falciforme qui connaît un épisode de fièvre (38,5 °C buccale) doit être examiné par un médecin. La fièvre peut être due à une infection ou à une crise vaso-occlusive. Un bilan septique (comprenant entre autres une radiographie des poumons, des hémocultures, une culture d'urine et de la gorge) doit être effectué et on entreprendra un traitement antibiotique. Dans certains cas, l'enfant sera hospitalisé et recevra une antibiothérapie intraveineuse. Toutefois, si son état général est bon et si aucun foyer d'infection majeure n'a été décelé, il pourra retourner chez lui et revenir à l'hôpital 24 heures plus tard pour recevoir une seconde dose d'antibiotique. Dans ce cas, il peut recevoir de la ceftriaxone par voie intraveineuse ou, plus rarement, par voie intramusculaire.

Par ailleurs, le traitement des crises comprend l'hydratation, l'apport d'oxygène, le soulagement de la douleur et le repos complet au lit afin de réduire la dépense d'énergie. Les transfusions sanguines, qui servent à corriger l'anémie et à rendre le sang falciforme moins visqueux, font également partie des mesures thérapeutiques utilisables. Si les transfusions sont administrées au début de la crise, elles arrivent parfois à soulager l'ischémie qui se produit dans des organes et des parties du corps importants (rate, poumons, reins, cerveau et pénis) par suite de la vaso-occlusion. L'administration d'antibiotiques sert à maîtriser l'infection.

Il est indiqué d'administrer régulièrement des transfusions sanguines aux enfants qui ont souffert d'un accident vasculaire cérébral ou d'une séquestration splénique dus à l'anémie falciforme. Toutefois, les transfusions fréquentes peuvent entraîner une surcharge en fer dans l'organisme ; en effet, le fer est emmagasiné dans les tissus et les organes (**hémosidérose**) parce que l'organisme n'a aucun moyen pour l'évacuer.

LOI ET ÉTHIQUE

Les résultats des tests génétiques sont confidentiels et ne devraient être transmis qu'aux personnes qui les ont subis. Aux États-Unis, dans les années 70, lorsque les tests génétiques permettant de détecter l'anémie falciforme et le trait falciforme ont commencé à être disponibles, on a vu des cas de discrimination, dans les domaines de l'emploi et de l'assurance, contre des Afro-Américains porteurs du trait falciforme[12].

RECHERCHE

Aux États-Unis, une étude récente menée par le National Heart, Lung, and Blood Institute auprès d'enfants atteints d'anémie falciforme et ayant déjà subi un accident vasculaire cérébral a démontré que des transfusions sanguines préventives administrées toutes les 3 ou 4 semaines permettent de maintenir le niveau d'hémoglobine S en deçà de 30 % et font passer de 80 % à 10 % les risques d'un nouvel accident vasculaire cérébral. Ces conclusions étaient si remarquables que l'étude a pris fin plus tôt que prévu et que l'on a administré à tous les participants ce traitement par transfusions[14].

Pour cette raison, l'enfant recevra un chélateur du fer tel que la déféroxamine (Desféral) afin d'en favoriser l'élimination[15].

De nos jours, il est possible de guérir l'anémie falciforme, grâce notamment à la greffe de moelle osseuse (se reporter plus loin dans le présent chapitre). Toutefois, il importe de préciser que cette forme de traitement est encore très rarement utilisée au Québec, pour ne pas dire jamais, mais qu'elle constitue une avenue importante qui intéresse de plus en plus les hématologues d'ici. De plus, des traitements d'hydroxyurée et d'érythrocytaphérèse permettent de prévenir les crises ou encore de traiter les crises majeures. L'hydroxyurée (Hydrea) est un médicament permettant de réduire la fréquence des crises de douleur chez les enfants atteints d'anémie falciforme[16, 17]. Toutefois, on ne connaît pas encore les effets secondaires de l'administration à long terme de ce médicament, ce qui explique pourquoi, à ce jour, il est offert uniquement aux enfants atteints des formes les plus graves de la maladie et à ceux dont la qualité de vie est grandement altérée par les crises de douleur à répétition[18]. Pour ce qui est de l'érythrocytaphérèse, elle permet de retirer de l'HbS (anormale) de la circulation sanguine de l'enfant et de lui redonner de l'HbA (normale). On peut également avoir recours à une méthode manuelle, en deux étapes, que l'on appelle « saignée », ou échange. Dans un premier temps, tandis que l'on retire une quantité prédéterminée de sang à l'enfant, on lui administre simultanément une solution saline normale (NaCl à 0,9 %). Par la suite, on retire encore une quantité prédéterminée de sang et on administre simultanément et très rapidement une transfusion sanguine, selon l'ordonnance médicale.

Le dépistage néonatal, les interventions précoces, l'administration prophylactique d'antibiotiques et l'enseignement aux parents ont permis à des enfants souffrant d'anémie falciforme d'atteindre l'âge adulte. Le pronostic dépend de la gravité du cas. La principale cause de décès est l'infection parce qu'une rate non fonctionnelle entraîne un déficit immunitaire.

Collecte des données

L'infirmière peut être appelée à participer au dépistage du gène falciforme afin de déceler les porteurs ainsi que les enfants atteints de la maladie. Une fois qu'on a diagnostiqué l'anémie falciforme chez un enfant, il importe de faire un examen physique complet parce que l'affection peut toucher n'importe quel système de l'organisme.

Données physiologiques

Obtenez auprès de l'enfant atteint d'anémie falciforme ou de ses parents les antécédents détaillés des crises passées, des événements déclenchants, du traitement médical et des soins donnés à domicile. Mesurez avec précision la taille et le poids de l'enfant et comparez ces mesures avec celles qui ont été prises auparavant, car le développement staturo-pondéral est fréquemment anormal. Vérifiez si l'enfant souffre de douleurs chroniques ou aiguës. Des douleurs peuvent survenir dans presque toutes les parties du corps, mais les plus fréquentes sont localisées à la tête, aux membres et à l'abdomen.

Il faut faire une évaluation méticuleuse de tous les systèmes physiologiques de l'enfant malade. La fièvre constitue une urgence qu'il importe de traiter rapidement[19].

Lorsque l'enfant est en crise, évaluez la douleur et notez la présence d'inflammation ou d'infection. Surveillez attentivement l'enfant afin de déceler tout signe révélant l'état de choc (se reporter au chapitre 13).

Données psychosociales

Il est nécessaire de faire une évaluation psychosociale de la famille d'un enfant atteint d'anémie falciforme. Si le diagnostic de la maladie vient tout juste d'être posé, il faudra aider la famille à faire face à ses sentiments envers la gravité et la nature potentiellement mortelle de la maladie. Évaluez jusqu'à quel point les parents comprennent le mode de transmission de la maladie et demandez-leur s'ils ont été vus en conseil génétique.

MESURES DE SÉCURITÉ

Il est important que tous les établissements de santé aient des directives à jour quant à leurs protocoles de transfusion. Familiarisez-vous avec les politiques et procédures en usage à votre lieu de travail. Par exemple, le groupe sanguin de l'enfant et son identité doivent-ils être vérifiés par deux infirmières avant qu'on commence la transfusion ?

Dans le cas d'enfants plus âgés, demandez-leur ce qu'ils connaissent de la maladie et sondez leurs sentiments face aux soins requis par une maladie chronique.

Diagnostics infirmiers

Plusieurs diagnostics infirmiers applicables à l'enfant atteint d'anémie falciforme sont donnés dans le plan de soins infirmiers présenté dans ces pages. D'autres diagnostics infirmiers s'appliquent, notamment les suivants :

- Perturbation de la dynamique familiale reliée à la présence d'un enfant atteint d'une maladie chronique ;
- Risque de perturbation dans l'exercice du rôle parental relié à la présence d'un enfant atteint d'une maladie transmise génétiquement ;
- Perturbation de la croissance et du développement reliée à l'hypoxie tissulaire et au ralentissement de la croissance ;
- Altération de la mobilité physique reliée à la douleur dans les membres.

ALERTE INFIRMIÈRE

Pour prévenir l'hémolyse, la transfusion sanguine ne doit pas être en contact avec une solution contenant du dextrose, mais seulement avec une solution saline normale. En effet, le dextrose favorise l'agglomération des globules rouges et diminue leur temps de survie.

Soins infirmiers

Le plan de soins infirmiers présenté plus loin résume les soins infirmiers requis par un enfant atteint d'anémie falciforme. Dans le cas d'un enfant en crise falciforme, les soins infirmiers consistent principalement à augmenter l'irrigation sanguine des tissus, à favoriser l'hydratation, à soulager la douleur, à prévenir l'infection, à assurer une alimentation adéquate, à prévenir les complications et à offrir du soutien à l'enfant et à sa famille.

ALERTE INFIRMIÈRE

Pour prévenir la coagulation du sang dans la tubulure, il faut éviter que la transfusion sanguine entre en contact avec une solution contenant du calcium, par exemple le lactate de Ringer. Le calcium neutraliserait l'effet anticoagulant du sel de citrate, qu'on ajoute aux produits sanguins après leur prélèvement afin de prévenir la coagulation.

Augmenter l'irrigation sanguine des tissus

Administrez des transfusions sanguines et de l'oxygène suivant les ordonnances médicales. Surveillez l'enfant afin de vous assurer qu'il ne présente pas de réaction transfusionnelle (tableau 14-6). Il est important de garder une perfusion de solution saline normale (NaCl à 0,9 %) en dérivé de la transfusion, car, en cas de réaction, l'infirmière pourra cesser la transfusion et entreprendre rapidement une perfusion de solution saline normale. Reportez-vous à l'annexe A pour des informations sur l'administration de transfusions sanguines. Encouragez l'enfant à se reposer. Travaillez avec l'enfant et sa famille à limiter le stress émotif. Toutes les activités qui augmentent le métabolisme cellulaire entraînent en même temps l'hypoxie des tissus. Planifiez les soins et les périodes de jeu de façon à favoriser le repos le plus possible.

TABLEAU 14-6 Réactions transfusionnelles — Soins infirmiers

Type de réaction	Cause	Manifestations cliniques	Interventions infirmières
Réaction allergique	Réponse immunitaire	Urticaire, démangeaisons, détresse respiratoire	Cesser la transfusion ; administrer une perfusion intraveineuse de solution saline normale pour garder la veine ouverte ; surveiller les signes vitaux ; demeurer au chevet du patient ; aviser le médecin ; se conformer aux ordonnances médicales (en général, on administre des antihistaminiques) ; vérifier la présence de sang dans l'urine (hématurie).
Réaction hémolytique	Incompatibilité sanguine ABO, antécédents de transfusions multiples	Fièvre, frissons, hématurie, céphalées, douleur thoracique ; évolution possible jusqu'à l'état de choc	

CONSEIL CLINIQUE

Pour encourager le jeune enfant à absorber des liquides :

- Utilisez sa tasse ou son verre préféré ;
- Utilisez des pailles ;
- Profitez des moments où l'enfant a soif, par exemple au réveil ou après une période de jeu ;
- Laissez une tasse ou un verre à la portée de l'enfant ;
- Offrez-lui des sucettes glacées et des glaçons aromatisés aux fruits.

ALERTE INFIRMIÈRE

On ne doit appliquer ni compresses froides ni compresses chaudes pour soulager la douleur d'un enfant atteint d'anémie falciforme. Les tissus ischémiés sont fragiles et leur sensibilité est réduite, ce qui augmente les risques de brûlures. De plus, les compresses froides favorisent la falciformation.

COMPLICATIONS DE L'ANÉMIE FALCIFORME

- Retard de croissance
- Retard de maturation sexuelle
- Rate non fonctionnelle
- Infection
- Crise

Favoriser l'hydratation

L'enfant atteint d'anémie falciforme réagit mal à la déshydratation. Calculez les besoins d'entretien (la quantité minimale de liquide à absorber quotidiennement) de l'enfant (se reporter au chapitre 9) et mesurez tous les liquides que l'enfant absorbe par voie orale. Administrez les solutions intraveineuses selon l'ordonnance du médecin. Modifiez au besoin l'apport de liquides par voie orale afin de garder l'enfant bien hydraté.

Soulager la douleur

Durant les crises, administrez 24 heures sur 24 les analgésiques prescrits. Si l'enfant ne présente pas de fièvre ni d'infection récente, on lui administrera de l'acide acétylsalicylique (aspirine, AAS). Toutefois, considérant les risques de développer un syndrome de Reye (se reporter au chapitre 19), il est préférable de donner de l'acétaminophène, plutôt que de l'aspirine, à tout enfant présentant de la fièvre ou ayant récemment eu une infection virale. On donnera l'acétaminophène ou l'aspirine régulièrement, toutes les quatre heures. Si on utilise une analgésie à la demande, soit une analgésie contrôlée par le patient (ACP), assurez-vous que la perfusion continue s'écoule conformément à l'ordonnance et que le parent ou l'enfant comprend l'utilisation des bolus intraveineux d'analgésique, lorsque nécessaire (se reporter au chapitre 8). Aidez l'enfant à adopter une position confortable. Évitez d'exercer de la tension sur les articulations douloureuses.

Prévenir les infections

L'infection accroît les risques de crise chez l'enfant et, à son tour, la crise accroît la prédisposition aux infections. Enseignez aux parents comment administrer les antibiotiques, que ce soit par mesure de prophylaxie ou pour traiter une infection. Assurez-vous qu'ils ont les moyens financiers, et les autres ressources nécessaires, pour se procurer les antibiotiques et les administrer chaque jour. Étant donné que les infections à pneumocoques sont particulièrement virulentes et qu'elles peuvent entraîner la mort chez ces enfants, avisez les parents qu'ils doivent consulter immédiatement un médecin lorsque l'enfant tombe malade. Encouragez la vaccination antipneumococcique chez les enfants de plus de 2 ans. La série de vaccins contre *Hæmophilus influenzæ* de type b devrait commencer à l'âge de 2 mois et continuer aux âges recommandés afin de prévenir une autre source courante d'infection[19].

Assurer une alimentation adéquate

Soulignez l'importance d'une bonne alimentation pour favoriser la croissance. Encouragez l'enfant à adopter un régime riche en protéines et en énergie. Insistez sur la nécessité de prendre les suppléments d'acide folique prescrits.

Prévenir les complications des crises

Observez l'enfant afin de détecter le moindre signe pouvant révéler une anémie plus marquée et un état de choc (modification de l'état de conscience, pâleur, modification des signes vitaux). Évaluez l'état neurologique de l'enfant afin de détecter toute détérioration de la fonction cérébrale. Si on vous le demande, palpez délicatement la rate afin de vérifier si elle a augmenté de volume (se reporter au chapitre 4). Administrez des transfusions sanguines et observez si l'enfant a une réaction transfusionnelle (se reporter au tableau 14-6 et à l'annexe A pour des informations sur l'administration des transfusions sanguines).

Offrir du soutien à l'enfant et à sa famille

L'anémie falciforme est une maladie chronique qui s'accompagne de crises épisodiques potentiellement mortelles. Les membres de la famille ont souvent besoin de soutien pour les aider à affronter leurs sentiments face au diagnostic et à tout ce qu'il implique. Évaluez les ressources de la famille, et ce autant à domicile que dans la communauté, afin de voir si les parents seront en mesure d'administrer les médicaments et les liquides, et de fournir une alimentation adéquate. Vérifiez s'ils connaissent les signes d'une infection ou d'une crise falciforme et s'ils savent quand faire appel aux professionnels de la santé pour l'enfant. Orientez les parents vers un service de conseil génétique, surtout s'ils ont l'intention d'avoir d'autres enfants. Encouragez également les adolescents et les jeunes adultes de la famille à avoir recours à des services de conseil génétique et à subir les tests de dépistage. La fréquentation des groupes de soutien et d'autres personnes atteintes ou vivant avec une personne atteinte d'anémie falciforme peut se révéler utile.

Planifier le congé et enseigner à la famille les soins à domicile

Il faut déterminer, et combler, bien avant le congé les besoins de la famille en matière de soins à domicile. Fournissez aux parents des renseignements sur l'anémie falciforme et sur le traitement de la maladie. Même s'ils ont déjà un enfant atteint d'anémie falciforme, ils peuvent bénéficier de renseignements portant sur le développement de la maladie et sur la prise en charge nécessaire. Expliquez quelles sont les principales conséquences de l'hypoxie tissulaire et les effets de la falciformation sur la circulation. Pour plus d'information, orientez les parents vers des groupes de soutien tels que la Société de l'anémie falciforme du Canada, qui comporte une section Québec, et le Regroupement des parents d'enfants souffrant de la maladie falciforme (se reporter à l'annexe G).

Apprenez aux parents à détecter des signes de déshydratation comme la sécheresse des muqueuses, la perte de poids et, chez les nourrissons, la dépression de la fontanelle antérieure. Indiquez avec précision la quantité de liquide que l'enfant doit boire chaque jour. Soulignez qu'il est nécessaire d'augmenter la quantité de liquide absorbée pour remplacer les liquides perdus à cause de la surchauffe des pièces ou de l'exposition à la chaleur. Assurez-vous que l'enfant comme sa famille comprennent quels sont les facteurs déclenchants des crises falciformes. Encouragez-les à éviter les situations propices aux crises. Précisez à l'enfant et à ses parents quels signes et symptômes de crises devraient être rapportés au médecin ou à l'infirmière responsable de leur dossier.

ALERTE INFIRMIÈRE

Il est important d'aviser les parents qu'ils doivent signaler immédiatement l'un ou l'autre des symptômes suivants :
- Fièvre (température buccale à 38,5 °C ou plus) ;
- Syndrome thoracique (fièvre, douleur thoracique intense, toux, dyspnée, tachypnée, tirage) ;
- Accident vasculaire cérébral (céphalées, aphasie, convulsions ou secousses musculaires, comportement anormal, troubles visuels).

Fournissez à la famille des instructions détaillées si, une fois à domicile, l'enfant doit recevoir des perfusions sous-cutanées de déféroxamine (Desféral) afin d'éliminer la surcharge de fer. La reconnaissance rapide des effets secondaires et une bonne technique de perfusion sont très importantes[15]. Le médicament doit être administré par voie sous-cutanée pendant plusieurs heures. On doit surveiller l'enfant pour s'assurer qu'il ne présente pas de réaction cutanée ni de réaction allergique. Demandez aux parents de vous faire la démonstration de la technique de perfusion et de préciser ce qu'il faut faire en cas de réactions.

Dites aux parents qu'il est important d'informer de la maladie de l'enfant tous les médecins et dentistes qui le traitent. L'enfant devrait aussi porter un bracelet ou un pendentif indiquant qu'il est atteint d'anémie falciforme (Medic Alert*). Des précautions particulières s'imposent chaque fois que l'enfant doit subir une chirurgie, de quelque nature qu'elle soit, car l'hypoxie résultant d'une anesthésie constitue un risque chirurgical important.

Encouragez les enfants plus âgés atteints d'anémie falciforme à avoir des activités avec d'autres enfants, entre les périodes de crise, mais rappelez-leur d'éviter les efforts physiques exigeants et les sports de contact. L'accent devrait être mis sur le jeu et les activités sociales qui favorisent l'apprentissage et le développement.

ß-THALASSÉMIE

Les thalassémies sont un groupe d'anomalies héréditaires de la synthèse de la globine, un constituant de l'hémoglobine, caractérisées par une anémie légère ou grave. La ß-thalassémie en est la forme la plus courante. Ces anomalies touchent principalement les personnes d'origine méditerranéenne, mais on les retrouve aussi chez les

* Medic Alert Foundation, P.O. Box 1009, Turlock, CA 95380 ou www.medicalert.ca.

PLAN DE SOINS INFIRMIERS

L'ENFANT ATTEINT D'ANÉMIE FALCIFORME

OBJECTIF	INTERVENTION	JUSTIFICATION	RÉSULTAT ESCOMPTÉ
1. Risque de diminution de l'irrigation tissulaire relié à une crise falciforme			
L'enfant ne présentera que peu de signes et symptômes d'hypoxie tissulaire.	• Recommandez à l'enfant d'éviter l'épuisement physique, le stress émotif, les milieux pauvres en oxygène (par exemple, les avions, la haute altitude) et les sources d'infection connues.	• Un niveau d'activité réduit et une exposition limitée au froid diminuent les besoins en oxygène de l'organisme.	L'enfant n'est pas essoufflé et il ne montre pas de signes d'hypoxie.
	• Administrez les transfusions sanguines selon l'ordonnance médicale.	• Les culots globulaires augmentent le nombre de globules rouges capables de transporter de l'oxygène aux cellules des tissus. Les transfusions favorisent la circulation.	
	• Autant que possible, regroupez les soins donnés à l'enfant.	• Le regroupement des activités augmente les périodes de repos.	
	• Donnez de l'oxygène selon l'ordonnance médicale.	• Une concentration élevée d'oxygène dans les alvéoles augmente la diffusion du gaz à travers les membranes.	
Les accidents vasculaires cérébraux à répétition seront évités.	• Administrez des transfusions sanguines à titre prophylactique à l'enfant qui a eu un accident vasculaire cérébral.	• Cette mesure diminue les risques d'un nouvel accident vasculaire cérébral.	L'enfant ne subit pas d'accident vasculaire cérébral.
2. Risque de déficit de volume liquidien relié aux crises falciformes			
L'enfant va conserver ou retrouver un niveau d'hydratation adéquat.	• Calculez les besoins liquidiens quotidiens de l'enfant. Notez l'apport liquidien habituel de l'enfant et apportez les changements nécessaires. Encouragez l'enfant à boire. Soyez à l'affût des signes de déshydratation.	• En optimisant l'apport liquidien, on s'assure que l'enfant est suffisamment hydraté. La déshydratation exacerbe les crises.	L'enfant présente des signes d'hydratation adéquate.
	• Notez les ingesta et les excreta.	• Le fait de noter ces données vous permet de surveiller l'apport liquidien quotidien et sa distribution tout au long de la journée.	

PLAN DE SOINS INFIRMIERS

L'ENFANT ATTEINT D'ANÉMIE FALCIFORME *(suite)*

OBJECTIF	INTERVENTION	JUSTIFICATION	RÉSULTAT ESCOMPTÉ
3. Douleur reliée aux crises falciformes			
L'enfant va exprimer verbalement (ou par son comportement) qu'il ne ressent pas de douleur.	• Administrez des analgésiques, par exemple de la morphine ou de l'hydromorphone (Dilaudid) selon l'ordonnance médicale. Dans certains cas, on recourra à une perfusion intraveineuse continue pendant toute la durée de la crise douloureuse.	• La douleur associée aux crises falciformes est atroce.	L'enfant n'éprouve pas de douleur, ou encore le soulagement de la douleur est grandement accru.
	• Installez l'enfant avec soin.	• Les articulations et les membres peuvent être extrêmement douloureux.	
4. Risque d'infection relié à une maladie chronique ou à un dysfonctionnement de la rate			
L'enfant n'aura pas d'infection.	• Assurez une alimentation adéquate en fournissant un régime riche en énergie et en protéines. Assurez-vous que l'enfant a bien reçu tous les vaccins requis. Rapportez immédiatement au médecin tout signe d'infection.	• Les enfants atteints d'une maladie chronique sont plus prédisposés à l'infection.	L'enfant n'a pas d'infection.
	• Isolez l'enfant des sources possibles d'infection. Renseignez les parents sur les signes d'infection et encouragez-les à avoir recours rapidement aux soins de santé.	• L'absence de contact avec des personnes atteintes d'infection diminue les contacts de l'enfant avec des agents infectieux. Le traitement rapide des infections réduit les risques d'une crise falciforme.	
5. Manque de connaissances (de l'enfant et des parents) sur les causes et le traitement de l'anémie falciforme			
L'enfant et la famille expliqueront verbalement qu'ils connaissent les facteurs favorisant les crises falciformes et qu'ils savent comment en limiter les effets.	• Revoyez avec eux les notions fondamentales concernant l'anémie falciforme. Apprenez-leur à reconnaître les signes et les symptômes des crises.	• Une bonne connaissance de la maladie favorise le respect du traitement et des mesures préventives.	L'enfant et ses parents peuvent exprimer verbalement quels sont les facteurs déclenchants des crises.
	• Faites en sorte que la famille obtienne du conseil génétique et que les membres de la famille qui le désirent puissent subir un test de dépistage du trait falciforme.	• Une bonne connaissance de la maladie et de sa transmission peut diminuer les interrogations et les inquiétudes par rapport à de futures grossesses.	

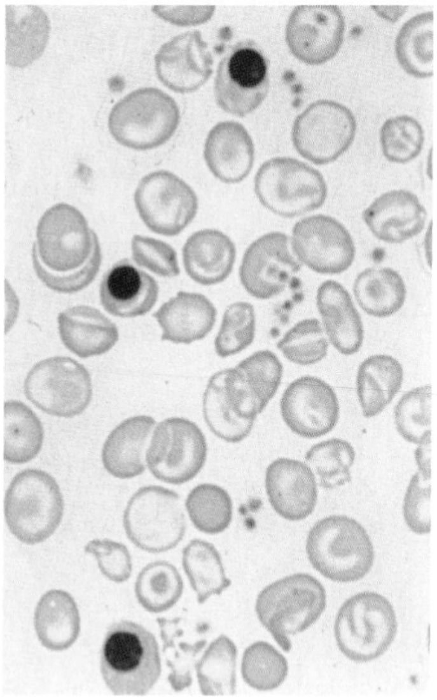

FIGURE 14-6. Aspect des globules rouges dans la ß-thalassémie. Quelles anomalies caractéristiques observez-vous sur cette image obtenue au microscope ?
Tous droits réservés © MEDCOM, Inc., Garden Grove, CA.

peuples du Moyen-Orient, de l'Asie et de l'Afrique[20]. Il s'agit d'une maladie à transmission autosomique récessive ; ainsi, si les deux parents sont porteurs du gène anormal, le risque d'avoir un enfant atteint de la maladie est de 25 % à chaque grossesse.

Il y a trois types de ß-thalassémie : la thalassémie mineure, ou trait thalassémique (qui entraîne une anémie légère) ; la thalassémie intermédiaire (qui entraîne une anémie grave) ; enfin, la thalassémie majeure, ou anémie de Cooley (qui entraîne une anémie nécessitant des transfusions sanguines, sans quoi le jeune enfant mourra des suites d'une insuffisance cardiaque congestive). Les manifestations cliniques présentées dans le tableau 14-7 résultent d'une synthèse anormale de l'hémoglobine, des défauts de structure des globules rouges (figure 14-6) et de la durée de vie réduite des globules rouges. La ß-thalassémie peut être décelée très tôt chez l'enfant. Le nourrisson atteint de ß-thalassémie présente de la pâleur, une absence de développement staturo-pondéral normal, une hépatosplénomégalie et une anémie grave (hémoglobine < 60 g/L)[19]. Le diagnostic est établi par l'électrophorèse de l'hémoglobine, qui révèle une production réduite de l'une des chaînes de globine de l'hémoglobine. Dès l'âge de 6 semaines, les érythrocytes des nourrissons atteints présentent souvent des modifications cellulaires caractéristiques.

Le traitement a essentiellement un rôle de soutien. Les soins médicaux ont pour but de conserver des taux normaux d'hémoglobine. Les transfusions sanguines constituent le traitement habituel des enfants gravement atteints. Étant donné qu'une surcharge en fer est l'un des effets secondaires du traitement par transfusion, il peut être nécessaire de donner à ces enfants un chélateur du fer tel que la déféroxamine (Desféral), qui se lie au fer en surplus de façon à l'éliminer par les reins[15]. Un traitement

TABLEAU 14-7

Manifestations cliniques de la ß-thalassémie

Anémie
Changements hypochromatiques et microcytaires
Carence en acide folique
Épistaxis fréquentes

Changements squelettiques
Ostéoporose
Retard de croissance
Prédisposition aux fractures pathologiques
Déformations faciales : tête augmentée de volume, front proéminent causé par la saillie des bosses frontales et pariétales, os malaires proéminents, arête du nez élargie et aplatie, hypertrophie du maxillaire avec protrusion de la lèvre et des incisives centrales supérieures, yeux présentant une obliquité mongoloïde et une bride épicanthique

Cœur
Insuffisance cardiaque congestive chronique
Fibrose du myocarde
Souffles cardiaques

Foie/Vésicule biliaire
Hépatomégalie
Insuffisance hépatique

Rate
Splénomégalie

Système endocrinien
Retard de maturation sexuelle
Pancréas fibreux, entraînant un diabète sucré

Peau
Teint foncé

à long terme impliquant des transfusions comporte d'autres complications potentielles: des réactions transfusionnelles et l'allo-immunisation (la formation d'anticorps). La greffe de moelle osseuse est un traitement possible. Toutefois, dans le cas des thalassémies, elle est offerte uniquement aux enfants atteints de thalassémie majeure. Idéalement, la greffe de moelle osseuse sera effectuée tôt dans l'évolution de la maladie, car plus l'enfant a reçu de transfusions avant la greffe, plus les risques de rejet du greffon sont importants (se reporter à la section sur la greffe de moelle osseuse à la fin du chapitre).

Soins infirmiers

Les soins infirmiers consistent essentiellement à surveiller les signes de complications du traitement par transfusions et à apporter du soutien à l'enfant et à sa famille. On a souvent recours à des transfusions de culot globulaire (se reporter au tableau 14-6 et à l'annexe A pour des informations sur l'administration des transfusions sanguines). Enseignez aux parents la technique de perfusion sous-cutanée de déféroxamine (Desféral) si cette intervention doit faire partie du traitement à domicile. Renseignez les parents sur la thalassémie et sur son traitement, et encouragez-les à obtenir du conseil génétique. Apportez-leur du soutien et encouragez les parents à jouer un rôle actif dans l'ensemble des mesures de traitement.

L'observance de la thérapie par transfusions pose souvent problème lorsque l'enfant arrive à l'adolescence. On obtiendra peut-être une plus grande collaboration de sa part si on lui permet de prendre certaines décisions concernant le traitement, par exemple en lui demandant de choisir à quel moment se fera la transfusion[20]. On peut adresser les adolescents atteints de ß-thalassémie ainsi que les parents d'enfants qui viennent d'obtenir un diagnostic de cette maladie à la Société québécoise de la thalassémie (se reporter à l'annexe G).

ANÉMIE APLASIQUE

L'anémie aplasique se traduit par une carence de cellules sanguines résultant de l'incapacité de la moelle osseuse à produire un nombre suffisant de cellules sanguines circulantes. Le problème peut être congénital ou acquis.

L'anémie aplasique congénitale (anémie de Fanconi) est un syndrome autosomique récessif rare s'accompagnant de multiples malformations congénitales. Les principaux symptômes sont le **purpura** (épanchement de sang dans les tissus; figure 14-7), les **pétéchies** (taches rouges de la dimension d'une tête d'épingle constituant un type

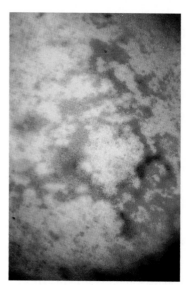

FIGURE 14-7. Purpura non perceptible à la palpation accompagné d'épanchement de sang dans les tissus sous-cutanés.
Avec l'aimable autorisation du service d'hématologie-oncologie du Children's National Medical Center, Washington, DC.

d'hémorragie cutanée), les saignements, la fatigue et la pâleur. Les analyses de laboratoire révèlent la présence d'une neutropénie, ou d'une anémie, et d'une **thrombopénie** (numération plaquettaire sous la normale) qui se transforme en **pancytopénie** (diminution de tous les éléments cellulaires du sang).

Les enfants atteints d'anémie aplasique congénitale risquent d'avoir des affections malignes telles que la leucémie aiguë non lymphoblastique[2]. Le traitement de choix est la greffe de moelle osseuse. Le pronostic reste cependant défavorable et la mort peut survenir par suite d'une infection irrépressible, d'une hémorragie ou d'une affection maligne.

L'anémie aplasique acquise, chez les enfants, est soit idiopathique, soit la conséquence d'une réaction à des médicaments, à des produits chimiques ou à une irradiation. Elle peut apparaître après une exposition à un rayonnement ionisant ou à des insecticides, ou après l'ingestion de produits tels que les sulfamides, le chloramphénicol, la quinacrine (mépacrine), les solvants benzéniques contenus dans la colle pour modèles réduits d'avions, le plomb[2]. Ce type d'anémie peut aussi résulter d'un processus infectieux tel que l'hépatite virale ou la mononucléose.

Les symptômes dépendent de la gravité de l'insuffisance médullaire ; les principaux sont les pétéchies, le purpura, les saignements, la pâleur, la faiblesse, la tachycardie et la fatigue. Le diagnostic repose sur les analyses sanguines, qui révèlent la présence d'une **leucopénie** (diminution sous les valeurs normales du taux de globules blancs) accompagnée de neutropénie, de thrombopénie et de pancytopénie marquées ; le diagnostic repose aussi sur une ponction de la moelle osseuse, qui révèle une moelle jaune et graisseuse plutôt que rouge.

Les transfusions de culots globulaires et/ou de plaquettes font partie du traitement de soutien. Le traitement par les immunosuppresseurs est efficace chez de nombreux enfants. Le traitement de choix reste la greffe de moelle osseuse, provenant idéalement d'un frère ou d'une sœur, ou d'un autre donneur compatible au sein de la famille.

Soins infirmiers

Les soins infirmiers sont semblables à ceux qui sont dispensés aux enfants atteints de leucémie (se reporter au chapitre 15). Les interventions infirmières consistent essentiellement à prévenir les saignements, à administrer et à surveiller les transfusions sanguines, à prévenir l'infection, à encourager la mobilité selon la tolérance de l'enfant, à fournir de l'information sur la maladie à l'enfant et à ses parents, et à leur apporter du soutien. Les familles ont besoin qu'on les aide à prendre soin d'un enfant atteint d'une maladie potentiellement mortelle. Si le besoin s'en fait sentir, orientez la famille vers des services sociaux.

► TROUBLES DE LA COAGULATION

HÉMOPHILIE

L'hémophilie englobe un groupe d'affections hémorragiques héréditaires résultant d'un déficit de facteurs spécifiques de la coagulation. L'hémophilie A, ou hémophilie classique, est causée par un déficit du facteur VIII dans le sang ; c'est elle qui est en cause dans 80 % des cas d'hémophilie. L'hémophilie A touche environ un enfant mâle sur 5 000[21]. L'hémophilie B, aussi connue sous le nom de maladie de Christmas, est causée par un déficit du facteur IX ; elle touche 15 % des hémophiles.

Manifestations cliniques

L'hémophilie se manifeste chez différents enfants par une prédisposition aux saignements qui varie de légère à modérée ou sévère. Il arrive souvent que les enfants atteints d'hémophilie ne présentent pas de symptômes avant l'âge de 6 mois, au moment où ils deviennent plus mobiles et risquent de se blesser ou de saigner à la suite d'une chute ou lorsqu'ils percent des dents. Des saignements spontanés, des **hémarthroses** (épanchements de sang dans des cavités articulaires) et des hémorragies des tissus profonds se produisent alors. Les enfants atteints ont souvent des saignements dans les cavités articulaires des genoux, des chevilles et des coudes. L'épanchement de sang dans les cavités articulaires ou dans les bourses séreuses, qui cause de la douleur, de la sensibilité et de l'œdème, limite les mouvements de l'enfant[3]. Des modifications osseuses, des contractures et des déformations invalidantes peuvent résulter de l'immobilité et des effets de la présence de sang dans les structures articulaires.

Les enfants peuvent présenter des saignements après une circoncision, une prédisposition aux contusions (**ecchymoses**), des saignements de nez (épistaxis), de l'hématurie et des hémorragies consécutives à l'extraction d'une dent, à un léger trauma ou à des interventions chirurgicales mineures. Des hémorragies sous-cutanées et intramusculaires étendues se produisent parfois. L'épanchement de sang dans les tissus du cou, de la bouche ou du thorax est particulièrement grave à cause des risques d'obstruction des voies respiratoires. Des hémorragies rétropéritonéales et intracrâniennes peuvent aussi se produire, mettant la vie de l'enfant en péril.

Les personnes de sexe féminin porteuses du trait de l'hémophilie ne présentent généralement pas de symptômes de la maladie. Elle peuvent cependant montrer un allongement du temps de saignement au cours de soins dentaires, d'une chirurgie ou par suite d'un trauma.

Étiologie et physiopathologie

L'hémophilie est un trait récessif lié au chromosome X, qui se manifeste presque exclusivement chez les individus de sexe masculin atteints, les femmes étant porteuses du trait. Pour une femme qui hérite du trait de l'hémophilie de son père, le risque de transmettre la maladie à ses fils est de 50 % à chaque nouvelle grossesse (se reporter au chapitre 2 pour la description de la transmission génétique). Cependant, le tiers des hémophiles ne comptent personne, dans leur famille, qui ait des antécédents de troubles de la coagulation. Dans ces cas, l'affection est causée par une nouvelle mutation. L'importance des saignements est liée à la quantité de facteur de la coagulation et à la gravité de la blessure.

Examens diagnostiques et traitement médical

On peut, avant la naissance, déterminer si un bébé est atteint d'hémophilie ou s'il est porteur du trait grâce à un prélèvement des villosités choriales ou à une amniocentèse. On a de plus en plus souvent recours au dépistage génétique des membres de la famille pour déterminer quelles sont les personnes porteuses du trait[21]. Le diagnostic peut également reposer sur les antécédents, l'examen physique et les analyses de laboratoire. Ces dernières révèlent de bas taux de facteur VIII ou IX, et un allongement du temps de céphaline activée (APTT ou TCA). Le temps de prothrombine (TP), le temps de thrombine plasmatique (TT), le fibrinogène et la numération plaquettaire sont normaux.

RECHERCHE

On explore actuellement l'utilisation de la thérapie génique pour traiter l'hémophilie. Une approche possible serait d'injecter des organismes porteurs (vecteurs) dans l'organisme, où ils agiraient sur des cellules cibles pour favoriser la production du facteur de coagulation déficient. Ces recherches font naître l'espoir de nouvelles possibilités de traitement dans l'avenir[21].

Le but du traitement médical est de maîtriser les saignements en remplaçant le facteur de coagulation manquant. Le traitement de substitution est indiqué lorsque l'enfant présente une hémorragie, bénigne ou grave, ou que sa vie est en péril. Il faut un traitement prompt et approprié pour éviter les hémorragies graves et leurs séquelles.

Les perspectives d'avenir des enfants atteints d'hémophilie se sont beaucoup améliorées avec l'accessibilité de la thérapeutique transfusionnelle. L'administration par voie intraveineuse de facteurs de remplacement amorcée à domicile et les interventions précoces préviennent l'apparition de nombreuses complications de la maladie. Autrefois, beaucoup d'enfants chez qui le facteur VIII faisait défaut mouraient avant l'âge de 5 ans. Aujourd'hui, les enfants atteints d'hémophilie légère ou modérée peuvent mener une vie normale. Il importe de préciser qu'au Québec les familles n'ont pas de frais à assumer pour recevoir les facteurs de remplacements ainsi que le matériel nécessaire à leur administration. En effet, même s'ils ne sont pas remboursés par l'Assurance-maladie du Québec, ces produits sont offerts gratuitement par les centres d'hémophilie grâce à des subventions gouvernementales ; toutefois, si l'enfant n'est pas couvert par le régime de l'Assurance-maladie du Québec, les parents devront débourser pour les obtenir.

L'acétate de desmopressine (DDAVP), un analogue de la vasopressine, est un médicament synthétique efficace dans les cas d'hémophilie légère. Le DDAVP est administré par voie intraveineuse et augmente entre deux et quatre fois l'activité du facteur VIII.

Collecte des données

Données physiologiques

Obtenez les antécédents complets auprès des parents ou de l'enfant. Vérifiez notamment s'il y a eu des épisodes antérieurs d'hémorragie et des cas d'hémophilie ou d'autres troubles de la coagulation chez certains membres de la famille. Les antécédents hémorragiques varient selon la gravité de la maladie.

Vérifiez s'il y a de la douleur, de l'œdème ou des déformations permanentes aux articulations, particulièrement aux genoux, aux coudes, aux chevilles et aux épaules. Notez la présence d'hématurie et de douleur légère au flanc. Une évaluation neurologique s'impose, car il existe un risque d'hémorragie cérébrale ou de saignements intracrâniens pouvant entraîner des neuropathies périphériques.

On devrait soumettre les adolescents hémophiles à un test de dépistage du virus d'immunodéficience humaine (VIH). Les méthodes actuelles de dépistage du sang contaminé font qu'il est très rare que le VIH soit transmis aux hémophiles. Toutefois, avant qu'on instaure la pratique universelle d'inspection des réserves de sang en 1985, un grand nombre d'hémophiles ont été infectés par le VIH au cours de transfusions sanguines (se reporter au chapitre 10).

Données psychologiques

Il est difficile, pour les familles, de prendre soin d'un enfant hémophile, surtout si l'atteinte est sévère. Évaluez les mécanismes d'adaptation et le réseau de soutien dont dispose la famille. Vérifiez si les parents ont la possibilité de faire garder leur enfant par une personne fiable afin d'avoir un peu de temps à eux tout en ayant l'esprit tranquille. Évaluez la compréhension de la maladie qu'ont les enfants plus âgés ainsi que leur façon de s'y adapter.

Données développementales

Les restrictions en matière d'activités physiques souvent imposées à l'enfant atteint d'hémophilie peuvent entraîner un retard de développement des habiletés physiques. Faites des évaluations fréquentes du développement en prêtant une attention particulière à la motricité fine et à la motricité globale.

Diagnostics infirmiers

Le diagnostic infirmier le plus important dans le cas d'un enfant atteint d'hémophilie est le risque d'accident relié à un trouble de la coagulation. D'autres diagnostics infirmiers peuvent s'appliquer, dont voici les principaux :

- Douleur reliée à des épisodes hémorragiques.
- Altération de la mobilité physique reliée à l'hémarthrose.
- Manque de connaissances (de l'enfant et des parents) relié au plan de traitement.
- Perturbation de la dynamique familiale reliée aux soins requis par un enfant atteint d'une maladie chronique.
- Perturbation de la croissance et du développement reliée aux saignements et à la mobilité réduite.

Soins infirmiers

Les soins infirmiers consistent essentiellement à prévenir et à maîtriser les saignements, à limiter l'atteinte aux articulations, à soulager la douleur et à apporter du soutien à l'enfant et à sa famille. Les interventions à court terme sont aussi nécessaires que les soins à long terme.

Prévenir et maîtriser les saignements

Les jeunes nourrissons atteints d'hémophilie présentent rarement des épisodes hémorragiques. Cependant, lorsque les enfants commencent à marcher et à développer d'autres habiletés motrices, ils tombent souvent et ont tendance à se couper et à recevoir des contusions. Les risques de blessures diminuent si on insiste auprès des parents sur l'importance d'une surveillance étroite et d'un environnement sécuritaire. Les parents devraient encourager leur enfant à utiliser des jouets sécuritaires et adaptés à leur âge.

Toute chirurgie dentaire ou extraction de dent doit être faite par du personnel expérimenté dans un environnement contrôlé. On recommande souvent l'utilisation d'un jet dentaire pour nettoyer les dents si l'enfant a tendance à trop saigner des gencives. Suggérez aux adolescents d'utiliser uniquement un rasoir électrique pour se raser.

Réprimez tout saignement superficiel en appliquant une pression sur la zone touchée durant au moins 15 minutes. Immobilisez et élevez la région affectée, et faites des applications de glace pour favoriser la vasoconstriction.

En cas de saignements importants, offrez des mesures de soutien et participez à l'administration de facteurs de remplacement par voie intraveineuse. Surveillez attentivement l'état de l'enfant afin de détecter tout effet secondaire pendant l'administration du facteur de remplacement.

Limiter l'atteinte aux articulations et soulager la douleur

Durant les épisodes hémorragiques, on limite l'hémarthrose en élevant et en immobilisant l'articulation et en y appliquant de la glace. Administrez des analgésiques en respectant les ordonnances. Une fois l'hémorragie réprimée, on fait faire à l'enfant des exercices d'amplitude de mouvement afin de fortifier les muscles et les articulations, et de prévenir les contractures causées par la flexion. Il peut être nécessaire de recourir à la physiothérapie. Comme un excès de poids sollicite davantage les articulations, encouragez l'enfant à maintenir un poids santé.

Apporter du soutien à l'enfant et à sa famille

Une approche globale et multidisciplinaire est indiquée pour répondre aux besoins des familles des enfants atteints d'hémophilie. Adressez les parents en conseil génétique le plus rapidement possible après l'annonce du diagnostic. Il est important de savoir quels membres de la famille sont porteurs du trait, considérant qu'ils risquent d'avoir des saignements prolongés au cours d'une chirurgie.

Encouragez les parents à exprimer leurs sentiments. Faites preuve de compréhension et de sensibilité face à leurs besoins. Renseignez les parents sur l'hémophilie et expliquez de quelle façon la maladie affecte tant l'enfant que les autres membres de la famille. Pour plus d'information, orientez les parents et l'enfant vers des organismes comme la Société canadienne de l'hémophilie, qui comporte une section Québec (se reporter à l'annexe G).

Planifier le congé et enseigner à la famille les soins à domicile

L'enfant peut être hospitalisé pendant une courte période de temps lors des premières manifestations d'hémorragies ou lorsque le diagnostic est posé et qu'on établit un plan de traitement. Par la suite, la plupart des soins seront prodigués à domicile. Il faut déterminer, et combler, bien avant le congé les besoins de la famille en matière de soins à domicile. Suggérez aux parents de s'assurer que l'enfant porte un bracelet ou un

CONSEIL CLINIQUE

Les précautions suivantes sont de mise lorsque vous prenez soin d'un enfant atteint de troubles hémorragiques :

- Évitez de prendre la température rectale ou d'administrer des suppositoires.
- Mesurez la tension artérielle à l'aide d'un brassard le moins souvent possible.
- Évitez les injections intramusculaires ou sous-cutanées.
- Pour les pansements, utilisez uniquement du ruban de papier ou de soie.
- En cas de besoin, prodiguez des soins buccaux toutes les trois ou quatre heures à l'aide d'un tampon préhumidifié d'une solution de citron/glycérine.
- Sauf pour l'administration de facteurs de remplacement, évitez toute ponction veineuse.
- Lorsque le type de prélèvement sanguin le permet, procédez par microméthode (ponction capillaire au bout du doigt chez l'enfant et l'adolescent ou sur le talon chez le nouveau-né (se reporter à l'annexe A).
- Ne donnez pas d'acide acétylsalicylique (aspirine, AAS).

pendentif indiquant qu'il est atteint (Medic Alert*). Expliquez les causes des saignements afin que l'enfant et ses parents comprennent bien le processus pathologique. Enseignez à l'enfant et à sa famille à reconnaître une hémorragie interne. Des signes et symptômes tels que les douleurs articulaires, les douleurs abdominales et les saignements évidents requièrent l'administration immédiate de facteurs de remplacement. Assurez-vous que l'enfant et les parents comprennent quelles situations peuvent provoquer des saignements. Indiquez aux parents qu'il est préférable de donner de l'acétaminophène plutôt que de l'aspirine pour soulager la douleur.

Si nécessaire, enseignez aux parents et à l'enfant à préparer et à administrer les concentrés de facteur. On peut limiter, ou éviter, les épisodes hémorragiques en procédant de façon régulière à l'administration par voie intraveineuse du facteur manquant. Demandez aux parents ou à l'enfant (s'il est en âge de le faire) de vous faire une démonstration de la technique et assurez-vous qu'ils administrent le produit correctement. Ceux-ci doivent connaître les propriétés du concentré de facteur pour pouvoir préparer la solution correctement.

Il faut s'assurer que l'enfant bénéficie d'un programme de santé scolaire individualisé (se reporter au chapitre 6). On devrait renseigner le personnel de l'école sur la façon d'agir en cas d'urgence. Les parents devraient fournir au personnel de l'école un numéro de téléphone où on peut les joindre en tout temps, pour toute question concernant l'état de santé de l'enfant.

Aidez la famille et l'école à planifier des activités appropriées en évitant toutefois de surprotéger l'enfant. Les enfants atteints d'hémophilie devraient éviter les sports de contact, comme le football, le hockey et le soccer, qui peuvent occasionner des blessures. On devrait plutôt les encourager à pratiquer des sports comme la natation, la randonnée pédestre et la bicyclette.

Expliquez aux parents comment coordonner les soins qu'ils prodiguent à leur enfant avec ceux qu'offrent les professionnels de la santé. Organisez une gestion de cas continue et aidez la famille à l'assumer si elle en est capable.

L'hémophilie n'est pas seulement une maladie invalidante pour l'enfant. Les visites fréquentes en consultation externe, les visites aux services d'urgence, les admissions à l'hôpital peuvent déranger l'horaire de travail des parents ainsi que la vie familiale. On pourra adresser la famille aux services sociaux appropriés et à des organismes comme la Société canadienne de l'hémophilie, qui comprend une section Québec (se reporter à l'annexe G). Il peut être réconfortant pour ces familles de partager leurs expériences avec les familles d'autres enfants atteints d'hémophilie.

CROISSANCE ET DÉVELOPPEMENT

Encouragez les adolescents atteints d'hémophilie à s'adonner à des loisirs comme les jeux électroniques ou les jeux vidéo, la lecture et la musique. Ils devraient toujours porter des genouillères, des coudières et des casques quand ils s'adonnent à un sport. Il est important d'encourager les activités favorables au développement, mais les entraîneurs, les enseignants et les autres personnes présentes doivent savoir comment réagir en cas d'hémorragie.

MALADIE DE VON WILLEBRAND

Comme l'hémophilie, la maladie de von Willebrand est une maladie hémorragique héréditaire. Il existe environ 20 troubles différents impliquant une déficience du facteur von Willebrand, une protéine plasmatique porteuse du facteur de coagulation VIII qui contribue à faciliter l'adhésion plaquettaire[22]. La forme la plus courante de la maladie est transmise par un trait autosomique dominant et peut toucher autant les hommes que les femmes. Pour ce qui est de la forme la plus grave, qui est aussi beaucoup plus rare, elle est transmise selon le mode autosomique récessif. Le gène de la maladie est situé sur le chromosome 12.

Les signes caractéristiques sont la prédisposition aux contusions et l'épistaxis. Les enfants atteints de la forme la plus fréquente de la maladie de von Willebrand présentent souvent des saignements gingivaux et des saignements qui durent plus longtemps que la normale lorsqu'ils se coupent ou qu'ils subissent une intervention chirurgicale. Les adolescentes atteintes peuvent souffrir de **ménorragie** (saignement menstruel abondant).

* Medic Alert Foundation, P.O. Box 1009, Turlock, CA 95380 ou www.medicalert.ca.

Le diagnostic repose sur des analyses de laboratoire révélant un niveau réduit du facteur von Willebrand, de la molécule antigénique du facteur von Willebrand et de l'activité du facteur VIII ; une adhésion plaquettaire diminuée ; un temps de saignement prolongé ; enfin, un temps de céphaline activée (APPT ou TCA) prolongé ou normal. Le traitement est semblable à celui de l'enfant atteint d'hémophilie et requiert l'administration de concentré de facteur VIII contenant du facteur von Willebrand. Au cours d'hémorragies, ou avant une intervention chirurgicale, on administre de l'acétate de desmopressine (DDAVP). Pour réprimer le saignement des muqueuses, on utilise parfois des médicaments à application locale tels que l'acide aminocaproïque (amicar) ou l'acide tranexamique (cyclokapron).

Soins infirmiers

Renseignez les parents et l'enfant sur la maladie et insistez sur le fait que l'enfant ne doit prendre ni aspirine ni médicaments susceptibles de provoquer des saignements ou d'inhiber l'activité plaquettaire. Enseignez-leur comment réagir aux hémorragies et apprenez-leur comment administrer le facteur de remplacement par voie intraveineuse, comme dans le cas de l'hémophilie. Le pronostic est favorable et les enfants atteints de la maladie de von Willebrand ont généralement une espérance de vie normale.

COAGULATION INTRAVASCULAIRE DISSÉMINÉE

La coagulation intravasculaire disséminée (CIVD) est une affection acquise potentiellement mortelle : le mécanisme de la coagulation est suractivé, ce qui provoque la formation étendue de caillots dans tous les petits vaisseaux de l'organisme. Il y a production d'un surplus de thrombine, suivie par le dépôt de filaments de fibrine dans les tissus du corps. Ces modifications causent l'hypoxie qui, elle, entraîne la nécrose tissulaire. Les fragments de fibrine en circulation commencent ensuite à entraver l'agrégation plaquettaire et d'autres aspects du mécanisme de la coagulation, ce qui provoque des saignements ou des hémorragies.

La CIVD est une complication d'autres maladies graves qu'on trouve chez les nourrissons et les enfants, par exemple l'hypoxie, l'état de choc, le cancer, les réactions transfusionnelles et les infections virales. Parmi les symptômes, on trouve des saignements diffus qui se manifestent par de l'hématurie, des pétéchies ou du purpura ; un point d'injection qui continue à suinter ; un collapsus circulatoire ; et une thrombose des vaisseaux importants[10]. Le temps de prothrombine (TP) et le temps de céphaline activée (APPT ou TCA) sont prolongés, la numération plaquettaire et le taux de fibrinogène sont accrus, et le taux des produits de la dégradation de la fibrine et/ou du fibrinogène est élevé.

Le traitement médical est un traitement de soutien qui comprend l'identification et le traitement du problème sous-jacent ; le remplacement des facteurs de coagulation, du fibrinogène et des plaquettes manquants ; et un traitement anticoagulant (héparine).

Soins infirmiers

La CIVD est une affection complexe qui doit être supervisée par une équipe de soins critiques[23]. Les soins infirmiers consistent essentiellement à évaluer les saignements, à prévenir de nouvelles blessures et à administrer les traitements prescrits. Recherchez la présence de pétéchies, d'ecchymoses et d'écoulement toutes les heures ou toutes les deux heures. Assurez-vous de vérifier les parties du corps qui se trouvent en position déclive, car le sang s'accumule à ces endroits. Les points d'injection intraveineuse sont particulièrement sujets aux écoulements et devraient être vérifiés toutes les 15 minutes. Examinez les selles afin d'y déceler la présence de sang et évaluez les pertes sanguines le plus précisément possible. Mesurez les ingesta et les excreta.

Étant donné que tous les systèmes de l'organisme peuvent être touchés, il faut les passer en revue de façon continue et attentive. Instaurez des mesures pour prévenir ou limiter les saignements, surveillez les traitements prescrits (transfusion, traitement anticoagulant) et signalez le moindre signe de complication.

PURPURA THROMBOPÉNIQUE IDIOPATHIQUE

Le purpura thrombopénique idiopathique (PTI), aussi appelé purpura thrombopénique auto-immun, est une maladie caractérisée par une destruction accrue des plaquettes, bien que la production de plaquettes par la moelle osseuse soit normale. Lorsque le taux de destruction des plaquettes est plus élevé que leur taux de formation, le nombre de plaquettes circulantes diminue et le processus de coagulation sanguine ralentit.

Le PTI est le trouble hémorragique le plus commun chez les enfants. Il touche le plus souvent les enfants de 2 à 5 ans et fait généralement suite à une infection virale telle que la rougeole, la varicelle ou la rubéole. Toutefois, on n'en connaît pas la cause exacte. La présence d'un antigène viral pourrait déclencher la formation d'anticorps antiplaquettaires. Ces anticorps se lieraient aux plaquettes et entraîneraient ainsi leur destruction active par la rate. En effet, la rate étant incapable de reconnaître les plaquettes comme normales, elle les détruirait. Les principaux symptômes sont les ecchymoses nombreuses et les pétéchies. Le diagnostic repose sur les antécédents, l'examen physique et les analyses de laboratoire, qui révèlent une numération plaquettaire diminuée et la présence d'anticorps antiplaquettaires dans le sang périphérique. On procède également à une ponction de moelle osseuse, non pas pour confirmer le diagnostic, mais bien pour éliminer la possibilité qu'il s'agisse d'autres affections, par exemple la leucémie. L'administration de corticostéroïdes et d'immunoglobulines intraveineuses fait partie du traitement. De plus, l'enfant peut recevoir des anticorps anti-D ; ce traitement permet de prolonger la survie des plaquettes grâce à l'inhibition des récepteurs Fc sur les cellules réticulo-endothéliales. Les effets du traitement apparaîtront 48 heures après l'administration des anticorps anti-D. On observe une rémission spontanée chez 90 % des enfants atteints de PTI[10].

Soins infirmiers

Les soins infirmiers consistent essentiellement à limiter et à réduire le nombre des épisodes hémorragiques. Les mesures préventives sont semblables à celles qui s'appliquent dans le cas d'enfants atteints d'hémophilie. Apprenez aux parents à utiliser de l'acétaminophène, plutôt que de l'aspirine, pour soulager la douleur. Apportez du soutien à l'enfant et à sa famille.

MÉNINGOCOCCÉMIE

La méningococcémie est une pathologie consécutive à une infection à *Neisseria meningitidis* ou, occasionnellement, à d'autres micro-organismes tels que *Hæmophilus influenzæ* ou *Streptococcus pneumoniæ*. On croit que la méningococcémie est une réaction immunitaire aux endotoxines de l'organisme.

L'installation est soudaine : une infection respiratoire est suivie de fièvre élevée, d'un rash, d'hémorragies massives de la peau et des muqueuses, et d'un état de choc. L'enfant, qui est généralement âgé de moins de 2 ans, est dans un état critique et présente une atteinte multisystémique. Une coagulation intravasculaire disséminée se produit (se reporter à la section traitant de ce sujet dans le présent chapitre). En général, la peau devient rose, puis noire lorsque les tissus sont altérés par le manque d'oxygène. On peut être obligé de pratiquer l'amputation de certains membres à cause de la mauvaise circulation.

Le traitement consiste à administrer des antibiotiques, à isoler l'enfant des sources d'infection et à contrôler l'état de choc multisystémique. L'administration rapide d'antibiotiques à l'enfant qui présente de la fièvre associée à un purpura peut atténuer la gravité du pronostic. Selon l'état de l'enfant, il faudra peut-être recourir à une alimentation parentérale totale (APT), aux sédatifs et aux analgésiques, à la dialyse ou à l'amputation[24].

Soins infirmiers

Les soins requis par un enfant atteint de méningococcémie sont complexes. L'enfant fait généralement un long séjour dans une unité de soins intensifs pédiatrique. Il faut évaluer à fond tous les systèmes de l'organisme. Conformément aux ordonnances médicales, on doit administrer des perfusions intraveineuses afin d'assurer l'administration efficace et précise des antibiotiques et des autres médicaments. On doit mesurer le débit urinaire afin d'évaluer le fonctionnement des reins. Des soins méticuleux de la peau doivent être dispensés pour préserver l'intégrité des tissus. On doit prendre des mesures pour prévenir de nouvelles infections. Il est fréquent d'assurer l'apport nutritionnel de l'enfant par une APT. La famille a besoin de soutien pour faire face à la nature changeante et extrêmement grave de la maladie de l'enfant, et à la possibilité que celui-ci soit atteint de séquelles permanentes. Lorsque l'état de l'enfant s'améliore, on doit continuer à lui fournir des soins réguliers et continus, d'abord à l'hôpital puis dans son milieu, afin de favoriser sa croissance et son développement; il faut aussi lui assurer une bonne alimentation et l'aider à s'adapter aux amputations et aux prothèses.

► GREFFE DE MOELLE OSSEUSE

Comme il a été dit au début du présent chapitre, c'est à l'intérieur des os que se trouve la moelle osseuse. Toutefois, pour bien comprendre ce qu'est la greffe de moelle osseuse et pourquoi on la pratique, il est important d'apporter certaines précisions. La moelle osseuse produit des cellules immatures que l'on appelle cellules souches et qui vont se différencier pour devenir des cellules sanguines (globules blancs, globules rouges et plaquettes). On appelle également ces cellules des cellules mères, car leurs cellules filles deviendront des cellules sanguines. En plus d'être présentes dans la moelle, les cellules souches le sont également dans le sang, mais en plus petite quantité.

On a recours à la greffe de moelle osseuse pour remplacer les cellules souches lorsque leur évolution est inadéquate; autrement dit, elles ne se différencient pas adéquatement en globules rouges, globules blancs ou plaquettes. Ce mauvais fonctionnement peut être lié à une maladie, par exemple, le déficit immunitaire combiné sévère (se reporter au chapitre 10), l'anémie aplasique grave réfractaire au traitement ou la leucémie (se reporter au chapitre 15). Par contre, la greffe de moelle osseuse peut aussi être reliée au traitement contre le cancer. En effet, lorsqu'un traitement de chimiothérapie et/ou de radiothérapie standard est incapable d'éliminer un cancer, on peut, dans certains cas, augmenter la force du traitement. Toutefois, les fortes doses de chimiothérapie et de radiothérapie rendent la moelle osseuse de l'enfant si faible qu'il faut la stimuler pour qu'elle recommence à produire des cellules souches. Cette stimulation se fait en donnant un greffon de moelle en bonne santé, donc en effectuant une greffe de moelle. En l'absence de greffe, ces traitements (chimiothérapie et radiothérapie à fortes doses) sont fatals.

Il existe trois types de greffes de moelle osseuse: la greffe autologue, la greffe syngénique et la greffe allogène (ou allogénique). La greffe autologue peut s'effectuer de deux façons. La première consiste en un prélèvement des cellules souches périphériques (présentes dans le sang) de l'enfant lui-même au moyen d'un appareil à aphérèse. On conserve les cellules souches ainsi prélevées et on les réinjecte à l'enfant par voie intraveineuse après un traitement préparatoire de chimiothérapie et de radiothérapie. Selon la deuxième méthode, qui est beaucoup plus rarement utilisée, on prélève la moelle osseuse de l'enfant (en salle d'opération), on la congèle et on la lui réinjecte par voie intraveineuse après un traitement préparatoire, de la même façon que lors d'une greffe autologue à partir des cellules souches périphériques. Dans la greffe syngénique, on utilise la moelle osseuse d'un jumeau identique. Dans la greffe allogène, le donneur peut être un frère ou une sœur de l'enfant malade, qui a un

APHÉRÈSE

L'aphérèse permet de séparer les différents éléments figurés du sang en retenant celui, ou ceux, que l'on désire et en réinjectant à la personne les éléments figurés non retenus. Cette technique peut être utilisée pour prélever les cellules souches présentes dans le sang périphérique avant une greffe de moelle autologue ou pour retirer du sang un ou des éléments figurés malades (hématies falciformes chez l'enfant atteint d'anémie falciforme ou leucocytes chez l'enfant atteint de leucémie et ayant un taux beaucoup trop élevé de leucocytes).

REGISTRES NATIONAL ET INTERNATIONAL DE DONNEURS

Avec la mise sur pied des registres de donneurs, de nombreux enfants ont pu recevoir une greffe de moelle osseuse provenant de donneurs histocompatibles qui ne leur étaient pas du tout apparentés (greffe allogénique non apparentée). Il existe un registre national dans la plupart des pays industrialisés et un registre international réunit tous les registres nationaux. Au Canada, le registre national est le « Unrelated blood and marrow donor program ». Les infirmières qui le désirent peuvent faire des démarches pour déterminer leur type de moelle et s'inscrire auprès de cette banque de donneurs, ou encore participer aux campagnes de recrutement de donneurs de moelle osseuse.

antigène HLA compatible (greffe allogénique apparentée). Quand on ne trouve aucun donneur compatible dans la famille de l'enfant, on recherche un donneur histocompatible dans les registres de donneurs (greffe allogénique non apparentée). Notons que, pour ce qui regarde la greffe allogène, le greffon peut provenir de différentes sources, moelle osseuse, sang de cordon ombilical ou, plus rarement en pédiatrie, cellules souches périphériques du donneur. Les greffes réalisées à partir des sangs de cordon ombilical sont de plus en plus fréquentes. Pour ce faire, un prélèvement sanguin provenant du cordon ombilical est effectué immédiatement après la naissance de l'enfant. Malheureusement, pour des raisons tant logistiques que financières, les sangs de cordon ombilical ne sont pas tous prélevés et conservés. Divers critères expliquent le fait que le sang de cordon ombilical de tel enfant est prélevé et celui de tel autre ne l'est pas. Par exemple, si un enfant souffre d'un cancer, le sang du cordon de tous ses frères et sœurs à naître sera prélevé.

Pour effectuer une greffe, on commence par soumettre l'enfant à un traitement de chimiothérapie, et parfois même à une irradiation pancorporelle, dans le but de détruire les cellules sanguines circulantes et la moelle osseuse malade. Par la suite, on injecte à l'enfant la moelle osseuse du donneur, et ce par voie intraveineuse. Si la greffe réussit, la moelle du donneur s'implante d'elle-même dans l'os et commence à se développer. On obtient alors une moelle osseuse saine, capable de fabriquer des cellules sanguines.

Le programme de chimiothérapie destiné à détruire la moelle osseuse dure de 4 à 12 jours. Pendant ce temps, l'enfant est gardé en isolement complet dans une unité de soins spéciale pouvant lui assurer un milieu, non pas stérile, mais soumis à des règles d'asepsie stricte (figure 14-8). Les effets secondaires de la chimiothérapie tout comme la nécessité de prévenir l'infection (se reporter au chapitre 15) représentent un défi important en ce qui a trait aux soins. L'enfant n'a aucune immunité pendant au moins 10 jours après la greffe. Il faut de 2 à 4 semaines pour que les cellules du donneur commencent à proliférer et à parvenir à maturité[25]. Durant cette période, on peut administrer à l'enfant des médicaments servant à stimuler la formation de globules rouges et blancs.

Une fois que la moelle osseuse commence à produire de nouvelles cellules, le plus grand danger est la réaction du greffon contre l'hôte (rejet). Pour en savoir plus long sur cette réaction de rejet, reportez-vous au chapitre 10. Surveillez cette réaction

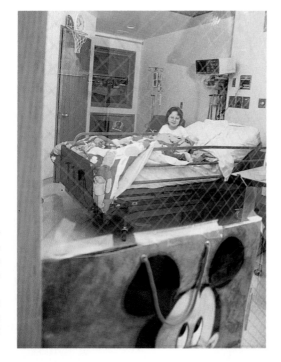

FIGURE 14-8. L'enfant qui doit recevoir une greffe de moelle osseuse est hospitalisé dans une unité de soins spéciale pour la durée du traitement de chimiothérapie qui précède la greffe elle-même. Une fois la greffe effectuée, l'enfant reste dans cette unité pendant quelques semaines, jusqu'à ce que la nouvelle moelle produise suffisamment de cellules pour l'aider à rester en santé.

multisystémique en évaluant la peau, les muqueuses, les fonctions gastro-intestinale, respiratoire et cardiaque, et l'état d'hydratation. Comme la réaction du greffon contre l'hôte peut survenir n'importe quand, même après le retour de l'enfant à domicile, il importe de faire des évaluations minutieuses et fréquentes une fois que l'enfant a obtenu son congé de l'hôpital.

Les soins de soutien après la greffe consistent essentiellement à prévenir l'infection, à limiter les saignements, à assurer une alimentation et une hydratation adéquates, à surveiller les signes de rejet et à apporter du soutien à l'enfant et à sa famille. Le traitement est long, l'enfant est souvent très gravement malade et les parents doivent parfois se rendre à un centre hospitalier situé loin de chez eux pour ce traitement. Demandez aux parents comment les autres membres de la famille font face à la situation. Renseignez également les parents sur les possibilités de se loger à peu de frais à proximité du centre hospitalier, par exemple dans un manoir Ronald McDonald. Différentes mesures de protection sont essentielles lors d'une greffe de moelle pour prévenir les infections. Ces mesures impliquent un isolement strict, une diète réduite en microorganismes et des soins d'hygiène minutieux, particulièrement pour ce qui est des soins de la bouche. Elles peuvent être difficiles à comprendre pour un jeune enfant. De plus, même si tous les membres de la famille sont conscients de leurs bienfaits, il est parfois difficile de composer avec la réalité, et ce tant pour l'enfant que pour le parent. Notons que, pour l'enfant, le fait de ne pas pouvoir sortir de sa chambre durant plusieurs semaines, en raison de l'isolement, peut être particulièrement difficile. Encouragez les parents à discuter de leurs sentiments avec les parents d'autres enfants qui sont dans la même situation. L'annexe G fournit une liste d'organismes susceptibles d'aider les familles, par exemple la Fondation de la greffe de moelle osseuse de l'Est du Québec et Leucan.

Lorsque l'enfant est prêt à recevoir son congé, assurez-vous que la famille est en mesure d'administrer les médicaments, de reconnaître les signes de la réaction du greffon contre l'hôte, d'assurer une alimentation adéquate à l'enfant et de lui apporter tous les soins dont il a besoin. Planifiez des visites de suivi et fournissez les coordonnées du ou des professionnels de la santé du Centre local de services communautaires (CLSC) et/ou du centre hospitalier de sa région susceptibles de leur offrir soutien et soins médicaux, et de les renseigner. Pour favoriser le retour en classe de l'enfant, il sera peut-être nécessaire de lui faire suivre des cours particuliers ou de lui fournir une autre forme d'aide scolaire.

CROISSANCE ET DÉVELOPPEMENT

Les enfants qui subissent une greffe de la moelle osseuse sont généralement hospitalisés pendant une longue période. Évaluez l'âge de l'enfant et son stade de développement, et fixez des objectifs de développement à atteindre durant l'hospitalisation. Mettez sur pied des plans de soins qui répondent aux besoins de développement de l'enfant et qui favorisent sa croissance.

RÉFÉRENCES

1. Daliman, P.R., et Shannon, K. (1996). Developmental changes in red blood cell production and function. *Dans* A.M. Rudolph, J.I.E. Hoffmanet et C.D. Rudolph (dir.), *Rudolph's pediatrics* (20e éd., p. 1167-1172). Stamford, CT : Appleton & Lange.
2. Cairo, M.S. (1996). White blood cells. *Dans* A.M. Rudolph, J.I.E. Hoffman et C.D. Rudolph (dir.), *Rudolph's pediatrics* (20e éd., p. 1221-1223). Stamford, CT : Appleton & Lange.
3. Manco-Johnson, M.J. (1996). Hemostasis and bleeding disorders. *Dans* A.M. Rudolph, J.I.E. Hoffman et C.D. Rudolph (dir.), *Rudolph's pediatrics* (20e éd., p. 1236-1251). Stamford, CT : Appleton & Lange.
4. Kline, N.E. (1996). A practical approach to the child with anemia. *Journal of Pediatric Health Care, 10*(3), 99-105.
5. Société canadienne de pédiatrie, Les Diététistes du Canada et Santé Canada. (1998). *La nutrition du nourrisson né à terme et en santé,* Ottawa : Ministère des travaux publics et gouvernementaux du Canada.
6. Glader, B.E., et Look, K.A. (1996). Hematologic disorders in children from Southeast Asia. *Pediatric Clinics of North America, 43*(3), 665-682.
7. Abshire, T.C. (1996). The anemia of inflammations : A common cause of childhood anemia. *Pediatric Clinics of North America, 43*(3), 623-638.
8. Hays, T. (1997). Hematologic disorders. *Dans* G.B. Merenstein, D.W. Kaplan et A.A. Rosenberg (dir.), *Handbook of pediatrics* (18e éd., p. 601-630). Stamford, CT : Appleton & Lange.

9. Mentzer, W.C. (1996). Sickle cell disease. *Dans* A.M. Rudolph, J.I.E. Hoffman et C.D. Rudolph (dir.), *Rudolph's pediatrics* (20e éd., p. 1203-1207). Stamford, CT : Appleton & Lange.

10. Lane, P.A., Nuss, R., et Ambruso, D.R. (1996). Hematologic disorders. *Dans* W.W. Hay, J.R. Groothius, A.R. Hayward et M.J. Levin (dir.), *Current pediatric diagnosis and treatment* (13e éd., p. 732-780). Stamford, CT : Appleton & Lange.

11. Selekman, J. (1993). Update : New guidelines for the treatment of infants with sickle cell disease. *Pediatric Nursing, 19*(6), 600-605.

12. Rennie, J. (1994). Grading the gene tests. *Scientific American, 270*(6), 88-97.

13. Davis, H., Schoendorf, K.C., Gergen, P.J., et Moore, R.M. (1997). National trends in the mortality of children with sickle cell disease, 1968 à 1992. *American Journal of Public Health, 87*(8), 1317-1322.

14. National Heart, Lung, and Blood Institute. (1997). Periodic transfusions lower stroke risk in children with sickle cell anemia. Washington, DC : U.S. National Library of Medicine, http ://www.nlm.nih.gov.

15. Day, S., Dancy, R., Kelly, K., et Wang, W. (1993). Iron overload ? In sickle cell disease ? *American Journal of Maternal-Child Nursing, 18*(6), 330-335.

16. Fester, A., Vermylen, C., Cornu, G., et coll. (1996). Hydroxyurea for treatment of severe sickle cell anemia : a pediatric clinical trial. *Blood, 88*, p. 1960-1964.

17. De Montalembert, M., Belloy, M., Bernaudin, F., et coll. (1997). Three years follow-up of hydroxyurea treatment in severely ill children with sickle cell disease. *Journal of Pediatric Hematolology/Oncology, 19*, p. 313-318.

18. De Montalembert, M. (1998). Nouveaux traitements de la drépanocytose, *Journal de pédiatrie et puériculture, 3*, p. 131-134.

19. Agency for Health Care Policy and Research (1993). *Sickle cell disease : Screening, diagnosis, management, and counseling in newborns and infants.* Washington, DC : Author.

20. Martin, MB., et Butler, R.B. (1993). Understanding the basics of ß thalassemia major. *Pediatric Nursing, 19*(2), 143-145.

21. DiMichele, D. (1996). Hemophilia 1996 : New approach to an old disease. *Pediatric Clinics of North America, 43*(3), 709-736.

22. Werner, E.J. (1996). Von Willebrand disease in children and adolescents. *Pediatric Clinics of North America, 43*(3), 683-708.

23. Bell, T.N. (1993). Disseminated intravascular coagulation : Clinical complexities of aberrant coagulation. *Critical Care Nursing Clinics of North America, 5*(5), 389-410.

24. Holland, J.A., Bryan, S., et Huff-Slandard, J. (1993). Nursing care of a child with meningococcemia. *Journal of Pediatric Nursing, 8*(4), 211-216.

25. Abramovitz, L.Z., et Senner, A.M. (1995). Pediatric bone marrow transplantation update. *Oncology Nursing Forum, 22*(1), 107-115.

LECTURES COMPLÉMENTAIRES

Agency for Health Care Policy and Research (1993). *Sickle cell disease : Comprehensive screening and management in newborns and infants. Quick reference guide for clinicians.* Washington, DC : Auteur.

American Academy of Pediatrics (1994). Health supervision for children with sickle cell diseases and their families, *Pediatrics, 98*, 467.

Ballas, S.K., et Mohandas, N. (1996). Pathophysiology of vaso-occlusion. *Hematology/Oncology Clinics of North America, 10*(6), 1221-1239.

Coffland, F.I., et Shelton, D.M. (1993). Blood component replacement therapy. *Critical Care Nursing Clinics of North America, 5*(3), 543-556.

Champagne, C., Godard, M., Guyonnet, M., et Vachon, M.-F. (1995). *Programme d'enseignement : Greffe de moelle osseuse.* Montréal : Direction des soins infirmiers, Hôpital Sainte-Justine, Centre hospitalier universitaire mère-enfant.

Hotte, M. (1999). *Formation sur l'anémie falciforme.* Montréal : Direction des soins infirmiers, Hôpital Sainte-Justine, Centre hospitalier universitaire mère-enfant.

Kuntz, N., Adams, J.A., Zahr, L., Killen, R., Cameron, K., et Wasson, H. (1996). Therapeutic play and bone marrow transplantation. *Journal of Pediatric Nursing, 11*(6), 359-367.

Lane, P.A. (1996). Sickle cell disease. *Pediatric Clinics of North America, 43*(3), 639-664.

Manno, C.S. (1996). What's new in transfusion medicine ? *Pediatric Clinics of North America, 43*(3), 793-808.

Medeiros, D., et Buchanan, G.R. (1996). Current controversies in the management of idiopathic thrombocytic purpura during childhood. *Pediatric Clinics of North America, 43*(3), 757-772.

National Heart, Lung, and Blood Institute (1995). *Management and therapy of sickle cell disease.* (Publication nº 95-2117). Bethesda, MD : National Institutes of Health.

Ringwals-Smith, K., Krance, R., et Stricklin, L. (1995). Enteral nutrition support in a child after bone marrow transplantation. *Nutrition in Clinical Practice, 10*(4), 140-143.

Srnec, P. (1993). Congenital coagulopathies in the pediatric population. *Critical Care Nursing Clinics of North America, 5*(3), 445-452.

Sormanti, M., Dungan, S., et Rieker, P.P. (1994). Pediatric bone marrow transplantation : Psychosocial issues for parents after a child's hospitalization. *Journal of Psychosocial Oncology, 12*(4), 23-42.

Tesno, B. (1995). A comprehensive pediatric bone marrow transplant documentation tool. *Oncology Nursing Forum, 22*(5), 841-847.

Walters, M.C., et Abelson, H.T. (1996). Interpretation of the complete blood count. *Pediatric Clinics of North America, 43*(3), 599-622.

Zimmerman, S.A., Ware, R.E., et Kinney, T.R. (1997). Gaining ground in the fight against sickle cell disease. *Contemporary Pediatrics, 14*(10), 154-177.

15 LES TROUBLES DE LA CROISSANCE CELLULAIRE

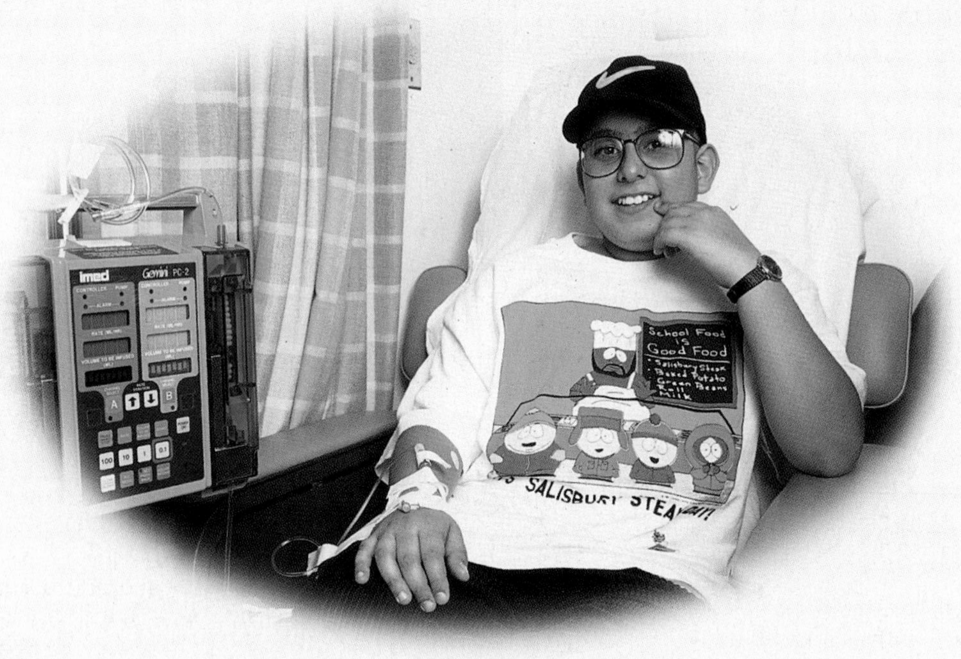

Rémi, 12 ans, est hospitalisé pour de la fièvre et une violente diarrhée. On diagnostique une entérocolite, c'est-à-dire une infection simultanée de l'intestin grêle et du côlon. Cette affection survient plusieurs mois après le début de son traitement contre la leucémie myéloïde aiguë. Son état empirant de jour en jour, Rémi est de plus en plus inquiet. Sa mère, qui s'est absentée du travail pendant trois mois pour rester près de lui au début de son traitement contre le cancer, ne peut pas prendre d'autres congés. Grâce à un traitement antibiotique de choc et à des soins infirmiers de soutien, Rémi vient finalement à bout de cette complication et retourne chez lui.

L'adolescent et ses parents ont le sentiment d'avoir relevé un défi supplémentaire dans leur lutte contre la leucémie. Quand le diagnostic a été établi, il y a sept mois, Rémi était gravement anémique et se faisait facilement des ecchymoses. Il a été hospitalisé brièvement pour la mise en place d'un cathéter intraveineux central et pour sa première séance de chimiothérapie. Il a ensuite quitté l'hôpital, n'y revenant qu'en clinique externe, où on lui administre sa chimiothérapie et on surveille l'évolution de son état de santé.

Tout au long de ses traitements, Rémi a conservé une attitude positive. Il a étudié chez lui pendant quelque temps, mais maintenant il est retourné à l'école. L'ordinateur qu'il a reçu de la Fondation canadienne Rêves d'enfants l'a aidé à demeurer à jour dans ses travaux scolaires.

OBJECTIFS

Après l'étude de ce chapitre, vous serez en mesure de :

- Analyser les différences entre les cancers chez l'enfant et les cancers chez l'adulte ;
- Exposer l'étiologie générale des cancers chez l'enfant ;
- Décrire les effets sur la famille d'un diagnostic de cancer chez un enfant ;
- Expliquer en quoi consiste la collecte des données ;
- Énumérer les manifestations cliniques des cancers touchant les enfants ;
- Présenter le traitement médical et les soins infirmiers aux enfants atteints de cancer.

« Le diagnostic d'entérocolite a déstabilisé Rémi et sa famille, mais cette épreuve semble avoir renforcé la détermination de l'adolescent à vaincre sa maladie. »

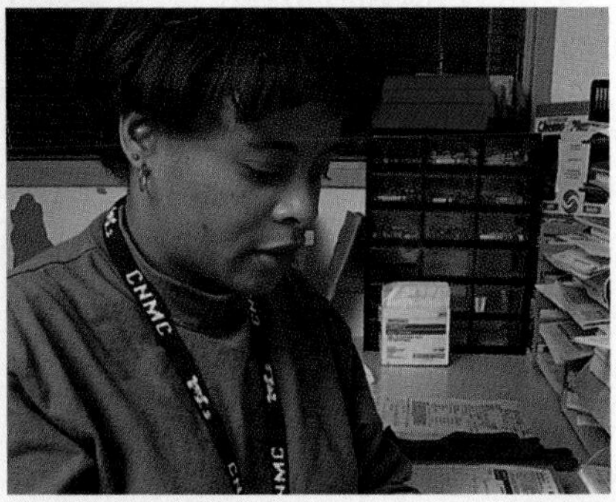

VOCABULAIRE

- **Aplasie médullaire (myélosuppression)** Diminution de la production des cellules sanguines dans la moelle osseuse.
- **Biothérapie** Traitement consistant à administrer des modificateurs de la réponse biologique (MRB) pour traiter le cancer.
- **Cancérigène (ou cancérogène)** Se dit d'agents (processus ou produits chimiques) qui causent le cancer quand ils interagissent les uns avec les autres et qu'ils sont associés à certaines caractéristiques génétiques.
- **Chimiothérapie** Traitement contre le cancer consistant en l'administration par voie orale, intramusculaire, intraveineuse, intrathécale ou autre, de médicaments qui détruisent les cellules cancéreuses et les cellules normales.
- **Extravasation** Nom donné aux lésions causées par la pénétration d'un médicament chimiothérapeutique dans les tissus mous au pourtour du point d'insertion de la perfusion.
- **Gène suppresseur de tumeurs** Unité génétique qui régule la croissance cellulaire et réduit par conséquent l'effet des oncogènes.
- **Leucocytose** Augmentation du taux de leucocytes (globules blancs) au-dessus de la normale. Le terme de « hyperleucocytose » est réservé aux cas les plus graves.
- **Leucopénie** Diminution du taux de leucocytes (globules blancs) sous la normale.
- **Métastase** Propagation des cellules cancéreuses hors du foyer initial vers une autre région du corps.
- **Néoplasme** Tumeur, maligne ou bénigne.
- **Oncogène** Portion d'ADN altérée qui, lorsqu'elle se reproduit, provoque une division cellulaire incontrôlée.
- **Polypharmacie** Administration simultanée de nombreux médicaments pour traiter des affections multiples.
- **Proto-oncogène** Gène qui régule la croissance et le développement cellulaire, mais qui est susceptible de devenir, par mutation, un oncogène, c'est-à-dire de favoriser la formation des tumeurs cancéreuses, ou de les déclencher.
- **Protocole** Plan d'action pour le traitement, établi en fonction du type de cancer, de son stade d'évolution et du type de cellules touchées. Il constitue une ligne de conduite pour la recherche clinique. Il peut comprendre plusieurs types de traitements.
- **Radiothérapie** Traitement consistant à exposer le patient à des isotopes instables qui, en libérant des quantités variables d'énergie, fractionnent les molécules d'ADN et détruisent de ce fait les cellules.
- **Thrombopénie (thrombocytopénie)** Numération plaquettaire sous la normale.
- **Tumeur bénigne** Toute tumeur qui ne menace ni la vie ni la santé de la personne touchée.
- **Tumeur maligne** Toute tumeur à croissance progressive, qui cause la mort à moins d'un traitement efficace.

Pourquoi des enfants et des adolescents comme Rémi sont-ils atteints de cancers différents de ceux des adultes ? Chez ces derniers, cette maladie est souvent imputable au régime alimentaire ou aux habitudes de vie, par exemple au tabagisme. Certains des cancers survenant à l'âge adulte résultent donc des réponses oncogéniques de l'organisme à des stimuli, c'est-à-dire des réponses favorisant la cancérisation des cellules. Toujours chez l'adulte, d'autres cancers sont provoqués par une exposition prolongée à des agents toxiques tels que la poussière de charbon ou l'amiante. D'autres encore, on le sait, ont des origines génétiques. Dans la population adulte, la prévention représente un volet majeur des programmes d'intervention ; elle consiste à promouvoir la réorientation du mode de vie dans son ensemble. Chez les enfants, le cancer est souvent d'origine embryonnaire (les altérations se produisent pendant le développement du fœtus) ou oncogénique. Les modifications des habitudes de vie ont donc peu d'effet sur l'incidence du cancer à cet âge. Il arrive cependant qu'un stimulus environnemental influe sur le nombre des cancers touchant les enfants.

Les anomalies de la croissance cellulaire peuvent affecter toutes les parties du corps. Pourquoi certaines tumeurs sont-elles dites cancéreuses et d'autres non ? On appelle **néoplasme** (nouvelle croissance) tout changement dans la croissance cellulaire de l'organisme. Les néoplasmes se divisent en deux catégories : les tumeurs bénignes et les tumeurs malignes. Les **tumeurs bénignes** sont celles qui ne menacent ni la vie ni la santé. Par contre, si elles ne font pas l'objet d'un traitement efficace, les **tumeurs malignes** grossissent graduellement et se propagent en d'autres points du corps (**métastases**), risquant, à terme, de causer la mort. Le mot « cancer » désigne ce type de croissance cellulaire dans le langage courant.

► PARTICULARITÉS ANATOMIQUES ET PHYSIOLOGIQUES DE L'ENFANT

Au chapitre de la croissance cellulaire, les différences physiologiques les plus importantes entre l'enfant et l'adulte sont celles qui se rapportent au système immunitaire et à son fonctionnement, c'est-à-dire à l'efficacité dont il fait preuve pour défendre l'organisme. Chez l'enfant, le rythme de la croissance cellulaire peut également avoir une incidence sur la vitesse de progression de certains cancers.

Le système immunitaire a recours à deux types de réaction pour défendre le corps contre les substances et les organismes étrangers : la réaction aspécifique et la réaction spécifique. La première consiste à attaquer diverses cibles. Les agents aspécifiques du système immunitaire comprennent les phagocytes (qui peuvent détruire d'autres cellules), par exemple les leucocytes mononucléaires, les leucocytes polynucléaires, les cellules tueuses naturelles (dites aussi lymphocytes NK, d'après l'appellation anglaise *natural killer*) et les compléments (protéines non cellulaires), qui travaillent en association pour détruire les cellules et les autres substances envahissantes. La réponse aspécifique étant immature avant l'âge d'un mois, les cellules phagocytaires ont de la difficulté à s'attaquer aux cellules cancéreuses au tout début de la vie. Elle s'avère aussi peu efficace chez les prématurés et les nouveau-nés hypotrophiques (c'est-à-dire d'un poids anormalement faible par rapport à leur âge gestationnel).

Lors d'une réaction spécifique, les lymphocytes T et l'immunoglobuline (Ig) ne s'attaquent qu'à un seul type d'agent envahisseur. Ce type de réaction est lui aussi immature chez les nouveau-nés et les nourrissons. Par ailleurs, les lymphocytes B synthétisent différentes protéines, qu'on appelle les immunoglobines (IgM, IgG et IgA), en quantités moindres que chez l'adulte, ce qui rend le nourrisson vulnérable aux infections bactériennes et virales. (Pour en savoir plus sur la fonction immunitaire, se reporter au chapitre 10.)

De nombreux types de cellules se multiplient vite chez l'enfant. Cette croissance rapide entraîne la prolifération des cellules saines, mais aussi, le cas échéant, des cellules cancéreuses.

▶ CANCERS CHEZ L'ENFANT

Les soins aux enfants atteints de cancer présentent de nombreux défis pour les infirmières travaillant en pédiatrie. L'enfant doit en effet subir durant plusieurs mois, ou plusieurs années, des traitements éprouvants qui peuvent le rendre malade, voire menacer sa vie. Dans certains cas, le pronostic est encourageant; dans d'autres, le décès semble inévitable. L'enfant est généralement soigné à la maison et se rend à l'hôpital uniquement pour y recevoir ses traitements. Ces derniers lui sont habituellement administrés à la clinique externe. Selon le type de traitements que l'enfant doit recevoir, l'hospitalisation est parfois nécessaire, après quoi il peut rentrer chez lui jusqu'au prochain traitement. Par ailleurs, il peut arriver que l'état de santé de l'enfant impose de l'hospitaliser, à la suite d'une infection par exemple, comme dans le cas de Rémi que nous vous présentons dans la capsule d'ouverture du présent chapitre. Pendant ces séjours à l'hospital, l'enfant est extrêmement vulnérable sur le plan physique; lui et sa famille connaissent en outre une grande fragilité sur le plan émotionnel. Pour assurer à l'enfant un suivi adéquat, l'infirmière doit posséder une bonne connaissance des réactions physiologiques et psychologiques, des interventions médicales et des soins infirmiers. Elle doit en outre posséder des habiletés de communication efficaces pour apporter son soutien tant à l'enfant qu'à sa famille et les aider à entretenir des espérances réalistes.

Incidence de la maladie

En 1998, au Canada, 1 153 diagnostics de cancer ont été établis pour l'ensemble de la population pédiatrique (de 0 à 19 ans)[1]. Cette maladie constitue la principale cause de décès par maladie chez les moins de 15 ans[2]. Toujours en 1998, environ 154 enfants sont morts du cancer au Canada, dont 44 % de la leucémie[1]. Le taux de mortalité a pourtant diminué de plus de 50 % depuis 1950 et cette baisse est plus marquée depuis le début des années 1970[3]. La figure 15-1 indique quels sont les cancers les plus courants chez les enfants et les adolescents, selon le groupe d'âge et le siège de la tumeur primaire[1].

Manifestations cliniques

Chacun des types de cancers touchant les enfants se manifeste d'une manière particulière. Comme certains des premiers signes et symptômes du cancer caractérisent également certaines maladies courantes chez les enfants, il arrive que le diagnostic de cancer tarde à être établi. Parfois, aucun symptôme ne sera décelé avant que la maladie n'en soit à un stade déjà avancé. Voici quelques-unes des manifestations initiales qu'on rencontre le plus fréquemment dans les cas de cancer:

- *La douleur* peut être causée par un néoplasme qui touche directement ou indirectement les récepteurs nerveux par obstruction, inflammation, endommagement des tissus, étirement des tissus viscéraux ou envahissement de certains tissus.
- *La cachexie* est un syndrome caractérisé par l'anorexie, la perte de poids, l'anémie, l'asthénie (faiblesse) et le déclenchement rapide de la sensation de satiété (sensation d'avoir assez mangé).
- *L'anémie* peut être présente durant les périodes de saignements chroniques ou de carence en fer. Par ailleurs, soumis à une maladie chronique, l'organisme a de la difficulté à utiliser le fer d'une manière efficace, ce qui peut entraîner de l'anémie. Enfin, ce symptôme se manifeste chez les enfants atteints d'un cancer de la moelle osseuse, quand leur taux de globules rouges diminue, notamment du fait que la moelle osseuse produit beaucoup d'autres cellules.
- *Les infections* sont généralement attribuables aux modifications ou à l'immaturité du système immunitaire. De plus, elles accompagnent souvent le cancer de la moelle osseuse, qui inhibe la maturation (différenciation) des cellules immunitaires normales. Elles peuvent aussi toucher les enfants traités par corticostéroïdes.

SYMPTÔMES COURANTS DU CANCER CHEZ L'ENFANT

Douleur
Cachexie
Anémie
Infection
Contusions, ecchymoses

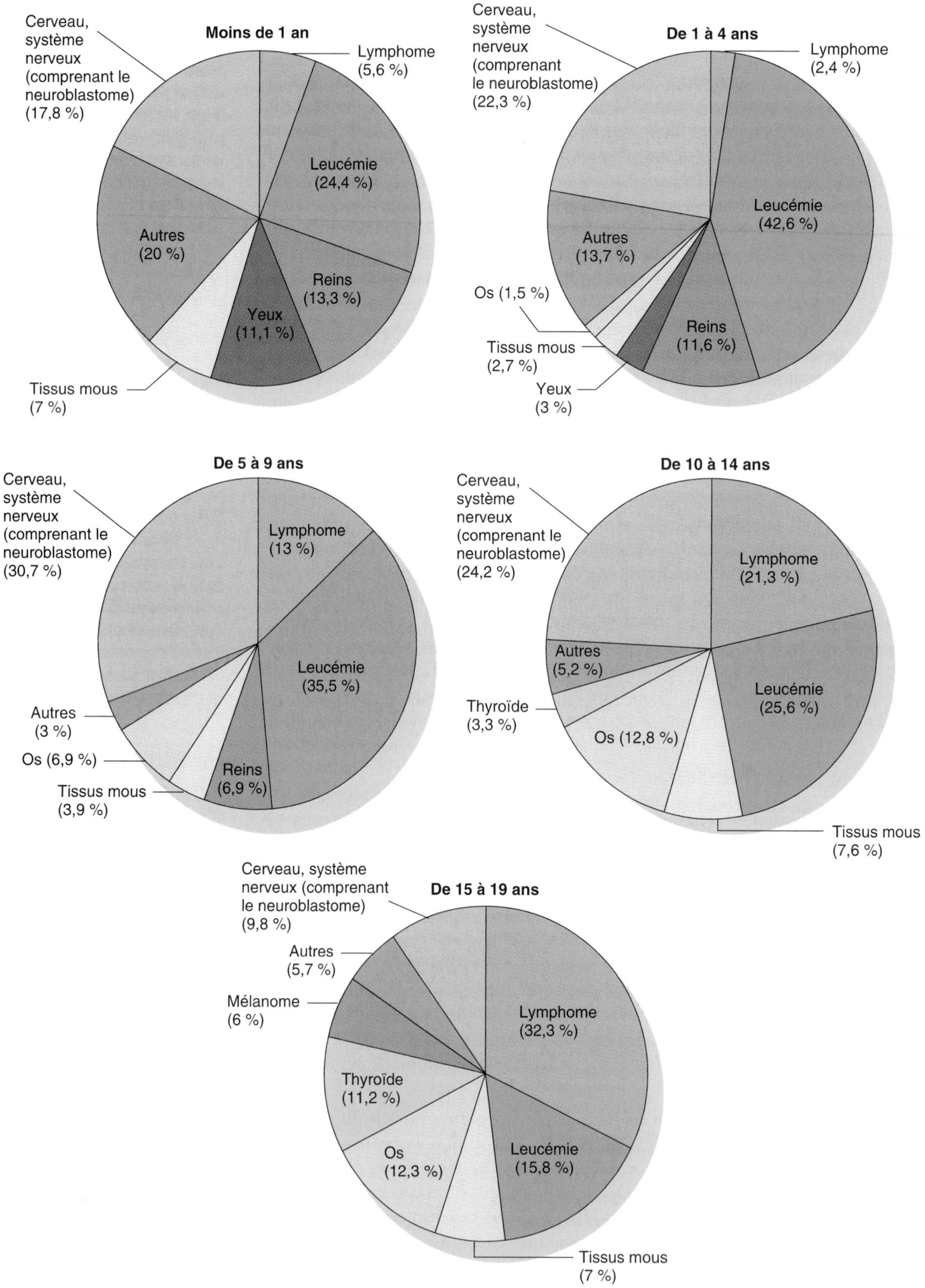

FIGURE 15-1. Répartition des tumeurs primaires (en pourcentage) selon le groupe d'âge et le siège de la tumeur.
Santé Canada. (2002). Incidence du cancer par siège pour l'année 1998, Surveillance du cancer en direct, Direction générale de la santé de la population et de la santé publique, Ottawa.

Leur réaction immunitaire étant modifiée par la médication, il arrive que les symptômes caractéristiques des infections ne se manifestent pas.

- *Les contusions (ou ecchymoses)* peuvent survenir quand la moelle osseuse ne produit pas suffisamment de plaquettes. Un trauma léger peut provoquer dans ce cas un saignement important.

Étiologie et physiopathologie

Les troubles de la croissance cellulaire sont occasionnés par des stimuli, internes ou externes. Trois facteurs, agissant seuls ou en association, peuvent provoquer la formation de néoplasmes: 1) les stimuli externes causant des mutations génétiques; 2) les anomalies du système immunitaire et des gènes; 3) les anomalies chromosomiques.

Stimuli externes

Certains stimuli externes peuvent influer sur l'état de santé général de l'enfant et entraîner une mutation des cellules de son organisme. Les agents **cancérigènes** sont des produits chimiques ou des procédés industriels qui, combinés à des caractères génétiques et en interaction les uns avec les autres, sont susceptibles de causer le cancer. Plusieurs agents cancérigènes peuvent être responsables des cancers diagnostiqués chez les enfants. D'autres provoquent des cancers qui débutent dans l'enfance, mais ne se manifestent qu'à l'âge adulte. On croit que certains produits chimiques peuvent également déclencher des cancers infantiles: le diéthylstilbestrol (quand la mère prend des œstrogènes à des fins thérapeutiques), les stéroïdes anabolisants androgènes, les agents chimiothérapeutiques alkylants et les immunosuppresseurs utilisés lors d'une greffe d'organe[4]. Les radiations causent des cancers tels que la leucémie et les tumeurs de la thyroïde chez les enfants exposés à une explosion atomique ou à une irradiation trop importante durant les examens diagnostiques. De plus, les jeunes patients soumis à une radiothérapie à fortes doses pour traiter un cancer primaire développent parfois un cancer secondaire causé par ces radiations (rayonnements). Enfin, une exposition excessive aux rayons ultraviolets d'origine solaire pendant l'enfance accroît le risque qu'un cancer de la peau se développe à l'âge adulte.

Anomalies du système immunitaire et des gènes

L'une des principales fonctions d'un système immunitaire normal consiste à exercer un contrôle immunitaire: les phagocytes circulent dans tout l'organisme, repèrent les cellules anormales ou cancéreuses et les détruisent. Les enfants qui présentent un déficit immunitaire congénital, comme le syndrome de Wiskott-Aldrich qui menace l'efficacité du contrôle immunitaire, sont particulièrement exposés au cancer. Certains enfants traités par immunosuppresseurs développent un lymphome non hodgkinien.

Des virus et d'autres substances peuvent modifier le système immunitaire et ouvrir la voie au développement d'un cancer (figure 15-2). Leur action consiste à transformer certains gènes qui régulent normalement la croissance et le développement des cellules (les **proto-oncogènes**) en des gènes apparentés aux précédents, mais qui laissent le champ libre à la division désordonnée des cellules et à la formation des tumeurs cancéreuses (les **oncogènes**). Certaines leucémies, le rhabdomyosarcome, le lymphome de Burkitt et certaines formes de la maladie de Hodgkin comptent au nombre des cancers dont l'apparition serait imputable, croit-on, à des virus et à la mutation des proto-oncogènes en oncogènes.

Les **gènes suppresseurs de tumeurs** contrecarrent l'effet des oncogènes et maintiennent la croissance cellulaire dans des limites normales. En leur absence, la croissance cellulaire peut devenir anarchique. Les enfants atteints d'un rétinoblastome ou d'une tumeur de Wilms en sont souvent dépourvus.

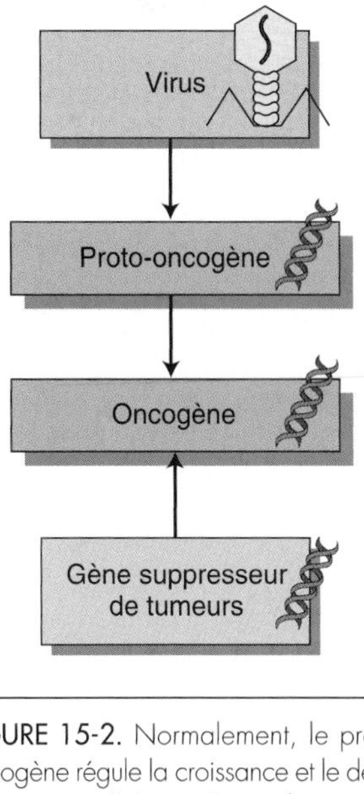

FIGURE 15-2. Normalement, le proto-oncogène régule la croissance et le développement cellulaires. Si son fonctionnement est modifié par un virus ou tout autre facteur externe, il peut se transformer en oncogène, ce qui donne lieu à une activité génétique anarchique et à la formation de tumeurs. Les gènes suppresseurs de tumeurs endiguent l'effet des oncogènes et limitent cette prolifération cellulaire désordonnée.

Anomalies chromosomiques

Dans le cadre du processus génétique, les chromosomes normaux sont soumis à plusieurs transformations, inoffensives pour la plupart. Il arrive cependant que certaines d'entre elles produisent des anomalies chromosomiques, telles que l'hyperploïdie (le nombre de chromosomes est supérieur à la normale), la délétion, la translocation ou la cassure.

On a établi un lien entre certaines de ces anomalies chromosomiques et l'augmentation de l'incidence du cancer. Ainsi, les enfants atteints du syndrome de Down (trisomie 21) sont 200 fois plus exposés que les autres à la leucémie ; le rétinoblastome frappe souvent les enfants chez qui on note une délétion plus ou moins importante du chromosome 13 (il manque une bande de matériel génétique à ce chromosome). De même, on observe fréquemment le développement d'une tumeur de Wilms chez les enfants auxquels manque une partie du matériel génétique du chromosome 11[5].

Quel que soit l'endroit du corps où se produit la croissance cellulaire anormale, le processus physiopathologique est toujours le même. À la faveur de l'absence des gènes suppresseurs de tumeurs ou de leur inactivation, la cellule modifiée commence à se multiplier conformément aux indications fournies par la structure génétique, également modifiée, de son ADN. Chaque nouvelle cellule transmet ce schéma de reproduction, nouveau ou transformé, à la génération suivante. Plus il y a réplication des cellules anormales, plus la masse néoplasique grossit. Leur vitesse métabolique étant plus élevée, les cellules néoplasiques épuisent les réserves nutritives, ce qui fait habituellement mourir les cellules saines. L'ADN modifié des cellules de la tumeur peut aussi ordonner à celles-ci d'envahir les tissus adjacents. La masse continue alors de croître jusqu'à ce qu'elle pénètre dans un vaisseau majeur ou un organe vital et l'endommage.

ALERTE INFIRMIÈRE

On ne doit pas faire subir d'imagerie par résonance magnétique (IRM) aux enfants ayant des implants en métal, car un champ magnétique très important sera alors généré. Parmi ces objets métalliques, on trouve les appareils d'orthodontie, les ponts dentaires, les plaques, lamelles ou agrafes chirurgicales et les tiges orthopédiques. Avant d'effectuer l'examen, il faut ôter à l'enfant tous ses bijoux et tous les vêtements comportant des attaches métalliques.

Examens diagnostiques et traitement médical

Les examens diagnostiques les plus utilisés auprès des enfants atteints de cancer sont les suivants : formule sanguine complète, ponction de moelle osseuse, ponction lombaire (tableau 15-1), analyse du sang périphérique, examen radiologique, imagerie par

TABLEAU 15-1 Quelques examens diagnostiques utilisés pour dépister le cancer chez les enfants

Examen	Objectif	Valeurs normales (de référence)	Valeurs anormales (diagnostiques)
Ponction de moelle osseuse	Analyser la moelle osseuse	Cellules blastiques (immatures) < 5 %	Cellules blastiques (immatures) > 25 % lors d'une leucémie aiguë lymphoblastique (LAL), surtout avec moelle hypercellulaire
Ponction lombaire	Analyser le liquide céphalorachidien	Numération cellulaire (mm3) Leucocytes polynucléaires : 0 Monocytes : de 0 à 5 Globules rouges : de 0 à 5	La présence de cellules malignes révèle une atteinte du système nerveux central.
Formule sanguine complète et formule leucocytaire (différentielle)	Analyser la composition cellulaire du sang	Globules blancs < 10 x 10^9/L Plaquettes : de 150 à 400 x 10^9/L Hémoglobine (Hb) : de 120 à 160 g/L	Globules blancs > 10 x 10^9/L Plaquettes : de 20 à 100 x 10^9/L Hémoglobine : de 70 à 100 g/L

résonance magnétique (IRM), tomodensitométrie (TDM, figure 15-3), échographie et biopsie.

Le cancer est traité au moyen de l'une des méthodes suivantes ou d'une combinaison de plusieurs d'entre elles : chirurgie, chimiothérapie, radiothérapie, biothérapie, greffe de moelle osseuse. Le choix du traitement dépend du type de cancer, du siège de la tumeur et de l'importance des **métastases** (propagation des cellules cancéreuses en d'autres points du corps).

Le traitement peut être effectué dans un but curatif, de soutien ou palliatif. Les soins curatifs éliminent le cancer. Les soins de soutien (ou symptomatiques) comprennent, par exemple, les transfusions, le soulagement de la douleur, les antibiotiques et d'autres interventions dont l'objectif est de seconder les défenses naturelles de l'organisme et d'accroître le bien-être de l'enfant. Enfin, les soins palliatifs veillent à assurer à l'enfant tout le confort possible.

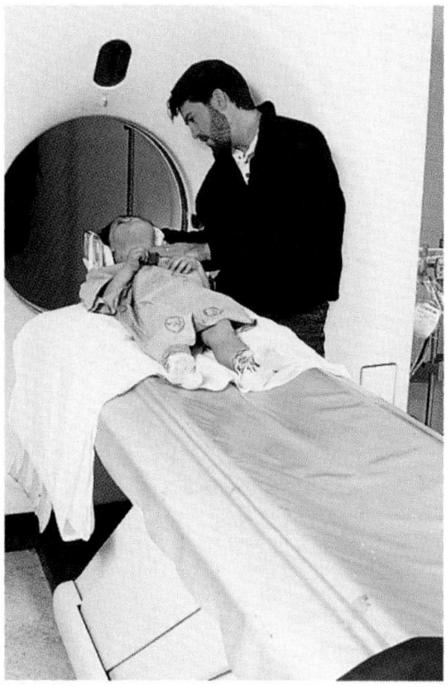

FIGURE 15-3. La tomodensitométrie (TDM) est parfois effrayante pour les enfants. Le père de cet enfant de 2 ans le réconforte avant l'examen.

Chirurgie

L'intervention chirurgicale permet d'enlever une tumeur solide ou d'en réduire le volume. La tumeur de Wilms fait partie des cancers qui sont souvent traités par la chirurgie. Celle-ci sert aussi à déterminer le type de cancer en cause et son stade d'évolution.

Chimiothérapie

La **chimiothérapie** consiste à administrer des médicaments qui tuent à la fois les cellules cancéreuses et les cellules saines. L'administration des différents médicaments chimiothérapeutiques (tableau 15-2) est échelonnée dans le temps de manière à maximiser le nombre des cellules détruites en fonction de leur cycle de reproduction (figure 15-4). Plusieurs médicaments chimiothérapeutiques peuvent être administrés simultanément afin de tuer le plus de cellules possible à tous les stades d'activité. Le tableau 15-3 fournit des exemples de combinaisons médicamenteuses souvent utilisées en chimiothérapie[6]. Alors que l'ADN des cellules normales peut se réparer lui-même après la chimiothérapie, celui des cellules néoplasiques en est incapable. Le **protocole** de la chimiothérapie, c'est-à-dire le plan d'action pour le traitement, est défini en fonction du type de cancer, de son stade d'évolution et du type de cellules atteintes (figure 15-5). Il repose sur les recherches menées sur différents types de cellules cancéreuses.

D'autres médicaments peuvent intervenir dans le traitement du cancer chez l'enfant. Ce sont, par exemple, les facteurs de croissance des colonies, les antiémétiques et les suppléments nutritionnels. Les facteurs de croissance des colonies sont des glycoprotéines hormonoïdes qui stimulent la production des globules sanguins et contrecarrent l'effet myélosuppresseur des médicaments chimiothérapeutiques. Les antiémétiques permettent de prévenir les nausées et les vomissements, qui sont des effets secondaires courants de la chimiothérapie et de la radiothérapie. Enfin, des suppléments nutritionnels peuvent être administrés pour maintenir l'état nutritionnel de l'enfant.

FACTEURS DE CROISSANCE DES COLONIES

Filgrastim (Neupogen, G-CSF recombiné) : il stimule la production de neutrophiles.
Érythropoïétine : elle stimule la production de globules rouges.

Radiothérapie

La radiothérapie consiste à exposer l'organisme à des isotopes instables qui libèrent de l'énergie en quantités variables afin de briser les molécules d'ADN, et donc de détruire les cellules. Les radiations ont commencé à être utilisées à des fins thérapeutiques peu après leur découverte, c'est-à-dire dès le début du 20e siècle. Elles permettent souvent de traiter les cancers localisés ou peu étendus, généralement en association avec la chirurgie et la chimiothérapie.

Le champ d'irradiation correspond à la zone où se situe la tumeur, mais peut parfois couvrir d'autres régions du corps, par exemple les ganglions lymphatiques. L'objectif du traitement est d'irradier la tumeur tout en évitant les tissus sains environnants. La dose totale de rayonnement est divisée (ou fractionnée) et administrée sur plusieurs semaines. Souvent, le traitement se donne à raison d'une fois par jour, quatre ou cinq jours par semaine, pendant deux à six semaines.

MESURES DE SÉCURITÉ

Les infirmières qui soignent les enfants traités par la radiothérapie interne (qui s'effectue à l'aide d'un implant émettant localement de fortes doses d'irradiation) doivent porter un film-dosimètre en tout temps. Cet appareil permet de comptabiliser les doses de radioactivité auxquelles elles sont exposées.

TABLEAU 15-2 Action des médicaments chimiothérapeutiques

Agents spécifiques du cycle cellulaire (dont les effets se font sentir dans des phases précises du cycle cellulaire ; se reporter à la figure 15-4)

Antimétabolites	Ils interviennent à la phase de la synthèse ; ils entravent la fonction de l'acide nucléique, inhibant la synthèse de l'ADN ou de l'ARN. 5-Azacytidine 5-Fluorouracile 6-Mercaptopurine 6-Thioguanine Cytosine arabinoside Méthotrexate
Alcaloïdes de plantes et d'autres produits naturels	Ils interviennent à la phase de la mitose ; ils se lient aux protéines cellulaires pour inhiber la synthèse des protéines et de l'acide nucléique. Étoposide Téniposide Vinblastine Vincristine
Divers	Ils interviennent à la phase G_1 (G pour *growth* : croissance) ; ils provoquent une déplétion de l'asparagine dont les cellules cancéreuses ont besoin et suscitent la lyse des cellules lymphoïdes ; ils rendent les cellules en phase G vulnérables aux autres agents ; ils affectent la prosynthèse. L-asparaginase Prednisone
Divers	Ils interviennent à la phase G_2 ; ils lient les protéines cellulaires pour arrêter la métaphase. Bléomycine Étoposide

Agents non spécifiques du cycle cellulaire (dont les effets se sont sentir à tous les stades du cycle ; se reporter à la figure 15-5)

Agents alkylants	Ils remplacent un atome d'hydrogène par un groupe alkyle, suscitant la réplication de l'ADN. Cyclophosphamide Cisplatine Busulfan Chlorambucil Thiotépa Méchlorétamine
Antibiotiques cytotoxiques	Ils affectent l'acide nucléique, inhibant la synthèse de l'ADN ou de l'ARN. Doxorubicine Mitomycine-C Dactinomycine Bléomycine Daunorubicine
Nitrosourées	Ils brisent l'ADN ; ils franchissent la barrière hémato-encéphalique. Carmustine Lomustine
Divers	Ils affectent la synthèse de l'ADN et de l'ARN. Dacarbazine Procarbazine

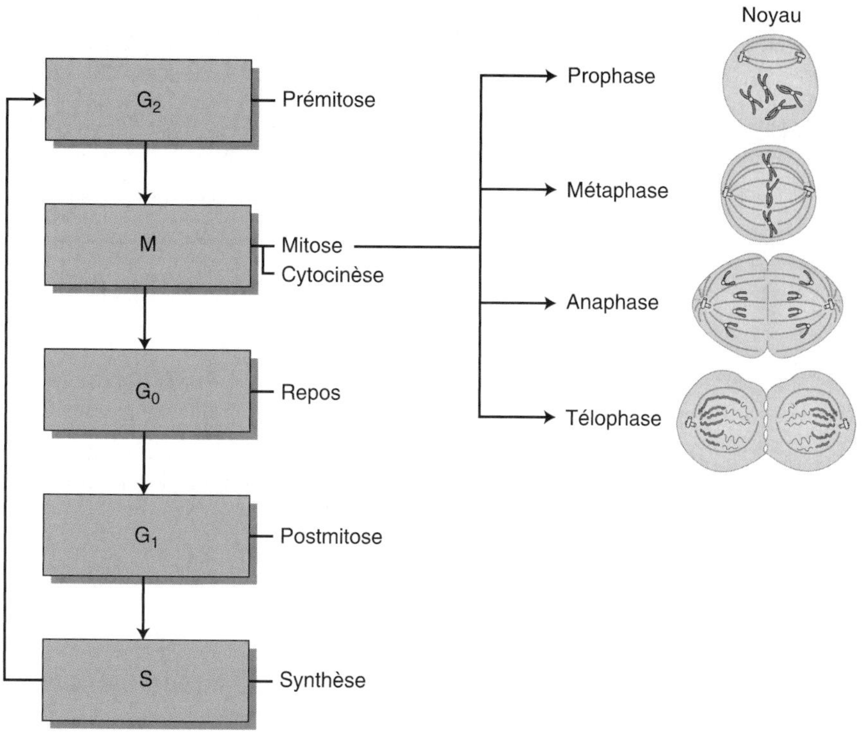

FIGURE 15-4. Les médicaments utilisés en chimiothérapie agissent soit à un stade bien précis du cycle cellulaire, soit à tous les stades.

Certaines tumeurs sont particulièrement sensibles aux radiations. Il en est ainsi de la maladie de Hodgkin, des tumeurs de Wilms, des rétinoblastomes et des rhabdomyosarcomes. D'autres y réagissent beaucoup moins et exigent l'administration de plus fortes doses de radiations ; c'est le cas, par exemple, des ostéosarcomes et des sarcomes des tissus mous.

Biothérapie

La **biothérapie** consiste à traiter le cancer au moyen de modificateurs de la réponse biologique, tels que les interleukines, les interférons ou les anticorps monoclonaux radiomarqués[7]. On distingue trois grandes catégories de modificateurs de la réponse biologique : 1) les agents qui rétablissent, renforcent ou modulent les mécanismes immunologiques de l'hôte ; 2) les agents qui exercent une action antitumorale directe ; et 3) les agents qui produisent d'autres effets biologiques. Dans bon nombre de cas, on ne comprend pas encore tout à fait comment agissent ces produits, dont quelques-uns ont plus d'un effet. Ainsi, l'interféron a des effets à la fois antiviraux et antiprolifératifs sur certaines cellules malignes. On procède actuellement à des essais cliniques sur l'interféron et sur les facteurs de nécrose des tumeurs afin d'étudier leur fonctionnement et leur efficacité de même que pour élaborer des protocoles permettant de les utiliser en toute sécurité en vue de combattre des cancers déterminés.

Greffe de moelle osseuse

La greffe de moelle osseuse est utilisée pour traiter divers cancers, par exemple la leucémie, le lymphome et le neuroblastome, ainsi que certaines affections non cancéreuses, telles que l'anémie aplasique. Ce traitement consiste à administrer à l'enfant des doses très fortes de médicaments chimiothérapeutiques et de radiations afin d'éliminer le cancer, puis à réapprovisionner son organisme en cellules souches grâce à la greffe de moelle. Précisons que les traitements administrés sont si forts qu'ils entraînent la mort en l'absence de greffe. Le greffon provient soit de la moelle osseuse de l'enfant lui-même, qu'on a préalablement prélevée et entreposée, soit de celle d'un donneur compatible ; on peut également utiliser des cellules souches périphériques

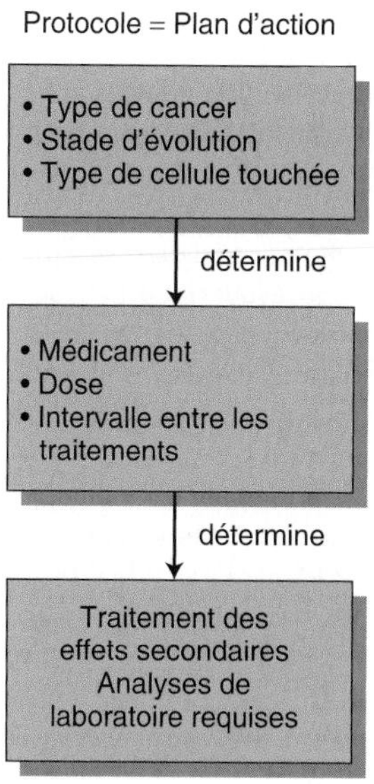

FIGURE 15-5. Protocole de chimiothérapie. Un protocole est un plan d'action qui oriente la thérapie en précisant le médicament et le traitement à utiliser.

LOI ET ÉTHIQUE

En plus de la formule de consentement habituelle, les parents doivent obligatoirement donner leur accord avant que ne soit administré à un enfant un médicament considéré comme appartenant au domaine de la recherche ou des essais cliniques. Les enfants doivent également consentir oralement ou par écrit dès que leur niveau de compréhension est suffisant, en général vers l'âge de 7 à 9 ans.

TABLEAU 15-3 Combinaisons chimiothérapeutiques courantes

Acronyme	Combinaison
A-COPP	doxorubicine + cyclophosphamide + vincristine (oncovin) + procarbazine + prednisone
ABVD	doxorubicine + bléomycine + vinblastine + dacarbazine
ACE	doxorubicine + cyclophosphamide + étoposide
APE	doxorubicine + procarbazine + étoposide
CAF	cyclophosphamide + doxorubicine + fluorouracile
CAMP	cyclophosphamide + doxorubicine + méthotrexate + procarbazine
CAVe	lomustine + doxorubicine + vinblastine
CAVE ou ECHO ou CAPO ou EVAC ou VOCA	étoposide + cyclophosphamide + doxorubicine + vincristine
CHOP	cyclophosphamide + doxorubicine + vincristine + prednisone
CHOR	cyclophosphamide + doxorubicine + vincristine
CISCA	cisplatine + cyclophosphamide
CMF	cyclophosphamide + méthotrexate + fluorouracile
COPP	cyclophosphamide + vincristine + procarbazine + prednisone
CY-VA-DIC	cyclophosphamide + vincristine + doxorubicine + docarbazine
FAC	fluorouracile + doxorubicine + cyclophosphamide
MACC	méthotrexate + doxorubicine + cyclophosphamide + lomustine
MOPP	méchlorétamine + vincristine + procarbazine + prednisone
MTX + MP + CTX	méthotrexate + mercaptopurine + cyclophosphamide
PVB ou VBP	vinblastine + bléomycine + cisplatine
T-2	dactinomycine + doxorubicine + vincristine + cyclophosphamide
VAP	vincristine + dactinomycine + cyclophosphamide
VP-L-asparaginase	vincristine + prednisone + L-asparaginase

Tiré de *Bindler, R.M., et Howry, L.B. (1997).* Pediatric drugs and nursing implications *(2e éd., p. 579-580). Stamford, CT: Appleton & Lange.*

TYPES DE GREFFES DE MOELLE OSSEUSE

Greffe allogénique : le donneur et le receveur appartiennent à la même espèce.
Greffe autologue : le donneur et le receveur sont une seule et même personne.
Greffe isogénique, ou syngénique : le donneur et le receveur sont identiques sur le plan génétique (jumeaux).

prises sur l'enfant ou sur le donneur. Pour bien comprendre en quoi consiste la différence entre les cellules souches de la moelle et les cellules dites périphériques, ainsi que pour mieux saisir ce qu'est la greffe de moelle osseuse, consultez le chapitre 14, où vous trouverez des explications plus complètes sur ce traitement.

Dans la plupart des cas, la greffe de moelle est le traitement à privilégier lorsque le ou les traitements en cours s'avèrent inefficaces pour enrayer le cancer ou lorsque l'enfant fait une rechute (retour ou réapparition du cancer), alors qu'il a déjà subi, avec succès, un autre traitement contre le cancer. Il faut tout d'abord trouver un donneur histocompatible. Ensuite, l'enfant est soumis à une chimiothérapie intensive souvent suivie d'une radiation, soit localisée, soit pancorporelle (irradiation de tout le corps). Ce traitement élimine toutes les cellules du sang périphérique ainsi que les cellules souches de la moelle osseuse de l'enfant. Celui-ci reçoit ensuite une greffe de moelle osseuse. Son organisme commence en général à produire de nouvelles cellules sanguines dans les semaines suivant la greffe. (Se reporter au chapitre 14 pour la description des soins prodigués aux enfants qui reçoivent une greffe de moelle osseuse.)

Urgences oncologiques

Les urgences oncologiques se répartissent en trois catégories : les urgences métaboliques, les urgences hématologiques et les urgences relatives à des tumeurs envahissantes.

Urgences métaboliques. Certaines urgences métaboliques sont causées par le syndrome de la lyse tumorale, c'est-à-dire la dissolution ou la décomposition des cellules de la tumeur. Cette destruction cellulaire libère de grandes quantités d'acide urique, de potassium, de phosphates et de calcium dans le sang, et elle peut faire baisser les taux de sodium sérique. Ce syndrome touche surtout les enfants atteints du lymphome de Burkitt ou de leucémie aiguë lymphoblastique (LAL)[8]. Le tableau 15-4 présente les analyses de laboratoire et les soins que nécessite le syndrome de la lyse tumorale.

Le choc septique constitue une autre cause d'urgence métabolique. Saviez-vous que ce terme peut se rapporter aux urgences oncologiques? En effet, l'immunosuppression rend l'enfant très fragile face aux infections foudroyantes, lesquelles peuvent causer des défaillances circulatoires, une irrigation tissulaire inadéquate et de l'hypotension. Le choc septique peut s'avérer mortel (se reporter à la description du choc septique au chapitre 13). Voici les facteurs qui contribuent au développement d'une infection massive: les troubles de la production des neutrophiles, les anomalies des granulocytes (qui ne peuvent plus jouer pleinement leur rôle phagocytaire), les érosions des barrières naturelles telles que les vaisseaux sanguins et les muqueuses, ainsi que les modifications relatives à la production de la moelle osseuse attribuables à la chimiothérapie et à certaines formes de radiations. Ces infections doivent être prises en charge énergiquement au moyen d'un traitement antimicrobien et de mesures d'hydratation.

ALERTE INFIRMIÈRE

Surveillez les signes de choc septique: hypothermie ou hyperthermie, tachycardie, tachypnée, hypotension, changements de l'état mental, sensation de froideur ou cyanose périphérique.

Les traitements ou les cellules tumorales, qui causent une destruction importante de la masse osseuse, entraînent l'hypercalcémie (taux anormalement élevé de calcium dans le sang), laquelle constitue la troisième cause d'urgence métabolique. L'hypercalcémie est fréquente surtout chez les enfants atteints de leucémie aiguë lymphoblastique ou de rhabdomyosarcome. Elle se traite grâce à la réhydratation et à l'administration de suppléments de phosphate par voie orale.

Urgences hématologiques. Les urgences hématologiques sont causées par la dépression de la moelle osseuse ou par l'infiltration d'un nombre important de cellules leucémiques blastiques (cellules jeunes, appelées blastes) dans les tissus cérébraux et respiratoires (hyperleucocytose). La dépression médullaire provoque l'anémie et la thrombopénie (et, par conséquent, des hémorragies). Les saignements du système gastro-intestinal ou du système nerveux central (accident vasculaire cérébral) sont fréquents.

On traite l'anémie par des transfusions de culot globulaire. La thrombopénie et les hémorragies nécessitent des transfusions de plaquettes, l'administration de vitamine K et de plasma frais congelé. L'hyperleucocytose se traite par la réhydratation, la perfusion intraveineuse de bicarbonate, l'administration d'allopurinol[8]. Lorsque

TABLEAU 15-4 Syndrome de la lyse tumorale

Analyses de laboratoire

Formule sanguine complète

Taux sanguin du sodium, du potassium, du chlorure, du bicarbonate, du calcium, du phosphore, de l'acide urique, de l'azote uréique, de la créatinine et du magnésium

Analyse d'urine

Électrocardiogramme (ECG) si le taux sérique du potassium est > 7 meq/L

Soins

Hydratation pour maintenir la densité urinaire < 1010

Alcalinisation au moyen de médicaments et de liquides administrés par voie intraveineuse en vue de maintenir le pH urinaire entre 7 et 7,5

Diurétiques

Diminution du taux des phosphates avec de l'hydroxyde d'aluminium l'hyperleucocytose est très élevée, on a généralement recours à la leucaphérèse. Ce traitement s'effectue à l'aide de l'appareil à aphérèse, qui permet de séparer les différents éléments figurés du sang en retenant celui, ou ceux, que l'on désire conserver (dans ce cas les leucocytes) et en réinjectant à l'enfant les éléments figurés non retenus.

Lésions envahissantes. Si elles sont importantes en volume, les tumeurs peuvent comprimer la moelle épinière, faire augmenter la pression intracrânienne, entraîner un engagement cérébral et causer des convulsions, une hépatomégalie majeure, ou encore le syndrome de la compression de la veine cave supérieure. Ce type d'urgence est fréquemment causée par des neuroblastomes, des médulloblastomes, des astrocytomes, la maladie de Hodgkin et des lymphomes. Une fois analysée par biopsie, la masse tumorale est traitée par radiothérapie, chimiothérapie et administration de corticostéroïdes.

CROISSANCE ET DÉVELOPPEMENT

Les répercussions des traitements contre le cancer sur l'image corporelle de l'enfant diffèrent selon l'âge. Une fillette d'âge préscolaire peut être très peinée de perdre ses cheveux, car elle ne veut pas ressembler à un garçon. À l'âge scolaire, ce sont les modifications corporelles entravant l'acquisition des habiletés physiques ou manuelles qui sont les plus pénibles. Ainsi, l'amputation, qui diminue la capacité à participer à des activités comme les sports, la danse ou les travaux scolaires, peut représenter un énorme obstacle pour l'enfant d'âge scolaire. Pour leur part, les adolescents sont souvent très préoccupés par la perte de leurs cheveux ou la présence de traits cushingoïdes (consulter la section consacrée à l'image corporelle), qui leur donnent une apparence différente de celle de leurs pairs.

Collecte des données

Données physiologiques

La collecte des données physiologiques vise essentiellement à repérer les signes et symptômes du cancer et à assurer un suivi continu des effets secondaires des traitements (voir leur description sous Soins infirmiers). Nous étudierons plus loin dans ce chapitre les évaluations à pratiquer pour les cancers les plus fréquents chez l'enfant.

L'infirmière doit mesurer avec exactitude le poids et la taille de tous ses jeunes patients atteints de cancer. Elle observera en outre leur démarche et leur coordination. Des analyses de laboratoire doivent être effectuées à intervalles réguliers.

Données psychosociales

L'infirmière doit évaluer l'image corporelle, le niveau de stress et la capacité d'adaptation de l'enfant, sa connaissance de la maladie et son niveau cognitif, son réseau de soutien, ainsi que son niveau de développement. Les données ainsi recueillies l'aideront à déterminer les interventions infirmières qui conviennent au patient et à sa famille.

Image corporelle. L'alopécie (perte des cheveux), les cicatrices chirurgicales et les modifications cushingoïdes constituent trois conséquences fréquentes des traitements qui peuvent perturber l'image corporelle de l'enfant. La plupart des enfants traités pour un cancer perdent leurs cheveux (figure 15-6). Ceux qui doivent subir une opération chirurgicale crânienne sont rasés, en totalité ou en partie. La radiothérapie

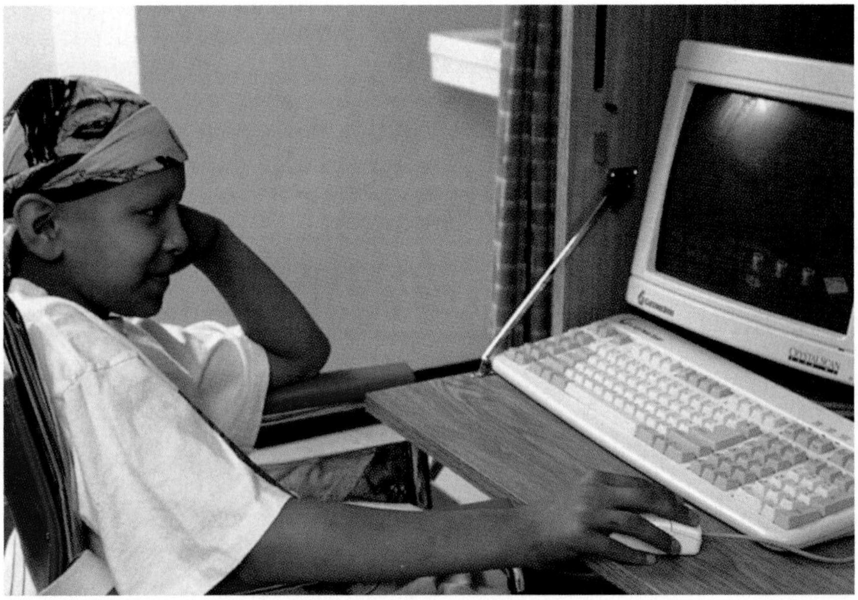

FIGURE 15-6. Quel que soit l'âge du patient, l'alopécie (perte des cheveux) causée par la chimiothérapie et la radiothérapie crânienne constitue l'une des atteintes les plus graves à l'image corporelle.

crânienne et la chimiothérapie provoquent souvent une perte de cheveux plus ou moins marquée. Le rythme de la chute des cheveux est propre à chaque enfant. Dans certains cas, elle survient du jour au lendemain ; dans d'autres, elle est plus lente et se manifeste par la présence de cheveux sur l'oreiller ou dans la brosse à cheveux. Si l'enfant se sent embarrassé par la perte de ses cheveux, l'infirmière peut lui suggérer de porter une casquette, un foulard, un chapeau ou une perruque. Il importe de préciser que les articles en polyester doivent être écartés, car ils favorisent la transpiration et peuvent causer des démangeaisons. De plus, elle doit rassurer le patient en lui disant que les cheveux repoussent généralement de trois à six mois après la fin de la chimiothérapie ou de la radiothérapie, mais qu'il est possible que leur couleur ou leur texture soient différentes.

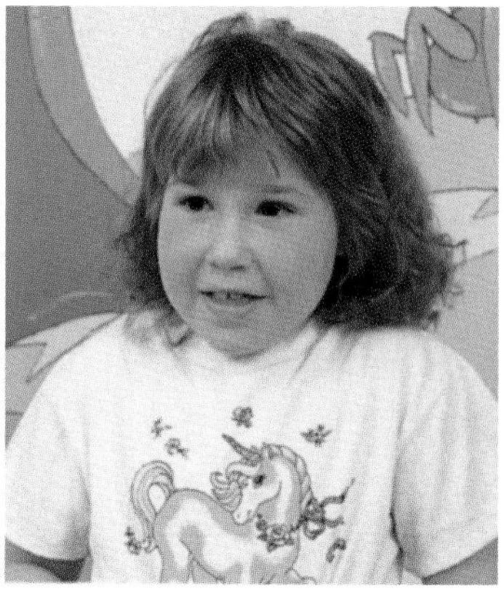

FIGURE 15-7. Les enfants auxquels les traitements confèrent des traits cushingoïdes ont le visage rond (lunaire) et les joues proéminentes.

La chirurgie représente une autre atteinte à l'image corporelle. Les interventions chirurgicales à la tête ou au cou laissent des cicatrices visibles, de même que les amputations et les opérations visant à « sauver le membre », c'est-à-dire celles dont le but est de préserver un ou plusieurs membres. Les cicatrices des interventions chirurgicales à l'abdomen (en cas de lymphome, par exemple) sont plus faciles à dissimuler, mais peuvent néanmoins affecter l'image corporelle de l'enfant.

L'administration de corticostéroïdes, qui donne parfois des traits cushingoïdes à l'enfant, visage rouge et rond (on parle souvent d'un visage lunaire), joues proéminentes, double menton, obésité généralisée (figure 15-7), peut également nuire à l'image corporelle de l'enfant. Il arrive aussi que des vergetures similaires à celles de la grossesse se forment sur le corps de l'enfant à mesure qu'il prend du poids. Or, si les traits cushingoïdes disparaissent après la cessation des traitements par corticostéroïdes, il en est rarement de même des vergetures.

Des perturbations de l'image corporelle sont à craindre si l'enfant n'arrive pas à intégrer les changements qui se produisent dans son corps et qu'il s'accroche à d'anciennes représentations ne correspondant plus à la réalité. Différents moyens permettent d'évaluer son image corporelle : dessins, collages, discussions et observation. (Consultez le chapitre 5 pour en savoir plus sur ces techniques d'évaluation et sur d'autres techniques qu'on peut employer auprès des jeunes patients.)

Stress et adaptation. Un diagnostic de cancer constitue toujours un facteur de stress majeur pour l'enfant et sa famille. Si le pronostic diffère d'un enfant à l'autre et si chaque cellule familiale possède ses propres mécanismes d'adaptation, la plupart des familles réagissent au diagnostic de cancer comme toutes celles qui comptent un enfant atteint d'une maladie potentiellement mortelle (se reporter au chapitre 7). Déterminez dans quelle mesure la famille (et l'enfant, s'il est assez âgé) comprend le diagnostic et l'accepte. Évaluez le degré d'anxiété lors des visites médicales et des traitements (figure 15-8). Déterminez également si la famille s'adapte à la situation :

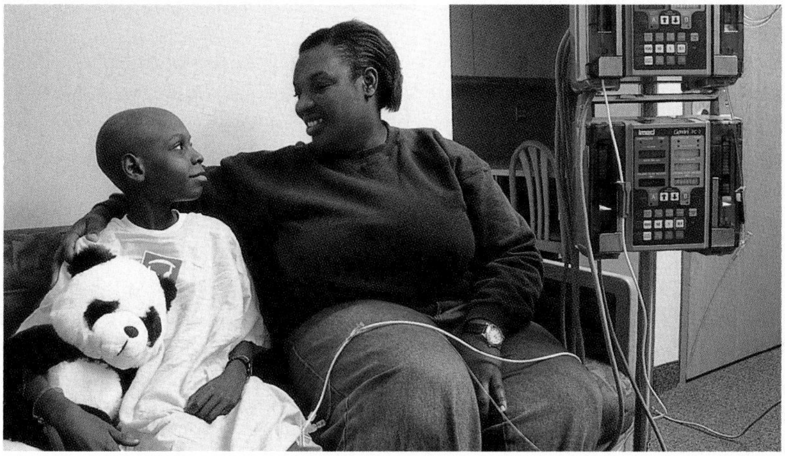

FIGURE 15-8. Les jeunes atteints du cancer ont besoin du soutien de leurs parents et des autres membres de leur famille. L'infirmière peut aider la famille à mobiliser ses forces pour aider l'enfant.

réussit-elle à intégrer à sa vie des activités relaxantes et constructives, recourt-elle à son réseau de soutien dans la collectivité et dans la famille élargie, ou encore sait-elle modifier ses attentes en fonction de l'état de santé de l'enfant? Plusieurs autres facteurs de stress peuvent accroître la difficulté de la famille à faire face au fait qu'un enfant est atteint du cancer. Tâchez de savoir s'il existe d'autres facteurs de stress: par exemple, la maladie ou le décès d'un autre membre de la famille, des changements dans la vie professionnelle, des difficultés financières, des déménagements ou des modifications apportées aux projets de vacances.

Un autre facteur de stress important est le fort risque de stérilité associé au traitement contre le cancer. L'adolescent peut être inquiet quant à cet effet secondaire des traitements de chimiothérapie et de radiothérapie. L'adolescent de sexe masculin peut être adressé à une banque de sperme s'il le désire, mais le prélèvement doit absolument être effectué avant le début des traitements. On doit renseigner les adolescents des deux sexes sur les risques encourus: la stérilité, mais également le possible retard de l'apparition des menstruations ou des caractères sexuels secondaires. Toutefois, on doit aussi les rassurer sur le fait que leurs fonctions sexuelles ne seront pas perturbées.

Connaissances et cognition. Les personnes qui sont anxieuses ont tendance à prêter moins d'attention à ce qui les entoure et elles risquent de mal interpréter les comportements du personnel soignant. Ajoutons que l'anxiété restreint aussi leur capacité de retenir l'information[9].

Tout au long du traitement, l'infirmière doit évaluer les connaissances de l'enfant sur le cancer et son traitement. Elle effectuera de nouvelles évaluations au fur et à mesure que l'enfant se développera sur le plan cognitif. Le cancer et son traitement sont des sujets complexes, et les parents peuvent puiser à diverses sources d'information: documentation écrite, reportages sur les nouvelles recherches, sites et ressources Internet, etc. Évaluez leurs connaissances et invitez-les à vous poser des questions.

Les enfants qui ont été soumis à une radiothérapie crânienne doivent faire l'objet d'évaluations scolaires périodiques. À long terme, les traitements peuvent provoquer des déficiences de la mémoire, des diminutions de la capacité d'attention ainsi qu'une baisse du quotient intellectuel[10].

Réseau de soutien. Les traitements contre le cancer s'étalent souvent sur une longue période. La famille élargie constitue en général une ressource essentielle pour l'enfant, mais aussi pour ses parents et ses frères et sœurs. Identifiez les personnes-clés de la famille. Ce sont, selon le cas, les parents, les grands-parents, ou encore des tantes ou des oncles. Évaluez en détail les stratégies d'adaptation mises en œuvre par la famille pour relever les multiples défis que représente la maladie de l'enfant. Ces données vous permettront de mieux prévoir la réussite ou l'échec des interventions envisagées (en cas d'administration de médication par voie intraveineuse à domicile, par exemple) et de déterminer quand la famille aura besoin d'être orientée vers d'autres thérapies de soutien.

Faites le bilan des ressources de la famille afin de déterminer quelles sont les ressources qui composent son réseau de soutien et sur lesquelles elle pourra s'appuyer en cas de crise[11]. Parmi les ressources externes, on trouve les amis, le travail, l'appartenance religieuse, le groupe culturel, le système scolaire, etc. Une fois qu'a été posé le diagnostic de cancer chez leur enfant, les parents perdent souvent le contact avec leurs amis les plus proches, ce qui constitue pour la famille un facteur de stress additionnel. Le milieu professionnel leur apporte souvent du réconfort, surtout quand des collègues ont traversé la même épreuve. Le travail peut aussi venir en aide aux parents grâce au sentiment de sécurité que leur procure l'accomplissement de tâches concrètes. Par contre, il peut ajouter à leurs tensions si l'employeur accueille avec réticence les contraintes que l'hospitalisation et les visites médicales de l'enfant leur imposent.

L'appartenance religieuse constitue parfois une importante source de soutien. Évaluez si cette appartenance est déterminante pour la famille. Si oui, assurez-vous que

RECHERCHE

La mort d'un enfant emporté par le cancer est un événement très traumatisant. Les recherches ont permis de déterminer que, lors de la phase des soins palliatifs, quand les traitements ne sont plus possibles, la famille a besoin que:

- l'enfant soit reconnu comme « quelqu'un »;
- les professionnels de la santé fassent preuve de bienveillance et de solidarité envers elle;
- la responsabilité de l'enfant mourant demeure sienne[11].

des représentants du clergé ou des membres de son groupe religieux lui rendront visite. Dans certaine cultures, les chefs spirituels apportent un soutien de premier plan à la famille.

Le retour à l'école pose problème à certains enfants atteints de cancer; d'autres trouvent au contraire réconfortant de se retrouver avec leurs pairs. L'enfant est encouragé à continuer d'aller à l'école, ne serait-ce qu'une demi-journée par semaine, afin de garder le contact avec ces condisciples. Évaluez si l'établissement scolaire est en mesure d'accueillir un enfant fragile sur le plan médical et si les enseignants et les autres enfants ont été informés de son apparence physique et de ses besoins. Si l'enfant ne peut aller à l'école, des tuteurs peuvent l'aider à se tenir à jour dans ses travaux scolaires.

Données développementales

Les enfants de moins de 6 ans doivent faire l'objet d'évaluations développementales régulières durant toute la durée des traitements contre le cancer (se reporter au chapitre 6). L'évaluation du développement physique et neurologique aide à déterminer les progrès réalisés depuis le début des traitements et fournit des points de repères qui permettront d'en mesurer les effets à long terme.

SOINS COMMUNAUTAIRES

Les enfants dont l'apparence physique a changé à la suite de traitements contre le cancer ont besoin d'aide et de soutien quand ils retournent à l'école. Par des discussions et des jeux de rôles, l'infirmière aidera l'enfant à trouver des moyens de parler des changements à ses amis. Elle, ou un autre professionnel, pourra se rendre dans sa classe pour expliquer ce qu'il vit à ses camarades. Elle offrira à l'enseignant de l'aider à préparer les autres enfants de la classe à son retour.

Diagnostics infirmiers

Quel que soit le type de cancer qui les frappe, les enfants ont des problèmes psychologiques et physiologiques communs. Ces enfants et leur famille doivent composer avec une maladie complexe, qui influe sur leur vie durant des années.

Les plans de soins infirmiers qui suivent présentent plusieurs diagnostics qui peuvent s'appliquer aux enfants atteints de cancer, qu'ils soient traités à l'hôpital ou à la maison. Il en existe beaucoup d'autres; en voici quelques-uns:

- Diarrhée reliée aux effets des médicaments ou des radiations;
- Altération de l'élimination urinaire reliée à l'état d'hydratation et à l'élimination des débris cellulaires;
- Altération de la muqueuse buccale reliée à la chimiothérapie et à la radiothérapie;
- Atteinte à l'intégrité de la peau reliée aux changements de l'état nutritionnel, aux médicaments, aux radiations et à l'immobilité;
- Stratégies d'adaptation individuelle inefficaces reliées aux effets de la maladie chronique ou aiguë;
- Perturbation des habitudes de sommeil reliée aux diarrhées, aux nausées, au stress, à l'anxiété et à un environnement peu familier;
- Manque de loisirs relié aux effets de la maladie chronique, à la durée et à la fréquence des traitements, au fait d'être isolé des pairs;
- Perturbation de l'image corporelle reliée à la perte d'une partie du corps ou à la modification de l'apparence physique ou d'une fonction;
- Manque de connaissances (de l'enfant ou des parents) relié à la maladie ou aux traitements;
- Chagrin par anticipation relié à la perte réelle ou appréhendée d'un proche.

Soins infirmiers

Les soins infirmiers destinés aux enfants chez qui on vient de diagnostiquer un cancer et à leur famille comprennent des soins de soutien physiologique et psychologique immédiats et de l'information sur les interventions médicales imminentes et à venir.

Les plans de soins présentés ci-après décrivent les soins infirmiers à prodiguer aux enfants atteints de cancer qui sont hospitalisés et à ceux qui reçoivent des traitements à domicile. Ils s'appliquent aux enfants dont le diagnostic a déjà été établi et qui suivent une chimiothérapie.

Sur le plan physiologique, les soins infirmiers à l'enfant hospitalisé consistent essentiellement à dispenser des soins de soutien à l'enfant lors des traitements, entre autres : assurer un apport nutritionnel optimal, administrer les médicaments, maîtriser les nombreux effets secondaires de la chimiothérapie et de la radiothérapie, assurer une hydratation adéquate, prévenir les infections et soulager la douleur.

Assurer un apport nutritionnel optimal

À cause de leur vitesse métabolique élevée, les tumeurs cancéreuses épuisent les réserves nutritionnelles de l'enfant. À ce phénomène s'ajoute l'effet catabolique de la chimiothérapie et de la radiothérapie sur les cellules normales, qui oblige l'organisme à remplacer aussi les cellules saines qui ont été détruites. L'enfant a donc besoin d'un apport nutritionnel accru, au moment même où les médicaments et les radiations lui infligent nausées et vomissements et où la baisse de son niveau d'activité et son état de santé général provoquent une chute de son appétit.

Administrez à l'enfant des antiémétiques qui atténueront les nausées provoquées par la chimiothérapie et la radiothérapie. Proposez-lui des repas légers, mais fréquents. Essayez de profiter des périodes où l'enfant ne présente plus de nausées et de vomissements pour lui offrir ses aliments préférés. Faites un bilan de 24 heures (inscrivez sur une feuille prévue à cet effet tous les aliments et boissons que l'enfant a consommés au cours de la journée) pour évaluer son apport nutritionnel et vérifiez régulièrement le poids et la taille de l'enfant. Certains produits nutritionnels spéciaux peuvent être administrés par voie orale ou par sonde nasogastrique ou nasoduodénale (gavage). Dans certains cas, toutefois, l'enfant a besoin d'une alimentation parentérale totale (APT). Vous pouvez consulter le chapitre 3, qui traite de la nutrition, de ces différentes méthodes d'alimentation ainsi que du bilan de 24 heures.

MESURES DE SÉCURITÉ

Les professionnels de la santé qui sont en contact avec des médicaments chimiothérapeutiques doivent respecter des consignes très rigoureuses. L'Association pour la santé et la sécurité du travail, secteur affaires sociales (ASSTSAF), a publié une brochure d'information, intitulée *Les médicaments antinéoplasiques et les autres médicaments dangereux*, qui offre des directives générales, présente l'équipement protecteur et explique les façons de procéder[12].

Administrer les médicaments

L'un des principaux objectifs des soins infirmiers prodigués par l'infirmière en oncologie consiste à administrer les médicaments en toute sécurité. La plupart des médicaments chimiothérapeutiques sont prescrits et calculés en dose par mètre carré (dose/m^2), la superficie en m^2 étant calculée d'après la taille et le poids de l'enfant. (Se reporter à la section portant sur l'administration des médicaments dans l'annexe A.)

Certains médicaments chimiothérapeutiques sont utilisés en association (consulter le tableau 15-3). Ils sont préparés en pharmacie par des pharmaciens et des techniciens en pharmacie, au moyen de techniques spéciales et sous une hotte biologique à flux laminaire vertical afin de réduire au minimum les effets toxiques qu'ils pourraient avoir sur les professionnels de la santé. Ceux-ci doivent en outre porter des gants de latex non poudrés et respecter toutes les autres consignes des protocoles de manipulation des médicaments dangereux[12]. Les infirmières qui administrent les médicaments chimiothérapeutiques préparés à la pharmacie doivent également suivre les consignes d'administration sécuritaire des antinéoplasiques. Par ailleurs, toutes les précautions possibles doivent être prises pour éviter l'**extravasation** des médicaments chimiothérapeutiques administrés par voie intraveineuse (nom donné aux lésions causées par l'infiltration d'un médicament chimiothérapeutique dans les tissus mous au pourtour du point d'insertion de la perfusion), car ils peuvent causer des dommages tissulaires irréversibles (figure 15-9). En effet, considérant que plusieurs médicaments chimiothérapeutiques sont vésicants (sclérosants), même une infime quantité pénétrant dans les tissus avoisinants peut causer des lésions cellulaires. L'administration des médicaments chimiothérapeutiques doit être effectuée par des infirmières ayant suivi une formation à cet effet. De plus, il est essentiel que les infirmières soient au courant du protocole de l'établissement quant aux mesures à prendre en cas de fuite du médicament chimiothérapeutique dans les tissus environnant le point d'insertion de la perfusion.

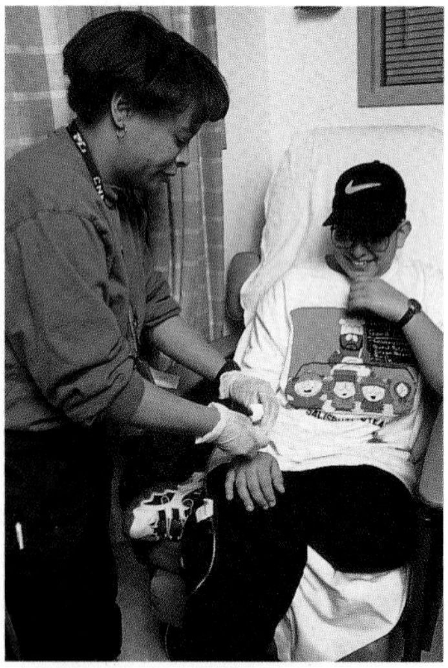

FIGURE 15-9. La plupart des médicaments chimiothérapeutiques sont administrés par voie intraveineuse. Les professionnels de la santé doivent prendre toutes les précautions nécessaires pour éviter les infiltrations au point d'insertion de la perfusion, car plusieurs médicaments peuvent causer une extravasation.

L'anaphylaxie est une autre complication possible de l'administration de certains médicaments chimiothérapeutiques. Ainsi, la L-Asparaginase, le téniposide (VM-26),

PLAN DE SOINS INFIRMIERS
L'ENFANT ATTEINT DE CANCER SOIGNÉ À L'HÔPITAL

OBJECTIF	INTERVENTION	JUSTIFICATION	RÉSULTAT ESCOMPTÉ
1. Douleur reliée à la maladie			
L'enfant signalera une diminution de sa douleur. Ses douleurs seront supportables ou pourront être soulagées d'une manière efficace.	• Administrer les analgésiques selon les modalités prescrites. • Enseigner à l'enfant et à sa famille des techniques de relaxation, la respiration profonde et la distraction (se reporter au chapitre 8).	• Une médication adéquate permet de diminuer la douleur. • Les méthodes non pharmacologiques peuvent renforcer l'effet des analgésiques.	L'enfant présente un niveau de douleur moindre, ce qui lui permet de se reposer et d'interagir de façon adéquate avec son environnement.
2. Perturbation des habitudes de sommeil reliée au malaise physique, au stress, aux changements récents dans l'environnement ou à l'inactivité			
L'enfant dormira le nombre d'heures approprié à son âge et se dira reposé.	• Adapter l'environnement de l'enfant pour lui ménager des périodes de repos. • Planifier les soins de manière à interrompre le moins possible les périodes de repos et de sommeil.	• Un milieu paisible favorise la détente et la relaxation nécessaires au repos. • Le fait de limiter le nombre d'interruptions permet à l'enfant de bénéficier de périodes continues de sommeil et de repos.	L'enfant se repose et dort durant un nombre d'heures approprié à son âge.
3. Déficit nutritionnel: Apport nutritionnel inférieur aux besoins métaboliques relié à l'altération de la muqueuse buccale, à l'altération du goût, à l'anorexie ou au stress émotif			
L'enfant maintiendra un apport nutritionnel adéquat.	• Proposer des portions plus petites. Offrir à l'enfant ses aliments préférés. S'adresser à une nutritionniste pour l'élaboration de repas spéciaux. Peser l'enfant tous les jours.	• Ces mesures peuvent augmenter l'apport énergétique. Les altérations du goût, les ulcères et les lésions de la muqueuse buccale réduisent souvent l'appétence.	L'enfant garde le poids qu'il avait à son admission à l'hôpital.
L'enfant souffrira moins des effets secondaires de la chimiothérapie et/ou de la radiothérapie (nausées et vomissements).	• Enseigner à l'enfant des techniques de distraction et de relaxation. Lui administrer les antiémétiques selon les modalités prescrites.	• Diverses méthodes pharmacologiques et non pharmacologiques s'avèrent efficaces pour atténuer les nausées.	Les nausées et les vomissements sont réduits au minimum.

Suite…

PLAN DE SOINS INFIRMIERS

L'ENFANT ATTEINT DE CANCER SOIGNÉ À L'HÔPITAL *(suite)*

4. Constipation reliée à une alimentation pauvre en fibres, un apport liquidien insuffisant, une diminution du niveau d'activité ou une absence de routine

OBJECTIF	INTERVENTION	JUSTIFICATION	RÉSULTAT ESCOMPTÉ
L'enfant reprendra des habitudes d'élimination intestinale normales.	• Noter le volume et les caractéristiques de toutes les selles. Administrer des émollients fécaux. Faire des épreuves de dépistage du sang occulte dans les selles, au moyen d'un test à la gomme de gaïac (par exemple : Hemoccult). Signaler au médecin tout changement constaté dans les selles. Encourager l'enfant à absorber un apport liquidien adéquat.	• La chimiothérapie et les tumeurs peuvent occasionner de la constipation, de la diarrhée ou la présence de sang dans les selles.	L'enfant a des habitudes d'élimination intestinale normales.

5. Excès ou déficit de volume liquidien relié à des modifications du régime alimentaire et aux effets de la chimiothérapie

OBJECTIF	INTERVENTION	JUSTIFICATION	RÉSULTAT ESCOMPTÉ
L'enfant sera adéquatement hydraté.	• Noter tous les ingesta. Surveiller la vitesse de la perfusion intraveineuse et les solutions administrées.	• L'administration de certains médicaments (par exemple la cyclophosphamide) doit s'accompagner d'un apport liquidien important pour éviter les complications.	L'enfant est adéquatement hydraté. Les muqueuses sont hydratées.
	• Mesurer chaque jour la densité urinaire.	• La chimiothérapie modifie dans certains cas la fonction rénale.	La densité urinaire se maintient à un niveau normal.

6. Risque d'infection relié à l'immunosuppression, aux interventions effractives, à la malnutrition ou aux agents pharmaceutiques

OBJECTIF	INTERVENTION	JUSTIFICATION	RÉSULTAT ESCOMPTÉ
L'enfant ne contractera pas d'infection.	• Se laver les mains souvent. Garder l'enfant en isolement si nécessaire. • Utiliser les techniques stériles d'asepsie lors des interventions effractives et des autres interventions qui les nécessitent (changement de pansement, installation d'un soluté au moyen d'un cathéter intraveineux central, etc.).	• Le lavage des mains est efficace pour éliminer les micro-organismes. • L'asepsie limite les risques d'infection chez l'enfant.	L'enfant ne développe pas d'infection.

PLAN DE SOINS INFIRMIERS

L'ENFANT ATTEINT DE CANCER SOIGNÉ À L'HÔPITAL *(suite)*

OBJECTIF	INTERVENTION	JUSTIFICATION	RÉSULTAT ESCOMPTÉ
6. Risque d'infection relié à l'immunosuppression, aux interventions effractives, à la malnutrition ou aux agents pharmaceutiques (suite)			
	• Prendre régulièrement la température de l'enfant. Ne jamais prendre la température rectale chez un enfant sous chimiothérapie. Signaler au médecin toute hausse de la température.	• La fièvre est un symptôme d'infection. La prise de la température rectale risque de causer des lésions au niveau de la muqueuse rectale, ce qui peut créer une porte d'entrée pour les microorganismes et causer des saignements.	
L'enfant guérira des infections qu'il a contractées.	• Administrer les antibiotiques par voie intraveineuse selon les modalités prescrites. Prendre régulièrement la température de l'enfant. Utiliser différentes méthodes pour faire baisser la température, si nécessaire. Signaler au médecin toute température buccale qui se maintient à 38 °C sur une période de 4 heures, ou toute température buccale supérieure à 38,5 °C.	• En cas de neutropénie, il faut administrer conjointement plusieurs antibiotiques et/ou antifongiques pour traiter les infections bactériennes et fongiques.	L'infection de l'enfant est traitée efficacement.
	• Effectuer les analyses et les examens prescrits par le médecin.	• Un bilan septique, qui comprend une hémoculture par voie périphérique et centrale (si présence d'un cathéter intraveineux central), une analyse et une culture d'urine, une radiographie des poumons et une culture de gorge, s'avère nécessaire lors d'un épisode de neutropénie fébrile, ainsi que dans certains autres cas, pour identifier les microorganismes en cause.	
7. Diminution de la mobilité physique reliée à une atteinte neuromusculaire			
Les complications neuromusculaires de l'enfant seront réduites au minimum.	• Observer l'enfant pour détecter rapidement les modifications de son niveau de conscience, les convulsions et les changements dans sa démarche.	• Les tumeurs et la chimiothérapie peuvent modifier l'état neurologique.	L'enfant conserve toutes ses capacités neuromusculaires.

Suite…

PLAN DE SOINS INFIRMIERS

L'ENFANT ATTEINT DE CANCER SOIGNÉ À L'HÔPITAL *(suite)*

OBJECTIF	INTERVENTION	JUSTIFICATION	RÉSULTAT ESCOMPTÉ
8. Stratégies d'adaptation individuelle inefficaces reliées aux atteintes à l'intégrité corporelle, à la rupture des liens affectifs ou à l'inefficacité du réseau de soutien			
L'enfant utilisera des stratégies d'adaptation normales et adéquates.	• Inviter l'enfant à exprimer ses émotions par le dessin ou par une autre méthode de jeu thérapeutique. Lui permettre de manifester sa colère en frappant des poupées ou en jetant des balles de mousse. Parler avec lui des comportements à adopter pendant les traitements.	• En observant la façon dont l'enfant exprime ses émotions, l'infirmière est plus à même de détecter les comportements d'évitement qu'il pourrait utiliser lors des interventions ultérieures. Le jeu constitue pour les enfants une méthode normale d'expression de leur personnalité et de leurs idées. Il aide à corriger les erreurs d'interprétation. L'enfant qui connaît les comportements appropriés et utiles tend à avoir une meilleure estime de soi.	L'enfant continue d'utiliser des stratégies d'adaptation correspondant à son stade de développement.
9. Difficulté à se maintenir en santé reliée à un traitement nouveau ou complexe, à une interprétation erronée de l'information ou à un manque de connaissances			
L'enfant indiquera qu'il comprend les traitements et les interventions.	• Utiliser des méthodes adaptées à l'âge de l'enfant pour l'informer sur le cancer, les médicaments (l'effet recherché et les effets secondaires), les changements dans son corps et les manières de composer avec ceux-ci et avec les réactions de l'entourage. Corriger les interprétations erronées touchant l'enseignement donné. Prévoir les événements ou les changements et en informer l'enfant et sa famille.	• L'enseignement aide l'enfant à mieux comprendre la situation, à chasser les fantasmes et à mieux cerner ses peurs. L'enseignement l'aide en outre à appliquer ses nouveaux apprentissages dans toutes les sphères de sa vie.	L'enfant possède des connaissances appropriées à son âge au sujet du cancer, des traitements et des médicaments. L'enfant possède des outils qui correspondent à son âge pour composer avec les changements qui affectent son corps.

PLAN DE SOINS INFIRMIERS

L'ENFANT ATTEINT DE CANCER SOIGNÉ À DOMICILE

OBJECTIF	INTERVENTION	JUSTIFICATION	RÉSULTAT ESCOMPTÉ
1. Risque d'infection relié à l'immunosuppression, à la chimiothérapie ou aux cathéters intraveineux			
L'enfant ne contractera pas d'infection.	• Enseigner à l'enfant et à ses parents la signification des chiffres de la formule sanguine complète.	• Bien informés, les parents et les enfants sont mieux à même de se protéger.	L'enfant ne développe pas d'infection.
	• Inciter les parents et les autres membres de la famille à porter des masques s'ils sont malades.	• Bien utilisés, les masques limitent la propagation aéroportée des infections.	
	• Inciter tous les membres de la famille à toujours bien se laver les mains.	• Le lavage des mains constitue la meilleure mesure de prévention des infections.	
	• Demander aux enseignants d'informer les parents sans tarder si l'enfant est exposé à des maladies contagieuses à l'école.	• Le médecin doit être informé du risque de contagion et prescrira si nécessaire des médicaments (antibiotiques, antiviraux), des immunoglobulines ou d'autres substances, ou encore il fera hospitaliser l'enfant pour le traiter.	Le médecin est immédiatement informé des risques de contagion auxquels l'enfant est exposé.
	• Effectuer les soins entourant les points d'insertion des cathéters intraveineux et injecter de l'héparine selon le protocole. Observer l'enfant pour déceler tout signe d'infection. En cas d'infection, aviser le médecin sans tarder.	• L'héparine est un anticoagulant qui évite la formation de caillots et préserve ainsi l'accès veineux.	
2. Déficit nutritionnel: Apport nutritionnel inférieur aux besoins métaboliques relié à l'hypermétabolisme ou à une stomatite/mucosite			
L'enfant maintiendra un apport nutritionnel adéquat.	• Encourager l'enfant à prendre des repas légers, mais fréquents. Encourager l'enfant à prendre des aliments variés par petites bouchées.	• Ces mesures permettent d'augmenter l'apport énergétique. Son goût n'étant plus le même, l'enfant est susceptible de se détourner de ses aliments préférés.	L'enfant conserve un poids normal pour sa taille.
	• Inciter l'enfant à maintenir une bonne hygiène buccale et à utiliser le ou les rince-bouches prescrits. Éviter d'utiliser un rince-bouche du commerce, car il contient généralement de l'alcool.	• Les lésions et les ulcères buccaux nuisent à l'alimentation de l'enfant. Les rince-bouches prescrits par le médecin favorisent la guérison ; certains peuvent servir d'analgésiques. L'alcool contenu dans les rince-bouches du commerce provoque une sensation de brûlure au niveau des lésions et ulcères buccaux.	

Suite...

PLAN DE SOINS INFIRMIERS

L'ENFANT ATTEINT DE CANCER SOIGNÉ À DOMICILE *(suite)*

OBJECTIF	INTERVENTION	JUSTIFICATION	RÉSULTAT ESCOMPTÉ
3. Douleurs reliées au cancer, aux examens diagnostiques ou à un trauma			
L'enfant signalera une diminution de sa douleur.	• Enseigner à l'enfant des méthodes de distraction, des principes de relaxation ou de transe hypnotique et d'autres techniques non pharmacologiques (se reporter au chapitre 8).	• Une interprétation différente des signaux de la douleur permet à l'enfant de se reposer.	L'enfant présente un niveau de douleur moindre, ce qui lui permet de jouer et de prendre part aux activités de la vie quotidienne.
4. Prise en charge inefficace du programme thérapeutique reliée à l'aggravation des symptômes, aux effets secondaires des traitements, à la complexité des traitements, au manque de connaissances, à des facteurs de stress additionnels ou à une faible estime de soi			
L'enfant prendra ses médicaments par voie orale conformément au régime thérapeutique.	• Enseigner à l'enfant et à ses parents qu'il est important de prendre les médicaments selon les modalités prescrites.	• Bien informés, l'enfant et ses parents sont plus susceptibles d'accorder de l'importance à la prise des médicaments.	L'enfant prend tous ses médicaments conformément aux prescriptions médicales.
	• Établir un calendrier indiquant clairement les médicaments à administrer, avec les dates et les heures.	• Un aide-mémoire visuel évite aux parents et à l'enfant d'oublier les instructions.	
	• Récompenser l'enfant quand il prend ses médicaments.	• Le renforcement des comportements voulus, au moyen de récompenses, donne de bons résultats chez les enfants.	
5. Perturbation de la croissance et du développement reliée à la maladie, à la douleur ou aux hospitalisations			
L'enfant présentera un développement normal sur les plans physique, affectif et cognitif.	• Inciter l'enfant à s'amuser grâce à des jeux appropriés à son âge.	• Le maintien des activités normales favorise l'estime de soi et aide l'enfant à mieux se connaître.	L'enfant maintient un rythme normal de développement physique, affectif et cognitif.
	• Encourager l'enfant à fréquenter l'école.	• L'école est à l'enfant ce que le travail est à l'adulte. Elle favorise sa croissance cognitive et sociale.	
	• Encourager l'enfant à fréquenter ses pairs s'il ne peut aller à l'école.	• Les contacts avec les pairs aident l'enfant à accomplir les tâches correspondant à son stade de développement.	
	• Travailler en collaboration avec les enseignants pour faciliter le retour en classe de l'enfant. Recourir aux marionnettes, aux vidéos et aux discussions de groupe avec ses camarades de classe.	• Les autres élèves doivent comprendre ce qui est arrivé à leur ami sans être obligés de l'interroger directement.	

PLAN DE SOINS INFIRMIERS

L'ENFANT ATTEINT DE CANCER SOIGNÉ À DOMICILE *(suite)*

OBJECTIF	INTERVENTION	JUSTIFICATION	RÉSULTAT ESCOMPTÉ
6. Fatigue reliée à la fièvre, à l'anémie ou à la chimiothérapie			
L'enfant conservera le niveau d'énergie indispensable à ses activités normales.	• Trouver des moyens pour que l'enfant conserve assez d'énergie pour pouvoir jouer et aller à l'école.	• Ainsi, on aide l'enfant et les parents à accorder de l'importance au jeu et à l'école.	L'enfant planifie son emploi du temps de manière à garder de l'énergie pour l'école et pour le jeu.
	• Planifier avec l'enfant des activités paisibles pour les périodes où il se sent plus fatigué.	• On permet à l'enfant de choisir lui-même ses activités et de les planifier.	L'enfant conserve de l'énergie durant les périodes d'extrême fatigue.
7. Perturbation de la dynamique familiale reliée à la maladie d'un membre de la famille, au temps consacré aux traitements et à la séparation			
L'enfant et sa famille feront preuve d'une saine adaptation.	• Encourager l'enfant et sa famille à communiquer ouvertement.	• Les discussions ouvertes aident à résoudre les problèmes et à permettre à chacun de se sentir entendu et appuyé.	Les parents soulignent que leurs communications entre eux et avec les enfants se sont améliorées.
	• Proposer à tous les membres de la famille de se créer un réseau de soutien.	• Les réseaux accroissent les ressources disponibles.	Les membres de la famille indiquent qu'ils ont davantage d'amis auxquels ils peuvent communiquer leurs sentiments.
	• Inviter les parents à anticiper les sentiments et les besoins des frères et sœurs du patient.	• Les frères et sœurs se sentent valorisés. Les problèmes sont rapidement pris en considération.	
	• Inviter tous les membres de la famille à participer à des camps destinés aux enfants atteints de cancer et à leur famille (p. ex.: le camp Vol d'été organisé par Leucan).	• Ces camps facilitent les discussions ouvertes entre pairs et permettent de trouver de nouvelles manières de s'entraider et de se divertir.	Les membres de la famille participent à un camp destiné aux enfants atteints de cancer et à leur famille et indiquent les avantages qu'ils ont tirés de leurs échanges avec d'autres familles vivant la même situation.

l'époside (VP-16), la bléomycine et la cisplatine peuvent occasionner des réactions anaphylactiques très graves, voire mortelles. Par conséquent, l'infirmière doit jouer un rôle dans la prévention, la reconnaissance et le traitement de ce type de réaction.

En plus des médicaments de la chimiothérapie proprement dite, l'infirmière administre les antiémétiques (pour diminuer les nausées), les suppléments vitaminiques, les corticostéroïdes et les antibiotiques. Ces médicaments doivent, eux aussi, être manipulés et administrés en toute sécurité, et l'infirmière doit surveiller l'enfant pour détecter les effets secondaires éventuels. La **polypharmacie**, c'est-à-dire l'administration simultanée de plusieurs médicaments pour traiter des affections multiples, peut produire de nombreux effets secondaires et réduire la capacité de l'organisme à métaboliser et à excréter les médicaments.

Limiter les effets secondaires

Tous les traitements contre le cancer touchent des cellules saines en plus des cellules cancéreuses et entraînent ainsi un grand nombre d'effets secondaires (tableau 15-5). Par exemple, l'**aplasie médullaire**, ou diminution de la production des cellules sanguines dans la moelle osseuse, est fréquente. Surveillez les signes de diminution du nombre des globules blancs, tout particulièrement les infections. Contrôlez la température de l'enfant, isolez-le des personnes infectées et faites des analyses sanguines selon les prescriptions médicales. Si nécessaire, un facteur de croissance des colonies peut être administré à l'enfant pour stimuler la production des globules blancs.

Protégez l'enfant des ecchymoses et soyez attentive aux symptômes d'hémorragie, tels que les pétéchies résultant de la diminution du nombre des plaquettes. En cas de thrombopénie, limitez le plus possible le nombre des injections et des autres procédés effractifs. Soyez prête à soigner les épistaxis et relevez tout saignement gingival. Signalez au médecin tous les épisodes hémorragiques de l'enfant.

Les déficiences relatives à la production de globules rouges peuvent mener à l'anémie. Incitez l'enfant à manger des aliments riches en fer et administrez-lui des suppléments nutritionnels si nécessaire.

La chimiothérapie touche toutes les cellules à croissance rapide de l'organisme, mais surtout celles des muqueuses. Assurez à l'enfant une excellente hygiène buccale avec l'utilisation d'une brosse à dents à poils souples, d'une brosse à dents en éponge ou d'un appareil à injection d'eau. Signalez rapidement toutes les lésions ou ulcères buccaux. Relevez les traces de sang dans les vomissures et les selles, car elles peuvent indiquer la présence d'une hémorragie dans le tractus gastro-intestinal. Évaluez les effets de la chute des cheveux sur l'enfant. Incitez-le à porter un chapeau, un foulard, une casquette ou une perruque lorsqu'il va à l'extérieur pour protéger sa tête du froid et du soleil.

Les radiations peuvent causer des brûlures cutanées. Lorsque l'enfant est soumis à la radiothérapie, examinez sa peau tous les jours s'il est hospitalisé ou une fois par semaine (lors des visites à domicile ou à la clinique externe), s'il est soigné à la maison. Laissez les marques qui, sur la peau, délimitent la zone-cible des radiations. Évitez d'utiliser de la crème, de la poudre ou du savon à cet endroit. Certains enfants doivent être anesthésiés ou placés sous sédation pour garder une position adéquate pendant la séance de radiothérapie et ils ont ensuite besoin de soins post-anesthésie ou post-sédation.

Les effets secondaires à long terme des traitements seront traités à la fin de ce chapitre, dans la section intitulée « Survivre au cancer ».

Assurer une hydratation adéquate

Il est parfois difficile de convaincre l'enfant de boire, car il n'a pas soif. Cependant, à cause du traitement, son organisme, qui excrète beaucoup de débris cellulaires et d'autres substances, doit être hydraté. Proposez souvent à l'enfant de petites quantités de liquide. Offrez-lui aussi des sucettes glacées et des aliments très aqueux (par exemple du Jell-O). Mesurez les ingesta et les excreta. Certains médicaments chimiothérapeutiques sont administrés avec des liquides intraveineux pour faciliter l'excrétion. Il est important d'administrer les liquides selon les prescriptions et de vérifier que le débit urinaire se maintient au niveau recommandé après l'administration des médicaments.

Prévenir les infections

La maladie elle-même et les médicaments immunosuppresseurs affectent le système immunitaire des enfants atteints de cancer. Ceux-ci doivent donc être tenus à l'écart

ALERTE INFIRMIÈRE

Pour prévenir toute extravasation, l'infirmière doit s'assurer de la perméabilité de l'accès intraveineux avant de commencer toute perfusion de médicament chimiothérapeutique. Ainsi, elle doit vérifier que le point d'insertion de la perfusion ne présente ni douleur, ni rougeur, ni chaleur, ni induration, ni œdème. De plus, elle doit absolument vérifier qu'il y a un retour veineux afin de s'assurer que le médicament perfusera bien dans la veine et non dans les tissus avoisinants. L'absence de retour veineux ou la présence de douleur, de rougeur, de chaleur, d'induration ou d'œdème impliquent que l'infirmière ne peut pas administrer le médicament par cette voie et qu'elle doit en installer une autre. En cas de douleur, de sensation de brûlure, de rougeur, d'induration ou d'œdème, la perfusion doit être interrompue immédiatement.

INFORMATION CLINIQUE

Les corticostéroïdes, catégorie de médicaments régulièrement administrés aux enfants traités contre le cancer, occasionnent divers effets secondaires, tels que :
- les traits cushingoïdes ;
- les changements d'humeur (les enfants ont des sautes d'humeur fréquentes) ;
- l'augmentation de l'appétit.

TABLEAU 15-5 Traitement des effets secondaires les plus courants de la chimiothérapie

Effet secondaire	Traitement médical	Soins infirmiers
Dépression de la moelle osseuse	Les signes de la dépression médullaire surviennent en général de sept à dix jours après l'administration des médicaments chimiothérapeutiques ; habituellement, elle disparaît complètement en trois à quatre semaines. Les transfusions sanguines sont réservées aux anémies graves (Hb < 70 g/L) ou aux diminutions importantes du nombre des plaquettes (< 20). Certains établissements utilisent des régimes alimentaires comportant peu de micro-organismes pour réduire le risque que des microbes infectieux colonisent l'intestin. Le Septra est utilisé pour la prophylaxie de la pneumonie à *Pneumocystis carinii* (pneumocystose) ; la nystatine est administrée par voie orale à titre d'antifongique prophylactique.	Indiquer à l'enfant et à sa famille qu'il faut absolument éviter les ecchymoses durant les épisodes de thrombopénie légère ou modérée (numération plaquettaire $< 50 \times 10^9/L$) Il est essentiel que le lavage des mains soit effectué minutieusement. Les membres de la famille et le personnel doivent porter un masque s'ils ont une infection des voies respiratoires.
Nausées et vomissements	Les symptômes surviennent immédiatement après l'administration des médicaments chimiothérapeutiques ou l'irradiation crânienne ou abdominale, ou encore cinq ou six heures plus tard. Ils peuvent durer 48 heures. Ces effets secondaires sont traités au moyen d'antiémétiques (ondansetron [Zofran], dexaméthasone [Décadron], Kytril, une association de Réglan et de Benadryl, etc.). Pour une efficacité maximale, on doit commencer à administrer les antiémétiques avant le début de la chimiothérapie.	Enseigner à l'enfant des techniques de relaxation, d'hypnose et de désensibilisation systématique (méthode hypnotique qui atténue progressivement les réactions aux stimuli suscitant une forte réaction émotive ou physique) afin de l'aider à diminuer ses symptômes. Inviter l'enfant à pratiquer une activité physique modérée et à ne plus absorber que des aliments faciles à digérer 12 heures avant l'administration des médicaments chimiothérapeutiques.
Anorexie et perte de poids	Ces effets secondaires peuvent survenir n'importe quand ; si les modifications du régime alimentaire ne réussissent pas à faire cesser la perte de poids, l'alimentation par gavage ou l'alimentation parentérale totale s'imposent.	Observer attentivement tous les changements intervenant au niveau du goût et susceptibles de modifier les préférences alimentaires. Il peut être utile d'adresser l'enfant à une nutritionniste, qui pourra modifier avec succès son régime alimentaire.
Lésions et ulcères des muqueuses	La mucosite buccale causée par la chimiothérapie survient en général dans les trois ou quatre jours suivant l'administration des médicaments et contribue souvent à l'anorexie. En plus de la mucosite buccale (stomatite), l'enfant peut présenter des ulcères au niveau des muqueuses de tout le tube digestif, de la bouche à l'anus. Les antifongiques, par exemple la nystatine et le clotrimazole, atténuent le risque d'infection à candida. Des rince-bouches préparés à partir d'une solution de bicarbonate peuvent être prescrits à l'enfant.	Inciter l'enfant à maintenir une bonne hygiène buccale et à utiliser une brosse à dent en éponge, ou un système à injection d'eau, ainsi que les rince-bouches prescrits par le médecin ; les rince-bouches qu'on trouve dans le commerce doivent être écartés, car ils contiennent de l'alcool et assèchent la cavité buccale. Encourager une bonne hygiène de la région périanale.
Constipation	Cet effet secondaire se traite au moyen d'émollients fécaux et de laxatifs.	Conseiller aux parents de donner plus de liquides et d'aliments fibreux à l'enfant.

Suite…

TABLEAU 15-5 Traitement des effets secondaires les plus courants de la chimiothérapie *(suite)*

Effet secondaire	Traitement médical	Soins infirmiers
Douleur	L'acétaminophène, la morphine, les stéroïdes, les anti-inflammatoires non stéroïdiens et les antidépresseurs peuvent être administrés pour soulager la douleur.	Il est important d'évaluer minutieusement la douleur ressentie par l'enfant. Le siège de la douleur peut donner des indices de sa cause, par exemple : métastases au cerveau, infiltration dans une articulation, détérioration des tissus mous. La chimiothérapie peut provoquer aussi des mucosites buccales, des myalgies (douleurs musculaires) et des embolisations tumorales ; les traitements par vincristine, vinblastine ou cisplatine déclenchent parfois une polyneuropathie douloureuse. L'acétaminophène administré comme analgésique peut masquer une fièvre révélatrice d'une infection. L'infirmière doit procéder à un examen physique minutieux et exhaustif pour détecter les infections. Certaines méthodes non pharmacologiques, hypnotiques ou non hypnotiques (respiration profonde, maîtrise de soi), peuvent contribuer à soulager la douleur ; les méthodes non pharmacologiques s'avèrent souvent efficaces chez les enfants dont les douleurs proviennent de causes multiples.

MESURES DE SÉCURITÉ

Les infirmières qui sont en contact avec un médicament chimiothérapeutique doivent porter des gants de latex non poudrés, un masque, une blouse de protection (s'attachant à l'arrière, avec manches longues et serrées aux poignets) ainsi que des lunettes ou une visière de protection (s'il y a des risques d'éclaboussure)[12, 13]. De plus, elles doivent bien se laver les mains après avoir retiré les gants[12, 13]. Voici certaines situations où les infirmières sont exposées à la contamination : élimination de l'air d'une seringue ou purge d'air d'une tubulure, addition de médicament chimiothérapeutique dans un sac, cylindre gradué (burette) ou administration en direct, branchement ou débranchement de tubulure, manipulation des excreta de l'enfant ayant reçu un traitement chimiothérapeutique au cours des 48 dernières heures[12]. Lors de l'administration par voie intraveineuse, l'infirmière doit utiliser un tissu absorbant à endos plastifié sous les sièges des injections[12, 13].

des personnes souffrant d'infection. Avisez les parents qu'ils ne doivent pas emmener l'enfant dans des lieux très fréquentés, par exemple les grands magasins ou les centres commerciaux, et cela particulièrement pendant les périodes où l'enfant présente de la neutropénie. Insistez sur la nécessité de signaler toute exposition de l'enfant aux maladies contagieuses, surtout la varicelle (si l'enfant ne l'a pas déjà eue). Les signes d'infection peuvent être masqués par certains médicaments ; il convient donc de rester attentif aux symptômes infectieux les plus discrets. La fièvre, les malaises et les infections respiratoires légères doivent être signalés sans délai. Suivez les recommandations proposées dans le *Guide d'immunisation canadien* pour l'immunisation des enfants atteints de cancer. À l'exception du vaccin contre la grippe, on ne leur administre en général aucun vaccin dans les six mois suivant la fin de la chimiothérapie et de la radiothérapie.

Soulager la douleur

Les enfants atteints de cancer peuvent éprouver de la douleur causée par la maladie elle-même, mais aussi par les traitements (effets de la chimiothérapie et de la radiothérapie) ainsi que par les interventions médicales et infirmières, telles que les ponctions lombaires, les ponctions de moelle osseuse, les nombreuses perfusions par voie intraveineuse, les changements de pansements et les prélèvements sanguins. Utilisez toutes les techniques de soulagement de la douleur à votre disposition pour procurer à l'enfant tout le confort possible et l'inciter ainsi à collaborer tout au long du traitement. (Pour en savoir plus sur les méthodes de soulagement de la douleur, reportez-vous au chapitre 8.)

La sédation consciente (se reporter au chapitre 8) est envisageable pour certaines interventions effractives comme les ponctions de moelle osseuse. Elle peut également être utilisée chez les enfants en bas âge, par exemple lors des séances de radiothérapie ou des examens diagnostiques tels que la tomodensitométrie (TDM). Administrez le sédatif conformément aux prescriptions. Il est à noter que, dans certains établissements, seuls les médecins peuvent administrer ce type de médication. Si possible, profitez du fait que l'enfant est sous sédation pour effectuer d'autres interventions douloureuses ou désagréables.

Certains anesthésiques topiques, tels que la crème EMLA, peuvent être utilisés pour désensibiliser la peau avant les ponctions veineuses, l'installation de voie intraveineuse, les ponctions lombaires et les ponctions de moelle osseuse. Si possible, faites en sorte que les parents soient présents pour aider à réconforter l'enfant après chaque intervention douloureuse.

Apporter du soutien à l'enfant et à sa famille

Un diagnostic de cancer suscite toujours beaucoup d'émotions dans la famille. Au début, les parents sont en état de choc et en colère. Ils ont alors besoin d'une information de base sur la maladie et sur l'objet des examens qui seront pratiqués. Les professionnels de la santé sont souvent obligés de répéter l'information à plusieurs reprises, car les parents, dont le niveau de stress est plus élevé, ont du mal à assimiler les données du premier coup. Aidez les parents à déterminer quand et comment annoncer le diagnostic à l'enfant. Ils décideront de ce qu'il faut lui dire, selon son stade de développement et sa capacité de compréhension.

Une fois que la famille a franchi l'étape initiale du choc, elle a besoin de recevoir d'autres informations sur la maladie. Les parents s'interrogent en général sur la physiopathologie, les traitements, les résultats escomptés et le pronostic. Informez-les sur tous ces sujets et invitez-les à poser des questions. Fournissez-leur des explications verbales et remettez-leur de la documentation écrite. Les parents peuvent par ailleurs discuter avec des amis, consulter des ouvrages ou faire des recherches dans Internet. Déterminez quelles sont leurs sources d'information et indiquez-leur, le cas échéant, des ressources additionnelles. Rectifiez les idées fausses et les renseignements erronés.

La famille doit recourir à de nombreuses stratégies pour relever le défi que représente un traitement à long terme contre le cancer. Elle passe souvent par des phases d'espoir et de découragement au gré des rémissions de l'enfant, de l'exacerbation de ses symptômes ou des complications. C'est ce qu'a vécu, par exemple, la famille de Rémi, que nous présentions dans la capsule d'ouverture de ce chapitre. Découvrez les ressources et le réseau de soutien sur lesquels la famille peut compter et intervenez au besoin pour les renforcer. Interrogez les parents sur les membres de la famille élargie susceptibles de leur venir en aide, sur les ressources religieuses ou spirituelles dont ils disposent, sur leurs inquiétudes financières et leur possible recours aux organismes de services sociaux.

L'enfant traité pour un cancer a besoin d'un soutien adapté à son stade de développement et à ses capacités cognitives. (Se reporter aux chapitres 2 et 5 pour en savoir plus sur les stades de développement et sur les stratégies de soutien convenant à chaque âge.) Les jeunes enfants doivent se sentir entourés surtout lors des interventions douloureuses et au moment où ils sont séparés de leurs parents. Les enfants plus âgés ont besoin de stratégies d'intervention qui les aideront à gérer les sentiments suscités par les traitements (figure 15-10). Chez l'adolescent, l'une des principales tâches développementales consiste en l'acquisition de l'indépendance et d'une plus grande maîtrise de leur vie. Or, le cancer les empêche souvent d'atteindre ces objectifs. L'infirmière doit par conséquent planifier des stratégies qui permettront à l'adolescent de s'assumer le plus possible.

Avant que l'enfant ne reprenne l'école, expliquez son état de santé aux enseignants. Au besoin, faites le nécessaire pour que des tuteurs aident l'enfant à effectuer ses travaux scolaires, autant lors de ses hospitalisations que lorsqu'il est traité à domicile. Faites part aux parents et à l'enfant de la possibilité de s'inscrire à un camp d'été pour les enfants atteints d'un cancer et leur famille. La Fondation canadienne Rêves d'enfants s'est donné pour mandat de réaliser les rêves des jeunes gravement malades : activités, excursions, voyages, ordinateurs, équipements de sport, etc. (se reporter à l'annexe G). Si nécessaire, établissez le contact entre le patient et cette fondation.

Les perturbations de la vie familiale risquent de stresser les frères et sœurs de l'enfant atteint de cancer. Ceux-ci peuvent avoir du chagrin pour leur frère ou leur sœur malade et se sentir tristes et déprimés, ou encore éprouver de la colère, de la culpabilité ou du ressentiment. De plus, ils ne possèdent pas toujours toute l'information nécessaire sur la maladie et les traitements. Interrogez les parents sur les frères et sœurs et faites le point sur ce qu'ils savent de l'état de santé de l'enfant. Demandez

ALERTE INFIRMIÈRE

La leucovorine, également appelée acide folinique, s'utilise dans le cadre des chimiothérapies avec administration de fortes doses de méthotrexate. La leucovorine est une forme d'acide folique qui protège les cellules saines de l'action destructrice du méthotrexate. La première dose doit être administrée 36 heures après le début de la perfusion de méthotrexate et les doses se succèdent toutes les six heures par la suite. On cesse l'administration de leucovorine lorsque le taux sanguin de méthotraxate est < ou = 0,1. L'administration de leucovorine doit s'accompagner de soins de réhydratation.

CONSEIL CLINIQUE

La crème EMLA (il s'agit d'un mélange eutectique d'anesthésiques locaux, en anglais : *eutectic mixture of local anesthetic*) contient de la lidocaïne à 2,5 % et de la prilocaïne à 2,5 % dans une émulsion. Appliquez une couche épaisse de crème sur la peau intacte et couvrez d'un pansement occlusif. Laissez en place une heure pour les interventions mineures, deux heures pour les interventions majeures.

CROISSANCE ET DÉVELOPPEMENT

Les adolescents peuvent choisir le type d'accès intraveineux qui leur convient le mieux, par exemple un cathéter à chambre implantable (Port-a-Cath) ou un dispositif d'accès intraveineux comportant une ou des tubulures extérieures (Broviac). Cette décision leur donne le sentiment d'avoir davantage de prise sur la maladie et les traitements.

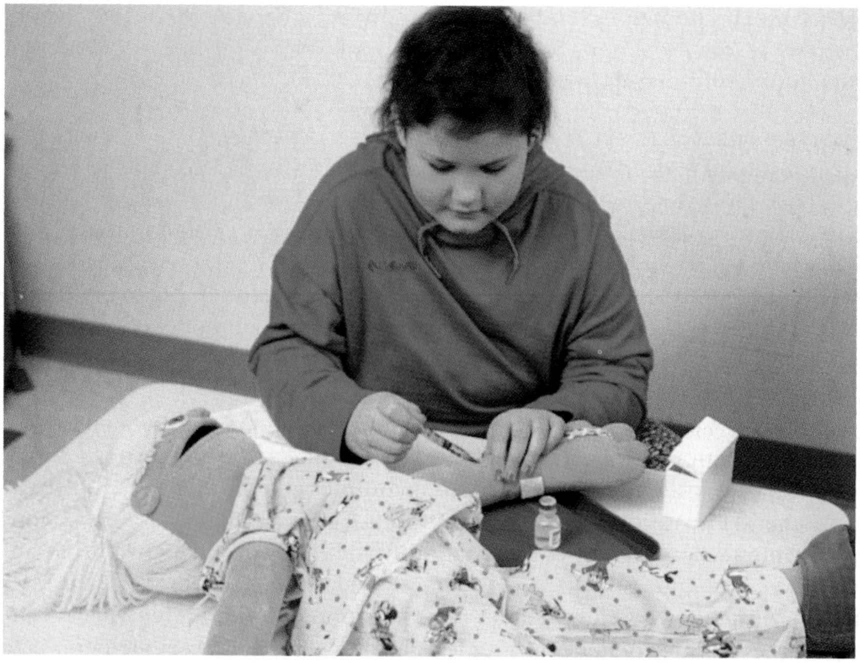

FIGURE 15-10. Dans une clinique externe d'oncologie pédiatrique, une jeune patiente fait une piqûre à une poupée. Ce type de jeu thérapeutique aide l'enfant à affronter ses craintes et diminue par conséquent son niveau de stress.

qui s'occupe d'eux et voyez si les enseignants sont au courant de la situation familiale. Dans la mesure du possible, faites participer les frères et sœurs aux traitements. Invitez-les à visiter leur frère ou leur sœur et à prendre part à ses activités, autant à l'hôpital que lors des visites à domicile. Ils peuvent participer aux séances de jeu thérapeutique et aux activités récréatives de l'enfant malade. Demandez aux parents si les frères et sœurs présentent des symptômes tels que la dépression, les changements de comportement ou la diminution du rendement scolaire et proposez-leur des interventions, si nécessaire. Les frères et sœurs ont parfois avantage à rencontrer un conseiller scolaire ou un psychologue ou à faire partie d'un groupe de soutien destiné aux enfants qui se trouvent dans la même situation qu'eux. Enfin, certains camps d'été pour enfants atteints de cancer accueillent aussi ses frères et sœurs (par exemple le camp Vol d'été de Leucan).

Quand un enfant a le cancer, toute sa famille se trouve aux prises avec cette maladie potentiellement mortelle. Reportez-vous au chapitre 7, qui traite des stratégies conçues pour aider les familles à composer avec ce facteur de stress. Les traitements contre le cancer provoquent des rémissions qui peuvent, si les cellules cancéreuses recommencent à proliférer, être suivies de rechutes. Dans certains types de cancers, les rechutes sont rapides et fréquentes. Elles suscitent souvent colère, tristesse et dépression dans l'entourage familial. Les traitements répétés mettent à rude épreuve le réseau de soutien de la famille. L'attente des résultats des examens diagnostiques peut être aussi très pénible et on doit veiller à transmettre l'information aux parents le plus rapidement possible. Si la maladie de l'enfant progresse et que les parents décident de le soigner à la maison, l'infirmière les adressera à l'équipe des soins palliatifs à domicile. Que ce soit à l'unité d'hospitalisation, lors des visites à la clinique externe ou des visites à domicile, l'infirmière devra prodiguer des soins adéquats à l'enfant et aider la famille à franchir les étapes du deuil. (L'annexe G fournit une liste de groupes de soutien et divers renseignements concernant le cancer.)

ALERTE INFIRMIÈRE

Il est important de ne jamais prendre la température rectale chez un enfant sous chimiothérapie (ou chez tout autre enfant immunosupprimé), car cela risque de causer, au niveau de la muqueuse rectale, des lésions susceptibles de créer une porte d'entrée pour les micro-organismes et de causer des saignements.

RECHERCHE

Quand le cancer frappe un enfant, voici quels sont les besoins des parents qui demeurent le plus souvent insatisfaits :
- Aide financière ;
- Temps ;
- Repos.

Ces besoins ont été définis dans le cadre d'une étude menée auprès de parents dont les enfants atteints de cancer étaient traités en milieu hospitalier ou à domicile[14].

Planifier le congé et enseigner à la famille les soins à domicile

Lorsque l'enfant reçoit des soins à domicile, les parents doivent veiller à lui offrir un environnement normal tout en l'aidant à s'adapter, tant sur le plan physiologique que psychosocial, à la maladie et aux traitements. Quand l'enfant est prêt à quitter l'hôpital, l'infirmière a un rôle crucial à jouer auprès de sa famille : elle doit apprendre aux parents comment lui assurer un apport nutritionnel adéquat, comment détecter rapidement les signes d'infection, le protéger des maladies contagieuses, particulièrement pendant les périodes de neutropénie, lui administrer ses médicaments et intervenir en cas de vomissements ou de douleurs. Aidez aussi les parents et l'enfant à surmonter les obstacles susceptibles d'entraver un développement et un fonctionnement normaux. Indiquez aux parents et aux autres membres de la famille quels sont les symptômes qui doivent faire l'objet d'une intervention immédiate (tableau 15-6).

La simple présence et la manipulation d'un dispositif d'accès intraveineux ou d'un cathéter central, comme le Broviac ou d'autres (figure15-11 ; se reporter à l'annexe A), constituent au départ tout un défi pour les parents (par exemple : éviter de mettre le dispositif en contact avec l'eau, particulièrement à l'heure du bain, de l'accrocher ou de tirer dessus accidentellement, etc.). Les cathéters à chambre implantable (Port-O-Cath) offrent à l'enfant une plus grande liberté en lui permettant de faire de la natation et de s'adonner à beaucoup d'autres activités. L'infirmière doit fournir aux parents de l'enseignement concernant le dispositif utilisé pour leur enfant : par exemple comment s'occuper du cathéter, de l'héparinisation, et quelles sont les précautions à prendre. En général, les changements de pansements de l'enfant qui n'est pas hospitalisé sont effectués à la clinique externe ou par une infirmière des soins à domicile ou du Centre local de services communautaires (CLSC). En ce qui concerne l'héparinisation, seul le PICC-line (abréviation de l'expression anglaise : *peripherally inserted central catheter*), qui consiste en un cathéter central à accès périphérique, est hépariné par les parents, car il doit l'être chaque jour. Les autres cathéters intraveineux centraux sont en général héparinés par l'infirmière de la clinique externe ou du CLSC. Une fois que l'infirmière a enseigné aux parents comment s'y prendre, par exemple, pour hépariniser le PICC-Line, elle les invite à exécuter la technique et les observe pour vérifier qu'ils l'appliquent correctement avant que l'enfant ne quitte l'hôpital.

Insistez sur le fait qu'il est indispensable, autant pour l'enfant que pour ses parents, de s'amuser et de vivre le plus normalement possible. Le jeu divertit l'enfant et contribue

RECHERCHE

Les recherches montrent que deux facteurs contribuent particulièrement au stress des adolescents atteints de cancer : 1) les périodes d'attente qui précèdent les soins ; et 2) la dépendance à l'égard des parents. L'infirmière peut élaborer des interventions qui réduiront au minimum le temps d'attente avant les séances de chimiothérapie et les autres traitements, ou encore proposer des formules qui aideront l'adolescent à patienter, par exemple rencontrer d'autres jeunes ou utiliser un ordinateur. Dans la mesure du possible, elle donnera à l'adolescent l'occasion de prendre des décisions indépendamment de ses parents[15].

TABLEAU 15-6 Enseignement aux parents et à la famille : événements à signaler si l'enfant est sous chimiothérapie

Les symptômes suivants doivent être signalés sans délai à l'oncologue de votre enfant si celui-ci est sous chimiothérapie ou radiothérapie.

- Température buccale supérieure à 38 °C de façon constante sur une période de quatre heures, ou température buccale égale ou supérieure à 38,5 °C ;
- Saignements de tous ordres (épistaxis, traces de sang dans les selles ou dans l'urine, pétéchies, ecchymoses, etc.) ;
- Douleur ou malaise lors de la miction ou de la défécation ;
- Lésions ou ulcères dans la bouche ;
- Vomissements ou diarrhée ;
- Douleur persistante, quel qu'en soit le siège (y compris les céphalées) ;
- Signes d'infection (l'enfant présente toux, fièvre ou écoulement nasal, ou encore semble avoir des douleurs à l'oreille ou aux oreilles [se touche et se frotte l'oreille ou la tête], etc.) ;
- Signes d'infection aux cathéters centraux intraveineux (rougeur, écoulement, œdème, sensibilité au toucher, etc.) ;
- Exposition à une maladie contagieuse, surtout la varicelle (si l'enfant ne l'a pas eue).

Avant toute intervention, indiquez au dentiste ou à tout autre professionnel de la santé que l'enfant est sous chimiothérapie. Des antibiotiques prophylactiques doivent être administrés avant et après tous les soins dentaires.

Bindler, R. M., et Howry, L. B. (1997). Pediatric drugs and nursing implications (2e éd., p. 587). Stamford, CT : Appleton & Lange.

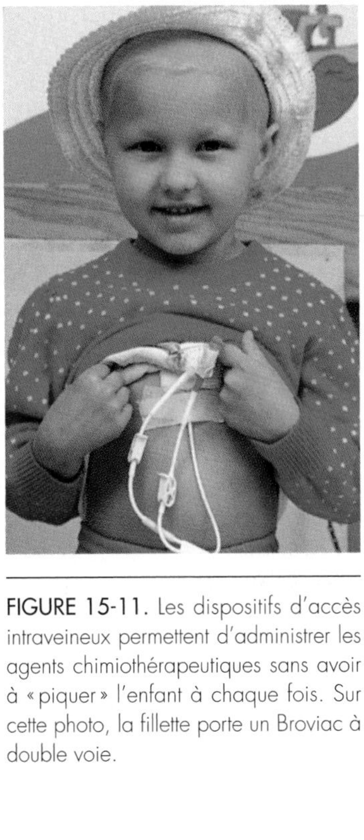

FIGURE 15-11. Les dispositifs d'accès intraveineux permettent d'administrer les agents chimiothérapeutiques sans avoir à « piquer » l'enfant à chaque fois. Sur cette photo, la fillette porte un Broviac à double voie.

grandement à atténuer ses peurs. Par ailleurs, l'enfant, ses parents et ses frères et sœurs bénéficient souvent de la participation à un groupe de soutien ou à un camp d'été pour enfants atteints de cancer. Ces activités fournissent des ressources additionnelles à leur réseau de soutien, renforcent l'estime de soi de l'enfant et l'aident à s'adapter à la situation en lui donnant l'occasion de rencontrer des personnes qui lui serviront de modèles.

Effectuez des visites à domicile afin d'évaluer les points forts de la famille ce dont elle a besoin. Si l'enfant est en phase terminale, veillez à ce que sa famille bénéficie d'un soutien satisfaisant de la part de l'équipe des soins palliatifs à domicile.

▶ TUMEURS CÉRÉBRALES

Les tumeurs du cerveau ou du système nerveux central sont les tumeurs solides les plus fréquentes chez les enfants. Elles constituent, après la leucémie, l'affection maligne dont l'incidence est la plus élevée dans cette population. Entre 1994 et 1998, on a diagnostiqué au Canada une tumeur au cerveau ou au système nerveux central chez 1 065 enfants âgés de 0 à 19 ans, ce qui représente 17 % des cancers touchant les enfants[3]. Chez les enfants, les tumeurs cérébrales se développent en général sous la tente du cervelet et touchent le cervelet lui-même, le mésencéphale ou le tronc cérébral (figure 15-12). À titre de comparaison, les tumeurs cérébrales chez l'adulte se développent plutôt au-dessus de la zone comprise entre le cerveau et le cervelet.

Les tumeurs cérébrales les plus courantes chez l'enfant sont le médulloblastome, l'astrocytome cérébelleux (du cervelet), l'astrocytome supratentoriel (du cerveau), l'épendymome et le gliome du tronc cérébral. D'autres sont plus rares, par exemple les tumeurs embryonnaires supratentorielles et les craniopharyngiomes.

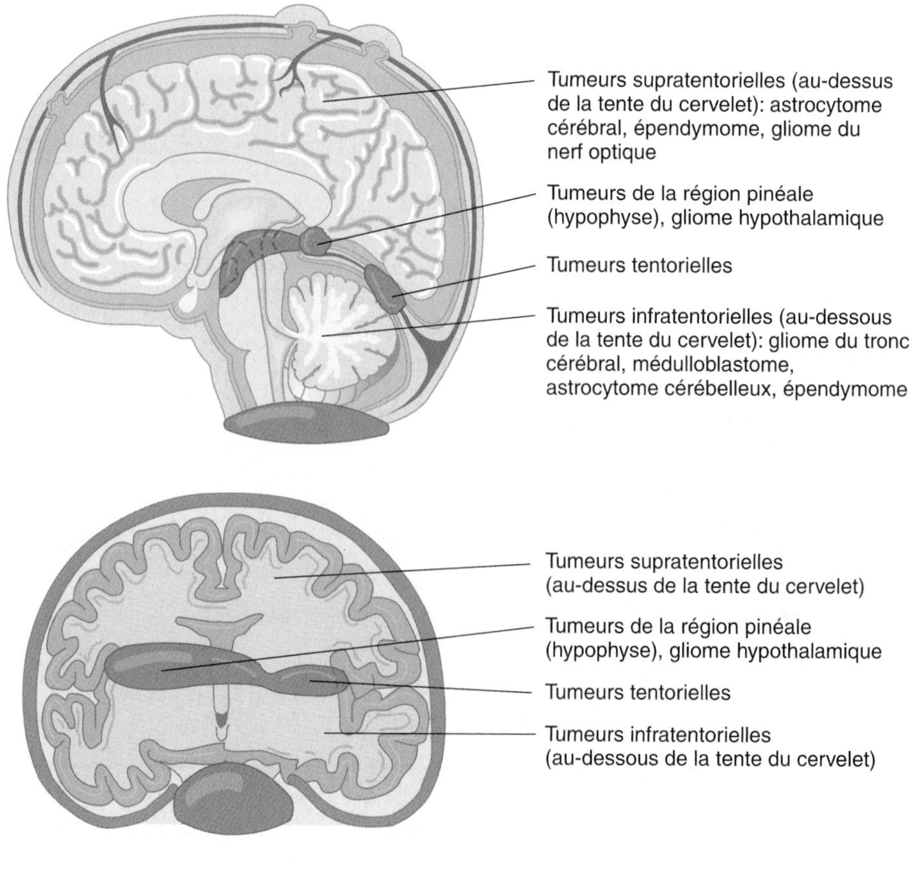

FIGURE 15-12. Emplacement des tumeurs cérébrales chez l'enfant. Au cours des dernières années (1994-1998), on a diagnostiqué une tumeur au cerveau ou au système nerveux central chez 1 065 enfants en tout[3]. Les quatre tumeurs cérébrales les plus courantes chez l'enfant sont le médulloblastome, l'astrocytome supratentoriel, l'épendymome et le gliome du tronc cérébral.

Manifestations cliniques et physiopathologie

Les médulloblastomes se forment dans la couche externe du cervelet. Ils représentent 20 % des tumeurs cérébrales touchant les enfants et surviennent en général à l'âge de 5 ou 6 ans[16]. Les symptômes les plus courants sont les céphalées, les vomissements et l'ataxie.

Les astrocytomes se développent au niveau des astrocytes (cellules gliales) et peuvent se former soit au-dessus, soit au-dessous de la zone qui sépare le cerveau du cervelet. Ils représentent 40 % des tumeurs cérébrales touchant les enfants[16] et se manifestent en général par des convulsions, des troubles visuels et divers symptômes d'hypertension intracrânienne.

Les épendymomes se forment le plus souvent dans le quatrième ventricule de la fosse cérébrale postérieure et représentent 8 % des tumeurs cérébrales touchant les enfants[16]. Ils peuvent dans certains cas bloquer le flux du liquide céphalorachidien et causer de l'hydrocéphalie.

Les gliomes du tronc cérébral se développent au niveau du pont et s'étendent généralement aux tissus avoisinants. Ils représentent 8 % des tumeurs cérébrales touchant les enfants[16]. Les enfants atteints présentent des symptômes typiques de la compression des nerfs crâniens ou des faisceaux longs (nerfs moteurs) : ataxie, paralysie unilatérale des nerfs crâniens VI et VII, nystagmus vertical, etc.

Examens diagnostiques et traitement médical

Les tumeurs cérébrales sont diagnostiquées en général par tomodensitométrie (TDM ; figure 15-13A), imagerie par résonance magnétique (IRM ; figure 15-13B), myélographie ou angiographie. Les examens neurophysiologiques (électroencéphalographies et potentiels évoqués du tronc cérébral) permettent d'évaluer l'intégrité des chaînes sensorielles et les dysfonctionnements sensoriels causés par une maladie ou un médicament. D'autres examens peuvent également être effectués, par exemple l'utilisation de marqueurs tumoraux et la cytologie du liquide céphalorachidien (LCR). La ponction lombaire sert à détecter les cellules anormales dans le LCR. La ponction de moelle osseuse révèle la présence de tout néoplasme primitif extracrânien, car les cancers qui se développent en d'autres points du corps peuvent tous produire des métastases dans le cerveau.

Le traitement est fonction du type de tumeur cérébrale (tableau 15-7). La chirurgie est un traitement courant pour ce type de tumeur. Elle est effectuée dans le but

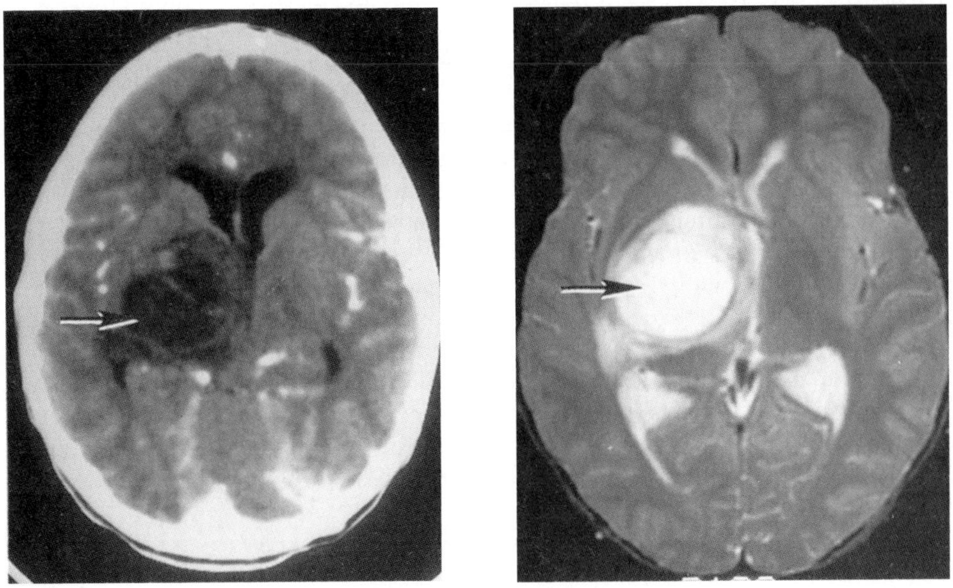

A B

FIGURE 15-13. Images radiologiques d'un enfant atteint d'une tumeur cérébrale. A. TDM. B. IRM.

Avec l'aimable autorisation de Carlos Sivit, M. D., Children's National Medical Center, Washington, DC.

TABLEAU 15-7 Comparaison des tumeurs cérébrales

Tumeur	Emplacement	Symptômes	Traitement médical
Médulloblastome	Couche externe du cervelet	Céphalées, vomissements, ataxie	Chirurgie ; chimiothérapie (lomustine, vincristine, prednisone, cisplatine) ; radiothérapie
Astrocytome	Cellules gliales ; supratentoriel ou infratentoriel	Convulsions, troubles visuels, hypertension intracrânienne, vomissements	Chirurgie ; chimiothérapie (vincristine, dactinomycine) ; radiothérapie
Épendymome	Quatrième ventricule, fosse postérieure	Hydrocéphalie	Chirurgie ; radiothérapie
Gliome du tronc cérébral	Pont	Symptômes relatifs au faisceau des nerfs crâniens	Chirurgie ; radiothérapie

d'obtenir un prélèvement pour la biopsie, de réduire le volume de la tumeur (en la retirant en partie) ou de l'exciser, ou encore, s'il y a lieu, de traiter l'hydrocéphalie. Pendant l'opération, les images radiologiques permettent au neurochirurgien de voir à l'écran des représentations informatisées du cerveau tout en stimulant les nerfs pour évaluer leur fonctionnement. Cette technique lui procure donc rapidement l'information dont il a besoin. Exacte et précise, la chirurgie au laser est utilisée pour les tumeurs situées près des structures neuronales ou vasculaires délicates.

En cas de médulloblastome ou d'épendymome, la radiothérapie, qui intervient après l'opération chirurgicale et la chimiothérapie, augmente les chances de survie de l'enfant. De fortes doses de médicaments chimiothérapeutiques sont souvent administrées, ce qui améliore la survie des enfants atteints d'une tumeur du système nerveux central[17]. L'administration intratéchale (dans le canal rachidien lors d'une ponction lombaire) de médicaments chimiothérapeutiques s'avère efficace dans certains cas. Cependant, la barrière hémato-encéphalique influe sur l'efficacité de la chimiothérapie. Ainsi, quand on administre du méthotrexate par voie intrathécale, seule une petite partie de la dose traverse les capillaires cérébraux normaux. La radiothérapie n'est généralement pas employée chez les enfants de moins de 3 ans, car elle endommage les cellules cérébrales. La greffe de moelle osseuse constitue également une possibilité dans certains cas.

Le traitement des tumeurs cérébrales entraîne toutefois des complications majeures, notamment: infections graves (attribuables aux fortes doses de chimiothérapie), convulsions, troubles sensorimoteurs, hydrocéphalie, problèmes de croissance. En cas d'infection, on doit intervenir rapidement, au moyen d'un traitement de choc. Il n'est pas rare que des anticonvulsivants soient administrés à titre prophylactique après l'opération chirugicale[17]. Des troubles endocriniens (modifications au niveau de l'hormone de croissance, hypothyroïdisme, panhypopituarisme ou autres) sont à craindre si la tumeur se trouve dans la zone hypothalamo-hypophysaire[18]. Le traitement peut aussi entraîner une diminution du quotient intellectuel de l'enfant, voire une déficience intellectuelle chez certains sujets. Les déficiences de la mémoire et les déficits de l'attention sélective comptent au nombre des problèmes les plus fréquents. Selon les estimations, les traitements pourraient causer une détérioration intellectuelle chez 68 % des enfants de moins de 6 ans.

Le diabète insipide pose des difficultés particulières chez les enfants atteints d'une tumeur cérébrale médiane qui comprime, par exemple, l'hypothalamus, la tige hypophysaire ou l'hypophyse postérieure. Le diabète insipide se manifeste par des mictions abondantes d'urine diluée, d'une densité inférieure à 1,005.

Collecte des données

Chez les enfants atteints d'une tumeur cérébrale, l'orientation de l'évaluation des données physiologiques dépend des manifestations cliniques observées (tableau 15-8). Les signes révélateurs de la maladie peuvent se répartir de la façon suivante :

- Les signes non spécifiques liés à l'augmentation de la pression intracrânienne ;
- Les signes secondaires liés au déplacement des structures intracrâniennes ;
- Les signes focaux suggérant une atteinte directe du cerveau et des nerfs crâniens.

Avant d'opérer l'enfant, il faut effectuer un examen neurologique complet afin d'obtenir un bilan des fonctions de base ; cet examen permet en outre d'évaluer l'état physiologique de l'enfant. Demandez aux parents si les changements sont apparus lentement chez l'enfant ou si les symptômes se sont développés rapidement. Chez les enfants de moins de 18 mois, mesurez aussi le périmètre crânien et examinez la fontanelle antérieure[18].

Pour les enfants en bas âge, l'infirmière doit effectuer un test de développement (Denver II ou autre ; se reporter au chapitre 6). Interrogez les parents sur les interactions sociales de l'enfant, sur ses résultats scolaires et sur les changements qu'ils ont observés dans son comportement.

ALERTE INFIRMIÈRE

Certains enfants atteints d'une tumeur cérébrale présentent des signes non spécifiques : légère modification du comportement, mauvais résultats scolaires, un certain manque de coordination, etc. Soyez attentive à ces symptômes et aux propos des parents qui constatent un changement chez leur enfant. Signalez ces observations afin que des examens appropriés soient effectués.

Diagnostics infirmiers

Plusieurs diagnostics infirmiers peuvent s'appliquer aux enfants atteints d'une tumeur cérébrale, selon la nature et l'emplacement de celle-ci. Voici quelques diagnostics courants :

- Déficit nutritionnel : Apport nutritionnel inférieur aux besoins métaboliques relié aux perturbations de l'appétit ;
- Altération de la mobilité physique reliée à la pression exercée par la tumeur sur les centres de coordination ;
- Perturbation de la croissance et du développement reliée aux effets de la maladie ou des traitements sur le déroulement normal des étapes de développement ;
- Troubles de la mémoire reliés à la pression exercée par la tumeur sur les centres cérébraux de la mémoire ;
- Douleur reliée à la pression exercée par la tumeur sur les terminaisons nerveuses.

TABLEAU 15-8 Collecte des données physiologiques en cas de tumeurs cérébrales

Manifestations cliniques	Collecte des données physiologiques
Signes non spécifiques : céphalées, vomissements matinaux, somnolence, irritabilité	Niveau de conscience, réaction pupillaire, taille et forme des pupilles
Signes secondaires : troubles des nerfs crâniens, autres signes selon l'emplacement de la tumeur	Tous les nerfs crâniens
Signes focaux : ataxie du tronc (tumeurs cérébrales médianes), nystagmus généralisé, inclinaison de la tête	Capacités motrices, position de la tête quand l'enfant regarde la télévision ou des gens (vision double, lésion du sixième nerf crânien)

Soins infirmiers

Les enfants souffrant d'une tumeur cérébrale ont besoin de soins multidisciplinaires faisant notamment appel aux domaines suivants : neurologie, neurochirurgie, pédiatrie, nutrition, services sociaux. Souvent, d'autres spécialistes doivent aussi intervenir. L'infirmière peut jouer le rôle de gestionnaire de cas pour coordonner les soins complexes qui sont indispensables à l'enfant[19].

Pour en savoir plus sur les soins infirmiers à prodiguer à l'enfant juste après l'opération chirurgicale, reportez-vous au chapitre 5. En phase postopératoire, les enfants doivent en outre faire l'objet d'un suivi étroit de leur état neurologique (se reporter au chapitre 19). Surveillez particulièrement les signes d'hypertension intracrânienne et d'infection, et aussi de convulsions. Administrez les médicaments conformément aux prescriptions, par exemple les antibiotiques et les anticonvulsivants.

ALERTE INFIRMIÈRE

Si l'enfant vient de subir une intervention chirurgicale au cerveau et que son débit urinaire est anormalement faible ou anormalement élevé, vous devez le signaler. Ces anomalies peuvent révéler un problème de régulation de la diurèse.

Des signes et symptômes du diabète insipide peuvent se manifester après une opération chirurgicale au cerveau (pour la description de cette affection, se reporter au chapitre 21). L'infirmière doit notamment faire un dosage horaire des ingesta et des excreta, vérifier le taux de sodium sérique toutes les quatre à six heures, s'assurer que le remplacement liquidien se fait normalement et faire fréquemment une évaluation de l'état neurologique de l'enfant. Les sondes urinaires à demeure s'avèrent utiles pour mesurer avec exactitude le débit urinaire.

Planifier le congé et enseigner à la famille les soins à domicile

Indiquez aux parents qu'ils doivent observer les excrétions urinaires de l'enfant afin de détecter les mictions abondantes et diluées. Vérifiez qu'ils sont en mesure de reconnaître les signes infectieux et les modifications de l'état neurologique de l'enfant. La chimiothérapie ou la radiothérapie peuvent commencer dès que l'enfant est prêt à quitter l'hôpital. Indiquez aux parents la raison de ces traitements et leurs effets secondaires possibles. Aidez-les à se procurer le matériel spécialisé dont ils peuvent avoir besoin pour soigner l'enfant à la maison : fauteuil roulant, côtés de lit, pansements, etc. Leucan et la Société canadienne du cancer peuvent également leur venir en aide dans ce domaine (se reporter à l'annexe G).

Les enfants atteints d'une tumeur cérébrale en gardent parfois des séquelles permanentes, en particulier s'ils ont été traités au moyen de la radiothérapie. Ils peuvent ainsi présenter des retards de développement, des troubles de la coordination, des difficultés d'apprentissage, etc. Ces séquelles sont fréquentes surtout chez les enfants qui avaient 3 ans, ou moins, au moment de la radiothérapie. Mesurez et pesez l'enfant avec exactitude à chacune de ses visites médicales et évaluez son stade de développement. Informez-vous sur ses résultats scolaires et sur les services spécialisés qui pourraient lui être utiles. Effectuez aussi des évaluations neurologiques approfondies.

► NEUROBLASTOMES

Le neuroblastome est la tumeur solide extracrânienne (qui se forme à l'extérieur de la voûte crânienne) la plus courante chez les enfants. Au Canada, il représente 5 % des cancers et 7,5 % des décès par suite de cancer dans cette population[3]. L'âge moyen au moment de l'apparition de la tumeur est de 22 mois. Le pronostic varie d'un sujet à l'autre, selon le stade de développement de la tumeur (tableau 15-9) et l'âge du patient. Les enfants de moins d'un an présentent un pronostic plus favorable[20].

Le neuroblastome se présente en général sous la forme d'une masse lisse, dure et insensible, qui peut se former en n'importe quel point de la chaîne du système nerveux sympathique, souvent dans l'abdomen, mais aussi dans les régions surrénales, thoraciques et cervicales. Il frappe le plus souvent les enfants de moins de 5 ans, l'âge moyen au diagnostic étant de 2 ans.

TABLEAU 15-9 Système international de classification des neuroblastomes

Stade	Description
I	Tumeur localisée confinée à la région d'origine ; excision macroscopique complète avec ou sans maladie résiduelle microscopique ; ganglions lymphatiques ipsilatéraux et controlatéraux identifiables négatifs au microscope
IIA	Tumeur unilatérale avec excision macroscopique incomplète ; ganglions lymphatiques ipsilatéraux et controlatéraux identifiables négatifs au microscope
IIB	Tumeur unilatérale avec excision macroscopique complète ou incomplète ; avec ganglions lymphatiques ipsilatéraux régionaux positifs ; ganglions lymphatiques controlatéraux identifiables négatifs au microscope
III	Tumeur infiltrant la ligne médiane avec ou sans ganglion lymphatique régional touché ; ou tumeur unilatérale avec ganglion lymphatique controlatéral régional touché ; ou tumeur médiane avec ganglion lymphatique bilatéral régional touché
IV	Propagation de la tumeur aux ganglions lymphatiques éloignés, aux os, à la moelle osseuse, au foie et/ou à d'autres organes (sauf ceux qui sont indiqués au stade IVS)
IVS	Tumeur primitive localisée de stade I ou II avec propagation limitée au foie, à la peau ou à la moelle osseuse

Castleberry, R. P. (1997). Biology and treatment of neuroblastoma. Pediatric Clinics of North America, *44(4), 926 ; Brodeur, F. M., Pritchard, J., et Berthold, F. (1993). Revisions in the international criteria for neuroblastoma diagnosis, staging, and response to treatment.* Journal of Clinical Oncology, *11, 1466 ; et Brodeur, G. M., Seeger, R. C., et Barrett, A. (1988). International criteria for diagnosis, staging and response to treatment in patients with neuroblastoma.* Journal of Clinical Oncology, *6, 1874.*

Manifestations cliniques

Les symptômes sont fonction de l'emplacement de la masse. Si elle se trouve dans la zone rétropéritonéale, elle perturbe les fonctions intestinales et vésicales et ses signes caractéristiques sont la perte de poids, la distension abdominale, l'irritabilité, la fatigue et la fièvre. Quand la tumeur est située dans la région médiastinale, elle provoque parfois de la dyspnée ou de l'infection. Les tumeurs médiastinales volumineuses peuvent causer le syndrome de la compression de la veine cave, qui produit un œdème du visage et du cou. En cas de métastases dans les os, l'enfant souffre parfois de malaise, de fièvre ou de boiterie[20]. La présence d'une ecchymose péri-orbitaire accompagnée d'une paupière tombante est caractéristique du neuroblastome métastatique.

Étiologie et physiopathologie

Les neuroblastomes se développent au niveau des cellules de la crête neurale embryonnaire, qui forment les médullosurrénales, les paraganglions et le système nerveux sympathique de la chaîne sympathique cervicale et de la chaîne thoracique. La moitié des neuroblastomes se développent dans les médullosurrénales, 20 % dans le thorax, et les 30 % restants en un autre point de la chaîne sympathique[21]. Les métastases dans les ganglions lymphatiques sont fréquentes.

La cause des neuroblastomes est encore inconnue. Certaines théories invoquent des facteurs environnementaux, comme la consommation de certains médicaments par la mère avant la naissance, ou une perturbation des facteurs de croissance cellulaire des nerfs. Les cellules des neuroblastomes contiennent des oncogènes qui se présentent sous la forme d'une séquence d'ADN appelée N-*Myc*. On observe que plus le taux d'oncogènes N-*Myc* est élevé, plus la maladie progresse rapidement et plus sombre est le pronostic.

Il est à noter que le neuroblastome est une tumeur dite « silencieuse ». Autrement dit, dans la majorité des cas, il y a présence de métastases au diagnostic, les premières manifestations cliniques étant issues de ces sièges secondaires.

Examens diagnostiques et traitement médical

Le système international de classification des neuroblastomes propose divers diagnostics et examens pour détecter la tumeur primaire et les métastases (tableau 15-10).

Les taux d'acide vanilmandélique (VMA) et d'acide homovanillique (HVA) dans l'urine sont généralement élevés. Ils servent d'abord à établir le diagnostic de la maladie, puis à suivre sa progression. Le taux sérique de ferritine (protéine qui se lie au fer pour son stockage) est plus élevé en présence d'un neuroblastome. Dans ce cas, la ferritine agit à titre de marqueur sanguin. Les examens radiologiques permettent de détecter facilement les zones nécrosées ou calcifiées. Ils aident aussi à repérer les métastases, et donc à définir le stade d'évolution de la maladie.

Les formules sanguines complètes de routine révèlent parfois une anémie ou une thrombopénie (numération plaquettaire sous la normale). Les réactions touchant la numération des globules blancs sont variables d'un sujet à l'autre, mais la coagulation intravasculaire disséminée (CIVD, se reporter au chapitre 14) provoque dans certains cas une thrombopénie. Quand la moelle osseuse est atteinte, on observe parfois soit une **leucocytose** (augmentation du taux de globules blancs au-dessus de la normale), soit une **leucopénie** (diminution du taux de globules blancs sous la normale).

Le stade d'évolution de la tumeur (tableau 15-9) détermine le protocole de traitement. La masse est excisée chirurgicalement, puis une chimiothérapie multiple (plusieurs médicaments en association) est mise en œuvre. La radiothérapie était fréquente autrefois, mais n'est plus utilisée aujourd'hui qu'à certains stades de la maladie[22]. La greffe de moelle osseuse est courante aux stades très avancés. Le traitement des neuroblastomes est plus efficace chez les enfants de moins d'un an.

CHIMIOTHÉRAPIE DES NEUROBLASTOMES

Cyclophosphamide
Doxorubicine
Vincristine
Cisplatine
Ifosfamide
Téniposide
Étoposide
Carboplatine

Collecte des données

Le siège de la tumeur, par exemple le cou ou l'abdomen, est examiné par inspection. La palpation est contre-indiquée dans ce cas. Rassemblez des informations précises sur les fonctions liées au siège de la tumeur, comme la fonction intestinale ou vésicale. Prenez

TABLEAU 15-10 Examens diagnostiques pour les neuroblastomes

Examens pour le diagnostic initial

Diagnostic des tissus tumoraux par microscopie optique ou

Biopsie des cellules tumorales et analyses de laboratoire montrant une augmentation des taux urinaires de VMA et HVA (produits de la dégradation des catécholamines) ; on effectue deux mesures distinctes, chacune présentant plus de trois écarts types supérieurs à la normale pour l'âge.

Dosage de ferritine sérique plus élevé que la normale.

Examens visant à dépister les métastases

Biopsie de la moelle osseuse.

Scintigraphie avec métaiodobenzylguanidine (MIBG).

Série squelettique.

TDM ou IRM de l'abdomen et du foie.

Radiographie du thorax, puis TDM ou IRM si la radiographie révèle des lésions.

les signes vitaux pour noter toute élévation de température et tout changement attribuables à la présence d'une masse thoracique. Examinez la démarche de l'enfant, sa coordination. Après l'avoir mesuré et pesé, comparez les résultats aux percentiles antérieurs de l'enfant. En cours de traitement, les méthodes d'examen sont fonction du protocole mis en place (se reporter aux explications sur la chimiothérapie et la radiothérapie présentées plus haut). L'infirmière doit enfin évaluer la famille sur les plans psychosocial et affectif.

Diagnostics infirmiers

Plusieurs diagnostics infirmiers peuvent s'appliquer aux enfants atteints d'un neuroblastome, selon l'emplacement et l'étendue de la maladie. Parmi les diagnostics courants, on trouve ceux-ci:

- Perturbation des échanges gazeux reliée aux effets de la tumeur sur le système respiratoire;
- Altération de la mobilité physique reliée à la pression exercée par la tumeur sur la colonne vertébrale;
- Altération de la perception sensorielle (vue) reliée à la ptose et aux mouvements oculaires aléatoires causés par la présence de la tumeur;
- Douleur reliée à la pression exercée par la tumeur sur les terminaisons nerveuses;
- Chagrin par anticipation (famille) relié au pronostic défavorable en cas de métastases.

CONSEIL CLINIQUE

Une fois le diagnostic établi, de nombreux centres hospitaliers remettent à la famille un ou des livrets contenant de l'information sur la chimiothérapie et les autres méthodes de traitement. La personne responsable de l'enseignement peut mettre en relief ce qui s'applique à l'enfant, lors de ses rencontres avec les parents. Le livret contient généralement aussi des pages blanches où les parents peuvent prendre des notes, indiquer quels ont été les examens effectués, ainsi que leurs résultats, et inscrire leurs questions.

Soins infirmiers

Les soins infirmiers à dispenser aux enfants souffrant d'un neuroblastome correspondent aux trois volets du traitement médical: chimiothérapie, chirurgie et radiothérapie. Les soins postchirurgicaux sont fonction de la taille et de l'emplacement de la tumeur, mais consistent ordinairement en soins d'hydratation, en soins respiratoires et en mesures de prévention des infections.

À l'étape de la chimiothérapie, l'infirmière prend les mesures nécessaires pour réduire au minimum les effets secondaires, prévenir les infections, renseigner les parents sur les médicaments administrés à leur enfant; elle surveille également le développement et la croissance physiques et affectifs du jeune enfant. Si la radiothérapie fait partie du traitement, il faut ajouter les interventions courantes expliquées plus haut dans ce chapitre.

Le tableau 15-11 présente les sujets à aborder avec les parents et les autres membres de la famille, ainsi que le plan de congé.

▶ TUMEURS DE WILMS (NÉPHROBLASTOMES)

Le néphroblastome, tumeur intrarénale appelée tumeur de Wilms, est une tumeur abdominale fréquente chez les enfants. Au Canada, elle représente 4,4 % des tumeurs touchant les enfants et atteint chaque année 7,1 enfants sur un million[3]. La tumeur de Wilms survient le plus souvent vers l'âge de 2 à 5 ans, mais elle peut aussi frapper l'adolescent ou l'adulte.

Manifestations cliniques

La tumeur de Wilms se présente en général sous la forme d'une masse asymptomatique, ferme et lobulée, située sur l'un des côtés de la ligne médiane de l'abdomen. C'est souvent en donnant le bain à l'enfant que les parents constatent sa présence. De plus, il est possible que ce soit une distension abdominale qui amène les parents à

TABLEAU 15-11 Enseignement aux parents et à la famille : soins à domicile d'un enfant atteint de neuroblastome

À l'étape postopératoire

- Apprendre aux parents à relever les signes d'infection au siège de la plaie chirurgicale et à prendre la température de l'enfant, si nécessaire.
- Indiquer aux parents qu'ils doivent noter quand l'enfant va à la selle et signaler toute absence de selles qui dure plus de trois jours.
- Continuer la diète progressive jusqu'à ce qu'on revienne au régime alimentaire normal.

À l'étape de la chimiothérapie

- Un cathéter intraveineux central est souvent mis en place au début de la chimiothérapie, ce qui réduit le choc émotionnel causé par ce traitement (installation d'un accès intraveineux périphérique).
  - Expliquer à l'enfant comment protéger le cathéter intraveineux central.
  - Enseigner aux parents comment s'occuper du cathéter intraveineux central (s'il y a lieu).
  - Remettre aux parents des documents d'information écrits et illustrés sur le cathéter intraveineux central et les soins qui s'y rapportent.
- Procurer aux parents une information détaillée sur la chimiothérapie.
- Souligner que Leucan peut également leur remettre du matériel didactique pour l'enfant.

consulter. Dans 25 % des cas, des dommages rénaux provoquent une augmentation de l'activité de la rénine, laquelle cause de l'hypertension. On observe parfois une hématurie et des douleurs abdominales (quoique ce type de tumeur soit généralement indolore). Les tumeurs de Wilms sont bilatérales dans environ 5 à 10 % des cas[23]. Pour ce qui est des métastases, seulement 10 % des tumeurs de Wilms en produisent et la majorité d'entre elles sont des métastases pulmonaires. Dans ce cas, les seules manifestations cliniques seront celles de la détresse respiratoire, si les métastases pulmonaires sont volumineuses.

Étiologie et physiopathologie

Les tumeurs de Wilms sont associées à plusieurs anomalies congénitales : aniridie (absence congénitale de l'iris), hémihypertrophie (croissance anormale d'une moitié du corps ou d'une structure corporelle), anomalies génito-urinaires, nævus, hamartomes (nodules bénins). Cette corrélation donne à penser que la maladie pourrait être d'origine génétique. Toutefois, la majorité des enfants atteints ne présentent pas d'autres anomalies. Par ailleurs, les chercheurs ont mis en évidence l'existence d'un gène suppresseur de tumeurs qui favorise le développement rénal normal. Or, ce gène, ainsi que d'autres, peuvent être absents chez les enfants atteints d'une tumeur de Wilms[23].

Examens diagnostiques et traitement médical

Le diagnostic est établi à la suite d'une radiographie et d'une échographie abdominales ainsi que d'une pyélographie intraveineuse. Une TDM ou une IRM des poumons, du foie, de la rate et du cerveau sont parfois effectuées pour détecter les métastases. Les données fournies par ces examens permettent de déterminer le stade d'évolution de la tumeur (tableau 15-12). On effectue une formule sanguine complète, une analyse du taux d'azote uréique du sang et de la créatinine sérique, ainsi qu'un bilan de la fonction hépatique.

Le traitement comporte souvent de nombreux volets. La chirurgie permet de retirer le rein touché, d'examiner l'autre rein et de rechercher des métastases localisées ailleurs. Lors de la chirurgie, certaines précautions sont nécessaires, car il est très important de garder intacte la tumeur encapsulée, sa rupture pouvant entraîner une propagation des cellules cancéreuses dans l'abdomen, le canal lymphatique et la circu-

CHIMIOTHÉRAPIE DES TUMEURS DE WILMS

Vincristine
Actinomycine D
Doxorubicine
Cyclophosphamide

TABLEAU **15-12** Système de classification des tumeurs de Wilms

Stade	Description
I	Tumeur restreinte au rein et complètement excisée. La surface de la capsule rénale est intacte. La tumeur est bien encapsulée et ne s'est pas rupturée avant ou pendant l'excision. Aucune tumeur résiduelle n'est visible au-delà des limites de l'excision.
II	Tumeur s'étendant au-delà du rein, mais complètement excisée. Envahissement local de la tumeur (infiltration des tissus mous périrénaux à travers la paroi externe de la capsule rénale). Les vaisseaux à l'extérieur des reins sont infiltrés ou contiennent des thrombi tumoraux (principalement la veine rénale ou la veine cave inférieure). La tumeur peut avoir fait l'objet d'une biopsie ou s'être propagée localement (seulement dans le flanc). Aucune tumeur résiduelle n'est visible aux limites de l'excision ni au-delà.
III	Tumeur résiduelle non hématogène restreinte à l'abdomen. Tous les cas suivants sont possibles : La biopsie montre un envahissement dans les ganglions lymphatiques au niveau du hile, des chaînes périaortiques ou au-delà. La tumeur a contaminé de manière diffuse la zone péritonéale, par exemple : la tumeur s'est étendue au-delà du flanc avant l'opération chirurgicale ou pendant ; elle a traversé la surface péritonéale. Des implants sont présents sur les surfaces péritonéales. La tumeur s'est étendue au-delà des marges de l'intervention chirurgicale, de façon microscopique ou macroscopique. À cause d'infiltrations locales dans des structures vitales, la tumeur ne peut pas faire l'objet d'une résection complète.
IV	Présence de métastases hématogènes : les dépôts s'étendent au-delà du stade III (par exemple, les poumons, le foie, les os et/ou le cerveau).
V	Une atteinte bilatérale est présente au diagnostic. Il faut dans ce cas tenter de déterminer le stade de chacun des deux côtés selon les critères cités ci-dessus relativement à l'étendue de la maladie avant la biopsie.

Green, G.M., D'Angio, G.L., Beckwith, J.B., et autres (1996). Wilms' tumor. CA : A Cancer Journal for Clinicians, *46(1), 49.*

lation sanguine. Généralement, la chirurgie est effectuée le plus tôt possible, et la chimiothérapie et la radiothérapie débutent peu de temps après. Toutefois, ces traitements sont parfois utilisés, seuls ou en association, avant l'intervention chirurgicale pour réduire la taille de la tumeur, principalement lorsque les deux reins sont touchés. La chimiothérapie est indiquée à tous les stades de la maladie, mais les enfants dont les tumeurs sont presque complètement excisées et qui présentent un pronostic favorable n'ont pas à subir de radiothérapie à l'emplacement de la tumeur.

La tumeur de Wilms est l'un des cancers pédiatriques dont le taux de survie est le plus élevé. En effet, lorsque la tumeur n'a atteint que le stade I ou II (lorsqu'elle est localisée), les chances de survie de l'enfant sont de 90 % à la suite d'une thérapie multimodale.

Les traitements peuvent causer des complications à long terme, telles que des dommages au foie, de l'hypertension portale ou une cirrhose légère chez les enfants traités pour une tumeur de Wilms du côté droit. La radiothérapie peut causer des dommages (amincissement ou affaiblissement) au squelette, au bassin et au thorax. L'exposition aux rayonnements des corps vertébraux et du bassin entraîne parfois une cyphose ou une scoliose. Il arrive également que le rein restant subisse des dommages glomérulaires. La radiothérapie en orthovoltage a provoqué dans certains cas l'apparition de tumeurs secondaires dans la région d'irradiation initiale, mais les progrès récents de cette technique ont réduit ce risque.

ALERTE INFIRMIÈRE

Si vous sentez une masse dans l'abdomen de l'enfant lors de la palpation, *arrêtez immédiatement de palper* et signalez votre constatation au médecin. Il ne faut *jamais* palper le foie ou l'abdomen d'un enfant atteint d'une tumeur de Wilms, car la palpation risque de détacher une partie de la tumeur et ainsi amener la propagation de cellules cancéreuses. Placez une affiche sur le lit de l'enfant et inscrivez une note à son dossier pour prévenir les autres professionnels de la santé qu'ils doivent s'abstenir de palper l'abdomen de l'enfant.

Collecte des données

L'infirmière doit pratiquer un examen physique de base minutieux de l'enfant, sans toutefois palper l'abdomen (afin d'éviter la dissémination des cellules cancéreuses). Mesurez soigneusement la tension artérielle de l'enfant : l'hypertension n'est pas rare et elle peut nécessiter un traitement.

Diagnostics infirmiers

Pour les enfants atteints d'une tumeur de Wilms, les diagnostics infirmiers sont fonction de l'étape du traitement. Voici quelques diagnostics courants :

- Risque d'infection relié à l'intervention chirurgicale ;
- Altération de l'élimination urinaire reliés à l'hématurie causée par la tumeur ;
- Diminution de l'irrigation tissulaire cardiopulmonaire reliée à l'hypertension résultant des perturbations de l'activité de la rénine ;
- Risque de perturbation dans l'exercice du rôle de l'aidant naturel relié au fait que l'enfant doit être opéré d'urgence ;
- Risque d'incapacité (totale ou partielle) d'organiser la vie domestique et familiale, relié à la chimiothérapie ou à la radiothérapie postopératoires.

Soins infirmiers

Les soins infirmiers peuvent être divisés en deux phases : la phase postopératoire et la phase chimiothérapeutique. (Pour en savoir plus sur les soins à prodiguer aux enfants qui viennent d'être opérés, reportez-vous au chapitre 5.) L'infirmière peut utiliser des illustrations ou des poupées didactiques avec reins amovibles pour expliquer l'opération à l'enfant. Que la chimiothérapie intervienne avant ou après la chirurgie, les soins infirmiers à fournir à l'enfant sont les mêmes.

Dans la phase postopératoire, les soins infirmiers consistent essentiellement à soulager la douleur de l'enfant et à assurer un suivi étroit de son état liquidien. L'ablation d'un rein nécessite une longue incision. Après l'opération, le replacement des organes et des liquides dans l'abdomen peut occasionner de la douleur à l'enfant. Pour y remédier, changez souvent l'enfant de position et utilisez des interventions de soulagement de la douleur pharmacologiques et non pharmacologiques (se reporter au chapitre 8). Il est important de manipuler l'enfant avec douceur. Surveillez étroitement les liquides afin de prévenir l'hypovolémie et de mesurer les déversements hors du troisième espace (espace interstitiel) et hors du corps. Pesez l'enfant tous les jours et mesurez les ingesta et les excreta ainsi que la densité urinaire. Surveillez aussi le fonctionnement du rein restant. Prenez régulièrement la tension artérielle afin de détecter les signes d'un état de choc et de vérifier le fonctionnement du rein restant.

Dans la phase chimiothérapeutique, surveillez l'apparition des effets secondaires des médicaments, la possibilité d'infection au point d'insertion du cathéter intraveineux central (s'il y en a un) et le fonctionnement du rein restant.

► TUMEURS OSSEUSES

OSTÉOSARCOME

L'ostéosarcome est une tumeur osseuse, maligne et rare, qui touche surtout les adolescents de sexe masculin. Son incidence atteint son apogée dans les années de croissance rapide. Au Canada, il représente 2,8 % des cancers touchant les enfants[3]. La tumeur se développe en général dans la métaphyse des os longs, principalement celle du fémur distal, du tibia proximal ou de l'humérus proximal[24].

Manifestations cliniques

L'ostéosarcome se manifeste d'abord par de la douleur et de l'œdème. La douleur peut être irradiée à la hanche ou au dos, ce qui risque de retarder le diagnostic. Des métastases pulmonaires se produisent dans 20 % des cas.

Étiologie et physiopathologie

Les tissus osseux générés par l'ostéosarcome n'atteignent jamais leur maturité d'os compact. Bien que la cause de l'ostéosarcome soit inconnue, l'exposition aux radiations, soit dans l'environnement, soit dans le cadre de traitements, serait associée à son développement. Chez les enfants qui ont guéri d'un rétinoblastome, l'incidence de l'ostéosarcome est beaucoup plus élevée que chez les autres. Dans certains cas, on observe aussi une anomalie du gène p53 : elle provoque des malformations oncogéniques et, peut-être, l'absence des gènes suppresseurs de tumeurs[24].

Examens diagnostiques et traitement médical

Le diagnostic est établi au moyen d'examens radiographiques (analyses radiographiques de la zone en cause, scintigraphie osseuse, IRM ou TDM des os touchés), d'analyses sanguines (le taux de phosphatase alcaline sérique peut être élevé) et d'une biopsie tumorale (pour confirmer le diagnostic). Une artériographie peut être effectuée si une opération permettant de sauver le membre affecté est envisagée.

Le traitement comprend à la fois la chirurgie et la chimiothérapie. L'opération a pour but soit de sauver le membre touché, ce qu'on appelle le « sauvetage du membre », soit de l'amputer. Dans le premier cas, l'intervention consiste à retirer la tumeur, puis à insérer une prothèse interne. Elle est possible seulement si la croissance osseuse a eu lieu et si la tumeur ne touche aucun point de convergence des nerfs. Si ces conditions ne sont pas réunies, l'amputation est inévitable. Une autre intervention chirurgicale peut également être pratiquée, la « rotation plastie ». Dans cette opération, on retire la tumeur ainsi que l'articulation du genou, puis on effectue une rotation à 180 degrés de la partie inférieure de la jambe de même qu'une greffe de la cuisse. La jambe opérée sera donc plus courte que l'autre et c'est l'articulation de la cheville qui sera située au niveau de l'articulation du genou. Le fait d'administrer une chimiothérapie énergique après l'opération, quelle qu'elle soit, augmente considérablement les chances de survie. Comme la plupart des enfants présentent des métastases au moment du diagnostic (même si elles ne sont pas repérables), la chimiothérapie est nécessaire. Elle peut commencer avant l'intervention chirurgicale, surtout quand celle-ci vise à préserver le membre touché.

Les chercheurs étudient actuellement les avantages que les médicaments stimulateurs du système immunitaire peuvent présenter dans le traitement des ostéosarcomes. De plus, le muramyl tripeptide phosphatidylethanolamine (MTP-PE), qui est un dérivé du vaccin antituberculeux BCG, pourrait réduire le risque de rechute[24].

CHIMIOTHÉRAPIE DE L'OSTÉOSARCOME

- Méthotrexate
- Doxorubicine
- Cisplatine
- Cyclophosphamide
- Bléomycine
- Dactinomycine
- Ifosfamide

SARCOME D'EWING

Le sarcome d'Ewing est une petite tumeur maligne à cellules rondes qui touche en général la partie diaphysaire des os longs. Il se développe souvent au niveau du fémur, du bassin, du tibia, du péroné, des côtes, de l'humérus, de l'omoplate ou de la clavicule, mais n'importe quel os peut être atteint. Au Canada, le sarcome d'Ewing frappe 2,83 enfants sur un million[3]. Il représente seulement 1,8 % des cancers pédiatriques[3]. Alors que ce cancer est rare chez les personnes de race noire et chez les Asiatiques, il touche surtout les personnes de race blanche et les Hispaniques. C'est chez les enfants âgés de 10 ans à 20 ans que son incidence est la plus élevée[25].

Les symptômes sont similaires à ceux de l'ostéosarcome. Ce sont notamment : douleur, œdème, fièvre, leucocytose (augmentation du taux de globules blancs au-dessus de la normale), vitesse de sédimentation des érythrocytes élevée.

Les mécanismes de la maladie ne sont pas encore complètement connus. On constate cependant des anomalies des chromosomes 11 et 22 chez certains enfants atteints du sarcome d'Ewing. Une translocation du matériel génétique serait en cause. Ces tumeurs manifestent en outre la présence d'un proto-oncogène, le c-*myc*.

La biopsie tumorale est indispensable à l'établissement du diagnostic. Les examens diagnostiques sont les mêmes que pour l'ostéosarcome.

Le sarcome d'Ewing est traité d'abord par chimiothérapie pour réduire la tumeur, puis par ablation chirurgicale ou irradiation intensive à fortes doses de l'os entier. La chirurgie est souvent préférable, l'irradiation pouvant causer un cancer secondaire. Les types de chirurgie envisageables sont les mêmes que celles qu'on propose pour le traitement de l'ostéosarcome. Une chimiothérapie est toujours mise en œuvre après le traitement initial afin d'éliminer les métastases, non détectables mais presque toujours présentes[25].

CHIMIOTHÉRAPIE DU SARCOME D'EWING

Vincristine
Cyclophosphamide
Dactinomycine
Doxorubicine
Ifosfamide
Étoposide
Adriamycine

COLLECTE DES DONNÉES RELATIVES AUX TUMEURS OSSEUSES

Avant l'opération, la collecte des données physiologiques consiste notamment en un examen de l'emplacement de la tumeur. Évaluez le niveau de douleur ou de malaise de l'enfant, sa mobilité et sa démarche. Mesurez soigneusement ses signes vitaux. Notez en particulier la température et les caractéristiques de la respiration. L'enfant et sa famille doivent aussi faire l'objet d'une évaluation psychologique, surtout si l'enfant doit être amputé. L'image corporelle est toujours perturbée à la suite de la perte d'un membre, en particulier chez les enfants d'âge scolaire et les adolescents. La « rotation plastie » affecte également l'image corporelle de l'enfant ou de l'adolescent de façon marquée. Évaluez dans quelle mesure l'enfant comprend les traitements et les soins postopératoires. Renseignez-vous sur le réseau de soutien sur lesquels le patient et sa famille peuvent compter.

Après l'intervention chirurgicale, observez la plaie opératoire afin de détecter les hémorragies et les infections. Évaluez la circulation sanguine au-dessus et au-dessous de la région opérée. En cas d'œdème, surélevez le membre. Si le membre de l'enfant a été sauvé, il peut être en apparence intact, mais ne plus fonctionner comme avant, car les points d'insertion des muscles ainsi qu'une partie de la masse musculaire ont été retirés en même temps que la tumeur. Le fonctionnement de la jambe ayant subi une « rotation plastie » est également affecté. Il est important de noter en détail l'état de la région opérée et du fonctionnement du membre.

Si l'enfant a été amputé ou a subi une « rotation plastie », évaluez les signes suivants, qui indiquent une perturbation de l'image corporelle :

- L'enfant refuse de regarder ou de toucher le membre opéré ou le siège de l'amputation ;
- La perte du membre ou le changement anatomique le préoccupe ;
- Ses propos ou son comportement traduisent le malaise ou la honte ;
- Il manifeste une perception déformée du corps humain normal (par exemple, dans ses dessins) ;
- Il a peur d'être rejeté par les autres ou d'être l'objet d'une attention inopportune ;
- Il exhibe le membre opéré d'une manière excessive ou le cache ;
- L'enfant croit, à tort ou à raison, que la structure, ou le fonctionnement, de son corps ou de certaines parties de son corps a changé.

L'évaluation psychosociale de l'enfant et de sa famille a été abordée plus en détail dans la section de ce chapitre qui traite en général du cancer chez les enfants (voir pages 606 à 609).

DIAGNOSTICS INFIRMIERS RELATIFS AUX TUMEURS OSSEUSES

Les diagnostics infirmiers sont fonction des traitements mis en œuvre et des besoins particuliers de l'enfant. Voici quelques-uns de ces diagnostics:

- Risque d'infection relié à l'intervention chirurgicale;
- Atteinte à l'intégrité de la peau reliée à l'utilisation d'une prothèse après l'opération;
- Altération de la mobilité physique reliée à une perturbation de la démarche;
- Incapacité de s'adapter à un changement dans l'état de santé reliée aux défis que représente la reprise d'une vie normale à la suite de la perte d'une partie du corps;
- Perturbation de l'image corporelle reliée à une incapacité ou à un handicap visible;
- Douleur reliée à la tumeur.

SOINS INFIRMIERS RELATIFS AUX TUMEURS OSSEUSES

Quand l'enfant a été opéré, l'infirmière doit lui prodiguer les soins postopératoires d'usage (se reporter au chapitre 5). Les enfants amputés ont en outre des besoins particuliers en matière de soins cutanés et de réadaptation. Examinez de façon stérile les tissus au siège chirurgical et changez l'enfant de position au moins toutes les deux heures. Il faut que la plaie chirurgicale soit complètement cicatrisée pour que la chimiothérapie puisse commencer et qu'une prothèse soit mise au point.

La prothèse pouvant s'avérer coûteuse, discutez avec les parents des assurances et des autres dispositions financières. Les hôpitaux Shriner peuvent dans certains cas venir en aide aux familles.

Mettez en œuvre des moyens pour aider l'enfant à surmonter les perturbations de son image corporelle. Prévoyez une rencontre avec un autre enfant qui porte une prothèse et s'y est bien adapté. Aidez l'enfant à apprendre graduellement les soins à apporter au moignon. La patience est de rigueur: au début, l'enfant se contente de regarder brièvement le moignon, puis l'observe pendant des périodes plus longues avant d'accepter enfin de le toucher. Montrez-lui comment il peut continuer de pratiquer des sports tels que le base-ball, le ski ou le vélo malgré sa prothèse. Les groupes de discussion se révèlent souvent très profitables pour les adolescents. Discutez avec l'enfant de la façon dont il s'y prendra pour expliquer l'opération à ses amis et parlez des problèmes auxquels il pourrait faire face quand il retournera à l'école. Si nécessaire, prenez des dispositions pour qu'il puisse utiliser un ascenseur et prévoyez des mesures d'évacuation en cas d'urgence. Certains enfants ou adolescents ont besoin de counseling pour les aider à surmonter les perturbations de leur image corporelle.

L'enfant suivra des séances de réadaptation physique pendant son hospitalisation et après. Au moment où il quitte l'hôpital, expliquez à sa famille qu'il doit absolument revenir pour la chimiothérapie et les séances de réadaptation physique. Il faudra peut-être que des mesures particulières soient prises, à l'école que fréquente l'enfant, pour faciliter l'usage d'un fauteuil roulant ou de béquilles, ou encore pour l'aider à se déplacer avec sa nouvelle prothèse. Téléphonez à l'école ou rendez-vous-y pour vérifier si les portes sont équipées de boutons d'ouverture, si les entrées sont assez larges et si l'immeuble présente des obstacles pour l'enfant. Planifiez son retour avec le personnel de l'école.

► LEUCÉMIE

La leucémie est l'affection maligne la plus fréquente chez l'enfant. Ce cancer des tissus hématopoïétiques se caractérise par une prolifération de globules blancs (leucocytes) anormaux. On distingue plusieurs types de leucémies en fonction des cellules sanguines

CLASSIFICATION DES DIFFÉRENTES FORMES DE LEUCÉMIES

Les leucémies sont classées selon le type de cellules affectées et leur degré de maturité.

Lymphoblastiques (ou lymphoïdes) : leucémies qui touchent le système lymphatique, atteinte des lymphocytes.

Myéloblastiques (ou myéloïdes) : leucémies qui sont d'origine myéloïde (de la moelle osseuse) avec atteinte des myélocytes (granulocytes et monocytes).

Blastiques et aiguës : leucémies qui touchent des cellules immatures (évolution rapide).

Cytiques et chroniques : leucémies qui touchent des cellules ayant atteint leur maturité (évolution lente).

touchées. La différenciation de ces leucémies est essentielle, car le traitement et le pronostic varient selon le sous-type de leucémie. Ses principales formes sont la leucémie aiguë lymphoblastique (LAL), la leucémie myéloïde aiguë (LMA), également appelée leucémie aiguë non lymphoblastique (LANL), et les leucémies infantiles chroniques, qui sont rares.

La leucémie aiguë lymphoblastique (LAL) est la forme la plus courante de la maladie chez les enfants. Au Canada, elle représente 20 % de tous les cancers et 77 % des leucémies dans cette population[3]. C'est chez les enfants de 4 ans qu'on trouve la plus forte incidence de la LAL. Elle touche plus les garçons que les filles, et plus les personnes de race blanche que celles qui appartiennent à d'autres groupes (figure 15-14)[26].

La leucémie myéloïde aiguë (LMA), ou leucémie aiguë non lymphoblastique (LANL), présente la même incidence dans tous les groupes ethniques et dans tous les groupes d'âge[27]. Rémi, l'adolescent que nous présentions dans la capsule d'ouverture de ce chapitre, est atteint de LMA. Il est à noter qu'il existe différentes formes de LMA (LANL) selon le type de cellules atteintes.

Les leucémies chroniques (myélocytaires, myélomonocytaires et lymphocytaires) étant rares chez l'enfant, c'est essentiellement à la LAL et à la LMA que nous nous intéresserons ici.

Manifestations cliniques

Les manifestations cliniques de la leucémie sont causées par l'infiltration de cellules leucémiques non fonctionnelles dans les différents tissus de l'organisme. Voici les symptômes habituels de la LAL et de la LMA : fièvre, pâleur, signes visibles de saignement, léthargie, malaise, anorexie, douleurs aux os ou aux grosses articulations. Pour ce qui est des douleurs osseuses, elles sont liées à l'invasion du périoste par les cellules leucémiques, ce qui occasionne une compression croissante. L'infiltration de la moelle osseuse par ces mêmes cellules a comme conséquence un affaiblissement graduel du tissus osseux, ce qui rend l'enfant atteint de leucémie plus vulnérable aux fractures. Les pétéchies, les saignements évidents et les douleurs articulaires sont les principaux symptômes de la défaillance de la moelle osseuse. L'augmentation du volume du foie et de la rate (hépatosplénomégalie) et les changements au niveau des ganglions lymphatiques (lymphadénopathie) sont fréquents, encore une fois, à la suite de l'envahissement des cellules leucémiques. Si la leucémie a envahi le système nerveux central (par le système circulatoire ou lymphoïde), l'enfant éprouvera les symptômes suivants : céphalées, vomissements, œdème papillaire et paralysie du sixième nerf crânien (incapacité à effectuer les mouvements oculaires latéraux). Ces symptômes sont causés par l'agglutination des cellules leucémiques, qui finissent par exercer des pressions sur les nerfs. Les testicules, la colonne vertébrale et la moelle épinière constituent des sièges d'infiltration fréquents. Dans les testicules, les cellules leucémiques forment une masse qui produit un œdème souvent non douloureux.

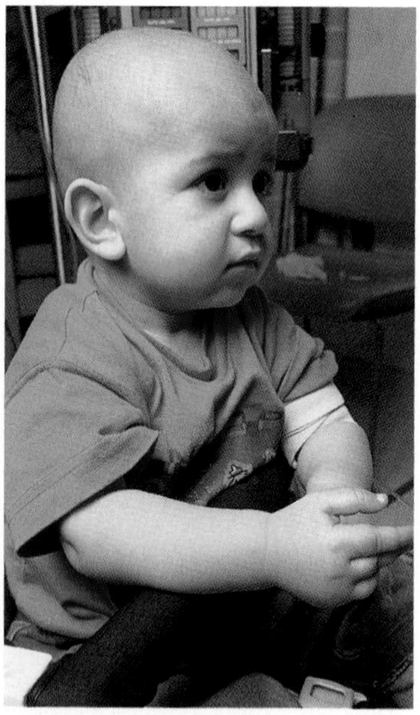

FIGURE 15-14. La leucémie aiguë lymphoblastique est la forme de leucémie la plus courante chez les enfants et le cancer le plus répandu chez les enfants de moins de 5 ans.

Étiologie et physiopathologie

Les causes de la leucémie sont encore mal connues. Des facteurs génétiques pourraient jouer un rôle dans certaines formes de la maladie. Par exemple, les enfants atteints d'une anomalie génétique telle que le syndrome de Down présentent une incidence plus élevée de la LAL. Les radiations ionisantes et certains agents chimiques (comme ceux qui sont utilisés pour la chimiothérapie d'autres cancers) pourraient favoriser le développement de la LMA. Les enfants dont le système immunitaire est compromis, par exemple par l'ataxie télangiectasie, l'hypogammaglobulinémie congénitale ou le syndrome de Wiskott-Aldrich, sont aussi davantage exposés à la LAL. Des chercheurs avancent que l'exposition à certains virus avant ou après la naissance pourrait prédisposer les enfants à la leucémie[26].

La maladie survient quand les cellules souches de la moelle osseuse se mettent à fabriquer de façon anarchique des globules blancs immatures et incapables de fonctionner normalement. Comme on le mentionne au chapitre 14, les cellules souches sont des cellules immatures produites par la moelle osseuse, qui se différencient pour devenir des cellules sanguines (globules blancs, globules rouges et plaquettes). Ainsi, dans le cas d'une leucémie, les cellules souches prolifèrent rapidement par clonage et non de façon normale, par mitose, et remplissent la moelle osseuse de leucocytes anormaux. Précisons que les cellules immatures ne détruisent ou n'attaquent pas volontairement les cellules sanguines ou les tissus vasculaires sains. En effet, la lyse cellulaire se produit à la suite de l'infiltration ou de la prolifération de ces cellules dans les tissus, ce qui entraîne une compétition entre les cellules normales et les cellules malignes pour l'obtention des nutriments essentiels à leur métabolisme.

Ainsi, après avoir envahi la moelle osseuse, ces globules blancs non fonctionnels gagnent le système circulatoire, où ils supplantent graduellement les globules blancs normaux. Cet envahissement affaiblit les fonctions protectrices des lymphocytes (immunité cellulaire, humorale, etc.) et fragilise l'organisme face aux infections. De plus, en remplissant rapidement la moelle osseuse, les globules blancs malins remplacent également les cellules souches qui produisent les globules rouges (érythrocytes) et les plaquettes, ce qui fait baisser le nombre de ces entités en circulation dans l'organisme. Les cellules souches cèdent la place à des clones leucémiques, ce qui à terme provoque l'anémie. Leur taux plaquettaire étant très bas, les enfants atteints de leucémie connaissent en général des saignements anormaux.

Examens diagnostiques et traitement médical

Le diagnostic initial est établi à partir de la formule sanguine complète et de la ponction de moelle osseuse. La formule sanguine complète met en évidence l'anémie, la thrombopénie et la neutropénie. La ponction de moelle osseuse révèle la présence des lymphoblastes immatures et anormaux ainsi que de la moelle hypercellulaire. Elle constitue en fait l'examen qui confirme le diagnostic. La neutropénie, la thrombopénie et l'anémie sont généralement présentes. Les analyses peuvent aussi révéler des taux élevés d'acide urique du sang et de calcium, de potassium et de phosphore sériques.

La LAL se traite par radiothérapie et chimiothérapie. La radiothérapie est utilisée à titre prophylactique et curatif à la suite d'un envahissement du système nerveux central et à titre curatif à la suite d'un envahissement des testicules. La chimiothérapie comporte quatre phases: 1) induction; 2) prophylaxie du système nerveux central (SNC); 3) intensification; 4) maintien. D'autres médicaments peuvent aussi être administrés pour traiter l'envahissement du système nerveux central. En ce qui concerne la LMA, de nombreux médicaments interviennent aux phases de l'induction et de l'intensification, et ces derniers varient selon le type de cellules atteintes. Dans le cas de la LAL, le traitement dure deux ans, alors que pour la LMA la durée varie selon le type de la maladie.

La phase d'induction est celle qui suscite la destruction cellulaire la plus massive et qui permet d'obtenir une rémission complète (moelle osseuse comportant moins de 5 % de cellules blastiques, ou immatures). Les cellules qui survivent à cette offensive sont plus résistantes. Au bout d'environ un mois, après une rémission, la prophylaxie du système nerveux central (SNC) peut commencer. Dans cette phase, on veut empêcher l'invasion du SNC par les cellules leucémiques (blastiques). Le traitement associe alors médicaments administrés par voie intrathécale (dans le canal rachidien lors d'une ponction lombaire) et radiothérapie crânienne. Notons que la radiothérapie crânienne n'est pas effectuée chez tous les patients. En effet, dans le cas de la LAL, tous les enfants dits à haut risque de rechute reçoivent ce traitement; pour ce qui est des enfants à « risque standard » (faible risque), on décide généralement par randomisation (selon le protocole) si l'enfant sera ou non soumis à la radiothérapie. Le but de la phase de l'intensification est d'éliminer les cellules leucémiques résiduelles. Les associations médicamenteuses, qui permettent de prévenir les résistances aux médicaments, se sont révélées plus efficace et sont couramment employées. D'ailleurs, pour l'enfant atteint de LAL, la chimiothérapie associe dans cette phase L–asparaginase, vincristine, methotrexate, cytarabine, mercaptopurine (6-MP) et doxorubicine, ainsi que d'autres médicaments

NUMÉRATION DES CELLULES SANGUINES DANS LES CAS DE LEUCÉMIE

	Valeurs normales	Valeurs en cas de leucémie
Leucocytes	$< 10 \times 10^9$/L	$> 10 \times 10^9$/L
Plaquettes	De 150 à 400 10^9/L	De 20 à 100 10^9/L
Hémoglobine	De 120 à 160 g/L	De 70 à 110 g/L

CHIMIOTHÉRAPIE DE LA LEUCÉMIE MYÉLOBLASTIQUE AIGUË (LMA)

Phase de l'induction
- Daunorubicine
- Doxorubicine
- Thioguanine par voie orale
- Citarabine

Phase du maintien
- Étoposide (VP-16)
- Citarabine
- Téniposide
- Mitoxantrone

CHIMIOTHÉRAPIE DE LA LEUCÉMIE AIGUË LYMPHOBLASTIQUE (LAL)

Phase de l'induction
- Corticostéroïde (Prednisone ou solumédrol)
- Vincristine
- L–Asparaginase
- Méthotrexate, cytarabicine et hydrocortisone par voie intrathécale
- Méthotrexate à fortes doses
- Doxorubicine
- Dexrazoxane (protecteur cardiaque, doit être administré 15 minutes avant la doxorubicine)

Phase de la prophylaxie du système nerveux central (SNC)
- Méthotrexate, cytarabicine et hydrocortisone par voie intrathécale

Phase de l'intensification
- Corticostéroïde (Prednisone)
- Vincristine
- Méthotrexate à dose intermédiaire par voie intraveineuse, intramusculaire et intrathécale
- Cytarabine et hydrocortisone par voie intrathécale
- Mercaptopurine (6-MP)
- L–Asparaginase
- Doxorubicine (pour les enfants à risque élevé)
- Dexrazoxane (protecteur cardiaque, doit être administré 15 minutes avant la doxorubicine)

Phase du maintien
- Corticostéroïde (Prednisone)
- Mercaptopurine (6-MP)
- Vincristine
- Méthotrexate à dose intermédiaire par voie intraveineuse, intramusculaire et intrathécale
- Cytarabine et hydrocortisone par voie intrathécale

non chimiothérapeutiques comme les corticostéroïdes. Dans la phase de maintien, le traitement a pour objectif de prolonger la rémission et de réduire encore plus le nombre de cellules leucémiques résiduelles. Ici encore, on a recourss à des associations médicamenteuses. À l'exception de la doxorubicine et de la L–asparaginase, les médicaments utilisés dans la phase de maintien des enfants atteints de LAL sont les mêmes que ceux de la phase de l'intensification.

Depuis quelques années, les progrès réalisés dans les traitements ont considérablement augmenté les probabilités de guérison des enfants atteints de leucémie. Cependant, plusieurs facteurs de risque influent sur l'issue à long terme de la maladie et de son traitement. Ainsi, dans le cas d'une LAL, on parle de LAL à risque standard ou de LAL à haut risque de rechute. Voici quels sont les facteurs les plus favorables :

- L'enfant est âgé de 2 ans à 10 ans au moment de l'apparition de la maladie;
- Son taux initial d'hémoglobine est inférieur à 100 g/L;
- Le nombre initial de ses leucocytes est faible ou normal;
- L'enfant ne secrète pas d'antigènes des lymphocytes B ni des lymphocytes T ;
- Les zones extramédullaires (situées en dehors de la moelle osseuse ou de la colonne vertébrale) ne sont pas touchées;
- L'enfant n'a pas d'atteinte au SNC (absence de cellules leucémiques dans le liquide céphalorachidien) ;
- Son organisme réagit rapidement à la chimiothérapie.

Le nombre de leucocytes initial constitue le facteur le plus crucial dans le pronostic. Plus les leucocytes sont nombreux au moment du diagnostic (à partir de 50×10^9/L), moins le pronostic est favorable. Ainsi, un taux normal, ou peu élevé, de leucocytes lors du diagnostic est associé à un pronostic plus favorable. Pour les enfants qui font partie des groupes à risque standard, les chances de survie prolongée peuvent atteindre 95 %. Les nourrissons de moins de 12 mois présentent un pronostic défavorable. La durée des traitements et les méthodes sont déterminées au cas par cas, en fonction des facteurs de risque de l'enfant. Les patients appartenant à des groupes à haut risque font l'objet de traitements plus énergiques.

Environ 10 % des enfants font une rechute dans l'année suivant la fin des traitements. Ils doivent alors suivre une autre chimiothérapie, qu'on appelle réinduction. Le pronostic est plus favorable quand la rechute se produit longtemps après le diagnostic initial et après la fin du premier traitement[27]. La greffe de moelle osseuse est un traitement envisageable pour les enfants qui font une rechute de LAL. Toutefois, dans le cas d'une LMA, on tente généralement de faire une greffe de moelle dès que l'enfant entre en rémission (après le premier diagnostic), particulièrement dans le cas où un membre de sa fratrie est compatible (greffe allogénique apparentée) et on n'attend pas qu'il y ait rechute. La chimiothérapie entraîne parfois de nombreuses complications qui touchent tous les organes du corps. Il arrive que des tumeurs malignes secondaires se développent après plusieurs années.

Collecte des données

Les enfants atteints de leucémie doivent être évalués de façon délicate, vu les risques de saignement associés à la thrombopénie. Examinez l'enfant au minimum toutes les huit heures pour relever la présence d'ecchymoses ou de nouveaux sièges d'hémorragies. Une fois que la chimiothérapie a commencé, mesurez les ingesta et les excreta, pesez l'enfant une fois par jour et surveillez étroitement la fonction rénale en vérifiant la densité urinaire. Faites un bilan de 24 heures (se reporter au chapitre 3) et notez les nausées, les vomissements et la constipation. Vérifiez si l'enfant a des lésions ou des ulcères aux muqueuses buccales. Demandez à ses parents si son comportement a changé. Les infiltrations au niveau du système nerveux central peuvent modifier le niveau de conscience du jeune patient et susciter irritabilité, vomissements et léthargie. Toutefois, ces signes non spécifiques peuvent aussi être causés par les médicaments chimiothérapeutiques et les antiémétiques.

Diagnostics infirmiers

La leucémie entraîne de nombreux changements dans le corps de l'enfant et la famille a souvent du mal à affronter la confirmation du diagnostic. Voici quelques-uns des nombreux diagnostics infirmiers qui peuvent s'appliquer aux enfants atteints de leucémie.

- Déficit nutritionnel: Apport nutritionnel inférieur aux besoins métaboliques, relié à l'anorexie causée par la maladie et les traitements;
- Risque d'infection relié aux modifications du fonctionnement du système immunitaire;
- Risque d'accident relié à la tendance aux saignements;
- Intolérance à l'activité reliée à la fatigue résultant de l'anémie et des traitements;
- Douleur reliée aux atteintes osseuses et aux examens diagnostiques;
- Anxiété (de l'enfant et des parents) reliée au diagnostic et aux traitements.

COMPLICATIONS POSSIBLES DES TRAITEMENTS CONTRE LA LEUCÉMIE

- Toxicité au niveau du système nerveux central ou autres dommages
- Dommages touchant l'hypophyse, le foie, les reins, le tube digestif, le cœur, les poumons, les gonades et les systèmes hématopoïétique et immunitaire
- Tumeurs malignes secondaires

Soins infirmiers

La dépression de la fonction médullaire oblige parfois les professionnels de la santé à prendre des précautions particulières pour éviter la transmission d'organismes pathogènes (se reporter à l'annexe A). Enseignez aux parents comment prévenir les infections. Le plan de soins infirmiers pour les enfants atteints de cancer et traités en milieu hospitalier qu'on présente plus tôt dans le chapitre indique comment soigner les lésions ou ulcères buccaux et les autres effets secondaires de la chimiothérapie.

Maintenez une bonne hydratation pour faciliter l'excrétion des produits de la destruction cellulaire. Mesurez les ingesta et les excreta pour calculer l'apport liquidien et évaluer la fonction rénale. Vérifiez la densité urinaire toutes les huit heures. Il est important de peser l'enfant chaque jour pour bien planifier les soins d'hydratation à lui prodiguer pendant la chimiothérapie et pour évaluer son état nutritionnel.

Les enfants atteints de leucémie sont souvent traités en clinique externe d'oncologie et se rendent à l'hôpital uniquement pour l'administration des médicaments par voie intraveineuse et par voie intramusculaire (dans certains cas). Le méthotrexate à dose intermédiaire peut être donné au CLSC (voie intramusculaire). Par contre, la L-asparaginase doit absolument être administrée à l'hôpital, même si on utilise la voie intramusculaire, à cause des risques importants de réaction anaphylactique. Les médicaments administrés par voie orale sont pris à domicile. On doit donner à la famille un enseignement complet afin de s'assurer que les médicaments seront administrés à domicile en toute sécurité et que les symptômes qui exigent l'intervention d'un professionnel de la santé sont bien connus.

L'infirmière joue un rôle-clé dans le traitement multidisciplinaire prolongé des enfants atteints de leucémie[28]. Le choc du diagnostic et la longueur du traitement mettent à rude épreuve la capacité d'adaptation de l'enfant et de sa famille. Il est donc essentiel que l'infirmière évalue en continu la situation psychosociale de l'enfant et de sa famille et vérifie qu'ils bénéficient de tout le soutien nécessaire. (Se reporter à la section portant sur l'évaluation psychosociale, aux pages 606 à 609 du présent chapitre.) Il peut être utile de les mettre en rapport avec des groupes de soutien et des services sociaux.

► TUMEURS DES TISSUS MOUS

MALADIE DE HODGKIN

La maladie de Hodgkin (ou lymphome de Hodgkin) touche le système lymphoïde. Elle se développe en général dans un ganglion lymphatique isolé ou dans un groupe anatomique de ces ganglions. Elle peut s'étendre à divers emplacements non ganglionnaires (également appelés sièges extralymphatiques), dont les poumons, les os (la moelle osseuse), le foie et la rate (figure 15-15).

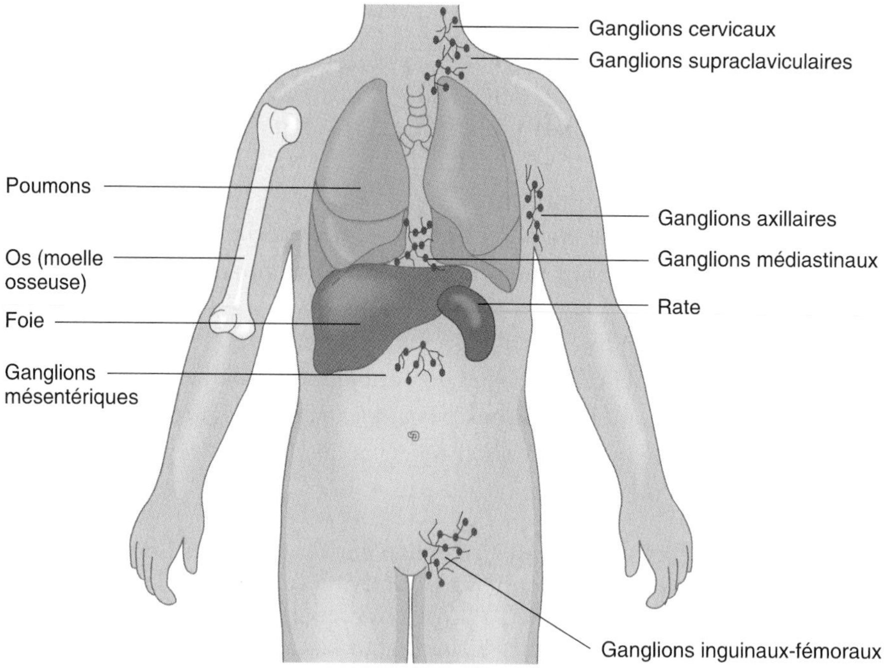

FIGURE 15-15. Ganglions lymphatiques et organes touchés par la maladie de Hodgkin chez l'enfant.

La maladie touche environ 14 enfants sur un million annuellement au Canada[3] et son incidence est plus marquée chez les adolescents de sexe masculin. Il en existe une forme affectant particulièrement les enfants, mais elle se déclare rarement avant l'âge de 14 ans. La plupart des cas correspondent en fait soit à une forme propre aux jeunes adultes de 15 à 35 ans, soit à une forme qui atteint les adultes plus âgés et se développe en général après l'âge de 55 ans[29].

Manifestations cliniques

Le symptôme principal de la maladie de Hodgkin consiste en la formation d'une lymphadénopathie ferme, insensible au toucher et qui se développe le plus souvent au niveau des ganglions supraclaviculaires ou cervicaux ou, plus rarement, dans la région médiastinale. Les tumeurs médiastinales peuvent appuyer sur la trachée ou les bronches et causer des difficultés respiratoires. Un tiers des enfants touchés par une forme plus grave de la maladie souffrent de fièvre, de sueurs nocturnes et d'une perte de poids. La numération des globules blancs et la vitesse de sédimentation des érythrocytes (VS) sont élevées dans certains cas.

Étiologie et physiopathologie

La maladie de Hodgkin ne survient pas isolément et peut frapper les membres d'une même famille, ce qui donne à penser que l'hérédité, en plus d'un agent infectieux, pourrait intervenir dans son déclenchement.

Examens diagnostiques et traitement médical

Le diagnostic initial est établi à partir d'une biopsie des ganglions lymphatiques. La classification des stades se fait selon le système de Ann Arbor (tableau 15-13). Pour déterminer le stade de la maladie, on se fonde sur les antécédents, un examen physique, une radiographie pulmonaire (pour les métastases), des TDM thoracique, cervicale, abdominale et pelvienne, une TDM ou une IRM des ganglions rétropéritonéaux, une lymphangiographie, des analyses de laboratoire (formule sanguine complète, vitesse de sédimentation des érythrocytes, taux de cuivre sérique, ferritine, fibrinogène, bilan de la fonction hépatique) et une scintigraphie au gallium. Une biopsie de la moelle

RECHERCHE

Les chercheurs étudient actuellement le rôle que pourraient jouer certains agents infectieux dans la maladie de Hodgkin : un virus herpétique, un cytomégalovirus (CMV) et le virus Epstein-Barr (VEB) seraient peut-être en cause. Les personnes atteintes de la maladie de Hodgkin présentent souvent des taux élevés de VEB et d'antigènes correspondants au VEB.

CONSEIL CLINIQUE

Quand un enfant doit passer une TDM de l'abdomen ou du bassin, il doit en général avaler un produit de contraste. Présenté sous forme liquide, ce produit est très désagréable au goût. Mélangez-le à du jus de fruit pour que l'enfant l'accepte mieux. Veillez cependant à le diluer dans une petite quantité de liquide afin que l'enfant puisse facilement tout le boire.

TABLEAU 15-13 Système de classification de Ann Arbor pour la maladie de Hodgkin

Stade	Description
I	Maladie touchant une seule région ganglionnaire
IE	Maladie touchant un seul organe extralymphatique
II	Maladie touchant au moins deux régions ganglionnaires du même côté du diaphragme
IIE	Maladie touchant un organe extralymphatique et une ou plusieurs régions ganglionnaires du même côté du diaphragme
III	Maladie touchant des régions ganglionnaires susdiaphragmatiques et sousdiaphragmatiques (des deux côtés du diaphragme)
IIIE	Maladie touchant des régions ganglionnaires susdiaphragmatiques et sousdiaphragmatiques (des deux côtés du diaphragme) et un organe extralymphatique
IIIS	Stade III + atteinte de la rate
IIISE	Stade III + atteinte d'organes extralymphatiques et de la rate
IV	Maladie disséminée dans un ou plusieurs organes extralymphatiques avec ou sans atteinte des ganglions lymphatiques associés

Hudson, M. M., et Donaldson, S.S. (1997). Hodgkin's disease. Dans P.A. Pizzo et D.G. Poplack (dir.), Principles and practices of pediatric oncology *(3e éd., p. 529). Philadelphie : Lippincott-Raven.*

osseuse, une scintigraphie osseuse et une laparotomie de classification peuvent être effectuées si on soupçonne que la maladie en est à un stade avancé.

La chimiothérapie la plus efficace consiste en l'administration conjointe de quatre médicaments. La radiothérapie complète souvent la chimiothérapie. Les doses de radiations sont faibles pour les enfants qui n'ont pas terminé leur croissance, mais plus importantes pour les jeunes qui ont atteint leur maturité physique ou qui se trouvent à un stade plus avancé de la maladie au moment du diagnostic. Environ 80 à 90 % des patients survivent au moins cinq ans et ce taux varie suivant le stade auquel la maladie est diagnostiquée.

La greffe de moelle osseuse peut être envisagée pour les enfants qui se trouvent à un stade avancé et ceux qui font une rechute.

CHIMIOTHÉRAPIE DE LA MALADIE DE HODGKIN

MOPP
(méchlorétamine, oncovin [vincristine], procarbazine, prednisone)
COPP
(cyclophosphamide, oncovin, procarbazine, prednisone)
COMP
(cyclophosphamide, oncovin, méthotrexate, prednisone)
OPPA
(oncovin, procarbazine, prednisone, adriamycine)
ABVD
(adriamycine, bléomycine, vinblastine, dacarbazine)

LYMPHOMES NON HODGKINIENS

Les lymphomes non hodgkiniens regroupent tous les lymphomes qui n'appartiennent pas à la catégorie de la maladie de Hodgkin. Ils représentent environ 60 % de l'ensemble des lymphomes diagnostiqués chez les enfants. On distingue trois types de lymphomes non hodgkiniens en pédiatrie : 1) le lymphome lymphoblastique ; 2) le lymphome de Burkitt (lymphome à petites cellules indifférenciées) ; et 3) le lymphome à grandes cellules. Pour ce qui est de l'incidence des affections malignes dans cette population, le lymphome arrive en troisième position, derrière la leucémie et les tumeurs cérébrales[30]. Les lymphomes non hodgkiniens sont des tumeurs malignes d'origine lymphoréticulaire (qui se développent dans la structure intérieure du système lymphatique). La maladie frappe surtout les enfants de 7 à 11 ans, et trois fois plus les garçons que les filles.

Le lymphome non hodgkinien se manifeste souvent par de la fièvre et une perte de poids. Les ganglions lymphatiques sont généralement œdémateux ou nodulaires. La maladie est souvent localisée dans les ganglions cervicaux, axillaires, inguinaux et fémoraux, mais elle peut aussi être diffuse et non nodulaire. Les lymphomes à cellule T se développent le plus souvent dans la partie antérieure du médiastin. Or, les

CHIMIOTHÉRAPIE DES LYMPHOMES NON HODGKINIENS

Cyclophosphamide
Ifosfamide
Corticostéroïde (prednisone)
Méthotrexate
Ara–C
VM–26
Adriamycine
Vincristine

tumeurs qui se forment dans cette région peuvent comprimer les voies respiratoires (et causer des difficultés respiratoires) ou la veine cave supérieure (et causer de l'œdème au visage, au cou ou aux bras) et occasionner de la douleur. En cas de lymphome de Burkitt, un envahissement de la mâchoire n'est pas rare.

La moitié des lymphomes non hodgkiniens découlent d'anomalies des cellules T. Ces cellules T anormales sont diffuses, extrêmement malignes, très envahissantes et n'atteignent jamais la maturité. Le lymphome à cellule T qui est généré par ces cellules touche les enfants présentant une immunodéficience congénitale ou acquise, une stimulation immunitaire chronique ou une maladie auto-immune. Certains lymphomes accompagnent des anomalies des lymphocytes B. L'incidence des lymphomes varie d'une région à l'autre. On observe, par exemple, une forte incidence du lymphome de Burkitt en Afrique équatoriale, où il représente 50 % des cancers affectant les enfants.

La biopsie tissulaire permet de confirmer le diagnostic. Il existe plusieurs systèmes de détermination du stade de la maladie, qui dépendent de la masse de la tumeur et de sa propagation aux autres parties du corps. Le lymphome non hodgkinien étant systémique chez 80 % des enfants touchés, le traitement consiste en une chimiothérapie énergique, similaire à celle de la LAL. La phase d'induction de la chimiothérapie suscite un taux de rémission de 90 %. Le traitement fait aussi appel à de la radiothérapie localisée et à la chirurgie pour retirer la masse tumorale. Les lymphomes non hodgkiniens ont chez l'enfant une issue favorable dans environ 50 à 75 % des cas. Le pronostic est meilleur quand la maladie est localisée.

CHIMIOTHÉRAPIE DU RHABDOMYOSARCOME
Dactinomycine
Cyclophosphamide
Vincristine
Doxorubicine
Cisplatine
Étoposide
Dacarbazine

RHABDOMYOSARCOME

Le rhabdomyosarcome est un cancer des tissus mous fréquent chez les enfants. Les muscles striés (squelettiques) constituent le tissu d'origine spécifique de ce cancer. Considérant que les muscles striés se trouvent presque partout dans le corps, de nombreux sièges d'origine sont possibles. Le rhabdomyosarcome se développe le plus souvent dans les muscles entourant les yeux (extra-orbitaires) et dans le cou, plus rarement dans l'abdomen et l'appareil génito-urinaire. Chez les enfants de moins de 15 ans, il touche plus souvent les Blancs que les Afro-Américains ou les Asiatiques[31]. La plupart des cas sont diagnostiqués chez des enfants de moins de 5 ans.

Les tumeurs qui se forment près de l'œil entraînent de l'œdème, une ptose, des troubles visuels et des anomalies des mouvements oculaires (figure 15-16). Quand elle se forme dans l'appareil génito-urinaire, la tumeur peut provoquer une obstruction, une hématurie, une dysurie, des pertes vaginales et l'apparition d'une masse vaginale protubérante. Le rhabdomyosarcome abdominal est asymptomatique dans certains cas. Les métastases gagnent rapidement les poumons, les os, la moelle osseuse et les ganglions lymphatiques éloignés.

La TDM, l'IRM, la ponction de moelle osseuse et la biopsie permettent de confirmer le diagnostic. Grâce à la desmine, qui est un marqueur biologique utile, on peut différencier le rhabdomyosarcome des autres tumeurs à cellules rondes. Comme 20 % des enfants présentent déjà des métastases au moment du diagnostic, le thorax et les poumons sont souvent examinés par TDM.

Le traitement consiste en l'ablation chirurgicale de la tumeur, puis en une radiothérapie à champ étendu et en l'administration conjointe de plusieurs médicaments chimiothérapeutiques. Le pronostic est variable selon l'emplacement de la tumeur, le stade d'évolution (tableau 15-14) et les résultats des examens histologiques. Il est défavorable pour les enfants en phase III ou IV et pour ceux dont la tumeur se situe dans l'abdomen.

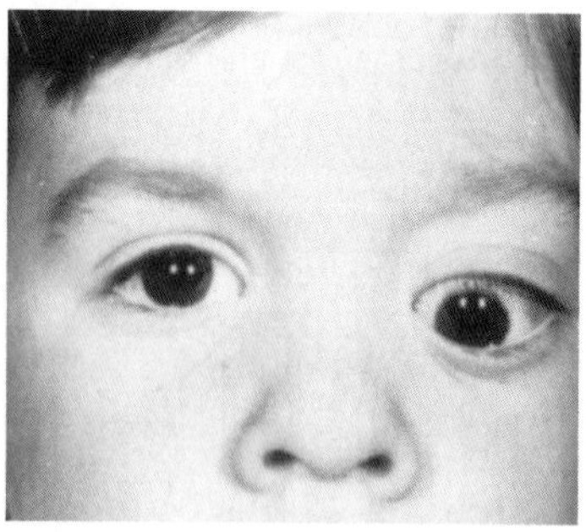

FIGURE 15-16. La ptose et l'œdème caractérisent le rhabdomyosarcome.
Vaughan, D., Asbury, T., et Riordan-Eva, P. (1995). General ophtalmology (14e éd.) Norwalk, CT: Appleton & Lange.

RÉTINOBLASTOME

Le rétinoblastome est une affection maligne intra-oculaire de la rétine. Il peut être unilatéral ou bilatéral (20 à 30 % des cas). Chez les enfants, dans 40 % des cas, la maladie est transmise par un gène autosomique dominant[32].

TABLEAU **15-14** Système de classification du rhabdomyosarcome

Stade	Description
I	Maladie localisée pouvant faire l'objet d'une résection complète
II	Résection macroscopique complète avec diffusion microscopique localisée
III	Biopsie ou résection macroscopique partielle
IV	Métastases éloignées

Wexler, L.H., et Helman, L.J. (1997). Rhabdomyosarcoma and the undifferentiated sarcomas. Dans P.A. Pizzo et D.G. Poplack (dir.), Principles and practices of pediatric oncology *(3e éd., p. 808). Philadelphie : Lippincott-Raven.*

Le premier signe du rétinoblastome est une tache blanche dans la pupille, qu'on appelle leucocorie, ou réflexe des yeux de chat (figure 15-17). La maladie peut aussi s'accompagner d'autres symptômes : strabisme fixe (déviation constante d'un œil par rapport à l'autre), inflammation orbitaire, glaucome, hétérochromie (les deux iris ne sont pas de la même couleur).

Le rétinoblastome est diagnostiqué en général chez les enfants âgés d'un ou 2 ans. Le taux de survie sans résurgence tumorale est de 90 %, de 5 à 10 ans après le diagnostic. Le diagnostic est établi par un examen oculaire complet ou par une TDM ou une IRM de l'orbite oculaire. Tous les enfants dont la famille a déjà été touchée par le rétinoblastome doivent être examinés par un ophtalmologiste dès la naissance, puis à intervalles réguliers, afin de favoriser l'établissement d'un diagnostic précoce. Les tumeurs sont classées en fonction de leur degré d'évolution, depuis la tumeur très petite et localisée (groupe I) jusqu'aux tumeurs couvrant plus de la moitié de la rétine avec envahissement du corps vitré (groupe V).

Certains rétinoblastomes doivent être traités par énucléation (ablation de l'œil). Selon le stade d'évolution de la maladie, d'autres traitements chirurgicaux sont également possibles, notamment la cryothérapie et la photocoagulation (traitement au laser à argon). La radiothérapie est presque toujours utilisée soit seule, soit avant l'opération chirurgicale pour réduire la tumeur. La chimiothérapie est possible, mais s'avère généralement inefficace, car les médicaments ne peuvent pas pénétrer assez profondément dans l'œil. Malheureusement, les enfants atteints d'un rétinoblastome risquent davantage d'avoir une tumeur secondaire, par exemple un autre rétinoblastome ou un sarcome (en particulier le sarcome ostéogénique).

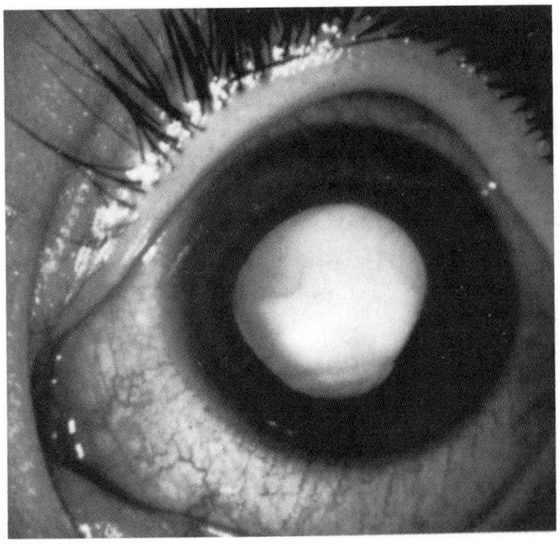

FIGURE 15-17. Le rétinoblastome se caractérise par la leucocorie, un reflet blanc dans la pupille. *Hathaway, W.E., Hay, W.W. Jr., Groothuis, J.R., et Paisley, J.W. (1993). Current pediatric diagnosis and treatment (11e éd.), Norwalk, CT: Appleton & Lange.*

COLLECTE DES DONNÉES RELATIVES AUX TUMEURS DES TISSUS MOUS

Données physiologiques

Si l'enfant est atteint d'une tumeur des tissus mous, par exemple de la maladie de Hodgkin, d'un lymphome non hodgkinien ou d'un rhabdomyosarcome, la collecte des données physiologiques portera en priorité sur son état de santé général. L'infirmière doit mesurer et peser le patient avec exactitude afin d'obtenir les repères indispensables pour suivre sa croissance durant le traitement et d'établir un dosage approprié pour les médicaments chimiothérapeutiques.

Observez la zone de la tumeur, par exemple le visage, le cou ou l'abdomen, et décrivez tous les changements constatés. Si la tumeur se situe au visage ou au cou, vérifiez régulièrement l'état respiratoire de l'enfant et signalez toute modification au médecin. Évitez de palper la tumeur et même une vaste zone autour. En effet, palper ou toucher incorrectement la région tumorale peut favoriser l'apparition de métastases. Avisez le médecin sans tarder si vous constatez un changement dans un ganglion lymphatique ou en tout autre point du corps.

La tumeur et les traitements, tels que la chimiothérapie et la radiothérapie, peuvent affecter les fonctions gastro-intestinales et génito-urinaires. Il est indispensable de mesurer avec rigueur les ingesta et les excreta. Les tumeurs abdominales pouvant nuire à la défécation, il est important de noter toutes les selles et de les décrire. Expliquez à la famille et à l'enfant pourquoi il est nécessaire de réunir des informations précises.

Observez les plaies et relevez celles qui guérissent plus difficilement du fait de la chimiothérapie ou de la radiothérapie. Examinez la cavité buccale et les membres pour déceler les plaies ou les ulcères. Les modifications nutritionnelles causées par le traitement réduisent la capacité de l'organisme à nourrir les cellules saines et à guérir les blessures.

L'examen oculaire complet s'impose pour tous les enfants dont la famille a été touchée par un rétinoblastome ou qui ont déjà été traités pour une tumeur primaire. Évaluez la couleur et la position de l'iris, ainsi que les mouvements oculaires ; effectuez le test de l'écran et les autres examens décrits au chapitre 4. Demandez si l'enfant a déjà été examiné par un ophtalmologiste.

Données psychosociales

L'évaluation de l'état psychosocial de la famille et de ses mécanismes d'adaptation représente un volet crucial des soins infirmiers. Reportez-vous aux explications générales concernant la collecte des données psychologiques présentées plus tôt dans ce chapitre sous l'intitulé « Cancers chez les enfants ». Si la tumeur modifie l'apparence du visage ou du cou, une évaluation de l'image corporelle de l'enfant s'impose.

DIAGNOSTICS INFIRMIERS RELATIFS AUX TUMEURS DES TISSUS MOUS

Le type de tumeur en cause et son emplacement déterminent les diagnostics infirmiers propres à chaque enfant. Ceux-ci sont courants :

- Diminution de l'irrigation tissulaire périphérique reliée à l'œdème du visage et du cou ;
- Mode de respiration inefficace relié à la compression exercée par la tumeur sur le thorax et le cou ;
- Trouble de la déglutition relié aux pressions exercées par la tumeur sur l'œsophage ;
- Perturbation de la croissance et du développement reliée aux effets des traitements ;
- Perturbation de l'image corporelle reliée aux changements visibles causés par la tumeur ;
- Altération de la perception sensorielle (visuelle) reliée à la tumeur oculaire.

SOINS INFIRMIERS RELATIFS AUX TUMEURS DES TISSUS MOUS

Les soins infirmiers à prodiguer dépendent du type de tumeur. En cas de lymphome situé au niveau du médiastin, l'infirmière doit parfois assurer des soins de soutien respiratoire. Placez l'enfant de sorte que sa tête soit surélevée. Administrez les médicaments chimiothérapeutiques conformément aux prescriptions et maintenez une bonne hydratation pour faciliter l'excrétion des produits de la destruction cellulaire. L'infirmière doit prêter une attention particulière aux fonctions rénales si l'enfant prend de la cyclophosphamide, car ce médicament provoque dans certains cas une hématurie macroscopique. Une hydratation intraveineuse visant à maintenir la densité urinaire à moins de 1012 permet de prévenir l'hématurie ou, à tout le moins, de l'atténuer. Pour atteindre cette densité, un traitement d'hydratation est nécessaire. Toutefois, les besoins liquidiens varient selon le protocole de chimiothérapie : par exemple, il peut être nécessaire d'administrer à l'enfant 1,5 fois ses besoins d'entretien pendant au moins six à huit heures avant l'administration du médicament et au moins une heure et demie après. Pour enregistrer l'apport liquidien par intraveineuse et évaluer la fonction rénale, l'infirmière doit mesurer avec précision les ingesta et les excreta. Vérifiez la densité urinaire toutes les huit heures, mais aussi avant et pendant l'administration du médicament, de même qu'au moment de réduire les liquides intraveineux pour les ramener aux besoins d'entretien. Il est important de peser l'enfant chaque jour pour bien planifier les soins d'hydratation à lui prodiguer pendant la chimiothérapie et pour évaluer son état nutritionnel. Surveillez le cathéter intraveineux central utilisé pour l'administration des médicaments et enseignez aux parents comment l'entretenir lorsque l'enfant retourne à domicile.

En cas de rhabdomyosarcome touchant la vessie, mesurez soigneusement les quantités d'urine éliminées. Signalez les hématuries et les douleurs à la miction. Surveillez les changements qui surviennent pendant le traitement. Par exemple, si l'enfant est traité pour une tumeur oculaire, vérifiez si la ptose régresse (ce qui peut indiquer que le traitement est efficace). Administrez des analgésiques au besoin et employez la distraction et d'autres méthodes non pharmacologiques pour soulager les malaises ou la douleur du jeune patient. Insistez auprès des parents sur le fait que l'enfant devra absolument passer des examens de suivi par TDM ou IRM une fois le traitement terminé.

En cas de rétinoblastome, si l'enfant doit subir l'ablation de l'œil, fournissez-lui, ainsi qu'à ses parents, des instructions très détaillées sur les soins postchirurgicaux. Montrez aux parents comment nettoyer la cavité et placer le conformateur, qui maintiendra la forme de la cavité jusqu'à l'insertion de la prothèse. Quand la plaie est bien guérie et que la prothèse de l'enfant est prête, montrez aux parents comment la placer et l'entretenir. Dès qu'il est en âge de le faire, l'enfant peut apprendre graduellement à en prendre soin lui-même. Incitez les parents à faire examiner l'enfant régulièrement afin de détecter les signes d'une tumeur dans l'autre œil.

Les tumeurs des tissus mous sont généralement traitées par chimiothérapie ou radiothérapie, parfois par les deux. Il est question des soins infirmiers à prodiguer pendant ces traitements dans les sections d'ordre général présentées plus haut dans ce chapitre (se reporter aux pages 609-610 et 617 à 620), de même que, sous Plan de soins infirmiers, L'enfant atteint de cancer soigné à l'hôpital. Reportez-vous au chapitre 5, qui contient une description des soins postchirurgicaux. Consultez le chapitre 18 pour savoir quelles sont les interventions à prévoir auprès de l'enfant et de sa famille en cas de troubles visuels causés par un rétinoblastome. Les sujets à enseigner aux parents et aux autres membres de la famille, et à aborder en vue du plan de congé, sont les mêmes que ceux qui ont été présentés précédemment (tableau 15-15). Voyez aussi l'annexe G, qui énumère les ressources offertes aux familles des enfants atteints de ces types de cancer.

TABLEAU 15-15 Enseignement aux parents et à la famille : soins à domicile d'un enfant atteint d'une tumeur des tissus mous

- Fournir à la famille toute l'information nécessaire à propos des médicaments chimiothérapeutiques qui sont administrés à l'enfant et de leurs effets secondaires.
- Lui montrer comment s'occuper des dispositifs d'accès intraveineux mis en place lors de l'intervention chirurgicale.
- Lui remettre de la documentation écrite et illustrée sur le protocole chimiothérapeutique.
- L'informer sur les interventions radiothérapeutiques et chirurgicales propres à la tumeur en cause.
- L'inviter à consulter une nutritionniste pour assurer une alimentation adéquate à l'enfant.

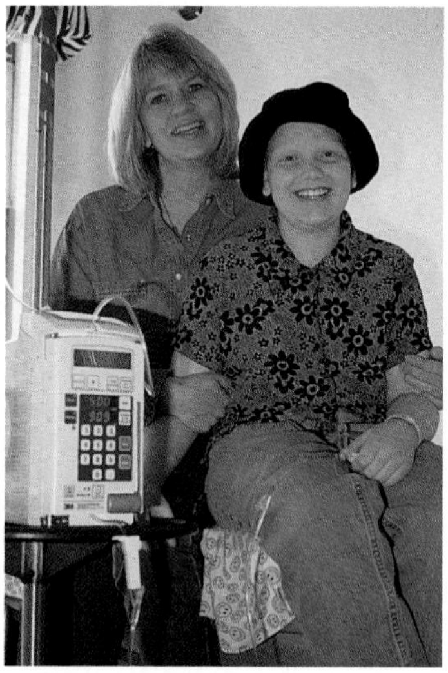

A. Nicole, 11 ans, est sous chimiothérapie pour un sarcome d'Ewing. Sa mère souligne que c'est leur foi qui leur a permis de traverser cette épreuve : « Le plus difficile, ajoute-t-elle, c'est que les traitements prennent beaucoup de temps. Le frère cadet de Nicole se sent parfois négligé. »

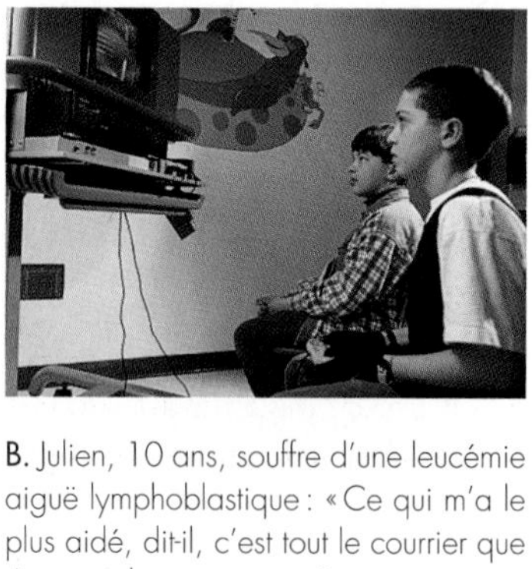

B. Julien, 10 ans, souffre d'une leucémie aiguë lymphoblastique : « Ce qui m'a le plus aidé, dit-il, c'est tout le courrier que j'ai reçu de mes amis. » Sa mère ajoute : « Nous sommes optimistes. Nous gardons le moral et restons convaincus que tout va bien se passer. »

► SURVIVRE AU CANCER

L'efficacité des traitements contre les cancers pédiatriques n'a cessé d'augmenter au cours des 20 ou 30 dernières années. On estime actuellement qu'un jeune adulte sur 1 000 a survécu à un cancer pédiatrique [33]. Cependant, la réussite des nouvelles interventions et des combinaisons de traitements crée des besoins spéciaux en soins de santé chez de nombreuses personnes qui ont vaincu la maladie (se raporter aux figures 15-18A, 15-18B et 15-18C).

La *chirurgie* peut avoir de nombreuses conséquences. L'ablation ou la manipulation des organes peut causer des adhérences, des obstructions intestinales, des problèmes de vision, des troubles neurologiques, voire la stérilité. L'ablation de la rate entraîne parfois des infections graves. Enfin, l'amputation implique le recours à des prothèses et à la réadaptation physique.

La *radiothérapie* comporte plusieurs effets à long terme. Elle peut entraver la croissance osseuse et dentaire et causer par conséquent des affections telles que la scoliose, l'inégalité de longueur des membres inférieurs ou des problèmes de santé dentaire. L'irradiation médiastinale a souvent des effets toxiques aux niveaux cardiaque et pulmonaire. Celle des régions crâniennes et spinales peut retarder la puberté et causer la stérilité. Des dommages neuronaux sont aussi à craindre. Des cancers secondaires, surtout des tumeurs solides, se développent aussi dans certains cas.

La *chimiothérapie* produit des effets très divers pendant le traitement, mais aussi de nombreuses années après. Certains médicaments, en particulier les anthracyclines, favorisent les cardiomyopathies. La toxicité pulmonaire et les complications rénales sont aussi possibles. Les effets de certains médicaments (la cisplatine et l'ifosfamide, par exemple) sur le système neurologique peuvent se traduire par une perte d'audition, le développement d'une cataracte, ou encore la paraplégie (par exemple, le méthotrexate administré par voie intrathécale dans les cas de leucémie). Des troubles d'apprentissage et une diminution du quotient intellectuel (QI) surviennent aussi chez certains enfants[34]. Tout comme la radiothérapie, la chimiothérapie peut également causer la stérilité. Si la plupart des tumeurs secondaires sont imputables à la radiothérapie, certains médicaments chimiothérapeutiques sont aussi mis en cause.

Le diagnostic, les traitements et le risque de rechute constituent des facteurs de stress majeurs pour l'enfant touché. Le chapitre 7 traite des facteurs de stress auxquels les familles sont soumises quand un enfant développe une maladie potentiellement mortelle. Les employeurs peuvent aussi manifester des réticences à engager un homme ou une femme qui a déjà eu un cancer[35]. La plupart des personnes atteintes disent aussi craindre les rechutes, ce qui constitue un facteur de stress. Par contre, l'espoir et le sentiment de posséder une nouvelle raison de vivre peuvent constituer, pour de nombreuses personnes ayant vaincu la maladie, des conséquences positives[36].

L'infirmière intervient auprès de la famille au moment où le diagnostic de cancer est établi, durant le traitement et pendant les années qui suivent. Les enfants qui ont été touchés doivent absolument faire l'objet de soins continus. Procédez régulièrement à des évaluations approfondies de l'évolution physique, psychosociale, développementale et cognitive. Surveillez attentivement le fonctionnement de tous les systèmes organiques (cardiovasculaire, respiratoire, musculosquelettique, ophtalmo-oto-rhino-laryngologique, génito-urinaire). Notez la taille et le poids de l'enfant ainsi que l'évolution générale de sa croissance. Informez-vous sur ses interactions avec ses pairs et sur ses résultats scolaires. Soyez attentive aux signes et symptômes pouvant révéler la présence d'une tumeur secondaire ou d'une rechute.

Prévoyez des soins qui aideront la famille à faire face aux conséquences à long terme des traitements contre le cancer. Vos interventions peuvent avoir trait à la réadaptation physique, au soutien lié aux problèmes de vision ou au traitement des anomalies cardiaques ou musculosquelettiques. Mettez à sa disposition les ressources qui lui permettront d'obtenir des informations et du soutien (se reporter à l'annexe G). Prenez des mesures pour que l'enfant soit examiné régulièrement dans un organisme de services de santé afin que les conséquences graves des traitements puissent être décelées rapidement.

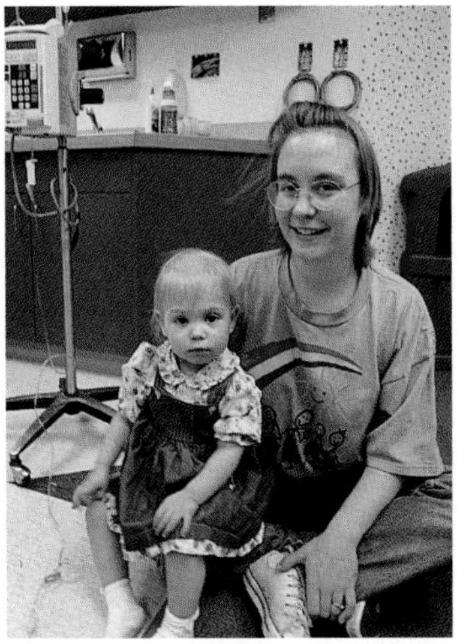

C. Cassandra, 19 mois, a un neuroblastome. À son âge, il lui est difficile de comprendre ce qui lui arrive. Sa mère est restée près d'elle à chacune de ses visites à l'hôpital, ce qui a aidé l'enfant à mieux supporter les traitements. Les professionnels qui l'entourent sont confiants et estiment que la fillette devrait bien réagir et se rétablir.

FIGURE 15-18. Des enfants qui ont survécu au cancer.

RÉFÉRENCES

1. Santé Canada. (2002). *Incidence du cancer par siège pour l'année 1998.* Surveillance du cancer en direct, Direction générale de la santé de la population et de la santé publique. Ottawa.
2. Wright, P.S. (1995). An overview of childhood cancer. *Nurse Practitioner Forum, 6*(4), 186-193.
3. Institut national du cancer du Canada. (2002). *Statistiques canadiennes sur le cancer 2002.* Toronto.
4. Crist, W.M. (1995). Neoplastic diseases and tumors: Epidemiology. Dans R.E. Behrman, R.M. Kliegman et A.M. Arvin (dir.), *Nelson textbook of pediatrics* (15e éd., p. 1442-1444). Philadelphie: Saunders.
5. Solomon, E., Borrow, J., et Goddard, A. (1991). Chromosome aberrations and cancer. *Science,* 254, 1153-1159.
6. Bindler, R.M., et Howry, L.B. (1997). *Pediatric drugs and nursing implications* (2e éd., p. 579-580 et 587). Stamford, CT: Appleton & Lange.
7. Bertolone, K. (1997). Pediatric oncology: Past, present, and new modalities of treatment. *Journal of Intravenous Nursing, 20* (3), 136-140.
8. Kelly, K.M., et Lange, B. (1997). Oncologic emergencies. *Pediatric Clinics of North America, 44*(4), 809-830.
9. Whitman, N., Graham, B., Gleit, C., et Boyd, M. (1992). *Teaching in nursing practice: A professional model.* Stamford, CT: Appleton & Lange.
10. Moore, I.M., Packer, R.J., Karl, D., et Bleyer, W.A. (1994). Adverse effects of cancer treatment on the central nervous system. Dans C.L. Schwartz, W.L. Hobbie, L.S. Constine et K.S. Ruccione (dir.), *Survivors of childhood cancer* (p. 81-95). St Louis: Mosby-Year Book.
11. James, L., et Johnson, B. (1997). The needs of parents of pediatric oncology patients during the palliative care phase. *Journal of Pediatric Oncology Nursing, 14*(2), 83-95.
12. Association pour la santé et la sécurité du travail, secteur affaires sociales (1996). *Les médicaments antinéoplasiques et les autres médicaments dangereux.*
13. Brouillette, A., et Marois, J. (1993). *Guide d'administration sécuritaire des antinéoplasiques.* Direction des soins infirmiers et des services aux hospitalisés de l'Hôpital Sainte-Justine. Montréal.

14. Mercer, M., et Ritchie, J.A. (1997). Home community care : Parents' perspectives. *Journal of Pediatric Nursing, 12*(13), 133-141.

15. Enskar, K., Carlsson, M., Golsater, M., et Hamrin, E. (1997). Symptom distress and life situation in adolescents with cancer. *Cancer Nursing, 20*(1), 23-33.

16. Kun, L.E. (1997). Brain tumors : Challenges and directions. *Pediatric Clinics of North America, 44*(4), 907-918.

17. Cullen, P.M. (1995). Pharmacologic supportive care of children with central nervous system tumors. *Journal of Pediatric Oncology Nursing, 12*(4), 230-232.

18. Vernon-Levett, P., et Geller. M. (1997). Posterior fossa tumors in children : A case study. *AACN Critical Issues, 8*(2), 214-226.

19. Shiminski-Maher, T., et Wisoff, J.H. (1995). Pediatric brain tumors. *Critical Care Nursing Clinics of North America, 7*(1), 159-169.

20. Castleberry, R.P. (1997). Biology and treatment of neuroblastoma. *Pediatric Clinics of North America, 44*(4), 919-938.

21. Santana, V.M. (1995). Neuroblastoma. Dans R.E. Behrman, R.M. Kiiegman et A.M. Arvin (dir.), *Nelson textbook of pediatrics* (15e éd., p. 1460-1463). Philadelphie : Saunders.

22. Brodeur, G.M., Pritchard, J., et Berthold, F. (1993). Revisions in the international criteria for neuroblastoma diagnosis, staging, and response to treatment. *Journal of Clinical Oncology, 11,* 1466.

23. Petruzzi, M.J., et Green, D.M. (1997). Wilms' tumor. *Pediatric Clinics of North America, 44*(4), 939-952.

24. Meyers, P.A., et Gorlick, R. (1997). Osteosarcoma. *Pediatric Clinics of North America, 44*(4), 973-990.

25. Grier, H.E. (1997). The Ewing family of tumors : Ewing's sarcoma and primitive neuroectodermal tumors. *Pediatric Clinics of North America, 44*(4), 991-1004.

26. Margolin, J.F., et Poplack, D.G. (1997). Acute lymphoblastic leukemia. Dans P.A. Pizzo et D.G. Poplack (dir.), *Principles and practice of pediatric oncology* (3e éd., p. 409-462). Philadelphie : Lippincott-Raven.

27. Golub, T.R., Weinstein, H.J., et Grier, H.E. (1997). Acute myelogenous leukemia. Dans P.A. Pizzo et D.G. Poplack (dir.), *Principles and practice of pediatric oncology* (3e éd., p. 463-482). Philadelphie : Lippincott-Raven.

28. Chaney, C.N., et Jassak, P. (1997). Leukemia. Dans C. Varricchio (dir.), *A cancer source book for nurses* (p. 478-389). Atlanta : American Cancer Society.

29. Hudson, M.M., et Donaldson, S.S. (1997). Hodgkin's disease. *Pediatric Clinics of North America, 44*(4), 891-906.

30. Shad, A., et Magrath, I. (1997). Non-Hodgkin's lymphoma. *Pediatric Clinics of North America, 44*(4), 863-890.

31. Wexler, L.H., et Helman, L.J. (1997). Rhabdomyosarcoma and the undifferentiated sarcomas. Dans P.A. Pizzo et D.G. Poplack (dir.), *Principles and practice of pediatric oncology* (3e éd., p. 799-830). Philadelphie : Lippincott-Raven.

32. Donaldson, S.S., Egbert, P.R., Newsham, I., et Cavenee, W.K. (1997). Retinoblastoma. Dans P.A. Pizzo et D.G. Poplack (dir.), *Principles and practice of pediatric oncology* (3e éd., p. 699-716). Philadelphie : Lippincott-Raven.

33. Schwartz, C.L., Constine, L.S., et Hobbie, W.L. (1994). Overview. Dans C.L. Schwartz, W.L. Hobbie, L.S. Constine et K.S. Ruccione (dir.), *Survivors of childhood cancer* (p. 5-6). St Louis : Mosby-Year Book.

34. Blatt, J., Copeland, D.R., et Bleyer, WA. (1997). Late effects of childhood cancer and its treatment. Dans P.A. Pizzo et D.G. Poplack (dir.), *Principles and practice of childhood oncology* (3e éd., p. 1301-1330). Philadelphie : Lippincott-Raven.

35. Monaco, G.P., Fiduccia, D., et Smith, G. (1997). Legal and societal issues facing survivors of childhood cancer. *Pediatric Clinics of North America, 44*(4), 1043-1058.

36. Ferrell, B.R., Dow, K., Leigh, S., Ly, J., et Gulasekaram, P. (1995). Quality of life in long-term cancer survivors. *Oncology Nursing Forums, 22*(6), 915-922.

LECTURES COMPLÉMENTAIRES

Ablin, A.R. (1993). *Supportive care of children with cancer.* Baltimore : The Johns Hopkins University Press.

Baron, M.C. (1991). Advances in the care of children with brain tumors. *Journal of Neuroscience Nursing, 23*(1), 39-43.

Bucholtz, J.D. (1992). Issues concerning the sedation of children for radiation therapy. *Oncology Nursing Forum, 19*(4), 649-655.

Buschel, P.C., et Yarbro, C.H. (1993). *Oncology nursing in the ambulatory setting.* Boston : Jones & Bartlett Publishers.

Castiglia, P.T. (1995). Lymphomas in children. *Journal of Pediatric Health Care, 9*(5), 225-226.

Close, P., Burkey, E., Kazak, A., Danz, P., et Lange. B. (1995). A prospective, controlled evaluation of home chemotherapy for children with cancer. *Pediatrics, 95*(6), 896-900.

Delbecque-Boussard, L., Gottrand, F., Ategbo, S., Nelken, B., Mazingue, P., Vic, P., Farriaux, J.P., et Turck, D. (1997). Nutritional status of children with acute lymphoblastic leukemia : A longitudinal study. *American Journal of Clinical Nutrition, 65*(1), 95-100.

Derengowski, S., et O'Brien, E. (1996). Critical care of the pediatric oncology patient. *AACN Clinical Issues, 7*(1), 109-119.

DiJulio, J. (1991). Hematopoiesis: An overview. *Oncology Nursing Forum, 18*(2), 3-6.

Fochtman, D. (1995). Follow-up care for survivors of childhood cancer. *Nurse Practitioner Forum, 6*(4), 194-200.

Foley, G.V., Fochtman, D., et Mooney, K.H. (1993). *Nursing care of the child with cancer* (2e éd.). Philadelphie: Saunders.

Haeuber, D. (1991). Future strategies in the control of myelosuppression: The use of colony stimulating factors. *Oncology Nursing Forum, 18*(2), 16-21.

Henderson, R.C., Madsen, C.D., Davis, C., et Gold, S.H. (1996). Bone density in survivors of childhood malignancies. *Journal of Pediatric Hematology/Oncology, 18*(4), 376-371.

Hillman, K.A. (1997). Comparing child-rearing practices in parents of children with cancer and parents of healthy children. *Journal of Pediatric Oncology Nursing, 14*(2), 53-67.

Lamb, SA. (1995). Radiation therapy options for management of the brain tumor patient. *Critical Care Nursing Clinics of North America, 7*(1), 103-114.

Lawton, K.H., Meyers, M., et Donahue, E.M. (1997). Current practices and advances in pediatric neurosurgery. *Nursing Clinics of North America, 32*(1), 73-96.

Lundquist, D.M., et Stewart, F.M. (1994). An update on non-Hodgkin's lymphomas. *Nurse Practitioner, 19*(10), 41-53.

Neville, K. (1996). Psychological distress in adolescents with cancer. *Journal of Pediatric Nursing, 11*(4), 243-251.

Papadakis, V., Tan, C., Heller, G., et Sklar, C. (1996). Growth and final height after treatment for childhood Hodgkin disease. *Journal of Pediatric Hematology/Oncology, 18*(3), 272-276.

Shelton, B.K., Baker, L., et Stecker, S. (1996). Critical care of the patient with hematologic malignancy. *AACN Clinical Issues, 7*(1), 65-78.

Stewart, E.S. (1995). Family-centered care for the bereaved. *Pediatric Nursing, 21*(2), 181-187.

Thompson, D.G., et Cohen, D.G. (1996). Nursing management of the infant with a congenital malignancy. *Journal of Obstetric, Gynecologic, and Neonatal Nursing, 25*(1), 32-38.

Varricchio, C. (dir.) (1997). *A cancer source book for nurses* (7e éd.). Atlanta: American Cancer Society.

Wilkes, G.M., Ingwersen, K., et Burke, M.B. (1994). *Oncology nursing drug reference.* Boston: Jones and Bartlett Publishers.

16 LES TROUBLES DE LA FONCTION GASTRO-INTESTINALE

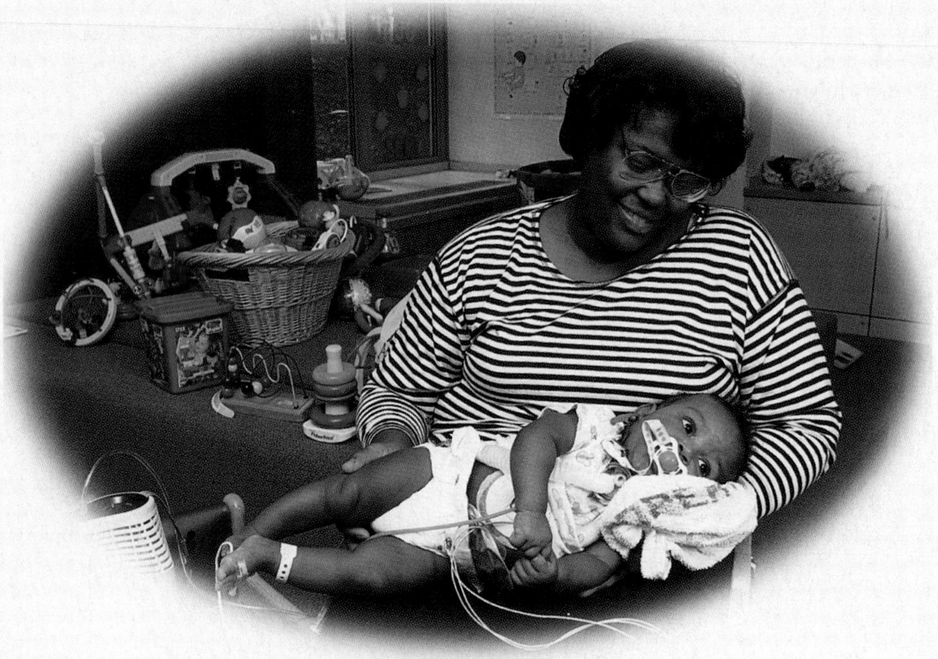

Jérôme est né prématurément, à 38 semaines d'une grossesse normale. Peu de temps après la naissance, on a diagnostiqué plusieurs anomalies gastro-intestinales, les plus graves étant une imperforation anale et une atrésie congénitale de l'œsophage (œsophage incomplet débouchant sur un cul-de-sac). Jérôme a subi deux interventions chirurgicales importantes dans la période postnatale immédiate. On a dû l'hospitaliser à plusieurs reprises pour traiter des infections et des déséquilibres électrolytiques, lui apporter un soutien nutritionnel et évaluer son état de santé.

Jérôme a maintenant 8 mois et il pèse 6,8 kg. Même s'il est essentiellement nourri par une alimentation entérale (gavage), il apprend à téter plus vigoureusement et on lui donne un biberon à intervalles réguliers. Le développement musculaire facilité par la succion va favoriser l'ingestion d'aliments et le développement du langage plus tard.

Au cours de la chirurgie correctrice pour son imperforation anale, une colostomie a été installée à Jérôme. On espère pouvoir la fermer quand Jérôme aura 2 ans et que sa fonction intestinale sera normale. Une infirmière spécialisée en stomie (stomothérapeute) rend visite à Jérôme à la maison et à l'hôpital pour évaluer les soins dont il a besoin.

La mère de Jérôme consacre tout son temps à prendre soin de son enfant. C'est elle qui s'occupe de la plus grande partie de son alimentation par gavage et prodigue les autres soins à domicile. Une infirmière des soins à domicile lui rend visite régulièrement et prévoit des services de répit pour lui permettre de se reposer. La mère de Jérôme a reçu de la documentation sur les stomies et a eu des conversations téléphoniques avec les membres d'un groupe de soutien aux stomisés. Ce contact lui est très utile. Il la tient au courant des innovations les plus récentes à propos des soins associés à la colostomie et lui permet de discuter de ce qu'elle ressent et de ce qui la préoccupe au sujet de Jérôme.

OBJECTIFS

Après l'étude de ce chapitre, vous serez en mesure de :

- Établir les différences significatives entre le système gastro-intestinal de l'adulte et celui de l'enfant ;
- Comparer et distinguer les anomalies structurales causant un dysfonctionnement du système gastro-intestinal ;
- Décrire les soins infirmiers à l'enfant présentant une fissure labiale et/ou une fente palatine ;
- Formuler l'enseignement à donner aux parents d'un enfant hospitalisé pour la correction d'une fissure labiale quant aux soins à l'enfant après son congé de l'hôpital ;
- Décrire les manifestations cliniques des diverses anomalies structurales causant une obstruction gastro-intestinale, ainsi que le traitement médical et les soins infirmiers aux enfants présentant ces anomalies ;
- Décrire les soins à apporter à l'enfant présentant une hernie ombilicale ou diaphragmatique ;
- Discuter de la collecte des données et des soins infirmiers auprès des enfants atteints d'une maladie inflammatoire du système gastro-intestinal ;
- Discuter des conséquences d'une stomie sur la croissance et le développement d'un adolescent ;
- Décrire les soins infirmiers à l'enfant présentant un trouble de la motilité ;
- Décrire le mode de transmission et les manifestations cliniques des parasites intestinaux les plus courants ;
- Énoncer les conseils préventifs à donner aux parents de l'enfant présentant un trouble d'alimentation ou de malabsorption ;
- Discuter de la collecte des données et des soins infirmiers à l'enfant présentant un trouble hépatique ;
- Reconnaître les effets des agents toxiques courants et décrire le traitement à apporter aux enfants empoisonnés par ces produits ;
- Discuter des blessures abdominales courantes pouvant survenir chez les enfants.

« J'étais si inquiète lorsque Jérôme est né. Il avait tellement de problèmes ! Maintenant, il grandit et se porte plutôt bien. Le voir sourire est un grand bonheur. J'ai hâte qu'il mange tout seul. »

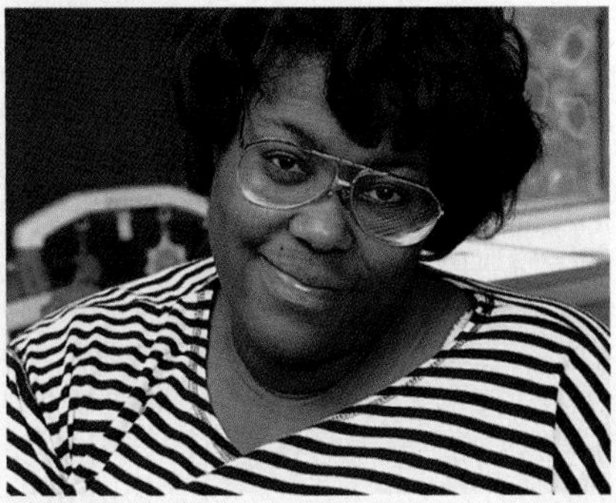

VOCABULAIRE

- **Cholestase** Diminution ou arrêt de l'écoulement de la bile.
- **Constipation** Défécation difficile et irrégulière, et expulsion de selles dures et déshydratées.
- **Désamination** Retrait d'un groupement amine d'un composé organique.
- **Diarrhée** Expulsion fréquente de selles anormalement liquides.
- **Gluconéogenèse** Formation de glycogène à partir de substances non glucidiques, comme des protéines ou des lipides.
- **Hernie** Protubérance ou projection d'un organe ou d'une partie d'un organe à travers la paroi musculaire de la cavité qui le contient normalement.
- **Hémorragie occulte** Très petite quantité de sang que l'on voit uniquement au microscope ou lors d'une analyse chimique.
- **Péristaltisme** Mouvement musculaire progressif ressemblant à une vague qui se produit involontairement dans le système gastro-intestinal.
- **Stomie** Ouverture abdominale artificielle dans le canal urinaire ou gastro-intestinal qui permet l'évacuation de l'urine ou des matières fécales.
- **Vomissements en jet** Vomissements qui se traduisent par l'éjection du contenu de l'estomac avec une grande force. Également appelés vomissements en fusée.

Quelles sont les causes des anomalies structurales, comme l'atrésie congénitale de l'œsophage et l'imperforation anale ? De quels soins particuliers Jérôme a-t-il besoin pour grandir et se développer pendant que les anomalies dont il souffre sont traitées ? Dans ce chapitre, nous abordons les soins à donner aux nourrissons qui, tout comme Jérôme, souffrent d'anomalies structurales et aux autres enfants atteints de troubles courants du fonctionnement gastro-intestinal.

Par l'entremise du système gastro-intestinal, l'enfant ingère et absorbe les aliments et les liquides nécessaires au maintien de la vie et à la croissance. La plupart des troubles gastro-intestinaux se caractérisent par des symptômes à court terme qui ont des répercussions sur la nutrition et l'équilibre liquidien pendant une courte période seulement. Certains troubles ou malformations graves entraînent des complications qui empêchent une nutrition optimale et une croissance adéquate. Dans ce chapitre, nous abordons certains des troubles gastro-intestinaux courants chez les enfants. (Se reporter au chapitre 9 traitant des déséquilibres hydro-électrolytiques qui peuvent accompagner les troubles gastro-intestinaux.)

Les troubles gastro-intestinaux peuvent provenir d'une malformation congénitale, d'une maladie acquise, d'une infection ou d'une blessure. Les problèmes structuraux peuvent se produire lorsque le développement est perturbé ou qu'il cesse au cours du premier trimestre de la grossesse. Comme différentes parties du système gastro-intestinal se développent à ce moment-là, il n'est pas rare que les nouveau-nés souffrant de malformations structurales du système gastro-intestinal en présentent plusieurs à la fois, tout comme Jérôme, l'enfant dont on expose le cas dans la capsule d'ouverture de ce chapitre. Les infections peuvent provoquer une augmentation ou une diminution de la motilité et empêcher une absorption adéquate des nutriments. L'interruption ou la destruction du système gastro-intestinal peut aussi provenir d'un traumatisme ou de l'ingestion de substances corrosives. Tout au long de ce chapitre, vous devrez vous rappeler qu'une interruption ou un dysfonctionnement du système gastro-intestinal réduit la capacité du corps de se procurer des nutriments et, par conséquent, compromet la croissance.

► PARTICULARITÉS ANATOMIQUES ET PHYSIOLOGIQUES DE L'ENFANT

Même si le fœtus tète et avale pendant qu'il est dans l'utérus, et ingère du liquide amniotique, son système gastro-intestinal est encore immature à la naissance. Le processus d'absorption et d'excrétion commence après la naissance puisque le rôle du placenta consiste à alimenter le fœtus en nutriments et à éliminer les déchets. La succion est un réflexe primitif qui se produit lorsqu'on effleure les lèvres ou les joues. Le nourrisson n'a pas de contrôle volontaire sur sa déglutition avant l'âge de 6 semaines.

La capacité de l'estomac du nouveau-né est assez restreinte mais sa motilité intestinale (**péristaltisme**) est supérieure à celle d'un enfant plus âgé. Ces caractéristiques expliquent le besoin du nouveau-né de boire fréquemment de petites quantité de lait maternel ou maternisé de même que la fréquence accrue et la consistance plus liquide de ses selles. Comme ils ont un sphincter œsophagien inférieur (cardia) immature, les nouveau-nés régurgitent souvent de petites quantités de lait maternel ou maternisé.

CROISSANCE ET DÉVELOPPEMENT

La capacité de l'estomac augmente chez le jeune enfant :

Âge	Capacité (mL)
Nouveau-né	10-20
1 semaine	30-90
2-3 semaines	75-100
1 mois	90-150
3 mois	150-200
1 an	210-360
2 ans	500

La digestion a lieu dans le duodénum. Les nouveau-nés et les nourrissons ont plusieurs enzymes en faible quantité : l'amylase (qui digère les glucides), la lipase (qui améliore l'absorption des lipides et la trypsine (qui catabolise les protéines en polypeptides et en certains acides aminés). En général, ces enzymes ne sont pas suffisamment nombreuses avant l'âge de 4 à 6 mois pour pouvoir faciliter la digestion. C'est pourquoi les gaz provoquent souvent une distension abdominale.

Le fonctionnement du foie est également immature. Quelques semaines après la naissance, le foie est en mesure de conjuguer la bilirubine et d'excréter de la bile. Le processus de la **gluconéogenèse** (formation de glycogène à partir de substances non glucidiques), la formation de protéines plasmatiques et de cétone, le stockage des vitamines et la **désamination** (retrait d'un groupement d'amine d'un composé organique) demeurent immatures tout au long de la première année de vie.

Dès la deuxième année de vie, le développement des processus digestifs est quasiment terminé. La capacité de l'estomac augmente et permet une alimentation comprenant trois repas par jour. À peu près en même temps, la myélinisation de la moelle épinière s'achève et l'enfant est capable de contrôler ses fonctions d'élimination.

► ANOMALIES STRUCTURALES

Les anomalies structurales peuvent concerner une ou plusieurs régions du système gastro-intestinal. Ces anomalies surviennent lorsque la croissance et le développement des structures fœtales sont interrompues au cours du premier trimestre de grossesse. Les structures peuvent rester incomplètes, ce qui provoque une atrésie (absence ou fermeture d'un orifice normal du corps), une malposition, une non-fermeture ou d'autres anomalies.

FISSURE LABIALE ET FENTE PALATINE

La fissure labiale et la fente (ou fissure) palatine sont deux malformations faciales distinctes qui peuvent se produire séparément ou ensemble (figure 16-1). Au Canada, l'incidence de la fissure labiale et de la fente palatine est de 17,7 pour 10 000 naissances[1]. Cette anomalie est plus courante chez les Asiatiques et les Amérindiens et moins courante chez les Afro-Américains. Chacune de ces malformations présente des degrés divers de gravité.

Manifestations cliniques

Une fissure labiale est visible à la naissance. Il peut s'agir d'une simple échancrure du vermillon de la lèvre ou d'une séparation complète s'étendant au plancher nasal.

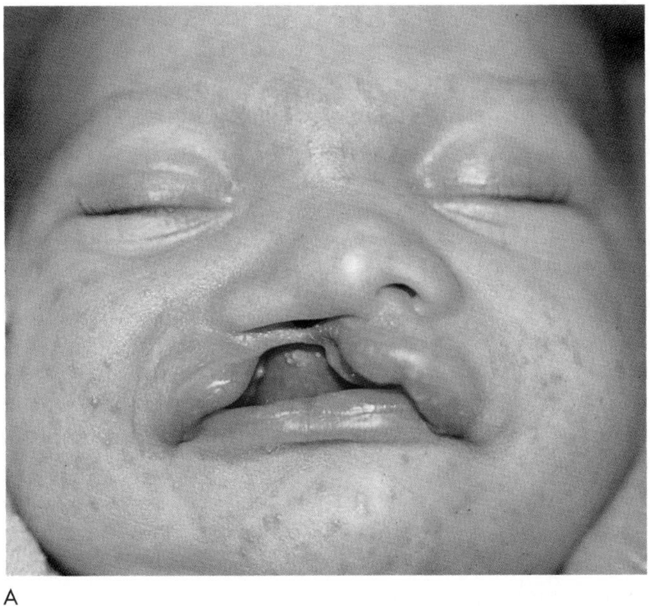

A

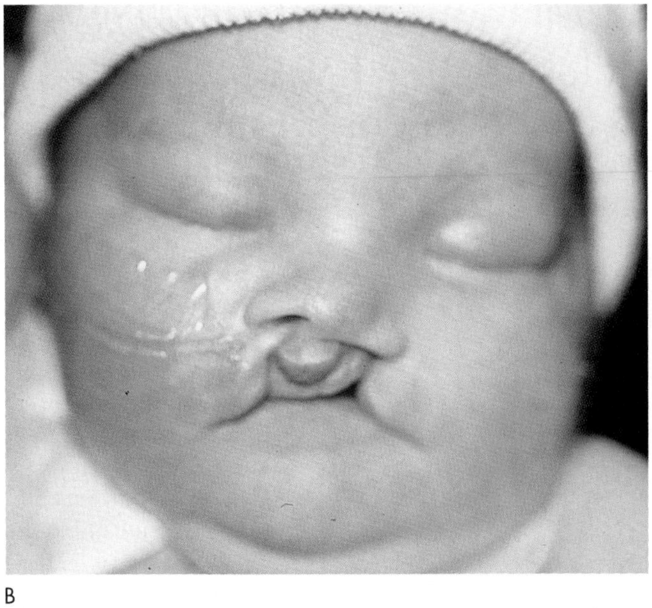

B

FIGURE 16-1. A, Fissure labiale unilatérale. B, Fissure labiale bilatérale.
Avec l'aimable autorisation du Dr Elizabeth Perterson.

Cette anomalie peut être unilatérale ou bilatérale et survenir seule ou se combiner à une fente palatine. Dans ce dernier cas, on peut parler d'une fissure labiopalatine. Il peut aussi y avoir différents degrés de malformation nasale.

Les fentes palatines sont moins visibles en l'absence de fissure labiale et ne sont pas toujours détectées à la naissance. Les fentes de la voûte palatine (palais dur) forment une ouverture continue entre la bouche et la cavité nasale. Les fentes palatines peuvent être unilatérales ou bilatérales et toucher uniquement le voile du palais (palais mou), ou bien le voile du palais ainsi que la voûte palatine.

RECHERCHE

Des suppléments d'acide folique pendant la grossesse diminuent l'incidence des malformations du tube neural. Les avantages de ces suppléments pour les femmes qui ont l'intention d'avoir un bébé semblent être appuyés par une étude récente portant sur 891 nourrissons et leur mère, réalisée en Californie. Selon les chercheurs, les femmes qui ont pris des multivitamines contenant de l'acide folique dans la période entourant la conception présentaient un risque de 25 à 50 % moins élevé d'avoir un enfant souffrant de malformations buccofaciales[3].

Étiologie et physiopathologie

Une fissure labiale avec ou sans fente palatine résulte d'une absence de soudure des bourgeons maxillaires et prémaxillaires pendant la sixième semaine de grossesse. Normalement, la fusion de la lèvre supérieure est terminée vers la septième semaine de grossesse. La fusion du palais secondaire (composé de la voûte palatine et du voile du palais) a lieu entre la septième et la douzième semaine de grossesse. La langue joue un rôle dans le processus de migration du palais vers la position horizontale. En effet, pendant une courte période, la langue sépare les apophyses palatines, et si elle ne peut pas se déplacer vers le bas au moment voulu, les apophyses palatines ne se souderont pas.

Le développement intra-utérin de la voûte palatine et du voile du palais est terminé au cours du premier trimestre de grossesse. Durant cette période, d'autres organes importants se développent. Des malformations congénitales, comme une fistule trachéo-œsophagienne, une omphalocèle, la trisomie 13 et des dysplasies du squelette, sont associées à une fissure labiale et à une fente palatine dans 20 à 30 % des cas. On enregistre une incidence accrue de ces malformations dans les familles ayant des antécédents de fissure labiale ou de fente palatine. On pense qu'il y a à cela plusieurs causes, notamment une combinaison de facteurs environnementaux et génétiques[2].

Examens diagnostiques et traitement médical

En général, on diagnostique la fissure labiale et la fente palatine à la naissance ou pendant l'examen physique initial du nouveau-né. Le traitement médical exige les efforts combinés d'une équipe multidisciplinaire. Comme le langage, l'audition et la dentition peuvent être affectés par ces anomalies, des soins coordonnés par des spécialistes en chirurgie plastique, en médecine dentaire, en audiologie et en orthophonie sont nécessaires[2].

La fissure labiale se répare habituellement vers l'âge de 2 à 4 mois (figure 16-2). La lèvre est suturée, et on installe une barre de Logan (une barre mince et arquée que l'on fixe sur les joues avec du ruban adhésif), un autre dispositif de stabilisation ou encore un pansement pour éviter toute tension sur les points de suture. Après avoir pratiqué la chirurgie, on restreint les mouvements des coudes (à l'aide de manchettes) pour éviter la flexion et empêcher ainsi l'enfant de porter les mains à sa bouche (se reporter à l'annexe A). Pour éviter que le nourrisson abîme les points de suture en pleurant, on lui administre des médicaments pour réduire ses pleurs.

Une fermeture chirurgicale précoce de la lèvre permet au nourrisson de mieux saisir la tétine ou le mamelon pour s'alimenter. Le mouvement de succion renforce les muscles nécessaires au langage. Des dispositifs spéciaux d'alimentation, comme des tétines plus longues avec un orifice plus gros, pourront permettre de répondre aux besoins nutritionnels du nouveau-né et du nourrisson avant la correction chirurgicale. On peut agrandir l'orifice d'une tétine ordinaire en faisant une petite fente ou une croix (à l'aide de ciseaux pointus ou d'une lame chirurgicale).

Le moment idéal pour réparer la fente palatine suscite des controverses et dépend de la taille et de la gravité de la fente. La plupart des chirurgiens procèdent à la fermeture lorsque l'enfant a entre 12 et 18 mois, ce qui protège la formation des bourgeons dentaires et permet à l'enfant d'acquérir des habitudes de langage plus proches de la normale.

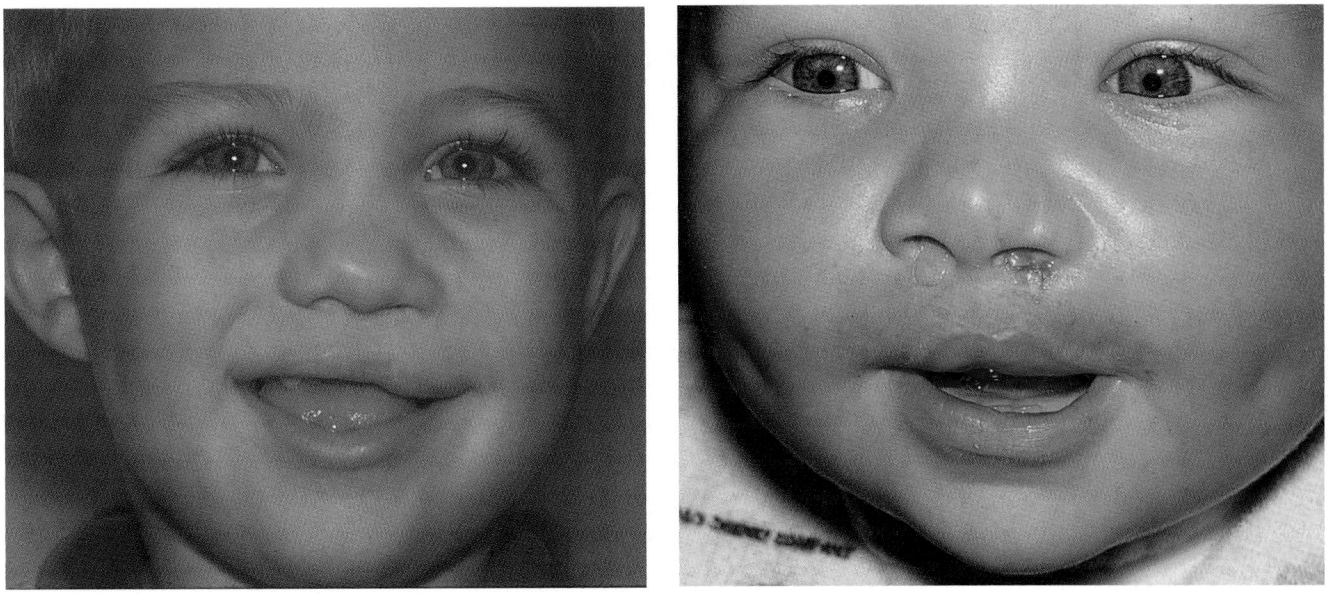

A B

FIGURE 16-2. A, Fissure labiale unilatérale corrigée (voir figure 16-A1). B, Fissure labiale bilatérale corrigée (voir figure 16-1B).
Avec l'aimable autorisation du Dr Elizabeth Peterson.

Les nourrissons souffrant d'une fissure labiale et/ou d'une fente palatine sont davantage sujets aux otites moyennes récurrentes, et ce à cause d'un dysfonctionnement de la trompe d'Eustache qui entraîne un drainage inadéquat de l'oreille moyenne. Ces otites récurrentes peuvent provoquer une cicatrisation du tympan (un épaississement de la membrane tympanique) et, par conséquent, une perte auditive. On doit prescrire une antibiothérapie pour traiter les infections qui pourraient mener à une infection de l'oreille. Les problèmes auditifs, fréquents chez les nourrissons souffrant d'otites moyennes récurrentes, peuvent interférer avec l'acquisition du langage. Ces nourrissons ont besoin d'une intervention précoce et continue pour prévenir les complications. (Se reporter au chapitre 18 pour les soins à apporter à l'enfant souffrant d'otites moyennes récurrentes.) L'enfant dont la fente palatine a été réparée aura besoin de soins en orthodontie. Des visites précoces permettront d'évaluer l'éruption dentaire et la nécessité d'un travail ultérieur d'orthodontie.

Collecte des données

Données physiologiques

Une fissure labiale est visible à la naissance. Une fente palatine est habituellement détectée lors de l'examen physique initial du nouveau-né, en palpant la voûte palatine avec le doigt. S'il y a une fente palatine, l'infirmière palpera une ouverture uniforme entre la bouche et la fosse nasale. Dans ce cas, le bébé sera incapable de téter car il ne pourra pas créer une pression négative dans sa bouche. Généralement, il est capable d'avaler sans problème. Une description du siège et de l'étendue de la malformation aidera l'infirmière à déterminer la méthode d'alimentation appropriée.

Données psychosociales

L'évaluation des réactions de la famille fait partie intégrante de la collecte des données globale de l'infirmière. Les malformations physiques, surtout au visage, peuvent affecter considérablement les parents. Une malformation mal corrigée peut entraîner le développement d'une faible estime de soi chez l'enfant plus âgé. Évaluez le niveau de développement de l'enfant et ses interactions sociales avec ses pairs.

PLAN DE SOINS INFIRMIERS

LE NOUVEAU-NÉ/NOURRISSON ATTEINT D'UNE FISSURE LABIALE ET/OU D'UNE FENTE PALATINE

OBJECTIF	INTERVENTION	JUSTIFICATION	RÉSULTAT ESCOMPTÉ

Soins préopératoires

1. Risque d'aspiration (lait maternel, lait maternisé ou mucus) relié à une malformation anatomique

OBJECTIF	INTERVENTION	JUSTIFICATION	RÉSULTAT ESCOMPTÉ
Le nouveau-né/nourrisson ne connaîtra ni haut-le-cœur, ni épisode d'aspiration.	• Évaluer l'état respiratoire et surveiller les signes vitaux au moins toutes les 2 heures.	• Permet de détecter rapidement les problèmes respiratoires.	Le nouveau-né/nourrisson ne présente aucun signe de détresse respiratoire.
	• Placer l'enfant sur le côté lorsqu'il a fini de boire.	• Évite l'aspiration après le boire.	
	• Alimenter l'enfant lentement et utiliser du matériel adapté, si nécessaire.	• Facilite l'ingestion tout en réduisant les risques d'aspiration.	
	• Faire passer régulièrement les rots à l'enfant (après chaque portion de 15 à 30 mL de liquide).	• Prévient la régurgitation et l'aspiration.	
	• Alimenter l'enfant en position verticale (assise).	• Réduit le passage des aliments dans la fissure labiale et/ou la fente palatine.	
	• Garder au chevet le matériel d'aspiration et une poire d'aspiration.	• Il faudra peut-être pratiquer une aspiration pour retirer le lait ou le mucus.	

2. Stratégies d'adaptation familiale inefficaces reliées à la naissance d'un enfant atteint d'une malformation visible et/ou structurale

OBJECTIF	INTERVENTION	JUSTIFICATION	RÉSULTAT ESCOMPTÉ
Les parents commencereront à établir des liens d'attachement avec le nouveau-né/nourrisson.	• Aider les parents à prendre le nouveau-né/nourrisson dans leurs bras et faciliter le processus d'alimentation.	• Le contact est essentiel pour favoriser le processus d'attachement.	Les parents prennent l'enfant dans leurs bras, le réconfortent et lui manifestent de l'intérêt.
	• Souligner les caractéristiques positives du nouveau-né/nourrisson (cheveux, yeux, vivacité, etc.).	• Aider les parents à considérer l'enfant en tant que personne à part entière plutôt que de se concentrer sur la malformation.	
	• Expliquer l'intervention chirurgicale et le résultat escompté. Montrer des photos de correction de la fissure labiale chez d'autres enfants.	• Supprimer les facteurs inconnus permet de réduire l'anxiété.	
Les mécanismes d'adaptation de la famille seront optimaux. Les parents verbaliseront sur ce qu'ils ressentent quant à la nature et aux séquelles de la malformation.	• Évaluer les connaissances des parents sur cette malformation, leur niveau d'anxiété et de malaise ainsi que les relations interpersonnelles au sein de la famille.	• Permet de déterminer le bon moment et la quantité d'informations à donner sur la malformation de l'enfant.	Les mécanismes d'adaptation de la famille s'améliorent avant le congé de l'hôpital.

PLAN DE SOINS INFIRMIERS
LE NOUVEAU-NÉ/NOURRISSON ATTEINT D'UNE FISSURE LABIALE ET/OU D'UNE FENTE PALATINE *(suite)*

OBJECTIF	INTERVENTION	JUSTIFICATION	RÉSULTAT ESCOMPTÉ
2. Stratégies d'adaptation familiale inefficaces reliées à la naissance d'un enfant atteint d'une malformation visible ou structurale (suite)			
	• Explorer les réactions des membres de la famille élargie.	• La famille élargie est une source importante de soutien pour la plupart des parents d'un nouveau-né. Les membres de la famille peuvent souvent participer à l'acceptation de la situation et au respect du traitement.	
	• Donner la possibilité aux parents de cohabiter avec l'enfant.	• Permet aux parents d'établir des liens d'attachement plus profonds.	
	• Encourager les parents à participer aux soins (prendre l'enfant dans leurs bras, le changer de couche, le nourrir).	• La participation aux soins de l'enfant réduit l'anxiété et donne un but bien précis aux parents.	
	• Informer les parents sur l'étiologie de la fissure labiale et/ou de la fente palatine, et sur les besoins particuliers des nouveau-nés/nourrissons qui en sont atteints. Les encourager à poser des questions.	• Une information concrète donne aux parents le temps de comprendre la malformation et réduit leur sentiment de culpabilité.	
	• Diriger les parents vers les ressources disponibles, leur présenter des parents d'enfant ayant le même type de malformation.	• Les ressources offrent la possibilité aux parents d'exprimer leurs sentiments et leurs préoccupations, de rencontrer des parents ayant les mêmes préoccupations et d'avoir accès à des renseignements supplémentaires.	
3. Déficit nutritionnel: Apport nutritionnel inférieur aux besoins métaboliques relié à l'incapacité du nouveau-né/nourrisson de téter correctement			
Le nouveau-né/nourrisson prendra du poids régulièrement.	• Évaluer quotidiennement l'apport en liquides et en énergie. Peser quotidiennement le bébé (même balance, même heure; le bébé doit être complètement nu).	• Permet de calculer objectivement si le bébé consomme suffisamment d'énergie pour promouvoir sa croissance. L'utilisation de la même balance et de la même méthode pour peser le bébé permet de surveiller l'évolution du poids.	L'apport nutritionnel du nouveau-né/nourrisson est adéquat. Le nouveau-né/nourrisson prend du poids comme il se doit.

Suite…

PLAN DE SOINS INFIRMIERS
LE NOUVEAU-NÉ/NOURRISSON ATTEINT D'UNE FISSURE LABIALE ET/OU D'UNE FENTE PALATINE *(suite)*

OBJECTIF	INTERVENTION	JUSTIFICATION	RÉSULTAT ESCOMPTÉ
3. Déficit nutritionnel: Apport nutritionnel inférieur aux besoins métaboliques relié à l'incapacité du nouveau-né/nourrisson de téter correctement (suite)			
	• Observer tout signe de problème respiratoire.	• Tout symptôme de problème respiratoire va avoir des répercussions sur la capacité du nouveau-né/nourrisson de téter. L'enfant doit être alimenté uniquement s'il ne présente aucun signe de détresse respiratoire.	
	• Donner 420 à 630 kJ/kg/jour et 100-130 mL/kg/jour d'aliments et de liquides. Si le bébé a besoin de plus d'énergie pour sa croissance, il faut consulter une nutritionniste. Il existe sur le marché des laits maternisés dont la concentration en énergie par millilitre est plus élevée sans que le volume des liquides ne soit modifié.	• Fournit la quantité optimale d'énergie et de liquides nécessaire pour la croissance et l'hydratation.	
	• Faciliter l'allaitement maternel.	• Le lait maternel est recommandé comme étant ce qu'il y a de meilleur pour le nouveau-né/nourrisson. L'allaitement contribue à renforcer les liens d'attachement entre la mère et le bébé.	
	• Lorsque le bébé est allaité, le tenir en position semi-assise.	• La déglutition est plus facile et réduit les retours de liquides par le nez.	
	• Informer la mère sur l'allaitement maternel du nouveau-né/nourrisson ayant une fissure labiale et/ou une fente palatine : le sein de la mère peut combler le vide créé par la fissure labiale. Si nécessaire, la mère peut obturer la fissure labiale avec son doigt. Si la fissure labiale est unilatérale, placer le mamelon du côté opposé à la fissure. Si la fissure labiale est bilatérale, placer l'enfant face à la mère. Provoquer le réflexe d'éjection du lait avant d'allaiter.	• De l'information et des suggestions spécifiques peuvent encourager la mère à persister à allaiter son enfant. Il est plus difficile d'allaiter un enfant souffrant d'une fissure labiale ou palatine, la mère aura donc besoin d'un soutien important. L'allaitement maternel d'un enfant atteint d'une fissure labiale et d'une fente palatine est encore plus difficile.	

PLAN DE SOINS INFIRMIERS
LE NOUVEAU-NÉ/NOURRISSON ATTEINT D'UNE FISSURE LABIALE ET/OU D'UNE FENTE PALATINE *(suite)*

OBJECTIF	INTERVENTION	JUSTIFICATION	RÉSULTAT ESCOMPTÉ
3. Déficit nutritionnel: Apport nutritionnel inférieur aux besoins métaboliques relié à l'incapacité du nouveau-né/nourrisson de téter correctement (suite)			
	Si l'enfant présente une fente palatine, la mère devra tenir son sein pour le mettre dans la bouche de l'enfant et le maintenir en place tout au long du boire, car l'enfant ne pourra le faire de lui-même. La tâche peut être facilitée en tenant la mâchoire et le menton du bébé pendant le boire.		
	• Communiquer avec la Ligue La Leche pour obtenir le nom d'une personne-ressource (se reporter à l'annexe G).	• La Ligue La Leche encourage l'allaitement maternel de tous les nouveau-nés/nourrissons. Elle peut proposer l'assistance de femmes expérimentées qui apporteront du soutien à la nouvelle maman.	
	• Si la mère n'est pas en mesure d'allaiter (ou préfère ne pas le faire), commencer à donner le biberon. Si elle le désire, la mère peut tirer son lait et le donner à son enfant au moyen d'un biberon.	• Permet à la mère qui n'est pas en mesure d'allaiter de faire profiter son enfant des avantages du lait maternel.	
	• Si le bébé boit au biberon, le maintenir en position verticale (assise) ou semi-assise.	• Facilite la déglutition et réduit la quantité de liquide qui passe par le nez.	
	• Placer la tétine contre l'intérieur de la joue, vers l'arrière de la langue. Il faudra peut-être utiliser une tétine pour prématurés (légèrement plus longue et plus souple que les tétines ordinaires et à l'orifice plus grand) ou un alimentateur Brecht (biberon ovale muni d'une longue tétine souple).	• L'utilisation de tétines plus longues et plus souples facilite la succion pour le nouveau-né/nourrisson. Un alimentateur Brecht réduit la pression dans le biberon et laisse le lait maternisé ou maternel couler plus facilement.	
	• Donner de petites quantités lentement.	• De petites quantités ne fatiguent pas le nouveau-né/nourrisson aussi rapidement que des quantités plus importantes administrées à un rythme plus rapide. Elles réduisent aussi la dépense énergétique pendant le boire.	

Suite...

PLAN DE SOINS INFIRMIERS

LE NOUVEAU-NÉ/NOURRISSON ATTEINT D'UNE FISSURE LABIALE ET/OU D'UNE FENTE PALATINE *(suite)*

OBJECTIF	INTERVENTION	JUSTIFICATION	RÉSULTAT ESCOMPTÉ

3. Déficit nutritionnel: Apport nutritionnel inférieur aux besoins métaboliques relié à l'incapacité du nouveau-né/nourrisson de téter correctement (suite)

OBJECTIF	INTERVENTION	JUSTIFICATION	RÉSULTAT ESCOMPTÉ
	• Faire passer régulièrement les rots au nouveau-né/nourrisson, après lui avoir donné de 15 à 30 mL de lait.	• Des rots fréquents évitent l'accumulation d'air dans l'estomac, qui pourrait provoquer régurgitation ou vomissements.	
	• Procéder à une alimentation par sonde nasogastrique si le nouveau-né/nourrisson n'est pas en mesure d'ingérer suffisamment de kilojoules par la bouche.	• Il faut maintenir une nutrition adéquate. L'alimentation par sonde d'alimentation (gavage) permet au nouveau-né/nourrisson qui a de la difficulté à se nourrir par voie orale de bénéficier d'un apport alimentaire suffisant pour la croissance.	

Soins postopératoires

1. Risque d'infection relié à une intervention chirurgicale et à l'accumulation de lait maternel ou maternisé et de sécrétions dans la cavité buccale

OBJECTIF	INTERVENTION	JUSTIFICATION	RÉSULTAT ESCOMPTÉ
Les muqueuses du nourrisson guériront sans infection.	• Évaluer les signes vitaux toutes les 2 heures.	• Une température élevée peut être signe d'infection.	Le nourrisson n'a pas d'infection de la cavité buccale. Les tissus restent intacts et roses.
	• Examiner la cavité buccale toutes les 2 heures, ou au besoin. Vérifier la sensibilité, les zones rouges, les lésions ou la présence de sécrétions.	• Permet de détecter les signes d'infection.	
	• Nettoyer les points de suture avec une solution saline normale (NaCl à 0,9 %) ou de l'eau stérile, selon l'ordonnance.	• Permet de réduire la quantité de bactéries.	
	• Nettoyer la région de la fissure en donnant de 5 à 15 mL d'eau au nourrisson après chaque boire.	• Prévient l'accumulation de glucides, qui favorise la croissance bactérienne.	
	• Si une croûte s'est formée, utiliser un coton-tige pour appliquer une solution de peroxyde diluée de moitié avec de l'eau.	• Contribue à ramollir la croûte et à l'enlever.	
	• Appliquer une crème antibiotique sur les points de suture, selon l'ordonnance.	• Contrecarre la croissance bactérienne.	
	• Se laver soigneusement les mains et utiliser des techniques stériles pour les soins des points de suture.	• Prévient la propagation de micro-organismes provenant d'autres sources.	

PLAN DE SOINS INFIRMIERS

LE NOUVEAU-NÉ/NOURRISSON ATTEINT D'UNE FISSURE LABIALE ET/OU D'UNE FENTE PALATINE *(suite)*

OBJECTIF	INTERVENTION	JUSTIFICATION	RÉSULTAT ESCOMPTÉ
2. Mode de respiration inefficace relié à l'anesthésie et à une augmentation des sécrétions			
Le nourrisson maintiendra un mode de respiration normal et efficace.	• Évaluer l'état respiratoire et surveiller les signes vitaux au moins toutes les 2 heures.	• Permet de détecter rapidement les problèmes respiratoires.	Le nourrisson ne présente aucun signe d'infection ou de problème respiratoire.
	• Installer un moniteur cardiorespiratoire, ou un moniteur d'apnée.	• Permet la détection précoce des respirations anormales et facilite une intervention rapide.	
	• Conserver au chevet le matériel d'aspiration et une poire d'aspiration. Si nécessaire, aspirer délicatement au niveau de l'oropharynx et du nasopharynx.	• Une succion délicate dégagera les voies respiratoires. Une succion trop vigoureuse peut irriter les muqueuses.	
	• Utiliser une humidité fraîche les premières 24 heures suivant l'opération, selon l'ordonnance.	• Humidifie les sécrétions pour en réduire l'accumulation dans les poumons. Humidifie la cavité buccale.	
	• Changer le nourrisson de position toutes les 2 heures.	• Assure l'expansion de tous les lobes pulmonaires.	
3. Altération de l'intégrité des tissus reliée à une correction chirurgicale de la fissure labiale et/ou de la fente palatine			
La lèvre et/ou le palais guériront en laissant une cicatrice discrète.	• Coucher uniquement sur le côté ou sur le dos le nourrisson dont la fissure labiale a été réparée.	• Si l'enfant opéré pour une fissure labiale est en position ventrale, il peut y avoir du frottement sur les points de suture. La position ventrale est adéquate pour l'enfant ayant subit une chirurgie réparatrice d'une fente palatine.	La lèvre et/ou le palais guérissent sans complication.
	• Utiliser une contention souple au niveau des coudes (manchettes). Retirer les contentions toutes les 2 heures puis les replacer. Ne pas laisser le nourrisson sans surveillance lorsqu'il n'est pas sous contention.	• Évite que le nourrisson touche au siège de l'intervention avec les mains. Le retrait régulier des contentions permet à l'enfant de bouger ses bras, de le soulager de ces contraintes, de vérifier la peau et les signes neurovasculaires.	
	• Laisser la barre de métal (barre de Logan) ou les Steri-Strips sur la correction de la fissure labiale.	• Maintient en place les points de suture et réduit la cicatrice.	
	• Éviter d'utiliser des ustensiles en métal ou les pailles après la réparation de la fente palatine.	• Ces objets risquent d'abîmer les points de suture.	

Suite…

PLAN DE SOINS INFIRMIERS
LE NOUVEAU-NÉ/NOURRISSON ATTEINT D'UNE FISSURE LABIALE ET/OU D'UNE FENTE PALATINE *(suite)*

OBJECTIF	INTERVENTION	JUSTIFICATION	RÉSULTAT ESCOMPTÉ
3. Altération de l'intégrité des tissus reliée à une correction chirurgicale de la fissure labiale et/ou de la fente palatine (suite)			
	• Administrer de façon régulière les médicaments contre la douleur au nourrisson pendant la période postopératoire immédiate. Demander aux parents de prendre l'enfant dans leurs bras et de le réconforter.	• Un bon soulagement de la douleur réduit les pleurs, qui peuvent provoquer une tension sur les points de suture. Permet d'approfondir les liens d'attachement avec l'enfant, le calme et réduit les pleurs.	
	• Proposer des activités correspondant au niveau de développement de l'enfant (mobile, musique).	• Tranquillise le nourrisson et lui permet de rester calme.	
4. Manque de connaissances (des parents) relié au diagnostic, au traitement, au pronostic et aux soins à domicile			
Avant le congé de l'hôpital, les parents connaîtront les soins à domicile à dispenser au nourrisson ayant une fissure labiale et/ou une fente palatine, et pourront les décrire.	• Expliquer les soins et le traitement (à court et à long terme). Décrire les complications éventuelles.	• Aide la famille qui a un enfant souffrant d'une malformation congénitale à faire face aux aspects physiques et psychologiques de la situation.	Les parents décrivent et démontrent avec précision les techniques d'alimentation permettant de faciliter la croissance optimale du nourrisson ; ils décrivent les interventions à pratiquer en cas de détresse respiratoire et emportent chez eux au moment du congé des instructions écrites.
	• Faire une démonstration des différentes techniques d'alimentation. Permettre aux parents de s'exercer et de faire une démonstration à l'infirmière avant le congé de l'hôpital.	• Donne des instructions visuelles. La démonstration faite par les parents confirme qu'ils ont bien acquis les connaissances nécessaires.	
	• Donner aux parents des instructions écrites pour le suivi des soins.	• Des instructions écrites renforcent les directives verbales et permettent de s'y référer après le congé de l'hôpital.	
	• Si possible, présenter les parents au médecin ou à l'infirmière qui dispensera à l'enfant les soins primaires là où il sera suivi après son congé de l'hôpital.	• La continuité des soins est importante. Puisque le nourrisson va exiger un suivi à long terme, un contact avec le professionnel de la santé qui le suivra sera utile.	

PLAN DE SOINS INFIRMIERS
LE NOUVEAU-NÉ/NOURRISSON ATTEINT D'UNE FISSURE LABIALE ET/OU D'UNE FENTE PALATINE *(suite)*

OBJECTIF	INTERVENTION	JUSTIFICATION	RÉSULTAT ESCOMPTÉ
5. Déficit nutritionnel: Apport nutritionnel inférieur aux besoins métaboliques relié à la chirurgie et aux difficultés d'alimentation			
Le nourrisson recevra un apport nutritionnel adéquat.	• Maintenir la perfusion intraveineuse, selon l'ordonnance.	• Fournit des liquides lorsque le nourrisson est NPO (venant du latin *nil per os,* qui signifie que la personne ne peut rien ingérer par voie orale ou entérale).	Le nourrisson reçoit un apport nutritionnel adéquat. Il reprend des habitudes alimentaires normales et prend du poids comme il se doit.
	• Commencer par des liquides clairs et donner ensuite du lait maternel ou maternisé dilué de moitié avec de l'eau, selon l'ordonnance.	• Garantit que les liquides et les nutriments sont adéquats.	
	• Utiliser une seringue Asepto ou un compte-gouttes dans la bouche.	• Évite de toucher les points de suture et d'accumuler du lait maternel ou maternisé dans cette région.	
	• Ne pas donner de sucette au nourrisson.	• La succion peut abîmer les points de suture.	
	• Donner des aliments mous, riches en énergie après la réparation de la fente palatine.	• Des aliments solides, des ustensiles et des pailles peuvent abîmer le siège de la chirurgie.	

Diagnostics infirmiers

Le plan de soins infirmiers présenté dans ces pages dresse la liste des diagnostics infirmiers courants pour le nouveau-né et le nourrisson souffrant d'une fissure labiale et/ou d'une fente palatine. Il existe aussi d'autres diagnostics, par exemple:

- Anxiété (des parents) reliée à la correction chirurgicale de la fissure labiale chez le nourrisson et au traitement à long terme;
- Mode d'alimentation inefficace du nouveau-né et du nourrisson relié à une succion inefficace et à une malformation;
- Risque de défaillance dans l'exercice du rôle d'aidant naturel relié aux soins à donner à un enfant atteint d'une affection chronique;
- Risque d'incapacité d'organiser et de maintenir le domicile relié à la malformation de l'enfant et à un soutien familial inadéquat.

Soins infirmiers

Les soins infirmiers sont les suivants: offrir du soutien à l'enfant et à la famille, dispenser des soins postopératoires, aider les parents à coordonner les soins et à maintenir un milieu familial sain et les référer aux professionnels de la santé concernés. Le plan de soins infirmiers présenté dans ces pages résume les soins infirmiers dont a besoin le nouveau-né ou le nourrisson souffrant d'une fissure labiale et/ou d'une fente palatine.

Offrir du soutien à l'enfant et à la famille

Les parents auront peut-être besoin d'aide pour considérer le nouveau-né ou le nourrisson comme une personne en tant que telle plutôt que de se concentrer uniquement sur sa malformation. Les infirmières peuvent aider les parents à établir des liens d'attachement avec l'enfant en leur expliquant la cause de la malformation structurale et la chirurgie corrective. Interagissez avec le nouveau-né ou le nourrisson et parlez-lui en présence de ses parents en soulignant ses caractéristiques positives, comme sa vivacité, la douceur de sa peau ou la rapidité de ses mouvements. Les parents ont tendance à se culpabiliser. Vous pouvez aussi les diriger vers une clinique spécialisée, notamment la Clinique de fissure palatine de l'Hôpital Sainte-Justine à Montréal ainsi que la Clinique des fentes labiopalatines de l'Hôpital de Montréal pour enfants. Les professionnels de la santé travaillant dans ces cliniques peuvent informer et aider les parents d'un enfant atteint d'une fissure labiale et/ou d'une fente palatine (se reporter à l'annexe G).

Les parents d'un enfant qui subit une intervention chirurgicale sont anxieux. Cette appréhension est exacerbée lorsqu'il s'agit d'un nourrisson. Pour réduire l'anxiété des parents, donnez-leur des explications claires et précises. Laissez-leur suffisamment de temps pour poser des questions. Encouragez-les à prendre le nourrisson dans leurs bras avant la chirurgie et à le dorloter.

Soins postopératoires

Dispensez des soins postopératoires généraux aux nourrissons. (Se reporter au plan de soins infirmiers pour le nouveau-né et le nourrisson souffrant d'une fissure labiale et/ou d'une fente palatine et au plan de soins infirmiers destiné à l'enfant qui subit une intervention chirurgicale, au chapitre 5.) Évaluez régulièrement les signes vitaux et dégagez les voies respiratoires du nourrisson. Mesurez les ingesta et les excreta. Lorsqu'on commence l'hydratation orale par des liquides clairs, on utilise généralement un compte-gouttes ou une seringue Asepto. Asseyez le nourrisson pour le nourrir afin d'éviter l'aspiration. Par la suite, donnez-lui du lait maternisé ou du lait maternel dilués de moitié avec de l'eau. Après chaque boire, nettoyez les points de suture avec de l'eau ou avec une solution saline normale (NaCl à 0,9 %) afin d'éviter l'accumulation de lait.

Il est important de maintenir les points de suture en place pour qu'ils guérissent. Couchez le nourrisson ayant subi une chirurgie correctrice d'une fissure labiale sur le dos ou sur le côté pour éviter que les points de suture soient en contact avec les draps. Pour ce qui est de l'enfant opéré pour une fente palatine, il n'y a pas de restriction liée à la position ventrale. Placez les coudes du bébé dans des contentions souples (manchettes) pour éviter qu'il ne touche ses points de suture (se reporter à l'annexe A). Laissez en tout temps le dispositif métallique ou les Steri-Strips sur l'incision. Appliquez une crème antibiotique sur l'incision. Administrez régulièrement des médicaments au nourrisson pour soulager la douleur et réduire les pleurs ainsi que la tension sur les points de suture. Après une chirurgie destinée à réparer une fente palatine, évitez d'utiliser des ustensiles métalliques ou des pailles, qui pourraient endommager le siège de la chirurgie.

CROISSANCE ET DÉVELOPPEMENT

Un nourrisson dont la fissure labiale a été réparée a besoin de stimulation et de distraction. Cette approche réduira ainsi les pleurs qui peuvent endommager les points de suture. Des jouets mous et colorés, des mobiles et d'autres objets attrayants sont tout indiqués. On peut aussi faire écouter de la musique au nourrisson pour le calmer.

Planifier le congé et enseigner à la famille les soins à domicile

Il faut déterminer les besoins en matière de soins à domicile et y répondre bien avant le congé de l'hôpital. Discutez de tous les aspects des soins du nourrisson avec les parents tout au long de l'hospitalisation et après l'intervention chirurgicale. Faites participer les parents aux soins du nourrisson afin qu'ils soient en mesure de les prodiguer facilement après le congé de l'hôpital et qu'ils puissent établir des liens d'attachement avec le bébé. Enseignez-leur les techniques d'alimentation, la façon de détecter les signes d'infection, la façon de coucher ou d'installer le nourrisson ainsi que les soins des points de suture. L'allaitement maternel est généralement possible pour le nourrisson. Il est parfois nécessaire de placer un dispositif dans la bouche du nouveau-né ou du nourrisson pour lui permettre de téter, ou encore d'utiliser des techniques d'allaitement modifiées. Il importe de spécifier qu'un bébé souffrant d'une fissure labiale et/ou d'une fente palatine peut prendre deux à trois fois plus de temps pour boire au sein qu'un autre bébé. Avec l'aide d'une infirmière spécialisée en allaitement maternel, qui apportera du soutien à la mère, et par l'essai de différentes méthodes, la mère finira par trouver la solution la plus appropriée pour elle et son bébé.

Le traitement, surtout au cours des premiers mois de vie, fait intervenir plusieurs professionnels de la santé. Les parents sont les mieux placés pour coordonner les soins à apporter à l'enfant. Encouragez-les à tenir un journal dans lequel ils consigneront la liste des professionnels qu'ils consultent ainsi que la teneur des discussions.

Enseignez aux parents la façon de prendre soin de leur enfant après le congé de l'hôpital. Si l'enfant a des frères et sœurs, insistez auprès des parents pour qu'ils fassent en sorte qu'ils accueillent l'enfant le mieux possible. La rivalité entre frères et sœurs peut être exacerbée lorsqu'un enfant reçoit plus d'attention que les autres. Rappelez aux parents qu'il est important de fixer des limites et de passer du temps avec chaque enfant. Déterminez si un soutien familial supplémentaire est nécessaire. Informez les parents sur les ressources, les médecins, les travailleurs sociaux et les services locaux qui peuvent contribuer à maintenir l'harmonie familiale.

Discutez des moyens d'empêcher le nourrisson de toucher aux points de suture. Apprenez aux parents comment emmailloter un nourrisson dans une couverture avec les bras à l'intérieur de la couverture. On peut aussi utiliser un porte-bébé qui se porte à l'avant afin d'immobiliser les bras. Ce type de porte-bébé présente des avantages supplémentaires : il permet de réconforter le nourrisson grâce à un contact avec le parent et de maintenir le nourrisson en position verticale, ce qui facilite l'alimentation de l'enfant.

Après une réparation chirurgicale, les parents doivent apprendre à nourrir leur bébé et à reconnaître les signes de complications (fièvre, vomissements, détresse respiratoire). Il peut être utile de les diriger vers un service de soins à domicile, tel que le Centre local de services communautaires (CLSC), qui leur apportera le soutien nécessaire. Encouragez les visites de suivi auprès de professionnels de la santé. L'enfant aura peut-être besoin d'autres évaluations, relatives au développement du langage, aux otites ou à une chirurgie plastique.

ATRÉSIE CONGÉNITALE DE L'ŒSOPHAGE ET FISTULE TRACHÉO-ŒSOPHAGIENNE

L'atrésie congénitale de l'œsophage est une malformation qui résulte du fait que l'œsophage ne réussit pas à se développer en tant que tube continu au cours des quatrième et cinquième semaines de gestation. L'atrésie congénitale de l'œsophage et la fistule trachéo-œsophagienne surviennent dans une naissance sur 3 000 ou 4 000[4].

Les symptômes, chez le nouveau-né, sont les suivants : salivation et bave excessives qui s'accompagnent souvent de cyanose, de suffocation, de toux, de détresse respiratoire et d'éternuements. Pendant qu'il boit, le nouveau-né a des retours de liquides par le nez et la bouche. L'aspiration fait courir au nouveau-né le risque d'une pneumonie par aspiration. Selon le type de malformation, l'enfant peut également présenter une distension abdominale parce que de l'air y demeure emprisonné.

Dans l'atrésie congénitale de l'œsophage, l'intestin antérieur (l'une des sections de l'intestin primitif chez le fœtus) ne parvient pas à s'allonger, ne se sépare pas et ne se soude pas en deux tubes parallèles (l'œsophage et la trachée). Au lieu de cela, l'œsophage se termine par un cul-de-sac ou se transforme en un sac rattaché à la trachée par une fistule (fistule trachéo-œsophagienne) (figure 16-3). L'atrésie congénitale de l'œsophage est souvent associée à un hydramnios (quantité anormalement élevée de liquide amniotique) au cours de la grossesse, parce que le liquide amniotique ne peut pas atteindre l'intestin du fœtus pour y être absorbé. Plus de la moitié des enfants atteints d'une atrésie congénitale de l'œsophage présentent des anomalies connexes, notamment des cardiopathies congénitales, des malformations du tractus

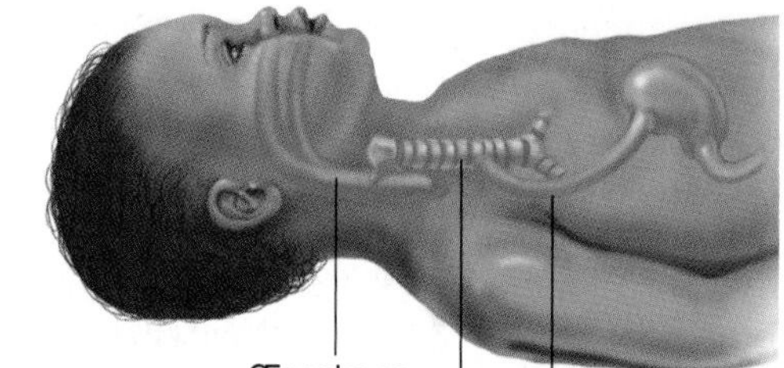

FIGURE 16-3. Dans la forme la plus courante d'atrésie congénitale de l'œsophage et de fistule trachéo-œsophagienne (environ 87 % des cas[5]), le segment supérieur (proximal) de l'œsophage se termine par un cul-de-sac relié à la trachée ; une fistule relie le segment inférieur (distal) à la trachée.

gastro-intestinal ou urinaire et des malformations musculosquelettiques. Jérôme, l'enfant dont nous décrivions le cas dans la capsule d'ouverture, souffre d'une atrésie congénitale de l'œsophage et d'une imperforation anale. Certaines aberrations chromosomiques, telles que le syndrome de Down (trisomie 21) peuvent également être associées à l'atrésie congénitale de l'œsophage.

Le diagnostic est habituellement confirmé de la façon suivante : lorsqu'on essaie de passer une sonde nasogastrique de calibre 5 ou 8 dans l'estomac de l'enfant, on rencontre une résistance dans la plupart des cas, et on ne peut introduire la sonde que sur une très courte distance. Une radiographie permet de déterminer des malformations spécifiques et les anomalies connexes. On procède à une échocardiographie et à une échographie de l'abdomen. Il faut aussi examiner attentivement les poumons. Un retard de diagnostic peut être fatal ; en effet, les liquides ou les sécrétions risquent de pénétrer dans les poumons. Il faut donc poser le diagnostic lors de l'examen physique du nouveau-né, avant toute tentative d'alimentation.

> **CONSEIL CLINIQUE**
>
> Lorsque vous utilisez une sonde nasogastrique de petit diamètre, des genres de gargouillements peuvent se produire lorsque la sonde se trouve dans l'œsophage ou dans le poumon. Pour vérifier l'emplacement de la sonde, il faut aspirer le contenu de l'estomac et en mesurer le pH.

En ce qui concerne le traitement, on insère un cathéter pour aspirer le cul-de-sac de l'œsophage et on commence l'administration d'antibiotiques et de liquides par voie intraveineuse. On opère dès que possible. La correction chirurgicale peut se faire en plusieurs étapes. La première étape consiste habituellement à ligaturer la fistule et à insérer une sonde de gastrostomie. Puis, dans la seconde étape, on relie les deux extrémités de l'œsophage (anastomose), dans la mesure du possible. Lorsqu'on ne peut pratiquer une anastomose, il faut laisser la sonde de gastrostomie en place pour nourrir l'enfant. On compte, au nombre des complications postopératoires possibles, le reflux gastro-œsophagien, l'aspiration et la formation de rétrécissements[2]. Le pronostic après une chirurgie est très bon pour un nouveau-né né à terme ne souffrant pas d'autres anomalies ni de détresse respiratoire grave (taux de survie de près de 100 %). Toutefois, si l'enfant est prématuré ou de faible poids ou encore qu'il souffre d'autres anomalies, les risques de complications sont plus élevés, ce qui assombrit le pronostic.

Soins infirmiers

L'atrésie congénitale de l'œsophage est une urgence chirurgicale. Si, contrairement à ce qu'il est dit plus haut, le diagnostic n'est pas posé avant le début de l'alimentation, l'infirmière doit être attentive au comportement du nouveau-né lors du premier boire. Après avoir débuté son boire sans problème, l'enfant, qui avale normalement, se met soudainement à tousser et à se débattre, et du liquide ressort par son nez et sa bouche (le liquide peut toutefois être aspiré dans les poumons). La détection de ces signes est la raison pour laquelle l'infirmière devrait toujours être présente lors du premier boire d'un enfant.

En période préopératoire, le nouveau-né doit faire l'objet d'une surveillance étroite et on doit intervenir de façon adéquate pour que les voies respiratoires restent perméables. Le matériel nécessaire pour l'aspiration des sécrétions doit être facilement disponible pour qu'on puisse retirer toutes sécrétions qui s'accumulent dans les voies respiratoires supérieures. Couchez le nouveau-né sur le dos et surélevez légèrement la tête du lit pour réduire l'aspiration des sécrétions dans la trachée. On utilise une succion continue ou intermittente pour retirer les sécrétions du cul-de-sac. On suspend l'alimentation par voie orale (NPO, venant du latin *nil per os*, qui signifie que la personne ne peut rien ingérer par voie orale ou entérale) et le nouveau-né est nourri par voie intraveineuse au moyen d'un cathéter introduit dans l'artère ombilicale.

Après la chirurgie, on maintient le drainage par la gastrostomie et on administre des liquides et des antibiotiques par voie intraveineuse. Il faut parfois avoir recours à une alimentation parentérale totale (APT) jusqu'à ce que l'alimentation orale ou par une sonde de gastrostomie soit tolérée. On commence généralement l'alimentation entérale par la sonde de gastrostomie entre les cinquième et septième jours postopératoires, et elle se poursuit jusqu'à la guérison complète de l'anastomose, soit entre les dixième et quatorzième jours postopératoires. L'alimentation par voie orale peut ensuite débuter. Habituellement, on donne de l'eau stérile à l'enfant lors de son premier boire et on s'assure qu'il est capable d'avaler sans s'étouffer. On peut ensuite passer au lait maternisé ou au lait maternel, en petites quantités fréquentes. On ne cesse pas les gavages par la sonde de gastrostomie tant que l'enfant ne peut pas boire des quantités suffisantes de lait maternel ou maternisé.

Tout comme en période préopératoire, il est essentiel de s'assurer que les voies respiratoires de l'enfant restent perméables. Des difficultés respiratoires liées à un œdème laryngé ou à un pneumothorax se joignent à la pneumonie comme complications respiratoires potentiellement mortelles. Autant en période préopératoire qu'en période postopératoire, il est important d'aviser le médecin de tout signe de difficultés respiratoires persistant malgré l'aspiration des sécrétions ou de toute détérioration de l'état respiratoire de l'enfant.

Les parents ont besoin de soutien tout au long de l'hospitalisation du bébé. Toutes les interventions doivent leur être expliquées clairement. Encouragez les parents à créer des liens d'attachement avec l'enfant en le caressant et en lui parlant. Le fait de provoquer les questions et de permettre aux parents de participer aux soins du bébé, surtout en ce qui concerne les soins liés à l'alimentation (lorsque cela est autorisé), peut favoriser l'attachement que les parents témoignent pour leur enfant et les préparer aux soins qu'ils devront lui donner après le congé de l'hôpital.

De façon générale, le congé de l'hôpital est accordé lorsque l'alimentation de l'enfant se fait uniquement par voie orale. Toutefois, dans certains cas, par exemple lorsqu'une anastomose de l'œsophage a été impossible, la sonde de gastrostomie est encore en place lors du congé (figure 16-4). (Se reporter à l'annexe A pour les soins

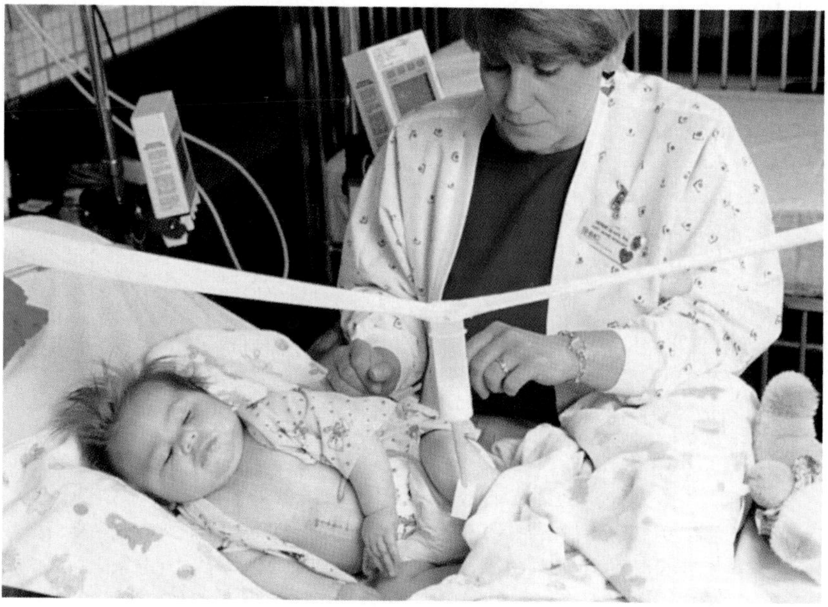

FIGURE 16-4. On utilise une sonde de gastrostomie pour nourrir l'enfant souffrant d'un trouble gastro-intestinal, comme une atrésie congénitale de l'œsophage. Ici, le gavage est administré par gravité. Le gavage peut également se faire à l'aide d'une pompe d'alimentation entérale.

à donner à l'enfant ayant une sonde de gastrostomie.) Dans ce cas, enseignez aux parents les soins associés à une sonde de gastrostomie ainsi que la méthode d'alimentation entérale nécessaire pour l'enfant. Indiquez-leur la façon de détecter les signes d'infection et de prévenir les complications postopératoires (tableau 16-1).

TABLEAU 16-1 Enseignement aux parents : soins à domicile d'un enfant nécessitant une alimentation entérale (gavage) au moyen d'une sonde de gastrostomie et soins connexes

Matériel

Solution entérale préparée conformément à l'ordonnance ; pompe d'alimentation entérale ; contenant à gavage et tubulure adaptée à la pompe ; seringue munie d'un long embout ou ajout d'un adaptateur (la seringue doit pouvoir s'adapter à l'ouverture de la sonde de gastrostomie).

Méthode à suivre

1. Se laver les mains.
2. S'assurer que la solution entérale est à la température ambiante.
3. Verser la quantité nécessaire de solution entérale dans le contenant à gavage.
4. Faire couler la solution entérale dans la tubulure pour en chasser l'air (faire le vide d'air). Fermer la pince régulatrice de débit de la tubulure.
5. Fixer une seringue à l'extrémité de la sonde de gastrostomie. Ouvrir la pince de la sonde.
6. Tirer le piston jusqu'à ce que l'on rencontre une résistance. Vérifier la quantité de solution entérale dans la seringue (mesure du résidu gastrique). Si plus de la moitié de la quantité prescrite est retirée, consulter la section sur la résolution des problèmes (ci-dessous). Si une quantité plus petite que la quantité prescrite est retirée, pousser la solution entérale doucement dans la seringue. La mesure du résidu gastrique n'est nécessaire que dans certains cas, par exemple chez les prématurés et les jeunes nourrissons.
7. Irriguer avec de l'eau courante la sonde de gastrostomie.
8. Fixer la tubulure au niveau de la sonde de gastrostomie. Débuter la perfusion au débit prescrit.
9. Faire régulièrement passer le rot au nourrisson au cours du gavage.
10. Lorsque la perfusion de la solution entérale est terminée, rincer la sonde de gastrostomie avec de l'eau courante et refermer la pince de la sonde.
11. Coucher le nourrisson ou le placer sur le côté pendant 30 à 60 minutes après l'avoir nourri.

Besoins psychosociaux

Prendre le nourrisson ou l'enfant dans les bras et le bercer pendant qu'il est nourri.
Donner une sucette au nourrisson, ou encore un biberon ou une tasse à l'enfant pour répondre à ses besoins développementaux.

Administration des médicaments

Utiliser des médicaments liquides lorsque cela est possible.
Écraser uniquement les comprimés qui ne sont pas enrobés.
Écraser les comprimés pour les réduire en poudre et les mélanger avec de l'eau.
Rincer la sonde de gastrostomie avant et après l'administration d'un médicament.

Soins à apporter à la région de la gastrostomie

Nettoyer la région autour de la gastrostomie deux fois par jour avec du savon et de l'eau.
Examiner s'il y a des signes d'infection, comme une rougeur, de l'œdème ou un écoulement.
Appliquer un onguent antibiotique s'il y a une légère rougeur et surveiller l'évolution de celle-ci.
Informer le médecin en cas de signes d'infection ou de fuite.

Résolution de problèmes

Problème	Cause	Action
La solution entérale ne coule pas.	La sonde de gastrostomie ou la tubulure de la pompe à gavage est bloquée. La solution entérale est visqueuse.	Vérifier la pince régulatrice de débit de la tubulure ainsi que la pince de la sonde de gastrostomie pour s'assurer qu'elles ne sont pas clampées. Ouvrir si l'une des pinces est fermée. Vérifier tout le circuit de gavage pour trouver la source de l'occlusion et la corriger si nécessaire. Tenter de retirer du liquide avec une seringue au niveau de la sonde de gastrostomie et irriguer avec de l'eau par la suite, afin de vérifier si la sonde est perméable. Avertir le médecin ou l'infirmière des soins à domicile si la sonde n'est pas perméable.
	La pompe fonctionne mal.	Vérifier si la pompe est bien branchée. Téléphoner au fournisseur si nécessaire. Alimenter l'enfant par gravité.

TABLEAU 16-1 Enseignement aux parents : soins à domicile d'un enfant nécessitant une alimentation entérale (gavage) au moyen d'une sonde de gastrostomie et soins connexes *(suite)*

Problème	Cause	Action
Une grande quantité de solution entérale non digérée est retirée avant l'alimentation.	Absorption retardée.	Perfuser de nouveau le reste de la solution entérale. S'il s'agit de plus de la moitié du repas, la soustraire du repas suivant. Ne pas jeter ce qui reste.
	Constipation.	Vérifier le moment de la dernière selle. Avertir le médecin ou l'infirmière des soins à domicile.
Constipation.	Réduction des liquides.	Donner de l'eau et des jus entre les gavages, s'ils sont tolérés. Avertir le médecin ou l'infirmière des soins à domicile en cas de problème de constipation ou de selles dures.
Diarrhée.	Solution entérale hyperosmolaire.	Avertir l'infirmière des soins à domicile ; la solution entérale pourra être diluée.
	Débit rapide d'administration.	Diminuer le débit de perfusion et avertir l'infirmière des soins à domicile.
	La solution entérale est froide.	Réchauffer la solution entérale à la température ambiante avant de débuter le gavage.
	Contamination bactérienne.	Administrer des antibiotiques.

Modifié de Gulanik, M., Knoll-Puzas, M., et Wilson, C. (dir.) (1992). Nursing care plans for newborns and children : Acute and critical care. *St. Louis : Mosby-Year Book. Skale, N. (1992).* Manual of pediatric nursing procedures. *Philadelphia : Lippincott. Young, C., et White, S. (1992). Preparing patients for tube feeding at home,* American Journal of Nursing, *92, 46-53. Adapté à l'aide de Hôpital Sainte-Justine, Le Centre Hospitalier Universitaire Mère-Enfant. (1999).* Manuel d'information destiné à la famille : Alimentation entérale à domicile chez l'enfant. *Montréal : auteur.*

STÉNOSE DU PYLORE

La sténose du pylore, également appelée sténose hypertrophique du pylore, est une obstruction hypertrophique du muscle circulaire du canal pylorique. Il s'agit d'un problème courant qui touche le plus souvent les premiers-nés de sexe masculin.

Manifestations cliniques

En général, les symptômes deviennent évidents de deux à quatre semaines après la naissance, mais le moment de leur apparition peut varier. Au début, le nouveau-né semble en bonne santé ou régurgite légèrement après avoir bu. Les parents pourront décrire leur petit comme un bébé qui boit très bien et qui vomit à l'occasion. Les vomissements commencent habituellement vers le 15e ou le 20e jour de vie. À mesure que l'obstruction progresse, le nouveau-né vomit de plus en plus et en jet. Dans un **vomissement en jet**, ou en fusée, le contenu de l'estomac peut être éjecté jusqu'à un mètre devant le bébé. Le vomissement, qui se produit généralement immédiatement après le boire, n'est pas bilieux et peut devenir sanguinolent en raison d'une irritation répétée de l'œsophage. Le bébé a toujours faim, semble irritable, ne prend pas de poids et a de la fièvre. Ses selles sont plus petites. La déshydratation, l'alcalose et l'hyperbilirubinémie peuvent survenir[6].

Étiologie et physiopathologie

La cause exacte de la sténose du pylore est inconnue. On constate toutefois souvent des antécédents familiaux de sténose du pylore. Ce trouble est relativement courant et compte pour environ 4 à 5 cas pour 1 000 naissances[7]. Même s'il s'agit généralement une anomalie isolée, la sténose du pylore peut s'accompagner d'une malrotation intestinale, d'une atrésie congénitale de l'œsophage, d'une atrésie duodénale ou d'anomalies anorectales. L'hypertrophie du muscle circulaire du pylore provoque la sténose du passage entre l'estomac et le duodénum (le pylore), obstruant partiellement la lumière de l'estomac (figure 16-5). La lumière devient enflammée et œdémateuse, ce qui réduit l'orifice jusqu'à ce que l'obstruction soit complète. La taille du muscle

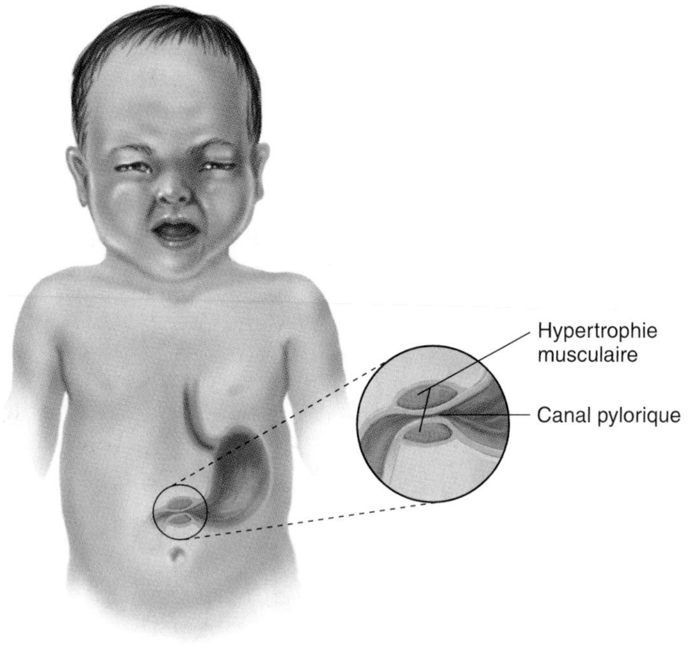

FIGURE 16-5. Dans la sténose du pylore, le muscle hypertrophié du pylore provoque les symptômes suivants : vomissements en jet et ondes péristaltiques visibles.

pylorique peut doubler, ou presque, et il devient palpable, ce qui explique la masse de la grosseur d'une olive associée à cette affection. Lorsque l'obstruction est complète, environ quatre à six semaines après la naissance, le bébé commence à vomir davantage en jet. À mesure que l'obstruction progresse, l'enfant se déshydrate et les électrolytes diminuent, ce qui provoque des déséquilibres hydro-électrolytiques (se reporter au chapitre 9).

Examens diagnostiques et traitement médical

Ce sont les antécédants et l'examen physique qui guident le diagnostic. Ainsi, on observe souvent au cours de l'examen physique de ces enfants des ondes péristaltiques visibles à la surface de l'abdomen et une masse de la taille d'une olive est palpable dans le quadrant supérieur droit. Les ondes péristaltiques traversant la partie supérieure de l'abdomen de gauche à droite sont visibles quelques minutes après le boire, immédiatement avant le vomissement. L'olive est particulièrement bien palpable après un vomissement, car l'estomac est alors vide. On peut procéder à une échographie pour confirmer le diagnostic. Cette dernière montrera une paroi musculaire plus épaisse avec un canal pylorique étiré. Si l'échographie ne permet pas de confirmer le diagnostic, un transit gastroduodénal sera nécessaire. Dans le cas d'une sténose du pylore, un allongement et un rétrécissement du canal pylorique seront visibles. De plus, cet examen permet d'exclure les autres causes possibles des vomissements. Des analyses sanguines permettent de déterminer le degré de déshydratation, le déséquilibre électrolytique et l'anémie (se reporter au chapitre 9).

La correction chirurgicale est le traitement de choix. En période préopératoire, on stabilise l'état du nouveau-né/nourrisson grâce à l'administration intraveineuse de liquides et d'électrolytes. On insère une sonde nasogastrique pour drainer l'estomac. Autant en période préopératoire qu'en période postopératoire, la tête de l'enfant doit généralement être surélevée, à environ 30°. La chirurgie a lieu le plus tôt possible, dès que l'état du nouveau-né/nourrisson est stabilisé. Pendant la chirurgie, que l'on appelle pylorotomie (ou technique de Fredet-Ramstedt), une incision longitudinale est faite au niveau des fibres du muscle circulaire (dans toute l'épaisseur du muscle), pour le distendre et ainsi permettre le passage de la nourriture et des liquides. Le pronostic est très bon. En période postopératoire, on doit réalimenter l'enfant de façon progressive. L'enfant commence généralement à boire de très petites quantités de liquides six heures après l'opération. Il est important de réalimenter l'enfant en respectant les ordonnances médicales ou de suivre minutieusement le protocole de réalimentation du centre hospitalier. Habituellement, l'enfant peut quitter l'hôpital dans les 72 heures suivant la chirurgie. Il importe de souligner que même si la chirurgie est réussie la majorité des bébés vomissent au cours des premières 24 à 48 heures postopératoires.

La correction chirurgicale de la sténose du pylore peut également se faire par laparoscopie, qui semble sécuritaire et efficace dans ce cas. Le temps de l'intervention et la durée d'hospitalisation sont plus courts, et la réalimentation pourrait se faire plus rapidement.

Collecte des données

Observez l'abdomen du nouveau-né/nourrisson et les ondes péristaltiques éventuelles. Les bruits intestinaux sont hyperactifs au moment de l'auscultation. La palpation révèle la présence d'une masse en forme d'olive dans le quadrant supérieur droit de l'abdomen.

Évaluez l'élasticité de la peau (signe du pli cutané), les fontanelles, le débit urinaire et les muqueuses pour déterminer si l'hydratation est adéquate. Mesurez la quantité des vomissements et décrivez leurs épisodes. Surveillez les signes d'un déséquilibre électrolytique, notamment les bas taux sériques de chlorure, de sodium et de potassium, et le pH élevé. (Se reporter au chapitre 9 portant sur les déséquilibres électrolytiques.)

Évaluez le degré d'anxiété des parents lié à la situation de l'enfant.

> **CONSEIL CLINIQUE**
>
> Auscultez les bruits intestinaux avant de palper l'abdomen puisque le péristaltisme peut augmenter en réaction au toucher de l'examinateur.

Diagnostics infirmiers

Voici quelques diagnostics infirmiers appropriés à l'enfant atteint d'une sténose du pylore :

- Déficit de volume liquidien relié à des vomissements fréquents ;
- Déficit nutritionnel : Apport nutritionnel inférieur aux besoins métaboliques relié à des vomissements et à une mauvaise absorption des nutriments ;
- Perturbation des habitudes de sommeil reliée à une sensation constante de faim, à des vomissements, à une irritation et à de la douleur au niveau de l'œsophage ;
- Risques d'infection reliés à une incision chirurgicale ;
- Perturbation de la dynamique familiale reliée à la présence d'un enfant gravement malade qui doit être hospitalisé et opéré.

Soins infirmiers

Les soins infirmiers ont plusieurs objectifs : répondre aux besoins liquidiens du nouveau-né/nourrisson, réduire au minimum perte de poids, favoriser le repos et le confort, prévenir les infections et apporter le soutien nécessaire aux parents.

Répondre aux besoins liquidiens

Comme les vomissements en jet vont continuer jusqu'à ce que l'obstruction soit dégagée par une intervention chirurgicale, l'alimentation par voie orale est suspendue. On administre des liquides par voie intraveineuse pour corriger les déséquilibres hydro-électrolytiques et pour maintenir une hydratation adéquate. Mesurez les ingesta et les excreta (y compris les vomissements) et la densité urinaire. Informez les parents que toutes les couches seront pesées pour mesurer le débit urinaire et les selles du nouveau-né/nourrisson.

Réduire au minimum la perte de poids

Le nouveau-né/nourrisson perd du poids parce qu'il vomit souvent. Mesurez quotidiennement son poids avant et après l'opération. Six heures après l'opération, l'enfant peut recommencer à boire des liquides clairs, généralement de l'eau glucosée, en très petite quantité. Selon l'ordonnance du médecin ou le protocole de réalimentation post-pylorotomie du centre hospitalier, le lait maternel ou maternisé sera réintroduit dans l'alimentation environ neuf heures après l'opération, mais de façon graduelle.

Favoriser le repos et le confort

Pendant la période préopératoire, le nouveau-né/nourrisson a faim et pleure souvent. En l'emmaillotant, on peut le garder au chaud et le réconforter. Encouragez les parents à prendre le bébé dans leurs bras et à le dorloter. Donnez une sucette à l'enfant pour répondre à son besoin de succion.

En période postopératoire, le nouveau-né/nourrisson est incommodé par l'incision. Les parents devront éviter toute pression sur le siège de l'incision. Lorsque vous changez la couche, glissez-la doucement sous les fesses du bébé plutôt que de lever ses jambes. En l'emmaillotant, en le berçant et en lui donnant une sucette, vous lui permettez de se détendre. Vous pouvez aussi lui administrer de l'acétaminophène ou d'autres analgésiques pour soulager la douleur, selon l'ordonnance du médecin. (Se reporter au chapitre 8, portant sur le soulagement de la douleur.)

Prévenir les infections

Après l'intervention, l'incision est généralement recouverte de Steri-Strips et doit rester propre et sèche. Examinez l'incision, au cas où il y aurait une rougeur, de l'œdème ou un écoulement. Prenez la température de l'enfant toutes les quatre heures.

Offrir du soutien aux parents

L'hospitalisation et l'intervention chirurgicale provoquent de l'inquiétude chez les parents. Encouragez-les à participer aux soins du nouveau-né/nourrisson et à parler de leurs peurs et de leurs préoccupations. Donnez-leur des explications simples et claires sur la situation de l'enfant et les soins à lui apporter. Informez-les que des vomissements occasionnels après la chirurgie sont normaux.

Planifier le congé et enseigner à la famille les soins à domicile

Les parents devront observer l'incision et détecter toute rougeur ou œdème, ou tout écoulement, et en avertir le médecin immédiatement si tel était le cas, ou si la température rectale du bébé était supérieure à 38,5 °C. Afin de réduire les risques d'infection, conseillez aux parents de plier la couche de façon à ce qu'elle n'entre pas en contact avec l'incision.

REFLUX GASTRO-ŒSOPHAGIEN

Le reflux gastro-œsophagien (RGO), retour dans l'œsophage du contenu gastrique, est dû à la relaxation du sphincter œsophagien inférieur (cardia). Ce trouble peut se manifester n'importe quand et n'est pas nécessairement lié au fait d'avoir l'estomac plein.

Les enfants souffrant d'un reflux gastro-œsophagien ont fréquemment faim, sont irritables et pleurent continuellement. Ils mangent souvent mais continuent à perdre du poids et peuvent, dans des cas graves, présenter une absence de développement staturo-pondéral normal. Ils ont des antécédents de régurgitations ou de vomissements excessifs et d'infections des voies respiratoires supérieures à répétition. Au niveau respiratoire, l'enfant peut présenter de la toux chronique inexpliquée, du wheezing prolongé, du stridor persistant ou récidivant et des étouffements à la fin des repas. Le reflux du contenu de l'estomac peut entraîner une aspiration, ce qui se traduit par des accès fréquents de pneumonie, des troubles respiratoires réactionnels (tels que l'asthme ou la bronchiolite) ou dans de rares cas, de l'apnée. L'enfant peut également présenter des douleurs abdominales ou thoraciques ou des brûlures d'estomac. Étant donné que la muqueuse de l'œsophage est constamment irritée par les sucs gastriques, l'enfant peut souffrir d'une œsophagite, qui se manifeste par un refus de boire, des pleurs à la déglutition (causés par la dysphagie), de l'hématémèse, une déficience en fer avec ou sans anémie et des sténoses cicatricielles de l'œsophage. Le RGO peut également causer le syndrome de Sandifer, qui consiste en une posture anormale de la tête et du cou.

Chez le nouveau-né et le nourrisson, la régurgitation est normale après le boire puisque le sphincter œsophagien inférieur est encore faible. Cependant, il faut rechercher la cause d'une régurgitation qui se poursuit et dont la fréquence augmente, entraînant un retard de croissance. Le RGO a longtemps été associé à un manque de tonus du sphincter œsophagien inférieur. Toutefois, aujourd'hui on soutient que la cause première du RGO est la relaxation transitoire de ce sphincter. D'autres causes sont également évoquées, par exemple le ralentissement de la vidange gastrique. Différents facteurs influent sur la contraction du sphincter œsophagien inférieur, tels que la distension gastrique, l'augmentation de la pression intra-abdominale ou intrathoracique, une atteinte du système nerveux central, une hernie hiatale (rare chez l'enfant) et la présence d'une sonde de gastrostomie. Le reflux gastro-œsophagien est plus courant chez les prématurés et chez les enfants souffrant d'un trouble neurologique, d'une maladie pulmonaire chronique (fibrose kystique, dysplasie bronchopulmonaire, asthme), de la paralysie cérébrale, d'hypotonie ou de déficience intellectuelle (associée par exemple à la trisomie 21) et chez ceux qui ont été opérés pour une atrésie congénitale de l'œsophage. Ce problème de santé se résout souvent sans intervention chirurgicale avant l'âge de 12 à 18 mois[8].

Le diagnostic est confirmé par les antécédents détaillés de l'enfant en matière d'alimentation et par une évaluation diagnostique à l'aide d'une déglutition barytée, d'un transit œsophago-gastrique, d'une pHmétrie œsophagienne (on insère un petit cathéter dans l'œsophage par le nez et on le laisse en place de 18 à 24 heures pour mesurer le pH et, par conséquent, déterminer le nombre d'épisodes de reflux) ou d'une scintigraphie gastro-œsophagienne (tomodensitométrie isotopique pour évaluer la vidange gastrique)[9]. Il est très important d'éliminer les autres causes possibles de vomissements (allergies aux protéines bovines ou autre) avant de conclure à un RGO.

CONSEIL CLINIQUE

Pour épaissir le lait maternisé, ajoutez une cuillerée à soupe (15 ml) de céréales de riz à 180 mL de lait maternisé. Faites un trou légèrement plus gros dans la tétine du biberon pour laisser passer ce mélange plus épais.

Le traitement dépend de la gravité de l'affection. Dans les cas légers, une modification des habitudes alimentaires est suffisante. En plus de faire boire au nourrisson de plus petites quantités à des intervalles plus fréquents, on peut ajouter des céréales de riz dans le biberon pour épaissir le lait maternisé. Toutefois, cette dernière option est quelque peu controversée. Par ailleurs, on évite les aliments gras et les jus d'agrumes.

La position de l'enfant atteint de RGO peut influer sur son état de santé. Ainsi, la position idéale après un boire (position anti-reflux) est la position ventrale. Par exemple, on peut porter l'enfant face à soi en l'appuyant sur l'épaule. Autrefois, la position la plus recommandée était la position semi-assise ou assise dans un siège de bébé. Toutefois, grâce à la pHmétrie, il a été possible de démontrer que cette position aggrave généralement le reflux. Même s'il est recommandé de toujours coucher le nourrisson sur le dos pour réduire les risques de mort subite (se reporter au chapitre 2), on a conseillé de faire une exception dans le cas du nourrisson atteint de RGO et de le coucher sur le ventre ou sur le côté. Toutefois, de plus en plus de milieux pédiatriques recommandent maintenant de coucher les enfants atteints de RGO en position dorsale, avec la tête du lit surélevée à 30 degrés. En effet, même les plus jeunes auraient le réflexe de tourner la tête sur le côté lors de vomissements.

On peut aussi prescrire des médicaments (prokinétiques, antiacides, antagonistes des récepteurs de l'histamine et inhibiteurs de la pompe gastrique) pour réduire l'acidité gastrique et le malaise du nourrisson lorsque les méthodes touchant l'alimentation et le positionnement ne suffisent pas (tableau 16-2). Le cisapride, dont l'administration avait pour but de favoriser la vidange gastrique, n'est plus utilisé car il était associé à un risque d'arythmie cardiaque grave et de mort.

Le traitement des cas graves (réfractaires au traitement et entraînant des complications graves) peut inclure une intervention chirurgicale pour créer un mécanisme

TABLEAU 16-2 Médicaments utilisés pour traiter le reflux gastro-œsophagien

Médicament	Effet
Antiacide (hydroxyde d'aluminium, carbonate d'aluminium)	Neutralise les matières régurgitées et réduit le malaise qui en résulte. Est généralement davantage utilisé chez les enfants souffrant d'un reflux gastro-œsophagien avec une œsophagite prouvée ou probable.
Antagoniste des récepteurs de l'histamine Ranitidine Cimétidine	Réduit la production d'acide gastrique. Prévient l'œsophagite.
Métoclopramide	Augmente la motilité et le tonus de l'œsophage.
Inhibiteur de la pompe gastrique Oméprazole Lansoprazole	Réduit la production d'acide gastrique.
Acétaminophène	Soulage la douleur.

de valve en enveloppant la plus grande courbure de l'estomac (fundus) autour du segment inférieur de l'œsophage (opération de Nissen ou fundoplication). Pendant la chirurgie, on insère habituellement une sonde de gastrostomie qu'on laisse en place pendant six semaines[10]. Parmi les complications possibles de cette chirurgie, on retrouve l'obstruction de l'intestin grêle et les nausées. On constate généralement une diminution du reflux aussi bien chez un nourrisson dont l'affection est légère que chez celui qui a subi une correction chirurgicale. L'enfant connaîtra peut-être tout au long de sa vie des épisodes de reflux léger qui exigeront parfois la prise de médicaments.

Soins infirmiers

Les soins infirmiers mettent l'accent sur les antécédents détaillés des habitudes d'alimentation du nourrisson. Observez les épisodes de vomissement et documentez la quantité, la couleur et la consistance des vomissements.

Pesez quotidiennement le nourrisson et reportez son poids sur une courbe de croissance pour observer ses progrès. Observez-le pour détecter tout signe de détresse respiratoire. Après chaque vomissement du nourrisson, nettoyez sa bouche et son nez pour qu'il n'y ait pas de résidu. Il faut maintenir une nutrition adéquate. On doit donner de petites portions fréquentes au nourrisson alimenté par voie orale. Après un boire, installez le nourrisson en position ventrale, par exemple face à soi appuyé sur l'épaule. Si l'enfant a une sonde de gastrostomie, il est important de veiller à l'intégrité de la peau autour du siège de la stomie. Fixez la sonde de sorte que le nourrisson ne puisse la retirer, ni tirer dessus.

Dans le cadre de la planification du congé de l'hôpital, on enseigne aux parents la façon d'alimenter et de placer le nourrisson (éviter d'utiliser un siège pour bébés) et on met l'accent sur le confort et le soutien nécessaires. Encouragez les parents à prendre le nourrisson dans leurs bras et à le dorloter pendant tous ses repas. Ils pourront lui donner une sucette pour lui permettre ainsi de répondre à ses besoins non nutritifs de succion. Montrez aux parents comment aspirer dans le nez et la bouche (à l'aide d'une poire d'aspiration) en cas de vomissement.

CONSEIL CLINIQUE

Mesurez et consignez chaque jour au dossier la longueur de la sonde de gastrostomie pour vous assurer qu'elle reste bien en place. Enroulez la sonde qui est à l'extérieur du corps, fixez-la avec du ruban adhésif et mettez une chemise de nuit au nourrisson pour la recouvrir. Nettoyez souvent tout écoulement autour de la sonde car les matières gastriques acides peuvent être nocives pour la peau.

ALERTE INFIRMIÈRE

N'installez pas le nourrisson souffrant de reflux gastro-œsophagien sur un siège pour bébé. La position du nourrisson sur ce genre de siège augmente la pression intra-abdominale et aggrave le reflux.

OMPHALOCÈLE

L'omphalocèle est une malformation congénitale dans laquelle une partie des viscères abdominaux se répand dans la base du cordon ombilical (figure 16-6). Le contenu de l'abdomen ne retourne pas dans l'abdomen lorsque la paroi abdominale commence

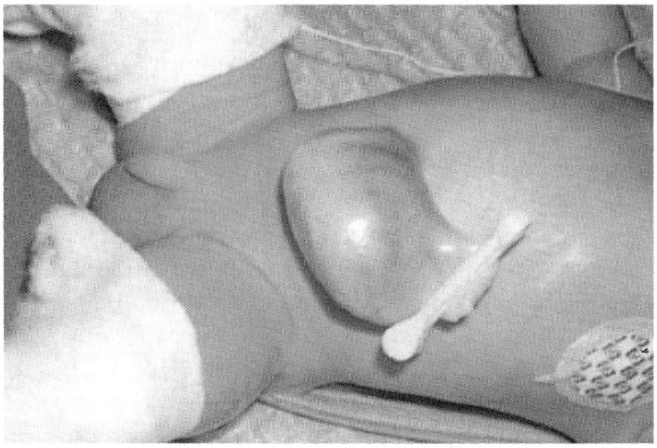

FIGURE 16-6. Dans l'omphalocèle, la taille du sac hernial dépend de l'ampleur de la protubérance du contenu abdominal dans le cordon ombilical.
Tirée de Rudolph, A.M., Hoffman, J.I.E. et Rudolph, C.D. (dir.).(1991). Rudolph's pediatrics, *(19e éd., p. 1040). Stamford, CT: Appleton & Lange.*

à se refermer, à la dixième semaine de grossesse. La protubérance n'est couverte que par une poche amniotique translucide dans laquelle le cordon ombilical se glisse. L'omphalocèle s'accompagne souvent d'autres malformations congénitales, notamment des malformations cardiaques, génito-urinaires, chromosomiques, craniofaciales et diaphragmatiques. Cette malformation se rencontre dans une proportion d'une naissance sur 3 000 à 10 000[4].

La taille de la poche amniotique (sac hernial) dépend de l'ampleur de la protubérance. La rupture de la poche entraîne une éviscération du contenu abdominal. Le traitement consiste à protéger la poche de toute blessure, à fournir des liquides et de la chaleur et à procéder à une correction chirurgicale pour replacer le contenu de l'abdomen et refermer la paroi abdominale. Pour les malformations légères, la suture primitive se fait en une seule intervention chirurgicale. Si la malformation est plus importante, la correction chirurgicale sera peut-être pratiquée en plusieurs étapes[4]. Si une omphalocèle survient sans malformations connexes, le nouveau-né se remet habituellement de l'intervention chirurgicale sans incident et mène une vie normale.

Soins infirmiers

Surveillez les signes de malformations congénitales connexes. (Consultez la section concernant la fistule trachéo-œsophagienne plus haut dans ce chapitre ; reportez-vous au chapitre 17 pour les malformations génito-urinaires et au chapitre 13 pour les cardiopathies congénitales.)

Tout de suite après la naissance, on recouvre la poche de compresses stériles imbibées dans une solution saline normale (NaCl à 0,9 %) pour prévenir le dessèchement du contenu abdominal. On place un film de plastique sur les compresses pour offrir une protection supplémentaire contre la perte de chaleur et d'humidité. Surveillez les signes vitaux toutes les deux à quatre heures et faites particulièrement attention à la température, puisque le nouveau-né peut perdre de la chaleur par la poche. Inspectez la région au cas où il y aurait des signes d'infection.

Du fait que le nouveau-né est NPO avant l'opération, on maintient l'équilibre hydro-électrolytique en lui administrant des liquides par voie intraveineuse. Les soins postopératoires comptent les mesures suivantes : soulagement de la douleur, prévention des infections, maintien de l'équilibre hydro-électrolytique et apport nutritif adéquat.

Tout au long de l'hospitalisation de l'enfant, les parents ont besoin d'explications claires et précises sur l'affection de leur bébé. Pour aider les parents à traverser cette période difficile que constitue la naissance d'un bébé gravement malade, offrez-leur du soutien et encouragez-les à exprimer ce qu'ils ressentent. Lorsque l'enfant souffre de plusieurs anomalies, les parents ont besoin d'un soutien constant pendant toute la durée du traitement, les nombreuses hospitalisations et la gestion de l'apport nutritionnel.

INVAGINATION

Il y a invagination lorsqu'une partie de l'intestin pénètre dans la partie qui lui fait suite (télescopage). C'est l'une des causes les plus fréquentes d'occlusion intestinale chez les enfants. Elle survient dans une proportion de une à quatre naissances sur 1 000[11]. La plupart des cas se produisent chez des garçons, entre l'âge de 2 mois et de 5 ans. Elle touche également davantage les enfants atteints de fibrose kystique (mucoviscidose). La cause exacte de l'invagination est inconnue, malgré le fait que des lésions intestinales spécifiques sont présentes chez un petit nombre d'enfants atteints.

Cette affection commence généralement de façon soudaine. Un nourrisson ou un enfant jusque-là en bonne santé éprouve brusquement des douleurs abdominales aiguës, qui s'accompagnent de vomissements et de l'expulsion de selles normales de couleur brune. Il peut y avoir des périodes normales, sans douleur, entre deux épisodes de douleur aiguë. À mesure que l'affection s'aggrave, les épisodes douloureux se multiplient. Les selles deviennent rouges et ressemblent à de la gelée de groseilles en raison du mélange de sang et de mucus. Une masse palpable peut être présente dans le quadrant supérieur droit ou la moitié supérieure de l'abdomen.

Le siège le plus courant de l'invagination est la valvule iléocæcale, où l'iléon se télescope (s'invagine) dans le cæcum et le colon (figure 16-7). Le télescopage de l'intestin en lui-même empêche la progression du contenu de l'intestin et obstrue l'expulsion des selles. Les parois intestinales frottent l'une contre l'autre, ce qui provoque une inflammation, un œdème et une diminution de l'irrigation sanguine. Cette situation peut entraîner plusieurs problèmes, notamment une nécrose, une perforation, une hémorragie et une péritonite.

Le diagnostic repose sur les antécédents et est confirmé par des radiographies et une échographie de l'abdomen ainsi qu'un lavement baryté. Dans certains cas, la pression hydrostatique exercée par le flux du baryum (au cours du lavement baryté) entraîne une désinvagination et remet l'intestin en place. D'ailleurs, la réduction hydrostatique (au baryum ou à partir d'une solution hydrosoluble) ou au gaz sous pression est le traitement initial. La réduction hydrostatique au baryum n'est pas recommandée dans le cas d'un enfant présentant des signes d'une perforation ou d'un état de choc. La réduction au gaz sous pression est plus efficace, plus rapide, moins douloureuse et elle ne présente aucun risque de péritonite. Si ce procédé ne

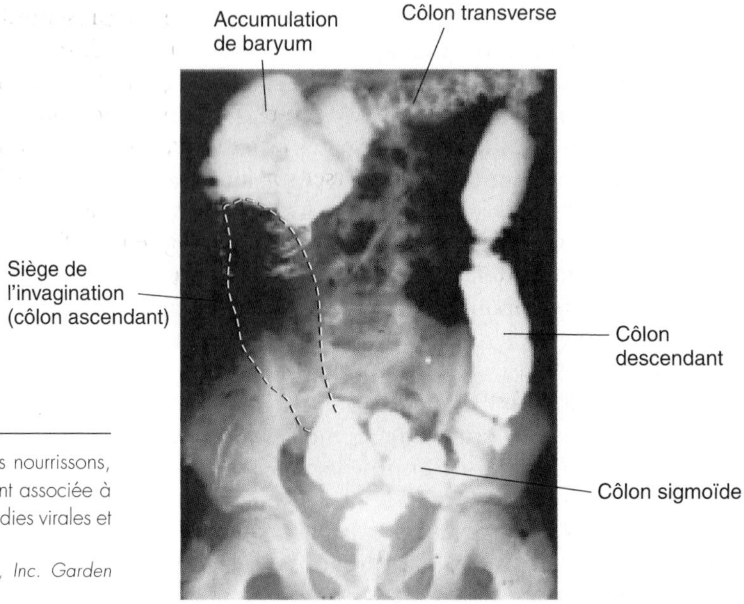

FIGURE 16-7. Chez les nourrissons, l'invagination est souvent associée à la rougeole, à des maladies virales et à des gastroentérites.
Copyright © MEDCOM, Inc. Garden Grove, CA.

parvient pas à corriger l'invagination, une intervention chirurgicale pour réduire l'intestin invaginé et retirer les tissus nécrosés est nécessaire. La plupart du temps, la chirurgie réussit à régler le problème.

Soins infirmiers

Les soins infirmiers mettent l'accent sur le maintien ou le rétablissement de l'équilibre hydro-électrolytique. On débute immédiatement l'administration de liquides par voie intraveineuse. Il faut surveiller les électrolytes sériques pour corriger les déséquilibres.

Les soins postopératoires sont les suivants : surveiller les signes précoces d'infection, évaluer et soulager la douleur de l'enfant et maintenir la perméabilité de la sonde nasogastrique. Évaluez les signes vitaux, vérifiez s'il y a distension abdominale et écoutez les bruits intestinaux toutes les quatre heures. Lorsque la fonction intestinale revient à la normale, on peut commencer à donner des liquides clairs à l'enfant. Par la suite, on donne du lait dilué de moitié avec de l'eau et d'autres aliments, si le nourrisson ou l'enfant les tolère. Il importe également de surveiller l'état de l'enfant car une récidive est possible.

L'enfant obtient son congé de l'hôpital peu de temps après qu'il a commencé à prendre des repas complets. Il faut aviser les parents de surveiller les signes d'infection et d'appeler le médecin si les symptômes réapparaissent et en cas de fièvre ou de diminution de l'appétit.

MALADIE DE HIRSCHSPRUNG

La maladie de Hirschsprung, qu'on appelle aussi mégacôlon congénital, est une malformation congénitale. Elle est caractérisée par une motilité inadéquate qui provoque une obstruction mécanique de l'intestin. L'absence de cellules ganglionnaires parasympathiques autonomes dans un segment ou plus du côlon empêche le péristaltisme dans cette partie de l'intestin, ce qui se traduit par une accumulation de matières fécales et une distension de l'intestin en amont de l'anomalie, ce qui explique l'appellation mégacôlon. Cette distension amène également la distension de l'abdomen. L'atteinte débute toujours au niveau de l'anus et s'étend généralement au rectum et au sigmoïde. Toutefois, elle peut toucher une partie plus longue, voire le côlon en entier, et même, dans de rares cas, l'intestin grêle. La maladie de Hirschsprung se rencontre plus souvent chez les garçons et peut accompagner une cardiopathie congénitale, le syndrome de Down et certains autres syndromes, comme le syndrome de Smith-Lemil-Opitz et le syndrome de Waardenburg. Elle peut être aiguë ou chronique et survient dans une naissance sur 5 000[12]. Bien qu'elle soit présente à la naissance, il est possible que la maladie de Hirchsprung ne soit diagnostiquée qu'au cours de l'enfance.

Les manifestations cliniques varient selon l'âge de l'enfant au moment où les symptômes apparaissent. Chez le nouveau-né, les symptômes sont les suivants : absence ou retard d'expulsion du méconium, refus de téter, distension abdominale et vomissements bilieux. Si la maladie de Hirschsprung n'est pas traitée, elle peut provoquer une occlusion totale, une détresse respiratoire et un état de choc.

Chez le nourrisson, la maladie de Hirchsprung se manifeste par une alternance de constipation (avec distension abdominale) et de périodes de diarrhées nauséabondes, une absence de développement staturo-pondéral normal et des vomissements. L'entérocolite peut survenir à n'importe quel moment, d'où l'importance d'être attentif à la présence des signes la caractérisant.

Chez l'enfant plus âgé, les symptômes peuvent inclure de la distension abdominale et de la constipation chronique avec présence de fécalome en amont de la zone aganglionnaire. Les selles sont nauséabondes et peuvent être normales ou avoir l'apparence d'un ruban[13].

Le diagnostic repose sur les antécédents, les habitudes d'élimination intestinale et une évaluation radiologique avec des produits de contraste. Le rectum est de petite taille à la palpation et ne contient pas de selles. Après la palpation, une grande quantité

RECHERCHE

On pense désormais que la maladie de Hirschprung est liée à un gène récessif correspondant aux mutations de l'oncogène net[14].

de selles et de gaz peut être expulsée. Dans le cas du nouveau-né qui présente un bouchon méconial, une biopsie rectale est nécessaire et le diagnostic est confirmé dans 15 % des cas. Le traitement, chez le nourrisson, consiste en une ablation chirurgicale de la partie du côlon aganglionnaire, pour éliminer l'obstruction et rétablir la motilité normale de l'intestin ainsi que la fonction du sphincter anal interne. On commence par installer une colostomie temporaire au niveau où l'intestin est sain pour lui permettre de se reposer et de reprendre sa taille normale. Par la suite, on ferme la colostomie et on procède à une réanastomose lorsque l'enfant pèse de 8 à 10 kg environ. Toutefois, dans le cas où les dommages à l'intestin sont étendus, une iléostomie permanente peut s'avérer nécessaire.

Pour l'enfant souffrant d'une malformation moins grave, le traitement peut comprendre une modification du régime alimentaire, la prise d'émollients fécaux et des irrigations isotoniques pour éviter la formation d'un fécalome jusqu'à ce que l'enfant soit propre.

Le retour à une fonction intestinale normale dépend de la proportion de l'intestin atteinte. Une certaine incontinence fécale et une certaine constipation peuvent persister après la fermeture de la colostomie. L'entérocolite, due à la distension de l'intestin évoluant vers l'ischémie, est une complication de la maladie de Hirchsprung qui peut s'avérer très grave, voire même mortelle. Les symptômes de l'entérocolite sont les suivants : saignement gastro-intestinal et diarrhée. L'entérocolite peut se produire avant ou après la chirurgie et entraîner une ischémie et une ulcération de la paroi intestinale. Le traitement peut inclure une alimentation parentérale totale (APT) et un régime sans lactose[15].

Soins infirmiers

L'évaluation du nouveau-né par l'infirmière comprend une observation attentive, pour s'assurer du passage du méconium. Lorsque la maladie est diagnostiquée plus tard chez le nourrisson ou l'enfant, vous devez recueillir des données détaillées sur le gain de poids, l'apport nutritionnel et les habitudes d'élimination.

Les soins infirmiers consistent à assurer un suivi attentif de l'équilibre hydroélectrolytique, et à veiller au maintien de la nutrition. Enseignez aux parents la façon de surveiller la régularité des selles. Des irrigations rectales quotidiennes avec une solution saline normale (NaCl à 0,9 %) sont nécessaires pour assurer une élimination adéquate et éviter l'obstruction. Montrez aux parents comment éviter que la peau du bébé ne se fissure dans la région rectale en changeant les couches souvent, en nettoyant la région avec soin et en appliquant une crème ou un onguent protecteur à chaque changement de couche.

Si une correction chirurgicale est nécessaire, les soins infirmiers préopératoires et postopératoires seront les suivants : surveiller l'apparition éventuelle d'une infection, évaluer et soulager la douleur, maintenir l'hydratation, mesurer le périmètre abdominal (voir la figure 9-11) pour y détecter toute distension ou en suivre l'évolution, et soutenir l'enfant et sa famille. Si l'enfant souffre de malnutrition, on devra lui fournir un régime alimentaire pauvre en fibres et riche en énergie et en protéines ou encore lui administrer une alimentation parentérale totale (APT). Reportez-vous à la section traitant des stomies (plus loin dans ce chapitre) pour ce qui a trait au soutien à apporter à l'enfant et à sa famille. Les parents auront besoin d'enseignement pour les soins associés à la stomie (consultez la section traitant de ce sujet plus loin dans ce chapitre). Dirigez les parents vers les groupes de soutien spécialisés en stomie et vers une infirmière stomothérapeute. Enseignez aux parents à détecter et à rapporter immédiatement les signes de complication suivants : diarrhée et abcès pelvien provenant d'un écoulement de matières fécales au siège de l'intervention (qui se caractérise par de la fièvre et de la douleur). Les enfants présentent parfois de la constipation ; si tel est le cas, les parents auront besoin de conseils afin d'adapter le régime alimentaire et l'apport de liquides pour gérer cette complication. Étant donné que certains enfants souffrent de malabsorption, surveillez les signes de retard de croissance et de malnutrition.

CONSEIL CLINIQUE

Pour mesurer le périmètre abdominal, utilisez un ruban à mesurer que vous placerez au niveau de l'ombilic (ou la partie la plus grande de l'abdomen). Marquez cet endroit pour vous assurer que les prochaines mesures seront effectuées au même endroit et, donc, qu'elles seront comparables et fiables.

MALFORMATIONS ANORECTALES

Les malformations de l'anus et du rectum sont des anomalies congénitales courantes. Des anomalies mineures surviennent dans une proportion d'une naissance sur 4 000 à 5 000. Elles sont souvent associées à des anomalies des voies urinaires, de l'œsophage et du duodénum[13]. Le tableau 16-3 décrit les anomalies anorectales les plus courantes.

Le diagnostic est généralement établi à la naissance ou au moment de l'examen physique initial du nouveau-né lors de l'évaluation des structures anorectales et de la perméabilité rectale. L'absence d'expulsion du méconium peut indiquer une malformation dans la partie haute du côlon. Des selles dans l'urine indiquent la présence d'une fistule entre le côlon et les voies urinaires. Des selles en forme de ruban peuvent signifier la présence de certaines malformations, par exemple la sténose anale. On pratique une échographie et une radiographie digestive basse pour confirmer le diagnostic et cerner l'ampleur de l'anomalie.

Le traitement médical dépend de l'ampleur de la malformation. Certaines sténoses anales se traitent uniquement par dilatation digitale. Une membrane anale imperforée (figure 16-8) est excisée chirurgicalement. On procède ensuite à des dilatations manuelles quotidiennes. Les malformations plus graves doivent faire l'objet d'une chirurgie reconstructive, par exemple une anastomose ou une anorectoplastie. On pratique parfois une colostomie temporaire pour reposer l'intestin après la reconstruction. On referme habituellement la colostomie entre l'âge de 6 mois et de 1 an.

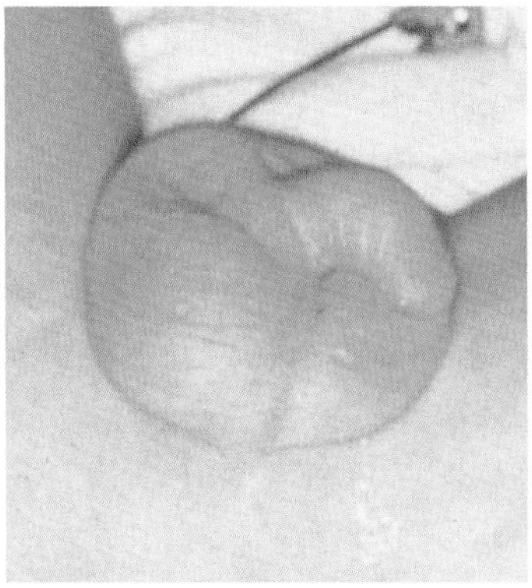

FIGURE 16-8. L'imperforation anale, habituellement évidente à la naissance, peut aller d'une sténose légère à un syndrome complexe incluant des malformations congénitales connexes.

Soins infirmiers

Pendant l'examen physique initial du nouveau-né, on inspecte la région périnéale ainsi que la base de la colonne vertébrale à la recherche d'une fossette coccygienne mal développée ou d'anomalies du sacrum. Leur présence fait suspecter des problèmes neurologiques, tel que le spina bifida occulta (se reporter au chapitre 19). On

TABLEAU 16-3 Traitement des malformations anorectales

Affection	Traitement
Garçons	
Fistule anocutanée Sténose anale Membrane anale	La colostomie n'est pas nécessaire.

Fistule urétérorectale
  Bulbaire
  Prostatique
Fistule vésicorectale
Agénésie anorectale sans fistule
Atrésie rectale
	La colostomie est nécessaire.

Filles	
Fistule anocutanée	La colostomie n'est pas nécessaire.
Fistule rectovestibulaire Fistule anovestibulaire Fistule rectovaginale Fistule anovaginale Agénésie anorectale sans fistule Atrésie rectale Cloaque persistant	La colostomie est nécessaire.

Tiré de Anomalies in the anorectum. *Warner, B.W. Classification of congenital disorders of the anorectum. Dans Rudolph, A.M. et al. (1996).* Rudolph's Pediatrics *(29e éd., p. 1112). Stamford, CT: Appleton & Lange.*

lubrifie un thermomètre rectal et on l'insère légèrement sur une courte distance dans le rectum pour en déterminer la perméabilité. Il est essentiel d'observer et de consigner au dossier le passage du méconium.

Lorsque le diagnostic est établi, on administre des liquides par voie intraveineuse et on insère une sonde nasogastrique pour décomprimer l'estomac. Surveillez les ingesta et les excreta de l'enfant ainsi que la fonction cardiorespiratoire. Offrez du soutien aux parents et informez-les sur la chirurgie à venir.

Les soins postopératoires sont axés sur la prévention de l'infection et des complications respiratoires ainsi que sur le maintien de l'hydratation. Surveillez le siège de l'incision, au cas où il y aurait des signes d'infection, et nettoyez bien la plaie. Évaluez les signes vitaux au moins toutes les quatre heures. Pour prévenir la tension sur les points de suture, deux positions sont possibles. Premièrement, on peut coucher l'enfant en position ventrale, en le tournant légèrement sur le côté avec les hanches surélevées. Deuxièmement, on peut le coucher en décubitus dorsal avec les jambes surélevées à un angle de 90°. Lorsque l'état de l'enfant est stable, et que l'on note le retour du péristaltisme, on pourra lui donner des liquides clairs par voie orale. Par la suite, on pourra passer au lait maternel ou au lait maternisé dilué de moitié avec de l'eau, puis à du lait non dilué, si l'enfant le tolère. Le nouveau-né/nourrisson aura une colostomie après la chirurgie. Il est essentiel de prendre grand soin de la peau autour de la stomie pour éviter que cette région fragile ne se fissure. Dans le cas de Jérôme, décrit dans la capsule d'ouverture au début de ce chapitre, les soins infirmiers se concentraient essentiellement sur la stomie.

Planifier le congé et enseigner à la famille les soins à domicile

Les nouveau-nés quittent l'hôpital de plus en plus tôt après la naissance. Donnez aux parents des instructions claires sur les selles normales des nouveau-nés et sur les anomalies à signaler. Lorsque des dilatations anales digitales doivent être effectuées à domicile, un enseignement doit être fait aux parents avant le congé.

Après la chirurgie, enseignez aux parents à prendre la température axillaire du nouveau-né/nourrisson (se reporter à l'annexe A). Ils devront vous démontrer qu'ils ont bien compris la technique avant de quitter l'hôpital. Expliquez-leur les signes et les symptômes d'infection. Discutez des habitudes d'élimination intestinale et du régime alimentaire nécessaire pour maintenir une nutrition propice à la croissance et au développement. Informez les parents que les enfants atteints de malformations anorectales contrôlent parfois difficilement leur sphincter anal. Il est donc important de faire preuve de patience pour l'apprentissage de la propreté. Lorsque l'enfant a atteint l'âge normal pour l'apprentissage de la propreté, encouragez la famille à rencontrer un professionnel de la santé pour discuter des progrès de l'enfant.

Si une colostomie est pratiquée, enseignez aux parents la façon de prendre soin de la stomie (se reporter à la section portant sur les stomies, plus loin dans ce chapitre). Rassurez les parents sur le fait que la colostomie sera refermée éventuellement et aidez-les à se préparer pour cette hospitalisation. Discutez des soins de suivi et du traitement à long terme. Prévoyez des visites de suivi et des soins à domicile pour évaluer la stomie et surveiller la croissance de l'enfant.

► HERNIES

Une **hernie** est la saillie ou la projection d'une partie ou de la totalité d'un ou de plusieurs viscères à travers la paroi musculaire de la cavité qui les contient normalement. Cette saillie peut résulter de l'absence de fermeture des orifices normaux pendant le développement fœtal ou d'une faiblesse de la musculature de soutien. Lorsque la pression intra-abdominale augmente (phénomène se produisant quand l'enfant pleure ou pousse pour expulser une selle), la zone affaiblie se sépare, ce qui provoque une saillie des organes sous-jacents. La réduction d'une hernie consiste à replacer le ou les viscères là où ils devraient être. Une hernie irréductible ou incarcérée est une hernie qui ne peut être réduite facilement. Finalement, l'étranglement d'une hernie se produit lorsqu'il y a fermeture au niveau de l'ouverture anormale, ce qui empêche le ou les viscères de reprendre leur place dans la cavité. De plus, l'étranglement réduit l'irrigation sanguine dans le ou les organes touchés. Les hernies inguinales sont les plus courantes chez les enfants (se reporter au chapitre 17). Les autres hernies fréquentes chez les enfants sont les hernies diaphragmatiques et ombilicales.

HERNIE DIAPHRAGMATIQUE

Dans la hernie diaphragmatique, les viscères abdominaux font saillie dans le thorax à travers une ouverture dans le diaphragme. Le siège de la hernie se trouve dans l'espace substernal, la région postérolatérale ou l'hiatus œsophagien (on parle alors d'une hernie hiatale). La région postérolatérale du diaphragme (foramen de Bochdalek) est le siège le plus courant[15] de la hernie diaphragmatique. Celle-ci est causée par un retard ou une absence de fermeture de la musculature pleuropéritonéale. Il y a environ une hernie diaphragmatique pour 3 000 à 5 000 naissances vivantes[16]. Des anomalies connexes, notamment des malformations cardiaques, se produisent chez certains nouveau-nés.

Une hernie diaphragmatique est une affection potentiellement mortelle. Une détresse respiratoire sévère survient peu après la naissance. Lorsque le nouveau-né pleure, les viscères abdominaux glissent dans le thorax, réduisant la taille de la cavité thoracique. Le nouveau-né souffre alors de dyspnée, de tachypnée, de cyanose et on note une absence des bruits respiratoires. Les caractéristiques de cette affection comprennent un thorax en tonneau et un abdomen scaphoïde. De plus, le nouveau-né peut présenter une diminution du débit cardiaque, une acidose grave et des symptômes de l'état de choc.

Certains cas de hernie diaphragmatique congénitale sont diagnostiqués *in utero,* par échographie obstétricale. Le diagnostic prénatal peut se faire dès la 35e semaine de grossesse. Pour ce qui est du diagnostic postnatal, ce dernier est confirmé par une radiographie thoracique. Un soutien respiratoire immédiat est essentiel. On surélève la tête et le thorax du nouveau-né par rapport à son abdomen pour faciliter un mouvement descendant des organes abdominaux; on tire ainsi parti de la gravité. On couche le nouveau-né sur le côté atteint, ce qui favorise l'expansion du poumon sain. On insère une sonde nasogastrique pour décomprimer l'estomac. Une ventilation assistée est nécessaire pour traiter les troubles respiratoires. On administre des liquides par voie intraveineuse dans un cathéter placé dans l'artère ombilicale.

Lorsque l'état de santé du nouveau-né est stabilisé, on effectue une intervention chirurgicale pour corriger la malformation. On a parfois recours à l'oxygénation extracorporelle pour assurer une circulation extracorporelle et reposer les poumons. Le pronostic est sombre. Seuls 50 % des nouveau-nés survivent, la mort étant généralement causée par une hypoplasie pulmonaire. Même après la chirurgie, le nouveau-né peut sembler bien portant au début et manifester ensuite une grave décompensation respiratoire[15].

Soins infirmiers

Le nouveau-né atteint d'une hernie diaphragmatique est admis à l'unité des soins intensifs néonataux et exige une surveillance constante. Les soins infirmiers préopératoires consistent à offrir des soins de soutien au nouveau-né et aux parents. Consignez les signes vitaux du nouveau-né que vous relevez sur le moniteur cardiorespiratoire toutes les trente minutes. Observez l'aggravation des troubles respiratoires. Maintenez l'administration de liquides par voie intraveineuse. Réduisez le plus possible les stimulations pour que le nouveau-né reste calme et que, par conséquent, la pression abdominale soit faible. Informez les parents de l'état du nouveau-né et offrez-leur le soutien dont ils auront besoin avant et après la chirurgie.

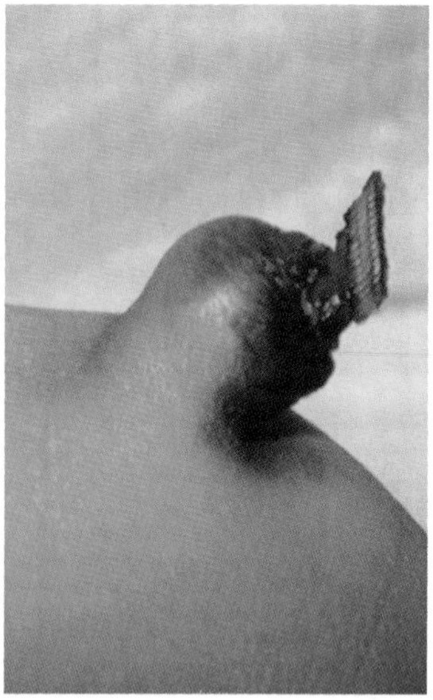

FIGURE 16-9. La hernie ombilicale du nouveau-né se referme habituellement à mesure que les muscles se renforcent, au cours de l'enfance.
Tiré de Zitelli, B., et Davis, H. (dir.). (1994). Atlas of pediatric physical diagnosis, 2e éd. London : Mosby-Wolfe Publishing.

Les soins postopératoires consistent à placer le nouveau-né sur le côté atteint pour favoriser l'expansion du poumon non atteint, à observer attentivement les signes d'une infection éventuelle, à maintenir un soutien respiratoire et à surveiller étroitement l'équilibre hydro-électrolytique.

Avant le congé de l'hôpital, enseignez aux parents les soins de la plaie et les moyens de prévenir les infections ainsi que les méthodes d'alimentation du nouveau-né.

HERNIE OMBILICALE

Une hernie ombilicale résulte d'une fermeture incomplète ou d'une faiblesse de l'anneau ombilical (figure 16-9). Cette affection est souvent liée à un diastasis des grands droits (séparation latérale des muscles abdominaux). Elle est plus courante chez les enfants afro-américains et chez les filles[17].

La hernie se présente sous la forme d'une tuméfaction molle recouverte de peau. La région de la hernie est propulsée en avant lorsque l'enfant tousse, pleure ou pousse pour expulser une selle. On réduit facilement la hernie en repoussant l'intestin dans l'anneau fibreux. La taille de la malformation varie d'un individu à l'autre. La hernie contient l'épiploon ou des portions de l'intestin grêle.

À l'âge de 3 ou 4 ans, la plupart des hernies ombilicales se sont résorbées spontanément. L'intervention chirurgicale est indiquée dans les cas d'étranglement (fermeture de l'anneau ombilical autour d'une partie de l'intestin, ce qui l'empêche de reprendre sa place dans l'abdomen), lorsque la protubérance de la hernie augmente après l'âge de 2 ans ou lorsqu'il n'y a pas ou peu d'amélioration d'une malformation importante après l'âge de 4 ans.

Les soins infirmiers sont généralement des soins de soutien. Informez les parents qu'ils ne doivent pas appliquer de ruban adhésif, de sangle ou de pièce de monnaie pour réduire la hernie. Ces procédés peuvent provoquer l'étranglement de la hernie et exiger une chirurgie immédiate. Si une intervention chirurgicale est nécessaire, elle a habituellement lieu dans une unité de chirurgie d'un jour. Après l'opération, montrez aux parents la façon de prendre soin du siège de l'opération. Ils devront surveiller les saignements et savoir reconnaître les signes d'infection. Soulignez qu'il est important de faire une évaluation de suivi.

► MALADIES INFLAMMATOIRES

Les maladies inflammatoires sont des réactions des tissus spécifiques du tractus gastro-intestinal à un trauma causé par des blessures, des corps étrangers, des produits chimiques, des micro-organismes ou une chirurgie. Ces maladies peuvent être aiguës ou chroniques et concerner différentes parties du tractus gastro-intestinal.

ALERTE INFIRMIÈRE

Les signes et les symptômes d'une perforation de l'appendice sont les suivants :
- Fièvre
- Soulagement soudain de la douleur abdominale (suivi d'une augmentation)
- Défense musculaire
- Distension abdominale
- Respiration rapide et superficielle
- Pâleur
- Frissons
- Irritabilité ou agitation

APPENDICITE

L'appendicite est une inflammation de l'appendice vermiforme, le petit sac qui se trouve près de l'extrémité du cæcum. Cette affection survient le plus souvent chez les adolescents de sexe masculin (de 10 à 15 ans). Elle apparaît rarement avant l'âge de 2 ans, mais c'est dans ce groupe d'âge que les complications et les décès dont les plus fréquents.

Manifestations cliniques

Au début, les symptômes se composent de crampes périombilicales, de sensibilité abdominale et de fièvre. Chez les adolescentes et les jeunes femmes adultes, il ne faut pas confondre ces symptômes avec ceux de l'ovulation, de la rupture d'une trompe de Fallope causée par une grossesse ectopique ou d'une pelvipéritonite (maladies inflammatoires de la cavité pelvienne)[18]. À mesure que l'inflammation progresse, la douleur dans le quadrant inférieur droit de l'abdomen devient constante. Son intensité est souvent la plus forte au point de McBurney, situé à mi-chemin entre la crête iliaque antérosupérieure et l'ombilic (figure 16-10). La douleur peut aussi survenir ailleurs, car l'appendice est situé à un autre endroit chez 30 % des enfants. En effet, la position intra-abdominale de l'appendice est variable selon la morphologie de la personne et la position du cæcum. Les symptômes progressent jusqu'au point où l'on constate une rigidité musculaire à la palpation de l'abdomen. De plus, à la palpation du quadrant inférieur droit, on note également une augmentation de la douleur provoquée par le relâchement brusque de la pression de la main (douleur à la décompression ou signe du ressaut). Toutefois, la douleur à la décompression, extrêmement intense, n'est pas toujours un signe fiable chez le jeune enfant. La douleur de l'enfant est augmentée lors de tout mouvement brusque, par exemple un sursaut.

Ces symptômes sont parfois accompagnés de vomissements, de diarrhée ou de constipation et de la perte de l'appétit. À mesure que la maladie évolue, l'enfant bouge peu et se couche habituellement sur le côté, les jambes repliées. Un soulagement soudain de la douleur signifie habituellement que l'appendice s'est rompu.

Étiologie et physiopathologie

L'appendicite résulte presque toujours d'une occlusion de la lumière appendiculaire. L'occlusion peut être causée par une concrétion fécale (masse fécale dure), une infestation parasitaire, une sténose fibreuse consécutive à une inflammation, une hyperplasie des tissus lymphoïdes ou une tumeur. De plus, il est possible qu'un repli du péritoine soude l'appendice sur le cæcum, ce qui provoque une occlusion. Une sécrétion continue de mucus à la suite d'une occlusion aiguë de la lumière augmente la pression intraluminale, ce qui provoque une ischémie (à cause de la compression des vaisseaux sanguins), la mort cellulaire (nécrose), l'ulcération de la muqueuse épithéliale et l'invasion bactérienne.

La perforation ou la rupture éventuelle de l'appendice entraîne une contamination fécale et bactérienne du péritoine. L'inflammation s'étend rapidement à tout l'abdomen (péritonite). Si la péritonite n'est pas traitée, elle peut provoquer une septicémie et une occlusion de l'intestin grêle (causée par les réflexes gastro-intestinaux intenses

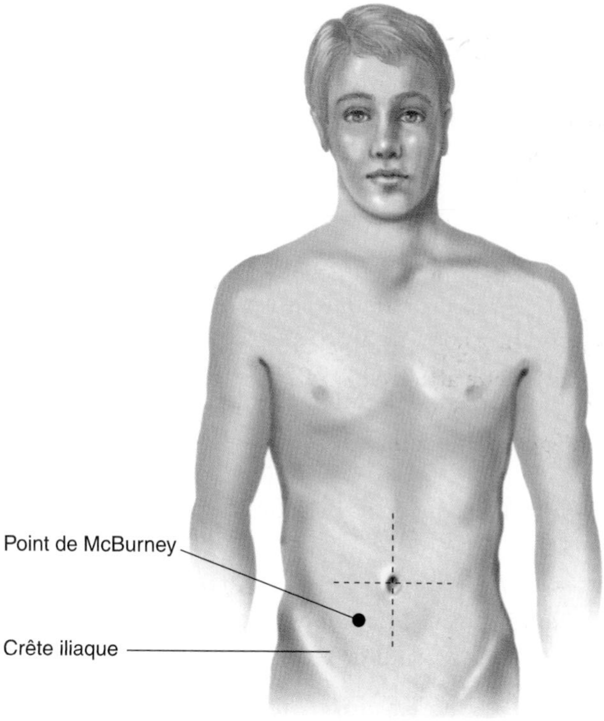

FIGURE 16-10. Localisation courante de la douleur chez les enfants et les adolescents ayant une appendicite, le point de McBurney.

nuisant à la motilité intestinale). Elle peut également entraîner un déséquilibre électrolytique et un choc hypovolémique, résultant tous deux de la perte de liquide extracellulaire du péritoine au profit de la cavité péritonéale.

Examens diagnostiques et traitement médical

Il est parfois difficile d'établir un diagnostic d'appendicite chez les jeunes enfants, car la douleur est moins localisée et les symptômes plus diffus chez eux que chez les enfants plus âgés. Il faut parfois poursuivre l'évaluation pendant plusieurs heures pour parvenir à établir le diagnostic.

On constate parfois une augmentation de la numération leucocytaire (supérieure à 15 000/µL). Cette leucocytose est moins fréquente chez les jeunes enfants que chez les adolescents. Des antécédents de douleur abdominale, la présence à la radiographie abdominale (également appelée plaque simple de l'abdomen, PSA) d'une concrétion fécale au niveau du quadrant inférieur droit et la visualisation de l'appendice ainsi que la présence de liquide autour de celle-ci lors de l'échographie abdominale sont autant d'éléments qui permettent de confirmer le diagnostic.

Le traitement exige une ablation chirurgicale immédiate (appendicectomie). Avant l'opération, l'enfant doit demeurer NPO. On lui administre des liquides, des électrolytes et des antibiotiques par voie intraveineuse. On insère parfois une sonde nasogastrique avant ou après l'intervention chirurgicale, particulièrement dans le cas où l'appendice s'est rompu, causant une péritonite. Après l'opération, l'enfant a une incision abdominale. On lui administre des antibiotiques par voie intraveineuse pour éviter toute infection ou la traiter (lors d'une péritonite). Si l'appendice s'est rompu avant la chirurgie, on insère un drain de Penrose et la plaie n'est pas toujours entièrement suturée. Dans un tel cas, on applique des pansements humides et il faut parfois irriguer la plaie pour nettoyer le péritoine. Un rétablissement complet suit habituellement l'ablation de l'appendice s'il n'y a pas de complications. Parmi les complications les plus fréquentes, on compte l'infection de la plaie opératoire et l'abcès abdominal.

Collecte des données

Données physiologiques

Il est nécessaire d'évaluer de façon détaillée la douleur de l'enfant pour distinguer l'appendicite d'autres maladies (se reporter au chapitre 8). Demandez à l'enfant de vous montrer l'endroit où il a mal et de vous décrire la douleur. Questionnez-le sur la douleur (début, localisation et intensité) ainsi que sur les facteurs déclenchants et les mesures de soulagement essayées. Consignez ces données au dossier. Lors de l'examen physique de l'abdomen, terminez par la palpation pour éviter de provoquer une douleur supplémentaire (se reporter au chapitre 4). Évaluez les signes vitaux pour déterminer les valeurs de base et surveillez-les toutes les quatre heures par la suite.

Données psychosociales

Étant donné que l'appendicite survient habituellement chez les enfants d'âge scolaire et les adolescents, il est important d'évaluer leurs mécanismes d'adaptation. Les adolescents, qui attachent de l'importance à leur image corporelle, se soucieront peut-être de la cicatrice. Évaluez le degré d'anxiété que provoquent chez les parents et l'enfant une hospitalisation soudaine et une intervention chirurgicale d'urgence.

Diagnostics infirmiers

Voici quelques-uns des diagnostics infirmiers qui peuvent s'appliquer à l'enfant atteint d'une appendicite, avant la chirurgie :

- Douleur reliée au processus inflammatoire ;
- Risque de déficit de volume liquidien relié aux vomissements ;
- Anxiété/peur reliée à l'hospitalisation, aux multiples interventions douloureuses et à l'éventualité de l'intervention chirurgicale.

Voici quelques-uns des diagnostics infirmiers postopératoires :

- Douleur reliée à l'incision abdominale ;
- Risque d'infection relié à l'incision, à la fragilisation de la peau et à la manipulation dans la région intestinale ;
- Risque de dégagement inefficace des voies respiratoires relié à l'anesthésie générale et au manque d'expansion pulmonaire causé par la douleur à l'incision ;
- Anxiété (des parents et de l'enfant) reliée à l'hospitalisation et à la chirurgie soudaines de l'enfant.

Soins infirmiers

Les soins infirmiers mettent l'accent sur les points suivants : soulager la douleur, maintenir l'hydratation, offrir du soutien affectif à l'enfant et à sa famille, veiller au maintien de la fonction respiratoire, dispenser les soins de la plaie chirurgicale et surveiller les symptômes d'infection.

Soulager la douleur

En période préopératoire, la position de décubitus latéral avec les genoux repliés sur l'abdomen (en « chien de fusil ») est habituellement la plus confortable. Administrez des analgésiques, selon les ordonnances médicales, et consignez au dossier les données relatives au soulagement de la douleur. La douleur postopératoire se gère de façon similaire. L'enfant doit être placé en position de semi-Fowler ou en décubitus latéral droit. En cas de perforation de l'appendice, le fait d'être allongé sur le côté droit facilite le drainage de la cavité péritonéale. Administrez des médicaments contre la douleur selon l'ordonnance.

ALERTE INFIRMIÈRE

Il est déconseillé d'utiliser un coussin chauffant, ou toute autre source de chaleur, pour des enfants atteints d'une appendicite. La chaleur ne fera qu'augmenter l'inflammation et peut contribuer à la perforation de l'appendice.

Maintenir l'hydratation

Évaluez l'état d'hydratation toutes les deux heures. Évaluez l'élasticité de la peau, les yeux et les muqueuses pour y détecter d'éventuels signes de déshydratation. Surveillez les ingesta et les excreta, et évaluez les signes vitaux. Avant l'opération, on installe une perfusion intraveineuse qu'on laisse en place jusqu'à la reprise de la fonction intestinale, après la chirurgie. Lorsque les bruits intestinaux sont de retour (se reporter au chapitre 4, à la section traitant de l'auscultation de l'abdomen) ou que l'on note le passage de gaz, ce qui signifie qu'il y a eu rétablissement de l'activité intestinale, proposez de l'eau en petites quantités à l'enfant et ensuite d'autres liquides clairs.

ILÉUS PARALYTIQUE

L'iléus paralytique est causé par l'arrêt du péristaltisme dû à un traumatisme ou à la présence de toxines dans les nerfs contrôlant la motilité intestinale. Habituellement, au cours des 12 à 36 premières heures suivant une chirurgie abdominale, on peut noter un iléus paralytique fonctionnel. L'enfant doit demeurer NPO jusqu'au retour du péristaltisme normal, indiqué par la présence de bruits intestinaux à l'auscultation ou l'émission de gaz.

Offrir du soutien à l'enfant et à sa famille

Pour de nombreux enfants, il peut s'agir de la première hospitalisation et des premiers contacts avec des professionnels de la santé, outre leur médecin de famille ou leur infirmière scolaire, par exemple. L'infirmière doit obtenir les antécédents médicaux, procéder à l'examen physique, coordonner les examens diagnostiques et préparer l'enfant pour la chirurgie en un laps de temps très court. Le soutien est essentiel pour l'enfant et ses parents. Un bon enseignement préopératoire peut réduire l'anxiété. Répondez à toutes les questions de l'enfant et de ses parents.

Maintenir la fonction respiratoire

L'anesthésie générale pratiquée au cours de la chirurgie compromet la fonction respiratoire. Il est important, pour l'enfant, de se mobiliser, de tousser, de respirer profondément et de faire des exercices respiratoires (spirométrie) pour éviter l'atélectasie. Encouragez l'enfant à protéger la région de l'incision chirurgicale avec un oreiller lorsqu'il tousse, afin de réduire la douleur.

Reconnaître les symptômes d'infection

Évaluez les signes vitaux et observez l'incision abdominale toutes les quatre heures, pour détecter rougeur, œdème ou écoulement. Si un drain est présent, évaluez la couleur, la consistance et la quantité de l'écoulement. Après le premier changement de pansement (qui est généralement fait par le chirurgien), refaire régulièrement le pansement. La région de l'incision doit rester propre et sèche. Administrez des antibiotiques, conformément à l'ordonnance.

Planifier le congé et enseigner à la famille les soins à domicile

L'enfant peut quitter l'hôpital lorsque sa fonction intestinale est redevenue normale, que l'on note le retour du péristaltisme et qu'il a eu une selle. Donnez des instructions aux parents sur le retour progressif à un régime alimentaire normal, selon ce que tolère l'enfant. Enseignez aux parents à reconnaître les signes et les symptômes d'infection, et expliquez-leur que, le cas échéant, il faut soigner rapidement l'infection.

L'enfant pourra reprendre ses activités normales assez rapidement mais il devrait éviter, pendant la période postopératoire immédiate, de pratiquer les activités qui exigent de l'effort ainsi que les sports de contact. Les parents devraient demander l'avis du médecin de l'enfant avant de lui permettre de reprendre ses activités sportives. L'enfant devra peut-être étudier à la maison pendant un certain temps pour ne pas accumuler de retard scolaire.

> **ALERTE INFIRMIÈRE**
>
> Signes d'une septicémie :
> - Hypothermie ou hyperthermie
> - Ictère
> - Détresse respiratoire
> - Hépatomégalie
> - Distension abdominale
> - Anorexie
> - Vomissements
> - Léthargie

ENTÉROCOLITE NÉCROSANTE

L'entérocolite nécrosante est une maladie inflammatoire du tractus intestinal du nouveau-né qui est potentiellement mortelle. Elle touche surtout les prématurés. Cette affection consiste en une nécrose de la paroi intestinale. L'entérocolite nécrosante peut avoir plusieurs causes, notamment l'ischémie intestinale, l'infection bactérienne et virale (due à la réponse immunitaire diminuée du prématuré et aux plus grands risques d'infection) et l'immaturité de l'intestin (causée par la réduction de la quantité d'acide gastrique et des enzymes protéolytiques ainsi que par le sous-développement de la couche protectrice de mucine intestinale chez le prématuré). La maladie se déclare le plus souvent dans l'iléon distal et le côlon proximal[19].

Le nouveau-né peut, au début, montrer des signes d'intolérance quand on le nourrit (augmentation des résidus gastriques, vomissements, irritabilité et distension abdominale). Ces signes sont causés par l'inflammation et la dilatation de l'intestin, ainsi que par une accumulation de gaz dans l'intestin. L'enfant a parfois une diarrhée sanguinolente en raison de l'intestin hémorragique. Des signes de septicémie apparaissent ensuite habituellement et l'état du nouveau-né se détériore rapidement. Un système permet de déterminer les différentes phases de l'entérocolite nécrosante (échelle modifiée de Bell), qui va de l'étape IA (instabilité de la température, apnée, bradycardie et léthargie) à l'étape IIIB (acidose respiratoire et métabolique, coagulation intravasculaire disséminée, apnée grave, hypotension et bradycardie)[19].

Le diagnostic repose sur la découverte de caractéristiques cliniques et la présence de gaz libres dans la cavité péritonéale, d'anses intestinales dilatées, de distension intestinale et d'épaississement de la paroi intestinale à la radiographie de l'abdomen. L'entérocolite nécrosante exige une intervention rapide. Le traitement commence avec l'interruption de toute alimentation orale ou entérale. On insère une sonde orogastrique pour éviter la distension gastrique et on débute l'hydratation par voie intraveineuse. On peut commencer à administrer une alimentation parentérale totale (APT) par l'entremise d'un cathéter intraveineux central. On administre des antibiotiques en prophylaxie ou pour traiter une septicémie. La perforation ou la nécrose de l'intestin exige une résection chirurgicale de l'intestin. Une iléostomie ou une colostomie sont alors possibles.

Tous les cas d'entérocolite nécrosante sont traités avec les techniques d'isolement entérique les plus strictes pour empêcher la propagation de l'infection à d'autres prématurés de l'unité. On évite une alimentation entérale précoce et agressive des prématurés avec du lait maternisé en raison de l'incidence accrue de la maladie dans ces cas. Le lait maternel protège de la maladie. Par conséquent, on privilégie pour les prématurés l'allaitement maternel ou l'alimentation à partir du lait maternel préalablement tiré par la mère[19].

Les complications à long terme de l'entérocolite nécrosante sont les suivantes : syndrome de l'intestin court (se reporter à la section traitant de cette affection plus loin dans ce chapitre), sténose, cholestase, troubles de la nutrition, et retard de la croissance et du développement[20].

CHOLESTASE

La **cholestase** est une diminution ou un arrêt de l'écoulement de la bile. Il s'agit du problème le plus courant chez les enfants qui survivent à une entérocolite nécrosante. Cette complication de l'alimentation parentérale totale (APT) survient habituellement deux semaines après le début de celle-ci. Elle se caractérise par un taux élevé de bilirubine (> 4 μmol/L), de l'hépatomégalie et un niveau élevé de transaminase sérique.

Soins infirmiers

Les soins infirmiers portent essentiellement sur la détection précoce de l'entérocolite nécrosante afin de réduire la perte de l'intestin et sur les soins postopératoires. Mesurez le périmètre abdominal toutes les quatre à huit heures chez les prématurés et chez les nouveau-nés présentant des risques élevés (voir la figure 9-11). Les moindres changements du périmètre abdominal peuvent indiquer une entérocolite nécrosante et doivent être signalés au médecin. Surveillez les signes d'intolérance alimentaire en aspirant les résidus gastriques (si le nouveau-né reçoit une alimentation entérale).

Il est essentiel de maintenir l'équilibre hydro-électrolytique. Réconfortez le nouveau-né qui est NPO en le prenant dans vos bras et en le dorlotant, et donnez-lui une sucette pour répondre à son besoin non nutritif de succion. Il est essentiel de procéder à une évaluation minutieuse pour déceler toute infection et préserver l'intégrité de la peau. On réalimente progressivement le nouveau-né lorsque la fonction intestinale a repris.

Les parents ont besoin de soutien, de réconfort et d'aide pour établir des liens d'attachement avec leur enfant. Ils doivent s'adapter aux difficultés associées à la naissance d'un bébé gravement malade. Les symptômes de l'entérocolite nécrosante n'apparaissent qu'environ cinq ou sept jours après le début de l'alimentation ; c'est pourquoi les parents ne sont pas toujours préparés à voir l'état du nouveau-né se détériorer. Le rétablissement d'un prématuré est lent et peut être compliqué. Donnez des explications claires aux parents et encouragez-les à poser des questions et à exprimer leurs peurs et leurs préoccupations.

Lorsque l'enfant a son congé de l'hôpital, un suivi étroit est nécessaire. Encouragez les parents à emmener régulièrement leur enfant consulter un professionnel de la santé. Prévoyez des soins à domicile pour aider la famille à gérer les soins de santé et les problèmes liés au développement normal de l'enfant. Si l'on procède à une APT à la maison, les parents devront connaître la technique d'administration ainsi que les soins d'un cathéter intraveineux central. L'apport nutritionnel par voie orale et entérale doit être évalué avec soin. Il faut surveiller la croissance de l'enfant et la comparer aux relevés précédents. On aura probablement recours à plusieurs médicaments, et on doit mettre l'accent sur la façon adéquate de les administrer. Le nourrisson doit faire l'objet d'examens physiques réguliers et minutieux pour détecter toute complication éventuelle. Si l'enfant est porteur d'une stomie, les parents doivent savoir comment en prendre soin (se reporter à la section traitant des stomies plus loin dans ce chapitre). Le développement de l'enfant est évalué régulièrement grâce à des tests développementaux, comme le Denver II (se reporter au chapitre 6).

DIVERTICULE DE MECKEL

Le diverticule de Meckel survient lorsque, pendant le développement embryonnaire, le canal vitellin, également appelé canal omphalo-mésentérique, qui relie l'intestin moyen de l'embryon au sac vitellin, ne parvient pas à s'atrophier au moment où le sac vitellin est remplacé par le placenta comme source de nutriments pour le fœtus, soit entre la septième et la huitième semaine de grossesse. Au lieu de cela, il reste une poche au niveau de l'iléon, le diverticule de Meckel, semblable à l'appendice. Le diverticule de Meckel se trouve habituellement près de la valvule iléocæcale. Il contient des tissus gastriques et pancréatiques qui sécrètent de l'acide, ce qui provoque de l'irritation et une ulcération. Le diverticule de Meckel est la malformation gastro-intestinale la plus courante ; il touche 1 à 2 % de la population. Par contre, de nombreuses personnes sont asymptomatiques et ne savent pas qu'elles sont atteintes de cette anomalie[21]. Celle-ci est plus courante chez les garçons.

Les manifestations cliniques apparaissent habituellement vers l'âge de 2 ans. Le signe le plus courant est une hémorragie rectale indolore de couleur rouge vif ou rouge foncé, pouvant être peu ou très abondante. Cette rectorragie est due à une obstruction ou à une ulcération. Le sang passe souvent sans selle. Une douleur abdominale est rare mais, lorsqu'elle survient, elle ressemble à la douleur due à une appendicite. Le diverticule de Meckel peut occassioner une invagination, une hernie irréductible (ou incarcérée), un volvulus (touchant le segment de l'intestin contenant le diverticule) ou une occlusion intestinale. L'enfant peut donc présenter des symptômes caractéristiques de ces différentes affections. Si le diverticule de Meckel n'est pas traité, il peut progresser lentement et aller jusqu'à la perforation et à la péritonite.

Le diagnostic repose sur les antécédents. Les études de contraste n'aident habituellement pas à établir le diagnostic puisque le diverticule est souvent trop petit pour apparaître sur les radiographies et qu'il ne se remplit pas nécessairement de baryum. La scintigraphie et la tomodensitométrie isotopiques permettent habituellement de détecter la présence des tissus gastriques et de confirmer le diagnostic.

Le traitement est une ablation chirurgicale du diverticule et de la partie de l'intestin concernée. S'il y a une infection, des antibiotiques intraveineux peuvent être administrés en période préopératoire. Le pronostic est bon après l'ablation chirurgicale.

Soins infirmiers

Avant l'intervention chirurgicale, une perfusion intraveineuse est installée pour corriger le déséquilibre hydro-électrolytique. Surveillez les ingesta et les excreta. Vérifiez s'il y a rectorragie et faites des analyses pour déceler la présence de sang occulte dans les selles. L'enfant doit demeurer en repos au lit. Évaluez les signes vitaux toutes les deux heures et surveillez les signes éventuels d'état de choc. Les soins postopératoires sont semblables à ceux dont a besoin un nourrisson ou un enfant qui fait l'objet d'une chirurgie abdominale. (Se reporter à la section précédente sur les soins infirmiers postopératoires de l'appendicite et au plan de soins infirmiers destiné à l'enfant qui doit subir une intervention chirurgicale, au chapitre 5).

Au moment du congé de l'hôpital, les parents ont besoin d'enseignement sur les soins de l'incision chirurgicale et sur la façon de prévenir les infections, d'offrir un régime alimentaire adéquat et d'administrer les médicaments prescrits.

MALADIES INFLAMMATOIRES DE L'INTESTIN

Les maladies inflammatoires de l'intestin se composent de deux troubles chroniques distincts, la maladie de Crohn et la colite ulcéreuse, dont les symptômes et le traitement sont similaires. Dans les deux cas, on constate une mauvaise régulation de la réponse immunitaire de la muqueuse intestinale.

La maladie de Crohn est une affection inflammatoire chronique. Elle peut atteindre n'importe quelle région du tractus gastro-intestinal, de la bouche à l'anus. L'iléon, le côlon et le rectum sont les endroits les plus touchés. L'apparition de fistules entériques entre les anses intestinales ou les organes proches, tels que la vessie, le vagin ou la peau, est l'une des caractéristiques de la maladie de Crohn. Les ulcères des muqueuses commencent à apparaître dans de petits endroits. Ils grossissent ensuite et gagnent en profondeur dans la tunique muqueuse jusqu'à la séreuse (atteinte transmurale). L'inflammation sous-muqueuse peut être grave. Outre les ulcérations et les fistules, elle peut occasionner de la fibrose, des adhérences entre les anses intestinales, le durcissement de la paroi intestinale. L'étiologie de la maladie est inconnue. Certains soutiennent que différents facteurs environnementaux (agents infectieux, habitudes alimentaires, toxines environnementales, etc.) favorisent l'apparition de la maladie chez les personnes qui sont prédisposées génétiquement. La maladie de Crohn est plus courante chez les Blancs, les personnes d'origine européenne et de trois à six fois plus fréquente chez les personnes d'ascendance juive. Elle apparaît le plus souvent entre l'âge de 15 ans et de 25 ans.

Le début de la maladie de Crohn est insidieux. Des crampes abdominales douloureuses sont le premier signe. Elles sont suivies de diarrhée. Les autres symptômes extradigestifs sont les suivants: fièvre, anorexie, retard de croissance et pubertaire, ulcères buccaux, érythème noueux, malaise général, atteinte hépatique, phlébites et douleur articulaire, principalement au niveau des grosses articulations. Le diagnostic repose sur des analyses de laboratoire (l'anémie est courante; une vitesse de sédimentation des érythrocytes et une protéine C réactive élevées, de l'hypoalbuminémie et une thrombocytose sont d'autres symptômes éventuels), des examens radiologiques et une biopsie[22].

La colite ulcéreuse, également appelée rectocolite hémorragique, est une maladie chronique récurrente du côlon et de la muqueuse rectale dont l'étiologie est inconnue. Le colon sigmoïde et le rectum sont les sièges les plus fréquemment atteints. L'inflammation se limite à la muqueuse et peut s'étendre sur toute la longueur de l'intestin, avec divers degrés d'ulcération, d'hémorragie et d'œdème. Tout comme pour la maladie de Crohn, on suppose que des facteurs environnementaux favoriseraient le développement de la colite ulcéreuse chez les personnes génétiquement prédisposées. Alors que certains soutiennent que des facteurs émotionnels et psychosociaux peuvent influer sur l'apparition et l'évolution de la maladie, le rôle de ces facteurs n'a pas été prouvé. En effet, on croit davantage que des problèmes d'ordre psychologiques peuvent apparaître conséquemment à la colite ulcéreuse et qu'ils influent sur l'évolution de la maladie et l'aggravation des symptômes. Cette maladie est plus fréquente chez les personnes d'ascendance juive. Elle se déclare avant l'âge de 20 ans et surtout vers l'âge de 12 ans[23].

Le premier symptôme de la colite ulcéreuse est habituellement de la diarrhée, qui s'accompagne de douleur dans le bas de l'abdomen et de crampes, avant et pendant une selle. L'expulsion de la selle ou du gaz soulage la douleur et les crampes. On note souvent du mucus et du sang dans les selles. Une perte de poids ou un retard de croissance, des carences nutritionnelles et des arthralgies[24] touchant particulièrement les grosses articulations, des ulcères buccaux, de l'érythème noueux et une atteinte hépatique sont des effets extradigestifs courants de la maladie. Quoique la fibrose et l'épaississement de la paroi intestinale soient rares, le côlon peut raccourcir et rétrécir lorsque la colite ulcéreuse dure depuis longtemps.

Le diagnostic vise d'une part à évaluer la cause de la maladie et à définir le segment de l'intestin touché, et d'autre part à différencier un processus infectieux (micro-organismes comme *Shigella* et *Salmonella*) d'une colite ulcéreuse. Une endoscopie et une biopsie permettent de déterminer l'ampleur et la gravité du processus inflammatoire. Tout comme lors d'une maladie de Crohn, les analyses de laboratoire peuvent déceler une anémie, une vitesse de sédimentation des érythrocytes et une protéine C réactive élevées et une hypoalbuminémie. Les analyses servent également à définir les autres anomalies connexes en matière de nutrition, de croissance et de sang.

Le tableau 16-4 compare les caractéristiques de la maladie de Crohn et d'une colite ulcéreuse. Ces deux maladies sont associées à des périodes de rémission et d'exacerbation. Leur traitement repose sur des interventions pharmacologiques (administration d'antibiotiques, d'anti-inflammatoires, d'immunosuppresseurs et d'antidiarrhéiques) (tableau 16-5), une thérapie nutritionnelle et une ou plusieurs interventions chirurgicales. On administre des corticostéroïdes par voie intraveineuse, orale et/ou rectale (sous forme de lavements) aux enfants dont la maladie est de modérée à grave. Lors des périodes d'exacerbation, des fortes doses de corticostéroïdes par voie intraveineuse sont administrées à l'enfant. Par la suite, une fois que l'enfant est en rémission, les doses sont diminuées progressivement et on passe à la voie orale, jusqu'à ce qu'on atteigne un sevrage complet, question de diminuer le plus rapidement possible les effets secondaires de cette classe de médicaments. Parmi les effets secondaires des corticostéroïdes, on compte l'apparition de traits cushingoïdes (visage lunaire, joues proéminentes, double menton, obésité généralisée), le retard de croissance, l'ostéoporose, les cataractes, le glaucome et le diabète.

On a démontré que la sulfasalazine réduisait le nombre de rechutes (période d'exacerbation) chez des enfants plus légèrement atteints par une maladie inflammatoire

TABLEAU 16-4 Comparaison de la colite ulcéreuse et de la maladie de Crohn

	Colite ulcéreuse	Maladie de Crohn
Type de lésions	Lésion continue (les segments atteints ne sont pas séparés par des zones saines) et superficielle	Lésion segmentaire (les segments atteints sont souvent entrecoupés de zones saines) et transmurale (qui traverse la paroi)
Manifestations cliniques		
Lésions anales ou périanales	Rares	Courantes
Anorexie	Légère à modérée	Peut être grave
Diarrhée	Souvent grave	Modérée
Retard de croissance	Léger	Important
Douleur	Présente (moins fréquente)	Courante
Rectorragie	Présente	Absente
Perte de poids	Modérée	Grave
Fistules	Rares	Fréquentes
Arthralgie	Légère à modérée	Légère à modérée
Risque de cancer	Légèrement accru	Grandement accru

TABLEAU 16-5 Médicaments utilisés pour traiter une maladie inflammatoire de l'intestin

Aminosalycilates	Immunosuppresseurs
Sulfasalazine	6-mercaptopurine (6-MP)
Mésalamine	Azathioprine
Olsalazine	Cyclosporine
Corticostéroïdes	Méthotrexate
Prednisone	Antibactérien
Méthylprednisone	Métronidazole
Lavement à l'hydrocortisone	

de l'intestin. Les céphalées, les nausées, les vomissements, l'éruption prurigineuse de nature allergique, la neutropénie et, après une utilisation à long terme, l'oligospermie et la stérilité transitoire, comptent au nombre des effets secondaires de la sulfasalazine. L'olsalazine ou la mésalamine, également de la classe des aminosalicylates, peuvent également être administrés, et leurs effets secondaires sont moins importants.

Outre le métronidazole, qui est administré aux enfants lorsqu'ils présentent certaines complications telles que l'atteinte périanale, la présence de fistule ou la prolifération bactérienne dans l'intestin grêle, des immunosuppresseurs font également partie du traitement pharmacologique. Ces derniers, dont le but est de diminuer l'inflammation et de maintenir une rémission, ont plusieurs effets secondaires, dont le principal est la dépression de la moelle osseuse entraînant une leucopénie et des infections opportunistes.

Une nutritionniste fait partie de l'équipe qui traite l'enfant. L'objectif de la thérapie nutritionnelle est de fournir un apport énergétique adéquat et les nutriments indispensables à la croissance. En général, des suppléments de vitamines, de fer, de zinc et d'acide folique sont nécessaires. On utilise souvent une alimentation entérale (habituellement par gavage nocturne) ou une alimentation parentérale totale (APT) pour traiter les carences nutritionnelles et la malnutrition qui accompagnent une maladie inflammatoire de l'intestin ainsi que pour permettre la mise au repos de l'intestin. La malnutrition est causée par un apport nutritionnel insuffisant, une augmentation des besoins nutritionnels, des pertes excessives de nutriments dans les selles, la malabsorption et la thérapie médicamenteuse (interaction avec les nutriments: par exemple, la sulfasalazine nuit à l'absorption et à l'utilisation de l'acide folique). L'alimentation entérale ou parentérale utilisée sur une période de quelques semaines ou de quelques mois joue également un rôle important, en ce sens qu'elle permet entre autres de diminuer l'inflammation ainsi que les manifestations extra-intestinales. De plus, chez les enfants atteints de la maladie de Crohn, elle favorise l'établissement d'une rémission à court terme. Toutefois, le taux des rechutes dans les quelques mois suivant la cessation de la mise au repos de l'intestin est élevé. En ce qui concerne la colite ulcéreuse, les alimentations parentérale et entérale ne se sont pas avérées bénéfiques pour l'induction d'une rémission. On recommande un régime alimentaire riche en protéines et en glucides, faible en fibres et comprenant des quantités normales de matières grasses.

Si d'autres mesures ne permettent pas de réduire l'inflammation, une chirurgie est nécessaire. On procède à une colostomie ou à une iléostomie temporaire pour permettre à l'intestin de se reposer. Dans la maladie de Crohn, la chirurgie peut être utilisée soit pour drainer des abcès, ligaturer des fistules, retirer des segments atteints, corriger des perforations ou des occlusions et agrandir des rétrécissements. Malheureusement, même si les segments atteints sont retirés, les ulcérations tendent à se manifester dans d'autres parties du tractus gastro-intestinal. Toutefois, dans la colite ulcéreuse, l'ablation de la partie malade du côlon (la colectomie) est un traitement définitif. Généralement, une anastomose iléo-anale est pratiquée et un réservoir iléal en forme de *J* ou de *S* est créé pour contrer l'incontinence fécale après l'opération.

Soins infirmiers

Les soins infirmiers ont surtout lieu dans la communauté et à la maison, et comprennent essentiellement les points suivants: aider l'enfant et sa famille à s'adapter aux conséquences psychologiques de la maladie chronique, administrer les médicaments, appliquer la thérapie nutritionnelle, surveiller l'état nutritionnel et orienter les parents et l'enfant vers les ressources adéquates. Offrez du soutien et les conseils nécessaires pour aider l'enfant à accepter d'être différent de ses pairs. L'incapacité de rivaliser avec les autres enfants et les absences fréquentes de l'école peuvent affecter l'estime de soi de l'enfant. Demandez aux parents de communiquer avec les responsables de la commission scolaire pour trouver un tuteur en cas d'absence scolaire prolongée. Encouragez l'enfant qui ne va pas à l'école régulièrement à rester en contact avec ses amis grâce à des appels téléphoniques, à l'échange de cartes et à des visites.

CONSEIL CLINIQUE

Si l'enfant tolère le lactose, proposez-lui des aliments riches en énergie, comme des potages, des laits fouettés, des poudings et des crèmes renversées.

Si l'enfant n'est pas en mesure de manger ou si l'apport énergétique est insuffisant pour répondre à ses besoins nutritionnels et métaboliques de base, il faudra commencer une alimentation entérale (gavage) ou une APT. Si l'enfant est capable de manger, proposez-lui fréquemment de petits repas ou des collations riches en énergie. Évitez les aliments riches en fibres puisqu'ils irritent l'intestin, déjà enflammé. Il faut évaluer régulièrement la croissance de l'enfant, en mesurant sa taille et son poids, et procéder à des évaluations nutritionnelles.

CONSEIL CLINIQUE

Informez les parents de l'enfant qui est soigné à la maison de continuer à lui proposer de petits repas fréquents et d'éviter les trois repas par jour habituels.

L'image corporelle est une préoccupation importante chez les enfants et les adolescents qui souffrent d'une maladie inflammatoire de l'intestin. Les corticostéroïdes provoquent des retards de croissance, retardent la maturation sexuelle et entraînent l'apparition de traits cushingoïdes. Incitez l'enfant à exprimer comment il perçoit les effets secondaires des médicaments. Si une colostomie ou une iléostomie permanente est nécessaire, l'infirmière pourra aider l'enfant et la famille à comprendre la nécessité d'un traitement chirurgical. (Se reporter à la section qui suit relative aux stomies.) Présentez des enfants qui ont une stomie à l'enfant et à sa famille.

ALERTE INFIRMIÈRE

Les corticostéroïdes peuvent réduire la réponse immunitaire de l'enfant et altérer sa croissance. Les vaccins (surtout contre la poliomyélite et la varicelle) sont contre-indiqués pendant l'administration de stéroïdes.

Enseignez aux parents à administrer les médicaments et à appliquer la thérapie nutritionnelle. Rappelez aux parents et à l'enfant qu'il est important de suivre scrupuleusement la thérapie médicamenteuse. Soulignez le fait qu'il faut continuer à donner les médicaments à l'enfant même s'il est asymptomatique. Discutez des effets secondaires des médicaments et de ce qu'il faut faire si l'un de ces symptômes survenait.

Les parents doivent aussi avoir de l'enseignement sur l'administration d'une alimentation entérale ou d'une APT. Si l'enfant doit recevoir une alimentation entérale, les parents devront apprendre à installer une sonde nasogastrique, à préparer la solution entérale, et à manipuler la pompe d'alimentation entérale et les tubulures. Pour ce qui est de l'APT, les parents devront apprendre à manipuler la pompe volumétrique et les tubulures ainsi qu'à dispenser les soins du cathéter intraveineux central. Aidez les parents à se procurer le matériel et les fournitures nécessaires aux soins de l'enfant, auprès du service des soins à domicile du centre hospitalier. Les parents devront vous démontrer leur maîtrise des soins associés à l'administration de l'alimentation entérale ou de l'APT pendant vos visites à domicile et les rendez-vous de suivi dans les établissements de santé.

Dirigez les parents vers les services sociaux, les soins à domicile du centre hospitalier et les CLSC pour qu'ils puissent bénéficier de leurs services. Pour plus d'information sur les maladies inflammatoires de l'intestin, orientez les familles vers la Fondation canadienne des maladies inflammatoires de l'intestin (se reporter à l'annexe G).

ULCÈRE PEPTIQUE

Un ulcère peptique est une érosion de la muqueuse, de la sous-muqueuse et, à l'occasion, de la musculeuse de la partie inférieure de l'œsophage, de l'estomac (habituellement le long de la courbure la plus petite) ou du duodénum. Les garçons risquent davantage que les filles d'être atteints d'un ulcère peptique, sauf chez les enfants de moins de 2 ans, qui présentent la même incidence quel que soit le sexe. Toutefois, les ulcères peptiques sont beaucoup moins fréquents chez les enfants que chez les adultes.

Les manifestations cliniques varient selon l'âge de l'enfant et le siège de l'ulcère. Le jeune enfant présente des symptômes moins caractéristiques que l'adulte. Le symptôme le plus courant est une douleur abdominale (brûlure) sur un estomac vide, suffisamment forte pour réveiller l'enfant la nuit. On rencontre aussi parfois les symptômes suivants: vomissements et douleur après les repas, hématémèse, anémie, **hémorragie occulte** dans les selles et distension abdominale. L'irritabilité et le malaise sont généralement présents chez les enfants de moins de 2 ans.

Suivant leur étiologie, on distingue les ulcères primaires des ulcères secondaires. Les ulcères peptiques primaires apparaissent chez des enfants en bonne santé, sans qu'aucun facteur prédisposant ne soit présent. Les ulcères secondaires, appelés ulcères de stress, apparaissent chez des enfants ayant une maladie préexistante ou une blessure (par exemple une brûlure, des traumatismes multiples, etc.) et chez des enfants auxquels on administre des médicaments comme des salicylates, des corticostéroïdes et des anti-inflammatoires non stéroïdiens. Le régime alimentaire n'est habituellement pas un facteur important dans l'apparition des ulcères peptiques chez les enfants, bien que la consommation de caféine et d'alcool chez les adolescents puisse exacerber la maladie. Parmi les autres facteurs étiologiques pouvant causer un ulcère peptique, on compte la prédisposition familiale, l'excès d'acide gastrique et le stress émotionnel. De plus, les personnes du groupe sanguin O sont plus à risque d'en souffrir. On sait maintenant que de nombreux cas d'ulcères, chez les adultes et les enfants, sont causés par *Helicobacter pylori*, un bacille à gram négatif[25]. Ce micro-organisme, transmis par la voie fécale-orale ou orale-orale, a la capacité d'affaiblir la muqueuse, qui constitue le principal moyen de défense contre les sécrétions gastriques, ce qui permet à l'acide chlorhydrique d'emdommager la muqueuse. Les infections à *Helicobacter pylori* se déclarent souvent chez plusieurs membres d'une même famille, surtout lorsque l'eau consommée par la famille est contaminée.

Le diagnostic repose sur les antécédents et les examens radiologiques. On peut diagnostiquer *Helicobacter pylori* par une culture de ce micro-organisme prélevé par gastroscopie ou en mesurant l'urée dans l'urine et sur le souffle (test respiratoire à l'urée), car *Helicobacter pylori* hydrolyse l'urée[26]. Le traitement médical vise à soulager la douleur et à favoriser la guérison. Lorsque *Helicobacter pylori* est la cause de l'ulcère, on administre des agents antimicrobiens, comme une combinaison de sels de bismuth, de métronidazole avec tétracycline, ou d'amoxicilline. On utilise aussi d'autres combinaisons de médicaments, par exemple une combinaison d'antagonistes des récepteurs H_2 de l'histamine (ranitidine, cimétidine et famotidine) et des antiacides sous forme liquide (Maalox, Mylanta) ou des inhibiteurs de la pompe à protons (oméprazole, lansoprazole). On mesure les titres d'anticorps plusieurs fois en l'espace de six mois pour évaluer l'efficacité du traitement. Le pronostic est habituellement bon si le traitement est entrepris rapidement.

Soins infirmiers

Les soins infirmiers sont principalement axés sur les interventions permettant de favoriser un apport nutritionnel adéquat ainsi que la guérison, et la prévention des rechutes. On propose un régime alimentaire sain sur le plan nutritionnel et adapté à l'âge de l'enfant. On doit éviter certains aliments uniquement s'ils exacerbent le trouble.

On doit administrer les antibiotiques selon l'horaire prévu. Soulignez l'importance de la prise de tous les médicaments. La famille a besoin d'encouragement pour continuer l'administration des médicaments et les visites de suivi. Les enfants qui vont à l'école préféreront peut-être prendre des antiacides sous la forme de comprimés. Les comprimés sont plus faciles à transporter que les préparations liquides. Il est possible que le médecin doive remplir un formulaire autorisant la prise de médicaments à l'école. Les parents ne devront pas donner des médicaments supplémentaires à l'enfant sans l'accord du médecin. Avisez les parents d'éviter les produits à base d'aspirine, car ils irritent la muqueuse gastrique. Si l'enfant doit prendre un antipyrétique ou un médicament contre la douleur, on recommande l'acétaminophène. Incitez les parents à lire les étiquettes des médicaments s'ils ne sont pas certains de connaître tous les composants du produit.

Puisqu'un stress psychologique peut produire un ulcère peptique, il faut aider les parents et l'enfant à reconnaître les sources de stress dans la vie de l'enfant. Évaluez-les, le cas échéant.

► STOMIES

Une **stomie** est une ouverture pratiquée dans l'intestin grêle, le côlon ou le canal urinaire pour détourner les matières fécales ou l'urine lorsqu'une anastomose distale chirurgicale, une obstruction ou le non-fonctionnement des structures empêche l'élimination normale. Selon l'intégrité et le fonctionnement des structures anatomiques, la stomie peut être temporaire ou permanente. Les nouveau-nés, les nourrissons et les jeunes enfants qui souffrent d'entérocolite nécrosante, de la maladie d'Hirschsprung, de volvulus ou d'invagination auront peut-être besoin d'une colostomie ou d'une iléostomie temporaire. Les stomies sont aussi indiquées pour les enfants souffrant d'une maladie inflammatoire de l'intestin, de tumeurs intestinales ou de trauma abdominal.

Une stomie peut être élective (non urgente) ou bien être une urgence chirurgicale. Dans tous les cas, elle a des répercussions sur le mode de vie de l'enfant; elle modifie son image corporelle, provoque de l'anxiété et augmente le risque de modifications des processus physiologiques (déséquilibre électrolytique; exigences nutritionnelles accrues). Pour les adolescents, la stomie peut aussi entraîner une dépendance au moment où l'autonomie est un besoin essentiel à leur développement (figure 16-11).

Lorsque vous évaluez la famille et l'enfant peu de temps avant l'installation d'une stomie, il est important de déterminer leurs habilités à comprendre et à accepter les

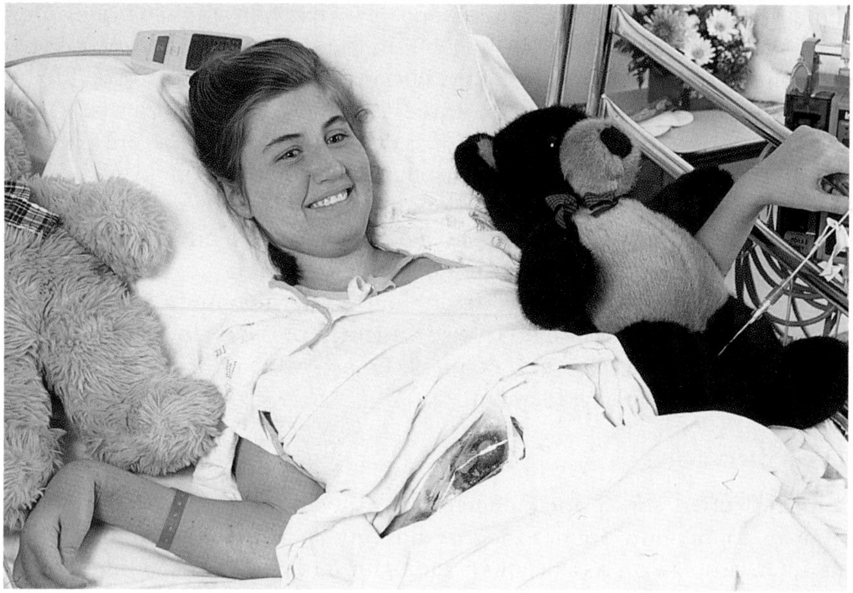

FIGURE 16-11. Les interventions infirmières destinées aux adolescents ayant une stomie sont importantes pour les aider à composer avec la perturbation de leur image corporelle et le plus grand sentiment de dépendance qu'ils éprouvent. Se joindre à un groupe de soutien ou recevoir la visite d'un autre adolescent qui a eu une stomie facilite l'acquisition de stratégies d'adaptation positives, comme l'illustre cette jeune fille.

changements physiques qui vont se produire[27]. Les parents pourront ressentir de la culpabilité ou de la colère face à la stomie, lorsque l'enfant souffre d'une maladie génétique, a été blessé ou est atteint d'une obstruction liée à la nécrose de l'intestin. Encouragez les parents et l'enfant à exprimer ce qu'ils ressentent et dissipez tout malentendu. Vous pourrez diriger les parents et les enfants plus âgés vers des services de counseling ou des groupes de soutien pour leur permettre de faire face à leurs émotions. Vivre avec une stomie semble toujours problématique, c'est pourquoi la visite d'un adolescent porteur d'une stomie qui peut témoigner de ses activités quotidiennes pourrait faire le plus grand bien aux adolescents.

CROISSANCE ET DÉVELOPPEMENT

Les enfants d'âge préscolaire ont une certaine dextérité manuelle et peuvent participer à quelques étapes de l'intervention qui consiste à changer le dispositif collecteur de la stomie et à prendre soin de la peau péristomique (qui entoure la stomie). Utilisez une poupée ou un animal en peluche pour leur enseigner la façon de procéder. Nombre d'enfants d'âge scolaire sont capables de procéder seuls aux soins de leur stomie. Montrez-leur comment éviter les fuites autour du sac, ce qui pourrait les mettre dans l'embarras. En général, les adolescents sont tout à fait capables d'assumer seuls les soins de leur stomie. Cependant, ils auront peut-être besoin de soutien pour accepter d'être différents de leurs pairs[27].

SOINS PRÉOPÉRATOIRES

Les soins préopératoires consistent essentiellement à informer l'enfant et la famille, et à les préparer aux soins postopératoires. Discutez de l'apparence du dispositif collecteur et expliquez l'utilité du sac collecteur en des termes adaptés au stade de développement de l'enfant. Encouragez les parents et l'enfant à toucher et à manipuler tout le matériel. Vous pourrez montrer à un enfant plus jeune la façon de placer le sac collecteur sur une poupée. Les enfants plus âgés pourront s'exercer à placer un sac collecteur sur leur peau. Ces mesures allègent l'anxiété puisqu'elles informent et permettent de se familiariser avec le dispositif collecteur.

Après avoir fourni à l'enfant des explications sur le dispositif collecteur, parlez-lui avant l'opération du soulagement de la douleur et des mesures qui seront prises pour éviter les complications postopératoires (alterner les positions, tousser et respirer profondément). Les instructions doivent correspondre au niveau de développement de l'enfant. Encouragez les parents à participer à la discussion pour favoriser l'observance du traitement par l'enfant.

SOINS POSTOPÉRATOIRES

Les soins postopératoires d'un enfant porteur d'une stomie sont semblables à ceux de n'importe quel enfant qui subit une chirurgie abdominale. (Se reporter à la section précédente relative aux soins infirmiers en cas d'appendicite et au plan de soins infirmiers destiné à l'enfant devant subir une chirurgie, au chapitre 5).

Les besoins en soins à domicile doivent être identifiés et l'on doit y répondre bien avant le congé de l'hôpital. L'enseignement porte sur les soins de la peau péristomique, les soins de la stomie, la pose et le retrait du dispositif collecteur, et la fréquence du changement de ce dernier. L'enseignement à ce sujet doit commencer immédiatement après la chirurgie, la responsabilité des soins étant transférée graduellement aux parents et à l'enfant, quand ils sont prêts. (Pour de l'information sur les soins associés à une stomie, reportez-vous à la section sur l'élimination à l'annexe A). Discutez des points suivants : régime alimentaire, niveau d'activité, hygiène, vêtements, matériel et considérations financières. Prévoyez des visites régulières à domicile, par le service des soins à domicile de l'hôpital ou le CLSC, pour vous assurer que le programme de soins à domicile sera géré adéquatement.

Vous pouvez diriger les parents et les enfants vers l'Association d'iléostomie et de colostomie de Montréal ou vers une association locale des stomisés, pour qu'ils puissent obtenir de l'information et du soutien (se reporter à l'annexe G). Orientez les parents vers les services sociaux et de counseling, ainsi que le CLSC, si nécessaire.

CONSEIL CLINIQUE

Évitez de mettre des adhésifs trop forts sur la peau des nouveau-nés et des prématurés. Leur peau est si fine que le simple fait de retirer le dispositif collecteur pourrait la déchirer.

► TROUBLES DE LA MOTILITÉ

Des liquides sont produits en grandes quantités lors d'un fonctionnement gastro-intestinal normal. Tandis que les aliments passent dans l'intestin, les liquides sont de nouveau absorbés et des selles modérément molles (normales) se forment et sont évacuées. Dans les troubles comme la diarrhée et la constipation, la production de liquides est altérée, ce qui provoque la réabsorption d'une plus grande ou d'une plus petite quantité de liquides et peut grandement modifier les caractéristiques des selles. La réabsorption d'une quantité d'eau trop faible produit des selles aqueuses (**diarrhée**) et peut entraîner une altération de l'équilibre hydro-électrolytique. Une réabsorption d'une trop grande quantité d'eau provoque de la **constipation,** qui, si on ne la traite pas, peut aboutir à une occlusion intestinale.

GASTROENTÉRITE (DIARRHÉE AIGUË)

La gastroentérite est une inflammation de l'estomac et de l'intestin qui peut s'accompagner de vomissements et de diarrhée. Elle peut toucher n'importe quelle partie du tractus gastro-intestinal. La diarrhée est un problème courant chez les enfants. Il peut s'agir d'un problème aigu (durée de moins de 14 jours), provoqué par des infections virales, bactériennes ou parasitaires, ou d'un problème chronique (durée de 14 jours et plus). Les enfants de moins de 5 ans ont en moyenne deux épisodes de gastroentérite par an[28]. Les nourrissons et les jeunes enfants souffrant de gastroentérite ou de diarrhée peuvent rapidement se déshydrater et présenter des risques de choc hypovolémique si les liquides et les électrolytes ne sont pas remplacés (se reporter aux chapitres 9 et 13).

Manifestations cliniques

La diarrhée peut être légère, modérée ou grave. Lorsque la diarrhée est légère, la quantité de selles augmente légèrement ; les selles sont plus liquides. Lorsque la diarrhée est modérée, l'enfant élimine plusieurs selles molles ou aqueuses. Les autres symptômes sont les suivants : irritabilité, anorexie, nausées et vomissements. Une diarrhée modérée disparaît habituellement d'elle-même sans traitement, dans les 24 ou 48 heures. Lorsque la diarrhée est grave, les selles aqueuses sont continues. L'enfant présente un déséquilibre hydro-électrolytique (se reporter au chapitre 9). Il a des crampes, est extrêmement irritable et difficile à consoler.

Étiologie et physiopathologie

Chez les enfants, la diarrhée peut avoir de multiples causes (tableau 16-6). On n'en détermine pas toujours l'étiologie spécifique. Parmi les mécanismes courants, on

TABLEAU 16-6 Causes de la diarrhée chez les enfants

Facteur causal	Effet sur le fonctionnement intestinal
Stress émotionnel (anxiété, fatigue)	Augmentation de la motilité
Infection intestinale (bactérienne – *Campylobacter jejuni, Escherichia coli, Salmonella, Shigella* –, virale – rotavirus, adénovirus entérique –, prolifération fongique)	Inflammation de la muqueuse ; augmentation de la sécrétion de mucus dans le côlon
Intolérance ou sensibilité alimentaire (gluten, lait de vache)	Digestion réduite de la nourriture
Intolérance ou allergie alimentaire (lactose, nouveaux aliments, suralimentation)	Augmentation de la motilité ; augmentation des sécrétions de mucus dans le côlon
Médicament (fer, antibiotique)	Irritation et surinfection
Maladie du côlon (colite, entérocolite nécrosante, entérocolite)	Inflammation et ulcération des parois intestinales ; absorption réduite des liquides ; augmentation de la motilité intestinale
Altération chirurgicale (syndrome de l'intestin court)	Réduction de la taille du côlon ; réduction de la surface d'absorption

DIARRHÉE CHRONIQUE NON SPÉCIFIQUE

La diarrhée chronique non spécifique de l'enfant est une forme fréquente de diarrhée chronique sans problème de malabsorption, touchant le nourrisson, le trottineur et l'enfant d'âge préscolaire. L'enfant expulse des selles molles, mais ne présente pas de retard de croissance et a un poids normal. Une alimentation pauvre en lipides et une ingestion excessive de liquides, particulièrement de boissons contenant beaucoup de sorbitol (un sucre laxatif), par exemple le jus de pomme et les boissons gazeuses, peuvent être en cause.

CONSEIL CLINIQUE

Il est très important de demander aux parents si l'enfant a pris des antibiotiques récemment, car ces médicaments modifient la flore intestinale normale, ce qui réduit le nombre de colonies bactériennes et provoque une absorption excessive de glucose ainsi qu'une diarrhée osmotique. De plus, la prise d'antibiotiques peut permettre la propagation du *Clostridium difficile* ainsi que la production par cet agent pathogène d'une toxine pouvant causer la diarrhée.

retrouve la diminution de la capacité d'absorption de l'intestin en raison d'une inflammation, la réduction de la surface d'absorption causée par la libération de cytotoxines ou une altération de l'innervation parasympathique. La diarrhée peut également s'expliquer par l'invasion de la muqueuse intestinale par des micro-organismes ou la libération d'entérotoxines qui stimulent la sécrétion d'eau et des électrolytes par la muqueuse.

Les gastroentérites d'origine virale, principalement dues à un rotavirus, sont plus fréquentes que les gastroentérites d'origine bactérienne. La transmission des agents pathogènes se fait par l'ingestion d'eau ou d'aliments contaminés par des matières fécales ou encore par le contact direct entre les personnes. Le manque d'eau potable et d'hygiène, le surpeuplement, les carences alimentaires et l'insalubrité des installations sanitaires sont les principaux facteurs de risque. Les enfants qui fréquentent la garderie et ceux qui vivent dans des logements ou des maisons insalubres où les normes d'hygiène ne sont pas observées présentent donc des risques accrus.

Examens diagnostiques et traitement médical

Le diagnostic repose sur les antécédents, l'examen physique et les résultats des analyses de laboratoire. Des renseignements détaillés peuvent permettre de donner des indices quant à la cause de la diarrhée. Demandez aux parents si l'enfant a été récemment exposé à la maladie, s'il prend des antibiotiques, s'il a voyagé dernièrement, ce qu'il mange et si un nouvel aliment a été introduit récemment ; posez-leur des questions sur la préparation de lait maternisé ; demandez-leur si l'enfant a des intolérances ou des allergies alimentaires et s'il va à la garderie[29]. L'examen physique permet de déterminer la gravité de la déshydratation (se reporter au chapitre 9). On peut examiner les selles et faire des analyses pour rechercher des œufs, des parasites, des micro-organismes infectieux, des virus, des matières grasses et des sucres non digérés. La présence de sang dans les selles fait davantage suspecter une gastroentérite d'origine bactérienne. Des analyses sanguines et urinaires permettent de détecter les déséquilibres électrolytiques et d'autres carences (se reporter au chapitre 9).

Le traitement médical dépend de la gravité de la diarrhée et des déséquilibres hydro-électrolytiques (tableau 16-7). Il vise à corriger les déséquilibres hydro-électrolytiques. En cas de déshydratation légère à modérée, on traite l'enfant par une réhydratation orale (se reporter au chapitre 9), ce qui est par ailleurs recommandé par la Société canadienne de pédiatrie, les Diététiste du Canada et Santé Canada[30]. La réhydratation orale peut avoir lieu à domicile ou à l'hôpital dans une unité d'observation pour séjours de courte durée. Elle se fera à l'aide de solutions de réhydratation orale comme Pedialyte, Rehydralyte ou Lytren. Les vomissements ne sont pas une contre-indication à la réhydratation orale. Si l'enfant vomit, on doit lui administrer fréquemment de petites quantités de solution (par exemple, 5 à 10 mL aux deux à cinq minutes), ce qui réussit généralement. On ne doit pas donner de boissons gazeuses ni d'autres boissons contenant de grandes quantités de sucre aux enfants. La fermentation du sucre dans le tractus gastro-intestinal provoque une augmentation des

TABLEAU 16-7 Traitement de la diarrhée

Déshydratation	Quantité de solution de réhydratation orale[a]	Alimentation
Aucune	Solution de réhydratation orale pas forcément nécessaire si on utilise une réalimentation précoce appropriée. Quantité de solution de réhydratation orale : 5 à 10 mL/kg après chaque selle pour les pertes continues.	Régime alimentaire approprié à l'âge, soit lait maternel ou lait maternisé (concentration habituelle), glucides complexes et viandes (surtout poulet).
Légère (de 3 à 5 %)	10mL/kg/heure avec une réévaluation toutes les 4 heures. Poursuivre jusqu'à réhydratation. 5 à 10 mL/kg après chaque selle pour les pertes continues et remplacement du volume estimé des vomissements.	Poursuivre l'allaitement maternel. Réalimentation précoce à l'aide du lait maternisé habituel, à concentration habituelle. Comme ci-dessus après que la réhydratation est terminée.
Modérée (de 6 à 9 %)	15 à 20mL/kg/heure avec une réévaluation toutes les 4 heures. Réévaluer les pertes continues toutes les heures et remplacer le volume perdu.	Comme ci-dessus après que la réhydratation est terminée.
Grave (≥ 10 %)	Véritable urgence qui provoque un état de choc. Bolus intraveineux et solution saline normale (NaCl à 0,9 %) ou lactate de Ringer, 20-40 mL/kg/heure. Administrer la solution de réhydratation orale lorsque le niveau de conscience s'améliore.	Comme ci-dessus après que la réhydratation est terminée.

[a]Si l'enfant ne tolère pas la solution de réhydratation orale, commencez un traitement intraveineux.

Adapté de Société canadienne de pédiatrie (1994). Réhydratation par voie orale et réalimentation précoce dans le contrôle de la gastro-entérite infantile, fait par le Comité de Nutrition, réapprouvé en 2000. Journal canadien de pédiatrie, 1 *(5) et de Snyder, J. Feeding during diarrhea : New AAP guidelines and innovations in oral rehydratation solutions.* Contemporary Pediatrics Meeting Reporter. *Juillet, p. 6.*

CONSEIL CLINIQUE

Lors de la réhydratation orale,
Si l'enfant ne vomit pas :
Lui offrir à volonté une solution de réhydratation orale toutes les 20 à 30 minutes.
Si l'enfant vomit :
Lui offrir 5 à 10 mL de solution de réhydratation orale toutes les deux à cinq minutes.
Lorsque les vomissements diminuent ou disparaissent, on peut donner de plus grandes quantités de solution de réhydratation orale et moins souvent.

ALERTE INFIRMIÈRE

Habituellement, on ne doit pas administrer d'antiémétiques ni d'antidiarrhéiques aux nourrissons et aux jeunes enfants. Ces médicaments risquent en effet de masquer des symptômes de maladies plus graves[29].

CONSEIL CLINIQUE

Évitez d'utiliser les débarbouillettes humides pour bébé qui se vendent dans le commerce lorsque vous changez la couche d'un nourrisson qui a la diarrhée. Les produits chimiques que contiennent les débarbouillettes risquent de provoquer une irritation supplémentaire et d'abîmer la peau du nourrisson.

gaz, une distension abdominale et une augmentation de la fréquence de la diarrhée. De plus, l'osmolalité des boissons gazeuses est trop élevée et leur contenu en électrolytes trop faible. On évite également les bouillons de bœuf ou de poulet car ils contiennent trop de sodium et de glucides concentrés.

Lorsque la déshydratation est grave, la réhydratation se fait par perfusion intraveineuse avec une solution permettant de corriger les déséquilibres spécifiques. Une solution saline contenant du glucose ou le lactate de Ringer sont utilisés couramment (se reporter au chapitre 9 pour en savoir plus sur les solutions permettant de corriger la déshydratation). L'enfant est gardé NPO. Lorsque la déshydratation a été corrigée et que la diarrhée a disparu, on donne des liquides clairs à l'enfant, qui reprend progressivement un régime alimentaire normal.

Il est conseillé de continuer l'alimentation solide chez l'enfant qui ne présente pas de signe de déshydratation et de la reprendre rapidement après une courte période de réhydratation chez l'enfant déshydraté. En effet, le maintien de l'alimentation normale durant toute la durée de l'affection a l'avantage de diminuer la gravité et la durée de la maladie, d'améliorer l'état nutritionnnel et de stimuler le rétablissement de l'intestin. Les aliments contenant des glucides complexes, tels que le riz, les nouilles, les pommes de terre rôties, les craquelins et les bananes devraient être offerts initialement, suivis rapidement des légumes et de viande cuite. Le trottineur peut continuer à manger des purées.

Pour ce qui est des nourrissons qui sont allaités, l'allaitement devrait être poursuivi tout au long de l'épisode de diarrhée. Une controverse demeure sur la poursuite de l'utilisation du lait autre que maternel. Chez les enfants qui boivent du lait de vache ou du lait maternisé fait à partir de lait de vache, le lactose pourrait être difficile à digérer. Par conséquent, certains professionnels de la santé préfèrent qu'il soit dilué de moitié avec une solution de réhydratation orale, d'autres optent pour des laits sans lactose, alors que d'autres encore soutiennent que les enfants bien hydratés peuvent immédiatement consommer du lait de vache sans problème. L'Association canadienne de gastro-entérologie recommande de continuer la prise de lait maternisé pour l'enfant présentant une déshydratation légère à modérée, et ce, sans dilution. Elle conseille également la prise de lait sans lactose seulement dans des situations particulières, par exemple en cas de déshydratation grave, de malnutrition, de lésions intestinales préexistantes[31].

Si la diarrhée est provoquée par une bactérie ou des parasites, on peut prescrire un traitement antimicrobien. Des absorbants, comme Donnagel et Kaopectate modifieront l'apparence des selles mais ne réduiront pas la quantité de liquides perdus. Ces produits ne sont généralement pas recommandés pour les enfants.

Collecte des données

L'infirmière pourra rencontrer l'enfant et la famille dans un hôpital au service des urgences, au CLSC, à la clinique ou en milieu scolaire. Si l'enfant est hospitalisé, il est important d'examiner les selles (début, fréquence, couleur, quantité et consistance). Si l'enfant vomit, évaluez la quantité et le type de vomissements. Lors de l'examen physique initial de l'enfant et des examens subséquents, on met l'accent sur l'observation des signes et des symptômes de déshydratation, qui rendent compte de l'équilibre hydro-électrolytique. Évaluez la diurèse et la densité urinaire. Pesez le nourrisson ou l'enfant lors de son admission et tous les jours par la suite. Mesurez les signes vitaux toutes les deux à quatre heures. Si l'enfant a de la fièvre, la perte d'eau sera accrue et contribuera à la déshydratation. Évaluez l'intégrité de la peau, en particulier autour du rectum et du périnée, et notez toute fissure ou éruption.

Diagnostics infirmiers

Le plan de soins infirmiers présenté dans ces pages dresse la liste des diagnostics infirmiers s'appliquant à un enfant atteint de gastroentérite. Les autres diagnostics appropriés à ce trouble sont les suivants :

- Anxiété (de l'enfant et des parents) reliée à l'hospitalisation ;
- Perturbation des habitudes de sommeil reliée à des crampes abdominales et à des selles fréquentes ;
- Déficit nutritionnel : Apport nutritionnel inférieur aux besoins métaboliques relié à l'incapacité d'ingérer une quantité suffisante de nutriments et à une augmentation de la motilité intestinale.

Soins infirmiers

Les soins infirmiers mettent l'accent sur les points suivants : offrir du soutien affectif à l'enfant et à sa famille, favoriser le repos et le confort et assurer une nutrition adéquate. Le plan de soins infirmiers résume les soins infirmiers destinés à l'enfant atteint d'une gastroentérite.

Offrir du soutien à l'enfant et à sa famille

L'enfant a peut-être été malade pendant plusieurs jours ou est soudainement tombé malade. L'enfant et les parents sont habituellement anxieux. Il est donc important de leur permettre de parler et de poser des questions. Il faudra peut-être procéder à des analyses sanguines chez l'enfant pour déterminer le traitement en cas de déshydratation. Des techniques de jeu thérapeutique, par exemple permettre à l'enfant de manipuler le matériel, peuvent contribuer à réduire l'anxiété (se reporter au chapitre 5). Pour établir une relation de confiance avec l'enfant, soyez honnête avec lui et avertissez-le quand vous procéderez à une intervention douloureuse. Encouragez l'enfant à exprimer sa colère, sa peur et sa douleur.

Favoriser le repos et le confort

La plupart des enfants souffrant d'une gastroentérite sont assez malades et se réveillent souvent soit pour vomir, soit parce qu'ils ont la diarrhée. Créez un milieu calme et reposant. Tamisez la lumière et dérangez l'enfant le moins possible. Pour réduire l'anxiété de l'enfant, encouragez les parents à dormir dans sa chambre. Placez à la portée de l'enfant ses jouets préférés et les objets qui le réconfortent. Humidifiez sa bouche avec un tampon préhumidifié d'une solution citron/glycérine, une débarbouillette humide ou, à l'occasion, un glaçon.

Assurer une nutrition adéquate

Suivez les recommandations de l'Association canadienne de gastro-entérologie et de la Sociétété canadienne de pédiatrie, selon lesquelles on favorise la réhydratation par voie orale ainsi que la réalimentation précoce[30, 31]. Ainsi, l'allaitement maternel est poursuivi, la prise de lait maternisé est priviliégiée chez les enfants présentant une déshydratation légère à modérée, et l'alimentation normale solide, selon l'âge de l'enfant, est continuée.

Planifier le congé et enseigner à la famille les soins à domicile

L'enseignement des soins qui seront nécessaires après le congé doit commencer dès l'arrivée au centre hospitalier. Indiquez aux parents à quoi ils peuvent s'attendre lorsque le tractus gastro-intestinal de l'enfant fonctionnera de nouveau normalement. Enseignez aux parents comment reconnaître les signes de déshydratation et ce qu'ils doivent faire si la diarrhée reprend. Assurez-vous que les parents savent quelles sont les solutions de réhydratation orale qu'ils peuvent utiliser, et comment doit se faire cette réhydratation. Insistez sur le fait que les vomissements ne sont pas une contre-indication, sauf lors de cas graves. Informez-les sur le maintien de l'alimentation solide chez l'enfant non déshydraté et le retour précoce à une alimentation solide chez l'enfant déshydraté. Indiquez-leur que même s'il est possible que la fréquence des selles augmente, l'alimentation normale comporte de grands avantages dont la réduction de la durée et de la gravité de la maladie. Il est important de les rassurer sur ce

ALERTE INFIRMIÈRE

Les solutions de réhydratation orale « maison » ne sont pas conseillées par la Société canadienne de pédiatrie, car de graves erreurs de préparation ont été signalées.

PLAN DE SOINS INFIRMIERS

L'ENFANT ATTEINT D'UNE GASTROENTÉRITE

OBJECTIF	INTERVENTION	JUSTIFICATION	RÉSULTAT ESCOMPTÉ
1. Diarrhée reliée à une modification de la motilité intestinale			
La fonction intestinale de l'enfant reviendra à la normale.	• Obtenir les signes vitaux de base et les mesurer toutes les 2 à 4 heures.	• Les déséquilibres hydro-électrolytiques peuvent altérer les fonctions vitales du corps.	La fonction intestinale de l'enfant revient à la normale.
	• Observer les selles (quantité, couleur, consistance, odeur et fréquence).	• Permet d'établir le diagnostic et de surveiller l'état de l'enfant.	
	• Vérifier s'il y a présence de sang occulte dans les selles.	• Une défécation fréquente et certains micro-organismes infectieux peuvent provoquer des saignements.	
	• Surveiller les résultats de la culture de selles et de l'analyse des échantillons de selles pour déceler la présence éventuelle d'œufs et de parasites.	• Le traitement sera plus efficace si le médecin est averti rapidement.	
	• Se laver les mains très soigneusement avant et après tout contact avec l'enfant.	• Contribue à prévenir la transmission des micro-organismes.	
	• Isoler l'enfant jusqu'à ce que la cause de la diarrhée soit déterminée.	• Prévient l'exposition d'autres patients et du personnel.	
	• Aider l'enfant à faire sa toilette et à respecter les règles d'hygiène.	• L'enfant peut être affaibli, incontinent, présenter un déficit des capacités physiques ou être anxieux et avoir besoin d'aide pour aller aux toilettes.	
	• Administrer les solutions orales et intraveineuses de réhydratation prescrites. Ne pas limiter l'apport d'aliments solides chez l'enfant non déshydraté.	• Fournit les liquides et les nutriments nécessaires.	
	• Avertir le médecin si la diarrhée persiste ou si ses caractéristiques changent.	• Garantit une intervention précoce.	
2. Déficit de volume liquidien relié à la diarrhée et aux vomissements			
L'enfant restera hydraté et commencera à boire des liquides dans les 24 premières heures de son hospitalisation.	• Surveiller les ingesta et les excreta. Noter l'heure de chaque miction ou selle.	• Permettra de déterminer si les excreta excèdent les ingesta. De longues périodes sans miction peuvent être un indicateur précoce de mauvais fonctionnement des reins. Un enfant doit produire 1 mL d'urine/kg/heure.	L'équilibre hydro-électrolytique de l'enfant est normal, selon les analyses de laboratoire et l'examen physique.

PLAN DE SOINS INFIRMIERS

L'ENFANT ATTEINT D'UNE GASTROENTÉRITE *(suite)*

OBJECTIF	INTERVENTION	JUSTIFICATION	RÉSULTAT ESCOMPTÉ
2. Déficit de volume liquidien relié à la diarrhée et aux vomissements (suite)			
	• Comparer le poids à l'admission au poids avant l'admission. Peser l'enfant tous les jours.	• On peut déterminer le degré de déshydratation en fonction du pourcentage de perte de poids. Peser l'enfant tous les jours permet de déterminer les progrès en matière de réhydratation.	
	• Évaluer le niveau de conscience, les muqueuses, la couleur, la température et l'élasticité de la peau, le temps de remplissage capillaire, les yeux et les fontanelles toutes les 4 heures.	• Permettra de déterminer le degré d'hydratation et l'efficacité des interventions.	
	• Évaluer les vomissements.	• Les vomissements accompagnent souvent la diarrhée et contribuent à la perte de liquides par l'enfant.	
	• Offrir une solution de réhydratation orale, si l'enfant la tolère.	• Moins effractif que l'administration de liquides par voie intraveineuse, qui implique l'installation d'un cathéter intraveineux, l'administration de solutions de réhydratation orale est très efficace pour traiter la déshydratation. Permet de remplacer les liquides et les électrolytes essentiels.	
	• Offrir et maintenir une réhydratation intraveineuse, selon l'ordonnance du médecin.	• La réhydratation intraveineuse dépend du degré de déshydratation, des pertes continues, des pertes insensibles d'eau et des résultats des dosages des électrolytes.	
3. Risque d'altération de l'intégrité de la peau relié au contact avec les selles et au nettoyage fréquent			
La peau de l'enfant ne présentera pas de rupture de l'épiderme ni d'éruption.	• Évaluer la peau du périnée et du rectum pour des signes de rupture de l'épiderme ou d'irritation. • Offrir des soins préventifs ou curatifs aux nourrissons, comme suit :	• Une évaluation et une intervention précoces peuvent éviter que la situation ne s'aggrave.	Les tissus du périnée et du rectum de l'enfant sont roses et intacts.

Suite…

PLAN DE SOINS INFIRMIERS

L'ENFANT ATTEINT D'UNE GASTROENTÉRITE *(suite)*

OBJECTIF	INTERVENTION	JUSTIFICATION	RÉSULTAT ESCOMPTÉ

3. Risque d'altération de l'intégrité de la peau relié au contact avec les selles et au nettoyage fréquent (suite)

Soins préventifs

OBJECTIF	INTERVENTION	JUSTIFICATION	RÉSULTAT ESCOMPTÉ
	• Changer les couches toutes les 2 heures, ou au besoin.	• Réduit le contact des irritants chimiques des selles et de l'urine avec la peau.	
	• Nettoyer les fesses de bébé après chaque selle.	• Retire les traces de selles, le cas échéant.	
	• Appliquer une crème comme l'oxyde de zinc ou un onguent contenant des vitamines A et D.	• Fait office de barrière et protège une peau intacte ou rougie d'une excoriation.	

Soins curatifs

OBJECTIF	INTERVENTION	JUSTIFICATION	RÉSULTAT ESCOMPTÉ
	• Coucher le nourrisson en position ventrale et laisser ses fesses à l'air.	• Assure la circulation de l'air autour de la région concernée.	
	• Avertir le médecin si la peau est gravement endommagée (fissure, rupture de l'épiderme), si elle desquame ou s'il y a éruption.		
	• Bain tiède au moins une fois par jour (si l'état de santé le permet). Tapoter pour sécher, ne pas frotter.	• Permet d'enlever toutes matières fécales sans frotter, ce qui pourrait causer une irritation supplémentaire de la peau.	
	• Si possible, ne faites pas porter de sous-vêtements à l'enfant.	• Permet à l'air de circuler et évite l'accumulation d'humidité.	
	• Appliquer une crème comme l'oxyde de zinc ou un onguent contenant des vitamines A et D au moins quatre fois par jour.	• Fait office de barrière et protège une peau intacte ou rougie d'une excoriation.	

point, sinon l'alimentation normale ne sera pas maintenue ou ne sera pas reprise rapidement. Dirigez-les vers une nutritionniste, si nécessaire. Soulignez qu'il est important d'adopter une bonne hygiène pour éviter que les micro-organismes responsables de la gastroentérite ne se propagent. Si l'enfant fréquente la garderie, les parents devront informer les responsables de la garderie de l'infection pour que le personnel soit vigilant si d'autres cas se déclaraient et qu'il puisse prendre les mesures qui s'imposent pour éviter que l'infection ne se propage.

CONSTIPATION

La constipation se caractérise par une réduction de la fréquence des selles; une difficulté à déféquer; la formation de selles dures et déshydratées; ou le suintement de selles liquides après l'expulsion de selles dures et déshydratées. Comme les habitudes d'élimination varient d'un enfant à l'autre, détecter une anomalie dans ce domaine est parfois difficile. Les nouveau-nés et les nourrissons ont habituellement plusieurs selles par jour. Pour les jeunes enfants, une selle par jour est considéré comme normal. Toutefois, à mesure que l'enfant grandit, trois ou quatre selles par semaine peuvent aussi être normales. Ainsi, la fréquence normale de selles chez les enfants, adolescents et adultes varie de trois selles par jour à trois ou quatre selles par semaine. Lorsque la constipation est accompagnée d'incontinence fécale, on parle alors d'encoprésie (se reporter au chapitre 23).

La constipation est parfois due à une maladie sous-jacente, au régime alimentaire ou à un facteur psychologique. Elle peut résulter d'une anomalie du remplissage ou, plus couramment, de la vidange du rectum. Les causes pathologiques d'un remplissage défectueux sont les suivantes: inefficacité de l'activité propulsive du côlon, causée par de l'hypothyroïdie ou la consommation de certains médicaments (par exemple les antiacides, les opiacés, les suppléments de fer), et obstruction, provoquée par une anomalie structurale (rétrécissement ou sténose) ou par l'absence de cellules ganglionnaires dans un des segments du côlon (maladie de Hirschsprung). Si le rectum ne se remplit pas, la stase provoque un assèchement excessif des selles. La vidange du rectum dépend du réflexe de défécation. Des lésions de la moelle épinière, la faiblesse des muscles abdominaux et des lésions locales bloquant la relaxation du sphincter sont autant de facteurs qui peuvent empêcher de déféquer.

La constipation est rare chez le nourrisson et est souvent causée par une alimentation déséquilibrée. La transition du lait maternel ou maternisé au lait de vache peut provoquer une constipation provisoire, car l'intestin doit s'adapter à l'augmentation de la teneur en protéines du lait de vache. Chez les jeunes nourrissons, on peut généralement remédier à la constipation en augmentant la quantité de liquides et de jus ou en ajoutant du sirop de maïs au lait maternisé. Chez les nourrissons plus âgés, on devrait corriger la situation en augmentant la consommation de céréales, de fruits et de légumes.

La constipation survient plus fréquemment chez les trottineurs et les enfants d'âge préscolaire. L'incidence accrue de la constipation est souvent liée à l'apprentissage de la propreté. Un grand nombre d'enfants n'aiment pas la sensation d'expulsion d'une selle et peuvent commencer à retenir leur selle, qui s'accumule dans le rectum jusqu'à la prochaine envie de déféquer. La douleur intestinale croissante renforce le comportement de l'enfant, et devient alors une habitude qui se perpétue[32]. Le fait de supprimer les aliments qui constipent (bananes, riz et fromage) de l'alimentation de l'enfant réduit souvent la constipation. On peut aussi favoriser la défécation en augmentant l'apport d'aliments riches en fibres (pains complets, fruits et légumes crus) et la quantité de liquides.

Chez l'enfant d'âge scolaire, la constipation peut être liée au peu de temps passé aux toilettes. Compte tenu de leur emploi du temps chargé, les enfants d'âge scolaire retardent parfois le moment d'aller aux toilettes. Les enfants hésitent aussi parfois à utiliser les toilettes d'endroits qu'ils connaissant moins. Les encouragements des parents et la possibilité de rester plus longtemps aux toilettes à l'école assurent en peu de temps la régularité et le retour à un fonctionnement intestinal normal.

Le diagnostic est fondé sur les antécédents détaillés et un examen physique. Lorsque la constipation s'accompagne d'un retard de croissance, de vomissements ou d'une douleur abdominale, il faut approfondir l'examen pour détecter d'autres troubles. L'adoption d'une alimentation plus équilibrée est le meilleur traitement de la constipation qui n'est liée à aucune cause pathologique sous-jacente. Un suppositoire de glycérine ou un lavement sera peut-être nécessaire pour expulser les selles dures. Il faudra ensuite fournir à l'enfant l'alimentation et l'hydratation adéquates.

La constipation peut suivre une chirurgie, surtout chez les enfants qui sont immobilisés, comme dans le cas d'une traction ou d'un plâtre. Des émollients fécaux, tel que le docusate de sodium ou le lactulose, et une alimentation riche en fibres alimentaires (se reporter au chapitre 3) et en liquides préviennent et traitent la constipation.

Soins infirmiers

Relevez les antécédents alimentaires de l'enfant et questionnez les parents sur les habitudes d'élimination de l'enfant. Une évaluation des aliments que l'enfant aime et n'aime pas vous éclairera peut-être sur les causes de la constipation. Dans le cadre des soins infirmiers, on enseigne essentiellement aux parents les habitudes d'élimination normales chez les enfants et l'importance de l'alimentation dans le maintien de selles normales. On favorise la régularité en plaçant l'enfant sur les toilettes trente minutes après un repas ou au moment où la défécation arrive habituellement. Un renforcement positif pendant l'apprentissage de la propreté tend à éviter que l'enfant retienne ses selles.

Apprenez aux parents les mesures diététiques qui favorisent la régularité dans l'élimination des selles. On peut donner aux enfants des aliments riches en fibres, notamment des fruits et des légumes. Des fruits frais coupés, des fruits secs et des jus de fruits peuvent faire office de collations. En plus du jus de fruits, on encourage l'enfant à boire beaucoup d'eau. La quantité de produits lactés ingérée peut être diminuée. Un suppositoire de glycérine peut être utilisé périodiquement; il s'agit d'un stimulant et d'un lubrifiant naturel de l'intestin. Avertissez les parents qu'ils devront éviter de recourir trop souvent aux émollients fécaux et lavements, puisqu'un usage abusif pourrait entraîner une dépendance de l'intestin.

▶ PARASITOSES INTESTINALES

Les parasitoses intestinales se manifestent le plus souvent dans les régions tropicales. Des épidémies surviennent dans les régions où l'eau n'est pas traitée et où la nourriture n'est pas préparée en respectant les règles d'hygiène, ainsi que dans des régions surpeuplées où les gens vivent entassés dans des logements insalubres. Aux États-Unis et au Canada, les épidémies causées par des protozoaires ou des helminthes (vers) augmentent. Les jeunes enfants, surtout ceux qui fréquentent la garderie, présentent un risque plus élevé d'infection. Les jeunes enfants n'ont pas toujours une bonne hygiène et sont plus portés à mettre des objets et leurs mains dans la bouche. Les parasitoses intestinales les plus courantes sont résumées au tableau 16-8.

Les analyses en laboratoire d'échantillons de selles permettent de détecter l'agent pathogène (protozoaires, vers, larves ou œufs). Le traitement repose habituellement sur l'administration d'un anthelminthique. Au moyen de l'enseignement, les soins infirmiers mettent l'accent sur la prévention. Dites aux parents combien il est essentiel d'avoir une bonne hygiène, notamment de bien se laver les mains après être allé aux toilettes et après avoir touché de la nourriture. Insistez auprès des parents sur la nécessité de donner toutes les doses de médicaments, conformément à l'ordonnance, même si l'état de l'enfant semble s'améliorer.

TABLEAU 16-8 Parasitoses intestinales courantes

Infection parasitaire	Transmission, cycle de vie, pathogenèse	Manifestations cliniques	Traitement	Commentaires
Giardiase Organisme : protozoaire *Giardia lamblia*	La transmission se fait par un contact de personne à personne par la voie fécale-orale ; par la consommation d'eau contaminée ; par l'ingestion d'aliments infectés préparés de façon inadéquate ; et par des contacts avec des animaux. Les spores sont ingérés et passent dans le duodénum et le jéjunum adjacent, où ils commencent à se nourrir activement. Ils sont excrétés dans les selles.	Parfois asymptomatique. *Nourrissons :* diarrhée, vomissements, anorexie, absence de développement staturo-pondéral normal. *Enfants plus âgés :* crampes abdominales, selles par intervalles molles, nauséabondes, aqueuses, pâles et graisseuses.	Les médicaments disponibles sont la furazolidone, la quinacrine et le métronidazole. La furazolidone a moins d'effets secondaires que la quinacrine mais elle coûte plus cher.	Micro-organisme parasitaire intestinal le plus courant aux États-Unis et au Canada. L'infection peut se résorber spontanément, en 4 à 6 semaines, sans traitement. Les parents ou les personnes prenant soin de l'enfant doivent porter des gants lorsqu'ils manipulent les couches ou les selles d'un nourrisson ou d'un enfant qui est infecté par le parasite.
Oxyurose (oxyure) Organisme : nématode *Enterobius vermicularis*	La transmission se fait par des œufs pondus, qui sont inhalés ou transmis de la main à la bouche. Les œufs éclosent dans la partie supérieure de l'intestin et arrivent à maturité entre 15 et 28 jours plus tard. Les larves se dirigent vers le cæcum. Après s'être accouplée, la femelle migre hors de l'anus et pond jusqu'à 17 000 œufs. Le mouvement des vers provoque des démangeaisons intenses. Le fait de se gratter au niveau de la région périanale dépose des œufs sur les mains et sous les ongles.	Intenses démangeaisons périanales, irritabilité, agitation et manque de concentration. Chez les femmes, possibilité de migration vers le vagin et l'urètre, ce qui peut provoquer une infection. Les démangeaisons s'intensifient la nuit, lorsque la femelle vient pondre dans l'ouverture anale.	Les médicaments disponibles sont le mébendazole, le pamoate de pyrantel et l'adipate de pipérazine. L'enfant et toutes les personnes vivant sous le même toit doivent être traités en même temps. Il faudra peut-être renouveler le traitement 2 ou 3 semaines plus tard.	Infection helminthique la plus courante aux États-Unis et au Canada. La transmission est accrue lorsque la densité de population est forte. Les écoles et les garderies sont des milieux propices à la propagation.

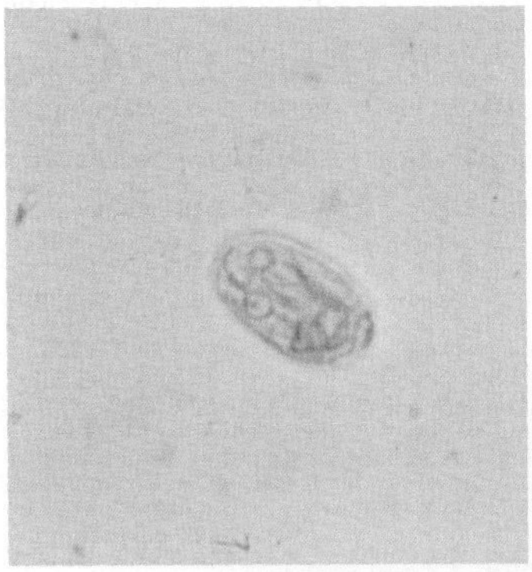

Giardia lamblia.

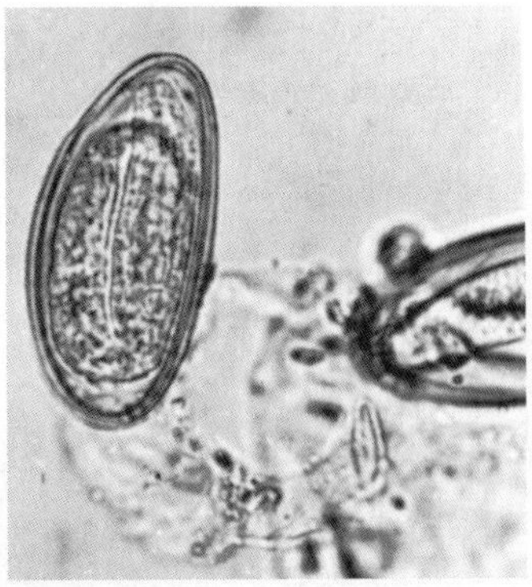

Oxyure.

Giardia lamblia. Avec l'aimable autorisation des Centers for Disease and Prevention, Atlanta, GA ; Oxyure (p. 718), ver rond (p. 714), ankylostome (p. 719) et nématode (p. 721) *de Rudolph, A. M., Hoffman, J.I.E., Rudolph, C.D. (1996).* Rudolph's Pediatrics, *20e éd., Stamford, CT: Appleton & Lange.*

Suite…

TABLEAU 16-8 Parasitoses intestinales courantes *(suite)*

Infection parasitaire	Transmission, cycle de vie, pathogenèse	Manifestations cliniques	Traitement	Commentaires
Ascaridiase (ver rond) Micro-organisme : nématode *Ascaris lumbricoides*	La transmission se fait par des œufs pondus et transportés des mains à la bouche, ou encore à la suite de l'ingestion de légumes crus ou d'eau contenant les œufs de ce parasite. La contamination des légumes se produit lorsqu'on utilise les matières fécales de personnes infectées comme engrais ou lorsqu'on arrose avec de l'eau contaminée. Les vers adultes pondent dans l'intestin grêle. Les œufs sont excrétés dans les selles, où ils incubent pendant 2 à 3 semaines. Les œufs avalés éclosent dans l'intestin grêle. Les larves pénètrent parfois dans les villosités intestinales, la veine porte et le foie, et remontent jusqu'aux poumons. Les larves qui remontent jusqu'aux voies respiratoires supérieures sont avalées et retournent dans l'intestin grêle, où le cycle recommence.	Infection légère qui peut être asymptomatique. Une infection grave peut entraîner une occlusion intestinale, une appendicite, une péritonite, un ictère par obstruction des voies biliaires. La présence des larves au niveau des poumons peut se manifester par de la fièvre, des frissons, de la dyspnée, de la toux ou une pneumonie.	Les anthelminthiques disponibles sont le médendazole, le pamoate de pyrantel et l'adipate de pipérazine. Il faut examiner les selles 2 semaines après le traitement et tous les mois pendant 3 mois. Les membres de la famille et les personnes avec lesquelles l'enfant a été en contact doivent être examinés et traités, si nécessaire. Si l'enfant souffre d'occlusion intestinale, il faudra peut-être lui administrer de la pipérazine par sonde nasogastrique et procéder à une aspiration duodénale. Il faut parfois opérer pour retirer les vers qui provoquent une occlusion.	Se rencontre surtout dans les climats chauds. Affecte surtout les enfants âgés de 1 à 4 ans. 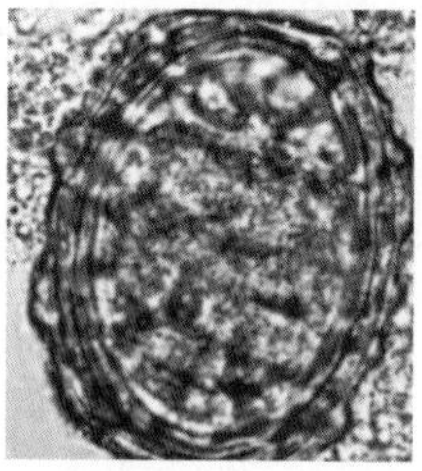 Ver rond.
Ankylostamiase Micro-organisme : nématode *Necator americanus*	Le transmission se fait par un contact direct avec de la terre infectée contenant des larves. Les vers vivent dans l'intestin grêle et se nourrissent dans les villosités intestinales (ils sucent le sang), ce qui provoque des saignements. Les œufs sont déposés dans le côlon et excrétés avec les selles. Les œufs éclosent dans les sols humides et ombragés. Les larves s'attachent à la peau et y pénètrent, avant de se retrouver dans la circulation sanguine et de migrer vers les poumons. Les larves migrent ensuite vers les voies respiratoires supérieures et sont avalées.	Chez les personnes en bonne santé, une infection légère cause rarement de problèmes. Une infection plus grave peut entraîner de l'anémie et de la malnutrition. La maturation des vers dans l'intestin peut occasionner certains troubles intestinaux tels que la diarrhée. La présence de larves sur la peau peut provoquer des brûlures et des démangeaisons, suivies de rougeur et d'éruptions papuleuses. La migration des larves vers l'arbre bronchique se manifeste par une toux sèche et de la dyspnée.	Les médicaments disponibles sont le mébendazole et le pamoate de pyrantel. Les selles doivent être examinées 2 semaines après le traitement et tous les mois pendant 3 mois. Les membres de la famille et les personnes avec lesquelles l'enfant a été en contact doivent être traités, si nécessaire.	Les enfants doivent porter des chaussures à l'extérieur, même si d'autres parties non protégées de la peau peuvent aussi entrer en contact avec des larves. 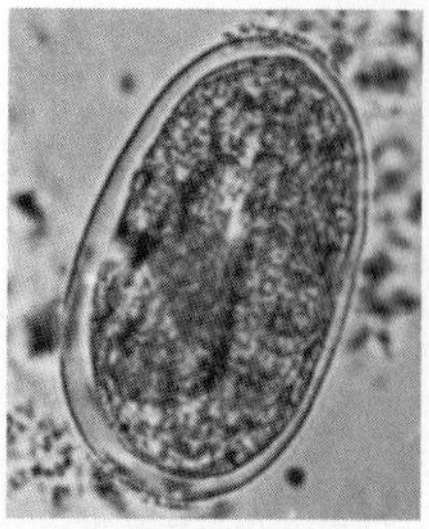 Ankylostome.

TABLEAU 16-8 Parasitoses intestinales courantes *(suite)*

Infection parasitaire	Transmission, cycle de vie, pathogenèse	Manifestations cliniques	Traitement	Commentaires
Strongyloïdose ou anguillulose				
Micro-organisme : nématode *Strongyloides stercoralis*	La transmission se fait par l'ingestion de larves libérées dans le sol. Le cycle de vie est semblable à celui de l'ankylostome, si ce n'est que ce parasite ne s'attache pas à la muqueuse intestinale et que des larves qui se nourrissent (et non pas des œufs) sont déposées dans le sol.	Une infection légère peut être asymptomatique. Une infection grave peut entraîner des douleurs et une distension abdominales, des nausées, des vomissements et de la diarrhée. Les selles peuvent être volumineuses et pâles, et contenir du mucus. Une infection grave peut entraîner une carence nutritionnelle.	Les médicaments disponibles sont le thiabendazole et le mébendazole. Il faudra peut-être recommencer le traitement si les symptômes reprennent après l'arrêt du traitement. Les membres de la famille et les personnes en contact avec l'enfant doivent être examinés et traités, si nécessaire.	Se rencontre le plus souvent chez les enfants plus âgés et les adolescents.

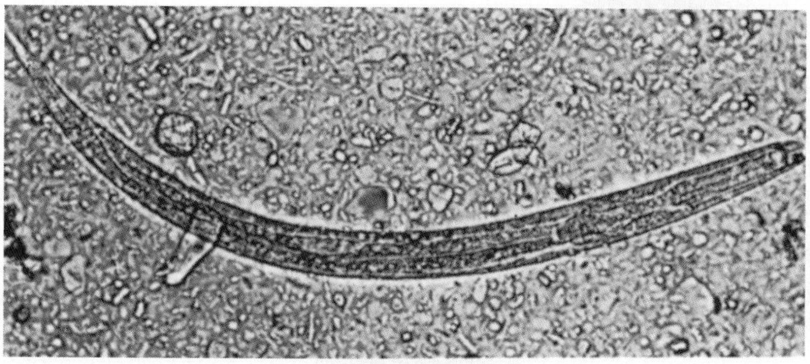

Nématode responsable de la strongyloïdose.

Infection parasitaire	Transmission, cycle de vie, pathogenèse	Manifestations cliniques	Traitement	Commentaires
Larva migrans viscérale (toxocarose) Micro-organisme : nématode *Toxocara canis ou T. catis* (se trouve couramment chez les chiens et les chats)	Le transmission se fait par l'ingestion d'œufs dans le sol. Les œufs ingérés éclosent dans l'intestin. Les larves mobiles migrent ensuite vers le foie et finissent par se retrouver dans les principaux organes (y compris le cerveau). Lorsqu'elles ont terminé leur migration, les larves s'encapsulent dans des tissus fibreux denses.	La plupart des cas sont asymptomatiques. Les enfants atteints peuvent présenter une légère fièvre et des maladies récurrentes des voies respiratoires supérieures. Les symptômes graves sont les suivants : hépatomégalie, infiltration pulmonaire et troubles neurologiques. Dans tous les cas, il y a hyperéosinophilie sanguine.	Il n'y a pas de traitement spécifique. On a utilisé des corticostéroïdes dans les cas graves. On a aussi recommandé le thiabendazole, mais son efficacité n'est pas démontrée. (L'infection se résorbe habituellement d'elle-même.)	Se rencontre le plus souvent chez les trottineurs. Faites déparasiter les animaux familiers tous les mois si nécessaire. Gardez les enfants loin des endroits où les animaux font leurs besoins.

▶ TROUBLES DE L'ALIMENTATION

Les problèmes d'alimentation qui se répercutent sur la capacité de l'enfant d'ingérer ou de tolérer des laits maternisés et certains aliments se manifestent habituellement au cours de la première année de vie. Pour éviter les complications d'une mauvaise nutrition, il faudra peut-être modifier les méthodes d'alimentation ou le régime alimentaire. La présente section porte sur deux troubles de l'alimentation : les coliques et la rumination. Les intolérances et les allergies alimentaires, d'autres troubles de l'alimentation, sont abordés dans le chapitre 3 portant sur la nutrition, exception faîte de l'intolérance au lactose, qui est abordée un peu plus loin dans le présent chapitre, dans la section traitant des troubles de malabsorption.

COLIQUES

Les coliques se caractérisent par une douleur abdominale paroxystique d'origine intestinale et des pleurs soutenus. Elles se produisent généralement chez les nourrissons de moins de 3 mois.

En général, le nourrisson pleure très fort et de façon continue, souvent pendant plusieurs heures. Son visage peut devenir tout rouge. Le ventre est ballonné et tendu. Souvent, le nourrisson replie les jambes sur l'abdomen et serre les poings. Les épisodes surviennent à la même heure chaque jour, à toute heure de la journée ou de la nuit, mais habituellement elles se produisent en fin d'après-midi ou en début de soirée. L'enfant arrête de pleurer quand il est complètement épuisé ou après le passage d'un gaz ou d'une selle. On recommande souvent de placer l'enfant en position verticale pour le soulager. Malgré la douleur, l'enfant qui souffre de coliques boit bien, prend du poids et se développe normalement.

L'étiologie des coliques est inconnue. Une alimentation trop rapide ou trop abondante (suralimentation) et le fait d'avaler de grandes quantités d'air pourraient être des causes, mais aucun facteur ne semble être présent de façon constante. Un lien entre la présence de coliques et le tabagisme des parents a été démontré. Au début, les symptômes peuvent laisser croire qu'il s'agit d'une occlusion intestinale ou d'une infection péritonéale. On doit vérifier s'il ne s'agit pas de ces affections ou d'une intolérance au lait maternisé. On applique un traitement de soutien. Habituellement, vers l'âge de 3 mois, la gravité et la fréquence des symptômes diminuent.

Soins infirmiers

Pour dispenser les soins infirmiers, il faut connaître les antécédents détaillés de l'alimentation du nourrisson et son horaire quotidien ainsi que les événements qui entourent les épisodes de coliques. L'évaluation des habitudes alimentaires et du régime alimentaire du nourrisson repose sur le type d'aliments ou de lait (maternisé, maternel) consommés, la fréquence à laquelle ils sont donnés, la quantité d'aliments ou de lait (maternisé, maternel) et la fréquence des rots. Si l'enfant est allaité, il faut demander à la mère ce qu'elle mange. Les épisodes de coliques sont également évalués. On consigne le début, la durée et les caractéristiques des pleurs ; les mesures utilisées pour les soulager ainsi que leur efficacité. Lorsque cela est possible, la méthode d'alimentation doit être observée. Les parents de nourrissons ayant des coliques sont souvent fatigués et désemparés. On doit les rassurer et leur dire qu'ils ne sont pas responsables de l'état du nourrisson. Proposez-leur des façons de soulager certains des symptômes du nourrisson ainsi que son malaise (tableau 16-9).

RUMINATION

La rumination est une forme rare et grave de régurgitation chronique qui peut provoquer de la malnutrition et un retard de croissance chez le nourrisson. Des mouvements de mastication et le fait de se mettre les doigts dans la bouche précèdent ou

TABLEAU 16-9 **Enseignement aux parents : suggestions pour soulager les coliques**

Donner un mouvement rythmique
Porter l'enfant dans un porte-bébé frontal.
Utiliser une balançoire pour nourrisson (une balançoire à pile produit un mouvement continu).
Faire une promenade en voiture.

Changer de position
Emmailloter le nourrisson dans une couverture douce et extensible, les genoux repliés sur l'abdomen ou les jambes tendues.
Coucher le nourrisson en position ventrale sur un bras du parent. Une main soutient le corps sous l'abdomen, et la tête se trouve sur l'autre bras, qui est replié.

Réduire les stimuli extérieurs
Réagir aux pleurs.
Faire écouter une musique douce et apaisante.
Éviter les bruits soudains et forts.
Éviter de fumer.

Fournir différents stimuli tactiles
Donner une sucette à l'enfant.
Lui donner un bain chaud.
Lui masser l'abdomen.

Modifier l'apport nutritionnel
Donner de plus petites quantités à l'enfant et lui faire passer des rots fréquemment.
Utiliser un biberon avec un sac repliable ou un biberon convexe arrondi pour éviter que l'enfant n'avale de l'air.
Pour les mères qui allaitent : éliminer les produits laitiers et les aliments épicés ou qui produisent des gaz.
Maintenir l'enfant en position verticale pendant une demi-heure après un repas.

accompagnent souvent la régurgitation. Une observation attentive peut révéler que le nourrisson initie activement les haut-le-cœur avec la langue et les doigts.

La rumination est le plus souvent associée à un pauvre attachement mère-enfant. Ce type de comportement se voit chez des nourrissons qui sont privés de stimuli tactiles, visuels ou auditifs pendant de longues périodes. Le nourrisson utilise une autostimulation répétitive pour compenser le manque de stimulation externe appropriée. (Se reporter à la section du chapitre 3 portant sur l'absence de développement staturo-pondéral normal.)

L'évaluation diagnostique met l'accent sur deux points : éliminer une cause organique et déterminer le degré et le type de carences nutritionnelles. Le traitement consiste à corriger les carences nutritionnelles et à instaurer des habitudes alimentaires normales. Le personnel médical et infirmier ainsi que les services sociaux contribuent souvent à aider les parents à répondre aux besoins nutritionnels et psychologiques du nourrisson.

Soins infirmiers

Les soins infirmiers se concentrent sur l'établissement d'une relation chaleureuse et compatissante avec le nourrisson et les parents. Établir un contact visuel avec le nourrisson, l'alimenter régulièrement et stimuler tous ses sens sont des moyens de briser l'habitude de la rumination.

Les parents doivent participer aux soins donnés à l'enfant. Discutez avec eux de l'alimentation adéquate pour un bébé et faites-leur une démonstration des techniques d'alimentation et des façons d'interagir avec l'enfant pour favoriser son développement. Déterminez si les parents ont besoin de soutien et dirigez-les, le cas échéant, vers les services sociaux appropriés ainsi que vers le CLSC de leur quartier. Un parent préoccupé, entre autres, par des problèmes financiers est moins porté à répondre aux besoins de l'enfant, ce qui entraîne la poursuite ou la récurrence de l'habitude de rumination.

▶ TROUBLES DE MALABSORPTION

Il y a malabsorption lorsqu'un enfant est incapable de digérer ou d'absorber les nutriments inclus dans son alimentation. Les troubles de malabsorption sont les suivants : maladie cœliaque, intolérance au lactose et syndrome de l'intestin court. La fibrose kystique est une des causes courantes de malabsorption ; cette maladie est abordée dans le chapitre 12.

MALADIE CŒLIAQUE

La maladie cœliaque, aussi appelée entéropathie par intolérance au gluten, est un syndrome chronique de malabsorption qui touche surtout les enfants caucasiens (race blanche) et ceux d'origine européenne. Cette maladie se déclare rarement chez les enfants afro-américains ou asiatiques. La maladie cœliaque est plus fréquente dans certaines familles. Les recherches actuelles visent à localiser les anomalies génétiques potentielles présentes dans la maladie cœliaque. Certains soutiennent que les personnes atteintes présenteraient une déficience enzymatique spécifique ou une anomalie immunologique. La maladie se caractérise par l'intolérance au gluten, une des protéines contenues dans le blé, l'orge, le seigle et l'avoine. L'incapacité de digérer la glutéine et la gliadine (des fractions protéiques du gluten) entraîne l'accumulation de l'acide aminé glutamine, substance toxique pour les cellules des muqueuses de l'intestin. Par la suite, les dommages causés aux villosités intestinales perturbent le processus d'absorption de l'intestin grêle.

Dans les premiers stades, la maladie cœliaque affecte l'absorption des matières grasses, ce qui se traduit par l'excrétion de grandes quantités de matières grasses dans les selles (stéatorrhée). Les selles sont graisseuses, nauséabondes, mousseuses et volumineuses. À mesure que les changements dans les villosités se poursuivent, l'absorption des protéines, des glucides, du calcium, du fer, de l'acide folique et des vitamines A, D, E, K et B_{12} est entravée[33].

Les symptômes surviennent habituellement à la suite de l'introduction des aliments solides contenant du gluten dans l'alimentation de l'enfant. Dans la plupart des cas, on observe un délai de quelques semaines ou quelques mois entre l'introduction du gluten dans l'alimentation et l'apparition des symptômes de la maladie. Ainsi, habituellement, on note l'apparition des symptômes au cours des deux premières années de vie de l'enfant. Toutefois, les symptômes peuvent également apparaître plus tardivement et de façon plus atypique, chez l'enfant plus âgé ou même chez l'adolescent. L'enfant souffre de diarrhée chronique ; il vomit, est irritable et présente un retard de développement. Si le diagnostic n'est pas posé, l'enfant commence à manifester une carence évidente en protéines (atrophie musculaire, distension abdominale) ainsi que de l'anémie ; il s'affaiblit, l'éruption dentaire est retardée et la densité osseuse subit des modifications.

Le diagnostic est confirmé par la mesure de la quantité de matières grasses dans les selles, une biopsie jéjunale, qui démontre l'atrophie de la muqueuse, et une amélioration de l'état de l'enfant à la suite du retrait de son alimentation des produits contenant du gluten. Les tests de dépistage sanguin pour diagnostiquer la maladie s'avèrent utiles dans la plupart des cas ; toutefois, ils sont souvent suivis d'une biopsie. Les taux sériques des anticorps de type IgA antigliadine (AGA) et d'anticorps antiréticuline sont élevés[34]. Les symptômes s'améliorent habituellement en l'espace de quelques jours à quelques semaines après l'arrêt de la consommation d'aliments contenant du gluten. Les villosités intestinales reprennent leur apparence normale en l'espace de six mois[33]. La croissance doit s'améliorer régulièrement et la taille et le poids doivent atteindre les valeurs normales en l'espace d'un an. Un supplément de vitamines sera peut-être nécessaire pendant un certain temps si l'enfant a souffert de malnutrition.

Soins infirmiers

Les soins infirmiers consistent essentiellement à aider les parents à maintenir un régime alimentaire sans gluten pour l'enfant. Les parents doivent recevoir une explication détaillée du processus pathologique de la maladie. Mettez l'accent sur la nécessité d'observer de façon stricte un régime sans gluten. Aidez les parents et l'enfant à comprendre que la maladie cœliaque exige de suivre un régime alimentaire à vie même si aucun symptôme de la maladie ne s'est manifesté pendant un certain temps. Le fait d'interrompre le régime alimentaire risque d'entraîner une rechute, un retard de croissance ou de l'anémie chez l'enfant et des tumeurs malignes gastro-intestinales quand il aura atteint l'âge adulte. Tous les enfants atteints de la maladie cœliaque doivent consulter une nutritionniste plusieurs fois dans leur enfance. Une évaluation nutritionnelle, et une formation continue pour maintenir un régime alimentaire sans gluten a lieu lors de ces visites.

Le contrôle de l'alimentation d'un nourrisson ou d'un trottineur se fait facilement à la maison. Il est par contre bien plus difficile pour l'enfant d'observer des restrictions alimentaires lorsqu'il entre à l'école. Outre les aliments qui contiennent beaucoup de gluten, comme le pain, les gâteaux, les beignes, les biscuits et les craquelins, l'enfant doit aussi éviter les aliments traités contenant du gluten comme agent épaississant. De plus, il n'est pas rare que le gluten soit ajouté à un aliment sous l'appellation « protéine végétale hydrolysée », ce qui ne simplifie aucunement les choses. Les enfants d'âge scolaire et les adolescents sont souvent tentés de manger ces aliments, surtout avec leurs pairs. Insistez sur la nécessité de suivre le régime alimentaire tout en répondant aux besoins de l'enfant en matière de développement.

Le régime alimentaire de l'enfant peut imposer un fardeau financier à la famille. Les parents devront acheter des produits à base de farine de riz ou de maïs, ou encore faire leur pain et leurs pâtisseries eux-mêmes. Conseillez aux parents de vérifier si les dépenses relatives à ces ingrédients et aux produits préparés qu'ils achèteront dans le commerce pourront leur être remboursées en tant que frais médicaux avec une ordonnance du médecin traitant de l'enfant.

Puisque toute la famille devra s'adapter au régime alimentaire, les parents et les frères et sœurs devront participer au soutien et au traitement[35]. Pour leur donner accès à davantage d'information et de soutien, dirigez les parents et les enfants vers La Fondation Québécoise de la maladie cœliaque (se reporter à l'annexe G).

ALERTE INFIRMIÈRE

Nombre d'aliments préparés contiennent du gluten caché, notamment certains types de friandises au chocolat, certains hamburgers et hot dogs préparés, les viandes froides, les préparations lactées comme le malt et certaines marques de crème glacée, les soupes en conserve, la mayonnaise, le ketchup, les arômes à l'extrait de malt, le vinaigre (sauf le vinaigre de cidre de pomme), les protéines végétales hydrolysées et l'amidon modifié à usage alimentaire.

INTOLÉRANCE AU LACTOSE

L'intolérance au lactose est l'incapacité d'hydrolyser (digérer) le lactose, disaccharide contenu dans le lait et d'autres produits laitiers. Elle provient d'une carence congénitale ou acquise de l'enzyme lactase, nécessaire à l'hydrolyse du lactose dans l'intestin grêle. La carence congénitale en lactase est rare. Si tel est le cas, des douleurs abdominales, des flatulences et de la diarrhée apparaissent peu de temps après la naissance, lorsque le nouveau-né a consommé du lait contenant du lactose, qu'il s'agisse de lait maternel (si la mère consomme du lait ou des produits laitiers contenant du lactose) ou de lait maternisé. La prévalence d'une carence secondaire (acquise) en lactase est la plus élevée (environ 100 %) chez les enfants asiatiques et autochtones, et touche environ 70 % des enfants afro-américains après l'âge de 3 ans. On note une augmentation de l'incidence de l'intolérance acquise au lactose avec l'âge. La diarrhée, les flatulences et les douleurs abdominales débutent entre trente minutes et quelques heures après que l'enfant a ingéré du lait et des produits laitiers. Certains enfants sont capables de tolérer de petites quantités de lactose, mais présentent des symptômes s'ils en consomment de plus grandes quantités. Une intolérance au lactose temporaire ou permanente peut apparaître chez les enfants atteints de certaines affections comme la fibrose kystique ou d'une infection comme la giardiase ou chez ceux qui sont porteurs du VIH (virus de l'immunodéficience humaine) ou de rotavirus. La lactase est alors diminuée ou détruite à cause des dommages occasionnés à la lumière de l'intestin.

Le diagnostic repose sur des antécédents détaillés et une épreuve respiratoire à l'hydrogène, qui permet de déceler dans l'air expiré une augmentation de la concentration d'hydrogène qui reste après la fermentation des glucides qui n'ont pas été absorbés. Un régime alimentaire sans lactose pendant un certain temps peut éliminer les symptômes et confirmer ainsi le diagnostic. Le traitement des nourrissons consiste à utiliser un lait maternisé à base de soya. Pour les enfants plus âgés, il est recommandé d'éliminer les aliments contenant du lactose. On peut ajouter des comprimés ou des gouttes d'enzyme, comme LactAid, au lait, saupoudrer cet enzyme sur les aliments, ou encore faire prendre un comprimé à l'enfant avant l'ingestion de lait ou de produits laitiers pour en faciliter la digestion. De plus en plus de lait et de produits laitiers sans lactose sont offerts sur le marché, dont plusieurs fromages. Le yogourt contient de la lactase inactivée, qui est activée par la température et le pH du duodénum, ce qui peut pallier l'absence d'enzymes endogènes. Il est possible que le yogourt frais soit mieux toléré que le yogourt glacé.

Soins infirmiers

Les soins infirmiers sont essentiellement des soins de soutien. Expliquez en détail les modifications alimentaires aux parents et discutez des autres sources de calcium (se reporter au chapitre 3) ainsi que de l'existence de produits laitiers sans lactose. Discutez de la nécessité de donner à l'enfant des suppléments de calcium et de vitamine D pour éviter les carences. Incitez les parents à lire attentivement les étiquettes des denrées alimentaires afin de déceler les sources cachées de lactose. Par exemple, on trouve des ingrédients laitiers dans les pains, les gâteaux, certaines friandises (chocolat au lait, caramels et toffees), certaines vinaigrettes, margarines et divers aliments transformés.

SYNDROME DE L'INTESTIN COURT

Le syndrome de l'intestin court est une capacité réduite de digérer et d'absorber une alimentation habituelle par suite d'un intestin plus court que la normale. Cette maladie peut être due à une résection excessive de l'intestin pour traiter une entérocolite nécrosante ou à des troubles inflammatoires, ou encore à une malformation congénitale de l'intestin, comme une malrotation intestinale, un laparoschisis (également appelé gastroschisis) ou une atrésie.

L'ampleur et le siège du segment intestinal concerné détermine la gravité de l'affection. Comme des types spécifiques d'absorption se produisent en premier lieu dans certaines parties de l'intestin, la section perdue détermine les vitamines et autres nutriments qui seront insuffisants[36]. Si l'iléon terminal est présent, l'absorption des nutriments et des liquides se fait plus facilement. De même, si la valve iléo-cæcale est en place, les bactéries du côlon ne réussissent pas à pénétrer dans l'intestin grêle, de sorte que les problèmes de prolifération bactérienne peuvent être évités. Avec le temps (après une période d'adaptation), le reste de l'intestin finit par compenser la partie perdue. Au cours de cette période, on observe une augmentation de la longueur des villosités, du nombre de cellules épithéliales ainsi que de la surface d'absorption. Par conséquent, l'absorption des nutriments s'accroît également. Cependant, le nourrisson ou le jeune enfant aura initialement besoin d'un soutien nutritionnel qui lui apportera les nutriments nécessaires à sa croissance et à son développement. Une combinaison d'alimentation parentérale totale (APT) par un cathéter intraveineux central et de liquides oraux sera peut-être nécessaire. Lorsque l'intestin est en voie de guérison, on commence l'alimentation entérale le plus rapidement possible. Par la suite, au fur et à mesure que l'alimentation entérale progresse, on modifie la perfusion d'APT, par exemple en diminuant la durée quotidienne de perfusion, jusqu'à ce que seule l'alimentation entérale soit utilisée.

Certaines interventions chirurgicales peuvent également faire partie du traitement de l'enfant, dans le but de ralentir le transit intestinal, d'augmenter la surface de la muqueuse ou de diminuer la prolifération bactérienne. Celle-ci peut être causée par l'absence de la valve iléo-cæcale, par une stase due à une occlusion partielle de l'intestin ou par la dilatation et l'absence de motilité d'un segment de l'intestin. Parmi les opérations possibles, on compte l'allongement de l'intestin, l'entéroplastie et l'interposition de segments. La transplantation intestinale est envisageable lorsque l'APT est utilisée à long terme ou que l'enfant présente de nombreuses complications dues à l'APT. Toutefois, ce type de transplantation est rare et on n'en connaît pas encore les conséquences à long terme.

Soins infirmiers

Les soins infirmiers visent à répondre aux besoins nutritionnels et liquidiens de l'enfant, et à enseigner aux parents les soins à lui dispenser à la maison. L'établissement d'un apport nutritionnel adéquat et de bonnes habitudes d'élimination est un long processus. On commence par une APT jusqu'à ce qu'il soit possible de passer à une alimentation entérale par gavage ou par voie orale. Celle-ci est mise en place graduellement pour donner à l'intestin le temps de compenser. Offrez du soutien à la famille et à l'enfant pendant cette période. Enseignez aux parents à préparer et à administrer une APT ainsi que les soins associés à un cathéter intraveineux central (se reporter à l'annexe A). Dès que l'alimentation entérale a commencé, enseignez aux parents la façon d'utiliser la pompe d'alimentation entérale ainsi que les soins à apporter à la sonde nasogastrique ou nasojéjunale ou encore à la gastrostomie ou la jéjunostomie. Assurez-vous de la régularité des habitudes d'élimination de l'enfant et veillez à l'intégrité de la peau. Prévoyez des soins à domicile, par le centre hospitalier ou le CLSC, pour surveiller la croissance et le développement de l'enfant, les soins à apporter au cathéter intraveineux central et au siège de la sonde de gavage ainsi que l'apparition de tout effet secondaire, notamment un déséquilibre hydro-électrolytique et de la diarrhée.

► AFFECTIONS HÉPATIQUES

Le foie est l'un des organes les plus importants du corps. Il effectue de nombreuses fonctions essentielles : il stocke et filtre le sang ; il secrète la bile et la bilirubine ; il métabolise les matières grasses, les protéines et les glucides ; il synthétise les composants de la coagulation sanguine ; il détoxifie les hormones, les médicaments et d'autres substances ; et il stocke le glycogène, le fer, les vitamines liposolubles et la vitamine B_{12}. Par conséquent, toute affection inflammatoire, obstructive ou dégénérative qui affecte la fonction hépatique constitue un danger de mort. La section qui suit met l'accent sur trois affections hépatiques courantes chez les enfants : l'atrésie des voies biliaires, l'hépatite virale et la cirrhose.

ATRÉSIE DES VOIES BILIAIRES

L'atrésie des voies biliaires est l'occlusion ou l'absence congénitale des voies biliaires extrahépatiques. Elle touche une naissance vivante sur 10 000 à 25 000. C'est l'affection hépatique nécessitant une transplantation la plus courante en pédiatrie[37].

Au début, le nouveau-né ne présente aucun symptôme. On ne détectera peut-être l'ictère qu'à la deuxième ou la troisième semaine de vie. À ce moment-là, les taux de bilirubine augmentent, et on observe une distension abdominale et une hépatomégalie. À mesure que la maladie évolue, la splénomégalie survient. Le nourrisson se fait facilement des ecchymoses, son temps de saignement augmente et il présente des démangeaisons intenses. Les selles ont la consistance du mastic et sont blanches, ou ont la couleur de l'argile en raison de l'absence de pigments biliaires. L'excrétion de la bilirubine et des sels biliaires donne une couleur de thé à l'urine. L'absence de développement staturo-pondéral normal et la malnutrition accompagnent la progression destructrice de la maladie.

On ne connaît pas la cause de l'atrésie des voies biliaires. Toutefois, certaines recherches indiquent qu'il pourrait s'agir d'une réaction auto-immune à une infection virale touchant l'enfant peu de temps avant ou après la naissance. L'absence ou le blocage des conduits biliaires extrahépatiques arrête le flux de la bile allant du foie vers le duodénum. Cette modification du flux de la bile provoque en peu de temps une inflammation du foie et des changements fibreux à l'intérieur de cet organe. Les acides biliaires ne sont pas assez abondants, de sorte que la digestion des matières grasses et l'absorption des vitamines liposolubles (A, D, E et K) se fait mal, ce qui entraîne une stéatorrhée et des carences nutritionnelles. Les démangeaisons intenses proviennent de la rétention des irritants et des toxines. Sans traitement, la maladie est fatale.

Le diagnostic repose sur les antécédents, l'examen physique et les analyses de laboratoire. Les résultats des analyses de laboratoire révèlent des taux élevés de bilirubine, de transaminases et de phosphatase alcaline, un temps de prothrombine prolongé et des taux élevés d'ammoniac. On pratique une échographie pour écarter les autres causes éventuelles et on procède à une biopsie du foie[38]. La scintigraphie hépatobiliaire permet de déterminer s'il y a ou non passage de la bile dans le duodénum. Les dommages hépatiques se développent rapidement chez les nourrissons souffrant d'une atrésie des voies biliaires; c'est pourquoi il est essentiel d'établir rapidement le diagnostic. Sans traitement, la majorité des enfants meurent avant d'avoir atteint l'âge de 2 ans.

Le traitement nécessite une chirurgie visant à corriger l'obstruction (porto-entérostomie) et repose sur des soins de soutien. La porto-entérostomie (opération de Kasai), consiste à anastomoser un segment de l'intestin du bébé, le jéjunum, vers la veine porte du foie pour former un nouveau système de drainage de la bile. Chez bon nombre de ces enfants, il s'agit d'un traitement palliatif permettant de maintenir la fonction hépatique dans toute la mesure du possible et de prévenir les complications d'une insuffisance hépatique. Pour améliorer le pronostic, cette intervention chirurgicale doit être effectuée dans les 2 ou 3 premiers mois de vie. Lorsqu'elle est pratiquée vers l'âge de 1 mois, le taux de réussite de la porto-entérostomie est de 90 %. Toutefois, bien que des cas de survie à long terme soient signalés, beaucoup d'enfants dont l'opération a été une réussite (drainage de la bile efficace) finissent quand même par souffrir d'une insuffisance hépatique. Dans ces cas, et dans ceux où l'intervention chirurgicale se solde par un échec, il peut y avoir une évolution vers une cirrhose et une hypertension portale; le traitement nécessaire est alors une transplantation hépatique. Les progrès dans ce domaine permettent maintenant de pratiquer des transplantations partielles provenant de résections de donneurs vivants. On peut ainsi réaliser une transplantation du foie lorsque l'enfant est en très bonne santé plutôt que d'attendre un foie de la bonne taille provenant d'une personne décédée. Ces progrès, ainsi que le développement de la cyclosporine et d'autres immunosupresseurs ont amélioré le taux de survie, pendant la première année, des enfants bénéficiant d'une transplantation hépatique. Ce taux se situe entre 75 et 80 %[37].

Le traitement de soutien vise à juguler la tendance au saignement en administrant de la vitamine K par voie orale; à prévenir le rachitisme en administrant des suppléments de vitamine D; à réduire les démangeaisons et l'irritabilité avec de la cholestyramine et des antihistaminiques; et, enfin, à favoriser une nutrition adéquate en administrant a l'enfant des préparations de lait maternisé contenant des triglycérides à chaînes moyennes et des acides gras essentiels. Une alimentation entérale ou une alimentation parentérale totale (APT) peuvent s'avérer nécessaire lorsque l'enfant présente une atteinte modérée à sévère ou une grave absence de développement staturo-pondéral normal.

Soins infirmiers

Les soins infirmiers, aux premiers stades de l'atrésie des voies biliaires, sont les mêmes que pour tout autre nouveau-né en bonne santé. À mesure que les symptômes apparaissent, les soins infirmiers visent le traitement et le soutien à long terme.

> **CONSEIL CLINIQUE**
>
> Lorsque vous séchez la peau, tapotez-la avec la serviette au lieu de la frotter et de la masser. Le fait de frotter et masser favorise la vasodilatation et aggrave les démangeaisons et l'irritation.

Le diagnostic de cette affection potentiellement mortelle peut être très dur à accepter pour les parents. Offrez-leur du soutien et de fréquentes explications sur les différents examens diagnostiques que l'enfant devra passer au cours de l'évaluation initiale. À mesure que la maladie progresse, le nourrisson devient irritable en raison des démangeaisons intenses et de l'accumulation des toxines. Des bains tièdes peuvent aider à soulager les démangeaisons et à assurer le confort. Favorisez le repos en regroupant les interventions infirmières pendant que le nourrisson est éveillé. Les soins dispensés après une porto-entérostomie sont similaires à ceux destinés à un enfant qui subit une chirurgie abdominale. (Se reporter à la section sur les soins infirmiers postchirurgicaux lors d'une appendicite et au plan de soins infirmiers destiné à l'enfant qui doit subir une intervention chirurgicale au chapitre 5). Les soins qui font suite à une transplantation comprennent l'administration d'immunosuppresseurs et une surveillance étroite de complications vasculaires éventuelles (se reporter au chapitre 10).

Dans le cadre de la planification du congé de l'hôpital, on enseigne aux parents la façon de prendre soin de la peau de l'enfant, de répondre à ses besoins nutritionnels, de lui administrer les médicaments et de surveiller l'aggravation éventuelle des symptômes de l'affection hépatique. Apprenez aux parents de l'enfant qui a subi une transplantation à reconnaître les signes d'un rejet (nausées, vomissements, fièvre et ictère), à administrer les immunosuppresseurs et à en reconnaître les effets secondaires. Dirigez les parents vers des groupes de soutien, l'aumônier ou des services sociaux, si nécessaire. Au cours de la période suivant le congé de l'hôpital, des soins infirmiers à domicile seront nécessaires pour aider les parents à gérer les soins complexes de l'enfant.

HÉPATITE VIRALE

L'hépatite est une inflammation du foie provoquée par une infection virale. Cette maladie peut être aiguë ou chronique. L'hépatite aiguë se manifeste brusquement. Si elle n'est pas traitée, l'hépatite aiguë peut devenir chronique. Les organismes pathogènes les plus souvent diagnostiqués sont le virus de l'hépatite A (VHA), le virus de l'hépatite B (VHB), le virus de l'hépatite C (VHC), le virus de l'hépatite D (VHD), le virus de l'hépatite E (VHE). De nombreux autres virus, comme l'adénovirus, le cytomégalovirus, les entérovirus, le virus de l'herpès, le virus Epstein-Barr, le virus de l'hépatite F (VHF) et le virus de l'hépatite G (VHG), peuvent également causer des hépatites virales. Au Canada, la plupart des cas d'hépatites sont de type A et B. La majorité des autres hépatites sont des hépatites C.

Manifestations cliniques

Une hépatite aiguë se caractérise par deux phases, la phase préictérique (absence d'ictère) et la phase ictérique (présence d'ictère). La phase préictérique dure habituellement de cinq à sept jours. Les signes et les symptômes sont les suivants : symptômes de type grippal, nausées, vomissements, anorexie, sensation de malaise, fatigue, douleur dans le quadrant supérieur droit de l'abdomen, hépatosplénomégalie et fièvre (tableau 16-10). L'enfant devient irritable, a l'air malade et doit se reposer. Dans la phase ictérique, les signes et les symptômes sont les suivants : l'urine est plus foncée, les selles sont couleur d'argile et la peau ainsi que la sclérotique sont d'un jaune caractéristique. Dans de nombreux cas d'hépatite chez les enfants, il n'y a pas d'ictère, ce qui rend difficiles le diagnostic et le traitement[39]. À mesure que l'ictère s'aggrave, l'enfant commence à se sentir mieux, les symptômes s'atténuent. Cette phase dure approximativement quatre semaines. Une guérison complète et un rétablissement des fonctions hépatiques et des valeurs des analyses de laboratoire peut prendre de un à trois mois.

TABLEAU 16-10 Comparaison des types d'hépatites

Type	Incubation	Ictérique (%)	% qui sont devenus des porteurs chroniques	Caractéristiques cliniques
Hépatite A				
Enfants < 5 ans	4 semaines (10-50 jours)	< 5	0	Début plus aigu ; souvent subclinique chez les jeunes enfants.
Adultes		50-75		
Hépatite B				
Nourrissons	60-90 jours (45-160 jours)	< 5	> 90	Les manifestations extrahépatiques sont plus courantes.
Adultes		20-60	5-10	
Hépatite C				
Tous les âges	8 semaines (1-24 semaines)	20-30	≥ 60	Souvent préictérique ; prédispose au carcinome hépato-cellulaire.
Hépatite D				
Coinfection avec le VHB	Non disponible (probablement similaire au VHB)	Non disponible	> 5	Cause virale la plus courante de l'hépatite fulminante.
Surinfection du porteur du VHB			> 80	
Hépatite E				
Tous les âges	~ 6 semaines (15-60 jours)	~10	0	Grave chez les femmes enceintes ; mortalité élevée et perte du fœtus.

Modifié de Weintraub, P.S. (1996). Viral hepatitis. In A.M. Rudolph, J.I.E. Hoffman, et C.D. Rudolph (dir.). Rudolph's pediatrics *(20e éd., p. 647), Stamford, CT: Appleton & Lange.*

Dans certains cas, l'hépatite devient chronique. La personne atteinte d'une hépatite chronique porte le virus, peut le transmettre à d'autres et peut souffrir d'une affection hépatique grave au bout de plusieurs années.

ALERTE INFIRMIÈRE

En cas d'hépatite A, le métabolisme des médicaments est altéré et l'aptitude du foie à détoxiquer les médicaments est réduite. Comme pour tous les troubles hépatiques, il faut administrer des médicaments avec soin et surveiller l'état de l'enfant pour déceler les effets secondaires possibles.

Étiologie et physiopathologie

L'hépatite A est la forme la plus courante d'hépatite virale aiguë. Elle est très contagieuse et, autrefois, on l'appelait hépatite infectieuse. L'infection se produit avant tout par la voie fécale-orale. La transmission se fait par contact direct, de personne à personne ou par ingestion d'eau ou d'aliments contaminés (surtout les fruits de mer). L'hépatite A est très fréquente dans les pays où les conditions d'hygiène laissent à désirer. Les enfants qui fréquentent une garderie où les mesures d'hygiènes sont inadéquates courent de plus grands risques. Les personnes qui manipulent de la nourriture peuvent transmettre l'hépatite A si elles ne savent pas qu'elles sont infectées. Comme le virus se transmet dès les premiers stades de la maladie, lorsque les individus atteints ne présentent souvent aucun symptôme ou ne sont que légèrement malades, un grand nombre de personnes peuvent être exposées avant la confirmation du diagnostic (tableau 16-11).

L'hépatite B, ou hépatite sérique, est une maladie grave. La transmission se fait habituellement par voie parentérale, lors de contact avec du sang, des sécrétions ou d'autres liquides organiques. Les autres modes de transmission sont les rapports sexuels, la transmission de la mère au fœtus dans l'utérus, ainsi que les contacts normaux non sexuels à l'intérieur d'une famille. Les adolescents qui consomment des drogues injectables et qui ont des relations sexuelles sans protection courent le risque de contracter l'hépatite B. La transmission du VHB est souvent attribuable à des personnes porteuses du virus mais chez lesquelles la maladie ne s'est pas encore déclarée. Tous les liquides organiques des personnes infectées sont potentiellement contaminés par le virus.

Le virus de l'hépatite C se transmet surtout par le sang et les produits sanguins contaminés. Les organismes responsables de la gestion des produits sanguins (tels que Héma-Québec au Québec ou la Croix Rouge dans les autres régions du Canada) dépistent le virus. Son incidence est faible aux États-Unis et au Canada. Les enfants les plus atteints par l'infection sont ceux qui ont subi des transfusions répétées (comme dans les cas d'anémie falciforme ou d'hémophilie). La consommation de drogues injectables et les partenaires sexuels multiples sont aussi des facteurs de risque.

L'hépatite D (virus delta) se transmet par un virus défectif qui peut infecter un humain uniquement si ce dernier est déjà atteint de l'hépatite B. On soupçonne la présence de ce virus lorsqu'une personne qui a reçu un diagnostic d'hépatite B voit ses fonctions hépatiques se réduire, l'ictère s'aggraver et son état mental se détériorer[37].

L'hépatite E se transmet surtout par de l'eau contaminée et sévit essentiellement dans les pays en voie de développement. Des épidémies surviennent lorsqu'il y a des inondations et pendant la saison des pluies.

Les données sur les virus de l'hépatite F et G sont très limitées. Un virus non identifié serait responsable de certains cas d'hépatite fulminante chez des personnes

TABLEAU 16-11 Transmission, immunisation et prophylaxie de l'hépatite

Type	Transmission primaire	Immunisation disponible	Prophylaxie
Hépatite A	Fécale – orale	Oui	Immunoglobuline sérique Vaccin contre l'hépatite A
Hépatite B	Produits sanguins Drogues injectables In utero Activité sexuelle Contacts normaux non sexuels à l'intérieur d'une famille	Oui	Immunoglobuline anti-hépatique B Vaccin contre l'hépatite B
Hépatite C	Produits sanguins Activité sexuelle Drogues injectables	Non	Aucune
Hépatite D	Produits sanguins Drogues injectables In utero Activité sexuelle	Non	Vaccin contre l'hépatite B
Hépatite E	Fécale – orale	Non	Aucune

qui ne présentent aucun marqueur sérologique viral connu. On parle alors du virus de l'hépatite F. La majorité des personnes atteintes meurent en l'absence d'une transplantation hépatique. Le virus de l'hépatite G, qui se transmet par voie sanguine, est semblable au virus de l'hépatite C. Les personnes atteintes sont généralement asymptomatiques et présentent une infection chronique bénigne.

La réaction du foie à une lésion causée par un virus de l'hépatite (peu importe lequel) est similaire (figure 16-12). Au début, l'invasion des cellules parenchymateuses par le virus entraîne une dégénérescence et une nécrose locales. L'infiltration subséquente du parenchyme par les lymphocytes, les macrophages, les plasmocytes, les éosinophiles et les neutrophiles provoque une inflammation qui bloque l'écoulement de la bile dans l'intestin. La diminution de l'excrétion de la bile provoque une accumulation de bile dans le sang, l'urine et la peau (ictère). Des changements structuraux dans les cellules parenchymateuses compensent les autres fonctions hépatiques altérées. La régénération des cellules parenchymateuses se produit dans les trois mois et la plupart des enfants guérissent complètement.

Toutefois, chez certains enfants, on constate une destruction progressive et totale du parenchyme, appelée hépatite fulminante aiguë. Cette complication touche surtout les enfants présentant une hépatite D ainsi que les femmes enceintes atteintes de l'hépatite E. Les enfants qui souffrent de cette forme de la maladie meurent généralement d'une insuffisance hépatique dans les deux semaines suivant le début de la maladie, à moins qu'ils ne subissent une transplantation du foie. Une autre complication, l'hépatite chronique active, peut provoquer des cicatrices sur le foie et une détérioration progressive de la fonction hépatique. Le pronostic dépend de la gravité de l'atteinte hépatique. Certaines personnes, surtout celles qui ont une hépatite chronique, souffriront d'un cancer du foie et d'une cirrhose.

Examens diagnostiques et traitement médical

Le diagnostic repose souvent sur les antécédents médicaux détaillés et l'examen physique. Il est important de savoir si le patient a été en contact avec des personnes infectées. L'examen physique révèle un foie sensible et plus gros que la normale, une douleur abdominale et des symptômes de type grippaux. Les analyses de laboratoire incluent des épreuves sérologiques (pour détecter la présence d'antigènes et d'anti-

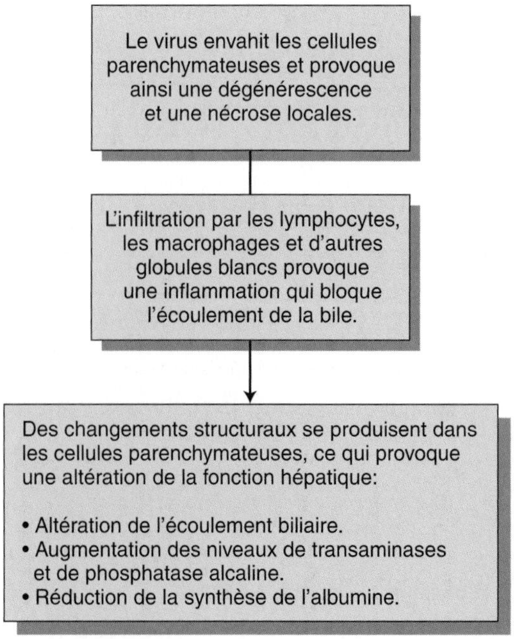

FIGURE 16-12. Physiopathologie de l'hépatite virale.

corps du VHA, du VHB, du VHC ou du VHD) et des tests de la fonction hépatique. Il existe un test pour dépister le VHE, mais il n'est pas pratiqué dans les pays en voie de développement. C'est pourquoi le diagnostic repose habituellement sur les antécédents du malade.

Les trois objectifs du traitement médical sont la détection précoce pour prévenir les complications, le soutien et la surveillance pendant la phase aiguë de la maladie et la prévention de la propagation de la maladie. Le diagnostic précoce est essentiel pour suivre l'évolution de la maladie et détecter des complications éventuelles. Le traitement de la maladie comprend le repos au lit pendant la phase de type grippale. Si le temps de prothrombine est prolongé, on administre de la vitamine K. Lors d'hépatites B et C chroniques actives, le traitement à l'interféron alpha, capable de moduler la réponse immunitaire, semble être efficace pour contrecarrer les effets irréversibles de ces affections sur le foie.

On peut interrompre la propagation des infections virales en éliminant le virus de la population infectée, en instituant des normes d'hygiène adéquates et en procédant à une immunisation active ou passive. Jusqu'à présent, aucun agent antiviral n'a été élaboré pour combattre les virus de l'hépatite. Pour prévenir l'hépatite, il faut briser le cycle de l'infection. Une immunisation active contre l'hépatite A, qui se fait en deux doses, est recommandée pour toutes les personnes qui présentent des risques de contracter et de transmettre la maladie. Il s'agit majoritairement du personnel des garderies et des personnes qui manipulent de la nourriture. L'immunisation contre l'hépatite B, qui se fait en une série de trois doses, est recommandée pour nombre d'enfants et d'adultes à risque. Au Québec, c'est en 4e année du primaire que les enfants sont vaccinés contre l'hépatite B. Chez les nouveau-nés dont la mère est infectée, la première dose est administrée dans les 12 premières heures de vie. (Se reporter à la section portant sur l'immunisation, au chapitre 11.)

On peut obtenir une immunité passive dans le cas du VHA avec des immunoglobulines sériques provenant d'un groupe de donneurs. L'immunoglobuline doit être administrée dans les deux semaines suivant l'exposition. On peut obtenir une immunité passive dans le cas du VHB avec de l'immunoglobuline anti-hépatique B. On l'utilise pour les expositions ponctuelles et pour les nourrissons dont la mère est infectée. On l'administre dans les 12 heures suivant la naissance.

ALERTE INFIRMIÈRE

Les travailleurs de la santé qui entrent en contact avec du sang ou d'autres liquides organiques d'enfants infectés par le virus de l'hépatite B présentent des risques de contracter le virus. Il faut observer les précautions universelles en tout temps (se reporter à l'annexe A). L'immunisation contre l'hépatite B (trois doses) est recommandée pour les professionnels de la santé, comme les infirmières, et toutes autres personnes à risque élevé d'exposition.

Collecte des données

En général, l'infirmière rencontre l'enfant et la famille lors d'une consultation dans une clinique externe. Outre l'observation des signes caractéristiques de l'hépatite (peau et sclérotiques jaunes), l'enfant est évalué pour détecter la présence de douleur abdominale, d'anorexie, de nausées et de vomissements, de malaise et d'arthralgie. Il faut obtenir la liste des personnes avec lesquelles l'enfant a été en contact au cours des 45 jours précédents pour le VHA et des 180 jours précédents pour le VHB.

Diagnostics infirmiers

Les diagnostics infirmiers courants de l'enfant souffrant d'hépatite aiguë incluent ce qui suit :

- Risque de déficit nutritionnel : Apport nutritionnel inférieur aux besoins métaboliques relié à l'anorexie, aux nausées et aux vomissements ;
- Fatigue reliée à des symptômes de type grippal et sensation de malaise généralisé ;
- Risque de manque de loisirs relié au changement des activités quotidiennes habituelles ;
- Risque de perturbation de l'image corporelle (de l'enfant plus âgé) relié à un ictère provisoire ;
- Anxiété (des parents et de l'enfant) reliée au diagnostic et au traitement ;
- Douleur reliée à l'infection du foie.

Soins infirmiers

Les soins infirmiers consistent principalement en des soins de soutien puisqu'un enfant souffrant d'une hépatite est rarement hospitalisé. En cas d'hospitalisation, l'enfant est isolé. Il est primordial d'informer les parents des précautions nécessaires et des mesures de contrôle de l'infection. Apprenez aussi aux parents qu'il est très important de maintenir une nutrition adéquate, de favoriser le repos et le bien-être, et de proposer à l'enfant des activités de divertissement.

Prévenir la propagation de l'infection

Apprenez aux parents et à l'enfant les mesures de contrôle de l'infection pour éviter que le virus ne se propage. L'adoption de bonnes mesures d'hygiène, notamment se laver les mains avant et après l'utilisation des toilettes et le changement des couches, doit être renforcée auprès des parents. Les frères et sœurs d'un enfant atteint d'hépatite B qui n'ont pas encore été immunisés contre la maladie doivent être vaccinés immédiatement. Les personnes qui ont été en contact avec l'enfant atteint de l'hépatite A doivent recevoir de l'immunoglobuline sérique et la première dose de l'immunisation contre l'hépatite A. Dans certains cas, on peut aussi donner du Rifampin.

> **CONSEIL CLINIQUE**
>
> Les infirmières œuvrant en santé communautaire peuvent évaluer le fonctionnement des garderies et dispenser de l'enseignement au personnel de celles-ci pour prévenir la transmission de l'hépatite A. Elles peuvent aider le personnel des garderies à se fixer des normes et à observer les points suivants :
>
> - Toujours se laver les mains après avoir changé des couches.
> - Jeter les couches comme il se doit.
> - Nettoyer les tables à langer après chaque changement de couche.
> - Ne jamais permettre à des personnes qui manipulent de la nourriture de changer des couches.
> - Informer les parents de garder l'enfant à la maison pendant au moins deux semaines après un diagnostic d'hépatite A.
> - Informer les parents des autres enfants de la garderie lorsqu'il y a un cas d'hépatite A et discuter avec eux des symptômes de cette affection, pour qu'ils puissent les reconnaître, le cas échéant.

Maintenir une alimentation adéquate

Au début, on encourage l'enfant à manger les aliments qu'il préfère. Lorsque l'anorexie et les nausées ont disparu, on recommande un régime alimentaire riche en protéines et en glucides, et faible en matières grasses. Une augmentation de la consommation de protéines permet de maintenir les stocks de protéines et de prévenir l'atrophie musculaire. Une augmentation de la quantité de glucides assure un apport énergétique suffisant et prévient la diminution des protéines. La consommation d'aliments faibles en matières grasses réduit la distension de l'estomac. Offrez de petits repas fréquents à l'enfant.

Favoriser le repos et le bien-être

Le repos au lit est nécessaire uniquement si l'enfant est très fatigué et s'il éprouve une sensation de malaise. Cependant, la plupart des enfants limitent volontairement leurs activités pendant la phase initiale de la maladie. Faites en sorte que l'enfant reste calme et se sente bien. Proposez-lui des objets qui le réconfortent, comme ses jouets, couvertures et oreillers préférés.

Proposer des activités de divertissement

Les enfants hospitalisés pour une hépatite sont isolés. Les enfants atteints d'une hépatite qui ne sont pas hospitalisés n'ont pas besoin d'être isolés mais ils doivent rester à la maison pendant deux semaines après l'apparition des symptômes. Les parents qui ne peuvent s'absenter de leur travail devront faire appel à des gardiennes. Proposez à l'enfant des activités de divertissement pendant cette période. On peut ainsi donner aux jeunes enfants un nouveau jouet ou leur proposer de s'adonner à leurs activités préférées. Pour les enfants plus âgés et les adolescents, des jeux de table, des casse-tête, des livres ou des magazines, des films ou des jeux vidéo sont de bonnes idées. Les appels téléphoniques et les courtes visites d'amis aident les enfants d'âge scolaire et les adolescents à rester en contact avec leurs pairs.

CIRRHOSE

La cirrhose est une maladie dégénérative qui entraîne des changements fibreux et une infiltration de matières grasses dans le foie. Elle peut se manifester chez les enfants de tous âges en tant que stade terminal de plusieurs maladies. La destruction diffuse et la régénération des cellules hépatiques parenchymateuses entraîne une augmentation du tissu conjonctif fibreux (tissu cicatriciel) et une désorganisation de la structure du foie. L'équilibre entre la destruction et la régénération détermine la présentation clinique spécifique. L'augmentation du tissu conjonctif fibreux nuit à l'apport sanguin au foie, ce qui accroît la pression exercée au niveau de la circulation sanguine hépatique et occasionne des varices œsophagiennes et de l'ascite.

Les manifestations cliniques de la cirrhose varient selon la cause de la maladie. Lorsque le processus de la maladie provient d'une obstruction, comme dans l'atrésie des voies biliaires, l'ictère est le signe initial qui s'intensifie avec la progression de la maladie. Dans d'autres maladies qui provoquent une cirrhose, l'ictère peut être un signe tardif, intermittent ou absent. La stéatorrhée est souvent présente et peut provoquer du rachitisme ou une hémorragie. L'enfant arrête parfois de prendre du poids. L'anémie peut résulter d'une perte de sang chronique du tractus gastro-intestinal. Le prurit est un symptôme courant, surtout chez les enfants ayant des malformations des voies biliaires. L'hippocratisme digital et la cyanose sont d'autres symptômes fréquents. Au stade terminal, des complications graves indiquant une insuffisance hépatique peuvent survenir sans signes précurseurs (tableau 16-12).

L'évaluation diagnostique repose sur les antécédents de l'enfant en matière d'infection ou de maladie associée à une atteinte hépatique. L'examen physique peut révéler un ictère, des changements cutanés, de l'ascite et des changements hémodynamiques. Les analyses de laboratoire révèlent une fonction hépatique anormale. Une biopsie du foie peut contribuer à déterminer l'étendue des dommages parenchymateux.

Le traitement médical se concentre sur le soulagement des symptômes de l'enfant et l'atteinte d'un état nutritionnel et d'une croissance optimaux. Le tableau 16-12 résume le traitement des complications liées à la cirrhose. Une transplantation du foie est le traitement le plus courant de l'atrésie des voies biliaires et des troubles métaboliques. C'est le seul traitement pour les maladies hépatiques terminales.

Soins infirmiers

Les soins infirmiers insistent surtout sur la surveillance des changements physiologiques et psychosociaux pour déceler les premiers signes d'une insuffisance hépatique terminale. Mesurez les signes vitaux toutes les deux à quatre heures. Pesez l'enfant tous les jours pour évaluer la rétention de liquides. Une surveillance étroite des résultats des analyses des électrolytes et des tests de la fonction hépatique permettent de déterminer s'il est nécessaire de procéder à un traitement de remplacement des liquides.

Il est nécessaire d'administrer avec prudence les médicaments et d'en surveiller les effets secondaires du fait que le métabolisme des médicaments est altéré dans les

TABLEAU 16-12 Traitement des complications de la cirrhose

Complication	Traitement
Ascite	Restreindre le sodium, les protéines et les liquides. Administrer des diurétiques (furosémide [Lasix]). Administrer de l'albumine par voie intraveineuse.
Encéphalopathie hépatique	Restreindre les protéines. Administrer du lactulose (pour contrôler l'augmentation du taux d'ammoniac). Administrer des antibiotiques. Corriger tout déséquilibre qui pourrait entraîner le coma (déséquilibres hydro-électrolytiques).
Hémorragie provoquée par des varices œsophagiennes	Administrer du sang et des produits sanguins. Remplacer les liquides et les électrolytes. Administrer des vitamines du groupe B et de la vitamine K. Insérer une sonde de Sengstaken-Blakemore en cas d'hémorragie grave.

troubles hépatiques. En cas d'ascite, proposez une alimentation faible en sodium et en protéines, et restreignez les liquides. Retirez tous les pichets d'eau, les verres et les pailles pour limiter le désir de l'enfant de boire.

Les parents d'un enfant atteint d'une cirrhose sont confrontés à une maladie potentiellement mortelle. Leur anxiété et leur niveau de stress sont élevés. L'enfant peut être en attente d'une transplantation hépatique, représentant son seul espoir de guérison. Soutenez les parents et encouragez-les à verbaliser leurs peurs et leurs préoccupations (se reporter au chapitre 7). Encouragez les parents à participer aux soins de l'enfant. Les diriger vers un groupe de soutien ou un service de counseling pourrait être bénéfique.

► BLESSURES DU SYSTÈME GASTRO-INTESTINAL

TRAUMA ABDOMINAL

Des blessures abdominales peuvent être provoquées par une force contondante (chute, coup) ou pénétrante (arme à feu, arme blanche). Le type de blessure détermine l'ampleur des dommages causés aux différents organes. Un traumatisme porté à faible vitesse, lorsqu'un enfant heurte le guidon de sa bicyclette par exemple, provoque habituellement une blessure à un seul organe.

Un traumatisme contondant à haute vitesse, lors d'un accident de voiture par exemple, produit généralement des dommages à plusieurs organes. Les organes pleins, comme le foie et la rate, sont plus vulnérables aux blessures que les organes creux, comme l'estomac, les intestins et la vessie.

Les accidents de voiture provoquent les blessures non intentionnelles les plus courantes chez les enfants[40]. Il s'agit aussi des blessures que l'on pourrait le plus facilement éviter. Au moment de l'impact, les enfants en bas âge assis sur les genoux de leurs parents ou qui ne sont pas bien attachés sur leur siège peuvent être projetés, entrer en collision avec des objets et être éjectés de la voiture. Lors d'accidents de voiture graves, des enfants plus âgés peuvent subir des blessures aux organes creux s'ils portent uniquement une ceinture abdominale. Les accidents à bicyclette sont également la cause de blessures abdominales chez les enfants. Ces blessures surviennent habituellement lorsque l'enfant frappe le guidon de sa bicyclette en tombant, ou encore lorsqu'il arrête brusquement de pédaler ou qu'il est renversé par une voiture. Les mauvais traitements infligés aux enfants sont aussi une cause majeure de blessures abdominales.

Si l'on soupçonne un trauma abdominal chez un enfant, il faut consigner des antécédents détaillés et procéder à un examen physique. La description de l'événement doit être comparée aux signes et aux symptômes de l'enfant. Les manifestations cliniques de la blessure abdominale incluent la douleur, la distension abdominale, la défense musculaire involontaire, la baisse ou l'absence de bruits intestinaux, des nausées et des vomissements, de l'hypotension et un état de choc.

Une échographie ou une tomodensitographie (TDM) permet de dépister une hémorragie interne et la présence d'air libre dans l'abdomen ; une TDM localise également les régions où l'on retrouve des traumas internes. Un lavage péritonéal peut également être effectué. Des analyses de laboratoires de base sont effectuées; elles incluent la détermination du groupe sanguin et une épreuve de compatibilité sanguine croisée. On procède parfois à un cathétérisme urinaire pour vérifier la présence de sang et la rupture de la vessie.

L'enfant ayant subi une blessure au foie ou à la rate doit être hospitalisé aux soins intensifs. On vise alors la prévention ou le traitement de l'hémorragie et la surveillance des signes d'état de choc. Une perfusion intraveineuse permet de maintenir l'apport liquidien et donne un accès pour l'administration de produits sanguins. L'enfant doit demeurer NPO. On insère une sonde nasogastrique. On a recours à des transfusions

LAVAGE PÉRITONÉAL

Pendant le lavage péritonéal, on insère une sonde de dialyse péritonéale dans la cavité abdominale et on instille une solution saline normale (NaCl à 0,9 %) ou du lactate de Ringer. Le liquide est ensuite drainé et analysé pour y détecter la présence de globules rouges, d'amylase et de bactéries, ce qui pourrait indiquer des lésions à un organe.

sanguines et à un traitement pharmacologique pour traiter la perte sanguine. On réduit l'utilisation des analgésiques pour masquer le moins possible les symptômes. On surveille fréquemment le niveau de l'hématocrite pendant cette période. Le foie et la rate finissent habituellement par guérir sans qu'aucune autre intervention ne soit nécessaire.

On procède à une laparotomie exploratrice pour écarter la possibilité de blessures des organes creux ou pour réparer les lacérations du foie ou de la rate lorsque le saignement n'est pas jugulé. On tente de préserver la rate pour maintenir la fonction immunitaire. L'enfant peut habituellement quitter l'hôpital dans les cinq à sept jours suivant la blessure. Il ne doit se livrer à aucune activité qui exige beaucoup d'énergie pendant les six à huit semaines suivantes. Le pronostic est généralement bon.

Soins infirmiers

Les soins infirmiers incluent une évaluation initiale et des évaluations continues de l'état de l'enfant. Mesurez les signes vitaux toutes les heures, selon le protocole ou l'ordonnance médicale. Mesurez le périmètre abdominal, dosez les ingesta et les excreta, surveillez l'hématocrite et auscultez les bruits intestinaux toutes les heures (l'auscultation abdominale est décrite au chapitre 4). Avertissez le médecin de tout changement.

L'enfant et les parents sont généralement effrayés et anxieux lorsque l'enfant est admis à l'hôpital. Les parents éprouvent un sentiment de culpabilité ou de colère s'ils pensent qu'ils auraient pu éviter que leur enfant se blesse. Offrez-leur du soutien et évitez les jugements et les blâmes.

Lorsque l'état de l'enfant est stabilisé, les soins infirmiers consistent surtout à offrir un enseignement préventif. Il faut enseigner aux parents les mesures de sécurité pour éviter des blessures ultérieures et leur donner de l'information écrite, lorsqu'elle est disponible, pour qu'ils puissent s'y référer à leur retour à la maison.

Discutez de l'utilisation des systèmes de retenue pour automobile (se reporter au chapitre 2). Si l'enfant était à bicyclette au moment de la chute ou de la collision, expliquez qu'il est important d'avoir une bicyclette de la bonne taille et enseignez les mesures de sécurité, comme le port d'un casque ainsi que la bonne connaissance et l'usage approprié des signaux manuels (se reporter au chapitre 2).

EMPOISONNEMENT

L'empoisonnement est une cause courante de décès et de blessure chez les enfants de 1 à 4 ans[41]. Les jeunes enfants courent des risques d'empoisonnement en raison de leur comportement caractéristique qui repose sur l'exploration de l'environnement (se reporter au chapitre 2). Les nourrissons et les trottineurs ont l'habitude de porter les objets à leur bouche. Certains articles ménagers ne sont pas toxiques et ne provoquent pas de blessures. Cependant, d'autres articles contiennent des agents corrosifs ou des produits chimiques toxiques qui peuvent causer des dommages irréversibles ou la mort.

Aux États-Unis, le Poison Prevention Packaging Act de 1970 rend obligatoire pour toutes les substances potentiellement toxiques, comme les produits d'entretien ménager et les médicaments, l'utilisation de dispositifs protégeant les enfants. Un grand nombre d'autres articles que l'on trouve couramment dans une maison sont des sources toxiques moins évidentes. C'est notamment le cas des feuilles, des tiges ou des fleurs de nombreuses plantes domestiques ou qui agrémentent les maisons et les jardins : vigne vierge du Japon, poinsettia, philodendron, muguet, jonquilles (bulbes), azalée et rhododendron. Le tableau 16-13 résume les manifestations cliniques et le traitement adéquat en cas d'ingestion de produits toxiques à la maison.

La plupart des empoisonnements se produisent à la maison (se reporter au chapitre 2). Les parents qui soupçonnent que leur enfant a ingéré une substance toxique doivent immédiatement téléphoner au centre antipoison. On les avisera de

TABLEAU 16-13 Agents toxiques couramment ingérés

Type	Sources	Manifestations cliniques	Traitement
Produits corrosifs (acides et alcalis forts qui provoquent des brûlures chimiques des muqueuses)	Piles, produits d'entretien ménager, comprimés Clinitest, nettoyants pour dentiers, eau de Javel, nettoyants pour la cuvette des toilettes, le four ou les tuyaux, détersifs pour le lave-vaisselle	Brûlure grave dans la bouche, la gorge ou l'estomac entraînant une douleur ; œdème des muqueuses, des lèvres, de la langue et du pharynx (obstruction respiratoire) ; vomissements violents ; hémoptysie ; hypersalivation ; incapacité de dégager les sécrétions ; signes d'état de choc ; anxiété et agitation	*Ne pas faire vomir !* Faire boire immédiatement une petite quantité de lait ou d'eau (120 mL suffisent), pour diluer les produits et éviter d'autres dommages. Donner du charbon de bois activé.
Hydrocarbures (composés organiques qui contiennent du carbone et de l'hydrogène ; la plupart sont des produits de distillation du pétrole)	Essence, kérosène, huile à lampe, encaustique pour meubles, essence à briquet, diluant à peinture, térébenthine	Haut-le-cœur, étouffement ; toux, nausées, vomissements, altération de la conscience (léthargie), faiblesse, symptômes respiratoires d'atteinte pulmonaire, tachypnée, cyanose, tirage, geignement expiratoire	*Ne pas faire vomir !* (L'aspiration des hydrocarbures, même en petite quantité, est associée à des risques élevés de pneumonie et de bronchite chimiques). Dans certains cas, lors d'une atteinte grave du système respiratoire et du système nerveux central, il faut procéder à un lavage gastrique. L'usage du charbon de bois activé est controversé ; il semblerait inefficace. Offrir des soins de soutien. Décontaminer la peau en retirant les vêtements et en nettoyant la peau.
Acétaminophène	Nombre de produits en vente libre	Nausées, vomissements, transpiration, pâleur, atteinte hépatique (douleur au niveau du quadrant supérieur droit, ictère, confusion, stupeur, anomalies de la coagulation)	Faire vomir ou procéder à un lavage gastrique, selon la quantité ingérée. L'évacuation gastrique doit être faite dans l'heure ou dans les deux heures suivant l'ingestion. Administrer du charbon de bois ou de la N-acétylcystéine (NAC, forme concentrée de Mucomyst), qui se lie aux métabolites pour prévenir l'absorption et protéger le foie. La NAC devrait être administrée au moyen d'une sonde nasogastrique, car son odeur est très désagréable (odeur d'œuf pourri).
Salicylate	Produits contenant de l'aspirine	Nausées, désorientation, vomissements, déshydratation, diaphorèse, hyperpnée, hyperpyrexie, tendance à saigner, oligurie, acouphène, convulsions, coma	Dépend de la quantité ingérée. Faire vomir ou procéder à un lavage gastrique. L'évacuation gastrique doit être faite dans l'heure ou dans les deux heures suivant l'ingestion. Administrer du charbon de bois activé. Administrer, par voie intraveineuse, du bicarbonate de sodium, des liquides et de la vitamine K.
Mercure	Thermomètres au mercure cassés, produits chimiques, peintures, pesticides, fongicides	Tremblements, pertes de mémoire, insomnie, perte de poids, diarrhée, anorexie, gingivite	Semblable au traitement en cas d'intoxication par le plomb (se reporter à la section de ce chapitre portant sur ce sujet).
Fer	Suppléments multivitaminiques	Vomissements, hématémèse, diarrhée, selles sanguinolentes, douleur abdominale, acidose métabolique, fièvre, hémorragie, état de choc, hyperglycémie, convulsions, coma	Faire vomir ou effectuer un lavage gastrique. L'évacuation gastrique doit être faite dans l'heure ou dans les deux heures suivant l'ingestion. Administrer, par voie intraveineuse, du liquide et du bicarbonate de sodium. Chélation par la déferoxamine.

commencer le traitement à la maison ou d'amener immédiatement l'enfant au service des urgences d'un hôpital. Si l'enfant a vomi, les parents devront emporter les matières vomies avec eux. Avec les enfants plus âgés et les adolescents, il faut envisager l'éventualité d'une ingestion délibérée.

Au service des urgences, on évaluera les signes vitaux de l'enfant et son niveau de conscience. On demandera aux parents des renseignements spécifiques sur la substance toxique. Le traitement vise à prévenir une absorption plus en profondeur de la substance toxique et à inverser ou à éliminer ses effets. Le tableau 16-14 résume les traitements d'urgence en cas d'empoisonnement.

TABLEAU 16-14 Traitement d'urgence en cas d'empoisonnement

1. Stabiliser l'état de l'enfant. Évaluer la perméabilité des voies respiratoires, la respiration et la circulation. Offrir un soutien respiratoire et de l'oxygène.
2. Procéder à un examen physique rapide ; commencer une perfusion intraveineuse ; faire une prise de sang pour un dépistage toxicologique et mettre l'enfant sous moniteur cardiaque.
3. Obtenir les antécédents de l'ingestion, notamment la substance ingérée, l'endroit où l'enfant a été trouvé (nom de la personne qui l'a trouvé, à quelle heure, et dans quelle position) ; la période pendant laquelle l'enfant est resté sans surveillance ; ses antécédents de dépression, d'idées suicidaires ou de tentative de suicide ; ses allergies et tout autre problème médical.
4. Inverser l'effet de la substance toxique ou éliminer la substance toxique à l'aide de la méthode appropriée :

   Sirop d'ipéca[a]
   - Il s'agit d'un émétique qui agit en stimulant le centre de vomissement et en irritant la muqueuse gastrique.
   - Évaluer le niveau de conscience avant l'administration. Les doses recommandées sont les suivantes :
     < 6 mois : non recommandé.
     6-12 mois : 10 mL ; ne pas répéter.
     1-12 ans : 15 mL ; répéter une fois, s'il n'y a pas de vomissement.
     Plus de 12 ans : 30 mL ; répéter une fois, s'il n'y a pas de vomissement.
   - Administrer des liquides clairs ; 10-20 mL/kg après avoir donné le sirop d'ipéca.

   Lavage gastrique
   - Insérer une sonde gastrique par la bouche (utiliser le plus gros calibre possible compte tenu de la taille de l'enfant).
   - Instiller et aspirer une solution saline normale (NaCl à 0,9 %) jusqu'à ce que le retour soit clair. Méthode considérée comme moins efficace que le vomissement pour retirer de l'estomac des substances ingérées. Réservé aux enfants qui souffrent d'une dépression du système nerveux central, qui n'ont pas de réflexe nauséeux ou qui refusent de coopérer avec d'autres méthodes.
   - Méthode contre-indiquée chez les enfants qui ont ingéré des substances alcalines corrosives car l'insertion de la sonde peut perforer l'œsophage. Méthode utilisée avec des enfants qui ont ingéré des substances acides pour réduire les dommages continus et le risque de perforation de l'estomac et des intestins.

   Charbon de bois activé
   - À administrer pour absorber et retirer toute particule restante de la substance toxique.
   - Donner une préparation commerciale de charbon de bois activé par voie orale ou par l'entremise d'une sonde gastrique. On trouve cette solution prête à consommer dans un contenant opaque. Utiliser une tasse avec un couvercle et une paille pour une ingestion orale afin d'éviter que l'enfant puisse voir le liquide noir et de réduire les risques qu'il le renverse. Donner le charbon de bois activé uniquement lorsque l'enfant a fini de vomir, car l'aspiration du charbon endommage les tissus pulmonaires.

   Cathartiques
   - Accélère l'excrétion d'une substance toxique et en réduit l'absorption. Le cathartique le plus souvent utilisé est le sulfate de magnésium.

   Antidotes et antagonistes
   Il en existe quelques-uns. Le plus courant est le Narcan, pour l'ingestion d'un opiacé.
5. Les autres mesures dépendront de l'état de l'enfant, de la nature de la substance ingérée et du temps écoulé depuis l'ingestion. Il peut s'agir de diurèse, d'administration de bolus intraveineux de liquides, de mesures de refroidissement ou de réchauffement, de mesures anticonvulsives, d'un traitement antiarythmique, d'hémodialyse ou de transfusion d'échange.
6. Il faut traiter l'enfant en premier, pas le poison, et maintenir la perméabilité des voies aériennes, ainsi que la respiration et la circulation.

[a] L'usage du sirop d'ipéca n'est plus fortement recommandé, surtout au service des urgences d'un hôpital. Nombreux sont ceux qui considèrent que le charbon de bois activé est plus efficace dans le traitement des empoisonnements.

CONSEIL CLINIQUE

Les soins essentiels en cas d'empoisonnement sont les suivants :
Stabiliser l'état de l'enfant ;
Déterminer la substance toxique ;
Inverser son effet ;
Éliminer la substance du corps de l'enfant ;
Soutenir l'enfant sur les plans physique et psychologique.

Soins infirmiers

Lorsque les soins immédiats ont été apportés, les soins infirmiers visent à offrir un soutien affectif et à éviter que l'incident se reproduise.

Offrir du soutien à l'enfant et à sa famille

Attendez que l'enfant soit hors de danger avant de poser des questions détaillées aux parents sur l'incident. Encouragez ces derniers à exprimer leurs sentiments de colère, de culpabilité ou de peur quant à ce qui s'est passé.

Éviter que l'incident se reproduise

Discutez avec les parents de la nécessité de surveiller les jeunes enfants en tout temps. Demandez aux parents de quelle façon les médicaments et les produits d'entretien sont rangés et s'il y a des plantes à la maison. Enseignez aux parents les méthodes permettant de rendre le domicile sûr pour les enfants. Les parents devraient avoir à la maison *deux bouteilles de sirop d'ipéca par enfant*, savoir comment l'utiliser et en connaître la posologie. Précisez aux parents que les vomissements peuvent durer jusqu'à 12 heures après la prise du sirop d'ipéca. Proposez les mesures ci-dessous pour éviter que l'incident se reproduise :

- Placer le numéro du centre antipoison à côté de chaque téléphone.
- Ranger les produits d'entretien ménager, les médicaments, les vitamines et les autres substances potentiellement dangereuses hors de portée des enfants ou les mettre sous clé.
- Acheter des produits avec des fermetures à l'épreuve des enfants.
- Ranger les produits dans leur contenant d'origine. Ne *jamais* placer des produits d'entretien ménager ou d'autres produits dans des contenants servant généralement à l'entreposage d'aliments ou de boissons.
- Retirer toutes les plantes de l'aire de jeux de l'enfant.
- Faire attention quand on emmène l'enfant dans des endroits où les précautions nécessaires n'ont pas été prises (par exemple, la maison des grands-parents). Ne pas oublier que les visiteurs peuvent avoir des médicaments dans leur sac à main ou dans leurs poches et que l'enfant pourrait les trouver.

Intoxication par le plomb

On a réussi à prévenir l'intoxication par le plomb dans de nombreuses régions des États-Unis et du Canada, comme l'indique un déclin substantiel des taux de plomb depuis le milieu des années 1970. Au Canada, le taux sérique moyen de plomb pour les enfants est désormais inférieur à 0,48 μmol/L (10 μg/dL), et ce depuis le début des années 1980[42]. Toutefois, les variations dans les prévalences de l'exposition au plomb montrent d'importantes différences entre les collectivités ou les populations. Aux États-Unis, encore 1,7 million d'enfants ont un taux élevé de plomb dans l'organisme. Une grande proportion d'entre eux sont pauvres, d'origine afro-américaine et vivent dans les grandes villes[43]. Le plomb contenu dans la peinture est la source d'exposition la plus courante pour les enfants d'âge préscolaire. Les enfants sont aussi exposés au plomb lorsqu'ils ingèrent des aliments, de l'eau ou de la terre contaminés ou lorsqu'ils inhalent de la poussière contaminée. Le tableau 16-15 énumère plusieurs sources d'exposition au plomb.

Les enfants présentent de plus grands risques d'intoxication par le plomb parce qu'ils absorbent et retiennent plus de plomb proportionnellement à leur taille que les adultes. Le plomb est particulièrement nocif pour les enfants de moins de 7 ans.

Le plomb perturbe la fonction cellulaire normale, surtout celle des cellules du système nerveux, des reins et du sang, et a des effets nocifs sur le métabolisme de la vitamine D et du calcium. Les manifestations cliniques dépendent du degré d'empoisonnement (tableau 16-16). Les effets neurologiques sont les suivants : diminution du quotient intellectuel (QI), déficits cognitifs, déficience auditive et retard de croissance. Une détérioration de la fonction mentale peut survenir avec des niveaux sanguins de 0,48 μmol/L (10 μg/dL) seulement. Le plomb traversant le placenta, l'ingestion de plomb par une femme enceinte peut provoquer des malformations chez le fœtus, entraîner la naissance d'un bébé de faible poids et causer une naissance prématurée. L'intoxication grave par le plomb, qui peut entraîner une encéphalopathie, le coma et la mort, se produit rarement de nos jours.

TABLEAU 16-15 Sources d'exposition au plomb

Peinture à base de carbonate de plomb.

Terre et poussière.

Eau provenant d'une fontaine dont le réservoir est soudé au plomb ou a un revêtement contenant du plomb ; d'une théière soudée au plomb ou de tuyauterie de plomb ou soudée au plomb.

Aliments qui ont poussé dans un sol contaminé ; conservés dans des boîtes de conserve soudées au plomb ou dans des récipients en cristal de plomb ; ou qui ont été préparés dans de la poterie mal cuite.

Professions et loisirs des parents qui entraînent une exposition au plomb (plomberie, fabrication de batteries, construction de routes, remise à neuf de meubles, vitrail, poterie).

Plomb ambiant dans les fonderies et les usines de fabrication de batteries d'automobiles.

TABLEAU 16-16 Manifestations cliniques de l'intoxication par le plomb

Intoxication légère (0,48/0,72 μmol/L [10-15 μg/dL])	Intoxication modérée (1,21/3,33 μmol/L [25-69 μg/dL])	Intoxication grave (> 3,38 μmol/L [> 70 μg/dL])
Myalgie ou paresthésie	Arthralgie	Parésie ou paralysie
Fatigue légère	Fatigue généralisée	Encéphalopathie (peut provoquer des convulsions soudaines, des changements dans l'état de conscience, le coma et la mort)
Irritabilité	Difficulté de concentration	Liséré de Burton (bleu noir) sur les tissus des gencives.
Léthargie		
Malaise abdominal occasionnel	Très grande fatigue musculaire Tremblements Maux de tête Douleur abdominale diffuse Vomissements Perte de poids Constipation Anémie	Coliques (crampes abdominales intermittentes et graves)

Adapté de Agency for Toxic Substances and Disease Registry. (1990). Lead Toxicity. Case studies in environmental medecine, *p. 11, Atlanta : Auteur.*

Lorsqu'il est dans le corps, le plomb s'accumule dans le sang, les tissus mous (reins, moelle osseuse, foie et cerveau), les os et les dents. Le plomb qui est absorbé par les os et les dents est libéré lentement. C'est pourquoi une exposition, même à de petites doses peut, avec le temps, entraîner la constitution de niveaux de plomb très élevés dans le corps.

Même si les Centers for Disease Control and Prevention (CDC) avaient auparavant recommandé de procéder à un dépistage universel du plomb chez tous les enfants, la diminution de l'incidence de taux élevés de plomb a donné lieu à un réexamen de ces directives. Les CDC recommandent à l'heure actuelle de procéder à un dépistage chez les enfants qui présentent un risque élevé et de réduire le dépistage chez les enfants qui présentent un risque faible[44, 45]. Au Canada, il est recommandé de procéder à des tests de dépistage systématiques chez les enfants à haut risque d'exposition grave au plomb, soit selon des facteurs de risques individuels ou parce que la prévalence de l'exposition au plomb est élevée dans leur collectivité (les enfants vivant dans le centre de certaines villes ou dans une région située à proximité d'une fonderie de plomb)[42]. Pour ce qui est des enfants à risque faible ou modéré, il n'est ni recommandé, ni déconseillé de procéder à un dépistage systématique[42]. La méthode de dépistage et de diagnostic la plus utile en matière d'exposition au plomb est la mesure de la concentration de plomb dans le sang (PbS), ou plombémie.

Une PbS inférieure à 0,48 µmol/L (10 µg/dL) est considérée comme acceptable. Il faut obtenir le contexte environnemental des enfants dont les taux de PbS se situent entre 0,48 et 0,92 µmol/L (10 et 19 µg/dL), afin de repérer les sources de plomb à faire disparaître. Il faut faire un suivi de la plombémie. Les enfants dont le taux de PbS se situe entre 0,97 et 3,33 µmol/L (20 et 69 µg/dL) doivent subir une évaluation médicale complète. Il faudra aussi obtenir les antécédents environnementaux et comportementaux complets de ces enfants, procéder à un examen physique et rechercher une carence en fer. Il faut trouver des moyens pour supprimer les sources de plomb de l'environnement de l'enfant. Pour les taux supérieurs à 1,21 µmol/L (25 µg/dL), on utilise un traitement par chélation. L'état de santé des enfants dont le taux de PbS est supérieur à 3,38 µmol/L (70 µg/dL) est considéré comme critique, et on doit procéder à un traitement par chélation. De plus, des démarches immédiates doivent être entreprises pour créer un environnement sans plomb.

Le traitement par chélation consiste à administrer un agent qui se lie au plomb présent dans le sang et les tissus mous et augmente son taux d'excrétion du corps. L'édétate de calcium disodique ($CaNa_2EDTA_2$), le dimercaprol (BAL, de *British anti-lewisite*), le pénicillamine ou succimer (DMSA) peuvent être utilisés. Les enfants dont le taux de PbS se situe entre 1,21 et 3,33 µmol/L (25 et 69 µg/dL) reçoivent du $CaNa_2EDTA$ pendant cinq à sept jours; le traitement est suivi d'une période de repos avant un deuxième traitement par chélation. Les enfants dont le taux de PbS est supérieur à 3,38 µmol/L (70 µg/dL) reçoivent un traitement au BAL et au $CaNa_2EDTA$, suivi d'une période de repos, ainsi qu'un deuxième traitement par chélation avec uniquement du $CaNa_2EDTA$. Le suivi à long terme des enfants qui reçoivent un traitement par chélation est essentiel. L'enfant ne doit pas quitter l'hôpital tant que son environnement contient encore du plomb.

DIVERSITÉ CULTURELLE

Les médicaments traditionnels et les cosmétiques contiennent parfois de grandes quantités de plomb. C'est le cas notamment de l'*azarcon* et de *greta*, des préparations qu'utilisent les personnes d'origine mexicaine pour traiter l'*empacho*, une maladie qui s'apparente à une colique. C'est aussi le cas des produits suivants, utilisés par certaines communautés asiatiques: *chifong tokuwan, payloo-ah, ghasard, bali goli* et *kandu*. Et de ces autres produits, utilisés par certaines communautés du Moyen-Orient: *alkohl, kohl, surma, saoott* et *cebagin*[46].

Soins infirmiers

Les soins infirmiers mettent l'accent sur le dépistage, l'information et le suivi. Les infirmières travaillent souvent avec des représentants provinciaux et locaux de la santé pour planifier le dépistage des enfants présentant un risque élevé d'exposition au plomb. Posez des questions aux parents sur le développement de l'enfant et ses habitudes alimentaires, et soyez attentive aux risques d'exposition au plomb. Informez les parents sur les sources de plomb dans l'environnement et sur les techniques pour réduire l'exposition. Insistez sur la nécessité de bien entretenir la maison pour réduire l'exposition à la poussière de plomb: nettoyer les surfaces dures, les planchers, le pourtour des fenêtres et les plinthes à l'aide d'une vadrouille humide. Il faut également laver les mains et le visage de l'enfant avant les repas et laver souvent ses jouets et ses sucettes.

Informez les parents qu'il est important d'ajouter des aliments riches en fer et en calcium à l'alimentation de l'enfant pour contrecarrer la perte de ces minéraux, par suite de l'exposition au plomb. L'enfant doit manger à intervalles réguliers puisque le plomb est plus rapidement absorbé par un estomac vide.

Assurez-vous que les parents comprennent bien l'importance des analyses sanguines de suivi de la concentration sérique de plomb. Si l'enfant est atteint d'un retard de croissance, dirigez la famille vers un programme de stimulation du nourrisson ou de développement de l'enfant. Il serait peut-être aussi judicieux d'orienter la famille vers des services sociaux, le CLSC de son quartier et vers une infirmière de soins à domicile.

RÉFÉRENCES

1. Santé Canada. (1997). *Taux nationaux d'anomalies congénitales.* Ottawa : Laboratoire de lutte contre la maladie, système canadien de surveillance des anomalies congénitales.
2. Wetmore, R.F., et Willging, J.P. (1996). The oral cavity and oropharynx. Dans A.M. Rudolph, J.I.E. Hoffman et C.D. Rudolph (dir.), *Rudolph's pediatrics* (20e éd., p. 949-969). Stamford, CT : Appleton & Lange.
3. Shaw, G.M., Lammer, E.J., Wasserman, C.R., O'Malley, C.D., et Tolarova, M.M. (1995). Risks of orofacial clefts in children born to women using multivitamins containing folic acid periconceptually. *Lancet, 346,* 393-396.
4. Dillon, P.W., et Cilley, R.E. (1993). Newborn surgical emergencies. *Pediatric Clinics of North America, 40*(6), 1289-1314.
5. Weber, M.L., et coll. (1994). *Dictionnaire de thérapeutique pédiatrique.* Montréal : Les Presses de l'Université de Montréal ; Paris : Doin éditeurs.
6. Rudolph, C.D. (1996). Infantile hypertrophic pyloric stenosis. Dans A.M. Rudolph, J.I.E. Hoffman et C.D. Rudolph (dir.), *Rudolph's pediatrics* (20e éd., p. 1068). Stamford, CT: Appleton & Lange.
7. Henderson, D.P. (1994). Nontraumatic surgical emergencies : Why won't Roberto stop vomiting ? *Journal of Emergency Nursing, 20*(6), 575-582.
8. Berube, M. (1997). Gastroesophageal reflux. *Journal of the Society of Pediatric Nurses, 2*(1), 43-46.
9. Hebra, A., et Hoffman, M.A. (1993). Gastroesophageal reflux in children. *Pediatric Clinics of North America, 40*(6), 1233-1252.
10. Parrish, R.S., et Berube, M.C. (1995). Care of the infant with gastroesophageal reflux and respiratory disease : Mter the Nissen fundoplication. *Journal of Pediatric Health Care, 9*(5), 211-217.
11. Stevenson, R.J. (1996). Intussusception. Dans A.M. Rudolph, J.I.E. Hoffman et C.D. Rudolph (dir.), *Rudolph's pediatrics* (20e éd., p. 1071-1072). Stamford, CT : Appleton & Lange.
12. Milla, P.J. (1996). Hirschsprung disease and other neuropathies. Dans A.M. Rudolph, J.I.E. Hoffman et C.D. Rudolph (dir.), *Rudolph's pediatrics* (20e éd., p. 1115-1118). Stamford, CT : Appleton & Lange.
13. Loening-Baucke, V. (1996). Encopresis and soiling. *Pediatric Clinics of North America, 43*(1), 279-298.
14. Milla, P.J. (1996). Intestinal motility during ontogeny and intestinal pseudo-obstruction in children. *Pediatric Clinics of North America, 43*(2), 511-532.
15. Greenholz, S.K. (1996). Congenital diaphragmatic hernia : An overivew. *Seminars in Pediatric Surgery, 5*(4), 216-223.
16. Rodriguez, M., Kanto, W.P., Howell, C.G., et Bhatia, J. (1996). Early diagnosis of diaphragmatic hernia and survival : A time for reappraisal ? *Neonatal Intensive Care, 9*(2), 42-46.
17. Scherer, L.R., et Grosfeld, J.L. (1993). Inguinal hernia and umbilical anomalies. *Pediatric Clinics of North America, 40*(6), 1121-1132.
18. Stevenson, R.J. (1996). Appendicitis. Dans A.M. Rudolph, J.I.E. Hoffman et C.D. Rudolph (dir.), *Rudolph's pediatrics* (20e éd., p. 1105-1107). Stamford, CT : Appleton & Lange.
19. Neu, J. (1996). Necrotizing enterocolitis : The search for a unifying pathogenic theory leading to prevention. *Pediatric Clinics of North America, 43*(2), 409-432.
20. Simon, N.P. (1994). Follow-up for infants with necrotizing enterocolitis. *Clinics in Perinatology, 21*(2), 411-424.
21. Sondheimer, J.M. (1997). Gastroesophageal reflux and chalasia. Dans W.W. Hay, J.R. Groothius, A.R. Hayward et M.J. Levin (dir.), *Current pediatric diagnosis and treatment* (13e éd. p. 537-567). Stamford, CT : Appleton & Lange.
22. Hyams, J.S. (1996). Crohn's disease in children. *Pediatric Clinics of North America, 43*(1), 255-278.

23. Seidman, E.J. (1996). Chronic inflammatory bowel diseases. Dans A.M. Rudolph, J.I.E. Hoffman et C.D. Rudolph (dir.), *Rudolph's pediatrics* (20e éd., p. 1092-1100). Stamford, CT : Appleton & Lange.

24. Kirschner, B.S. (1996). Ulcerative colitits in children. *Pediatric Clinics of North America, 43*(1), 235-254.

25. Preud'Homme, D.L., et Mezoff, A.G. (1996). *Helicobactor pylori* : A pathogen for all ages. *Contemporary Pediatrics, 13*(11), 27-28, 31, 34, 39-40, 43, 46, 49.

26. Bujanover, Y, Reif, S., et Yahav, J. (1996). *Helicobacter pylori* and peptic disease in the pediatric patient. *Pediatric Clinics of North America, 43*(1), 213-234.

27. Garvin, G. (1994). Caring for children with ostomies. *Nursing Clinics of North America, 29*(4), 645-654.

28. Merrick, N., Davidson, B., et Fox, S. (1996). Treatment of acute gastroenteritis : Too much and too little care. *Clinical Pediatrics, 35*(9), 429-435.

29. Hellman, M.G. (1995). When a child's stomach hurts. *Emergency Medicine, 27*(8), 52-54, 56-62, 69-70, 72.

30. Société canadienne de pédiatrie, Les diététistes du Canada et Santé Canada (1998). *La nutrition du nourrisson né à terme et en santé.* Ottawa : Ministère des Travaux publics et gouvernementaux du Canada.

31. Association canadienne de gastro-entérologie. (1997). *Principes fondamentaux de gastro-entérologie : États pathologiques et démarche thérapeutique.* 4e éd., Canada : AstraZeneca.

32. Young, R.J. (1996). Pediatric constipation. *Gastroenterology Nursing, 19*(3), 88-95.

33. Kerr, E.C. (1995). Celiac disease in childhood. *Gastroenterology Nursing, 18*(2), 67-70.

34. Troncone, R., Greco, L., et Auricchio, S. (1996). Gluten-sensitive enteropathy. *Pediatric Clinics of North America, 43*(2), 355-374.

35. Huff, C. (1997). Celiac disease : Helping families adapt. *Castroenterology Nursing, 20*(3), 79-81.

36. Collins, J.B., Georgeson, K.E., Vicente, Y, Kelly, D.R., et Figueroa, R. (1995). Short bowel syndrome. *Seminars in Pediatric Surgery, 4*(1), 60-73.

37. Bucuvalas, J.C., et Balistreri, W.F. (1996). The liver and bile ducts. Dans A.M. Rudolph, J.I.E. Hoffman et C.D. Rudolph (dir.), *Rudolph's pediatrics* (20e éd., p. 1123-1166). Stamford, CT : Appleton & Lange.

38. Whitington, P.F. (1996). Chronic cholestasis of infancy. *Pediatric Clinics of North America, 43*(1), 1-26.

39. Fishman, L.N., Jonas, M.M., et Lavine, J.E. (1996). Update on viral hepatitis in children. *Pediatric Clinics of North America, 43*(1), 57-74.

40. National Safety Council (1997). *Accident facts.* Itasca, IL : Auteur.

41. Fingerhut, L.A., et Warner, M. (1997). *Injury chart-book. Health, United States, 1996—97.* Hyattsville, MD : National Center for Health Statistics.

42. Feldman, W., et Randel, P. (1994). Dépistage de l'exposition au plomb chez les enfants du Canada. Dans Groupe d'étude canadien sur l'examen médical périodique. (1994). *Guide canadien de médecine clinique préventive* (revu en 1998). Ottawa : Ministère des Approvisionnements et Services Canada.

43. Maternal and Child Health Bureau. (1996). *Child health USA '95.* Washington, DC : US Department of Health and Human Services.

44. Centers for Disease Control (1997). *Screening young children for lead poisoning : Guidance for state and local public health officials.* Atlanta : Auteur.

45. Harvey, B. (1997). New lead screening guideline from the Centers for Disease Control and Prevention : How will they affect pediatricians ? *Pediatrics, 100*(3), 384-388.

46. Agency for Toxic Substances and Disease Registry. (1990). *Lead toxicity. Case studies in environmental medicine.* Atlanta : Auteur.

LECTURES COMPLÉMENTAIRES

Armentrout, D. (1995). Gastroesophageal reflux in infants. *Nurse Practitioner, 20*(5), 54-63.

Barber, C., et Masiello, M. (1996). Oral rehydration therapy. *Topics in Emergency Medicine, 18*(3), 21-26.

Bauman, N.M., Sandler, AD., et Smith, R.J.H. (1996). Respiratory manifestations of gastroesophageal relux disease in pediatric patients. *Annals of Otolarygology, Rhinology, and Laryngology, 105,* 23-32.

Blank, E., et Frantzides, CT. (1995). Methods of assessing motility of the digestive system in children. *Seminars in Pediatric Surgery, 4*(1), 3-9.

Denk, M.J., et Magee, W.P. (1996). Cleft palate closure in the neonate : Preliminary report. *Cleft Palate-Craniofacial Journal, 33*(1), 57-66.

Fisher, R.S., et Krevsky, B. (1993). *Motor disorders of the gastrointestinal tract : What's new and what to do.* New York : Academy Professional Information Services, Inc.

Food Allergy Network. (1996). Food allergy network announces availability of comprehensive school food allergy program. *School Nurse News, 13*(1), 1, 3, 5.

Fox, D., et Bignall, 5. (1996). Management of gastroesophageal reflux. *Pediatric Nursing, 8*(1), 17-20.

Hôpital Sainte-Justine, Le Centre Hospitalier Universitaire Mère-Enfant. (1999). *Manuel d'information destiné à la famille : Alimentation entérale à domicile chez l'enfant.* Montréal : Auteur.

Kelly, S.J. (1994). *Pediatric emergency nursing* (2e éd.). Stamford, CT : Appleton & Lange.

Khoshoo, V., Reifen, R., Neuman, M., Griffiths, A., et Pencharz, P.B. (1996). Effect of low- and high-fat, peptide-based diet on body composition and disease activity in adolescents with active Crohn's disease. *Journal of Parenteral and Enteral Nutrition, 20*(6), 401-405.

Kilgallen, I., et Gibney, M.J. (1996). Parental perception of food allergy or intolerance in children under 4 years of age. *Journal of Human Nutrition and Dietetics, 9,* 473-478.

Markowitz, J.F. (1996). Inflammatory bowel disease : The pediatrician's role. *Contemporary Pediatrics, 13*(5), 25-27, 30-32, 34, 42-43, 45-46.

Nordeman, L., et Hamilton, R. (1996). Dehydration and gastroenteritis. *Topics in Emergency Medicine, 18*(3), 11-20.

Putnam, P.E. (1997). Gastroesophageal reflux disease and dysphagia in children. *Seminars in Speech and Language, 18*(1), 25-37.

Reid, S.R., et Bonadio, W.A. (1996). Outpatient rapid intravenous rehydration to correct dehydration and resolve vomiting in children with acute gastroenteritis. *Annals of Emergency Medicine, 28*(3), 318-323.

Société canadienne de pédiatrie (1994). Réhydratation par voie orale et réalimentation précoce dans le contrôle de la gastro-entérite infantile. Fait par le Comité de Nutrition, réapprouvé en 2000. *Journal canadien de pédiatrie, 1*(5).

Smitherman, C.H. (1996). Child and caretaker attributes associated with lead poisoning in young children. *Pediatric Nursing 22(4),* 320-326.

Sullivan, G. (1996). Parental bonding in cleft lip and palate repair. *Paediatric Nursing, 8*(1), 21-24.

Vanderhoof, J.A. (1996). Short bowel syndrome in children and small intestinal transplantation. *Pediatric Clinics of North America, 43*(2), 530-550.

Walker, W., Dune, P., Hamilton, J., Walker-Smith, J., et Watkins, J. (1996). *Pediatric gastrointestinal disease : Pathophysiology, diagnosis, management* (2e éd.). St. Louis : Mosby-Year Book.

Weintrub, P.S. (1996). Viral hepatitis. Dans A.M. Rudolph, J.I.E. Hoffman et C.D. Rudolph (dir.), *Rudolph's pediatrics* (20e éd., p. 647-651). Stamford, CT : Appleton & Lange.

Whelan, L.A., Piacitelli, G.M., Gerwel, B., Schnorr, T.M., Mueller, C.A., Gittleman, J., et Matte, T.D. (1997). Elevated blood lead levels in children of construction workers. *American Journal of Public Health, 87*(8), 1352-1355.

17 LES TROUBLES DE LA FONCTION GÉNITO-URINAIRE

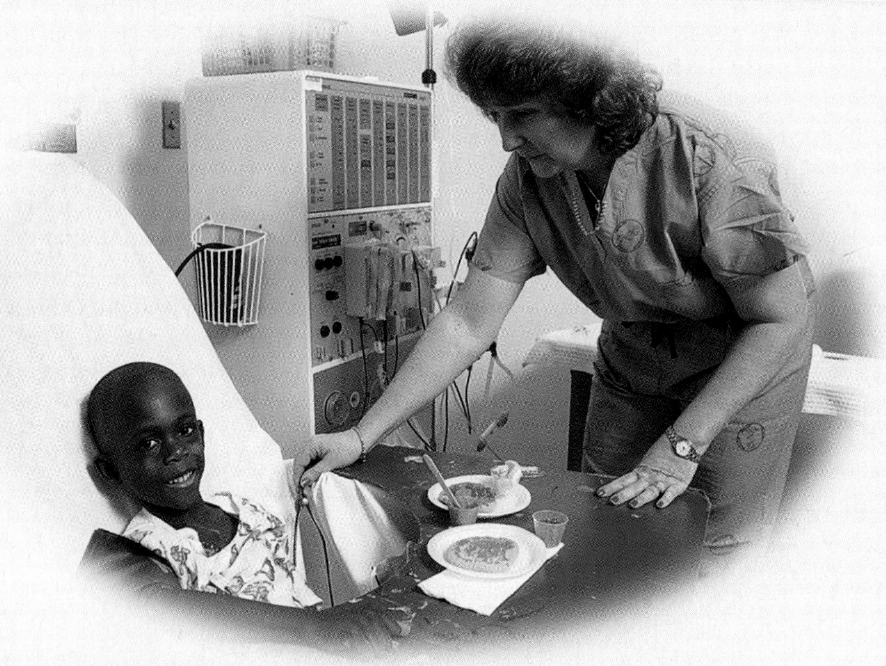

Thierry, qui est aujourd'hui âgé de 5 ans, présentait à la naissance des valvules urétrales qui ont endommagé ses reins. À l'âge de 2 ans, Thierry a subi une intervention chirurgicale visant à corriger l'anomalie, mais sa fonction rénale a continué de se détériorer. Il a reçu un diagnostic d'insuffisance rénale terminale il y a deux ans et commencé des traitements de dialyse trois mois plus tard. Thierry est en attente d'une greffe de rein, mais personne dans sa famille ne veut ou ne peut être donneur. Thierry est donc sur la liste d'attente d'un rein provenant d'un donneur décédé.

Dans un premier temps, Thierry a été traité grâce à la dialyse péritonéale. Or, les péritonites se sont succédé au cours de la première année du traitement, de sorte que la famille et l'équipe traitante ont opté pour l'hémodialyse. Thierry se présente au centre d'hémodialyse trois après-midi par semaine et y demeure trois ou quatre heures. Cet horaire lui permet de fréquenter la maternelle le matin.

Que supposent, pour l'infirmière, les soins d'un enfant sous hémodialyse ? Thierry est-il plus sujet aux infections que les autres enfants ? A-t-il besoin d'un régime alimentaire particulier ? Quelles sont les conséquences potentielles de sa maladie et de son traitement sur sa croissance et son développement ? Si jamais on lui trouve un rein, quel enseignement faudra-t-il prodiguer à la famille pour maximiser les chances de survie du greffon ? Le présent chapitre vous permettra de trouver les réponses à ces questions et d'acquérir des connaissances concernant de nombreux autres troubles du système génito-urinaire.

OBJECTIFS

Après l'étude de ce chapitre, vous serez en mesure de :

- Décrire les différences entre le système génito-urinaire de l'adulte et celui de l'enfant ;
- Décrire les anomalies structurales des systèmes urinaire et reproducteur, le traitement et les soins infirmiers aux enfants atteints de ces anomalies ;
- Déterminer les causes de la majorité des infections des voies urinaires ;
- Exposer en quoi consiste le traitement des infections des voies urinaires et formuler un plan d'enseignement visant à prévenir la récurrence des infections des voies urinaires chez les enfants de tout âge ;
- Décrire l'énurésie, le traitement et les soins infirmiers aux enfants qui sont affectés par ce problème de santé ;
- Décrire l'étiologie de divers problèmes rénaux, le traitement et les soins infirmiers aux enfants qui en sont atteints ;
- Différencier l'hémodialyse de la dialyse péritonéale ;
- Distinguer un certain nombre de maladies transmissibles sexuellement ;
- Décrire un plan d'enseignement convenant à un adolescent chez qui on a diagnostiqué une maladie transmissible sexuellement.

« Prodiguer des soins à des enfants comme Thierry représente tout un défi, car le traitement perturbe leurs activités habituelles. Nous espérons tous que Thierry recevra un rein sous peu afin qu'il poursuive sa croissance normalement et qu'il puisse fréquenter l'école de manière assidue. »

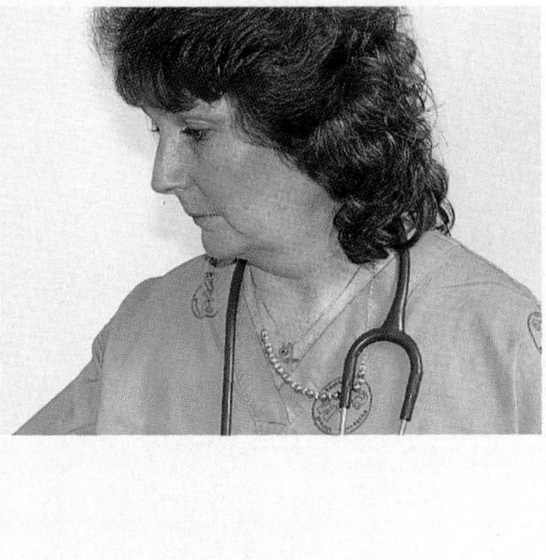

VOCABULAIRE

Azotémie Accumulation de déchets azotés dans la circulation sanguine.

Dialysat Solution stérile utilisée pour la dialyse.

Drain tuteur Dispositif servant à maintenir la perméabilité de l'urètre après une intervention chirurgicale.

Énurésie Mictions involontaires chez un enfant en âge d'avoir le contrôle de sa vessie.

Hydronéphrose Accumulation d'urine dans le bassinet du rein, causée par une entrave au flot de l'urine.

Insuffisance rénale Diminution de la capacité des reins à conserver le sodium et à concentrer l'urine.

Insuffisance rénale terminale Défaillance irréversible de la fonction rénale.

Oligurie Diminution du débit urinaire (moins de 0,5 à 1,0 mL/kg/h).

Ostéodystrophie Défaut de la minéralisation des os, dû à l'insuffisance rénale et à l'hyperphospatémie chronique.

Reflux vésico-urétéral Refoulement vers les uretères de l'urine contenue dans la vessie durant la miction, suivi du retour de cette urine lorsque la vessie est vide.

Urémie Intoxication due à l'accumulation d'urée et de déchets azotés dans la circulation sanguine.

Quelles sont, pour les enfants, les conséquences des troubles urinaires et rénaux tels que l'**insuffisance rénale terminale** ? Quels signes spécifiques, et non spécifiques, de ces affections devraient alerter les parents et les professionnels de la santé ?

Nombre d'infections, d'anomalies structurales et de maladies perturbent la fonction génito-urinaire. Les reins et les autres organes du système urinaire accomplissent plusieurs fonctions essentielles, dont l'élimination des déchets et le maintien de l'équilibre hydro-électrolytique. Par conséquent, les troubles qui touchent ces organes compromettent dangereusement la santé des enfants.

Le système reproducteur est immature au point de vue fonctionnel jusqu'à la puberté, mais les maladies affectant ses organes peuvent néanmoins menacer la santé des enfants. Les anomalies structurales non corrigées et les maladies transmissibles sexuellement peuvent avoir des conséquences psychologiques et physiologiques chez l'enfant en développement.

► PARTICULARITÉS ANATOMIQUES ET PHYSIOLOGIQUES DE L'ENFANT

Le système génito-urinaire est composé des organes urinaires et des organes génitaux (ou reproducteurs). Le système urinaire, qui comprend les reins, les uretères, la vessie et l'urètre (figure 17.1), a pour fonction d'excréter les déchets et de maintenir l'équilibre hydro-électrolytique. Le système reproducteur est constitué des organes internes et externes qui, à maturité, interviennent dans la conception et le développement du fœtus.

SYSTÈME URINAIRE

Tous les néphrons qui vont constituer le rein mature sont présents dès la naissance. Les reins et les tubules croissent graduellement pendant l'enfance et atteignent leur

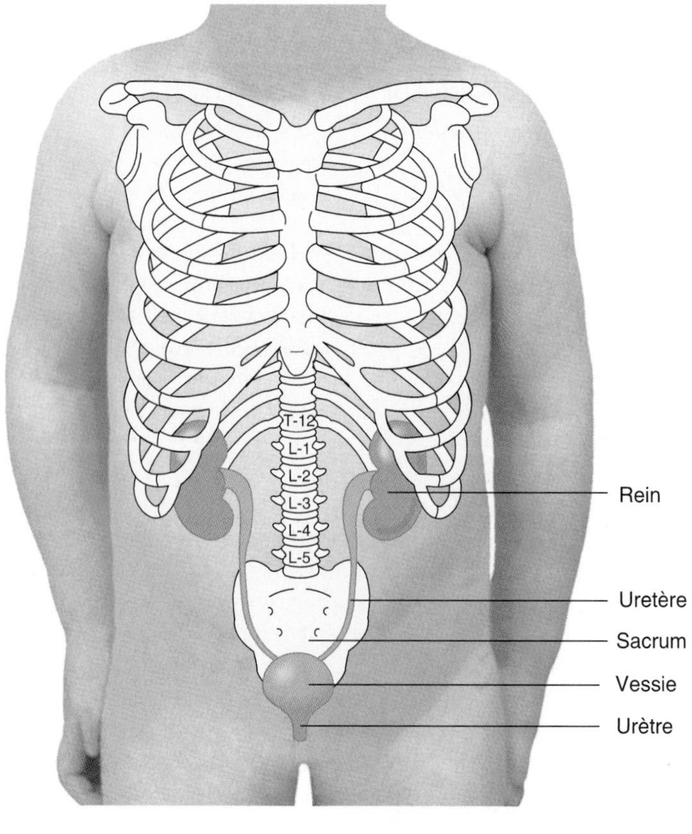

FIGURE 17.1. Les reins sont situés entre la 12e vertèbre thoracique (T12) et la 3e vertèbre lombaire (L3).

taille adulte durant l'adolescence. La majeure partie de la croissance des reins se produit au cours des cinq premières années de la vie. C'est le grossissement des néphrons qui provoque, en grande partie, l'augmentation du volume des reins. Les reins gagnent aussi en efficacité avec le temps. Au cours des deux premières années de la vie, ils parviennent tant bien que mal à régir l'équilibre électrolytique et acido-basique (se reporter au chapitre 9) ainsi qu'à éliminer certains médicaments de l'organisme. Par la suite, l'efficacité des reins s'accroît de façon marquée. Ainsi, la capacité des reins à concentrer l'urine étant plus faible chez le nourrisson, le débit urinaire par kilogramme de poids corporel est plus élevé chez lui que chez l'enfant plus âgé ou chez l'adolescent.

La capacité de la vessie, qui est de 20 à 50 mL à la naissance, passe à 700 mL à l'âge adulte. La stimulation des mécanorécepteurs – récepteurs sensibles à l'étirement situés dans la paroi de la vessie – déclenche la miction. La contraction de la vessie et le relâchement simultané des sphincters interne et externe de l'urètre entraînent l'évacuation de la vessie. Avant l'âge de 2 ans, le système nerveux n'est pas assez développé pour permettre aux enfants de contrôler leur miction.

Les infections des voies urinaires sont fréquentes chez les enfants, car leur urètre est plus court que celui des adultes et plus propice aux invasions bactériennes.

CROISSANCE ET DÉVELOPPEMENT

Le débit urinaire par kilogramme de poids corporel diminue avec le temps, car la capacité des reins à concentrer l'urine augmente. Les débits urinaires normaux sont les suivants :

Nourrissons
2 mL/kg/h
Enfants
de 0,5 à 1,0 mL/kg/h
Adultes
de 40 à 80 mL/h

CONSEIL CLINIQUE

On peut estimer la capacité vésicale d'un enfant (en onces) en additionnant 2 à son âge. Ainsi, la capacité vésicale normale d'un enfant de 4 ans est de 6 onces, soit 180 mL (1 once contient 30 mL).

SYSTÈME REPRODUCTEUR

Le système reproducteur est immature sur le plan fonctionnel jusqu'à la puberté. Les organes génitaux (sauf le clitoris chez la petite fille) croissent graduellement au cours de l'enfance. Le développement anatomique et fonctionnel s'accélère sous l'effet des changements hormonaux associés à la puberté (figures 4-40 et 4-41). Chez la fille, le mont de Vénus devient alors plus proéminent et on note l'apparition des poils pubiens. Le vagin s'allonge et les couches épithéliales s'épaississent. L'utérus et les ovaires grossissent ; la musculature et la vascularisation de l'utérus augmentent. Chez le garçon, un fin duvet apparaît à la base du pénis, le scrotum se détache de plus en plus de l'abdomen et devient plus pendant. Le pénis croît en longueur et en largeur.

ANOMALIES STRUCTURALES DU SYSTÈME URINAIRE

EXSTROPHIE VÉSICALE

L'exstrophie vésicale est une anomalie rare qui consiste en une saillie de la paroi postérieure de la vessie à travers la partie inférieure de la paroi abdominale (figure 17-2). On note l'absence de la paroi antérieure de la vessie. L'absence de fermeture de la paroi abdominale sous-ombilicale pendant le développement fœtal entraîne une éversion et une protrusion de la paroi vésicale ainsi qu'une importante séparation de la symphyse pubienne. Les voies urinaires supérieures sont habituellement normales. L'anomalie a une fréquence d'environ 1 cas sur 30 000 naissances vivantes et touche six fois plus de garçons que de filles[1]. La muqueuse de la vessie a l'apparence d'une masse de tissu rouge vif et l'urine s'écoule continuellement de l'urètre ouvert. Les filles atteintes ont le clitoris fendu, tandis que les garçons atteints présentent un pénis court avec courbure dorsale (chordée dorsale), prépuce ventral et gland aplati. L'épispadias et la hernie inguinale bilatérale sont fréquents.

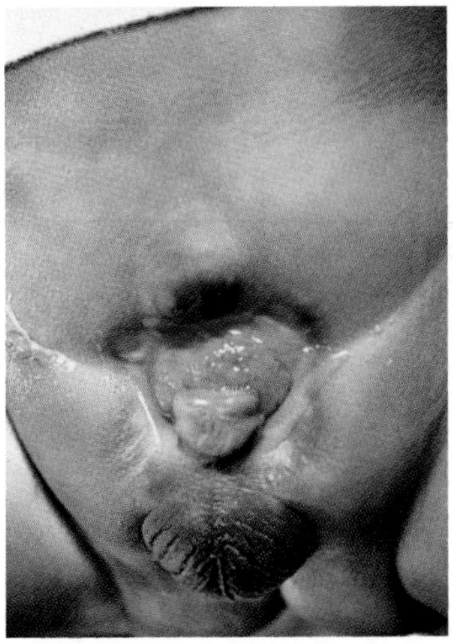

FIGURE 17-2. Cet enfant présente une exstrophie vésicale, marquée par l'absence de la paroi antérieure de la vessie et l'extrusion de la paroi postérieure de la vessie à travers la partie inférieure de la paroi abdominale.

Le traitement de l'exstrophie vésicale consiste en une reconstruction chirurgicale pratiquée en plusieurs étapes. La première, la fermeture de la vessie, est habituellement effectuée dans les 48 heures qui suivent la naissance. La correction de l'épispadias est généralement amorcée lorsque l'enfant atteint l'âge de 9 mois. Enfin, on procède à la reconstruction du col de la vessie et à la réimplantation des uretères quand l'enfant est âgé de 2 ou 3 ans. La reconstruction chirurgicale vise à : 1) fermer la paroi de la vessie et celle de l'abdomen ; 2) assurer la continence urinaire en conservant la fonction rénale ; 3) reconstituer des organes génitaux fonctionnels et d'apparence normale. Les enfants dont on ne peut reconstruire la vessie ont besoin d'une dérivation urinaire permanente.

L'épithélium anormal de la vessie est sujet à la formation de néoplasmes. On recommande aux personnes atteintes d'exstrophie vésicale de subir une cystoscopie tous les ans après l'âge de 20 ans afin de dépister l'éventuelle apparition d'une tumeur maligne[2].

Soins infirmiers

Les soins infirmiers préopératoires visent à prévenir l'infection et les blessures de la vessie mise à nu. On recouvre la muqueuse vésicale d'une pellicule de plastique stérile pour prévenir les blessures et l'irritation ; de plus, on nettoie la région avoisinante tous les jours et on évite que la peau soit mise en contact avec l'urine en l'enduisant d'un produit protecteur.

Après l'intervention chirurgicale, on immobilise la plaie et le bassin afin de favoriser la cicatrisation. On assure l'immobilisation externe à l'aide d'une traction de Bryant modifiée (se reporter au chapitre 20). Il faut éviter l'abduction des jambes. Les soins infirmiers consistent entre autres à maintenir un alignement adéquat, à surveiller la circulation périphérique et à prodiguer des soins de la peau méticuleux.

On surveille la fonction rénale en évaluant le débit urinaire et en effectuant des analyses sanguines et urinaires. L'infirmière doit être à l'affût de tout signe d'obstruction des drains installés au cours de l'intervention chirurgicale, tel que l'intensification des spasmes vésicaux, la diminution du débit urinaire ainsi que l'écoulement d'urine ou de sang par le méat urinaire.

Les parents ont besoin de soutien pour composer avec l'apparence de l'anomalie et se préparer à l'éventualité d'une correction incomplète. Pour favoriser la création d'un lien d'attachement entre les parents et l'enfant, incitez les parents à participer à tous les aspects des soins, dont la toilette, l'alimentation et les soins de la plaie. L'enseignement prodigué en prévision du congé de l'hôpital doit porter notamment sur le changement des pansements et des couches ; rappelez aux parents qu'ils doivent signaler sans délai les signes d'infection ou les modifications de la fonction rénale. Insistez sur l'importance des visites de suivi postopératoires ; c'est en effet lors de ces visites que l'on évaluera la fonction urinaire et que l'on planifiera les autres interventions en fonction du développement de l'enfant.

HYPOSPADIAS ET ÉPISPADIAS

L'hypospadias et l'épispadias sont des anomalies congénitales reliées à la situation du méat urinaire chez le garçon (figure 17-3). Il s'agit dans les deux cas d'un défaut de fusionnement des plis urogénitaux au-dessus du sinus urogénital.

Selon les dernières statistiques, l'hypospadias touche 8 garçons sur 1000, soit près du double de ce qu'indiquaient les études antérieures[3]. L'augmentation serait associée à une amélioration du dépistage et du signalement. Le méat urinaire peut être situé n'importe où le long de la face antérieure de l'urètre, soit entre le périnée et l'extrémité du gland sur la face ventrale du pénis. Dans la plupart des cas, le méat n'est que légèrement décentré par rapport à l'extrémité du pénis ; dans les cas graves, cependant, le méat est situé sur le scrotum. L'hypospadias est souvent associé à une chordée congénitale, c'est-à-dire à la présence d'une ligne de tissu fibreux qui entraîne une courbure ventrale du pénis.

Dans l'épispadias, le méat est situé sur la face dorsale du pénis. Cette anomalie est fréquemment associée à une exstrophie vésicale.

On diagnostique l'hypospadias et l'épispadias dès la naissance. On ne doit pas circoncire le bébé, car la partie dorsale du prépuce servira à la reconstruction. L'intervention chirurgicale qui permet de corriger ces anomalies est pratiquée, le plus sou-

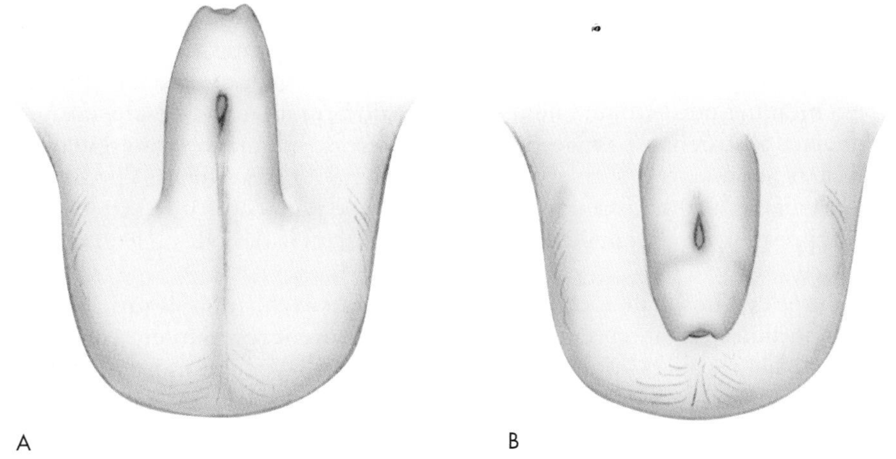

FIGURE 17-3. **A**, Dans l'hypospadias, l'urètre s'ouvre sur la face ventrale du pénis. **B**, Dans l'épispadias, l'urètre s'ouvre sur la face dorsale du pénis.

vent, au cours de la première année de la vie afin d'éviter à l'enfant plus âgé un stress psychologique. On peut effectuer la correction en une ou plusieurs étapes. La reconstruction chirurgicale vise à : 1) placer le méat urinaire à l'extrémité du gland tout en lui donnant un calibre et une configuration qui permettent à l'enfant d'uriner debout ; 2) éliminer la courbure et redresser le pénis (de sorte qu'il pourra plus tard remplir sa fonction sexuelle).

On peut prescrire des analgésiques et des relaxants musculaires pour soulager la douleur postopératoire.

Soins infirmiers

À la naissance de l'enfant, il est important que l'infirmière prête l'oreille aux inquiétudes des parents. L'enseignement préopératoire peut répondre à une partie de leurs questions quant à l'apparence et au fonctionnement futurs du pénis.

Les soins postopératoires visent à protéger le siège de l'intervention. À la sortie de la salle d'opération, le nourrisson ou l'enfant a le pénis enveloppé dans un pansement compressif et porte un **drain tuteur** qui sert à maintenir la perméabilité de l'urètre (figure 17-4). Le recours à des contentions au niveau des bras et des jambes prévient le retrait accidentel du drain tuteur.

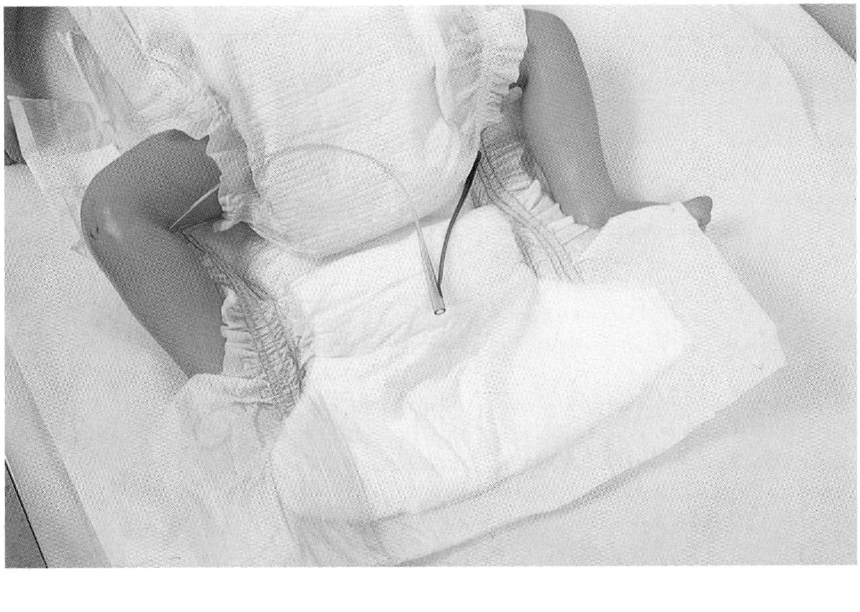

FIGURE 17-4. L'utilisation d'une couche double protège le drain tuteur après une intervention chirurgicale visant à corriger l'hypospadias ou l'épispadias. La couche intérieure absorbe les matières fécales et la couche extérieure, l'urine.

Encouragez l'enfant à boire afin de maintenir un débit urinaire adéquat et d'assurer la perméabilité du drain tuteur. Il est essentiel de noter rigoureusement les ingesta et les excreta. Avertissez le médecin si l'enfant passe une heure sans uriner, car cela peut indiquer que le drain tuteur s'est entortillé, qu'un nœud s'est formé ou que des sédiments obstruent le passage. Si l'enfant souffre de spasmes vésicaux douloureux, le médecin peut prescrire des anticholinergiques, comme l'oxybutynine et l'hyoscyamine. On peut également administrer de l'acétaminophène pour combattre la douleur. Les médecins prescrivent souvent des antibiotiques pendant la période où le drain tuteur est en place.

La durée de l'hospitalisation à la suite de l'opération chirurgicale varie beaucoup selon l'importance de l'intervention. Les patients peuvent recevoir leur congé seulement 24 à 48 heures après l'intervention, mais ils peuvent aussi attendre 10 à 12 jours. L'enseignement en prévision du congé devrait porter sur les soins de la région reconstruite, l'apport de liquide, l'administration des médicaments ainsi que les signes et symptômes d'infection (tableau 17-1). Si l'enfant quitte l'hôpital avant le 4e jour suivant l'opération, indiquez aux parents qu'ils devront se rendre au cabinet du médecin quatre jours environ après l'intervention pour le retrait du pansement.

UROPATHIE OBSTRUCTIVE

L'uropathie obstructive est une anomalie, structurale ou fonctionnelle, du système urinaire, qui entrave le flot normal de l'urine. La pression créée par l'accumulation de l'urine compromet la fonction rénale et cause souvent une **hydronéphrose**, c'est-à-dire une accumulation d'urine dans le bassinet du rein causée par une entrave au flot de l'urine. L'hydronéphrose peut entraîner un certain nombre de perturbations physiologiques, entre autres :

- Un arrêt de la filtration glomérulaire lorsque la pression dans le bassinet du rein égale la pression de la filtration dans les capillaires glomérulaires. Dans ce cas, l'organisme tente d'accroître la pression de la filtration glomérulaire, ce qui fait augmenter la tension artérielle.
- L'acidose métabolique, qui apparaît lorsque les néphrons distaux ne peuvent plus sécréter d'ions hydrogène.
- Une diminution de la capacité des reins à concentrer l'urine, ce qui entraîne une polydipsie et une polyurie.

TABLEAU 17-1 Enseignement aux parents : correction d'un hypospadias ou d'un épispadias

- Utiliser la technique de la couche double (figure 17-4) pour protéger le drain tuteur (le petit tube qui draine l'urine).
- Restreindre les activités susceptibles d'exercer une pression sur le siège de l'intervention (par exemple, empêcher l'enfant de se mettre à cheval sur des jouets). Éviter de porter l'enfant sur la hanche, en le tenant jambes écartées. Limiter les activités de l'enfant pendant deux semaines.
- Inciter le nourrisson ou le trottineur à boire afin qu'il s'hydrate adéquatement. Lui offrir des liquides dans un environnement agréable ou à l'aide d'une tasse ou d'un verre spécial. Lui proposer des jus de fruits, des sucettes glacées (popsicles), des glaçons aromatisés aux fruits et du Jell-O.
- Veiller à administrer tous les antibiotiques prescrits afin d'éviter l'infection.
- Être à l'affût des signes d'infection : fièvre, œdème, rougeur, douleur, urine ayant une odeur forte et modification du jet urinaire.
- S'attendre à ce que l'urine soit teintée de sang pendant quelques jours. Appeler le médecin s'il y a écoulement d'urine provenant d'ailleurs que du pénis.

- Une stase urinaire, ce qui favorise la croissance bactérienne.
- Une entrave au flot de l'urine, ce qui cause des lésions rénales évolutives en l'absence de traitement. Cette situation peut interrompre la croissance des reins ou entraîner une insuffisance rénale.

L'uropathie obstructive peut être causée par plusieurs lésions congénitales, dont une obstruction de la jonction pyélo-urétérale, des valvules urétrales et une sténose de la jonction urétéro-vésicale (figure 17-5). La jonction pyélo-urétérale est le siège le plus fréquent de l'obstruction des voies urinaires supérieures chez les nouveau-nés, les nourrissons et les enfants. Par ailleurs, les valvules urétrales (des plis anormaux de la muqueuse de l'urètre chez le garçon) sont la cause la plus fréquente d'entrave anatomique à l'évacuation de la vessie. En temps normal, les valvules urétrales n'existent pas chez l'enfant. Leur fréquence est d'environ 1 cas sur 5 000 à 8 000 enfants de sexe masculin nés vivants. L'hydronéphrose peut en outre être causée par la myéloméningocèle, les néoplasmes et le syndrome de Parker. Ses manifestations cliniques varient selon la cause et le siège de l'obstruction (tableau 17-2).

SYNDROME DE PARKER

Le syndrome de Parker *(prune-belly syndrome)* est une anomalie caractérisée par l'absence de développement de la musculature abdominale. La peau qui recouvre la paroi abdominale est mince et ressemble à celle d'une prune ridée. Les autres caractéristiques de la malformation sont des anomalies des voies urinaires, une insuffisance du péristaltisme urétéral, une hypertrophie de la vessie, une prédisposition aux infections des voies urinaires récurrentes et une cryptorchidie bilatérale. Le syndrome de Parker touche principalement les garçons (95 %) et a une fréquence de 1 cas sur 29 000 à 40 000 naissances[4].

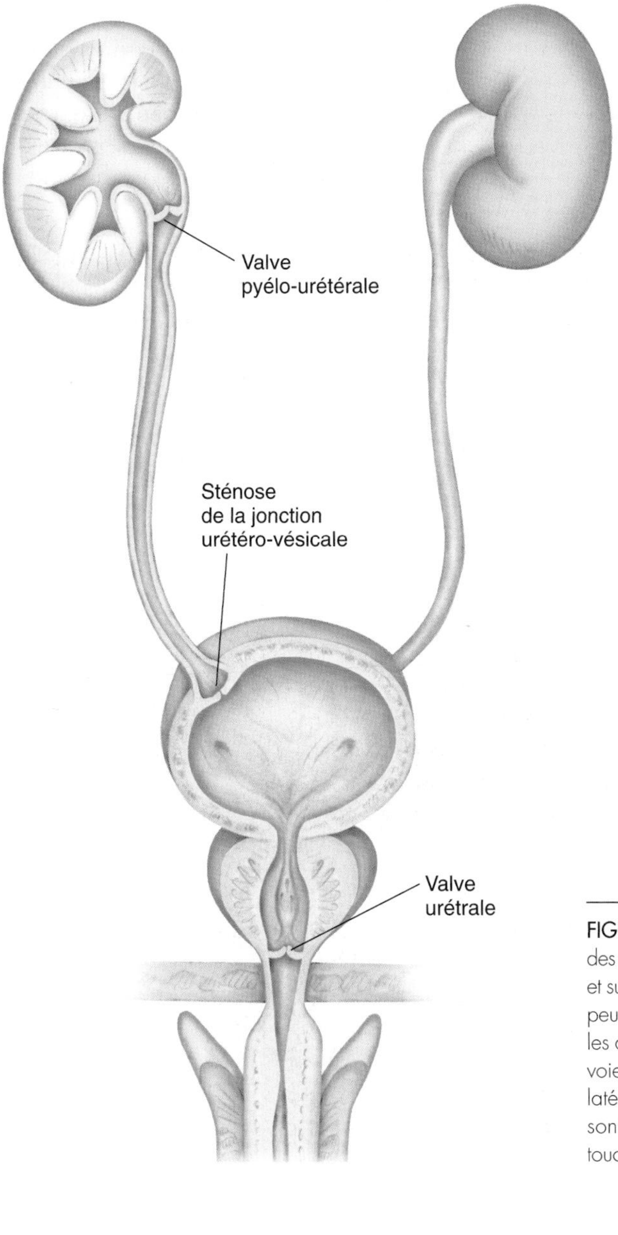

FIGURE 17-5. Les sièges les plus fréquents des obstructions des voies urinaires inférieures et supérieures. Pourquoi les valvules urétrales peuvent-elles être plus nuisibles encore que les autres obstructions ? Les obstructions des voies urinaires supérieures sont souvent unilatérales. Les risques d'insuffisance rénale sont plus élevés lorsque l'hydronéphrose touche les deux reins.

TABLEAU 17-2 **Manifestations cliniques des lésions obstructives du système urinaire**

Obstruction de la jonction pyélo-urétérale	Valvules urétrales	Obstruction de la jonction urétéro-vésicale
Chez le nouveau-né et le nourrisson Masse abdominale (hypertrophie du rein) Hypertension Infection des voies urinaires **Chez l'enfant** Hématurie Douleur Nausées et vomissements intermittents	**Chez le nouveau-né et le nourrisson** Masse abdominale (hypertrophie du rein) Distension de la vessie Faible jet urinaire Infection des voies urinaires, septicémie Concentration rénale insuffisante (faible densité urinaire, polyurie) Augmentation du taux de créatinine Absence de développement staturo-pondéral normal **Chez l'enfant** Mictions fréquentes durant la journée et incontinence	Infection des voies urinaires (récurrente ou chronique) Hématurie Douleur Masse abdominale (hypertrophie de l'uretère) Énurésie

Il importe de diagnostiquer et de traiter sans délai les uropathies obstructives pour prévenir les lésions rénales et la détérioration de la fonction rénale. On peut dépister l'hydronéphrose au moyen de l'échographie prénatale, mais les obstructions plus bénignes peuvent ne se manifester que plus tard, chez le nourrisson ou l'enfant. Le tableau 17-3 présente les examens diagnostiques qui servent habituellement à déceler les lésions obstructives.

La correction ou la dérivation chirurgicales visent à abaisser la pression dans le système collecteur, ce qui prévient les lésions du parenchyme, ainsi qu'à éviter la stase urinaire, ce qui diminue les risques d'infection. Selon la cause de l'obstruction, la correction chirurgicale peut impliquer une pyéloplastie (l'excision du segment obstrué de l'uretère et sa réimplantation dans le bassinet du rein), ou encore une réfection ou une reconstruction de la valvule. L'intervention chirurgicale entraîne souvent une incontinence urinaire associée à la faiblesse du sphincter.

TABLEAU 17-3 **Examens diagnostiques des lésions obstructives du système urinaire**

Examen	Objectif
Cysto-urétrographie mictionnelle	Révéler la structure et le fonctionnement de la vessie et détecter le reflux
Échographie rénale	Révéler le tissu cicatriciel, les masses et l'hydronéphrose
Néphrographie après administration d'un diurétique	Révéler les lésions qui deviennent symptomatiques lors de l'augmentation de la diurèse
Tomodensitométrie isotopique	Déterminer si l'hydronéphrose est causée par des lésions obstructives, un reflux ou un kyste
Mesure de la créatinine sérique	Évaluer la fonction rénale

Soins infirmiers

Les soins infirmiers préopératoires visent à préparer parents et enfant à l'intervention et à répondre aux questions des parents à propos des résultats attendus. Fournissez aux parents des occasions d'exprimer leurs inquiétudes concernant les conséquences du trouble sur le fonctionnement rénal futur de l'enfant.

Les soins postopératoires consistent à surveiller les signes vitaux, à mesurer les ingesta et les excreta, et à détecter les signes de rétention urinaire, tels qu'une diminution du débit urinaire et une distension vésicale. Bien des enfants portent encore un drain tuteur ou un cathéter lorsqu'ils reçoivent leur congé. Enseignez aux parents comment changer le pansement, s'occuper du cathéter et détecter les signes d'obstruction ou d'infection. Les parents devraient encourager leur enfant à pratiquer des activités de son âge, mais le détourner des sports de contact, en raison des risques de blessure à la vessie.

► INFECTION DES VOIES URINAIRES

Une infection des voies urinaires peut être d'origine bactérienne, virale ou fongique. La cystite est une infection des voies urinaires inférieures qui touche l'urètre ou la vessie. La pyélonéphrite est une infection des voies urinaires supérieures qui atteint les uretères, le bassinet du rein et le parenchyme rénal. Les infections des voies urinaires peuvent être chroniques (c'est-à-dire récurrentes ou persistantes) ou aiguës.

Les infections des voies urinaires se classent au deuxième rang des infections pour ce qui est de la fréquence chez les enfants. Pourquoi sont-elles si répandues? Chez les nouveau-nés, les infections des voies urinaires sont plus fréquentes chez les garçons. C'est que ces infections sont souvent associées à des anomalies structurales, comme l'uropathie obstructive, elles-mêmes plus fréquentes chez les garçons. Toutefois, chez les nourrissons et les enfants, les infections des voies urinaires touchent plus souvent les filles que les garçons. En effet, l'urètre féminin est court (2 cm chez les petites filles), et sa proximité de l'anus et du vagin accroît les risques de contamination par des bactéries fécales. La fréquence des infections des voies urinaires augmente également chez les adolescentes actives sexuellement.

Manifestations cliniques

Les symptômes dépendent non seulement du siège de l'infection, mais aussi de l'âge de l'enfant (tableau 17-4). Ils ont tendance à être non spécifiques chez le nouveau-né. Ce n'est qu'au stade du trottineur que les symptômes caractéristiques des infections

TABLEAU 17-4 Manifestations cliniques de l'infection des voies urinaires

Nouveau-nés, nourrissons	Enfants de plus de deux ans
Fièvre inexpliquée	Fièvre
Perte de poids ou absence de gain de poids	Anorexie
Anorexie	Dysurie
Nausées et vomissements	Besoin impérieux d'uriner ou hésitation au moment de la miction
Léthargie	Pollakiurie
Urine à l'odeur forte	Énurésie ou réapparition de l'incontinence
Sensibilité au niveau des reins	Sensibilité au niveau de l'abdomen ou douleurs abdominales basses
	Hématurie
	Urine à l'odeur forte

ALERTE INFIRMIÈRE

Pensez à une infection des voies urinaires lorsque que vous examinez un enfant de moins de 2 ans qui présente une fièvre d'origine inconnue.

des voies urinaires inférieures (pollakiurie, dysurie, besoin impérieux d'uriner et énurésie) apparaissent. Les infections des voies urinaires supérieures se manifestent par une forte fièvre, des douleurs abdominales ou lombaires, des vomissements persistants et une déshydratation modérée ou grave. Environ 40 % des infections des voies urinaires sont asymptomatiques[5].

Étiologie et physiopathologie

Un grand nombre d'infections touchant pour la première fois les voies urinaires sont causées par *E. coli*, qui est une bactérie entérique à Gram négatif assez répandue. *Staphylococcus*, *Klebsiella*, *Proteus*, *Pseudomonas*, *Enterobacter* et *Enterococcus* comptent parmi les organismes qui peuvent également se trouver à l'origine de l'infection.

La stase urinaire augmente les risques de développer une infection des voies urinaires. En effet, bien que l'urine soit généralement stérile, sa température – 37 °C – en fait un excellent milieu de culture. La prolifération des bactéries provenant de l'urètre peut donc s'effectuer rapidement dans ce milieu favorable qu'est l'urine demeurant dans la vessie lors de la stase urinaire. Celle-ci peut être causée par des anomalies des structures anatomiques ou par le mauvais fonctionnement d'un organe (comme la vessie neurogène, fréquente chez les enfants atteints d'une myéloméningocèle). La faible fréquence des mictions, que l'on rencontre souvent chez les enfants d'âge scolaire, accroît également les risques d'infection des voies urinaires. Les enfants urinent normalement de quatre à six fois par jour. Certains, cependant, prennent l'habitude de n'uriner qu'une ou deux fois par jour, ce qui entraîne une évacuation incomplète de la vessie et une stase urinaire.

Les infections des voies urinaires peuvent aussi être causées par un **reflux vésico-urétéral**, c'est-à-dire par le refoulement vers les uretères de l'urine contenue dans la vessie durant la miction, suivi du retour de cette urine lorsque la vessie est vide. Ce phénomène crée un réservoir favorable à la croissance bactérienne. Il est parfois attribuable à un déplacement structural du point d'insertion des uretères dans la vessie.

Le reflux vésico-urétéral et les infections récurrentes des voies urinaires entraînent souvent de l'hypertension et la formation de tissu cicatriciel dans les reins. Les risques de lésion rénale sont plus importants :

- chez les enfants de moins de 1 an ;
- si le traitement antibactérien approprié à une infection des voies urinaires supérieures a été amorcé trop tard ;
- en présence d'une obstruction anatomique ou neurologique ;
- à la suite d'infections récurrentes des voies urinaires supérieures.

CONSEIL CLINIQUE

Il vaut mieux ne pas encourager les enfants à boire de grandes quantités de liquide afin d'obtenir l'échantillon d'urine plus rapidement, car celui-ci serait alors moins concentré et le résultat de la culture pourrait être faussement négatif.

Examens diagnostiques et traitement médical

On examine un échantillon d'urine à la recherche de bactéries. Les bandelettes réactives permettent de détecter l'estérase leucocytaire et les nitrites dans l'urine ; avec leur taux de sensibilité et de spécificité de 80 %, elles se révèlent utiles pour le dépistage[6]. On prélève l'urine par la méthode du sac collecteur, du mi-jet, par cathétérisme vésical stérile ou par aspiration suspubienne (également appelée ponction vésicale), puis on envoie l'échantillon au laboratoire afin de faire identifier l'organisme en cause et de déterminer sa sensibilité aux antibiotiques. Il est important de réfrigérer l'échantillon ou de l'envoyer immédiatement au laboratoire, sinon le risque de culture faussement positive augmente rapidement. Les sacs collecteurs (utilisés pour les nourrissons et les trottineurs incapables d'uriner à la demande) ne sont fiables que si l'on ne trouve aucun agent pathogène. Le diagnostic d'infection repose sur le nombre de colonies (au moins 50 000/mL), et ce pour la plupart des méthodes de prélèvement[7].

Les examens radiologiques révèlent des anomalies structurales chez environ 1 ou 2 % des filles et chez 10 % des garçons atteints d'une infection des voies urinaires[8]. Généralement, on procède à une échographie rénale peu de temps après le diagnostic ainsi qu'à une cysto-urétrographie mictionnelle de trois à six semaines après la disparition de l'infection. On peut parfois substituer la scintigraphie du cortex rénal et la cystographie mictionnelle isotopique à l'échographie rénale et à la cysto-urétrographie mictionnelle[9].

On amorce l'antibiothérapie tout de suite après le prélèvement des échantillons d'urine. Les médecins prescrivent généralement du sulfisoxazole, du triméthroprime ou encore de la céphalosporine de deuxième ou troisième génération pour traiter les infections non compliquées. On change d'antibiotique au besoin, une fois que l'on connaît la sensibilité de la culture. Il faut procéder à des cultures de contrôle de 48 à 72 heures après l'amorce du traitement médicamenteux ; l'urine devrait alors être stérile. Ensuite, il est recommandé d'obtenir des cultures d'urine tous les mois pendant trois mois, tous les trois mois pendant six mois, puis une fois par année[5]. Les infections subséquentes peuvent être asymptomatiques. On peut prescrire une antibiothérapie prophylactique à long terme aux enfants qui présentent des infections récurrentes.

Les enfants atteints d'une infection compliquée des voies urinaires doivent souvent être hospitalisés. Il importe en effet de les réhydrater, de leur fournir un traitement antibiotique par voie intraveineuse et de déceler la présence d'anomalies structurales. Chez le nouveau-né et le nourrisson, une infection des voies urinaires peut entraîner des dommages rénaux permanents ou une septicémie, faute de traitement énergique. Si on décèle une anomalie structurale, il peut être nécessaire de procéder à une correction chirurgicale pour prévenir la récurrence des infections susceptibles d'endommager les reins.

ALERTE INFIRMIÈRE

Tous les enfants qui ont déjà souffert d'une infection des voies urinaires diagnostiquée devraient subir une évaluation radiologique. Il n'est pas nécessaire de recourir à l'imagerie pour les adolescents dont la première infection des voies urinaires est une cystite[8].

Collecte des données

Données physiologiques

Obtenez les antécédents de l'enfant en matière de symptômes urinaires. Observez si l'enfant présente un aspect « toxique », (c'est-à-dire qu'il a l'air très malade), vérifiez s'il est fiévreux et estimez son apport liquidien par voie orale. Mesurez sa taille et son poids, et reportez ces données sur une courbe de croissance afin de déceler un retard de croissance associé à une maladie chronique. Prenez sa tension artérielle. Palpez l'abdomen ainsi que les régions suspubienne et costo-vertébrale à la recherche de masses, de zones sensibles ou de distension. Observez le jet urinaire, si cela vous est possible, et demandez une analyse d'urine comprenant une mesure de la densité. Il est essentiel que vous préleviez l'urine de façon appropriée. Vous pourrez obtenir un échantillon par la méthode du mi-jet si l'enfant est capable de coopérer (se reporter à l'annexe A). S'il est impossible d'employer la méthode du mi-jet, procédez à un prélèvement par sac collecteur ou par cathétérisme vésical. Il est préférable d'obtenir les premières urines du matin, car ce sont les plus concentrées. Une hémoculture peut être effectuée pour dépister une septicémie.

ALERTE INFIRMIÈRE

Lorsque l'on parle d'état « toxique », cela signifie que l'on observe chez l'enfant quelques-unes de ces caractéristiques : irritabilité, pâleur, hypo-activité, perte d'intérêt pour ce qui l'entoure et diminution de la perfusion cutanée[10].

Données psychosociales

Les adolescents actifs sexuellement sont susceptibles de passer sous silence leurs symptômes, de peur que leurs parents ne soient mis au courant de cet aspect de leur vie. Il faut donc interroger les adolescents avec prudence afin qu'ils expriment leurs inquiétudes, le cas échéant. Soyez ouverte et disponible, et laissez le patient et sa famille exposer leurs préoccupations. Consultez la section portant sur le consentement éclairé, à l'annexe A.

Diagnostics infirmiers

Les diagnostics infirmiers les plus courants pour l'enfant atteint d'une infection des voies urinaires sont :

- Altération de l'élimination urinaire reliée à la dysurie et aux infections récurrentes ;
- Douleur reliée à l'infection ;
- Perturbation de la croissance et du développement reliée à l'infection chronique et aux dommages rénaux ;
- Rétention urinaire reliée à la fréquence insuffisante des mictions.

- Risque de prise en charge inefficace du programme thérapeutique relié à un manque de connaissances portant sur les mesures de prévention (apport liquidien adéquat, hygiène appropriée, signes et symptômes de récidive) ;
- Risque de déficit de volume liquidien relié à la fièvre et à un apport liquidien insuffisant ;
- Manque de connaissances (des parents), relié à l'insuffisance d'information portant sur les procédés diagnostiques et le traitement.

Soins infirmiers

Les soins infirmiers de l'enfant hospitalisé souffrant d'une infection compliquée des voies urinaires consistent avant tout à administrer les médicaments prescrits, à assurer l'hydratation, à évaluer la fonction rénale et à enseigner aux parents et à l'enfant comment réduire au minimum les risques d'infection à l'avenir (tableau 17-5).

Administrez les antibiotiques et les antipyrétiques selon l'ordonnance de manière à maintenir les taux thérapeutiques des médicaments et à abaisser la fièvre. Encouragez l'enfant à boire beaucoup de liquide afin de diluer l'urine et de purger la vessie. Mesurer les ingesta et les excreta. Évaluez la fonction rénale en comparant le débit urinaire de l'enfant à la norme du 1 mL/kg/h ; pesez l'enfant tous les jours.

Le fait d'uriner fréquemment prévient la stase urinaire. Il peut être nécessaire de procéder à un cathétérisme postmictionnel pour déterminer la quantité d'urine qui reste dans la vessie après la miction. Palpez ou percutez la vessie après la miction afin d'évaluer le degré d'évacuation (se reporter à l'examen physique en pédiatrie, au chapitre 4).

Les troubles qui perturbent la miction peuvent avoir des conséquences importantes, car l'apprentissage de la propreté représente un jalon capital du développement de l'enfant. L'incontinence reliée à l'infection des voies urinaires peut avoir comme conséquence qu'un trottineur qui était propre régresse temporairement et doive de nouveau porter des couches. Rassurez les parents en leur disant que cette situation est normale et conseillez-leur d'encourager l'enfant plutôt que de le gronder. Un enfant d'âge préscolaire peut s'imaginer que l'infection a pour fonction de le punir de ce qu'il perçoit comme une mauvaise action, la masturbation par exemple. Rassurez l'enfant et expliquez-lui que sa maladie ne constitue en rien une punition.

Soins dans la communauté

Enseignez les mesures d'hygiène préventive, aux filles en particulier, en insistant sur l'importance des points suivants : 1) éviter les produits moussants pour le bain ; 2) porter des sous-vêtements de coton ; 3) éviter de porter des pantalons trop ajustés ; 4) toujours essuyer le périnée de l'avant vers l'arrière après la défécation.

Les enfants atteints d'une infection des voies urinaires sont habituellement traités à domicile. Indiquez aux parents qu'il est important d'administrer les antibiotiques selon

TABLEAU 17-5 Enseignement aux parents : stratégies de prévention des infections des voies urinaires

- Enseigner les mesures d'hygiène du périnée appropriées. Les filles devraient toujours essuyer leur périnée de l'avant vers l'arrière après avoir uriné.
- Encourager l'enfant à boire beaucoup de liquide et à éviter de « se retenir » trop longtemps.
- Déconseiller le port de sous-vêtements trop justes ; les enfants devraient porter des sous-vêtements de coton et non de nylon.
- Encourager l'enfant à uriner fréquemment et à vider complètement sa vessie.
- Déconseiller les bains tourbillons et les produits moussants pour le bain, qui peuvent irriter l'urètre.
- Recommander aux adolescentes actives sexuellement d'uriner avant et après les rapports sexuels afin de prévenir toute stase urinaire et pour éliminer les bactéries introduites dans l'urètre pendant le coït.

l'ordonnance et aidez-les à élaborer un horaire facile à respecter. Répétez-leur qu'il est important de poursuivre l'antibiothérapie jusqu'à la fin et indiquez-leur que le traitement peut se prolonger après que l'infection a disparu pour prévenir toute rechute.

Donnez aux parents des directives précises quant à l'apport liquidien par voie orale. Veillez à ce que la quantité de liquide recommandée pour une période de 24 heures soit égale à l'apport de base (besoins d'entretien) plus l'apport supplémentaire dicté par la fièvre et par la nécessité d'éliminer les agents pathogènes grâce à la diurèse. Suggérez aux parents d'éviter de donner à l'enfant des boissons gazeuses et caféinées, car elles risquent d'irriter la muqueuse vésicale[5].

Incitez l'enfant à uriner plus fréquemment que d'habitude, même après la disparition de l'infection. Une montre munie d'une sonnerie pourrait lui servir d'aide-mémoire. Des cathétérismes vésicaux intermittents doivent être effectués plusieurs fois par jour chez l'enfant présentant une vessie neurogène afin de réduire la stase urinaire et de prévenir les infections des voies urinaires. Le tableau 17-6 présente les directives à donner à ce sujet, tant aux parents qu'aux enfants.

Apprenez aux parents à reconnaître les signes et les symptômes de l'infection récurrente (tableau 17-4).

CONSEIL CLINIQUE

Des études ont démontré que le jus de canneberge inhibe l'adhésion des bactéries à la paroi vésicale et modifie le pH de l'urine, réduisant ainsi les risques d'infection[11].

TABLEAU 17-6 Enseignement des soins à domicile : cathétérisme vésical intermittent

Le cathétérisme vésical intermittent sert à évacuer la vessie dans les cas d'absence ou de lésion des nerfs qui régissent le contrôle de la vessie. On doit procéder à l'intervention toutes les trois ou quatre heures durant la journée, mais on l'omet généralement pendant que l'enfant dort, la nuit. L'enfant est prêt à apprendre l'autocathétérisme quand il tient vraiment à rester au sec et à conquérir son indépendance. Jusque-là, cependant, ce seront habituellement les parents qui se chargeront de l'intervention.

Matériel nécessaire

- Quatre ou cinq cathéters de la taille et du type recommandés. On jette les cathéters lorsqu'ils deviennent durs et cassants (soit au bout d'environ un mois).
- Lubrifiant hydrosoluble (pas de vaseline).

Marche à suivre

- On utilise habituellement une technique propre. Se laver les mains à l'eau et au savon, puis mettre du lubrifiant sur l'extrémité du cathéter. Tenir le cathéter comme un crayon dans une main, à environ 8 cm de l'extrémité. Placer l'autre extrémité du cathéter au-dessus d'un récipient.

Filles

- Écarter les lèvres de la vulve d'une main et, de l'autre, insérer le cathéter jusqu'à une profondeur de 5 à 8 cm dans l'urètre, jusqu'à ce que l'urine commence à s'écouler. Ensuite, faire pénétrer le cathéter encore 2,5 cm, jusqu'à un maximum de 8 cm.
- Maintenir le cathéter en place jusqu'à ce que l'urine cesse de s'écouler, puis le retirer lentement. Si l'écoulement d'urine recommence, attendre qu'il se termine avant de retirer le cathéter.

Garçons

- D'une main, tenir le pénis vers le haut et, de l'autre, glisser le cathéter dans l'urètre jusqu'à ce que l'urine commence à s'écouler. Ensuite, enfoncer encore le cathéter de 2,5 cm, jusqu'à un maximum de 12 à 15 cm. L'ouverture de la vessie est entourée d'un sphincter et, parfois, le passage semble rétrécir beaucoup à cet endroit. Si le cathéter pénètre difficilement dans la vessie, exercer une pression constante mais douce sur le sphincter avec l'extrémité du cathéter. Le sphincter se relâchera graduellement sous l'effet de la pression, ce qui permettra d'introduire le cathéter.
- Maintenir le cathéter en place jusqu'à ce que l'urine cesse de s'écouler, puis le retirer lentement. Si l'écoulement d'urine recommence, attendre qu'il se termine avant de retirer le cathéter.

Entreposage

- Laver le cathéter à l'eau et au savon et l'égoutter. Le ranger dans un sac de plastique après usage.
- Garder un cathéter dans la voiture, dans le sac d'école ou le sac à dos, ou encore à l'école. (Pour transporter discrètement le cathéter à l'école, l'enfant peut utiliser un étui à brosse à dents.)

Ball, J.B., (1998). Mosby's pediatric patient teaching guides. Saint Louis : Mosby.

► ÉNURÉSIE

L'**énurésie** est la présence de mictions involontaires chez les enfants en âge d'avoir un contrôle volontaire de leur vessie, c'est-à-dire les enfants de 4 ou 5 ans (tableau 17-7). L'énurésie peut être nocturne (dans 50 % des cas), diurne (dans 10 % des cas) ou les deux (dans 40 % des cas)[12]. L'énurésie nocturne touche 3,5 garçons pour 1 fille, tandis que l'énurésie diurne est plus fréquente chez les filles. On distingue trois types d'énurésie : primaire, intermittente et secondaire (tableau 17-8).

L'énurésie peut être causée par des troubles neurologiques, des anomalies structurales congénitales, une maladie ou un stress. L'énurésie nocturne est très fréquente chez les enfants dont les parents en étaient eux-mêmes atteints[12]. Dans la plupart des cas d'énurésie primaire, la capacité fonctionnelle de la vessie est faible et la maturation neuromusculaire des fibres inhibitrices est retardée. L'énurésie est aussi associée à des anomalies mineures du col de la vessie et de l'urètre. Certains enfants atteints présenteraient un léger retard de développement. Nombre d'enfants atteints d'énurésie nocturne ont un sommeil profond, sont difficiles à réveiller et ne réagiraient pas aux signaux envoyés par leur vessie. La majorité des cas (95 %) ne sont associés ni à des anomalies structurales ni à des troubles neurologiques.

Il convient d'écarter la possibilité d'un diabète sucré ou d'une insuffisance rénale chez les enfants qui présentent à la fois une énurésie et une polyurie ou une oligurie.

TABLEAU 17-7 Étapes de l'apprentissage de la propreté

Âge	Étape
1 1/2 an	L'enfant urine à intervalles réguliers.
2 ans	L'enfant annonce qu'il est en train d'uriner.
2 1/2 ans	L'enfant exprime son besoin d'uriner ; il est capable de se retenir.
3 ans	L'enfant va aux toilettes spontanément ; il réprime son besoin d'uriner s'il est captivé par un jeu.
De 2 1/2 ans à 3 1/2 ans	L'enfant est capable de contrôler sa vessie la nuit.
4 ans	L'enfant tient à aller aux toilettes quand il est à l'extérieur de chez lui (dans les centres commerciaux, au cinéma, etc.).
5 ans	L'enfant urine environ sept fois par jour ; il cherche à le faire dans l'intimité ; il est capable de déclencher la miction quel que soit le degré de plénitude de sa vessie.

TABLEAU 17-8 Types d'énurésie

Énurésie primaire : l'enfant n'a jamais passé une nuit sans incontinence urinaire ; ce type d'énurésie est attribué à un retard de maturation vésico-sphinctérienne et à une petite capacité vésicale fonctionnelle ; il n'est pas associé au stress et n'a pas de cause psychiatrique.

Énurésie intermittente : l'enfant contrôle sa vessie à l'occasion.

Énurésie secondaire : l'enfant recommence à mouiller son lit, alors qu'il avait été propre pendant une période de 6 à 12 mois ; ce type d'énurésie est associé au stress, aux infections et aux troubles du sommeil.

Examinez la partie inférieure de la colonne vertébrale afin d'y déceler une fossette ou une touffe de poils, signes possibles d'un spina-bifida occulta. On a par ailleurs associé l'énurésie secondaire à l'hospitalisation prolongée, aux facteurs de stress familiaux et aux problèmes scolaires. Les enfants atteints d'énurésie diurne peuvent avoir des mictions fréquentes, des besoins impérieux d'uriner, des écoulements constants et des pertes involontaires après les mictions.

L'évaluation rigoureuse des antécédents facilite le dépistage des causes possibles de l'énurésie (tableau 17-9). L'infirmière peut obtenir des renseignements précieux en posant des questions sur les habitudes d'élimination de l'enfant, sur les étapes de son développement et sur les méthodes utilisées par les parents pour lui apprendre la propreté. (tableau 2-19). Parmi les analyses de laboratoire pertinentes, on compte l'analyse et la culture d'urine.

Le traitement le plus efficace en matière d'énurésie associe généralement plusieurs méthodes, comme la diminution de l'apport liquidien, la rééducation ou l'éducation vésicale, et l'utilisation de dispositifs avertisseurs (tableau 17-10). On enregistre chaque année un taux de guérison spontanée de 15 %, quelle que soit la méthode choisie et même en l'absence d'intervention. Le tiers environ des enfants atteints d'énurésie nocturne reçoivent un traitement médicamenteux. Les médecins prescrivent souvent de l'imipramine, qui est un antidépresseur tricyclique, mais ce médicament exige une surveillance étroite en raison de ses effets sur l'humeur et sur le cycle sommeil-éveil. La desmopressine, sous forme de vaporisateur nasal, a un effet antidiurétique, mais elle n'est pas utilisée à long terme à cause de son prix. On la réserve généralement

CONSEIL CLINIQUE

Les enfants qui présentent de l'énurésie ont souvent des antécédents de constipation. La pression rectale exercée sur la paroi postérieure de la vessie stimule l'évacuation de celle-ci.

TABLEAU 17-9 Antécédents d'énurésie : questions à poser

Antécédents familiaux

Y a-t-il dans votre famille des antécédents d'anomalies structurales rénales ou urinaires ?
Y a-t-il dans votre famille des antécédents d'énurésie ?

Attitudes de la famille

Quelle importance le problème a-t-il dans la famille ?
Qu'arrive-t-il quand l'enfant mouille son lit ? (Qui se lève et change les draps ?)
Comment l'enfant est-il traité ? Est-il puni ou grondé ?
Quels remèdes avez-vous essayés ?

Apprentissage de la propreté

L'enfant a-t-il eu de la difficulté lors de l'apprentissage de la propreté ?
Quelle méthode avez-vous utilisée ? À quel moment avez-vous commencé l'apprentissage de la propreté ?
Quelles sont les habitudes actuelles de l'enfant en matière d'élimination urinaire et fécale ?
Combien de temps l'enfant peut-il rester sans s'échapper ? À quel moment cette période se situe-t-elle ?
L'enfant a-t-il des antécédents de constipation ou d'encoprésie ?

Facteurs de stress

Comment les choses se passent-elles à l'école ?
Y a-t-il des facteurs de stress nouveaux ou chroniques dans la vie de l'enfant ?
Dans quelle mesure le problème perturbe-t-il les jeux et les autres activités de l'enfant ?

Facteurs de risque

Diabète

- L'enfant urine-t-il fréquemment ou a-t-il des besoins d'uriner impérieux (ou urgents) ?
- Est-ce que l'enfant a fréquemment soif ?

Infection des voies urinaires

- L'enfant éprouve-t-il une sensation de brûlure pendant les mictions ?
- L'enfant a-t-il déjà souffert d'une infection des voies urinaires ?

TABLEAU 17-10 Méthodes de traitement de l'énurésie

Méthode	Description
Diminution de l'apport liquidien	On limite l'apport de liquide le soir et avant le coucher.
Rééducation ou éducation vésicale	L'enfant boit une grande quantité de liquide, puis se retient d'uriner aussi longtemps que possible. Il s'exerce à interrompre la miction à mi-jet. L'entraînement doit durer pendant au moins six mois.
Mictions programmées	On demande à l'enfant atteint d'énurésie diurne d'uriner toutes les deux heures et de pratiquer la « miction double » (uriner, attendre quelques minutes et uriner de nouveau) ; cette méthode permet l'évacuation complète de la vessie et prévient la surdistension.
Dispositifs avertisseurs	Il existe deux formes de dispositifs avertisseurs. On peut soit attacher une bande détectrice au pantalon de l'enfant, soit installer un piqué détecteur dans son lit. Dès que l'enfant s'échappe, une sonnerie se déclenche, il peut donc se lever et finir d'uriner dans les toilettes. Déconseillée pour les enfants anxieux, cette méthode est plus efficace chez les enfants âgés d'au moins 7 ou 8 ans.
Système de récompenses	On établit des objectifs réalistes pour l'enfant et on récompense ses succès en apposant des étoiles ou des collants sur un calendrier.
Médication	Dans les cas d'énurésie nocturne, on prescrit de la desmopressine en certaines occasions ; dans les cas d'énurésie diurne, on prescrit de l'oxybutynine pour soulager la pollakiurie et les besoins impérieux dus à l'irritabilité vésicale.

aux occasions où l'enfant s'absente brièvement de son domicile (visites chez des amis, camp de vacances, etc.). La cessation de la médication est souvent suivie d'une rechute. On peut recommander à l'enfant d'éviter les aliments qui favoriseraient l'énurésie (les boissons gazéifiées et caféinées, les produits laitiers, les agrumes, les sucreries, la vitamine C et les boissons contenant des colorants artificiels)[13].

Soins infirmiers

On traite l'énurésie en consultation externe. Expliquez à l'enfant et aux parents quels sont les causes et les traitements de l'énurésie ; tentez de voir si l'enfant se sent coupable et si ses parents lui font des reproches. Assurez-vous que les parents comprennent l'impuissance de l'enfant à contrôler ses mictions. Le soutien est une composante essentielle des soins, car le stress constitue une cause importante de l'énurésie secondaire. Apportez du soutien aux parents et à l'enfant, et encouragez ce dernier à participer au traitement. Au besoin, orientez l'enfant vers des services de counseling ou de psychothérapie.

Évaluez la motivation et les dispositions des parents et de l'enfant face aux interventions. Si les parents s'apprêtent à acheter un dispositif avertisseur, suggérez-leur de tenter d'abord de placer un réveil dans la chambre de l'enfant pendant quelques nuits pour voir si l'enfant réagira à la sonnerie. Vérifiez auprès des parents si l'enfant partage sa chambre avec d'autres personnes que la sonnerie risquerait de déranger. Indiquez-leur que cette méthode n'est pas conseillée dans le cas d'un enfant très anxieux. Rappelez à l'enfant et aux parents que, même s'il s'agit de l'une des méthodes les plus efficaces, dont le taux de succès va de 70 à 80 %[14], le traitement peut demander plusieurs mois et ne pas donner les résultats escomptés.

▶ TROUBLES RÉNAUX

SYNDROME NÉPHROTIQUE

Le syndrome néphrotique n'est pas une maladie à proprement parler, mais plutôt un état clinique caractérisé par un œdème, une protéinurie massive, une hypoalbuminémie, une hyperlipidémie et un affaiblissement de l'immunité. Le syndrome néphrotique peut être congénital, primaire ou secondaire. Le syndrome néphrotique congénital se transmet selon le mode autosomique récessif et est extrêmement rare. Le syndrome néphrotique primaire fait suite à une maladie qui, telle la glomérulonéphrite, touche uniquement les reins. Le syndrome néphrotique secondaire, enfin, est consécutif à une maladie qui, comme le diabète, le lupus érythémateux systémique ou l'anémie falciforme, a des effets multisystémiques.

Environ 80 % des enfants atteints du syndrome néphrotique présentent un type de maladie primaire appelée syndrome néphrotique à lésions glomérulaires minimes (SNLGM). Cette affection, dont la fréquence est de 3 cas pour 100 000 enfants, touche le plus souvent les enfants de 2 à 7 ans[15] et environ deux fois plus de garçons que de filles[16]. Comme l'indique le nom de ce trouble, les glomérules paraissent normaux ou ne présentent que des lésions minimes au microscope optique. Nous le décrirons en détail dans les sections qui suivent puisqu'il s'agit de la forme la plus répandue de syndrome néphrotique.

Manifestations cliniques

L'apparition de l'œdème s'étale sur plusieurs semaines chez la plupart des enfants atteints. Certains ont des antécédents d'œdème palpébral au réveil, qui se résorbe pendant la journée au fur et à mesure que le liquide descend vers l'abdomen (ascite) et les membres inférieurs. Lorsque l'œdème atteint les muqueuses intestinales, il peut y avoir de la diarrhée, de l'anorexie et une faible absorption intestinale. L'irritabilité et le malaise non spécifique comptent parmi les autres signes du trouble[15]. Pour ce qui est de la tension artérielle, elle est généralement normale, toutefois l'enfant peut présenter de l'hypotension reliée à l'hypovolémie, ou encore de l'hypertension. L'urine de l'enfant peut être mousseuse. On n'amorce un traitement médicamenteux qu'au moment où l'œdème généralisé (figure 17-6) apparaît sur les membres, l'abdomen ou les organes génitaux. Dans certains cas, l'épanchement pleural peut entraîner une détresse respiratoire.

Selon la quantité d'albumine perdue et la quantité de sodium ingérée, le SNLGM peut causer un œdème massif qui entraîne à son tour un gain pondéral important et des douleurs abdominales, accompagnées ou non de vomissements. La malnutrition s'installe en raison de la protéinurie. La peau est pâle, luisante et parcourue de veines proéminentes; les cheveux deviennent cassants.

CONSEIL CLINIQUE

Les signes suivants peuvent indiquer la présence d'un SNLGM :
- gain pondéral démesuré par rapport aux stades de croissance antérieurs
- vêtements et chaussures trop justes, en raison de l'œdème
- extrême pâleur de la peau
- irritabilité et fatigue
- diminution du débit urinaire

Étiologie et physiopathologie

Qu'est-ce qui provoque les symptômes, si frappants, des troubles de la fonction rénale chez les enfants atteints du syndrome néphrotique ? Pourquoi la protéinurie, l'hypoalbuminémie, l'hyperlipidémie et l'affaiblissement de l'immunité apparaissent-elles chez ces enfants ?

La cause du SNLGM primaire est inconnue et sa physiopathologie n'est pas bien comprise. L'urine ne contient normalement qu'une infime quantité de protéines. Chez les enfants atteints de SNLGM, cependant, l'augmentation de la perméabilité de la membrane glomérulaire permet le passage de protéines plasmatiques, surtout l'albumine, et leur excrétion dans l'urine. La protéinurie entraîne une diminution de la pression oncotique. La pression vasculaire étant alors plus élevée que la pression oncotique, l'œdème fait son apparition, car les liquides demeurent dans les espaces interstitiels et dans les cavités corporelles, tout particulièrement dans la cavité abdominale,

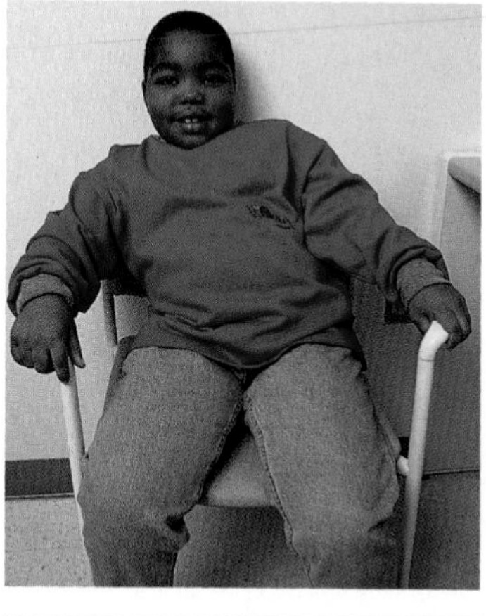

FIGURE 17-6. Ce garçon présente un œdème généralisé, un des signes caractéristiques du syndrome néphrotique.

au lieu d'être refoulés dans le système vasculaire. L'excrétion de protéines, l'insuffisance de la production d'albumine par le foie et la diminution de la concentration d'albumine due à la rétention de sel et d'eau par les reins (voir plus bas) entraînent l'hypoalbuminémie.

La réabsorption du sel et de l'eau par les reins, qui entraîne l'augmentation du volume vasculaire, est à l'origine de l'œdème. La perte d'immunoglobulines affaiblit le système immunitaire. Stimulé, croit-on, par l'hypoalbuminémie ou la diminution de la pression osmotique, le foie synthétise plus de lipoprotéines (cholestérol), ce qui provoque une hyperlipidémie.

Examens diagnostiques et traitement médical

Le diagnostic repose sur les antécédents, l'examen physique, la présence des symptômes caractéristiques et les résultats des analyses de laboratoire. Le médecin peut demander des analyses sanguines, notamment des mesures des concentrations de protéines sériques et d'albumine, qui auront diminué toutes les deux. Chez les enfants, l'œdème s'installe lorsque la concentration d'albumine sérique passe sous les 27 g/L[16]. Le taux de sodium sérique peut aussi être inférieur à la normale. L'analyse d'urine révèle une protéinurie massive (50 mg/kg/jour), ce qui constitue le principal signe du syndrome néphrotique. On peut aussi déceler une hématurie microscopique. La protéinurie et l'hématurie peuvent également être détectées à l'aide d'une bandelette réactive. Les concentrations de créatinine sérique ou d'azote uréique sanguin sont élevées dans certains cas.

Il arrive souvent que les enfants soient hospitalisés dans un premier temps, puis traités en consultations externes. Le traitement médical vise à abaisser la protéinurie, à diminuer l'œdème, à éliminer les symptômes associés, à améliorer l'état nutritionnel et à prévenir l'infection. Les corticostéroïdes (la prednisone, par exemple) sont les médicaments de choix pour traiter la protéinurie. Chez la majorité des enfants, la concentration de protéines urinaires devient infinitésimale (traces) ou nulle dans les 10 à 15 jours suivant l'amorce de la corticothérapie. Les enfants qui répondent favorablement au traitement continuent de prendre des corticostéroïdes tous les jours pendant quelques semaines. On diminue ensuite le dosage graduellement sur une période de quatre à six mois, puis on cesse la médication[17].

La corticothérapie amène une rémission complète chez environ 85 % des enfants. Les récidives sont généralement associées à des infections des voies respiratoires ou à des immunisations ; cependant, elles s'espacent ou cessent complètement à la puberté[15]. On répète le traitement dans les cas de rechute suivant la cessation du traitement médicamenteux. Les médicaments immunosuppresseurs, tels que le chlorambucil et la cyclophosphamide, se sont révélés bénéfiques pour les enfants qui connaissent des récidives fréquentes ; ces médicaments ont toutefois des effets secondaires redoutables comme la carcinogenèse et la stérilité chez les hommes. Si la corticothérapie est inefficace, on procède à une biopsie rénale afin de déterminer quelles pourraient être les autres causes des symptômes.

Le médecin peut prescrire l'administration d'albumine par voie intraveineuse et/ou de diurétiques par voie orale ou intraveineuse afin de réduire l'œdème massif. Il convient de surveiller étroitement les concentrations d'électrolytes, car les diurétiques peuvent précipiter l'hypovolémie, l'hyponatrémie et l'hypokaliémie. On prescrit des antibiotiques à large spectre pour traiter les infections.

L'enfant atteint du syndrome néphrotique devrait avoir un régime alimentaire normal pour son âge. On ne doit rien tenter pour augmenter ou réduire l'apport protéique. On recommande une diète hyposodique pendant la corticothérapie.

Collecte des données

Données physiologiques

Il est essentiel de procéder à une évaluation rigoureuse de l'état d'hydratation et de l'œdème. Mesurez les ingesta et les excreta, prenez les signes vitaux et notez les résultats avec précision. Soyez à l'affût d'une détresse respiratoire associée à l'épanchement pleural (se reporter au chapitre 12). Effectuez au moins une mesure de la densité urinaire et de la protéinurie par quart de travail.

Données psychosociales

Il arrive souvent que les enfants et les parents soient craintifs ou anxieux au moment de l'hospitalisation. L'œdème apparaît graduellement et les parents se sentent parfois coupables de n'avoir pas consulté le médecin plus tôt. Les enfants d'âge scolaire atteints d'œdème généralisé se soucient beaucoup de leur apparence. Il peut être nécessaire de les interroger habilement pour les amener à exprimer cette préoccupation. L'enfant hospitalisé pour une récidive du syndrome néphrotique peut être frustré ou déprimé. Évaluez les mécanismes d'adaptation de l'enfant et de la famille, leur réseau de soutien ainsi que leur degré de stress.

Diagnostics infirmiers

Les diagnostics infirmiers les plus courants pour l'enfant atteint du SNLGM sont les suivants :

- Risque d'infection relié à l'augmentation de la vulnérabilité et à la diminution de la résistance à l'infection consécutives à la corticothérapie ;
- Risque d'atteinte à l'intégrité de la peau relié à l'œdème, à la diminution de la résistance à l'infection et aux blessures, à l'immobilité et à la malnutrition ;
- Excès de volume liquidien relié à la rétention d'eau et de sodium ;
- Déficit nutritionnel : Apport nutritionnel insuffisant par rapport aux besoins métaboliques relié à l'anorexie et à la protéinurie ;
- Fatigue reliée au déséquilibre hydro-électrolytique, à la perte d'albumine, au déficit nutritionnel et à l'insuffisance rénale ;
- Risque de perturbation de la dynamique familiale relié à l'hospitalisation de l'enfant ;
- Manque de connaissances (des parents) concernant la possibilité d'une récidive à la suite d'une infection ou d'une immunisation.

Soins infirmiers

Les soins infirmiers sont principalement des soins de soutien ; ils consistent à administrer les médicaments, à prévenir l'infection et les ruptures de l'épiderme, à répondre aux besoins nutritionnels et liquidiens, à favoriser le repos et à apporter du soutien à l'enfant et à sa famille.

Administrer les médicaments

Il est important d'administrer les médicaments prescrits aux moments prévus. Surveillez l'apparition des effets secondaires des corticostéroïdes : visage lunaire (rond), augmentation de l'appétit, accroissement de la pilosité, distension abdominale et sautes d'humeur. Si l'enfant reçoit de l'albumine par voie intraveineuse, observez-le de près afin de déceler de l'hypertension ou des signes de surcharge liquidienne due aux échanges liquidiens. L'enfant qui reçoit des diurétiques est sujet à l'état de choc et nécessite une vigilance étroite. Il peut être nécessaire de perfuser simultanément de l'albumine et des diurétiques.

Prévenir l'infection

Les enfants atteints du SNLGM sont prédisposés à l'infection, et cela pour plusieurs raisons : la perte d'immunoglobulines dans les urines, la présence d'autres perturbations du système immunitaire associées à l'insuffisance rénale et la corticothérapie. Il est important de se laver les mains soigneusement et de recourir aux précautions universelles. Les règles strictes d'asepsie s'imposent lors des interventions effractives.

Surveillez étroitement les signes vitaux afin de déceler les premiers signes d'infection, qui peuvent être masqués par la corticothérapie. Limitez les contacts sociaux de l'enfant pendant le traitement immunosuppresseur, et conseillez aux parents et à l'enfant d'éviter tout contact avec des personnes atteintes d'infections respiratoires ou de maladies contagieuses. Faites bien comprendre à l'enfant et aux parents qu'ils doivent s'abstenir de fréquenter les centres commerciaux, les centres sportifs, les marchés d'alimentation, les salles de jeux électroniques et tout autre endroit public où le risque de contagion est élevé.

Prévenir les ruptures de l'épiderme

Il est essentiel de procéder à des soins de la peau méticuleux pour éviter les ruptures de l'épiderme et les infections. Évaluez régulièrement l'état de la peau, changez fréquemment l'enfant de position et fournissez-lui un matelas thérapeutique (matelas coquille ou matelas à circulation d'air, par exemple). Gardez la peau propre et sèche.

> **ALERTE INFIRMIÈRE**
>
> Autrefois, on recommandait une diète riche en protéines et pauvre en sel aux enfants atteints du SNLGM. Les études les plus récentes laissent cependant croire qu'une diète riche en protéines entraîne une augmentation de la perte de protéines et peut accélérer l'apparition de l'insuffisance rénale. Par ailleurs, une diète hypoprotéique peut entraîner une carence en protéines. Aussi a-t-on pris l'habitude de recommander simplement un régime hyposodique, sans modifier l'apport protéique.

Répondre aux besoins nutritionnels et liquidiens

Planifiez les menus en tenant compte des goûts de l'enfant. Encouragez-le à manger en lui présentant des plats appétissants et de petites portions. Les repas devraient s'accompagner d'interactions sociales agréables. Incitez l'enfant à prendre ses repas en compagnie d'autres enfants de l'unité. En général, il n'est pas nécessaire de réduire l'apport liquidien.

Notez méticuleusement les ingesta et les excreta. Pesez l'enfant tous les jours à l'aide du même pèse-personne; mesurez le périmètre abdominal afin de déceler les variations de l'œdème et de l'ascite (se reporter à la figure 9-11). Prenez les signes vitaux toutes les quatre heures afin de dépister les signes de détresse respiratoire ou de surcharge circulatoire et afin de contrôler la tension artérielle.

Favoriser le repos

Si c'est possible, proposez à l'enfant des distractions calmes: dessiner, s'adonner à des jeux de société, écouter de la musique ou visionner des vidéocassettes. Prévoyez des périodes de repos après les activités. L'irritabilité, les sautes d'humeur ou le repli sur soi peuvent être des signes de fatigue. Faites comprendre l'importance du repos aux parents et à l'enfant. Il peut être nécessaire de limiter les visites pendant la phase aiguë de la maladie, quitte à les remplacer par des conversations téléphoniques. Pour donner à l'enfant un certain sentiment d'autonomie, encouragez-le à établir lui-même les limites de ses activités.

Apporter du soutien à l'enfant et à sa famille

Les parents et les enfants ont besoin de soutien pour s'adapter à la maladie chronique. Expliquez bien aux parents la maladie de leur enfant et le programme thérapeutique qu'elle dicte. Conjuguée à l'hospitalisation, l'anxiété des parents peut nuire à l'indépendance de l'enfant. Pour lui donner quelque latitude, conseillez aux parents de lui laisser choisir son menu parmi les plats offerts ou l'horaire de ses activités quotidiennes. L'enfant en retirera un certain sentiment d'autonomie. Le gain pondéral soudain et l'œdème risquent de perturber l'image corporelle de l'enfant. Le cas échéant, il évitera de se regarder dans un miroir, refusera de participer à ses soins et se désintéressera de son apparence. Encouragez-le à exprimer ses sentiments. Aidez-le à conserver une apparence normale en insistant pour qu'il fasse sa toilette comme d'habitude. Suggérez-lui de porter ses propres pyjamas plutôt que les chemises d'hôpital et de camoufler son œdème à l'aide de foulards ou de chapeaux.

Planifier le congé et enseigner à la famille les soins à domicile

Il faut déterminer bien avant le congé les besoins de la famille en matière de soins à domicile. Aux parents et aux enfants d'âge scolaire, donnez de l'information sur la maladie, le pronostic et le traitement prévu. Assurez-vous que les parents savent comment administrer les médicaments et en reconnaître les effets secondaires possibles. Indiquez-leur qu'ils devront procéder tous les jours à la détection de la protéinurie et consigner les résultats dans un journal de bord. En pesant l'enfant une fois par semaine, ils pourront déceler les premiers signes de rétention liquidienne et, par le fait même, dépister une éventuelle récidive avant même l'apparition de l'œdème.

L'état de l'enfant peut exiger une surveillance étroite dans les jours qui suivent le congé. Incitez cependant les parents à laisser l'enfant reprendre ses activités normales dès la fin de la phase aiguë. Rappelez-leur que son système immunitaire est affaibli et qu'il doit éviter tout contact avec des personnes souffrant de maladies infectieuses. Insistez sur l'importance du régime hyposodique, qui doit être maintenu tant que l'enfant prend des corticostéroïdes ou montre des signes de la maladie. L'enfant ne doit pas recevoir d'immunisations au cours des six mois qui suivent l'arrêt de la corticothérapie. Cependant, malgré les risques de récidive associés aux immunisations, il est important que l'enfant reçoive certains vaccins (qui lui seront administrés au moins six mois après l'arrêt de la corticothérapie), dont le vaccin contre le pneumocoque afin qu'il puisse combattre les infections graves mais évitables.

CONSEIL CLINIQUE

Si l'enfant n'est pas encore propre, dites aux parents de placer des tampons d'ouate dans la couche de l'enfant au coucher et de les presser, le matin venu, pour effectuer le dépistage de la protéinurie.

INSUFFISANCE RÉNALE

L'**insuffisance rénale** est l'incapacité des reins à excréter les déchets, à concentrer l'urine et à conserver les électrolytes. Il en existe une forme aiguë et une forme chronique. La première apparaît de façon soudaine (en quelques jours ou quelques semaines), tandis que la seconde consiste en un affaiblissement graduel de la fonction rénale (qui s'étale sur des mois ou des années).

Les deux types d'insuffisance rénale se caractérisent par l'**azotémie** (accumulation de déchets azotés dans la circulation sanguine) et, parfois, l'**oligurie** (débit urinaire inférieur à 0,5-1,0 mL/kg/h). On évalue le degré d'atteinte rénale d'après le degré d'azotémie et l'augmentation de la concentration sérique de la créatinine. L'**urémie** correspond à la présence d'une quantité excessive d'urée et d'autres déchets azotés dans le sang.

CONSEIL CLINIQUE

Le bon fonctionnement des reins repose sur les facteurs suivants :
- une irrigation sanguine rénale normale ;
- une ultrafiltration glomérulaire adéquate ;
- un fonctionnement normal des tubules rénaux ;
- l'absence d'entrave au flot de l'urine.

Insuffisance rénale aiguë

L'insuffisance rénale aiguë (IRA) est une défaillance soudaine de la fonction rénale ; elle se caractérise par une augmentation rapide de la concentration d'azote uréique du sang. En outre, les reins ne peuvent plus régir le volume liquidien extracellulaire, assurer l'équilibre du sodium ni maintenir l'équilibre acidobasique. L'IRA touche le plus souvent des nouveau-nés dont l'état est critique en raison d'une asphyxie, d'un état de choc ou d'une septicémie. Il peut s'agir par ailleurs de complications d'une chirurgie cardiaque ou d'une conséquence de la toxicité médicamenteuse[1].

Manifestations cliniques

En règle générale, l'IRA apparaît de façon soudaine chez un enfant en apparence bien portant et se manifeste par des symptômes non spécifiques, comme les nausées, les vomissements, la léthargie, l'œdème, l'hématurie macroscopique et l'hypertension (tableau 17-11)[18]. Ces symptômes sont causés par les déséquilibres électrolytiques (tableau 17-12), l'urémie et la surcharge liquidienne. L'enfant est pâle et léthargique.

L'hyperkaliémie est le plus grave des déséquilibres électrolytiques associés à l'IRA. L'augmentation de la concentration sérique du potassium nuit à la conductivité électrique à l'intérieur du cœur. L'hyponatrémie, par ailleurs, perturbe le fonctionnement du système nerveux central et entraîne des symptômes qui vont de la fatigue aux crises convulsives. L'œdème est consécutif à la rétention de l'eau et du sodium (se reporter au chapitre 9 pour obtenir plus de détails sur ces perturbations de l'équilibre hydroélectrolytique). Les enfants atteints d'IRA sont sujets aux infections en raison de l'affaiblissement de leur système immunitaire.

CROISSANCE ET DÉVELOPPEMENT

Les facteurs suivants augmentent les risques d'insuffisance rénale aiguë:

Chez les nouveau-nés
- État critique
- Uropathie obstructive
- Déshydratation
- Syndrome hémolytique et urémique

Chez les trottineurs
- Empoisonnement accidentel (acétaminophène, champignons, etc.)

Chez les enfants d'âge scolaire et les adolescents
- Trauma

TABLEAU 17-11 Manifestations cliniques de l'insuffisance rénale, aiguë ou chronique

Insuffisance rénale aiguë	Insuffisance rénale chronique
Hématurie macroscopique	Fatigue, malaise
Céphalée	Anorexie
Œdème	Nausées et vomissements prolongés et inexpliqués
Hypertension grave	Absence de développement staturo-pondéral normal
Léthargie	Faible rendement scolaire
Nausées et vomissements	Énurésie complexe
	Anémie chronique
	Hypertension
	Maladie des os rare (fractures causées par des accidents bénins, rachitisme, valgus)

Vogt, B.A., (1997). Identifying kidney disease : Simple steps can make a difference, Contemporary Pediatrics, *14(3), 115-119.*

TABLEAU 17-12 Insuffisance rénale aiguë: manifestations cliniques et causes des déséquilibres électrolytiques

Manifestations cliniques	Causes
Hyperkaliémie • Onde T pointue et élargissement du QRS à l'électrocardiographie • Arythmies : arythmies ventriculaires, bloc auriculo-ventriculaire, fibrillation ventriculaire, arrêt cardiaque • Diarrhée • Faiblesse musculaire	Incapacité à excréter adéquatement le potassium provenant des aliments et du catabolisme cellulaire. De plus, l'acidose métabolique est associée au passage du potassium du liquide intracellulaire au liquide extracellulaire.
Hyponatrémie • Modification de l'état de conscience • Crampes musculaires • Anorexie • Réflexes abdominaux, affaiblissement des réflexes ostéotendineux • Respiration de Cheyne-Stokes • Convulsions	Dans la phase oligurique aiguë, l'hyponatrémie est reliée à la présence d'un excès de liquide.
Hypocalcémie • Engourdissements ou fourmillements musculaires • Changement du tonus musculaire • Convulsions • Crampes et secousses musculaires • Signe de Chvostek positif (contraction des muscles faciaux après percussion de la partie du nerf facial située juste à l'avant de la glande parotide antérieure)	La rétention du phosphate (hyperphosphatémie) entraîne une diminution de la concentration sérique du calcium. Le calcium se dépose dans les cellules abîmées. L'hyperkaliémie et l'acidose métabolique peuvent masquer les manifestations cliniques habituelles de l'hypocalcémie grave.

Chan, J.C.M., Alon, U. et Oken, D.E., (1992). Acute renal failure. Dans C.M. Edelman, jr. (dir.), Pediatric kidney disease, *(2e éd., p. 1923-1940). Boston : Little, Brown.*

Étiologie et physiopathologie

L'IRA peut être causée par des facteurs prérénaux, intrinsèques ou postrénaux. L'IRA prérénale est due à une diminution de l'irrigation dans un rein par ailleurs normal, à la suite d'une maladie systémique. L'hypovolémie (consécutive à une hémorragie ou à la déshydratation), le choc septique ou l'insuffisance cardiaque peuvent précipiter l'IRA prérénale. Il s'agit du type d'IRA le plus répandu chez les nourrissons et les jeunes enfants.

L'IRA intrinsèque est attribuable à des lésions primaires des cellules parenchymateuses des reins. Ces lésions peuvent être causées par une infection, par des maladies comme le syndrome hémolytique et urémique et la glomérulonéphrite aiguë, par une nécrose corticale, des substances néphrotoxiques, ou encore une ingestion accidentelle de médicaments ou de poisons. Le tubule rénal est la structure la plus vulnérable. Les lésions du tubule rénal entraînant une nécrose tubulaire aiguë sont la cause la plus fréquente de l'insuffisance rénale intrinsèque chez les enfants.

L'IRA postrénale est causée par une obstruction du flot urinaire issu des deux reins et peut donc être consécutive à la présence de valvules urétrales ou d'une vessie neurogène. Le débit urinaire peut rester stable, augmenter ou diminuer. L'insuffisance rénale sans oligurie indique habituellement la présence d'une lésion rénale modérément grave. Les enfants qui se rétablissent de l'IRA peuvent présenter des séquelles rénales ou un affaiblissement de la fonction rénale.

SUBSTANCES NÉPHROTOXIQUES

- Antimicrobiens : aminosides, céphalosporines, tétracycline, sulfamides
- Opacifiants radiologiques (produits de contraste à base d'iode)
- Métaux lourds : plomb, baryum, fer
- Médicaments anti-inflammatoires non stéroïdiens : indométhacine, aspirine

Examens diagnostiques et traitement médical

Le diagnostic d'insuffisance rénale repose principalement sur les résultats de l'analyse d'urine et des analyses sanguines, et notamment sur les mesures des concentrations de l'azote uréique du sang, de la créatinine sérique, du sodium, du potassium et du calcium (tableau 17-13). Les reins ont des dimensions normales et la radiographie ne révèle aucun signe d'ostéodystrophie. On peut procéder à divers examens d'imagerie médicale pour évaluer les dimensions des reins ainsi que la circulation, l'irrigation et

TABLEAU 17-13 Examens diagnostiques de l'insuffisance rénale

Examen	Valeurs normales	Résultats en cas d'IRA*
Analyse d'urine		
PH	4,5-8,0	Abaissé
Osmolarité	50-1400 mOsm/L	>500 pour l'IRA prérénale < 350 pour l'IRA intrinsèque
Densité	1001-1030	Élevée : IRA prérénale Faible : IRA intrinsèque Normale : IRA postrénale
Protéines	Négatif	Positif
Analyse sanguine		
Potassium	3,5-5,8 mmol/L	Concentration élevée
Sodium	135-148 mmol/L	Concentration normale, faible ou élevée ; elle dépend uniquement de la quantité d'eau contenue dans l'organisme
Calcium	2,2-2,7 mmol/L	Concentration faible
Phosphore	1,23-2,0 mmol/L	Concentration élevée
Azote uréique	3,5-7,1 mmol/L	Concentration élevée
Créatinine	0,2-0,9 mmol/L	Concentration élevée
PH	7,38-7,42	Légèrement acide

*IRA : insuffisance rénale aiguë.

le fonctionnement rénaux, et déterminer si l'enfant est atteint d'insuffisance rénale aiguë ou chronique.

Le traitement dépend de la cause sous-jacente à l'insuffisance rénale. Il vise à limiter ou à prévenir les lésions rénales permanentes tout en conservant l'équilibre hydro-électrolytique et en évitant les complications (tableau 17-14). Il convient d'éliminer toutes les sources de potassium jusqu'à ce que l'hyperkaliémie soit jugulée (se reporter au chapitre 9). Le traitement initial d'urgence de l'enfant présentant une déplétion hydrique consiste à lui administrer, pour assurer l'irrigation des reins, une solution saline ou une solution de lactate de Ringer à raison de 20 mL/kg, et ce rapidement ou en bolus, c'est-à-dire en 5 à 10 minutes. On peut aussi administrer de l'albumine si la diminution du débit sanguin est due à une hémorragie. Si l'oligurie persiste après la rééquilibration hydrique, il faut soupçonner la présence de lésions rénales (IRA intrinsèque). Les enfants qui présentent une surcharge liquidienne, ceux qui souffrent d'un œdème pulmonaire notamment, doivent recevoir des diurétiques ou des traitements de dialyse.

On calcule l'apport liquidien de manière à maintenir un équilibre liquidien parfait. Les ingesta doivent équivaloir aux excreta. Le régime alimentaire doit comprendre un supplément de glucides pendant la phase catabolique. On prescrit des antibiotiques contre l'infection, tout en évitant les antibiotiques néphrotoxiques tels les aminosides.

Dans certains des cas où l'IRA ne réagit pas adéquatement au traitement, il faut recourir à la dialyse pour corriger les déséquilibres électrolytiques, éliminer la surcharge liquidienne et débarrasser le sang des déchets. On s'appuie sur l'état clinique et sur

TABLEAU 17-14 Complications de l'IRA : traitement médicamenteux

Complication	Médication	Mode d'action ou indication	Soins infirmiers
Hyperkaliémie (>5,8 mmol/L)	Kayexalate (résine échangeuse d'ions)	Échange le sodium contre du potassium, donc le potassium enlevé est échangé contre du sodium. L'échange s'effectue au niveau de l'intestin.	Doit passer rapidement dans le tube digestif pour être efficace. Les effets peuvent ne se manifester qu'au bout de 4 heures.
	Gluconate de calcium à 10 %	Atténue l'irritabilité du myocarde causée par le potassium.	*Ne pas administrer en utilisant un soluté contenant du bicarbonate.* Surveiller les changements de l'électrocardiographie. L'infiltration de la perfusion intraveineuse peut entraîner une nécrose des tissus.
	Bicarbonate de sodium	Favorise la correction de l'acidose métabolique en échangeant de l'hydrogène contre du potassium, ce qui permet d'augmenter le pH sanguin. Ainsi, le potassium se déplace vers les cellules, ce qui diminue son taux sérique.	*Ne pas administrer à l'aide d'un soluté contenant du calcium.* Les complications comprennent la surcharge liquidienne, l'hypertension et la tétanie.
Hypocalcémie (< 2,2 mmol/L)	Gluconate de calcium à 10 %	Administré en cas de tétanie ; fournit du calcium ionisé pour rétablir la fonction nerveuse.	Administrer lentement pour prévenir la bradycardie. Surveiller les changements de l'électrocardiographie.
Hypertension maligne (tension artérielle > 95 % de la normale pour l'âge de l'enfant)	Nitroprussiate de sodium, nitroglycérine	Relâchent le muscle lisse des artérioles périphériques.	Administrer à l'aide d'une perfusion intraveineuse continue ; la tension artérielle diminue en 10 à 20 minutes.

l'âge de l'enfant pour choisir entre l'hémodialyse et la dialyse péritonéale. La section intitulée Traitement de suppléance, présentée plus loin dans le chapitre, donne plus de détails à ce sujet.

Le pronostic dépend de la cause de l'IRA. Il est généralement bon si l'IRA fait suite à une intoxication médicamenteuse ou à une déshydratation. Dans ce cas, l'IRA est réversible. Par ailleurs, l'IRA consécutive à des maladies comme le syndrome hémolytique et urémique et la glomérulonéphrite aiguë peut laisser des séquelles rénales.

Collecte des données

Il est essentiel de vérifier les antécédents complets de l'enfant et de procéder à un examen physique rigoureux pour retracer l'évolution des symptômes et déceler les causes possibles de l'insuffisance rénale.

Données physiologiques. La vérification des signes vitaux, de l'état de conscience et des autres indicateurs neurologiques facilite le dépistage des signes cliniques d'un déséquilibre électrolytique (tableau 17-12). En pesant l'enfant au moment de son hospitalisation, on obtient une valeur de référence pour apprécier les variations de l'état liquidien. Contrôlez régulièrement les résultats de l'analyse et de la culture d'urine, ainsi que des analyses sanguines. Déterminez la couleur des urines (figure 17-7). Des urines troubles peuvent signaler une infection et des urines brunes, de couleur thé, une hématurie. Vérifiez la densité urinaire et mesurez les ingesta et les excreta.

Données psychosociales. Le caractère inattendu et soudain de l'hospitalisation engendre de l'anxiété tant chez l'enfant que chez les parents. Déterminez s'ils manifestent des sentiments de colère, de culpabilité ou de peur. Ce sera probablement le cas pour les parents si l'IRA fait suite à une déshydratation, à une blessure évitable ou à un empoisonnement. Évaluez les mécanismes d'adaptation de la famille, son réseau de soutien et son niveau de stress.

Diagnostics infirmiers

Les diagnostics infirmiers dépendent de la cause de l'insuffisance rénale et de ses éventuelles complications. Plusieurs diagnostics infirmiers peuvent s'appliquer à l'enfant atteint d'IRA, entre autres :

- Diminution de l'irrigation tissulaire rénale reliée à l'hypovolémie, à la septicémie ou à la toxicité médicamenteuse.

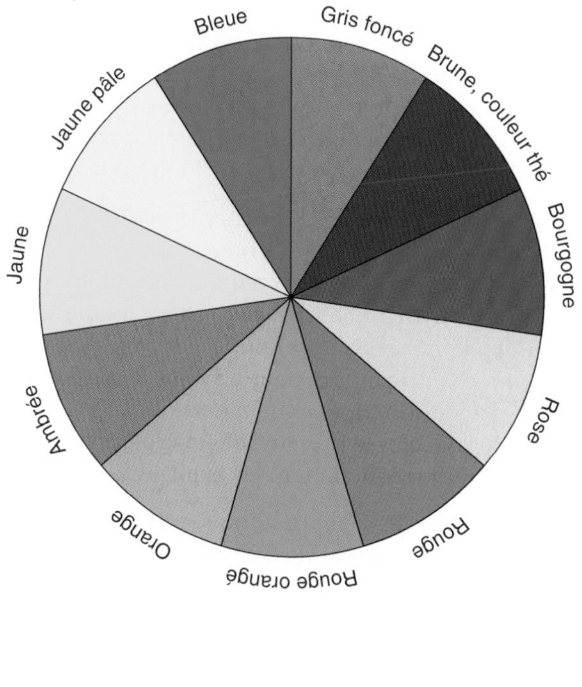

FIGURE 17-7. On peut utiliser un disque chromatique comme celui-ci pour standardiser les descriptions de la couleur des urines. L'urine normale est jaune pâle. Les autres couleurs correspondent aux situations suivantes : jaune – urine concentrée ; ambrée – présence de bile ; orange – urine alcaline ou concentrée ; rouge orangé – pH acide, médicaments ; rouge – présence de sang (il peut s'agir de sang menstruel) ; rose – présence de sang dilué ; bourgogne – laxatifs ; brune, couleur thé – mélanine, hématurie ; gris foncé – médicaments, colorants ; bleue – colorants, médicaments.
Cooper, C., (1993). What color is that urine specimen ?, American Journal of Nursing, *93, 37.*

- Excès de volume liquidien relié à la rétention du sodium et de l'eau.
- Déficit nutritionnel : Apport nutritionnel insuffisant par rapport aux besoins métabolique relié à l'anorexie, aux nausées, aux vomissements et à l'état catabolique.
- Risque d'infection relié aux interventions effractives, aux appareils de monitorage et à l'affaiblissement du système immunitaire.
- Stratégies d'adaptation familiale inefficaces (ou compromises), reliées au caractère soudain de l'hospitalisation et à l'incertitude du pronostic.

Soins infirmiers

Les soins infirmiers consistent à prévenir les complications, à maintenir l'équilibre liquidien, à administrer les médicaments, à répondre aux besoins nutritionnels, à prévenir les infections et à apporter du soutien à l'enfant et à ses parents.

Prévenir les complications. Le meilleur moyen pour prévenir les complications est de veiller à l'observance du traitement prévu. La surveillance étroite des signes vitaux, des ingesta et des excreta, des électrolytes sériques et de l'état de conscience peut révéler à l'infirmière des variations attribuables à des complications.

CONSEIL CLINIQUE

Si la concentration sérique du sodium augmente tandis que le poids diminue, c'est que l'enfant ne reçoit pas suffisamment de liquide. Si, au contraire, la concentration sérique du sodium diminue tandis que le poids augmente, c'est que l'enfant reçoit trop de liquide.

Maintenir l'équilibre liquidien. Déterminez l'état liquidien de l'enfant en le pesant (toujours à l'aide du même pèse-personne) deux fois par jour, en surveillant étroitement ses ingesta et ses excreta et en mesurant sa tension artérielle toutes les 4 à 6 heures, selon l'état de l'enfant. Vérifiez aussi les valeurs de la biochimie sanguine, tout particulièrement le taux sérique du sodium. L'objectif du maintien de l'équilibre liquidien est d'arriver à conserver une concentration sérique stable de sodium et de voir diminuer le poids corporel de 0,5 à 1 % par jour.

Si l'enfant présente une oligurie, on limite l'apport liquidien, y compris l'alimentation parentérale, au remplacement des pertes hydriques insensibles provenant des poumons, de la peau et du tube digestif (environ un tiers des besoins d'entretien quotidiens) chez les enfants afébriles. Si l'enfant est fiévreux, en revanche, on augmente l'apport liquidien de 12 % par degré Celsius supérieur à la normale.

ALERTE INFIRMIÈRE

L'insuffisance rénale est liée à une diminution de la capacité des reins à concentrer l'urine. L'enfant qui en est atteint est donc particulièrement sujet à la déshydratation en cas de trouble gastro-intestinal aigu.

Administrer les médicaments. L'IRA exige la révision de toutes les posologies, puisqu'elle affaiblit la capacité des reins à excréter les médicaments. On peut soit réduire le dosage, soit allonger l'intervalle entre les doses. Vérifiez les taux sériques des médicaments afin de surveiller la toxicité médicamenteuse. Prenez connaissance des signes de toxicité associés à chacun des médicaments que l'enfant reçoit.

Répondre aux besoins nutritionnels. L'enfant atteint d'IRA est sujet à la malnutrition en raison de la vitesse élevée de son métabolisme. Dans un premier temps, on peut recourir à l'alimentation parentérale ou entérale pour réduire au minimum le catabolisme des protéines. On adapte le régime alimentaire aux besoins particuliers de l'enfant en énergie, glucides, lipides et acides aminés ou hydrolysats de protéines. Selon le degré d'insuffisance rénale, on peut réduire l'apport de sodium, de potassium ou de phosphore. On rétablit l'alimentation par voie orale dès que l'enfant la tolère.

Prévenir les infections. L'enfant atteint d'IRA est extrêmement prédisposé aux infections nosocomiales en raison des modifications de son état nutritionnel, de l'affaiblissement de son système immunitaire et des nombreuses interventions effractives qu'il subit. Il est impératif de se laver les mains méticuleusement et de prendre les mesures de précaution universelles afin de diminuer les risques d'infection. Il faut employer une technique stérile pour toutes les interventions effractives et pour les soins des cathéters intraveineux. Il convient de demander une culture des écoulements qui se forment aux points d'insertion des cathéters afin d'y déceler la présence de micro-organismes infectieux. Prenez les signes vitaux et auscultez fréquemment les bruits respiratoires.

Apporter du soutien à l'enfant et à sa famille. L'apparition soudaine de l'IRA met les parents en présence d'une menace soudaine à la vie de leur enfant. Le caractère inattendu de l'hospitalisation et l'incertitude du pronostic engendrent de l'anxiété chez l'enfant et les parents. Il arrive souvent que les parents se sentent coupables, surtout si l'insuffisance rénale est due à une déshydratation ou un empoisonnement. Incitez les parents à exprimer leurs peurs et aidez-les à se libérer de leur sentiment de culpabilité. Expliquez les interventions et les traitements afin de soulager leur anxiété. Encouragez tous les membres de la famille en âge de le faire à participer aux soins de l'enfant afin de renforcer chez eux le sentiment de contrôle.

Planifier le congé et enseigner à la famille les soins à domicile. Il faut déterminer bien avant le congé les besoins de la famille en matière de soins à domicile. Lors de l'hospitalisation, encouragez les parents à participer très tôt aux soins de l'enfant. Assurez-vous qu'ils comprennent à quel point il est important d'administrer les médicaments correctement. Enseignez aux membres de la famille comment prendre la tension artérielle afin qu'ils puissent suivre l'évolution de l'hypertension de l'enfant à la maison, si cette surveillance s'impose. Demandez-leur de vous faire une démonstration.

Une consultation en diététique est un élément primordial du plan de congé et incombe généralement à une nutritionniste spécialisée dans les maladies du rein. Selon le degré d'insuffisance rénale, on peut prévoir une diminution de l'apport en protéines, en eau, en sodium, en potassium et en phosphore. Les parents devraient recevoir des directives écrites comprenant la liste des aliments appropriés. Les choix de menu devraient se faire en tenant compte des particularités ethniques et culturelles.

Il est capital de poursuivre la surveillance de la fonction rénale au cours des examens de suivi, car une détérioration est toujours possible. Il peut être utile d'orienter les parents et l'enfant vers des groupes d'entraide. Ainsi, la Fondation canadienne du rein offre un grand nombre de publications (se reporter à l'annexe G).

Insuffisance rénale chronique

L'insuffisance rénale chronique (IRC) est une défaillance progressive et irréversible de la fonction rénale. Cette affection est rare chez les enfants et n'en atteint que de 3,5 à 6 sur un million[2].

Manifestations cliniques

Chez les enfants, il arrive souvent que les symptômes de l'IRC n'apparaissent qu'aux stades avancés de la maladie (tableau 17-11). Dans les premiers stades, l'enfant peut être pâle et se plaindre de céphalées, de nausées et de fatigue. On peut aussi observer une diminution de la vigilance et de la capacité de concentration, ainsi qu'une anémie entraînant tachycardie, tachypnée et dyspnée à l'effort. À mesure que la maladie évolue, l'enfant présente une perte d'appétit et des complications de la défaillance de la fonction rénale, dont de l'hypertension, un œdème pulmonaire, un retard de croissance, l'**ostéodystrophie** (un défaut de la minéralisation des os dû à l'insuffisance rénale et à l'hyperphosphatémie), un retard du développement de la motricité globale et de la motricité fine ainsi qu'un retard de la maturation sexuelle.

Le retard de croissance est causé par les perturbations du métabolisme du calcium, du phosphore et de la vitamine D, la diminution de l'apport énergétique et l'acidose métabolique. L'ostéodystrophie prédispose l'enfant aux fractures spontanées, au rachitisme et aux déformations des jambes vers l'extérieur (*valgus*).

L'insuffisance rénale terminale (IRT), la forme la plus avancée d'IRC, compromet le fonctionnement de tous les systèmes de l'organisme. Des symptômes d'urémie apparaissent au fur et à mesure que s'aggravent les perturbations cliniques et biochimiques dues à la détérioration progressive des reins. Au Canada, 46 nouveaux cas d'IRT ont été dénombré en 1999 chez les enfants de moins de 15 ans[19].

Étiologie et physiopathologie

Chez les enfants, l'IRC est généralement due à des anomalies des reins ou des voies urinaires. Dans le cas de Thierry, décrit dans la capsule d'ouverture du présent chapitre, l'IRT est causée par la présence de valvules urétrales ayant entraîné des lésions rénales

DIVERSITÉ CULTURELLE

Diminuer l'apport en sodium d'un enfant d'origine asiatique demande parfois un surcroît d'efforts. En effet, les Asiatiques consomment des sauces et des assaisonnements (sauce soya, moutarde, glutamate monosodique, sel d'ail) riches en sodium, même si ce n'est pas le cas de leurs aliments à proprement parler (riz, légumes, crevettes et poulet). Ces condiments représentent un apport quotidien de sodium pouvant aller jusqu'à 18 g, alors que l'apport recommandé est de 4 g. Par ailleurs, le régime alimentaire mexicain type est riche en sodium et en potassium (avocats, tomates, haricots) et peut aussi nécessiter d'importantes modifications. Les familles doivent bénéficier d'une consultation en diététique personnalisée et avoir suffisamment de motivation pour diminuer l'apport en sodium de l'enfant et s'habituer à assaisonner leurs plats avec des épices faibles en sodium.

bilatérales. L'IRC peut aussi être consécutive à un syndrome hémolytique et urémique, à une glomérulonéphrite ou à d'autres maladies du rein (se reporter plus loin dans le chapitre).

La diminution progressive et permanente du nombre de néphrons fonctionnels entraîne graduellement l'IRT, laquelle se caractérise par un fonctionnement rénal minimal (inférieur à 5 % de la normale), un syndrome urémique, une anémie et des valeurs sanguines anormales. Les reins ne suffisent plus à maintenir l'homéostasie et l'enfant a besoin d'une dialyse.

Les reins ont pour fonction d'excréter l'excès d'acide et de régir l'équilibre hydro-électrolytique. L'insuffisance rénale perturbe cet équilibre. L'acidose métabolique s'installe au fur et à mesure que le trouble évolue, car les reins ne peuvent plus excréter les acides qui s'accumulent dans l'organisme. La rétention de l'excès de sodium et d'eau est fréquemment à l'origine de l'hypertension artérielle associée à l'IRC. L'excrétion insuffisante du calcium, la rétention du phosphore et l'augmentation des concentrations d'hormones parathyroïdiennes entraînent des troubles osseux urémiques. L'IRC, enfin, s'accompagne d'anémie, dont les causes sous-jacentes sont la maladie rénale évolutive et le déficit en érythropoïétine. En effet, cette hormone sécrétée par les reins assure la production et la maturation des globules rouges.

SYNDROME URÉMIQUE

Parmi les signes et les symptômes du syndrome urémique, on trouve les nausées et les vomissements, l'anémie évolutive, l'anorexie, la dyspnée, le malaise, le « givre d'urée » (dépôts sur la peau d'une poudre blanche, composée principalement de cristaux d'urée), l'haleine urémique (malodorante), les céphalées, la confusion mentale progressive, les tremblements, l'œdème pulmonaire et l'insuffisance cardiaque congestive.

Examens diagnostiques et traitement médical

Pour confirmer le diagnostic d'IRC, on procède à des analyses de laboratoire ; ainsi, on détermine le pH sanguin et on mesure les concentrations sériques des électrolytes, du phosphate, de l'azote uréique du sang et de la créatinine. On prélève un échantillon d'urine à des fins de culture et on fait une collecte des urines de 24 heures pour mesurer l'excrétion de créatinine et de protéines. À partir des concentrations de créatinine mesurées dans les urines et dans le sang, on peut calculer le débit de filtration glomérulaire résiduel. Les résultats des analyses de laboratoire tiendront compte de la taille et de la masse musculaire de l'enfant.; il faut se reporter aux valeurs normales pour l'âge du patient. On procède également, au besoin, à des examens permettant de dépister les maladies du rein susceptibles d'entraîner l'insuffisance rénale. La biopsie rénale est la meilleure méthode qui soit pour poser ou confirmer le diagnostic, établir le pronostic et orienter le traitement[20].

Le traitement vise à ralentir l'évolution de la maladie et à prévenir les complications. Le traitement traditionnel consiste à gérer l'apport nutritionnel et hydro-électrolytique ainsi qu'à juguler l'hypertension. S'il se révèle inefficace et que l'enfant est menacé d'IRT, on amorce la dialyse.

Le régime alimentaire vise à maximiser l'apport énergétique nécessaire à la croissance tout en évitant de trop solliciter les reins et de perturber l'équilibre hydro-électrolytique. Dans certains cas, et surtout chez les enfants de moins de 1 an, on doit recourir à l'alimentation entérale (gavage) ou parentérale pour assurer un apport protéique optimal. On traite l'acidose métabolique à l'aide de bicarbonate de sodium (Bicitra). Si l'enfant présente de l'hypertension ou de l'œdème, on limite parfois l'apport de sodium à 2 g par jour. Il faut aussi réduire l'apport de potassium et de phosphate au fur et à mesure que l'insuffisance rénale évolue. Le médecin peut prescrire des agents fixateurs du phosphate à base de carbonate de calcium pour favoriser l'élimination de l'excès de phosphate.

CONSEIL CLINIQUE

L'apport protéique optimal en présence d'IRC est de 2,0 à 2,5 g/kg/jour pour les *nourrissons* et de 1,5 à 2,0 g/kg/jour pour les *enfants plus âgés*.

On administre des diurétiques afin de réduire l'œdème. On prescrit aussi des antihypertenseurs pour abaisser la tension artérielle et pour prévenir l'aggravation de la maladie du rein. Tout comme on le fait dans les cas d'IRA, on adapte les dosages de la médication pour tenir compte de la diminution du débit de la filtration glomérulaire. Les suppléments vitaminiques (chlorydrate de pyridoxine et acide folique) sont généralement indiqués pour éviter les carences alimentaires dues aux restrictions nutritionnelles. On administre de l'ergocalciférol et du calcitriol (vitamine D) pour favoriser l'absorption du calcium et de l'acide ascorbique de même que pour faciliter l'absorption du fer. On donne aussi de l'érythropoïétine humaine recombinée par injections sous-cutanées afin de stimuler la production des globules rouges, d'améliorer l'endurance et le rendement scolaire et de diminuer les transfusions. Enfin, on administre de l'hormone de croissance humaine recombinée jusqu'à l'apparition de l'IRT afin d'augmenter la masse musculaire et de stimuler le gain pondéral.

Les enfants atteints d'IRT ont besoin d'un traitement de suppléance rénale (se reporter plus loin dans le présent chapitre). Qu'il s'agisse d'une greffe de rein ou d'une dialyse, ce traitement doit être plus hâtif chez l'enfant que chez l'adulte pour prévenir quelques-unes des complications de l'IRT. On détermine le début du traitement en se fondant non pas sur les mesures absolues de l'azote uréique du sang ou de la créatinine sérique, mais sur des signes non spécifiques, tels qu'un syndrome urémique, une hypertension rebelle, une ostéodystrophie rénale, un retard de la croissance du périmètre crânien, un retard de développement et une stagnation de la croissance (se reporter à la section intitulée Traitement de suppléance).

L'IRC est une maladie irréversible, mais son évolution est variable. Dans certains cas, elle dégénère rapidement en IRT et dicte l'amorce de la dialyse. Dans d'autres cas, l'association d'une diète et d'un traitement médicamenteux retarde l'apparition d'atteintes rénales graves. Le programme thérapeutique doit être fréquemment modifié en raison des variations de l'état de l'enfant.

Collecte des données

Données physiologiques. Au début de la maladie et plus tard au cours de son évolution, l'évaluation vise à déceler les complications de l'insuffisance rénale. Surveillez l'apparition des signes d'œdème, de retard de la croissance et du développement, d'ostéodystrophie et d'anémie. La prise des signes vitaux facilite le dépistage des déséquilibres électrolytiques (tableau 17-12).

Données psychosociales. Au fur et à mesure que la maladie évolue, les facteurs de stress se multiplient pour l'enfant et la famille. Au début, ils nient souvent l'existence du problème ou refusent de croire à la gravité de la situation. Une évaluation rigoureuse de la famille peut permettre de cerner les besoins de l'enfant et de ses proches (tableau 6-7). L'apparition de l'IRT à l'adolescence pose des problèmes particuliers, puisque la non-observance des traitements peut mettre la vie du patient en danger.

Diagnostics infirmiers

Les diagnostics infirmiers s'appliquant chez l'enfant atteint d'IRC sont les mêmes que ceux que nous avons déjà énumérés pour l'IRA. À ces diagnostics on peut ajouter les suivants :

- Perturbation de la croissance et du développement reliée à la diminution de l'apport énergétique et aux perturbations du métabolisme ;
- Perturbation de l'estime de soi reliée au sentiment d'être « différent » ;
- Intolérance à l'activité reliée aux céphalées, à l'anémie et à la fatigue ;
- Perturbation de la dynamique familiale reliée à la présence d'une maladie potentiellement mortelle chez un enfant ;
- Prise en charge inefficace du programme thérapeutique reliée à l'épuisement et au manque de connaissances concernant la dialyse à domicile ;
- Perturbation de l'image corporelle reliée au retard de croissance et à l'utilisation d'un cathéter, externe et visible, pour la dialyse.

Soins infirmiers

En règle générale, l'enfant atteint d'IRC est hospitalisé afin que les professionnels de la santé puissent procéder aux examens diagnostiques initiaux, amorcer la dialyse, déceler les problèmes reliés au plan de traitement et traiter l'infection ou tout autre problème concomitant. Les soins infirmiers destinés à l'enfant hospitalisé pour IRC consistent à surveiller l'apparition des effets secondaires de la médication, à prévenir les infections, à répondre aux besoins nutritionnels, à apporter du soutien à l'enfant et à sa famille et à prodiguer un enseignement préparatoire.

Surveiller l'apparition des effets secondaires de la médication. Soyez à l'affût des signes de déséquilibre électrolytique chez les enfants qui prennent des diurétiques: faiblesse, crampes musculaires, étourdissements, céphalées, nausées et vomissements. Surveillez étroitement les activités de l'enfant afin de prévenir les chutes dues aux étourdissements, surtout au début du traitement diurétique. Si l'enfant reçoit des antihypertenseurs comme l'hydralazine, pesez-le régulièrement afin de dépister tout gain pondéral excessif dû à la rétention d'eau et de sodium.

Prévenir les infections. L'enfant atteint d'IRC est extrêmement prédisposé aux infections. Soyez à l'affût de leurs signes: fièvre, urines troubles ou ayant une odeur forte, dysurie, modifications de la qualité de la respiration et toux productive. Insistez auprès de l'enfant et de la famille sur la nécessité d'adopter une bonne technique de lavage des mains.

Répondre aux besoins nutritionnels. Le maintien d'un apport nutritionnel adéquat chez un enfant qui souffre d'IRC et qui doit éviter certains aliments est une tâche complexe. Afin de l'encourager à manger, offrez-lui fréquemment de petites portions et présentez-lui des plats appétissants.

Apporter du soutien à l'enfant et à sa famille. L'IRC impose un changement radical au mode de vie tant de l'enfant que de sa famille. Ils ont besoin d'exprimer, et d'assumer, les sentiments que suscitent chez eux la maladie, le pronostic et les exigences du traitement. Le dessin et le jeu thérapeutique sont de bons moyens pour aider les enfants à s'exprimer.

Les traitements réguliers de dialyse et l'attente d'une greffe de rein soumettent l'enfant et ses parents à un stress considérable. Pour favoriser l'observance du traitement, il faut s'assurer qu'ils possèdent un réseau de soutien et des stratégies d'adaptation efficaces. Ils peuvent se procurer de la documentation et obtenir du soutien auprès de la Fondation canadienne du rein et de groupes d'entraide locaux (se reporter à l'annexe G).

Planifier le congé et enseigner à la famille les soins à domicile. Il faut déterminer bien avant le congé les besoins de la famille en matière de soins à domicile. Les parents doivent être conscients de la durée du traitement et de l'importance du suivi des soins. Aidez la famille à élaborer un horaire d'administration des médicaments qui s'intègre à ses habitudes; insistez sur l'importance de la régularité dans cet horaire. Enseignez aux parents à reconnaître les effets secondaires des médicaments et les complications de la maladie.

Prenez les arrangements nécessaires avec les services de soins à domicile et le Centre local des services communautaires (CLSC) de leur quartier. Les infirmières des soins à domicile aideront les parents à s'occuper de l'enfant sous dialyse et elles leur fourniront le soutien et les encouragements nécessaires. Si les traitements de dialyse ont lieu à domicile, les parents doivent apprendre comment les effectuer et comment dépister les complications (tableau 17-15). Des règles strictes d'asepsie s'imposent pour prévenir les infections au point d'insertion du cathéter.

Soins dans la communauté. L'enfant atteint d'IRC doit se rendre souvent aux services de consultations externes afin que les professionnels de la santé puissent observer l'évolution des signes et des symptômes de la maladie, et évaluer l'efficacité des traitements en cours.

ÉVALUATION. Comparez la taille, le poids et le périmètre crânien de l'enfant aux mesures normales pour son âge afin de dépister tout retard de croissance ou de prendre note des progrès. Évaluez le développement à l'aide du test de Denver II ou d'un autre outil de dépistage (se reporter au chapitre 6). Vérifiez si l'adolescent montre des signes

TABLEAU 17-15 Complications de la dialyse péritonéale

Complications	Causes
Péritonite	
Dialysat trouble, douleurs abdominales, sensibilité, leucocytose, fièvre (hypothermie néonatale), constipation	*Staphylococcus aureus, Staphylococcus epidermidis,* infections fongiques, bacilles à Gram négatif (le risque est directement proportionnel à la durée de la dialyse et inversement proportionnel à l'âge)
Douleur	
Pendant l'infusion	Infusion trop rapide, volume excessif de dialysat, insertion du cathéter dans un faux passage, extrêmes de température du dialysat
Pendant l'écoulement à la fin du drainage	Passage de l'épiploon (courbure de l'estomac) dans le cathéter à la fin du drainage, ce qui cause une obstruction du cathéter
Écoulement ou infiltration	
Présence de liquide autour du cathéter, œdème du pénis ou du scrotum dû à une infiltration de liquide dans le tissu sous-cutané abdominal, infiltration de liquide dans la cavité pleurale à travers le diaphragme	Remplissage excessif de l'abdomen, déplacement du cathéter hors de la cavité abdominale
Symptômes respiratoires	
Essoufflement, diminution des bruits respiratoires dans les lobes inférieurs, expansion inadéquate du thorax	Remplissage excessif de l'abdomen qui entrave les mouvements du diaphragme, perforation du diaphragme permettant l'entrée du cathéter (et du dialysat) dans la cavité thoracique

de retard de la maturation sexuelle et si l'adolescente présente une aménorrhée. Des analyses sanguines et urinaires permettront de surveiller la fonction rénale. De même, des radiographies des os prises à des intervalles de six mois révéleront les effets de l'ostéodystrophie.

SURVEILLANCE DE LA SANTÉ. Enseignez à l'enfant et aux parents qu'il est important pour l'enfant d'avoir une bonne dentition et de veiller à son hygiène buccale. Il devrait faire de fréquentes visites chez le dentiste en vue de prévenir les infections. Veillez à ce que la famille comprenne que l'enfant devra recevoir une antibiothérapie prophylactique avant de subir certaines interventions effractives, notamment des traitements dentaires (tableau 13-8). Autant que possible, l'enfant devrait recevoir toutes ses immunisations avant la greffe de rein, puisqu'il fera par la suite l'objet d'un traitement immunosuppresseur à long terme. On ne doit pas administrer de vaccins vivants à un enfant qui prend des agents immunosuppresseurs (se reporter au chapitre 10).

NUTRITION. Passez en revue avec les parents toutes les restrictions alimentaires. Fournissez-leur des exemples de menus afin de les aider à planifier les repas en tenant compte des changements nécessaires. La plupart du temps, une nutritionniste spécialisée dans les maladies du rein aide l'enfant à choisir ses aliments et à limiter son apport de liquide et de sodium, s'il y a lieu de le faire. Elle tient compte des goûts de l'enfant et de ses origines culturelles. Certains enfants d'âge scolaire perçoivent les restrictions alimentaires comme une punition et ne comprennent pas les conséquences d'une non-observance de leur diète. Nombre d'adolescents se rebellent contre la diète et les traitements de dialyse, car ces obligations entravent leur indépendance et le développement de leur identité. Ils se montrent non coopératifs, dépressifs et hostiles. Abordez avec eux et avec leurs parents la question des réactions comportementales aux restrictions alimentaires et aux limitations imposées par le traitement.

SOUTIEN. Les enfants d'âge scolaire et les adolescents craignent souvent d'être différents des autres. Demandez à l'enfant comment il réagit face à la diète, aux médicaments et à la dialyse. Pour atténuer les conséquences psychologiques d'une maladie chronique, les parents devraient encourager l'enfant à avoir des activités de son âge. La fréquentation de l'école et les contacts avec les pairs favorisent la croissance et le développement normaux. Faites tout pour renforcer la confiance en soi et l'estime de soi de l'enfant. Préparez-le à l'éventualité de conflits avec ses pairs.

ENSEIGNEMENT PRÉPARATOIRE. Au fur et à mesure que la fonction rénale de l'enfant se détériorera, renseignez les parents sur l'évolution de la maladie, les traitements de dialyse et tout ce qui concerne la greffe de rein.

Traitement de suppléance

Le traitement de suppléance en cas d'insuffisance rénale peut prendre la forme d'une dialyse (hémodialyse ou dialyse péritonéale) ou d'une greffe de rein. Au Canada, 222 enfants âgés de 0 à 15 ans ont fait l'objet en 1999 d'un traitement de suppléance, et 63 d'entre eux étaient sous dialyse. Au cours de la même année, tous les enfants traités à domicile pour IRT subissaient une dialyse péritonéale, et aucun n'a reçu d'hémodialyse[19]. Au Canada, très peu d'enfants sont traités par hémodialyse à domicile et, de 1984 à 1999, seulement 3 enfants ont bénéficié de ce type de traitement[19]. Toutefois, aux États-Unis, 35 % des enfants traités à domicile pour IRT le sont par hémodialyse[21]. Au Québec, toutes les dépenses découlant de la dialyse à domicile sont assumées par la Régie de l'assurance maladie du Québec (à l'exception des rénovations nécessaires à l'installation de l'appareillage).

Dialyse péritonéale

Pour la dialyse péritonéale, le péritoine est utilisé comme membrane de filtration. Cette méthode est la forme de dialyse de choix pour les jeunes enfants, car elle permet une élimination continue des liquides et des déchets. En effet, l'état de clairance constante qui s'établit atténue les effets toxiques des déchets sur l'organisme de l'enfant, qui est en développement. En outre, ce traitement impose des restrictions alimentaires et liquidiennes moins strictes. Enfin, on peut planifier l'horaire des traitements de manière à perturber le moins possible la vie scolaire, sociale et familiale de l'enfant.

Les deux méthodes de dialyse péritonéale les plus répandues sont la dialyse péritonéale continue ambulatoire et la dialyse péritonéale automatisée (ou par cycleur). On utilise des burettes ou des cylindres gradués pour mesurer le volume de liquide échangé.

- La dialyse péritonéale continue ambulatoire consiste à instiller par gravité un dialysat (solution stérile de dialyse), contenu dans un sac en plastique souple, dans la cavité péritonéale quatre ou cinq fois par jour, au moyen d'un cathéter placé dans l'abdomen. Une fois le liquide instillé, on clampe la tubulure, on replie le sac et on le dissimule sous les vêtements de l'enfant, afin qu'il puisse reprendre ses activités. Le liquide demeure dans la cavité pendant quatre à huit heures. L'enfant ou le parent déplie alors le sac, le pose plus bas que le bassin de l'enfant et déclampe la tubulure, afin que le dialysat se draine par gravité. Une fois le drainage terminé, on jette le sac et la solution drainée, on réinstalle un nouveau sac de dialysat et on recommence. Cette méthode exige de fréquents raccordements du cathéter, qui demandent beaucoup de temps à l'enfant et sa famille, et qui comportent des risques d'infection élevés.
- La dialyse péritonéale automatisée, autrefois connue sous le nom de dialyse péritonéale continue cyclique, s'effectue au moyen d'un appareil appelé cycleur; elle

ALERTE INFIRMIÈRE

Le dialysat doit être de couleur jaune paille. Si l'infirmière remarque que la solution change de couleur et devient rose, jaune vif, brun, ou encore qu'elle présente un aspect trouble, elle doit prévenir immédiatement le médecin.

consiste à instiller et à drainer le dialysat environ cinq fois par période de 10 heures, généralement la nuit. Cette méthode ne nécessite qu'un raccordement par jour, ce qui est moins exigeant pour la famille et diminue les risques d'infection.

Chez les enfants atteints d'IRA, on installe un cathéter percutané qui peut demeurer en place pendant quelques semaines. Chez les enfants atteints d'IRC, le cathéter est introduit chirurgicalement pour un usage à long terme.

Les principales complications de la dialyse péritonéale sont la péritonite et la hernie abdominale (tableau 17-15). Les patients souffrent en moyenne d'une péritonite par année[22].

Enseignez à la famille à effectuer la dialyse péritonéale et à appliquer des règles strictes d'asepsie pour la dialyse comme pour l'entretien du cathéter. La dialyse péritonéale demande du temps et une grande disponibilité de la part de la famille. Aidez-la à prendre des habitudes qui perturbent le moins possible sa vie quotidienne. Vous trouverez un supplément d'information dans le plan de soins infirmiers destiné à l'enfant qui reçoit des traitements de dialyse péritonéale à domicile.

CONSEIL CLINIQUE

Les signes et les symptômes de la péritonite associée à la dialyse péritonéale sont la fièvre, les vomissements, la diarrhée, les douleurs abdominales, la sensibilité et la turbidité (aspect trouble) du dialysat.

Hémodialyse

On réserve l'hémodialyse aux enfants dont l'état est critique ainsi qu'aux enfants atteints d'IRC qui ne peuvent recevoir de dialyse péritonéale pour des raisons d'ordre technique ou familial. Dans le cas présenté dans la capsule d'ouverture du chapitre, l'équipe traitante (médecins, infirmières) et la famille ont décidé de passer de la dialyse péritonéale à l'hémodialyse parce que Thierry avait eu plusieurs péritonites en un an. Grâce à la technologie moderne, on peut désormais traiter par hémodialyse des nourrissons ne pesant que 4 kg. On procède habituellement à trois traitements par semaine, de trois à quatre heures chacun.

Pour l'hémodialyse d'urgence et chez le nourrisson, on introduit un cathéter à double lumière (à deux voies) dans une grosse veine (la veine fémorale, jugulaire ou sous-clavière). Pour les enfants de plus de 20 kg, il arrive souvent que l'on crée un accès vasculaire artificiel, une dérivation artério-veineuse (également appelée fistule interne) dans le bras. Dans ce type d'accès vasculaire, on connecte chirurgicalement une veine et une artère, généralement l'artère radiale à une veine de l'avant-bras. Le greffon interne (ou vasculaire) représente une autre possibilité. D'après cette méthode, on procède à une anastomose entre une greffe d'un segment de la veine saphène à l'artère brachiale ou à la veine brachiocéphalique. La veine saphène peut être remplacée par une xénogreffe artérielle bovine.

L'appareil d'hémodialyse comprend un dialyseur (ou « rein artificiel ») qui, lui, est composé de deux compartiments séparés par une fine membrane. Ainsi l'appareil d'hémodialyse pompe le sang à l'extérieur de l'organisme et le fait passer à travers la membrane semi-perméable du dialyseur qui permet la diffusion des déchets et du surcroît de liquide. Le dialysat circule dans la direction opposée à celle du sang afin de favoriser l'extraction des déchets. Les différences d'osmolarité et de concentration entre le sang de l'enfant et le dialysat modifient la concentration intravasculaire des électrolytes et réduisent le volume intravasculaire (figure 17-8).

L'hémodialyse est plus efficace que la dialyse péritonéale, mais elle nécessite une surveillance étroite, car elle peut entraîner une hypotension ou des modifications rapides de l'équilibre hydro-électrolytique. Il n'est pas rare qu'apparaisse un syndrome de déséquilibre osmotique pendant les premiers traitements d'hémodialyse, ou tout de suite après. Celui-ci est dû à une baisse trop rapide de l'urée, alors très élevée. La thrombose et l'infection de la voie d'accès comptent parmi les autres complications possibles. On utilise de l'héparine pour obtenir un temps de coagulation active de 150 % et réduire ainsi les risques de thrombose.

Les soins infirmiers consistent à enseigner à l'enfant et à la famille comment administrer l'héparine et faire cesser le saignement associé aux blessures légères. Assurez-vous que la famille sait comment répondre aux besoins nutritionnels de l'enfant, car les restrictions alimentaires sont plus nombreuses avec l'hémodialyse

ALERTE INFIRMIÈRE

Surveillez étroitement l'enfant sous hémodialyse afin de dépister l'apparition soudaine de complications.

- Hypotension : nausées et vomissements soudains, crampes abdominales, tachycardie et étourdissements.
- Variations rapides de l'équilibre hydro-électrolytique : crampes musculaires, nausées et vomissements, étourdissements.
- Syndrome de déséquilibre osmotique : agitation, céphalées, nausées et vomissements, vision trouble, secousses musculaires, modification de l'état de conscience.

CONSEIL CLINIQUE

Surveillez de près l'équilibre liquidien de l'enfant pendant les traitements d'hémodialyse. Prenez les signes vitaux et la tension artérielle toutes les demi-heures. Mesurez aussi l'apport de liquide par voie orale et le débit urinaire toutes les demi-heures. Pesez l'enfant avant et après le traitement afin de déceler tout déséquilibre liquidien ; le cas échéant, apportez les corrections nécessaires lors du traitement suivant.

PLAN DE SOINS INFIRMIERS

L'ENFANT SOUS DIALYSE PÉRITONÉALE À DOMICILE

OBJECTIF	INTERVENTION	JUSTIFICATION	RÉSULTAT ESCOMPTÉ
1. Déficit nutritionnel : Apport nutritionnel insuffisant par rapport aux besoins métaboliques relié au manque d'appétit et à une sensation de satiété suivant l'ingestion d'une petite quantité d'aliments			
L'enfant obtiendra tous les jours un apport suffisant de nutriments.	• De concert avec une nutritionniste, élaborer un régime qui apporte à l'enfant les quantités appropriées de nutriments essentiels.	• Les parents ont besoin de directives concrètes pour la préparation des repas.	L'apport nutritionnel de l'enfant est suffisant pour assurer sa croissance.
	• Offrir fréquemment à l'enfant de petites portions de nourriture.	• À cause du dialysat, l'enfant éprouve une sensation de satiété, même s'il n'ingère qu'une petite quantité d'aliments.	
	• Créer une ambiance agréable autour des repas et éviter de forcer l'enfant à manger davantage.	• L'enfant sera plus enclin à manger s'il n'éprouve pas de stress.	
	• Fournir des suppléments par gavage si l'alimentation par voie orale est insuffisante.	• Une nutrition adéquate et l'apport de suppléments, au besoin, sont essentiels pour la croissance et le développement.	
2. Risque d'infection relié à une ou plusieurs interventions effractives quotidiennes			
L'enfant ne souffrira pas de péritonite.	• Respecter les règles strictes d'asepsie pour raccorder et détacher les cathéters.	• Les règles strictes d'asepsie réduisent les risques d'introduction de bactéries dans l'abdomen.	L'enfant ne souffre pas de péritonite.
	• Procéder quotidiennement aux soins du point d'insertion du cathéter.	• Moins d'organismes potentiellement infectieux seront présents sur la peau entourant le point d'insertion du cathéter.	
La péritonite, si elle apparaît, sera traitée de manière appropriée.	• Observer l'enfant pour déceler les signes d'infection (fièvre, douleurs abdominales, dialysat trouble).	• Le dépistage précoce de l'infection prévient les complications.	Grâce à un dépistage précoce et à un traitement rapide, il ne sera pas nécessaire d'hospitaliser l'enfant atteint de péritonite. Si l'hospitalisation est nécessaire, elle sera de courte durée.
	• Signaler sans délai au médecin les signes d'infection.	• Une intervention rapide peut éviter l'hospitalisation ou en limiter la durée.	

PLAN DE SOINS INFIRMIERS
L'ENFANT SOUS DIALYSE PÉRITONÉALE À DOMICILE *(suite)*

OBJECTIF	INTERVENTION	JUSTIFICATION	RÉSULTAT ESCOMPTÉ
3. Défaillance de l'exercice du rôle de l'aidant naturel reliée aux traitements quotidiens de dialyse			
La famille composera avec les exigences reliées aux traitements quotidiens de dialyse.	• Expliquer qu'il est nécessaire, pour la santé générale de l'enfant, d'effectuer régulièrement les traitements de dialyse quotidiens.	• Les parents sont plus enclins à observer le traitement s'ils comprennent l'importance de sa régularité.	La famille s'adapte aux exigences quotidiennes des traitements de dialyse.
	• De concert avec la famille, élaborer des stratégies qui permettront d'atténuer les répercussions de la dialyse sur la vie quotidienne.	• La famille est plus encline à suivre le traitement si elle participe à la planification des soins.	
	• Orienter la famille vers des groupes de soutien locaux qui pourront lui fournir du soutien, des stratégies de traitement et des services de répit.	• Les groupes de soutien peuvent aider la famille à acquérir des stratégies d'adaptation efficaces.	
4. Perturbation de l'image corporelle reliée à la petite taille et au sentiment d'être et de paraître différent			
L'enfant acquerra un sentiment de confiance en soi et d'estime de soi.	• Déceler et valoriser les forces de l'enfant (sociabilité, habiletés, aptitudes cognitives, etc.), malgré sa taille inférieure à la moyenne.	• La prise de conscience des forces personnelles renforce l'estime de soi.	L'enfant interagit efficacement avec ses pairs et participe à des activités de son âge.
	• Aider l'enfant et la famille à choisir des vêtements à la mode qui camouflent le sac de dialysat et le cathéter.	• Le port de vêtements qui soient à la mode, tout en camouflant le sac de dialysat, aidera l'enfant à se sentir moins différent de ses pairs.	
	• Inciter l'enfant à assurer ses autosoins dans la mesure où son stade de développement le permet.	• La capacité à assurer les autosoins donne à l'enfant un certain sentiment d'autonomie.	
	• Favoriser la participation de l'enfant à des activités de groupe sans risques.	• Les interactions sociales avec les pairs atténuent le sentiment de différence.	
	• Encourager l'enfant à se joindre à des groupes de soutien formés d'enfants sous dialyse.	• Les interactions avec des pairs atteints fournissent à l'enfant des occasions d'exprimer ses sentiments et ses frustrations, et lui permettent d'acquérir des stratégies d'adaptation efficaces.	

Suite...

PLAN DE SOINS INFIRMIERS

L'ENFANT SOUS DIALYSE PÉRITONÉALE À DOMICILE *(suite)*

OBJECTIF	INTERVENTION	JUSTIFICATION	RÉSULTAT ESCOMPTÉ
5. Difficulté à se maintenir en santé reliée à la maladie chronique			
Les visites de routine de l'enfant au centre de soins s'intégreront à la prise en charge de la maladie chronique.	• S'il n'existe pas dans la région d'équipe spécialisée dans les maladies rénales pour fournir des soins de santé généraux à l'enfant, il faut lui trouver un médecin pouvant lui dispenser des soins de santé primaire dans sa communauté. • Évaluer régulièrement la croissance et le développement de l'enfant afin de déterminer si sa maladie est traitée efficacement. • Donner les immunisations recommandées pour un enfant atteint d'une maladie chronique. • Fournir des conseils préventifs sur la sécurité, le développement, les activités physiques appropriées et la prise en charge du comportement.	• Il est important que la famille puisse faire appel à des services permettant de se maintenir en santé et de traiter les maladies bénignes aiguës, surtout si elle habite loin d'un centre de soins tertiaires. • Les évaluations de routine permettront le dépistage précoce des complications potentielles. • Les immunisations peuvent prévenir les infections potentiellement mortelles pour l'enfant à haut risque. • L'information aidera la famille à veiller sur la santé de l'enfant et à favoriser son développement.	L'enfant reçoit toutes les immunisations nécessaires, aux intervalles appropriés, et la famille peut compter sur des soins de santé réguliers dans sa communauté.

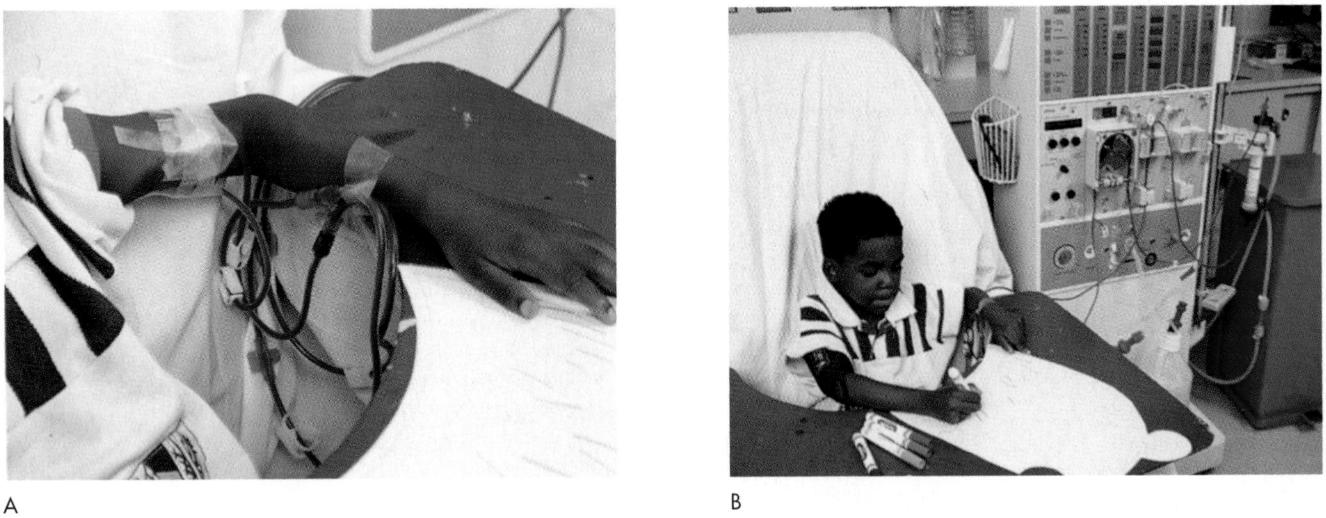

A B

FIGURE 17-8. Cet enfant reçoit un traitement d'hémodialyse. A, On a implanté chirurgicalement un greffon interne ou vasculaire (méthode utilisée pour avoir accès au système vasculaire). Une aiguille est placée dans l'extrémité artérielle du greffon (tubulure rouge) et une autre dans l'extrémité veineuse (tubulure bleue). B, L'enfant peut dessiner ou se livrer à d'autres activités calmes pendant le traitement de dialyse. Notez que l'on surveille de près la tension artérielle pendant toute la durée du traitement.

qu'avec la dialyse péritonéale. Révisez avec la famille les moyens de prévenir l'infection, et notamment les soins quotidiens du point d'insertion du cathéter. Précisez que l'enfant devrait prendre des douches plutôt que des bains et éviter des activités comme la natation.

Greffe de rein

La greffe de rein constitue la seule solution de rechange à la dialyse prolongée chez les enfants atteints d'IRT. L'intervention peut normaliser la physiologie et permettre une croissance normale. Dans une certaine mesure, les enfants ont priorité sur les adultes en attente, car un délai prolongé nuit à leur croissance et à leur développement. Le succès de la greffe exige qu'il y ait une compatibilité sanguine (système ABO) et tissulaire (système HLA, de l'anglais *human leukocyte antigen*) entre le donneur et le receveur. Enfin, les greffons provenant d'un donneur apparenté vivant survivent plus longtemps que les reins provenant d'un donneur décédé (donneur cadavérique).

Pour prévenir le rejet aigu ou chronique, la greffe est suivie d'un traitement immunosuppresseur comprenant de nombreux médicaments, entre autres des corticostéroïdes, de l'azathioprine, de la cyclosporine et des anticorps antilymphocytaires en diverses associations et séquences. Les signes de rejet sont notamment la fièvre, l'augmentation des concentrations d'azote uréique du sang et de créatinine sérique, la douleur et la sensibilité abdominales, l'irritabilité et le gain pondéral.

Parmi les complications du traitement d'immunosupression, on compte les infections opportunistes, les lymphomes, le cancer de la peau et l'hypertension. La non-observance du traitement est particulièrement fréquente dans les familles instables, chez les adolescents et chez les femmes, ainsi que chez les enfants et les jeunes dont l'estime de soi est faible[23]. Certaines maladies primaires du rein, comme la glomérulonéphrite et le syndrome hémolytique et urémique, peuvent réapparaître dans le rein greffé.

Les soins infirmiers consistent notamment à renseigner les parents et l'enfant sur la greffe afin de les aider à se préparer à l'expérience. Traitez de tous les aspects des soins qui auront des répercussions sur la vie familiale, entre autres des examens de suivi, de la médication et de la promotion de la santé en général. Décrivez aux parents les signes du rejet aigu et de l'infection ; indiquez-leur aussi quand et comment communiquer avec le médecin si jamais l'enfant avait besoin de soins immédiats.

RECHERCHE

Le taux de survie des reins greffés augmente si la transplantation a lieu après que l'enfant a atteint l'âge de 6 ans. On pense en effet que l'immunosuppression est moins efficace chez les jeunes enfants, en raison d'une réactivité immunitaire plus intense et d'une modification du métabolisme des médicaments[23].

MALADIE POLYKYSTIQUE DES REINS

La maladie polykystique des reins est une maladie héréditaire dont il existe une forme à transmission autosomique récessive et une forme à transmission autosomique dominante. Les deux formes sont associées à des anomalies du foie et présentent divers degrés de gravité. La fréquence de la forme à transmission autosomique récessive est de 1 cas sur 10 000 à 40 000[24]. Cette forme de la maladie est décelable à la naissance. La forme à transmission autosomique dominante est la maladie rénale héréditaire la plus fréquente et touche 1 patient sur 1000[24]. Généralement, les premiers symptômes de la forme à transmission autosomique dominante apparaissent à l'adolescence. Les chercheurs ont détecté le gène défectueux qui cause la maladie sur les chromosomes 4 et 16.

Les nouveau-nés atteints de la maladie polykystique des reins peuvent présenter une hypertrophie des reins, laquelle est détectée à la naissance. La forme la plus grave de la maladie entraîne une hypoplasie pulmonaire qui cause la mort peu de temps après la naissance. Chez le nourrisson, l'enfant et l'adolescent, les manifestations cliniques sont l'hypertension, l'hématurie et la protéinurie. L'insuffisance rénale évolutive provoque la polyurie et la polydipsie. L'ostéodystrophie rénale ainsi que le retard de développement et la stagnation de la croissance apparaissent au fur et à mesure que l'urémie évolue chez le nourrisson, l'enfant ou l'adolescent.

L'hyperplasie cellulaire des tubules rénaux provoque leur dilatation et les liquides qui y sont sécrétés entraînent la formation de kystes. Au début, les kystes mesurent habituellement moins de 2 mm et n'obstruent pas le flot de l'urine. Au fur et à mesure que l'enfant grandit, cependant, les kystes grossissent et la fibrose apparaît. Certains enfants peuvent souffrir d'une atrophie tubulaire, tandis que d'autres ne présentent que de légers troubles de la fonction rénale. La maladie polykystique des reins est associée à des anomalies du foie qui évoluent vers la fibrose, l'hypertension portale et l'infection biliaire, troubles qui s'aggravent avec le temps.

On confirme le diagnostic au moyen de l'échographie et de la biopsie rénale. La forme à transmission autosomique récessive de la maladie est souvent dépistée lors de l'échographie prénatale. Une fois la maladie diagnostiquée, on devrait faire subir des examens aux autres membres de la famille afin de dépister chez eux la maladie au stade subclinique. En règle générale, les résultats des analyses de la fonction hépatique sont normaux.

On instaure un traitement de soutien. On prescrit des diurétiques pour juguler l'hypertension ainsi que de l'érythropoïétine pour prévenir et traiter l'anémie. On traite l'ostéodystrophie rénale afin de réduire la sécrétion de l'hormone parathyroïdienne. On traite l'insuffisance rénale chronique de la façon décrite aux pages 761 à 766. On procède à une intervention chirurgicale pour éliminer l'hypertension portale. La dialyse rénale et la greffe prolongent la vie. Les troubles hépatiques, cependant, peuvent continuer de compliquer l'état de santé de l'enfant, même si le traitement des troubles rénaux donne satisfaction.

Soins infirmiers

Les soins infirmiers sont les mêmes que dans les cas d'insuffisance rénale aiguë ou chronique. Observez l'enfant pour détecter les signes d'une atteinte rénale évolutive. Veillez à programmer des visites de suivi qui permettront d'évaluer la croissance et le développement de l'enfant ainsi que l'efficacité du traitement. L'enseignement à la famille en matière de soins à domicile porte sur la médication, le régime alimentaire, le traitement des maladies gastro-intestinales aiguës ainsi que sur les soins de l'enfant atteint d'une insuffisance rénale évolutive et d'un trouble hépatique.

SYNDROME HÉMOLYTIQUE ET URÉMIQUE

Le syndrome hémolytique et urémique (SHU) est une maladie rénale aiguë relativement rare. Ses trois signes caractéristiques sont: 1) l'anémie hémolytique; 2) la thrombopénie; 3) l'IRA. Chez l'enfant, il s'agit de la cause la plus fréquente de l'IRA[10] et d'une cause importante de l'IRC[25].

Le SHU fait généralement suite à une gastro-entérite légère accompagnée de diarrhée, d'une infection des voies respiratoires supérieures ou d'une infection des voies urinaires. L'enfant devient soudainement pâle et présente des pétéchies, des ecchymoses ou des selles sanguinolentes (tableau 17-16). Le débit urinaire diminue. Les signes de l'atteinte au système nerveux central sont notamment l'irritabilité, la léthargie, les changements de la démarche et les convulsions. L'enfant peut aussi présenter un œdème et une ascite dus à l'insuffisance rénale.

L'apparition du SHU est souvent reliée à la bactérie entéro-hémorragique *Escherichia coli* 0157 H7, dont le vecteur est la viande hachée dans plus de la moitié des épidémies. La toxine que produit cette bactérie se fixe dans les reins et dans d'autres organes. Les lésions de la paroi des artérioles glomérulaires entraînent un œdème des cellules endothéliales. Les mécanismes de coagulation alors déclenchés déposent de la fibrine dans les artérioles et les capillaires rénaux. Il s'ensuit une obstruction partielle qui endommage les globules rouges, ce qui provoque l'hémolyse et, par la suite, l'anémie. L'agglutination des plaquettes au voisinage des lésions de l'endothélium vasculaire cause la thrombopénie. L'IRA apparaît à la suite de la coagulation du sang dans les artérioles et de la nécrose tubulaire aiguë consécutive à l'effet toxique des globules rouges hémolysés sur les cellules des tubules rénaux.

Le diagnostic est confirmé si un frottis sanguin périphérique révèle la présence de fragments de globules rouges et de produits de la dégradation de la fibrine ainsi

SYNDROME HÉMOLYTIQUE ET URÉMIQUE: RÉSULTATS DES ANALYSES DE LABORATOIRE

Anémie hémolytique:
fragmentation des globules rouges dans le frottis (schizocytes), érythrocytes à spicules
Hémoglobine:
≤ 100 g/L (la concentration dépend du degré d'anémie hémolytique)
Numération leucocytaire:
élevée
Numération plaquettaire:
<140 000/mm^3
Concentration de la créatinine sérique: élevée
Concentration de l'azote uréique du sang: élevée

Feeg, V. et Harbin, R.E. (1991). *Pediatric core curriculum and resource manual*, Pitman, New Jersey: Anthony J. Jannetti.

TABLEAU 17-16 Manifestations cliniques du syndrome hémolytique et urémique

Stade prodromique (de 1 à 7 jours)
Maladie des voies respiratoires supérieures
Douleurs abdominales accompagnées de nausées, de vomissements et de diarrhée sanguinolente
Pâleur
Fièvre
Irritabilité
Lymphadénopathie
Éruption cutanée
Œdème
Gastroentérite grave, accompagnée de diarrhée sanguinolente dans 90 % des cas
Stade aigu
Anémie hémolytique
Hypertension
Purpura thrombocytopénique thrombotique
Atteinte neurologique (irritabilité, convulsions, léthargie, stupeur, coma, œdème cérébral)
Hématurie et protéinurie
Oligurie ou anurie
Œdème et ascite

qu'un nombre insuffisant de plaquettes (<140 000/mm^3). Le traitement vise à prévenir les complications de l'IRA et consiste à réduire l'apport liquidien, à administrer des médicaments antihypertenseurs et à fournir un régime alimentaire riche en énergie et en glucides mais faible en protéines, en sodium, en potassium et en phosphore. Dans certains cas, l'état de l'enfant exige une alimentation entérale (se reporter à la section portant sur l'IRA). Selon le degré d'insuffisance rénale, l'enfant peut aussi avoir besoin de traitements de dialyse. On choisit alors la dialyse péritonéale, sauf si l'enfant souffre d'une colite grave et de sensibilité abdominale. Le médecin peut prescrire une transfusion de culot globulaire pour traiter l'anémie grave. Des transfusions de plaquettes seront prescrites si l'enfant présente un saignement ou s'il a besoin d'une intervention chirurgicale. Il faut administrer les transfusions avec le plus grand soin afin de prévenir l'hypertension causée par l'hypervolémie (se reporter à l'annexe A pour des informations sur l'administration des transfusions sanguines).

Soins infirmiers

Les soins infirmiers sont les mêmes que dans les cas d'IRA (voir plus haut). Il est essentiel de surveiller étroitement l'équilibre liquidien. Observez l'enfant attentivement afin de détecter tout signe d'atteinte rénale évolutive. Le plan de congé consiste pour l'essentiel à renseigner les parents sur la médication ainsi que sur les restrictions alimentaires et liquidiennes. Il convient de prévoir des visites de suivi au cours desquelles on évaluera l'efficacité du traitement.

GLOMÉRULONÉPHRITE AIGUË

La glomérulonéphrite est une inflammation des glomérules rénaux. Chez les enfants, il s'agit le plus souvent d'une réaction à une infection de la peau ou du pharynx par le *Streptococcus pyrogenes* (un streptocoque bêta-hémolytique du groupe A). La glomérulonéphrite peut aussi être causée par des organismes comme *Staphylococcus*, *Pneumococcus* et des virus Coxsackie. Toutefois, il importe de souligner que la majorité des infections à streptocoque ne cause pas de glomérulonéphrite aiguë. La maladie touche surtout les enfants de 5 à 8 ans et elle est plus fréquente chez les garçons que chez les filles. Il semble que le traitement précoce de l'infection à streptocoque au moyen d'antibiotiques ne prévienne pas l'apparition de la glomérulonéphrite aiguë.

Manifestations cliniques

La glomérulonéphrite aiguë apparaît soudainement. Ses premiers signes cliniques sont habituellement une hématurie et un léger œdème périorbitaire[1]. L'hypertension, qui peut être très marquée, apparaît ensuite. Au fur et à mesure que la maladie évolue, l'enfant devient léthargique et fiévreux et il peut se plaindre de douleurs abdominales, de céphalées et de sensibilité costo-vertébrale (reliée à l'étirement de la capsule rénale dû à l'œdème). L'hématurie macroscopique, qui teinte l'urine en brun, couleur thé, est un signe classique de l'affection. Les autres sont l'oligurie, l'anorexie et l'œdème généralisé.

Étiologie et physiopathologie

CONSEIL CLINIQUE

Pour prévenir le plus possible la glomérulonéphrite aiguë, encouragez les parents à traiter promptement les infections à streptocoque chez leurs enfants au moyen d'une antibiothérapie complète.

La glomérulonéphrite aiguë apparaît habituellement à la suite d'une infection de la peau ou des voies respiratoires supérieures par *Streptococcus pyrogenes* (il s'agit d'un streptocoque bêta-hémolytique du groupe A). Le plus souvent, les premiers signes de la maladie apparaissent de une à trois semaines après une pharyngite ou un impétigo à streptocoque.

Les lésions glomérulaires sont causées par une réponse immunitaire localisée dans la paroi des capillaires glomérulaires. Des complexes antigène-anticorps se logent dans les glomérules, y causant une inflammation et une obstruction. Les lésions de la membrane glomérulaire permettent l'excrétion de globules rouges et de cylindres hématiques. La rétention de l'eau et du sodium cause la dilatation des espaces intravasculaires et interstitiels. Le processus débouche sur ce signe caractéristique qu'est l'œdème (figure 17-9).

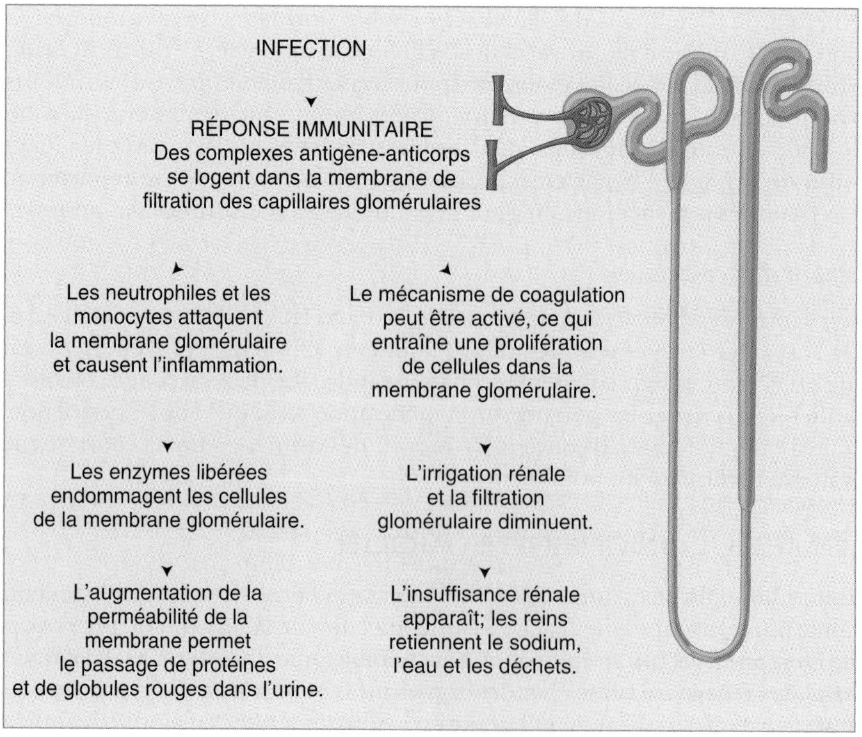

FIGURE 17-9. Physiopathologie de la glomérulonéphrite aiguë

Examens diagnostiques et traitement médical

Les analyses sanguines peuvent révéler une augmentation des concentrations d'azote uréique du sang et de créatinine sérique. La vitesse de sédimentation des érythrocytes est élevée dans la phase aiguë et les concentrations sériques des lipides sont élevées dans environ 40 % des cas. Le dosage des antistreptolysines O (ASO) traduit la présence d'anticorps liés à une récente infection respiratoire à streptocoque ; en revanche, la quantité d'ASO associée à une infection cutanée récente est faible. Il est utile de procéder à un dosage de l'antidésoxyribonucléase B, car il permet de détecter les anticorps associés à de récentes infections cutanées. Fréquente dans la phase aiguë, l'anémie est généralement attribuable à la dilution du sérum par le liquide extracellulaire. Le taux de l'hémoglobine et de l'hématocrite peuvent diminuer pendant la phase tardive en raison de l'hématurie. Le nombre de globules blancs peut être normal ou légèrement élevé.

On vise à soulager les symptômes et à fournir un traitement de soutien. Le repos au lit est un élément capital du traitement pendant la phase aiguë. On peut juguler l'hypertension en associant un antihypertenseur, comme l'hydralazine (Apresoline), et un diurétique, comme le furosémide (Lasix). Le traitement de l'hypertension légère ou modérée s'effectue en réduisant l'apport de liquides et de sodium. On peut administrer une antibiothérapie afin de s'assurer que l'agent infectieux est complètement éliminé.

On calcule les besoins liquidiens en procédant à une surveillance étroite du débit urinaire, du poids, de la tension artérielle et des électrolytes sériques. Au début, on ne remplace que les pertes insensibles, et ce jusqu'à ce qu'on connaisse l'état de la fonction rénale. La rigueur de la diète dépend de la gravité de l'œdème. On limite l'apport de sodium et de potassium. On réduit aussi l'apport protéique dans certains cas d'azotémie grave.

Le pronostic est bon dans la majorité des cas de glomérulonéphrite aiguë. La plupart des enfants se rétablissent complètement en quelques semaines. Les récidives sont rares. L'IRC n'apparaît que chez un petit nombre d'enfants.

GLOMÉRULONÉPHRITE AIGUË : RÉSULTATS DE L'ANALYSE D'URINES

- pH : acide
- Hématurie
- Protéinurie (traces à 2+)
- Décoloration (couleur variant de brun rouge à rouille en raison de la présence de globules rouges et d'hémoglobine)
- Leucocyturie

Collecte des données

Évaluez le degré d'œdème, qui peut être périorbitaire ou déclive ; dans ce dernier cas, il se déplace quand l'enfant change de position. Décelez les signes de congestion pulmonaire (crépitants, dyspnée et toux). Contrôlez la tension artérielle toutes les quatre à six heures ; elle peut s'élever jusqu'à 200/120 mm Hg. En cas d'hypertension grave, dépistez les signes d'atteinte au système nerveux central (céphalées, vision trouble, vomissements, modification de l'état de conscience, confusion mentale et convulsions).

Diagnostics infirmiers

Le plan de soins infirmiers présenté dans ces pages décrit quelques diagnostics infirmiers qui peuvent s'appliquer à l'enfant atteint de glomérulonéphrite aiguë.

Soins infirmiers

Comme les autres maladies du rein, la glomérulonéphrite aiguë exige que l'on surveille étroitement les signes vitaux et l'équilibre hydro-électrolytique afin d'évaluer la fonction rénale et de dépister les complications. Le repos au lit est de rigueur pendant la phase aiguë. L'hypertension grave avec dysfonction cérébrale exige des soins d'urgence immédiats, dont l'administration de diazoxide ou d'hydralazine par voie intraveineuse. Les soins infirmiers consistent à surveiller l'état liquidien, à prévenir les infections et les ruptures de l'épiderme, à répondre aux besoins nutritionnels et à apporter du soutien à l'enfant et à la famille. Le plan de soins infirmiers qui suit présente un résumé des interventions destinées à l'enfant atteint de glomérulonéphrite aiguë.

PLAN DE SOINS INFIRMIERS

L'ENFANT ATTEINT DE GLOMÉRULONÉPHRITE AIGUË

OBJECTIF	INTERVENTION	JUSTIFICATION	RÉSULTAT ESCOMPTÉ
1. Risque d'excès de volume liquidien relié à une diminution de la filtration glomérulaire et à une augmentation de la rétention du sodium			
L'enfant retrouvera un équilibre liquidien normal.	• Vérifier la présence d'œdème (périorbitaire ou dans les régions déclives).	• La rétention de l'eau et du sodium entraîne l'œdème.	L'enfant conserve un débit urinaire normal de 0,5 à 1,0 mL/kg/h.
	• Calculer l'apport liquidien nécessaire et planifier les quantités à répartir tout au long de la journée.	• Un rapport ingesta/excreta de 1 : 1 indique que l'hydratation et la fonction rénale sont normales.	L'enfant reçoit une quantité appropriée de liquide tous les jours.
	• Limiter la consommation d'aliments ayant une teneur en sodium modérée ou élevée.	• La réduction de l'apport de sodium favorise l'équilibre de l'excrétion du liquide et du sodium.	
	• Noter au dossier les ingesta et les excreta.	• Cette information permet d'éviter un apport excessif de liquide.	
	• Peser l'enfant tous les jours à la même heure et à l'aide du même pèse-personne.	• Le gain pondéral est un signe précoce de rétention liquidienne. La perte pondérale indique une amélioration de l'état de l'enfant.	
	• Administrer les médicaments selon l'ordonnance (diurétiques et antihypertenseurs).	• Les diurétiques provoquent l'élimination de l'excès de liquide en empêchant la réabsorption de l'eau et du sodium. Les antihypertenseurs favorisent l'excrétion de l'eau et du sodium et causent une vasodilatation.	
2. Risque d'infection relié à l'atteinte rénale et à la corticothérapie			
L'enfant ne présentera pas d'infection.	• Prendre la température de l'enfant toutes les 4 heures. Être à l'affût des signes d'infection.	• L'enfant est sujet aux infections secondaires.	L'enfant conserve une température corporelle qui se tient dans les limites normales et il ne présente pas d'infection secondaire.
	• Obtenir des cultures de la gorge et d'autres tissus ou liquides selon l'ordonnance.	• Les cultures permettent d'identifier le microorganisme qui cause l'infection secondaire et d'attester la présence d'une infection à streptocoque résiduelle.	

PLAN DE SOINS INFIRMIERS

L'ENFANT ATTEINT DE GLOMÉRULONÉPHRITE AIGUË *(suite)*

OBJECTIF	INTERVENTION	JUSTIFICATION	RÉSULTAT ESCOMPTÉ
3. Risque d'atteinte à l'intégrité de la peau relié à l'œdème			
L'enfant ne présentera pas de ruptures de l'épiderme.	• Examiner la peau à la recherche de ruptures de l'épiderme dues à l'œdème et au repos au lit. • Inciter l'enfant à changer de position toutes les heures ou toutes les 2 heures. Prodiguer des soins de la peau. Fournir à l'enfant un matelas thérapeutique.	• Ceci permet de procéder à un dépistage précoce et de mettre en œuvre les mesures de prévention appropriées. • Une pression prolongée cause des ruptures de l'épiderme.	L'enfant ne présente pas de ruptures de l'épiderme.
4. Déficit nutritionnel: Apport nutritionnel insuffisant par rapport aux besoins métaboliques relié à l'anorexie			
L'enfant bénéficiera d'un apport énergétique adéquat.	• Offrir les repas selon l'horaire habituel de la famille. Servir des portions appropriées à l'âge de l'enfant. S'informer sur les goûts et les aversions de l'enfant. Lui offrir ses plats préférés dans la mesure du possible.	• L'enfant sera plus enclin à manger s'il suit son horaire habituel et se voit proposer ses aliments préférés.	L'enfant conserve son poids et tolère un apport quotidien correspondant à ses besoins nutritionnels.
5. Intolérance à l'activité reliée au déséquilibre hydro-électrolytique, à l'infection et au déficit nutritionnel			
L'enfant tolérera de mieux en mieux l'activité sans éprouver de fatigue excessive, au fur et à mesure qu'il se rétablit.	• Maintenir le repos au lit pendant la phase aiguë. Encourager l'enfant à augmenter graduellement ses activités au fur et à mesure que son état s'améliorera. • Proposer à l'enfant des jeux calmes et appropriés à son stade de développement (coloriage, musique, vidéocassettes, télévision, etc.).	• Le repos entraîne une diminution de la production de déchets et, par conséquent, ménage la fonction rénale. • Les activités calmes réduisent la dépense d'énergie et, par conséquent, ménagent la fonction rénale.	L'enfant évite de se fatiguer et tolère l'activité pendant des périodes de plus en plus longues.

Suite...

PLAN DE SOINS INFIRMIERS

L'ENFANT ATTEINT DE GLOMÉRULONÉPHRITE AIGUË *(suite)*

OBJECTIF	INTERVENTION	JUSTIFICATION	RÉSULTAT ESCOMPTÉ
6. Manque de connaissances (des parents) relié à l'horaire d'administration de la médication et au programme thérapeutique après le congé			
Les parents feront état des connaissances acquises sur le programme thérapeutique après le congé.	• Vérifier si les parents comprennent qu'il est important de respecter l'horaire d'administration de la médication.	• L'administration des diurétiques et des antihypertenseurs est un élément capital du traitement.	Les parents administrent les médicaments selon l'ordonnance.
	• Établir l'horaire d'administration des médicaments en tenant compte des habitudes de l'enfant et de celles de la famille.	• Les parents seront plus enclins à observer le traitement.	
	• Renseigner les parents sur les effets secondaires possibles des médicaments prescrits ainsi que sur les signes et symptômes des complications.	• Ceci permet d'intervenir rapidement afin de prévenir les effets secondaires.	

CONSEIL CLINIQUE

Pour évaluer le périmètre abdominal, utilisez un ruban à mesurer que vous placerez au niveau de l'ombilic (ou de la partie la plus importante de l'abdomen). Marquez cet endroit pour vous assurer que les mesures à venir seront effectuées à la même hauteur, et qu'elles seront donc comparables et fiables.

Surveiller l'état liquidien

Prenez les signes vitaux, évaluez l'état hydro-électrolytique et mesurez les ingesta et les excreta. Le passage des liquides du système vasculaire à l'espace interstitiel peut entraîner une hypovolémie, en dépit de la présence de signes extérieurs de rétention liquidienne. Évaluez le degré d'ascite en mesurant le périmètre abdominal. Notez au dossier la densité urinaire.

Prévenir les infections

L'affaiblissement de la fonction rénale rend l'enfant sujet aux infections. Soyez à l'affût des signes d'infection, entre autres la fièvre, une intensification du malaise et une augmentation du nombre de globules blancs. Enseignez à la famille la technique appropriée de lavage des mains. Limitez les visites et dépistez les infections des voies respiratoires supérieures chez les visiteurs.

Prévenir les ruptures de l'épiderme

La peau des régions déclives ou soumises à une pression est vulnérable aux ruptures de l'épiderme. Changez fréquemment l'enfant de position. Protégez les éminences osseuses et les régions fragiles à l'aide d'une peau de mouton ou d'un pansement transparent. Retirez du lit de l'enfant les miettes ou les jouets aux arêtes acérées qui pourraient s'y trouver. Tendez les draps et lissez-les pour éliminer les plis.

Répondre aux besoins nutritionnels

La satisfaction des besoins nutritionnels de l'enfant est un travail d'équipe qui fait intervenir l'infirmière, la nutritionniste spécialisée dans les maladies du rein, les parents et l'enfant lui-même. Dans la plupart des cas, on instaure une diète hyposodique et faible en protéines. L'anorexie constitue la principale difficulté à surmonter pour répondre aux besoins nutritionnels quotidiens pendant la phase aiguë de la maladie. Pour donner de l'appétit à l'enfant, vous pouvez lui servir des portions adaptées à son âge, lui permettre de manger en compagnie d'autres enfants ou de membres de sa famille et inciter ses parents à lui apporter de la maison ses plats préférés.

Apporter du soutien à l'enfant et à sa famille

Les parents d'un enfant atteint de glomérulonéphrite aiguë éprouvent souvent un sentiment de culpabilité. Ils se reprochent de n'avoir pas réagi plus rapidement aux symptômes initiaux ou croient qu'ils auraient pu empêcher l'apparition de lésions glomérulaires. Expliquez-leur l'étiologie et le traitement de la maladie, et dissipez leurs idées fausses. Soulignez que la glomérulonéphrite aiguë n'apparaît que chez un petit nombre d'enfants ayant souffert d'une infection à streptocoque.

Planifier le congé et enseigner à la famille les soins à domicile

Le plan de congé consiste à expliquer aux parents le traitement médicamenteux, ses effets secondaires possibles, les restrictions alimentaires ainsi que les signes et symptômes des complications. Enseignez aux parents comment prendre la tension artérielle et comment vérifier la présence d'albumine dans l'urine, si le médecin a prescrit d'effectuer ces interventions à domicile. Demandez-leur d'en faire la démonstration. Soulignez que l'enfant doit absolument éviter les contacts avec toute personne atteinte d'une infection des voies respiratoires supérieures. Si la glomérulonéphrite aiguë de l'enfant a été causée par une infection à streptocoque, recommandez aux membres de la famille de subir un test de dépistage. Conseillez aux parents de laisser l'enfant reprendre ses activités normales, en précisant qu'il a besoin de périodes de repos.

► ANOMALIES STRUCTURALES DU SYSTÈME REPRODUCTEUR

PHIMOSIS

Le phimosis est un rétrécissement anormal de l'ouverture du prépuce qui empêche de découvrir le gland; il est dû à des adhérences ou à une infection. Il importe de souligner que la plupart des nouveau-nés de sexe masculin présentent un phimosis physiologique. Dans ce cas, la dilatation forcée ou circoncision, c'est-à-dire l'ablation chirurgicale du prépuce, n'est pas nécessaire. Le délai de rétraction complète du prépuce varie beaucoup d'un enfant à l'autre, allant de quelques mois à quelques années. En effet, alors que la rétraction n'est possible que chez 4 % des nouveau-nés, elle l'est chez 50 % des enfants de 1 an et chez 90 % des enfants de 3 ans[10]. Au Canada et aux États-Unis, on ne pratique plus la circoncision de façon systématique sur les nouveau-nés depuis que la Société canadienne de pédiatrie et l'American Academy of Pediatrics ont jugé qu'aucune indication médicale valable ne la justifiait[26]. Toutefois, certaines communautés culturelles la pratiquent encore couramment, pour des raisons religieuses.

Certains soutiennent que le fait de pratiquer la circoncision dans les jours qui suivent la naissance permet de prévenir le phimosis, de faciliter les soins d'hygiène et de prévenir les infections des voies urinaires, la balanite (inflammation du gland) et le cancer du pénis. Comme il a été mentionné précédemment, dans la majorité des cas la rétraction complète du prépuce devient possible quand l'enfant avance en âge. La circoncision serait donc indiquée chez l'enfant de 5 ou 6 ans encore affecté de phimosis. Elle le serait aussi pour le nouveau-né, le nourisson ou le trottineur chez qui le phimosis gêne la miction. Généralement, en enseignant aux parents les techniques appropriées, on peut assurer une hygiène adéquate des organes génitaux de l'enfant, et la circoncision n'est pas nécessaire. Quoique moins fréquents chez les garçons circoncis, la balanite et le cancer du pénis sont des affections très rares. Pour ce qui est des infections des voies urinaires, il est vrai qu'elles sont plus fréquentes chez les garçons non circoncis que chez les garçons circoncis. Toutefois, l'incidence globale des infections des voies urinaires chez les jeunes garçons étant de 1 ou 2 % environ, la Société canadienne de pédiatrie[26] estime que les risques pour les garçons non circoncis de contracter une infection des voies urinaires sont trop faibles pour justifier la circoncision systématique de tous les nouveau-nés.

Donc, si l'on ne tient pas compte des croyances religieuses, aucun argument ne permet de justifier la circoncision de routine chez tous les nouveau-nés. Si l'intervention est effectuée sans anesthésie, il est inutile de les exposer à la douleur qu'elle occasionne ainsi qu'aux risques de complications, soit les hémorragies, les infections ou l'exérèse accidentelle d'un excès de tissu; par ailleurs, si elle est effectuée sous anesthésie, il faut considérer les risques liés à l'anesthésie.

Les soins infirmiers consistent à enseigner aux parents les techniques d'hygiène adéquates ainsi que la dilatation (rétraction manuelle) ; il importe aussi de leur donner de l'information sur la pertinence de la circoncision. Dans le cas où une circoncision est nécessaire, par exemple chez l'enfant de 5 ou 6 ans présentant un phimosis persistant ou une sclérose cicatricielle qui empêche la rétraction du prépuce, chez l'enfant souffrant de balanites récidivantes, ou simplement parce qu'elle est souhaitée par les parents, les soins infirmiers consistent à préparer l'enfant à l'intervention. Insistez pour que le bébé ou l'enfant reçoive une anesthésie locale et participez à son administration. Enseignez aux parents comment prendre soin du siège de l'intervention et comment déceler les signes d'infection, car les enfants reçoivent leur congé dans les 24 à 48 heures qui suivent l'intervention (tableau 17-17)[27, 28].

CRYPTORCHIDIE

La cryptorchidie (testicule non descendu) fait suite à un arrêt de la migration d'un testicule dans le canal inguinal, ou des deux. Ainsi, le ou les testicules peuvent ne jamais être descendus, ou encore leur descente peut avoir été amorcée mais s'être arrêtée en cours de route. Normalement, les testicules descendent dans le scrotum entre le septième et le neuvième mois de grossesse. Il est important de faire la différence entre la cryptorchidie et le testicule rétractile. En effet, en raison du réflexe crémastérien, les testicules sont rétractiles jusqu'à l'âge de 4 ans environ. Le réflexe crémastérien

COMPLICATIONS DE LA CRYPTORCHIDIE NON TRAITÉE

- Infertilité
- Tumeur du testicule non descendu
- Torsion du testicule non descendu
- Atrophie
- Effets psychologiques d'un scrotum « vide »

TABLEAU 17-17 Enseignement en prévision du congé : circoncision

- Se laver les mains soigneusement avant et après chaque changement de couche.
- Au cours des 24 premières heures suivant la circoncision, le pénis est enveloppé dans un bandage enduit de gelée de pétrole. Avant de retirer le bandage, l'asperger d'eau en essorant une débarbouillette ou un gant de toilette mouillé. Assurez-vous qu'il puisse être retiré sans nuire à la croûte ou au caillot.
- Pour empêcher le pénis d'adhérer à la couche, appliquer de la gelée de pétrole sur le gland à chaque changement de couche, et ce jusqu'à ce que la rougeur disparaisse.
- La présence d'une croûte jaune pâle autour du siège de l'incision est normale au cours des trois ou quatre jours qui suivent l'intervention.
- Appeler le médecin en cas de saignement prolongé, d'œdème qui dure plus de deux jours ou de signes d'infection (sensibilité après le début de la cicatrisation ou écoulement nauséabond).

Ball, J.B.(1998). Mosby's pediatric patient teaching guides. Saint Louis : Mosby ; L'Archevesque, C.I. et Goldstein-Lohman, H. (1996). Ritual circumcision : Educating parents, Pediatric Nursing, *22(3), 228-234.*

s'explique par la présence du muscle crémaster : rattaché à l'abdomen, ce muscle descend le long de la face interne de la cuisse et enveloppe les testicules et les bourses. Le froid, le toucher, les réactions émotives et l'exercice stimulent le muscle crémaster et provoquent le plissement de la peau du scrotum et l'ascension des testicules dans la cavité pelvienne.

La cryptorchidie peut être consécutive à une déficience en testostérone, à l'absence ou à l'anomalie d'un testicule ou encore à un défaut structural tel que le rétrécissement du canal inguinal, le raccourcissement du cordon spermatique ou la présence d'adhérences. Le trouble atteint de 3 à 4 % des garçons nés à terme et environ 30 % des garçons nés prématurément[29]. La température plus élevée dans l'abdomen que dans le scrotum provoque dans les testicules, à compter de l'âge de 2 ans, des modifications morphologiques qui nuisent à la production de spermatozoïdes.

En règle générale, on détecte la cryptorchidie lors de l'examen physique initial du nouveau-né ; la palpation du scrotum révèle l'absence d'un ou des deux testicules (figure 4-42). Il n'est pas rare que la cryptorchidie s'accompagne d'une hernie inguinale. Dans 75 % des cas, les testicules descendent spontanément entre les âges de 9 et 12 mois. Si la descente ne se produit pas au cours de la première année de la vie, le médecin peut prescrire de la gonadotrophine chorionique humaine pour l'induire. Toutefois, son utilisation est controversée, certaines études ayant démontré que son administration ne donne pas de meilleurs résultats que celle d'un placebo. Si l'hormonothérapie n'est pas utilisée ou si elle échoue, on procède à une orchidopexie pendant la deuxième année de la vie, soit entre 1 et 2 ans. On pratique une incision à l'endroit où se trouve le testicule, dans l'abdomen ou dans la région inguinale. Ensuite, on démêle les vaisseaux sanguins pour permettre au testicule d'atteindre le fond du scrotum. On fait une deuxième incision dans le scrotum pour fixer le testicule à la paroi intérieure au moyen de points de suture. Si le testicule est anormal ou incomplètement formé, on l'excisera chirurgicalement afin de réduire les risques de cancer ; on peut alors le remplacer par une prothèse[30]. L'intervention vise à réparer la hernie, à favoriser la fertilité et à éviter les conséquences psychologiques de la malformation. De plus, elle facilite l'examen du testicule à des fins de dépistage d'une tumeur.

Soins infirmiers

Les soins infirmiers préopératoires consistent à préparer l'enfant et les parents à l'intervention et à rassurer ces derniers quant à son résultat. Les orchidopexies sont souvent pratiquées en chirurgie d'un jour. Si l'enfant est hospitalisé, les soins infirmiers postopératoires visent à fournir tout le confort possible et à prévenir l'infection. Encouragez l'enfant à garder le lit et surveillez ses mictions. Appliquez de la glace sur le siège de l'intervention et administrez les analgésiques prescrits pour soulager la douleur.

L'enseignement en prévision du congé devrait comprendre une démonstration des soins à apporter aux sièges des incisions. La région couverte par la couche doit être nettoyée à chaque changement de couche afin de diminuer les risques d'infection. Enseignez aux parents à reconnaître les signes d'infection, entre autres la rougeur, la chaleur, l'œdème et l'écoulement. L'enfant devrait éviter les activités trop intenses au cours des deux semaines suivant l'intervention afin de favoriser la cicatrisation et de prévenir les blessures.

HERNIE INGUINALE ET HYDROCÈLE

La hernie inguinale est une tuméfaction, indolore et de taille variable, de l'aine ou du scrotum. L'hydrocèle est une masse remplie de liquide logée dans le scrotum ; cette affection touche de 1 à 5 % des nourrissons. La hernie inguinale s'observe rarement chez les filles.

Au cours du développement fœtal, les testicules sont précédés par une partie du péritoine appelée canal péritonéo-vaginal. Graduellement, la partie inférieure du canal enveloppe le testicule et forme la tunique vaginale, tandis que la partie supérieure du canal s'atrophie avant la naissance. L'hydrocèle apparaît quand la tunique vaginale, qui entoure le testicule, emprisonne une certaine quantité de liquide. Si le canal péritonéo-vaginal reste ouvert, une structure abdominale peut y migrer, ce qui occasionnera une hernie.

Le diagnostic est posé lors de l'examen physique qui suit immédiatement la naissance. La palpation du scrotum révèle une masse ronde, lisse et insensible. La transillumination permet de déterminer s'il s'agit d'une hernie ou d'une hydrocèle (se reporter à la page 180, au chapitre 4). La tuméfaction associée à la présence d'une hernie peut s'accentuer à la suite d'un effort. Certaines hernies diminuent de volume pendant le sommeil.

On procède à une intervention en chirurgie d'un jour alors que l'enfant est encore en bas âge afin d'éviter l'incarcération, qui constituerait une urgence médicale. Le pronostic est en général excellent. La plupart des hydrocèles sans hernie inguinale se résorbent spontanément entre la 1re et la 3e année de la vie, au fur et à mesure que le liquide est réabsorbé.

Les soins infirmiers destinés à l'enfant qui présente une hydrocèle et une hernie inguinale consistent à expliquer l'affection et le traitement ainsi qu'à procéder aux soins et à l'enseignement préopératoires et postopératoires. Expliquez aux parents que le scrotum pourra être œdémateux et sembler contusionné (avec des ecchymoses) après l'opération. On n'applique pas de pansement sur l'incision, mais on la recouvre d'un enduit protecteur.

ALERTE INFIRMIÈRE

Une hernie inguinale peut s'incarcérer si une partie de l'intestin s'introduit dans l'ouverture inguinale. L'enfant présente alors un œdème douloureux et subit de l'aine, de l'irritabilité, des vomissements et une distension abdominale. La radiographie permet de détecter une obstruction de l'intestin. On tente de réduire la hernie avant l'intervention chirurgicale. Pour ce faire, on place l'enfant en position de Trendelenburg et on applique de la glace sur le côté atteint.

TORSION TESTICULAIRE

La torsion testiculaire est une rotation subite du testicule. Il s'agit d'une urgence médicale puisque le testicule est alors privé d'irrigation sanguine. Les artères et les veines contenues dans le cordon spermatique s'enroulent, ce qui entraîne un engorgement vasculaire et une ischémie. Les personnes touchées peuvent avoir de 3 à 20 ans, mais la torsion testiculaire apparaît surtout à la puberté. Les risques augmentent si les testicules sont placés à l'horizontale dans le scrotum, ce qui se voit souvent.

La torsion testiculaire se manifeste notamment par une douleur intense au scrotum, un érythème, des nausées et des vomissements, et un œdème scrotal que ne soulagent ni le repos ni les supports scrotaux. On peut recourir à la scintigraphie ou à l'échographie du testicule pour confirmer le diagnostic.

Pour sauver le testicule, il faut éliminer la torsion dans les six heures qui suivent son apparition. On tente parfois une réduction manuelle après administration d'un analgésique. Le plus souvent, cependant, on procède à une intervention chirurgicale d'urgence, durant laquelle on élimine la torsion et on fixe le testicule au scrotum au moyen de points de suture. En règle générale, on effectue l'intervention bilatéralement à des fins de prévention, pour s'assurer que l'autre testicule restera en place.

Les soins infirmiers consistent à rassurer l'enfant et la famille que l'urgence de l'intervention inquiète souvent et qui se font du souci pour la fertilité future du patient. Précisez que la torsion ne touche habituellement qu'un des testicules et ne devrait pas compromettre la fertilité. L'enfant reçoit normalement son congé dans les huit heures qui suivent l'intervention. Lui et ses parents doivent donc apprendre comment prendre soin du siège de l'incision et soulager la douleur. Expliquez aux parents que l'enfant devrait éviter les activités trop intenses pendant deux semaines afin de favoriser la cicatrisation.

▶ MALADIES TRANSMISSIBLES SEXUELLEMENT

Au cours des dix dernières années, les maladies transmissibles sexuellement (MTS) sont devenues un important problème de santé publique. On connaît, à l'heure actuelle, plus de 20 organismes, bactéries, parasites ou virus (dont le virus de l'immunodéficience humaine, ou VIH) susceptibles de causer des MTS[31]. (Se reporter au chapitre 10 pour obtenir plus de renseignements sur le syndrome d'immunodéficience acquise, ou sida.)

La prévention et le traitement des MTS incombent aux responsables de la santé à tous les paliers de gouvernement. Divers organismes rattachés au ministère de la Santé du Canada et au ministère de la Santé et des Services sociaux du Québec jouent un rôle important dans la lutte contre la propagation des MTS ; grâce aux programmes de promotion de la santé, à la formation du personnel et aux systèmes de déclaration, ils assurent le diagnostic, le traitement, le counseling et la notification des partenaires sexuels.

Les nouveau-nés peuvent être infectés par leur mère, par voie transplacentaire ou lors de l'accouchement. Les enfants et les adolescents peuvent contracter des organismes transmissibles sexuellement à l'occasion d'expérimentations sexuelles, de jeux sexuels et d'agressions sexuelles. Les adolescents constituent une population à risques, en raison de leur inexpérience et de leur connaissances lacunaires à propos des MTS. Nombre d'entre eux négligent de se protéger, comptent de multiples partenaires sexuels, ont de fréquents rapports sexuels et ne consultent un professionnel de la santé qu'au moment où leurs symptômes sont très prononcés.

À 16 ans, environ 50 % des adolescents ont déjà eu des rapports sexuels avec pénétration. La proportion passe à 70 % à l'âge de 19 ans. Plus de la moitié des cas de MTS signalés concernent des adolescents et des jeunes adultes de moins de 25 ans. Au Québec, ce sont les jeunes âgés de 15 à 19 ans qui constituent le groupe d'âge où l'incidence des MTS est la plus élevée[32]. Les MTS les plus fréquemment diagnostiquées sont l'infection à chlamydia, l'herpès génital (virus de l'herpès simplex de type 2), la gonorrhée et la syphilis (tableau 17-18). Les adolescents forment 1 % de la population atteinte du VIH. En outre, on compte de plus en plus de personnes de 20 à 29 ans qui ont pu contracter le virus pendant leur adolescence.

La salpingite, l'infertilité, les risques élevés de grossesse ectopique et le cancer des organes génitaux comptent parmi les complications des MTS. Il a été démontré que les MTS qui causent des ulcérations accroissent les risques d'infection par le VIH[33]. Le traitement du sida a beaucoup évolué et réussit aujourd'hui à prolonger la vie des personnes atteintes, mais la maladie n'en reste pas moins mortelle.

La plupart du temps, l'infirmière rencontre l'enfant, ou l'adolescent, et la famille au service des urgences, en consultation externe, à l'école ou au CLSC. Nombre d'adolescents hésitent à révéler leurs symptômes et il est important que l'infirmière acquière une solide aptitude à recueillir les données. Cette habileté lui sera surtout utile au moment d'interroger le patient à propos de son activité sexuelle, de ses partenaires et de la possibilité de violence sexuelle. Lorsqu'on diagnostique une MTS chez un enfant ou un adolescent, il est important de faire un dépistage des autres MTS, car ces maladies sont souvent concomitantes.

Les soins infirmiers consistent à identifier l'organisme causal, à prodiguer le traitement approprié, à prévenir la contagion et les complications ainsi qu'à éduquer l'enfant, ou l'adolescent, et la famille (tableau 17-19). Conseillez aux adolescents qui n'ont pas reçu le vaccin contre l'hépatite B en 4e année du primaire et qui sont actifs sexuellement de le recevoir. Durant vos séances de counseling, signalez à l'adolescent que tous ses partenaires sexuels doivent recevoir un traitement et que lui-même doit abandonner les comportements sexuels à risques. Faites preuve d'empathie et de compréhension ; ne portez jamais de jugement.

DÉCLARATION OBLIGATOIRE

Au Québec, l'infection à chlamydia, la gonorrhée et la syphilis sont des maladies à déclaration obligatoire. Ainsi, tout cas de l'une de ces maladies doit être déclaré à la Direction de la santé publique.

ALERTE INFIRMIÈRE

Si vous vous trouvez devant un enfant de moins de 10 ans atteint d'une MTS et, à plus forte raison, de symptômes anorectaux, vous pouvez soupçonner que cet enfant est victime de violence sexuelle.

TABLEAU 17-18 Maladies transmissibles sexuellement

Maladie	Manifestations cliniques	Traitements et soins infirmiers
Infection à chlamydia Organisme causal : *Chlamydia trachomatis*. Période d'incubation : de 5 à 10 jours. Déclaration : obligatoire.	*C. trachomatis* est la cause la plus fréquente de l'urétrite non gonococcique. Symptômes les plus courants Nouveau-nés : infection des voies respiratoires, conjonctivite et pneumonie. Adolescentes : écoulement endocervical jaune-vert mucopurulent, cervicite, salpingite, infection génitale haute, conjonctivite. Adolescents : urétrite, écoulement jaune-blanc, dysurie, proctite (inflammation du rectum), épididymite, conjonctivite. Parfois asymptomatique.	Le traitement médicamenteux recommandé consiste en l'administration de doxycycline, de tétracycline, d'érythromycine ou d'azithromycine pendant 7 à 14 jours. Les partenaires sexuels doivent être traités si l'adolescent a eu des rapports sexuels dans les 30 jours suivant l'apparition des symptômes. Recommander l'usage de condoms.
Herpès génital Organisme causal : le virus de l'herpès simplex (VHS-2). Période d'incubation : de 2 à 12 jours. Déclaration : non obligatoire.	Le tableau clinique varie de l'absence de symptômes à la présence de signes systémiques. Nouveau-nés : infection généralisée grave. Adolescents et adolescentes : Une lésion unique ou un petit amas de papules apparaît n'importe où sur les organes génitaux, les fesses ou les cuisses. Les papules se transforment en vésicules et en pustules, puis en ulcères. Les ulcères peuvent apparaître entre les plis vaginaux, dans la partie postérieure du col utérin, sur le gland, sur le corps du pénis, dans le rectum ou dans l'anus. D'intenses démangeaisons sont suivies de douleurs causées par la rupture des ulcères. Ceux-ci guérissent en 12 jours. Il arrive souvent que les ganglions lymphatiques les plus proches des lésions soient hypertrophiés. Les récidives sont fréquentes.	Le traitement médicamenteux recommandé consiste en l'administration d'acyclovir pendant une période de 7 à 10 jours. Il arrive parfois que l'on applique de l'acyclovir directement sur les lésions. Déconseiller les rapports oraux à la personne si elle a des ulcères dans la bouche, sur les lèvres, dans le vagin ou sur le pénis. Déconseiller de même les relations anales pendant la période d'activité des lésions. Recommander l'usage de condoms.
Gonorrhée Organisme causal : *Neisseria gonorrhœæ*. Période d'incubation : de 2 à 7 jours. Déclaration : obligatoire.	Les symptômes et la maladie elle-même varient de bénins à graves et diffèrent selon le sexe. Nouveau-nés : ophtalmie néonatale (affections inflammatoires de l'œil) et dans de rares cas : méningite ou arthrite. Femmes : l'urètre, le col utérin, les trompes de Fallope, les glandes vestibulaires majeures (de Bartholin) et les glandes para-urétrales (de Skene) peuvent être atteints. Hommes : l'urètre, la prostate, les vésicules séminales, l'épididyme, les glandes urétrales et les glandes bulbo-urétrales (de Cowper) peuvent être atteints. Le signe caractéristique de la maladie est un écoulement du vagin ou de l'urètre ; on observe aussi des atteintes de la conjonctive, du pharynx et de l'anus. Filles prépubères : écoulement vaginal épais et visqueux de couleur verte ou crème, vulvovaginite. Adolescentes : écoulement vaginal purulent, cervicite, infection génitale haute. L'atteinte des trompes de Fallope peut entraîner la stérilité. Garçons prépubères et adolescents : écoulement urétral jaune et semblable à du pus, érythème du méat, pollakiurie, dysurie.	Le traitement médicamenteux recommandé consiste en une injection intramusculaire de ceftriaxone ou de spectinomycine suivie de l'administration de doxycycline pendant 7 jours. Si l'organisme causal n'est pas résistant à la pénicilline, on administre une dose unique de spectinomycine suivie de doxycycline. On pourra avoir recours à un traitement intraveineux dans le cas de patients atteints d'arthrite ou de bactériémie associées à la gonorrhée. Les partenaires sexuels doivent être traités. On doit obtenir des cultures de suivi, de 4 à 7 jours après le traitement. Recommander l'usage de condoms.

TABLEAU 17-18 Maladies transmissibles sexuellement *(suite)*

Maladie	Manifestations cliniques	Traitements et soins infirmiers
Syphilis Organisme causal : *Treponema pallidum*. Période d'incubation : 3 semaines. Déclaration : obligatoire.	L'apparition des signes et des symptômes caractéristiques de la syphilis est reliée au stade de la maladie. Nouveau-nés et nourrissons : *La syphilis congénitale* peut ne causer aucun symptôme pendant un certain temps, puis se manifester plusieurs semaines ou plusieurs mois après la naissance. Elle peut se manifester par de l'anémie, une atteinte auditive, dentaire, oculaire ou osseuse, une éruption cutanée, une hépatosplénomégalie, une anarsaque fœtoplacentaire, une neutropénie, une méningite, une pneumonie, une rhinite persistante, une thrombopénie. Adolescents : *La syphilis primaire* se manifeste par une lésion unique qui apparaît à l'endroit infecté de 2 semaines à 3 mois après la transmission. La lésion a l'aspect d'un ulcère ayant une bordure indurée et une base lisse (chancre). Indolore, elle peut apparaître sur les lèvres de la vulve, dans le vagin, sur le gland, dans l'anus, sur les lèvres ou sur la langue. On observe habituellement une adénopathie régionale. La lésion guérit spontanément en 5 semaines. *La syphilis secondaire* commence au bout d'un délai pouvant aller jusqu'à 10 semaines après l'infection initiale. L'enfant présente un malaise, une alopécie en clairière et une éruption diffuse. Les lésions cutanées peuvent être maculaires, papulaires, papulosquameuses ou bulleuses. Elles apparaissent très fréquemment sur les paumes des mains et les plantes des pieds. Plus tard, des plaques muqueuses appelées condylomes apparaissent sur les organes génitaux[34,35]. *La syphilis latente* commence 6 semaines environ après le début de la syphilis secondaire. Elle peut durer plusieurs années ou la vie entière[34]. *La syphilis tertiaire* s'amorce plus de 2 ans après le début de la maladie et se manifeste par une neurosyphilis (atteinte neurologique), une maladie cardiovasculaire ou une syphilis congénitale.	Le traitement médicamenteux recommandé consiste en une seule injection intramusculaire de benzathine pénicilline G. Aux enfants allergiques à la pénicilline on donne de l'érythromycine par voie orale pendant 15 jours. Chez le nouveau-né souffrant d'une syphilis congénitale, on opte pour un traitement d'une durée de 10 à 14 jours, intramusculaire ou intraveineux. On recourt souvent à des compresses imbibées de solution saline et à un antibiotique topique pour traiter les lésions cutanées. On doit traiter tous les partenaires sexuels. Recommander l'usage de condoms et également d'un spermicide, sous forme de mousse, de crème ou de gel.

TABLEAU 17-19 Enseignement au patient : prévention des MTS

- Limiter le nombre de partenaires sexuels.
- Toujours utiliser des condoms pour les rapports vaginaux et anaux avec pénétration.
- S'abstenir de rapports oraux si le partenaire a des lésions actives dans la bouche, dans le vagin, dans l'anus ou sur le pénis.
- Éviter les comportements sexuels à risques.

RÉFÉRENCES

1. Rudolph, A.M., Hoffman, J.I.E., et Rudolph, C.D. (1996). *Rudolph's pediatrics* (20e éd.). Stamford, CT : Appleton & Lange.
2. Feeg, V., et Harbin, R.E. (1991). *Pediatric core curriculum and resource manual.* Pitman, NJ : Anthony J. Jannetti.
3. Paulozzi, L.J., Erickson, J.D., et Jackson, R.J. (1997). Hypospadias trends in two US surveillance systems. *Pediatrics, 100*(5), 831-834.
4. Becker, N., et Avner, E.D. (1995). Congenital neuropathies and uropathies. *Pediatric Clinics of North America, 42*(6), 1319-1341.
5. Miller, K.L. (1996). Urinary tract infections : Children are not small adults. *Pediatric Nursing, 22*(6), 473-480, 544.
6. Goldsmith, B.M., et Campos, J.M. (1990). Comparison of urine dipstick, microscopy, culture for detection of bacteriuria in children. *Clinical Pediatrics, 29,* 214-218.
7. Hoberman, A., et Wald, E.R. (1997). UTI in young children : New light on old questions. *Contemporary Pediatrics, 14*(11), 140-156.
8. Edelmann, C.M. (1988). Urinary tract infection and vesicoureteral reflux. *Pediatric Annals, 17,* 9.
9. Rosenfeld, D.L., Fleischer, M., Yudd, A., et Makowsky, T. (1995). Current recommendations for children with urinary tract infections. *Clinical Pediatrics, 34*(5), 261-264.
10. Weber, M.L. (1994). Dictionnaire de thérapeutique pédiatrique. Montréal : Les Presses de l'Université de Montréal.
11. Sobata, A.E. (1984). Inhibition of bacterial adherence by cranberry juice, potential use for the treatment of urinary tract infections. *Journal of Urology, 131,* 1013.
12. Kelleher, R.E. (1997). Daytime and night time wetting in children : A review of management. *Journal of the Society of Pediatric Nurses, 2*(2), 73-82.
13. Maizels, M., Gandhi, K., Keating, B., et Rosenbaum, D. (1993). Diagnosis and treatment for children who cannot control urination. *Current Problems in Pediatrics, 23,* 402-450.
14. Garber, K.M. (1996). Enuresis : An update on diagnosis and management. *Journal of Pediatric Health Care, 10*(5), 202-208.
15. Gilman, C.M., et Mooney, K.H. (1994). Alterations in renal and urinary tract function in children. Dans K.L. McCance et S.E. Huether (dir.), *Pathophysiology : The biologic basis for disease in adults and children* (2e éd., p. 1269-1270). Saint Louis : Mosby.
16. Kelsch, R.C., et Sedman, A.B. (1993). Nephrotic syndrome. *Pediatrics in Review, 14,* 33.
17. Mendoza, S.A., et Tune, B.M. (1995). Management of the difficult nephrotic patient. *Pediatric Clinics of North America, 42*(6), 1459-1468.
18. Vogt, B.A. (1997). Identifying kidney disease : Simple steps can make a difference. *Contemporary Pediatrics, 14*(3), 115-127.
19. Registre canadien des insuffisances et des transplantations d'organes et Institut canadien d'information sur la santé (2001). *Dialyse et transplantation rénale,* vol. 1, p. 3-1 à 3-28.21.
20. Taylor, J.H. (1996). End stage renal disease in children : Diagnosis, management, and interventions. *Pediatric Nursing, 22*(6), 481-490.
21. National Institute of Diabetes, Digestive, and Kidney Diseases (1995). U.S. Renal Data System 1995 annual report : Pediatric end stage renal disease (p. 109-125). Bethesda, MD : disponible chez l'auteur.
22. Evans, E.D., Greenbaum, L.A., et Ettenger, R.B. (1995). Principles of renal replacement therapy in children. *Pediatric Clinics of North America, 42*(6), 1579-1602.
23. Bereket, G., et Fine, R.N. (1995). Pediatric renal transplantation. *Pediatric Clinics of North America, 42*(6), 1603-1628.
24. Holliday, M.A., Barratt, T.M., et Avner, E.D. (1994). *Pediatric nephrology* (3e éd., p. 472-485). Baltimore : Williams and Wilkins.
25. Siegel, R.L. (1995). The hemolytic uremic syndrome. *Pediatric Clinics of North America, 42*(6), 1505-1529.
26. Société canadienne de pédiatrie (2002). La circoncision néonatale revisitée, Comité d'étude du fœtus et du nouveau-né [1996, approuvé de nouveau en 2002]. *Canadian Medical Association Journal, 154*(6), 76 -780.
27. Ball, J.B. (1998). *Mosby's pediatric patient teaching guides.* Saint Louis : Mosby.
28. L'Archevesque, C.I., et Goldstein-Lohman, H. (1996). Ritual circumcision : Educating parents. *Pediatric Nursing 22*(3), 228-234.
29. Fonkalsrud, E.W. (1996). Current management of the undescended testis. *Seminars in Pediatric Surgery, 5*(1), 2-7.
30. Tanagho, E.A., et McAninch, J.W. (1995). *Smith's general urology* (14e éd.). Stamford, CT: Appleton & Lange.
31. Last, J.M., et Wallace, R.B. (1992). *Public health and preventive medicine* (13e éd.). Norwalk, CT: Appleton & Lange.
32. Ministère de la Santé et des Services sociaux du Québec (2000). *Stratégie québécoise de lutte contre les MTS. Orientation 2000 - 2002.* Québec : Direction des communications.
33. Sieving, R., Resnick, M.D., Bearinger, L., Remafedi, G., Taylor, B.A., et Harmon, B. (1997). Cognitive and behavioral predictors of sexually transmitted disease risk behavior among sexually active adolescents. *Archives of Pediatric Medicine, 151*(3), 243-251.

34. Coles, E.B., et Hipp, S.S. (1996). Syphilis among adolescents: The hidden epidemic. *Contemporary Pediatrics, 13*(6), 47-62.

35. Bondi, E.E., Jesothy, B.V., et Lazarus, C.S. (1991). *Dermatology: Diagnosis and therapy.* Norwalk, C.T.: Appleton & Lange.

LECTURES COMPLÉMENTAIRES

Castiglia, P.T. (1987). Nocturnal enuresis. *Journal of Pediatric Health Care, 1,* 280.

Druschel, C.M. (1995). A descriptive study of prune belly in New York State, 1983-1989. *Archives of Pediatrics and Adolescent Medicine, 149*(1), 70-79.

Fedewa, M.M., et Oberst, M.T. (1996). Family caregiving in a renal transplant population. *Pediatric Nursing 22*(5), 402-407, 417.

Frauman, A.C., et Gilman, C.M. (1990). Care of the family of the child with end stage renal disease. *ANNA Journal, 17,* 383-386.

Hellerstein, S. (1995). Urinary tract infections: Old and new concepts. *Pediatric Clinics of North America, 42*(6), 1433-1457.

Koff, S.A. (1994). Obstructive uropathy: Clinical aspects. Dans M.A. Holliday, T.M. Barratt et E.D. Avner (dir.), *Pediatric nephrology* (3e éd., p. 1005-1017). Baltimore: Williams and Wilkins.

McNamara, E., Pike, N., Gettys, C., et Corbo-Richert, B. (1996). Organ transplants. Dans P.L. Jackson et J. A. Vessey (dir.), *Primary care of the child with a chronic condition* (2e éd, p. 598-622). Saint Louis: Mosby.

Nguyen, T., Berthier, M., et Oriot, D. (1999). Infection urinaire de l'enfant. *Concours médical, 121*(18), p. 1370-1375.

Pan, C.G. (1997). Glomerulonephritis in childhood. *Current Opinion in Pediatrics, 9,* 154-159.

Radebough, L.C. (1986). Nursing care of the infant with bladder exstrophy. *AUAA Journal, 2,* 14-15.

Ribby, K.J., et Cox, K.R. (1997). Organization and development of a pediatric end stage renal disease teaching guide protocol for peritoneal dialysis. *Pediatric Nursing, 23*(4), 393-399.

Strupp, T.W. (1988). Post shock resuscitation of the trauma victim: Preventing and managing acute renal failure. *Critical Care Nurse Quarterly, 11,* 1-9.

Sugar, E.C., Firlit, C.F., et Reisman, M. (1993). Pediatric hypospadias surgery. *Pediatric Nursing, 19*(6), 585-588, 615.

Taylor, J.H. (1996). Renal failure, chronic. Dans P.A. Jackson et J.A. Vessey (dir.), *Primary care of the child with a chronic condition* (2e éd., p. 689-716). Saint Louis: Mosby.

Wilson, D., et Killion, D. (1989). Urinary tract infections in the pediatric patient. *Nurse Practitioner, 14,* 38-42.

Winslow, B.H., et Devine, C.J. (1996). Principles in repair of hypospadias. *Seminars in Pediatric Surgery, 5*(1), 41-48.

Wiseman, K.C. (1991). Nephrotic syndrome: Pathophysiology and treatment. *ANNA Journal, 188,* 469-476.

18 LES TROUBLES DES YEUX, DES OREILLES, DU NEZ ET DE LA GORGE

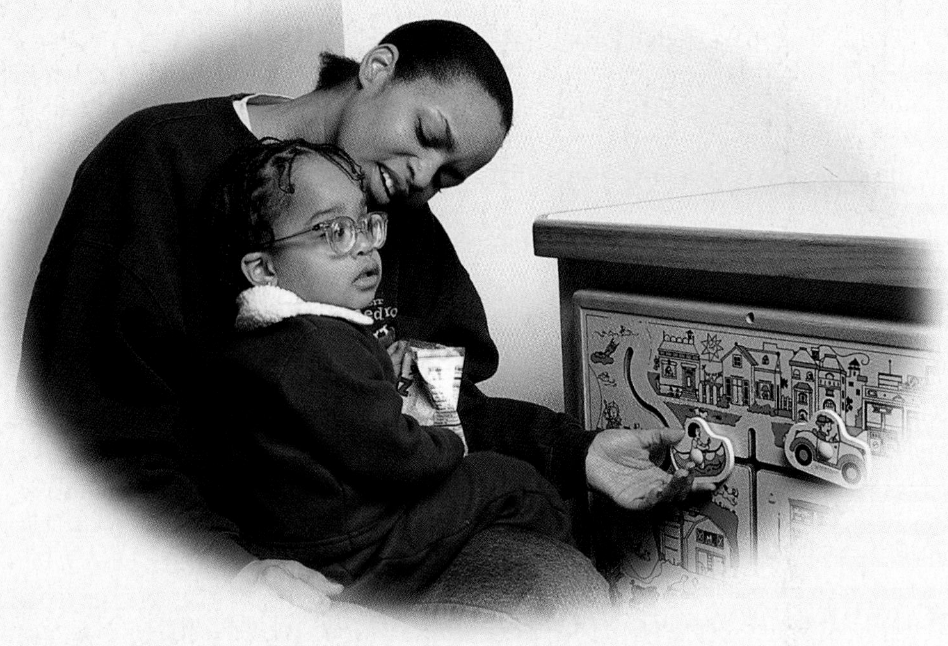

Roxanne, 4 ans, est atteinte d'une grave déficience visuelle. Née prématurément à 25 semaines de gestation, elle a été soumise à des séances d'oxygénothérapie qui ont endommagé ses vaisseaux sanguins rétiniens. Elle a donc contracté une fibroplasie rétrolentale (rétinopathie des prématurés). Pendant son séjour à l'hôpital, Roxanne a subi de fréquents examens ophtalmoscopiques. Elle a reçu une cryothérapie des vaisseaux rétiniens ; il s'agit d'un traitement destiné à prévenir le décollement de la rétine et la perte totale de la vision qui en découle. Bien que ce traitement ait stoppé la progression du trouble physiologique, Roxanne reste affligée d'une myopie très prononcée.

Pendant les quatre premières années de sa vie, Roxanne a participé, en compagnie de sa mère, à un programme d'intervention précoce qui lui a donné une certaine stimulation et a permis à sa mère d'apprendre des techniques visant à favoriser son développement. Roxanne commencera bientôt la maternelle. Elle s'exprime bien pour une enfant de 4 ans ; elle est évoluée sur le plan social, elle converse aisément et n'accuse aucun retard de développement. Cependant, elle a eu très peu de relations avec d'autres enfants.

En qualité d'infirmière exerçant sa profession dans l'établissement d'enseignement préscolaire que fréquentera Roxanne, comment aiderez-vous les parents de l'enfant et le personnel enseignant à faciliter l'adaptation de Roxanne à la maternelle ? Votre rôle consiste notamment à aider ses parents à la préparer à cette nouvelle expérience. Vous devez également renseigner les autres membres du personnel de l'établissement sur sa situation afin qu'ils veillent à ce que l'environnement ne présente aucun danger pour elle, qu'ils l'aident à s'habituer à travailler et à jouer au sein d'un groupe d'enfants et qu'ils favorisent son développement.

OBJECTIFS

Après l'étude de ce chapitre, vous serez en mesure de :

- Décrire les observations courantes relatives aux yeux, aux oreilles, au nez et à la gorge chez les enfants ;
- Expliquer en quoi consistent le traitement médical et les soins infirmiers à l'enfant atteint d'une infection aux yeux ;
- Décrire les manifestations cliniques des troubles de la vue chez les enfants et les traitements appropriés ;
- Décrire les soins d'urgence à apporter aux enfants blessés aux yeux ;
- Exposer l'essentiel de ce qu'il faut savoir sur l'otite moyenne : étiologie, traitement médical et soins infirmiers ;
- Décrire les manifestations cliniques des déficiences auditives chez les enfants ;
- Différencier perte auditive de conduction et surdité neurosensorielle ;
- Expliquer quels sont les soins d'urgence qui conviennent aux enfants blessés aux oreilles ;
- Exposer en quoi consistent la collecte des données et les soins infirmiers liés à l'épistaxis chez les enfants ;
- Décrire le traitement médical et les soins infirmiers appropriés en cas de rhinopharyngite, sinusite, pharyngite et amygdalite.

« Le programme d'intervention précoce auquel Roxanne et moi avons participé lui a permis d'acquérir les habiletés dont elle aura besoin en milieu préscolaire ; cependant, il s'agira néanmoins pour elle d'une étape importante à franchir. L'infirmière a travaillé avec nous afin de préparer ma fille à relever ce nouveau défi. »

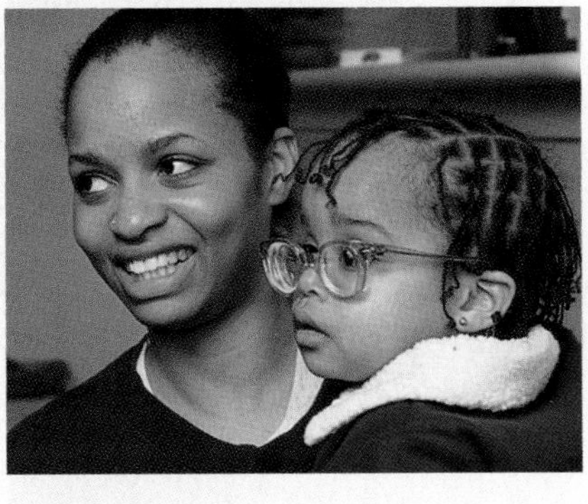

VOCABULAIRE

- **Acuité visuelle** Mesure de la capacité de distinguer une lettre ou un autre objet, destinée à évaluer la vision.
- **Audiographie** Examen visant à évaluer l'acuité auditive, selon lequel l'enfant reçoit, par le biais d'un écouteur, des sons dont le ton et l'intensité varient.
- **Décibel** Unité de mesure de la sonie.
- **Myringotomie (paracentèse du tympan)** Intervention consistant à inciser le tympan pour permettre l'évacuation de liquide.
- **Perte auditive de conduction** Surdité périphérique attribuable à un obstacle à la transmission des sons de l'oreille externe à l'oreille moyenne.
- **Perte auditive mixte** Perte d'audition attribuable à une combinaison de facteurs liés à la transmission des sons et à la perception.
- **Surdité neurosensorielle** Surdité attribuable à une lésion de l'oreille interne ou du nerf auditif.
- **Tubes de tympanotomie** Petits tubes de Téflon insérés, par voie chirurgicale, dans la membrane du tympan afin d'équilibrer la pression, de favoriser l'évacuation du liquide et de ventiler l'oreille moyenne.
- **Tympanogramme** Graphique illustrant la capacité de l'oreille moyenne de transmettre l'énergie acoustique, mesurée par l'insertion d'une sonde étanche dans le conduit auditif externe et par l'émission d'une tonalité.
- **Vision** Processus complexe qui permet de donner un sens à ce que l'on perçoit en faisant appel à l'œil et au cerveau, de même qu'aux structures neurologiques et physiologiques connexes.
- **Vision binoculaire** Capacité qu'ont les yeux de fonctionner ensemble, de façon simultanée.

Quel lien y a-t-il entre l'état des yeux, des oreilles, du nez et de la gorge? Quels sont les troubles qui peuvent avoir une incidence sur la croissance, le développement et le comportement d'un enfant? Où les enfants atteints de troubles des yeux, des oreilles, du nez et de la gorge reçoivent-ils des soins?

Comme les yeux, les oreilles, le nez et la gorge sont reliés, les malformations, les infections ou autres troubles touchant l'une de ces structures peuvent avoir des effets sur l'ensemble. Il est essentiel de disposer de structures sensorielles intactes pour franchir les étapes marquantes du développement; ainsi, tout ce qui affecte les fonctions, particulièrement les fonctions visuelles et auditives, peut retarder le développement de l'enfant. Dans la capsule d'ouverture, nous voyons que la maladie de Roxanne a été diagnostiquée lorsque celle-ci était très jeune; l'enfant a été inscrite à un programme destiné à l'aider à se développer normalement. Même si, dans le cas de Roxanne, on a procédé au diagnostic et aux soins initiaux à l'hôpital, la plupart des enfants atteints de troubles des yeux, des oreilles, du nez et de la gorge sont plutôt soignés à domicile ou en milieu communautaire.

► PARTICULARITÉS ANATOMIQUES ET PHYSIOLOGIQUES DE L'ENFANT

ŒIL

ACUITÉ VISUELLE

La mesure de l'acuité visuelle peut s'exprimer en pieds ou en mètres. Ainsi, 20 pieds équivalent à 6 mètres, 40 pieds à 12 mètres et 100 pieds à 30 mètres.

En quoi les yeux des enfants diffèrent-ils de ceux des adultes? Le chapitre 4 contient une étude détaillée de l'examen des yeux et de l'acuité visuelle. Les différences entre les yeux des nouveau-nés et ceux des adultes sont nombreuses. L'acuité visuelle des nouveau-nés va de 6/30 (20/100) à 6/120 (20/400). Le cristallin est de forme plus sphérique et il ne peut pas s'adapter aux objets proches et éloignés; la perception des nouveau-nés est donc meilleure à une distance d'environ 20 cm. Comme le nerf optique n'est pas encore complètement myélinisé, la capacité de distinguer les couleurs et d'autres détails est réduite. Lorsqu'un enfant naît avant terme, particulièrement avant 32 semaines de gestation, la vascularisation rétinienne, surtout autour de la rétine, est parfois incomplète. À la naissance, les muscles qui contrôlent la vision binoculaire peuvent manquer quelque peu de coordination. À l'âge de 3 mois, les yeux devraient être alignés et le mouvement, coordonné.

Le globe oculaire occupe une plus grande partie de l'orbite chez les nourrissons et chez les jeunes enfants que chez les adultes. Comme le globe est relativement exposé latéralement, il est plus vulnérable. La sclérotique du nouveau-né est mince et translucide, et elle présente une teinte bleuâtre; l'iris est bleu ou gris. La couleur des yeux change au cours des six premiers mois de vie. Chez les nourrissons, les glandes lacrymales produisent des larmes qui nourrissent et oxygènent la paroi extérieure de la cornée. Lorsqu'un nouveau-né ou un jeune nourrisson pleure, les parents ne voient donc pas de larmes dans ses yeux, car son système lacrymal les évacue efficacement dans les fosses nasales.

Au fur et à mesure que les enfants grandissent, leurs yeux évoluent et leur vision s'améliore. À l'âge de 2 ou 3 ans, l'acuité visuelle atteint 6/12 (20/40) chez la plupart des enfants; vers 6 ou 7 ans, elle atteint 6/6 (20/20). L'**acuité visuelle**, c'est-à-dire la capacité de distinguer des lettres ou d'autres objets, est mesurée à l'aide de tableaux normalisés contenant des lettres ou des illustrations (se reporter au chapitre 4 et à l'annexe A). La **vision** désigne le processus complexe qui permet de donner un sens à ce que l'on perçoit en faisant appel à l'œil et au cerveau, de même qu'aux structures neurologiques et physiologiques connexes. L'interdépendance entre le développement et l'évolution du système physiologique de l'enfant permet d'interpréter de mieux en mieux ce qui est perçu (tableau 18-1)[1].

OREILLE

Pourquoi les enfants en bas âge et les jeunes enfants sont-ils plus sujets aux troubles auditifs que les adultes? La trompe d'Eustache, qui relie le rhinopharynx à l'oreille

TABLEAU **18-1** Stades de développement et vision

Âge	Étape
Nouveau-né à terme	Fait preuve de vigilance face aux stimuli visuels présentés à une distance de 20 cm à 30 cm des yeux environ.
1 mois	Suit le mouvement d'un objet à un angle de 60 degrés à l'horizontale et de 30 degrés à la verticale ; cligne des yeux devant un objet qui approche.
2 mois	Suit le mouvement d'une personne à deux mètres de distance ; sourit à une personne qui se penche vers lui ; soulève la tête à un angle de 30 degrés par rapport à la position couchée.
3 mois	Suit le mouvement d'un objet sur 180 degrés ; regarde sa main ; commence à faire preuve de coordination visuomotrice.
4 ou 5 mois	Sourit à son entourage ; tend la main pour atteindre un cube situé à 30 cm ; remarque un raisin sec situé à 30 cm de lui.
7 ou 8 mois	Ramasse un raisin sec dans un geste large.
8 ou 9 mois	Touche les trous dans un panneau perforé ; préhension fine observable (main en forme de pince) ; rampe.
De 12 à 14 mois	Empile des cubes ; insère un cylindre dans un trou rond ; se tient debout et marche.

Scheiner, A.P. (1996). Vision Problems : Impairment to blindness. Dans A.M. Rudolph, J.I.E. Hoffman et C.D. Rudolph (dir.). Rudolph's Pediatrics *(20e éd., p. 167). Stamford, CT : Appleton & Lange*

moyenne, est proportionnellement plus courte, plus large et plus horizontale chez les enfants en bas âge que chez les enfants plus âgés ou chez les adultes (figure 18-1). Lorsqu'il y a succion, bâillement ou d'autres mouvements, la trompe s'ouvre pendant quelques millièmes de seconde et permet à l'air de passer librement du rhinopharynx à l'oreille moyenne.

Le canal auditif externe est petit à la naissance, comparativement à la taille de l'oreille interne et de l'oreille moyenne. La membrane du tympan se trouve donc près de la surface et peut facilement être blessée.

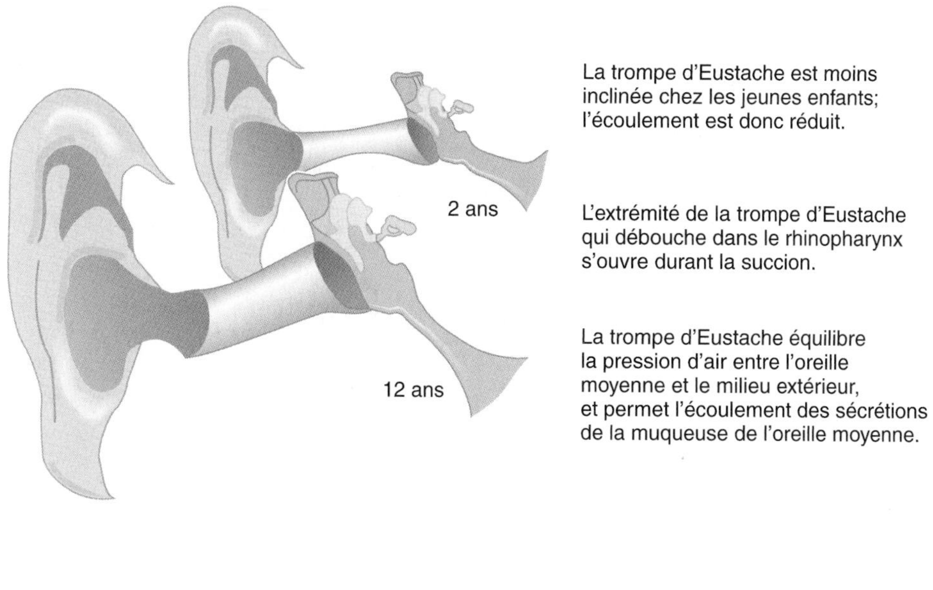

La trompe d'Eustache est moins inclinée chez les jeunes enfants; l'écoulement est donc réduit.
2 ans
L'extrémité de la trompe d'Eustache qui débouche dans le rhinopharynx s'ouvre durant la succion.
La trompe d'Eustache équilibre la pression d'air entre l'oreille moyenne et le milieu extérieur, et permet l'écoulement des sécrétions de la muqueuse de l'oreille moyenne.
12 ans

FIGURE 18-1. Des trois facteurs qui distinguent la trompe d'Eustache d'un enfant en bas âge de celle d'un adulte (plus courte, plus large et plus horizontale), lequel, selon vous, entraîne le plus de problèmes pour l'enfant ? Pourquoi ? *Réponse* : La position plus horizontale de la trompe d'Eustache. Les enfants qui reçoivent leur biberon couchés sur le dos sont plus susceptibles de souffrir d'otites moyennes, car leur trompe d'Eustache s'ouvre lorsqu'ils tètent, et la position horizontale de la trompe facilite l'accès des substances étrangères et des microbes à l'oreille moyenne. Chez les enfants plus âgés, la position plus inclinée de la trompe d'Eustache rend cet accès plus difficile, donc protège l'oreille moyenne.

NEZ ET GORGE

Jusqu'à l'âge de 6 mois, les enfants respirent principalement par le nez, et non pas par la bouche. Des œdèmes et des rhinorrhées peuvent gêner l'inspiration d'air et l'allaitement. L'œdème des muqueuses et la présence d'un exsudat peuvent bloquer les voies nasales étroites des jeunes enfants.

Les amygdales palatines, visibles durant un examen buccal, sont situées de part et d'autre de l'oropharynx. La méthode utilisée pour examiner la gorge d'un enfant est décrite au chapitre 4. Bien que leur taille varie considérablement durant l'enfance, les amygdales sont généralement grosses, particulièrement chez les enfants d'âge scolaire. Les amygdales pharyngiennes (adénoïdes) sont logées dans la paroi postérieure du rhinopharynx, juste au-dessus de l'oropharynx. Chez les enfants, les adénoïdes peuvent grossir et héberger des bactéries, ce qui nuit à la respiration.

LOI ET ÉTHIQUE

Au Québec et au Canada, on administre des soins oculaires prophylactiques aux enfants, peu après leur naissance, afin de prévenir l'ophtalmie du nouveau-né. C'est à l'infirmière qu'il incombe d'appliquer de l'onguent pour les yeux. Habituellement, on utilise de l'onguent à l'érythromycine, mais on peut aussi avoir recours à d'autres antibiotiques, tels que la pénicilline ou la tétracycline.

► TROUBLES DES YEUX

CONJONCTIVITE INFECTIEUSE

La conjonctivite est une inflammation de la conjonctive, membrane transparente qui tapisse la paroi intérieure de la paupière et de la sclérotique. Les conjonctives deviennent œdémateuses et rouges sous l'action de bactéries, de virus, d'allergies, de traumatismes ou d'irritants, et produisent alors des sécrétions jaunâtres ou blanches (figure 18-2).

Chez les nouveau-nés, la conjonctivite s'appelle ophtalmie du nouveau-né. Ce type d'infection est généralement transmis par la mère durant l'accouchement, lorsqu'il y a contact avec des pertes vaginales contaminées contenant des organismes comme *Chlamydia trachomatis* et *Neisseria gonorrhϾ*[2]. La prévention étant cruciale, on instille des antibiotiques dans les yeux de tous les nouveau-nés, peu après la naissance. En ce qui concerne l'infection causée par le virus de l'herpès, on doit prodiguer des soins rapides et efficaces afin de prévenir les lésions oculaires et la cécité, qui peuvent survenir chez l'enfant qui souffre d'infections récurrentes à la suite d'une réaction immunitaire à l'antigène viral. Les nouveau-nés et les nourrissons atteints d'infections au virus de l'herpès affectant la vue sont donc traités à l'aide d'aciclovir intraveineux et de gouttes topiques.

CONSEIL CLINIQUE

On observe parfois chez les nourrissons l'apparition d'une conjonctivite liée à des causes chimiques (toxicité), en réaction à l'application d'un onguent prophylactique (nitrate d'argent) contre la conjonctivite gonococcique. Une conjonctivite qui se manifeste de 24 à 48 heures après l'application d'un médicament peut être le résultat d'une réaction chimique. Ce type de conjonctivite est généralement bénin, de courte durée et sans traitement spécifique.

Chez les nourrissons, souvent atteints au réveil de larmoiement et d'« accumulation de matières » (écoulement des paupières qui entraîne la formation d'une croûte), un conduit lacrymal obstrué peut ressembler à une conjonctivite. Parmi les soins à prodiguer, on recommande un massage du conduit lacrymal toutes les quatre heures, lorsque le nourrisson est éveillé. Si les conduits lacrymaux demeurent obstrués après que l'enfant a atteint l'âge de 1 an, une intervention peut être nécessaire pour les débloquer.

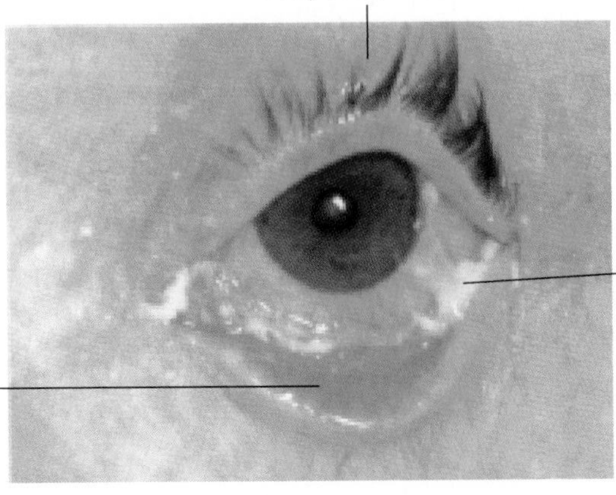

FIGURE 18-2. Conjonctivite aiguë. La principale différence entre une conjonctivite bactérienne et une conjonctivite virale est que la première entraîne des sécrétions purulentes, tandis que la seconde s'accompagne de sécrétions séreuses. Dans le cas de la conjonctivite allergique, l'écoulement est plus ou moins épais et on note surtout la présence de démangeaisons.
Newell, F.W. (1996). Ophthalmology : Principles and concepts *(8e éd.). Saint Louis : Mosby-Year Book.*

Les enfants plus âgés qui souffrent d'une conjonctivite se plaignent d'une sensation de prurit ou de brûlure, de photophobie légère et de démangeaisons sous les paupières. Les parents observeront une augmentation du larmoiement ou encore un écoulement mucopurulent, un rougissement et un œdème des conjonctives, un léger rougissement de la sclérotique et la formation d'une croûte près des paupières, particulièrement le matin. La vision n'est pas altérée. Parmi les agents infectieux de la conjonctivite courants chez les enfants plus âgés, on trouve *Streptococcus pneumoniæ*, *Hæmophilus ægyptius* et *Staphylococcus aureus*[3].

Dans le cas d'une conjonctivite causée par une allergie, l'enfant se plaint de démangeaisons intenses. À l'examen, on observe des yeux rougis, qui produisent des sécrétions aqueuses et non purulentes. En outre, les yeux sont parfois bouffis et œdémateux. La conjonctivite allergique est habituellement bilatérale.

Une conjonctivite virale guérit spontanément, sans traitement. Lorsqu'on pense qu'il peut y avoir une infection bactérienne, on prescrit des gouttes ophtalmiques (collyre) antibiotiques. Vous trouverez des directives relatives à l'administration des collyres à l'annexe A. Si on croit qu'un allergène peut être à l'origine de l'infection, on prescrira un antihistaminique, administré par voie orale ou sous forme de gouttes ophtalmiques. On peut également utiliser un stéroïde topique et un vasoconstricteur[4].

CONSEIL CLINIQUE

Posez un index ganté sur le nez de l'enfant, vers le coin intérieur de l'œil, et appuyez doucement pendant plusieurs secondes. S'il y a apparition de sécrétions mucopurulentes, pensez à une conjonctivite bactérienne.

Soins infirmiers

Comme la conjonctivite infectieuse est très contagieuse, indiquez aux parents qu'il faut attendre 24 heures après le début du traitement aux antibiotiques avant de renvoyer l'enfant à l'école. Sensibilisez-les à la nécessité de se laver soigneusement les mains et d'éviter de partager les serviettes et les essuie-mains. Expliquez-leur qu'il est important d'empêcher l'enfant de se frotter les yeux ; des mitaines peuvent se révéler efficaces à cet égard. Pour ce qui est des trottineurs, on tentera de les distraire par des activités qui les amènent à se servir de leurs mains.

Enseignez aux parents les techniques appropriées pour instiller des médicaments. Précisez qu'on doit parfois enlever de l'exsudat (s'écoulant du canthus interne vers l'extérieur) avant d'instiller des gouttes ou d'appliquer un onguent, et qu'il faut relever la tête de l'enfant afin de réduire l'œdème. Dans le cas d'un enfant qui souffre d'allergies, sensibilisez les parents aux signes d'infection afin qu'en cas d'infection oculaire l'enfant soit traité rapidement.

CELLULITE PÉRIORBITAIRE

La cellulite périorbitaire est une infection de la paupière et des tissus avoisinants généralement causée par des bactéries (figure 18-3). Chez l'enfant, ce type d'infection se caractérise par des paupières œdémateuses, sensibles, rougeâtres ou violacées, par une mobilité restreinte et douloureuse de la région oculaire et par de la fièvre. La cellulite périorbitaire doit être soignée promptement afin d'éviter que l'infection n'atteigne l'orbite postérieure. L'hospitalisation est nécessaire, car il faut administrer des antibiotiques par voie intraveineuse et appliquer des compresses tièdes. En général, les enfants réagissent favorablement au traitement en 48 à 72 heures.

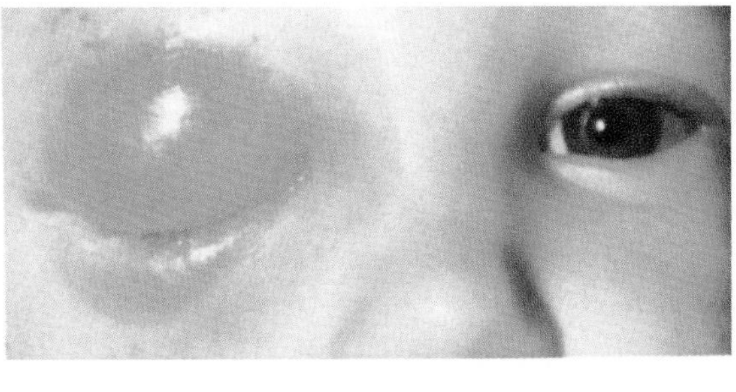

FIGURE 18-3. La cellulite périorbitaire est une infection de la paupière et des tissus avoisinants, et non de l'œil lui-même. Il s'agit d'une infection bactérienne grave, qui peut atteindre le nerf optique si elle n'est pas soignée rapidement à l'aide d'antibiotiques administrés par voie intraveineuse.
Malinow, I. et K.R. Powell (1993). Periorbita cellulitis. Pediatric Annals, 22(4), p. 241-246.

TROUBLES DE LA VUE

La **vision**, processus complexe qui permet de donner un sens à ce que l'on perçoit, dépend de nombreux facteurs. Les mouvements des yeux doivent être rapides et coordonnés. (Pour une analyse de l'évaluation des mouvements oculaires, reportez-vous au chapitre 4.) Les yeux doivent fonctionner de façon simultanée afin de fournir une image claire et unique. Sans cette **vision binoculaire** (dans les cas de strabisme ou d'amblyopie), l'enfant ne peut pas interpréter les images transmises au cerveau.

Normalement, la perception des objets se fait conjointement avec d'autres sens, grâce à la coordination entre l'œil et la main, et elle est reliée au cerveau selon le processus d'imagerie visuelle et de discrimination des objets. L'acuité visuelle est essentielle, mais c'est l'interaction des mouvements, des processus mentaux et des autres sens qui contribue, chez l'enfant, à conférer un sens aux objets perçus. La vision influe donc sur l'apprentissage et sur le rendement scolaire.

Les troubles de la vue doivent être diagnostiqués et soignés rapidement si on veut prévenir la détérioration ou la perte de l'acuité visuelle. Dès qu'ils sont en mesure de collaborer avec l'examinateur, la plupart des enfants sont soumis, lors de leurs visites chez le médecin, à un examen simple destiné à mesurer leur acuité visuelle. Une fois à l'école, les enfants subissent des examens d'acuité visuelle tous les deux ou trois ans, pendant leur cours primaire. Les infirmières organisent souvent des programmes de dépistage des troubles de la vue chez l'enfant. Le tableau 18-2 propose une liste de questions que l'on peut utiliser à cette fin. Les enfants qui n'obtiennent pas un résultat satisfaisant doivent consulter un ophtalmologiste ou un optométriste, qui examinera de façon plus poussée l'acuité visuelle en vision de près et de loin, la structure et le mouvement des yeux, ainsi que la vision des couleurs.

Voici les troubles de la vue courants chez l'enfant:

- *Hypermétropie*: Défaut selon lequel les rayons lumineux convergent en arrière de la rétine, ce qui entraîne une incapacité de se focaliser sur des objets proches. Tous les enfants sont atteints d'hypermétropie, à un certain degré, jusqu'à l'âge de 9 ou 10 ans. Cependant, leurs yeux s'adaptent suffisamment pour qu'ils puissent distinguer clairement les objets proches. Seuls les enfants atteints d'une hypermétropie trop marquée ou dont les yeux s'adaptent différemment ont une vision brouillée. À défaut de soins, ces enfants peuvent souffrir d'amblyopie, c'est-à-dire d'un affaiblissement de l'œil le plus faible.

TABLEAU 18-2 Questions permettant de dépister les troubles de la vue chez l'enfant

Jeune enfant

Posez aux parents les questions suivantes:

Votre enfant vous suit-il du regard lorsque vous entrez dans la pièce?

Suit-il aisément du regard d'autres objets?

Les mouvements des yeux sont-ils coordonnés? L'un des yeux semble-t-il dévier?

À quel âge votre bébé a-t-il commencé à s'asseoir, à se tenir debout et à marcher?

Votre enfant éprouve-t-il de la difficulté à ramasser des objets?

Enfant d'âge scolaire

Posez aux parents les questions suivantes:

Votre enfant aime-t-il regarder des images et lire?

Est-il au même niveau que ses camarades de classe dans toutes les matières?

Votre enfant a-t-il déjà manifesté des difficultés d'apprentissage?

Utilise-t-il un ordinateur ou des jeux électroniques? Regarde-t-il la télévision?

Votre enfant réussit-il aussi bien que ses camarades dans les sports et dans les jeux?

- *Myopie*: Défaut selon lequel les rayons lumineux se focalisent devant la rétine, ce qui entraîne une incapacité de percevoir les objets éloignés. Bien que les enfants de tous âges puissent être atteints de myopie, ce trouble se manifeste le plus souvent vers l'âge de 8 ans ou plus tard. Les enfants peuvent se plaindre de céphalées et souvent ils plissent les yeux pour améliorer leur vision éloignée.
- *Astigmatisme*: Défaut selon lequel les rayons lumineux sont réfractés d'une manière qui diffère selon le méridien où ils pénètrent dans l'œil. La courbure de la cornée ou du cristallin n'est pas de forme sphérique ; les images sont donc brouillées et une gêne visuelle en résulte. Lorsqu'il lit, l'enfant atteint d'astigmatisme tient souvent les feuilles très près de ses yeux afin d'obtenir la meilleure image possible.

Vous trouverez, au tableau 18-3, la description des quatre troubles qui peuvent avoir une incidence considérable sur la vue, soit le strabisme, l'amblyopie, la cataracte et le glaucome, de même que des renseignements sur les soins à prodiguer dans chaque cas.

On prescrit des lentilles correctrices pour la plupart des troubles de la vue. Le strabisme et l'amblyopie entraînent souvent un écart important de l'acuité visuelle des deux yeux ; des soins plus poussés peuvent alors s'imposer (voir le tableau 18-3). Chez l'enfant qui porte des lentilles correctrices, l'acuité visuelle doit être réévaluée à des intervalles d'un ou deux ans. Pour un enfant atteint d'amblyopie ou de strabisme, les visites chez un ophtalmologiste doivent être plus fréquentes.

Daltonisme

Le daltonisme est un trouble récessif lié au chromosome X, que l'on retrouve chez 8 % des hommes de race blanche et chez 4 % des personnes de race noire, mais pratiquement jamais chez les femmes. La forme la plus courante a une incidence sur la capacité de distinguer le rouge et le vert ; il en existe cependant d'autres formes. On administre souvent aux garçons d'âge préscolaire des examens de routine qui visent à dépister ce trouble. Le daltonisme ne peut être corrigé ; on met l'accent sur la sécurité (par exemple, les daltoniens ont de la difficulté à distinguer les feux rouges des feux verts) et sur des techniques visant à améliorer la distinction des couleurs chez les groupes atteints.

FIBROPLASIE RÉTROLENTALE

La fibroplasie rétrolentale (rétinopathie des prématurés) se manifeste par un étranglement et une nécrose des vaisseaux sanguins immatures de la rétine. Ce problème, qui se manifeste parfois chez les nouveau-nés prématurés ou ayant un faible poids à la naissance, peut entraîner une myopie légère, ou encore un décollement de la rétine et la cécité.

Manifestations cliniques

La fibroplasie rétrolentale se caractérise par une modification progressive des vaisseaux sanguins rétiniens et, dans les cas graves, par le décollement de la rétine. Afin de pouvoir détecter très tôt ce type de modification, on soumet à des examens oculaires fréquents les prématurés et les bébés ayant un faible poids à la naissance qui reçoivent de l'oxygénothérapie, car ils sont prédisposés à la maladie. Chez les bébés qui ne subissent pas d'examen ophtalmologique, la déficience visuelle découlant de la maladie peut n'être détectée que plus tard au cours de l'enfance : franchissant lentement les stades de développement, l'enfant ne parvient pas à saisir les objets, ni à suivre du regard les visages ou les objets. Lorsqu'un enfant est atteint d'une déficience visuelle, il présente généralement des signes de myopie. L'enfant qui souffre d'un décollement de la rétine peut perdre totalement la vue.

TABLEAU 18-3 Troubles de la vue

	Trouble	Traitement
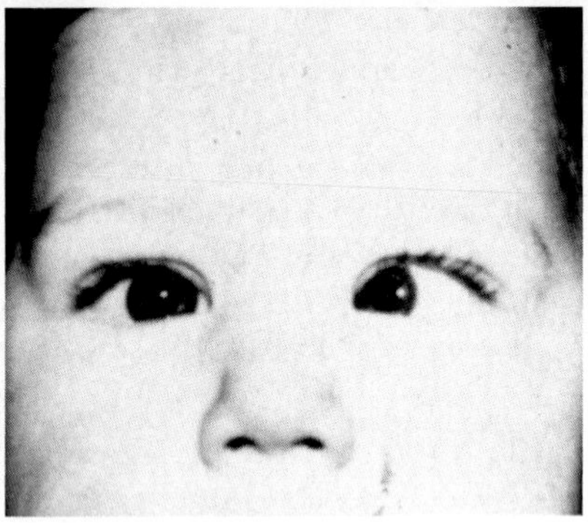 Strabisme *Newell, F.W., (1996).* Ophthalmology : Principles and concepts *(8e éd.). Saint Louis : Mosby – Year Book.*	**Strabisme (« loucherie »)** Il peut être congénital ou acquis. Les yeux semblent désalignés à l'observateur. Types les plus courants : Strabisme convergent : déviation des yeux vers l'intérieur (ésotropie) Strabisme divergent : déviation des yeux vers l'extérieur (exotropie) Il peut se manifester uniquement lorsque l'enfant est fatigué. Voici quelques-uns des symptômes : plissement et froncement des yeux pendant la lecture ; fermeture d'un œil ; difficulté à ramasser les objets ; étourdissements et céphalées. Les tests des reflets cornéens et de l'écran confirment le diagnostic.	Thérapie d'occlusion (obturation de l'œil normal, c'est-à-dire de celui qui fixe, pour contraindre l'œil faible à travailler). Lentilles correctrices Chirurgie des muscles visant à corriger le déséquilibre musculaire ; l'intervention ne doit être effectuée qu'après avoir tenté l'obturation de l'œil. Gouttes ophtalmiques destinées à réduire la focalisation de l'œil valide (atropine) Prismes Entraînement visuel (exercices des yeux) Lorsque le traitement débute avant l'âge de 24 mois, l'amblyopie (vision réduite d'un œil ou des deux yeux) peut être évitée.
	Amblyopie (« œil paresseux ») Vision réduite d'un œil ou plus rarement des deux yeux (malgré une correction visuelle adéquate) L'amblyopie peut découler d'un strabisme non soigné ; l'enfant élimine alors l'image perçue par l'œil dévié (suppression). Les symptômes sont les mêmes que pour le strabisme. On doit recourir à des examens de la vue pour établir un diagnostic.	Lentilles correctrices Thérapie d'occlusion On utilise parfois l'entraînement visuel (exercices des yeux) afin d'améliorer l'état de l'œil faible. On interrompt les traitements lorsque l'acuité visuelle cesse de s'améliorer ; on atteint rarement une acuité parfaite (6/6 ou 20/20). Les soins se révèlent particulièrement efficaces lorsqu'ils sont administrés avant l'âge de 7 ou 8 ans.
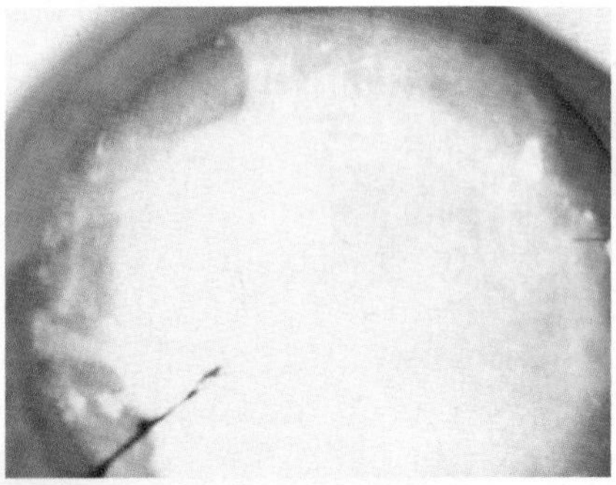 Cataracte congénitale *Vaughan, D., Asbury, T., et Riordan-Eva, P. (1992).* General ophthalmology *(13e éd., p. 172). Norwalk, CT: Appleton & Lange.*	**Cataracte** Opacité d'une partie ou de la totalité du cristallin, ce qui empêche l'entrée de la lumière dans l'œil. Ce trouble peut toucher un œil ou les deux yeux ; il peut également s'agir d'un trouble congénital ou acquis. Un cristallin opaque révèle la présence d'une cataracte ; cependant, les cataractes ne sont pas nécessairement visibles à l'œil nu. Voici quelques-uns des symptômes : distorsion du reflet rétinien ; symptômes de la perte de la vue.	Les traitements diffèrent selon qu'un seul œil ou les deux sont touchés, l'étendue de l'embrouillement et la présence d'autres anomalies oculaires. Extraction du cristallin et recours à des lentilles correctrices ; on utilise souvent des lentilles de contact ; la chirurgie donne de bons résultats, surtout lorsque l'intervention est effectuée avant l'âge de 2 mois ; chez 55 % des enfants, l'acuité visuelle atteint 6/12 (20/40), voire davantage. On peut avoir recours à l'implantation d'un cristallin artificiel. Après l'intervention, on utilise des protecteurs oculaires ou un dispositif de maintien afin de prévenir les blessures ; des gouttes ophtalmiques à base d'antibiotiques ou de stéroïdes peuvent être utilisées pendant plusieurs semaines ; un traitement semblable à celui qu'on utilise dans les cas d'amblyopie peut se révéler nécessaire par la suite.

TABLEAU 18-3 Troubles de la vue *(suite)*

	Trouble	Traitement
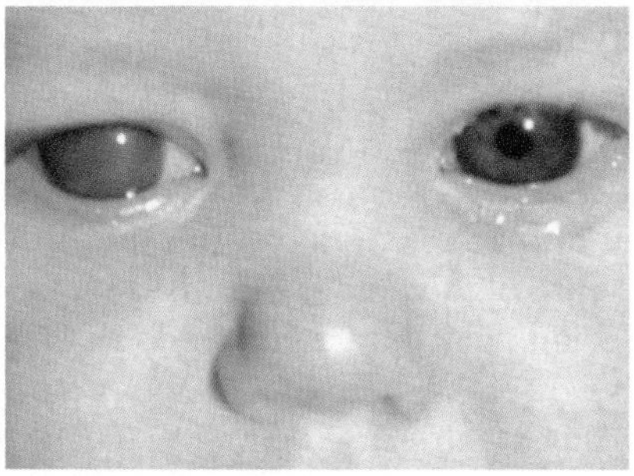 Glaucome congénital *Vaughan, D., Asbury, T. et Riordan-Eva, P. (1992).* General ophthalmology *(13e éd., p. 172). Norwalk, CT: Appleton & Lange.*	**Glaucome** L'augmentation de la pression intra-oculaire endommage l'œil et nuit à la fonction visuelle ; le corps ciliaire produit l'humeur aqueuse qui s'écoule entre l'iris et le cristallin, dans la chambre antérieure ; l'accumulation d'une trop grande quantité d'humeur aqueuse peut entraîner la cécité. Le glaucome peut être congénital ou acquis (celui qui apparaît entre 3 ans et 30 ans est dit juvénile) ; il peut également toucher un œil ou les deux yeux. Voici quelques-uns des symptômes du glaucome congénital : larmoiement, opacification de la cornée, spasmes de la paupière et agrandissement graduel de l'œil ; photophobie (intolérance extrême à la lumière). Voici quelques-uns des symptômes du glaucome acquis : rétrécissement graduel, et indolore, du champ visuel (l'enfant se heurte constamment contre des objets) ; perception d'une auréole autour des objets. Le diagnostic est établi à l'aide d'un tonomètre, qui mesure la pression intra-oculaire.	La chirurgie destinée à réduire la pression intra-oculaire constitue le traitement privilégié, puisque les médicaments utilisés pour lutter contre le glaucome chez les adultes ne sont pas efficaces chez les enfants. Utilisation de lentilles correctrices après l'intervention. Le traitement n'est pas toujours efficace, particulièrement lorsque l'enfant est atteint de glaucome congénital ; on doit donc sonder les attentes des parents en ce qui a trait aux soins destinés à un enfant ayant une déficience visuelle.

Étiologie et physiopathologie

La fibroplasie rétrolentale découle d'une lésion des capillaires rétiniens qui ne sont pas encore matures[5]. L'oxygénothérapie est reliée à l'évolution de ce trouble (figure 18-4). Toutefois, celui-ci a également été mis en rapport avec d'autres facteurs, notamment la détresse respiratoire, la ventilation assistée, l'apnée, la bradycardie, une cardiopathie,

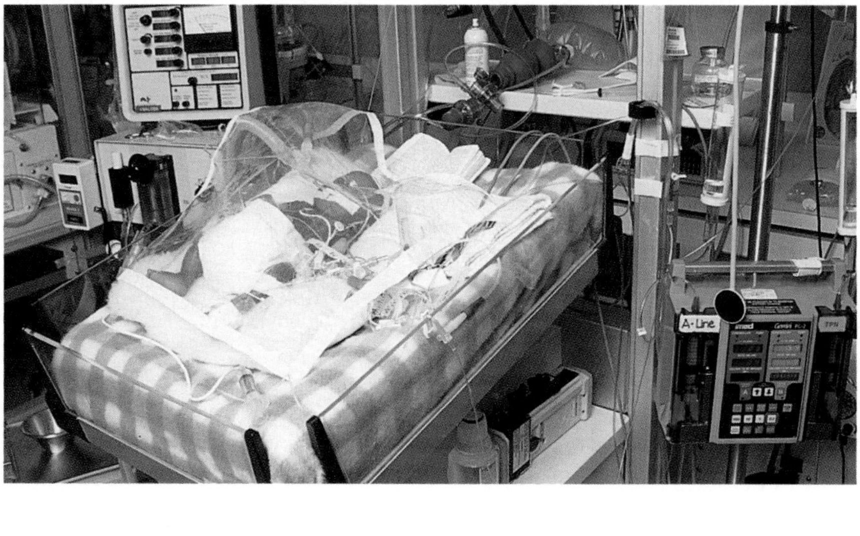

FIGURE 18-4. Ce prématuré à l'unité de soins intensifs néonatals est relié à un appareil de ventilation assistée, qui constitue un facteur de risque de fibroplasie rétrolentale. On devra surveiller le degré d'exposition du bébé à l'oxygénothérapie et lui faire subir des examens périodiques de la vue.

de multiples transfusions sanguines, les infections, l'hypoxémie, l'hypercapnie, l'acidose et l'état de choc. C'est chez les bébés nés à moins de 28 semaines de gestation et qui pèsent moins de 1 600 g à la naissance que le trouble se manifeste le plus couramment.

La rétine est normalement vascularisée environ au huitième mois de la gestation. Chez les prématurés, le processus doit donc se poursuivre après la naissance. Les conditions ambiantes et les autres facteurs énumérés ci-dessus semblent avoir une incidence sur ce processus. On assiste à une constriction de l'artériole, suivie d'une prolifération de vaisseaux anormaux. Dans la plupart des cas, les vaisseaux anormaux régressent graduellement et une vascularisation normale se produit ensuite. Cependant, il arrive que la vascularisation anormale se poursuive dans l'espace compris entre la rétine et la face postérieure du cristallin, entraînant des anomalies de la rétine, du disque optique et de la macula. Dans certains cas, on ignore pour quelles raisons la maladie évolue ; toutefois, l'évolution est directement liée à l'insuffisance de poids à la naissance, à la prématurité et à la durée (et non pas nécessairement à la concentration) de l'oxygénothérapie. Dans le cas décrit dans la capsule d'ouverture du présent chapitre, la fibroplasie rétrolentale de Roxanne a été causée par l'oxygénothérapie destinée à améliorer sa fonction respiratoire.

Malgré la perte des capillaires en formation, dans 90 % des cas on observe une certaine revascularisation ultérieure[6]. La perte de la vue, dont l'importance peut varier de légère à totale, est déterminée par le degré de revascularisation.

Examens diagnostiques et traitement médical

Le diagnostic est établi au cours d'un examen ophtalmologique. On utilise un système de classification pour déterminer la localisation, l'étendue et la gravité de la maladie[6]. Tous les bébés à risque, particulièrement ceux qui pèsent moins de 2 000 g à la naissance ou qui naissent avant la trente-troisième semaine de gestation, sont évalués fréquemment par un ophtalmologiste familiarisé avec la maladie. Celle-ci ne se déclare que quatre à six semaines après la naissance ; il importe donc que le bébé subisse des examens réguliers de la vue jusqu'à ce que tout risque soit écarté. Lorsqu'un bébé présente des signes de maladie, les examens se poursuivent à des intervalles d'une ou deux semaines. La présence de vaisseaux sanguins en périphérie de la rétine entraîne rarement une déficience visuelle. Par contre, lorsqu'il y a des vaisseaux sanguins dans d'autres parties plus centrales de la rétine, le risque de troubles de la vue est plus élevé.

Les nourrissons atteints de fibroplasie rétrolentale grave reçoivent de la cryothérapie ou un traitement au laser destiné à freiner l'évolution de la maladie. Des interventions chirurgicales, telles que l'apposition d'un anneau scléral ou la vitrectomie, ont été utilisées dans des cas de décollement de la rétine. Chez les enfants qui, comme Roxanne, ont une déficience visuelle qui découle de la maladie, il est important de surveiller l'apparition de troubles tels que le strabisme, l'amblyopie et la myopie afin de favoriser un développement maximal.

Collecte des données

L'évaluation des risques de fibroplasie rétrolentale chez les nourrissons commence à la naissance ; on détermine alors s'ils doivent être soumis ou non à une oxygénothérapie. Examinez les facteurs de risque, notamment la prématurité et l'insuffisance de poids à la naissance. Évaluez l'effort qu'exige la respiration et signalez les changements, s'il y a lieu. Assurez-vous que le matériel de ventilation est réglé de façon à fournir la quantité d'oxygène appropriée. Prenez note des risques globaux selon le contexte et proposez de consulter un ophtalmologiste, au besoin.

Diagnostics infirmiers

Le plan de soins infirmiers qui suit propose plusieurs diagnostics pouvant s'appliquer aux enfants qui, comme Roxanne, sont atteints d'une déficience visuelle découlant d'une

PLAN DE SOINS INFIRMIERS
L'ENFANT ATTEINT D'UNE DÉFICIENCE VISUELLE DÉCOULANT DE LA FIBROPLASIE RÉTROLENTALE

OBJECTIF	INTERVENTION	JUSTIFICATION	RÉSULTAT ESCOMPTÉ
1. Altération de la perception sensorielle reliée à la fibroplasie rétrolentale			
L'enfant recevra suffisamment de stimuli sensoriels	• Fournir une stimulation kinesthésique, tactile et auditive pendant le jeu et les soins quotidiens (p. ex.: conversation et jeu). Pendant le bain, entourer le bébé de musique, à l'aide de cloches et d'autres objets bruyants. Décrire verbalement à l'enfant toutes les tâches effectuées par l'adulte.	• Comme la vision est inadéquate, l'enfant doit utiliser ses autres sens afin de recevoir une stimulation sensorielle adéquate.	L'enfant présente des signes minimaux de perte sensorielle.
2. Risque de blessure relié à la vision réduite			
L'enfant sera protégé contre les risques d'accident pouvant causer des blessures.	• Évaluer les risques d'accident que représente l'environnement, selon l'âge de l'enfant et le degré de déficience. Faire preuve de vigilance en ce qui concerne les objets présentant des repères visuels relatifs au danger qu'ils représentent (p. ex.: cuisinières, foyers et bougies). Éliminer les risques d'accident et protéger l'enfant contre ceux-ci. Faire le tour des lieux inconnus avec l'enfant (p. ex.: école, chambre d'hôtel et chambre d'hôpital), tout en lui expliquant les risques d'accident.	• L'enfant peut courir un risque d'accident lié à son stade de développement et à son incapacité à visualiser les dangers.	L'enfant ne subit aucune blessure.
3. Risque de perturbation de la croissance et du développement relié à la vision réduite			
L'enfant connaîtra des expériences essentielles à une croissance et à un développement normaux.	• Aider les parents à prévoir suffisamment tôt des activités sociales régulières avec d'autres enfants.	• Le fait d'avoir des rapports avec d'autres enfants a des effets bénéfiques sur le développement de l'enfant atteint d'une déficience visuelle.	L'enfant franchit normalement les stades de croissance et de développement.
	• Offrir à l'enfant des occasions de s'alimenter lui-même et encourager cette pratique.	• Pour obtenir suffisamment de nutriments, l'enfant doit être à l'aise lorsqu'il se nourrit lui-même.	
	• Offrir un environnement riche en stimuli sensoriels.	• Les stimuli sensoriels sont essentiels au développement normal.	
	• Évaluer la croissance et le développement durant les examens périodiques afin de déterminer les forces et les besoins de l'enfant.	• Des examens périodiques permettent de dépister rapidement les troubles de croissance et les retards de développement, et ainsi de prévoir les interventions appropriées.	

Suite...

PLAN DE SOINS INFIRMIERS
L'ENFANT ATTEINT D'UNE DÉFICIENCE VISUELLE DÉCOULANT DE LA FIBROPLASIE RÉTROLENTALE *(suite)*

OBJECTIF	INTERVENTION	JUSTIFICATION	RÉSULTAT ESCOMPTÉ
4. Risque de stratégies d'adaptation familiale inefficaces relié à la présence d'un enfant atteint d'une déficience d'ordre sensoriel			
La famille trouvera des moyens de s'adapter à l'enfant ayant une déficience visuelle.	• Expliquer la nature de la déficience visuelle, selon les circonstances.	• Les parents peuvent éprouver une certaine culpabilité liée à la déficience visuelle de l'enfant. En connaître la cause permet de surmonter ce sentiment de culpabilité.	La famille s'adapte efficacement au fait de vivre avec un enfant ayant une déficience visuelle.
	• Orienter les parents vers des organismes, des programmes d'intervention précoce et d'autres parents d'enfants ayant une déficience visuelle.	• Les parents obtiennent des autres le soutien et les renseignements dont ils ont besoin.	
	• Aider les parents à satisfaire, à long terme, les besoins liés au développement, à l'éducation et à la sécurité de leur enfant. Proposer des ressources pour modifier le milieu de vie en fonction de l'enfant ayant une déficience visuelle.	• Peut-être y a-t-il lieu d'améliorer le milieu de vie de l'enfant afin de favoriser son développement.	

fibroplasie rétrolentale. Ces diagnostics peuvent également se révéler appropriés pour les nourrissons susceptibles d'être atteints de fibroplasie rétrolentale et pour les enfants ayant une déficience visuelle qui découle de la maladie.

- Altération de la perception sensorielle (visuelle) reliée à la destruction de certains vaisseaux sanguins de la rétine ;
- Perturbation des échanges gazeux reliée à la prématurité et à l'immaturité des poumons ;
- Perturbation de la croissance et du développement reliée à l'absence d'influx visuel au cerveau en voie de développement ;
- Perturbation de la dynamique familiale reliée à la présence d'un enfant ayant une déficience visuelle.

Soins infirmiers

L'infirmière joue un grand rôle dans la prévention de la fibroplasie rétrolentale. Encouragez les femmes enceintes à se faire suivre régulièrement, et très tôt dans leur grossesse, afin de prévenir les accouchements prématurés. Donnez de l'oxygène aux nouveau-nés uniquement quand c'est nécessaire et respectez la quantité prescrite par le médecin. Assurez-vous que le matériel de ventilation est réglé correctement. Sachez repérer les bébés qui présentent des facteurs de risque multiples et proposez qu'ils subissent un examen ophtalmologique, s'il y a lieu. Les parents de nouveau-nés sujets à la fibroplasie rétrolentale doivent recevoir des renseignements sur la maladie, de même que du soutien, car, souvent, les effets à long terme sur la vision ne seront connus qu'à la suite d'examens effectués plus tard pendant la croissance de l'enfant.

Le plan de soins infirmiers présenté ici offre un résumé des soins destinés à l'enfant atteint d'une déficience visuelle découlant de la fibroplasie rétrolentale. L'infirmière joue un rôle important auprès des enfants qui présentent ce type de déficience. Sensibilisez les parents à l'importance des examens de contrôle de la vue. Enseignez-leur des méthodes destinées à stimuler le développement de l'enfant ayant une déficience visuelle (consulter la section suivante).

ALERTE INFIRMIÈRE

L'infirmière doit être informée des dangers liés à l'oxygénothérapie et au soutien ventilatoire. Il est essentiel de surveiller continuellement l'administration de l'oxygène et de vérifier le fonctionnement du matériel. Comme la lumière risque d'augmenter la prédisposition à la fibroplasie rétrolentale, le nouveau-né qui se trouve dans une unité de soins spéciaux doit être protégé de la lumière autant que possible.

DÉFICIENCE VISUELLE

La déficience visuelle représente 11 % des troubles chroniques chez l'enfant. La cécité pratique ou légale (caractérisée par une acuité visuelle de 6/60 (20/200), ou inférieure, de l'œil corrigé ou par un champ visuel considérablement réduit) touche de 3 à 8 enfants sur 10 000. Un nombre beaucoup plus grand d'enfants ont une déficience visuelle, ou une acuité visuelle de 6/20 (20/70) à 6/60 (20/200) du meilleur œil après la correction[7].

La manifestation de la déficience visuelle varie selon la cause et l'importance du trouble, et selon l'âge de l'enfant (tableau 18-4). Les yeux de l'enfant peuvent sembler déviés ou larmoyants; en outre, les paupières sont parfois croûteuses. L'enfant qui s'exprime verbalement peut se plaindre de démangeaisons, d'étourdissements, de céphalées ou d'une vision trouble, double ou faible.

De nombreux troubles présentés depuis le début du chapitre sont à l'origine d'une déficience visuelle temporaire ou permanente. Les nouveau-nés prématurés et ceux dont la mère a contracté la rubéole, la toxoplasmose ou un autre virus pendant la grossesse, ou qui présentent certaines particularités congénitales et héréditaires, sont très sujets aux troubles de la vue (tableau 18-5). Le syndrome d'alcoolisme fœtal (SAF) est une des principales causes de troubles visuels; 90 % des enfants atteints de ce syndrome présentent des anomalies sur ce plan[8].

Le traitement médical dépend de l'état de l'enfant et peut comporter une intervention chirurgicale, l'administration de médicaments et le recours à l'utilisation d'aides fonctionnelles. S'il s'agit d'un problème permanent, l'enfant et la famille reçoivent les services d'une équipe multidisciplinaire. L'infirmière joue un rôle important dans cette équipe, comme nous l'avons vu dans le cas de Roxanne, décrit dans la capsule d'ouverture du présent chapitre.

TABLEAU 18-4 Manifestations cliniques de la déficience visuelle

Nouveau-né et nourrisson

Peut être incapable de suivre la lumière ou les objets qui se déplacent.

N'établit pas de contact visuel

A le regard éteint, « vide ».

N'imite pas les expressions faciales.

Trottineur et enfant plus âgé

Peut se frotter les yeux, les fermer ou les couvrir.

Penche la tête de côté ou vers l'avant.

Cligne des yeux fréquemment.

Tient les objets près de lui.

Se cogne aux meubles.

Louche.

TABLEAU 18-5 Causes fréquentes de déficience visuelle chez l'enfant

Déficience congénitale ou héréditaire
- Cataracte
- Glaucome
- Maladie de Tay-Sachs
- Syndrome de Marfan
- Trisomie 21 (syndrome de Down)
- Syndrome d'alcoolisme fœtal
- Infections prénatales (infection chez la mère)
  - Rubéole
  - Toxoplasmose
  - Herpès (virus de l'herpès simplex)
- Rétinoblastome

Déficience acquise
- Lésion touchant l'œil ou la tête
- Infections
  - Rubéole
  - Rougeole
  - Varicelle
- Tumeur cérébrale
- Fibroplasie rétrolentale
- Paralysie cérébrale (infirmité motrice générale)

CROISSANCE ET DÉVELOPPEMENT

L'enfant atteint d'une déficience visuelle utilise la kinesthésie, le toucher et la parole dans ses rapports avec les autres. Il utilise, et apprécie, le toucher plus que les autres enfants, et il aime recevoir des explications verbales lorsque les autres utilisent la communication non verbale. La vision influe sur la motricité fine et la motricité globale ; par conséquent, l'enfant atteint d'une déficience visuelle peut présenter un retard sur le plan de la coordination main-bouche et de la marche.

Collecte des données

L'examen de la vue permet de déceler rapidement les troubles qui risquent d'entraîner une perte de vision et de les traiter tout aussi rapidement. Cet examen peut être effectué sur les enfants de tous les âges, y compris sur le nouveau-né. L'évaluation de la vision se fonde sur les stades de développement qui nécessitent l'utilisation des yeux, comme la capacité à suivre des lumières vives, à saisir des objets ou à regarder des images dans un livre. Dans le cas de l'enfant de plus de 3 ans, on utilise très souvent un test approprié à son âge pour mesurer l'acuité visuelle (se reporter au chapitre 4 ainsi qu'à l'annexe A). Les champs visuels et la vision des couleurs sont évalués à l'âge préscolaire ou scolaire, à partir du moment où l'enfant est en mesure de coopérer.

L'enfant atteint d'une déficience visuelle peut présenter un retard du développement cognitif ou d'autres habiletés liées au développement. L'enfant dont la vision est adéquate apprend la signification du mot « tasse » à l'aide de quatre sens — la vue, le toucher, l'ouïe et le goût — qui lui permettent d'obtenir les renseignements nécessaires pour relier les mots aux objets qu'ils représentent. Par contre, l'enfant atteint d'une déficience visuelle n'utilise que trois sens : le toucher, l'ouïe et le goût. Son apprentissage est fondé sur les différences qui existent entre les sons, les textures et les formes.

Bon nombre de troubles visuels sont reliés à des maladies qui influent sur le développement. Ainsi, un enfant atteint de paralysie cérébrale ou du syndrome d'alcoolisme fœtal peut avoir besoin d'aide pour compenser un trouble visuel et se développer normalement.

Diagnostics infirmiers

Les diagnostics infirmiers pouvant s'appliquer à l'enfant atteint d'une déficience visuelle sont les suivants :

- Altération de la perception sensorielle (visuelle) reliée à la maladie dont souffre l'enfant ;
- Risque de blessure relié à une vision inadéquate ;
- Risque de perturbation de la croissance et du développement relié à une déficience visuelle ;
- Risque de stratégies d'adaptation familiale inefficaces relié à l'enfant présentant une déficience sensorielle.

Soins infirmiers

Le tableau 18-6 énumère quelques stratégies que peut utiliser l'infirmière qui travaille auprès d'enfants atteints d'une déficience visuelle. Les soins infirmiers visent à encourager l'enfant à utiliser tous ses sens, à promouvoir la socialisation, à aider les parents à répondre aux besoins de leur enfant sur les plans du développement et de l'éducation, et à offrir du soutien à l'enfant et à sa famille[9]. Aussitôt le diagnostic établi, dirigez les parents vers un programme d'intervention précoce.

Encourager l'utilisation de tous les sens

L'enfant atteint d'une déficience visuelle partielle ou totale utilise plus que les autres enfants les quatre sens qui lui restent. Il est important de l'inciter à utiliser ses yeux autant que possible, même si sa vision est faible.

- Encouragez le trottineur ou l'enfant d'âge préscolaire à regarder des images dans un lieu adéquatement éclairé. Donnez à l'enfant d'âge scolaire des livres imprimés en gros caractères. Il existe également des ordinateurs qui utilisent de gros caractères. L'Optacon (appareil qui permet de lire avec les doigts les caractères d'un livre imprimé) et le View Scan (qui grossit les caractères) sont des appareils qui augmentent la capacité de lecture.
- Mettez le nourrisson ou l'enfant en contact avec les bruits quotidiens.
- Suggérez aux parents d'inciter leur enfant à utiliser le toucher pour explorer les personnes et les objets. Demandez-leur de tenir compte des textures et des sons lorsqu'ils achètent des jouets. Divers jeux permettent d'enseigner des concepts relatifs à l'orientation. Le fait de répondre aux sons émis par le nourrisson ou l'enfant encourage celui-ci à utiliser la parole.
- Enseignez à l'enfant des techniques particulières pour aller aux toilettes, s'habiller, se laver, manger et assurer sa sécurité.
- Lorsque l'enfant commence à se déplacer, il faut éviter de changer les meubles de place afin qu'il puisse se faire des repères et circuler de manière autonome. Il est important de prendre des mesures visant à prévenir les blessures.
- Mettez l'accent sur ce que l'enfant est capable de faire. L'adolescent peut avoir recours à un chien guide pour aveugle ou utiliser une canne blanche pour se déplacer de manière autonome.

TABLEAU 18-6 Stratégies dont dispose l'infirmière qui travaille auprès d'enfants atteints d'une déficience visuelle

- Appelez l'enfant par son nom et parlez-lui avant de le toucher.
- Avertissez l'enfant lorsque vous sortez de la pièce.
- Décrivez à l'enfant ce qu'il ressentira pendant chaque intervention (p. ex.: utilisation du thermomètre ou de l'otoscope).
- Laissez l'enfant se familiariser avec les appareils en lui permettant de les toucher.
- Décrivez à l'enfant les aliments qui se trouvent sur son plateau et l'endroit où ils sont placés.

- Lorsque l'enfant se trouve dans un hôpital ou dans tout autre milieu qui lui est étranger, amenez-le à se familiariser avec la position des objets et ne déplacez rien par la suite. Annoncez-vous toujours lorsque vous vous approchez. Quand vous marchez aux côtés d'un enfant aveugle, tenez-vous légèrement en avant de lui afin qu'il puisse sentir vos mouvements et laissez-le tenir votre bras plutôt que de tenir le sien.
- Décrivez à l'enfant le contenu de son plateau de repas et encouragez-le à manger sans aide.
- Incitez l'enfant à fonctionner de manière autonome en tenant compte du stade de développement qu'il a atteint.

Promouvoir la socialisation

Les interactions de l'enfant avec les autres doivent être aussi normales que possible (semblables à celles que vit l'enfant voyant du même âge et parvenu au même stade de développement).

- Caressez le nourrisson ou l'enfant, bercez-le et serrez-le dans vos bras. Parlez-lui et chantez pour lui. Le nourrisson atteint d'une déficience visuelle ne regarde pas les gens dans les yeux et son regard n'est pas expressif.
- Enseignez aux parents à saisir les émotions que l'enfant exprime par le langage corporel et les sons. Les expressions faciales permettent de communiquer beaucoup d'émotions; cependant, l'enfant atteint d'une déficience visuelle n'est pas en mesure d'apprendre par imitation. Montrez aux parents comment enseigner par le toucher les différentes expressions faciales. Par exemple, on exprimera un sourire en touchant doucement le bras de l'enfant et on manifestera son déplaisir en le touchant de manière plus ferme.
- Expliquez aux parents qu'ils doivent utiliser la discipline et les récompenses de la même façon qu'avec les autres enfants de la famille. Ils doivent également confier à l'enfant des tâches appropriées à son âge.
- Au fur et à mesure que l'enfant grandit, encouragez les contacts avec les pairs. Enseignez à l'enfant à regarder directement les personnes qui lui parlent. Il est possible de modifier les jeux, les sports et diverses activités de manière à ce que l'enfant atteint d'une déficience visuelle puisse vivre les mêmes expériences sociales que ses camarades voyants.

Aider les parents à répondre aux besoins de l'enfant en matière d'éducation

Selon la loi, l'éducation gratuite et des services éducatifs connexes doivent être offerts aux enfants handicapés (Loi sur l'instruction publique, LRQ, c. I-13.3). Parents et professionnels doivent élaborer un plan d'enseignement individualisé (comme nous l'avons vu au chapitre 6) qui maximisera la capacité d'apprentissage de l'enfant. Dans la mesure du possible, l'enfant devrait fréquenter une garderie et une maternelle avec des enfants voyants. Quelles sont les mesures infirmières nécessaires pour aider une enfant comme Roxanne (voir la capsule d'ouverture du chapitre) à s'adapter à sa garderie ou à son école ?

- Fournir aux parents des renseignements touchant les choix qui s'offrent à leur enfant en matière d'éducation avant l'âge scolaire. Le cadre éducatif doit favoriser les contacts avec d'autres enfants et la participation à des activités sociales.
- L'enfant peut participer à un programme d'intégration avec tuteur ou à un programme d'intégration partielle dans une classe-ressource, être placé dans une classe spéciale ou recevoir de l'aide à la maison. S'il doit fréquenter une école publique, suggérez aux parents de communiquer avec les autorités scolaires avant l'inscription afin de s'assurer que le personnel de l'école comprend la nature du problème de l'enfant.

CONSEIL CLINIQUE

Nettoyez quotidiennement les lunettes de l'enfant avec de l'eau tiède et un chiffon sec, doux et propre. En ce qui a trait aux lentilles cornéennes, respectez les directives de l'ophtalmologiste ou de l'optométriste et de la famille pour leur entretien. Voici quelques indications générales :

- L'enfant ne doit porter ses lentilles que pendant la durée prévue par l'ordonnance.
- Quand elles ne servent pas, les lentilles doivent être placées dans leurs contenants spéciaux, de la manière prescrite.
- Lavez-vous soigneusement les mains avant de toucher aux yeux ou aux lentilles de l'enfant.
- Lavez les lentilles avec une solution nettoyante après qu'elles ont été enlevées.
- Rincez les lentilles à l'aide de la solution de rinçage recommandée.
- Gardez les lentilles dans leur boîtier, de même que la solution désinfectante.
- Notez au dossier de l'enfant que celui-ci porte des lentilles cornéennes.

- Vérifiez si l'école possède du matériel tel que des livres imprimés en gros caractères, des livres en braille, de l'équipement audio ou un Optacon (voir plus haut). Assurez-vous également que l'enfant subit régulièrement des examens de la vue et renseignez la famille quant à l'utilisation et à l'entretien des lunettes ou des lentilles prescrites, s'il y a lieu.
- Aidez l'enfant à se familiariser avec son nouvel environnement.

Apporter du soutien à l'enfant et à sa famille

Il n'est pas rare que les infirmières doivent aider les membres de la famille à comprendre les capacités et les déficiences de l'enfant. Aidez-les à se renseigner sur ses troubles visuels, à en faire part à leurs parents et à leurs amis, et à s'habituer à soutenir leur enfant.

- Encouragez l'autonomie dès que la situation le permet. Facilitez l'adaptation en fournissant des renseignements sur le type de déficience visuelle de l'enfant, les services communautaires existants et les groupes ou les associations qui se consacrent aux enfants atteints de problèmes semblables. L'annexe G présente une liste de ressources à l'intention des familles ayant un enfant atteint d'une déficience visuelle.
- Sachez apporter du soutien aux membres de la famille et être attentive à leurs inquiétudes en ce qui concerne la déficience de l'enfant.
- Veillez à ce que les parents répondent à leurs propres besoins physiques et affectifs afin d'être mieux en mesure de prendre soin de leur enfant et de le soutenir.

> **CROISSANCE ET DÉVELOPPEMENT**
>
> L'enfant atteint d'une déficience visuelle peut mettre plus de temps que les autres à se débrouiller seul, par exemple pour manger et s'habiller.

TRAUMATISMES OCULAIRES

Les traumatismes oculaires peuvent être causés par des corps étrangers, des objets contondants et tranchants, des brûlures chimiques et thermiques, des irritants physiques et des mauvais traitements. Certaines activités récréatives, comme les sports et les jeux avec projectiles, sont souvent à l'origine de ce type de traumatisme. Chez les enfants plus âgés, les blessures peuvent être occasionnées par des substances chimiques avec lesquelles ils entrent en contact au laboratoire de sciences.

Certaines blessures peuvent être traitées à la maison, mais la plupart nécessitent une visite à l'urgence ou une hospitalisation. À l'hôpital, on recueille les détails relatifs à la blessure, on examine l'œil et on mesure l'acuité visuelle[10]. Le tableau 18-7 récapitule les traitements d'urgence appliqués à des traumatismes oculaires courants. L'infirmière enseignera à l'enfant et aux parents des méthodes visant à prévenir les traumatismes oculaires. Parmi ces méthodes, notons le port de lunettes protectrices, surtout pour les enfants qui participent à des épreuves sportives et qui ont une déficience visuelle ou un seul œil fonctionnel.

> **MESURES DE SÉCURITÉ**
>
> La plupart des déficiences visuelles dues à des traumatismes auraient pu être évitées. Les produits chimiques et les objets dangereux, comme les ciseaux et les couteaux, doivent être placés hors de la portée des enfants. Lorsqu'ils achètent des jouets, les parents doivent vérifier s'ils comportent des dangers. Il faut également inciter l'enfant, quel que soit son âge, à porter des lunettes protectrices lorsqu'il joue et pratique certains sports. Cela s'applique tout particulièrement à l'enfant qui présente déjà une déficience visuelle.

► TROUBLES DE L'OREILLE

OTITE MOYENNE

L'otite moyenne, ou inflammation de l'oreille moyenne, est parfois accompagnée d'une infection. Il s'agit d'une des maladies les plus répandues chez les enfants. L'incidence la plus élevée se situe entre les âges de 6 mois et 36 mois[11, 12]. L'otite moyenne touche plus souvent les garçons et les enfants qui fréquentent la garderie. Elle frappe surtout pendant les mois d'hiver.

Manifestations cliniques

Le type d'otite moyenne est déterminé en fonction des symptômes et de la durée de la maladie (tableau 18-8). L'enfant qui se tire l'oreille exprime une douleur (figure 18-5). Diarrhée, vomissements et fièvre sont des symptômes caractéristiques de l'otite moyenne.

ALERTE INFIRMIÈRE

N'oubliez pas de vérifier l'état vaccinal de l'enfant qui présente un traumatisme oculaire. Si l'enfant n'a pas reçu d'injection antitétanique de rappel au cours des cinq dernières années, il faut lui en administrer une.

TABLEAU 18-7 Traitement d'urgence des traumatismes oculaires

Type de traumatisme	Traitement
Hémorragie sous-conjonctivale (due à la toux, à un trauma léger ou à une augmentation de l'activité physique)	La blessure guérit généralement d'elle-même. L'enfant doit consulter un ophtalmologiste si elle affecte la plus grande partie de la sclérotique ou si le problème persiste après une semaine ou deux.
Ecchymose périorbitaire (« œil au beurre noir »)	Appliquer de la glace sur les deux yeux (même si un seul œil est atteint, les deux yeux risquent de changer de couleur) durant 5 à 15 minutes toutes les heures, et cela pendant un jour ou deux, puis appliquer des compresses tièdes.
Corps étranger sur la conjonctive	Ne pas laisser l'enfant se frotter l'œil. Pour enlever le corps étranger à la surface de l'œil, tirer la paupière supérieure sur la paupière inférieure, irriguer ou retourner la paupière supérieure, repérer le corps étranger et l'éliminer à l'aide d'un mouchoir légèrement humide. S'il est impossible d'enlever l'objet, recouvrir l'œil et emmener l'enfant à l'urgence.
Abrasion cornéenne	Pour diagnostiquer une abrasion cornéenne superficielle, on applique une bande de fluorescéine sur la partie inférieure de la conjonctive ; le colorant reste en place aux endroits où les cellules épithéliales de la cornée sont endommagées ; la plupart des abrasions cornéennes guérissent spontanément. Dans d'autres cas, on prescrit un onguent antibiotique et on applique un pansement sur l'œil.
Brûlure (les brûlures causées par une substance alcaline pénètrent rapidement la cornée et sont plus graves que les brûlures dues à un acide)	Dans le cas d'une brûlure chimique, irriguer l'œil pendant une période de 15 à 30 minutes ; emmener l'enfant à l'urgence, où on poursuivra l'irrigation (se reporter à l'annexe A) ; les pupilles sont dilatées dans le but de réduire la douleur et de prévenir les adhérences ; lorsque l'irrigation est terminée, on applique un pansement sur les yeux et on prescrit des antibiotiques.
Blessures pénétrantes et perforantes	Consulter immédiatement un professionnel de la santé ; ne jamais essayer d'enlever un objet enfoncé dans l'œil ; cette intervention doit être effectuée par un ophtalmologiste ; empêcher l'enfant de se frotter l'œil ; recouvrir les deux yeux d'un dispositif de protection avant d'emmener l'enfant à l'urgence.
Traumatisme oculaire causé par un coup grave à la tête et aux yeux (un trauma contondant peut endommager gravement toutes les structures oculaires, y compris l'orbite, qui peut être fracturée)	Emmener immédiatement l'enfant chez un ophtalmologiste ou à l'urgence afin que la blessure soit évaluée et traitée.

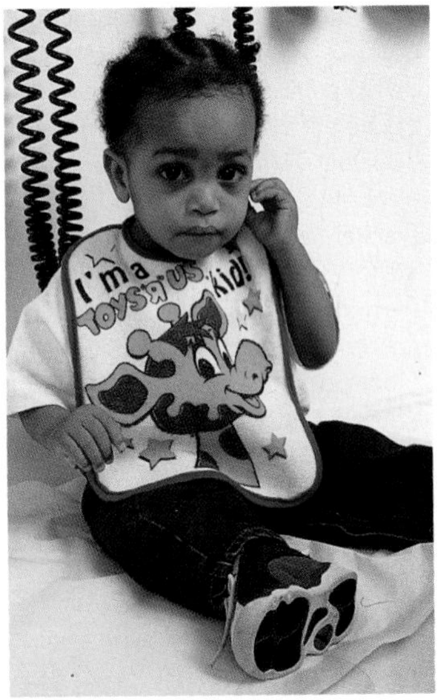

FIGURE 18-5. Ce jeune enfant se tire l'oreille et se montre irritable ; il présente deux des principaux signes de l'otite moyenne. Demandez aux parents si l'enfant fait de la fièvre et s'il se réveille la nuit, deux autres signes souvent observés chez l'enfant souffrant d'une otite moyenne.

L'irritabilité et les manifestations de colère peuvent être des signes reliés à la perte d'acuité auditive. Dans certains cas, l'enfant ne présente aucun symptôme ; par conséquent, il est important d'effectuer un examen des oreilles lors de chaque visite de surveillance de la santé (se reporter au chapitre 4). Une membrane tympanique rigide, rouge et bombée est un signe d'otite moyenne (figure 18-6). La présence d'écoulement de liquide et de bulles d'air indique une otite moyenne avec épanchement (figure 18-7).

TABLEAU 18-8 Types d'otite moyenne

Type	Durée	Manifestations cliniques
Otite moyenne aiguë	La maladie apparaît soudainement et dure de 1 à 3 semaines.	La membrane tympanique est rouge, rétractée ou bombée, et douloureuse ; l'enfant tire sur son oreille, présente une perte d'acuité auditive due à la présence de liquide ; il y a risque de rupture spontanée de la membrane tympanique, ce qui entraîne un écoulement de liquide et une réduction de la douleur.
Otite moyenne récurrente	L'apparition et la durée sont semblables à celles de l'otite moyenne aiguë, mais les épisodes se présentent en rapide succession (3 en 6 mois ou 4 en 12 mois).	Les manifestations cliniques sont les mêmes que dans l'otite moyenne aiguë.
Otite moyenne avec épanchement	L'épanchement peut précéder ou suivre n'importe quel stade de l'otite moyenne.	L'enfant ressent des claquements dans les oreilles et éprouve une sensation de pression dans l'oreille moyenne, ainsi que de la douleur ; on note une perte d'acuité auditive ; une rétraction de la membrane tympanique et la présence de liquide ou de bulles sont visibles à l'otoscopie ; aucun symptôme d'infection aiguë.
Otite moyenne chronique	La maladie s'installe lentement et peut durer plus de 3 mois.	La membrane tympanique est épaisse, immobile et rétractée ; si elle est perforée, un drainage est nécessaire et on notera généralement qu'il y a un tympanogramme anormal ainsi qu'une perte auditive.

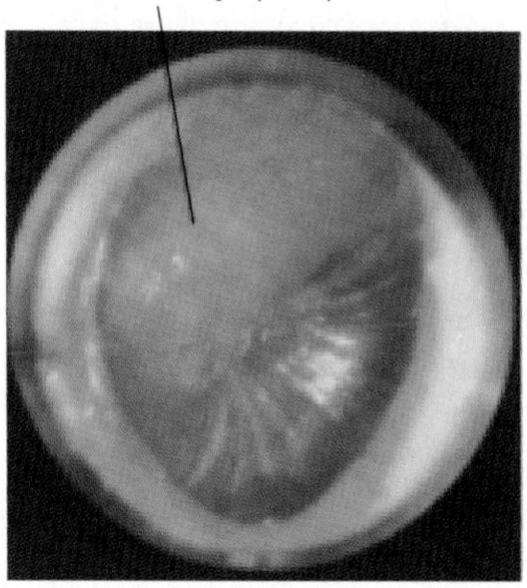

FIGURE 18-6. L'otite moyenne aiguë est caractérisée par une membrane tympanique rouge, bombée et rigide.
Malasanos, L., Barkauskas, V., et Stoltenberg-Alen, K. (1990). Health assessment *(4e éd., pl. 2). Saint Louis : Mosby-Year Book. Cliché reproduit avec l'aimable autorisation de Richard A. Buckingham, M.D., professeur clinicien, oto-rhino-laryngologie, University of Illinois College of Medicine at Chicago, Chicago, IL.*

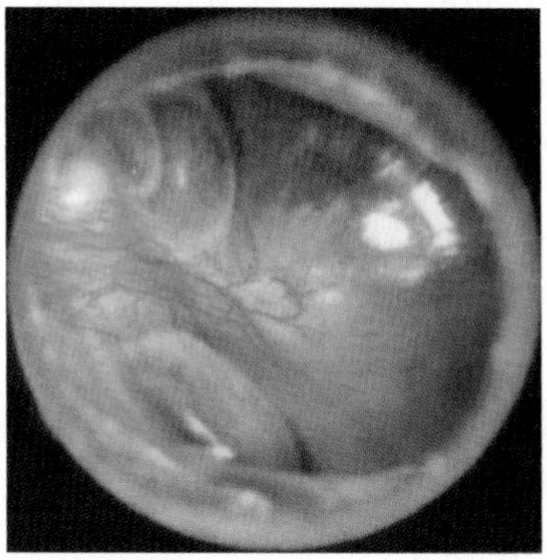

FIGURE 18-7. L'otite moyenne avec épanchement se distingue à l'otoscopie par une traînée de liquide ou de bulles d'air.
Malasanos, L., Barkauskas, V., et Stoltenberg-Alen, K. (1990). Health assessment *(4e éd., pl. 2). Saint Louis : Mosby-Year Book. Cliché reproduit avec l'aimable autorisation de Richard A. Buckingham, M.D., professeur clinicien, oto-rhino-laryngologie, University of Illinois College of Medicine at Chicago, Chicago, IL.*

CROISSANCE ET DÉVELOPPEMENT

L'accumulation de liquide dans l'oreille moyenne empêche la transmission efficace du son et, à la longue, risque d'entraîner une perte auditive et de retarder le développement de la parole et du langage. Ce retard peut se traduire par un déficit cognitif ou par un trouble du comportement. Il a été démontré que l'infection chronique de l'oreille nuisait au développement moteur.

CONSEIL CLINIQUE

Le vaccin contre *Hæmophilus influenzæ* de type B, systématiquement administré aux enfants à compter de l'âge de 2 mois, a permis de réduire l'incidence d'infections telles que l'otite moyenne. Vérifiez l'état vaccinal de chaque enfant afin de vous assurer qu'il a reçu tous les vaccins contre *Hæmophilus influenzæ* de type B. (Le chapitre 11 présente le calendrier de vaccination recommandé.)

Étiologie et physiopathologie

On ne connaît pas la cause précise de l'otite moyenne. Cependant, il semble y avoir un lien avec un dysfonctionnement de la trompe d'Eustache. Souvent, une infection des voies respiratoires supérieures précède le développement de l'otite moyenne. Cette infection entraîne un œdème des muqueuses de la trompe d'Eustache. Par conséquent, le passage de l'air vers l'oreille moyenne est bloqué et l'air qui se trouve dans l'oreille moyenne est réabsorbé dans la circulation sanguine. Le vide ainsi créé aspire le liquide contenu dans les muqueuses, ce qui constitue un milieu favorable à la croissance rapide d'agents pathogènes. La membrane tympanique et le liquide qui se trouve derrière s'infectent. Les organismes les plus susceptibles d'occasionner cette affection sont *Streptococcus pneumoniæ*, *Haemophilus influenzæ* et *Neisseria catarrhalis*[13].

L'augmentation du volume des végétations adénoïdes (amygdales pharyngées) et l'œdème dû à une rhinite allergique sont des facteurs qui peuvent également obstruer la trompe d'Eustache et entraîner une otite moyenne. Chez les enfants qui présentent certaines malformations faciales congénitales (fente palatine) ou d'origine génétique (trisomie 21), les trompes d'Eustache sont déjà endommagées et les risques d'otite moyenne sont plus élevés[11, 12].

Examens diagnostiques et traitement médical

Le diagnostic repose sur un examen otoscopique. On observe généralement une rougeur, une inflammation ou une membrane tympanique bombée. Un tympanogramme « plat » est également signe d'otite moyenne. (Le tympanogramme est décrit à la section suivante, qui porte sur les déficiences auditives). Une personne qualifiée peut effectuer une otoscopie pneumatique, qui permet de visualiser le mouvement de la membrane tympanique en insufflant un léger filet d'air dans le conduit auditif[14].

Les otites moyennes aiguës et récidivantes sont traitées par antibiothérapie pendant 10 à 14 jours. Le choix de l'antibiotique se fait en fonction de l'organisme en cause, de la facilité d'administration, de son coût, de son efficacité antérieure, de la fréquence de ses effets secondaires et de tout antécédent d'allergie. Les médicaments de première ligne comprennent l'amoxicilline et le triméthoprime-sulfaméthoxazole, administrés par voie orale, ainsi que la gentamicine et la tobramycine, administrées par voie intraveineuse. L'azythromicine et la céphalosporine sont utilisées dans le cas des infections récidivantes[15]. Les effets secondaires les plus courants de l'antibiothérapie sont les diarrhées et les éruptions cutanées[16]. Les otites moyennes récidivantes ou chroniques peuvent faire l'objet d'un traitement par antibiotiques prophylactiques (amoxicilline, sulfisoxazole et triméthoprime-sulfaméthoxazole) pendant une période d'essai de six mois[6, 7]. Une otite moyenne persistante risque d'entraîner une surdité neurosensorielle ou une perte auditive de conduction, de même que des lésions cochléaires, c'est pourquoi le traitement et le suivi sont essentiels.

Ni les décongestifs ni les antihistaminiques ne se sont avérés efficaces pour le traitement de l'otite moyenne, accompagnée ou non d'un épanchement. Si l'infection récidive malgré l'antibiothérapie, on peut effectuer une **myringotomie,** ou paracentèse du tympan (incision chirurgicale de la membrane tympanique), et insérer des **tubes de tympanotomie** (tubes égalisateurs de pression) pour drainer le liquide accumulé dans l'oreille moyenne. L'insertion de tubes est généralement recommandée pour l'enfant présentant un épanchement bilatéral de l'oreille moyenne et une perte d'acuité auditive supérieure à 20 décibels (dB) pendant plus de trois mois. On pourra également procéder, par la même occasion, à l'ablation des végétations adénoïdes hypertrophiées et infectées.

Collecte des données

Évaluez la couleur, la transparence et la mobilité de la membrane tympanique, la présence de repères et le cône lumineux de Wilde. Demandez aux parents si l'enfant a eu de la fièvre, s'il s'est montré irritable ou s'il se tire les oreilles. Prêtez attention aux signes de perte auditive.

Diagnostics infirmiers

Plusieurs diagnostics infirmiers peuvent s'appliquer à l'enfant atteint d'une otite moyenne (voir le plan de soins infirmiers qui suit). Voici quelques autres diagnostics qui peuvent s'ajouter :

- Risque d'altération de la température corporelle relié à l'infection ;
- Fatigue (de l'enfant et des parents) reliée au manque de sommeil ;
- Altération de la perception sensorielle (auditive) reliée aux infections à répétition et à la perte d'acuité auditive.

Soins infirmiers

La plupart des enfants atteints d'otite moyenne ne sont pas hospitalisés ; par conséquent, les soins infirmiers doivent être axés sur les soins de l'enfant à domicile. L'insertion de tubes de tympanotomie est généralement pratiquée en chirurgie d'un jour. À l'occasion, des enfants hospitalisés pour d'autres problèmes souffrent également d'une otite qui nécessite des soins infirmiers. Le plan présenté dans les pages suivantes offre un sommaire des soins infirmiers à dispenser aux enfants atteints d'une otite moyenne.

L'otite moyenne chronique peut créer de nombreux problèmes dans la famille. Les réveils nocturnes de l'enfant, causés par des douleurs à l'oreille, entraînent un manque de sommeil pour les parents et augmentent leur fatigue. Les parents ressentent souvent frustration et désillusion face à l'incapacité du système de santé à guérir leur enfant et ils craignent parfois qu'il souffre d'une perte auditive permanente. Rassurez-les en leur expliquant que les infections récurrentes devraient diminuer au fur et à mesure que l'enfant grandira. Signalez que l'allaitement maternel constitue une mesure préventive efficace contre les otites moyennes. Par ailleurs, sachant que l'exposition à la fumée secondaire du tabac augmente le risque d'otite moyenne chez l'enfant ; les parents qui fument doivent être incités à ne pas fumer en présence de l'enfant ou dans la maison[6]. Les parents dont l'enfant a subi une insertion de tubes de tympanotomie doivent connaître les soins à dispenser à l'enfant et les symptômes à signaler (tableau 18-9).

TABLEAU 18-9 Enseignement aux parents : soins à domicile destinés à l'enfant ayant subi une insertion de tubes de tympanotomie

Après la chirurgie

Encourager l'enfant à boire beaucoup de liquide.

Rétablir une alimentation normale en tenant compte du degré de tolérance.

Administrer des analgésiques (acétaminophène) en cas de douleur et au moment du coucher, tel que prescrit.

Administrer des gouttes auriculaires, le cas échéant.

Prévoir des activités calmes pour l'enfant.

Suivi pendant la période postopératoire

Respecter les instructions du médecin concernant la natation et tout contact avec l'eau (certains médecins — d'autres non — mettent en garde contre la natation ou toute autre activité au cours de laquelle l'eau risque pénétrer dans les oreilles).

Utiliser des bouchons, au besoin, pour empêcher l'eau de pénétrer dans les oreilles.

Vérifier si les tubes restent bien en place et prévenir le médecin s'ils tombent (les tubes se détachent généralement en moins d'un an).

Signaler tout écoulement purulent, qui peut être le signe d'une nouvelle otite. Communiquer avec un professionnel de la santé.

PLAN DE SOINS INFIRMIERS

L'ENFANT ATTEINT D'UNE OTITE MOYENNE

OBJECTIF	INTERVENTION	JUSTIFICATION	RÉSULTAT ESCOMPTÉ
1. Douleur reliée à l'inflammation et à la pression qui s'exerce sur la membrane tympanique			
L'enfant ou le parent indiquera que la douleur a disparu.	• Administrer un analgésique, l'acétaminophène par exemple. Administrer des gouttes auriculaires.	• Les analgésiques modifient la perception de la douleur ou la réponse à celle-ci.	L'enfant en âge de parler confirme que la douleur a disparu. L'humeur de l'enfant qui est au stade préverbal s'améliore et il semble se sentir mieux.
	• Faire asseoir l'enfant, surélever sa tête à l'aide d'oreillers ou le faire allonger sur son oreille non atteinte (sauf s'il y a un écoulement).	• L'élévation diminue la pression causée par le liquide. Après une rupture de la membrane tympanique, le drainage de l'écoulement est facilité si l'enfant s'allonge sur le côté atteint.	
	• Appliquer un coussin chauffant ou une bouillotte.	• La chaleur augmente l'irrigation sanguine et atténue la douleur.	
	• Faire mâcher de la gomme à l'enfant ou le faire souffler dans un ballon pour soulager la pression dans l'oreille.	• Les tentatives d'ouvrir la trompe d'Eustache peuvent aider à aérer l'oreille moyenne.	
2. Infection reliée à la présence d'agents pathogènes			
L'enfant ne présentera plus de signes d'infection.	• Inciter les parents à se conformer scrupuleusement à l'ordonnance en ce qui concerne les antibiotiques et à poursuivre le traitement jusqu'au bout.	• Le taux sérique d'antibiotiques doit demeurer constant pendant la période prescrite pour éradiquer les agents pathogènes.	La température de l'enfant est normale, les symptômes ont disparu et la membrane tympanique ne présente aucun signe d'infection.
	• L'idéal serait de téléphoner aux parents deux ou trois jours après le début de l'antibiothérapie. Si c'est impossible, il faut leur demander d'observer les symptômes (disparaissent-ils ou persistent-ils ?) dans les jours suivant l'administration de l'antibiothérapie (de 36 à 72 heures) et de s'informer en cas de doute.	• Si les symptômes ne se sont pas atténués au bout de 36 heures, il faudra peut-être prescrire un autre antibiotique.	
	• Examiner les oreilles trois ou quatre jours après la fin de l'antibiothérapie.	• Examen médical pour déterminer si l'infection s'est résorbée et s'il y a épanchement.	

PLAN DE SOINS INFIRMIERS

L'ENFANT ATTEINT D'UNE OTITE MOYENNE *(suite)*

OBJECTIF	INTERVENTION	JUSTIFICATION	RÉSULTAT ESCOMPTÉ
3. Risque de défaillance dans l'exercice du rôle de l'aidant naturel relié à la maladie chronique			
Les parents dispenseront les soins à l'enfant avec un minimum de stress.	• Déterminer la capacité des parents à soigner la maladie. Leur donner fréquemment information et rétroaction.	• Bon nombre de parents sont en mesure de soigner l'enfant à domicile. Le fait de bien connaître la maladie leur permet de prendre des décisions éclairées et de soigner efficacement l'enfant.	Les parents se montrent confiants à l'égard des soins à dispenser à l'enfant et affirment que leur niveau de stress a diminué.
	• Encourager les parents à participer à l'administration des soins.	• La participation active des parents augmente leur confiance et leur capacité à dispenser les soins.	
	• Être à l'écoute des manifestations de frustration ou de fatigue des parents et s'efforcer de comprendre leurs sentiments.	• Réagir avec empathie et encourager les parents à communiquer leurs sentiments.	
4. Manque de connaissances (des parents) relié aux fréquentes récidives infectieuses chez l'enfant, elles-mêmes attribuables aux particularités anatomiques des jeunes enfants et à leur exposition fréquente à des agents infectieux.			
Les parents affirmeront comprendre les mesures préventives.	• Enseigner aux membres de la famille à se couvrir le nez et la bouche chaque fois qu'ils toussent ou éternuent, et à se laver souvent les mains. Recommander aux parents d'isoler l'enfant malade.	• Une bonne hygiène prévient la transmission des agents pathogènes.	L'enfant présente un moins grand nombre de récidives ou de nouvelles infections.
	• Inciter les parents à fournir à l'enfant une nutrition optimale, de l'exercice et du repos.	• Le bien-être physique aide l'organisme à combattre la maladie.	
	• Tenir les nourrissons alimentés au biberon dans une position semi-verticale. Ne jamais caler le biberon pour laisser l'enfant boire seul.	• Une position surélevée contribue à prévenir l'injection de lait et d'agents pathogènes dans les trompes d'Eustache.	
	• Éliminer les allergènes et les irritants des voies respiratoires supérieures, tels que le tabac, la fumée et la poussière.	• La diminution du nombre d'agents irritants et d'allergènes peut réduire l'incidence des infections des voies respiratoires. La fumée secondaire contribue à une plus forte incidence des cas d'otite moyenne.	

Suite...

PLAN DE SOINS INFIRMIERS

L'ENFANT ATTEINT D'UNE OTITE MOYENNE *(suite)*

OBJECTIF	INTERVENTION	JUSTIFICATION	RÉSULTAT ESCOMPTÉ
5. Risque de perturbation de la croissance et du développement relié à une perte auditive			
L'ouïe de l'enfant sera normale.	• Évaluer fréquemment la capacité auditive.	• La surveillance permet de déceler rapidement toute perte auditive.	Il y a une amélioration de la santé générale et de l'ouïe de l'enfant.
L'enfant présentera un développement moteur et linguistique normal.	• Évaluer le développement moteur et linguistique à chaque visite de surveillance de la santé.	• La détection précoce des retards de développement permet d'intervenir adéquatement.	Le développement moteur et linguistique de l'enfant se situe dans la norme par rapport à son groupe d'âge.

DÉFICIENCE AUDITIVE

La déficience auditive se mesure en décibels (dB), qui sont des unités de sonie ; on classe les pertes auditives selon le degré de gravité (tableau 18-10). L'enfant qui souffre seulement d'une perte auditive légère (35 à 40 dB) risque de ne pas entendre 50 % des conversations courantes et présente un risque élevé d'échec scolaire. Les enfants atteints d'une perte auditive de 90 dB ou plus sont considérés comme pratiquement sourds. Environ 1 ou 2 enfants sur 1 000 souffrent d'une perte auditive bilatérale de 50 dB ou plus[17].

Près de 50 % des pertes auditives sont d'origine génétique, généralement par transmission de caractères héréditaires récessifs. Un autre 25 % est attribuable à des facteurs exogènes entourant la naissance ; quant au dernier 25 %, on en ignore l'origine[18]. Parmi les nourrissons et les enfants présentant un risque de perte auditive, on compte ceux qui sont atteints d'otites moyennes récidivantes, d'infections congénitales périnatales telles que la rubéole ou l'herpès, de malformations anatomiques de la tête ou du cou, d'hyperbilirubinémie, de méningite bactérienne, ainsi que les enfants ayant un faible poids à la naissance (moins de 1 500 g) ou ayant souffert d'asphyxie grave à la naissance[19]. Les parents doivent être conscients des méfaits du bruit excessif à la maison et à l'école. Les adolescents qui écoutent de la musique à plein volume à l'aide d'un casque écouteur ou qui assistent à de nombreux concerts de musique rock courent le risque de subir une perte auditive (figure 18-8). Le bruit provenant des pétards, des armes à feu de même que du matériel motorisé et agricole constitue également un danger.

On classe les troubles auditifs selon l'emplacement de la déficience. Une **perte auditive de conduction** signifie qu'une affection du méat acoustique externe ou de la membrane tympanique empêche le son d'atteindre l'oreille moyenne. Parmi les causes les plus fréquentes, citons un bouchon de cérumen, qui est la cause la plus courante de perte auditive de conduction, une infection de l'oreille externe (« otite du baigneur »), un trauma ou la présence d'un corps étranger. Une perte auditive de conduction se produit également lorsque la membrane tympanique n'est pas en mesure de vibrer pleinement, comme dans le cas de l'otite moyenne. La perte d'acuité peut être graduelle ou rapide et elle se traduit par une diminution de l'ouïe sur toutes les fréquences.

On parle de **surdité neurosensorielle** lorsque les cils auditifs qui se trouvent dans la cochlée ou le long du nerf auditif (nerf crânien VIII) sont endommagés et que la

TABLEAU 18-10 Gravité de la perte auditive

Type de perte	Capacité auditive
Légère/faible	Difficulté à percevoir certains syllabes, plus particulièrement les consonnes sourdes.
Moyenne	La plupart des conversations courantes ne sont pas perçues.
Grave	Incapacité d'entendre les conversations qui se tiennent à un niveau sonore normal.
Profonde	Incapacité d'entendre la moindre conversation ; on parle alors de surdité pratique.
Surdité	Incapacité d'entendre quelque son que ce soit.

perte auditive est permanente. Les affections provoquant ce type de perte auditive peuvent être congénitales (rubéole maternelle), génétiques (maladie de Tay-Sachs) ou acquises (médicament ototoxique ou bruit intense)[19]. Les pertes auditives neurosensorielles touchent essentiellement les sons à haute fréquence.

Il y a **perte auditive mixte** lorsque la perte auditive résulte d'une combinaison de facteurs de conduction et de facteurs neurosensoriels.

L'audition est un comportement à la fois inné et acquis. Chez les nourrissons et les enfants, une vaste gamme de comportements peuvent indiquer qu'il y a une déficience auditive, en fonction de l'âge de l'enfant et de la gravité de la déficience. Les nourrissons qui entendent normalement répondent au bruit par des réactions évidentes et subtiles qui sont absentes chez les enfants atteints de déficience auditive (tableau 18-11). Au fur et à mesure que l'enfant grandit, ses capacités langagières sont touchées à leur tour. La perte auditive est souvent perçue comme une déficience intellectuelle, un trouble de comportement ou les deux à la fois.

CROISSANCE ET DÉVELOPPEMENT

Les nourrissons et les jeunes enfants ont tendance à réagir à un bruit inattendu ou intense en clignant des yeux ou en présentant le réflexe de Moro. Au fur et à mesure qu'ils grandissent, ils repèrent la source du bruit, comprennent peu à peu le langage, puis ils communiquent verbalement.

Collecte des données

Il est important de détecter toute perte auditive chez les nourrissons afin de s'assurer qu'ils bénéficient d'un développement optimal. On recommande un dépistage de masse chez tous les nourrissons ainsi que des tests ultérieurs et un suivi pour les enfants à risque [20].

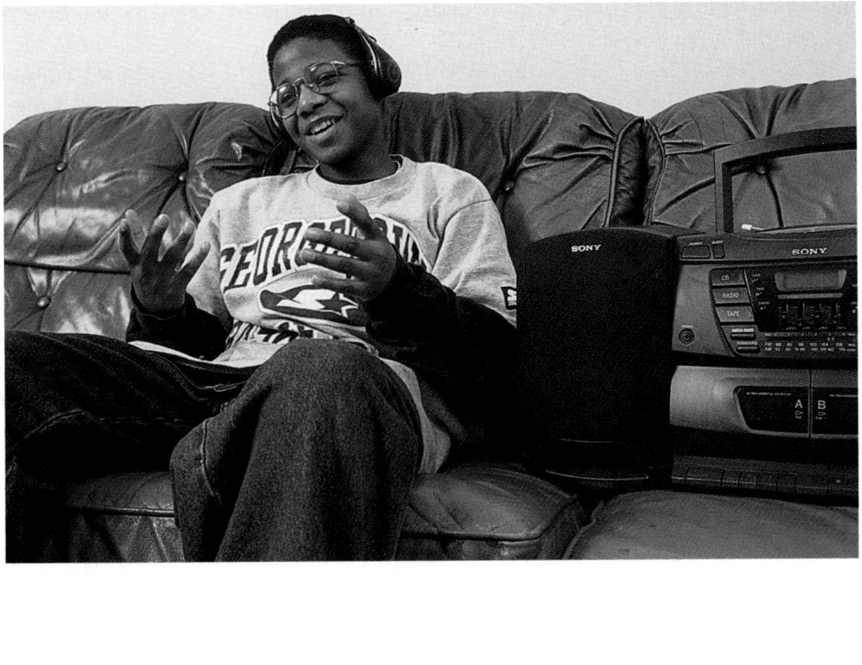

FIGURE 18-8. Écouter de la musique à plein volume à l'aide d'un casque écouteur ou lors de concerts de musique rock constitue une cause fréquente de perte auditive chez les adolescents et les jeunes adultes. Cet adolescent doit être informé des conséquences éventuelles de ces activités.

TABLEAU 18-11 Comportements indiquant une perte auditive

Âge	Comportement
Nourrisson	Présente un réflexe de Moro atténué ou inexistant en réaction à un bruit intense. Ne se réveille pas dans un environnement très bruyant. Se réveille seulement si on le touche. Ne tourne pas la tête pour repérer un son, vers l'âge de 3 ou 4 mois. Ne repère pas les sons vers l'âge de 6 à 10 mois. Babille peu ou pas du tout.
Trottineur et enfant d'âge préscolaire	Parle de façon inintelligible, monotone, ou pas du tout. Communique ses besoins par des gestes. Semble souffrir d'un retard de développement. Semble immature sur le plan émotionnel, crie sans raison. Ne réagit pas à la sonnerie de la porte ou du téléphone. Semble plus intéressé par les objets que par les gens et préfère jouer seul. Se concentre sur l'expression du visage plutôt que sur la communication verbale.
Enfant d'âge scolaire et adolescent	Fait répéter. Ne répond correctement aux questions que lorsqu'il peut voir le visage de son interlocuteur. Se montre rêveur et peu attentif. Obtient des résultats scolaires médiocres ou fait l'école buissonnière. Présente des anomalies de la parole ou parle sur un ton monotone. S'assoit très près du téléviseur ou de la radio ou monte le volume. Préfère s'amuser seul.

L'ouïe de l'enfant doit être évaluée à chaque visite. Les parents sont les mieux placés pour en juger ; demandez-leur s'ils ont des inquiétudes à cet égard. Il est important d'observer la réaction d'un nourrisson au bruit d'un hochet, d'une clochette, ou au claquement des mains (à environ 30 cm de l'oreille). On évaluera l'acquisition du langage[21] lors de l'examen d'un trottineur ou d'un jeune enfant. Chez les enfants sourds, l'évolution du langage constitue un domaine d'intervention privilégié. Ainsi, les bébés sourds commencent à babiller vers 5 ou 6 mois, au même âge que ceux qui entendent. Toutefois, le bébé atteint de déficience auditive cesse de babiller après quelques mois.

Un examen otoscopique et un tympanogramme effectués sur un nourrisson plus âgé permettront de déterminer s'il souffre de perte auditive de conduction. Le **tympanogramme** est un test qui permet de tracer un graphique de la capacité de l'oreille moyenne à transmettre un son. Une sonde hermétique est insérée dans le conduit de l'oreille externe, puis une tonalité est émise. Un tympanogramme « plat » indique une perte auditive de conduction. Les enfants coopératifs de 3 ans et plus peuvent passer une **audiographie** : l'enfant doit écouter des sons à diverses fréquences et intensités dans un casque et lever la main chaque fois qu'il entend le son. L'audiographie ne permet pas de détecter les pertes auditives causées par un épanchement dans l'oreille moyenne, mais peut indiquer qu'il existe une perte neurosensorielle.

Chez les enfants d'âge préscolaire et scolaire, on teste l'ouïe en leur demandant de répéter des mots chuchotés ou de dire s'ils entendent ou non le son des aiguilles d'une montre. L'ouïe des enfants d'âge scolaire et des adolescents est évaluée à l'aide des épreuves de Weber et de Rinne (se reporter au chapitre 4).

Lorsqu'une perte auditive ne peut être corrigée, l'enfant et sa famille doivent bénéficier de l'aide d'une équipe composée d'un médecin, d'un audiologiste, d'un orthophoniste, d'un psychologue, d'une infirmière, d'un enseignant et d'un travailleur social. Un appareil auditif peut être prescrit en cas de perte auditive de conduction. Les pertes auditives neurosensorielles sont plus difficiles à traiter, mais certains enfants peuvent bénéficier d'implants cochléaires et d'osthéophones. Il existe différentes méthodes permettant d'améliorer les capacités de communication d'enfants souffrant de perte auditive mixte (tableau 18-12). Les enfants atteints de déficience auditive peuvent bénéficier de soins orthophoniques et apprendre la lecture labiale, le langage des signes, le langage parlé complété ou la dactylologie.

Diagnostics infirmiers

Les diagnostics infirmiers s'appliquant généralement à l'enfant présentant une déficience auditive sont les suivants.

- Altération de la perception sensorielle (auditive) reliée à une affection précise ;
- Risque de trouble de la communication verbale relié à la déficience auditive ;
- Risque de perturbation de la croissance et du développement relié à la difficulté de communiquer ;
- Risque de stratégies d'adaptation familiale inefficaces relié à la présence d'un enfant atteint d'une déficience auditive.

Soins infirmiers

L'infirmière peut aider à prévenir les pertes auditives liées à l'exposition à des bruits intenses, comme la musique à plein volume ou le bruit provenant du matériel motorisé ou agricole. Pour la musique, il est important de baisser le volume ; pour les autres types d'activités[22], il est recommandé de porter des coquilles protectrices. L'évaluation du développement et le dépistage des problèmes auditifs facilitent la détection précoce de la perte auditive chez le nourrisson et l'enfant.

Les soins infirmiers dispensés à l'enfant atteint de déficience auditive visent à améliorer la capacité de l'enfant à comprendre le langage parlé et à transmettre de l'information, à aider les parents à répondre aux besoins de l'enfant en matière de scolarisation et à apporter du soutien aux parents. Recommandez aux parents de suivre un programme d'intervention précoce dès que le diagnostic de déficience auditive a été posé afin de favoriser le développement de l'enfant.

TABLEAU 18-12 Techniques permettant à l'enfant atteint de déficience auditive de communiquer

Technique	Description
Langage parlé complété	Complément à la lecture labiale ; huit positions des mains représentent des groupes de consonnes et quatre positions à hauteur du visage représentent des groupes de voyelles ; fondé sur les sons que forment les lettres et non sur les lettres elles-mêmes ; l'enfant peut « voir-entendre » chaque syllabe prononcée comme l'entendrait une personne entendante.
Méthode de communication orale	Fait uniquement appel à la parole pour les situations de communication face à face ; évite l'utilisation de signes officiels ; fait appel aux prothèses auditives et à l'audition résiduelle.
Communication totale	Utilise simultanément la parole et les signes, la dactylologie, la lecture labiale et l'audition résiduelle ; l'enfant choisit une technique de communication en fonction de la situation.

Schwartz, S. (1996). Choices in deafness : A parent's guide *(2e éd.). Rockville, MD : Woodbine House. Réimpression autorisée.*

CONSEIL CLINIQUE

Il existe trois types de prothèses auditives : celles qui s'insèrent complètement dans le canal auditif, celles qui s'insèrent dans le canal auditif externe et celles qui se posent derrière l'oreille. La prothèse auditive doit être nettoyée tous les jours à l'aide d'un tissu humide. Changez les piles au besoin, généralement une fois par semaine. Éteignez l'appareil lorsqu'il n'est pas utilisé. Pour insérer la prothèse dans l'oreille, assurez-vous que le volume est à zéro, puis augmentez-le graduellement jusqu'à la moitié de la capacité. Ajustez selon les besoins. Assurez-vous de vérifier la prothèse une fois par année, étant donné qu'il faudra peut-être l'ajuster en fonction de la croissance de l'enfant.

Améliorer la capacité de l'enfant à comprendre le langage parlé

Observez comment l'enfant compense la perte auditive et utilisez ces stratégies pour communiquer avec lui.

- Si la perte auditive est faible ou temporaire, ou si l'enfant sait lire sur les lèvres, commencez par obtenir son attention visuelle en le touchant délicatement ou en prononçant son nom.
- Placez votre visage à 1 ou 2 m de celui de l'enfant et assurez-vous que ses yeux sont concentrés sur votre visage et vos lèvres. Assurez-vous que la pièce est bien éclairée, sans contre-jour. Parlez en utilisant un débit et un ton normaux ainsi que des expressions faciales qui expriment votre sollicitude ou votre intérêt. Si l'enfant ne comprend pas, reformulez l'information à l'aide de phrases plus courtes et plus simples. Donnez des explications précises et concrètes et laissez à l'enfant le temps de comprendre. Soyez à l'affût de signes subtils indiquant une interprétation erronée et donnez une rétroaction cohérente et immédiate.
- Familiarisez-vous avec les différents types de prothèses auditives : il s'agit de microphones qui amplifient les sons et qui peuvent être portés dans l'oreille ou derrière elle, dans la monture des lunettes ou contre le corps ; ils sont alors reliés à l'oreille par un fil. Lorsque vous vous adressez à un enfant muni d'une prothèse auditive, parlez lentement, à une distance de 15 à 45 cm du microphone, d'un ton de voix normal. Parlez à l'enfant même s'il ne vous regarde pas. Assurez-vous que les piles sont neuves pour assurer la meilleure réception qui soit. Étant donné que tous les sons sont amplifiés, veillez à limiter les bruits de fond.

L'oscillation acoustique, soit un sifflement audible que l'enfant n'entend pas nécessairement, est l'un des problèmes les plus courants liés aux prothèses auditives. Pour éliminer ce bruit, réajustez la prothèse et assurez-vous qu'elle est correctement insérée, et qu'il n'y a ni cheveu ni cire d'oreille coincé entre l'embout auriculaire et le conduit. Diminuer le volume peut également être une solution à ce problème.

On peut aussi utiliser un système de microphone à distance pour améliorer l'audition. Ce dispositif est souvent utilisé dans les salles de classe, car il permet de supprimer les bruits de fond. Le locuteur porte un transmetteur qui capte la voix et la transmet au récepteur porté par l'enfant.

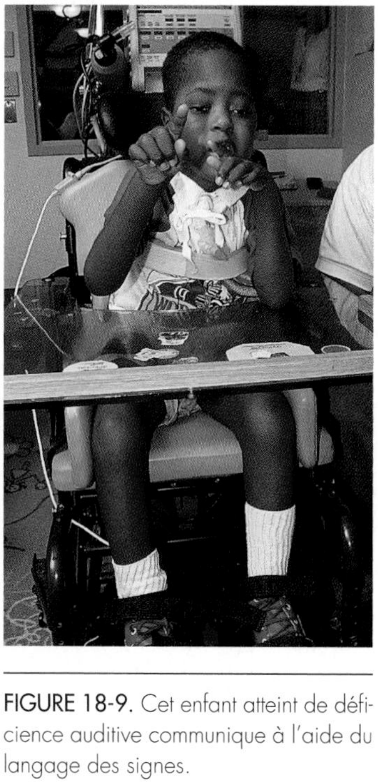

FIGURE 18-9. Cet enfant atteint de déficience auditive communique à l'aide du langage des signes.

Améliorer la capacité à communiquer l'information

La prothèse auditive de l'enfant doit être maintenue en bon état de fonctionnement. Un grand nombre d'enfants atteints de déficience auditive communiquent à l'aide de la parole, qui peut être améliorée grâce à l'orthophonie. En outre, ils peuvent apprendre le langage des signes, la dactylologie ou le langage parlé complété (figure 18-9). L'élocution peut être laborieuse et comprendre ce que dit l'enfant peut s'avérer difficile ; cependant, bien qu'il puisse y avoir des frustrations de part et d'autre, il est important de prendre le temps d'écouter attentivement l'enfant.

Demandez aux parents de vous expliquer les techniques de communication de l'enfant et de vous aider à interpréter ce qu'il dit. Demandez aux jeunes enfants de vous montrer des images. Au besoin, faites appel à des techniques assistées, comme un tableau de pictogrammes, des illustrations ou des gestes. Cela peut être particulièrement utile quand l'enfant souhaite indiquer qu'il a mal ou qu'il a faim pendant son séjour à l'hôpital. Remettez aux enfants plus âgés un stylo et un bloc de papier sur lequel ils pourront écrire leurs questions. Il est nécessaire que d'autres personnes que les parents soient en mesure de comprendre ce que l'enfant s'efforce d'exprimer. Demandez un interprète si l'enfant utilise un langage des signes, comme le langage des signes québécois (LSQ). Apprenez certains signes courants afin de communiquer avec lui en termes ou en phrases simples.

Aider les parents à répondre aux besoins éducatifs de l'enfant

L'éducation des enfants atteints de déficience auditive relève du droit public. Une fois le diagnostic posé, les parents et les professionnels de la santé conviennent ensemble d'un programme d'enseignement personnalisé (se reporter au chapitre 6). Il est recommandé, pour les enfants atteints de déficience auditive, de fréquenter une garderie ou un établissement d'enseignement préscolaire.

- Faites part aux parents de quelques mesures à prendre si leur enfant fréquente une école publique. Ainsi, l'enfant qui s'assoit à l'avant de la classe peut entendre et voir plus clairement. Par ailleurs, l'enseignant doit toujours parler en faisant face à l'enfant et le bruit de fond doit être réduit au minimum.
- Expliquez aux parents que les enfants atteints de déficience auditive ont le même quotient intellectuel que ceux qui entendent. Toutefois, la communication et l'apprentissage peuvent être difficiles et les enfants ont besoin d'un plus grand soutien.
- Les enfants atteints de déficience auditive atteignent généralement leur potentiel intellectuel, même si dans certains domaines leur développement peut être plus long que chez ceux qui entendent.

Apporter du soutien à l'enfant et à sa famille

Parce qu'elle connaît bien les répercussions du diagnostic, l'infirmière peut aider les membres de la famille à s'adapter à la surdité de l'enfant. Il importe d'aider les parents à réagir sainement pour leur permettre d'aller de l'avant.

- Aidez les parents à comprendre le handicap de l'enfant et ses effets sur le développement de la parole et du langage. Fournissez-leur de l'information précise sur ce qui les préoccupe. Travaillez en collaboration avec d'autres professionnels de la santé et avec des travailleurs sociaux, au besoin.
- Informez la famille sur les services communautaires où ils pourront obtenir une aide médicale, infirmière, psychologique et financière. Vous trouverez à l'annexe G une liste des ressources à la disposition des familles dont l'enfant est atteint de déficience auditive.

> **MESURES DE SÉCURITÉ**
>
> Il faut apprendre autant aux parents qu'aux enfants de ne jamais rien insérer dans le conduit auditif. Certains parents pensent qu'il faut nettoyer le conduit auditif à l'aide de coton-tiges. Cette pratique comporte des risques, car si on procède de façon trop énergique ou si l'enfant fait un mouvement brusque, on peut rompre la membrane tympanique.

BLESSURES À L'OREILLE

Les enfants sont souvent victimes de blessures à l'oreille. Les structures externes de l'oreille, plus particulièrement le pavillon, peuvent subir des lacérations, des infections ou des hématomes. Les enfants peuvent s'insérer des corps étrangers dans l'oreille et des insectes peuvent pénétrer dans le canal auditif.

Le tableau 18-13 résume les soins d'urgence à dispenser en cas de blessure à l'oreille. Toute blessure entraînant des douleurs à l'oreille, une diminution de l'ouïe, des saignements persistants ou tout autre épanchement doit être examinée par un médecin.

▶ TROUBLES DU NEZ ET DE LA GORGE

ÉPISTAXIS

L'épistaxis, ou saignement du nez, est une affection courante chez les enfants d'âge scolaire, surtout chez les garçons. La tache vasculaire de Kiesselbach, zone très riche en vaisseaux située dans les parties antérieures des narines, constitue la source de saignement la plus courante. Les causes les plus fréquentes sont une irritation due à l'introduction des doigts dans le nez, à la présence d'un corps étranger ou à un faible degré d'humidité. Une toux vigoureuse, des allergies ou des infections provoquant une

TABLEAU 18-13 Soins d'urgence des blessures à l'oreille

Blessure	Traitement
Pavillon	
Coupures mineures ou écorchures	Laver soigneusement avec du savon et de l'eau et rincer abondamment ; laisser la blessure exposée à l'air si possible, sinon mettre un pansement adhésif ; surveiller l'apparition de tout signe d'infection.
Hématomes	Une aspiration à l'aiguille doit être effectuée et un pansement compressif doit être appliqué ; un hématome non drainé risque de devenir fibreux et d'entraîner une déformation de type « oreille en chou-fleur ».
Cellulite ou abcès	Appliquer de la chaleur humide par intermittence ; s'assurer que le patient prend les antibiotiques prescrits ; un abcès peut nécessiter une chirurgie mineure.
Lacérations profondes	Appliquer de la pression pour enrayer l'hémorragie ; conduire le patient dans un cabinet médical ou un service d'urgence pour faire suturer la plaie.
Conduit auditif	
Corps étranger	Faire allonger l'enfant et lui faire tourner la tête sur le bord d'un lit, le côté touché vers le bas ; remuer le lobe de l'oreille en même temps que l'enfant secoue la tête ; le corps étranger peut parfois tomber grâce à la gravité ; s'il reste coincé dans l'oreille, appeler un médecin ; ne pas essayer de retirer le corps étranger à l'aide d'une pince à épiler, ce qui risquerait de l'enfoncer encore plus profondément dans le conduit auditif.
Insectes	Éclairer l'intérieur de l'oreille à l'aide d'une lampe de poche pour attirer l'insecte ; insérer quelques gouttes d'huile minérale, d'huile d'olive ou d'alcool pour tuer l'insecte et irriguer doucement le conduit auditif pour retirer l'insecte mort (se reporter à l'annexe A).
Membrane tympanique	
Ruptures	Appeler un médecin si l'enfant continue de souffrir de douleurs persistantes à l'oreille après un coup, une lésion par souffle ou l'insertion d'un corps étranger ; recouvrir l'oreille externe d'une compresse ou d'un coton stérile sans comprimer ; en cas de rupture de la membrane tympanique, des antibiotiques sont prescrits.

ALERTE INFIRMIÈRE

Une pile bouton alcaline (comme celles qu'on trouve dans un grand nombre de jouets ou de montres) insérée dans l'oreille d'un enfant risque de détruire rapidement les tissus, de provoquer une rupture de la membrane tympanique, de détruire les osselets et de provoquer une ulcération locale des tissus. Pour retirer la pile, il faut mettre l'enfant sous sédatif ou sous anesthésie générale.

congestion de la muqueuse nasale peuvent également être à l'origine de l'épitaxis. Les saignements provenant de la cloison postérieure sont plus graves et sont potentiellement mortels. L'hospitalisation est parfois nécessaire. Les saignements provenant de la cloison postérieure sont attribuables à différentes causes, dont certaines peuvent être indicatrices de maladies systémiques (un trouble de la coagulation, par exemple) ou de blessure.

C'est parfois un parent qui n'est pas parvenu à faire cesser l'hémorragie en quelques minutes qui conduit au service d'urgence un enfant qui saigne du nez. Le parent comme l'enfant peut être effrayé. Demandez brièvement au parent si l'enfant a des antécédents de saignements de nez ou s'il existe d'autres facteurs possibles, y compris une médication. Prenez le pouls et la tension artérielle de l'enfant pour évaluer s'il y a perte de sang excessive. Examinez attentivement la muqueuse nasale et demandez à l'enfant de moucher doucement tout caillot de sang, si possible. Il est parfois nécessaire de recourir à l'aspiration.

L'observation du flux peut aider à déterminer s'il s'agit d'un saignement antérieur ou postérieur. Un saignement du nez limité à une narine est presque toujours antérieur, mais un saignement postérieur peut s'écouler par une narine ou par les deux. Si vous ne voyez pas de sang, c'est peut-être parce que l'enfant l'avale, ce qui risque de provoquer des nausées. Vous devez penser à un saignement postérieur si l'enfant a subi un trauma contondant ou s'il appartient à une catégorie à risque élevé.

Les enfants atteints de saignement antérieur doivent rester assis bien droit, calmement. La tête doit être légèrement penchée vers l'avant pour éviter que le sang ne coule dans la gorge, ce qui peut provoquer des vomissements. Il faut pincer les narines juste au-dessous de l'os nasal pendant 10 à 15 minutes en invitant l'enfant à respirer par la bouche. Si le saignement persiste, insérez un tampon d'ouate ou un écouvillon imprégné de Néo-Synéphrine, d'épinéphrine, de thrombine ou de lidocaïne afin de favoriser une vasoconstriction ou une anesthésie topique. Une fois que l'hémorragie est enrayée, il est parfois nécessaire de cautériser la narine au nitrate d'argent ou par électrocautérisation. Si l'hémorragie persiste, on pourra utiliser des tampons résorbables.

Les saignements postérieurs doivent également être stoppés par tamponnement et l'enfant doit être surveillé de près. Il faut parfois avoir recours à une ligature artérielle[23].

Soins infirmiers

Évaluez l'hématocrite ou l'hémoglobine de l'enfant en cas de saignements abondants. Demandez les antécédents médicaux et procédez à un examen physique complet des enfants qui présentent des épisodes fréquents d'épistaxis afin d'écarter toute maladie systémique.

Une fois que les saignements ont cessé, l'enfant risque une rechute ; il doit donc éviter de se pencher en avant, de sauter, de faire de l'exercice, de boire des boissons chaudes ou de prendre des douches ou des bains chauds pendant 3 ou 4 jours. Le fait de dormir la tête surélevée à l'aide de deux ou trois oreillers et d'utiliser un vaporisateur pour humidifier l'air peut aussi prévenir les récidives. Fournissez aux parents des suggestions pour les aider à prévenir l'épistaxis et à prodiguer les soins à domicile (tableau 18-14).

RHINOPHARYNGITE

La rhinopharyngite (« rhume »), qui constitue une infection aiguë des voies respiratoires supérieures, provoque une inflammation et une infection du nez et de la gorge et est sans doute la maladie la plus courante chez les enfants. Elle frappe en moyenne cinq ou six fois par année, surtout en saison froide[24]. Cette maladie peut être causée

TABLEAU 18-14 Enseignement aux parents : prévention de l'épistaxis et soins à domicile

Prévention
- Humidifier la chambre de l'enfant, surtout en hiver.
- Empêcher l'enfant de se mettre les doigts dans le nez, de se frotter le nez ou d'y insérer des corps étrangers.
- Apprendre à l'enfant à se moucher avec douceur et à évacuer les éternuements par la bouche.
- Appliquer une mince couche de gelée de pétrole deux fois par jour sur la cloison nasale pour soulager toute sécheresse ou irritation.

Soins à domicile
- Calmer l'enfant.
- Asseoir l'enfant bien droit, la tête légèrement penchée vers l'avant de manière à ce que le sang ne s'écoule pas dans la gorge.
- Appliquer un rouleau de coton sur la lèvre supérieure afin de comprimer l'artère labiale.
- Appliquer une pression constante à l'aide du pouce et de l'index sur les deux narines juste sous l'os nasal, pendant 10 à 15 minutes bien comptées.
- Appliquer un sac de glace ou une compresse froide sur la voûte nasale ou sur la nuque.
- Appeler un professionnel de la santé si le saignement persiste.

Wolf R. (1982). Nurse Practitioner, 7(10), 16. Réimpression autorisée par Elsevier Science Publishing. Copyright © 1982.

par plus de 200 virus et par un grand nombre de bactéries. Parmi les virus les plus courants de la rhinopharyngite, on trouve le rhinovirus et le coronavirus; les bactéries les plus courantes sont les streptocoques du groupe A. La période d'incubation est de 1 à 3 jours; l'infection est contagieuse quelques heures avant l'apparition des symptômes et pendant 1 ou 2 jours après leur début. Les symptômes peuvent durer de 4 à 10 jours, parfois plus[23]. Les agents pathogènes se répandent le plus souvent au contact des mains: une personne infectée touche la main d'une personne saine, qui se contamine ensuite par auto-inoculation en portant la main à la bouche ou au nez.

Les enfants atteints de rhinopharyngite peuvent présenter une muqueuse nasale rouge et un écoulement nasal transparent, une infection de la gorge et une hypertrophie des amygdales. L'obstruction nasale peut causer des difficultés respiratoires importantes et nuire à l'alimentation du nourrisson.

Des vésicules peuvent parfois apparaître sur le voile du palais (palais mou) et dans le pharynx. Les manifestations cliniques peuvent varier en fonction de l'âge de l'enfant (tableau 18-15).

L'enfant doit être asymptomatique entre deux épisodes de rhinopharyngite. S'il continue à souffrir d'infections des voies respiratoires supérieures, il faut écarter toute affection sous-jacente, telle que polypes, allergies ou asthme.

Soins infirmiers

On peut administrer des gouttes nasales salines toutes les 3 ou 4 heures aux nourrissons qui sont incapables de respirer par la bouche, plus particulièrement avant de les nourrir (se reporter à l'annexe A pour savoir comment administrer des gouttes nasales). Chez les bébés âgés de 9 mois ou plus, la congestion nasale peut être soulagée à l'aide de gouttes nasales salines ou d'un décongestionnant tel que la phényléphrine (0,125-0,25 %, selon l'âge de l'enfant). Les enfants plus âgés peuvent utiliser un vaporisateur nasal.

TABLEAU 18-15 Manifestations cliniques de la rhinopharyngite

Nouveau-nés et nourrissons âgés de moins de 3 mois
Léthargie
Irritabilité
Manque d'appétit
Fièvre (peut être absente)

Nourrissons de 3 mois ou plus
Fièvre
Vomissements
Diarrhée
Éternuements
Anorexie
Irritabilité
Agitation

Enfants plus âgés
Nez et gorge secs et irrités
Frissons, fièvre
Courbatures généralisées
Céphalée
Sensation de malaise
Anorexie
Écoulement nasal faible, qui peut par la suite devenir épais et purulent
Possibilité d'éternuements

Même si les gouttes nasales et les vaporisateurs sont plus efficaces que les décongestionnants systémiques, il ne faut pas les utiliser au-delà de 4 ou 5 jours ni plus souvent que prescrit. Les antihistaminiques peuvent soulager les enfants atteints de rhinite allergique ou souffrant d'un écoulement nasal abondant. Les vaporisateurs et les médicaments à action prolongée composés de plusieurs ingrédients ne sont pas recommandés. Les antibiotiques et les expectorants ne sont généralement pas indiqués pour traiter la rhinopharyngite.

L'humidification de la chambre peut prévenir le dessèchement des sécrétions nasales. Par contre, il faut conseiller aux parents de nettoyer régulièrement l'humidificateur afin d'empêcher la prolifération des micro-organismes dans l'appareil. On peut rendre la respiration plus aisée en surélevant la tête de lit du nourrisson ou de l'enfant, car cette pratique aide à drainer les sécrétions. L'aspiration des sécrétions peut être indiquée. À la maison, les parents peuvent utiliser une poire d'aspiration (se reporter à l'annexe A), particulièrement avant les repas afin de dégager les voies respiratoires. Les antipyrétiques, tels que l'acétaminophène, abaissent la fièvre et soulagent l'enfant. L'aspirine n'est pas recommandée étant donné son association avec le syndrome de Reye (se reporter au chapitre 19).

L'enfant doit éviter toute activité physique énergique et s'en tenir à des occupations plus calmes, comme lire, écouter de la musique ou des histoires, regarder la télévision ou des vidéocassettes. Il ne faut jamais forcer l'enfant à manger, mais il est bon de l'encourager à boire afin de liquéfier les sécrétions. Expliquez aux parents qu'il n'existe aucun médicament ni vaccin contre la rhinopharyngite, mais qu'il est possible de prévenir la propagation de l'infection en évitant tout contact avec des personnes infectées. Le fait de bien se laver les mains et de se débarrasser rapidement des papiers-mouchoirs contribue également à limiter la propagation.

DIVERSITÉ CULTURELLE

De nombreux groupes culturels asiatiques et hispaniques croient en la « théorie du chaud et du froid », selon laquelle les problèmes de santé émanent d'un déséquilibre entre ces deux éléments. Par exemple, les personnes d'origine mexicaine traitent traditionnellement les « maladies du froid », comme les maux d'oreille ou le rhume, à l'aide de substances « chaudes ». Demandez aux familles si elles privilégient certains aliments dans le cas de cette maladie. Le fait de tenir compte de leurs préférences peut favoriser la guérison de l'enfant et amener les parents à faire davantage confiance aux professionnels de la santé.

SINUSITE

La sinusite est une inflammation d'un, ou de plusieurs, sinus paranasaux. Ces derniers, qui sont tapissés d'un épithélium de type respiratoire et communiquent avec les voies respiratoires, comprennent les sinus maxillaires, ethmoïdaux, frontaux et sphénoïdes. Les sinus peuvent être infectés par des bactéries à la suite d'une infection virale des voies respiratoires supérieures. Dans la plupart des cas, l'enfant présente les antécédents suivants : rhume pendant quelques jours, suivi d'une amélioration des symptômes du rhume mais accompagnée d'un écoulement nasal purulent, ainsi que de douleurs au visage, de céphalées et de fièvre[25, 26]. Les enfants qui souffrent d'allergies non contrôlées ou d'asthme peuvent être atteints de sinusite chronique.

Même si la plupart des médecins traitent une sinusite présumée avec des antibiotiques, un grand nombre de cas se résorbent spontanément, sans traitement. L'amoxicilline constitue le premier choix pour l'antibiothérapie et on utilise aussi le triméthoprime-sulfaméthoxazole et la céphalosporine[26]. Les sinusites chroniques peuvent être traitées par des antibiotiques prophylactiques (amoxicilline-clavulanate).

Les parents doivent faire examiner par un professionnel de la santé un enfant qui souffre d'un écoulement nasal persistant et purulent, surtout s'il est accompagné de douleurs au visage, de céphalées et de fièvre. Apprenez aux parents à administrer correctement les antibiotiques (c'est-à-dire à suivre le traitement jusqu'au bout), le cas échéant, et les gouttes nasales salines utilisées pour soulager l'enfant. On devrait nettoyer le nez des nourrissons à l'aide de gouttes nasales et d'une poire d'aspiration (se reporter à l'annexe A) avant de les nourrir. On peut administrer un antipyrétique pour soulager la fièvre et la douleur.

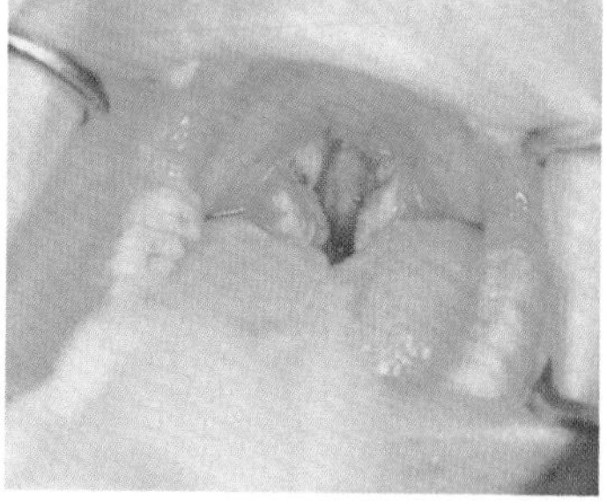

FIGURE 18-10. La pharyngite aiguë touche essentiellement le pharynx, mais souvent aussi les amygdales, comme dans le cas de cet enfant.
Malasanos, L., Barkauskas, V., et Stoltenberg-Alen, K. (1990). Health assessment *(4e éd., pl. 2). Saint Louis : Mosby-Year Book. Cliché reproduit avec l'aimable autorisation de Edward L. Applebaum, M.D., Chicago, IL.*

PHARYNGITE

La pharyngite aiguë est une infection qui touche essentiellement le pharynx, y compris les amygdales (figure 18-10). Elle se manifeste le plus souvent chez les enfants de 4 à 7 ans et est très rare chez les enfants de moins de 1 an. Environ 80 % de ces infections

CONSEIL CLINIQUE

Les prélèvements de gorge doivent être effectués correctement si on veut obtenir un diagnostic exact. Un écouvillon de culture stérile est utilisé le long des amygdales, de la luette et à l'arrière du voile du palais. Demandez aux enfants coopératifs de s'asseoir en mettant les mains sous les fesses, d'ouvrir la bouche et de rire ou de haleter comme un chien ; la gorge est écouvillonnée d'un mouvement rapide. Les enfants non coopératifs ou les enfants plus jeunes doivent être allongés sur le dos, les mains près de la tête, et maintenus par une autre infirmière ou un préposé aux bénéficiaires. La langue est abaissée doucement à l'aide d'un abaisse-langue avant qu'on écouvillonne la gorge.

sont provoquées par des virus, le reste par des bactéries. Les pharyngites bactériennes sont couramment appelées « angines à streptocoques », étant donné qu'elles sont généralement causées par un streptocoque bêta-hémolytique du groupe A. Les pharyngites virales peuvent être causées par un grand nombre d'entérovirus.

L'enfant se plaint principalement de maux de gorge. Le tableau 18-16 compare les manifestations cliniques de la pharyngite virale et celles de l'angine à streptocoques. Les enfants qui présentent certains symptômes de l'angine à streptocoques — mais ont par contre une faible rougeur de la gorge, peu de douleur, de sécrétions, une légère adénopathie et une faible fièvre — et qui ont été exposés à une personne atteinte de pharyngite doivent subir un prélèvement de gorge. Tous les cas d'angine à streptocoques ne présentent pas les signes classiques d'écoulement purulent et de taches blanches. L'enfant qui éprouve des difficultés à déglutir et à avaler, qui bave abondamment ou qui présente des signes de déshydratation ou de détresse respiratoire doit être examiné sur-le-champ par un médecin. Ces signes peuvent porter à croire qu'il s'agit d'une affection grave, telle qu'une épiglottite, un phlegmon périamygdalien ou rétropharyngien, ou encore la diphtérie.

Le diagnostic d'angine à streptocoques est posé à l'aide d'un prélèvement de gorge, au moyen d'un test de détection des streptocoques rapide ou conventionnel. Les résultats du test rapide sont obtenus en quelques minutes, ceux du test conventionnel en l'espace de 24 à 48 heures. Les premiers signes d'angine à streptocoques doivent être traités sur-le-champ grâce à l'administration de pénicilline par voie orale pendant 10 jours ou par une seule injection de pénicilline-retard, avant même d'avoir obtenu les résultats du prélèvement. Si l'enfant est allergique à la pénicilline, on peut lui administrer de l'érythromycine. Les symptômes aigus se dissipent habituellement dans les 24 heures qui suivent le début de la thérapie ; à partir de ce moment, l'enfant cesse d'être contagieux[27]. Les pharyngites virales font l'objet d'un traitement symptomatique seulement.

Soins infirmiers

Les soins infirmiers sont axés sur le soulagement des symptômes. L'acétaminophène atténue les maux de gorge ainsi que la fièvre. Des liquides frais, non acides, et des aliments mous, de la glace concassée ou des sucettes glacées donnés souvent et en petites

TABLEAU 18-16 Manifestations cliniques de la pharyngite virale et de l'angine à streptocoques (streptocoques bêta-hémolytique du groupe A)[a]

Pharyngite virale	Angine à streptocoques
Congestion nasale	Exsudat des amygdales [b]
Légers maux de gorge	Adénopathie cervicale douloureuse [b]
Conjonctivite	Douleurs abdominales
Toux	Vomissements
Enrouement	Fort mal de gorge
Légère rougeur du pharynx	Céphalée
Exsudat minimal des amygdales	Fièvre supérieure à 38,3 °C
Légère adénopathie cervicale antérieure, sensible au toucher	Pétéchies au voile du palais
Fièvre inférieure à 38,3 °C	

[a]Les enfants de 6 mois à 3 ans atteints d'une angine à streptocoques peuvent présenter des symptômes similaires à ceux d'une pharyngite virale. Les enfants atteints de scarlatine présentent les symptômes d'une angine à streptocoques ainsi qu'un érythème rugueux, une éruption généralisée et une pâleur autour des lèvres.

[b]Symptômes classiques de l'angine à streptocoques.

quantités facilitent la déglutition et préviennent la déshydratation. Bien s'hydrater, mâcher de la gomme et se gargariser avec de l'eau salée (5 mL [1 cuillerée à thé] de sel pour 250 mL d'eau) apaisent l'irritation de la gorge. Les vaporisateurs ou les pastilles pour la gorge vendus dans le commerce ne sont généralement pas plus efficaces que les remèdes maison. Encouragez l'enfant à se reposer, à garder son énergie et à tout faire pour guérir.

Faites comprendre aux parents qu'il est très important de poursuivre jusqu'au bout l'antibiothérapie de 10 jours, dans le cas d'une pharyngite bactérienne. Insistez également sur la nécessité de traiter les infections streptococciques, en précisant que les infections non traitées risquent d'entraîner des rhumatismes articulaires aigus, une adénite cervicale, une sinusite, une glomérulonéphrite ou une méningite.

CONSEIL CLINIQUE

Les enfants acceptent parfois plus facilement de se gargariser avec de l'eau salée si le mélange est vaporisé délicatement vers le fond de la gorge à l'aide d'un vaporisateur. Savez-vous pourquoi ? La perception du salé se faisant à l'avant de la langue, en vaporisant délicatement l'eau salée on la fait parvenir directement dans la région de la gorge ; l'enfant peut se gargariser, puis recracher la solution, sans avoir perçu le goût désagréable susceptible de provoquer un réflexe nauséeux.

AMYGDALITE

L'amygdalite est une infection ou une inflammation (hypertrophie) des amygdales palatines. Même si la plupart des enfants atteints de pharyngite présentent une infection des amygdales, ils ne souffrent pas nécessairement d'amygdalite.

Manifestations cliniques

Des infections de la gorge à répétition, accompagnées de difficultés à respirer et à déglutir ; une rougeur persistante des piliers antérieurs et une augmentation de volume des ganglions lymphatiques cervicaux représentent des symptômes indicateurs d'amygdalite. Si l'enfant respire en permanence par la bouche, les muqueuses risquent de s'assécher et de s'irriter.

Étiologie et physiopathologie

Tout comme la pharyngite, l'amygdalite peut être d'origine virale ou bactérienne. Les amygdales constituent le siège de l'infection primaire.

Examens diagnostiques et traitement médical

Le diagnostic repose sur un examen visuel et sur l'observation des manifestations cliniques. Le traitement symptomatique de l'amygdalite est identique à celui de la pharyngite. L'ablation chirurgicale des amygdales (amygdalectomie) est souvent recommandée pour les enfants atteints d'infections de la gorge à répétition (environ 3 fois par année pendant 3 ans), d'amygdalite chronique, d'apnée obstructive du sommeil ou de malformations entraînant un nasonnement ou des anomalies de croissance du visage[28]. Si l'enfant est âgé de moins de 3 ans, il est préférable de repousser l'intervention chirurgicale, dans la mesure du possible, car elle risque de stimuler la croissance d'autres tissus lymphoïdes dans le rhinopharynx. Si les amygdales pharyngiennes (adénoïdes) sont hypertrophiées, comme l'indiquent la respiration par la bouche, la toux, une baisse du goût et de l'odorat, une voix sourde et des otites moyennes chroniques, on pourra les retirer par la même occasion.

Collecte des données

Évaluez attentivement la gorge au cours de chaque examen physique. Observez si les amygdales sont simplement de grande taille (ce qui arrive souvent chez les enfants) ou enflammées. Observez le degré de rougeur et la présence de tout exsudat. Demandez à l'enfant s'il a mal lorsqu'il avale ou s'il éprouve des difficultés à avaler. Demandez s'il y a eu des cas d'infection des amygdales précédemment et depuis combien de temps l'enfant est incommodé par l'affection actuelle.

En cas d'intervention chirurgicale, demandez les antécédents médicaux complets de l'enfant avant l'opération. Surveillez les signes vitaux et tout signe de détresse respiratoire, d'hémorragie ou de déshydration après l'opération.

Diagnostics infirmiers

Les diagnostics infirmiers pouvant s'appliquer à l'enfant atteint d'une amygdalite sont les suivants :

- Douleur reliée à l'inflammation du pharynx ;
- Douleur reliée à l'intervention chirurgicale ;
- Risque de déficit de volume liquidien relié au mal de gorge et au refus d'avaler ;
- Risque de mode de respiration inefficace relié à l'obstruction entraînée par l'hypertrophie des amygdales ;
- Risque de blessure relié à des complications postopératoires ;
- Trouble de la déglutition relié à l'inflammation et à la douleur ;
- Manque de connaissances (des parents) relié aux soins à prodiguer à domicile après le congé de l'hôpital.

Soins infirmiers

L'infirmière dispense des soins de soutien généraux et, si une médication est prescrite, elle encourage à suivre le traitement jusqu'au bout. Les soins infirmiers dispensés aux enfants atteints d'amygdalite sont identiques à ceux qu'on prodigue aux enfants atteints de pharyngite (voir la rubrique précédente).

Dans le cas d'une intervention chirurgicale, il faut aider les parents à préparer leur enfant à une chirurgie de courte durée, comportant peut-être une nuit à l'hôpital. L'enfant ne doit présenter ni maux de gorge, ni fièvre, ni infection des voies respiratoires supérieures au moins une semaine avant l'intervention. On doit éviter de lui administrer de l'aspirine ou de l'ibuprofène pendant au moins les deux semaines qui précèdent l'intervention, car ces médicaments accroissent le risque d'hémorragie.

Planifier le congé et enseigner à la famille les soins à domicile

Dans le cadre du plan de congé, il faut enseigner aux parents les notions suivantes : soulagement de la douleur, prise de liquides et d'aliments, restriction des activités et possibilités de complications pendant la période postopératoire. La plupart des enfants souffriront de maux de gorge pendant une période de 7 à 10 jours après l'amygdalectomie. Informez les parents des mesures suivantes qui devraient permettre de soulager les maux de gorge de l'enfant :

- Faire boire suffisamment de liquides frais à l'enfant ou lui faire mâcher de la gomme, ce qui a pour effet d'atténuer les spasmes des muscles qui entourent la gorge ;
- Administrer de l'acétaminophène en sirop, tel que prescrit ;
- Appliquer un collier de glace autour du cou de l'enfant ;
- Inviter l'enfant à se gargariser avec une solution composée d'une demi-cuillerée à thé (2,5 mL) de bicarbonate de soude et de la même quantité de sel dans un verre d'eau ;
- Demander à l'enfant de bien se rincer la bouche avec de la lidocaïne visqueuse, puis d'avaler la solution.

Les enfants peuvent souffrir de maux d'oreille, plus particulièrement lorsqu'ils déglutissent, pendant 4 à 8 jours après l'amygdalectomie. Informez les parents que cette sensation provient de la douleur projetée de la région des amygdales et ne constitue pas un signe d'otite.

Insistez auprès des parents sur la nécessité de donner des liquides en quantité suffisante. Conseillez-leur de laisser l'enfant boire tous les liquides qu'il aime pendant la première semaine, sauf les jus d'agrumes, qui risquent de provoquer une sensation de brûlure dans la gorge. Les aliments mous, tels que la gélatine (Jell-O), les crèmes-desserts, la compote de pommes, les sucettes glacées et la purée de pommes de terre sont également recommandés si l'enfant les tolère. Informez les parents que l'enfant peut retourner à l'école environ 7 à 10 jours après l'amygdalectomie.

Toute intervention chirurgicale comporte des risques de complications postopératoires. Indiquez aux parents quels sont les signes normaux de guérison pendant la période postopératoire, ainsi que les signes de complications (tableau 18-17).

TABLEAU 18-17 Enseignement aux parents : complications de l'amygdalectomie et de l'adénoïdectomie

Saignements

- Pour éviter les saignements, ne pas administrer d'aspirine ni d'ibuprofène contre la douleur pendant la période postopératoire. Utiliser plutôt l'acétaminophène.
- Les saignements peuvent se produire dans les 24 heures ou entre le septième et le dixième jour qui suivent l'amygdalectomie, au moment de la cicatrisation. Signaler immédiatement tout mince filet de sang ou saignement rouge vif.

Infection

- Le fond de la gorge est blanc et dégage une odeur pendant les 7 ou 8 jours qui suivent l'intervention. L'enfant peut également développer une légère fièvre. Ce ne sont pas des signes d'infection.
- Administrer de l'acétaminophène lorsque la fièvre est supérieure à 38,5 °C.
- Appeler le médecin si la fièvre de l'enfant est supérieure à 38,8 °C.

Douleur

- Administrer de l'acétaminophène tel que prescrit.
- Proposer souvent des liquides frais en petite quantité. Éviter les jus d'agrumes.
- Maintenir l'enfant au repos et ne lui proposer que des activités calmes pendant plusieurs jours.

RÉFÉRENCES

1. Scheiner, A.P. (1996). Vision problems : Impairment to blindness. Dans A.M. Rudolph, J.I.E. Hoffman et C.D. Rudolph (Dir.), *Rudolph's Pediatrics* (20e éd., p. 167). Stamford, CT : Appleton & Lange.
2. O'Hara, M.A. (1993). Ophthalmia neonatorum. *Pediatric Clinics of North America, 40*(4), 715-726.
3. Apt, L., et Miller, K. (1996). The eyes. Dans A.M. Rudolph, J.I.E. Hoffman et C.D. Rudolph (Dir.), *Rudolph's Pediatrics* (20e éd., p. 2063-2066). Stamford, CT : Appleton & Lange.
4. Wagner, R.S. (1997). Eye infections and abnormalities : Issues for the pediatrician. *Contemporary Pediatrics, 14*(6), 137-153.
5. Phelps, D.L. (1993). Retinopathy of prematurity. *Pediatric Clinics of North America, 40*(4), 705-714.
6. Nelson, L. (1996). Disorders of the eye. Dans R.E. Behrman, R.M. Kliegman et A.M. Arvin (Dir.), *Nelson textbook of pediatrics* (15e éd., p. 1764-1803). Philadelphia : Saunders.
7. Moller, M. (1993). Working with visually impaired children and their families. *Pediatric Clinics of North America, 40*(4), 881-890.
8. Menacker, S.J. (1993). Visual function in children with developmental disabilities. *Pediatric Clinics of North America, 40*(3), 659-674.
9. Espezel, H. (1994). The visually impaired child. *The Canadian Nurse, 90*(5), 23-25.
10. Catalano, R.A. (1993). Eye injuries and prevention. *Pediatric Clinics of North America, 40*(4), 827-840.
11. Novak, J.C., et Novak, R.E. (1993). Impact of otitis media on hearing and communication. *Small Talk, 5*(2), 1, 3-7.
12. Facione, N. (1990). Otitis media : An overview of acute and chronic disease. *Nurse Practitioner, 15*(10), 11-19.
13. Rosenfeld, R.M. (1996). An evidence-based approach to treating otitis media. *Pediatric Clinics of North America, 43*(6), 1165-1182.

14. Arnold, J.E. (1996). The ear. Dans R.E. Behrman, R.M. Kliegman et A.M. Arvin (Dir.), *Nelson textbook of pediatrics* (15e éd., p. 1804-1826). Philadelphia : Saunders.
15. Barnett, E.D., et Klein, J.O. (1995). The problem of resistant bacteria for the management of acute otitis media. *Pediatric Clinics of North America, 42*(3), 509-518.
16. Otitis Media Guideline Panel. (1994). *Otitis media with effusion in young children.* Rockville, MD : U.S. Department of Health and Human Services.
17. Brookhauser, P.E. (1996). Sensorineural hearing loss in children. *Pediatric Clinics of North America, 43*(6), 1195-1216.
18. Kelly, D.P. (1996). Hearing problems : Impairment to deafness. Dans A.M. Rudolph, J.I.E. Hoffman et C.D. Rudolph (Dir.), *Rudolph's Pediatrics* (20e éd., p. 162-168). Stamford, CT : Appleton & Lange.
19. Letko, M.D. (1992). Detecting and preventing infant hearing loss. *Neonatal Network, 11*(5), 33-37.
20. Joint Committee on Infant Hearing. (1994). Position statement. *ASHA, 36,* 38-41.
21. Schilling, L.S., et Dejesus, E. (1993). Developmental issues in deaf children. *Journal of Pediatric Health Care, 7*(4), 161-166.
22. Nash, D.D.B., Schochat, E., Rozycki, A.A., et Musiek, F.E. (1997). When loud noises hurt. *Contemporary Pediatrics, 14*(6), 97-109.
23. Handler, S.D., et Myer, C.M. (1996). The nose and paranasal sinuses. Dans A.M. Rudolph, J.I.E. Hoffman et C.D. Rudolph (Dir.), *Rudolph's Pediatrics* (20e éd., p. 953-958). Stamford, CT : Appleton & Lange.
24. Weber, L.M. (1994). *Dictionnaire de thérapeutique pédiatrique,* Montréal/Paris : Les Presses de l'Université de Montréal, Doin éditeurs.
25. Abbasi, S., et Cunningham, A.S. (1996). Are we overtreating sinusitis ? *Contemporary Pediatrics, 13*(10), 49-62.
26. Isaacson, G. (1996). Sinusitis in childhood. *Pediatric Clinics of North America, 43*(6), 1297-1318.
27. Kenna, M.A. (1990). Sore throat in children. Dans C.D. Bluestone et S. Stool (Dir.), *Pediatric Otolaryngology* (2e éd., Vol. II, p. 837-842). Philadelphia : Saunders.
28. Deutsch, E.S. (1996). Tonsillectomy and adenoidectomy. *Pediatric Clinics of North America, 43*(6), 1319-1338.

LECTURES COMPLÉMENTAIRES

Denny, F.W. (1994). Tonsillopharyngitis 1994. *Pediatrics in Review, 15,* 185-191.

Dowd, T.R., et Stewart, F.M. (1994). Primary care approach to lymphadenopathy. *Nurse Practitioner, 19*(12), 36-44.

Friendly, D.S. (1993). Development of vision in infants and young children. *Pediatric Clinics of North America, 40*(4), 693-704.

Gardner, S.L., et Hagedorn, M.I. (1990). Physiologic sequelae of prematurity : The nurse practitioner's role. Part II. Retinopathy of prematurity. *Journal of Pediatric Health Care, 4*(2), 72-76.

George, D., Stephens, S., Fellows, R.R., et Bremer, D.L. (1988). The latest on retinopathy of prematurity. *American Journal of Maternal—Child Nursing, 32*(4), 254-258.

Harbeck, R.J., Teague, J., Crossen, G.R., Maul, D.M., et Childres, P.L (1993). Novel, rapid optical immunoassay technique for detection of group A streptococci from pharyngeal specimens : Comparison with standard culture methods. *Journal of Clinical Microbiology, 31,* 839-844.

Harrison, C.J., et Belhorn, T.H. (1992). Acute otitis media. *Clinical Reviews, 2*(4), 53-65.

Isaacson, G., et Rosenfeld, R.M. (1996). Care of the child with tympanotomy tubes. *Pediatric Clinics of North America, 43*(6), 1183-1194.

Jackson, C.B. (1990). Primary health care for deaf children. Part II. *Journal of Pediatric Health Care, 4*(1), 39-40.

Jackson, C.B. (1989). Primary health care for deaf children. Part I. *Journal of Pediatric Health Care, 3*(6), 316-318.

Kaye, B. (1990). The cure for lazy eye. *Journal of Ophthalmic Nursing and Technology, 9*(3), 90-93.

Kempthorne, J., et Giebink, G.S. (1991). Pediatric approach to diagnosis and management of otitis media. *Otolaryngologic Clinics of North America, 24*(2), 905-929.

Lanphear, B.P., Byrd, R.S., Auinger, P., et Hall, C.B. (1997). Increasing prevalence of recurrent otitis media among children in the United States. *Pediatrics,* 99(3). Sur internet : [http://www.pediatrics.org/cgi/content/full/99/3/el]

Lavrich, J.B., et Nelson, L.B. (1993). Diagnosis and treatment of strabismus disorders. *Pediatric Clinics of North America, 40*(4), 737-752.

Long, C.A. (1989). Cryotherapy : A new treatment for retinopathy of prematurity. *Pediatric Nursing, 15*(3), 269-272.

Neumann, E., Friedman, Z., et Able-Peleg, B. (1987). Prevention of strabismic amblyopia of early onset. *Journal of Ophthalmic Nursing and Technology, 6*(6), 242-237.

Orlin, M.N., Effgen, S.K., et Handler, S.D. (1997). Effect of otitis media with effusion on gross motor ability in preschool-aged children : Preliminary findings. *Pediatrics, 99*(3), 334-337.

Paradise, M.D., Rockette, H.E., et Colburn, K. (1997). Otitis media in 2,253 Pittsburgh-area infants : Prevalence and risk factors during the first two years of life. *Pediatrics, 99*(3), 318-333.

Riley, M.A. (1987). *Nursing care of clients with ear, nose and throat disorders* (p. 179-184). New York : Springer.

Rubin, S.E., et Nelson, L.B. (1993). Amblyopia : Diagnosis and management. *Pediatric Clinics of North America, 40*(4), 727-736.

U.S. Public Health Service. (1994). Put prevention into practice : Screening for hearing loss. *Journal of the American Academy of Nurse Practitioners, 6*(9), 439-442.

Wetmore, R.F., et Willging, J.P. (1996). The oral cavity and oropharynx. Dans A.M. Rudolph, J.I.E. Hoffman et C.D. Rudolph (Dir.), *Rudolph's Pediatrics* (20e éd., p. 959-969). Stamford, CT : Appleton & Lange.

Wheeler, L.C., Griffin, H.C., Taylor, J.R., et Taylor, S. (1997). Educational intervention strategies for children with visual impairments with emphasis on retinopathy of prematurity. *Journal of Pediatric Health Care, 11*(6), 275-279.

White, G.L., Liss, R.P., et Crandall, A.S. (1991). Congenital glaucoma. *Physician Assistant, 15*(1), 45-46, 48-49, 69-71.

Wurst, J., et Stern, P.N. (1990). Childhood otitis media : The family's endless quest for relief. *Issues in Comprehensive Pediatric Nursing, 13*(1), 25-39.

Yetman, R.J., et Coody, D.K. (1997). Conjunctivitis : A practical guideline. *Journal of Pediatric Health Care, 11*(5), 238-241.

19 LES TROUBLES DE LA FONCTION NEUROLOGIQUE

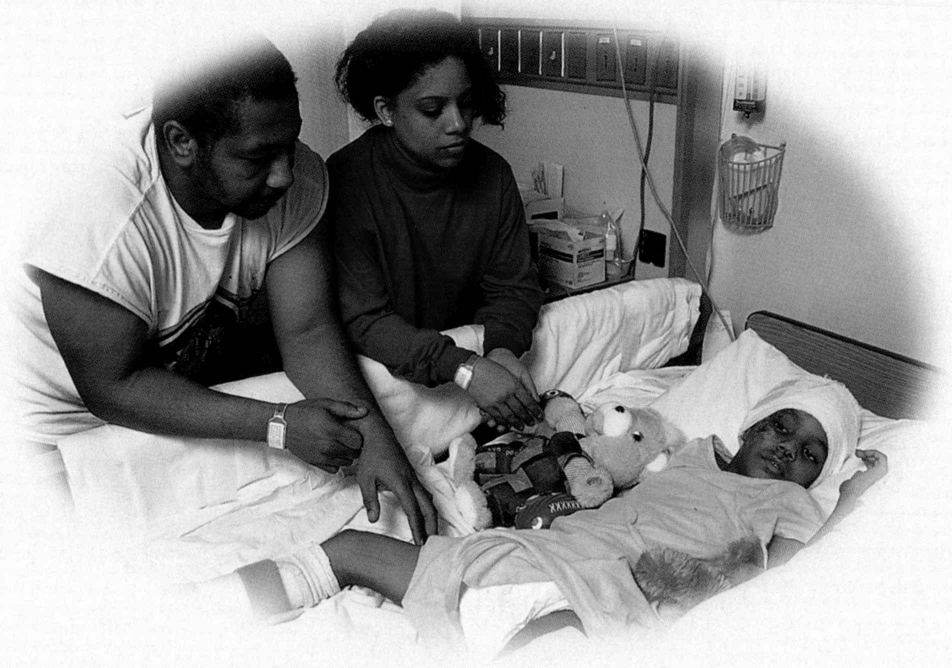

Antoine, 7 ans, a été heurté par une voiture et projeté dans les airs. Il était inconscient quand il est arrivé au service d'urgence de l'hôpital et présentait des signes d'hypertension intracrânienne, notamment des pupilles fixes et dilatées. Il a été traité pour un état de choc, et son état neurologique ainsi que ses signes vitaux ont été fréquemment évalués. L'évaluation initiale a montré qu'Antoine souffrait de plusieurs contusions cérébrales, mais qu'il n'avait pas de fracture du crâne. Le garçon a été intubé et des médicaments lui ont été administrés pour traiter son hypertension intracrânienne.

L'hypertension intracrânienne d'Antoine est maintenant stabilisée, mais il n'a toujours pas pleinement repris conscience. Il est agité, nerveux et incapable d'obéir aux consignes qui lui sont données. Ses parents restent à son chevet et lui procurent de la stimulation tactile et auditive en espérant qu'il finira par réagir. La physiothérapie permet de prévenir les contractures et de maintenir la mobilité de ses membres. Des soins de réadaptation à long terme seront nécessaires pour aider Antoine et sa famille à surmonter le mieux possible les conséquences de l'accident.

Quel rôle l'infirmière doit-elle jouer dans les soins de courte durée qui sont dispensés aux enfants ayant subi des lésions cérébrales ? De quel type de soutien la famille a-t-elle besoin pour participer aux soins de l'enfant ? De quelle façon l'infirmière collabore-t-elle avec les autres professionnels de la santé pour planifier efficacement les soins à long terme nécessaires aux enfants tels qu'Antoine ?

OBJECTIFS D'APPRENTISSAGE

Après l'étude de ce chapitre, vous serez en mesure de :

- Décrire les différences entre le système nerveux de l'adulte et celui de l'enfant ;
- Décrire les méthodes d'évaluation du niveau de conscience ;
- Décrire la méthode d'utilisation des différents outils d'évaluation neurologique ;
- Reconnaître les signes d'hypertension intracrânienne ;
- Discuter des soins destinés à un enfant immobile ;
- Discuter des manifestations cliniques des troubles convulsifs et de leur traitement, ainsi que des soins infirmiers aux enfants souffrant de ces troubles ;
- Décrire les maladies infectieuses qui, chez les enfants, ont une implication neurologique ;
- Décrire du point de vue anatomique les anomalies structurales du système neurologique, les manifestations cliniques associées, le traitement et les soins infirmiers aux enfants souffrant de ces anomalies ;
- Discuter de l'identification du nouveau-né présentant un syndrome de sevrage néonatal et des soins qui lui sont destinés ;
- Décrire les manifestations cliniques de la paralysie cérébrale ainsi que le traitement et les soins infirmiers aux enfants souffrant de cette affection ;
- Décrire l'étiologie et les manifestations cliniques du traumatisme crânien ainsi que le traitement et les soins infirmiers aux enfants qui en souffrent ;
- Discuter du traitement et des soins infirmiers aux enfants présentant un traumatisme médullaire ou s'étant quasi-noyés.

« Il est extrêmement pénible de voir son enfant blessé aussi gravement. Que pouvons-nous faire, sinon rester chaque jour auprès de lui et espérer qu'il se rétablira complètement ? »

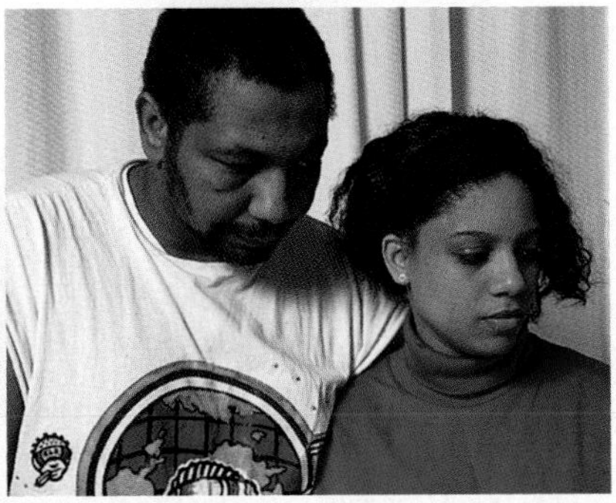

VOCABULAIRE

Aréflexie Absence de réaction réflexe aux stimuli verbaux, sensoriels ou douloureux.

Aura Sensation subjective, souvent olfactive ou visuelle, constituant un signe précurseur de la crise convulsive.

Clonique Se dit d'une alternance de contractions et de relâchements musculaires ; qualifie souvent les épisodes convulsifs.

Coma État d'inconscience caractérisé par le fait que l'enfant ne répond à un aucun stimulus, aussi fort soit-il.

Confusion État caractérisé par une désorientation dans le temps, le lieu ou la reconnaissance des personnes familières.

Délire État caractérisé par la confusion, la peur, l'agitation, l'hyperactivité ou l'angoisse.

Encéphalopathie Dysfonction cérébrale causée par une agression (toxine, blessure, inflammation ou anoxie) de courte durée ; les dommages tissulaires sont souvent permanents, mais la dysfonction elle-même peut s'atténuer avec le temps.

Focal Se dit d'un phénomène propre à une région donnée du cerveau ; qualifie souvent les convulsions ou les déficits neurologiques.

Niveau de conscience Description générale des réponses cognitives, sensorielles et motrices aux stimuli.

Obnubilation Diminution du niveau de conscience caractérisée par une faible réaction à l'environnement ; l'enfant s'endort dès que cesse la stimulation verbale ou tactile.

Œdème cérébral Augmentation du volume liquidien intracellulaire et extracellulaire dans le cerveau causée par l'anoxie, la vasodilatation ou la stase vasculaire.

Période postcritique Période qui suit les épisodes convulsifs et se caractérise par une diminution du niveau de conscience.

Posture anormale Position corporelle anormale découlant d'une blessure ou de dommages cérébraux ; correspond souvent à une flexion ou une extension extrême d'un ou de plusieurs membres.

Pression de perfusion cérébrale Pression nécessaire pour qu'une quantité suffisante d'oxygène et de nutriments soit acheminée jusqu'au cerveau.

Pression intracrânienne Force exercée par les tissus cérébraux, le liquide céphalorachidien et le volume sanguin dans la voûte crânienne. Elle varie selon la position du corps. La toux, les éternuements ou les efforts peuvent faire augmenter momentanément la pression intracrânienne.

Réaction de type (ou triade de) Cushing Réponse réflexe associée à l'augmentation de la pression intracrânienne ou à une détérioration de l'irrigation sanguine dans le tronc cérébral et caractérisée par les symptômes suivants : hypertension, bradycardie et respiration irrégulière.

Stupeur Diminution du niveau de conscience de l'enfant, qui ne répond qu'à des stimuli très forts.

Tonique Se dit d'une contraction musculaire continue ; qualifie souvent les épisodes convulsifs.

Pourquoi certains troubles neurologiques affectent-ils plus souvent les enfants que les adultes? Quelles répercussions ces troubles ont-ils sur la croissance et le développement de l'enfant? Pourquoi certaines lésions neurologiques sont-elles plus fréquentes chez les enfants et pourquoi ceux-ci s'en rétablissent-ils plus complètement que les adultes? Comment l'infirmière veille-t-elle à ce que les troubles neurologiques soient diagnostiqués et traités rapidement? Ce chapitre, qui traite de certains des troubles de la fonction neurologique les plus courants chez l'enfant, vous permettra de répondre à ces questions.

► PARTICULARITÉS ANATOMIQUES ET PHYSIOLOGIQUES DE L'ENFANT

La connaissance de l'anatomie du système nerveux aide à mieux comprendre les symptômes neurologiques. Les principales structures du système nerveux sont le cerveau, la moelle épinière et les nerfs (figure 19-1). En transmettant les influx nerveux qui se dirigent vers le cerveau et qui en proviennent, la moelle épinière véhicule l'information sensorielle et relaie les influx qui déclenchent les réponses motrices. Comme le système nerveux contribue au contrôle et à la coordination de nombreuses fonctions corporelles, les altérations des fonctions neurologiques peuvent avoir des conséquences majeures sur le métabolisme.

Le cerveau et la mœlle épinière se forment à partir du tube neural, tôt au cours de la gestation. Une agression, une lésion ou un événement critique (agent tératogène, infection, alcoolisme et autres toxicomanies, trauma) survenant au cours de cette période peut causer une malformation du système nerveux central. Ces anomalies

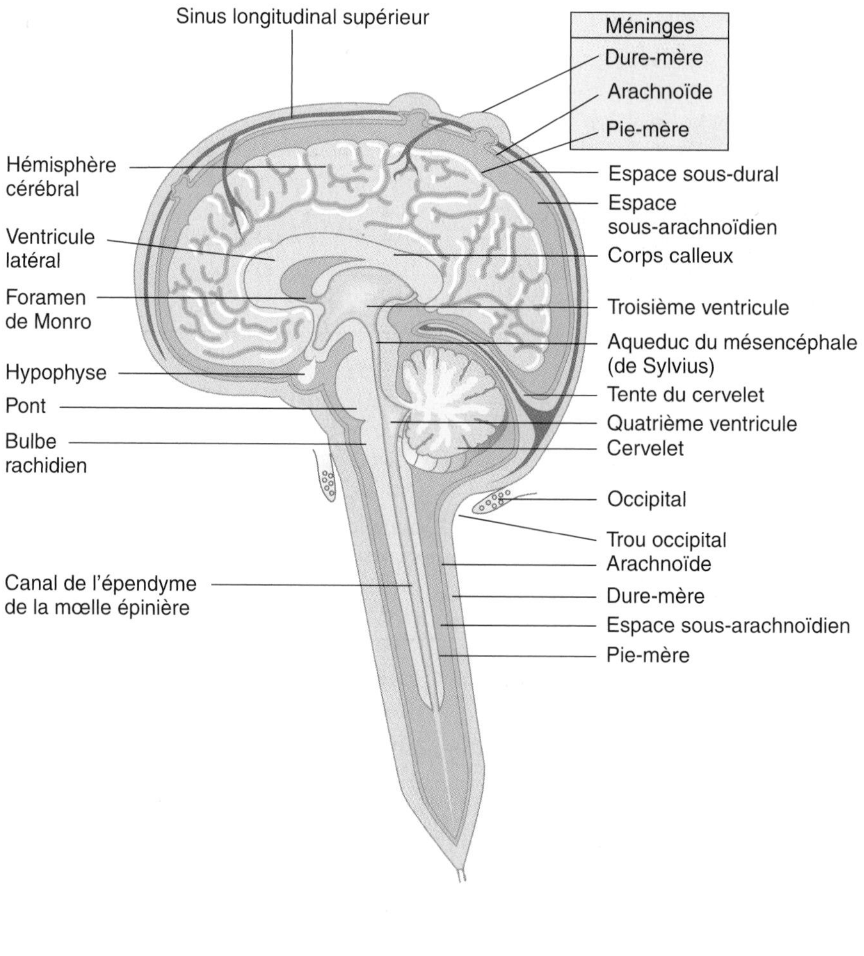

FIGURE 19-1. Coupe transversale du cerveau et de la mœlle épinière. La connaissance de l'anatomie du cerveau permet de mieux comprendre les symptômes des dysfonctionnements neurologiques.

neurologiques embryonnaires représentent environ un tiers de l'ensemble des malformations congénitales visibles[1].

Le nouveau-né possède un système nerveux complet, mais immature. Toutes les cellules nerveuses qui subsisteront au cours de sa vie sont présentes. Cependant, le nombre des cellules gliales et des dendrites, qui assurent la réception des influx nerveux, continue d'augmenter jusqu'à l'âge de 4 ans environ. La myélinisation, qui accroît la vitesse et l'exactitude des influx nerveux, est incomplète à la naissance. Elle se poursuit durant l'enfance, dans l'axe céphalocaudal.

Si les adultes et les enfants ne sont pas exposés aux mêmes problèmes neurologiques, c'est en partie parce que leurs systèmes nerveux diffèrent sur les plans anatomique et physiologique (tableau 19-1). Par exemple, le cerveau et la mœlle épinière sont protégés par les structures squelettiques du crâne et des vertèbres. Or, ses os crâniens et ses vertèbres n'étant pas complètement ossifiés, le nourrisson risque davantage de subir des lésions au cerveau et à la mœlle épinière en cas de trauma.

CROISSANCE ET DÉVELOPPEMENT

C'est grâce au processus de myélinisation que le jeune enfant acquiert graduellement la motricité fine et globale ainsi que la coordination.

► ALTÉRATION DE L'ÉTAT DE CONSCIENCE

Le **niveau de conscience** constitue sans doute l'un des indicateurs les plus importants des dysfonctionnements neurologiques. La conscience, c'est-à-dire la réceptivité de l'esprit aux stimuli sensoriels, comporte deux éléments: la *vigilance*, c'est-à-dire la capacité de réagir aux stimuli, et la *faculté cognitive*, c'est-à-dire la capacité de traiter l'information reçue et d'y réagir de façon verbale ou physique. Par contre, l'inconscience, c'est la dépression de la fonction cérébrale et elle se traduit par l'incapacité du cerveau à réagir adéquatement aux stimuli.

On distingue divers niveaux de conscience selon le stade de dégradation de la fonction cérébrale:

- **Confusion:** désorientation dans le temps, l'espace ou la reconnaissance des personnes familières. L'enfant peut sembler alerte (sa vigilance est apparemment intacte). Il réussit parfois à répondre correctement à des questions simples, mais pas à des questions plus complexes.

TABLEAU 19-1 Résumé des particularités anatomiques et physiologiques de l'enfant

Caractéristiques de l'enfant	Conséquences
La tête est grosse et lourde par rapport au reste du corps. Les muscles du cou ne sont pas encore bien développés.	L'enfant est plus exposé aux traumatismes crâniens quand il tombe. Il est possible que le cou ne puisse pas supporter le poids de la tête.
Les os minces du crâne ne sont pas bien développés. Les sutures ne sont pas encore ossifiées.	L'enfant est plus exposé aux fractures.
Le cerveau est très vascularisé. L'espace sous-arachnoïdien est petit. Bien qu'elle soit fermement arrimée, la dure-mère peut se détacher du péricrâne.	Les risques d'hémorragie cérébrale sont plus élevés. Le liquide céphalorachidien étant moins abondant, le cerveau est moins bien protégé en cas de choc.
La colonne vertébrale est très mobile. Ses muscles, capsules articulaires et ligaments sont encore immatures.	Les risques de blessures à la colonne cervicale haute au niveau des première et deuxième vertèbres (C1 et C2) sont plus élevés.
Les corps vertébraux sont cartilagineux et cunéiformes. Leur ossification est encore incomplète.	L'enfant est plus exposé aux fractures vertébrales par compression (ou par tassement) quand il tombe.

- **Délire :** État caractérisé par la confusion, la peur, l'agitation, l'hyperactivité ou l'angoisse.
- **Obnubilation :** Réaction plus faible que la normale à l'environnement ; l'enfant s'endort dès que cesse la stimulation verbale ou tactile.
- **Stupeur :** L'enfant ne réagit qu'aux stimuli vigoureux et retombe dans un état d'insensibilité à son environnement dès qu'ils cessent. Par exemple, il réagit quand on le pique avec une aiguille, mais pas quand on lui touche la peau.
- **Coma :** État caractérisé par une absence ou une importante diminution de la réponse aux stimuli. Même les stimuli douloureux ne font pas réagir l'enfant.

Manifestations cliniques

Chez l'enfant, la diminution du niveau de conscience suit souvent un processus de dégradation séquentiel. L'enfant semble tout d'abord éveillé et alerte (vigilant) ; il réagit normalement aux stimuli. Les premiers changements sont subtils : l'enfant éprouve de légères difficultés d'orientation dans le temps, l'espace et la reconnaissance des personnes familières ; il peut ensuite devenir agité, irritable : les gestes qui l'apaisent d'habitude ne font qu'accroître son irritabilité ; à mesure que sa réactivité diminue, il peut devenir somnolent, mais continuer à obéir aux ordres prononcés d'une voix forte et à adopter un comportement de retrait devant les stimuli douloureux : il est parfois ardu de le garder éveillé ; puis ses réponses à la douleur passent de volontaires à involontaires ; enfin, l'enfant prend une **posture anormale** caractéristique des blessures ou des dommages au cerveau, soit une posture de décortication ou de décérébration (figure 19-2).

Étiologie et physiopathologie

Les traumas, les infections, les empoisonnements, les convulsions et tous les autres processus qui affectent le système nerveux central sont susceptibles d'altérer le niveau de conscience (tableau 19-2). Afin d'être en mesure de commencer immédiatement le traitement qui permettra de prévenir les effets secondaires possibles de la maladie ou de la blessure, il est essentiel de trouver la cause de la diminution du niveau de conscience.

Examens diagnostiques et traitement médical

Les objectifs du traitement médical sont un diagnostic et une intervention précoces, ainsi que la prévention des complications.

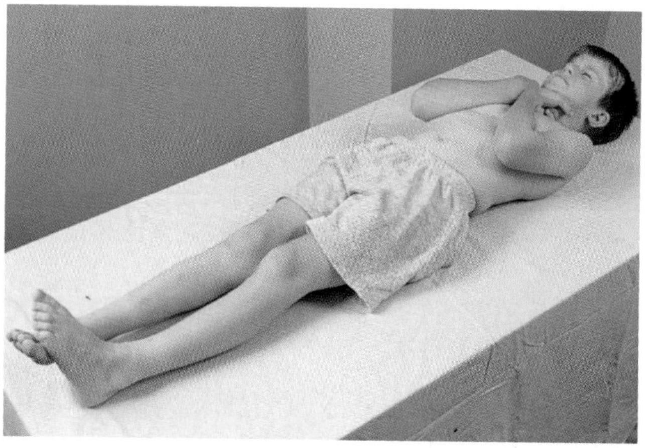

A

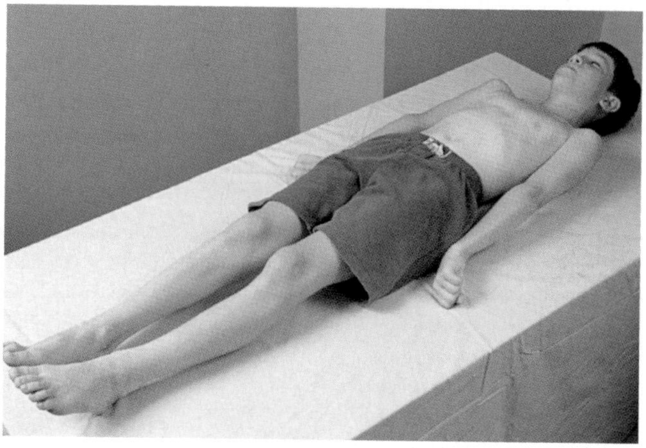

B

FIGURE 19-2. A, La posture de décortication, qui se caractérise par une flexion rigide, est associée aux lésions situées au-dessus du tronc cérébral dans le faisceau corticospinal. B, La posture de décérébration, qui se caractérise par une extension rigide, est associée aux lésions situées dans le tronc cérébral.

TABLEAU 19-2 Causes possibles de la diminution du niveau de conscience

Hypoxie
Trauma
Infection
Empoisonnement, intoxication
Convulsions
Troubles endocriniens ou métaboliques (par exemple, hypoglycémie)
Déséquilibre électrolytique ou biochimique
Déséquilibre acido-basique
Affection vasculaire cérébrale (par exemple, néoplasme ou trouble dégénératif)
Anomalie structurale congénitale

On établit soigneusement les antécédents de l'enfant afin de déterminer s'il a récemment subi un trauma à la tête, eu une infection ou ingéré des substances toxiques. Il est aussi important de chercher à savoir si une dérivation, une tumeur ou une autre affection peut être à l'origine de la diminution de son niveau de conscience.

Les analyses de laboratoire suivantes sont effectuées : formule sanguine complète, biochimie sanguine, bilan des facteurs de coagulation et hémoculture, examens toxicologiques du sang et de l'urine, analyse et culture d'urine.

On peut procéder à une ponction lombaire pour analyser la teneur en protéines, en glucose et en cellules sanguines du liquide céphalorachidien. L'électroencéphalogramme (EEG) révèle les zones cérébrales qui sont endommagées ou qui ne fonctionnent pas.

Les examens radiologiques jouent un rôle majeur dans l'établissement du diagnostic. La tomodensitométrie (TDM) et l'imagerie par résonance magnétique (IRM) servent à détecter les lésions, les anomalies structurales, les malformations vasculaires et l'œdème. Les radiographies du crâne montrent les fractures et les malformations osseuses.

L'échelle de coma de Glasgow est utilisée pour mesurer le niveau de conscience de l'enfant. Elle sert donc ensuite d'outil de comparaison permettant de déceler toute amélioration ou détérioration de son état. Des critères propres aux enfants ont été établis pour chacune des catégories de l'échelle, afin d'évaluer les réactions de l'enfant en fonction de son stade de développement (tableau 19-3).

- Ouverture des yeux. Déterminer si l'enfant ouvre les yeux spontanément ou en réponse à un ordre verbal.
- Réponse verbale. Chez le nourrisson, les pleurs constituent une réponse adéquate. L'enfant de 2 ans qui répond « Non » à tous les ordres reçus réagit aussi normalement pour son âge.
- Réponse motrice. L'évaluation de la réponse motrice constitue sans doute le volet le plus crucial de cet outil, étant donné que l'enfant ne peut pas contrôler ses réflexes. Ainsi, un trottineur craintif peut refuser d'ouvrir les yeux ou de parler à des inconnus, mais, vu qu'il ne peut contrôler ses réflexes, ceux-ci devraient automatiquement répondre de façon appropriée.

Chez les enfants qui sont dans le coma, on peut observer une augmentation de la **pression intracrânienne** (la force exercée par les tissus cérébraux, le liquide céphalorachidien et le volume sanguin dans la voûte crânienne). Si cette augmentation est marquée, on parle alors d'hypertension intracrânienne. Si l'hypertension intracrânienne résulte d'une accumulation de liquide céphalorachidien causée par une obstruction,

TABLEAU 19-3 Échelle pédiatrique de coma de Glasgow

Catégories	Score	Réactions chez le nourrisson et l'enfant en bas âge	Réactions chez l'enfant plus âgé et l'adulte
Ouverture des yeux	4	Spontanée	Spontanée
	3	À un bruit fort	À la parole
	2	À la douleur	À la douleur
	1	Aucune réaction	Aucune réaction
Réponse verbale	5	Sourit, gazouille ou pleure en réponse aux stimuli appropriés	Orienté (temps, espace et reconnaissance des personnes), utilise des mots et des expressions appropriés
	4	Irritable, pleure	Confus
	3	Pleurs inappropriés (inconsolable)	Mots inappropriés
	2	Grogne, gémit	Mots incompréhensibles
	1	Aucune réaction	Aucune réaction
Réponse motrice	6	Mouvements spontanés	Obéit aux ordres
	5	Retrait au toucher	Localise la douleur
	4	Retrait à la douleur	Retrait à la douleur
	3	Flexion anormale (décortication)	Flexion à la douleur (décortication)
	2	Extension anormale (décérébration)	Extension à la douleur (décérébration)
	1	Aucune réaction	Aucune réaction

Faites le total des points des trois catégories. Le score maximal est de 15 et correspond au plus haut niveau de fonctionnement neurologique. Le score minimal est de 3 et correspond à une insensibilité neurologique complète, soit le coma profond.

Adaptation de Teasdale, G. et Jennett, B. (1974). Assessment of coma and impaired consciousness. Lancet 2, 81-84 ; James, H. E. (1986). Neurologic evaluation and support in the child with acute brain insult. Pediatric Annals, 15(1), 17 ; et de l'Échelle de coma de Glasgow de l'hôpital de l'Enfant-Jésus de Québec.

une ponction ventriculaire (au niveau des ventricules latéraux du cerveau) pourra être effectuée pour faire diminuer la pression, afin de remédier à un trouble très sérieux, pouvant mener au coma.

Les répercussions de l'altération du niveau de conscience sont fonction de sa cause. Dans certains cas, l'enfant se remet entièrement d'une maladie aiguë ou d'une blessure ; dans d'autres, il en garde des séquelles : soit des incapacités, soit des handicaps permanents.

Collecte des données

Évaluez d'abord l'état physiologique de l'enfant, selon les directives indiquées au tableau 19-4. En plus de permettre d'évaluer la situation clinique de l'enfant, cette évaluation vous guidera dans l'identification de la cause de l'altération de l'état de conscience (tableau 19-2). Par exemple, la hausse de la température corporelle peut être le signe d'une infection ; la présence d'une lésion au niveau du cuir chevelu peut faire soupçonner un traumatisme crânien ; de même, une respiration lente et superficielle peut être associée à une intoxication par les médicaments narcotiques (opiacés). Vérifiez régulièrement le niveau de conscience, les signes vitaux et le mode de respiration (eupnée, apnée, respiration de Cheynes-Stokes), car ils peuvent révéler une détérioration neurologique.

Les réactions de l'enfant varient considérablement selon son niveau de stress ou d'anxiété. Invitez les parents à prendre part à l'évaluation afin de le calmer.

Évaluez le fonctionnement des nerfs crâniens (se reporter au tableau 4-24). Cette évaluation, qui n'est pas difficile à faire quand l'enfant est conscient, devient difficile lorsqu'il est inconscient, car il est alors incapable de coopérer (tableau 19-5).

Évaluez l'effort et la fréquence respiratoires de l'enfant et observez sa coloration. Surveillez la saturation en oxygène ou l'analyse des gaz sanguins artériels. L'enfant doit

CONSEIL CLINIQUE

Pour évaluer les capacités motrices d'un trottineur, demandez-lui d'attraper une marionnette à doigt ou une poupée plutôt que votre main. Il se sentira ainsi moins intimidé. Le jouet constitue pour lui une récompense.

TABLEAU 19-4 Guide de l'évaluation physiologique initiale

Évaluation	Questions
Réactivité	Comment l'enfant répond-il aux stimuli verbaux ou tactiles ou à son environnement ? Quel est son niveau de conscience ? Quel est son résultat sur l'échelle pédiatrique de coma de Glasgow ?
Voies respiratoires	Les voies respiratoires de l'enfant sont-elles perméables ? Peuvent-elles être maintenues ainsi (par exemple, grâce à une luxation de la mâchoire inférieure vers l'avant) ou est-il nécessaire de l'intuber ?
Respiration	La coloration de l'enfant est-elle est normale ? Est-il cyanosé ou anormalement pâle ? Quelles sont les fréquences respiratoire et cardiaque ? Sa respiration est-elle plus laborieuse ? Observe-t-on un battement des ailes du nez, du tirage ou un geignement expiratoire ? Quels bruits respiratoires sont présents ? Quelle est la saturation en oxygène ou la mesure des gaz sanguins artériels ?
Circulation sanguine	Quelles sont la fréquence cardiaque et la tension artérielle de l'enfant ? Le temps de remplissage capillaire est-il inférieur ou supérieur à deux secondes ?
Température et lésions	La température corporelle de l'enfant est-elle normale ? Est-elle inférieure ou supérieure à la normale ? Y a-t-il d'autres signes de lésion ou de trauma ?

TABLEAU 19-5 Évaluation du fonctionnement des nerfs crâniens chez l'enfant inconscient

Nerfs crâniens	Réflexe	Méthode d'évaluation et observations courantes[a]
II, III	Pupillaire	Illuminer la pupille avec une lumière forte. *Si les pupilles se contractent de manière rapide et concentrique, c'est que les nerfs crâniens II et III de l'enfant sont intacts.*
II, IV, VI	Oculocéphalique	Tourner la tête de l'enfant de droite à gauche et inversement, tout en maintenant ses yeux ouverts. *Si l'enfant regarde droit devant ou si ses pupilles suivent le mouvement de la tête avec un léger retard, c'est que ses nerfs crâniens II, IV et VI sont intacts. Lorsqu'il y a absence de réflexe et que les yeux suivent le mouvement de la tête, on parle des « yeux de poupée ».* *Attention :* Avant de pratiquer ce test, s'assurer que l'enfant ne souffre pas d'une lésion à la colonne cervicale.
III, VIII	Oculovestibulaire	Placer la tête de face, le menton légèrement surélevé. Instiller à l'aide d'une seringue de l'eau glacée dans le conduit auditif. Ce test doit être fait bilatéralement. *Si l'enfant tourne les yeux vers l'oreille où l'eau a été instillée, c'est que les nerfs crâniens III et VIII sont intacts.* *Attention :* Avant de pratiquer ce test, s'assurer que l'enfant ne souffre pas d'une lésion à la colonne cervicale. Vérifier également que le tympan est intact, sinon le cerveau risque d'être exposé à un liquide plein de bactéries. *Remarque :* Cet examen est en général pratiqué par un médecin.
V, VII	Cornéen	Passer doucement un tampon d'ouate ou un mouchoir sur la cornée (et non sur la conjonctive). *Si l'enfant cligne des yeux, c'est que les nerfs crâniens V et VII sont intacts.*
IX, X	Nauséeux	Irriter le pharynx ou le tiers postérieur de la langue avec un abaisse-langue ou un coton-tige. *Si l'enfant a un réflexe de nausée, c'est que ses nerfs crâniens IX et X sont intacts.*

[a] *Les italiques désignent les observations courantes.*

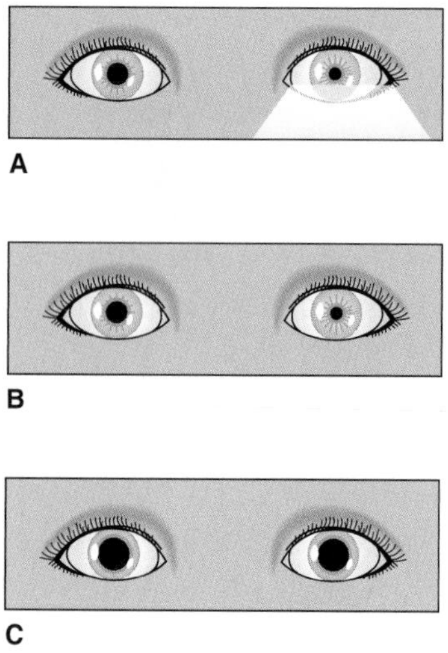

FIGURE 19-3. État des pupilles dans différentes affections neurologiques avec altération du niveau de conscience. A, La dilatation et la réaction à la lumière unilatérales d'une pupille sont associées à la présence d'une masse intracrânienne. B, Une pupille dilatée et fixe peut annoncer la formation imminente d'une hernie dans le tronc cérébral. C, La dilatation et la fixité bilatérales des pupilles sont associées à la formation d'une hernie dans le tronc cérébral à la suite d'une augmentation de la pression intracrânienne.

être capable de maintenir des échanges gazeux adéquats afin de garder des niveaux d'oxygène et de dioxyde de carbone normaux ; sinon sa pression intracrânienne risque d'augmenter. Si l'enfant ne peut maintenir un volume respiratoire satisfaisant, la ventilation assistée s'impose.

Diagnostics infirmiers

Voici quelques-uns des diagnostics infirmiers pouvant s'appliquer aux enfants dont le niveau de conscience est altéré :

- Mode de respiration inefficace relié à la diminution du niveau de conscience ou à l'augmentation de la pression intracrânienne ;
- Risque d'aspiration relié à la diminution du niveau de conscience ;
- Risque d'atteinte à l'intégrité de la peau reliée à la diminution du niveau de conscience et à l'altération de la mobilité ;
- Perturbation des interactions sociales reliée à la diminution des réactions à l'environnement ;
- Perturbation de la dynamique familiale reliée aux soins d'un enfant présentant une incapacité ou un handicap acquis.

Soins infirmiers

Les soins infirmiers visent avant tout à maintenir la perméabilité des voies respiratoires, à surveiller l'état neurologique, à prodiguer les soins de base, à offrir une stimulation sensorielle et à apporter du soutien à la famille.

Maintenir la perméabilité des voies respiratoires

Veillez à ce que les voies respiratoires de l'enfant restent dégagées en tout temps. Surveillez régulièrement la saturation en oxygène ou les résultats de l'analyse des gaz sanguins artériels pour vous assurer que les échanges gazeux sont adéquats. La ventilation assistée peut s'avérer nécessaire. Si l'enfant a du mal à avaler ses sécrétions ou s'il n'a pas le réflexe nauséeux, l'intubation ou la trachéotomie s'impose. L'aspiration fréquente des sécrétions peut aussi être nécessaire. Gardez au chevet de l'enfant l'appareil d'aspiration, des sondes d'aspiration, de l'oxygène, le ballon et le masque de réanimation, ainsi que des canules endotrachéales (si l'enfant est intubé) ou trachéales (en cas de trachéotomie) supplémentaires.

Surveiller l'état neurologique

Effectuez les évaluations neurologiques de base. Observez la dimension des pupilles et leur réactivité, les mouvements oculaires et les fonctions motrices (figure 19-3). Surveillez les signes vitaux. L'augmentation de la tension artérielle et la bradycardie sont révélatrices d'une hypertension intracrânienne. Surveillez la présence éventuelle d'autres signes d'hypertension intracrânienne (tableau 19-6).

Vérifiez que la **pression de perfusion cérébrale** (la pression nécessaire pour qu'une quantité suffisante d'oxygène et de nutriments soit acheminée jusqu'au cerveau) est maintenue. Si l'enfant est en hypovolémie, administrez-lui les liquides nécessaires (se reporter au chapitre 9). S'il présente les signes d'une diminution de l'irrigation sanguine ou de surcharge liquidienne, de la dopamine ou de la dobutamine pourra lui être administrée.

Si l'enfant présente des risques de convulsions, matelassez les côtés du lit pour éviter qu'il ne se blesse.

Prodiguer les soins de base

Si l'enfant n'a pas le réflexe cornéen, instillez-lui des larmes artificielles dans les yeux puis couvrez-les d'une compresse que vous fixerez avec du ruban adhésif pour qu'ils restent fermés. Assurez l'hygiène buccale courante : brossage des dents et utilisation de tampons préhumidifiés d'une solution citron-glycérine.

TABLEAU 19-6 Signes de l'hypertension intracrânienne

Signes précoces
Céphalées
Troubles visuels, diplopie
Nausées et vomissements
Étourdissements ou vertiges
Légère modification des signes vitaux
Réaction des pupilles diminuée ou inégale. Yeux en « coucher de soleil » (la sclérotique est visible par-dessus l'iris)
Convulsions
Légère modification du niveau de conscience
Chez le nourrisson, les symptômes suivants s'ajoutent aux précédents :
Fontanelle(s) bombée(s), absence de pulsation au niveau de la fontanelle
Écartement des sutures, augmentation du périmètre crânien
Dilatation des veines du cuir chevelu
Pleurs aigus (ressemblant à des miaulements)

Signes tardifs
Diminution marquée du niveau de conscience
Réaction de type Cushing :
- Augmentation de la tension artérielle
- Bradycardie
- Respiration irrégulière

Pupilles fixes et dilatées

Fournissez à l'enfant une alimentation adéquate. Au début, les nutriments pourront lui être administrés par voie intraveineuse. Puis, si l'enfant reste inconscient ou n'est pas assez alerte pour s'alimenter par voie orale, il devra être alimenté par voie entérale à l'aide d'une sonde nasogastrique ou de gastrostomie (gavage).

Prenez les mesures indiquées au tableau 19-7 pour prévenir les complications reliées à l'immobilité (atrophie musculaire, contractures, ruptures de l'épiderme).

Offrir une stimulation sensorielle

Expliquez toutes vos interventions et tous vos gestes. Comme il est possible que les enfants dont le niveau de conscience est gravement altéré puissent quand même entendre, il peut être bon de leur parler.

CONSEIL CLINIQUE

Quand un enfant présente une altération de l'état de conscience, écouter de la musique ou la voix de membres de sa famille enregistrée sur cassette peut l'apaiser.

TABLEAU 19-7 Soins à prodiguer aux enfants immobiles

- Maintenez le corps de l'enfant dans un alignement adéquat au moyen de gouttières ou de rouleaux faits de serviettes ou de couvertures.
- Faites-lui faire des exercices d'amplitude de mouvement passifs ou légers trois ou quatre fois par jour, selon l'ordonnance du médecin.
- Pour maintenir l'intégrité de la peau :
  - Changez l'enfant de position toutes les deux heures.
  - Placez-le sur un matelas de mousse ou un matelas alvéolé (matelas coquille) ou sur une peau de mouton.
  - Massez-le doucement avec de la crème hydratante.

Dès que l'enfant devient plus alerte, orientez-le dans le temps, l'espace et la reconnaissance des personnes familières, en tenant compte de son âge et de son degré de compréhension. Encouragez les parents à lui apporter des objets ou des jouets de la maison afin de rendre son environnement plus familier et de le sécuriser.

Apporter du soutien à l'enfant et à sa famille

Expliquez l'état de l'enfant à sa famille en termes simples. Incitez les parents à prendre part le plus possible aux soins et aux traitements. Si le fonctionnement normal de l'enfant a été altéré de façon permanente, mettez la famille en communication avec les services psychologiques et sociaux qui lui fourniront le soutien dont elle a besoin. (Pour en savoir plus sur l'aide à apporter aux familles d'enfants atteints d'une maladie potentiellement mortelle, se reporter au chapitre 7.) Créez des occasions permettant aux membres de la famille d'exprimer leurs sentiments.

Planifier le congé et enseigner à la famille les soins à domicile

Le retour de l'enfant à la maison ou son transfert dans un établissement de soins de longue durée ou dans un centre de réadaptation (pour patients hospitalisés) doit être planifié bien avant son congé. Un gestionnaire de cas sera désigné pour prévoir et coordonner les besoins de l'enfant et de sa famille en matière de soins à long terme, par exemple, les visites d'infirmières des soins à domicile, les adaptations résidentielles et l'achat d'équipements spéciaux.

Soins dans la communauté

Les infirmières des soins à domicile jouent un rôle majeur auprès des enfants présentant un dysfonctionnement neurologique acquis. En effet, ce sont elles qui coordonnent les soins et les services destinés à l'enfant et qui enseignent aux membres de la famille comment s'occuper de ce dernier. Dans le cas d'un dysfonctionnement neurologique grave, la famille doit apprendre à donner des soins de base : maintenir les voies respiratoires de l'enfant perméables, lui prodiguer des soins de la peau, l'alimenter, l'installer adéquatement dans le lit et alterner régulièrement ses positions, lui faire faire des exercices et le stimuler. Des visites de suivi régulières doivent être prévues, afin d'évaluer les progrès de l'enfant et de modifier le plan de traitement.

L'enfant doit également bénéficier de services communautaires de réadaptation fournis dans le cadre d'un programme d'intervention précoce. Le gestionnaire de cas ou l'infirmière des soins à domicile aidera la famille à obtenir un plan d'interventions personnalisées pour l'enfant (se reporter au chapitre 6).

► TROUBLES CONVULSIFS

Les *convulsions* sont des perturbations soudaines de la fonction cérébrale entraînant une activité musculaire involontaire, une modification du niveau de conscience ou une altération des manifestations sensorielles et comportementales. Lorsqu'on parle d'une *crise convulsive*, également appelée crise épileptique, il s'agit d'un accès soudain de convulsions. Les convulsions sont fréquentes chez les enfants. Environ 5 % des enfants en font, surtout au cours de leur première année de vie. L'épilepsie est un trouble chronique caractérisé par la récurrence des crises convulsives. Elle est consécutive à un dysfonctionnement cérébral et constitue souvent un signe de trouble touchant le système nerveux central[2, 3].

MESURES DE SÉCURITÉ

Durant la phase postcritique, vérifiez régulièrement les signes vitaux et neurologiques de l'enfant et veillez à ce que l'environnement soit sans danger.

Manifestations cliniques

Les symptômes sont fonction du type et de la durée de la crise convulsive. On distingue deux catégories de crises convulsives : les *crises partielles* (ou *focales*) et les *crises généralisées*, dont l'origine n'est pas localisée. Le tableau 19-8 présente les caractéristiques des différents types de crises convulsives partielles et de crises convulsives généralisées. Les crises convulsives généralisées commencent par la phase **tonique,** qui se manifeste

TABLEAU 19-8 Manifestations cliniques des crises convulsives

Type de crises	Manifestations cliniques
Crises partielles	
Crises partielles complexes (crises psychomotrices) *Début* : entre l'âge de 3 ans et l'adolescence	Diminution du niveau de conscience, sans perte de conscience complète Aura fréquente Sensation d'angoisse, de peur, de déjà-vu (sensation qu'un événement a déjà eu lieu) Douleurs abdominales Perception de stimuli gustatifs ou olfactifs inhabituels Regard fixe, « dans la lune » Confusion mentale Posture anormale Répétition d'activités sans but (automatismes) Claquements et/ou mordillement des lèvres, succion
Crises partielles simples (crises focales) *Début* : à tout âge	En général, pas de perte de conscience, sauf si la crise se généralise Pas d'aura Manifestations motrices pouvant toucher un membre, l'une de ses parties ou les membres ipsilatéraux (situés du même côté du corps), la tête et les yeux étant tournés du côté opposé Manifestations sensorielles possibles : paresthésie (diminution de la sensibilité ou engourdissement), perception de stimuli visuels ou auditifs inhabituels, etc. Possibilité de présence simultanée des manifestations motrices et des manifestations sensorielles Marche jacksonienne (rare chez les enfants en bas âge) : contractions toniques des doigts d'une main ou des orteils d'un pied ou d'un côté du visage se transformant en mouvements cloniques ou tonico-cloniques ; l'activité se propage ensuite (d'où le nom de « marche ») aux muscles adjacents soit dans le membre touché, soit dans le côté du corps touché (par exemple, au visage).
Crises généralisées	
Crises tonico-cloniques (le grand mal) *Début* : à tout âge	Déclenchement soudain, pas toujours accompagné d'une aura Phase tonique durant de 10 à 30 secondes ; phase clonique durant de 30 secondes à 30 minutes Chute au début de la phase tonique, lors de la perte de conscience Roulements d'yeux vers le haut ou déviation latérale avec dilatation des pupilles Rigidité musculaire abdominale et thoracique avec extension des jambes, de la tête et du cou et flexion ou contraction des bras Fortes contractions musculaires symétriques et généralisées Pâleur ou cyanose Parfois précédée par un cri ou un gémissement produit par le passage de l'air à travers le diaphragme rigidifié Incontinence urinaire ou fécale Écoulement de bave (augmentation de la salivation et perte du réflexe de déglutition) Phase (ou période) postcritique de durée variable (entre quelques minutes et quelques heures) Signes caractéristiques de la phase postcritique : Somnolence, difficulté à s'éveiller Hypertension Diaphorèse Céphalées, nausées, vomissements Manque de coordination, diminution du tonus musculaire Confusion, amnésie Troubles de l'élocution Troubles visuels Agressivité Fatigue Douleurs musculaires

Suite…

TABLEAU 19-8 Manifestations cliniques des crises convulsives *(suite)*

Type de crises	Manifestations cliniques
Absences (crises mineures, petit mal) *Début :* à l'âge scolaire, mais peut commencer vers l'âge de 2 ou 3 ans avec rémission à l'adolescence ; dans de rares cas, elles peuvent continuer à l'âge adulte Plus fréquentes chez les filles	Altération soudaine de l'état de conscience durant en général 5 à 10 secondes, rarement plus de 30 secondes Crises fréquentes (parfois 20 par jour, voire plus) Pas d'aura Cessation brusque de l'activité en cours Roulements d'yeux Ptosis ou battement des paupières Regard fixe Légère diminution du tonus musculaire (la tête du sujet peut tomber, des objets peuvent lui échapper des mains), mais, généralement, il n'y a pas de chute Amnésie Ces épisodes passent souvent pour de l'inattention ou de la rêvasserie.
Crises myocloniques *Début :* parfois dès l'âge de 2 ans, mais plus courantes chez les enfants d'âge scolaire et les adolescents	Avec ou sans perte de conscience, rétablissement en quelques secondes seulement Crises survenant surtout lors de l'endormissement et du réveil Contractions de la tête, des membres ou de tout le corps Pas de phase postcritique
Spasmes infantiles (crises myocloniques du nourrisson, crises de salaam) *Début :* à l'âge de 3 mois et disparition vers l'âge de 2 ans	Perte de conscience possible Se produisent surtout quand l'enfant est somnolent, fatigué Parfois plusieurs crises convulsives par jour Tête qui tombe, flexion du cou, extension du tronc et des bras, flexion des jambes Roulements d'yeux vers le haut ou le bas Pleurs, pâleur ou cyanose Les enfants qui sont touchés par ce type de crise convulsive et dont les antécédents indiquent des difficultés gestationnelles, des retards du développement ou une autre anomalie neurologique sont généralement susceptibles de présenter aussi une déficience intellectuelle et de faire d'autres types de crises convulsives.
Crises akinétiques (crises atoniques) *Début :* à l'âge de 2 ans et disparition vers l'âge de 6 ans	Perte de conscience momentanée Perte de tonus musculaire et chute Incapacité d'empêcher la chute Crise de courte durée

d'abord par une perte de conscience, puis par une contraction musculaire continue. La phase tonique est suivie de la phase **clonique,** caractérisée par une alternance de contractions et de relâchements musculaires. La **période postcritique**, qui suit l'épisode convulsif, est marquée par une diminution du niveau de conscience ; sa durée varie d'un enfant à l'autre.

Les convulsions fébriles sont des crises convulsives généralisées qui touchent le plus souvent les enfants dont la température corporelle s'élève brusquement au-dessus de 38,8 °C rectale. Toutefois, certains enfants peuvent présenter des convulsions fébriles alors que leur température corporelle est plus basse que 38,8 °C. Elles se manifestent par des mouvements toniques et cloniques généralisés durant moins de 15 minutes.

Étiologie et physiopathologie

Les convulsions seraient causées par des décharges électriques soudaines de cellules hyperexcitées dans le cerveau. Ces décharges peuvent être provoquées par un stimulus environnemental ou physiologique, par exemple, un stress émotionnel, l'angoisse, la fatigue, une infection ou des perturbations métaboliques.

Certaines convulsions sont idiopathiques. Des facteurs génétiques peuvent abaisser le seuil convulsif (seuil de déclenchement des convulsions) en rendant les cellules cérébrales instables, donc plus vulnérables aux décharges électriques anormales. En ce qui concerne les troubles convulsifs acquis, ils peuvent être causés par des affections, telles qu'un trauma, une infection, l'hypoglycémie, un dysfonctionnement endocrinien, des toxines, une tumeur ou une lésion, qui peuvent survenir à tout moment de l'existence. Le tableau 19-9 énumère certaines des causes des différents types de crises convulsives.

Les crises convulsives partielles ou **focales** sont causées par une activité électrique anormale dans une région bien précise du cortex cérébral, le plus souvent les lobes temporal, frontal ou pariétal. Les symptômes observés dépendent de la région du cortex touchée.

SOINS inf :
- Tête de lit levée leg= 30°
- Ridelle ↑
- Cloche + Casque de Protection
- Demander de l'Aide

TABLEAU 19-9 Causes courantes des crises convulsives

Types de crises	Causes
Crises partielles	
Crises partielles complexes	Lésions, kystes ou tumeurs Trauma périnatal Convulsions fébriles prolongées pouvant laisser des cicatrices sur le lobe médiotemporal Lésions de type hamartome Malformation artérioveineuse Trauma
Crises partielles simples (crises focales)	Dommages localisés (par exemple, paralysie cérébrale) Tumeurs ou lésions Malformation artérioveineuse Abcès cérébral
Crises généralisées	
Crises tonico-cloniques	Dommages cérébraux causés par un traumatisme lors de la naissance, un trauma, une tumeur, une lésion, un trouble dégénératif métabolique ou neuromusculaire ; ces crises sont souvent idiopathiques
Absences	Peut-être d'origine génétique
Spasmes infantiles	Encéphalopathie prénatale ou périnatale Sclérose tubéreuse du cerveau Microcéphalie
Crises akinétiques-myocloniques	Maladies dégénératives de la matière grise et panencéphalite sclérosante subaiguë; ces crises sont souvent idiopathiques
Convulsions fébriles	Élévation de la température corporelle (qui devient supérieure ou égale à 38,8 °C rectale) Associées avec une infection : Infection des voies respiratoires supérieures Infection des voies urinaires Otite moyenne Pharyngite Roséole

À l'inverse, les crises convulsives généralisées sont provoquées par une activité électrique diffuse qui commence dans une zone du cerveau et se propage ensuite à tout le cortex jusqu'au tronc cérébral. Les deux hémisphères étant touchés, l'enfant présente des mouvements et des spasmes bilatéraux et symétriques.

La durée de la crise, surtout la crise convulsive généralisée, a une grande importance, car la perméabilité des voies respiratoires peut être compromise au cours de la phase tonique. La vitesse du métabolisme basal s'élève au cours du pic de l'épisode convulsif, ce qui fait augmenter la demande en oxygène et en glucose. Ainsi, au cours d'une crise convulsive, l'enfant peut devenir pâle ou cyanosé, à cause de l'hypoxie ou de l'hypoglycémie.

Les convulsions fébriles se produisent à l'occasion d'une maladie fébrile et aiguë. Elles peuvent survenir chez les enfants âgés de 3 mois à 5 ans, mais sont plus fréquentes chez les enfants qui ont entre 6 mois et 18 mois[4]. Les antécédents familiaux des enfants touchés indiquent souvent la présence de convulsions fébriles. De plus, le risque de récurrence augmente de 30 % après la première crise. Le seuil convulsif, qui est plus bas chez les nourrissons, expliquerait l'incidence de ce type de convulsions. L'étiologie des convulsions fébriles est plus ou moins bien connue. On sait toutefois qu'elles sont reliées à un niveau élevé de température. Ainsi, les convulsions apparaissent au cours de l'élévation soudaine de la température et non d'une fièvre stable et prolongée.

Examens diagnostiques et traitement médical

Après la première crise convulsive de l'enfant, il est essentiel de déterminer les circonstances exactes de l'épisode. L'infirmière interrogera à cette fin les personnes qui s'occupaient de l'enfant à ce moment-là (parents, gardienne, éducatrice) ou des témoins de l'événement. Le tableau 19-10 présente la liste des questions à poser. Notez des détails tels que la description et la durée de la crise, la présence ou l'absence d'**aura** (sensation, souvent olfactive ou visuelle, qui indique l'imminence de la crise), le fait que l'enfant ait ou non perdu conscience, etc.

TABLEAU 19-10 Questions à poser après un épisode de convulsions

Avant la crise

- L'enfant s'est-il plaint de ne pas se sentir bien ou de se sentir « bizarre » avant le début des convulsions ?
- A-t-il préalablement subi un trauma ?
- A-t-il ingéré des médicaments, un produit toxique ou du poison avant le début des convulsions ?
- Était-il malade ou fiévreux avant le début des convulsions ?

Pendant la crise

- L'enfant était-il agité de mouvements tonico-cloniques (périodes de contractions musculaires suivies de relâchements) ?
- Voyait-il normalement ?
- Ses pupilles étaient-elles dilatées ou ses yeux étaient-ils déviés d'un côté ?
- A-t-il fait de l'incontinence urinaire ou fécale ?
- Combien de temps la crise a-t-elle duré ?
- Bougeait-il seulement d'un côté du corps ou bougeait-il seulement un bras ou une jambe ?
- S'est-il blessé pendant les convulsions ?
- A-t-il pâli ou sa peau a-t-elle changé de couleur ? (Par exemple, a-t-elle rougi ou bleui ?)
- A-t-il perdu conscience ?

Après la crise

- Quand l'enfant a-t-il commencé à se réveiller ?
- À l'éveil, l'enfant était-il léthargique ou faible ? Avait-il des difficultés de coordination ?
- S'est-il plaint de céphalées, de nausées, de douleurs musculaires ? A-t-il vomi ?

L'enfant doit faire l'objet d'un examen physique et neurologique complet. Selon les antécédents de l'enfant et les données recueillies grâce à l'examen, différents examens diagnostiques sont prescrits. Les analyses de laboratoire comprennent une formule sanguine complète et une biochimie sanguine. Si l'enfant est sous anticonvulsivants, le taux sérique du médicament sera mesuré. On effectue parfois une ponction lombaire ou un électroencéphalogramme (EEG). Les examens radiologiques possibles sont la TDM, l'IRM et l'angiographie.

Les enfants qui font des convulsions fébriles peuvent être traités par anticonvulsivants jusqu'à ce qu'ils guérissent de leur maladie fébrile. Toutefois, les anticonvulsivants ne sont généralement pas administrés à long terme chez ces enfants. On doit plutôt enseigner aux parents les différentes méthodes pouvant faire diminuer la fièvre, telles que l'admnistration d'antipyrétiques et l'application de méthodes non pharmacologiques (compresses humides et fraîches, port de vêtements légers, etc.).

Bon nombre des crises convulsives cessent d'elles-mêmes et n'exigent aucune intervention d'urgence. L'état de mal épileptique, par contre, est considéré comme une urgence médicale. Cet état consiste en une crise convulsive continue durant plus de 30 minutes, ou en une série de crises convulsives entre lesquelles le sujet ne reprend pas conscience. La phase postcritique dure entre 30 minutes et 2 heures. Le tableau 19-11 décrit les soins à prodiguer aux enfants en état de mal épileptique.

La plupart des troubles convulsifs se traitent au moyen d'anticonvulsivants (tableau 19-12). Le taux sérique du ou des anticonvulsivants que reçoit l'enfant doit

TABLEAU 19-11 Soins à prodiguer à un enfant en état de mal épileptique

- La rigidité musculaire peut obstruer les voies respiratoires. Veillez à ce qu'elles demeurent dégagées et perméables.
- Si les voies respiratoires sont obstruées, pratiquez une luxation de la mâchoire inférieure vers l'avant.
- Gardez l'appareil d'aspiration au chevet de l'enfant pour enlever les sécrétions si elles deviennent trop importantes.
- Administrez de l'oxygène au moyen d'un masque, car l'augmentation des besoins métaboliques épuise les réserves d'oxygène.
- Surveillez les signes vitaux et la circulation avec un saturomètre et un moniteur cardiorespiratoire.
- Vérifiez l'activité neurologique.
- Installez une voie intraveineuse pour administrer les liquides et les médicaments nécessaires.
- Administrez du glucose si l'enfant est en hypoglycémie. Le stress physique que représente la crise convulsive peut faire diminuer de façon considérable le taux sanguin de glucose.
- Installez une sonde nasogastrique.
- Protégez l'enfant des blessures.
- Prenez en charge la thermorégulation.
- Administrez des benzodiazépines, par exemple, du diazépam, du lorazépam ou du midazolam. Si la première dose n'est pas efficace, donnez-en une autre. L'administration de phénytoïne ou de phénobarbital peut s'avérer nécessaire si les convulsions persistent.

TABLEAU 19-12 Anticonvulsivants utilisés dans le traitement des troubles convulsifs

Carbamazépine	Lamotrigine
Clonazépam	Phénobarbital
Éthosuximide	Phénytoïne
Felbamate	Primidone
Gabapentine	Acide valproïque

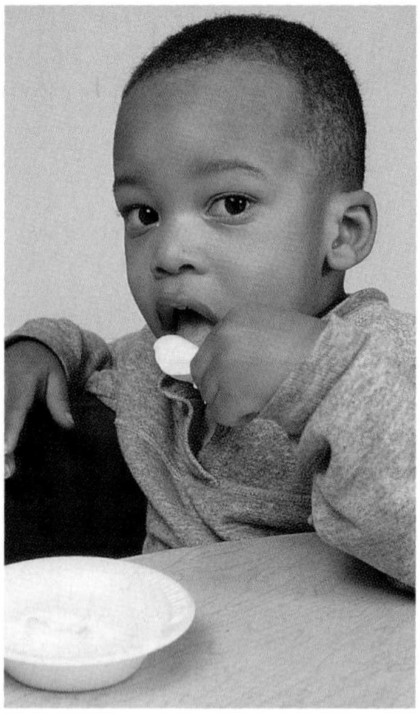

FIGURE 19-4. Si l'enfant suit un régime cétogène, la famille doit s'efforcer de lui rendre appétissante cette alimentation riche en matières grasses, en dépit de ses propres réticences face aux quantités considérables de matières grasses que l'enfant doit ingérer (dans la photo ci-dessus, un bol de mayonnaise).

CONSEIL CLINIQUE

Un régime alimentaire cétogène peut être prescrit aux enfants de moins de 8 ans présentant des types particuliers de crises convulsives. Ce régime consiste à maintenir dans l'alimentation un ratio de trois à cinq grammes de matières grasses pour chaque gramme de protéines et glucides[1]. Très riche en gras, il provoque une légère inanition et oblige l'organisme à puiser dans ses réserves de matières grasses pour les besoins du métabolisme, ce qui entraîne l'acidocétose. L'enfant est également maintenu dans un état de légère déshydratation afin que les cétones en circulation dans le corps ne soient pas diluées. L'acidocétose atténuerait les impulsions électriques qui causent les convulsions. Des triglycérides à chaîne moyenne peuvent aussi être administrés à l'enfant à titre de suppléments pour accentuer l'acidose.

être surveillé afin d'être maintenu à un niveau thérapeutique. L'équilibre entre la maîtrise des crises convulsives et l'intoxication médicamenteuse est difficile à atteindre, car, comme l'enfant est en croissance, il est nécessaire d'augmenter régulièrement les doses du ou des anticonvulsivants.

Un régime cétogène est parfois prescrit aux enfants qui font des crises myocloniques ou qui ont des absences (petit mal). Ce régime consiste en l'ingestion de quantités élevées de matières grasses et de quantités faibles de glucides et de protéines (figure 19-4). La famille doit être très motivée pour maintenir ce régime et mesurer régulièrement le taux de cétones dans l'urine de l'enfant[4].

Une intervention chirurgicale doit parfois être envisagée pour retirer la tumeur, la lésion ou la partie du cerveau responsable des convulsions[5].

Collecte des données

Procédez à une évaluation physiologique de l'enfant (se reporter au tableau 19-4). Une fois que son état est stabilisé, un examen plus complet peut être effectué. Le niveau de conscience constitue l'un des indicateurs les plus importants du fonctionnement neurologique. N'oubliez pas que l'absence de réactions de la part de l'enfant peut être attribuable à l'état postcritique.

Diagnostics infirmiers

Les diagnostics infirmiers les plus fréquents dans le cas des enfants présentant des troubles convulsifs sont les suivants :

- Mode de respiration inefficace relié à une diminution de l'amplitude respiratoire pendant la phase tonique de la crise convulsive ;
- Dégagement inefficace des voies respiratoires relié à l'épisode convulsif et à l'incapacité de contrôler les sécrétions ;
- Risque d'aspiration relié à la diminution du niveau de conscience et aux vomissements possibles ;
- Risque d'accident relié à l'épisode convulsif ;
- Perturbation de l'image corporelle reliée à l'incontinence urinaire et fécale lors de l'épisode convulsif ;
- Risque d'anxiété relié à l'incertitude et la peur que suscitent les troubles convulsifs ;
- Manque de connaissances (des parents) relié aux soins à prodiguer à l'enfant lors d'une crise convulsive ;
- Manque de connaissances (des parents) relié au traitement pharmacologique des crises convulsives ;
- Perturbation de la dynamique familiale reliée aux soins à prodiguer à un enfant atteint d'une affection chronique.

Soins infirmiers

Les soins infirmiers consistent avant tout à maintenir la perméabilité des voies respiratoires de l'enfant, à assurer sa sécurité, à lui administrer ses médicaments et à lui apporter du soutien ainsi qu'à sa famille. L'enfant atteint d'un trouble convulsif a besoin de soins infirmiers tant immédiats qu'à long terme.

Maintenir la perméabilité des voies respiratoires

Assurez-vous que l'enfant n'a rien dans la bouche au moment de la crise convulsive. Considérant que lors d'une crise tonico-clonique la salivation augmente, que le réflexe de déglutition disparaît et que la langue est hypotonique, une aspiration ou une obstruction des voies respiratoires est possible. Ainsi, placez l'enfant en position latérale pour faciliter l'écoulement de la salive et pour maintenir la perméabilité des voies respiratoires. Veillez à ce que son oxygénation soit adéquate : la coloration de sa peau doit être normale, compte tenu de sa race, sa fréquence cardiaque, normale pour son âge ou légèrement supérieure à la normale, et sa saturation en oxygène, supérieure à 95 %. En général, quand la saturation en oxygène est inférieure à 95 %, on administre de l'oxygène.

Assurer la sécurité

En cas de convulsions violentes, prenez les mesures nécessaires pour empêcher l'enfant de se blesser (figure 19-5). Si l'enfant est dans son lit, matelassez les côtés du lit.

Administrer les médicaments

Prenez des précautions particulières quand vous administrez par voie intraveineuse des médicaments destinés au traitement immédiat des convulsions. Ceux-ci doivent être administrés très lentement pour réduire les risques de collapsus respiratoire ou cardiovasculaire.

Les crises convulsives chroniques sont traitées au moyen de médicaments administrés à long terme, par voie orale. Écrasez les comprimés et mélangez-les à une cuillerée de compote ou de purée de fruits, afin de les rendre plus agréables et plus faciles à avaler. Toutefois, ne les mélangez pas à des aliments essentiels, car l'enfant risque de développer une aversion envers ceux-ci et de refuser d'en manger par la suite.

Apporter du soutien à l'enfant et à sa famille

L'enfant qui a des convulsions perd le contrôle de ses mouvements et risque de perdre conscience ; c'est pourquoi ces crises s'avèrent souvent terrifiantes et difficiles à accepter pour l'enfant lui-même, mais aussi pour ses parents et les autres membres de sa famille.

Les parents peuvent s'inquiéter de l'impact des crises convulsives sur les capacités intellectuelles de leur enfant. Pour certains, les troubles convulsifs sont associés à la déficience intellectuelle, ce qui est faux. En effet, la majorité des enfants présentant

MESURES DE SÉCURITÉ

Ne placez rien entre les dents de l'enfant lors de la crise. Vous risqueriez d'ébrécher ses dents, de fendre ses gencives ou même de fracturer sa mâchoire. De plus, si certaines dents sont branlantes, elles pourraient tomber et être aspirées.

MESURES DE SÉCURITÉ

Les enfants qui ont des convulsions fréquentes et récurrentes doivent porter un casque pour éviter de se blesser à la tête en cas de chute. Par ailleurs, tous les enfants atteints de troubles convulsifs doivent porter un bracelet ou un pendentif identifiant leur problème de santé (Medic Alert* ou autre).

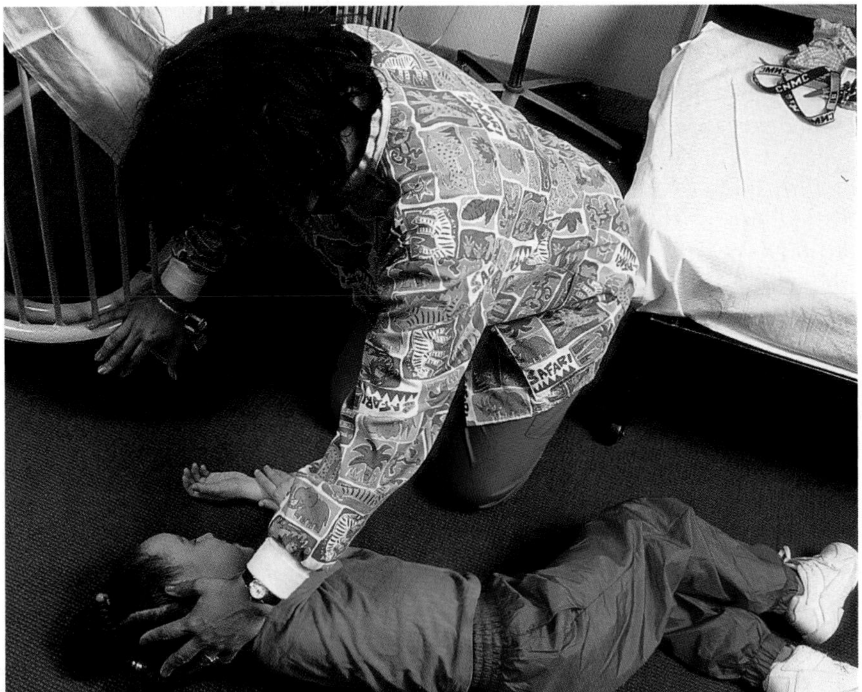

FIGURE 19-5. Si les convulsions se déclenchent alors que l'enfant est debout, aidez-le à s'allonger doucement sur le sol et à se placer en position latérale. Retirez ensuite des alentours tous les objets susceptibles de le blesser.

* Medic Alert Foundation, P.O. Box 1009, Turlock, CA 95380 ou www.medicalert.ca.

des troubles convulsifs ont une intelligence normale comparativement au reste de la population. Les parents peuvent s'interroger également sur l'espérance de vie de leur enfant, qui n'est pas affectée par les troubles convulsifs. Il est important de les rassurer sur ces points.

Il n'est pas rare que les parents se sentent responsables des troubles convulsifs qui touchent leur enfant. Pour compenser, ils négligent de leur imposer une discipline ou des restrictions adéquates. Si nécessaire, adressez l'enfant et sa famille à des groupes de soutien et à un service de counseling.

Planifier le congé et enseigner à la famille les soins à domicile

Encouragez les parents à exprimer leurs craintes et leurs angoisses. Répondez à leurs questions en toute honnêteté et invitez-les à communiquer avec des organismes spécialisés, tels que Épilepsie Canada ou l'Association québécoise de l'épilepsie, qui pourront les informer davantage sur le trouble dont souffre leur enfant (se reporter à l'annexe G). Assurez-vous que les parents savent comment administrer les médicaments à l'enfant et assurer sa sécurité en cas de convulsions. Déterminez avec eux les personnes à appeler s'ils ont des questions à poser, ainsi que le moment des visites de suivi.

Soins dans la communauté

Informez les parents et l'enfant de la posologie des médicaments, ainsi que de l'horaire d'administration et de l'effet désiré de chacun d'entre eux. Soulignez qu'il est important de ne pas sauter de doses. Apprenez aux enfants plus âgés à prendre leurs médicaments sans que leurs parents n'interviennent, ce qui leur procurera un sentiment de contrôle. Enseignez-leur aussi les effets secondaires des médicaments prescrits et sensibilisez les parents aux signes d'intoxication ou de sous-médication. Comme certains anticonvulsivants ont des effets secondaires au niveau des gencives, il est important que l'enfant ait une bonne hygiène dentaire et consulte un dentiste régulièrement. Expliquez l'importance des visites de suivi, car elles permettent de surveiller l'efficacité des médicaments. De plus, elles constituent souvent l'occasion d'effectuer des analyses sanguines qui indiqueront si les valeurs sériques se maintiennent dans les limites thérapeutiques.

Au besoin, aidez la famille à établir un programme de santé scolaire qui permettra à l'enfant de recevoir les médicaments prescrits quand il sera à l'école. Les enseignants et le personnel administratif de l'établissement doivent connaître les mesures à prendre et les informations à communiquer en cas de convulsions. Ils doivent aussi être informés du fait que les sports de contact ne sont pas recommandés aux enfants atteints d'un trouble convulsif et que la natation ne doit être pratiquée que sous supervision étroite.

L'enfant peut craindre d'avoir des convulsions en présence de ses amis. Rassurez-le, ainsi que sa famille, en lui disant que la prise régulière et adéquate de la médication permet généralement de maîtriser les convulsions. L'enfant doit être en mesure d'expliquer à ses amis ce qu'est une crise convulsive et ce qu'ils doivent faire s'ils en sont témoins. Les camps d'été spécialisés permettent aux enfants atteints de troubles convulsifs de pratiquer des activités de plein air dans un milieu sûr et agréable. Pour améliorer l'estime de soi de l'enfant, recommandez aux parents d'insister sur les activités qu'il peut faire, et non sur celles qui lui sont contre-indiquées. Au Canada, bien que les lois varient selon les provinces, la plupart des adolescents peuvent conduire un véhicule s'ils n'ont pas fait de crise depuis au moins un an.

Si l'enfant est sujet aux convulsions fébriles récurrentes, l'infirmière enseignera aux parents le mode d'administration et la posologie des antipyrétiques ainsi que les différentes méthodes non pharmacologiques permettant de faire diminuer la fièvre (se reporter au chapitre 10). Les doses d'antipyrétiques doivent être modifiées à mesure que l'enfant grandit. Rassurez les parents en leur signalant que ce type de trouble entraîne rarement des complications.

► MALADIES INFECTIEUSES

MÉNINGITE BACTÉRIENNE

La méningite est une inflammation des méninges qui peut être causée soit par une bactérie, soit par un virus. La méningite bactérienne, plus grave que la méningite virale, peut parfois entraîner la mort[4]. Les enfants de moins de 1 an sont davantage exposés à la méningite bactérienne. D'ailleurs, 70 % de tous les cas se déclenchent avant l'âge de 5 ans[1].

Manifestations cliniques

Les symptômes sont variables et dépendent de l'âge de l'enfant, de l'agent pathogène en cause et de l'intervalle écoulé entre le début de la maladie et le diagnostic. La méningite bactérienne se déclare parfois de façon soudaine, parfois sur une durée d'environ une semaine. Chez le nouveau-né et le nourrisson de moins de 3 mois, les symptômes sont peu spécifiques. La méningite bactérienne peut se manifester par de la fièvre, une modification des habitudes alimentaires, des vomissements ou de la diarrhée. La fontanelle antérieure peut être normale ou bombée. Le nourrisson peut se montrer éveillé, agité, léthargique ou irritable. Au lieu de le calmer, on l'irrite davantage en le berçant et en le câlinant. Par ailleurs, le bébé ne présente pas nécessairement de signe d'irritation méningée (voir ci-après).

Les enfants plus âgés présentent des symptômes plus caractéristiques. Généralement, ils font de la fièvre et peuvent être irritables, léthargiques ou confus, vomir et se plaindre de douleurs musculaires ou articulaires. Les méningites à méningocoques peuvent entraîner une éruption cutanée hémorragique qui se manifeste tout d'abord sous la forme de pétéchies, puis se transforme en purpura ou en grandes éruptions nécrotiques (ecchymoses). L'enfant atteint de méningite bactérienne présente aussi d'autres symptômes caractéristiques de l'irritation méningée : céphalées (souvent frontales), photophobie, raideur de la nuque (difficulté à fléchir le cou). Il ne se sent bien qu'en position d'opisthotonos (hyperextension de la tête et du cou permettant de soulager le malaise ; figure 19-6). L'examen peut mettre en évidence un signe positif

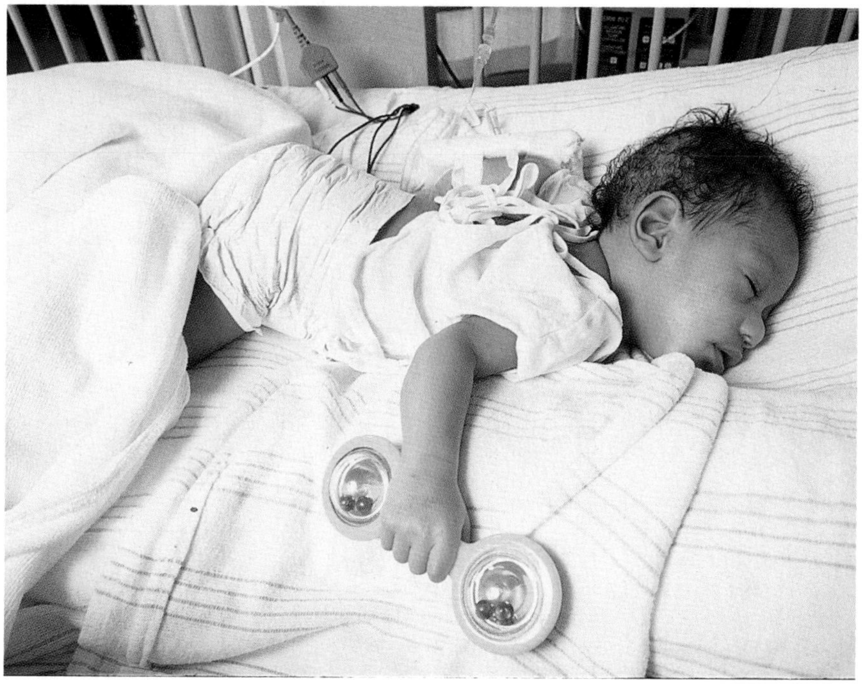

FIGURE 19-6. Les enfants souffrant d'une méningite bactérienne adoptent souvent une position d'opisthotonos (hyperextension de la tête et du cou) pour soulager le malaise.

de Kernig ou de Brudzinski, ou les deux (figures 19-7 et 19-8). Ces deux tests ne sont pas des indicateurs fiables chez l'enfant de moins de 2 ans, car ils sont difficiles à effectuer et à évaluer chez lui.

Les symptômes s'aggravent dans certains cas: convulsions, apnée, œdème cérébral, épanchement sous-dural, hydrocéphalie, coagulation intravasculaire disséminée (CIVD), état de choc, hypertension intracrânienne. La bactérie peut en outre coloniser une articulation et causer de l'arthrite septique.

Étiologie et physiopathologie

La méningite se déclenche parfois à la suite d'une autre infection telle qu'une otite moyenne, une sinusite, une pharyngite, une cellulite, une pneumonie ou une arthrite septique, ou encore, à la suite d'un trauma à la tête ou d'une intervention neurochirurgicale. Le tableau 19-13 présente la liste des causes les plus fréquentes chez l'enfant. *Hæmophilus influenzæ* de type b (Hib) constituait autrefois le principal agent pathogène de la méningite, mais son incidence a considérablement diminué, étant donné que la majorité des nourrissons sont aujourd'hui vaccinés contre lui. La méningite à pneumocoques est celle qui présente les taux de morbidité et de mortalité les plus élevés[6].

Très souvent, la bactériémie entraîne la propagation de l'agent infectieux vers le système nerveux central (figure 19-9), ce qui provoque une réaction inflammatoire. Les globules blancs s'accumulent et finissent par couvrir la surface du cerveau d'un exsudat blanc épais et purulent. Le cerveau devient alors congestionné et œdémateux. Si l'infection se propage aux ventricules, ceux-ci peuvent devenir obstrués et bloquer l'écoulement du liquide céphalorachidien, provoquant de l'hydrocéphalie.

Examens diagnostiques et traitement médical

Le diagnostic est établi d'après les antécédents de l'enfant, ses symptômes et les résultats des analyses de laboratoire. L'infirmière doit établir les antécédents complets de l'enfant et procéder à un examen physique.

Les analyses de laboratoire comprennent une formule sanguine complète, des hémocultures, un bilan électrolytique (ionogramme) et une mesure de l'osmolalité, ainsi qu'un bilan des facteurs de coagulation. La ponction lombaire permet de mesurer le nombre des globules blancs de même que le taux de protéines et de glucose dans

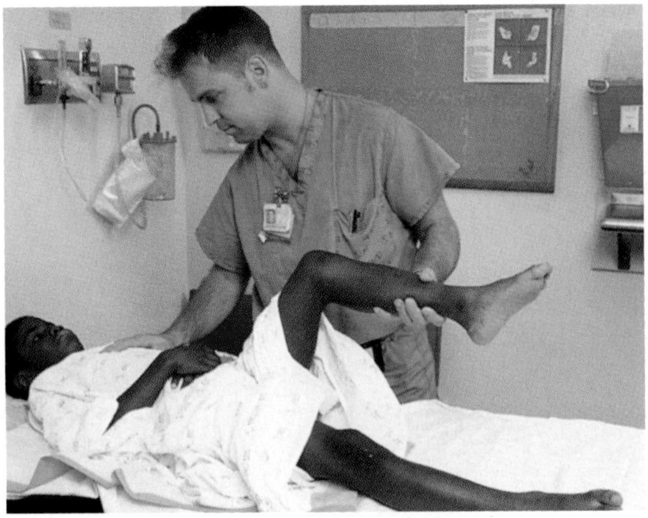

FIGURE 19-7. Pour déterminer la présence du signe de Kernig, on soulève la jambe de l'enfant, genou en flexion, puis on l'étend en replaçant le genou en extension. Si on note une résistance au mouvement ou de la douleur au niveau de la tête, du cou ou du dos, c'est que le signe de Kernig est positif. La présence de ce signe est courante lors d'une méningite.

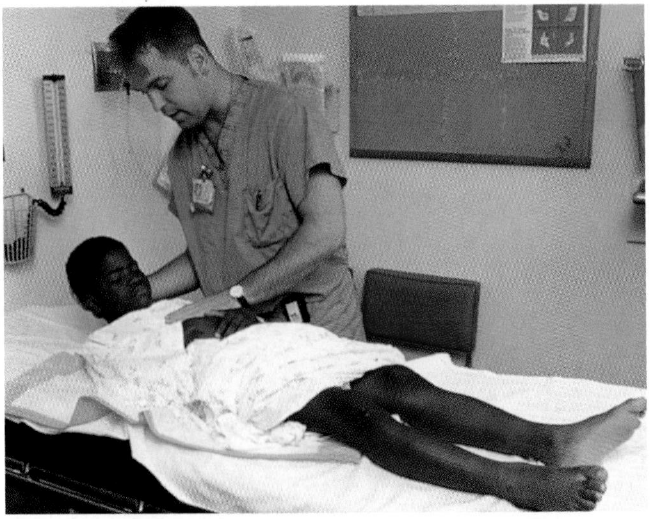

FIGURE 19-8. Pour déterminer la présence du signe de Brudzinski, on fléchit le cou de l'enfant, qui est couché sur le dos. Si ce mouvement provoque une flexion involontaire des genoux ou des hanches, c'est que le signe de Brudzinski est positif. La présence de ce signe est courante lors d'une méningite. On peut aussi observer de la douleur ou une résistance à la flexion du cou.

TABLEAU 19-13 Agents pathogènes fréquemment responsables des méningites bactériennes et des méningites virales

Âge	Bactéries	Virus
Entre la période néonatale et le deuxième mois de vie	*Escherichia coli*; streptocoque du groupe B; *Listeria monocytogenes*; *Hæmophilus influenzæ* de type b (Hib); *Neisseria meningitidis*; *Streptococcus pneumoniæ*	Herpès
Entre le deuxième mois de vie et le début de l'adolescence (12 ans)	*Hæmophilus influenzæ* de type b (chez les enfants non vaccinés); *Neisseria meningitidis*; *Streptococcus pneumoniæ*	Entérovirus, virus ourlien (oreillons), adénovirus
Adolescence (plus de 12 ans)	*Neisseria meningitidis*; *Streptococcus pneumoniæ*	Herpès, arbovirus, adénovirus

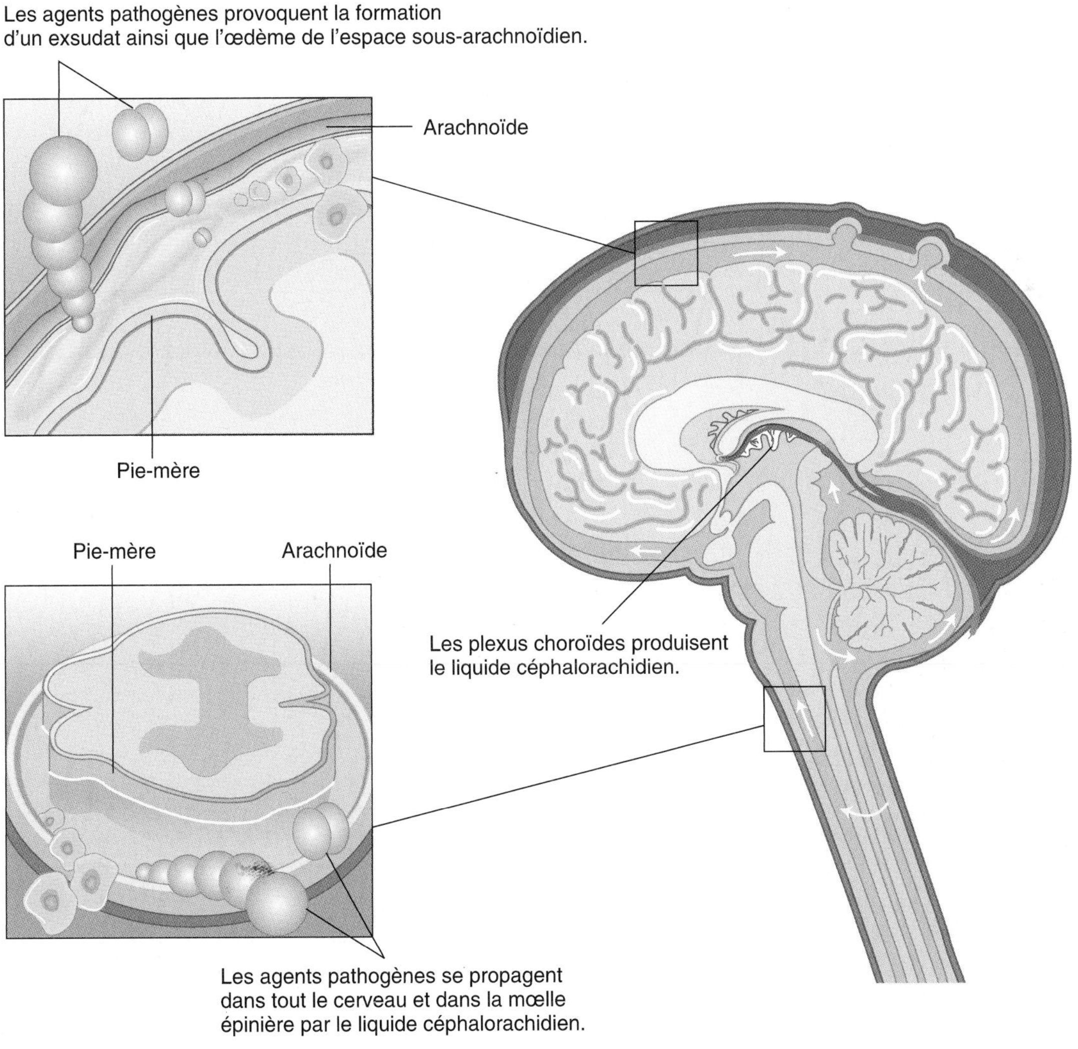
Les agents pathogènes provoquent la formation d'un exsudat ainsi que l'œdème de l'espace sous-arachnoïdien.
Arachnoïde
Pie-mère
Pie-mère
Arachnoïde
Les plexus choroïdes produisent le liquide céphalorachidien.
Les agents pathogènes se propagent dans tout le cerveau et dans la mœlle épinière par le liquide céphalorachidien.

FIGURE 19-9. Quand la bactérie atteint le système nerveux central, elle infecte la pie-mère, l'arachnoïde et l'espace sous-arachnoïdien rempli de liquide céphalorachidien. Le liquide céphalorachidien propage ensuite les agents pathogènes dans tout le cerveau et la mœlle épinière.

ALERTE INFIRMIÈRE

Les corticostéroïdes peuvent provoquer des hémorragies gastro-intestinales. Surveillez donc de près, chez les enfants qui prennent ce type de médicaments, les signes de malaise intestinal et les traces de sang dans les selles.

le liquide céphalorachidien. Ce dernier est également analysé au moyen d'une coloration de Gram et de cultures.

Tant la précocité du diagnostic que celle du traitement influent de façon importante sur l'évolution de la méningite bactérienne. Le traitement médical consiste avant tout à traiter l'enfant au moyen d'antibiotiques, dès que les examens diagnostiques sont faits (tableau 19-14). Après l'obtention des résultats des cultures du liquide céphalorachidien (24 à 72 heures plus tard), il est possible que le traitement soit modifié selon l'agent pathogène en cause. Les antibiotiques doivent être administrés par voie intraveineuse pendant 7 à 21 jours, selon l'agent pathogène et les réactions cliniques de l'enfant. Les cas de certains types de méningite bactérienne doivent être signalés à la Direction de la santé publique, et les personnes qui ont été en contact avec le malade doivent prendre des antibiotiques à titre prophylactique, par exemple, de la rifampine[7]. Des corticostéroïdes sont administrés comme traitement d'appoint aux enfants âgés de plus de 6 semaines, afin de réduire le risque de séquelles neurologiques graves (par exemple, la perte d'audition neurosensorielle)[6, 8]. Un corticostéroïde, de préférence la dexaméthasone, est administré avant la première dose d'antibiotique ou en même temps qu'elle et pendant plusieurs jours par la suite[6, 9]. Des anticonvulsivants et des antipyrétiques peuvent également être donnés à l'enfant.

La méningite bactérienne laisse parfois des séquelles neurologiques aux nourrissons et aux enfants, même s'ils ont bénéficié d'un traitement précoce et énergique. Ces séquelles touchent le plus souvent les nerfs crâniens, en particulier le huitième, et consistent alors en une perte d'acuité auditive. Les déficits d'attention, les crises convulsives, les retards du développement, l'arthrite septique et d'autres signes localisés sont également possibles (tableau 19-15). La septicémie à méningocoques compte aussi au

TABLEAU 19-14 Antibiotiques utilisés dans le traitement des méningites bactériennes

Groupe d'âge	Antibiotiques
Nouveau-nés	Ampicilline Aminoglycosides Céfotaxime
Nourrissons	Ampicilline Céfotaxime Ceftriaxone
Enfants	Pénicilline G Ceftriaxone

Extrait de Tureen, J. (1996). Meningitis. In A. M. Rudolph, J. I. E. Hoffman et C. D. Rudolph (dir.), Rudolph's pediatrics *(20e éd., p. 547). Stamford, CT: Appleton & Lange.*

TABLEAU 19-15 Complications possibles de la méningite bactérienne

Syndrome de sécrétion inappropriée d'hormone antidiurétique
Coagulation intravasculaire disséminée (CIVD)
Épanchement sous-dural
Septicémie
Arthrite septique
Convulsions
Perte d'acuité auditive
Hydrocéphalie

nombre des complications potentielles. Elle se caractérise par une forte fièvre, de l'hypotension, une coagulation intravasculaire disséminée (CIVD)et une défaillance multisystémique[10].

Collecte des données

Évaluez l'état physiologique de l'enfant, en mesurant les signes vitaux et le niveau de conscience. S'il s'agit d'un nourrisson, vu les risques d'hydrocéphalie, mesurez régulièrement le périmètre crânien. Soyez attentive à tout signe de changement dans l'état de santé de l'enfant ou dans sa réponse au traitement. Le cas échéant, vérifiez s'il est capable de libérer ses voies respiratoires des sécrétions. Assurez-vous qu'il s'hydrate suffisamment. Mesurez les ingesta et les excreta. Vérifiez si l'enfant présente une déficience sensorielle. Tenez compte des craintes des parents face à la méningite bactérienne, qui est une affection potentiellement mortelle.

Diagnostics infirmiers

Le plan de soins infirmiers qui suit présente divers diagnostics pouvant s'appliquer à l'enfant atteint d'une méningite bactérienne. Voici d'autres diagnostics infirmiers possibles :

- Dégagement inefficace des voies respiratoires relié à une altération du niveau de conscience ;
- Risque de déficit de volume liquidien relié à un apport insuffisant de liquide par voie orale ;
- Chagrin par anticipation (deuil) des parents relié à la maladie potentiellement mortelle de l'enfant ;
- Défaillance dans l'exercice du rôle d'aidant naturel reliée à l'hospitalisation de l'enfant et aux autres responsabilités familiales.

Soins infirmiers

Le plan de soins présenté dans ces pages résume les soins infirmiers à prodiguer aux enfants atteints d'une méningite bactérienne. Ces soins infirmiers, qui sont d'abord des soins d'urgence, évoluent à mesure que l'état de santé de l'enfant se stabilise. Surveillez les états respiratoire et neurologique de l'enfant, assurez-lui une hydratation adéquate, administrez-lui ses médicaments et prévenez les complications. Pour favoriser son confort, réduisez au minimum les stimulations sensorielles (lumière tamisée, chambre paisible) et allongez-le en position latérale. Observez sa réponse au traitement antibiotique. Placez l'enfant en isolement et utilisez les méthodes de prévention des infections nécessaires, soit les précautions universelles et l'isolement respiratoire, jusqu'à ce que l'organisme pathogène ait été identifié et qu'un traitement efficace ait été entrepris. De façon générale, l'enfant est isolé pendant les 24 premières heures suivant le début du traitement antibiotique, après quoi l'isolement est levé.

Répondez aux préoccupations des parents par rapport à l'état de santé de l'enfant et expliquez-leur toutes les mesures appliquées pour le soulager et le traiter efficacement. Indiquez-leur ce qu'ils peuvent faire pour contribuer aux soins. Si nécessaire, aidez-les aussi à trouver les meilleures stratégies pour répondre aux besoins de leurs autres enfants à la maison tout en passant du temps avec celui qui est hospitalisé.

Planifier le congé et enseigner à la famille les soins à domicile

Il faut déterminer et combler bien avant le congé les besoins de la famille en matière de soins à domicile. Les visites de suivi sont importantes, car elles permettent de déceler les complications et les séquelles. Aidez les parents à faire face aux besoins physiques liés à l'état de santé de l'enfant, de même qu'aux conséquences émotionnelles et sociales de sa maladie. Enseignez-leur quoi faire en cas de convulsions.

! ALERTE INFIRMIÈRE

Des interventions visant le maintien et le remplacement du volume liquidien sont généralement nécessaires chez les enfants souffrant d'une méningite bactérienne. Toutefois, il est important de contrôler le taux sérique du sodium et la densité urinaire, car ces enfants sont exposés au syndrome de sécrétion inappropriée d'hormone antidiurétique. Ce syndrome est caractérisé par une sécrétion continue et anarchique de l'hormone antidiurétique, ce qui cause une intoxication par l'eau, de l'hyponatrémie, une augmentation de l'osmolalité urinaire, l'excrétion urinaire de sodium et une augmentation du volume extracellulaire avec hypo-osmolalité. On constate par ailleurs une corrélation entre l'hyponatrémie, d'une part, et les anomalies neurologiques, les convulsions et les épanchements sous-duraux, d'autre part[11].

PLAN DE SOINS INFIRMIERS

L'ENFANT ATTEINT D'UNE MÉNINGITE BACTÉRIENNE

OBJECTIF	INTERVENTION	JUSTIFICATION	RÉSULTAT ESCOMPTÉ
1. Incapacité de maintenir une respiration spontanée reliée à la diminution du niveau de conscience			
L'enfant ne fera pas d'arrêt respiratoire consécutif à un épisode d'apnée.	• Placer l'enfant sous moniteur d'apnée ou moniteur respiratoire en réglant l'alarme à 20 secondes (ainsi, l'alarme sonnera si l'enfant ne respire pas pendant 20 secondes).	• L'alarme du moniteur avertit le personnel infirmier que l'enfant connaît un épisode d'apnée.	La rapidité des interventions (évaluation et traitement) permet de remédier à l'insuffisance respiratoire de l'enfant.
	• Tenir l'équipement de réanimation au chevet de l'enfant : oxygène, ballon et masque de réanimation, appareil d'aspiration.	• L'équipement doit être à portée de la main en cas d'arrêt respiratoire. Les sécrétions respiratoires de l'enfant étant chargées de bactéries, il n'est pas recommandé de pratiquer le bouche-à-bouche.	
	• Stimuler l'enfant s'il tombe en apnée. S'il ne réagit pas, entreprendre tout de suite les manœuvres de ventilation manuelle et demander l'équipe de réanimation d'urgence.	• La stimulation peut favoriser la reprise de la respiration spontanée. Si elle échoue, il faut recourir à la ventilation assistée. L'appel à l'équipe de réanimation d'urgence permet d'obtenir de l'aide pour traiter l'enfant rapidement.	
	• Surveiller la fréquence cardiaque et pratiquer un massage cardiaque si nécessaire.	• Chez l'enfant qui tombe en apnée, l'anoxie cardiaque cause parfois la bradycardie.	
2. Risque d'infection relié aux agents pathogènes en circulation dans le liquide céphalorachidien			
L'enfant sera guéri de son ou ses infections le plus rapidement possible.	• Administrer les antibiotiques et les corticostéroïdes selon les ordonnances médicales.	• Les antibiotiques et les corticostéroïdes contribuent à éliminer l'agent athogène et à prévenir l'œdème cérébral.	L'enfant répond à la médication en moins de 72 heures.
	• Surveiller les signes vitaux, relever les signes éventuels d'une hypertension intracrânienne, vérifier si le périmètre crânien n'augmente pas, noter toute modification du niveau de conscience.	• Certaines complications sont fréquentes et doivent être traitées rapidement. C'est le cas, par exemple, de l'épanchement sous-dural et de l'arthrite septique.	

PLAN DE SOINS INFIRMIERS

L'ENFANT ATTEINT D'UNE MÉNINGITE BACTÉRIENNE *(suite)*

OBJECTIF	INTERVENTION	JUSTIFICATION	RÉSULTAT ESCOMPTÉ
2. Risque d'infection relié aux agents pathogènes en circulation dans le liquide céphalorachidien (suite)			
Les membres de la famille et les autres personnes qui s'occupent de l'enfant ne présenteront pas de signes manifestes d'infection.	• Expliquer l'utilité de la rifampine ainsi que la posologie et l'horaire d'administration.	• La rifampine est donnée à titre prophylactique[7] contre de nombreux agents pathogènes bactériens à l'origine de la méningite.	Les membres de la famille et les autres personnes en contact étroit avec l'enfant sont en mesure d'expliquer les modalités de prise de la rifampine.
3. Risque de thermorégulation inefficace relié à l'infection			
La thermorégulation de l'enfant reviendra à la normale.	• Administrer les antipyrétiques prescrits, par exemple, de l'acétaminophène (l'aspirine n'est pas conseillée, vu le risque lié au syndrome de Reye). Il est également possible d'appliquer à l'enfant des compresses humides fraîches.	• Les antipyrétiques et diverses autres méthodes font baisser la fièvre sans danger.	La température de l'enfant diminue ou revient à la normale.
4. Risque d'accident relié à l'infection du liquide céphalorachidien et aux séquelles potentielles			
Les dommages causés au système nerveux central de l'enfant par l'infection seront réduits au minimum.	• Administrer le plus rapidement possible les antibiotiques et les corticostéroïdes. Noter tout retour de la fièvre, les raideurs de la nuque et l'irritabilité. Surveiller les signes et les symptômes d'épanchement, d'obstruction du liquide céphalorachidien ou d'œdème cérébral et informer le médecin sans tarder s'ils apparaissent.	• Administrés rapidement, les antibiotiques favorisent l'élimination de l'agent pathogène. Les corticostéroïdes atténuent la réaction inflammatoire et diminuent le risque de séquelles neurologiques.	L'état de l'enfant s'améliore d'une manière significative en l'espace de 48 à 72 heures : la fièvre tombe, la photophobie diminue.
	• Mesurer le périmètre crânien une ou deux fois par jour.	• L'augmentation du périmètre crânien peut être le signe d'un épanchement sous-dural ou d'une hydrocéphalie.	

Suite...

PLAN DE SOINS INFIRMIERS

L'ENFANT ATTEINT D'UNE MÉNINGITE BACTÉRIENNE *(suite)*

OBJECTIF	INTERVENTION	JUSTIFICATION	RÉSULTAT ESCOMPTÉ
4. Risque d'accident relié à l'infection du liquide céphalorachidien et aux séquelles potentielles (suite)			
L'enfant ne développera pas un œdème cérébral attribuable à la rétention d'eau.	• Surveiller l'apparition du syndrome de sécrétion inappropriée d'hormone antidiurétique et les signes d'hypertension intracrânienne.	• Une surveillance adéquate de l'enfant permet d'éviter le syndrome de sécrétion inappropriée d'hormone antidiurétique ou d'y remédier rapidement.	Il ne se forme pas d'œdème cérébral. Si le syndrome de sécrétion inappropriée d'hormone antidiurétique ou de l'hypertension intracrânienne apparaissent, un traitement est rapidement mis en place pour limiter le plus possible les répercussions de ces affections sur l'enfant.
	• Mesurer avec exactitude les ingesta et excreta. Évaluer la densité urinaire. Surveiller les électrolytes et l'osmolalité sériques et urinaires. Peser l'enfant tous les jours. Lui administrer des liquides aux deux tiers de ses besoins d'entretien.	• Associé à une densité urinaire élevée, un débit urinaire faible est révélateur d'une rétention liquidienne et du syndrome de sécrétion inappropriée d'hormone antidiurétique. L'enfant doit consommer moins de liquides afin d'éviter la formation d'un œdème cérébral.	
La coagulation intravasculaire disséminée (CIVD) ne provoquera pas d'accident chez l'enfant.	• Être attentive aux piqûres d'aiguille qui continuent de saigner et aux lésions qui suintent. Surveiller le temps de coagulation.	• Pour être traitée efficacement, la coagulopathie doit être détectée à temps.	La CIVD ne cause pas d'accident chez l'enfant.
	• Administrer les produits sanguins, la vitamine K ou l'héparine selon les modalités prescrites.	• Pour permettre un traitement initial précoce, la CIVD doit être détectée promptement. Un retard dans le début du traitement peut causer une hémorragie mortelle.	
	• Faire en sorte que l'environnement soit sans danger. Protéger l'enfant des blessures.	• Ces mesures permettent d'éviter les blessures, qui peuvent être graves en raison de la coagulopathie.	

PLAN DE SOINS INFIRMIERS

L'ENFANT ATTEINT D'UNE MÉNINGITE BACTÉRIENNE *(suite)*

OBJECTIF	INTERVENTION	JUSTIFICATION	RÉSULTAT ESCOMPTÉ
4. Risque d'accident relié à l'infection du liquide céphalorachidien et aux séquelles potentielles (suite)			
L'état de choc ne causera pas d'accident secondaire chez l'enfant.	• Surveiller les signes vitaux de l'enfant : pouls, respiration et tension artérielle. Vérifier l'irrigation (remplissage capillaire, pouls apical par opposition au pouls périphérique). Évaluer le niveau de conscience de l'enfant. Noter le débit urinaire.	• Ce suivi permet de détecter rapidement les signes cliniques caractéristiques de l'état de choc.	L'enfant se remet rapidement de l'état de choc, sans subir de complications. Le traitement rapide de l'état de choc aide à la guérison, car il permet d'éviter les complications associées aux problèmes d'irrigation (ischémie et acidose des tissus).
	• Mettre en œuvre la réanimation liquidienne selon les modalités prescrites.	• Les bolus de liquides intraveineux peuvent améliorer l'irrigation.	
	• Administrer les inotropes selon les modalités prescrites.	• Si l'enfant ne réagit que faiblement aux bolus liquidiens, les inotropes stimulent l'irrigation.	
Toute perte d'acuité auditive de l'enfant sera détectée, peu importe son degré.	• Prévoir un test d'acuité auditive avant le congé de l'hôpital.	• La perte d'acuité auditive est une complication courante. Une intervention rapide permet de promouvoir la croissance et le développement de l'enfant.	L'enfant chez qui on a décelé une perte d'acuité auditive est dirigé vers le spécialiste ou le programme approprié.
5. Perturbation des interactions sociales reliée à la diminution du niveau de conscience, à l'hospitalisation et à l'isolement			
L'enfant maintiendra des interactions sociales presque normales, malgré l'isolement.	• Enseigner aux parents et aux autres visiteurs les mesures de prévention des infections qu'ils doivent prendre.	• Quand un enfant est malade et contagieux, les membres de sa famille peuvent contribuer à combler ses besoins affectifs et sociaux.	Les besoins de l'enfant sur le plan des interactions sociales et du développement sont comblés par les membres de la famille, malgré la maladie et l'hospitalisation.
	• Encourager les parents à prendre part aux activités de la vie quotidienne, par exemple, les repas et le bain.	• La participation des parents aux soins sécurise l'enfant et favorise son bien-être affectif. De leur côté, les parents ont le sentiment d'avoir prise sur la situation et de contribuer au bien-être et au rétablissement de leur enfant.	

Suite…

PLAN DE SOINS INFIRMIERS
L'ENFANT ATTEINT D'UNE MÉNINGITE BACTÉRIENNE *(suite)*

OBJECTIF	INTERVENTION	JUSTIFICATION	RÉSULTAT ESCOMPTÉ
5. Perturbation des interactions sociales reliée à la diminution du niveau de conscience, à l'hospitalisation et à l'isolement (suite)			
	• Apporter dans la chambre de l'enfant des jeux et des jouets de son âge. Jouer avec lui. Dès qu'il se sent mieux, l'encourager à regarder la télévision ou des vidéos, à écouter la radio ou des cassettes.	• Fournir à l'enfant des jeux, des jouets, de même qu'une stimulation sensorielle, l'aide à éprouver un sentiment de bien-être.	L'enfant pratique des activités récréatives appropriées à son âge.
6. Douleur reliée à l'irritation méningée			
L'enfant sera aussi confortable que possible.	• Limiter le plus possible les stimulations tactiles.	• Les stimulations tactiles accentuent l'inconfort de l'enfant.	L'enfant est calme et manifeste un sentiment de bien-être accru.
	• Permettre à l'enfant d'adopter une position confortable.	• L'enfant détermine la position la plus confortable pour lui. Ce peut être la position d'opisthotonos (hyperextension de la tête et du cou).	
	• Maintenir un éclairage tamisé dans la chambre.	• La diminution de l'intensité lumineuse évite le malaise causé par la photophobie.	
	• Assurer à l'enfant un environnement paisible. Tenir les portes fermées.	• Le bruit risque d'incommoder l'enfant.	

Les nourrissons et les trottineurs présentant des séquelles neurologiques doivent bénéficier d'un programme d'intervention précoce. Si l'enfant souffre d'une perte d'acuité auditive, adressez-le à un oto-rhino-laryngologiste et à un orthophoniste. Prenez les mesures nécessaires pour que les autres séquelles neurologiques (par exemple, les difficultés d'apprentissage) soient repérées le plus rapidement possible.

SOINS À DOMICILE

Les enfants atteints de troubles d'audition, d'apprentissage ou de déficit d'attention doivent bénéficier d'un plan d'interventions personnalisées (se reporter au chapitre 6). Les parents ont parfois besoin d'aide pour prévoir les besoins éducatifs particuliers de leur enfant et pour y répondre. Indiquez-leur les organismes de services sociaux susceptibles de leur prêter main-forte.

MÉNINGITE VIRALE

La méningite virale, également appelée méningite à liquide clair ou méningite aseptique, est une réaction inflammatoire des méninges caractérisée par une augmentation du nombre de cellules sanguines et de protéines dans le liquide céphalorachidien. Plusieurs virus peuvent causer une méningite virale ; ceux qui prédominent sont les entérovirus.

L'état général de l'enfant souffrant d'une méningite virale est habituellement moins grave que celui de l'enfant présentant une méningite bactérienne, et ses symptômes sont de moindre intensité. L'enfant peut se montrer irritable ou léthargique ; généralement, il est fébrile. Des malaises généralisés, des céphalées, de la photophobie, des troubles gastro-intestinaux (nausées, vomissements), des symptômes respiratoires (touchant les voies respiratoires supérieures) et des éruptions maculopapuleuses comptent également au nombre des symptômes possibles. L'enfant peut aussi présenter les signes d'une irritation méningée : raideur de la nuque, maux de dos, signes positifs de Kernig et de Brudzinski (voir les figures 19-7 et 19-8). Chez le nourrisson, la fontanelle antérieure est parfois bombée. Les convulsions sont rares. Les symptômes disparaissent souvent d'eux-mêmes 3 à 10 jours après leur apparition.

Tout enfant qui fait de la fièvre et présente les signes d'une irritation méningée doit être hospitalisé. Des prélèvements sanguins, urinaires et du liquide céphalorachidien sont effectués. En attendant que le diagnostic de méningite virale soit confirmé, on prodigue à l'enfant un traitement énergique, comme s'il souffrait d'une méningite bactérienne.

Soins infirmiers

L'infirmière doit prodiguer à l'enfant les mêmes soins de soutien que dans le cas de la méningite bactérienne. Donnez-lui de l'acétaminophène, selon les modalités prescrites, pour faire diminuer la fièvre et soulager les céphalées et les douleurs musculaires et articulaires. Tenez la chambre dans l'obscurité et le calme afin de limiter les stimuli et d'atténuer l'irritation méningée. Administrez à l'enfant les liquides nécessaires soit par voie intraveineuse, soit par voie orale et placez-le dans une position favorisant son confort.

Renseignez l'enfant et sa famille sur la maladie. Expliquez-leur les interventions médicales et infirmières en des termes qu'ils peuvent comprendre. Tenez les parents au courant de l'évolution de l'état de santé de l'enfant. Dès que le diagnostic de méningite virale est confirmé, commencez à planifier le congé de l'enfant et à enseigner à la famille les soins à domicile. Expliquez-leur que le rétablissement peut prendre plusieurs semaines, mais qu'une guérison complète est escomptée[12].

ENCÉPHALITE

L'encéphalite est une inflammation du cerveau qui est causée en général par une infection virale, ce dont nous traiterons ici. Toutefois, outre les virus, elle peut également être causée par d'autres organismes pathogènes, comme les bactéries, les spirochètes, les protozoaires, les helminthes et les champignons. L'inflammation des méninges, en plus du cerveau, n'est pas rare[13]; dans ce cas, on parle d'une méningo-encéphalite.

Les signes et les symptômes sont fonction de l'organisme pathogène en cause et du siège de l'infection dans le cerveau. L'encéphalite se manifeste le plus souvent par le déclenchement rapide d'une maladie fébrile accompagnée de signes neurologiques. Les premiers symptômes sont les suivants : fortes céphalées, signes d'une infection des voies respiratoires supérieures, nausées ou vomissements. Les vertiges, les étourdissements, l'apathie, les tremblements et les malaises sont des manifestations cliniques possibles au début de la maladie. Les signes caractéristiques de l'irritation méningée sont parfois présents : raideur de la nuque, photophobie, signes positifs de Kernig et de Brudzinski (voir les figures 19-7 et 19-8), principalement dans le cas d'une méningo-encéphalite. D'autres signes neurologiques sont également possibles : désorientation, confusion, modification du comportement ou de la personnalité. On peut observer aussi des problèmes d'élocution, des troubles moteurs (par exemple, hémiparésie, ataxie, faiblesse), des dysfonctionnements au niveau des nerfs crâniens, des changements dans les réflexes. L'enfant peut faire des crises convulsives partielles ou généralisées alternant avec des épisodes de hurlements, d'hallucinations et de mouvements désordonnés. Son niveau de conscience est généralement affecté et peut, dans certains cas, se dégrader jusqu'à la stupeur et au coma.

La plupart des cas d'encéphalite seraient d'origine virale (tableau 19-16). Après la période néonatale, l'herpès simplex de type I constitue la cause la plus fréquente de la maladie.

TABLEAU 19-16 Virus responsables de l'encéphalite

Entérovirus
- Poliovirus
- Échovirus
- Virus Coxsackie

Adénovirus et virus de l'herpès
Arbovirus
Rougeole
Oreillons
Rubéole
Rage
Hépatite B

Le diagnostic est établi d'après les antécédents de l'enfant et les résultats des analyses de laboratoire. L'infirmière doit se renseigner sur les immunisations récentes, les piqûres d'insectes, les voyages effectués dans des régions où sévissent les vecteurs. Plusieurs examens permettent de découvrir les agents pathogènes viraux responsables: épreuves de sérologie sanguines, analyse et culture virale du liquide céphalorachidien, des sécrétions nasopharyngés ou des selles. On recourt dans certains cas à la tomodensitométrie (TDM), à l'imagerie par résonance magnétique (IRM) et à l'électroencéphalogramme (EEG). Le test de détection de l'acide nucléique révèle la présence d'ADN herpétique dans le liquide céphalorachidien spinal. Plus rare, la biopsie cérébrale peut servir à diagnostiquer l'herpès simplex ou les infections parasitaires.

Les enfants souffrant d'encéphalite sont à risque de présenter des convulsions, une défaillance respiratoire et de l'hypertension intracrânienne. Ils doivent être traités dans une unité de soins intensifs. Le traitement comporte un volet pharmacologique et un volet de soutien. Si on soupçonne une infection bactérienne, on administre des antibiotiques jusqu'à ce que les tests révèlent l'absence d'agents pathogènes bactériens. Dans le cas des infections par le virus de l'herpès, l'enfant doit recevoir de l'acyclovir ou d'autres agents antiviraux[14].

L'encéphalite peut laisser bon nombre de séquelles neurologiques. Bien que certains enfants se rétablissent complètement, beaucoup d'autres souffrent, à la suite de cette maladie, de déficience intellectuelle, motrice, visuelle ou auditive. Le système cardiovasculaire, les poumons et le foie peuvent aussi être touchés. D'une manière générale, plus l'enfant est jeune, plus la maladie et les séquelles sont graves.

Soins infirmiers

Les soins infirmiers consistent avant tout à surveiller la fonction cardiorespiratoire, à prévenir les complications possibles de l'immobilité, à réorienter l'enfant (orientation dans les trois sphères: espace, temps et reconnaissance des personnes familières) et à informer ses parents sur son état de santé.

Surveillez la fonction cardiorespiratoire. Vérifiez les voies respiratoires de l'enfant et sa capacité de se libérer de ses sécrétions. Pour évaluer la fonction respiratoire, observez sa coloration, sa saturation en oxygène et les résultats des gaz sanguins artériels. De plus, observez le rythme cardiaque, la tension artérielle, le temps de remplissage capillaire et le débit urinaire. Prenez les mesures qui s'imposent pour prévenir les convulsions et gardez au chevet de l'enfant l'équipement nécessaire pour les traiter.

Appliquez les mesures décrites au tableau 19-7 afin d'éviter les complications causées par l'immobilité. Veillez à maintenir l'intégrité de la peau. Il est important de mettre l'enfant dans une position adéquate et de faire alterner régulièrement ses positions. L'infirmière doit aussi s'assurer que l'enfant reçoit des traitements de physiothérapie respiratoire pour éviter la pneumonie. Ces traitements, qui sont prescrits par le médecin, peuvent être effectués par l'infirmière elle-même ou par un physiothérapeute, selon les établissements de santé.

Quand son niveau de conscience commence à s'améliorer, l'enfant peut d'abord être confus et désorienté et présenter des séquelles de la maladie. Aidez-le à se réorienter dans l'environnement hospitalier. À cette fin, mettez la famille à contribution, en lui demandant d'apporter les peluches ou la musique favorites de l'enfant. Organisez des jeux thérapeutiques (se reporter aux techniques présentées au chapitre 5). Remettez à l'enfant des jouets correspondant à son âge afin de favoriser la reprise d'un comportement normal.

Informez les parents sur l'état de santé de leur enfant et sur le pronostic. S'il est sous physiothérapie, ergothérapie ou orthophonie, expliquez aux parents les modalités du traitement.

Planifier le congé et enseigner à la famille les soins à domicile

Invitez les parents à participer activement aux soins physiques et affectifs de l'enfant hospitalisé et fournissez-leur des instructions écrites pour les soins à prodiguer à domicile. Incitez-les à acquérir des techniques précises de physiothérapie, d'ergothérapie ou d'orthophonie afin de pouvoir travailler avec leur enfant entre les séances avec le professionnel de la santé qui donne ces traitements. Dirigez-les vers des services de soins à domicile, des services sociaux, des professionnels de la santé offrant des services de counseling familial et des groupes de soutien. Prévoyez des visites de suivi, afin d'observer si l'enfant présente des séquelles neurologiques.

SYNDROME DE REYE

Le syndrome de Reye est une encéphalopathie métabolique aiguë de l'enfance qui touche aussi le foie. Elle se caractérise par un œdème cérébral et des troubles hépatiques : hypertrophie, stéatose et dysfonction.

Ainsi que l'indique le tableau 19-17, les manifestations cliniques du syndrome de Reye sont fonction du stade d'évolution de la maladie, qui en compte cinq. Cette affection est plus grave chez les enfants en bas âge[15].

L'étiologie du syndrome de Reye est encore mal connue. Il se développe en général après une maladie virale bénigne telle que la varicelle, une infection des voies respiratoires supérieures ou une gastro-entérite. Il a également été associé à l'utilisation de l'acide acétylsalicylique (aspirine)[15]. Les parents étant de plus en plus nombreux à donner à leurs enfants de l'acétaminophène plutôt que de l'aspirine en cas de varicelle ou de symptômes grippaux, l'incidence du syndrome de Reye a diminué et il est devenu rare. Aux États-Unis, le National Reye Syndrome Surveillance System n'a relevé que 25 cas en 1990[1]. Près de 70 % des enfants qui sont victimes de ce syndrome lui survivent.

Le diagnostic est établi à la suite d'une brusque altération du niveau de conscience de l'enfant ainsi que d'après les résultats des analyses de laboratoire. Il n'est pas rare que l'enfant soit déjà au stade du coma (stade III) au moment du diagnostic. Les taux des enzymes hépatiques (aspartate aminotransférase [AST] ou alanine aminotransférase [ALT]) sont deux fois plus élevés qu'en temps normal, les taux d'ammoniaque sont élevés, les taux de glucose dans le sang sont inférieurs à la normale, le temps de prothrombine est augmenté. Une biopsie hépatique est parfois effectuée pour confirmer le diagnostic (elle montre un dépôt de gouttelettes de gras).

Les enfants atteints du syndrome de Reye doivent être hospitalisés dans une unité de soins intensifs pédiatriques, car leur état de santé peut se détériorer rapidement.

CONSEIL CLINIQUE

Veillez à ce que tous les parents comprennent le lien qui existe entre l'aspirine et le syndrome de Reye. Dites-leur de vérifier la composition de tous les médicaments en vente libre qu'ils possèdent ou qu'ils désirent se procurer afin de repérer ceux qui contiennent de l'aspirine. Insistez sur la nécessité de consulter un professionnel de la santé quand l'état d'un enfant se met à empirer à la fin d'une maladie virale.

IBUPROFÈNE, ACÉTAMINOPHÈNE ET SYNDROME DE REYE

Selon la Société canadienne de pédiatrie, il est peu probable qu'un risque aussi grave que l'association entre le syndrome de Reye et l'acide acétylsalicylique existe avec l'acétaminophène. Toutefois, on ne peut être aussi affirmatif quant il est question de l'ibuprofène, vu que celui-ci est un médicament relativement nouveau. Ainsi, l'ibuprofène doit être considéré comme un médicament de second choix dans le traitement de la fièvre et la douleur légère à modérée, particulièrement chez les enfants de moins de deux ans, et ce, même s'il semble inoffensif. Après de nombreuses années d'usage clinique prouvant l'absence d'effets secondaires graves lors de la prise de ce médicament, de nouvelles recommandations pourront être faites[16].

TABLEAU 19-17 Stades du syndrome de Reye

Stade	Manifestations cliniques
I	Vomissements ; léthargie ; réaction appropriée aux ordres verbaux ; réactions volontaires à la douleur ; réaction pupillaire rapide
II	Agressivité ; stupeur ; langage inapproprié ; confusion ; anxiété ; peur ; réactions volontaires ou involontaires à la douleur ; réaction pupillaire lente ; déviation conjuguée des yeux avec réflexe oculocéphalique ; réflexes exagérés ; évolution vers le coma entrecoupée d'épisodes de cris et de délire
III	Coma ; déviation conjuguée des yeux avec réflexe oculocéphalique diminué ; réaction pupillaire lente ; posture de décortication
IV	Coma avec dysfonctionnement du tronc cérébral ; absence ou intermittence du réflexe oculocéphalique ; perte du réflexe cornéen ; réaction pupillaire lente ; posture de décérébration
V	Coma avec convulsions ; flaccidité ; disparition des réflexes ostéotendineux ; arrêt respiratoire

Le but du traitement est d'apporter des soins de soutien et de prévenir les effets secondaires de l'œdème cérébral ainsi que les lésions métaboliques. Lorsque l'enfant est dans le coma, il a en général besoin de ventilation assistée. Il faut surveiller les signes d'hypertension intracrânienne, une conséquence possible de l'œdème cérébral. L'hypoglycémie se traite à l'aide de perfusion intraveineuse de glucose. Les électrolytes, la biochimie sanguine et le pH sanguin doivent être évalués régulièrement.

Soins infirmiers

Les soins infirmiers visent essentiellement à surveiller l'état physiologique de l'enfant, à apporter du soutien et à enseigner aux parents comment prévenir la maladie.

Vérifiez régulièrement l'état respiratoire et neurologique de l'enfant et notez tout signe d'amélioration ou de détérioration. Réorientez l'enfant qui se réveille après un coma. Pour connaître les interventions pertinentes, reportez-vous à la section traitant des soins infirmiers destinés à l'enfant présentant une altération de l'état de conscience, que vous trouverez au début de ce chapitre. Examinez les résultats des analyses de laboratoire et repérez les changements pouvant révéler une acidose, une augmentation des taux d'ammoniaque ou une hypoglycémie. Surveillez les ingesta et les excreta de l'enfant. Corrigez les déséquilibres en administrant les liquides, les électrolytes et les médicaments prescrits. Prenez les mesures nécessaires pour prévenir les complications liées à l'immobilité (voir le tableau 19-7).

Les parents peuvent se sentir coupables de ne pas avoir consulté plus tôt. Apportez-leur du soutien ; tenez-les au courant de l'évolution de l'état de santé de l'enfant et préparez-les à une éventuelle aggravation de la maladie. En leur expliquant les traitements, vous pouvez atténuer leur anxiété. Incitez-les à participer aux soins de l'enfant lorsque c'est possible.

Après avoir obtenu son congé de l'hôpital, l'enfant doit bénéficier d'un suivi médical qui permettra de détecter les séquelles de la maladie. Il peut présenter un retard de développement et des déficiences neurologiques, ces séquelles étant plus graves chez les enfants de moins de 2 ans. Assurez-vous que les parents connaissent les ressources de leur communauté susceptibles de les aider à veiller au rétablissement de l'enfant.

SYNDROME DE GUILLAIN-BARRÉ (POLYRADICULONÉVRITE AIGUË)

Le syndrome de Guillain-Barré est une maladie démyélinisante aiguë du système nerveux. Elle peut causer une détérioration des fonctions motrices et une paralysie qui progresse de manière ascendante. Elle frappe à tout âge, mais surtout entre 4 et 9 ans.

La douleur ou la paresthésie touche d'abord les membres inférieurs. Elle est suivie d'une faiblesse, d'une hypotonie ou d'une paralysie flasque symétriques qui s'étendent graduellement, en quelques jours ou quelques semaines, aux membres supérieurs, au tronc, au thorax, au cou, au visage et à la tête. Les réflexes ostéotendineux disparaissent au niveau de la ou des régions atteintes. Vu la faiblesse ou la paralysie des muscles respiratoires, il est possible que la respiration n'assure pas une oxygénation adéquate. Surviennent ensuite la parésie faciale et les difficultés de déglutition. Les nerfs crâniens peuvent être touchés. Un dysfonctionnement du système nerveux autonome cause parfois des symptômes, tels que hypertension, hypotension orthostatique, bradycardie ou tachycardie sinusale, diaphorèse excessive, incontinence urinaire ou fécale, rougeur du visage[13].

Les causes du syndrome de Guillain-Barré nous sont encore inconnues. Cette affection a été associée à plusieurs infections virales (une à quatre semaines avant le début des symptômes), ainsi qu'aux facteurs non infectieux suivants : intervention chirurgicale, trauma, médicaments, immunisations et hérédité.

Le diagnostic est établi au moyen de deux examens. La ponction lombaire permet de prélever du liquide céphalorachidien : si les taux de protéines sont élevés et si le nombre de lymphocytes par mm^3 est inférieur à 10, c'est que le patient est atteint du syndrome de Guillain-Barré[17]. Les cultures virales sont généralement négatives. Des tests de conduction électrique tels que l'électromyographie sont aussi effectués. Une courbe de conduction nerveuse anormale indique également la présence du syndrome.

Le traitement consiste en soins de soutien. De l'immunoglobuline peut être administrée à l'enfant par voie intraveineuse. En général, la progression de la faiblesse et de la paralysie cesse au bout de deux à quatre semaines, et un programme intensif de réadaptation permet à l'enfant de se rétablir complètement.

Soins infirmiers

Les soins infirmiers consistent avant tout à surveiller l'état respiratoire, à répondre aux besoins nutritionnels, à traiter le dysfonctionnement du système nerveux autonome, à prévenir les complications associées à l'immobilité, à apporter du soutien et à enseigner aux parents comment prendre soin de l'enfant après son congé de l'hôpital.

Surveiller l'état respiratoire

Observez l'état respiratoire de l'enfant, surtout au stade initial de la maladie. Surveillez les signes tels que la fatigue, les efforts respiratoires inadéquats, les changements de coloration. Si le niveau de PaO_2 diminue en deçà de 70 mm Hg, une intubation endotrachéale et une ventilation assistée s'avèrent nécessaires pour l'enfant[17].

Répondre aux besoins nutritionnels

Vérifiez si l'enfant a de la difficulté à avaler. S'il n'a pas le réflexe nauséeux, ses besoins nutritionnels doivent être comblés au moyen d'une sonde nasogastrique (par gavage), ou d'une alimentation parentérale totale (APT).

Traiter le dysfonctionnement du système nerveux autonome

Surveillez attentivement les signes vitaux de l'enfant, afin de détecter les modifications telles que l'hypotension et les arythmies. Vérifiez souvent si son niveau de conscience a diminué. Intervenez immédiatement si vous observez ces signes ou d'autres indications de la présence d'un dysfonctionnement du système nerveux autonome.

Prévenir les complications

L'infirmière doit prévenir les complications associées à l'immobilité (voir le tableau 19-7). Vérifiez que l'enfant a une position adéquate et faites alterner les positions toutes les deux heures. Il est également important de maintenir l'intégrité de la peau.

Évaluez le tonus, la force et la symétrie musculaires de l'enfant. Dès que son état commence à s'améliorer, il doit en priorité récupérer la force perdue. La physiothérapie accordera par conséquent une place importante aux exercices actifs. Encouragez les membres de la famille à participer aux soins de l'enfant, surtout durant la convalescence. Ils peuvent, par exemple, participer aux activités de la vie quotidienne et aider l'enfant à mettre en pratique ce qu'il a appris dans ses séances de physiothérapie.

Apporter du soutien à l'enfant et à sa famille

Dès le début, expliquez aux parents la progression du syndrome de Guillain-Barré. Comme la détérioration rapide de l'état physique de leur enfant risque de les affoler, il est essentiel que l'infirmière les y prépare, afin d'atténuer leur anxiété. Parlez-leur franchement du rétablissement et du pronostic.

Pour sécuriser l'enfant, invitez les parents à apporter ses jouets, poupées ou livres favoris. En effet, il peut être rassurant pour lui que ses parents jouent avec lui ou lui fassent la lecture.

Planifier le congé et enseigner à la famille les soins à domicile

Il faut déterminer et combler bien avant le congé les besoins de la famille en matière de soins à domicile. Aidez les parents à préparer le retour de l'enfant à la maison. Dirigez-les vers leur Centre local de services communautaires (CLSC) ou vers des infirmières prodiguant des soins à domicile, qui pourront coordonner le traitement, la réadaptation et le suivi. Mettez-les en rapport avec des travailleurs sociaux susceptibles de les aider à régler les questions financières et scolaires, le cas échéant.

Soins dans la communauté

Aidez l'enfant à s'adapter aux séquelles du syndrome de Guillain-Barré. Aidez-le à faire les exercices qu'il a appris en physiothérapie et incitez-le à reprendre les activités de la vie quotidienne, par exemple, se brosser les dents ou se coiffer.

Pour promouvoir son estime de soi, félicitez-le chaque fois qu'il déploie des efforts pour reconquérir son autonomie. L'enfant peut éprouver de la colère ou de la frustration. Laissez-le exprimer convenablement ces sentiments pendant les jeux ou les conversations.

▶ ANOMALIES STRUCTURALES

HYDROCÉPHALIE

L'hydrocéphalie résulte d'un déséquilibre entre la production et l'absorption du liquide céphalorachidien. Elle est souvent d'origine congénitale, mais peut aussi être associée à la prématurité. Son incidence s'élève à trois ou quatre cas pour 1000 naissances. La forme héréditaire la plus courante est l'hydrocéphalie liée au chromosome X, qui représente 2 % à 7 % des cas[18]. L'affection peut aussi toucher les enfants plus âgés à la suite d'une maladie ou d'un trauma.

Manifestations cliniques

Le tableau 19-18 présente la liste des signes et symptômes de l'hydrocéphalie, qui varient selon l'âge de l'enfant. Chez les nourrissons, la principale manifestation de cette

TABLEAU 19-18 Manifestations cliniques de l'hydrocéphalie

Hydrocéphalie congénitale ou acquise chez le nouveau-né/le nourrisson

Augmentation rapide du périmètre crânien (dans certains cas, on peut noter un écartement des sutures crâniennes

Protubérance des bosses frontales

Distension des veines du cuir chevelu

Peau translucide

Yeux en « coucher de soleil » (la sclérotique est visible par-dessus l'iris)

Bombement de la fontanelle antérieure, absence de pulsation au niveau de la fontanelle

Signe de Macewen ou « bruit du pot fêlé » (à la percussion)

Irritabilité ou léthargie

Diminution du niveau de conscience

Stades tardifs

- Cris aigus et perçants
- Difficultés de déglutition ou d'alimentation
- Dépression cardiorespiratoire (cas graves)

Hydrocéphalie acquise chez l'enfant plus âgé

Pas d'augmentation du périmètre crânien

Céphalées avec nausées ou vomissements lors de la mise en position debout

Irritabilité, somnolence, confusion ou apathie

Changements de la personnalité

Manque de jugement ou incohérence verbale

Ataxie, spasticité ou autres altérations du développement moteur

Troubles visuels dus aux pressions exercées sur le nerf optique

Signes d'hypertension intracrânienne

anomalie est l'augmentation rapide du périmètre crânien (figure 19-10). Pour leur part, les enfants plus âgés présentent des signes d'hypertension intracrânienne (voir le tableau 19-6).

Étiologie et physiopathologie

On distingue deux formes d'hydrocéphalie. La première, l'hydrocéphalie communicante, est causée par une mauvaise absorption du liquide céphalorachidien dans l'espace sous-arachnoïdien au niveau des villosités arachnoïdiennes. Spécifions que le liquide céphalorachidien s'écoule de façon adéquate dans l'espace sous-arachnoïdien ; c'est son absorption qui est insuffisante. L'hydrocéphalie communicante peut être acquise à la suite d'une méningite postinfectieuse ou d'une hémorragie sous-arachnoïdienne ; elle peut aussi être d'origine congénitale ou inconnue.

La deuxième forme, l'hydrocéphalie non communicante, représente 99 % des cas qui touchent les enfants[19]. Elle est causée par un blocage qui se produit au niveau du système ventriculaire et empêche le liquide céphalorachidien d'entrer dans l'espace sous-arachnoïdien (figure 19-11). Cette obstruction peut être provoquée par une infection, une hémorragie, une tumeur ou une difformité structurale. Certaines anomalies structurales congénitales, comme la malformation d'Arnold-Chiari de type II (observée chez la plupart des enfants atteints de myéloméningocèle) et le syndrome de Dandy-Walker (dilatation kystique du quatrième ventricule), provoquent des obstructions qui empêchent l'écoulement du liquide céphalorachidien[20].

Examens diagnostiques et traitement médical

Chez les nouveau-nés et les nourrissons, le diagnostic d'hydrocéphalie est établi d'après les manifestations cliniques. Dans le contexte hospitalier, le périmètre crânien de tout bébé à risque (atteint de myéloméningocèle ou ayant souffert d'une méningite, d'un trauma ou d'un autre trouble) doit absolument être mesuré tous les jours. Chez les enfants plus âgés, ce sont les signes de l'hypertension intracrânienne qui sont perçus et notés.

La TDM et l'IRM confirment le diagnostic d'hydrocéphalie et, dans certains cas, en révèlent la cause anatomique. Chez les nouveau-nés et les nourrissons dont la fontanelle est encore ouverte, le diagnostic peut être confirmé à l'aide d'une échographie cérébrale par la fontanelle antérieure.

Le traitement consiste à traiter la cause de l'hydrocéphalie (entre autres, par l'ablation chirurgicale d'une lésion) et à rediriger le liquide céphalorachidien excédentaire

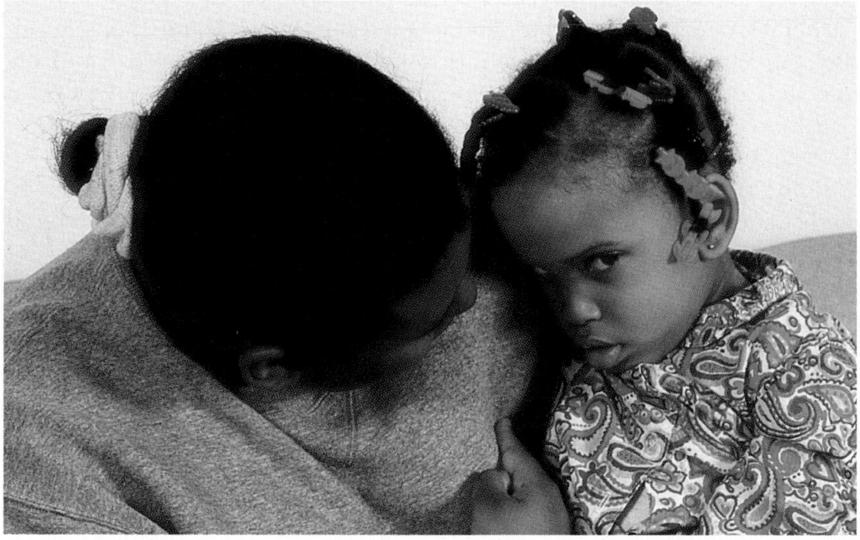

FIGURE 19-10. Dans les cas d'hydrocéphalie communicante, une quantité excessive de liquide céphalorachidien s'accumule dans l'espace sous-arachnoïdien et provoque l'augmentation caractéristique du périmètre crânien qu'on observe ici. Remarquez la déviation descendante des yeux : la paupière inférieure cache la moitié inférieure de l'iris. Ce signe se manifeste dans les cas graves.

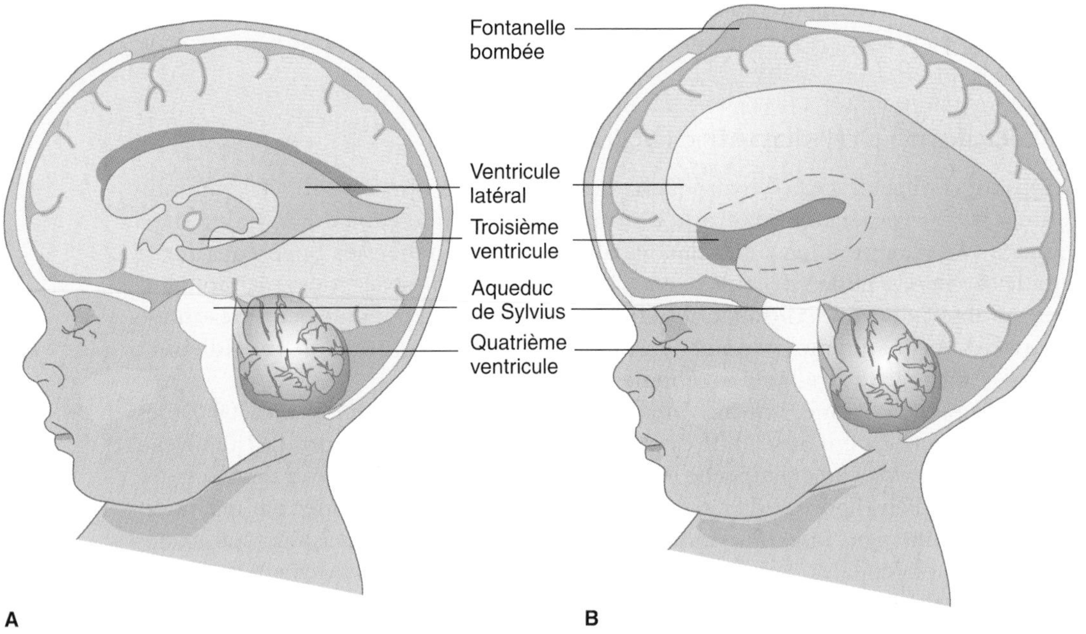

FIGURE 19-11. A, Taille normale des ventricules. B, Ventricules anormalement gros, caractéristiques de l'hydrocéphalie.

RECHERCHE

Les chercheurs en neuroendoscopie travaillent actuellement à l'élaboration de techniques permettant de faire circuler le liquide céphalorachidien par une autre voie, entre les ventricules et la mœlle épinière, chez les patients atteints d'hydrocéphalie non communicante. Cette nouvelle technique pourrait éviter à l'avenir la mise en place d'une dérivation chez certains patients[20].

CONSEIL CLINIQUE

Une fois que la fièvre a baissé, les modifications de la réactivité et de l'irritabilité constituent les principaux signes d'infection de la dérivation[20].

par la mise en place d'une dérivation, souvent de type ventriculo-péritonéal (figure 19-12). La dérivation compte quatre composantes : une sonde ventriculaire, un réservoir, ou chambre de pompage, une soupape de pression unidirectionnelle et une sonde distale. En général, on l'installe pour la première fois vers l'âge de 3 ou 4 mois et on la remplace deux à quatre fois, à mesure que l'enfant grandit.

Des complications d'ordre mécanique peuvent se produire : blocage à l'extrémité proximale ou distale de la sonde, enroulement de la sonde, détérioration de la soupape. Les nourrissons et les enfants dont la dérivation ne fonctionne pas de manière optimale manifestent les signes et symptômes de l'hydrocéphalie récurrente et de l'hypertension intracrânienne. La TDM et l'IRM confirment la défectuosité de la dérivation et l'augmentation de la taille des ventricules.

L'infection de la dérivation constitue la complication la plus grave. Elle peut se produire n'importe quand, mais est plus fréquente dans les deux mois suivant sa mise en place. Elle se manifeste par l'inflammation d'un ventricule, une faible fièvre, des malaises, des céphalées et des nausées. Elle se traite en général au moyen d'antibiotiques. Si l'infection a pris trop d'ampleur, cependant, il faut retirer la dérivation et la remplacer par un dispositif de drainage externe. Une nouvelle dérivation peut être mise en place dès que l'infection est guérie.

Afin de réduire le risque d'infection de leur dérivation, on donne à certains enfants le traitement antibiotique prophylactique administré aux enfants atteints d'une anomalie cardiaque (se reporter au chapitre 13).

Collecte des données

L'infirmière doit bien connaître les manifestations cliniques de l'hydrocéphalie afin de permettre le dépistage et le traitement rapides de cette affection. Elle doit mesurer le périmètre crânien de tous les nourrissons à chacune de leurs visites de routine.

Surveillez chez l'enfant porteur d'une dérivation ventriculo-péritonéale les signes et symptômes d'une défectuosité du dispositif ou d'une infection et signalez immédiatement les anomalies au médecin.

Diagnostics infirmiers

Voici des diagnostics infirmiers pouvant s'appliquer aux enfants atteints d'hydrocéphalie :

- Risque d'infection relié à la présence d'une dérivation ;
- Altération de la mobilité physique reliée à l'augmentation du poids de la tête ;
- Risque de défaillance dans l'exercice du rôle de l'aidant naturel relié aux soins à apporter à un enfant atteint d'une maladie chronique ou potentiellement mortelle ;
- Anxiété (des parents) reliée aux interventions chirurgicales répétées et à la présence d'une maladie potentiellement mortelle ;
- Risque d'accident relié par un blocage du dispositif de dérivation.

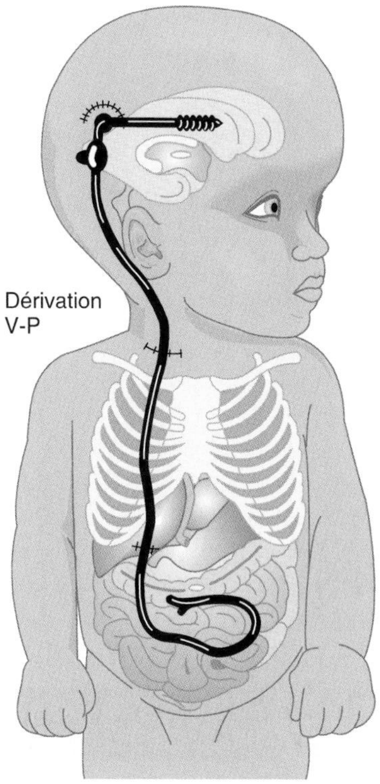

FIGURE 19-12. Les enfants atteints d'hydrocéphalie sont souvent traités au moyen d'une dérivation ventriculo-péritonéale, généralement mise en place vers l'âge de 3 ou 4 mois. Dans ce type de dérivation, le liquide céphalorachidien s'écoule des ventricules cérébraux vers le péritoine.

Soins infirmiers

En milieu hospitalier, les soins infirmiers consistent avant tout à prodiguer à l'enfant les soins préopératoires et postopératoires dont il a besoin et à lui apporter du soutien ainsi qu'à sa famille.

Soins préopératoires

Mesurez chaque jour le périmètre crânien de l'enfant et surveillez les signes d'hypertension intracrânienne (voir le tableau 19-6).

Mesurez, selon les ordonnances, les ingesta et les excreta. Évaluez soigneusement l'état respiratoire. Assurez à l'enfant des soins de la peau adéquats.

Installez et mobilisez l'enfant de façon adéquate. Veillez à ne pas étirer, ni fatiguer les muscles de son cou, car ils doivent soutenir une tête volumineuse. Comme la tête est plus lourde, il peut être difficile de tenir l'enfant dans ses bras. Pour éviter les ruptures de l'épiderme, placez une peau de mouton ou une couverture en laine d'agneau sous la tête de l'enfant. Prenez les mesures qui s'imposent pour prévenir les autres complications de l'immobilité (voir le tableau 19-7).

Veillez à ce que les besoins nutritionnels spéciaux de l'enfant soient comblés. Comme il est sujet aux vomissements, il est préférable de l'alimenter fréquemment et en petite quantité, en lui faisant souvent faire son rot.

Soins postopératoires

En général, l'enfant doit d'abord être couché à plat pour éviter un drainage rapide du liquide céphalorachidien. Si le liquide céphalorachidien s'écoule trop rapidement, le volume des ventricules diminue trop rapidement, ce qui risque de mener à un hématome sous-dural causé par le détachement du cortex cérébral et de la dure-mère et le déchirement des veinules. Élevez graduellement la tête du lit. Cette précaution n'est généralement pas nécessaire pour l'enfant faisant l'objet d'un changement électif de dérivation, car les ventricules sont déjà de taille normale.

Prenez les signes vitaux toutes les deux à quatre heures. Surveillez attentivement les signes de défectuosité de la dérivation, d'élévation de la pression intracrânienne (voir le tableau 19-6) ou d'infection.

Surveillez l'apparition d'une distension abdominale qui pourrait être causée par un mauvais positionnement de la sonde au niveau du péritoine, causant une péritonite.

Apporter du soutien à l'enfant et à sa famille

Expliquez aux parents l'affection de l'enfant et toutes les interventions qui doivent être effectuées. Lorsque c'est possible, encouragez les parents et la famille à prendre part aux soins de l'enfant. Manifestez-leur votre compréhension et votre empathie et laissez-les exprimer leurs inquiétudes. Quand l'hydrocéphalie survient chez un nouveau-né ou un nourrisson, les parents redoutent les répercussions de cette affection chronique ainsi que les opérations chirurgicales à venir. Par ailleurs, si elle est consécutive à un néoplasme, la présence d'une maladie potentiellement mortelle aggravera leur angoisse.

Rassurez les parents en leur disant que la plupart des enfants qui portent une dérivation vivent normalement, fréquentent l'école et interagissent avec les autres comme le font leurs pairs.

Planifier le congé et enseigner à la famille les soins à domicile

Il faut déterminer et combler bien avant le congé les besoins de la famille en matière de soins à domicile. Enseignez aux parents les soins nécessaires aux enfants porteurs d'une dérivation. Les parents et les autres membres de la famille doivent être au courant des signes et symptômes d'une défectuosité de la dérivation (signes d'hypertension intracrânienne) ou d'une infection. Donnez-leur le numéro de téléphone où ils peuvent contacter le pédiatre et le neurochirurgien de l'enfant et assurez-vous qu'ils comprennent qu'ils doivent communiquer immédiatement avec un médecin s'ils soupçonnent un problème. Informez-les que la dérivation devra être remplacée une ou plusieurs fois dans les années à venir, au fil de la croissance de l'enfant. Des soins à domicile adéquats doivent être organisés avant le congé. Indiquez aussi aux parents les services psychologiques et sociaux qui pourraient leur être utiles, ainsi que les groupes de soutien qui peuvent les aider par exemple, l'Association de spina-bifida et d'hydrocéphalie du Québec et l'Association de spina-bifida et d'hydrocéphalie du Canada (se reporter à l'annexe G).

Soins dans la communauté

Les nourrissons et les enfants qui portent une dérivation doivent faire l'objet d'examens réguliers visant à vérifier le bon fonctionnement de ce système de drainage. Mesurez le périmètre crânien à chaque visite, afin de surveiller la croissance. Évaluez l'enfant pour dépister des retards du développement en matière de cognition, de langage et de motricité. Les habiletés verbales des enfants atteints d'hydrocéphalie sont souvent meilleures que leur motricité fine. L'enfant et la famille doivent être orientés vers un programme d'intervention précoce qui favorise les progrès développementaux. Les enfants d'âge scolaire peuvent avoir besoin d'un plan d'interventions personnalisées (se reporter au chapitre 6). Les altérations des fonctions cognitives sont souvent attribuables aux complications plutôt qu'à l'hydrocéphalie même.

Si les parents veulent faire garder leur enfant, conseillez-leur de choisir une garderie où les enfants sont relativement peu nombreux, afin de réduire le risque d'infection. À chaque visite, rappelez-leur quels sont les signes d'infection ou de défectuosité de la dérivation. Assurez-vous qu'ils sont préparés à faire face à l'urgence que représente une défaillance du système de drainage.

Incitez les parents à ne pas surprotéger l'enfant et à le laisser se développer normalement. Les sports de contact doivent cependant être déconseillés.

MESURES DE SÉCURITÉ

En voiture, les nourrissons qui ont du mal à soutenir le poids de leur tête à cause de l'hydrocéphalie ne doivent jamais être placés dans les sièges pour enfants tournés vers l'avant, quel que soit leur âge. Cette position augmente en effet le risque de blessure à la colonne cervicale et de décès en cas de collision.

MALFORMATION D'ARNOLD-CHIARI TYPE II

Cette malformation se caractérise par un déplacement vers le bas du cervelet, du tronc cérébral et du quatrième ventricule. Puisque plusieurs fonctions vitales telles que la respiration et la pulsation cardiaque sont contrôlées en grande partie par le tronc cérébral et comme l'origine des nerfs crâniens X et XI, responsables de la déglutition et du réflexe nauséeux, se trouve également dans cette région, ce déplacement peut avoir des conséquences diverses : mort subite, besoin d'une ventilation assistée, difficultés de déglutition, etc. Les signes et symptômes de ces troubles peuvent se manifester n'importe quand.

SPINA-BIFIDA

Le spina-bifida est une malformation congénitale du tube neural qui touche la tête et la colonne vertébrale. Il constitue la plus fréquente anomalie du développement du système nerveux central. Cette malformation peut survenir en n'importe quel endroit de la colonne vertébrale. Le spina-bifida fait partie des anomalies du tube neural, parmi lesquelles on trouve également l'anencéphalie et l'encéphalocèle. Santé Canada rapporte que, au Canada, il y a une régression constante de la prévalence des anomalies du tube neural. Alors que, en 1989, ces anomalies touchaient 11,6 naissances (naissances vivantes et mortinaissances) sur 10 000, en 1997, cette proportion était de 7,5 naissances vivantes sur 10 000[21]. Le diagnostic pouvant être établi avant la naissance, l'accouchement se fait souvent par césarienne, afin d'atténuer le trauma subi par la colonne vertébrale, qui est ouverte.

On distingue différents types de spina-bifida (tableau 19-19). Une protrusion ayant la forme d'un sac et située dans le dos du nouveau-né révèle une méningocèle ou une myéloméningocèle (figure 19-13). Les manifestations cliniques dépendent de

TABLEAU 19-19 Types de spina-bifida

Spina-bifida occulta	Absence de fusion de l'arc postérieur vertébral, le plus souvent au niveau de la cinquième vertèbre lombaire (L5) ou de la première sacrée (S1). Pas de hernie de la mœlle épinière ni des méninges. Affection généralement indécelable de l'extérieur. Une touffe de poils, un kyste dermoïde ou un hémangiome peut cependant se trouver à l'emplacement de la lésion.
Spina-bifida aperta	Absence de fermeture de l'arc postérieur vertébral avec protrusion à travers la colonne vertébrale. Comprend deux variantes, la méningocèle et la myéloméningocèle.
Méningocèle	Protrusion en forme de sac qui passe par un hiatus osseux et contient les méninges et du liquide céphalorachidien. Le sac peut être translucide ou membraneux.
Myéloméningocèle	Hernie en forme de sac qui passe par un hiatus osseux et contient les méninges, du liquide céphalorachidien ainsi qu'une partie de la mœlle épinière ou des racines nerveuses ; les fuites de liquide sont possibles ; la lésion est mal recouverte par des tissus imparfaits.

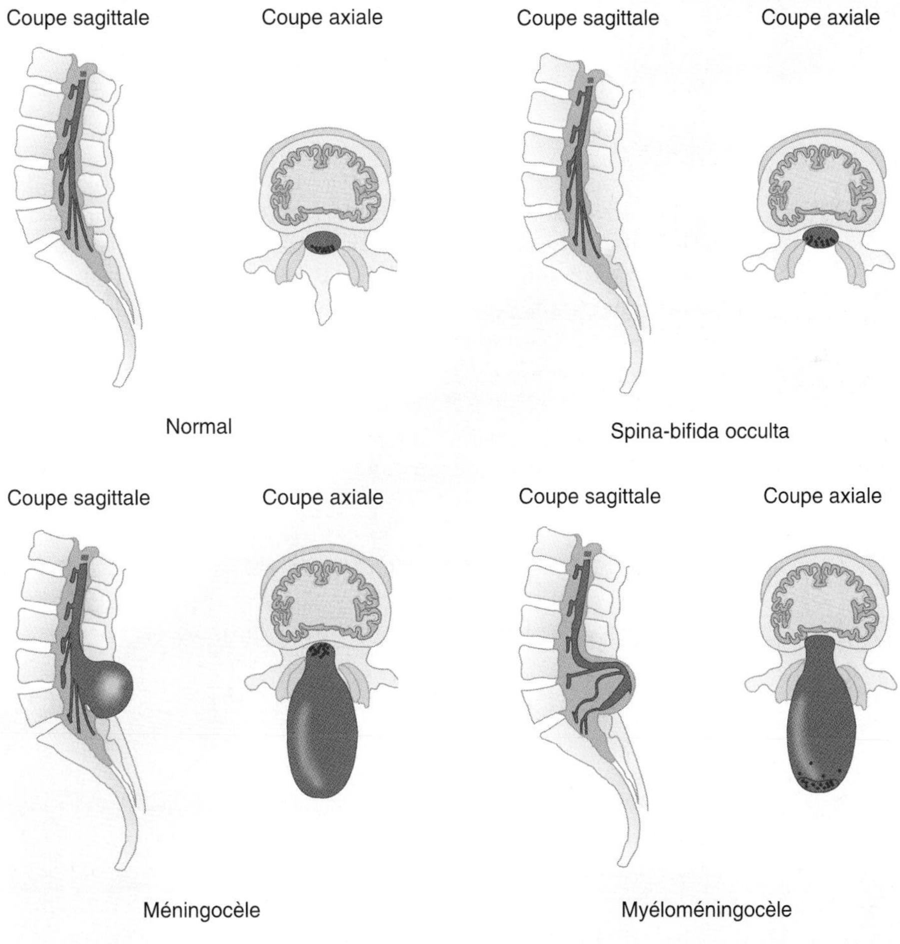

l'emplacement de la protrusion : plus elle est haute, plus le dysfonctionnement neurologique est important. L'enfant peut avoir les membres inférieurs complètement paralysés ou souffrir de divers degrés d'immobilité accompagnée de difficultés orthopédiques. Les sphincters urinaire et intestinal sont parfois touchés. L'atteinte neurologique et la rétention urinaire peuvent aussi causer des dommages aux reins. Dans le cas de la myéloméningocèle, l'enfant est généralement atteint d'hydrocéphalie à cause de la malformation d'Arnold-Chiari type II. Le tableau 19-20 présente la liste des problèmes qui peuvent accompagner le spina-bifida.

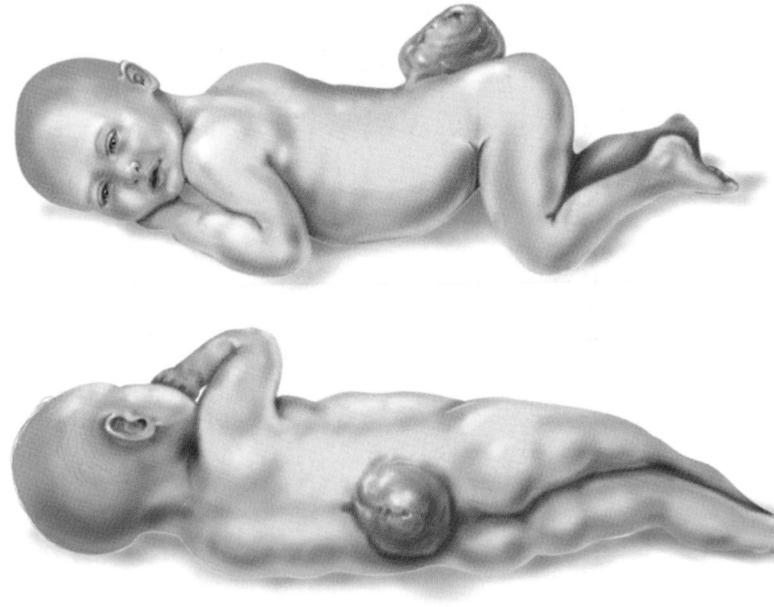

FIGURE 19-13. La myéloméningocèle lombosacrée est causée par une anomalie du tube neural qui entraîne une fermeture incomplète de la colonne vertébrale. Ainsi qu'on le voit sur cette illustration, les méninges (et parfois la mœlle épinière) forment une protrusion ressemblant à un sac.

SUPPLÉMENTS D'ACIDE FOLIQUE

Étant donné qu'en Amérique du Nord environ la moitié des grossesses ne sont pas planifiées, la Société canadienne de pédiatrie recommande que toutes les femmes en âge de procréer prennent quotidiennement des suppléments d'acide folique de 0,4 à 0,8 mg[22].

Les causes du spina-bifida sont inconnues, mais certains facteurs environnementaux seraient en cause : produits chimiques, médicaments, carences alimentaires maternelles (en particulier, en acide folique). L'incidence de cette affection étant plus forte dans certaines familles, des facteurs génétiques pourraient aussi être en jeu.

En période prénatale, un dosage des alphafœtoprotéines sériques maternelles et une échographie de l'utérus permettent de dépister 85 à 90 % des cas d'anomalies du tube neural[22]. Une femme ayant déjà donné naissance à un enfant présentant ce type d'anomalie peut subir une amniocenthèse pour doser les alphafœtoprotéines du liquide amniotique, ce qui permet de dépister 95 % des cas[22]. Toutefois, cette technique

TABLEAU 19-20 Problèmes de santé courants chez les enfants atteints du spina-bifida

Système	Problèmes de santé
Musculosquelettique	Pied bot Luxation de la hanche Mauvais alignement musculosquelettique Scoliose, cyphose
Génito-urinaire	Vessie neurogène Hydronéphrose, dommages rénaux Reflux urinaire, infection des voies urinaires Incontinence
Gastro-intestinal	Constipation, fécalome Incontinence
Neurologique	Déficits cognitifs, difficultés d'apprentissage Troubles visuels Déficiences sensorielles Paralysie, faiblesse musculaire Difficultés d'alimentation, problèmes de déglutition Apnée du sommeil

entraîne des risques de perte fœtale se situant entre 0,5 et 1 %[23]. Après la naissance, le diagnostic est établi au moyen d'un examen de la lésion et d'une évaluation de l'état neurologique de l'enfant. Les images radiologiques obtenues par TDM ou par IRM et les clichés de la colonne vertébrale permettent de localiser avec précision l'anomalie osseuse. L'intervention chirurgicale visant à refermer et à réparer la lésion est pratiquée en général dans les quelques jours suivant la naissance.

Le pronostic dépend du type de malformation, du siège de la lésion et de la présence d'autres facteurs de complication. Une équipe composée de médecins, d'infirmières et d'autres professionnels de la santé spécialisés en neurochirurgie, en orthopédie, en urologie et en physiatrie doit élaborer un plan de soins complet en collaboration avec la famille.

Soins infirmiers

En milieu hospitalier, les soins infirmiers consistent avant tout à prodiguer les soins préopératoires et postopératoires, à favoriser la mobilité et à apporter du soutien à la famille.

Soins préopératoires

Couvrez le sac d'un pansement imbibé d'une solution saline stérile pour protéger son intégrité. Placez le nouveau-né sur le ventre, les hanches légèrement fléchies et les jambes en abduction pour réduire le plus possible les tensions exercées sur le sac. Maintenez-le dans cette position au moyen de serviettes roulées et placées entre ses genoux. Examinez-le régulièrement pour détecter les déficiences motrices, ainsi que les problèmes intestinaux et urinaires.

Le nouveau-né qui n'a pas encore été opéré doit être manipulé avec beaucoup de précautions. Jusqu'à l'intervention chirurgicale, placez la tête de l'enfant sur le côté pour le nourrir. Avant son entrée au bloc opératoire, rassurez-le par des stimulations tactiles : touchez-le, tapotez-le ou caressez-le.

Soins postopératoires

Mesurez les signes vitaux de l'enfant. Surveillez étroitement les symptômes d'infection, en particulier la méningite. Si une dérivation ventriculo-péritonéale a été installée, surveillez aussi les signes d'hydrocéphalie, d'hypertension intracrânienne et d'infection. Examinez la plaie opératoire pour détecter les fuites de liquide céphalorachidien. Le nouveau-né doit être couché sur le ventre ou sur le côté. Il peut être tenu en position verticale dans certains cas.

Favoriser la mobilité

Dès que possible, faites faire à l'enfant de légers exercices d'amplitude de mouvement, afin d'éviter les contractures et l'atrophie musculaire. Faites preuve d'une extrême prudence, car les enfants atteints de spina-bifida ont les os fragiles et sont sujets aux fractures idiopathiques.

Apporter du soutien à la famille

Tenez les parents au courant de l'état de santé de l'enfant. Laissez-les exprimer leur colère et leur frustration. Dès qu'ils sont en mesure de faire face à la maladie de l'enfant, incitez-les à participer aux soins qu'il reçoit à l'hôpital.

Planifier le congé et enseigner à la famille les soins à domicile

Il faut déterminer et combler bien avant le congé les besoins de la famille en matière de soins à domicile. Assurez-vous que les membres de la famille comprennent la façon dont ils doivent prendre soin de l'enfant à la maison. Aidez-les, si nécessaire, à se procurer les appareils spéciaux, tels que les orthèses, les attelles, les gouttières et les rouleaux, pour prévenir les complications. Montrez-leur comment positionner l'enfant,

CROISSANCE ET DÉVELOPPEMENT

Intervenez auprès des enfants plus âgés en tenant compte du niveau intellectuel et non du développement moteur. Encouragez-les à prendre soin d'eux-mêmes et reconnaissez leur besoin de maîtriser leurs fonctions corporelles. Incitez-les à interagir avec les autres enfants hospitalisés et à prendre part aux activités. S'ils doivent être hospitalisés à plus long terme, prenez les dispositions nécessaires pour qu'ils poursuivent leur programme scolaire.

MESURES DE SÉCURITÉ

Entre 18 % et 40 % des enfants atteints de spina-bifida sont allergiques au latex (se reporter au chapitre 10). Des cas d'enfants chez qui une exposition au latex a causé l'anaphylaxie ont été rapportés. Tous les enfants allergiques au latex doivent avoir en permanence sur eux une trousse d'urgence ÉpiPen contenant un auto-injecteur d'épinéphrine à utiliser en cas d'anaphylaxie. N'utilisez pas de matériel contenant du latex pour les soins donnés à l'hôpital, en consultation externe ou à domicile. L'allergie au latex se développe au contact d'objets contenant du latex, et plus l'enfant est exposé à ces objets, plus les risques d'allergie augmentent : il faut donc lui éviter tout contact avec ceux-ci. Le tableau 10-9 présente une liste des produits contenant du latex et de leurs substituts possibles. L'Association de spina-bifida et d'hydrocéphalie du Québec peut vous fournir une liste à jour si nécessaire.

le manipuler, le nourrir et lui faire faire ses exercices d'amplitude de mouvement. Enseignez-leur les signes et symptômes d'hypertension intracrânienne, d'hydrocéphalie, d'infection ou de défectuosité de la dérivation et d'infection des voies urinaires. Si nécessaire, prenez des dispositions pour qu'ils bénéficient de soins infirmiers à domicile. L'infirmière des soins à domicile rappelera les habiletés apprises à l'hôpital et coordonnera les interventions des nombreux professionnels de la santé qui travailleront avec l'enfant et sa famille.

Dirigez les parents vers les groupes de soutien susceptibles de leur être utiles, par exemple, l'Association de spina-bifida et d'hydrocéphalie du Québec et l'Association de spina-bifida et d'hydrocéphalie du Canada (se reporter à l'annexe G).

Soins dans la communauté

Pour éviter les complications et bénéficier d'un développement optimal, l'enfant atteint de spina-bifida doit faire l'objet de soins intégrés, planifiés et coordonnés par une équipe compétente de professionnels de la santé. Ces soins peuvent être administrés en collaboration avec le médecin de famille.

Apprenez au patient et à sa famille à utiliser correctement les appareils orthopédiques, les déambulateurs (marchettes), les béquilles, les cannes ou, dans certains cas, les fauteuils roulants sur mesure, afin que l'enfant puisse se déplacer par lui-même et en toute sécurité (figure 19-14). L'enfant, qui a peu de sensibilité au niveau des membres inférieurs, ne sent pas les éraflures, les irritations causées par les appareils ni les brûlures ; il est donc important d'enseigner aux parents comment faire un examen quotidien de sa peau, afin de détecter les signes d'irritation et les plaies de pression (se reporter au chapitre 22). Quand l'enfant est en fauteuil roulant, il faut utiliser des coussins remplis de gel et changer régulièrement sa position pour prévenir les plaies de pression. Selon la température extérieure, il ne faut jamais placer dans une voiture un enfant dont la peau nue est exposée sans vérifier d'abord que le siège n'est pas trop chaud. Vérifiez aussi la température de l'eau du bain. La famille doit informer tous les professionnels de la santé, y compris le dentiste, que l'enfant est sensible ou allergique au latex.

Si nécessaire, apprenez aux parents comment faire des cathétérismes vésicaux à l'enfant. Quand il sera en âge de le faire, l'enfant pourra apprendre comment effectuer lui-même ses cathétérismes vésicaux intermittents, pour éviter les infections des voies urinaires et d'autres complications rénales (voir le tableau 17-6). Il est important que son alimentation soit adéquate et équilibrée afin de prévenir l'obésité et de réduire les risques de constipation et de complications telles que le fécalome. À mesure qu'il grandit, il faut aussi montrer à l'enfant à assumer de plus en plus ses propres soins.

Les parents font aussi face aux dépenses à long terme qu'impliquent les soins de l'enfant : remplacement des appareils au fil de sa croissance et achat d'autres fournitures médicales. Ils doivent par conséquent apprendre à assumer le rôle de gestionnaire de cas ou à travailler efficacement avec la personne qui remplit cette fonction.

CRANIOSTÉNOSE

La craniosténose, également appelée craniosynostose, est la fermeture prématurée d'une ou de plusieurs sutures crâniennes. Son incidence est de 1 cas sur 2 000 naissances vivantes. Les antécédents familiaux de la plupart des enfants touchés ne révèlent pas de craniosténose, mais 10 % à 20 % d'entre eux présentent d'autres syndromes héréditaires[24]. L'existence de plus de 50 syndromes associés à la craniosténose a été attestée[25].

Normalement, les sutures crâniennes s'ossifient à des moments prédéterminés du développement de l'enfant. Si une ou des sutures se ferment prématurément, les os continuent de grandir parallèlement à la suture, ce qui cause une excroissance compensatoire le long des lignes normales de suture et, donc, la difformité crânienne typique de la craniosténose (figure 19-15).

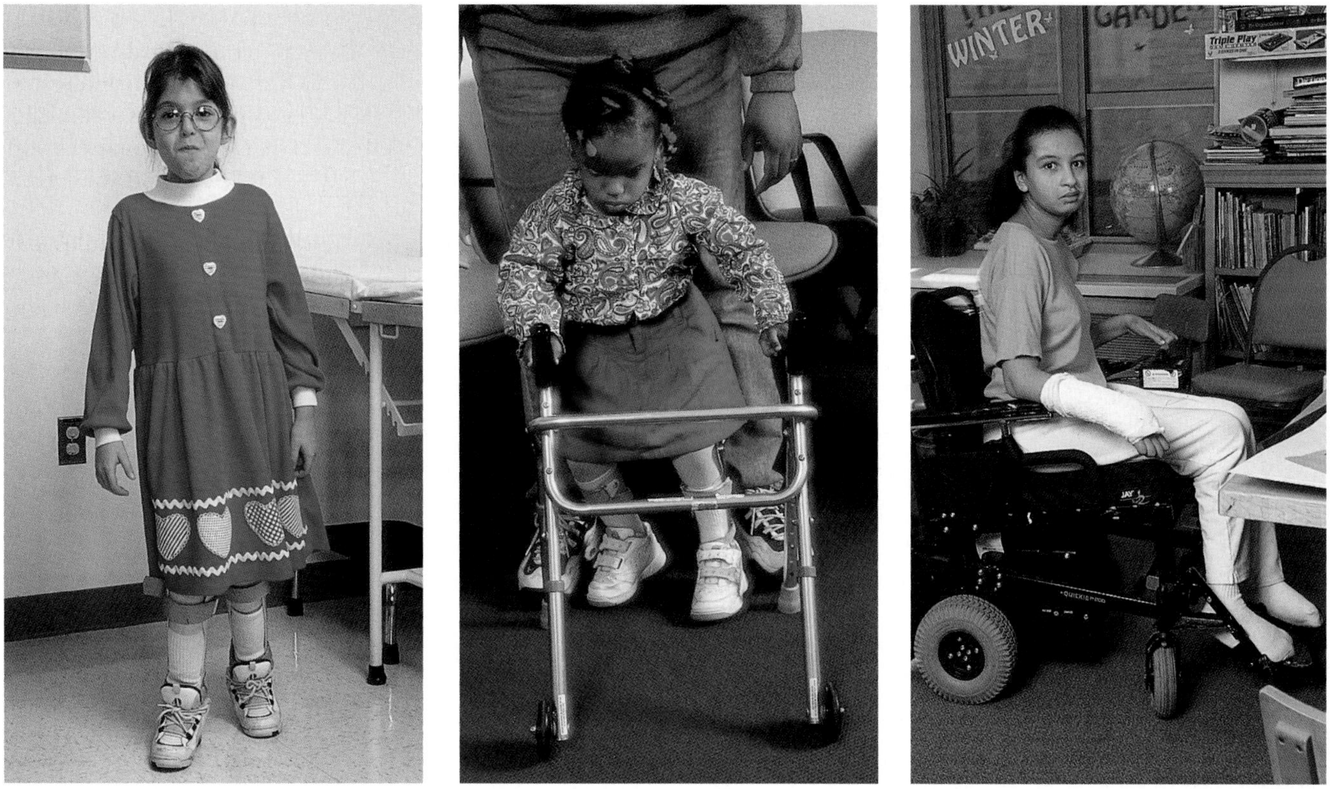

A B C

FIGURE 19-14. L'infirmière participe au choix des appareils fonctionnels susceptibles de contribuer à l'acquisition d'une mobilité maximale et de favoriser le développement. Pour être le plus autonome possible, l'enfant peut utiliser des appareils différents selon le contexte. **A** et **B**, Les gouttières et les déambulateurs (marchettes) sont en général les dispositifs qui conviennent le mieux aux jeunes enfants, car, en les aidant à se tenir debout, ils leur permettent d'interagir normalement avec leur environnement. **C**, Le fauteuil roulant motorisé permet aux enfants et aux adolescents atteints de déficiences neurologiques importantes d'acquérir autonomie et mobilité.

Les causes de la craniosténose nous sont encore inconnues. Le diagnostic est établi à partir de l'apparence clinique. La palpation du crâne révèle la présence d'une crête osseuse le long de la suture. Les radiographies du crâne, la TDM et l'IRM confirment ensuite le diagnostic. Les mains et les pieds de l'enfant doivent être minutieusement examinés afin de détecter toute malformation squelettique pouvant être associée à un syndrome[24].

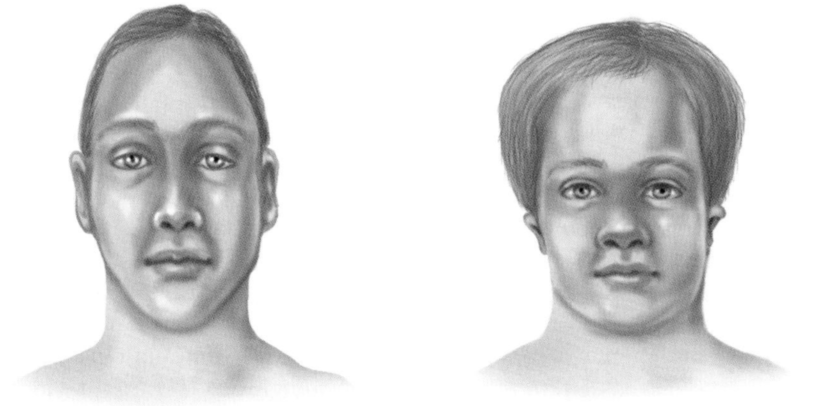

A B

FIGURE 19-15. Chez les enfants atteints de craniosténose, la forme de la tête dépend des sutures touchées. Les illustrations **A** et **B** représentent deux des conformations possibles.

Le traitement le plus courant est la chirurgie reconstructive. Un retard dans le diagnostic et le traitement peut avoir de graves conséquences : en plus de ses répercussions sur l'apparence physique de l'enfant, il peut entraîner des séquelles neurologiques, mentales et visuelles, en particulier si plus d'une suture est touchée. Après l'opération, il est important de garder l'incision propre, sèche et intacte. L'infirmière doit aussi surveiller chez l'enfant les symptômes d'hypertension intracrânienne (voir le tableau 19-6).

Expliquez aux parents que l'intervention chirurgicale améliorera l'apparence physique de l'enfant. Rassurez-les en leur disant que la plupart des enfants présentant une craniosténose sont en bonne santé et que leur cerveau se développe normalement.

► SYNDROME DE SEVRAGE NÉONATAL

CONSEIL CLINIQUE

Voici quelques-unes des drogues qui peuvent provoquer un syndrome de sevrage néonatal si la mère les consomme durant la grossesse : héroïne, cocaïne, mépéridine, méthadone, propoxyphène, amphétamines, alcool, marijuana.

CONSEIL CLINIQUE

Si l'enfant pleure excessivement et s'il est impossible de l'alimenter, l'infirmière doit soupçonner un syndrome de sevrage néonatal.

La consommation répétée de stupéfiants et d'autres drogues provoque la tolérance et la dépendance physiques. Or, tous les stupéfiants, quel que soit leur mode d'administration, traversent sans difficulté la barrière placentaire. Ils passent dans la circulation fœtale et produisent sur le fœtus les mêmes effets que sur la mère. Si la femme enceinte suspend sa consommation de drogues au cours de sa grossesse, elle et le fœtus présenteront les symptômes typiques du sevrage. Si le nouveau-né naît d'une mère qui n'a pas cessé de consommer de la drogue, l'enfant éprouvera ces symptômes peu après sa naissance.

Chez le nouveau-né, l'irritabilité et l'agitation constituent les symptômes les plus courants du sevrage néonatal. Les mouvements constants et le frottement de la peau sur les draps causent parfois des excoriations, surtout sur les talons, les orteils, les mains, les coudes, le nez et le menton. Le nouveau-né peut aussi manifester les symptômes suivants : cris aigus et perçants, hyperreflectivité, thermorégulation déficiente, épisodes de tachypnée, habitudes de sommeil-éveil anormales, rougeur cutanée, diaphorèse excessive. D'autres symptômes sont également possibles : difficultés d'alimentation, manque de coordination entre la succion et la déglutition, ce qui peut causer des aspirations ainsi qu'une insuffisance de l'apport nutritionnel. L'enfant fait parfois de l'anémie. L'hyperactivité intestinale peut causer des vomissements et des diarrhées. Enfin, le nouveau-né est aussi plus à risque de présenter des convulsions.

On estime qu'entre 50 % et 90 % des nouveau-nés dont la mère souffre de toxicomanie sont atteints du syndrome de sevrage néonatal. Les symptômes apparaissent en général dans les 12 à 28 heures suivant la naissance. Si la mère prenait de l'héroïne ou de la méthadone, il n'est toutefois pas rare qu'ils ne se manifestent que 7 à 14 jours après la naissance. Le déclenchement des symptômes est fonction du type et de la quantité de drogue consommée par la mère, ainsi que de la durée écoulée entre la dernière consommation et l'accouchement. Le tableau 19-21 présente la liste des signes du sevrage néonatal. L'exposition prolongée aux drogues peut avoir les conséquences suivantes : retard dans la croissance intra-utérine, prématurité, périmètre crânien anormalement petit, taille inférieure à la moyenne et indice d'Apgar faible.

Le diagnostic est établi d'après les antécédents de la mère en fait de toxicomanie et d'après les signes physiques observés chez le nouveau-né. L'électroencéphalogramme (EEG) présente parfois des anomalies[26]. La drogue en cause peut être déterminée dans certains cas par une analyse de l'urine de la mère et du nouveau-né. Le méconium ou les cheveux du nouveau-né peuvent également être analysés.

Le traitement consiste généralement en soins de soutien. Certains médicaments, tels que le phénobarbital, la chlorpromazine, le diazépam et l'élixir parégorique, peuvent être administrés pour soulager les symptômes. La complication la plus grave et la plus fréquente de la toxicomanie est le syndrome d'immunodéficience acquise (sida). En effet, le virus de l'immunodéficience humaine (VIH) traverse facilement le placenta et se transmet au fœtus. L'hépatite B représente aussi un risque. Si les tests

TABLEAU 19-21 Signes du sevrage néonatal de narcotiques

Insomnie, irritabilité
Tremblement, hyperactivité, cris perçants et aigus, hyperacousie, hyperréflectivité, hypertonie, dysfonction du système nerveux autonome, convulsions, éternuements, hoquet
Variation de la température corporelle, diaphorèse excessive
Tachypnée, épisodes d'apnée, congestion nasale, alcalose respiratoire
Diarrhée, succion vigoureuse sans coordination, régurgitations (vomissements), perte de poids (ou incapacité de prendre du poids)
Excoriations sur les genoux et le visage
Larmoiement

Adaptation de Rudolph, A. M., Hoffman, J. I. E. et Rudolph, C. D. (dir.). (1996). Rudolph's pediatrics *(20e éd., p. 840). Stamford, CT: Appleton & Lange.*

d'hépatite B de la mère sont positifs, il faut administrer au nouveau-né le vaccin de l'hépatite B ainsi que de l'immunoglobuline antihépatitique B.

Soins infirmiers

Les soins infirmiers consistent avant tout à surveiller l'évolution des symptômes du sevrage, à administrer les médicaments prescrits et à répondre aux besoins affectifs de l'enfant.

On doit observer attentivement les nouveau-nés en état de manque afin de dépister les problèmes suivants : succion non coordonnée, convulsions, vomissements et diarrhée, déshydratation, élévation de la vitesse métabolique. Bon nombre des symptômes du sevrage sont identiques à ceux d'autres affections telles que l'infection, l'occlusion intestinale, l'hydrocéphalie et les anomalies intracrâniennes. Il demeure possible que le nouveau-né présente des symptômes de sevrage en même temps que d'autres problèmes de santé.

S'il y a lieu, administrez les médicaments prescrits ; toutefois, beaucoup des nouveau-nés qui souffrent du syndrome de sevrage néonatal sont traités sans médicaments. Offrez-leur des boires fréquents mais peu abondants. De plus, pour compenser leur surcroît de dépense énergétique, il est important de leur fournir un régime riche en énergie. Comme ils sont sujets aux troubles alimentaires, leur alimentation doit être surveillée de près durant plusieurs mois, d'abord à l'hôpital puis à la maison. Maintenez le nouveau-né dans un environnement calme : lumière tamisée, stimulations réduites au minimum.

Pour combler les besoins affectifs de l'enfant, emmaillotez-le, bercez-le, tenez-le dans vos bras et cajolez-le. Si les parents sont absents, les bénévoles de l'hôpital pourront vous assister dans cette tâche. Ces interactions positives avec des adultes rassurent l'enfant et lui fournissent l'appui émotionnel qui lui est indispensable. Le nouveau-né doit être tenu avec la colonne vertébrale en position de flexion, afin de réduire la tension des muscles extenseurs[27].

Soins dans la communauté

Le suivi à long terme de l'enfant doit être planifié de telle sorte qu'il subisse régulièrement des tests de développement et des évaluations visant à dépister les retards de croissance, les problèmes neurocomportementaux et le syndrome d'alcoolisme fœtal. Des interventions doivent être mises en œuvre pour chacun des problèmes constatés. La mère fera aussi l'objet d'un suivi visant à déterminer si elle a surmonté sa toxicomanie et si son enfant est à l'abri de la négligence ou d'autres préjudices. Les nourrissons

SOINS À DOMICILE

Les nourrissons atteints du syndrome de sevrage néonatal sont beaucoup plus exposés que les autres au syndrome de mort subite du nourrisson (5-10 : 1) quand leur mère a consommé de l'héroïne ou de la cocaïne. Ces enfants ont besoin d'un moniteur d'apnée à domicile[28].

atteints du syndrome de sevrage néonatal et leur mère souffrant de toxicomanie peuvent constituer des cas très lourds pour l'infirmière en pédiatrie, qui doit souvent faire appel aux services sociaux. Le nourrisson est exposé à des problèmes neurocomportementaux auxquels ses parents, s'ils consomment de la drogue, peuvent difficilement faire face. Si l'enfant ne se développe pas normalement, il faut envisager de le confier à d'autres membres de sa famille ou de le placer en foyer d'accueil. On ne connaît pas à l'heure actuelle les effets à long terme du syndrome de sevrage néonatal sur les fonctions cognitives de l'enfant.

PARALYSIE CÉRÉBRALE (INFIRMITÉ MOTRICE CÉRÉBRALE)

La paralysie cérébrale, également appelée infirmité motrice cérébrale, est un trouble moteur et postural non progressif causé par une lésion anoxique des centres moteurs du cerveau survenant au cours de la période prénatale, périnatale ou postnatale (jusqu'à 2 ans). Le tableau 19-22 présente les différentes formes de cette dysfonction. La paralysie cérébrale constitue le trouble chronique le plus commun de l'enfance et touche environ 2,7 enfants sur 1 000[29].

Manifestations cliniques

La paralysie cérébrale se caractérise par une anomalie du tonus musculaire et un manque de coordination (figure 19-16). Ainsi que l'indique le tableau 19-23, les enfants touchés présentent des symptômes divers selon leur âge. La grande diversité de ces symptômes est aussi fonction de la zone cérébrale en cause et de l'ampleur de l'anoxie. Les enfants atteints de cette maladie présentent souvent des retards dans leur développement. Ils éprouvent par ailleurs d'autres problèmes, dont des troubles visuels comme le strabisme et le nystagmus, une diminution de l'acuité auditive, des retards dans l'acquisition du langage, des troubles de la parole, des convulsions et une déficience intellectuelle.

LOI ET ÉTHIQUE

L'amélioration des soins de santé prodigués aux parturientes et aux nouveau-nés a engendré de nouveaux problèmes de santé. Ainsi, les moniteurs fœtaux, qui permettent de diagnostiquer rapidement la détresse fœtale, ont fait chuter le taux de mortalité néonatale. Toutefois, l'augmentation du taux de survie des prématurés s'est accompagnée d'une élévation du nombre des épisodes d'anoxie. Les progrès technologiques n'ont pas fait baisser l'incidence de la paralysie cérébrale ; le nombre de cas d'une de ses formes, la diplégie spastique, également appelée la maladie de Little, a même augmenté[30]. Comment les professionnels de la santé peuvent-ils mesurer les avantages et les risques de certaines interventions ? Les parents sont-ils toujours bien informés des avantages et des risques des interventions pratiquées sur leurs nouveau-nés ? Comment l'infirmière doit-elle réagir aux sentiments que leur inspirent ces questions ?

TABLEAU 19-22 Formes de paralysie cérébrale

Forme	Caractéristiques
Physiologie	
Hypotonie	Diminution du tonus musculaire, augmentation de l'amplitude articulaire, diminution de la réponse réflexe
Hypertonie	
Rigidité	Tension musculaire
Spasticité	Mouvements mal coordonnés, maladroits, raides, jambes croisées ou en ciseaux ; réflexes plus vifs que la normale
Athétose	Mouvement involontaire, désordonné et constant d'ondulation plus marqué à l'extrémité des membres
Ataxie	Irrégularité de la coordination ou de l'action musculaire, manque d'équilibre
Topographie	
Hémiplégie	Un seul côté du corps est touché. Les membres supérieurs sont plus atteints que les membres inférieurs.
Diplégie	Les membres inférieurs sont touchés. Affection généralement spastique.
Quadriplégie	Tous les membres sont touchés. Les bras sont en flexion et les jambes en extension.

TABLEAU 19-23 Signes caractéristiques de la paralysie cérébrale chez le nouveau-né et le nourrisson

De la naissance à 1 mois
Succion et déglutition faibles ou absentes
Épisodes de bradycardie ou d'apnée
Cris perçants et aigus
Agitation
Mouvements désordonnés
Hypotonie
Convulsions
Trouble d'apparition des réflexes primitifs

3 mois
Difficultés d'alimentation
Poussée linguale (pousse la langue vers l'avant)
Irritabilité
Hypotonie (mais meilleur contrôle de la tête en position couchée sur le ventre)
Poing serré (une main ou les deux)
Réflexes ostéotendineux vifs
Strabisme
Persistance des réflexes primitifs

6 mois
Retards de développement
Prévalence manuelle (prédominance de l'une ou de l'autre main) ; poing toujours serré
Hypertonie, l'enfant est difficile à habiller
Peu de mouvements spontanés
Reins cambrés, tendance à se tenir debout
Persistance des réflexes primitifs

9 mois
Retards dans le développement moteur
- Façon anormale de ramper : parfois asymétrique (l'enfant n'utilise qu'un seul bras)
- Façon anormale d'attraper les objets : doigts écartés avec poignet en extension, tremblements

Mouvements anormaux
Bras constamment en flexion

12 mois
Mouvement de ciseaux
Marche sur la pointe des pieds
Mouvements athétoïdes : ondulations
Prévalence manuelle

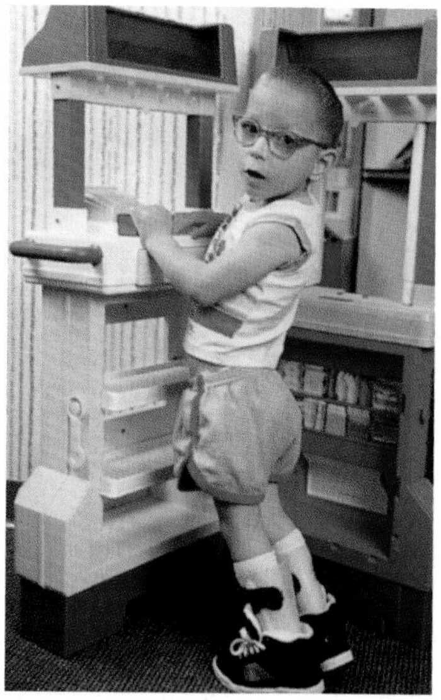

FIGURE 19-16. Les enfants atteints de paralysie cérébrale n'ont pas un tonus musculaire normal et manquent de coordination physique.

Étiologie et physiopathologie

La paralysie cérébrale peut être causée par un trauma prénatal, périnatal ou postnatal, ou encore par une infection ou une lésion. Pendant la grossesse, l'insuffisance de l'apport en nutriments ou en oxygène peut causer des dommages au cerveau du fœtus, qui est alors en plein développement. À cause de l'immaturité de leur système nerveux central et des mesures prises à leur naissance pour leur permettre de survivre, les prématurés sont particulièrement exposés à la paralysie cérébrale. Les lésions survenant à la naissance peuvent être provoquées par un trauma touchant directement le cerveau ou par une asphyxie découlant d'un collapsus du cordon ombilical ou de la strangulation. Chez les enfants plus âgés, les traumas à la tête constituent la principale cause des lésions cérébrales acquises et des dysfonctions motrices qui en résultent.

La paralysie cérébrale peut aussi être causée par une infection néonatale telle que la méningite et l'ictère nucléaire du nouveau-né, également appelé **encéphalopathie** bilirubinémique (dysfonction cérébrale causée par une agression de faible durée, ici, la présence de bilirubine, dans laquelle la lésion n'évolue pas et ne se résorbe pas avec le temps).

Examens diagnostiques et traitement médical

Le diagnostic repose en général sur les résultats cliniques. La paralysie cérébrale est souvent difficile à diagnostiquer dans les premiers mois de la vie. Certains signes doivent cependant éveiller les soupçons : le nourrisson est petit pour son âge ; il est prématuré ou a connu un ou plusieurs épisodes d'anoxie ; il adopte des postures anormales ou présente des retards de développement[31]. Toutefois, il n'est pas rare qu'un enfant ayant des retards de développement ou des anomalies neuromusculaires à l'âge de 1 an présente une amélioration fonctionnelle graduelle ou que sa dysfonction s'atténue petit à petit. Parfois, la dysfonction disparaît même complètement au fil de la maturation physique.

Dans le cas de la paralysie cérébrale, le traitement médical a pour objectif d'aider l'enfant à atteindre son plein potentiel. Il devra par conséquent bénéficier de physiothérapie, d'ergothérapie et d'orthophonie et suivre un programme d'éducation spécialisée. La spasticité causant à la longue des déformations, des interventions chirurgicales orthopédiques s'avèrent parfois indispensables. Les tendons d'Achille peuvent être allongés pour accroître l'amplitude des mouvements de la cheville et permettre à l'enfant de poser les talons par terre, ce qui facilite la marche. Les tendons de la région poplitée peuvent être dégagés afin de corriger les contractures des genoux en flexion. D'autres interventions améliorent l'adduction des hanches ou corrigent la position naturelle des pieds. Des médicaments peuvent être administrés à l'enfant, comme des anxiolytiques ou des relaxants musculaires, mais leur efficacité est mitigée. L'enfant qui fait des crises convulsives recevra des anticonvulsivants.

Il existe une controverse sur l'efficacité de l'oxygénothérapie hyperbare chez les personnes atteintes de paralysie cérébrale. Ce traitement, qui consiste à faire respirer au patient de l'oxygène pur à 100 % dans un caisson fermé (la chambre hyperbare), à une pression atmosphérique pouvant atteindre six fois celle du niveau de la mer, a comme effet d'augmenter la quantité d'oxygène dans les tissus. Santé Canada reconnaît l'efficacité de ce type de traitement pour certaines affections, comme l'intoxication par le monoxyde de carbone, les brûlures et l'embolie gazeuse, mais non pour la paralysie cérébrale[32]. Par ailleurs, une étude effectuée au Québec sur l'efficacité de l'oxygénothérapie hyperbare chez des enfants souffrant de paralysie cérébrale n'a pas donné de résultat significatif[33].

Le pronostic dépend de l'ampleur des manifestations physiques de la paralysie cérébrale et des troubles intellectuels, visuels et auditifs en cause. Beaucoup d'enfants atteints d'hémiplégie ou d'ataxie voient leur état de santé s'améliorer quelque peu à mesure qu'ils grandissent et deviennent capables de marcher. D'autres ont besoin de dispositifs adaptatifs pour se déplacer et accomplir les activités de la vie quotidienne. Ils sont en général traités à la maison, mais peuvent aussi vivre dans des établissements de soins de longue durée.

CONSEIL CLINIQUE

Tous les nourrissons qui présentent des symptômes de retards de développement, des difficultés d'alimentation attribuables à une succion déficiente ou des anomalies du tonus musculaire doivent être évalués. Voici deux tests de dépistage simples :

- Placez une couche propre sur le visage du nourrisson. S'il est normal, il la retirera avec ses deux mains. Les enfants atteints de paralysie cérébrale l'enlèvent d'une seule main ou la laissent en place.
- Tournez la tête de l'enfant sur le côté. Au-delà de 6 mois, la persistance du réflexe tonique du cou est révélatrice d'un état pathologique. La paralysie cérébrale doit toujours être soupçonnée chez les nourrissons dont les réflexes primitifs persistent.

Collecte des données

Portez une attention toute particulière aux enfants dont les antécédents accroissent le risque de paralysie cérébrale. À chacune de leurs visites, évaluez tous les enfants en vue de dépister les retards de développement. Toute déficience orthopédique, visuelle, auditive ou intellectuelle doit être notée. Vérifiez la présence des réflexes primitifs du nouveau-né, qui sont susceptibles de persister au-delà de l'âge normal chez l'enfant atteint de paralysie cérébrale. Consignez l'apport nutritionnel ainsi que les percentiles de la taille et du poids de tous les enfants chez qui on soupçonne la paralysie cérébrale ou chez qui cette maladie a été diagnostiquée[34].

Diagnostics infirmiers

Les diagnostics infirmiers qui s'appliquent aux enfants atteints de paralysie cérébrale varient selon la forme de la maladie, les symptômes que présente chaque enfant, son âge et sa situation familiale. Le plan de soins infirmiers présenté plus loin comprend plusieurs diagnostics possibles. En voici d'autres:

- Constipation reliée aux effets de l'immobilité sur le tractus gastro-intestinal et à une consommation insuffisante de fibres et de liquides;
- Incontinence fécale reliée aux dommages du système nerveux central;
- Risque d'accident relié aux convulsions, à l'altération de la mobilité et aux dispositifs d'adaptation;
- Atteinte à l'intégrité des tissus reliée à la diminution de la mobilité et des capacités limitées en matière d'autosoins;
- Perturbation de la communication verbale reliée à l'altération de l'audition ou de la parole;
- Isolement social relié au manque de mobilité;
- Incapacité d'organiser et d'entretenir le domicile reliée à l'immobilité de l'enfant, à l'administration de ses médicaments, à ses besoins nutritionnels et autres soins qui lui sont nécessaires;
- Déficit de soins personnels (alimentation, bain/hygiène, habillage/coiffure, utilisation des toilettes) relié aux capacités physiques;
- Perturbation de la croissance et du développement reliée au manque de force musculaire ou à l'insuffisance des interactions sociales;
- Perturbation de l'image corporelle reliée aux mouvements spastiques ou athétoïdes ou aux limitations neuromusculaires;
- Perturbation chronique de l'estime de soi reliée à la dépendance envers l'entourage.

Soins infirmiers

Le plan de soins infirmiers présenté ci-après résume les soins à prodiguer aux enfants atteints de paralysie cérébrale. Ces soins consistent avant tout à assurer une alimentation adéquate, maintenir l'intégrité de la peau, promouvoir la mobilité physique, assurer la sécurité, stimuler la croissance et le développement, enseigner aux parents comment prendre soin de leur enfant et apporter du soutien à l'enfant et à sa famille.

Assurer une alimentation adéquate

Les enfants atteints de paralysie cérébrale doivent en général suivre un régime alimentaire hyperénergétique ou prendre des suppléments alimentaires, car la spasticité les empêche de se nourrir adéquatement. En effet, beaucoup ont du mal à mastiquer et à avaler. Donnez à l'enfant des aliments mous par petites quantités. Ce dernier a parfois plus de facilité à utiliser des ustensiles munis de manches plus gros que la normale et garnis d'un coussinet.

Maintenir l'intégrité de la peau

Prenez bien soin d'empêcher les protubérances osseuses de causer des ruptures de l'épiderme. Le tableau 19-7 présente les interventions infirmières pertinentes.

L'infirmière doit maintenir en tout temps un alignement corporel adéquat chez l'enfant. Qu'il soit couché ou assis, soutenez-le au moyen d'oreillers, de serviettes ou de traversins (longs coussins qui prennent toute la largeur du lit). La tête et le corps des nourrissons hypotoniques doivent aussi être bien soutenus. Les enfants spastiques (qui ont les jambes en ciseaux et en extension) ou les enfants atéthosiques (qui ondulent constamment) sont difficiles à porter et à déplacer.

PLAN DE SOINS INFIRMIERS
L'ENFANT ATTEINT DE PARALYSIE CÉRÉBRALE

OBJECTIF	INTERVENTION	JUSTIFICATION	RÉSULTAT ESCOMPTÉ
1. Altération de la mobilité physique reliée à la perturbation du développement neuromusculaire			
L'enfant développera ses aptitudes physiques au maximum.	• Évaluer le développement de l'enfant et consigner l'âge auquel il franchit les étapes-clés (attraper un objet, s'asseoir, etc.).	• Les enfants atteints de paralysie cérébrale présentent souvent des retards de développement. Dès qu'une étape est franchie, on doit revoir les interventions mises en place afin de l'aider à acquérir l'aptitude suivante.	L'enfant acquiert une mobilité physique maximale et franchit toutes les étapes de développement qui lui sont possibles.
	• Prévoir des activités faisant appel à la motricité fine et globale (lui faire tenir un crayon, une fourchette ou une cuillère, placer un jouet de façon à l'encourager à tendre la main pour le prendre ou à se retourner sur lui-même pour s'en approcher, etc.).	• Beaucoup d'activités de la vie quotidienne et de jeux favorisent le développement physique.	
	• Accorder à l'enfant le temps dont il a besoin pour mener ses activités à terme.	• Les enfants atteints de paralysie cérébrale sont susceptibles d'accomplir leurs tâches plus lentement que la plupart des autres enfants.	
	• Si l'enfant n'est pas capable de bouger certaines parties de son corps, lui faire faire des exercices d'amplitude de mouvement toutes les quatre heures. Lui faire prendre une position qui favorise l'étirement des tendons (par exemple, pied en flexion plantaire plutôt qu'en dorsiflexion, jambes tendues plutôt que pliées aux genoux et aux hanches).	• Les exercices stimulent la mobilité, accroissent la circulation et diminuent le risque de contractures.	
	• Prendre des rendez-vous auprès du physiothérapeute et de l'ergothérapeute et recommander aux parents de ne pas manquer de séances.	• Un programme de réadaptation régulier et fréquemment réévalué aide à promouvoir le développement.	
	• Enseigner aux membres de la famille comment utiliser et entretenir les appareils orthopédiques.	• L'enfant a généralement besoin de dispositifs d'adaptation pour atteindre une mobilité maximale.	

PLAN DE SOINS INFIRMIERS

L'ENFANT ATTEINT DE PARALYSIE CÉRÉBRALE *(suite)*

OBJECTIF	INTERVENTION	JUSTIFICATION	RÉSULTAT ESCOMPTÉ
2. Altération de la perception sensorielle visuelle, auditive ou kinesthésique reliée aux lésions cérébrales			
L'enfant sera exposé à une grande variété de stimuli sensoriels et perceptuels et en bénéficiera.	• Prendre les dispositions nécessaires pour que l'enfant subisse des examens de la vue et de l'ouïe par des spécialistes. Promouvoir l'utilisation de dispositifs d'adaptation (lunettes, appareils auditifs). Inciter la famille à effectuer les visites de suivi recommandées par les spécialistes.	• Les dispositifs d'adaptation améliorent souvent la réception des stimuli sensoriels. Ces dispositifs doivent être changés fréquemment, à mesure que l'enfant grandit.	L'enfant reçoit des stimuli sensoriels et perceptuels adéquats afin de lui permettre d'atteindre un développement maximal.
	• Maximiser le recours aux sens intacts, par exemple, si l'enfant a des problèmes de vision, lui décrire l'environnement et l'inciter à toucher les objets ; s'il a des trouble d'audition, lui fournir du matériel visuel pour l'aider dans ses apprentissages, utiliser un ordinateur pour l'aider à communiquer.	• Les sens intacts peuvent compenser ceux qui sont déficients.	
3. Déficit nutritionnel : Apport nutritionnel inférieur aux besoins métaboliques relié aux difficultés de mastication et de déglutition et à l'hyperactivité métabolique			
L'enfant recevra les nutriments nécessaires à une croissance normale.	• Mesurer la taille et le poids de l'enfant et les indiquer sur une courbe de croissance. Vérifier l'état d'hydratation de l'enfant.	• Un apport nutritionnel et liquidien insuffisant peut altérer la croissance de l'enfant et causer la déshydratation.	L'enfant a une croissance normale en ce qui concerne sa taille, son poids et ses autres paramètres physiques.
	• Enseigner aux membres de la famille des méthodes permettant d'améliorer l'apport énergétique et nutritif : • Mettre l'enfant en position verticale pour les repas. • Placer les aliments au fond de sa bouche pour éviter qu'il ne les recrache en poussant sa langue vers l'avant. • Lui donner des aliments mous et des aliments passés au mélangeur.	• Ces méthodes favorisent la prise de nourriture par l'enfant.	

Suite…

PLAN DE SOINS INFIRMIERS

L'ENFANT ATTEINT DE PARALYSIE CÉRÉBRALE *(suite)*

3. Déficit nutritionnel: Apport nutritionnel inférieur aux besoins métaboliques relié aux difficultés de mastication et de déglutition et à l'hyperactivité métabolique (suite)

OBJECTIF	INTERVENTION	JUSTIFICATION	RÉSULTAT ESCOMPTÉ
	◦ Le nourrir dans un environnement calme et lui accorder le temps dont il a besoin pour manger.		
	• Vérifier souvent la fonction respiratoire de l'enfant. Expliquer aux membres de la famille les mesures à prendre pour éviter la pneumonie d'aspiration. Si nécessaire, leur enseigner les soins propres à la gastrostomie ainsi que les techniques d'alimentation entérale (gavage).	• Les enfants qui ont des difficultés à avaler sont exposés à la pneumonie d'aspiration. Ils doivent être nourris selon des méthodes adaptées.	L'enfant ne souffre pas de pneumonie d'aspiration.

4. Perturbation de la dynamique familiale reliée aux soins complexes et continus qui doivent être prodigués à l'enfant

OBJECTIF	INTERVENTION	JUSTIFICATION	RÉSULTAT ESCOMPTÉ
La famille s'adaptera aux besoins en matière de croissance et de développement de l'enfant atteint de paralysie cérébrale.	• Fournir aux parents l'occasion de verbaliser les répercussions de la paralysie cérébrale sur leur famille. Les mettre en rapport avec d'autres parents et des groupes de soutien.	• La famille doit avoir l'occasion d'explorer les conséquences émotionnelles et sociales des soins nécessaires à l'enfant, afin de mieux intégrer cette expérience et de s'en trouver grandie.	La famille continue d'évoluer et apporte à tous ses membres le soutien nécessaire.
	• Se renseigner sur les services communautaires de réadaptation, de répit, de garde et autres et indiquer à la famille ceux qui sont susceptibles de l'aider.	• Divers services sont offerts dans la communauté et seront nécessaires, vu les effets multiples de la paralysie cérébrale sur l'enfant atteint.	
	• Lors des visites à domicile ou en milieu hospitalier, faire le bilan des progrès réalisés par l'enfant et féliciter la famille pour la qualité des soins dont il bénéficie.	• Les progrès accomplis par l'enfant constituent un renforcement positif pour la famille et l'encouragent à poursuivre ses efforts.	
	• Enseigner à la famille les habiletés dont elle aura besoin pour prendre soin de l'enfant: administration des médicaments, réadaptation physique, interventions en cas de convulsions, etc. Lui enseigner aussi les techniques de la gestion de cas.	• De nombreux spécialistes devront intervenir auprès de l'enfant. Souvent, les parents assument eux-mêmes le rôle de gestionnaire de cas et assurent la planification et la coordination de tous les soins nécessaires.	

PLAN DE SOINS INFIRMIERS

L'ENFANT ATTEINT DE PARALYSIE CÉRÉBRALE *(suite)*

OBJECTIF	INTERVENTION	JUSTIFICATION	RÉSULTAT ESCOMPTÉ
4. Perturbation de la dynamique familiale reliée aux soins complexes et continus qui doivent être prodigués à l'enfant (suite)			
	• Faire participer les frères et sœurs aux soins prodigués à l'enfant atteint de paralysie cérébrale. Revoir avec les parents les besoins de tous les enfants de la famille.	• À cause des soins dont l'enfant atteint de paralysie cérébrale a besoin, les frères et sœurs se sentent parfois tenus à l'écart ou négligés. Des mesures spéciales permettent de combler les besoins de tous les membres de la famille en matière de développement.	
5. Manque de loisirs (de l'enfant et des parents) relié au manque de mobilité			
L'enfant prendra part à des activités récréatives adéquates lui permettant d'atteindre son plein potentiel de croissance et de développement.	• Dirigez la famille vers des programmes de stimulation précoce de l'enfance. L'encourager à mettre l'enfant en contact avec d'autres enfants. Lorsque l'enfant est hospitalisé, le placer autant que possible dans une chambre avec d'autres enfants.	• Pour se développer au maximum, l'enfant doit pouvoir prendre part à toutes sortes d'activités et établir des contacts avec d'autres enfants et d'autres adultes.	L'enfant participe à des activités qui maximisent son développement.
	• En collaboration avec l'école que fréquente l'enfant, élaborer un plan d'interventions personnalisées qui permettra à l'enfant d'entrer en contact avec d'autres enfants et de prendre part à des activités variées.	• Les écoles publiques sont tenues de fournir un plan d'interventions personnalisées à l'enfant. Les parents ont parfois besoin d'assistance dans leurs relations avec le système scolaire.	
Les parents combleront leurs propres besoins d'activités récréatives.	• Aider les parents à trouver des services de garde appropriés et les inciter à prendre part eux-mêmes à des activités intéressantes.	• Pour poursuivre leur propre développement, les parents doivent bénéficier des services de répit et s'adonner à des activités professionnelles ou récréatives.	Les parents comblent leurs propres besoins d'activités récréatives.

Promouvoir la mobilité physique

Les exercices d'amplitude de mouvement sont indispensables pour préserver la flexibilité articulaire et prévenir les contractures. Consultez le physiothérapeute de l'enfant et aidez ce dernier à faire ses exercices. Enseignez aux parents comment installer l'enfant de façon à favoriser la flexion plutôt que l'extension, afin de faciliter ses interactions avec son environnement (par exemple, il pourra amener les objets plus près de son visage). Incitez-les à apporter les dispositifs d'adaptation de l'enfant (fauteuil roulant sur mesure, attelles, orthèses, etc.) à l'hôpital pour éviter que sa mobilité ne se détériore pendant ses hospitalisations. Dirigez-les vers les ressources susceptibles de les aider à se procurer des dispositifs d'adaptation.

Assurer la sécurité

Expliquez aux parents qu'il faut boucler la ceinture de sécurité de l'enfant quand il est dans sa poussette ou son fauteuil roulant. S'il souffre de crises convulsives chroniques, il doit en outre porter un casque pour éviter de se blesser lors de ces épisodes.

> **CONSEIL CLINIQUE**
>
> Si l'enfant a une atteinte de type quadriplégique, proposez-lui des activités auditives ou visuelles. Les émissions télévisées, les cassettes vidéo et la musique constituent de bons divertissements. Incitez l'enfant avec une atteinte de type paraplégique à se servir de ses bras et de ses mains pour les jeux interactifs. Il peut également utiliser des manettes ou des pointeurs spéciaux pour jouer aux jeux vidéo ou d'autres dispositifs adaptatifs pour activer les commandes de la radio et du téléviseur.

Stimuler la croissance et le développement

Rappelez-vous que, en général, les enfants atteints de paralysie cérébrale ont un handicap physique, mais pas intellectuel. Pour leur parler, utilisez un vocabulaire adapté à leur stade de développement. Aidez-les à acquérir une image de soi positive afin de favoriser leur santé émotionnelle et leur développement social. Il peut être nécessaire d'adresser les enfants souffrant de troubles auditifs à des organismes pouvant leur apprendre le langage des signes ou d'autres méthodes de communication, comme le LSQ (langage des signes québécois).

Promouvoir l'acquisition de connaissances par les parents

Fournissez aux parents de l'enseignement sur le trouble dont souffre leur enfant et sur tous ses besoins spéciaux. Enseignez-leur la façon d'administrer les médicaments prescrits, leurs effets souhaités et leurs effets secondaires. Assurez-vous que les parents connaissent l'importance des soins dentaires, pour assurer la santé des gencives et des dents de l'enfant, en particulier si celui-ci prend des anticonvulsivants.

Apporter du soutien à l'enfant et à sa famille

Si nécessaire, conseillez aux parents de consulter un professionnel de la santé pouvant leur offrir un service de counseling individuel ou familial. Soyez à l'écoute de leurs préoccupations et incitez-les à exprimer leurs sentiments et à poser des questions. Expliquez-leur à quoi s'attendre en ce qui concerne les traitements futurs. En collaboration avec les autres professionnels de la santé, aidez la famille à s'adapter à cette maladie chronique.

Soins dans la communauté

Les enfants atteints de paralysie cérébrale ont besoin d'un soutien constant dans la communauté. Il faut en général désigner un gestionnaire de cas pour assurer la coordination des soins. Il peut s'agir de l'un des parents ou d'une infirmière. Au fur et à mesure que l'enfant grandira, il aura besoin de nouveaux dispositifs d'adaptation, son développement devra faire l'objet d'une évaluation continue et son plan de soins devra régulièrement être mis à jour. Des chirurgies seront également possibles à un moment ou à un autre de sa croissance. Même si la lésion cérébrale n'évolue pas, ses manifestations diffèrent en fonction du stade de croissance de l'enfant. Par exemple, dès que l'enfant commence à marcher, l'hypertonicité des muscles extenseurs peut causer une raideur des tendons d'Achille. Des attelles ou d'autres orthèses permettent d'atténuer les difformités, mais la chirurgie peut devenir nécessaire. Plus tard, des opérations doivent parfois être pratiquées pour relâcher les tendons trop tendus des genoux et des hanches[35]. Quand l'enfant grandit, il peut avoir besoin de séances d'orthophonie, de nouvelles lunettes et d'examens visuels. Pour maximiser son potentiel d'apprentissage, l'enfant peut avoir besoin d'un plan d'interventions personnalisées (se reporter au chapitre 6). Les parents peuvent trouver le soutien dont ils ont besoin auprès d'autres parents qui sont dans la même situation qu'eux.

Les programmes d'intervention précoce peuvent aider les parents à apprendre comment combler les besoins spéciaux de leur enfant, dont la physiothérapie, l'ergothérapie, l'orthophonie, de même que ses besoins en éducation. Les parents ont parfois besoin de soutien financier pour prodiguer à l'enfant les soins nécessaires et se procurer les appareils tels que les orthèses, les attelles, les gouttières, les fauteuils roulants, les ustensiles adaptés, etc. La technologie offre à l'enfant atteint de paralysie cérébrale beaucoup de nouvelles stratégies pour faciliter la communication et les autosoins. L'infirmière peut aider les parents à répondre aux besoins de l'enfant dans différents contextes : garderie, prématernelle, école, bureaux, cliniques, etc. Elle les dirigera au besoin vers des programmes d'intervention précoce, des groupes de soutien et des organismes tels que l'Association québécoise de la paralysie cérébrale et les hôpitaux Shriners (se reporter à l'annexe G).

► BLESSURES TOUCHANT LE SYSTÈME NEUROLOGIQUE

TRAUMATISMES CRÂNIENS

Le terme traumatisme crânien recouvre tous les traumas qui touchent le cuir chevelu, les os crâniens ou les structures situées à l'intérieur du crâne et résultent d'une pression excessive ou d'une pénétration. Ces blessures sont celles qui présentent la plus forte incidence dans la population pédiatrique, puisqu'elles frappent 200 enfants sur 100 000 chaque année. Elles sont mortelles dans environ 5 % des cas. Approximativement 20 % des enfants qui survivent aux traumatismes crâniens en gardent des séquelles sérieuses : déficience intellectuelle, handicap physique, trouble convulsif, déficience sensorielle, trouble de déficit de l'attention[36, 37].

CROISSANCE ET DÉVELOPPEMENT

Plus l'enfant est jeune, plus le risque de traumatisme crânien est élevé. Pour ce type de blessure, le taux de mortalité chez les bébés de moins de 1 an est deux fois supérieur à celui des enfants de 1 an à 6 ans, et trois fois supérieur à celui des enfants de 6 ans à 12 ans[38].

Les enfants sont plus sujets que les adultes aux fractures du crâne, qui entraînent souvent hématomes et lésions cérébrales. Le trauma peut aussi avoir divers effets secondaires : œdème cérébral diffus, œdème cérébral malin, hypertension intracrânienne.

Les perspectives de guérison complète sont meilleures chez les enfants de moins de 10 ans. Comme ceux-ci n'ont pas encore atteint leur pleine maturité anatomique (comme l'indique le tableau 19-1) et qu'ils possèdent des capacités compensatoires importantes, leur état de santé peut continuer de s'améliorer durant les cinq années qui suivent la blessure.

Manifestations cliniques

Les signes et symptômes d'un traumatisme crânien sont fonction des caractéristiques pathologiques et de la gravité du trauma. L'enfant qui subit un traumatisme crânien léger demeure conscient ou perd conscience pendant moins de 5 minutes. Un traumatisme crânien modéré provoque une perte de conscience qui dure de 5 à 10 minutes. À la suite d'un traumatisme crânien léger ou modéré, l'enfant peut présenter une amnésie relative à l'événement, ainsi que des céphalées, des nausées et des vomissements. L'enfant victime d'un traumatisme crânien grave perd généralement conscience durant plus de 10 minutes et peut montrer des signes d'hypertension intracrânienne. C'est le cas d'Antoine, que nous présentions dans la capsule d'ouverture de ce chapitre.

La perte de conscience peut être causée par une hypertension intracrânienne, de l'œdème, une hémorragie ou des lésions parenchymateuses touchant les deux cortex cérébraux ou le tronc cérébral.

Les signes vitaux sont des indicateurs importants d'un traumatisme crânien. Un choc, une blessure à la mœlle épinière au-dessus de la quatrième vertèbre cervicale (C4), une lésion à la mœlle ou une pression exercée sur elle peuvent altérer la respiration ou provoquer des épisodes d'apnée. La fréquence cardiaque et la tension artérielle constituent des indicateurs du fonctionnement du tronc cérébral. La tachycardie peut révéler la présence d'une hémorragie, d'un état de choc, d'hypoxie, d'anxiété ou de douleur. Associée à l'hypertension intracrânienne ou à la mauvaise irrigation sanguine du tronc cérébral, **la réaction de type Cushing** se caractérise par de l'hypertension, de la bradycardie et une respiration irrégulière. Pour en savoir plus sur l'hypertension intracrânienne, reportez-vous à la section du chapitre traitant de l'altération du niveau de conscience.

Les réflexes de l'enfant peuvent avoir disparu ou, encore, être hyporéactifs ou hyperréactifs. L'enfant peut adopter une posture de décortication, de décérébration, d'**aréflexie** ou de flaccidité (voir la figure 19-2).

ALERTE INFIRMIÈRE

Chez tout nourrisson se présentant à l'urgence, la présence des symptômes suivants nécessite la conduite d'un examen visant à déterminer si l'enfant est victime de mauvais traitements et, en particulier, s'il souffre du syndrome du nourrisson secoué : convulsions, absence de développement staturopondéral normal, vomissements, léthargie, irrégularités respiratoires, coma.

Étiologie et physiopathologie

Les chutes représentent une cause majeure de traumatismes crâniens non intentionnels chez les enfants en bas âge. Le nourrisson peut tomber de la table à langer, du lit, d'un canapé ou, encore, dans les escaliers, surtout s'il est en marchette pour bébé. Chez les enfants de moins de 1 an, les mauvais traitements constituent aussi une cause importante de traumatismes crâniens. Imprudents, les trottineurs et les enfants d'âge préscolaire traversent souvent la rue sans regarder ou se penchent par la fenêtre et tombent. À l'âge scolaire, les enfants sont exposés aux accidents de voiture, qu'ils soient passagers ou piétons, aux accidents de ski, de planche à neige, de vélo, de patins à roues alignées et de planche à roulettes. Pour leur part, les adolescents sont souvent impliqués dans des accidents de véhicules automobiles, à titre de conducteurs : il n'est pas rare dans ce cas que l'alcool ou la drogue soit en cause. Les adolescents peuvent également se blesser en pratiquant des sports.

Les lésions occasionnées par les traumatismes crâniens se divisent en deux catégories : les lésions primaires et les lésions secondaires. Les lésions primaires sont celles qui se produisent au moment de l'impact, lorsque l'atteinte cellulaire initiale survient. Elles sont causées par un choc direct sur la tête (coup) ou par un mouvement d'accélération-décélération du cerveau dans la boîte crânienne (contrecoup ; figure 19-17). L'impact fait augmenter la tension artérielle et la pression intracrânienne et provoque de l'apnée et une perte de conscience.

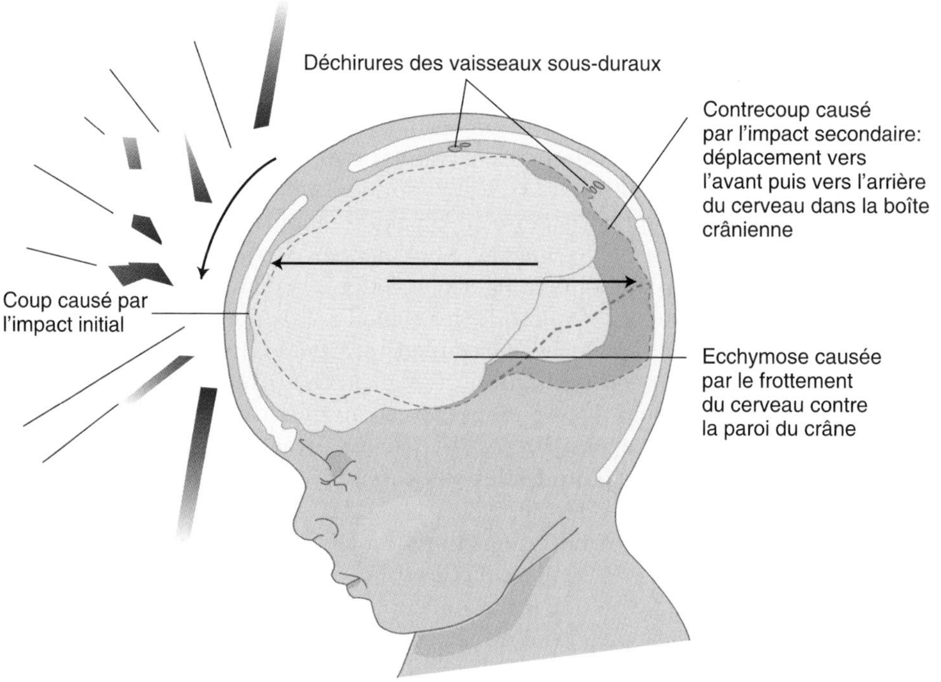

FIGURE 19-17. Les traumatismes crâniens peuvent être causés par un impact direct sur la tête (coup) ou par le mouvement d'accélération-décélération du cerveau produit par cet impact (contrecoup).

Les lésions secondaires constituent la phase secondaire des traumatismes crâniens. Elles englobent les réactions du cerveau et celles du reste du corps à la lésion primaire et peuvent se manifester soit sur-le-champ, soit plusieurs heures, jours ou semaines après l'accident. Les séquelles résultent habituellement de la destruction des tissus cérébraux secondaire à l'hypoxie, à l'hypotension, à l'œdème, aux détériorations de la barrière hémato-encéphalique ou à l'hémorragie[39]. Quelle que soit la cause première des lésions secondaires, elles provoquent une hypertension intracrânienne qui, si elle n'est pas traitée, peut occasionner des dommages irréversibles au cerveau.

Examens diagnostiques et traitement médical

Pour déterminer les conséquences pathologiques d'un traumatisme crânien, il faut établir les antécédents de l'enfant, l'observer, l'examiner et effectuer des examens diagnostiques. Les questions du tableau 19-24 vous aideront à préciser les circonstances de la blessure.

On utilise l'échelle pédiatrique de coma de Glasgow pour évaluer fréquemment la fonction neurologique de l'enfant et détecter tout changement dans son état de santé (voir le tableau 19-3). Les nerfs crâniens doivent également être évalués (voir le tableau 19-5). Pour en savoir plus à ce sujet, consultez le chapitre 4, qui traite de l'examen physique, ainsi que la section sur l'altération des états de conscience qui figure au début du présent chapitre.

Diverses analyses de laboratoire peuvent être effectuées: formule sanguine complète, biochimie sanguine, dépistage toxicologique, analyse d'urine.

L'examen radiologique permet de préciser la nature du traumatisme crânien. Les radiographies du crâne permettent de détecter les fractures. La TDM met en évidence les fractures, les hématomes, les lacérations et les contusions. Une IRM peut être effectuée dans le but de visualiser les lésions difficiles à percevoir.

Le traitement médical initial se fonde sur l'évaluation de l'état physiologique de l'enfant (voir le tableau 19-4). Les voies respiratoires de ce dernier doivent être stables et dégagées. Si nécessaire, il sera intubé, placé sous sédation ou curarisé (en état de paralysie chimique).

L'irrigation tissulaire cérébrale doit être maintenue pour que le cerveau continue de recevoir des quantités suffisantes d'oxygène et de nutriments. L'état de choc fera l'objet d'un traitement énergique au moyen de bolus liquidiens. L'enfant doit rester couché à plat jusqu'à ce que la pression de perfusion cérébrale soit stabilisée à un niveau acceptable[40]. En cas d'**œdème cérébral** (augmentation du volume liquidien intracellulaire et extracellulaire dans le cerveau causée par l'anoxie, la vasodilatation ou la stase vasculaire), des inotropes peuvent être administrés pour stimuler l'irrigation sanguine jusqu'à ce que l'œdème soit résorbé.

Il est important de réduire l'hypertension intracrânienne. En effet, l'hypoxie et l'hypercapnie (élévation du taux de CO_2 dans le sang), qui peuvent provoquer la vasodilatation et l'hypertension intracrânienne, risquent d'avoir des répercussions

ALERTE INFIRMIÈRE

La plupart des enfants ayant subi un traumatisme crânien présentent des traumas multiples. Bien que les blessures à la colonne cervicale soient rares, on doit en soupçonner la possibilité jusqu'à ce que l'examen radiologique permette de l'écarter.

TABLEAU 19-24 Questions à poser en cas de traumatisme crânien chez l'enfant

- Comment la blessure s'est-elle produite ?
- Comment l'enfant a-t-il réagi à ce moment-là ?
- Réagit-il différemment maintenant ? Si oui, en quoi ?
- A-t-il perdu conscience ?
- A-t-il fait des convulsions ?
- Quelles sont les mesures qui ont été prises quand la blessure est survenue ?
- L'enfant se rappelle-t-il l'événement ?

désastreuses sur les fonctions cérébrales. Le traitement initial à privilégier est l'hyperventilation, qui consiste en l'administration d'oxygène à 100 % à la fréquence respiratoire normale de l'enfant, par l'intermédiaire d'une ventilation assistée[41]. Pour diminuer la pression intracrânienne, l'hyperventilation constitue la méthode la plus efficace et la plus rapide. Si l'enfant n'est pas blessé à la colonne cervicale, la tête de son lit doit être élevée selon un angle de 30 degrés. Sa tête doit être maintenue dans l'axe médian ou neutre afin de faciliter l'écoulement veineux (jugulaire). La flexion des hanches est à éviter. La douleur peut être soulagée avec de l'acétaminophène. La température corporelle de l'enfant doit être maintenue dans les limites normales. Il doit bénéficier d'un environnement aussi calme que possible. L'apport liquidien peut être restreint, mais seulement après la stabilisation hémodynamique de l'enfant. Des diurétiques tels que le mannitol et le furosémide peuvent être administrés pour réduire le volume cérébral. Une sonde urinaire est mise en place pour mesurer le débit urinaire. Le bilan électrolytique urinaire et sérique doit être fréquemment révisé.

Des interventions effractives s'avèrent parfois nécessaires pour faire diminuer la pression intracrânienne. Les lésions et les hématomes peuvent être évacués par des trous pratiqués au trépan ou au moyen d'une opération chirurgicale plus importante. Une sonde ventriculaire doit parfois être placée pour drainer le liquide céphalorachidien et surveiller la pression.

L'enfant continue de bénéficier de soins de soutien importants jusqu'à ce qu'il reprenne conscience et que la réadaptation puisse commencer. Dans les cas de traumatismes crâniens graves, il faut attendre 6 à 12 mois pour avancer avec assez de certitude un pronostic quant aux conséquences des lésions.

CONSEIL CLINIQUE

Si l'enfant présente une diminution du niveau de conscience peu après avoir subi un traumatisme crânien, il est possible qu'il ait fait une crise convulsive post-traumatique et qu'il soit encore en phase postcritique.

Collecte des données

Évaluez fréquemment l'état neurologique de l'enfant. Surveillez son niveau de conscience de façon continue en utilisant l'échelle pédiatrique de coma de Glasgow (voir le tableau 19-3). Observez de près les signes vitaux. Toute modification de ces signes peut révéler une anoxie, une diminution de l'irrigation sanguine cérébrale, un état de choc ou une hypertension intracrânienne. Comparez l'état neurologique actuel de l'enfant à son état antérieur et notez l'évolution : amélioration, stabilisation, détérioration. La cause de toute détérioration doit rapidement être déterminée et des mesures appropriées doivent être prises pour y remédier.

Diagnostics infirmiers

Voici des diagnostics infirmiers pouvant s'appliquer aux enfants ayant subi un traumatisme crânien :

- Diminution de l'irrigation tissulaire cérébrale reliée à l'insuffisance de l'effort respiratoire, à l'hypovolémie et/ou à l'hypertension intracrânienne ;
- Perturbation des échanges gazeux reliée à une insuffisance de l'effort respiratoire ;
- Dégagement inefficace des voies respiratoires relié à une diminution du niveau de conscience ;
- Risque de défaillance dans l'exercice du rôle de l'aidant naturel relié aux soins de longue durée nécessités par l'enfant présentant des complications neurologiques ;
- Risque de perturbation de la dynamique familiale relié à l'incapacité ou au handicap acquis de l'enfant ;
- Perturbation de la croissance et du développement reliée aux déficiences motrices, cognitives et perceptuelles.

Soins infirmiers

Les soins infirmiers consistent avant tout à maintenir la fonction cardiorespiratoire, à prévenir les complications, à favoriser le rétablissement et à apporter du soutien à l'enfant et à sa famille. Leur objectif est de prévenir les lésions secondaires et de ramener l'enfant à un niveau de fonctionnement optimal.

Maintenir la fonction cardiorespiratoire

Si l'enfant a subi un traumatisme modéré, observez sa respiration, sa coloration et son niveau de conscience. Vérifiez sa saturation en oxygène. Avisez immédiatement le médecin de tout signe d'une diminution de l'oxygénation.

Veillez à ce que les côtés du lit de l'enfant soient matelassés afin d'éviter qu'il ne se blesse en cas de convulsions. Le matériel nécessaire à l'aspiration et la ventilation assistée doit être gardé à son chevet.

ALERTE INFIRMIÈRE

Si l'enfant a subi un traumatisme crânien modéré, l'oxygène qui lui est administré doit être saturé à au moins 95 %. Si l'enfant est gravement blessé et qu'il est intubé, observez attentivement les résultats de l'analyse des gaz sanguins artériels. La PaO_2 doit être située entre 70 et 100 mm Hg.

Prévenir les complications

Placez l'enfant dans une position adéquate. Assurez-lui un environnement calme. Vérifiez sa température corporelle et maintenez-la dans les limites normales. Administrez les médicaments conformément aux ordonnances. Surveillez les moniteurs intracrâniens et les sièges de toute intervention effractive. Avisez immédiatement le médecin de tout symptôme d'hypertension intracrânienne (voir le tableau 19-6).

Favoriser le rétablissement

Prenez les mesures nécessaires pour prévenir les difformités. Les séances de physiothérapie, d'ergothérapie et d'orthophonie doivent commencer alors que l'enfant est encore hospitalisé. Aidez les thérapeutes à motiver l'enfant à faire ses exercices et à enseigner les techniques aux parents pour qu'ils puissent travailler avec ce dernier, tant à l'hôpital qu'à la maison. L'infirmière peut revenir sur les exercices effectués pendant les séances et noter les progrès réalisés. Stimulez l'enfant au moyen de jouets, de livres, de vidéocassettes, de musique ou de jeux correspondant à son âge et à ses capacités. Encouragez les parents à lui apporter ses peluches ou ses jouets favoris, ainsi que des enregistrements sur cassette de sa musique préférée ou de la voix de membres de sa famille.

Apporter du soutien à l'enfant et à la famille

Les infirmières, les travailleurs sociaux, les médecins, les psychologues, les spécialistes en réadaptation et les membres du clergé peuvent aider les parents à s'adapter au fait que leur enfant souffre maintenant d'une incapacité ou d'un handicap.

Planifier le congé et enseigner à la famille les soins à domicile

Il faut déterminer et combler bien avant le congé les besoins de la famille en matière de soins à domicile. Les enfants souffrant d'un traumatisme crânien grave bénéficient de services de réadaptation, offerts tant durant leurs hospitalisations qu'en consultation externe, qui favorisent la récupération optimale de leurs fonctions. On peut faire appel à un gestionnaire de cas pour coordonner les services et les ressources pendant la période de réadaptation.

Informez les parents sur les soins qui devront être dispensés à l'enfant quand il sera de retour à la maison et indiquez-leur les comportements que ce dernier pourrait manifester. Si l'enfant présente une incapacité ou un handicap à la suite de sa blessure, déterminez avec les parents les appareils dont ils auront besoin à la maison : fauteuil roulant, déambulateur, orthèses, attelles, gouttières, lit adapté, etc. Les CLSC et les services de soins à domicile peuvent souvent aider les parents à prendre des dispositions spéciales.

Soins dans la communauté

Si nécessaire, organisez les soins à domicile et les visites de suivi. L'infirmière des soins à domicile pourra jouer le rôle de gestionnaire de cas et veiller à ce que l'enfant bénéficie d'un environnement sécuritaire. Les enfants qui présentent une incapacité ou un handicap à la suite d'un traumatisme crânien peuvent avoir droit, selon le degré de l'atteinte, à l'allocation pour enfant handicapé de la Régie des rentes du Québec ou à des programmes gouvernementaux destinés aux enfants ayant des besoins spéciaux en matière de soins de santé.

SOINS À DOMICILE

Dans le cas de traumatismes crâniens légers à modérés, même si l'enfant semble rétabli après seulement quelques jours, le cerveau peut prendre jusqu'à six semaines pour guérir complètement. Les parents et les enseignants doivent s'attendre à ce que l'enfant se comporte de façon particulière durant cette période. Par exemple, il peut se fatiguer facilement, présenter des pertes de mémoire ou commettre des oublis, être facilement distrait, éprouver de la difficulté à se concentrer ou à suivre les instructions, se montrer irritable ou impatient et avoir besoin d'aide pour commencer ou finir ses tâches.

Dans le cas de traumatismes légers à modérés, les parents doivent être préparés au fait que l'enfant peut manifester certains comportements typiques jusqu'à ce qu'il soit complètement guéri. S'il retourne à l'école, l'infirmière veillera à ce que les enseignants, les administrateurs et les autres écoliers soient préparés aux changements que cette blessure occasionne chez lui. L'enfant aura ainsi moins de difficultés à se réintégrer à son milieu scolaire. Si l'enfant ou l'adolescent doit suivre un programme de réadaptation à long terme, il aura besoin de soutien pour apprendre à vivre avec son incapacité ou son handicap et trouver la force nécessaire pour développer le plus possible ses capacités. Les adolescents doivent parfois acquérir des habiletés professionnelles et apprendre à vivre de manière autonome. Invitez les parents à communiquer avec l'Association québécoise des traumatisés crâniens, qui pourra les informer (se reporter à l'annexe G).

Types particuliers de traumatismes crâniens

Blessures au cuir chevelu

Les blessures au cuir chevelu peuvent être causées par une chute, un trauma contondant ou une pénétration par un corps étranger. Ces blessures sont généralement bénignes. Considérant que le cuir chevelu est très vascularisé, il est possible que l'enfant saigne abondamment, mais l'hypervolémie et l'état de choc sont rares, sauf dans le cas des nourrissons.

Les lacérations doivent être irriguées avec de grandes quantités de solution saline normale stérile (NaCl à 0,9 %) et inspectées pour déceler la présence de fragments osseux, de dépressions, de débris ou de fuites de liquide céphalorachidien avec déchirure au niveau de la dure-mère. S'il s'agit d'une blessure simple, la lacération peut être suturée, et l'enfant peut quitter le service d'urgence. Dans le cas contraire, un neurochirurgien doit être consulté.

Commotions cérébrales

La commotion cérébrale, qui est généralement due à un trauma contondant touchant la tête, peut entraîner une perturbation temporaire de l'état de conscience. Elle est secondaire à un étirement, une compression ou une déchirure des fibres nerveuses[39]. La commotion cérébrale se traduit par une perte temporaire et entièrement réversible de la fonction cérébrale. Ainsi, en général, le blessé ne subit ni dommages structuraux majeurs ni lésions focales. L'enfant peut manifester les signes suivants : amnésie par rapport à l'événement, céphalées, nausées avec ou sans vomissements, étourdissements, perception de taches devant les yeux (l'enfant « voit des étoiles »). Les commotions se classent en trois catégories, selon leur degré de gravité (tableau 19-25).

TABLEAU 19-25 Degrés de gravité de la commotion cérébrale

Degré 1
Confusion temporaire, pas de perte de conscience, perturbation de l'état mental durant moins de 15 minutes.

Degré 2
Confusion temporaire, pas de perte de conscience, perturbation de l'état mental pendant 15 minutes ou plus.

Degré 3
Perte de conscience brève (quelques secondes) ou prolongée (quelques minutes ou plus).

D'après Quality Standards Subcommittee, American Academy of Neurology. (1997). Practice parameters : The management of concussion in sports. Neurology, 48, *581-585.*

Le traitement consiste en soins de soutien. L'enfant est gardé en observation dans le service d'urgence durant plusieurs heures. Il peut ensuite rentrer chez lui, sous réserve que ses parents continuent de surveiller étroitement l'évolution de son état de santé. Si l'enfant perd connaissance pendant plus de cinq minutes ou s'il ne se rappelle pas l'événement ayant causé la commotion, il doit être hospitalisé ou gardé en observation dans une unité de court séjour jusqu'à ce que les examens prouvent qu'il ne souffre pas d'une autre blessure.

Le *syndrome de commotion cérébrale pédiatrique* serait causé par une lésion du tronc cérébral. Il touche les enfants de moins de 3 ans. Le trottineur semble assommé ou abasourdi au moment du choc, mais il ne perd pas conscience. Plus tard, cependant, il pâlit, se couvre de sueur, devient léthargique et peut vomir. C'est souvent à ce moment-là qu'on le conduit à l'hôpital. L'enfant peut alors être placé en unité de court séjour et gardé en observation. Il se rétablit en général en moins de 24 heures.

Le *syndrome post-commotionnel* est fréquent chez les enfants comme chez les adultes et peut survenir à n'importe quel moment après la blessure initiale. Ses signes et symptômes sont les suivants : céphalées, étourdissements ou vertiges, photophobie, modifications subtiles de la personnalité, manque de concentration, troubles de la mémoire. Le traitement consiste en soins de soutien. Les symptômes disparaissent en général au bout de quelques semaines. Les parents et les enseignants doivent être informés que l'enfant risque de manifester un comportement différent. Ils doivent en outre être encouragés à aider l'enfant à maintenir une bonne estime de soi.

Les jeunes sportifs qui subissent une deuxième commotion cérébrale alors qu'ils ne sont pas encore complètement guéris de la précédente présentent le *syndrome du deuxième impact*. Les effets cumulatifs de ces commotions successives provoquent un œdème aigu du cerveau, des déficiences neurologiques ou cognitives et parfois la mort. Des recommandations ont été émises afin de réduire les risques d'incapacité ou de handicap et de décès dans les cas de commotion cérébrale résultant de la pratique de sports. Le blessé doit cesser ses activités sportives pour une période allant d'une semaine à la saison entière, selon la gravité de la commotion et des symptômes neurologiques[42].

Fractures du crâne

Les huit os du crâne sont robustes et ne cèdent que soumis à une force considérable. Une fracture du crâne est dite *ouverte*, si elle s'accompagne d'une déchirure au niveau de la dure-mère ; sinon, elle est dite *fermée*. On doit examiner toute zone du crâne présentant de l'œdème ou un hématome pour détecter la présence éventuelle d'une fracture. Le diagnostic est établi par inspection, palpation, examen radiologique ou TDM. Le traitement doit toujours faire appel à un neurochirurgien.

Les soins à prodiguer aux victimes d'une fracture du crâne sont fonction du type et de l'ampleur de la blessure (tableau 19-26 et figure 19-18).

Contusions cérébrales

Les contusions cérébrales sont des meurtrissures des tissus du cerveau. Elles sont causées par un trauma contondant et se produisent à l'occasion d'un coup ou d'un contrecoup (voir la figure 19-17). Ce type de blessure est rare chez les enfants de moins de 1 an. Les parties temporales et frontale du crâne sont les plus exposées. La contusion cérébrale peut endommager le parenchyme et causer des déchirures vasculaires ou tissulaires, un écrasement des tissus, puis une nécrose ou un infarcissement.

L'enfant peut manifester des symptômes focaux variables selon l'emplacement de la blessure. Son niveau de conscience subit parfois des altérations allant de la confusion et de la désorientation jusqu'à l'obnubilation. Le diagnostic est établi par TDM.

L'enfant doit être hospitalisé : on le garde en observation et on vérifie qu'il n'a pas subi d'autres blessures. La chirurgie est rarement nécessaire.

Les séquelles sont localisées et se limitent à la zone cérébrale touchée. Par exemple, une contusion touchant la zone temporale gauche peut avoir des répercussions sur la parole.

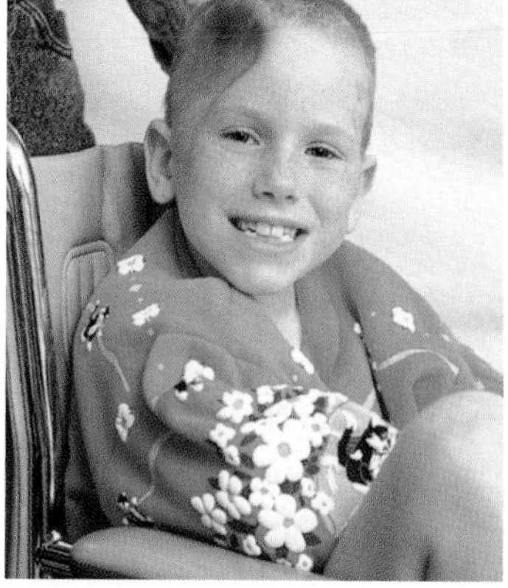

FIGURE 19-18. Cette enfant a subi une embarrure importante. Des fragments osseux ont dû être retirés sur une partie du crâne.

TABLEAU 19-26 Fractures du crâne

Type de fracture	Diagnostic et traitement
Fracture linéaire Causée par un impact touchant une partie importante du crâne Lésion habituellement asymptomatique, sauf si la fracture traverse les sutures près de l'artère méningée moyenne, auquel cas on peut constater la formation d'un hématome épidural.	Sur les radiographies, la fracture se présente sous la forme d'une ligne mince et claire. L'enfant est hospitalisé pour la nuit afin d'être mis en observation. La fracture guérit en six mois. Si la dure-mère a été déchirée, les radiographies peuvent révéler une fracture du crâne à évolution rapide. Dans ce cas, une intervention chirurgicale s'impose.
Embarrure (fracture par enfoncement) Cassure dans le crâne lui-même En général, le crâne éclate en petits morceaux. Des fragments osseux peuvent s'enfoncer dans les tissus cérébraux et un hématome se former sur le dessus. Les zones frontale et pariétales sont les plus exposées à ce type de blessure.	Bien que la fracture soit en général décelable par palpation, le diagnostic est confirmé par des radiographies ou par une TDM. Toute zone présentant un renfoncement supérieur à l'épaisseur du crâne ou à 5 mm doit être ramenée à sa position normale par intervention chirurgicale ou par aspiration sous vide, afin d'éviter les dommages aux tissus cérébraux situés en dessous. La fracture peut être associée à des contusions ou à des lacérations du cerveau. Un traitement prophylactique contre le tétanos et des antibiotiques doivent être administrés pour éviter les infections. Les troubles convulsifs constituent des séquelles fréquentes.
Fracture complexe ou pénétrante Embarrure du crâne avec lacération du cuir chevelu	Le diagnostic est établi à l'œil nu, par radiographie ou par TDM. Le traitement inclut les éléments suivants : débridement chirurgical et remise à niveau des fragments osseux, prophylaxie contre le tétanos et administration d'antibiotiques.
Fracture basilaire (de la base du crâne) Fracture dans la partie inférieure et postérieure du crâne : os frontaux, ethmoïdes, sphénoïdes, temporaux, occipitaux. Peut s'accompagner d'une déchirure de la dure-mère (fracture ouverte). Les signes classiques sont les suivants : accumulation de sang derrière la membrane tympanique avec fuite de liquide céphalorachidien par le nez (rhinorrhée cérébrospinale) et les oreilles (otorrhée céphalorachidienne), ecchymoses périorbitaires (« yeux de raton laveur »), hématome rétroauriculaire (signe de Battle).	Le diagnostic est confirmé par TDM. Le traitement consiste à hospitaliser l'enfant, qui est mis en observation. La déchirure de la dure-mère guérit généralement en une semaine. Toutefois, si les fuites de liquide céphalorachidien persistent, il faut les colmater chirurgicalement. Possibilité d'endommagement des nerfs crâniens I, II, III, VII et VIII. Antibiothérapie prophylactique.

Données tirées de Semonin-Holleran, R. (1994). Head, neck, and spinal cord trauma. In Kelly, S. (dir.). Pediatric emergency nursing *(2e éd., p. 318-319). Stamford, CT: Appleton & Lange.*

Hématomes intracrâniens

Les hématomes intracrâniens sont des lésions envahissantes qui évoluent rapidement ou lentement, selon qu'elles sont d'origine artérielle ou veineuse. Ils doivent être détectés et localisés très tôt. Certaines lésions doivent être évacuées le plus vite possible pour prévenir les séquelles ou en limiter l'ampleur. Le tableau 19-27 décrit les différents types d'hématomes intracrâniens et leurs traitements.

TABLEAU 19-27 Hématomes intracrâniens

Type d'hématome	Diagnostic et traitement
Hématome sous-dural Se forme à la suite d'un traumatisme crânien grave (chute, agression, accident de véhicule motorisé, syndrome du nourrisson secoué, etc.). Touche le plus souvent les enfants de moins de 1 an. Causé par la lacération des veines qui traversent l'espace sous-dural. Le caillot qui se développe alors appuie directement sur le cerveau, ce qui provoque deux types de dommages : ceux causés par la contusion initiale et ceux causés par l'hématome. Il arrive que les symptômes ne se manifestent pas avant 48 à 72 heures. Lorsque les fontanelles et les sutures ne sont pas fermées, les symptômes apparaissent plus tard. Les symptômes incluent : Altération du niveau de conscience (confusion, agitation ou léthargie) Nausées ou vomissements Céphalées Hémorragies rétiniennes dans les deux yeux Parfois, dilatation et fixité pupillaire du côté de la blessure Convulsions Fièvre	Diagnostic confirmé par TDM. Traitement généralement chirurgical. Il est possible qu'il soit nécessaire de pratiquer des ponctions évacuatrices sous-durales à répétition après l'opération pour permettre au cerveau de reprendre sa place. Plus de la moitié des enfants atteints d'un hématome sous-dural en meurent. Parmi ceux qui survivent, 75 % présentent des troubles convulsifs. 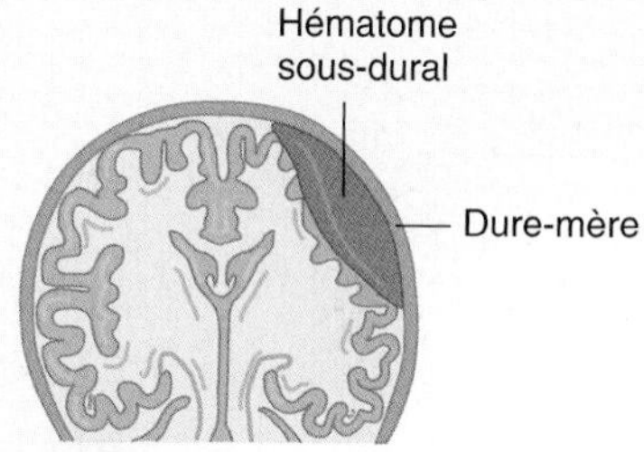 Le saignement se produit entre la dure-mère et le cerveau
Hématome épidural (ou extra-dural) Rare chez les enfants ; presque inexistant chez les enfants de moins de 4 ans. Se forme à la suite d'un trauma contondant (souvent une chute), un accident de véhicule motorisé ou une agression. Les zones temporales et pariétales sont les sièges les plus fréquents. Peut être associé à une fracture linéaire du crâne. Peut être mortel si le saignement est artériel (c'est généralement le cas). Symptômes : *Au début* : Perte de conscience de courte durée ou simple étourdissement sans aucun autre symptôme. Chez les enfants, on n'observe généralement pas de perte de conscience. *Intervalle libre* : L'enfant se rétablit pendant un certain temps. *Après l'intervalle libre* : Somnolence ou léthargie Céphalée Bombement de la fontanelle Parésie des nerfs crâniens III et VI Œdème papillaire Fixité et dilatation pupillaires Signes d'hypertension intracrânienne	Diagnostic confirmé par TDM. Le traitement consiste en une intervention chirurgicale immédiate : une craniotomie suivie de l'évacuation de l'hématome. Le pronostic est bon, mais 25 % des enfants touchés présentent des troubles convulsifs. 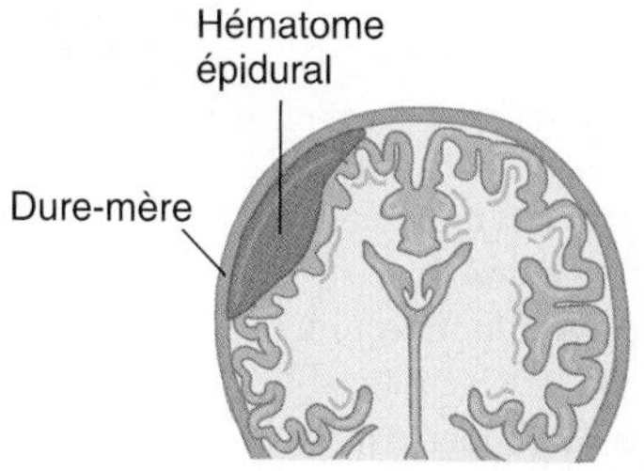 Le saignement se produit entre la dure-mère et le crâne
Hématome intracérébral Se forme à la suite d'une contusion profonde ou d'une lacération intracérébrale (causée par la pénétration d'un corps étranger ou d'un fragment osseux ou l'empalement). Provoque des saignements diffus dans le parenchyme. On observe parfois la formation d'un hématome avec hémorragies localisées.	Diagnostic confirmé par TDM. Intervention chirurgicale non nécessaire. Les séquelles neurologiques sont fonction de la taille de la lésion, de son emplacement et des possibilités de réprimer l'hémorragie. L'enfant peut devenir hémiplégique ou perdre la vue. 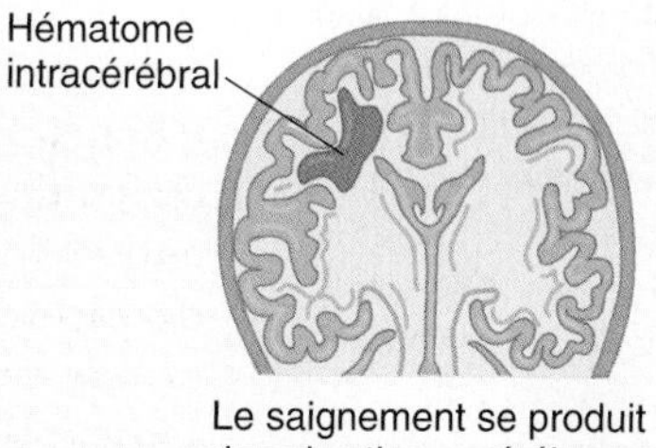 Le saignement se produit dans les tissus cérébraux

Les hémorragies sous-arachnoïdiennes, qui sont associées aux traumatismes crâniens graves, comme les contusions ou les hématomes intracrâniens, sont causées par une déchirure des artères ou des veines dans l'espace sous-arachnoïdien. Voici leurs symptômes: diminution du niveau de conscience, dilatation pupillaire ipsilatérale, diplopie, hémiparésie, nausées et vomissements, raideur de la nuque, céphalées.

La TDM confirme le diagnostic. Il n'existe pas de traitement précis pour ces lésions. L'évolution clinique du patient dépend des blessures connexes.

Blessures pénétrantes

Les *blessures par balle* qui touchent la tête peuvent causer des dommages tissulaires, osseux et vasculaires. Les balles à faible vélocité (vitesse) entrent dans le crâne sans en ressortir. Elles ricochent sous la voûte crânienne en détruisant les tissus et les vaisseaux cérébraux. L'enfant peut rester conscient juste après avoir été blessé, mais l'œdème qui se forme le long du parcours de la balle fait diminuer rapidement son niveau de conscience. Par ailleurs, les balles à haute vélocité causent des dommages graves dès l'impact.

La TDM permet d'évaluer le trauma, de localiser la balle et les fragments osseux et de mesurer les dommages parenchymateux. Le traitement implique un débridement chirurgical du parcours de la balle, l'évacuation des hématomes et le retrait des particules d'os et de balle qui sont accessibles.

Environ 50 % des enfants blessés par balle à la tête meurent des suites de leurs blessures. Ceux qui survivent risquent de souffrir de troubles convulsifs et de déficiences focales multiples.

Chez l'enfant, les *blessures d'empalement*, dans lesquelles un objet pointu s'enfonce dans le corps, sont souvent causées par des fléchettes ou des morsures de chien. Tous les objets ou fragments doivent être laissés en place pour être retirés en salle d'opération par un neurochirurgien.

L'enfant touché par une blessure de ce type est particulièrement exposé aux lésions focales et aux infections.

Les soins postopératoires sont identiques à ceux des autres types de traumatisme crânien. On doit cependant accorder une attention toute particulière au niveau de conscience, à l'augmentation de la pression intracrânienne et aux infections.

TRAUMATISMES MÉDULLAIRES

Moins de 10 % des traumatismes médullaires accidentels surviennent dans l'enfance[43]. Cependant, plus de la moitié des enfants touchés par ce type de blessures meurent dans l'heure qui suit le trauma, et environ 20 %, moins de trois mois plus tard[44].

Près de la moitié des traumatismes à la mœlle épinière sont imputables à des accidents de véhicules motorisés. Les jeunes enfants sont touchés en tant que piétons, cyclistes ou passagers d'un véhicule. Chez les adolescents passagers d'un véhicule, l'incidence de ce type de blessures augmente de façon significative, et l'alcool ou la drogue est en cause dans environ 25 % des accidents[44]. Les chutes et les mauvais traitements comptent aussi au nombre des causes de traumatismes médullaires, surtout chez les trottineurs et les jeunes enfants. L'incidence des traumas survenant dans le cadre d'activités récréatives augmente avec l'âge de l'enfant. Enfin, les blessures pénétrantes (par arme à feu, arme blanche ou autre) sont de plus en plus fréquentes.

C'est la cause mécanique de la blessure qui détermine le type de lésion (figure 19-19). Les hyperflexions provoquent la déchirure ou l'avulsion et la fracture des corps vertébraux, ainsi que la subluxation et la luxation. Les flexions latérales (rotations) peuvent causer des luxations articulaires ou des fractures médullaires instables. Les extensions entraînent des fractures des pédicules de l'axis (appelées « fractures du pendu »), des déchirures ligamentaires, des fractures par avulsion des corps vertébraux et le syndrome central ou postérieur de la mœlle épinière. Les blessures par compression causent le syndrome antérieur de la mœlle épinière.

TRAUMATISMES MÉDULLAIRES SANS LÉSION OSSEUSE RADIOLOGIQUE

Les traumatismes médullaires sans lésion osseuse radiologique (*spinal cord injury without radiographic abnormality – SCIWORA*) représentent 15 % à 25 % de l'ensemble des traumas médullaires touchant les enfants. Dans le cas d'un SCIWORA, les radiographies initiales et les premières images tomodensitométriques ne montrent aucune déformation osseuse, de sorte qu'on croit que l'enfant est hors de danger et qu'il n'aura aucune séquelle. Cependant, une paralysie soudaine ou progressive survient immédiatement ou dans les 48 heures suivant la blessure. Les enfants de moins de 8 ans sont les plus exposés, car leur colonne vertébrale est souple. En effet, chez le jeune enfant, la colonne peut être soumise à un étirement de cinq centimètres sans subir de lésion. Par contre, une élongation d'un demi-centimètre suffit pour briser la mœlle épinière. Ces phénomènes contradictoires pourraient expliquer le fait que les radiographies sont normales malgré la lésion médullaire[45].

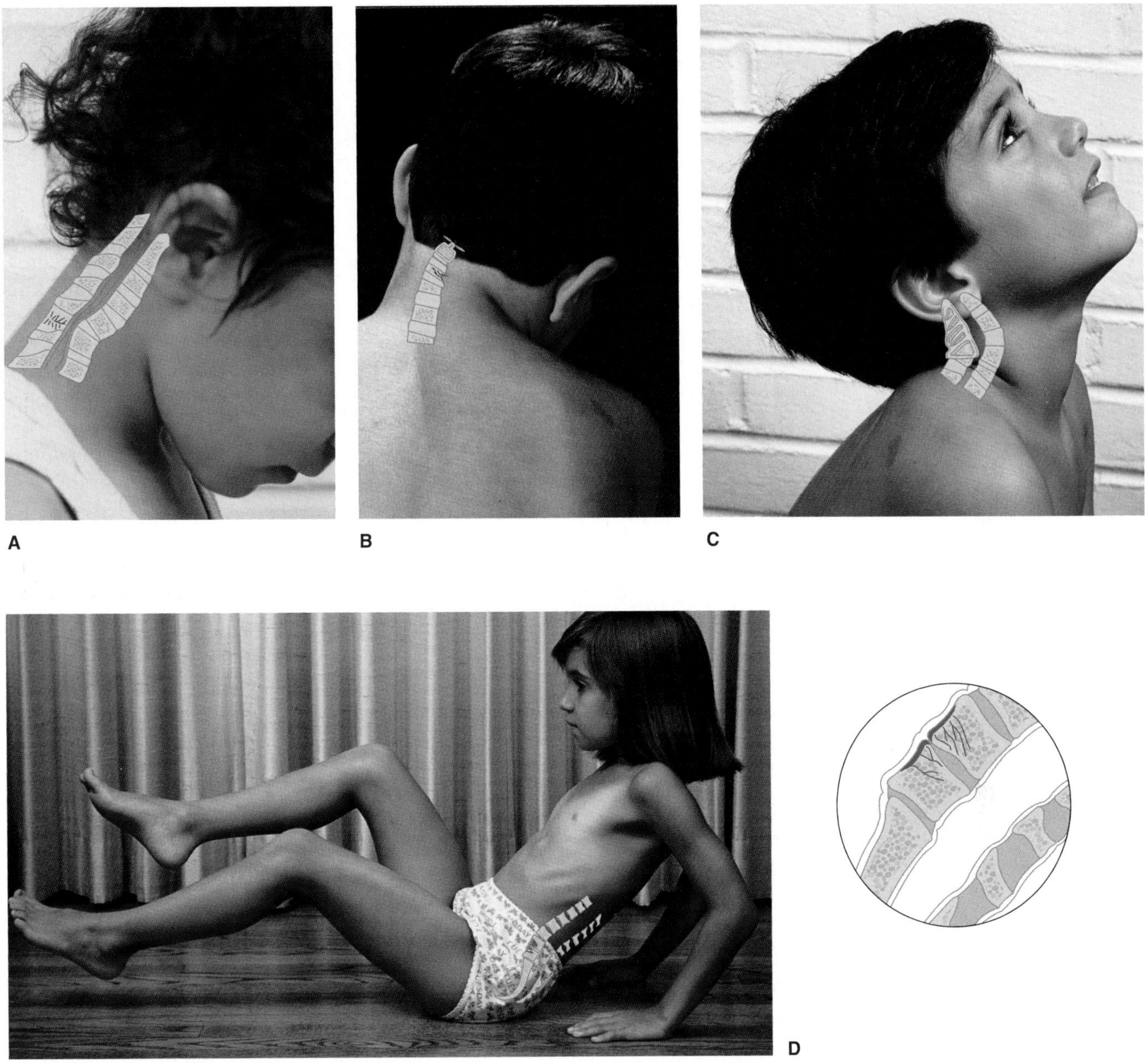

FIGURE 19-19. Causes mécaniques des blessures médullaires. A, Hyperflexion. B, Flexion latérale. C, Extension. D, Compression.

Les lésions médullaires accidentelles se répartissent en deux catégories : les lésions complètes et les lésions partielles. Les lésions complètes sont irréversibles et provoquent la perte des fonctions sensorielles, motrices et autonomes sous le niveau de la blessure. Les lésions partielles entraînent une détérioration plus ou moins marquée des fonctions sensorielles, motrices et autonomes sous le niveau de la blessure. Les lésions peuvent amener une paraplégie (paralysie des membres inférieurs) ou une quadriplégie (paralysie des quatre membres) selon le niveau de la blessure. Ainsi, la quadriplégie implique une lésion plus haute que la paraplégie.

En raison de la mobilité et de la flexibilité extrêmes de leur colonne vertébrale, les enfants sont plus exposés à certains types de lésions médullaires. Le tableau 19-28 présente les traumatismes médullaires plus fréquents chez les enfants.

Plus la blessure se situe haut sur la colonne, plus les séquelles neurologiques sont importantes. L'enfant souffre souvent de traumas multiples et peut manifester les

TABLEAU 19-28 Traumatismes médullaires chez l'enfant

Région cervicale
- Siège de 75 % des traumatismes médullaires chez les enfants de 0 à 8 ans, et de 60 % d'entre eux chez les enfants de 8 à 14 ans
- Incidence la plus élevée : au-dessus de la troisième vertèbre cervicale (C3)
- Ces traumatismes sont souvent mortels

Région thoracolombaire
- Deuxième région où l'incidence est la plus élevée, probablement à cause d'une mauvaise utilisation des sangles abdominales des ceintures de sécurité[a]

Région thoracique
- Siège de 20 % des traumatismes médullaires ; généralement chez les enfants de 8 à 14 ans

[a] *Données tirées de Luerssen, T. (1993). General characteristics of the neurological injury. In M. Eichelberger (dir.),* Pediatric trauma : Prevention, acute care, rehabilitation, *St. Louis : Mosby-YearBook.*

signes d'un choc hypovolémique causé par d'autres blessures, d'une hypertension intracrânienne ou d'une dépression respiratoire. Le choc neurogénique et la sidération médullaire sont également possibles.

Quand l'accident survient, l'enfant devient flasque et perd ses réflexes sous le niveau de la lésion. Il ne réagit plus qu'aux stimuli intervenant au-dessus de ce niveau. Le priapisme (érection violente, prolongée, souvent douloureuse n'impliquant pas de désir sexuel et n'aboutissant pas à l'éjaculation) survient dans certains cas. La spasticité des muscles situés sous la lésion apparaît plus tard.

Le diagnostic est établi d'après les observations, l'examen neurologique et les radiographies. Ces dernières comprennent des vues latérales de la colonne cervicale et des vues latérales et antéropostérieures des zones thoracique et lombosacrée de la colonne. De plus, la TDM, l'IRM, la fluoroscopie thoracique et la myélographie peuvent être nécessaires. Nombreux sont les enfants qui présentent un traumatisme médullaire sans lésion osseuse radiologique, ou SCIWORA (venant de l'appellation anglophone : *spinal cord injury without radiographic abnormality*)[45].

Les lésions médullaires accidentelles doivent faire l'objet d'un traitement énergique. L'enfant peut être placé sous traction squelettique (ou cervicale) ou halo crânien avec corset (auréole en acier inoxydable fixée au crâne grâce à quatre broches et rattaché à un corset amovible portant des poids sur la totalité de la largeur du thorax). Ensuite, un traitement chirurgical peut s'imposer. Le débridement et la décompression de la mœlle épinière doivent être pratiqués dans les huit heures qui suivent la blessure pénétrante. La mœlle épinière peut être stabilisée au moyen d'une fusion réalisée à l'aide d'un fragment osseux prélevé sur une autre partie du corps. Si des mesures plus radicales sont nécessaires, un dispositif de fixation interne peut être mis en place.

Si l'enfant présente des déficiences motrices, de fortes doses de méthylprednisolone lui seront administrées pour atténuer les séquelles neurologiques. Ce traitement doit commencer dans les huit heures suivant la blessure.

Soins infirmiers

Les soins infirmiers consistent avant tout à surveiller les signes vitaux, à répondre aux besoins nutritionnels, à maintenir l'intégrité de la peau, à promouvoir l'autonomie, les jeux thérapeutiques et la réadaptation, ainsi qu'à apporter du soutien à l'enfant et à sa famille.

Surveiller les signes vitaux

Surveillez attentivement tout changement dans les signes vitaux, en particulier ceux qui peuvent être révélateurs d'une augmentation de la pression intracrânienne (voir le tableau 19-6). Observez l'état respiratoire de l'enfant. Dans certains cas de lésion cervicale, une trachéotomie s'avère nécessaire pour maintenir les voies respiratoires perméables. Si la lésion est située très haut, la ventilation assistée s'impose. L'équipement d'urgence nécessaire doit rester au chevet de l'enfant en tout temps.

Répondre aux besoins nutritionnels

Fournissez à l'enfant une alimentation qui répond à ses besoins nutritionnels. Les enfants atteints d'une paralysie complète doivent parfois être alimentés par voie entérale (gavage) à l'aide d'une sonde de gastrostomie.

Maintenir l'intégrité de la peau

Prévenez les ruptures de l'épiderme (voir le tableau 19-7). Examinez les plaies opératoires pour détecter les signes d'inflammation ou d'infection. Prodiguez également des soins de la peau adéquats aux points d'insertion des dispositifs de fixation externes (voir le tableau 20-16).

Promouvoir l'autonomie

Encouragez l'enfant à mettre en pratique les techniques et les exercices appris dans ses séances de physiothérapie et d'ergothérapie. Pour prévenir les contractures, utilisez les soutiens, bottes, repose-pieds, attelles et gouttières recommandés par les thérapeutes (figure 19-20). Si l'enfant est en fauteuil roulant, encouragez-le à acquérir le plus d'autonomie possible.

L'enfant peut avoir de la difficulté à contrôler sa vessie et ses intestins. Des cathétérismes vésicaux intermittents peuvent s'avérer nécessaires (voir le tableau 17-6). La réadaptation intestinale consiste notamment en l'adoption d'un régime alimentaire riche en fibres et en l'administration d'émollients fécaux.

Promouvoir le jeu thérapeutique

S'il correspond au stade de développement de l'enfant, le jeu thérapeutique constitue un élément important du processus de guérison. Proposez à l'enfant le plus d'activités normales possibles, mais ne lui confiez pas de tâches qu'il aurait du mal à accomplir. Des tuteurs pourront l'aider à se tenir à jour dans son programme scolaire.

La télévision, les vidéocassettes et la musique constituent de bons divertissements en cas d'hospitalisation prolongée. Les enfants paraplégiques peuvent apprendre à se servir davantage de leurs bras et de leurs mains pour jouer à des jeux interactifs. Des dispositifs d'adaptation peuvent également leur permettre de jouer à des jeux vidéo ou de manipuler les commandes de la radio ou du téléviseur.

Apporter du soutien à l'enfant et à sa famille

Fournissez à l'enfant le soutien dont il a besoin. Encouragez-le à se fixer des objectifs modestes et à court terme, y compris ceux qui concernent les autosoins. Encouragez-le aussi à exprimer ses peurs et ses frustrations.

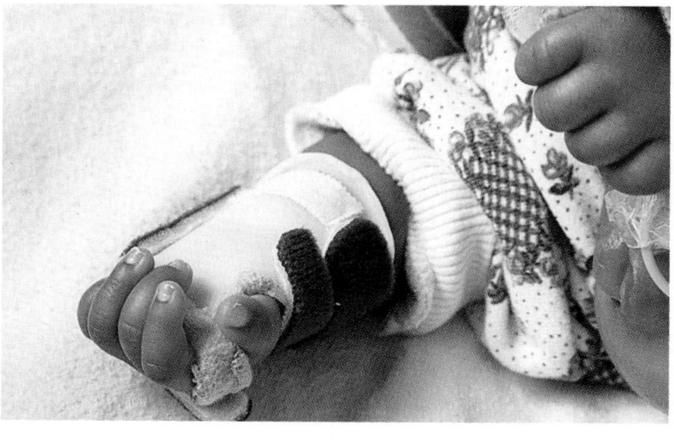

FIGURE 19-20. Les attelles sont souvent utilisées pour prévenir les contractures. Elles aident ainsi l'enfant à maintenir un fonctionnement optimal de ses mains ou de ses pieds.

Témoignez à l'enfant compréhension et compassion. Incitez ses frères et sœurs à venir lui rendre visite ; répondez honnêtement à leurs questions et aidez-les à exprimer leurs sentiments. Faites participer le plus possible les parents et la fratrie aux soins du patient. Lorsque les circonstances le permettent, invitez-les à collaborer aux activités de la vie quotidienne.

Planifier le congé et enseigner à la famille les soins à domicile
La plupart des enfants victimes d'une blessure à la mœlle épinière sont dirigés vers un établissement de réadaptation quand ils quittent l'hôpital. Aidez à l'organisation de ce transfert. Travaillez pour ce faire en collaboration étroite avec l'enfant, ses parents et les autres membres de l'équipe soignante. Il faut déterminer et combler bien avant le congé de l'hôpital ou de l'établissement de réadaptation les besoins touchant les soins à domicile et les mesures de sécurité. Si nécessaire, mettez la famille en rapport avec des services sociaux et des professionnels de la santé offrant des services de thérapie familiale.

CROISSANCE ET DÉVELOPPEMENT

Entre 40 % et 50 % des enfants blessés par quasi-noyade ont moins de 4 ans. L'incidence maximale survient entre les âges de 1 an et 2 ans.

LÉSIONS CÉRÉBRALES HYPOXIQUES ISCHÉMIQUES (NOYADES ET QUASI-NOYADES)

La noyade se définit de la façon suivante : décès survenant dans les 24 heures suivant une submersion. Plus de 90 % des noyades se produisent en eau douce. La moitié des noyades en eau douce surviennent dans des piscines, dont 90 % sont des piscines résidentielles[46].

La noyade représente la troisième cause de décès accidentel chez les enfants. La plupart des victimes sont soit très jeunes (moins de 4 ans), soit adolescentes. Les garçons risquent cinq fois plus que les filles d'être victimes de noyade.

On distingue deux types de noyades. La noyade humide, la plus fréquente, est causée par l'aspiration de liquide dans les poumons. La noyade sèche, qui représente 10 à 15 % des cas, est causée par l'hypoxémie secondaire à un laryngospasme : l'enfant n'aspire presque pas de liquide.

Les événements qui précèdent la noyade se déroulent généralement selon le scénario suivant. Se sentant prisonnier dans l'eau, l'enfant panique, se débat, essaye de se déplacer en faisant des mouvements de natation tout en retenant son souffle. Il avale ensuite un peu de liquide, vomit et aspire ses vomissures, ce qui provoque un laryngospasme de moins de deux minutes. Sa panique croissante et l'anoxie lui font avaler plus de liquide. Par la suite, soit l'enfant fait un laryngospasme profond, puis tombe en anoxie grave, fait des convulsions et meurt (noyade sèche), soit il perd connaissance, ses muscles laryngés se détendent (fin du laryngospasme) parce que ses réflexes disparaissent, puis il aspire passivement une grande quantité d'eau qui envahit ses voies respiratoires et son estomac (noyade humide).

ALERTE INFIRMIÈRE

Toutes les victimes de quasi-noyade doivent être hospitalisées durant au moins 24 heures ou gardées en observation dans une unité de court séjour durant plusieurs heures, même si elles ne présentent pas de symptômes. En effet, de nombreuses complications potentiellement mortelles, comme la détresse respiratoire et l'œdème cérébral, peuvent demeurer latentes pendant au moins 12 heures après l'incident.

L'hypoxémie est la lésion la plus courante dans les cas de noyade. L'aspiration de liquide provoque une perturbation des échanges gazeux qui finit par altérer les fonctions pulmonaire, cardiaque, cérébrale et rénale. Reportez-vous au chapitre 12, qui présente un bref examen des effets de la noyade sur le système respiratoire.

Le pronostic et les répercussions de l'événement varient considérablement selon le cas. Les chances de survie de l'enfant dépendent de la durée de la submersion, de la promptitude de l'intervention et du traitement, en particulier de la réanimation cardiorespiratoire[47, 48]. La rapidité et la qualité de la réanimation sur les lieux de l'accident ont une influence majeure sur les chances de survie, mais également sur le risque de séquelles neurologiques.

Après la submersion, l'enfant peut manifester une grande diversité de signes et de symptômes. Ceux-ci sont fonction du temps qu'il a passé sous l'eau, de la température de l'eau, de sa réaction à l'événement et du traitement administré sur les lieux. Les enfants submergés brièvement présentent peu de symptômes et se rétablissent complètement. Les enfants submergés plus longuement peuvent présenter les symptômes suivants : diminution du niveau de conscience (allant de la stupeur à l'absence totale de réactions), œdème cérébral, hypertension intracrânienne, convulsions, acidose respiratoire, irrégularité respiratoire, apnée, distension gastrique.

L'intervention médicale commence sur place et consiste en une ventilation immédiate et des compressions (massage cardiaque), si nécessaire. Plus le traitement intervient rapidement, plus le pronostic est favorable.

Soins infirmiers

Les soins infirmiers consistent avant tout à surveiller l'état cardiorespiratoire de l'enfant et apporter du soutien à l'enfant et à sa famille.

Surveillez l'état respiratoire de l'enfant, sa fonction cardiorespiratoire et son état neurologique. Administrez-lui les médicaments prescrits et placez-le dans une position adéquate. Les interventions infirmières recommandées dans les cas de coma s'appliquent aussi aux victimes de quasi-noyade, surtout si l'enfant est en état d'obnubilation (voir la section sur l'altération de l'état de conscience présentée plus tôt).

Prodiguez à la famille le soutien dont elle a besoin. Adoptez une attitude non critique et exempte de jugement et permettez aux parents d'exprimer leurs sentiments. S'ils se sentent coupables, indiquez-leur que l'enfant bénéficie des meilleurs traitements médicaux possibles. Le pronostic est parfois incertain. Invitez les parents à chercher de l'aide auprès de travailleurs sociaux, de membres du clergé, d'amis proches ou de leur parenté. Dirigez-les, si nécessaire, vers les organismes appropriés.

Il faut déterminer et combler bien avant le congé les besoins de la famille en matière de soins à domicile. Si l'enfant souffre de déficiences mineures, aidez les parents à prendre les dispositions nécessaires. S'il est dans le coma, aidez-les à déterminer s'ils le ramèneront à la maison ou le confieront à un établissement de soins prolongés.

MESURES DE SÉCURITÉ

On peut prévenir les noyades grâce à des mesures éducatives et législatives, de même qu'à des modifications de l'environnement. Les propriétaires d'une piscine devraient ériger autour de celle-ci une clôture impossible à escalader d'au moins 1,50 m de haut. Certains règlements municipaux les y obligent d'ailleurs. Les adolescents doivent être sensibilisés au fait qu'il est dangereux de se baigner après avoir consommé de l'alcool. Les seaux de plus de 15 L doivent être vidés dès qu'ils cessent d'être utilisés. L'infirmière doit insister auprès des parents pour qu'ils surveillent leurs enfants de près quand ils se trouvent dans l'eau ou près de l'eau, – qu'il s'agisse d'une plage, d'une piscine ou d'une baignoire.

RÉFÉRENCES

1. Farley, J.A., Mooney, K.H., et Andrews, M.M. (1994). Alterations of neurologic function in chilren. Dans K.L. McCance et S.E. Huether (dir.), *Pathophysiology : The biologic basis for disease in adults and children* (2e éd., p. 587-623). St. Louis : Mosby.
2. Nordli, D.R., Pedley, T.A., et De Vivo, D.C. (1996). Seizure disorders in infants and children. Dans A.M. Rudolph, J.I.E. Hoffman et C.D. Rudolph (dir.), *Rudolph's pediatrics* (20e éd., p. 1941-1959). Stamford, CT: Appleton & Lange.
3. Kelley, S.J. (1994). *Pediatric emergency nursing* (2e éd., p. 509-517). Stamford, CT: Appleton & Lange.
4. Moe, P.G., et Seay, A.R. (1997). Neurologic and muscular disorders. Dans W.W. Hay, J.R. Groothius, A.R. Hayward et M.J. Levin (dir.), *Current pediatric diagnosis and treatment* (13e éd., p. 644-656). Stamford, CT: Appleton & Lange.
5. Lannon, S.L. (1997). Epilepsy surgery for partial seizures. *Pediatric Nursing, 23*(5), 453-459.
6. Booy, R., et Kroll, S. (1994). Bacterial meningitis in children. *Current Opinion in Pediatrics*, 6, 29-35.
7. Société canadienne de pédiatrie (2002). La prophylaxie antibiotique chez les enfants, fait par le Comité des maladies infectieuses et d'immunisation, réapprouvé en avril 2002. *Paediatrics & Child Health 4* (7), p. 497-502.
8. Jafari, H., et McCracken, G. (1993). Update on steroids for bacterial meningitis. *The Report on Pediatric Infectious Diseases, 3*(2), 1-2.
9. Tureen, J. (1996). Meningitis. Dans A.M. Rudolph, J.I.E. Hoffman et C.D. Rudolph (dir.), *Rudolph's pediatrics* (20e éd., p. 544-548). Stamford, CT: Appleton & Lange.
10. Chiocca, F.M. (1995). Meningococcal meningitis. *American Journal of Nursing 95(*12), 25.
11. Brown, L.W., et Feigin, R.D. (1994). Bacterial meningitis : Fluid balance and therapy. *Pediatric Annals, 23*(2), 93-98.
12. Rotbart, H.A. (1996). Enteroviruses. Dans A.M. Rudolph, J.I.E. Hoffman et C.D. Rudolph (dir.), *Rudolph's pediatrics* (20e éd., p. 633-638). Stamford, CT: Appleton & Lange.
13. Moe, P.G., et Seay, A.R. (1997). Neurologic and muscular disorders. Dans W.W. Hay, J.R. Groothius, A.R. Hayward et M.J. Levin (dir.), *Current pediatric diagnosis and treatment* (13e éd., p. 686-689). Stamford, CT: Appleton & Lange.
14. Prober, C.G. (1996). Herpes simplex virus infections. Dans A.M. Rudolph, J.I.E. Hoffman et C.D. Rudolph (dir.), *Rudolph's pediatrics* (20e éd., p. 654). Stamford, CT: Appleton & Lange.

15. Sokol, R.J., et Narkewicz, M.R. (1997). Liver and pancreas. Dans W.W. Hay, J.R. Groothius, A.R. Hayward et M.J. Levin (dir.), *Current pediatric diagnosis and treatment* (13e éd., p. 598-599). Stamford, CT: Appleton & Lange.
16. Société canadienne de pédiatrie. (1998). Utilisation de l'acétaminophène et de l'ibuprofène dans la prise en charge de la fièvre et de la douleur légère ou modérée chez l'enfant, fait par le Comité de pharmacologie et des substances dangereuses, réapprouvée en janvier 2002, *Paediatrics & Child Health, 3* (4).
17. Glaze, D. (1992). Guillain-Barré syndrome. Dans R. Feigin et J. Cherry (dir.), *Textbook of pediatric infectious diseases* (3e éd.). Philadelphia: Saunders.
18. Jouet, M. et Kenwrick, S. (1995). Gene analysis of L2 neural cell adhesion molecule in prenatal diagnosis of hydrocephalus. *The Lancet, 345* (21 janv.), 161-163.
19. Page, R. (1992). Hydrocephalus. Dans R. Hoekelman (dir. de la réd.), *Primary pediatric care* (3e éd.). St. Louis: Mosby-Year Book.
20. Jackson, P.L., et Harvey, J. (1996). Hydrocephalus. Dans P.L. Jackson et J.A. Vessey (dir.), *Primary care of the child with a chronic condition* (2e éd.). St. Louis: Mosby.
21. Santé Canada (2000). *Rapport sur la santé périnatale au Canada,* Ottawa: ministère des Travaux publics et Services gouvernementaux.
22. Société canadienne de pédiatrie. (1995). La consommation périconceptionnelle d'acide folique pour réduire le risque d'anomalie du tube neural, fait par le comité de pharmacologie et des substances dangereuses, réapprouvé en avril 2000, révision en cours en janvier 2002.
23. Wilson, R.D. (1993). Canadian guidelines for prenatal diagnosis of genetic disorders. *J Soc Obstet Gynecol, 15,* supp. 15-39.
24. McIntyre, F.L. (1997). Craniosynostosis. *American Family Physician, 55*(3), 1173-1177.
25. Carey, J.C. (1996). Malformations and syndromes that involve the craniofacies. Dans A.M. Rudolph, J.I.E. Hoffman et C.D. Rudolph (dir.), *Rudolph's pediatrics* (20e éd., p. 412-415). Stamford, CT: Appleton & Lange.
26. Forrest, D.C. (1994). The cocaine-exposed infant, part I: Identification and assessment. *Journal of Pediatric Health Care, 8*(1), 3-6.
27. Forrest, D.C. (1994). The cocaine-exposed infant part II: Intervention and teaching. *Journal of Pediatric Health Care, 8*(1), 7-11.
28. Olson, K.R. et McGuigan, M.A. (1996). Toxicology and accidents. Dans A.M. Rudolph, J.I.E. Hoffman et C.D. Rudolph (dir.), *Rudolph's pediatrics* (20e éd., p. 841). Stamford, CT: Appleton & Lange.
29. Dzienkowski, R.C., Smith, K.K., Dillow, K.A., et Yucha, C.B. (1996). Cerebral palsy: A comprehensive review. *Nurse Practitioner, 21*(2), 45-59.
30. Wollack, J.B. et Nichter, C.A. (1996). Static encephalopathies. Dans A.M. Rudolph, J.I.E. Hoffman et C.D. Rudolph (dir.), *Rudolph's pediatrics* (20e éd., p. 1892-1897). Stamford, CT: Appleton & Lange.
31. DeLuca, P.A. (1996). The musculoskeletal management of children with cerebral palsy. *Pediatric Clinics of North America, 43*(5), 1135-1150.
32. Santé Canada (2002). L'oxygénothérapie hyperbare, www.hc-sc.gc.ca
33. Collet, J.-P., Vanasse, M., Marois, P., Amar, M., Goldberg, J., Lambert, J., Lassonde, M., Hardy, P., Fortin, J., Tremblay, S.D., Montgomery, D., Lacrois, J., Robinson, A., Majnemer, A., et le HBO CP Research Group (2001). Hyperbaric oxygen for children with cerebral palsy: a randomised multicentre trial, *The Lancet,* 357, 582-586.
34. Zickler, C.F., et Dodge, N.N. (1994). Office management of the young child with cerebral palsy and difficulty in growing. *Journal of Pediatric Health Care, 8*(3), 111-120.
35. Eicher, P.S. et Batshaw, M.L. (1993). Cerebral palsy. *Pediatric Clinics of North America, 40*(3), 537-551.
36. Low, C. (1996). Head injury. Dans P.L. Jackson et J.A. Vessey (dir.), *Primary care of the child with a chronic condition* (2e éd.). St. Louis: Mosby.
37. Michaud, L.J., Duhaime, A.C., et Batshaw, M.L. (1993). Traumatic brain injury in children. *Pediatric Clinics of North America, 40,* 553-565.
38. Reynolds, E. (1992). Controversies in caring for the child with a head injury, *Maternal Child Nursing 17*(5), 246-251.
39. Bruce, D. (1993). Head trauma. Dans M. Eichelberger (dir.), *Pediatric trauma: Prevention, acute care, rehabilitation.* St. Louis: Mosby-Year Book.
40. Pilmer, S., Duhaime, A., et Raphaely, R. (1993). Intracranial pressure control. Dans M. Eichelberger (dir.), *Pediatric trauma: Prevention, acute care, rehabilitation.* St. Louis: Mosby-Year Book.
41. Brain Trauma Foundation and American Foundation for Neurologic Surgeons, the Joint Section on Neurotrauma and Critical Care. (1995). *Guidelines for the management of severe head injury.* New York: Brain Trauma Foundation.
42. Centers for Disease Control. (1997). Sports-related reccurent brain injuries-United States. *Morbidity and Mortality Weekly Report, 46* (10), 224-227.
43. Luerssen, T. (1993). General characteristics of neurological injury. Dans M. Eichelberger (dir.), *Pediatric trauma: Prevention, acute care, rehabilitation.* St. Louis: Mosby-Year Book.
44. Dickman, C. et Rekate, H. (1993). Spinal trauma. Dans M. Eichelberger (dir.), *Pediatric trauma: Prevention, acute care, rehabilitation.* St. Louis: Mosby-Year Book.
45. Kriss, V.M. et Kriss, T.C. (1996). SCIWORA (spinal cord injury without radiographic abnormality in infants and children). *Clinical Pediatrics, 35*(3), 119-124.

46. Ochsenschlager, D. (1996). Drowning and near drowning. Dans R. Barkin (dir.), *Pediatric emergency medicine: Concepts and clinical practice* (2e éd.). St. Louis: Mosby-Year Book.

47. Walsh, E.A., et Ioli, J.G. (1994). Child near drowning: Nursing care and primary prevention. *Pediatric Nursing, 20*(3), 265-269, 292.

48. Fields, A. (1993). Near-drowning. Dans M. Eichelberger (dir.), *Pediatric trauma: Prevention, acute care, rehabilitation.* St. Louis: Mosby-Year Book.

LECTURES COMPLÉMENTAIRES

Bachelor, L., Nance, J., et Short, B. (1997). An interdisciplinary team approach to implementing the ketogenic diet for the treatment of seizures. *Pediatric Nursing, 23*(5), 465-471.

Bernes, S.M., et Kaplan, A.M. (1994). Evolution of neonatal seizures. *Pediatric Clinics of North America, 41*(5), 1069-1104.

Carter, J.R. (1994). The use of new antiepileptic medications in pediatric patients with epilepsy. *Journal of Pediatric Health Care, 8*(6), 277-282.

Chameides, L., et Hazinski, M.F. (dir.). (1994). *Textbook of pediatric advanced life support.* Dallas: American Heart Association.

Farley, J.A., et Dunleavy, M.J. (1996). Myelodysplasia. Dans P.L. Jackson et J.A. Vessey (dir.), *Primary care of the child with a chronic condition* (2e éd.). St. Louis: Mosby.

Ferrara, P.C., et Chan, L. (1997). Initial management of the patient with altered mental status. *American Family Physicians, 55*(4), 1773-1780.

George, J.E., Quattrone, M.S., et Goldstone, M. (1995). Triage protocols. *Journal of Emergency Nursing 21*(1), 65-66.

Lollar, D.J. (dir.). (1994). *Preventing secondary conditions associated with spina bifida and cerebral palsy: Proceedings and recommendations of a symposium.* Washington, DC: Spina Bifida Association of America.

McDonald, M.E. (1997). Use of the ketogenic diet in treating children with seizures. *Pediatric Nursing, 23*(5), 461-464.

Nichols, D., Yaster, M., Lappe, D., et coll. (1995). *Golden hour: The handbook of advanced pediatric life support.* St. Louis: Mosby-Year Book.

Slater, J., Mostello, L., et Shaer, C. (1991). Rubber-specific IgE in children with spina bifida. *The Journal of Urology, 146*(578), 578-579.

Société canadienne de pédiatrie. (2000). L'enfant ayant des déficiences multiples, fait par le comité de la pédiatrie psychosociale, *Paediatric and Child Health, 5* (7), 406-412.

Société canadienne de pédiatrie. (2002). Conduite à tenir dans les cas de traumatisme crânien chez les enfants, section de la pédiatrie d'urgence, Ottawa.

Stegbauer, C.C. (1996). Parents' opinions concerning possible causes of cerebral palsy. *Nurse Practitioner 21*(4), 116-118, 128.

Wald, E.R., Kaplan, S.L., Mason, E.O., Sabo, D., Ross, L., et coll. (1995). Dexamethosone therapy in children with bacterial meningitis. *Pediatrics, 95*(1), 21-28.

20 LES TROUBLES DE LA FONCTION MUSCULOSQUELETTIQUE

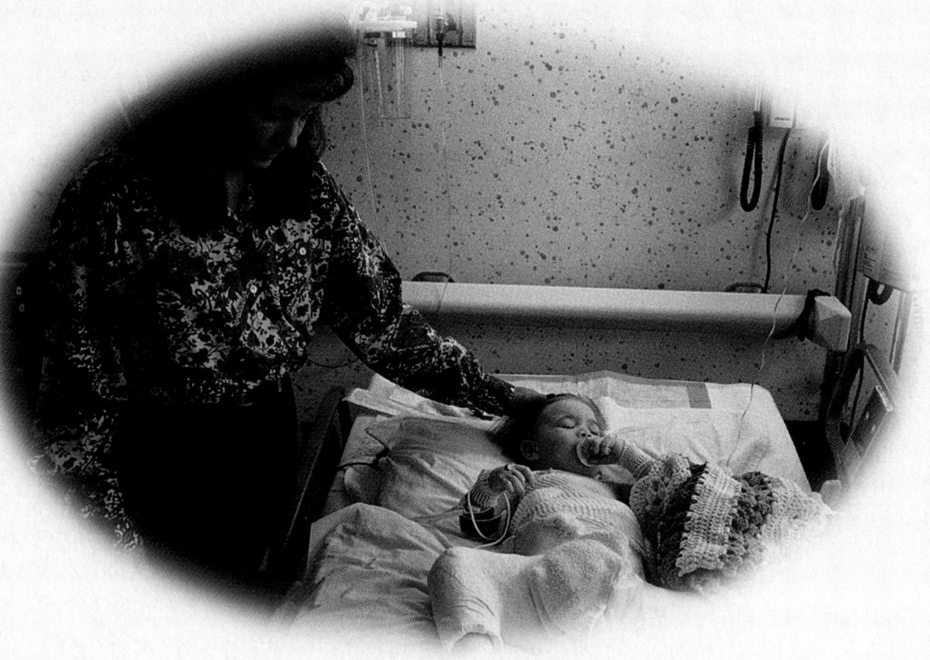

Zacharie est né au bout d'une grossesse normale de 39 semaines. Il était en bonne santé, mais présentait une syndactylie (fusion des doigts) des troisièmes et quatrièmes doigts de chacune des mains. Ses parents n'ont manifesté ni surprise ni inquiétude, car ce n'était pas le premier cas de syndactylie dans la famille. Ils savaient que Zacharie pourrait être opéré vers l'âge de 2 ans et que ses doigts fonctionneraient presque parfaitement.

Zacharie a connu une croissance et un développement normaux. Quand il a atteint l'âge de 2 ans, ses parents ont consulté afin que sa syndactylie soit évaluée. À cette occasion, l'infirmière a remarqué que Zacharie boitait. Un examen plus poussé a révélé une luxation de la hanche gauche. Peu de temps après, l'enfant a subi une intervention chirurgicale qui a consisté à replacer la hanche dans l'articulation et à la maintenir en place au moyen de vis. On lui a appliqué un spica plâtré pour maintenir les hanches en abduction pendant la cicatrisation.

Dès les premiers jours de l'hospitalisation, les infirmières ont aidé la mère de Zacharie à trouver un siège d'auto adapté au plâtre. Elles ont planifié les visites de suivi. On retirera le plâtre dans environ huit semaines et on le remplacera par une orthèse qui favorisera l'abduction de la hanche au début de la physiothérapie. À la fin du traitement, la hanche de Zacharie sera stable et présentera une amplitude de mouvements presque complète.

OBJECTIFS

Après l'étude de ce chapitre, vous serez en mesure de :

- Décrire les différences entre le système musculosquelettique de l'adulte et celui de l'enfant.
- Décrire les manifestations cliniques des divers troubles des membres inférieurs, ainsi que le traitement médical et les soins infirmiers aux enfants souffrant de ces troubles.
- Décrire les manifestations cliniques de la dysplasie développementale de la hanche, ainsi que le traitement médical et les soins infirmiers aux enfants atteints de cette affection.
- Décrire les manifestations cliniques des anomalies acquises de la hanche, ainsi que le traitement médical et les soins infirmiers aux enfants présentant ces anomalies.
- Décrire les signes classiques de la scoliose, ainsi que le traitement médical et les soins infirmiers aux enfants présentant cette affection.
- Décrire le traitement médical et les soins infirmiers aux enfants présentant une infection osseuse ou articulaire.
- Décrire le mode de transmission génétique de l'ostéogenèse imparfaite, ainsi que le traitement médical et les soins infirmiers aux enfants présentant cette affection.
- Décrire le mode de transmission génétique et les manifestations cliniques de la dystrophie musculaire, ainsi que le traitement médical et les soins infirmiers aux enfants présentant cette affection.
- Décrire les manifestations cliniques des blessures du système musculosquelettique présentées et les soins infirmiers aux enfants ayant subi ces blessures.
- Décrire les soins des enfants porteurs d'un plâtre ou d'une traction.

« Quand j'ai appris la nouvelle, je me suis demandé si Zacharie serait capable de courir et de jouer comme les autres enfants. Je n'avais pas remarqué qu'il boitait et je me sentais coupable. C'est difficile de voir son enfant avec un gros plâtre, surtout les premiers jours qui suivent l'opération, car il a beaucoup de douleur. Mais le médecin dit que Zacharie devrait se rétablir et être capable de marcher et de courir normalement. »

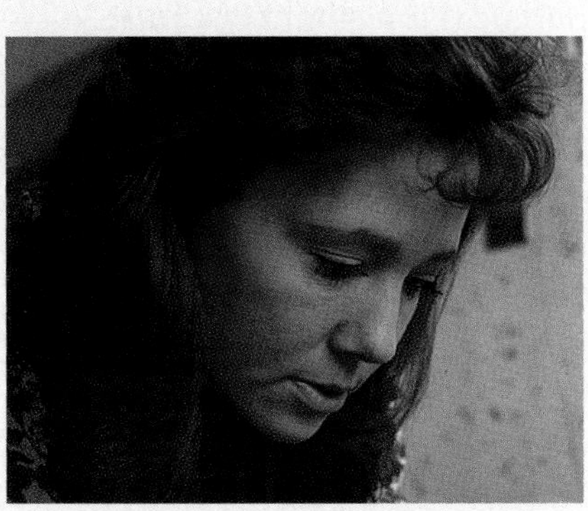

VOCABULAIRE

- **Chondrolyse** Destruction et absorption du cartilage.
- **Dysplasie** Anomalie du développement entraînant une altération de la taille, de la forme et de l'organisation cellulaire d'un tissu ou d'un organe.
- **Luxation** Déplacement anormal d'un os dans une articulation.
- **Ossification** Formation de tissu osseux à partir de tissu fibreux ou de cartilage.
- **Ostéotomie** Section chirurgicale d'un os.
- **Pied bot varus** Affection qui entraîne une déviation de la plante du pied vers l'intérieur.
- **Pied bot équin** Affection qui entrave la dorsiflexion du pied.
- **Ponction articulaire (arthrocenthèse)** Insertion d'une aiguille dans l'articulation selon une technique aseptique afin de prélever du liquide synovial en vue d'une analyse.
- **Pseudo-hypertrophie** Grossissement des muscles dû à l'infiltration de tissu adipeux.
- **Subluxation** Luxation partielle.

Qu'est-ce qui cause la dysplasie développementale de la hanche? Qu'entraîne-t-elle si elle est laissée sans traitement? Comment les parents de Zacharie et les infirmières soutiendront-ils son développement au cours de la période où il sera immobilisé? Les renseignements contenus dans ce chapitre vous permettront de répondre à ces questions et de prodiguer des soins efficaces aux enfants qui, comme Zacharie, présentent des troubles musculosquelettiques.

Le système musculosquelettique protège les organes vitaux, soutient le poids du corps, assure la mobilité, emmagasine les minéraux et assure la formation des cellules sanguines. Les os constituent la charpente du corps, les muscles permettent les mouvements actifs, et les tendons et les ligaments relient les os et les muscles. Les dysfonctionnements musculosquelettiques peuvent donc avoir d'importantes répercussions sur la croissance et le développement de l'enfant.

Les troubles musculosquelettiques peuvent être congénitaux, comme le pied bot, ou acquis, comme l'ostéomyélite. Leur prise en charge peut se faire à court ou à long terme. Ils peuvent être traités en clinique externe ou nécessiter une hospitalisation. Un bon nombre de ces troubles doivent être corrigés au moyen d'une intervention chirurgicale, d'un plâtre ou d'une orthèse.

Le tableau 20-1 présente quelques-uns des termes que nous emploierons dans ce chapitre pour décrire la position des membres de l'enfant.

► PARTICULARITÉS ANATOMIQUES ET PHYSIOLOGIQUES DE L'ENFANT

OS

Il existe plusieurs différences entre les os des enfants et ceux des adultes. Les points d'**ossification** (formation de tissu osseux) primaires, qui constituent les endroits où s'amorce la formation des os, sont presque entièrement développés à la naissance, mais une membrane fibreuse subsiste entre les os du crâne (les fontanelles) (se reporter à la figure 4-11). La fontanelle postérieure se ferme vers l'âge de 2 ou 3 mois. La fontanelle antérieure ne se ferme que vers l'âge de 12 à 18 mois, ce qui permet la croissance du cerveau et du crâne. Les extrémités des os longs (épiphyses) demeurent cartilagineuses (figure 20-1). La croissance de ces derniers se poursuit jusqu'à l'âge de 20 ans environ, moment où s'achève la maturation squelettique.

L'ossification secondaire et la croissance des os longs ont lieu simultanément. Les chondrocytes (cellules matures du cartilage), qui sont situés au niveau des épiphyses, sont alors remplacés par des ostéoblastes (cellules osseuses immatures), ce qui entraîne le dépôt de calcium. L'apport de calcium pendant l'enfance et l'adolescence est essentiel à l'atteinte d'une densité osseuse adéquate, un facteur qui prévient l'ostéoporose et les fractures à l'âge adulte. Comme le cartilage de conjugaison est le siège de la croissance, les lésions de cette partie des os longs chez les jeunes enfants sont particulièrement inquiétantes.

Les os longs des enfants sont poreux et moins denses que ceux des adultes. C'est pourquoi une simple chute peut provoquer une déformation ou une fracture. En plus des différences structurales, on observe des différences fonctionnelles entre le système squelettique des enfants et celui des adultes (voir la figure 4-1). À la naissance, les régions thoracique et sacrée de la colonne vertébrale sont convexes. La région cervicale devient concave à mesure que l'enfant apprend à tenir la tête droite, soit vers l'âge de 3 ou 4 mois. La région lombaire fait de même quand l'enfant commence à se tenir debout, soit entre 12 et 18 mois. Si ces changements n'ont pas lieu, la colonne vertébrale prend une courbure anormale (cyphose ou lordose).

RECHERCHE

La recherche sur l'apport et l'excrétion de calcium démontre que l'apport quotidien de calcium antérieurement recommandé pour les adolescents, soit entre 700 et 1 100 mg, ne suffit pas à saturer les os de calcium. Or le dépôt de calcium à cet âge est essentiel à l'atteinte d'une densité osseuse adéquate à l'âge adulte. L'Institut national de la nutrition recommande donc à présent que les adolescents consomment quotidiennement 1 300 g de calcium[1].

MUSCLES, TENDONS ET LIGAMENTS

Contrairement au système squelettique, le système musculaire est presque complètement formé à la naissance. Les muscles n'augmentent pas en nombre pendant la croissance,

TABLEAU **20-1** Positions musculosquelettiques

Varus
Position anormale d'un membre ou d'un segment de membre caractérisée par une déviation vers l'intérieur.

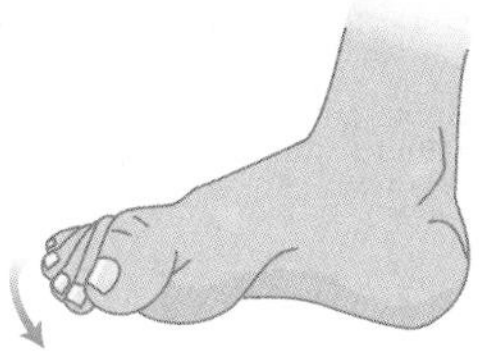

Valgus
Position anormale d'un membre ou d'un segment de membre caractérisée par une déviation vers l'extérieur.

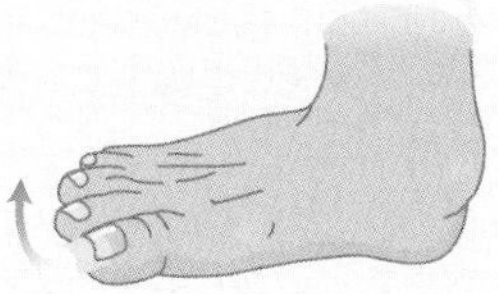

Adduction
Mouvement qui rapproche un membre ou un segment de membre du plan médian du corps.

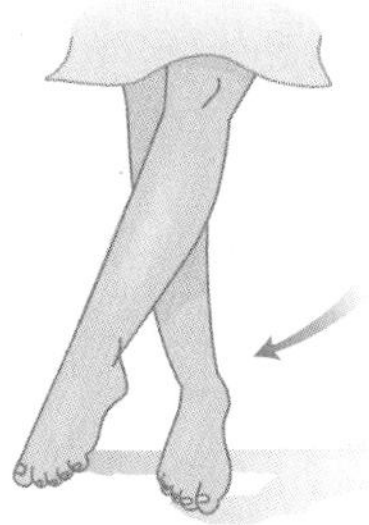

Abduction
Mouvement qui écarte un membre ou un segment de membre du plan médian du corps.

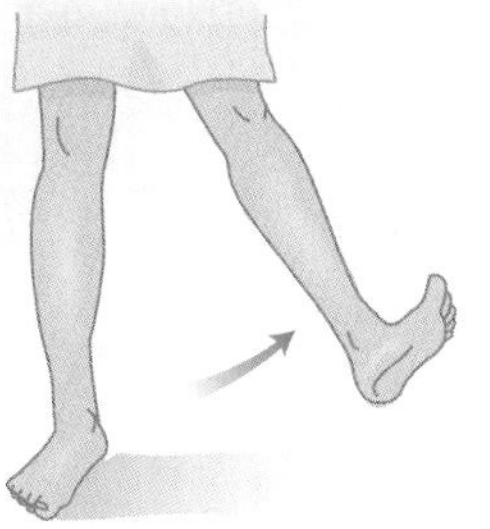

Inversion
Rotation vers l'intérieur, généralement plus prononcée que la normale.

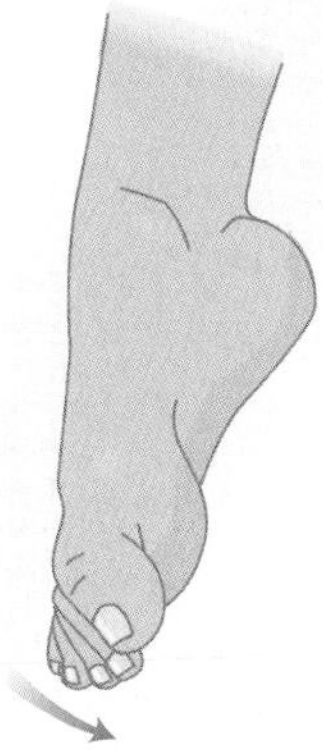

Éversion
Rotation vers l'extérieur.

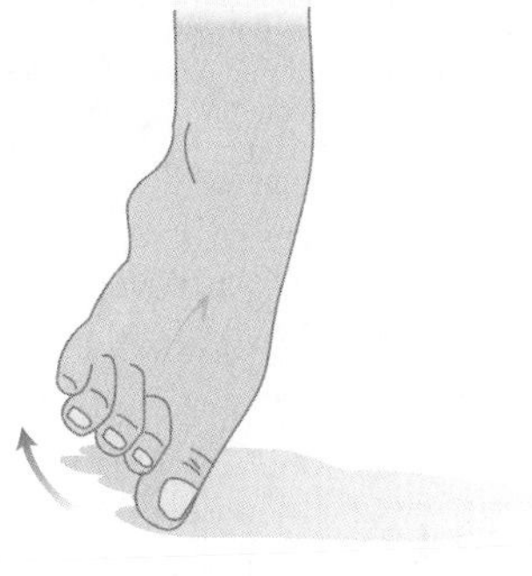

Supination
Décubitus dorsal ou rotation de l'avant-bras qui entraîne une rotation de la main du dedans vers le dehors.

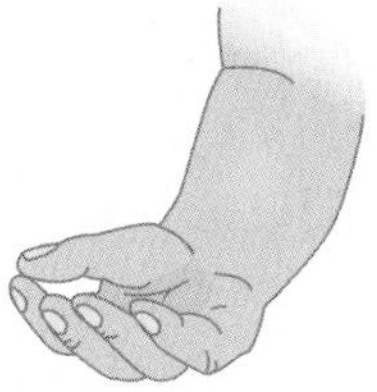

Pronation
Décubitus ventral ou rotation de l'avant-bras qui entraîne une rotation de la main du dehors vers le dedans.

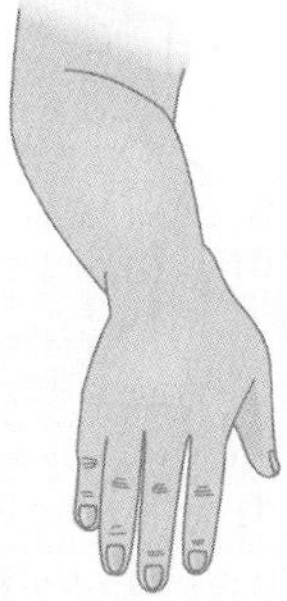

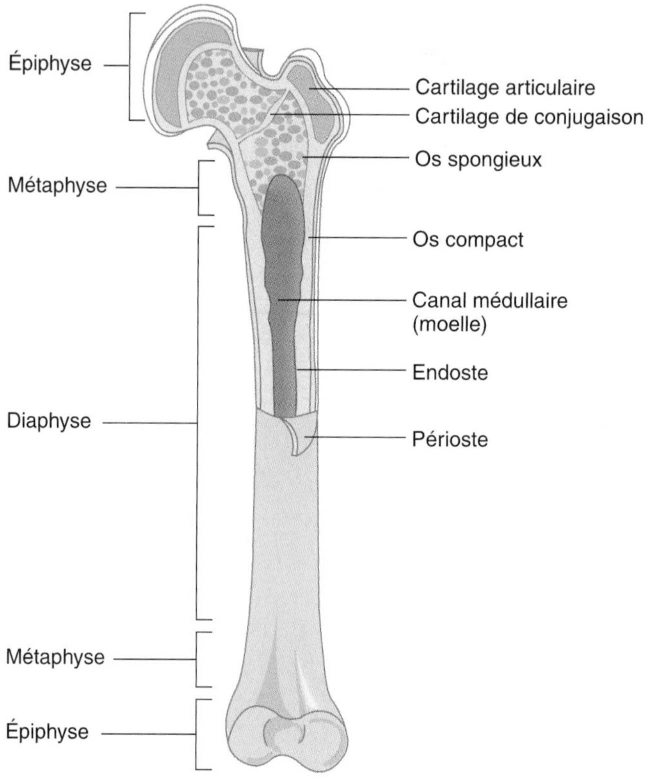

FIGURE 20-1. Parties des os longs.

mais en longueur et en circonférence[2]. Jusqu'à la puberté, les tendons et les ligaments sont plus robustes que les os. Si on ignore ces différences structurales, on risque de confondre la fracture avec l'entorse chez l'enfant.

▶ TROUBLES DES MEMBRES INFÉRIEURS

METATARSUS VARUS (OU *METATARSUS ADDUCTUS*)

Le *metatarsus varus* (ou *metatarsus adductus*), la plus fréquente des difformités congénitales du pied, se caractérise par une adduction de l'avant-pied à partir de l'articulation tarso-métatarsienne (figure 20-2). Dans cette affection, qui peut être unilatérale ou bilatérale, le talon et la cheville sont en position neutre. On dit communément que l'enfant a « les pieds par en dedans ». Le *metatarsus varus* atteint autant de garçons que de filles, et son incidence est d'environ 2 cas sur 1 000 naissances. Il résulte vraisemblablement de la position intra-utérine du fœtus (qui occasionne une compression du pied) et de facteurs génétiques[2, 3]. Il existe deux types de *metatarsus varus*: lorsque le pied n'offre pas de résistance à la manipulation et qu'on peut facilement corriger la déformation, on parle d'un *metatarsus varus* souple; lorsque la déformation ne peut être corrigée par manipulation, on parle de *metatarsus varus* rigide.

Le traitement dépend du degré de flexibilité du pied. Des exercices simples peuvent suffire à corriger un *metatarsus varus* souple. La plupart du temps, la difformité disparaît spontanément vers l'âge de 3 mois. Par ailleurs, l'application de plâtres en série, qui constitue le traitement privilégié du *metatarsus varus* rigide, débute lorsque l'enfant atteint l'âge de 3 mois. On place les pieds de ce dernier dans une position aussi neutre que possible, qu'on maintient à l'aide de plâtres. On change ensuite les plâtres toutes les semaines jusqu'à ce qu'on obtienne la correction désirée. On peut aussi utiliser des orthèses et des chaussures orthopédiques[3].

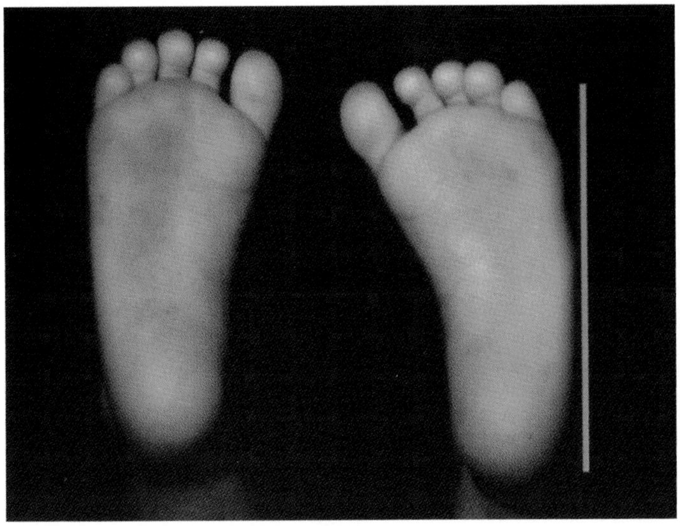

FIGURE 20-2. Le *metatarsus varus* se caractérise par la convexité (courbure) du bord latéral du pied, qui dévie de la ligne rouge.
L.T. Staheli, Fundamentals of pediatric orthopedics, *New York, Raven Press, 1992, p. 5.7.*

Soins infirmiers

Rassurez les parents en leur indiquant que la difformité peut être corrigée. Si elle est légère, enseignez-leur des exercices d'étirement simples qu'ils pourront exécuter à chaque changement de couche. Si la mise en plâtre s'impose, prodiguez les soins relatifs au port d'un plâtre décrits au tableau 20-2 et enseignez aux parents comment prendre soin de leur enfant à domicile (tableau 20-3). Si le *metatarsus varus* est laissé sans correction jusqu'au stade du trottineur, les parents auront de la difficulté à trouver des chaussures adaptées aux pieds de leur enfant.

CONSEIL CLINIQUE

Voici comment exécuter les exercices d'étirement visant à corriger le *metatarsus varus*.

1. D'une main, tenir fermement le pied en position naturelle.
2. De l'autre main, prendre l'avant-pied et l'écarter du corps. (Prendre garde de ne pas exercer une pression excessive sur le talon, car cela risque de causer une malformation *valgus*.)
3. Maintenir cette position pendant cinq secondes.
4. Recommencer cinq fois à chaque changement de couche.

PIED BOT

Le pied bot est une anomalie congénitale caractérisée par une torsion du pied. Au Canada, elle est présente chez 36,3 nouveau-nés sur 10 000[4]. Près de 2 fois plus de garçons que de filles sont touchés[5].

Manifestations cliniques

Le pied bot véritable (pied bot *varus* équin) représente 95 % des cas de pieds bots et se caractérise par la présence de trois malformations : le milieu du pied est en flexion plantaire, de sorte que les orteils sont plus bas que le talon (**pied bot équin**), l'arrière-pied est tourné vers l'intérieur (**pied bot *varus***), et l'avant-pied présente une adduction et une supination partielle[7]. On observe chez la plupart des enfants atteints la combinaison des phénomènes suivants. Le pied est petit et le tendon d'Achille est raccourci. Les muscles de la partie inférieure de la jambe sont atrophiés, mais la longueur du membre est habituellement normale. Par ailleurs, le pied bot est bilatéral dans 50 % des cas (figure 20-3). La main bote est une difformité rare, dont les caractéristiques sont analogues à celles du pied bot (figure 20-4).

DIVERSITÉ CULTURELLE

L'incidence du pied bot *varus* équin varie selon les groupes ethniques. Les populations d'origine asiatique et de race blanche sont les moins atteintes, celles du Moyen-Orient, de l'Afrique du Sud et du Mexique le sont davantage, et la difformité est très fréquente dans les populations polynésiennes[6].

Étiologie et physiopathologie

La cause exacte du pied bot est inconnue, mais les chercheurs avancent quelques hypothèses. Ainsi, certains l'attribuent à une position anormale du fœtus dans l'utérus, et d'autres, à des problèmes neuromusculaires ou vasculaires. D'autres enfin soupçonnent des facteurs génétiques qui agissent, soit sur les chromosomes, soit en arrêtant le développement embryonnaire normal. L'existence de l'anomalie dans ses antécédents familiaux, rend l'enfant plus à risque[5, 7].

TABLEAU 20-2 Soins infirmiers destinés à l'enfant porteur d'un plâtre

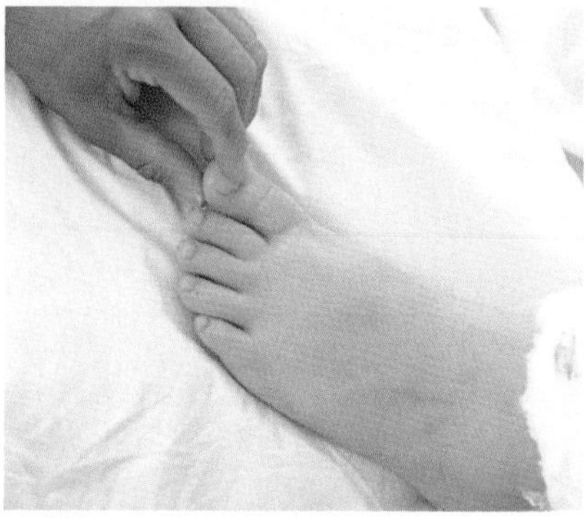

(1)

- Un plâtre peut mettre de 24 à 48 heures à sécher. Manipuler le plâtre délicatement avec la paume des mains, car les doigts peuvent y créer des renfoncements et des points de pression.
- Après l'application du plâtre, élever le membre au-dessus du niveau du cœur à l'aide d'un oreiller. L'élévation contribue à réduire l'œdème et favorise le retour veineux.
- Si le plâtre est appliqué après une intervention chirurgicale, du sang ou des écoulements peuvent le traverser. Dans ce cas, délimiter la tache à l'aide d'un stylo et noter la date et l'heure sur le plâtre afin de pouvoir évaluer la perte de liquide.
- Évaluer les pouls périphériques ; vérifier la coloration, la chaleur, le remplissage capillaire et l'œdème au niveau des doigts ou des orteils. Évaluer la sensibilité et la mobilité. Toute anomalie peut indiquer la présence de lésions nerveuses ou une diminution de l'irrigation sanguine.
- En présence d'œdème excessif (ce qui peut amener le plâtre à agir comme un garrot et à nuire à la circulation), couper le plâtre de chaque côté et appliquer un bandage élastique pour maintenir ensemble ses faces antérieure et postérieure.
- Au cours des 24 premières heures, examiner le membre mis en plâtre toutes les 15 à 30 minutes pendant les 2 premières heures et toutes les heures ou toutes les 2 heures par la suite. La peau doit être chaude. Elle doit pâlir sous l'effet d'une légère pression et reprendre sa coloration normale en moins de trois secondes (1). Au cours des deux jours suivants, il faut examiner le membre mis en plâtre toutes les quatre heures au moins.
- S'assurer que les bords du plâtre sont lisses et intacts. Au besoin, replier la stockinette par-dessus le bord du plâtre et la fixer au moyen de ruban adhésif.
- Si le bord du plâtre est inégal ou rugueux, protéger la peau à l'aide de « pétales ». Pour ce faire, on coupe des morceaux de ruban adhésif, dont on arrondit les rebords avec des ciseaux (pour leur donner l'apparence de pétales de fleurs). On fixe ensuite une des extrémités de chaque pétale sur la surface intérieure du plâtre, on ramène l'autre par-dessus le bord et on la colle sur la surface extérieure (2, 3, 4). On place les pétales de façon à ce qu'ils se chevauchent légèrement. On peut aussi utiliser de la moleskine.
- Garder le plâtre aussi propre et sec que possible. Le recouvrir d'un sac ou d'une pellicule de plastique lorsque l'enfant prend un bain ou une douche.

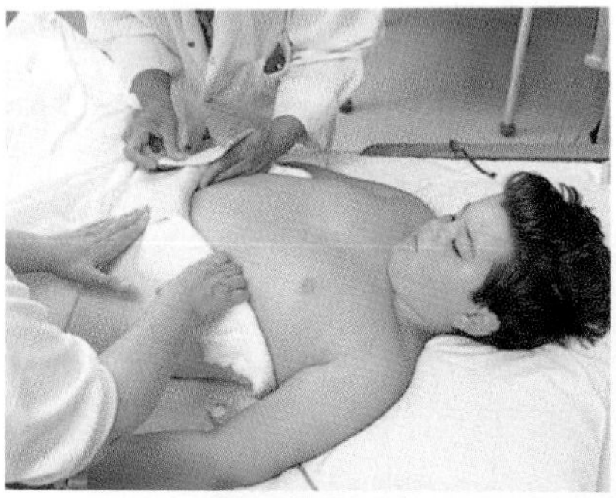

(2)

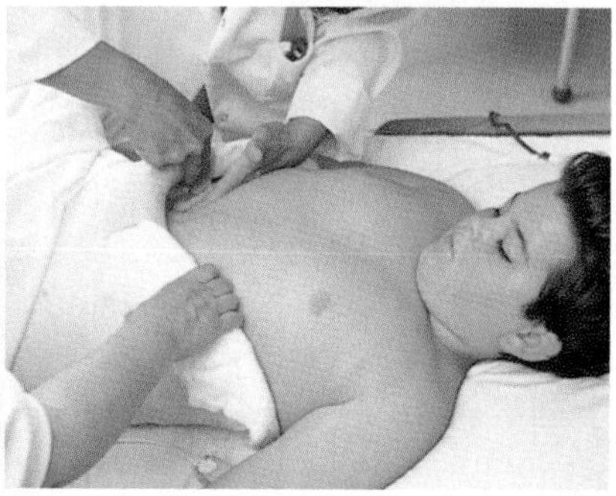

(3)

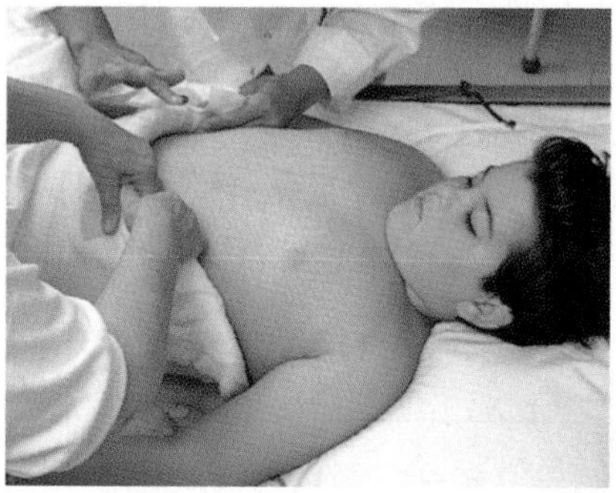

(4)

- La peau recouverte par le plâtre peut être prurigineuse. Éviter d'appliquer de la poudre ou de la lotion près des bords du plâtre ou sous le plâtre, car ces produits peuvent irriter la peau.
- Veiller à ce que l'enfant n'introduise pas de petits objets dans son plâtre, car leur présence pourrait irriter la peau ou entraîner des lésions neurovasculaires. Il en est de même de la nourriture, qui peut salir le plâtre ou stagner dans celui-ci.

Examens diagnostiques et traitement médical

Le diagnostic est posé à la naissance à la suite de l'inspection visuelle. On procède à des radiographies pour confirmer la gravité de la difformité.

La précocité du traitement est essentielle à l'atteinte d'une correction satisfaisante et à la prévention des complications. Le traitement privilégié est l'application d'une série de plâtres, laquelle doit s'amorcer aussi tôt que possible après la naissance. En effet, le choix du moment est crucial, car les os courts du pied, qui sont essentiellement

TABLEAU 20-3 Enseignement aux parents : soins à domicile destinés à l'enfant porteur d'un plâtre

Soins de la peau

- Examiner la peau autour des bords du plâtre afin de déceler la présence d'irritation ou de lacération. La peau doit demeurer propre et sèche.
- Nettoyer la peau tout près des bords du plâtre et entre les orteils ou les doigts avec un coton-tige imbibé d'eau et de savon. Éviter les lotions, les huiles et les poudres, car ces produits peuvent s'agglutiner. Éviter l'alcool à friction, car il peut assécher la peau.
- Éviter d'introduire dans le plâtre des objets pointus qui pourraient causer des blessures, ainsi que de la nourriture, qui pourrait salir le plâtre ou stagner dans celui-ci.

Entretien du plâtre

- Garder le plâtre au sec. Le protéger avec une chaussure spéciale, une chaussette épaisse ou une attelle.
- Après l'application, laisser le plâtre sécher à l'air libre pendant 24 heures.
- L'enfant peut commencer à marcher sur son plâtre seulement si le médecin le lui permet.

Dépistage des complications possibles

- Les doigts ou les orteils doivent avoir une coloration normale (selon la race de l'enfant) et non être bleus ou blancs. (Pour un enfant de race blanche, ils doivent êtres roses.)
- La peau doit être chaude ; les extrémités des orteils doivent pâlir quand on les pince.
- Élever le membre mis en plâtre au-dessus du niveau du cœur à l'aide d'oreillers, pour prévenir ou réduire l'œdème. Éviter de le laisser pendre, même pour une courte période (surélever la jambe lorsque l'enfant s'assied ; utiliser une écharpe ou une attelle pour garder le bras ou l'avant-bras surélevé).

Situations devant être signalées à un professionnel de la santé

- Odeur inhabituelle se dégageant de l'intérieur du plâtre
- Picotements
- Sensation de brûlure ou d'engourdissement dans le membre mis en plâtre
- Écoulement à travers le plâtre
- Chaleur perceptible à travers le plâtre
- Œdème ou incapacité de remuer les doigts ou les orteils
- Glissement du plâtre
- Plâtre fissuré, mou ou lâche
- Fièvre soudaine et inexpliquée
- Irritabilité ou agitation inhabituelles chez un nourrisson ou un enfant
- Coloration bleue ou blanche des doigts ou des orteils
- Douleur rebelle à toutes les mesures prises pour la soulager (changement de position, administration d'analgésiques, etc.)

D'après Shriners Hospital for Crippled Children, Spokane, WA, 1992, 1998.

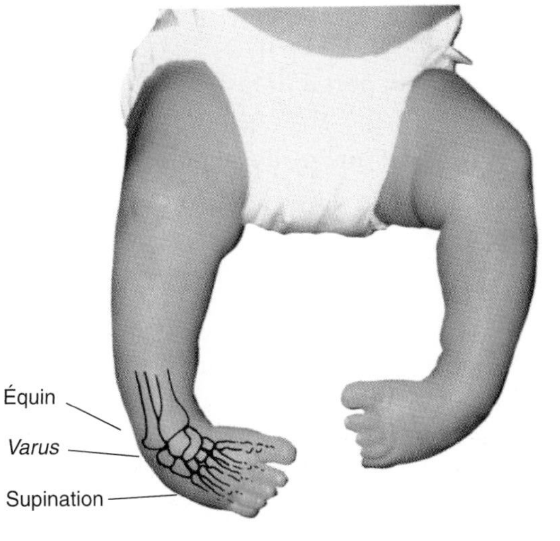

FIGURE 20-3. Pied bot *varus* équin bilatéral. Les parents de l'enfant atteint ont beaucoup de questions à poser. La difformité peut-elle être corrigée ? L'enfant pourra-t-il marcher normalement après l'intervention chirurgicale ? Auront-ils besoin d'aide pour prendre soin du bébé ? Leurs futurs enfants seront-ils atteints aussi ?
D'après L.T. Staheli, Fundamentals of pediatric orthopedics, *New York, Raven Press, 1992, p. 5.10.*

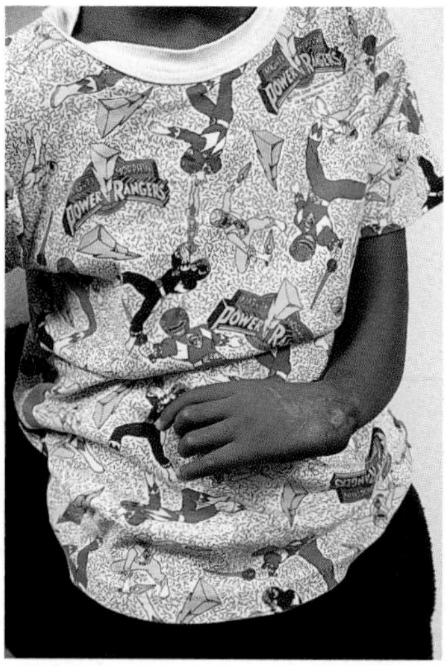

FIGURE 20-4. La main bote est moins fréquente que le pied bot.

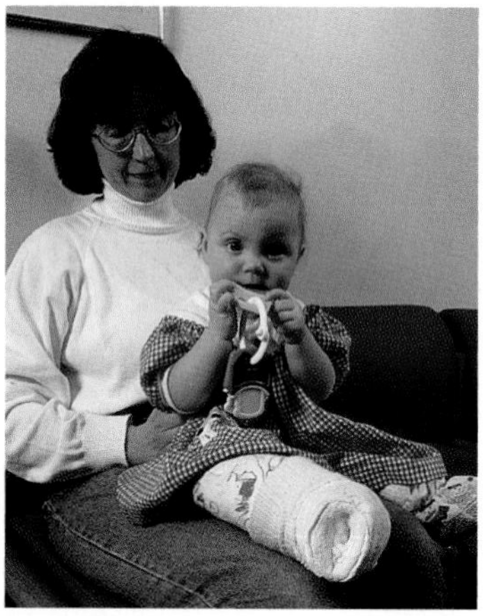

FIGURE 20-5. Cette petite fille porte un long plâtre depuis qu'elle a subi une correction chirurgicale du pied bot.

cartilagineux à la naissance, commencent à s'ossifier peu de temps après. On manipule le pied pour obtenir une correction maximale de la malformation varus d'abord, puis de la malformation équine. On applique un long plâtre pour maintenir le pied dans la position désirée (figure 20-5). Afin de suivre la croissance rapide du nouveau-né et du nourrisson, on commence par changer les plâtres tous les deux ou trois jours pendant la première ou les deux premières semaines de vie. Par la suite, on les change toutes les semaines ou toutes les deux semaines. On poursuit les manipulations et les mises en plâtre pendant une période de 8 à 12 semaines, jusqu'à ce que la correction maximale soit atteinte. Si la difformité est corrigée, l'enfant peut commencer à porter des chaussures correctives pour maintenir la position des pieds. Si au contraire, la difformité subsiste, une intervention chirurgicale s'impose. Dans l'intervalle, on conserve la position du pied au moyen d'un plâtre.

Les chirurgiens ont différentes opinions quant à l'âge le plus opportun pour une correction chirurgicale du pied bot. La plupart des enfants, cependant, subissent l'intervention lorsqu'ils ont entre 4 et 12 mois. Celle-ci consiste le plus souvent en une libération postéro-médiale en un temps, c'est-à-dire un réalignement des os du pied et un dégagement des tissus mous constricteurs. On maintient le pied dans la position appropriée à l'aide d'une ou de plusieurs broches d'acier inoxydable. On applique ensuite un plâtre sur la jambe en flexion pour protéger la ou les broches et empêcher l'enfant de faire porter son poids sur le membre. Le plâtre demeure en place pendant une période de 6 à 12 semaines. Par la suite, l'enfant peut devoir porter une orthèse ou des chaussures correctrices, selon la gravité de la difformité et les préférences du chirurgien.

La correction des cas graves ou de ceux qui n'ont pas été traités chez le nourrisson peut nécessiter plus d'une intervention chirurgicale.

Collecte des données

La collecte des données commence à la naissance et se poursuit tout au long des visites en clinique externe pour les changements de plâtre et de l'hospitalisation pour la chirurgie. Elle consiste à noter les antécédents relatifs à l'hérédité et à la naissance, à effectuer un examen physique (portant notamment sur la position et l'apparence des pieds), à surveiller le développement moteur de l'enfant et à évaluer les mécanismes d'adaptation de la famille. Comme l'enfant devra subir de fréquents changements de plâtre, informez-vous auprès des parents sur les moyens de transport et les autres dispositions nécessaires à la facilitation des visites.

Diagnostics infirmiers

Les diagnostics infirmiers qui s'appliquent à l'enfant atteint d'un pied bot sont notamment :

- Altération de la mobilité physique reliée au port d'un plâtre ;
- Risque d'atteinte à l'intégrité de la peau relié au port d'un plâtre ;
- Perturbation dans l'exercice du rôle parental reliée à la réaction émotionnelle provoquée par la naissance d'un enfant atteint d'une malformation ;
- Manque de connaissances (des parents) relié à la difformité, au traitement et aux soins à domicile.

Soins infirmiers

Les soins infirmiers consistent à apporter du soutien à l'enfant et à sa famille, enseigner à la famille les soins à domicile requis par un enfant porteur d'un plâtre, souligner l'importance des visites à la clinique externe pour les changements de plâtre, préparer la famille à l'hospitalisation de l'enfant si une intervention chirurgicale s'impose et prodiguer les soins postopératoires.

Apporter du soutien à l'enfant et à sa famille

Le pied bot a des répercussions sur la vie de la famille autant que sur celle de l'enfant. Bouleversés par la difformité, les parents ont besoin de soutien pour calmer leurs peurs. Il est essentiel de les aider à comprendre le problème et son traitement.

Pour favoriser l'établissement de liens d'attachement entre l'enfant et les parents, incitez ces derniers à prendre l'enfant dans leurs bras et à le cajoler, de même qu'à participer activement à ses soins. Expliquez-leur que le traitement lui assurera une croissance et un développement normaux.

Soins infirmiers relatifs au port d'un plâtre et d'une orthèse

Le tableau 20-2 présente des indications sur l'entretien courant d'un plâtre. Après la série de mises en plâtre ou l'intervention chirurgicale, l'enfant est susceptible de porter une ou deux orthèses ou chaussures correctrices pendant une période de 6 à 12 mois. Les orthèses doivent être bien ajustées, mais ne pas nuire à la fonction neurovasculaire. Avant que l'enfant ne commence à porter une orthèse, examinez la peau afin d'y déceler des rougeurs ou des ruptures de l'épiderme. Fournissez aux parents des directives relatives au port d'une orthèse (tableau 20-4). Insistez sur l'importance des soins de la peau. Si des rougeurs apparaissent, prenez les dispositions nécessaires pour que l'ajustement de l'orthèse soit évalué et modifié au besoin.

Soins postopératoires

Les soins infirmiers à prodiguer après une correction chirurgicale consistent à vérifier les signes neurovasculaires toutes les 2 heures pendant les 24 premières heures et à dépister tout œdème près des bords du plâtre (se reporter au tableau 20-2). Pour favoriser la cicatrisation et le retour veineux, appliquez des sacs de glace sur le pied et surélevez la cheville et le pied à l'aide d'un oreiller pendant 24 heures. Assurez-vous qu'il n'y a ni écoulement ni saignement. Évaluez la douleur et administrez des analgésiques pendant une période de 24 à 48 heures (se reporter au chapitre 8, qui traite de l'évaluation et du soulagement de la douleur).

CONSEIL CLINIQUE

Lorsque vous appliquez de la glace, faites-le par intervalles de 20 à 30 minutes. Ainsi, appliquez de la glace 20 à 30 minutes, cessez l'application pendant la même période de temps, et recommencez le cycle. La durée d'application varie suivant le degré de confort ressenti par l'enfant, mais elle doit être de 5 à 10 minutes au moins[8].

TABLEAU 20-4 Enseignement aux parents : directives relatives au port d'une orthèse

- L'orthèse doit être aussi confortable que possible et laisser à l'enfant une mobilité adéquate.
- Au début, faire porter l'orthèse à l'enfant pendant des périodes d'une ou deux heures, puis augmenter progressivement la durée de ces périodes.
- Au début, vérifier la peau toutes les heures ou toutes les deux heures puis, si elle demeure intacte pendant quelques jours, faire les vérifications toutes les quatre heures. Si des rougeurs ou des lésions apparaissent, attendre que les premières disparaissent et que les secondes guérissent complètement avant de remettre l'orthèse. (Voir au chapitre 22 les renseignements sur les plaies de pression.)
- Toujours faire porter à l'enfant une chaussette, un tee-shirt ou un autre vêtement propre, blanc et mince sous l'orthèse. S'assurer que le tissu ne forme aucun pli sous cette dernière. Éviter d'utiliser des poudres ou des lotions, car elles risquent de causer des irritations.
- Remettre l'orthèse en place dès que la peau retrouve une coloration normale.
- Consulter le médecin ou l'orthésiste si la douleur et les rougeurs persistent, si l'orthèse a besoin d'un réajustement ou d'une réparation ou si elle devient trop petite pour l'enfant.
- Examiner l'orthèse tous les jours afin de déceler la présence de bords rugueux.

MESURES DE SÉCURITÉ

Indiquez aux parents que les poussettes pliantes (poussettes « parapluie ») ne sont pas assez solides pour soutenir une jambe dans le plâtre. De même, les balançoires pour bébés sans repose-pied peuvent causer un glissement ou une détérioration du plâtre.

Planifier le congé et enseigner à la famille les soins à domicile

Fournissez aux parents des directives écrites relativement aux soins requis par l'enfant qui porte un plâtre (se reporter au tableau 20-3). Veillez aussi aux points suivants :

- Faites une démonstration du bain à l'éponge, qui permet de protéger le plâtre.
- Discutez du choix des vêtements : divers vêtements, tels les combinaisons munies de boutons à pression et les pantalons molletonnés, sont assez amples pour s'adapter au plâtre.
- Expliquez les dangers que court l'enfant si on le place dans une position inadéquate et inconfortable.
- Recommandez aux parents de veiller à ce que les jouets soient à la portée de l'enfant, car ses mouvements peuvent être ralentis.

GENU VARUM ET *GENU VALGUM*

Le *genu varum* (jambes arquées) est une difformité caractérisée par un écartement excessif des genoux et une torsion des jambes vers l'intérieur (*varus*). Le *genu valgum* (genoux cagneux), à l'inverse, se caractérise par un rapprochement excessif des genoux et une éversion des jambes (*valgus*).

À certains stades du développement, il est normal que l'enfant présente un *genu varum* ou un *genu valgum*. Ainsi, jusqu'à l'âge d'environ 18 mois, la position des jambes de l'enfant dénotera un *genu varum*. Cette position s'explique par le manque de développement des muscles du bas du dos et des jambes et elle persistera jusqu'à ce que ce manque soit comblé. Suivra le *genu valgum*, qui subsiste jusqu'à l'âge de 2 à 7 ans. Cependant, la persistance de l'une ou de l'autre difformité au-delà de la période normale du développement peut résulter de plusieurs maladies, dont le rachitisme, et nécessite un examen rigoureux. Nous traitons au chapitre 4 de l'évaluation du *genu varum* et du *genu valgum* chez l'enfant.

En général, aucun traitement n'est nécessaire, et le *genu varum* et le *genu valgum* se corrigent spontanément. On peut avoir recours à des orthèses pour corriger les difformités légères susceptibles d'empirer au cours de la croissance. Les orthèses se portent la nuit pour la correction du *genu varum*, et jour et nuit pour la correction du *genu valgum*. La durée de la correction dépend de la gravité de la difformité, qu'on détermine habituellement au moyen de radiographies. Une intervention chirurgicale s'impose si la difformité continue à empirer. Elle consiste en une **ostéotomie** (section d'un os) et en une correction de l'angle tibio-fémoral. L'enfant est mis en plâtre pendant une période de 6 à 10 semaines ou jusqu'à la cicatrisation complète.

Soins infirmiers

Expliquez aux parents que le *genu varum* et le *genu valgum* marquent habituellement des étapes normales de la croissance et du développement de l'enfant. Souvent, ces difformités se corrigent spontanément et ne nécessitent aucun autre traitement qu'une observation continue.

Les soins infirmiers visent essentiellement à renseigner les parents et l'enfant sur la difformité et son traitement. Fournissez-leur des directives relatives au port et à l'entretien d'une orthèse (se reporter au tableau 20-4).

► TROUBLES DE LA HANCHE

DYSPLASIE DÉVELOPPEMENTALE DE LA HANCHE

Le terme dysplasie développementale de la hanche (DDH) recouvre diverses anomalies caractérisées par un mauvais alignement de la tête du fémur et de l'acétabulum.

Auparavant, on utilisait le terme dysplasie congénitale de la hanche (DCH) pour désigner ce trouble. Or cette appellation a été révisée, car de nombreux cas de luxation, de subluxation et de dysplasie acétabulaire apparaissent bien après la période néonatale et impliquent plus qu'une simple luxation. Ce fut d'ailleurs le cas de Zacharie, le petit patient que nous avons présenté dans la capsule d'ouverture.

Quatre fois plus de filles que de garçons en sont affectées[9]. Elle est unilatérale dans 80 % des cas; la hanche gauche est atteinte trois fois plus souvent que la droite[9]. Au Canada, la DDH touche 38,2 nouveau-nés sur 10 000[4].

Manifestations cliniques

Les signes et les symptômes habituels de la DDH sont une abduction limitée de la hanche atteinte et une asymétrie des plis adipeux inguinaux et sous-fessiers (figure 20-6). L'enfant dont la DDH a été laissée sans traitement présente une boiterie prononcée en raison du télescopage de la tête du fémur dans le bassin. Ce télescopage amène également un raccourcissement du membre du côté atteint. Les manifestations cliniques s'intensifient, et le pronostic s'assombrit à mesure que le traitement se fait attendre.

Étiologie et physiopathologie

Il existe trois degrés de DDH. Le premier, la **luxation**, est le déplacement anormal de l'os dans l'articulation. Ainsi, la tête du fémur est déplacée vers l'arrière et au-dessus du rebord cartilagineux et n'est plus en contact avec l'acétabulum. Dans cette forme de l'affection, on note un allongement et une raideur au niveau du ligament intra-articulaire. Le deuxième, le plus fréquent, est la **subluxation**, qui consiste en une luxation partielle de la hanche. La tête du fémur est alors partiellement déplacée, car la capsule articulaire et les ligaments sont étirés, mais la tête du fémur demeure en contact avec l'acétabulum. Finalement, le troisième est la **dysplasie** acétabulaire (ou préluxation), qui implique une anomalie du développement cellulaire ou structural de l'acétabulum. Dans celle-ci, la tête fémorale demeure dans l'acétabulum.

La cause exacte de la DDH est inconnue, mais elle ferait intervenir des facteurs génétiques. La DDH est de 20 à 50 fois plus fréquente chez les personnes apparentées au premier degré à un enfant atteint que dans la population en général. Chez les jumeaux monozygotes, le taux de concordance est de 30 à 40 %.

L'apparition de la DDH peut être attribuable à des facteurs prénataux. Si la hanche gauche est plus souvent atteinte que la droite, c'est que le côté gauche du fœtus est placé contre le sacrum de la mère. Par ailleurs, les œstrogènes maternels

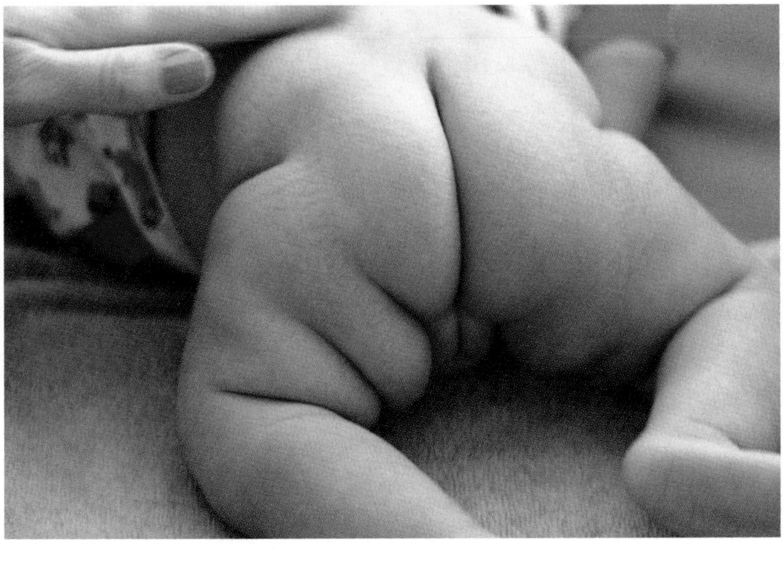

FIGURE 20-6. L'asymétrie des plis inguinaux et sous-fessiers est bien visible chez cette enfant atteinte de dysplasie développementale de la hanche.

DIVERSITÉ CULTURELLE

La fréquence de la DDH est élevée dans les sociétés où les femmes transportent les nourrissons sur des planches dorsales ou les emmaillotent de manière traditionnelle, chez certains peuples amérindiens, par exemple. En revanche, elle est rare dans les pays (comme la Corée, la Chine et certains pays d'Afrique) où les femmes installent les enfants jambes écartées sur leur dos ou leurs hanches pour les transporter[9].

pourraient entraîner la laxité de l'articulation et de la capsule et, par voie de conséquence, l'instabilité de l'articulation. La DDH est plus fréquente chez les nouveau-nés qui se présentent par le siège lors de l'accouchement. Enfin, elle peut être reliée à des facteurs culturels.

Examens diagnostiques et traitement médical

L'examen physique révèle un signe d'Allis (un genou plus bas que l'autre lorsqu'ils sont en flexion) et des signes d'Ortolani (signe du ressaut) et de Barlow (signe du piston) positifs. Consultez le chapitre 4 pour obtenir plus de détails sur le diagnostic de la dysplasie de la hanche chez le nouveau-né et le nourrisson. Les radiographies ne sont généralement pas fiables avant que l'enfant n'atteigne l'âge de 4 mois, car le bassin du nouveau-né et du nourrisson est principalement formé de cartilage. Dans l'intervalle, on peut s'en remettre à l'échographie.

Le traitement varie selon l'âge. Pour les enfants de moins de 3 mois, on emploie le plus souvent le harnais de Pavlik (figure 20-7). Il s'agit d'une attelle dynamique (qui permet le mouvement). Il assure une flexion et une abduction de la hanche et empêche son extension et son adduction. Pour les enfants de plus de 3 mois, on a recours à la traction cutanée (figure 20-8). Il est essentiel d'obtenir une position adéquate, ce qui suppose de replacer la tête du fémur dans l'acétabulum tout en étirant délicatement le tissu mou constricteur. Une intervention chirurgicale et l'application d'un spica plâtré peuvent également être nécessaires. Chez les enfants de plus de 18 mois, on doit habituellement procéder à une intervention chirurgicale impliquant une réduction et une reconstruction, ainsi qu'à la mise en place d'un spica plâtré, suivies, dans certains cas, du port d'orthèses abductrices de protection amovibles. Zacharie, lui, a dû subir une intervention chirurgicale puis porter un spica plâtré visant à maintenir la hanche dans la position appropriée pendant la cicatrisation.

Grâce à un dépistage et à un traitement précoces, la hanche retrouve un fonctionnement normal chez la majorité des enfants atteints. Par contre, lorsque le dépistage et le traitement se font attendre, des séquelles sont possibles. Par exemple, la réussite

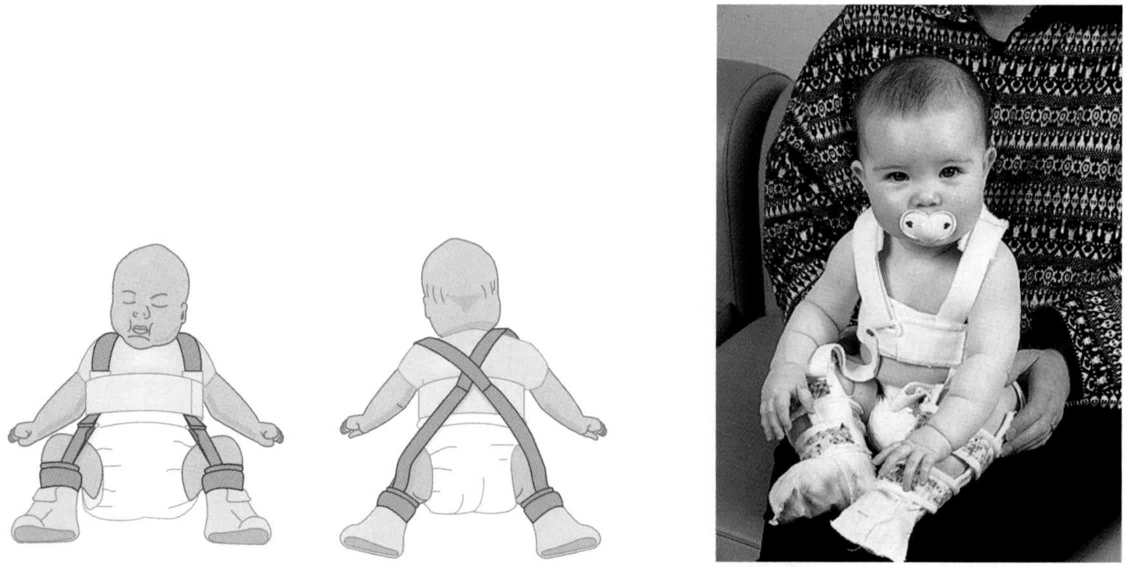

A B

FIGURE 20-7. Le port du harnais de Pavlik est le traitement le plus répandu pour la DDH chez les nourrissons de moins de 3 mois. On doit installer le harnais par-dessus une camisole pour prévenir l'irritation de la peau. (On n'a pas passé de camisole à l'enfant photographié ici afin que la photo soit plus claire.)

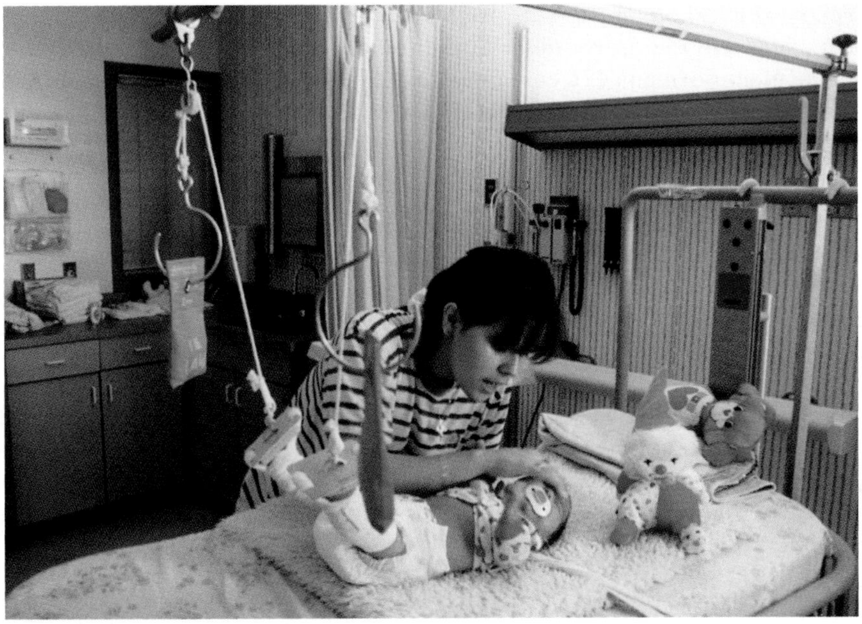

FIGURE 20-8. On recourt habituellement à la traction cutanée pour traiter la DDH chez les nourrissons de plus de 3 mois.

de l'intervention chirurgicale est beaucoup plus difficile si l'enfant a plus de 4 ans, voire impossible s'il a plus de 6 ans, en raison du raccourcissement et de la contracture musculaires, ainsi que de la difformité de la tête fémorale et de l'acétabulum.

Collecte des données

La collecte des données s'amorce à la naissance et se poursuit tout au long des évaluations pédiatriques de routine. Les antécédents familiaux et les données relatives à la naissance peuvent indiquer que l'enfant est particulièrement exposé. Nous expliquons au chapitre 4 comment procéder au dépistage de la DDH lors de l'examen physique.

Diagnostics infirmiers

Voici quelques diagnostics infirmiers qui peuvent s'appliquer à l'enfant atteint de DDH :

- Altération de la mobilité physique reliée au traitement (harnais de Pavlik, traction, spica plâtré, orthèse) ;
- Risque d'atteinte à l'intégrité de la peau relié à l'irritation causée par les courroies du harnais ou l'appareil de traction ;
- Risque d'altération de l'élimination urinaire ou de constipation relié à l'immobilité imposée par le traitement ;
- Risque de déficit nutritionnel : Apport nutritionnel inférieur aux besoins métaboliques relié à l'immobilité et au manque d'appétit ;
- Risque de perturbation de la croissance et du développement relié à la mobilité restreinte et à une diminution possible de la stimulation ;
- Manque de connaissances (des parents) relié à la maladie et au traitement ;
- Manque de connaissances (des parents) relié aux soins à domicile requis par un enfant portant un harnais de Pavlik ou un spica plâtré.

Soins infirmiers

L'enfant qui présente une DDH peut n'être hospitalisé que pour la courte période nécessaire à l'établissement du diagnostic et au traitement initial. Les soins infirmiers varient selon le traitement médical et l'âge de l'enfant. Ils consistent notamment à maintenir la traction, si elle a été prescrite, à prodiguer les soins relatifs au port d'un plâtre, à prévenir les complications dues à l'immobilité, à favoriser une croissance et un développement normaux et à enseigner aux parents comment prendre soin à domicile d'un enfant qui porte un plâtre ou un harnais de Pavlik ou est en traction. Comme le traitement perturbe les mouvements normaux de l'enfant, on doit le planifier en tenant compte de son âge et de son niveau de développement.

CONSEIL CLINIQUE

Inspectez l'appareil de traction. Assurez-vous que :
- les boulons et les écrous sont serrés fermement ;
- les nœuds sont bien serrés ;
- les poids sont adéquats et pendent librement ;
- les cordes sont intactes ;
- la ligne de traction est droite.

Maintenir la traction

La traction de Bryant est la forme de traction la plus couramment utilisée pour le traitement de la DDH. (Le tableau 20-14 présente une description des différents types de traction.) Vérifiez fréquemment l'appareil afin de vous assurer que l'alignement est adéquat et que la cicatrisation suit son cours. L'enfant en traction est de plus en plus souvent traité à domicile. La famille doit donc recevoir des directives complètes et détaillées sur les soins dont il a besoin. De plus, il convient de la mettre en contact avec une infirmière des soins à domicile (de l'hôpital ou du Centre local de services communautaires (CLSC) de son quartier), qui installera l'appareil et suivra les progrès de l'enfant après le congé[10, 11] (voir le tableau 20-15).

Soins infirmiers relatifs au port d'un plâtre

Les directives données au tableau 20-2 pour les soins relatifs au port d'un plâtre s'appliquent aussi au spica plâtré. Si l'enfant n'a pas encore fait l'apprentissage de la propreté, il faut prendre des précautions particulières pour s'assurer que le plâtre demeure sec et propre. On peut utiliser un urinal féminin ou masculin si l'enfant est plus âgé. Protégez les bords du plâtre à l'aide d'une doublure de plastique et couvrez le périnée avec une petite couche jetable, dont les bords doivent être rentrés sous le plâtre. Changez les couches fréquemment afin que le plâtre ne se souille pas.

Prévenir les complications dues à l'immobilité

L'immobilité imposée par la traction ou le port d'un plâtre peut perturber les fonctions physiologiques. Prenez les mesures suivantes pour prévenir les complications :

- Évaluez fréquemment la respiration et les bruits respiratoires afin de dépister tout problème respiratoire.
- Examinez la peau et évaluez les signes neurovasculaires toutes les deux heures environ.
- Protégez le creux poplité à l'aide de coussins ou d'oreillers, car la pression pourrait entraîner une paralysie du nerf.
- Changez la position de l'enfant porteur d'un plâtre toutes les deux heures pendant les périodes d'éveil afin d'éviter la formation de points de pression et de favoriser la circulation. Vous pouvez placer l'enfant en pronation ou en supination sur une planche pour spica plâtré ou sur le sol et le soutenir avec des oreillers.
- Prévenez les irritations et les ruptures de l'épiderme chez l'enfant qui porte un plâtre. Placez de la moleskine sous les bords rugueux. Appliquez du ruban adhésif autour de l'ouverture périnéale afin d'éviter que le plâtre ne se souille.
- Augmentez l'apport en liquide et en fibres dans le régime alimentaire de l'enfant, car l'immobilité est souvent associée à des changements dans les habitudes d'élimination.
- Si le médecin l'autorise, laissez à l'enfant une certaine mobilité et retirez la traction pendant les repas et les soins quotidiens. Cette dernière ne doit toutefois pas être interrompue pendant plus d'une heure par jour. Incitez les parents à prendre l'enfant dans leurs bras et à le cajoler pendant cet intervalle, ce qui leur permettra de lui apporter du réconfort et de favoriser le développement de liens d'attachement.

Favoriser une croissance et un développement normaux

Proposez à l'enfant des activités qui sollicitent les membres supérieurs et les cinq sens. Fournissez-lui des jouets stimulants, comme des cubes à empiler, des mobiles multicolores, des balles molles et des jouets musicaux. Placez les jouets à sa portée et interagissez avec lui le plus fréquemment possible.

Planifier le congé et enseigner à la famille les soins à domicile

Les parents doivent apprendre comment prendre soin à domicile d'un enfant qui porte un spica plâtré. Les membres de la famille acquerront de l'assurance en participant activement aux soins quotidiens de l'enfant pendant l'hospitalisation. Il faut déterminer et combler bien avant le congé les besoins de la famille en matière de soins à domicile. Avant le congé, assurez-vous que les parents disposent :

- des renseignements nécessaires sur les soins relatifs au port d'un plâtre (voir le tableau 20-3), les positions, la toilette et les divertissements adaptés à l'âge de l'enfant ;
- des coordonnées d'une infirmière des soins à domicile (de l'hôpital ou du CLSC de leur quartier) en vue des évaluations périodiques ;
- des ressources nécessaires pour prendre soin de l'enfant.

Avant le congé, demandez aux parents de vous faire une démonstration de la manière d'habiller et de nourrir un enfant porteur d'un spica plâtré. Assurez-vous que l'enfant dispose d'un moyen de transport sécuritaire le jour de son congé. Aidez les parents à se procurer au préalable un siège d'auto approprié[12]. Incitez-les à laisser l'enfant interagir avec d'autres enfants et à lui organiser des activités ludiques (jeux) et sociales.

Soins dans la communauté

Si le nourrisson porte un harnais de Pavlik, demandez à ses parents de faire une démonstration de la mise en place du harnais (tableau 20-5) et des soins à lui prodiguer. Enseignez aux membres de la famille comment procéder aux soins quotidiens de l'enfant (toilette, habillage et alimentation). Idéalement, ce dernier doit porter le harnais 23 heures par jour ; on ne doit le lui retirer que pour examiner sa peau et lui donner son bain. Il faut soutenir précautionneusement les hanches et les fesses de l'enfant quand il ne porte pas le harnais. Montrez aux parents comment nourrir l'enfant en position verticale (pour maintenir l'abduction) et comment changer les couches sans retirer le harnais. Les vêtements munis de boutons-pression à la fourche peuvent faciliter cette opération. On recommande parfois d'utiliser deux couches afin de soutenir les hanches.

Que l'enfant porte un harnais ou un plâtre, avisez les parents qu'ils doivent examiner sa peau pour y déceler des rougeurs et des irritations et inspecter régulièrement les orteils pour en vérifier l'irrigation sanguine. Les changements fréquents de

MESURES DE SÉCURITÉ

Offrez à l'enfant des jouets appropriés à son stade de développement. S'il porte un plâtre, veillez à ce qu'il ne puisse ni avaler de petites pièces ni en introduire dans le plâtre.

CONSEIL CLINIQUE

Il est possible de fabriquer une poussette pour un enfant porteur d'un spica plâtré en se servant d'un chariot de golf. L'enfant peut ainsi bénéficier d'une certaine mobilité, de même que manger et jouer en position assise. Veillez à donner des directives claires aux parents afin que l'enfant soit bien attaché dans la poussette.

TABLEAU 20-5 Enseignement aux parents : directives pour la mise en place du harnais de Pavlik

1. Placer la ceinture thoracique à la hauteur des mamelons et l'attacher au moyen du velcro.
2. Placer les jambes et les pieds dans les étriers en s'assurant que les hanches sont en flexion et en abduction. Attachez avec le velcro.
3. Attacher à l'avant les sangles de la ceinture thoracique et celles des jambes.
4. Attacher à l'arrière les sangles de la ceinture thoracique et celles des jambes.

Pour faciliter la remise en place du harnais après le rinçage et le séchage, marquer à l'encre indélébile tous les points d'ajustement dès la première mise en place.

position préviennent les plaies de pression et les troubles circulatoires. Les parents doivent installer le harnais par-dessus une camisole et des chaussettes pour prévenir l'irritation de la peau.

Le port du harnais entrave la mobilité et exige que les parents redoublent de vigilance. Ceux-ci doivent se procurer un siège d'auto spécialement conçu pour recevoir un enfant dont les hanches sont en abduction. La poussette et le lit doivent offrir suffisamment de place pour prévenir tant les blessures aux jambes que l'adduction de la hanche.

MALADIE DE LEGG-PERTHES-CALVÉ

La maladie de Legg-Perthes-Calvé est une affection spontanément résolutive caractérisée par une nécrose avasculaire de la tête du fémur. Elle touche environ 1 enfant sur 12 000 et 4 fois plus de garçons que de filles. Elle apparaît généralement entre les âges de 2 et 12 ans, mais le plus souvent entre 5 et 7 ans. Elle est bilatérale dans 10 à 15 % des cas[13, 14].

Manifestations cliniques

Les premiers symptômes de la maladie de Legg-Perthes-Calvé sont une douleur légère dans la hanche, le genou, la région inguinale ou la face antéro-intérieure de la cuisse, ainsi qu'une boiterie aggravée par l'activité et atténuée par le repos. L'enfant évite de faire porter son poids sur la hanche atteinte et en limite les mouvements pour éviter la douleur ou le malaise.

L'amplitude des mouvements diminue à mesure que la maladie évolue, principalement en ce qui concerne l'abduction et la rotation interne de la hanche ; on constate un affaiblissement et une amyotrophie (diminution du volume musculaire). En raison de cette amyotrophie, la taille de la cuisse atteinte est inférieure de 2 à 3 cm à celle de la cuisse intacte. La présence d'une contracture en adduction peut faire paraître le membre atteint plus court que l'autre. L'irritabilité prolongée de la hanche peut engendrer des spasmes musculaires.

Étiologie et physiopathologie

La nécrose associée à la maladie de Legg-Perthes-Calvé est due à un arrêt de l'irrigation sanguine de l'épiphyse fémorale supérieure. Les chercheurs n'ont pas encore complètement élucidé les causes et les mécanismes de ce phénomène, mais ils connaissent quelques facteurs prédisposants. L'incidence de la maladie étant jusqu'à 20 % plus élevée chez les familles ayant des antécédents de cette dernière, il semble que des facteurs génétiques soient en cause. Dans 25 % des cas, l'apparition de la maladie est précédée par un léger trauma. Il se peut que la blessure cause une fracture sous-chondrale suivie d'une synovite, laquelle crée la pression qui entrave l'irrigation sanguine. Les enfants atteints présentent souvent un retard de la maturation du squelette et, dans certains cas, des concentrations anormales d'hormones thyroïdiennes[14].

La maladie de Legg-Perthes-Calvé compte quatre stades distincts après la survenue de la lésion initiale (qui passe généralement inaperçue), et l'ensemble du processus s'étend sur une période de un à quatre ans (tableau 20-6).

Examens diagnostiques et traitement médical

Les premiers symptômes de la maladie de Legg-Perthes-Calvé sont si bénins que nombre de parents ne consultent un médecin qu'au bout d'un délai de plusieurs mois. Le diagnostic est fondé sur des radiographies faites en vue antéro-postérieure et en vue latérale (en « grenouille »). Comme l'indique le tableau 20-6, les radiographies prises au début de la maladie peuvent être normales ou n'indiquer qu'un vague élargissement de l'espace cartilagineux. La scintigraphie osseuse et l'imagerie par résonance magnétique (IRM) peuvent être plus révélatrices au début de la maladie.

TABLEAU **20-6** Stades de la maladie de Legg-Perthes-Calvé

Stade	Description
Prénécrose	Une lésion entrave l'irrigation sanguine de la tête du fémur.
I – Nécrose	Stade avasculaire (3 à 6 mois) ; l'enfant est asymptomatique, les radiographies des os sont normales, et la tête du fémur est structuralement intacte, mais avasculaire.
I – Revascularisation	Période de 1 à 4 ans marquée par des douleurs et une limitation des mouvements. L'os se fragmente et de nouveaux tissus osseux viennent remplacer l'os nécrosé. Les radiographies des os révèlent une fragmentation de la tête du fémur. On peut observer une fracture et une déformation de la tête du fémur.
III – Cicatrisation osseuse	Une nouvelle ossification a lieu.
IV – Régénération	Le processus de la maladie se termine et le fonctionnement de l'articulation s'améliore. Toutefois, la tête du fémur peut garder une forme anormale.

Le traitement médical et le pronostic de la maladie de Legg-Perthes-Calvé dépendent de la gravité de l'atteinte du fémur. Il est important de la dépister rapidement. Le traitement vise à éliminer la douleur et à rétablir le fonctionnement normal de la hanche. Pour favoriser la cicatrisation et prévenir la déformation, on doit maintenir la tête du fémur dans l'acétabulum jusqu'à ce que l'ossification soit complète, ce qui ne peut être réalisé que si les hanches demeurent en abduction. Au début du traitement, on recourt souvent à la traction pour maintenir les hanches en abduction et en rotation interne. Une fois l'abduction obtenue, on applique un plâtre de Petrie ou on procède à une libération chirurgicale des tissus mous, comme la ténotomie des adducteurs. L'enfant doit ensuite porter une orthèse : l'appareil de Toronto (figure 20-9) et l'appareil de Scottish-Rite sont les plus fréquemment utilisés. Le pronostic est bon si on parvient à maintenir en place la tête du fémur jusqu'à la cicatrisation. Les enfants qui ne font l'objet d'aucun traitement ou qui reçoivent le diagnostic alors que la maladie est déjà avancée risquent de souffrir ultérieurement d'arthrose ou de dysfonction de la hanche. Le pronostic est meilleur dans les cas où l'enfant est jeune ou présente une atteinte modérée de l'épiphyse.

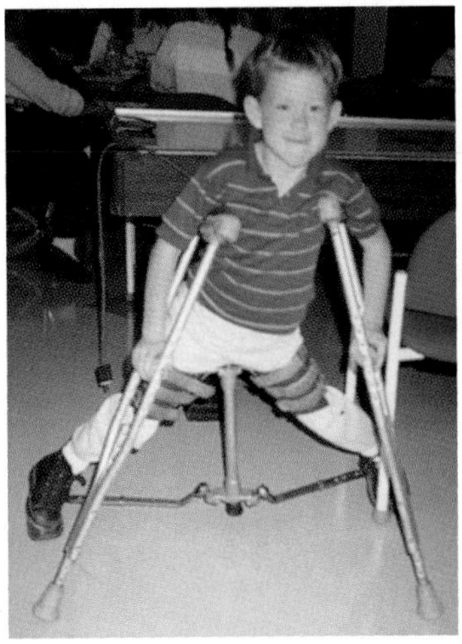

FIGURE 20-9. L'appareil de Toronto a une apparence impressionnante mais, grâce à leur proverbiale capacité d'adaptation, les enfants s'y habituent assez bien.

Collecte des données

On doit soupçonner la maladie de Legg-Perthes-Calvé chez tout enfant qui présente une boiterie et se plaint de douleur ou de malaise à la hanche, surtout s'il s'agit d'un garçon dont l'âge se situe entre 2 et 12 ans. Il arrive que l'infirmière scolaire soit la première personne à remarquer les symptômes de l'affection. L'enfant peut se plaindre d'une douleur qui l'oblige à se reposer pendant les cours d'éducation physique. Il doit être immédiatement dirigé vers son médecin de famille. Si un enfant boite, demandez-lui s'il ressent de la douleur et évaluez l'amplitude de ses mouvements. Déterminez s'il a déjà subi une blessure à la hanche.

Diagnostics infirmiers

Les diagnostics infirmiers sont axés sur la perturbation des activités et l'observance du traitement. En voici quelques-uns :

- Altération de la mobilité physique reliée au port d'une orthèse ou d'un plâtre ;
- Manque de connaissances relié aux complications susceptibles de résulter de la non-observance du programme thérapeutique ;

- Risque de non-observance relié à la durée du traitement ;
- Manque de loisirs relié à l'altération de la mobilité ;
- Risque de perturbation de l'image corporelle relié au port d'une orthèse.

Soins infirmiers

Souvent, les enfants atteints de la maladie de Legg-Perthes-Calvé reçoivent une bonne partie de leur traitement à domicile. Il peut être difficile d'aider l'enfant et la famille à observer ce traitement, car la maladie frappe à un âge où les enfants sont habituellement très actifs. L'immobilisation peut être pénible pour l'enfant qui a peu de douleur.

CROISSANCE ET DÉVELOPPEMENT

La maladie de Legg-Perthes-Calvé atteint principalement des garçons dont l'âge moyen est de 6 ans. À cet âge, les enfants sont actifs et indépendants. Proposez des activités qui canalisent leur énergie et les aident à se développer normalement. Ainsi, l'équitation favorise l'abduction des hanches, la natation accroît la mobilité, le bricolage sollicite la motricité fine et l'informatique stimule le développement cognitif.

Favoriser une croissance et un développement normaux

Les parents ont besoin de conseils pour canaliser l'énergie de leur enfant en fonction des limites que le traitement impose à sa mobilité. Le retour à l'école aidera l'enfant à retrouver un sentiment de normalité. De plus, les activités avec les pairs favoriseront l'atteinte des étapes-clés de son développement. Aidez l'enfant à s'adapter au port d'une orthèse.

Soins dans la communauté

L'enfant et la famille doivent être avertis que le traitement s'étend habituellement sur plus de deux ans. Soulignez qu'il est important de l'observer pour immobiliser la hanche adéquatement et favoriser une bonne cicatrisation. Il est possible que l'enfant retourne à domicile avec une traction. Dans ce cas, enseignez à la famille comment prendre soin d'un enfant en traction et déceler les irritations ou les ruptures de l'épiderme (se reporter au tableau 20-15). Il faut prévoir des visites de suivi régulières en plus des visites d'une infirmière des soins à domicile pendant la période de traction.

ÉPIPHYSIOLYSE FÉMORALE SUPÉRIEURE

L'épiphysiolyse fémorale supérieure (EFS), également appelée glissement de l'épiphyse fémorale supérieure, est un déplacement de la tête du fémur par rapport au col du fémur. La déformation apparaît fréquemment pendant une poussée de croissance, soit entre 11 et 14 ans chez les filles et 13 et 16 ans chez les garçons. Elle atteint deux fois plus de garçons que de filles[15].

Manifestations cliniques

Les symptômes de l'EFS sont une boiterie, des douleurs et une diminution de la mobilité de la hanche. Selon son mode d'installation et la gravité des symptômes, la maladie peut être aiguë (installation soudaine et durée inférieure à trois semaines), chronique (durée supérieure à trois semaines) ou chronique avec poussée (aggravation du glissement chez l'enfant atteint d'une EFS chronique). Dans la forme aiguë, l'enfant présente des douleurs soudaines et intenses et ne peut faire porter son poids sur sa hanche. Cette forme de la maladie peut être associée à une lésion traumatique.

L'EFS chronique se manifeste par des douleurs persistantes à la hanche, qui peuvent être diffuses ou légères et irradier dans l'aine, la cuisse et le genou. On peut aussi observer une boiterie et une diminution de l'amplitude des mouvements.

Chez l'enfant atteint de la forme chronique de la maladie, la survenue d'un événement traumatique qui entraîne une aggravation du glissement de la tête du fémur donne lieu à l'apparition de la forme chronique avec poussée. L'enfant éprouve alors des douleurs intenses et soudaines.

Étiologie et physiopathologie

La cause de l'EFS est inconnue. Parmi les facteurs prédisposants, on compte l'obésité, une stature grande et mince engendrée par une poussée de croissance, ainsi que des troubles endocriniens tels que l'hypothyroïdie et l'hypogonadisme[14, 15]. On soupçonne en outre l'existence de facteurs génétiques.

La tête du fémur glisse au niveau du cartilage de conjugaison proximal, et le fémur se déplace par rapport à l'épiphyse (figure 20-10), ce qui entraîne l'étirement des vaisseaux sanguins. Le glissement est habituellement graduel (chronique), mais il peut aussi faire suite à un accident ou à un autre type de trauma (aigu). La membrane synoviale devient enflammée, œdémateuse et douloureuse. Faute de traitement, il se forme un cal qui entraîne une déformation de la hanche et limite l'amplitude des mouvements.

Examens diagnostiques et traitement médical

Les antécédents complets fournissent de l'information sur les facteurs de risque et l'apparition de la maladie. Les radiographies confirment le diagnostic. Une scintigraphie osseuse peut également être effectuée.

Le traitement vise à stabiliser la tête du fémur tout en limitant le déplacement de la hanche et en préservant son fonctionnement le plus possible. Une intervention chirurgicale s'impose dans la plupart des cas; elle consiste à fixer l'épiphyse au moyen de vis ou de broches. Dans les rares cas où l'on ne privilégie pas le traitement chirurgical, on prescrit à l'enfant de se reposer au lit et d'éviter de faire porter son poids sur la hanche atteinte; de plus, on applique un spica plâtré et on pratique une traction de Buck ou de Russell (se reporter au tableau 20-14).

Le pronostic dépend de la gravité de la déformation et de la présence de complications, comme la nécrose avasculaire de la tête du fémur ou la **chondrolyse** (destruction et absorption du cartilage)[16].

Collecte des données

L'enfant présente habituellement des douleurs à la hanche qui peuvent irradier dans l'aine, la cuisse ou le genou; sa mobilité est limitée. On doit établir ses antécédents complets, afin de déterminer si ces symptômes sont causés par un trauma ou une lésion. Évaluez l'amplitude des mouvements, la douleur et la boiterie, s'il y a lieu. Orientez sans délai l'enfant vers les services médicaux appropriés si vous soupçonnez la présence d'une EFS. L'affection est considérée comme une urgence, et l'enfant doit absolument recevoir un traitement immédiat qui l'empêche de faire porter son poids sur l'articulation atteinte.

Diagnostics infirmiers

Les diagnostics infirmiers qui s'appliquent à l'enfant atteint d'EFS sont notamment:

- Altération de la mobilité physique reliée à l'interdiction de faire porter son poids sur la hanche atteinte;

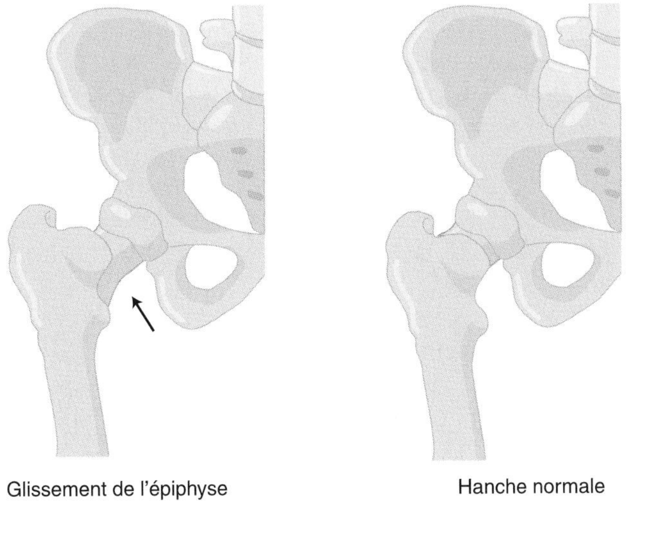

FIGURE 20-10. Dans l'EFS, l'épiphyse fémorale supérieure demeure dans l'acétabulum, mais la tête du fémur se déplace par rapport au col du fémur au niveau du cartilage de conjugaison proximal.

- Douleur reliée au déplacement de la tête du fémur ou à l'intervention chirurgicale ;
- Risque de perturbation de l'image corporelle relié au programme thérapeutique ou à l'intervention chirurgicale ;
- Risque de perturbation de la croissance et du développement relié aux limitations de la mobilité ;
- Risque d'excès nutritionnel : Apport nutritionnel supérieur aux besoins métaboliques relié à l'immobilité ;
- Risque d'infection relié à l'intervention chirurgicale ;
- Diminution de l'irrigation tissulaire périphérique reliée à la traction, au plâtre et aux autres traitements ;
- Manque de connaissances (de l'enfant et des parents) relié à la maladie et au traitement.

Soins infirmiers

Les soins infirmiers consistent à prodiguer à l'enfant les soins nécessaires pendant la période de traction ou après l'intervention chirurgicale, administrer les médicaments et accomplir les autres interventions visant à soulager la douleur, maintenir la mobilité à l'intérieur des limites imposées par le traitement, assurer une alimentation adéquate, renseigner l'enfant et la famille sur la maladie, leur apporter du soutien et favoriser l'observance du traitement.

Assurer une alimentation adéquate

Un adolescent en croissance a besoin de quantités accrues de protéines, de glucides et de calcium pour favoriser la cicatrisation des os. Fournissez à l'enfant et aux parents des directives écrites au sujet de l'apport nutritionnel propice à la cicatrisation osseuse et au maintien d'un poids corporel adéquat. Si l'enfant a de l'embonpoint, indiquez-lui qu'une perte de poids allégerait la pression sur l'épiphyse fémorale supérieure tout en améliorant son image de soi.

Apporter du soutien à l'enfant et à sa famille

L'EFS apparaît de manière inattendue de sorte que l'enfant et la famille font soudain face à la perspective d'une intervention chirurgicale. Expliquez le traitement prévu de façon simple et complète. Rassurez l'enfant et la famille en leur indiquant que le traitement, s'il est observé, donnera les résultats escomptés.

Planifier le congé et enseigner à la famille les soins à domicile

Les visites de suivi sont nécessaires jusqu'à la fermeture des cartilages de conjugaison. Il n'est pas rare que l'EFS atteigne une hanche, puis l'autre. Assurez-vous que l'enfant et la famille sont sensibilisés aux symptômes, tels que des douleurs et une diminution de l'amplitude des mouvements, susceptibles d'indiquer une atteinte de l'autre hanche. Dites aux parents de communiquer sans délai avec leur médecin si ces symptômes apparaissent.

► TROUBLES DE LA COLONNE VERTÉBRALE

SCOLIOSE

La scoliose est une déviation latérale de la colonne vertébrale en forme de « S » ou de « C » ; elle est souvent associée à une rotation des vertèbres et des côtes. Un grand nombre de personnes présentent un certain degré de déviation spinale, mais celles supérieures à 10 degrés sont considérées comme anormales. Les déviations sont d'origine structurale ou compensatoire, car la colonne vertébrale s'incurve pour compenser une difformité structurale touchant un de ses segments. La scoliose idiopathique atteint principalement des filles, en particulier durant la poussée de croissance qui se produit entre les âges de 10 et 13 ans[17].

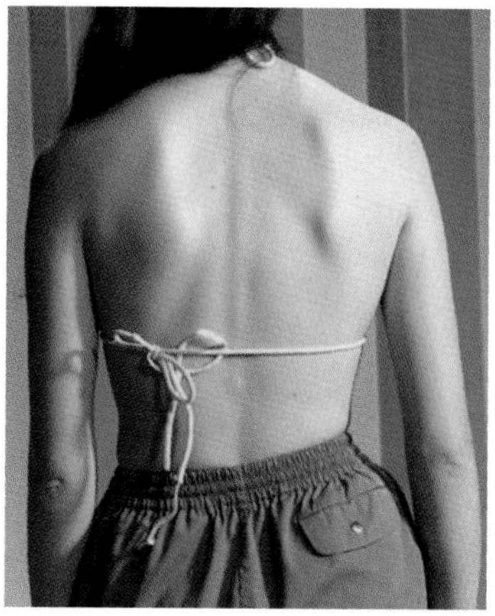

FIGURE 20-11. Il existe divers degrés de scoliose chez les enfants. Le traitement des formes légères consiste en des exercices de renforcement et d'étirement. Le traitement des formes modérées exige le port d'une orthèse. Les formes graves, enfin, peuvent nécessiter une intervention chirurgicale et une fusion. Pour dépister précocement la scoliose, on peut s'en remettre à des signes comme l'ajustement des vêtements (la ceinture du short de cette adolescente est oblique) et l'asymétrie du dos.

Manifestations cliniques

Les signes caractéristiques de la scoliose sont une asymétrie du tronc, une inégalité des épaules et des hanches, une proéminence unilatérale des côtes et une saillie de la scapula (omoplate). L'enfant ne se plaint ni de douleur ni d'inconfort.

Étiologie et physiopathologie

La cause de la scoliose est complexe. La scoliose structurale peut être congénitale, idiopathique ou acquise (associée à des troubles neuromusculaires, comme la dystrophie musculaire ou la myélodysplasie, ou encore, consécutive à un traumatisme médullaire).

La scoliose structurale idiopathique (la forme la plus répandue), dont les causes sont inconnues, se caractérise par une déviation latérale de la colonne vertébrale et une rotation des vertèbres. Le plus souvent, la partie thoracique de la colonne vertébrale s'incurve vers la droite, et la partie lombaire, vers la gauche. La progression de la déviation s'accompagne d'altérations structurales. Les côtes du côté concave (intérieur de la courbe) se rapprochent, tandis que celles du côté convexe s'écartent, ce qui entraîne un rétrécissement et la formation d'une bosse au niveau de la cage thoracique. La déviation latérale nuit à la structure vertébrale. Les espaces intervertébraux se rétrécissent du côté concave et s'élargissent du côté convexe, ce qui engendre une asymétrie de la colonne vertébrale (figure 20-11).

La scoliose peut aussi être associée à des maladies congénitales touchant la structure spinale et à des atteintes musculosquelettiques reliées à des anomalies comme la myéloméningocèle. Elle peut enfin être acquise à la suite d'un traumatisme médullaire. (Chez l'enfant que montre la figure 20-13, la scoliose est apparue à la suite d'une chimiothérapie et d'une radiothérapie thoracique.)

Examens diagnostiques et traitement médical

Le diagnostic de la scoliose repose généralement sur l'observation et l'évaluation radiologique. Il arrive aussi qu'on recoure à l'imagerie par résonance magnétique (IRM), à la tomodensitométrie (TDM) et à la scintigraphie osseuse pour évaluer le degré de la déviation. La photographie en moiré, qui nécessite un écran spécial et une source lumineuse ponctuelle, révèle l'asymétrie de la colonne vertébrale et d'autres repères squelettiques (figure 20-12).

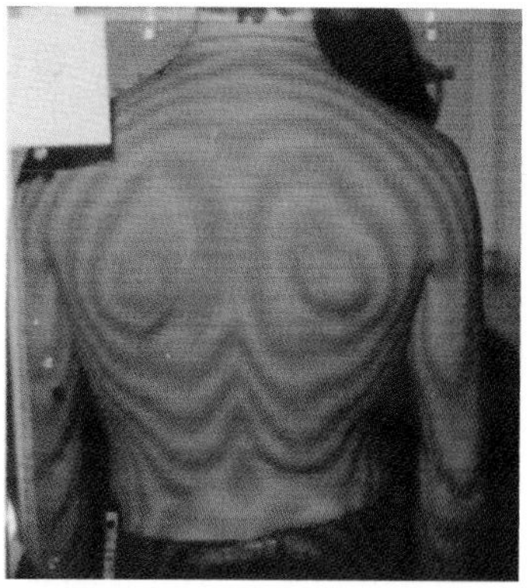

FIGURE 20-12. On utilise parfois la photographie en moiré pour déterminer le degré de déviation de la colonne vertébrale. Elle consiste en un procédé photographique faisant alterner les ombres et les lumières.
L.T. Staheli, Fundamentals of pediatric orthopedics, *New York, Raven Press, 1992, p. 8.12.*

Le traitement médical vise à limiter ou arrêter la progression de la déviation. Le succès du traitement repose sur un dépistage précoce. Un traitement et un suivi adéquats maximisent les chances d'obtenir un alignement approprié de la colonne vertébrale. On choisit le programme thérapeutique en fonction du degré et de la progression de la déviation, ainsi que de la réaction qu'il suscite chez l'enfant et la famille.

Le traitement des enfants atteints de scoliose légère (déviation de 10 à 20 degrés) prend la forme d'exercices visant à améliorer la posture et le tonus musculaire, ainsi qu'à maintenir, voire à augmenter, la flexibilité de la colonne vertébrale. Les exercices consistent principalement en des flexions vers l'extérieur de la courbe entraînant l'extension de l'intérieur de celle-ci. Cependant, ces exercices n'assurent pas la guérison, de sorte que l'enfant doit faire l'objet d'une évaluation médicale tous les trois mois et subir des examens radiologiques tous les six mois.

Le traitement médical de la scoliose modérée (déviation de 20 à 40 degrés) implique le port d'un corset de Boston ou de Milwaukee dès que le diagnostic est établi. Le but de l'utilisation du corset est d'arrêter la progression de la déformation. Il doit être porté 23 heures par jour pour être pleinement efficace. Ce traitement est long et exige une observance rigoureuse. Il est donc pénible pour les adolescents, qui attachent beaucoup d'importance à leur image corporelle ou à leurs activités sportives.

Il arrive aussi que l'on ait recours à la stimulation électrique, un traitement qui a lieu la nuit et remplace le port du corset. La contraction des muscles du dos provoquée par le courant électrique favorise la correction de la déviation. L'utilité de ce traitement, cependant, est controversée.

La correction de la scoliose grave (déviation de 40 degrés ou plus) consiste en une fusion chirurgicale de la colonne vertébrale, appelée fusion spinale, laquelle nécessite habituellement l'implantation d'une instrumentation spinale interne. Parmi les différentes techniques possibles, on trouve la tige de Harrington, le fil de Luque et l'instrumentation de Coutrel-Dubosset. La tige de Harrington entraîne moins de complications, mais elle est moins stable que le fil de Luque et l'instrumentation de Coutrel-Dubosset; de plus, elle nécessite une immobilisation prolongée au moyen d'un plâtre, d'un halo avec corset ou d'une veste en plastique moulé. Après l'implantation d'une tige ou d'une autre instrumentation, l'enfant doit se reposer au lit pendant la période de rétablissement, puis porter pendant quelques mois des coquilles antéro-postérieures en plastique qui assureront la stabilité de la colonne vertébrale. Dans certains cas graves, on utilise un halo avec traction après l'intervention chirurgicale pour soutenir la colonne vertébrale instable (figure 20-13).

Collecte des données

Ce sont souvent les infirmières scolaires qui assurent le dépistage de la scoliose chez les enfants, en général, chez ceux des cinquième et sixième années du primaire. Soulignons toutefois que ce dépistage n'est pas obligatoire au Canada et au Québec. Si l'infirmière remarque une anomalie, elle adresse l'enfant à un médecin afin qu'il fasse l'objet d'une évaluation plus poussée. L'enfant doit être examiné tous les six à neuf mois par la suite. S'il est effectivement atteint de scoliose, ses frères et sœurs doivent être examinés et surveillés de près. Nous traitons du dépistage de la scoliose chez les enfants au chapitre 4.

Une fois la scoliose diagnostiquée, le rôle de l'infirmière est axé sur l'enseignement et le suivi. Tout enfant atteint de scoliose doit subir des examens complets de ses fonctions neurologique, cardiaque et respiratoire, en raison des répercussions que la déformation de la cage thoracique peut avoir sur elles.

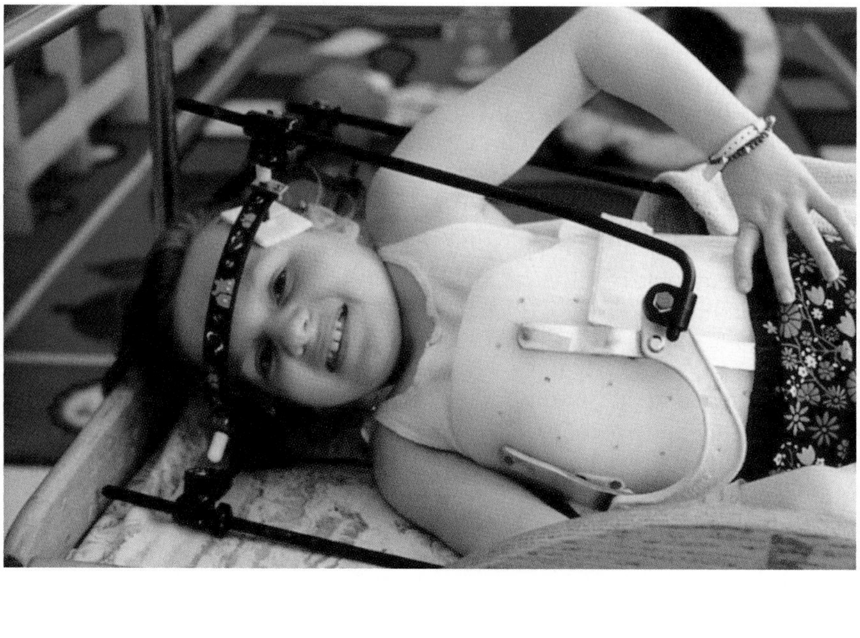

FIGURE 20-13. L'enfant atteint d'une forme modérée à grave de scoliose peut devoir porter un halo avec corset, qui maintient la position du corps après l'intervention chirurgicale.

Diagnostics infirmiers

Les diagnostics infirmiers suivants peuvent s'appliquer à l'enfant dont la scoliose n'exige pas d'intervention chirurgicale :

- Risque de non-observance du programme d'exercice relié au manque de connaissances sur la maladie et ses complications ;
- Intolérance à l'activité reliée au port d'un corset ;
- Altération de la mobilité physique reliée au port d'un corset ;
- Risque d'atteinte à l'intégrité de la peau relié au port d'un corset ou à la stimulation électrique ;
- Risque de manque de connaissances (de l'enfant et des parents) relié à l'évolution de la maladie.

Le plan de soins infirmiers qui suit présente les diagnostics infirmiers relatifs à l'enfant dont la scoliose nécessite une intervention chirurgicale.

Soins infirmiers

L'enseignement au patient constitue un important aspect des soins infirmiers. L'observance est essentielle au succès du traitement. Il est primordial que les enfants et, en particulier, les adolescents ainsi que leur famille comprennent la maladie et les stades du traitement. Les enfants et les adolescents qui doivent subir une intervention chirurgicale ont besoin d'être renseignés, rassurés et encouragés. Le plan de soins infirmiers des pages 924 à 928 présente un résumé des soins infirmiers destinés à l'enfant qui doit subir une intervention chirurgicale pour une scoliose.

Promouvoir l'observance du traitement

Enseignez à l'enfant et aux parents des exercices qui atténueront la déviation de la colonne vertébrale. Faites la démonstration des exercices et expliquez-en le but (renforcer les muscles du dos, par exemple). Aidez l'enfant à s'adapter au port d'un corset. L'adolescent peut se montrer particulièrement réticent à porter ce type d'appareil externe. Pour lui donner un sentiment de contrôle, laissez-le établir l'horaire de ses exercices et choisir les moments où il peut retirer le corset sans pour autant déroger à l'ordonnance. Rassurez-le, encouragez-le et incitez-le à interagir avec ses pairs. Il peut être bon de lui proposer de travailler avec une personne ressource de son âge qui reçoit ou a reçu un traitement contre la scoliose. Suggérez-lui des vêtements à la mode qu'il pourra porter par-dessus son corset.

Planifier le congé et enseigner à la famille les soins à domicile

Il faut déterminer et combler bien avant le congé les besoins de la famille en matière de soins à domicile. L'enfant devra s'adapter à une nouvelle mécanique corporelle. Montrez-lui comment accomplir des tâches simples *sans plier ni tourner le torse.* Demandez-lui de faire la démonstration de ses activités quotidiennes avant qu'il ne quitte l'hôpital.

L'enfant qui a subi une intervention chirurgicale à la colonne vertébrale doit limiter ses activités pendant une période qui varie de six à huit mois selon le type d'opération et l'opinion du chirurgien (tableau 20-7). Insistez sur l'importance de l'observance tant auprès de l'enfant que de la famille. Fournissez-leur des directives écrites. Vous pouvez même leur proposer de signer un contrat pour les inciter à observer le traitement. Les visites de suivi sont importantes. L'enfant doit être examiné quatre à six semaines après le congé, puis tous les trois ou quatre mois pendant un an, et tous les ans ou tous les deux ans par la suite.

CROISSANCE ET DÉVELOPPEMENT

La lordose posturale est répandue chez les trottineurs, mais est habituellement disparue au moment où l'enfant atteint l'âge scolaire.

CYPHOSE ET LORDOSE

La cyphose et la lordose sont deux autres déviations de la colonne vertébrale qui peuvent toucher les enfants (tableau 20-8). Le traitement médical dépend de la cause et du degré de la déviation ainsi que de l'âge de l'enfant au moment de l'apparition de

PLAN DE SOINS INFIRMIERS

L'ENFANT QUI DOIT SUBIR UNE INTERVENTION CHIRURGICALE POUR UNE SCOLIOSE

OBJECTIF	INTERVENTION	JUSTIFICATION	RÉSULTAT ESCOMPTÉ
1. Manque de connaissances (de l'enfant et des parents) relié à la maladie et à l'intervention chirurgicale			
L'enfant et les parents verbaliseront leur compréhension de la maladie, de son traitement et de l'intervention chirurgicale.	• Enseigner à l'enfant et à la famille l'évolution de la maladie, ses signes et ses symptômes ainsi que son traitement. Leur fournir la documentation écrite appropriée. Les encourager à poser des questions.	• L'information et la participation favorisent la motivation et l'observance tout en atténuant la peur.	L'enfant et la famille verbalisent avec exactitude leurs connaissances sur la maladie et son traitement. Ils posent des questions pertinentes sur les soins postopératoires.
	• Amorcer l'enseignement préopératoire au moment de l'admission. Expliquer à l'enfant les protocoles du centre hospitalier et les interventions postopératoires. Avant l'intervention chirurgicale, demander à l'enfant de faire la démonstration de la technique de mobilisation en bloc, des exercices d'amplitude de mouvements et de spirométrie. Aborder le sujet du soulagement de la douleur.	• L'enseignement préopératoire et la connaissance des interventions réduisent le stress associé à l'intervention chirurgicale et aux complications postopératoires.	
2. Mode de respiration inefficace relié à l'administration d'analgésiques et à l'intervention chirurgicale			
L'enfant ne présentera aucun signe de problèmes respiratoires.	• Surveiller de près l'état respiratoire, surtout après l'administration d'analgésiques.	• L'évaluation de l'état respiratoire permet de prévenir les complications. Les analgésiques comme la morphine risquent d'aggraver les problèmes respiratoires.	L'enfant ne présente aucune complication respiratoire.
	• Administrer l'oxygène selon l'ordonnance.	• L'administration d'oxygène élève la saturation en oxygène périphérique à un taux de 95 % à 100 %.	
	• Demander à l'enfant de faire des exercices de spirométrie.	• La spirométrie favorise l'expansion pulmonaire et la ventilation des alvéoles.	
	• Mesurer les ingesta et les excreta.	• Une bonne hydratation liquéfie les sécrétions et prévient l'infection.	
	• Changer l'enfant de position toutes les deux heures au moins.	• Le changement de position favorise l'expansion de chaque lobe pulmonaire.	

PLAN DE SOINS INFIRMIERS

L'ENFANT QUI DOIT SUBIR UNE INTERVENTION CHIRURGICALE POUR UNE SCOLIOSE *(suite)*

3. Risque de blessure relié au déficit neurovasculaire consécutif à l'implantation d'une instrumentation.

OBJECTIF	INTERVENTION	JUSTIFICATION	RÉSULTAT ESCOMPTÉ
L'enfant ne présentera pas d'atteinte neurovasculaire, tel que le confirmera la vérification de la circulation, de la sensibilité et de la motricité. L'enfant ne ressentira ni engourdissement ni picotements.	• Vérifier la coloration de la peau, la circulation, le temps de remplissage capillaire, la chaleur, la sensibilité et la mobilité de tous les membres. Procéder à la vérification des signes neurovasculaires toutes les 2 heures pendant les 24 premières heures, et toutes les 4 heures pendant les 48 heures suivantes. Noter la présence des pouls pédieux et tibiaux distaux toutes les heures pendant 48 heures.	• La manipulation de la colonne vertébrale pendant une intervention chirurgicale peut entraîner des complications, comme une atteinte neurovasculaire, la formation d'un thrombus et la paralysie. Les risques postopératoires comprennent l'incontinence urinaire et fécale, la faiblesse ou la paralysie, ainsi que les troubles de la vue et de la sensibilité.	L'enfant ne présente qu'une atteinte neurovasculaire temporaire (la pâleur de la peau, la faiblesse du pouls et l'œdème disparaissent au cours de la première phase postopératoire). L'enfant revient à l'état préopératoire avant le moment du congé.
	• Faire porter des bas élastiques compressifs à l'enfant jusqu'à ce qu'il recommence à marcher. On peut retirer les bas pendant une période de une heure par quart de travail.	• Les bas élastiques compressifs préviennent la formation de caillots et favorisent le retour veineux. La formation de thrombus compte parmi les risques postopératoires.	
	• Observer l'enfant pour détecter la présence de douleur, d'œdème ou du signe d'Homans. Pour effectuer le test du signe d'Homans, l'infirmière doit demander à l'enfant de s'étendre sur le dos de sorte qu'elle puisse allonger ses jambes. Par la suite, elle doit exercer une dorsiflexion du pied : pour ce faire, elle doit pousser sur ce dernier en dirigeant les orteils vers le tibia. Si l'enfant n'éprouve ni douleur ni sensibilité au mollet, on dit que le signe d'Homans est négatif. Noter au dossier tout signe d'œdème.	• L'œdème peut traduire la présence d'un pansement serré et d'une atteinte tissulaire. Un signe d'Homans positif et la présence de douleur peuvent indiquer la formation d'un thrombus.	
	• Mesurer les ingesta et les excreta.	• Les anomalies peuvent indiquer une altération des échanges liquidiens.	
	• Encourager l'enfant à faire des exercices d'amplitude de mouvements passifs et actifs.	• L'activité favorise la mobilité et réduit les risques de formation d'un thrombus.	

Suite...

PLAN DE SOINS INFIRMIERS
L'ENFANT QUI DOIT SUBIR UNE INTERVENTION CHIRURGICALE POUR UNE SCOLIOSE *(suite)*

OBJECTIF	INTERVENTION	JUSTIFICATION	RÉSULTAT ESCOMPTÉ
4. Douleur reliée à la fusion spinale chirurgicale avec implantation d'instrumentation			
L'enfant fera état d'un niveau de bien-être satisfaisant ou ne manifestera aucun signe de douleur dans l'heure qui suivra une intervention infirmière visant le soulagement de la douleur.	• Évaluer l'intensité de la douleur et appliquer dès que possible les méthodes de soulagement de la douleur. Utiliser un dispositif d'analgésie contrôlée par le patient (ACP) si le médecin le prescrit.	• Une analgésie adéquate favorise la guérison et la coopération du patient. L'analgésie contrôlée par le patient (ACP) peut être efficace.	L'enfant sent sa douleur soulagée tôt au cours de la période postopératoire.
	• Administrer les analgésiques nuit et jour (24 heures sur 24), surtout au cours des 48 premières heures.	• L'analgésie continuelle contribue à maintenir le bien-être.	
	• En plus de la médication, utiliser des méthodes non pharmacologiques de soulagement de la douleur, comme l'imagerie mentale, la relaxation, le toucher, la musique, l'application de chaleur et de froid et la réduction de la stimulation environnementale (se reporter au chapitre 8).	• Les méthodes non pharmacologiques bloquent les stimulus douloureux et apportent du soulagement. Elles constituent d'efficaces adjuvants aux analgésiques.	
	• Noter au dossier l'intensité de la douleur, les interventions exécutées et les réactions de l'enfant.	• Ces notes guident le choix des mesures analgésiques les plus efficaces.	
	• Expliquer à l'enfant qu'un certain degré d'inconfort est normal et qu'il existe divers moyens de l'atténuer.	• L'enfant qui a des attentes réalistes est moins anxieux et éprouve un certain sentiment de contrôle.	
5. Altération de la mobilité physique reliée à l'intervention chirurgicale, à l'analgésie ou à des spasmes musculaires			
L'enfant conservera un alignement corporel approprié et augmentera son degré d'activité selon l'ordonnance du médecin. Si l'enfant ne porte pas de coquille antéro-postérieure, il recouvrera sa mobilité de trois à cinq jours après l'intervention chirurgicale.	• Changer l'enfant de position toutes les deux heures à l'aide de la technique de mobilisation en bloc. Au besoin, soutenir le dos, les pieds et les genoux avec des oreillers. Suivre les pratiques orthopédiques en vigueur dans le centre hospitalier.	• Une position adéquate prévient les rotations de la colonne vertébrale.	L'enfant recouvre une mobilité adéquate, compte tenu de son état, dans les trois à cinq jours qui suivent l'intervention chirurgicale.

PLAN DE SOINS INFIRMIERS

L'ENFANT QUI DOIT SUBIR UNE INTERVENTION CHIRURGICALE POUR UNE SCOLIOSE *(suite)*

5. Altération de la mobilité physique reliée à l'intervention chirurgicale, à l'analgésie ou à des spasmes musculaires (suite)

OBJECTIF	INTERVENTION	JUSTIFICATION	RÉSULTAT ESCOMPTÉ
	• Faire faire à l'enfant des exercices passifs et actifs d'amplitude de mouvements toutes les 2 heures pendant 48 heures, puis toutes les 4 heures pendant les périodes d'éveil. Lui demander de laisser pendre ses jambes sur le bord du lit de deux à quatre jours après l'intervention chirurgicale. Commencer à le faire marcher de trois à cinq jours après l'intervention. Noter au dossier l'apparition d'étourdissements, de pâleur, etc. Procéder lentement.	• L'exercice aide à préserver la force, la circulation et le tonus musculaire. Si la colonne vertébrale est stable et si le médecin n'a pas prescrit le port d'un corset, l'enfant peut marcher autant qu'il le tolère. Si la colonne vertébrale n'est pas stable, il faut mouvoir l'enfant avec le plus grand soin jusqu'à ce qu'il porte un corset.	

6. Risque de perturbation de l'image corporelle relié à l'intervention chirurgicale ou au port d'un corset ou d'un plâtre

OBJECTIF	INTERVENTION	JUSTIFICATION	RÉSULTAT ESCOMPTÉ
L'enfant verbalisera les sentiments que lui inspirent les répercussions de la maladie et du traitement sur son image corporelle et son estime de soi.	• Inciter l'enfant à être aussi autonome que possible dans ses activités quotidiennes, compte tenu de son état. Recourir au renforcement positif. Encourager l'enfant à participer à des activités sociales, si possible.	• En participant à des activités, l'enfant s'apercevra qu'il peut espérer vivre une « vie normale ».	L'enfant a une image de soi positive ; il participe à des activités sociales.
	• Organiser une rencontre entre l'enfant et un pair qui a lui-même subi un traitement pour la scoliose.	• Les pairs sont une source valable de soutien.	

Suite…

PLAN DE SOINS INFIRMIERS
L'ENFANT QUI DOIT SUBIR UNE INTERVENTION CHIRURGICALE POUR UNE SCOLIOSE *(suite)*

OBJECTIF	INTERVENTION	JUSTIFICATION	RÉSULTAT ESCOMPTÉ
7. Risque de manque de connaissances (de l'enfant et des parents) relié au plan de congé et aux soins à domicile			
L'enfant et la famille verbaliseront la réduction de leur anxiété à propos des soins à domicile. L'enfant démontrera ses connaissances sur les autosoins et les activités permises.	• Enseigner les soins relatifs au port d'un plâtre ou d'un corset (voir les tableaux 20-3 et 20-4). Fournir des directives verbales et écrites ainsi qu'une liste des activités déconseillées (voir le tableau 20-7). Demander à l'enfant et à la famille de faire la démonstration de leurs habiletés.	• L'enseignement atténue l'anxiété et favorise l'observance du traitement. Les démonstrations consolident les apprentissages.	L'enfant et la famille font la démonstration des soins à domicile et des habiletés acquises lors de l'enseignement donné en prévision du congé.
	• Prendre les mesures nécessaires pour que l'enfant se rende aux visites de suivi demandées par le médecin. Encourager l'enfant et la famille à communiquer avec l'infirmière ou le médecin responsables de son dossier s'ils ont des questions ou des inquiétudes.	• Les visites de suivi permettent à l'infirmière et au médecin d'évaluer l'observance et l'efficacité du traitement prévu.	

TABLEAU 20-7 Enseignement aux parents : positions et activités après une intervention chirurgicale à la colonne vertébrale

Recommandées
Position couchée
Position assise
Position debout
Marche (y compris monter normalement des escaliers)
Natation à rythme modéré (sauf si l'enfant porte un plâtre) ; le plongeon est interdit

Déconseillées
Flexion ou rotation de la taille
Levée de masses supérieures à 5 kg
Tâches ménagères comme passer l'aspirateur, transporter des sacs de provisions, tondre le gazon et sortir les poubelles
Sports comme la bicyclette, l'équitation, le ski, le patin à roues alignées et le patin à glace
Cours d'éducation physique

TABLEAU 20-8 Cyphose et lordose : manifestations cliniques, examens diagnostiques, traitement médical et soins infirmiers

Affection	Examens diagnostiques et traitement médical	Soins infirmiers
Cyphose Convexité excessive de la partie thoracique haute de la colonne vertébrale. *Manifestations cliniques :* dos voûté ou épaules arrondies ; essoufflement ou fatigue ; plis abdominaux et contraction des muscles de la loge postérieure de la jambe dans les cas graves.	*Examens diagnostiques :* On demande à l'enfant une flexion à 90 degrés de la taille et on observe de côté la région de l'omoplate. On confirme le diagnostic à l'aide de la radiographie. *Traitement médical :* Exercices dans les cas légers, port d'un corset dans les cas modérés et intervention chirurgicale dans les cas graves.	*Soins infirmiers :* Apporter du soutien. Encourager l'enfant à faire ses exercices et à porter son corset. L'aider à composer avec le stress psychologique lié à l'altération de l'image corporelle.
Lordose Concavité excessive de la partie lombaire de la colonne vertébrale avec formation d'un angle de plus de 60 degrés ; atteint le plus souvent des filles prépubères et des Afro-américains. *Manifestations cliniques :* Reins cambrés ; fesses proéminentes ; contractures en flexion de la hanche ; contraction des muscles de la loge postérieure de la jambe.	*Examens diagnostiques :* On demande à l'enfant de se tenir debout et on l'observe de côté. On confirme le diagnostic à l'aide de radiographies de la colonne vertébrale prises latéralement en position debout. *Traitement médical :* Exercices et rééducation posturale. On recourt rarement au port d'un corset ou à une intervention chirurgicale.	*Soins infirmiers :* Apporter du soutien. Rassurer l'enfant et la famille en leur expliquant qu'il arrive souvent que la lordose disparaisse au cours de la croissance. Encourager l'enfant à faire ses exercices et à subir des évaluations de suivi annuelles.

la déformation. L'infirmière peut procéder à une évaluation musculosquelettique approfondie des enfants (se reporter au chapitre 4) et demander un examen plus poussé pour ceux qui présentent des anomalies.

▶ TROUBLES DES OS ET DES ARTICULATIONS

OSTÉOMYÉLITE

L'ostéomyélite est une infection osseuse qui touche le plus souvent les os longs des membres inférieurs. Elle peut être aiguë ou chronique et se propager aux tissus avoisinants. Elle peut survenir à tout âge, mais elle atteint surtout des enfants de 1 à 12 ans. Elle est deux à trois fois plus fréquente chez les garçons que chez les filles en raison principalement de l'incidence plus élevée des traumas chez les garçons[18, 19].

Manifestations cliniques

L'ostéomyélite se manifeste notamment par des douleurs et une sensibilité accompagnées d'œdème, une diminution de la mobilité de l'articulation atteinte et de la fièvre.

On peut observer une rougeur de la peau au niveau de la région atteinte, ainsi que de la chaleur. L'enfant peut également être irritable, agité et présenter des signes de déshydratation. Généralement, l'ostéomyélite aiguë débute rapidement.

Étiologie et physiopathologie

L'ostéomyélite est le plus souvent d'origine bactérienne, mais elle peut aussi être d'origine virale ou fongique. Les agents pathogènes les plus fréquemment en cause sont, par ordre décroissant, *Staphylococcus aureus*, *Escherichia coli*, les streptocoques du groupe B, *Streptococcus aureus*, *Streptococcus pyogenes* et *Hæmophilus influenzæ*. L'ostéomyélite fait souvent suite à une infection des voies respiratoires supérieures, à un trauma osseux ou à une intervention chirurgicale.

L'ostéomyélite peut être d'origine hématogène ou exogène. Lors d'une ostéomyélite hématogène, plus fréquente que la forme exogène, les micro-organismes se propagent par la voie sanguine à partir de foyers d'infection préexistants, par exemple : une infection des voies respiratoires supérieures, de l'impétigo, une amygdalite, une otite moyenne ou une pyélonéphrite. Dans l'ostéomyélite exogène, l'infection s'établit dans un os à la suite d'une plaie par pénétration, d'une fracture ouverte ou d'une contamination survenue lors d'une intervention chirurgicale. Chez les enfants, l'infection débute la plupart du temps dans la métaphyse (se reporter à la figure 20-1), dont l'irrigation sanguine est faible. L'infection peut ensuite se propager dans le cortex osseux et le périoste[20]. L'inflammation et la formation d'abcès peuvent entraîner un arrêt de l'irrigation sanguine de l'os sous-jacent, une atteinte des tissus mous avoisinants et, faute de traitement, la nécrose.

Examens diagnostiques et traitement médical

On peut soupçonner la présence de l'ostéomyélite si les antécédents révèlent que l'enfant a récemment souffert d'une infection des voies respiratoires supérieures ou d'un trauma contondant suivi de douleurs au niveau du cartilage de conjugaison. Les analyses de laboratoire indiquent une leucocytose et une élévation de la vitesse de sédimentation des érythrocytes et de la protéine C réactive. Le degré de l'élévation de la vitesse de sédimentation des érythrocytes est directement proportionnel à la gravité de l'infection. Des hémocultures sont également effectuées avant le début du traitement. Elles sont positives dans la moitié des cas. Les radiographies et les scintigraphies osseuses peuvent permettre de localiser l'infection. Toutefois, chez l'enfant plus âgé, les radiographies sont parfois négatives au cours des premiers jours. Une aspiration à l'aiguille effectuée au siège de l'infection présumée confirme le diagnostic et permet une culture de l'organisme causal.

Le traitement médical débute avec l'administration par voie intraveineuse d'antibiotiques à large spectre avant même que soient obtenus les résultats des cultures. On peut modifier l'antibiothérapie une fois ces résultats connus. On passe à l'antibiothérapie par voie orale dès que l'infection commence à se résorber. Cependant, une antibiothérapie par voie intraveineuse prolongée à domicile peut également être utilisée. Les antibiotiques sont administrés pendant environ six semaines. Si l'infection ne répond pas adéquatement au traitement dans les deux ou trois jours suivant le début de celui-ci, on peut procéder à une nouvelle aspiration ou à un drainage chirurgical. On peut administrer des liquides par voie intraveineuse pour assurer au patient une bonne hydratation.

Parmi les autres traitements nécessaires lors d'une ostéomyélite, on trouve le repos au lit et l'immobilisation du membre atteint. Le but de l'immobilisation du membre est de limiter la propagation de l'infection et de maintenir l'alignement des fragments osseux si l'affection résulte d'une fracture.

Un diagnostic et un traitement prompts assurent généralement une résolution complète de l'infection. Le pronostic dépend de la rapidité avec laquelle le traitement est entrepris. Les complications à long terme sont notamment l'atteinte du cartilage

CROISSANCE ET DÉVELOPPEMENT

L'ostéomyélite est très alarmante chez le nouveau-né et le nourrisson, car les vaisseaux sanguins traversent les cartilages de conjugaison chez l'enfant de moins de 18 mois. La maladie risque alors d'entraîner une atteinte épiphysaire, une complication qui peut se solder par une inégalité de la longueur des jambes.

de conjugaison, laquelle peut interrompre la croissance et endommager les articulations à la suite d'une arthrite septique.

Collecte des données

Il est essentiel d'établir rigoureusement les antécédents de l'enfant; il faut notamment se renseigner sur le moment de l'apparition des symptômes et déterminer s'il a récemment souffert d'infections ou de blessures par pénétration. Évaluez la région atteinte pour déceler les signes suivants: rougeurs, œdème, douleurs et diminution de l'amplitude des mouvements.

Diagnostics infirmiers

Les diagnostics infirmiers qui peuvent s'appliquer à l'enfant atteint d'ostéomyélite comprennent notamment les suivants:

- Douleur reliée à la maladie ou au drainage chirurgical d'un abcès;
- Altération de la mobilité physique reliée à la maladie, à la destruction osseuse ou à la sensibilité articulaire;
- Risque d'infection relié à la propagation de l'organisme infectieux à d'autres parties du corps;
- Risque de déficit de volume liquidien relié à l'infection;
- Risque de déficit nutritionnel: Apport nutritionnel inférieur aux besoins métaboliques relié à la maladie;
- Risque de non-observance du traitement relié à la longue durée de l'antibiothérapie;
- Manque de connaissances (de l'enfant et des parents) relié à la maladie.

Soins infirmiers

Les soins infirmiers visent essentiellement à administrer les antibiotiques, évaluer et soulager la douleur, prévenir la propagation de l'infection et encourager l'adoption d'un régime alimentaire équilibré. Lors du drainage du siège de l'infection, l'infirmière doit appliquer les précautions universelles, en plus de celles contre les risques de transmission.

Administrer des liquides et la médication

Administrez les liquides par voie intraveineuse selon l'ordonnance afin de maintenir l'état d'hydratation de l'enfant. Les antibiotiques sont d'abord administrés par voie intraveineuse, puis par voie orale. Surveillez le point d'insertion de la perfusion intraveineuse et procédez aux soins associés à un cathéter intraveineux central, le cas échéant (se reporter à l'annexe A). Dans les premiers stades de l'infection, on prescrit des analgésiques pour soulager la douleur et la sensibilité articulaire.

Évaluer et soulager la douleur

Au cours de la phase aiguë de l'infection, l'enfant peut présenter un malaise ou de la douleur, principalement lorsqu'il bouge le membre atteint. Ainsi, pour le changer de position, l'infirmière doit procéder avec une grande délicatesse. Le positionnement doit assurer le confort de l'enfant et le soutien du membre atteint. L'administration d'analgésiques aide à diminuer la douleur. Certaines méthodes non pharmacologiques peuvent également soulager la douleur de l'enfant. De plus, l'infirmière doit évaluer régulièrement l'intensité de la douleur (se reporter au chapitre 8).

Prévenir la propagation de l'infection

Appliquez une technique stérile et les précautions contre les risques de transmission des infections lors de tous les changements de pansement. L'enfant et les membres de sa famille doivent éviter tout contact direct avec les pansements ou les écoulements. Enseignez de bonnes mesures d'hygiène, dont le lavage des mains, pour assurer le contrôle de l'infection. Prenez les signes vitaux et évaluez l'enfant fréquemment afin de détecter les symptômes de la propagation de l'infection (par exemple, intensification de la douleur, difficultés respiratoires, accélération du pouls, fièvre).

Encourager l'adoption d'un régime alimentaire équilibré

Faites de l'enseignement à l'enfant et à ses parents à propos des choix alimentaires sains. En effet, une bonne alimentation favorisera la cicatrisation et la formation de nouveaux tissus osseux. Conseillez-leur un régime riche en protéines et des suppléments de vitamine C. Une augmentation de l'apport liquidien, par ailleurs, aide à l'hydratation et à la circulation.

Planifier le congé et enseigner à la famille les soins à domicile

Insistez auprès de l'enfant et de ses parents sur l'importance de prendre tous les antibiotiques prescrits, surtout si l'enfant a subi le drainage chirurgical d'un abcès ou d'une lésion. La non-observance de l'antibiothérapie prescrite peut entraîner la chronicité de l'infection. Si l'enfant doit être immobilisé à la maison, conseillez aux parents de communiquer avec l'école afin qu'on lui envoie ses travaux scolaires ou qu'on lui assure les services d'un tuteur à la maison. Aidez les parents à planifier des activités qui favorisent le développement de l'enfant en dépit de son immobilisation. Les parents qui doivent retourner au travail devront peut-être recourir aux services sociaux pour planifier les soins de l'enfant.

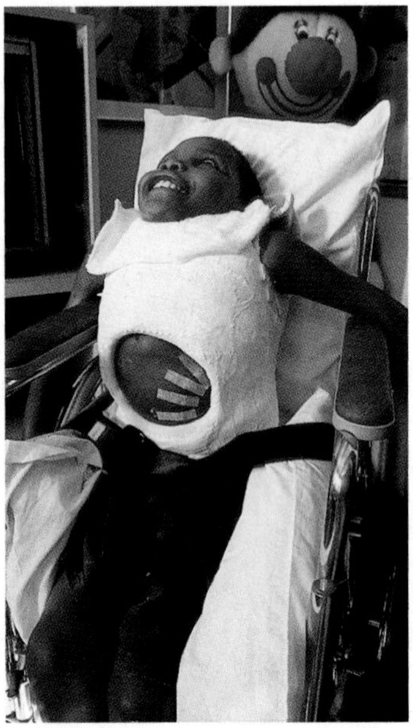

FIGURE 20-14. Ce petit garçon originaire du Kenya a subi une correction chirurgicale d'une cyphose et d'une scoliose graves causées par la tuberculose vertébrale. On lui a appliqué un plâtre de Risser pour maintenir la stabilité de la colonne vertébrale et de la cage thoracique pendant la cicatrisation. Notez qu'on a laissé une ouverture dans le plâtre pour permettre l'auscultation de l'abdomen, augmenter le confort de l'enfant et favoriser un apport nutritionnel adéquat.

TUBERCULOSE OSSEUSE ET ARTHRITE SEPTIQUE

La tuberculose osseuse (figure 20-14) et l'arthrite septique sont des infections rares, qui ont toutes deux pour origine une dissémination hématogène. Ainsi, la source de la tuberculose osseuse est la dissémination hématogène de la tuberculose pulmonaire (se reporter au chapitre 12, qui traite de la tuberculose pulmonaire), alors que l'arthrite septique apparaît habituellement à la suite de la dissémination hématogène d'une infection originaire d'un autre foyer, par exemple, des tissus mous. Le tableau 20-9 présente un résumé des manifestations cliniques, des examens diagnostiques, des traitements médicaux et des soins infirmiers relatifs à ces maladies.

OSTÉOGENÈSE IMPARFAITE

L'ostéogenèse imparfaite, aussi appelée fragilité osseuse constitutionnelle, est une maladie du tissu conjonctif qui atteint principalement les os. Les enfants qu'elle touche ont des os fragiles, sujets aux fractures. La principale forme d'ostéogenèse imparfaite a une incidence de 1 cas sur 30 000 naissances vivantes et atteint autant de garçons que de filles[21].

L'ostéogenèse imparfaite se manifeste par des fractures multiples et fréquentes, une coloration bleue de la sclérotique, une peau mince et douce, une augmentation de la flexibilité articulaire, un élargissement de la fontanelle antérieure, une faiblesse musculaire, des os mous et cassants, ainsi que par une petite stature. La maladie peut entraîner la perte auditive de conduction à l'adolescence ou au début de l'âge adulte.

La cause sous-jacente de l'ostéogenèse imparfaite est une anomalie biochimique de la production du collagène, une protéine importante du tissu conjonctif. La maladie se transmet habituellement selon le mode autosomique dominant; toutefois, certains cas sont maintenant connus pour se transmettre selon le mode récessif.

La maladie se présente sous quatre formes. La plus répandue, l'ostéogenèse imparfaite de type I, se caractérise par une fragilité osseuse, une coloration bleue de la sclérotique, une dentinogenèse imparfaite (anomalie du développement de la

TABLEAU **20-9** Tuberculose osseuse et arthrite septique : manifestations cliniques, examens diagnostiques, traitement médical et soins infirmiers

Affection	Examens diagnostiques et traitement médical	Soins infirmiers
Tuberculose osseuse Infection microbienne rare, mais potentiellement très destructrice, atteignant le plus souvent la colonne vertébrale (mal de Pott) ou la hanche ; peut aussi toucher d'autres articulations et sièges. *Manifestations cliniques :* Selon le siège, douleur, boiterie, spasmes musculaires intenses, cyphose, atrophie musculaire, œdème fusiforme des articulations, diminution de l'amplitude des mouvements articulaires, altération des réflexes, fièvre légère.	*Examens diagnostiques :* Test cutané à la tuberculine (également appelé test de Montoux, ou PPD, abréviation qui vient de l'appellation anglaise *purified protein derivation*), formule sanguine complète, analyse du liquide synovial (après une ponction articulaire) et radiographies du membre ou de l'articulation atteints. *Traitement médical :* Le traitement privilégié est une chimiothérapie (avec une association de médicaments) d'une durée de six à neuf mois. Le siège de l'infection est immobilisé. L'organisme pathogène peut devenir résistant à certains antibiotiques ; le cas échéant, il faut ajouter d'autres médications.	*Soins infirmiers :* Renseigner l'enfant et la famille sur la maladie et insister sur l'importance de l'observance de l'antibiothérapie à long terme. Soumettre tous les membres de la famille au test de dépistage de la tuberculose. Déclarer la maladie à la Direction de la santé publique du Québec. Faciliter l'immobilisation et la physiothérapie de l'enfant qui est à domicile.
Arthrite septique Infection de l'espace synovial causée le plus souvent par *Haemophilus influenzae, Staphylococcus* et *Streptococcus*. Les sièges les plus fréquents de l'infection sont l'épaule, le genou, la hanche, la cheville et le coude. Généralement, une seule articulation est touchée. *Manifestations cliniques :* Fièvre (peut être absente chez le nouveau-né et le nourrisson), douleur, chaleur et inflammation locale, sensibilité de l'articulation, œdème, perte du mouvement spontané.	*Examens diagnostiques :* Le diagnostic est fondé sur les résultats de la ponction articulaire. Il arrive que les radiographies ne révèlent aucune altération avant les stades avancés de la maladie. *Traitement médical :* La maladie constitue une urgence médicale ; faute d'un traitement prompt, elle peut entraîner une incapacité ou un handicap permanents. En cas d'atteinte d'une articulation superficielle (coude, poignet, genou, cheville), le traitement consiste en des ponctions articulaires répétées avec irrigation (lavage articulaire). En cas d'atteinte d'une articulation profonde (épaule, hanche), le traitement est un drainage chirurgical. Dans les deux cas, une antibiothérapie par voie intraveineuse d'une durée de trois à quatre semaines sera également entreprise, puis une antibiothérapie par voie orale suivra. Si l'enfant ne prend pas tous les antibiotiques prescrits, il s'expose à une récidive et à une dégénérescence accrue de l'articulation atteinte.	*Soins infirmiers :* Faire de l'enseignement à l'enfant et à la famille sur la maladie et insister sur l'importance de l'antibiothérapie. Veiller à placer l'articulation douloureuse dans une position adéquate et à la déplacer délicatement.

dentine rendant les dents grisâtres et fragiles) et une diminution de l'acuité auditive apparaissant à l'adolescence. L'ostéogenèse imparfaite de type II nuit gravement au développement du squelette ; généralement les enfants atteints meurent *in utero* ou peu de temps après la naissance en raison de fractures intra-utérines ou périnatales. L'ostéogenèse imparfaite de type III se manifeste pendant la période néonatale ou chez le nourrisson ; l'enfant subit alors de nombreuses fractures et présente une coloration bleue de la sclérotique. On observe aussi une importante fragilité osseuse et une cyphoscoliose. La plupart des enfants atteints de cette forme de l'affection meurent en bas âge, d'insuffisance cardio-respiratoire. L'ostéogenèse imparfaite de type IV, enfin, se caractérise par la présence de fractures, mais non par les autres symptômes énumérés ci-dessus. On peut observer aussi la présence de jambes arquées et d'autres difformités structurales. Cependant, la fréquence des fractures diminue au début de la puberté.

Grâce à l'amélioration des connaissances sur le mode de transmission de la maladie, on peut maintenant dépister certains cas d'ostéogenèse imparfaite avant la naissance, au moyen de l'échographie ou du dosage du collagène dans les cellules des villosités choriales. Dans la plupart des cas, toutefois, le diagnostic n'est posé que lorsque l'enfant présente un retard de l'apprentissage de la marche ou à la suite d'une fracture. L'examen radiologique permet de détecter les fractures anciennes en même temps que les nouvelles, ce qui peut laisser croire à tort que l'enfant est victime de mauvais traitements.

Il n'existe pas de traitement contre l'ostéogenèse imparfaite. On s'attache principalement à traiter les fractures et à prévenir les difformités, en vue de maximiser l'autonomie et la mobilité tout en réduisant au minimum les risques de fractures. On recourt à la physiothérapie, au port de plâtres, d'orthèses ou d'attelles ainsi qu'à la chirurgie pour permettre la stabilisation osseuse.

MESURES DE SÉCURITÉ

Manipulez avec soin les nouveau-nés et les nourrissons atteints d'ostéogenèse imparfaite et, pour assurer un support additionnel, soutenez-les à l'aide d'une couverture quand vous les soulevez et les transportez. Ne tirez jamais les jambes vers le haut lors des changements de couche, car vous pourriez ainsi provoquer une fracture. Passez délicatement une main sous les hanches pour les soulever, glissez-y la couche puis attachez-la en gardant les jambes de l'enfant en légère abduction.

Soins infirmiers

Les soins infirmiers visent essentiellement à apporter du soutien et à renseigner l'enfant et les parents sur la maladie et son traitement. Il se peut que les parents aient été soupçonnés de mauvais traitements envers leur enfant avant l'établissement du diagnostic ; aussi faut-il leur expliquer les ressemblances entre les symptômes de l'ostéogenèse imparfaite et ceux des mauvais traitements.

Pour prévenir les fractures, il est important de manipuler les enfants atteints d'ostéogenèse imparfaite avec précaution. Il faut leur soutenir le tronc et les membres chaque fois qu'on les déplace. Faites attention quand vous donnez le bain et changez les couches, car même ces activités peuvent provoquer des fractures.

Insistez auprès des parents sur le fait qu'il est important que l'enfant connaisse une croissance et un développement normaux. Les parents doivent aider le trottineur à explorer son environnement en toute sécurité. La socialisation est essentielle à l'âge scolaire et à l'adolescence. Incitez l'enfant à pratiquer des activités physiques, la natation, par exemple, pour améliorer son tonus musculaire et prévenir l'obésité. L'utilisation de dispositifs d'adaptation et de fauteuils roulants motorisés favorise l'autonomie. Un programme de réadaptation approprié peut permettre à l'enfant de conserver son indépendance. Orientez la famille vers les services pertinents.

L'Association de l'ostéogenèse imparfaite fournit de l'information sur la maladie et peut mettre les parents en contact avec d'autres familles aux prises avec le même problème (se reporter à l'annexe G). Les parents doivent bénéficier d'un conseil génétique.

RECHERCHE

Les chercheurs ont constaté que le gène situé dans la région Xp21.2 porte des marques de délétion ou de mutation chez les enfants atteints de la dystrophie musculaire de Duchenne. Cette découverte ouvre la voie au dépistage génétique et au diagnostic prénatal.

▶ DYSTROPHIES MUSCULAIRES

Les dystrophies musculaires sont des maladies héréditaires caractérisées par une dégénérescence des myofibres et une atrophie musculaire. Elles peuvent apparaître plus ou moins tôt au cours de la vie et s'installer dès la naissance ou de façon graduelle.

De nombreux types de dystrophies musculaires affectent les enfants et les adultes (tableau 20-10 et figure 20-15). La dystrophie musculaire la plus répandue chez les enfants est la dystrophie musculaire de Duchenne, également appelée myopathie pseudo-hypertrophique de Duchenne, dont la fréquence est de 1 cas sur 3 500 naissances mâles vivantes[22]. Le terme **pseudo-hypertrophie** désigne un grossissement des muscles dû à l'infiltration de tissu adipeux.

Le diagnostic et la classification reposent le plus souvent sur les signes cliniques et la répartition de l'atteinte musculaire. Les dystrophies musculaires entraînent une faiblesse musculaire généralisée chez les enfants. Ceux-ci compensent la faiblesse de leurs jambes en prenant appui sur leurs bras pour passer de la position couchée à la position debout (signe de Gowers) (figure 20-16). Les analyses biochimiques comme le dosage des enzymes sériques, la biopsie musculaire et l'électromyographie confirment le diagnostic. La concentration sérique de créatine-kinase (CK) est élevée dans les premiers stades de la maladie. On peut mesurer au moyen de la biopsie musculaire la concentration de dystrophine, une protéine musculaire déficiente en cas de dystrophie musculaire[23].

Il n'existe pas de traitement efficace pour les dystrophies musculaires de l'enfance. La faiblesse et la déformation progressives des muscles entraînent une incapacité ou un handicap chronique (figure 20-17). Le traitement médical vise à soutenir l'enfant et à prévenir les complications, comme les difformités de la colonne vertébrale et les infections. L'approche multidisciplinaire permet d'établir un plan de traitement global. Les équipes doivent être formées de médecins (pédiatre, chirurgien orthopédiste, neurologue), d'infirmières, de physiothérapeutes, d'ergothérapeutes, de nutritionnistes et de travailleurs sociaux.

Soins infirmiers

Les soins infirmiers consistent essentiellement à favoriser l'autonomie et la mobilité et à apporter à l'enfant et à la famille le soutien qui les aidera à composer avec une maladie évolutive et invalidante.

Surveillez étroitement les fonctions cardiaque et respiratoire. Procédez à des évaluations périodiques du développement et faites aux parents des suggestions pour favoriser ce dernier. Rencontrez les enseignants afin d'évaluer les besoins de l'enfant en matière d'apprentissage et son fonctionnement dans la classe.

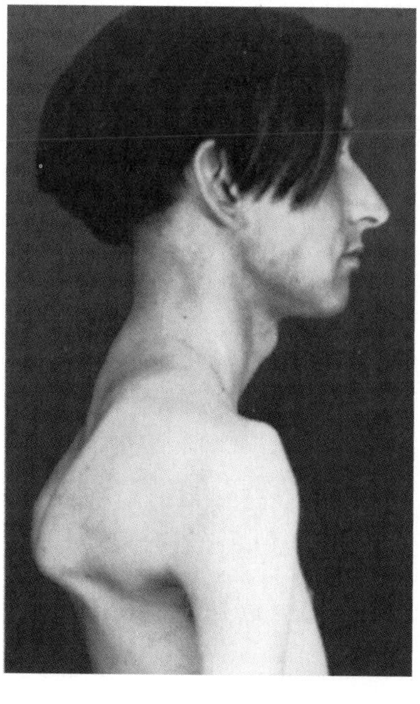

FIGURE 20-15. La dystrophie musculaire fascio-scapulo-humérale se caractérise par l'atrophie des muscles des membres supérieurs et la présence d'omoplates saillantes.

J. Walton, Disorders of voluntary muscles, 4e éd., Essex, Longman Group UK Ltd., 1981, p. 449. Reproduit avec l'autorisation de Churchill Livingstone, Londres.

DYSTROPHIE MYOTONIQUE (MALADIE DE STEINERT)

La dystrophie myotonique est la forme la plus répandue de dystrophie musculaire dans la population (enfants et adultes). Bien qu'elle soit considérée comme la forme adulte de la dystrophie musculaire, cette affection multisystémique apparaît généralement avant l'âge de 20 ans. Elle peut donc toucher autant les enfants que les adultes, d'où son importance en matière de soins pédiatriques. Cette maladie héréditaire, qui touche autant les femmes que les hommes, se caractérise par un affaiblissement et une atrophie musculaire progressive, ainsi que par la myotonie (difficulté à relaxer un muscle ou un groupe de muscles après leur contraction). Elle se manifeste de façon variable, et la faiblesse musculaire apparaît graduellement et lentement. Il importe de spécifier qu'au sein d'une même famille on note, d'une génération à l'autre, une aggravation des manifestations cliniques, ainsi qu'une apparition de plus en plus précoce de la maladie. Outre la forme adulte, on trouve aussi une forme congénitale, la plus grave de la dystrophie myotonique. Les symptômes sont évidents à la naissance ; on note même une diminution des mouvements du fœtus au cours du 2e trimestre de la grossesse. De façon générale, les enfants atteints de cette forme de dystrophie myotonique naissent d'une mère atteinte elle-même de la maladie.

TABLEAU 20-10 Dystrophies musculaires de l'enfance

Types de dystrophie	Manifestations cliniques	Traitement et pronostic
Dystrophie musculaire de Duchenne ou myopathie pseudo-hypertrophique de Duchenne		
Maladie liée au chromosome X (gène Xp21) transmise selon le mode autosomique récessif et atteignant les garçons ; cependant, 30 à 50 % des enfants atteints n'ont pas d'antécédents familiaux de la maladie Apparition : au cours des 3 ou 4 premières années de vie	Retard de l'apprentissage de la marche ; chutes fréquentes ; fatigue lors de la marche, de la course ou de la montée des escaliers ; marche sur le bout des pieds ; mollets hypertrophiés (à cause de la pseudo-hypertrophie) ; démarche de canard ; lordose ; signe de Gowers positif (figure 20-6) ; déficience intellectuelle dans bon nombre de cas	Soins de soutien ; physiothérapie et port d'orthèses pour conserver la mobilité et prévenir les contractures La plupart des enfants atteints sont confinés à un fauteuil roulant dès l'âge de 12 ans ; la plupart meurent à l'adolescence d'insuffisance cardiaque ou respiratoire à cause de l'atteinte du diaphragme et des muscles accessoires de la respiration et de la cardiomégalie
Dystrophie musculaire de Becker		
Maladie liée au chromosome X et transmise selon le mode autosomique récessif ; causée par le même gêne que la dystrophie musculaire de Duchenne Apparition : en général, après l'âge de 5 ans	Les symptômes sont semblables à ceux de la dystrophie musculaire de Duchenne, mais plus légers et plus tardifs ; l'enfant conserve sa mobilité jusqu'à la fin de l'adolescence ; intelligence normale ; insuffisance cardiaque congestive ; contractures	Soins de soutien, les mêmes que pour la dystrophie musculaire de Duchenne Évolution lente (comme la dystrophie musculaire de Duchenne) ; la plupart des personnes atteintes meurent entre les âges de 30 et 50 ans
Dystrophie musculaire fascio-scapulo-humérale		
Maladie transmise selon le mode autosomique dominant (chromosome 4q35) Apparition : fin de l'enfance et adolescence	Atteinte du visage, de la ceinture scapulaire et des membres inférieurs ; incapacité de lever les bras au-dessus de la tête ; lordose ; incapacité de fermer complètement les yeux, de siffler, de sourire ou de boire à l'aide d'une paille, vu le manque de mobilité du visage ; les signes caractéristiques sont la faiblesse des muscles faciaux, la saillie de l'omoplate, la minceur des bras et la présence d'avant-bras bien développés	Physiothérapie Évolution lente ; la personne est confinée à un fauteuil roulant à la fin de l'âge adulte, mais bénéficie habituellement d'une espérance de vie normale
Dystrophie musculaire d'Emery-Dreyfuss		
Maladie liée au chromosome X et transmise selon le mode récessif (gène Xq28) Apparition : enfance, généralement au cours des 10 premières années de vie	Apparition rapide de contractures suivies de faiblesse ; atteinte du tendon d'Achille, du coude et de la colonne vertébrale ; suivie de faiblesse musculaire touchant d'abord la partie supérieure du corps, puis la partie inférieure ; trouble de la conduction cardiaque dans certains cas	Physiothérapie Intervention chirurgicale Implantation d'un stimulateur cardiaque
Dystrophies musculaires congénitales		
Il existe plusieurs formes de dystrophies musculaires congénitales Maladies transmises selon le mode autosomique récessif ou autosomique dominant Apparition : présentes à la naissance	Faiblesse musculaire présente à la naissance ; retard du développement moteur ; contractures et difformités des articulations ; hypotonie	Correction de la difformité squelettique (au moyen d'une orthèse ou d'une intervention chirurgicale) Généralement non évolutives

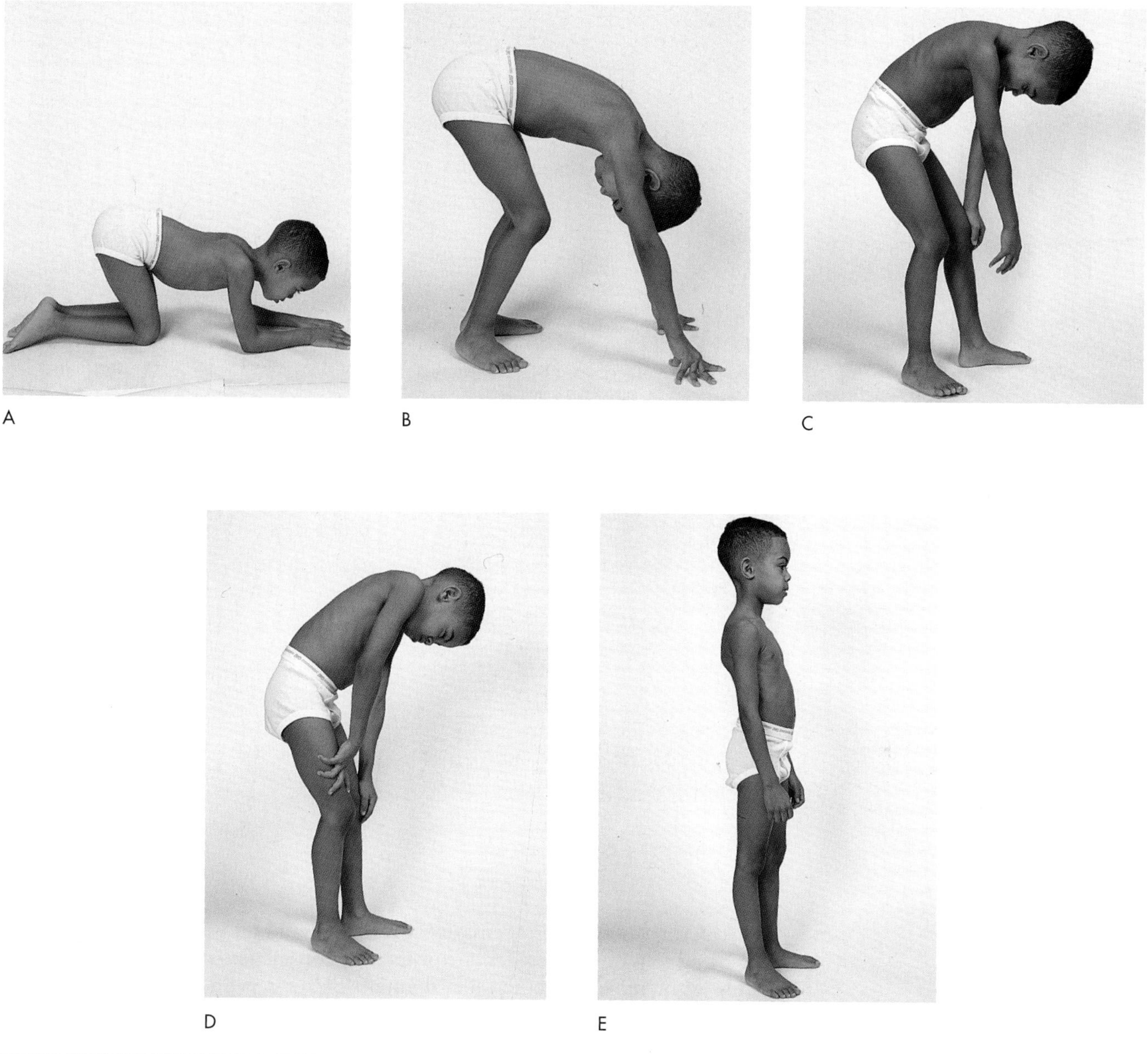

FIGURE 20-16. La dystrophie musculaire entraîne une faiblesse des muscles des jambes qui se manifeste par le signe de Gowers lorsque l'enfant se met en position debout. **A** et **B**, Pour passer de la position couchée à la position debout, il commence par faire porter son poids sur ses jambes et ses bras. **C**, Ensuite, il se relève en s'aidant de ses bras et appuie une main sur un genou. **D** et **E**, Il se redresse complètement.

Encouragez l'enfant à demeurer autonome le plus longtemps possible. Mettez l'accent sur ce que l'enfant est en mesure d'accomplir et ne lui demandez pas d'aller au bout de tâches susceptibles de se révéler frustrantes. Faites-lui la lecture, invitez-le à écouter de la musique ou à regarder la télévision afin de le stimuler pendant son hospitalisation. Il peut faire des exercices, dans la mesure où il les tolère, pour renforcer ses muscles. La physiothérapie facilite la marche et prévient les contractures articulaires. Si l'enfant est confiné à un fauteuil roulant, il est important de bien lui soutenir le dos et de lui assurer une bonne posture en conservant l'alignement de son corps.

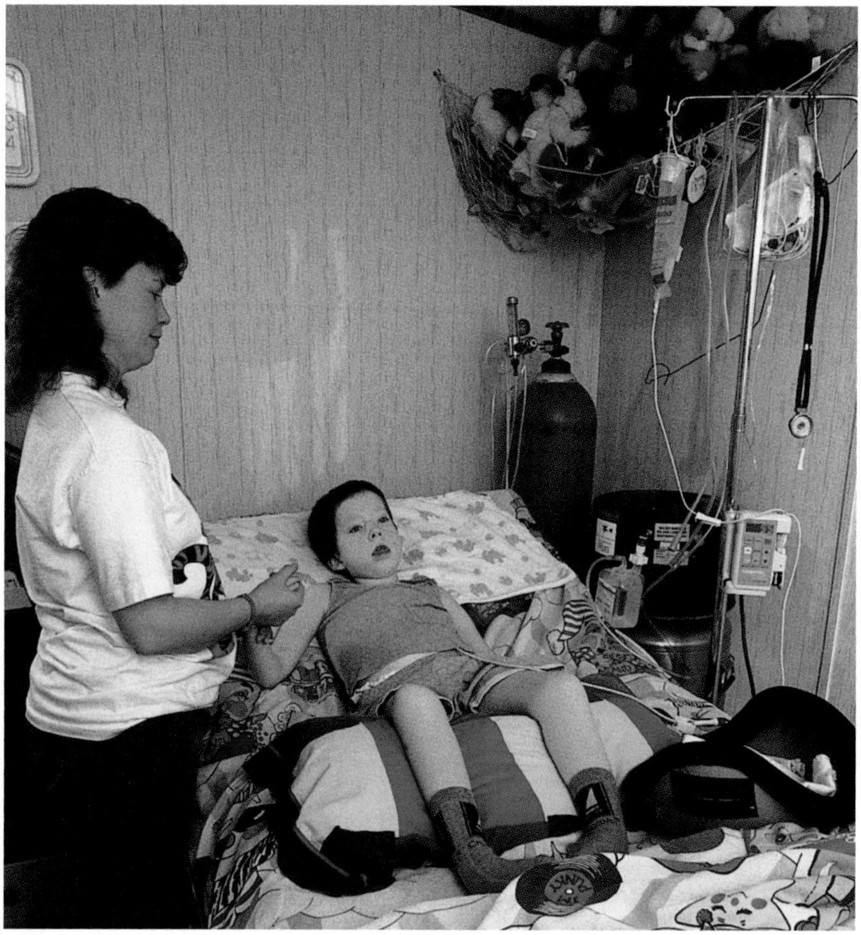

FIGURE 20-17. Ce jeune garçon atteint de dystrophie musculaire doit recevoir une alimentation entérale par sonde de gastrostomie (gavage) et recevoir des soins infirmiers à domicile. Il va à l'école quand son état le permet et est capable d'utiliser un ordinateur adapté.

Il arrive souvent que les parents éprouvent des sentiments de culpabilité et d'impuissance que vous devez les aider à exprimer. Le conseil génétique est recommandé pour tous les membres de la famille, d'autant qu'il est primordial de dépister les femmes porteuses de l'un des troubles liés au chromosome X. Les frères et sœurs de l'enfant atteint peuvent se sentir délaissés en raison de toute l'attention qu'on accorde à ce dernier. Ils craignent parfois de souffrir un jour de la maladie. Conseillez aux parents de les faire participer aux soins du malade afin de leur donner un sentiment d'importance.

Dirigez la famille vers l'Association canadienne de la dystrophie musculaire pour obtenir du soutien et de l'information sur la maladie de l'enfant. Les groupes de soutien peuvent également mettre les parents en contact avec d'autres familles vivant la même situation qu'eux (se reporter à l'annexe G).

ALERTE INFIRMIÈRE

Si vous n'êtes pas certaine de la nature d'une blessure, appliquez une attelle. Ainsi, vous immobiliserez le membre, préviendrez une aggravation de l'atteinte et soulagerez la douleur. Veillez à immobiliser les articulations en amont et en aval de la blessure.

► BLESSURES DU SYSTÈME MUSCULOSQUELETTIQUE

On classe les blessures musculosquelettiques selon les facteurs mécaniques qui les déterminent, leur siège et leur force. Les plus fréquentes chez les enfants sont les foulures, les entorses, les luxations et les fractures. Il est souvent difficile de les différencier. Le tableau 20-11 présente une description de la foulure, de l'entorse et de la luxation. Nous traiterons des fractures en détail dans les pages qui suivent.

FRACTURES

Une fracture se produit lorsque l'os subit plus de tension qu'il ne peut en supporter. Elle peut survenir à n'importe quel âge, mais atteint fréquemment les enfants, car leurs os sont moins denses et plus poreux que ceux des adultes[24]. Le tableau 20-12 présente quelques types de fractures.

Manifestations cliniques

Les signes et les symptômes des fractures varient selon le siège, le type et la nature de l'agent causal. Elles se caractérisent généralement par des douleurs, une position anormale, un œdème, une immobilité ou une diminution de l'amplitude des mouvements, des ecchymoses, une défense musculaire et des crépitants (à la palpation). Chez l'enfant, les fractures touchent le plus souvent la clavicule, le tibia, le cubitus et le fémur, les plus fréquentes étant celles de la partie distale de l'avant-bras. Les lésions de l'épiphyse (cartilage de conjugaison) sont aussi répandues. Nous décrivons ces blessures au moyen de la classification de Salter-Harris (figure 20-18).

TABLEAU 20-11 Foulure, entorse et luxation

Foulure

- Étirement ou déchirement d'un muscle ou d'un tendon, généralement consécutif à une sollicitation excessive (on s'inflige un « tour de rein », par exemple, en soulevant une masse trop lourde ou en adoptant une mauvaise position pour le faire).
- Les manifestations cliniques varient selon le type et la gravité de la foulure, mais comprennent douleur et œdème. La douleur peut être aiguë ou chronique.
- Le traitement comprend le repos et le soutien de la région atteinte jusqu'à la guérison du muscle ou du tendon.

Entorse

- Étirement ou déchirement d'un ligament, généralement consécutif à une chute, à un accident lié à la pratique d'un sport ou à un accident de véhicule motorisé. Souvent accompagnée de lésions aux muscles, tendons, nerfs et vaisseaux sanguins.
- Les manifestations cliniques comprennent l'œdème, l'immobilité de l'articulation et la douleur.
- Le traitement (d'une durée de 24 à 36 heures généralement) comprend le repos, l'application de glace, la compression et l'élévation. Attention, la glace ne doit pas être appliquée de façon continue : on l'applique de 20 à 30 minutes, on l'enlève de 20 à 30 minutes, puis on l'applique de nouveau de 20 à 30 minutes, et ainsi de suite. La durée d'application varie suivant le degré de confort ressenti par l'enfant, mais elle doit être de 5 à 10 minutes au moins[8].

Luxation

- Déplacement complet d'une surface articulaire, généralement consécutif à une chute, à un accident lié à la pratique d'un sport ou à un accident de véhicule motorisé. Presque toutes les articulations peuvent subir une luxation, mais les plus fréquemment touchées sont celles de l'épaule, du genou et de la hanche.
- Les manifestations cliniques comprennent la douleur et la sensibilité, l'œdème ainsi que la déformation évidente et l'instabilité de l'articulation.
- Le traitement varie selon le siège et la gravité de la blessure.
  Épaule : réduction ouverte ou fermée suivie de l'application d'une écharpe.
  Genou : réduction fermée avec légère traction, puis immobilisation à l'aide d'une attelle.
  Hanche (partie postérieure) : réduction fermée immédiate ou, dans certains cas, réduction ouverte, traction ou application d'un spica plâtré de la hanche.
  Hanche (partie antérieure) : réduction fermée immédiate, traction en extension et application d'un spica plâtré de la hanche.

TABLEAU 20-12 Classification et types de fractures

Classification

Fracture complète (transverse)

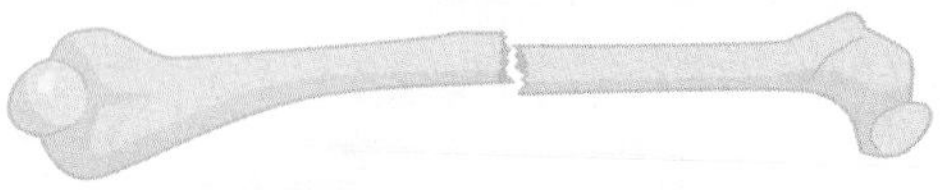

La brisure forme un angle droit par rapport à la diaphyse de l'os et produit deux fragments ou plus

Fracture ouverte

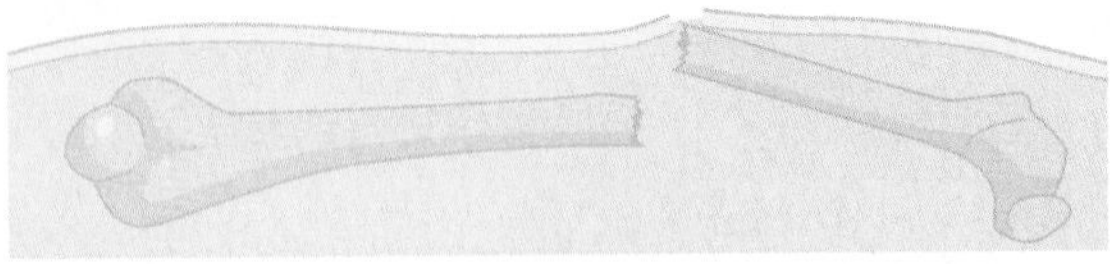

L'os brisé émerge de la peau, ouvrant un passage jusqu'au siège de la fracture ; risque élevé d'infection

Fracture fermée

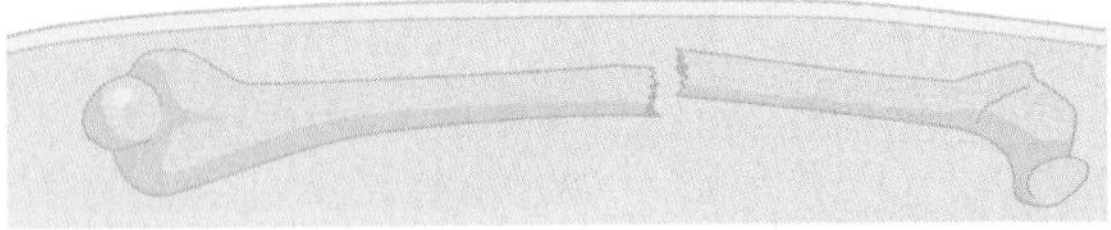

L'os brisé ne perce pas la peau

Fracture spiroïde

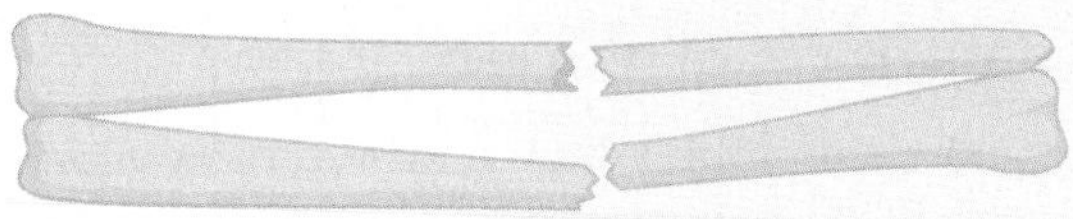

Associée à une torsion ; la brisure décrit une spirale autour de l'os

Fracture en bois vert

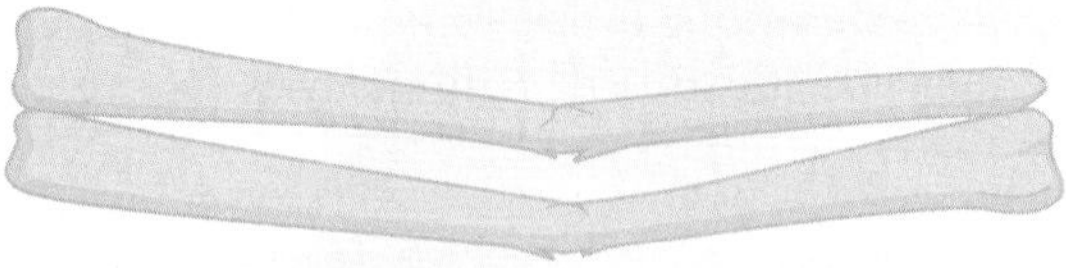

Causée par une compression ; fréquente chez les jeunes enfants

Fracture comminutive

Associée à un impact fort ; l'os se brise en trois fragments ou plus. Rare chez l'enfant

Les autres types de fracture sont : la *fracture incomplète,* qui atteint seulement un côté du cortex, les fragments demeurent attachés les uns aux autres ; la *fracture oblique,* qui recoupe obliquement la ligne de la diaphyse de l'os ; la *fracture par tassement,* qui entraîne un télescopage de deux os (des vertèbres habituellement) ; la *fracture engrenée,* dans laquelle un fragment d'os pénètre dans un autre.

CROISSANCE ET DÉVELOPPEMENT

Les fractures de stress sont de plus en plus fréquentes chez les adolescents qui pratiquent des sports comme la course et la gymnastique et qui limitent leur apport en énergie et en calcium afin de rester minces. Ces fractures peuvent se manifester par une douleur chronique d'intensité variable. Soyez à l'affût de cette possibilité lorsque vous rencontrez des adolescents qui y sont exposés en raison de leur régime alimentaire ou de leurs activités sportives.

Étiologie et physiopathologie

Chez les enfants, les fractures peuvent être consécutives à un trauma touchant directement un os (chute, mauvais traitements, accident lié à la pratique d'un sport ou accident de véhicule motorisé) ou à une maladie entraînant un affaiblissement des os (ostéogenèse imparfaite).

Examens diagnostiques et traitement médical

La radiographie permet de déterminer le siège exact et le type de la fracture. Le traitement médical s'effectue en deux étapes : 1) une réduction visant à réaligner les os déplacés ou fragmentés ; 2) une immobilisation propice à la cicatrisation.

Une réduction fermée consiste à réaligner l'os par manipulation manuelle ou par traction. Une réduction ouverte est un réalignement chirurgical qui nécessite souvent l'implantation de broches, de tiges, de plaques, de fils métalliques ou de vis. L'application d'un plâtre est la méthode d'immobilisation externe la plus courante. Les autres sont la traction et le port d'une attelle.

À la suite d'une brisure de sa continuité, l'os n'est pas tout simplement réparé par du tissus cicatriciel, il se régénère. En effet, la brisure stimule les ostéoblastes, et de nombreuses nouvelles cellules osseuses se forment en un laps de temps très court. Ultérieurement, le cal, qui consiste en un tissu de réparation soudant les deux parties

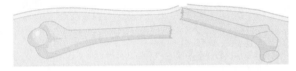

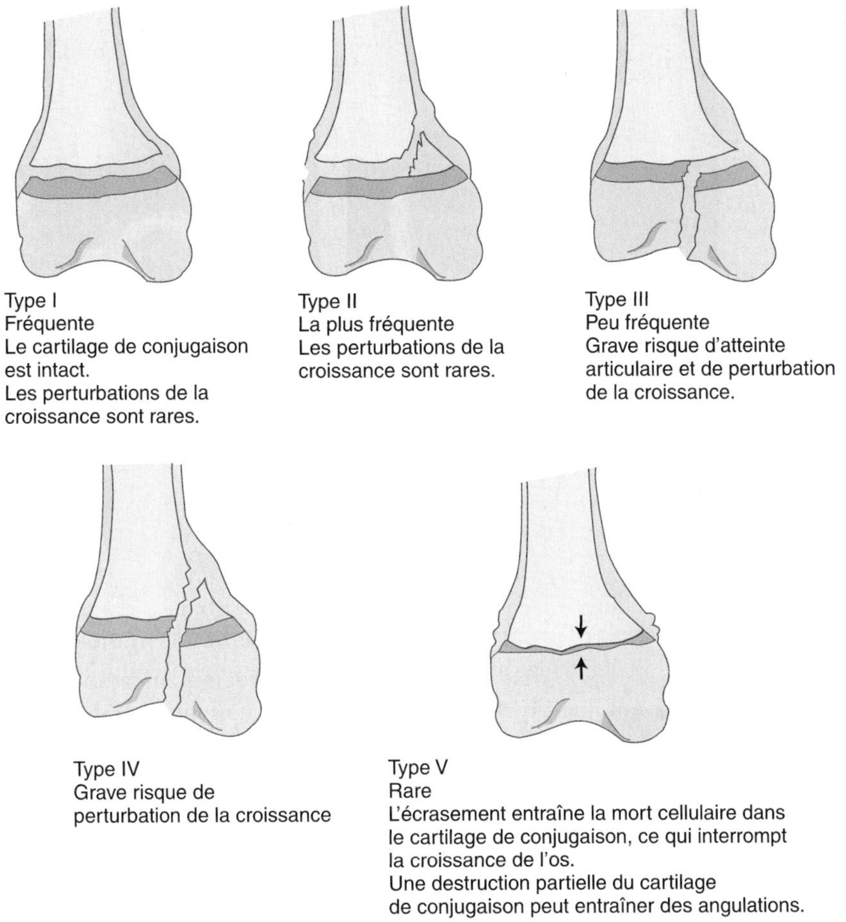
Type I
Fréquente
Le cartilage de conjugaison est intact.
Les perturbations de la croissance sont rares.
Type II
La plus fréquente
Les perturbations de la croissance sont rares.
Type III
Peu fréquente
Grave risque d'atteinte articulaire et de perturbation de la croissance.
Type IV
Grave risque de perturbation de la croissance
Type V
Rare
L'écrasement entraîne la mort cellulaire dans le cartilage de conjugaison, ce qui interrompt la croissance de l'os.
Une destruction partielle du cartilage de conjugaison peut entraîner des angulations.

FIGURE 20-18. La classification de Salter-Harris est fondée sur l'angle de la fracture par rapport à l'épiphyse.

de l'os fracturé, se forme et s'ossifie. La cicatrisation d'une fracture est influencée par des facteurs comme l'âge, la taille de l'os brisé et le siège de la fracture. Les fractures guérissent plus rapidement chez les enfants que chez les adultes, car le périoste est plus épais et l'irrigation sanguine est plus importante chez les premiers. L'immobilisation est essentielle à la cicatrisation. Après une réduction appropriée, les risques de complications sont habituellement minimes (tableau 20-13).

Collecte des données

Avant de déplacer un enfant blessé, recherchez les signes et les symptômes de la fracture. Tentez de déterminer la cause de la blessure en questionnant l'enfant, les parents ou d'autres membres de la famille. Évaluez la douleur (se reporter au chapitre 8), l'œdème et toute position anormale de la région atteinte. Lorsque l'enfant se présente au service des urgences ou au CLSC ou qu'il est admis à l'hôpital, la collecte des données porte sur l'étendue de la blessure, l'intensité de la douleur et les signes vitaux (état respiratoire, pouls, tension artérielle).

Diagnostics infirmiers

Plusieurs diagnostics infirmiers peuvent s'appliquer à l'enfant qui a subi une fracture, dont les suivants:

- Douleur reliée à la fracture, au trauma ou aux spasmes musculaires;
- Risque d'atteinte à l'intégrité de la peau relié au trauma, à la traction ou au port d'un plâtre ou d'une attelle;

ALERTE INFIRMIÈRE

Les fractures sont rares chez le nouveau-né et le nourrisson. Lorsque vous faites face à cette situation, envisagez la possibilité que l'enfant soit victime de mauvais traitements. Rappelez-vous toutefois qu'il peut souffrir d'ostéogenèse imparfaite.

ALERTE INFIRMIÈRE

Les fractures qui touchent le cartilage de conjugaison entravent la croissance de l'enfant. Faute d'un traitement approprié, elles peuvent entraîner une inégalité de la longueur des membres, une déformation des articulations et des angulations.

TABLEAU 20-13 Complications de la réduction d'une fracture

Complication	Traitement médical
Infection Aiguë (peut survenir en cas de fracture ouverte) Chronique (ostéomyélite)	Débridement (excision des débris), drainage, culture et antibiothérapie
Lésion neurovasculaire consécutive à l'atteinte du nerf	Réparation du nerf
Lésion vasculaire	Réparation du vaisseau sanguin, amputation, élongation du tendon
Formation d'un cal vicieux (mauvais réalignement de l'os) ou retard de la formation du cal	Ostéotomie corrective ; immobilisation prolongée
Absence de formation du cal	Intervention chirurgicale ; fixation interne
Inégalité de la longueur des jambes	Port d'une chaussure orthopédique

TRACTION

Lors d'un traitement par traction, trois éléments permettent d'assurer l'équilibre. Le premier est la *traction*, soit la force vers l'avant obtenue grâce à l'application de poids au niveau du fragment distal de l'os. La force de traction est modifiée par l'ajout ou le retrait de poids. Le second est la *contre-traction*, soit la force vers l'arrière obtenue grâce au poids du corps. Si on désire une force de contre-traction plus grande, on peut surélever le pied du lit, ce qui augmente la force de gravité vers l'arrière. Le troisième est la *friction*, soit la force obtenue grâce au contact de l'enfant avec le lit.

ALERTE INFIRMIÈRE

Une blessure par écrasement ou une réduction de fracture peut entraîner une urgence médicale appelée syndrome compartimental. Ce syndrome consiste en une ischémie d'un groupe musculaire des membres, à la suite d'une compression dans une loge ostéo-aponévrotique inextensible. L'œdème associé à l'inflammation entrave l'irrigation sanguine de la région atteinte. Le plâtre augmente la constriction du flux sanguin. Le syndrome se manifeste principalement par une douleur profonde réfractaire aux analgésiques. Avisez le médecin sans délai afin qu'on puisse retirer le plâtre ou le pansement trop serré et prévenir ainsi des dommages neurologiques progressifs.

- Risque d'infection relié à la présence d'une fracture ouverte ou d'un trauma ;
- Altération de la mobilité physique reliée à la traction ou au port d'un plâtre ou d'une attelle ;
- Manque de connaissances et augmentation de l'anxiété reliés au fait de ne pas connaître le déroulement du traitement.

Soins infirmiers

Les soins infirmiers visent essentiellement à prodiguer à l'enfant les soins nécessaires avant et après la réduction de la fracture, encourager la mobilité selon l'ordonnance du médecin, maintenir l'intégrité de la peau, prévenir l'infection et enseigner aux parents et à l'enfant les soins relatifs à une fracture. Si une sédation consciente est utilisée, l'infirmière doit donner les soins qui s'appliquent à cette intervention (se reporter au chapitre 8). Lorsque l'enfant a subi une réduction, il est important d'être à l'affût des signes de complications et, le cas échéant, de les signaler sans délai au médecin.

Maintenir un alignement adéquat

L'immobilisation sert à maintenir un alignement adéquat de l'os. La traction et le plâtre sont des méthodes utilisées pour immobiliser l'enfant blessé. Le tableau 20-2 présente les soins infirmiers destinés à l'enfant porteur d'un plâtre.

Le type de traction utilisé varie selon le siège et le type de la fracture (tableau 20-14). Le tableau 20-15 présente les soins infirmiers destinés à l'enfant en traction.

Surveiller les signes neurovasculaires

Vérifiez la sensibilité au toucher, la température, la coloration, la mobilité, la force du pouls et le temps de remplissage capillaire dans la partie du membre située en aval de la blessure. Procédez à ces vérifications toutes les 15 minutes pendant au moins les 2 premières heures qui suivent l'application du plâtre, puis toutes les heures ou toutes les 2 heures selon les politiques du centre hospitalier et l'état de l'enfant. Maintenez le membre au-dessus du niveau du cœur pour prévenir l'œdème.

Promouvoir la mobilité

C'est le médecin qui détermine le degré de mobilité permis à l'enfant, et il fonde sa décision sur le siège et la gravité de la fracture. Les fractures de la hanche ou du bassin nécessitent parfois l'application d'un corset plâtré. On peut alors fournir une voiturette

TABLEAU **20-14** Types de traction

Type

Traction cutanée
La force de traction est appliquée directement sur la peau et indirectement sur les os et les muscles. L'appareil est fixé à la peau à l'aide de courroies, de rubans adhésifs ou de bandages élastiques, de bottes de caoutchouc mousse ou de ceintures.

Traction de Dunlop (avec une attelle transosseuse ou une attelle cutanée)
Utilisée pour les fractures de l'humérus. Le bras, qui est fléchi, est suspendu horizontalement au moyen de courroies rattachées aux parties supérieure et inférieure du membre afin que la traction s'exerce dans les deux sens.

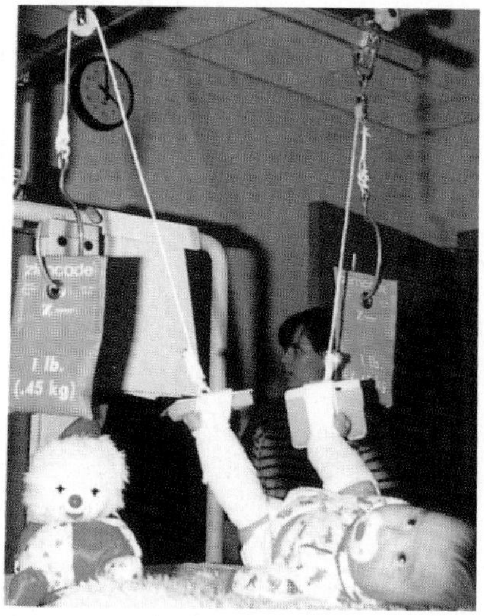

(1)

Traction de Bryant (1)
Utilisée spécifiquement pour les enfants de moins de 3 ans et de moins de 17,5 kg qui sont atteints d'une dysplasie développementale de la hanche. La traction bilatérale est maintenue au moyen de bandages élastiques appliqués des pieds jusqu'aux cuisses. Les hanches sont fléchies à 90 degrés et les genoux sont en extension. On maintient la position en reliant l'appareil de traction à des poids et à des poulies suspendus au-dessus du lit. Les fesses ne reposent pas sur le matelas, elles sont légèrement surélevées.

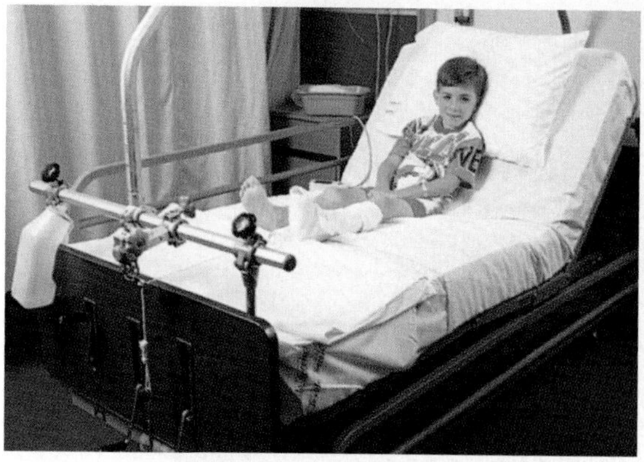

(2)

Traction de Buck (2)
Utilisée pour immobiliser le genou, corriger les contractures ou les difformités (telles que la maladie de Legg-Perthes-Calvé) ou immobiliser une fracture à court terme. La jambe est en extension sans flexion de la hanche. La traction est appliquée en ligne droite dans un seul sens à l'aide d'un système unique de poulies. Si la traction n'est pas appliquée dans le cadre du traitement d'une fracture, elle permet à l'enfant de se déplacer délicatement de chaque côté, sans affecter l'alignement de la jambe.

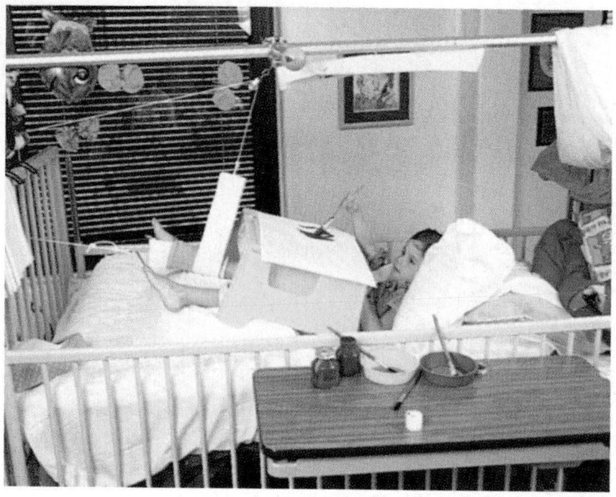

(3)

Traction de Russell (3)
Utilisée pour les fractures du fémur, du tibia ou du péroné. La traction est appliquée sur la partie inférieure de la jambe ; le genou est suspendu à l'aide d'une attelle coussinée. Une force est appliquée sur le pied à l'aide d'une poulie double (longitudinalement), et une autre vers le haut, à l'aide d'une poulie située au-dessus du lit (perpendiculairement) et reliée à l'attelle. Les hanches et les genoux, légèrement fléchis, sont ainsi immobilisés.

Suite...

TABLEAU 20-14 Types de traction *(suite)*

Type

Traction transosseuse

La traction est appliquée directement sur l'os au moyen de tiges, de broches, de pinces ou de fils insérés chirurgicalement dans la partie distale de l'os.

Traction cervicale

Utilisée pour réduire les fractures et les luxations touchant la partie cervicale de la colonne vertébrale. On insère des pinces de Crutchfield-Wells ou de Vinke dans le crâne après y avoir pratiqué des trous à l'aide d'un trépan. Les poids sont rattachés à la tête en hyperextension par l'intermédiaire d'un système de cordes et de poulies.

Halo avec traction

Utilisé pour immobiliser la tête et le cou après une fracture ou une luxation touchant la partie cervicale de la colonne vertébrale. Sert aussi à maintenir la position et l'immobilisation après une blessure touchant la partie cervicale de la colonne vertébrale.

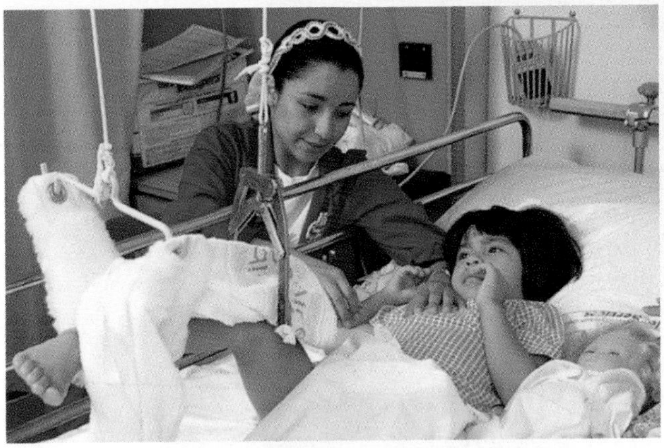

(4)

Traction 90°-90° (4)

Utilisée pour les fractures du fémur ou du tibia. On insère chirurgicalement une broche transosseuse dans la partie distale du fémur et on applique un plâtre en forme de botte ou une attelle sur la partie inférieure du membre. Les cordes et les poulies sont reliées à la broche et au plâtre et maintiennent la hanche et le genou fléchis à 90°. Ce type de traction peut aussi servir au traitement d'une fracture d'un membre supérieur.

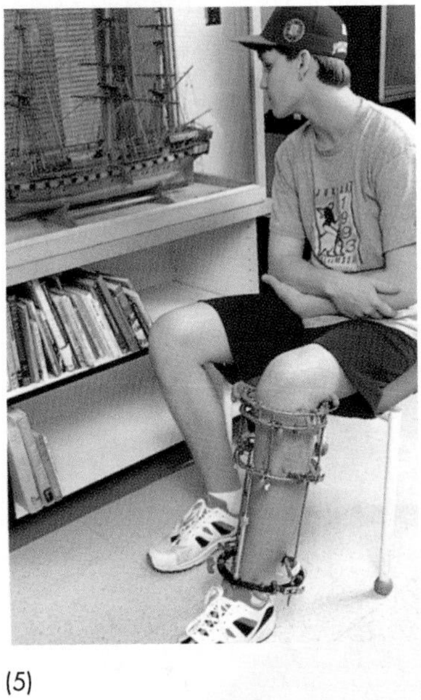

(5)

Fixateurs externes (5)

Les fixateurs externes servent au traitement des fractures simples (ouvertes ou fermées) et des fractures complexes avec atteinte importante des tissus mous ; à la correction des difformités des os ou des tissus mous ; au traitement des pseudarthroses ; et à la correction de l'inégalité de la longueur des membres. L'appareil est attaché au membre au moyen de tiges percutanées transperçant l'os.

à l'enfant pour lui permettre de se déplacer. Les enfants qui ont subi une fracture de la jambe peuvent se mouvoir à l'aide de béquilles, d'un déambulateur (marchette) ou d'un fauteuil roulant.

Planifier le congé et enseigner à la famille les soins à domicile

La plupart des enfants qui ont subi une fracture peuvent facilement être traités à domicile. En règle générale, leurs activités sont limitées pendant environ huit semaines. Enseignez à l'enfant et aux parents les soins relatifs au port d'un plâtre, les activités interdites et le dépistage des problèmes à signaler au médecin (voir le tableau 20-3).

TABLEAU 20-15 Soins à prodiguer à l'enfant en traction

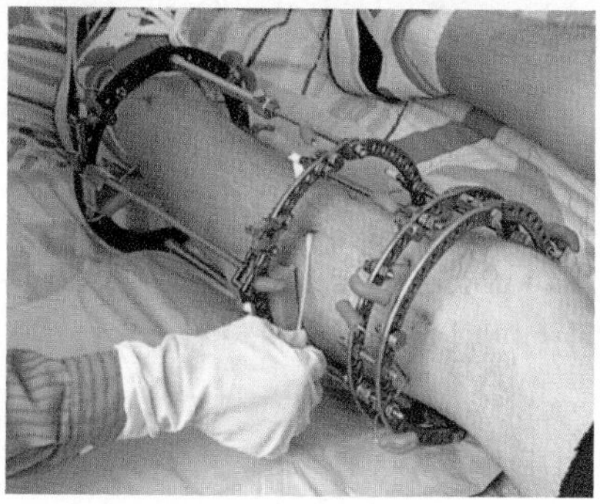

1. Commencer l'évaluation par une vérification de l'appareil. S'assurer que sa position est adéquate. Observer tant la partie fixée au corps que les poids, la corde et les poulies (boulons, écrous et nœuds serrés fermement ; poids adéquats et pendant librement ; cordes intactes, bien en place dans la poulie). Veiller à ce que le corps de l'enfant soit bien aligné (épaules, hanches et jambes).
2. Examiner la peau sous les courroies et les points d'insertion des broches ou des tiges afin de déceler des rougeurs, de l'œdème ou des ruptures de l'épiderme.
3. Vérifier fréquemment les signes neurovasculaires (chaleur, coloration, pouls périphériques, temps de remplissage capillaire, mobilité, sensibilité).
4. Procéder aux soins associés aux broches selon l'ordonnance du médecin en utilisant la technique stérile. Nettoyer le pourtour des points d'insertion de la broche ou de la tige avec des cotons-tiges imbibés soit d'une solution saline normale (NaCl à 0,9 %), soit d'hibitane ou de peroxyde d'hydrogène dilué de moitié (selon les directives de votre centre hospitalier). Nettoyer la région à nouveau avec de l'eau stérile ou de la solution saline. Si le médecin le prescrit, appliquer un onguent antibactérien à l'aide d'un autre coton-tige.
5. Si l'appareil de traction est amovible, procéder aux soins de la peau toutes les quatre heures.
6. Placer une peau de mouton sous le membre si le médecin le permet.

AMPUTATIONS

L'amputation, soit l'absence totale d'un membre, peut être congénitale (deux tiers des cas) ou acquise (un tiers des cas). Les amputations congénitales sont causées par l'enroulement de brides amniotiques, l'ingestion de substances toxiques par la mère ou l'exposition à des radiations. Les amputations acquises sont généralement associées à des traumas ou consécutives à des maladies.

Il est important de fournir le plus rapidement possible une prothèse à l'enfant qui a subi une amputation. On l'aidera ainsi à conserver son autonomie, une image corporelle positive et sa confiance en soi, de même qu'à développer sa motricité aussi normalement que possible. Il convient de réévaluer la prothèse à mesure que l'enfant croît et se développe. Dans nombre de cas d'amputations traumatiques, il faut procéder à de fréquents remodelages du moignon, car la peau a tendance à adhérer à l'os à mesure que celui-ci croît. Il peut être nécessaire de sectionner l'os et d'ajouter du tissu mou pour conserver au moignon une forme arrondie. De même, il arrive que l'utilisation efficace de la prothèse nécessite une fusion articulaire ou une élongation du moignon.

Soins infirmiers

Les soins infirmiers visent essentiellement à apporter du soutien à l'enfant et à sa famille en regard de l'altération de l'image corporelle, à maintenir l'intégrité de la peau, à évaluer et à soulager la douleur et à maximiser l'autonomie.

Apporter du soutien à l'enfant et à sa famille

La perte d'un membre compte parmi les pires épreuves qu'un enfant puisse subir. Mettez l'accent sur les capacités de l'enfant plutôt que sur ses limites. Il est important de posséder de bonnes capacités d'écoute. Il est également important d'inciter l'enfant et la famille à toucher et à regarder le moignon, mais progressivement, sans les brusquer. De plus, leur participation active aux soins facilite le processus d'adaptation.

Maintenir l'intégrité de la peau

Après une amputation, vous devez prodiguer les soins relatifs au moignon pour assurer une guérison complète. Avant que l'enfant ne commence à porter la prothèse, la peau de son moignon doit être intacte et indolore. Au début, il la porte pendant des périodes d'une heure ou deux. Assurez-vous que la peau ne présente ni rougeurs ni ruptures de l'épiderme. Le cas échéant, attendez que la peau guérisse avant de remettre la prothèse en place. Faites-la ajuster au besoin et laissez l'enfant la porter de plus en plus longtemps tant qu'il la tolère.

Évaluer et soulager la douleur

En période postopératoire, l'enfant peut présenter de la douleur au niveau de la région de l'incision. Ainsi, il est important d'évaluer et de soulager cette douleur à l'aide de méthodes tant pharmacologiques que non pharmacologiques (se reporter au chapitre 8). Toutefois, comme une douleur vive peut s'expliquer par une pression excessive sur une saillie osseuse ou un hématome, avisez-en le chirurgien.

Maximiser l'autonomie

L'enfant qui a subi une amputation s'adapte rapidement au port d'une prothèse. De façon générale, la prothèse permanente est prête environ six à huit semaines après l'amputation. Travaillez en étroite collaboration avec l'ergothérapeute et le physiothérapeute pour favoriser le développement de l'autonomie de l'enfant et lui permettre d'apprendre comment utiliser adéquatement sa prothèse et en prendre soin. Ayez recours aux programmes de physiothérapie spécialement conçus pour aider l'enfant à accomplir les activités de la vie quotidienne.

Planifier le congé et enseigner à la famille les soins à domicile

Répondez à toutes les questions que se posent les membres de la famille au sujet de la prothèse et de l'évaluation de la peau. Avisez la famille de l'existence du phénomène du membre fantôme, qui consiste en une sensation illusionnelle qui fait que l'enfant croit son membre toujours présent. Informez-les que la douleur et la sensation d'écrasement, de crampe ou de torsion que décrit l'enfant sont réelles et que le phénomène apparaît environ deux ou trois mois après l'amputation et qu'il finira par disparaître.

Encouragez les parents à laisser l'enfant participer avec ses pairs à des activités stimulantes sur les plans physique et psychologique. Il peut pratiquer certains sports en utilisant un équipement modifié ; ces activités constituent un bon moyen de développer la confiance en soi et la motivation. Plusieurs centres de ski offrent des programmes d'enseignement du ski aux enfants atteints d'une incapacité ou d'un handicap. Déterminez si l'enfant a besoin de counseling et, le cas échéant, orientez-le vers les services appropriés, ainsi que vers des groupes de soutien, tels que les Amputés de guerre (se reporter à l'annexe G).

RÉFÉRENCES

1. Institut national de la nutrition (1998). *Apports nutritionnels de référence – Le calcium et les nutriments connexes-Rapport*, 13(1), hiver.
2. Skinner, S.R. (1996). Orthopedic problems in childhood. Dans A.M. Rudolph, J.I.E. Hoffman et C.D. Rudolph (dir.), *Rudolph's Pediatrics* (20e éd., p. 2129-2158). Stamford, CT: Appleton & Lange.
3. Hofflnger, S.A. (1996). Evaluation and management of pediatric foot deformities. *Pediatric Clinics of North America, 43*(5), 1091-1112.
4. Santé Canada. (1997). *Taux nationaux d'anomalies congénitales 1995*, Laboratoire de lutte contre la maladie, Système canadien de surveillance des anomalies congénitales, Ottawa, Canada.
5. Craig, C. (1995). Congenital talipes equinovarus. *Professional Nurse, 11*(1), 30-32.
6. Blakeslee, T.J. (1997). Congenital idiopathic talipes equinovarus (clubfoot). *Clinics on Podiatric Medicine and Surgery, 14*(1), 9-55.
7. Kyzer, S.P., et Stark, S.L. (1995). Congenital idiopathic clubfoot deformities. *Association of Operating Room Nurses, 61*(3), 492-503.
8. Centre hospitalier de l'Université de Montréal. (2001). *Le guide clinique en soins infirmiers.*

9. Novacheck, T.F. (1996). Developmental dysplasia of the hip. *Pediatric Clinics of North America, 43*(4), 829-848.
10. Hayes, M.A.B. (1995). Traction at home for infants with developmental dysplasia of the hip. *Orthopaedic Nursing, 14*(1), 33-40.
11. Stevens, B., Stockwell, M., Browne, G., Dent, P., Gafni, A., Martin, R., et Anderson, M. (1995). Evaluation of a home-based traction program for children with congenital dislocated hips and Legg Perthes disease. *Canadian Journal of Nursing Research, 27*(4), 133-150.
12. Stout, J.D., Bandy, P., Feller, N., Stroup, K.B., et Bull, M.J. (1992). Transportation resources for pediatric orthopaedic clients. *Orthopaedic Nursing, 11*(4), 26-30.
13. Dunst, R.M. (1990). Legg-Calvé-Perthes disease. *Orthopaedic Nursing, 9*(2), 18-27.
14. Koop, S., et Quanbeck, D. (1996). Three common causes of childhood hip pain. *Pediatric Clinics of North America, 43*(5), 1053-1066.
15. Benchot, R. (1996). The adolescent with slipped capital femoral epiphysis. *Journal of Pediatric Nursing, 11*(3), 175-182.
16. Gerberg, L., et Micheli, L.J. (1996). Nontraumatic hip pain in active children. *The Physician and Sportsmedicine, 24*(1), 69-74.
17. Boachie-Adjei, O., et Lonner, B. (1996). Spinal deformity. *Pediatric Clinics of North America, 43*(4), 883-898.
18. Nelson, J.D. (1996). Osteomyelitis. Dans A.M. Rudolph, J.I.E. Hoffman et C.D. Rudolph (dir.), *Rudolph's Pediatrics* (20e éd., p. 548-551). Stamford, CT: Appleton & Lange.
19. Sonnen, G.M., et Henry, N.K. (1996). Pediatric bone and joint infections: Diagnosis and antimicrobial management. *Pediatric Clinics of North America, 43*(4), 933-948.
20. Almekinders, L.C. (1994). Osteomyelitis: Essentials of diagnosis and treatment. *Journal of Musculoskeletal Medicine, 11*(11), 31-32, 34-36, 38, 40.
21. Sillence, D.O. (1996). Genetic skeletal dysplasias. Dans A.M. Rudolph, J.I.E. Hoffman et C.D. Rudolph (dir.), *Rudolph's Pediatrics* (20e éd., p. 377-392). Stamford, CT: Appleton & Lange.
22. Janas, J. (1996). Muscular dystrophy. *Nurse Practitioner Forum, 7*(4), 167-173.
23. DiMauro, S., Hays, AP., et Bonilla, E. (1996). Myopathies. Dans A.M. Rudolph, J.I.E. Hoffman et C.D. Rudolph (dir.), *Rudolph's Pediatrics* (20e éd., p. 1977-1989). Stamford, CT: Appleton & Lange.
24. Urbanski, L.F., et Hanlon, D.P. (1996). Pediatric orthopedics. *Topics in Emergency Medicine, 18*(2), 73-90.

LECTURES COMPLÉMENTAIRES

Binder, H., Conway, A., et Gerber, L.H. (1993). Rehabilitation approaches to children with osteogenesis imperfecta: A ten-year experience. *Archives in Physical Medicine Rehabilitation, 74,* 386-390.

Brand, P.W. (1997). A personal revolution in the development of clubfoot correction. *Clinics in Podiatric Medicine and Surgery, 14*(1), 1-7.

Chestnut, M.A. (1998). *Pediatric home care manual.* Philadelphia: Lippincott.

Corbett, D. (1988). Information needs of parents of a child in a Pavlik harness. *Orthopaedic Nursing, 7*(2), 20-23.

Dicke, T.E., et Nunley, J.A. (1993). Distal forearm fractures in children. *Orthopedic Clinics of North America, 24*(2), 333-340.

Folcik, M.A., Carini-Garcia, G., et Birmingham, J.J. (1994). *Traction: Assessment and management.* St. Louis: Mosby-Year Book.

Gallo, A.M. (1996). Building strong bones in childhood and adolescence: Reducing the risk of fractures in later life. *Pediatric Nursing, 22*(5), 369-374, 422.

Grossman, M. (1996). Tuberculosis. Dans A.M. Rudolph, J.I.E. Hoffman et C.D. Rudolph (dir.), *Rudolph's Pediatrics* (20e éd., p. 614-623). Stamford, CT: Appleton & Lange.

Harrigan, J. (1996). Muscular dystrophy. *Journal of School Nursing, 12*(2), 38, 40.

Jonides, L. (1995). Congenital scoliosis: A case presentation. *Journal of Pediatric Health Care, 9*(3), 139-140.

Killam, P.E. (1989). Orthopedic assessment of young children: Developmental variations. *Nurse Practitioner, 14*(7), 27-32.

Maitra, R.S., et Johnson, D.L. (1997). Stress fractures. *Clinics in Sports Medicine, 16*(2), 259-274.

McDonald, C.M., Abresch, R.T., Carter, G.T., Fowler, W.M., Johnson, R., Kilmer, D.D., et Sigford, B.J. (1995). Profiles of neuromuscular diseases: Duchenne muscular dystrophy. *American Journal of Physical Medicine and Rehabilitation, 74*(5), S70-S92.

Osebold, W.R., et King, H.A. (1994). Kyphoscoliosis in Williams syndrome. *Spine, 19*(3), 367-371.

Ostiguy, K., et I. Taillefer. Le nouveau-né, le nourrisson, l'enfant et l'adolescent. Dans M. Brûlé, L. Cloutier et O. Doyon. (2002). *L'examen clinique dans la pratique infirmière.* Saint-Laurent: Éditions du Renouveau Pédagogique.

Smith, M.D. (1994). Congenital scoliosis of the cervical or cervicothoracic spine. *Orthopedic Clinics of North America, 25*(2), 301-310.

Waters, E. (1995). Toxic synovitis of the hip in children. *Nurse Practitioner, 20*(4), 44-48.

Williamson, M. (1994). Pediatric forearm fractures. *Orthopaedic Nursing, 13*(3), 65-68.

21 LES TROUBLES DE LA FONCTION ENDOCRINIENNE

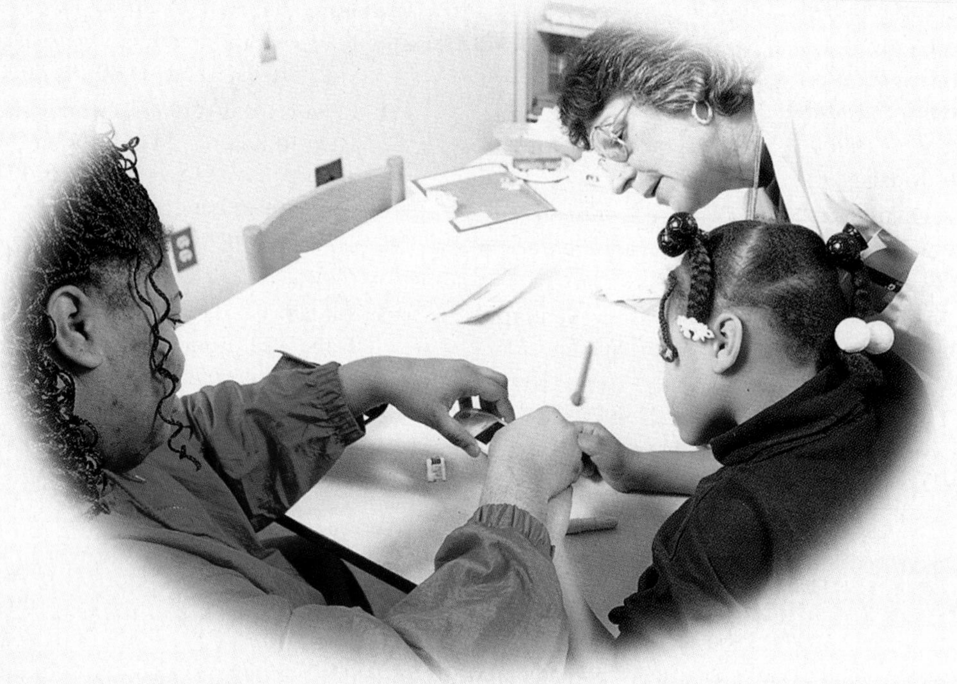

Olivia a 6 ans. On vient d'apprendre qu'elle souffre de diabète sucré. Ses parents l'ont amenée chez leur médecin de famille, car la fillette, qui se plaignait d'avoir constamment faim et soif depuis plus d'une semaine, avait malgré tout perdu 2 kilos. Ils ont fait remarquer au médecin qu'elle avait été atteinte d'une maladie virale environ un mois plus tôt, mais qu'elle semblait s'en être remise. Sa mère a signalé que, depuis trois jours, Olivia paraissait léthargique.

Olivia et sa famille doivent maintenant apprendre à gérer le diabète grâce à une combinaison de trois éléments : régime alimentaire, exercice et insulinothérapie. La surveillance de sa glycémie est importante pour déterminer la quantité d'insuline dont elle aura besoin au cours des premières semaines de traitement jusqu'à ce que son système se stabilise. Sa mère devra apprendre à prévoir l'heure de ses repas et à lui donner chaque fois des quantités précises de protéines, de matières grasses et de glucides. Ses repas et ses activités devront être coordonnés avec les doses d'insuline. Enfin, ses parents devront la surveiller de près, au cas où elle présenterait des signes d'hypoglycémie.

Quelle est la cause du diabète ? Quels sont les problèmes potentiels qui doivent faire l'objet d'un traitement rapide ? Quelles sont les conséquences à long terme du diagnostic ? Pendant la brève hospitalisation d'Olivia et les visites de suivi, l'infirmière répondra à ces questions et tiendra compte des autres préoccupations de ses parents. Tout en commençant à donner de l'enseignement sur la maladie à Olivia et à sa famille, l'infirmière leur assure que la fillette pourra tout de même vivre une vie normale.

OBJECTIFS D'APPRENTISSAGE

Après l'étude de ce chapitre, vous serez en mesure de :

- Décrire le rôle des différents organes et glandes du système endocrinien dans la croissance et le développement de l'enfant ;
- Décrire l'étiologie et les manifestations cliniques des troubles du système endocrinien ;
- Décrire le traitement médical et les soins infirmiers aux enfants atteints de troubles du système endocrinien ;
- Décrire le traitement médical et les soins infirmiers aux enfants atteints de diabète de type I ;
- Décrire les manifestations cliniques des anomalies liées au chromosome X, ainsi que le traitement médical et les soins infirmiers aux enfants présentant ces anomalies ;
- Énumérer les problèmes de santé pour lesquels un dépistage néonatal est nécessaire ;
- Décrire les manifestations cliniques des erreurs innées du métabolisme, ainsi que le traitement médical et les soins infirmiers aux enfants présentant ces affections.

« Les membres de la famille doivent relever un défi de taille lorsqu'un enfant est atteint de diabète. C'est étonnant de voir comme ils apprennent bien tout ce qu'ils doivent savoir pour faire échec à l'affection de l'enfant. »

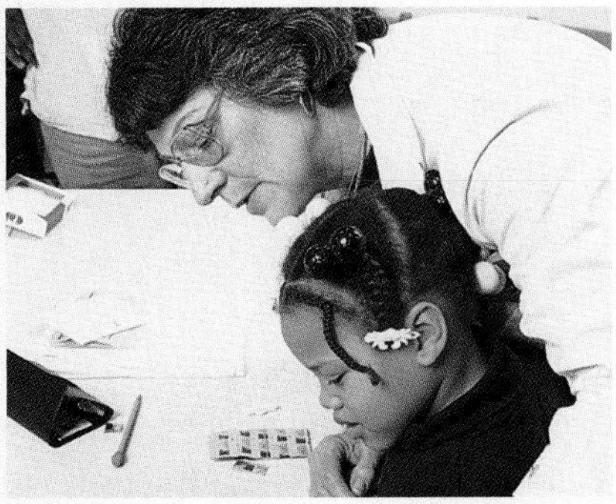

VOCABULAIRE

- **Caryotype** Présentation microscopique des 46 chromosomes du corps humain, alignés selon un ordre décroissant ; il permet de vérifier si le nombre et la structure des chromosomes sont normaux. La femme est 46, XX, et l'homme, 46, XY.
- **Erreurs innées du métabolisme** Anomalies biochimiques héréditaires du cycle de l'urée et du métabolisme des acides aminés et de l'acide organique.
- **Glucagon** Hormone produite par le pancréas qui permet de libérer le glucose stocké dans le foie.
- **Glycosurie** Quantité anormale de glucose dans l'urine.
- **Goitre** Hypertrophie de la glande thyroïde.
- **Hormone** Substance chimique produite par une glande ou un organe et transportée par la circulation sanguine vers une autre partie du corps où elle a un effet régulateur sur des cellules particulières.
- **Polydipsie** Soif excessive.
- **Polyphagie** Besoin excessif de manger et absence de la sensation de satiété.
- **Polyurie** Sécrétion de grandes quantités d'urine pendant une période donnée.
- **Pseudohermaphrodisme** Développement ambigu des organes génitaux externes.
- **Puberté** Période de la vie où commence la capacité de se reproduire sexuellement ; elle se caractérise par la maturation des organes génitaux, le développement des caractères sexuels secondaires et, chez les femmes, le début des menstruations.

Le système endocrinien contrôle l'activité cellulaire qui régule la croissance et le métabolisme du corps par la libération d'hormones. Les **hormones** sont des médiateurs chimiques sécrétés par différentes glandes qui exercent une action régulatrice sur les cellules de l'organisme. Les fonctions générales du système endocrinien recoupent celles de tous les systèmes du corps. Les voici :

- Différenciation du système reproducteur et du système nerveux central chez le fœtus
- Régulation du rythme de la croissance et du développement, de concert avec le système nerveux central, tout au long de l'enfance et de l'adolescence
- Coordination des systèmes reproducteurs de l'homme et de la femme, permettant ainsi la reproduction sexuelle
- Maintien du niveau optimal d'hormones nécessaire au fonctionnement de l'organisme
- Maintien de l'homéostasie, soit la préservation d'un environnement interne sain, dans le contexte d'un environnement extérieur en constante mutation

Les troubles endocriniens entraînent des modifications du métabolisme, de la croissance, du développement et du comportement qui peuvent avoir des conséquences importantes pour les enfants.

Les **erreurs innées du métabolisme**, qui sont des anomalies biochimiques héréditaires du cycle de l'urée et du métabolisme des acides aminés et de l'acide organique, ont souvent une incidence importante sur la capacité du système endocrinien d'assurer la croissance et le développement. Certaines anomalies chromosomiques provoquent aussi des troubles de la croissance et du développement sexuel. C'est pourquoi nous avons inclus les erreurs innées du métabolisme et certains troubles chromosomiques dans ce chapitre.

La plupart des troubles endocriniens sont présents à la naissance. On les observe souvent à ce moment ou pendant l'examen physique initial du nouveau-né ; ils peuvent aussi être détectés par des professionnels de la santé au cours de la première année de vie. S'ils ne sont pas diagnostiqués et traités de façon précoce, ces troubles peuvent entraîner des retards de la croissance et du développement, une déficience intellectuelle et, à l'occasion, la mort. Cependant, le traitement, qui consiste habituellement en la substitution des hormones manquantes, en la correction des taux hormonaux ou en des mesures alimentaires, permet à la plupart des enfants de vivre normalement.

La majorité des enfants souffrant de troubles endocriniens et métaboliques reçoivent des soins en clinique externe. On les admet à l'hôpital lorsqu'un trouble métabolique aigu se manifeste avant l'établissement du diagnostic ou lorsque le traitement se révèle inadéquat. Ils peuvent aussi être hospitalisés pour d'autres problèmes aigus même si le problème endocrinien est bien maîtrisé.

► PARTICULARITÉS ANATOMIQUES ET PHYSIOLOGIQUES DE L'ENFANT

Parmi les glandes endocrines, on trouve l'hypothalamus, l'hypophyse (ou la glande pituitaire), la glande thyroïde, les glandes parathyroïdes, les glandes surrénales, les ovaires, les testicules et les îlots de Langerhans (ou îlots pancréatiques), qui sont situés dans le pancréas (figure 21-1). Ces glandes sécrètent des hormones qui sont transportées, par la circulation sanguine, vers des organes ou des tissus cibles. La plupart des hormones exercent leur influence en interagissant avec des récepteurs qui se trouvent dans les cellules cibles de tissus particuliers (tableau 21-1).

La régulation de la sécrétion des hormones est le fruit d'un mécanisme de rétroaction négatif, dont l'objectif est de maintenir un environnement interne optimal dans l'organisme. La rétroaction négative se produit lorsqu'une glande endocrine ou un tissu sécrétoire reçoit un message lui indiquant qu'une quantité suffisante d'hormones a été reçue par les cellules cibles. En retour, toute sécrétion supplémentaire est inhibée.

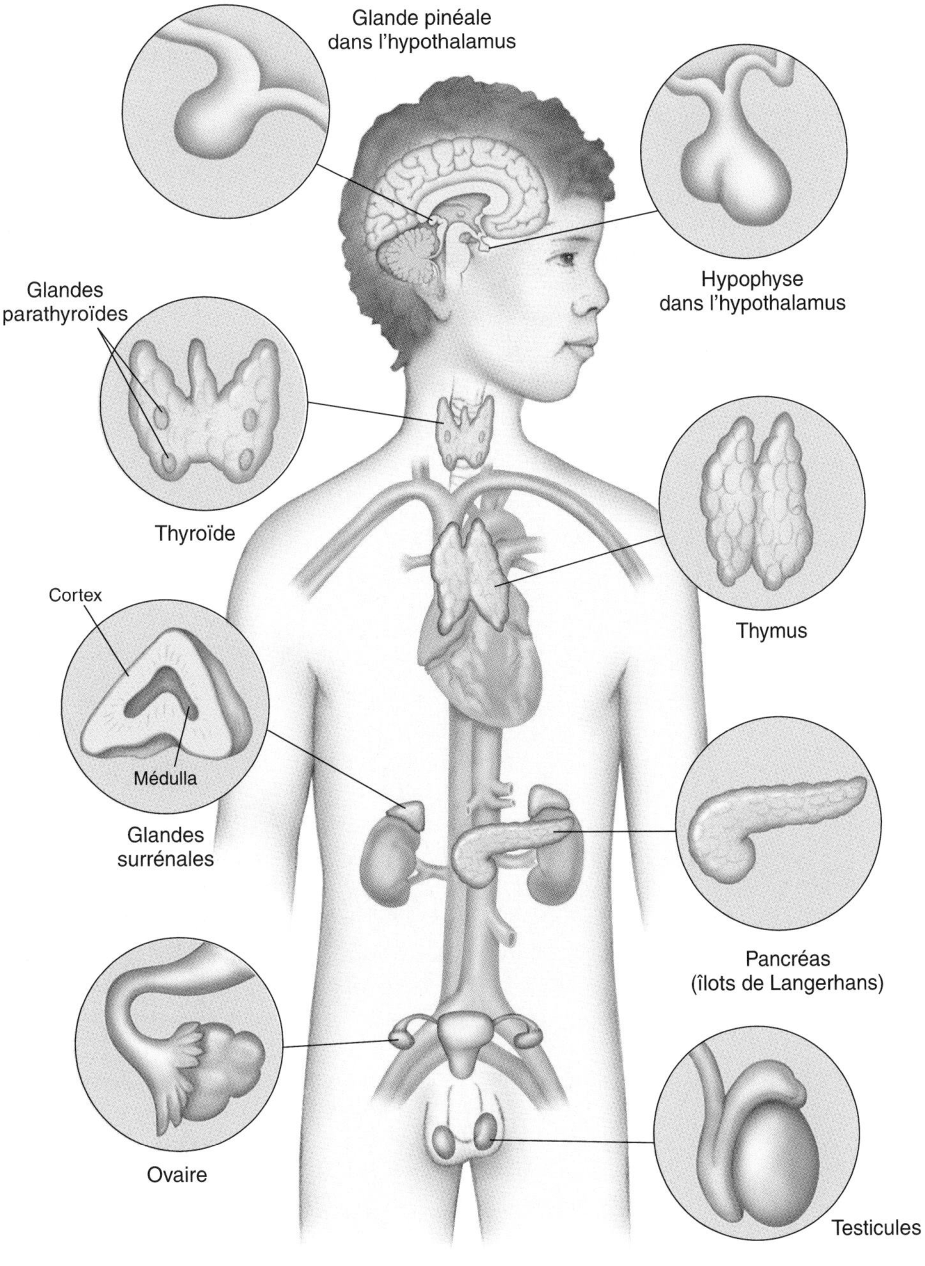

FIGURE 21-1. Principaux organes et glandes du système endocrinien.

La sécrétion reprend uniquement lorsque le tissu sécrétoire reçoit un autre message annonçant que les taux de l'hormone en question sont bas.

Le système endocrinien est responsable de la différenciation sexuelle pendant le développement du fœtus (figure 21-2) et de la stimulation de la croissance et du développement pendant l'enfance et l'adolescence. Ces fonctions s'appliquent aussi à la stimulation du développement du système reproducteur des deux sexes.

La **puberté** (période de maturation sexuelle d'une durée de deux à trois ans) commence lorsque les gonades (testicules et ovaires) sécrètent des quantités accrues d'hormones sexuelles, soit de l'œstrogène et de la testostérone. Vers l'âge moyen de 10 ans chez les filles et de 11 ans chez les garçons, l'hypothalamus produit de plus grandes quantités de gonadolibérines. Ces dernières stimulent le lobe antérieur de l'hypophyse (adénohypophyse), qui augmente sa production d'hormone lutéinisante (LH) et d'hormone folliculostimulante (FSH). À leur tour, ces hormones stimulent les gonades, qui sécrètent une plus grande quantité d'hormones sexuelles (figure 21-3), processus qui aboutit au développement des caractères sexuels primaires et secondaires.

TABLEAU 21-1 Glandes endocrines et leurs fonctions

Glandes/hormones	Fonctions
Hypophyse (glande pituitaire)	
Hormone de croissance	Stimule la croissance de tous les tissus organiques
Thyréostimuline (TSH)	Stimule la sécrétion d'hormones thyroïdiennes
Corticotrophine (ACTH)	Stimule la sécrétion des glucocorticoïdes et des androgènes
Hormone folliculostimulante (FSH)	Stimule la sécrétion des œstrogènes ; soutient le développement du follicule dans les ovaires
Hormone lutéinisante (LH)	Stimule la sécrétion d'androgènes chez les hommes et de progestérone chez les femmes
Prolactine	Stimule la sécrétion de lait pendant la lactation
Mélanostimuline (MSH)	Stimule la pigmentation de la peau
Hormone antidiurétique (ADH)	Stimule la réabsorption de l'eau par les tubules rénaux
Ocytocine	Utérus : stimule les contractions de l'utérus et déclenche le travail lors de l'accouchement Seins : provoque l'éjection du lait
Thyroïde	
Tyroxine (T_4) et triiodothyronine (T_3)	Stimulent la vitesse de croissance cellulaire
Thyrocalcitonine	Stimule l'ossification et le développement des os Réduit la concentration sérique du calcium en empêchant la déminéralisation osseuse et en favorisant le dépôt de calcium dans les os
Parathyroïdes	
Parathormone	Stimule la réabsorption du calcium et l'excrétion du phosphore
Surrénales	
Aldostérone	Stimule la réabsorption du sodium et l'excrétion du potassium
Androgènes	Stimulent la croissance des os et l'apparition des caractères sexuels secondaires
Cortisol	Réduit la réaction inflammatoire et la réponse immunitaire et remplit plusieurs autres fonctions
Adrénaline (épinéphrine)	Active le système nerveux sympathique ; stimule l'augmentation de la tension artérielle et du taux de sucre dans le sang
Pancréas (îlots de Langerhans)	
Insuline	Stimule l'utilisation du glucose cellulaire
Glucagon	Stimule l'hyperglycémie
Somatostatine	Stimule l'inhibition de la sécrétion de l'insuline et du glucagon ; inhibe la libération de l'hormone de croissance ; inhibe la sécrétion d'acide gastrique
Ovaires	
Œstrogènes	Stimulent le développement des seins et des ovules
Progestérone	Stimule le développement glandulaire des seins ; maintient la grossesse
Testicules	
Testostérone	Stimule la production de sperme, le développement des caractères sexuels secondaires et la fermeture de l'épiphyse

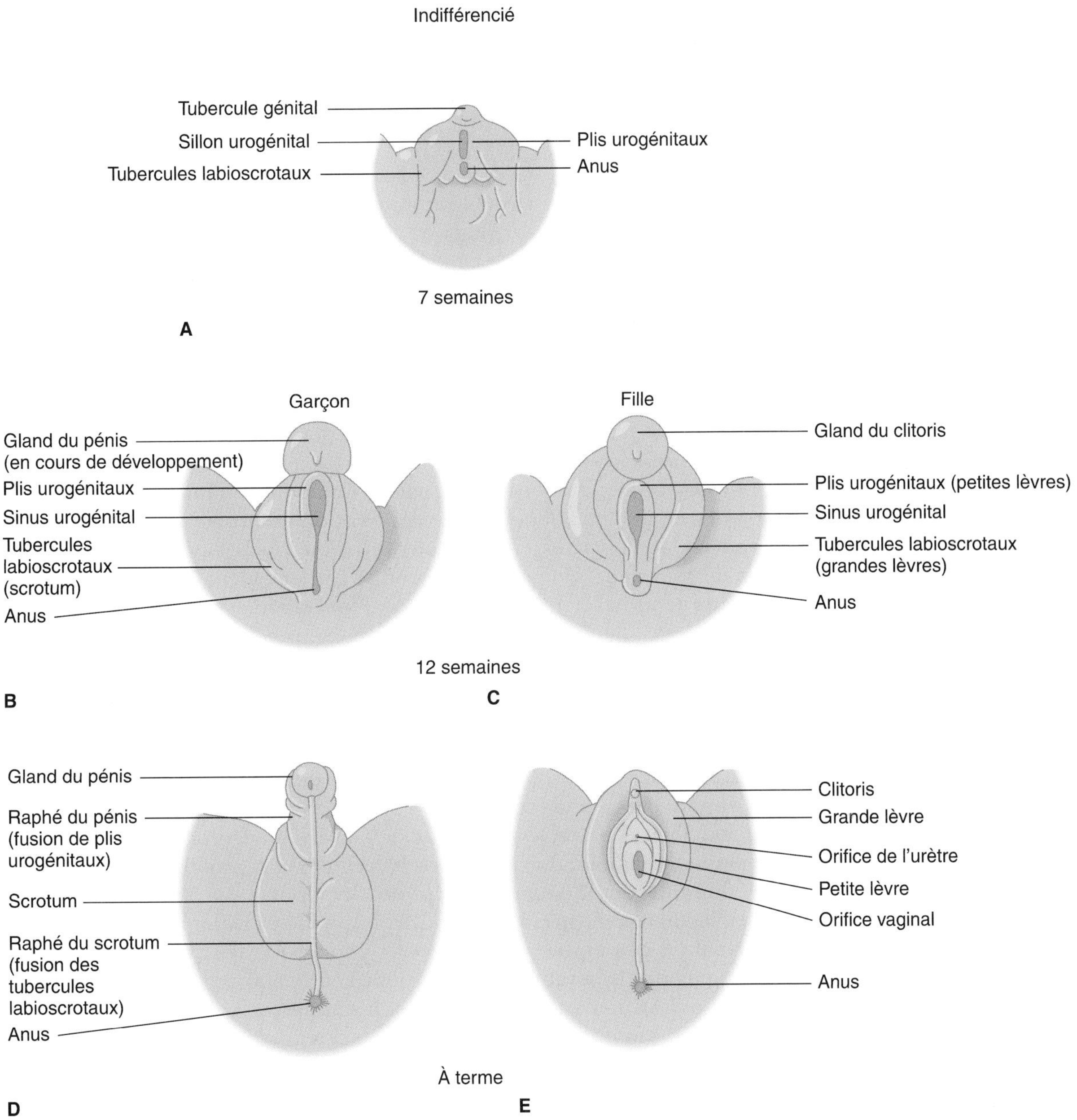

FIGURE 21-2. Différenciation sexuelle. **A**, À 7 semaines de gestation, les organes génitaux mâles et femelles sont identiques (indifférenciés). **B** et **C**, À la 12e semaine de gestation, une différenciation notable commence à se produire. **D** et **E**, La différenciation, qui se poursuit jusqu'à la naissance, est presque complète à terme.

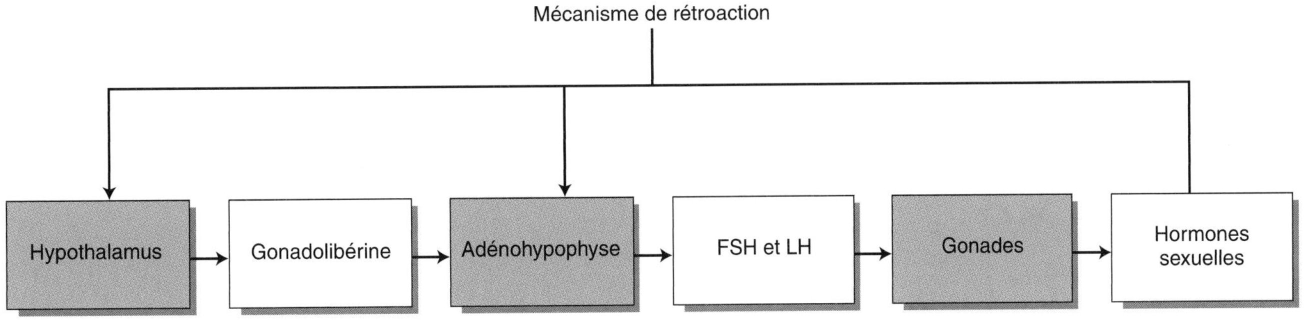

FIGURE 21-3. Mécanisme de rétroaction dans la stimulation hormonale des gonades (testicules et ovaires) pendant la puberté.

► TROUBLES DE LA FONCTION HYPOPHYSAIRE (PITUITAIRE)

HYPOPITUITARISME (DÉFICIENCE EN HORMONE DE CROISSANCE)

L'hypopituitarisme est un trouble provoqué par la réduction de l'activité de l'hypophyse, également appelée glande pituitaire. Du fait que la plupart des enfants souffrant de cette affection sécrètent des quantités insuffisantes d'hormone de croissance, les termes *hypopituitarisme* et *déficience en hormone de croissance* sont souvent utilisés de façon interchangeable. On estime qu'un enfant d'âge scolaire sur 4 000 souffre d'une déficience en hormone de croissance[1].

Les enfants atteints d'hypopituitarisme ont un poids et une taille normaux à la naissance. À l'âge de 1 an, toutefois, ils se trouvent en dessous du troisième percentile sur la courbe de croissance. Ils grandissent généralement de moins de 5 cm par an. Chez les nouveau-nés, on trouve aussi les caractéristiques suivantes : convulsions liées à l'hypoglycémie, ictère néonatal, pâleur du disque optique, micropénis et testicules non descendues. Les enfants souffrant d'hypopituitarisme tendent à avoir un surplus pondéral, des traits très jeunes et une voix aiguë, qui persiste après la puberté ; l'éruption de leurs dents temporaires se produit généralement à un âge normal, mais celle de leurs dents permanentes est retardée, tout comme la maturation sexuelle et celle du squelette ; leur graisse abdominale présente des ondulations ; et ils souffrent d'hypoglycémie.

La libération de l'hormone de croissance par l'adénohypophyse (le lobe antérieur de l'hypophyse) est contrôlée par l'hypothalamus, qui sécrète des facteurs libérateurs et des facteurs inhibiteurs. L'hormone de croissance stimule la croissance de tous les tissus organiques. Elle stimule aussi la synthèse de protéines par le foie, parmi lesquelles se trouvent des facteurs de croissance, comme les somatomédines et les facteurs analogues à l'insuline (on les appelle aussi IGF, de l'anglais *insulinelike growth factor*), qui facilitent l'utilisation du glucose par les cellules et la prolifération cellulaire.

Les infections, l'infarcissement de l'hypophyse (lié à l'anémie falciforme), les maladies du système nerveux central, les tumeurs de l'hypophyse ou de l'hypothalamus (surtout les craniopharyngiomes et les gliomes) et les carences affectives peuvent provoquer de l'hypopituitarisme, ou déficience en hormone de croissance, en perturbant la production ou la libération de l'hormone de croissance. Dans certains cas, ce trouble est causé par un gène récessif ou dominant ou par une mutation chromosomique[2]. On soupçonne aussi que l'hypophyse ou l'hypothalamus peut présenter des anomalies du développement ou subir des dommages ou des malformations pendant le développement du fœtus ou à la naissance[1].

Tout enfant dont la taille se situe à 2 ou 3 écarts-types sous la taille moyenne pour son âge ou ne se trouve pas sur la courbe de croissance normale doit être évalué (tableau 21-2). Un enfant dont les tests de dépistage révèlent de faibles taux d'IGF-1 doit faire l'objet d'une évaluation plus approfondie par un endocrinologue spécialisé en pédiatrie. L'établissement minutieux des antécédents ainsi que des examens physiques et radiologiques s'imposent pour écarter la possibilité que la petite taille soit due à une caractéristique familiale, à un retard de croissance constitutionnel, à une dysplasie osseuse ou à un nanisme par carence affective. Des épreuves de provocation à l'hormone de croissance, au cours desquelles divers médicaments (arginine, clonidine, glucagon, insuline et lévodopa) sont administrés pour stimuler la libération de cette hormone permettent de poser le diagnostic définitif chez la plupart des enfants.

Le traitement dépend de la cause de la déficience. Dans la plupart des cas, il s'agit de remplacer l'hormone de croissance manquante et d'assurer un suivi en clinique externe pour surveiller la croissance de l'enfant. La mise au point d'une hormone de croissance synthétique a grandement augmenté l'approvisionnement de ce médicament. La plupart des enfants atteints reçoivent des injections sous-cutanées

NANISME PAR CARENCE AFFECTIVE

Le nanisme par carence affective (ou nanisme psychosocial) est un syndrome qui provoque la suppression de la production d'hormones hypophysaires et entraîne une déficience en corticotrophine (ACTH) et en hormone de croissance. L'enfant est souvent replié sur lui-même et a des habitudes alimentaires bizarres. Il souffre de polydipsie. Il peut aussi se gaver et vomir[1]. Le traitement consiste à retirer l'enfant de l'environnement stressant et à lui offrir un régime alimentaire normal. La sécrétion hypophysaire reprend habituellement et on observe un rattrapage spectaculaire de la croissance.

TABLEAU 21-2 Examens diagnostiques pour les enfants de petite taille

Examens	Objectif lié à la petite taille
IGF-1 et IGFBP-3	Exclure la déficience en hormone de croissance si l'examen est normal
Radiographies de la selle turcique (siège de l'hypophyse)	Montrer la taille de la selle turcique ou la présence éventuelle d'une tumeur
Caryotype (pour les filles)	Détecter le syndrome de Turner (se reporter aux pages 990-991)
Taux de thyroxine sérique	Détecter l'hypothyroïdie (se reporter aux pages 959-962)
Urine : créatinine, pH, densité, azote uréique et électrolytes	Détecter une insuffisance rénale chronique (se reporter au chapitre 17)
Âge osseux	Déterminer d'autres causes éventuelles du retard de croissance
Formule sanguine complète et vitesse de sédimentation des érythrocytes	Détecter une maladie inflammatoire de l'intestin qui s'accompagne d'anémie

D'après D'Ercole, A.J. et Underwood, L. (1996). Anterior pituitary gland and hypothalamus, *In A.M. Rudolph, J.I.E. Hoffman et C.D. Rudolph (dir.),* Rudolph's pediatrics, *20e éd., p. 1692, CT, Appleton & Lange.*

trois fois par semaine. Le traitement de substitution se poursuit jusqu'à ce que l'enfant atteigne une taille acceptable ou ne réagisse plus à la thérapie. Un diagnostic et un traitement précoces comptent parmi les mesures nécessaires à l'atteinte de la taille adulte potentielle maximale. Le traitement de substitution est efficace chez 80 % des enfants atteints. Leur croissance peut atteindre 8,7 ± 1,5 cm annuellement, comparativement à moins de 5 cm avant le début de l'hormonothérapie.

Afin de stimuler la puberté, les garçons ont parfois besoin d'injections de testostérone, et les filles, d'œstrogènes.

CONSEIL CLINIQUE

L'administration des hormones de croissance se fait habituellement le soir, au coucher, pour suivre le plus possible le cycle de sécrétion physiologique des hormones de croissance.

Soins infirmiers

Les soins infirmiers consistent à surveiller la croissance, à dispenser de l'enseignement à l'enfant et à ses parents à propos de l'affection et de son traitement et à leur apporter du soutien. La taille et le poids de l'enfant doivent être mesurés avec soin et inscrits sur la courbe de croissance (se reporter à l'annexe B).

Renseignez les parents et l'enfant sur le traitement de substitution de l'hormone de croissance et donnez aux parents de la documentation à ce sujet. L'Association québécoise des personnes de petite taille (se reporter à l'annexe G) est une source d'information supplémentaire. On obtient les meilleurs résultats lorsqu'on commence le traitement à un très jeune âge, avant que les effets psychologiques d'une petite taille ne deviennent apparents.

Les enfants ayant une déficience en hormone de croissance risquent d'avoir des problèmes scolaires résultant de troubles d'apprentissage et d'une intelligence inférieure à la moyenne[3]. Avant que l'enfant n'entre à l'école, il faut procéder à une évaluation approfondie pour cerner les problèmes éventuels.

On traite souvent les enfants de petite taille en fonction de leur stature plutôt que de leur âge. En effet, ces enfants sont victimes de préjugés liés à leur taille[3]. Les taquineries sont un problème avec lequel ils sont couramment aux prises. L'adolescence peut être particulièrement difficile, compte tenu de l'importance particulière de l'image corporelle au cours de cette période.

Encouragez les parents et les enseignants à traiter l'enfant comme les autres enfants de son âge. Il doit porter des vêtements qui correspondent à cet âge. Mettez l'accent sur ses forces, soutenez son indépendance et incitez-le à participer à des activités de son âge pour l'aider à acquérir une image de soi positive. Proposez-lui de participer à des sports où l'habileté n'est pas fonction de la taille (par exemple, la natation, la gymnastique, le patinage artistique et les arts martiaux). Une autre initiative permettant de promouvoir une image de soi positive consiste à trouver des modèles de rôle positifs, des personnes de petite taille qui atteignent leurs objectifs. Si nécessaire, dirigez l'enfant vers des services de counseling.

HYPERPITUITARISME

L'hyperpituitarisme se manifeste par la sécrétion excessive de l'hormone de croissance, ce qui augmente le rythme de la croissance. Cette affection est rare chez les enfants. La sécrétion excessive est habituellement causée par un adénome de l'hypophyse, mais une tumeur de l'hypothalamus peut aussi en être responsable. Quand l'affection apparaît avant la fermeture du cartilage de conjugaison, la taille des enfants affectés peut atteindre 2 mètres à 2,40 mètres.

Du fait qu'on valorise la haute stature dans notre société, l'évaluation des enfants (surtout des garçons) ayant une croissance accélérée est souvent retardée[4]. Tout enfant dont la taille prévue dépasse les mesures compatibles avec la stature de ses parents doit être évalué afin que d'éventuels problèmes de croissance et les états pathologiques sous-jacents puissent être détectés.

On établit les antécédents complets et on procède à un examen physique et à des analyses de laboratoire. Une augmentation du taux d'IGF-1 permet de poser le diagnostic d'hyperpituitarisme. On fait généralement une scintigraphie osseuse pour déterminer si les cartilages de conjugaison ont commencé à fusionner. Les examens radiologiques permettent de détecter une tumeur éventuelle. Une évaluation détaillée est nécessaire pour déterminer si l'enfant souffre d'hyperpituitarisme ou si sa grande taille constitue une caractéristique familiale.

Le traitement, qui dépend de la cause de la croissance excessive, peut impliquer l'ablation chirurgicale d'une tumeur, la radiothérapie ou l'administration de bromocriptine par voie orale, médicament qui supprime la sécrétion de l'hormone de croissance.

Soins infirmiers

Tout comme l'enfant de petite taille, l'enfant de grande taille risque de vivre du stress. On traite souvent les enfants de grande taille comme s'ils étaient plus vieux qu'ils ne le sont en réalité. De plus, l'image de soi des adolescents peut être perturbée : les filles en particulier se feront du souci à propos de leur apparence.

Les soins infirmiers consistent à donner aux parents et à l'enfant de l'enseignement sur l'affection et son traitement, à leur apporter du soutien et, si une intervention chirurgicale est nécessaire, à prodiguer les soins préopératoires et postopératoires qui s'imposent et assurer l'enseignement pertinent (se reporter au chapitre 5).

DIABÈTE INSIPIDE

Le diabète insipide, un trouble rare du lobe postérieur de l'hypophyse, se caractérise par une insuffisance de la sécrétion de l'hormone antidiurétique (ADH), également appelée vasopressine. L'ADH facilite la concentration de l'urine en stimulant la réabsorption de l'eau par les tubules distaux des reins. Lorsque la sécrétion de l'ADH est inadéquate, les tubules n'absorbent pas d'eau, ce qui provoque de la **polyurie** (sécrétion d'une grande quantité d'urine pendant une période donnée). Il existe chez les enfants deux formes de diabète insipide : le diabète insipide central, qui se caractérise par une insuffisance de la sécrétion d'ADH, et le diabète insipide néphrogénique héréditaire, dans le cadre duquel les tubules rénaux sont incapables de réagir à la présence de l'ADH.

La polyurie et la **polydipsie** (soif excessive) sont les principaux signes du diabète insipide. L'enfant a toujours soif, même la nuit, et devient irritable lorsqu'on ne lui donne pas de liquide. La nocturie et l'énurésie peuvent se manifester chez l'enfant qui a déjà fait l'apprentissage de la propreté. La réduction de la quantité de liquides organiques ou le fait que la soif n'est pas étanchée peuvent aussi entraîner la constipation, la fièvre et la déshydratation. Bien que les symptômes apparaissent en général soudainement, le diagnostic est souvent retardé. En effet, les enfants qui sont en mesure d'étancher leur soif peuvent ne pas se plaindre de leurs symptômes auprès de leurs parents. Dans le cas du diabète insipide néphrogénique héréditaire lié au chromosome X, les symptômes de déshydratation, la fièvre, les vomissements, l'altération de l'état mental et l'hypernatrémie surviennent au début de la période néonatale.

Le diabète insipide central chez les enfants est d'ordinaire familial ou idiopathique. Ses causes secondaires comprennent les dommages au système neurohypophysaire, tels que les tumeurs de l'hypothalamus, les infections, comme les encéphalites ou les méningites, et les traumas. Il a pour résultat une sécrétion insuffisante de l'hormone antidiurétique, soit la vasopressine. La plupart des cas de diabète insipide néphrogénique sont familiaux, qu'il s'agisse de la forme liée au chromosome X ou de la forme autosomique récessive. La maladie peut aussi être la conséquence d'une intoxication médicamenteuse ou d'une infection récurrente. Dans le cas du diabète insipide néphrogénique, les tubules collecteurs rénaux ou la medulla, qui sont directement associés à la concentration de l'urine, sont anormaux[5].

Dans toutes les formes de diabète insipide, l'urine ne se concentre pas, quel que soit le niveau de déshydratation de l'enfant. D'ailleurs, c'est habituellement à la suite d'une déshydratation que le diagnostic est établi. La concentration de sodium sérique et l'osmolalité sérique augmentent rapidement pour atteindre des taux pathologiques. Quand l'enfant est admis au service des urgences, il est souvent inconscient et souffre de déshydratation et d'hypernatrémie.

On vérifie les électrolytes sériques et l'osmolalité sérique et urinaire. On confirme le diagnostic en mesurant le taux de vasopressine plasmatique avant et pendant le test de restriction hydrique, auquel on procède habituellement pendant sept heures, à l'hôpital ou dans une clinique externe dûment contrôlée. L'osmolalité et la densité urinaires ainsi que le sodium et l'osmolalité sériques sont surveillés toutes les heures. Les excreta de l'enfant dépasseront ses ingesta, et l'urine ne sera pas très concentrée. La densité urinaire restera inférieure à 1,010 même après la déshydratation.

Pour traiter un diabète insipide central, on procède à l'administration intramusculaire ou intranasale d'acétate de desmopressine (DDAVP), un produit synthétique analogue à la vasopressine. Lorsque l'administration se fait par voie nasale, l'effet dure de huit à douze heures, comparativement à 48 à 72 heures lors de l'utilisation de la forme injectable. Le DDAVP réduit la diurèse, ce qui permet à l'enfant de vivre une vie plus normale grâce à la diminution de la soif, de la diurèse et de la nocturie. La dose de DDAVP doit être titrée pour que l'enfant reçoive un apport énergétique favorisant sa croissance et son développement. Le DDPAV ne permet toutefois pas de contrôler le diabète insipide néphrogénique. On administre des diurétiques et beaucoup de liquides aux enfants qui en sont atteints; de plus, leur régime alimentaire doit être restreint en sel et en protéines. On doit surveiller avec soin leurs taux de sodium et de potassium pour éviter l'hypernatrémie et l'hypokaliémie (se reporter au chapitre 9).

CONSEIL CLINIQUE

Pendant le test de restriction hydrique, informez les parents que la soif rendra l'enfant irritable et frustré. Personne ne doit boire devant lui pendant la durée du test. Surveillez attentivement les signes vitaux ainsi que les ingesta et les excreta de l'enfant. On arrête le test s'il perd 3 % à 5 % de son poids corporel et s'il fait de la fièvre et de l'hypotension[6].

Soins infirmiers

Les soins infirmiers visent essentiellement à administrer la médication et à enseigner aux parents comment traiter l'affection et reconnaître les signes d'une modification de l'état liquidien. L'enseignement aux parents est essentiel. Il est important de les aider à différencier le diabète insipide du diabète sucré (dont il est question un peu plus loin dans ce chapitre). Insistez auprès des parents sur le caractère permanent du traitement, en leur spécifiant que l'enfant devra être traité tout au long de sa vie. Si

CONSEIL CLINIQUE

Chez les nourrissons et les jeunes enfants, l'administration de petites doses de vasopressine synthétique (DDAVP) par insufflation intranasale aboutit souvent à une absorption irrégulière. Si la dose est trop forte, l'enfant risque d'avaler le médicament et de ne pas l'assimiler.

l'enfant reçoit le DDAVP sous forme injectable, la technique d'administration devra leur être enseignée.

Les nouveau-nés et les nourrissons ont habituellement besoin de consommer des liquides même pendant la nuit. Comme beaucoup d'entre eux souffrent aussi de dommages cérébraux et ont moins soif, on doit les alimenter par sonde nasogastrique ou de gastrostomie pour leur assurer une hydratation et une nutrition adéquates.

Aidez les parents à surveiller l'apport liquidien après le début du traitement par DDAVP. L'enfant, qui a compensé son affection par un apport liquidien excessif, doit apprendre qu'il a moins besoin de liquides. En effet, le DDVAP qu'il reçoit ne lui permettra pas d'excréter le surplus d'eau. Apprenez aux parents à reconnaître les signes d'un apport liquidien inadéquat (se reporter au chapitre 9) et à adapter celui de l'enfant de manière à éviter la déshydratation. En cas de maladie aiguë, il faut immédiatement avertir le médecin traitant de l'enfant, car l'augmentation de l'activité métabolique nécessitera l'administration de liquides supplémentaires pour prévenir la déshydratation.

Les parents auront peut-être besoin d'aide pour prendre soin de l'enfant. Il faudra alors prévoir le concours d'une infirmière des soins à domicile, ou encore, des services de répit.

PUBERTÉ PRÉCOCE

RECHERCHE

Une étude américaine sur l'âge auquel le développement pubertaire commence chez les filles révèle que l'âge moyen de la puberté est plus bas que ne le rapportent les ouvrages médicaux. Chez les Afro-Américaines, la puberté commence entre les âges de 8 et 9 ans, alors que, chez les filles de race blanche, cette étape débute vers l'âge de 10 ans[7].

La puberté commence habituellement entre 8 ans et 13 ans chez les filles et entre 9 1/2 ans et 14 ans chez les garçons. La puberté précoce se définit comme l'apparition des caractères sexuels secondaires avant l'âge de 8 ans chez les filles et de 9 ans chez les garçons. Elle est héréditaire chez 5 à 10 % des garçons[8].

La sécrétion précoce des hormones normales responsables des changements pubertaires n'est habituellement pas associée à une anomalie. Toutefois, elle peut être la conséquence d'une tumeur bénigne de l'hypothalamus. Ses autres causes sont les suivantes : traumatisme cérébral, trouble du système nerveux central, infection, insuffisance chronique d'adrénaline, hydrocéphalie, tumeurs et irradiation[9]. Les enfants présentant une puberté précoce connaissent une maturation prématurée du squelette et peuvent d'abord sembler anormalement grands pour leur âge. Par contre, leur croissance cesse prématurément lorsque les hormones stimulent la fermeture des cartilages de conjugaison, d'où leur petite taille.

Comme il est habituellement impossible de traiter la cause de l'affection, on peut surveiller le développement de l'enfant pendant six à douze mois pour voir à quelle vitesse les changements pubertaires se produisent. Si le développement est arrêté ou lent, on n'entreprend aucun traitement. Si les changements pubertaires se produisent au contraire rapidement, le traitement est parfois axé sur la modification de l'équilibre hormonal[10]. On utilise alors une forme synthétique de lutéolibérine, une hormone de libération de LH (Lupron), pour ralentir ou arrêter la progression de la puberté. On administre le médicament tous les mois, par injection intramusculaire, ou tous les jours, par injection sous-cutanée. Le traitement se poursuit jusqu'à ce que l'enfant atteigne un âge plus approprié à la puberté. On s'assure que les taux hormonaux demeurent prépubertaires, ce qui provoque une régression ou un arrêt de l'accélération du développement physique.

Soins infirmiers

Les soins infirmiers visent essentiellement à faire de l'enseignement à l'enfant et aux parents à propos de l'affection et de son traitement et à leur apporter du soutien. L'enfant doit être informé dans des termes appropriés à son âge que les changements physiologiques qu'il vit sont normaux, mais qu'ils surviennent plus tôt que prévu. Rassurez l'enfant en lui disant que ses amis connaîtront plus tard les mêmes étapes de développement. N'oubliez pas que le développement social, cognitif et émotionnel de l'enfant correspond à son âge, même si son développement physique est avancé. Enseignez à la famille comment administrer l'hormone de libération de LH.

L'enfant présentant une puberté précoce est embarrassé par les changements de son corps. Conseillez aux parents de l'habiller comme les autres enfants de son âge, même s'il a l'air plus vieux. Des vêtements amples peuvent contribuer à cacher certains des changements corporels qui sont en train de se produire. Pendant les examens, respectez l'intimité de l'enfant. Encouragez-le à exprimer les sentiments que lui inspirent ces changements. Les jeux de rôle pourront l'aider à développer des mécanismes d'adaptation lui permettant de faire face aux taquineries de ses pairs.

Les garçons peuvent devenir plus agressifs et voir leurs pulsions sexuelles s'affirmer en raison de ces changements hormonaux. Les parents doivent savoir qu'ils devront peut-être aborder précocement avec l'enfant les questions liées à la sexualité. Si nécessaire, dirigez ce dernier vers des services de counseling.

▶ TROUBLES DE LA FONCTION THYROÏDIENNE

HYPOTHYROÏDIE

L'hypothyroïdie est un trouble qui se caractérise par une diminution des taux d'hormones thyroïdiennes actives. Elle peut être congénitale ou acquise. En Amérique du Nord, l'hypothyroïdie congénitale a une incidence de 1 cas sur 4 000 naissances vivantes. Elle touche deux fois plus de filles que de garçons. Elle est moins répandue chez les nouveau-nés afro-américains, mais l'est davantage chez ceux d'origine hispanique (1 cas sur 2 000 naissances)[11]. Elle frappe aussi plus souvent les enfants atteints du syndrome de Down (trisomie 21). L'hypothyroïdie acquise survient après l'âge de 2 ans et se rencontre plus souvent chez les filles que chez les garçons.

Manifestations cliniques

Les nouveau-nés souffrant d'hypothyroïdie congénitale présentent peu de signes cliniques au cours des premières semaines suivant la naissance. Les caractéristiques crétinoïdes courantes (langue protubérante plus épaisse, lèvres charnues, apparence « stupide », nez large et retroussé, front court) apparaissent pendant les premiers mois si le nourrisson n'est pas traité. On voit rarement ces signes aujourd'hui, car un test de dépistage de routine, effectué dans les quelques jours qui suivent la naissance, permet de détecter ce trouble chez la plupart des enfants. On peut donc procéder à un traitement précoce. Les autres signes d'hypothyroïdie congénitale sont les suivants: ictère néonatal prolongé, hypotonie, bradycardie, diminution de la tension différentielle, membres froids, peau marbrée et sèche, hernie ombilicale, fontanelle postérieure d'un diamètre supérieur à un centimètre, difficultés d'alimentation, léthargie, constipation et pleurs rauques.

Les enfants qui souffrent d'hypothyroïdie acquise présentent nombre des mêmes signes que les adultes: diminution de l'appétit, peau sèche, cheveux crépus, cassants et secs ou perte des cheveux, diminution des réflexes ostéotendineux, bradycardie, constipation, sensibilité au froid et hypertrophie de la glande thyroïde, ou **goitre**. Les manifestations propres aux enfants sont les suivantes: modification de la courbe de croissance normale antérieure avec prise de poids entraînant un poids plus grand que la taille pour l'âge, retard de l'âge osseux, hypertrophie et faiblesse musculaires, et puberté tardive ou, plus rarement, précoce.

Étiologie et physiopathologie

Les hormones thyroïdiennes sont importantes pour la croissance et le développement, de même que pour le métabolisme des nutriments et l'énergie. Lorsque ces hormones ne peuvent remplir leur fonction de stimulation d'autres hormones ou de cellules cibles spécifiques, la croissance est retardée et la déficience intellectuelle s'installe.

SEL IODÉ

Depuis l'apparition du sel iodé, qui constitue une source d'iode facilement accessible, l'hypothyroïdie causée par une déficience en iode est devenue rare en Amérique du Nord.

L'hypothyroïdie congénitale est habituellement provoquée par une mutation génétique spontanée, la transmission autosomique récessive d'un déficit enzymatique, l'absence de développement du mécanisme de rétroaction entre le système nerveux central et la thyroïde, l'aplasie ou l'hypoplasie de la glande thyroïde ou une carence en iode. La déficience intellectuelle est irréversible si l'affection n'est pas traitée.

L'hypothyroïdie acquise peut résulter d'une thyroïdite auto-immune (thyroïdite de Hashimoto), d'un dysfonctionnement de la thyroïde dont l'apparition est tardive, d'une déficience en hormone thyréostimuline (TSH) isolée, d'une erreur innée de la synthèse de l'hormone thyroïdienne, d'une thyroïdectomie partielle ou complète, effectuée dans le cadre d'un traitement contre le cancer, ou de l'exposition à des médicaments ou à des substances, comme le lithium, qui perturbent la synthèse de l'hormone thyroïdienne. Les antécédents familiaux de maladies thyroïdiennes sont positifs dans 30 à 40 % des cas de thyroïdite auto-immune[11].

Examens diagnostiques et traitement médical

L'hypothyroïdie congénitale se détecte habituellement au cours du contrôle des taux de thyroxine (T_4) et de TSH effectué chez le nouveau-né au moyen d'un prélèvement capillaire (sur le talon). Ce test de dépistage est pratiqué dans la majorité des pays industrialisés, dont le Canada. Lorsque le diagnostic fait suite au dépistage néonatal, il doit être confirmé par une diminution sérique de la T_4 et de la triiodothyronine (T_3), ainsi que par une augmentation de la TSH. Les résultats des analyses sanguines sont les mêmes que dans le cas d'une hypothyroïdie acquise. Le traitement de l'hypothyroïdie congénitale commence avant l'obtention des résultats de confirmation du dépistage néonatal. Un taux élevé de TSH indique que c'est la thyroïde et non l'hypophyse qui est à l'origine de la maladie. Lorsque le taux de T_4 est inférieur à la normale et que le taux de TSH est plus élevé, on prescrit de la lévothyroxine (Syntroid), une hormone thyroïdienne synthétique. On augmente la dose graduellement à mesure que l'enfant grandit pour garantir un état d'euthyroïdie (thyroïde normale). Le traitement est surveillé par un endocrinologue spécialisé en pédiatrie. Il est nécessaire d'évaluer périodiquement les taux sériques de T_4 et de TSH, l'âge osseux et les paramètres de croissance pour repérer les signes d'un taux excessif ou insuffisant d'hormone thyroïdienne. Les anticorps antithyroïdes sont mesurés chez les enfants atteints de goitre ou chez qui on soupçonne la présence de la thyroïdite de Hashimoto, puisqu'on constate souvent une augmentation des titres d'antithyroglobuline[11].

Pour assurer un rythme de croissance normal et prévenir la déficience intellectuelle, l'hormone doit être prise pendant toute la vie. Ce sont les enfants dont l'hypothyroïdie congénitale est diagnostiquée avant l'âge de 3 mois qui ont le plus de chances de bénéficier d'un développement mental optimal. Les enfants atteints d'hypothyroïdie acquise ont habituellement une croissance normale après une période de rattrapage. Par ailleurs, jusqu'à 30 % des adolescents souffrant de la thyroïdite de Hashimoto connaissent une rémission spontanée[11].

Collecte des données

Un dépistage néonatal de routine a habituellement lieu avant le congé de l'hôpital pour évaluer les taux d'hormones thyroïdiennes en circulation. Cependant, certains nouveau-nés quittent l'hôpital moins de 48 heures après la naissance. Une infirmière se rend souvent chez les parents quelques jours plus tard pour évaluer la santé de la mère et du nouveau-né. Le dépistage néonatal peut avoir lieu au cours de cette visite (tableau 21-3). Il en sera de même pour l'enfant né à la maison. Le contrôle des taux de T_4 et de TSH peut aussi être effectué dans un établissement de soins de santé peu après la naissance.

DÉPISTAGE NÉONATAL

Lorsqu'un enfant naît dans une maison de naissance, les sages-femmes effectuent les tests de dépistage de l'hypothyroïdie congénitale et de la phénylcétonurie.

À chacune des visites de suivi, on mesure et on enregistre la taille et le poids de l'enfant. On surveille les signes de retard de croissance pour déterminer si la dose d'hormone thyroïdienne doit être adaptée et pour s'assurer de l'observance du traitement médicamenteux.

TABLEAU 21-3 **Conseils pour le prélèvement sanguin destiné au dépistage néonatal**

Pour prévenir les erreurs au cours du prélèvement sanguin destiné au dépistage néonatal :

1. Faites le prélèvement entre 48 heures et 7 jours après la naissance. Si le prélèvement est effectué moins de 24 heures après la naissance, recommencez le test avant le 14e jour de vie.
2. Faites une piqûre au talon et prélevez une grosse goutte de sang. Vous pouvez utiliser un tube capillaire.
3. Remplissez un cercle entier sur un papier filtre propre prévu à cet effet. Appliquez le sang sur un seul côté du papier filtre.
4. Laissez le papier sécher à l'air, à la température ambiante, en position horizontale.
5. Assurez-vous que toutes les données relatives au patient se trouvent sur le formulaire de dépistage afin de pouvoir retrouver le nouveau-né si les résultats sont anormaux.
6. Postez le spécimen au laboratoire dans les 24 heures suivant le prélèvement.

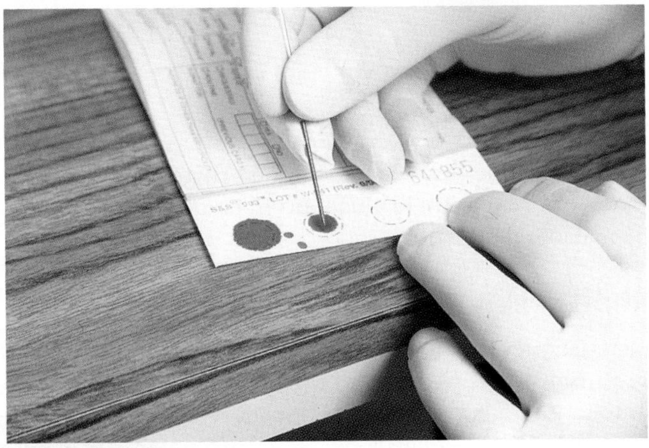

Prélèvement d'un échantillon de sang chez un nouveau-né pour un dépistage métabolique néonatal. Le sang du tube capillaire doit remplir chaque cercle complètement.

Diagnostics infirmiers

Voici quelques-uns des diagnostics infirmiers appropriés à l'enfant atteint d'hypothyroïdie :

- Déficit nutritionnel : Apport nutritionnel inférieur aux besoins métaboliques relié à un faible appétit ou à l'incapacité d'utiliser pleinement les nutriments ;
- Hypothermie reliée à un ralentissement de la vitesse du métabolisme ;
- Constipation reliée à une diminution de la motilité intestinale ;
- Fatigue reliée à un déséquilibre de la production d'énergie ;
- Risque de difficulté à se maintenir en bonne santé relié au manque de compréhension du régime thérapeutique.

Soins infirmiers

Les soins infirmiers visent essentiellement à faire de l'enseignement aux parents et à l'enfant à propos de l'affection et de son traitement et à surveiller la croissance de l'enfant. Lorsque la cause est d'origine génétique, les parents doivent bénéficier d'un conseil génétique. Expliquez-leur la façon d'administrer l'hormone thyroïdienne (on peut écraser les comprimés et les mélanger à une petite quantité de compote de pomme ou de confiture). Recommandez aux parents de ne pas mélanger la médication avec des aliments essentiels, car l'enfant risque de développer une aversion pour ceux-ci et de refuser d'en manger par la suite. Avertissez les parents qu'il est possible que le sommeil de l'enfant soit perturbé temporairement ou que son comportement change en réaction au traitement. Enseignez-leur la façon de détecter une augmentation de la fréquence cardiaque, car elle peut indiquer un taux sérique trop élevé d'hormone thyroïdienne ; conseillez-leur de rapporter les problèmes, comme la fatigue, susceptibles de révéler la nécessité d'une réadaptation de la posologie.

Prévenez les parents qu'ils devront habiller l'enfant convenablement pour la saison afin de prévenir l'hypothermie. Modifiez le régime alimentaire de l'enfant : augmentez la quantité de fruits et de fibres alimentaires s'il souffre de constipation.

Rassurez la famille : l'enfant se développera sans problème grâce au traitement de substitution hormonal. Soulignez l'importance des visites de suivi pour évaluer le rythme de la croissance et la réaction au traitement, d'une part, et pour adapter la posologie à mesure que l'enfant grandit, d'autre part. Les parents doivent être informés que le traitement durera toute la vie de l'enfant et qu'il est nécessaire pour stimuler son développement mental.

HYPERTHYROÏDIE

Il y a hyperthyroïdie lorsque les taux d'hormone thyroïdienne augmentent (thyrotoxicose). Ce trouble se rencontre le plus souvent chez les adolescentes et est presque toujours dû à la maladie de Basedow.

Manifestations cliniques

Les signes caractéristiques de l'hyperthyroïdie sont les suivants : hypertrophie de la thyroïde, qui est insensible (goitre), yeux proéminents ou bombés (exophtalmie) (figure 21-4), intolérance à la chaleur, faiblesse musculaire et hypermétabolisme, qui se manifeste par de la tachycardie, de la nervosité, de l'irritabilité et de la labilité affective. Étant donné l'hyperactivité du tube digestif, des vomissements et de la diarrhée sont possibles. L'accélération de l'âge osseux et de la croissance staturale font également partie des signes cliniques de l'hyperthyroïdie. La glande thyroïde peut être légèrement hypertrophiée ou atteindre trois à quatre fois sa taille normale, être chaude, molle et charnue, et un souffle thyroïdien peut être présent à l'auscultation. L'hyperthyroïdie apparaît souvent à l'âge préscolaire, mais son incidence augmente à l'adolescence. L'affection, dont l'apparition est discrète, passe souvent inaperçue pendant un an ou deux. Elle est rare chez les enfants : on en dénombre annuellement huit cas sur un million[12].

Les enfants souffrant de la maladie de Basedow ont habituellement des problèmes de comportement, et leurs résultats scolaires se dégradent. Ils deviennent facilement frustrés en classe. Pendant les cours d'éducation physique, ils se fatiguent et ont trop chaud (car ils souffrent d'intolérance à la chaleur). Il leur est difficile de se détendre ou de dormir. Ces symptômes incitent habituellement les parents à consulter un médecin. Parmi les autres symptômes possibles, on trouve : augmentation de l'appétit et perte de poids, tremblements et tachycardie. L'exophtalmie est moins courante chez les enfants que chez les adultes.

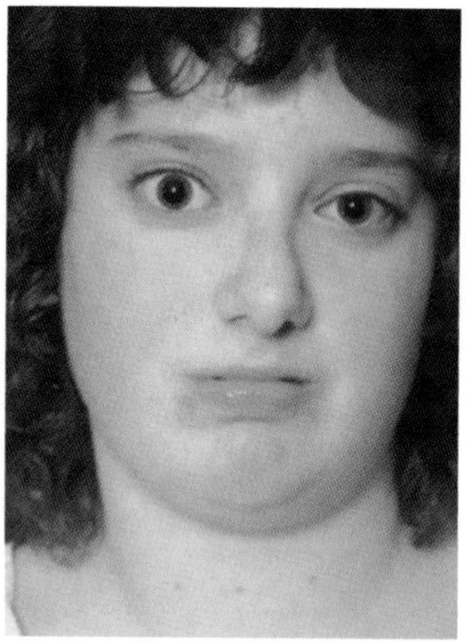

FIGURE 21-4. Exophtalmie et hypertrophie de la thyroïde chez une adolescente souffrant de la maladie de Basedow. *Zitelli, B. et Davis, H. (dir.), Atlas of pediatric physical diagnostic, 1997, 3e éd., p. 271, St. Louis, Mosby-Wolfe.*

Étiologie et physiopathologie

La maladie de Basedow est une affection auto-immune : le corps produit des anticorps qui attaquent les cellules de la glande thyroïde. Elle a une forte incidence familiale. Les immunoglobulines produites par les lymphocytes B stimulent une sécrétion excessive d'hormones thyroïdiennes, ce qui provoque les manifestations cliniques. Les signes et les symptômes, comme la tachycardie, les tremblements, la transpiration excessive, l'irritabilité et la labilité affective, sont provoqués par une hyperactivité du système nerveux sympathique. Le taux de rémission est d'environ 25 % tous les deux ans[12].

D'autres formes plus rares d'hyperthyroïdie sont causées par la thyroïdite ou des tumeurs produisant des hormones thyroïdiennes, comme les adénomes et les carcinomes thyroïdiens et les adénomes hypophysaires. En raison du transfert transplacentaire des immunoglobulines, l'hyperthyroïdie congénitale peut se produire chez les nouveau-nés dont la mère est atteinte de la maladie de Basedow.

Examens diagnostiques et traitement médical

Les examens diagnostiques comprennent des analyses de laboratoire portant sur les taux sériques de TSH, de T_3 et de T_4, et une scintigraphie de la thyroïde. Alors que les taux sériques de T_3 et de T_4 sont élevés, le taux sérique de TSH est très bas, voire indétectable. Des analyses sanguines sont également effectuées pour détecter les autoanticorps spécifiques des différents troubles de la thyroïde.

Le traitement médical a pour objectif d'inhiber la sécrétion excessive d'hormones thyroïdiennes. Il peut prendre la forme d'une médication antithyroïdienne, d'une radiothérapie ou d'une chirurgie. On utilise le plus souvent la pharmacothérapie comme traitement initial, mais son observance pose souvent problème en raison des effets secondaires des médicaments. On administre du Methimazole (Tapazole) et du propylthiouracile pour inhiber la sécrétion d'hormones thyroïdiennes. Si une hypothyroïdie se développe consécutivement à la médication, on ajoute de la lévothyroxine (Syntroid). Le traitement se poursuit pendant dix-huit mois à deux ans ou jusqu'à ce que la taille de la thyroïde diminue, après quoi, on fait une tentative de sevrage. Habituellement, on constate une diminution des symptômes dans les semaines qui suivent le début du traitement.

Si la pharmacothérapie n'est pas efficace, le deuxième traitement qu'on privilégie est une radiothérapie à base d'iode radioactif (I^{131}). La troisième solution est la thyroïdectomie. Toutefois, la destruction ou l'ablation de la thyroïde entraîne souvent une hypothyroïdie chronique, qui exige un traitement de substitution hormonal.

> **ALERTE INFIRMIÈRE**
>
> Un traitement par propylthiouracile peut provoquer des effets secondaires temporaires, dont des éruptions cutanées, de l'urticaire et la lymphodénopathie. En cas de fièvre ou de douleur à la gorge, on doit faire évaluer l'enfant par un professionnel de la santé pour s'assurer qu'il ne s'agit pas de granulocytopénie.

Collecte des données

Évaluez les signes vitaux de l'enfant, car la tension artérielle et le pouls peuvent être élevés. Notez son apport alimentaire. Il est important de mesurer et de relever avec précision la taille et le poids pour établir des valeurs de référence et constater l'évolution de la croissance. Observez le comportement de l'enfant, son activité et son niveau de fatigue.

Diagnostics infirmiers

Voici les diagnostics infirmiers s'appliquant couramment à l'enfant atteint d'hyperthyroïdie :

- Thermorégulation inefficace (température élevée) reliée à une activité excessive du système nerveux sympathique ;
- Déficit nutritionnel : Apport nutritionnel inférieur aux besoins métaboliques relié à l'augmentation de la vitesse du métabolisme ;
- Perturbation de l'image corporelle reliée à la présence de globes oculaires protubérants, d'une transpiration excessive et de tremblements ;
- Fatigue reliée au déséquilibre de la production d'énergie, à une faiblesse musculaire et à une perturbation du sommeil ;
- Perturbation de l'estime de soi reliée à la détérioration des résultats scolaires et aux problèmes de comportement.

Soins infirmiers

Les soins infirmiers visent essentiellement à faire de l'enseignement à l'enfant et aux parents à propos de l'affection et de son traitement, à favoriser le repos, à apporter du soutien à l'enfant et à sa famille et, si l'enfant doit subir une intervention chirurgicale, à lui prodiguer les soins préopératoires et postopératoires qui s'imposent et à assurer l'enseignement pertinent. Étant donné la présence de l'hypermétabolisme, favorisez l'augmentation de l'apport énergétique en offrant de cinq à six repas légers par jour. Encouragez l'enfant et sa famille à exprimer les sentiments et les craintes que leur inspire la maladie. Le fait de souligner même les légères améliorations de l'état de l'enfant favorisera l'observance du traitement.

Les enfants qui souffrent d'hyperthyroïdie se fatiguent facilement. Il faut donc prévoir des périodes de repos à l'école et à la maison ; les activités physiques doivent être réduites au minimum jusqu'à ce que les symptômes disparaissent. Encouragez les parents à offrir un environnement frais à l'enfant et à permettre à ce dernier de porter des vêtements plus légers jusqu'à ce que cesse la transpiration excessive, en particulier.

Les enfants qui subissent une ablation totale ou partielle de la thyroïde reçoivent des médicaments antithyroïdiens, comme de l'iode (Lugol), pendant environ deux semaines avant l'opération. Transmettez à l'enfant et à ses parents des connaissances sur la pharmacothérapie et demandez-leur de surveiller les effets secondaires des médicaments antithyroïdiens, notamment la fièvre, l'urticaire et la lymphadénopathie. Comme les préparations orales à base d'iode ont mauvais goût, mélangez-les avec un jus de fruit au goût prononcé, tel que le jus de raisin, et faites-les boire à l'enfant à l'aide d'une paille. Faites un enseignement préopératoire (se reporter au chapitre 5). Les jeunes enfants sont particulièrement susceptibles de craindre l'intervention chirurgicale, surtout parce qu'une incision sera faite au niveau de leur gorge. En effet, cette image est souvent pour eux associée à la mort. Il est alors important que vous expliquiez à l'enfant que ce n'est pas sa gorge qui sera coupée, mais qu'une incision sera effectuée sur sa peau pour permettre l'ablation de la glande. Après l'intervention, surveillez les signes de thyrotoxicose grave (crise thyroïdienne) et d'hypercalcémie, qui peuvent être potentiellement mortelles. Le traitement de la crise thyroïdienne comprend notamment l'administration de médicaments antithyroïdiens et de propranolol. Surveillez le siège de l'opération. Assurez-vous qu'aucune tension ne s'exerce sur les points de suture en veillant à ce que le cou de l'enfant demeure légèrement fléchi. Évaluez l'enfant pour vérifier s'il présente des saignements, un enrouement de la voix, du stridor ou des difficultés respiratoires, car ces signes peuvent révéler une inflammation. L'enrouement de la voix diminue au fil des semaines, mais un trouble permanent de la parole est possible.

ALERTE INFIRMIÈRE

Une crise thyroïdienne peut se produire lorsque l'hormone thyroïdienne est libérée soudainement dans la circulation sanguine au cours de l'intervention chirurgicale. L'enfant présente alors de la fièvre, de la diaphorèse et de la tachycardie. Ces symptômes aboutissent à un état de choc qui, s'il n'est pas traité, peut entraîner la mort. Spécifions qu'elle est rare chez l'enfant.

Informez la famille que le traitement de substitution hormonal thyroïdien durera toute la vie si l'enfant est soumis à la radiothérapie ou à la chirurgie. Assurez-vous que le taux de T_4 est évalué régulièrement ; il doit être propice au soutien de la croissance.

► TROUBLES DE LA FONCTION CORTICOSURRÉNALIENNE

SYNDROME DE CUSHING

Le syndrome de Cushing, qu'on appelle aussi hypercorticisme métabolique, se caractérise par un hyperfonctionnement de la corticosurrénale et un ensemble de symptômes résultant des taux excessifs de glucocorticoïdes (surtout du cortisol) dans la circulation sanguine. Ce trouble est rare chez les enfants, et son incidence réelle est inconnue. Chez le nouveau-né, le nourrisson et l'enfant, la plupart des cas sont dus à une tumeur maligne des surrénales. Après l'âge de 8 ans, plus de la moitié des cas sont dus à la sécrétion de l'hormone adrénocorticotrope (ACTH) par un adénome de la glande hypophysaire[13].

Chez la plupart des enfants, les manifestations cliniques initiales sont un gain de poids graduel et excessif et un retard de croissance. Il faut, en règle générale, jusqu'à cinq ans pour que l'enfant présente des traits cushingoïdes caractéristiques, c'est-à-dire un faciès lunaire (joues proéminentes et double menton) et une accumulation de gras à l'arrière du cou et sur le dos (« bosse de bison »), ainsi que sur les épaules. Les autres signes et symptômes sont les suivants : hypertension, gain de poids touchant surtout le tronc, vergetures sur l'abdomen, les fesses et les cuisses, fatigue, faiblesse et atrophie musculaires, fragilité de la peau, devenue plus mince, acné, ecchymoses, ostéoporose, ralentissement de la croissance avec retard de l'âge osseux, altération de l'état mental et puberté retardée. En outre, l'enfant atteint devient plus vulnérable aux infections.

Parmi les causes du syndrome de Cushing, on trouve : tumeurs de l'hypophyse entraînant une production excessive d'ACTH (qui stimule la sécrétion de cortisol), tumeurs des glandes surrénales et hyperplasie de l'une ou des deux glandes surrénales. L'augmentation de la sécrétion de cortisol altère le métabolisme, ce qui provoque les changements physiologiques suivants :

- Catabolisme des protéines, ce qui entraîne une faiblesse capillaire et un ralentissement du processus de cicatrisation des plaies
- Diminution de l'absorption du calcium provenant des intestins, ce qui entraîne une déminéralisation des os et de l'ostéoporose
- Augmentation de l'appétit, ce qui entraîne une accumulation de gras
- Rétention de l'eau et du sel en raison de l'action du cortisol, ce qui entraîne une augmentation du volume sanguin et de l'hypertension

Le diagnostic repose sur les signes cliniques caractéristiques et les valeurs des analyses de laboratoire, soit une diminution des taux sériques de potassium et de phosphore ; une augmentation de la concentration sérique du calcium et du sodium ; une augmentation des taux de cortisol libre et d'hydroxycorticostéroïde 17 (17-OHC), qui est un métabolite urinaire du cortisol, dans les urines de 24 heures (l'analyse est faite à la suite d'une collecte des urines de 24 heures). Des prélèvements sanguins à différentes heures de la journée peuvent permettre de mettre en évidence une variation diurne du taux de cortisol sérique (qui est habituellement élevé la nuit). Dans le cas d'un syndrome de Cushing, le cortisol sérique sera élevé tout au long de la journée.

L'épreuve de freinage par la dexaméthasone est utilisée pour le dépistage initial des enfants chez lesquels on soupçonne un hyperfonctionnement de la corticosurrénale. Chez les individus en bonne santé, l'administration d'une seule dose de dexaméthasone arrêtera la production du cortisol surrénalien. Or, si cette épreuve révèle que la production de cortisol surrénalien n'est pas freinée en l'espace d'une nuit après l'administration de dexaméthasone, il est nécessaire de procéder à d'autres examens diagnostiques pour déterminer la cause de l'hypercorticisme. On utilise la tomodensitométrie (TDM) et l'imagerie par résonance magnétique (IRM) pour détecter les tumeurs des glandes surrénales et de l'hypophyse.

L'ablation chirurgicale est le traitement qu'on privilégie couramment pour les tumeurs des surrénales ou les adénomes de l'hypophyse. Lorsque les deux glandes surrénales sont enlevées, un traitement de substitution du cortisol est nécessaire. Le pronostic pour les enfants ayant des tumeurs malignes des surrénales est mauvais.

CONSEIL CLINIQUE

On peut aussi constater des traits cushingoïdes chez les enfants qui reçoivent de fortes doses de corticostéroïdes pour traiter d'autres maladies, par exemple, la leucémie. Les corticostéroïdes suppriment la fonction corticosurrénalienne lorsqu'on les administre à long terme. Ces enfants ne sont pas atteints du syndrome de Cushing.

Soins infirmiers

En règle générale, l'infirmière rencontre l'enfant atteint du syndrome de Cushing lorsque ce dernier est hospitalisé pour l'évaluation diagnostique ou l'intervention chirurgicale. La collecte des données comprend la surveillance des signes vitaux et de l'état nutritionnel et liquidien de l'enfant, ainsi que l'évaluation de sa force musculaire et de son endurance pendant les activités ludiques (jeux) à l'hôpital. Les soins infirmiers consistent également à promouvoir le maintien de l'intégrité de la peau et à apporter le soutien nécessaire à l'enfant et à sa famille. La présence des traits cushingoïdes peut être très pénible pour l'enfant, particulièrement à l'adolescence, période de la vie où l'image corporelle a une importance capitale. Rassurez-le en l'informant que l'apparence cushingoïde disparaîtra avec le traitement. Avisez-le toutefois que les vergetures demeureront.

Faites de l'enseignement à l'enfant et à sa famille sur l'affection et son traitement. Si l'enfant doit subir une opération, dispensez les soins préopératoires et postopératoires qui s'imposent et assurez l'enseignement pertinent. Répondez à toutes les questions de l'enfant et de sa famille et expliquez toutes les analyses de laboratoire et les examens diagnostiques. Donnez des conseils en matière de nutrition ou dirigez les parents et l'enfant vers une nutritionniste pour favoriser le maintien d'un poids approprié.

Les soins et l'enseignement préopératoires et postopératoires sont similaires à ceux destinés à l'enfant qui subit une intervention chirurgicale (se reporter au chapitre 5). Consultez le chapitre 15 pour connaître les soins infirmiers généraux qui s'appliquent à l'enfant atteint d'un cancer.

Quand l'enfant reçoit un traitement de substitution du cortisol, il est préférable d'administrer le médicament tôt le matin, car cela reproduit le schéma diurne normal de sécrétion de cortisol, ou tous les deux jours, car cela provoque moins de symptômes qu'une administration quotidienne. Expliquez soigneusement aux parents le traitement de substitution du cortisol prodigué pendant la période postopératoire. L'hydrocortisone (Cortef, Solu-Cortef, acétate de cortisone) se présente sous forme liquide, injectable (par voie intramusculaire ou intraveineuse) ou de comprimés. Apprenez aux parents quand et comment administrer la forme injectable par voie intramusculaire. Cette forme est habituellement utilisée lorsque l'enfant vomit, a la diarrhée ou ne peut prendre la médication oralement. Si les parents n'ont pas en leur possession la forme injectable de l'hydrocortisone ou s'ils ne peuvent l'administrer à l'enfant, informez-les qu'ils doivent en aviser le médecin traitant de ce dernier. Dans ce cas, l'administration du médicament pourra se faire dans un service d'urgence. Les préparations de cortisone qui se prennent par voie orale ont un goût amer et peuvent provoquer une irritation gastrique. L'administration de la dose pendant les repas et l'utilisation d'antiacides entre les repas permettent d'atténuer ces effets secondaires. Apprenez aux parents à être vigilants et à détecter les signes d'une insuffisance corticosurrénale aiguë pendant le sevrage du traitement aux corticostéroïdes. Les parents devront informer tous les professionnels de la santé concernés de l'affection et de la médication de l'enfant. Celui-ci doit porter en tout temps un bracelet ou un pendentif indiquant son affection (Medic Alert*).

ALERTE INFIRMIÈRE

Voici quelques-uns des signes d'une insuffisance corticosurrénale aiguë: augmentation de l'irritabilité, céphalées, confusion, agitation, nausées et vomissements, diarrhée, douleur abdominale, déshydratation, fièvre, perte d'appétit et léthargie. Si cette insuffisance n'est pas traitée, l'enfant développera un état de choc. Chez les nouveau-nés, les symptômes incluent une absence de développement staturo-pondéral normal, de la faiblesse, des vomissements et de la déshydratation. L'hyponatrémie et l'hyperkaliémie sont deux signes clés.

HYPERPLASIE CONGÉNITALE DES SURRÉNALES

L'hyperplasie congénitale des surrénales, qu'on appelle aussi entre autres syndrome d'Apert et Gallais ou hyperplasie génitosurrénale congénitale, est un trouble à transmission autosomique récessive, qui provoque une déficience de l'une des enzymes nécessaires à la synthèse du cortisol, et parfois, de l'aldostérone. Le gène défectueux se trouve sur le bras court du chromosome 6. Cette maladie a une incidence de 1 cas sur 5 000 à 15 000 naissances vivantes. Les deux sexes sont affectés en proportion égale[14]. Ce trouble se présente sous deux formes classiques: la forme « avec perte de sel », provoquée par le blocage de la production d'aldostérone et la forme « sans perte de sel », ou forme « virilisante pure ». Il y a également la forme « cryptique », qui entraîne peu de manifestations cliniques chez l'enfant; elle se manifeste à l'âge adulte.

Plus de 80 % des enfants souffrant d'hyperplasie congénitale des surrénales présentent une déficience partielle ou complète en enzyme 21-hydroxylase, et 10 %, une déficience en enzyme 11-hydroxylase. Chez le reste, on observe des déficiences faisant intervenir cinq autres enzymes. Dans sa forme la plus grave, l'affection est potentiellement mortelle.

* Medic Alert Foundation, P.O. Box 1009, Turlock, CA 95380. www.medicalert.ca.

Manifestations cliniques

Les manifestations cliniques de cette affection peuvent être présentes à la naissance ou apparaître plus tard au cours de la vie. L'hyperplasie congénitale des surrénales est la cause la plus courante de **pseudohermaphrodisme** (développement ambigu des organes génitaux externes) chez les nouveau-nés de sexe féminin. La petite fille naît avec une hypertrophie du clitoris et une fusion des lèvres (figure 21-5). On note habituellement une fermeture de l'orifice vaginal causée par la fusion des lèvres. Lorsque la virilisation est très prononcée, les filles peuvent être confondues avec des garçons souffrant de cryptorchidie, d'hypospadias ou ayant un micropénis. Le petit garçon peut avoir l'air normal à la naissance ou avoir un pénis légèrement hypertrophié et un scrotum hyperpigmenté. Quand il atteint l'âge scolaire, son pénis est susceptible d'atteindre la taille de celui d'un adulte, alors que ses testicules ont une taille normale pour son âge. Une déficience enzymatique partielle produit des symptômes moins évidents. Ainsi, on constate parfois ultérieurement une puberté précoce et une grande taille par rapport à l'âge. De plus, lors d'une révélation tardive de la maladie (forme « cryptique »), on observe la présence de signes cliniques tels que de l'hirsutisme, des troubles menstruels et de l'infertilité. Des vomissements récurrents, la déshydratation, une acidose métabolique, l'hypotension et l'hypoglycémie sont des signes caractéristiques de la forme « avec perte de sel ». On rencontre aussi de l'hypertension qui s'accompagne d'alcalose hypokaliémique chez les enfants souffrant d'une déficience en 11-hydroxylase.

Étiologie et physiopathologie

Quelle que soit sa forme, l'augmentation de la sécrétion d'ACTH consiste en une réaction à des taux réduits de cortisol. Dans le cas d'une déficience en enzyme 21-hyroxylase, on constate habituellement une synthèse incomplète de l'aldostérone, ce qui provoque une excrétion rénale excessive de sel (perte de sel).

Pendant le développement du fœtus, le manque de cortisol déclenche la sécrétion continue de l'ACTH par l'hypophyse, ce qui stimule une production excessive d'androgènes surrénaliens. La virilisation des organes génitaux féminins extérieurs commence à la 10e semaine de gestation. En l'absence de traitement, la production excessive d'androgènes se traduit par une croissance accélérée, une fermeture précoce des cartilages de conjugaison et un développement sexuel prématuré, avec apparition de poils pubiens et axillaires.

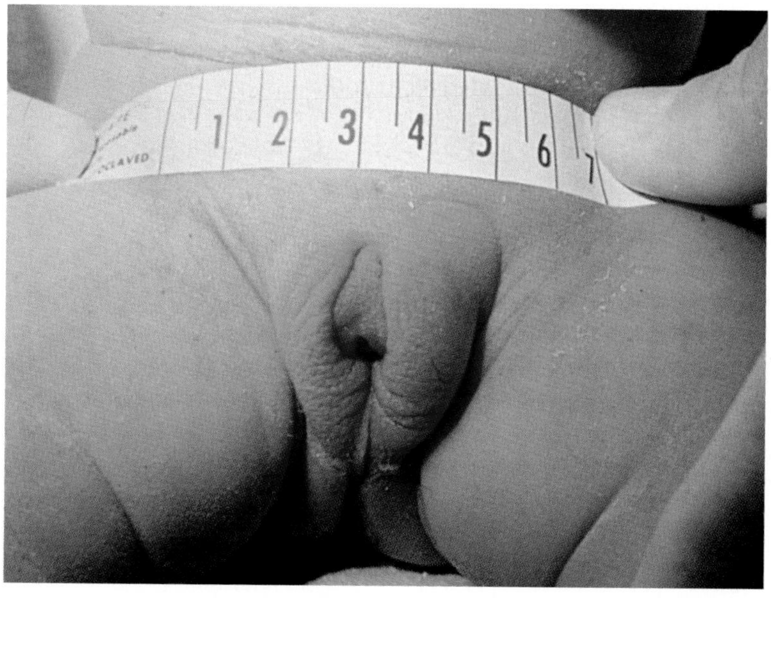

FIGURE 21-5. Petite fille nouveau-née ayant des organes génitaux ambigus. *Avec l'aimable autorisation de Patrick C. Walsh, M.D.*

Une insuffisance corticosurrénale aiguë (se reporter à la page 969) peut se développer parallèlement à n'importe quelle maladie ou blessure grave du fait que le cortisol, que l'enfant ne peut pas produire, est une hormone importante dans la réaction au stress.

RECHERCHE

Les études portant sur le dépistage néonatal révèlent que la forme « avec perte de sel » de l'hyperplasie congénitale des surrénales est plus courante que la forme « sans perte de sel », dans une proportion de 2 ou 3 pour 1. Le décès précoce des nouveau-nés chez qui la maladie n'avait pas été diagnostiquée explique probablement le fait qu'on ne connaissait pas l'incidence réelle de cette affection[14].

Examens diagnostiques et traitement médical

En règle générale, le diagnostic chez les nouveau-nés, les nourrissons et les enfants est confirmé par une analyse en laboratoire du taux sérique de 17-hydroxyprogestérone. Alors qu'au Canada le dépistage systématique de l'hyperplasie congénitale des surrénales chez les nouveau-nés n'est pas effectué, ce dépistage se fait dans certains États américains[15]. Toutefois, le dépistage prénatal est possible autant au Canada qu'aux États-Unis. Dans le cas d'organes génitaux ambigus, on établit un **caryotype** (présentation microscopique des 46 chromosomes du corps humain) pour déterminer le sexe du nouveau-né. On utilise aussi parfois une échographie pour visualiser les structures pelviennes. Dans la forme « avec perte de sel », l'enfant peut présenter de l'hyponatrémie, de l'hyperkaliémie, un taux de sodium urinaire élevé et des taux d'aldostérone sérique et urinaire bas.

Le traitement vise à supprimer la sécrétion d'androgènes par les surrénales en remplaçant les hormones déficientes. Pour ce faire, on administre des glucocorticoïdes par voie orale (hydrocortisone). Ce traitement permet de diminuer la sécrétion d'ACTH, responsable de la stimulation excessive du cortex surrénalien, et donc, de supprimer la production excessive d'androgènes surrénaliens. On surveille étroitement les paramètres de croissance et le développement sexuel pour s'assurer du retour à un rythme plus normal. Si le nouveau-né ou le nourrisson souffre de la forme « avec perte de sel », on ajoute du sel au lait maternisé et on lui donne un minéralocorticoïde, soit de l'acétate de fludrocortisone (Florinef) pour remplacer l'hormone manquante. La posologie doit être doublée ou triplée au cours d'une maladie aiguë ou à la suite d'une blessure, ou encore, lors d'une intervention chirurgicale. On utilise de l'hydrocortisone injectable (par voie intraveineuse) dans les cas de stress grave.

On procède souvent à une reconstruction du clitoris hypertrophié chez les petites filles au cours de la première année de vie. La reconstruction vaginale a lieu plus tard.

Collecte des données

Évaluez le nourrisson ou l'enfant au cas où il manifesterait des signes de déshydratation, de déséquilibre électrolytique ou d'état de choc, s'il est atteint de la forme « avec perte de sel » de la maladie. Surveillez les signes vitaux et évaluez souvent l'irrigation sanguine périphérique (remplissage capillaire, pouls périphériques, couleur et température des membres) afin de détecter des changements précoces dans l'état du patient.

Évaluez la réaction émotionnelle des parents, dont l'enfant présente des organes génitaux ambigus et souffre d'une affection chronique. Explorez leurs valeurs et leurs croyances en ce qui concerne les rôles sexuels et la sexualité pendant l'attente des résultats du caryotype.

Diagnostics infirmiers

Voici quelques-uns des diagnostics infirmiers concernant l'enfant atteint d'hyperplasie congénitale des surrénales :

- Risque de perturbation dans l'exercice du rôle parental relié au fait que l'enfant a une identité sexuelle indéterminée ;
- Risque de défaillance dans l'exercice du rôle de l'aidant naturel relié aux soins à prodiguer à un enfant souffrant d'une affection chronique potentiellement mortelle ;
- Risque de déficit de volume liquidien relié à une excrétion excessive de sel par les reins et à des vomissements ;

- Perturbation de la croissance et du développement reliée à l'apparition prématurée des caractères sexuels secondaires et à une accélération de la croissance.

Soins infirmiers

Les soins infirmiers destinés au nouveau-né ou au nourrisson atteint d'hyperplasie congénitale des surrénales visent essentiellement à faire de l'enseignement aux parents à propos de l'affection et de son traitement, à leur apporter du soutien et, si le bébé doit faire l'objet d'une reconstruction, à dispenser aux parents un enseignement préopératoire et postopératoire. Comme l'opération comporte un risque d'insuffisance surrénale, l'enfant a de fortes chances d'être hospitalisé plutôt que de subir une chirurgie d'un jour.

Il est souvent difficile pour les parents d'accepter que leur bébé, dont les organes génitaux ressemblent à ceux d'un garçon, est en fait une petite fille. Avec les médicaments et la chirurgie, les organes génitaux prendront une apparence féminine ; de plus, tous les organes nécessaires à la procréation sont habituellement fonctionnels, mais il se peut que la capacité orgasmique et la gratification sexuelle fassent défaut. On pourra procéder à plusieurs interventions chirurgicales avant l'âge de 2 ans ; d'autres seront nécessaires pendant l'adolescence pour dilater le vagin.

Les infirmières peuvent aider les parents à faire de l'enseignement aux frères et sœurs, aux grands-parents, aux autres membres de la famille et au personnel de la garderie sur l'affection de l'enfant. À l'unité de soins mère-enfant, on doit faire référence au nouveau-né en disant : « Votre beau bébé » et non pas « Votre fils » ou « Votre fille » jusqu'à ce que le sexe soit confirmé.

Informez les parents que l'enfant devra bénéficier d'un conseil génétique au cours de l'adolescence. Les parents qui pensent avoir un autre enfant doivent également être informés qu'un dépistage prénatal permet de détecter l'hyperplasie congénitale des surrénales chez le fœtus. Si nécessaire, dirigez la famille vers des services de counseling.

Soins dans la communauté

Faites de l'enseignement aux parents à propos des problèmes propres à la forme « avec perte de sel » pendant une maladie aiguë. Expliquez-leur le régime médicamenteux et aidez la famille à mettre sur pied un plan de soins d'urgence. Montrez aux parents la façon d'administrer des injections intramusculaires d'hydrocortisone. Assurez-vous qu'ils ont à la maison une trousse d'urgence d'hydrocortisone injectable, qu'ils utiliseront lorsque l'enfant vomira, aura la diarrhée ou ne pourra pas prendre le médicament par voie orale. Si l'hydrocortisone injectable n'est pas disponible, l'enfant devra recevoir un traitement immédiat dans un service d'urgence. Il peut se déshydrater rapidement et avoir besoin de liquides et d'électrolytes par voie intraveineuse, en plus de doses plus fortes d'hydrocortisone. L'enfant doit porter un bracelet ou un pendentif identifiant son affection (Medic Alert*).

INSUFFISANCE CORTICOSURRÉNALE CHRONIQUE (MALADIE D'ADDISON)

L'insuffisance corticosurrénale chronique, qu'on connaît aussi sous le nom de maladie d'Addison, est un trouble rare dans l'enfance, qui se caractérise par une déficience en glucocorticoïdes (cortisone) et en minéralocorticoïdes (aldostérone). Elle peut être acquise après un trauma, accompagner la tuberculose, le syndrome d'immunodéficience acquise (sida) ou des infections fongiques qui provoquent la destruction des glandes surrénales, ou encore, être le résultat d'un processus auto-immun.

L'insuffisance corticosurrénale chronique se développe habituellement lentement, à mesure que les glandes surrénales se détériorent. Les premiers signes passent parfois inaperçus. Il peut s'agir de faiblesse qui s'accompagne de fatigue ; d'anorexie

---

* Medic Alert Foundation, P.O. Box 1009, Turlock, CA 95380. www.medicalert.ca.

et de rages de sel ; d'une faible prise de poids ou d'une perte de poids ; d'une hyperpigmentation aux points de pression, au bord des lèvres et sur la muqueuse buccale, les mamelons, les plis corporels et les cicatrices ; de douleur abdominale ; de nausées et de vomissements ; et de diarrhée. Une hypoglycémie symptomatique peut aussi être présente. Si l'enfant vit une expérience stressante (maladie, blessure ou intervention chirurgicale), il peut souffrir d'une crise d'insuffisance cortisosurrénale aiguë. Les signes d'une telle crise sont les suivants : faiblesse, fièvre, douleur abdominale, hypoglycémie avec convulsions, hypotension, déshydratation et état de choc (pouls rapide et faible, hypotension, respiration rapide et superficielle, cyanose).

Le taux du cortisol sérique et celui du 17-hydroxycorticoïde urinaire se mesurent tôt le matin. Des taux bas sont associés à une insuffisance corticosurrénale. On utilise l'épreuve de stimulation par l'ACTH pour détecter les réserves des glandes surrénales. Généralement, les valeurs des électrolytes sériques révèlent un taux bas de sodium, un taux élevé de potassium et un taux bas de glucose sanguin à jeun. On utilise parfois la TDM pour visualiser les glandes surrénales.

Le traitement consiste à remplacer les hormones déficientes. On administre de l'hydrocortisone par voie orale à la plus petite dose thérapeutique pour supprimer les symptômes et favoriser une croissance normale. On administre de l'acétate de fludrocortisone (Florinef) pour remplacer les minéralocorticoïdes manquants chez les enfants qui souffrent d'une déficience en aldostérone. En cas de crise d'insuffisance corticosurrénale aiguë, on administre des liquides et des électrolytes, on traite la maladie ou la blessure qui a provoqué la crise, on administre des doses adéquates de glucocorticoïdes par voie intraveineuse, ainsi que des doses d'entretien de minéralocorticoïdes.

Soins infirmiers

Les soins infirmiers visent essentiellement à faire de l'enseignement à l'enfant et aux parents sur l'affection et son traitement, à leur apporter du soutien et à prodiguer les soins dont l'enfant a besoin pendant les crises aiguës. Pour en savoir davantage, voyez les explications présentées plus tôt sur l'hyperplasie congénitale des surrénales.

PHÉOCHROMOCYTOME

Le phéochromocytome est une tumeur qui se développe habituellement dans les cellules chromaffines de la médullosurrénale et il se caractérise par la sécrétion de cathécholamines. La tumeur peut également se développer à n'importe quel autre endroit où l'on trouve des cellules chromaffines, par exemple le long des paraganglions de l'aorte ou encore de la chaîne sympathique thoraco-lombaire. Dans la plupart des cas, ces tumeurs sont bénignes et guérissables. Elles peuvent toucher les membres d'une même famille (trait autosomique dominant) selon un ratio homme/femme de 3 pour 2[16]. La plupart des tumeurs sont diagnostiquées chez des enfants qui ont entre 6 et 14 ans.

Les manifestations cliniques sont les suivantes : hypertension labile et tension systolique qui peut atteindre 250 mm Hg, tachycardie, transpiration excessive et membres froids, céphalées, nausées et vomissements, perte de poids, troubles de la vue, polydipsie et polyurie. La triade classique des signes inclut l'apparition d'une hypertension, l'apparition ou l'aggravation d'un diabète sucré, de même que des crises hypertensives. Du fait que la libération des catécholamines (noradrénaline et adrénaline) de la tumeur n'est pas continue, ces symptômes se produisent par intermittence. Les crises peuvent survenir tous les jours ou tous les mois. Dans certains cas, l'affection peut être silencieuse jusqu'à ce qu'un facteur de stress, comme une intervention chirurgicale, provoque une crise hypertensive.

Le diagnostic repose sur l'analyse d'une collecte des urines de 24 heures pour détecter la présence de catécholamines. On utilise aussi la TDM, l'IRM et l'échographie pour localiser la tumeur. Le traitement privilégié est l'ablation chirurgicale de la tumeur. Toutefois, cette intervention est dangereuse et peut provoquer une crise

ALERTE INFIRMIÈRE

Les crises de phéochromocytome se manifestent par des convulsions, un état de choc, une altération de l'état de conscience, une coagulation intravasculaire disséminée, de la rhabdomyolyse (destruction des muscles du squelette) et une insuffisance rénale aiguë, qui peut provoquer la mort.

de phéochromocytome[17]. On administre des inhibiteurs β- adrénergiques pour contrôler l'hypertension pendant dix à quatorze jours avant l'opération. En période postopératoire, on procède pendant plusieurs jours à des collectes des urines de 24 heures pour mesurer les taux de catécholamines et déterminer si tous les sièges de la tumeur ont été enlevés. Une fois qu'on a réussi à éliminer tous les sièges de la tumeur, le pronostic est généralement bon. Le suivi est important pour détecter toute récidive.

Soins infirmiers

Les soins infirmiers consistent surtout en des soins de soutien. Prodiguez de l'enseignement et les soins préopératoires et postopératoires (se reporter au chapitre 5). En période préopératoire, surveillez les signes vitaux et observez les signes de complication associés à une crise de phéochromocytome. Administrez des antihypertenseurs et surveillez les signes d'hyperglycémie (voir le tableau 21-4). En période postopératoire, surveillez la tension artérielle et les signes de l'état de choc. Des soins de suivi seront nécessaires pendant toute la vie, car les symptômes réapparaissent parfois plus de vingt ans après l'intervention chirurgicale[17].

► TROUBLES DE LA FONCTION PANCRÉATIQUE

DIABÈTE DE TYPE I

Le diabète sucré est la maladie métabolique la plus courante chez les enfants. Il s'agit d'un trouble du métabolisme des glucides, des protéines et des matières grasses. Il y a deux principaux types de diabète.

La majorité des enfants atteints souffrent de diabète de type I, ou diabète sucré insulinodépendant. Auparavant, cette affection était connue sous le nom de diabète juvénile. Au Canada, l'incidence du diabète de type I est de 9 cas sur 100 000[18]. Ce trouble survient entre 10 et 12 ans chez les filles et 12 et 14 ans chez les garçons[19].

TABLEAU 21-4 Comparaison entre les signes et symptômes de l'hyperglycémie et ceux de l'hypoglycémie

Hyperglycémie	Hypoglycémie
Début progressif	Début rapide
Léthargie, somnolence, réactions ralenties ou confusion	Irritabilité, nervosité, difficulté à se concentrer ou à parler, changements comportementaux
Respiration profonde et rapide	Respiration superficielle
Pouls faible	Tachycardie
Peau rouge et sèche	Pâleur, sudation
Sécheresse des muqueuses, soif, faim, déshydratation	Muqueuses humides, faim
Faiblesse, fatigue	Tremblements, sensation de faiblesse
Céphalées, douleur abdominale, nausées, vomissements	Céphalées, étourdissements
Vision trouble	Vision trouble, diplopie
État de choc	Lèvres ou bouche engourdies
	Confusion, répétition continuelle de la même chose
	Inconscience, convulsions
	Photophobie

Le diabète de type II, ou diabète sucré non insulinodépendant, se développe habituellement à l'âge adulte et est associé à un surplus de poids. Récemment, dans un de ses énoncés de principe, la Société canadienne de pédiatrie (SCP) lançait un signal d'alarme en disant que le diabète de type II est de plus en plus fréquent chez les jeunes[20]. La SCP rapporte des données de l'American Diabetes Association Consensus Conference, qui démontrent que 45 % des nouveaux cas de diabète chez les jeunes sont de type II[21]. Tout comme chez l'adulte, l'obésité est un facteur important. En effet, au moment du diagnostic, 85 % des enfants atteints de diabète de type II sont obèses ou gras[20]. La maladie apparaît habituellement au cours de la puberté, entre les âges de 12 et 14 ans, période où une insulinorésistance relative est présente[20]. La diminution du taux d'activité physique et l'augmentation du taux d'obésité jouent aussi un rôle dans cette insulinorésistance. Les facteurs de risque comprennent ainsi, en plus des antécédents familiaux de diabète de type II, l'obésité et le manque d'activité physique[20]. Le régime alimentaire, l'exercice et les médicaments hypoglycémiques administrés par voie orale sont utilisés pour traiter la maladie.

Comme la majorité des enfants atteints souffrent de diabète de type I, le reste de la présente section portera sur cette forme de diabète.

Manifestations cliniques

Les signes classiques du diabète de type I sont les suivants: polyurie, polydipsie et **polyphagie** (besoin excessif de manger et absence de la sensation de satiété) qui s'accompagne d'une perte de poids importante, comme dans le cas d'Olivia, la petite fille de la capsule d'ouverture. Une fatigue ou une léthargie inexpliquée, des céphalées, des maux d'estomac et de l'énurésie occasionnelle peuvent aussi survenir chez un enfant qui a déjà fait l'apprentissage de la propreté. Les adolescentes peuvent avoir des vaginites causées par le *Candida*, car les tissus hyperglycémiques favorisent son développement. Les symptômes évoluent graduellement et de façon insidieuse, mais leur apparition date habituellement de moins d'un mois. Dans les cas graves, l'enfant peut être atteint d'une acidocétose diabétique, un type d'acidose métabolique. Cette affection est abordée plus en détail aux pages 986 à 988.

Étiologie et physiopathologie

GÉNÉTIQUE

Des marqueurs génétiques spécifiques associés à une augmentation du risque de diabète de type I se trouvent dans le principal complexe d'histocompatibilité II sur le chromosome 6. L'enfant qui hérite des marqueurs de ses deux parents serait plus susceptible de développer le diabète de type I[22].

On pense que le diabète de type I a plusieurs causes, notamment, une prédisposition génétique, des facteurs environnementaux et une réaction auto-immune. Le diabète de type I a de fortes tendances familiales, mais ne suit pas un schéma héréditaire particulier. L'enfant hérite d'une sensibilité à la maladie plutôt que de la maladie elle-même.

Des facteurs environnementaux tels que les virus ou les produits chimiques contenus dans les aliments joueraient un rôle important dans l'endommagement des cellules bêta des îlots de Langerhans (ou îlots pancréatiques) (figure 21-6). Ces cellules sont responsables de la production d'insuline. L'incidence de l'apparition du diabète de type I augmente pendant l'hiver, moment où les maladies virales sont plus fréquentes. Souvent, l'enfant a eu une infection virale un mois ou deux avant le début des symptômes.

La présence d'anticorps en circulation dans les cellules des îlots pancréatiques indique qu'une réaction immunologique a lieu dans l'organisme à la suite d'un processus inflammatoire. À mesure que les cellules bêta sont détruites, le niveau des anticorps en circulation baisse.

L'insuline favorise le transport du glucose vers les cellules, de sorte que les glucides peuvent être utilisés comme source d'énergie. Au niveau du foie, cette hormone stimule la transformation du glucose en glycogène, ce qui réduit la quantité de glucose présente dans la circulation sanguine générale. Dans le diabète de type I, plus de 90 % des cellules bêta des îlots de pancréatiques sont détruites. Celles qui restent ne réussissent pas à produire de l'insuline en quantité suffisante pour maintenir le taux normal de glucose sanguin, qui est de 4,4 à 6,6 mmol/L. Le manque d'insuline entraîne une augmentation

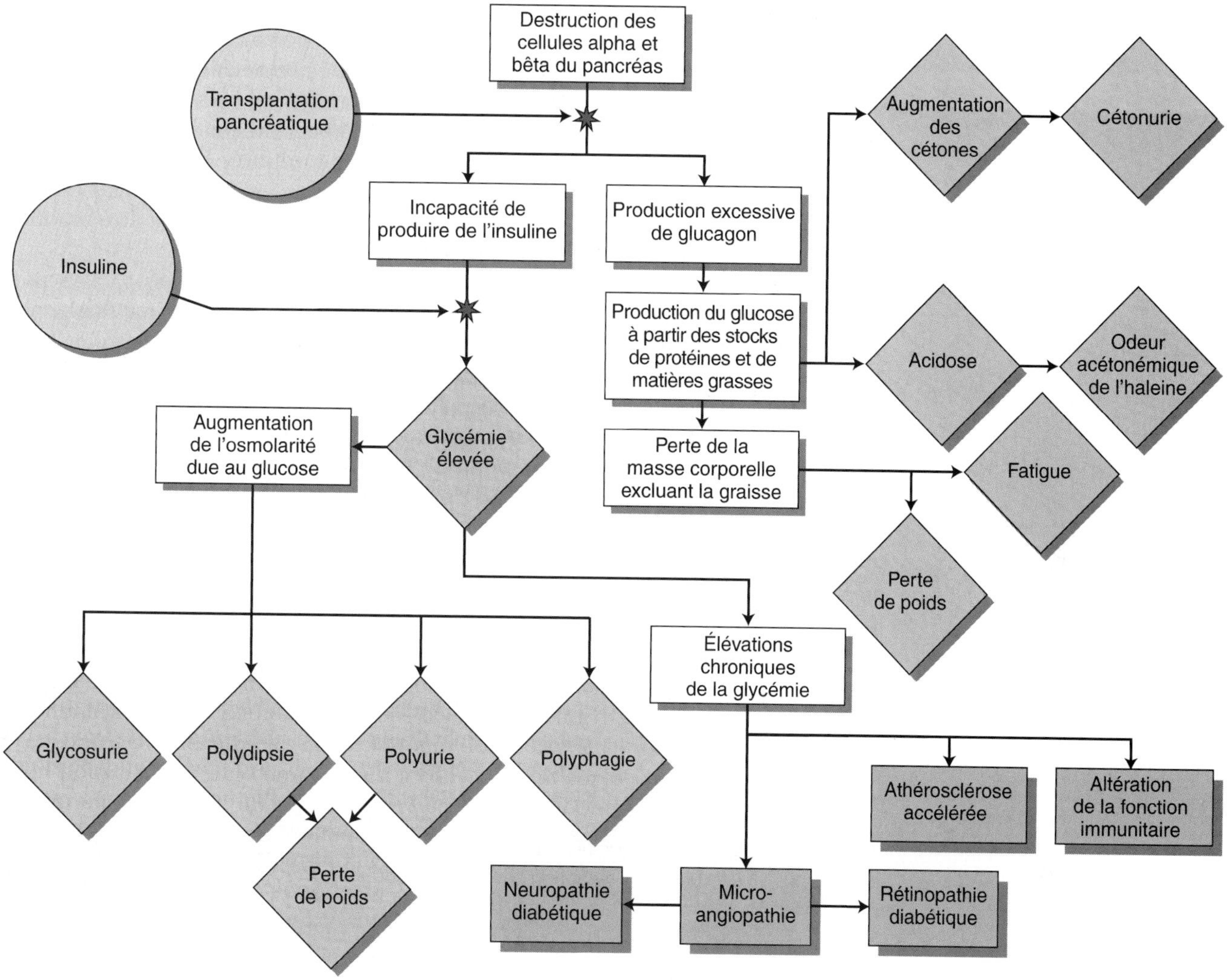

FIGURE 21-6. Physiopathologie du diabète de type I.
Adapté de Black, J.M. et Matassarian-Jacobs, E., Medical-surgical nursing : Clinical management for continuity of care, *1997, 5e éd., p. 1958, Philadelphie, Saunders.*

de la glycémie et une baisse du niveau de glucose dans les cellules. Lorsque le seuil rénal du glucose (la capacité maximale du rein à retenir le sucre dans le sang) est dépassé (8,8 à 10 mmol/L), les reins ne peuvent plus réabsorber tout le glucose qu'ils filtrent, ce qui occasionne de la glycosurie. Jusqu'à 4 180 kJ (1 000 calories) par jour peuvent se perdre dans l'urine.

Lorsqu'il n'y a pas de glucose disponible pour le métabolisme des cellules, les acides gras libres fournissent une autre source d'énergie. Ces acides gras sont métabolisés à un rythme accéléré par le foie et produisent de l'acétyle coenzyme A (CoA). Les sous-produits du métabolisme de l'acétyle CoA (corps cétoniques) s'accumulent dans le corps, ce qui produit un état d'acidose métabolique, ou acidocétose. (Reportez-vous au chapitre 9, qui traite de l'acidose métabolique.)

Examens diagnostiques et traitement médical

En présence des symptômes classiques et d'une glycémie supérieure à 11 mmol/L, le diagnotic peut être posé sans qu'une épreuve d'hyperglycémie provoquée ne soit nécessaire. Il faut établir des antécédents détaillés afin d'éliminer les possibilités suivantes : maladie liée au stress, usage de corticostéroïdes, fracture, infection aiguë, fibrose kystique, pancréatite ou maladie hépatique.

CRITÈRES POUR LE DIAGNOSTIC DU DIABÈTE DE TYPE I

Lorsque les signes et les symptômes classiques ne se manifestent pas, les critères pour le diagnostic d'un diabète de type I incluent une glycémie à jeun supérieure à 7,0 mmol/L[23] à deux occasions et une glycémie supérieure à 11 mmol/L au cours des deux premières heures d'une épreuve d'hyperglycémie provoquée par voie orale[24]. Alors qu'auparavant le taux de la glycémie à jeun devait être supérieur à 7,8 mmol/L, l'Association canadienne du diabète a abaissé ce taux à 7,0 mmol/L dans le but d'augmenter la sensibilité de ce test[23].

Le traitement du diabète de type I combine l'administration d'insuline, la prise en charge de l'alimentation, un programme d'exercice et un soutien physiologique. L'insulinothérapie initiale vise à ramener la glycémie à la normale. L'insulinothérapie à long terme a pour objectif de maintenir la glycémie aussi près de la normale que possible et de réduire au minimum les épisodes d'hyperglycémie et d'hypoglycémie (voir le tableau 21-4). L'insulinothérapie doit être équilibrée par un apport nutritionnel et un niveau d'exercice adéquats. Le stress, les infections et les maladies augmentent les besoins en insuline. De plus, les doses d'insuline doivent être modifiées au fil de la croissance de l'enfant et à la puberté.

Plusieurs formes d'insuline sont offertes sur le marché (tableau 21-5). Le schéma posologique le plus fréquent consiste en l'administration quotidienne d'une combinaison d'insuline à action rapide et d'insuline à action intermédiaire (NPH ou insuline lente), ou encore, d'insuline à action prolongée (ultralente), avant le déjeuner et avant le repas du soir (figure 21-7). Toutefois, certains médecins préfèrent un schéma nécessitant des injections plus fréquentes, par exemple, insuline à action rapide et insuline à action intermédiaire avant le déjeuner, insuline à action rapide au souper et insuline à action intermédiaire au coucher. Offerte depuis peu, l'insuline à action ultrarapide peut être utilisée par les enfants plus âgés et les adolescents pour exercer un contrôle étroit sur leur glycémie. On se procure habituellement l'insuline sous la forme d'une préparation dont la concentration est de 100 unités/mL. Pour les nourrissons et les trottineurs qui prennent de faibles doses d'insuline, on peut utiliser de l'insuline diluée préparée par un pharmacien. Certains adolescents particulièrement désireux de bien se prendre en mains choisissent d'utiliser une pompe à insuline pour le traitement de leur diabète. Cette pompe, de la taille d'un téléavertisseur, imite de très près la sécrétion d'insuline par le pancréas. Elle utilise de l'insuline à action rapide. À l'aide

TABLEAU 21-5 Action de l'insuline (voie sous-cutanée)

Type	Début	Effet maximal	Durée
Action ultrarapide			
Lispro/Humalog	5 – 15 minutes	1 heure	≤ 4 heures
Action rapide			
Rapide (ou Toronto CZL)	½ – 1 heure	2 – 4 heures	6 – 8 heures
Action intermédiaire			
NPH	1 – 2 heures	6 – 12 heures	18 – 26 heures
Lente	1 – 2 heures	6 – 12 heures	24 – 26 heures
Action prolongée			
Ultra lente	4 – 6 heures	14 – 24 heures	28 – 36 heures

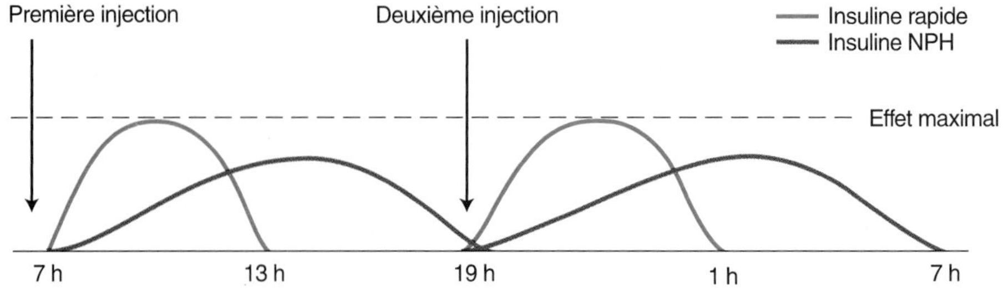

FIGURE 21-7. Les taux d'insuline varient au cours d'une période de 24 heures en fonction des injections et des repas.

d'une sonde, le médicament perfuse par voie sous-cutanée de façon continue. La sonde doit être changée tous les deux ou trois jours. Le débit de la perfusion continue varie au cours de la journée, selon les besoins, et des bolus peuvent être administrés au moment des repas ou lorsque la glycémie augmente de façon inhabituelle. Le tableau 21-6 présente les avantages et les inconvénients de cette méthode. Les enfants d'âge scolaire et les adolescents peuvent aussi utiliser un stylo-injecteur (ou pistolet à injection) contenant une cartouche remplie d'insuline.

Les taux quotidiens de glucose sanguin sont vérifiés et consignés avant les repas et au coucher. Une évaluation en laboratoire de l'hémoglobine glycosylée doit avoir lieu tous les trois mois[19]. On considère que l'hémoglobine A_{1c} (Hb A_{1c}) permet la mesure la plus précise de l'hémoglobine glycosylée[25]. Il s'agit d'une mesure objective du contrôle glycémique puisqu'elle représente la quantité de glucose irréversiblement liée à la molécule d'hémoglobine au cours d'une période prolongée (la durée de vie d'un globule rouge, soit environ 120 jours). Chez les personnes qui ne sont pas atteintes de diabète de type I, le niveau d'Hb A_{1c} est de 4 % à 7 % ; chez celles qui le sont, il est plus élevé. Plus ce niveau est élevé, moins le contrôle de la glycémie a été efficace au cours des trois derniers mois.

L'activité physique est associée à une sensibilité accrue à l'insuline. En effet, faire régulièrement de l'exercice et du conditionnement physique permet d'améliorer le contrôle métabolique en utilisant une dose plus faible d'insuline. L'activité physique a aussi une incidence positive sur les taux de lipides sanguins. Cependant, pour éviter l'hypoglycémie, l'enfant doit bénéficier d'un apport énergétique suffisant.

Les complications à long terme du diabète de type I (rétinopathie, cardiopathie, insuffisance rénale et maladie vasculaire périphérique) résultent des effets de l'hyperglycémie sur les vaisseaux sanguins. Bien qu'ils fassent l'objet d'un traitement rigoureux, nombre d'enfants souffrant de diabète sont atteints d'insuffisance rénale et perdent la vue à l'âge adulte. La rigueur du traitement demeure toutefois importante, car elle permet de retarder l'apparition de ces complications ou d'en atténuer la gravité.

RECHERCHE

Les résultats d'une étude portant sur la surveillance et les complications du diabète démontrent que les patients qui observent un régime thérapeutique dont l'objectif est de conserver des taux normaux de glucose sanguin et d'HbA_{1c} réussissent à réduire les complications de façon importante. Un traitement intensif comprend les éléments suivants :

- Surveillance de la glycémie quatre fois par jour et une fois par semaine à 3 h du matin
- Surveillance de l'apport nutritionnel
- Modification de la dose d'insuline en fonction de la quantité de glucides ingérée à chaque repas ou collation si le patient procède au décompte des glucides
- Anticipation des activités physiques en ce qui concerne le contrôle de la glycémie et l'administration de l'insuline

S'appuyant sur les résultats de cette étude, l'American Diabetes Association recommande que tous les patients âgés de plus de 13 ans s'efforcent de contrôler étroitement leur glycémie[19].

TABLEAU 21-6 Avantages et inconvénients d'une pompe à perfusion externe d'insuline

Avantages	Inconvénients
• Assure un meilleur contrôle de la glycémie que la méthode d'injection quotidienne ou multiquotidienne d'insuline • Produit une perfusion continue d'insuline correspondant au taux de base nécessaire plus un bolus d'insuline au moment des repas • Contribue à maintenir le contrôle de la glycémie entre les repas • Améliore la croissance chez les enfants • Réduit le nombre d'injections • Permet à l'enfant de manger selon un horaire moins strict	• Exige que l'enfant soit très motivé et qu'il soit entouré de professionnels de la santé qui le soutiennent • Exige d'être prêt à vivre rattaché à un dispositif (on peut le déconnecter pendant une courte période en retirant le cathéter ou en le clampant) • La perfusion peut être interrompue à cause soit de l'obstruction du cathéter, soit de l'épuisement des réserves d'insuline dans la seringue, soit de la faiblesse des piles de la pompe. Dans ce cas, l'enfant risque de développer une acidocétose diabétique • Exige plus de temps et d'énergie pour surveiller la glycémie, l'apport nutritionnel et le calcul du bolus d'insuline • Il faut changer la seringue, le cathéter et le dispositif de fixation sur la peau tous les deux ou trois jours • La présence de la sonde sous la peau risque de causer des infections (le changement fréquent de la sonde diminue ce risque)

D'après les renseignements tirés de Saudek, C.D., Novel forms of insulin delivery. Endocrinology and Metabolism Clinics of North America, 1997, 26(3), p. 599-610 et du Site Internet de l'Association Diabète Québec (www.diabete.qc.ca).

RECHERCHE

Une pompe à perfusion d'insuline avec chambre implantable munie d'un dispositif sensible au glucose et pouvant fonctionner pendant des années sans qu'on ait besoin d'y avoir accès fait l'objet d'expérimentations aux États-Unis[24]. Toutefois, elle n'est pas encore disponible au Canada.

Collecte des données

Données physiologiques

Les enfants sont habituellement admis à l'hôpital au moment du diagnostic. Évaluez l'état physiologique de l'enfant en accordant une attention particulière aux signes vitaux et au niveau de conscience. Évaluez l'hydratation en vérifiant les muqueuses, l'élasticité de la peau (signe du pli cutané) et la diurèse. Vérifiez la présence ou l'absence de cétones dans les urines de l'enfant, à l'aide de bandelettes réactives. Au début, on effectue des prélèvements sanguins toutes les heures pour surveiller les gaz sanguins artériels, le glucose et les électrolytes.

Lorsque l'état de l'enfant est stable, la glycémie capillaire est vérifiée à l'aide d'un lecteur de glycémie (glucomètre) avant chaque repas, au coucher et, selon les ordonnances médicales, une fois dans la nuit (à 2h ou 3h) ; par ailleurs, la cétonurie n'est pas évaluée systématiquement, mais seulement si la glycémie est supérieure à 11 mmol/L trois ou quatre fois de suite ou si elle dépasse une seule fois 14 mmol/L. Effectuez les tests urinaires permettant de détecter la présence de cétones dans les urines. Évaluez l'apport nutritionnel et énergétique de l'enfant, ainsi que son aptitude ou celle de sa famille à se charger des soins nécessaires. Soyez à l'affût des signes d'hypoglycémie et d'hyperglycémie. Observez les signes de complications du diabète, même si la plupart d'entre elles ne se manifestent généralement qu'à l'âge adulte. Examinez la peau de l'enfant pour noter toute lésion ou rupture de l'épiderme.

Données psychosociales

Les parents se sentiront peut-être coupables au moment du diagnostic s'ils ont attendu que l'enfant commence à avoir des symptômes d'acidocétose diabétique pour consulter un médecin. Évaluez les mécanismes d'adaptation des parents, leur aptitude à prendre en charge la maladie et les besoins d'enseignement de l'enfant et des parents.

Données développementales

Évaluez le niveau développemental de l'enfant, particulièrement sa motricité fine et son niveau cognitif. Il devra apprendre à obtenir une glycémie capillaire à l'aide d'un lecteur de glycémie (glucomètre) et à en interpréter les résultats, ainsi qu'à préparer l'insuline et à se l'administrer. Il est habituellement en mesure de s'acquitter de certaines de ces tâches sous supervision dès l'âge de 6 à 8 ans. L'objectif final étant l'atteinte de l'autonomie, on augmente graduellement les responsabilités de l'enfant à l'égard de son traitement.

Les adolescents perçoivent le diabète de type I comme un handicap et nient souvent avoir cette maladie de façon à pouvoir être comme leurs pairs lorsqu'ils mangent et font de l'exercice. Discutez avec l'adolescent pour évaluer sa motivation à prendre en charge son alimentation, son programme d'exercice, la vérification de ses glycémies à l'aide d'un glucomètre et son insulinothérapie. L'adolescent possède les capacités cognitives nécessaires pour prendre ses soins en main. Toutefois, le désir d'être comme ses pairs perturbe souvent l'observance du traitement.

Diagnostics infirmiers

Plusieurs diagnostics pouvant s'appliquer à l'enfant chez qui le diabète de type I vient d'être diagnostiqué sont contenus dans les plans de soins infirmiers présentés plus loin. Voici d'autres diagnostics appropriés:

- Risque de déficit de volume liquidien relié à l'hyperglycémie ;
- Mode de respiration inefficace relié à un effort pour compenser l'acidose métabolique ;
- Sentiment d'impuissance relié à la présence d'une maladie chronique exigeant un programme rigoureux en matière d'alimentation, d'exercice et de médication ;
- Prise en charge inefficace du programme thérapeutique reliée au déni de l'affection chronique.

PLAN DE SOINS INFIRMIERS

L'ENFANT HOSPITALISÉ À LA SUITE D'UN NOUVEAU DIAGNOSTIC DE DIABÈTE

OBJECTIF	INTERVENTION	JUSTIFICATION	RÉSULTAT ESCOMPTÉ
1. Manque de connaissances (de l'enfant et des parents) relié au traitement du diabète nouvellement diagnostiqué			
L'enfant et ses parents énonceront le traitement du diabète à domicile.	• Évaluer le stade de développement de l'enfant et choisir une approche éducative et des autosoins correspondant à ce stade. Enseigner comment utiliser un glucomètre et en interpréter les résultats, comment préparer et administrer de l'insuline, comment analyser l'urine pour dépister la présence de cétones et consigner ces relevés.	• Les objectifs d'apprentissage s'appliquant à l'enfant doivent correspondre aux connaissances et aux habiletés appropriées à son stade de développement. Les habiletés relatives au traitement du diabète doivent être acquises avant le début du traitement à domicile.	L'enfant et ses parents démontrent qu'ils possèdent des techniques adéquates quant à l'utilisation d'un glucomètre, à la détection des cétones dans l'urine et à la consignation des résultats de ces tests.
	• Demander à la famille de faire une démonstration des différentes techniques, lui faire part de vos commentaires sur leurs interventions et les faire recommencer jusqu'à ce qu'ils les maîtrisent.	• L'évaluation permet d'offrir un renforcement positif et de prodiguer des conseils pour modifier les techniques.	
2. Risque d'accident relié aux périodes d'hypoglycémie et d'acidocétose diabétique			
L'enfant ne connaîtra que peu d'épisodes d'hypoglycémie et aucun épisode d'acidocétose diabétique pendant son hospitalisation.	• Évaluer l'enfant au moins toutes les deux heures pour dépister de signes d'hypoglycémie (voir le tableau 21-4). En cas de signes d'hypoglycémie, vérifier la glycémie pour confirmer et administrer du sucre assimilable rapidement (jus d'orange, cube de sucre, bonbon dur). Donner ensuite une collation à haute teneur en féculents/protéines.	• Il est possible que l'enfant présente de l'hypoglycémie pendant son hospitalisation en raison du changement dans l'alimentation, du faible apport nutritionnel, de la maladie ou des modifications apportées aux doses d'insuline.	L'enfant et le personnel gèrent les épisodes d'hypoglycémie de façon à éviter les épisodes d'acidocétose diabétique.

Suite...

PLAN DE SOINS INFIRMIERS

L'ENFANT HOSPITALISÉ À LA SUITE D'UN NOUVEAU DIAGNOSTIC DE DIABÈTE *(suite)*

OBJECTIF	INTERVENTION	JUSTIFICATION	RÉSULTAT ESCOMPTÉ
2. Risque d'accident relié aux périodes d'hypoglycémie et d'acidocétose diabétique (suite)			
	• Lorsque l'enfant est NPO (abréviation du terme latin nil per os, qui signifie que la personne ne peut rien ingérer par voie orale ou entérale) pour une intervention particulière, ne pas donner l'insuline du matin et vérifier auprès du médecin le moment où l'alimentation, l'hydratation et l'administration d'insuline doivent débuter ou s'il faut commencer une perfusion intraveineuse contenant du dextrose.	• Donner de l'insuline sans apport nutritionnel peut provoquer de l'hypoglycémie. On peut administrer du dextrose et de l'insuline par voie intraveineuse lorsque l'enfant est NPO.	
	• Avoir sous la main du jus, du sucre, de la pâte de glucose ou une solution de dextrose à 50 %.	• On administre du dextrose par voie intraveineuse lors du traitement d'urgence d'une hypoglycémie grave. On utilise du jus (pouvant être additionné de sucre) ou de la pâte de glucose pour le traitement par voie orale.	
	• S'il y a des signes d'hyperglycémie, vérifier la glycémie pour confirmer et administrer de l'insuline, conformément à l'ordonnance. Être prête à administrer des liquides ou de l'insuline par voie intraveineuse.	• Si l'enfant est dans un état grave, il faudra peut-être lui administrer de l'insuline, des liquides et des électrolytes.	
	• Vérifier la glycémie trois à quatre fois par jour, avant d'administrer chaque dose d'insuline.	• Permet de prendre des mesures cohérentes et d'établir des tendances.	
	• Administrer les doses d'insuline rapide à l'heure prévue et pas plus de trente minutes avant les repas.	• Permet à l'insuline d'exercer son effet maximal pendant la digestion des aliments.	
	• Faire vérifier les doses d'insuline par une autre infirmière.	• Les doses sont souvent petites et la possibilité d'erreur est grande.	
	• Enseigner les signes et les symptômes des réactions	• La reconnaissance et le traitement d'un mauvais	

PLAN DE SOINS INFIRMIERS

L'ENFANT HOSPITALISÉ À LA SUITE D'UN NOUVEAU DIAGNOSTIC DE DIABÈTE *(suite)*

OBJECTIF	INTERVENTION	JUSTIFICATION	RÉSULTAT ESCOMPTÉ
2. Risque d'accident relié aux périodes d'hypoglycémie et d'acidocétose diabétique (suite)			
L'enfant et ses parents sauront reconnaître les signes et les symptômes d'un mauvais contrôle de la glycémie.	hypoglycémiques et des réactions hyperglycémiques.	contrôle de la glycémie préviendront la progression des symptômes.	L'enfant et sa famille peuvent décrire les symptômes de l'hypoglycémie et de l'hyperglycémie.
	• Apprendre à l'enfant à vérifier sa glycémie (à l'aide du glucomètre) lorsqu'il ne se sent pas comme d'habitude et à consigner le relevé ainsi que ses symptômes.	• Permet à l'enfant de découvrir ses propres symptômes d'hyperglycémie et d'hypoglycémie.	
3. Risque de déficit nutritionnel: Apport nutritionnel inférieur aux besoins métaboliques relié à la glycosurie			
L'enfant aura une alimentation équilibrée ainsi qu'une taille et un poids proportionnés.	• Organiser et servir des repas et des collations contenant la même quantité de glucides à la même heure chaque jour.	• Stabilise la glycémie afin de réduire les séquelles de la maladie.	La croissance de l'enfant est normale, et ni la taille, ni le poids, ni la glycémie ne fluctuent.
L'enfant et ses parents signaleront qu'ils comprennent le volet alimentaire du traitement du diabète.	• Prendre rendez-vous avec une nutritionniste qui pourra évaluer les aliments préférés de l'enfant et favoriser leur utilisation dans le régime alimentaire de ce dernier. Renforcer l'enseignement sur le régime alimentaire.	• La nutritionniste pourra élaborer des recommandations diététiques répondant aux besoins particuliers de l'enfant et inclure ses aliments préférés dans son régime alimentaire afin que ce dernier soit observé plus rigoureusement.	L'enfant et ses parents décrivent les besoins nutritionnels de l'enfant et le régime alimentaire répondant à ces besoins.
	• Proposer des menus types et une table d'équivalence alimentaire ou enseigner l'utilisation du décompte des glucides.	• Aide la famille et l'adolescent à planifier l'alimentation.	
4. Risque d'atteinte à l'intégrité de la peau relié à un ralentissement de la cicatrisation des blessures			
La peau de l'enfant restera intacte.	• Évaluer la peau minutieusement à chaque quart de travail, surtout au niveau des membres, de la bouche et des points de pression.	• Les enfants atteints de diabète peuvent présenter une diminution de la circulation et de la sensibilité, ce qui risque d'entraîner des ruptures de l'épiderme.	La peau de l'enfant ne présente aucune lésion.
	• Rapporter et consigner au dossier tout changement.	• Permet d'observer les changements attentivement.	

Suite…

PLAN DE SOINS INFIRMIERS
L'ENFANT HOSPITALISÉ À LA SUITE D'UN NOUVEAU DIAGNOSTIC DE DIABÈTE *(suite)*

OBJECTIF	INTERVENTION	JUSTIFICATION	RÉSULTAT ESCOMPTÉ
4. Risque d'atteinte à l'intégrité de la peau relié à un ralentissement de la cicatrisation des blessures (suite)			
	• Garder les lésions propres. Les couvrir si elles présentent un écoulement et les vérifier toutes les deux heures.	• Prévient l'infection ou l'aggravation des lésions.	
	• Prendre la température au moins toutes les quatre heures.	• Une élévation de la température peut être le signe d'une infection.	
	• Administrer des antibiotiques si le médecin les prescrit.	• Les enfants atteints de diabète sont susceptibles de cicatriser lentement en raison de changements au niveau de la circulation et, par conséquent, sont plus sujets aux infections. Il peut être nécessaire de leur administrer des antibiotiques.	

PLAN DE SOINS INFIRMIERS
L'ENFANT DONT LE DIABÈTE A DÉJÀ ÉTÉ DIAGNOSTIQUÉ ET QUI REÇOIT DES SOINS À DOMICILE

OBJECTIF	INTERVENTION	JUSTIFICATION	RÉSULTAT ESCOMPTÉ
1. Risque d'accident relié à des périodes d'hypoglycémie et d'acidocétose diabétique			
L'enfant et les parents démontreront qu'ils savent traiter l'hypoglycémie en cas d'urgence.	• Déterminer les sources de glucose à administrer en cas de réaction hypoglycémique. Dire aux parents et à l'enfant de toujours avoir des bonbons sur eux.	• L'accessibilité à des sources de glucose et leur administration rapide sont importantes pour les soins d'urgence.	L'enfant et sa famille savent reconnaître plusieurs sources de glucose à administrer en cas d'urgence. Ils ont sur eux des bonbons ou une autre source de glucose, à chaque visite.
L'enfant et les parents démontreront qu'ils savent comment s'occuper de l'enfant quand il souffre d'une autre maladie.	• Apprendre à l'enfant et à sa famille à vérifier la glycémie et la présence de cétones dans l'urine lorsque l'enfant présente des symptômes aigus et à en aviser le médecin traitant.	• Lorsque l'enfant est malade, l'hyperglycémie doit faire l'objet d'un traitement particulier pour éviter qu'elle ne dégénère en acidocétose.	Les épisodes d'hyperglycémie de l'enfant ne dégénèrent pas en acidocétose.

PLAN DE SOINS INFIRMIERS

L'ENFANT DONT LE DIABÈTE A DÉJÀ ÉTÉ DIAGNOSTIQUÉ ET QUI REÇOIT DES SOINS À DOMICILE *(suite)*

OBJECTIF	INTERVENTION	JUSTIFICATION	RÉSULTAT ESCOMPTÉ
2. Risque de déficit nutritionnel: Apport nutritionnel inférieur aux besoins métaboliques relié à la glycosurie			
L'enfant aura une alimentation équilibrée ainsi qu'une taille et un poids proportionnés.	• Mesurer régulièrement la taille et le poids de l'enfant et les inscrire sur une courbe de croissance. • S'assurer que l'enfant et sa famille comprennent qu'il est important que les repas et les collations soient pris tous les jours à intervalle régulier. Les encourager à tenir un journal alimentaire.	• Une insulinothérapie inadéquate peut se répercuter sur la croissance. • L'apport nutritionnel doit contrebalancer l'administration de l'insuline et l'exercice physique de manière à prévenir l'hypoglycémie.	Les relevés alimentaires indiquent que les repas sont consommés à la même heure tous les jours et que la répartition des glucides, des protéines et des matières grasses est appropriée.
3. Perturbation de la dynamique familiale reliée au traitement d'une maladie chronique			
L'enfant et sa famille prendront en charge les médicaments, les modifications du régime alimentaire et le programme d'exercice.	• Évaluer le mode de vie de la famille. Essayer d'intégrer à son horaire les besoins de l'enfant en matière de soins. • Discuter des habitudes de la famille pour les occasions spéciales et les vacances. Trouver des moyens d'adapter le traitement de l'enfant à ces circonstances.	• Intégrer les soins au mode de vie de la famille favorise l'observance du traitement. • Il est important que l'enfant participe aux événements spéciaux avec sa famille et ses pairs, comme le ferait un enfant non atteint, afin de promouvoir son développement psychologique.	La prise en charge du diabète n'impose que des changements minimes au mode de vie habituel de l'enfant et de la famille.
4. Perturbation de l'image corporelle reliée à la perception de la perte de la santé			
L'enfant démontrera qu'il applique des stratégies d'adaptation plus adéquates.	• S'informer de la façon dont l'enfant a résolu les problèmes antérieurs. Passer en revue les problèmes que l'enfant pourra rencontrer. Évaluer ensemble l'efficacité des solutions. Proposer d'autres solutions.	• La capacité de l'enfant à résoudre les conflits liés au développement et les problèmes psychosociaux quotidiens influera sur son mode d'adaptation.	L'enfant a amélioré ses stratégies d'adaptation et a une attitude positive envers lui-même. L'enfant est chaleureux et affectueux avec sa famille.
L'enfant aura une bonne estime de lui-même.	• Encourager l'enfant à exprimer les sentiments que lui inspire sa maladie à ceux en qui il a confiance. • Encourager l'enfant à s'adonner aux mêmes activités sociales et aux mêmes passe-temps qu'auparavant. Le féliciter de ses efforts. • Rassurer l'enfant en lui disant que ses amis ne voient aucun signe évident de la maladie.	• Exprimer ses sentiments diminue l'anxiété. • Des interactions sociales plus fréquentes, surtout en groupe, augmentent l'estime de soi. • L'estime de soi est étroitement liée à l'image corporelle, surtout pendant l'adolescence.	

Suite...

PLAN DE SOINS INFIRMIERS
L'ENFANT DONT LE DIABÈTE A DÉJÀ ÉTÉ DIAGNOSTIQUÉ ET QUI REÇOIT DES SOINS À DOMICILE *(suite)*

OBJECTIF	INTERVENTION	JUSTIFICATION	RÉSULTAT ESCOMPTÉ
5. Perturbation dans l'exercice du rôle (de l'enfant) reliée à la nécessité d'entreprendre les autosoins relatifs à une maladie chronique			
L'enfant réussira à prendre en charge de façon indépendante les soins relatifs au diabète.	• Permettre à l'enfant de réaliser le plus grand nombre d'autosoins possible à chaque étape de son développement. • Encourager l'enfant à prendre des décisions quant aux soins qui le concernent. Revoir ses décisions et discuter des autres solutions possibles. Présenter différents scénarios sous forme de jeux de rôles. Un médecin ou une infirmière spécialisée dans le traitement du diabète doit être accessible jour et nuit. Encourager l'enfant à demander de l'aide sans attendre.	• En encourageant l'enfant à participer à ses soins dès le début, on s'assure que sa croissance et son développement seront normaux. • Les enfants développent un sentiment de responsabilité lorsqu'ils sentent que leurs décisions sont respectées ou au moins prises en considération par les autres.	L'enfant maîtrise le plus grand nombre possible de techniques de soins relatives au diabète pour son âge.

Soins infirmiers

Les soins infirmiers consistent avant tout à faire de l'enseignement à l'enfant et à ses parents à propos de la maladie et de son traitement, à surveiller l'apport nutritionnel, à apporter du soutien à l'enfant et à sa famille et à planifier des stratégies de traitement quotidien dans la communauté. Consultez les plans de soins infirmiers présentés ci-après; ils résument les soins infirmiers destinés à l'enfant hospitalisé à la suite d'un nouveau diagnostic de diabète de type I, d'une part, et à celui qui reçoit des soins dans la communauté, d'autre part. Pour ce qui est des soins infirmiers associés à l'hypoglycémie et à l'acidocétose diabétique, reportez-vous aux explications sur ces situations données un peu plus loin dans le chapitre.

Faire de l'enseignement

L'infirmière est un membre important de l'équipe chargée du traitement de l'enfant (médecin, infirmière, nutritionniste et travailleur social). Habituellement, c'est elle qui se charge de donner de l'enseignement à l'enfant et à sa famille. Cet enseignement est dispensé à l'hôpital, à titre externe, mais également au domicile des parents puisque, après l'établissement du diagnostic, l'hospitalisation de l'enfant est de courte durée.

Le choix du moment où les renseignements sont donnés et le nombre de ceux-ci sont particulièrement importants dans les premiers jours suivant le diagnostic. Au cours des trois ou quatre premiers jours, il ne faut communiquer que les informations essentielles à la survie de l'enfant. L'enfant et ses parents sont souvent sous le choc et refusent de reconnaître la réalité. Il faudra peut-être répéter l'information présentée pendant cette période. Profitez de cette occasion pour évaluer les besoins en matière d'enseignement et pour répondre aux questions de la famille. Par la suite, un enseignement plus complet pourra débuter : mettez d'abord l'accent sur les compétences nécessaires pour effectuer le traitement à domicile (administration de l'insuline, vérification de la glycémie à l'aide d'un glucomètre [figure 21-8], test d'urine, consignation des relevés, gestion du régime alimentaire, ainsi que la reconnaissance et le traitement de l'hypoglycémie et de l'hyperglycémie). Il est important que la famille effectue une rotation des points d'injection pour réduire les risques de lipodystrophie (développement de tissus fibreux qui entravent l'absorption de l'insuline) (figure 21-9). De plus, il est essentiel de donner de l'enseignement sur l'insulinothérapie, les différents types d'insuline, le moment du début de leur action et de leur effet maximal ainsi que leur durée d'action. La famille doit également comprendre que le taux d'absorption de l'insuline varie selon la partie du corps où elle est injectée (tableau 21-7). Informez la famille sur la méthode de conservation de l'insuline et sur la manière de disposer des seringues et des aiguilles, soit en les jetant dans un contenant de plastique suffisamment solide pour ne pas être transpercé par les aiguilles, ce qui permet d'éviter les blessures.

Lorsque l'enfant et les parents ont bien compris ces informations, on leur enseigne les lignes de conduite relatives à la prise en charge des épisodes d'hyperglycémie pendant les maladies aiguës, de même que l'utilisation d'une échelle d'adaptation des doses d'insuline. Cette échelle indique les doses d'insuline correspondant à un taux donné de glucose sanguin. La famille doit aussi apprendre les mesures qui s'appliquent en vue d'éviter une acidocétose diabétique lorsque l'enfant est malade.

Avertissez les parents qu'ils doivent vérifier la glycémie du trottineur qui présente une somnolence ou une irritabilité extrême. Il peut en effet s'agir de signes d'hypoglycémie ou d'hyperglycémie.

Surveiller l'apport nutritionnel

Le régime alimentaire par excellence des enfants souffrant de diabète de type I est faible en gras saturés et en sodium et exempt de sucres concentrés. L'enfant doit absorber le nombre de kilojoules nécessaires pour atteindre ou conserver un poids corporel

MÉTHODE DE CONSERVATION DE L'INSULINE

Une fois ouverte, la fiole d'insuline se conserve 1 mois à la température de la pièce (maximum 25 °C) ou au réfrigérateur. Les cartouches d'insuline pour les stylos à injection se conservent également 1 mois à la température de la pièce (maximum 37 °C) ; elles ne peuvent toutefois être réfrigérées une fois ouvertes. Les fioles ou les cartouches supplémentaires (non ouvertes) peuvent être réfrigérées jusqu'à la date de péremption. L'insuline ne doit jamais être mise au congélateur ni exposée directement au soleil.

CONSEIL CLINIQUE

Voici les recommandations en ce qui concerne la répartition du total des kilojoules entre les différents groupes alimentaires pour les enfants souffrant de diabète de type I[26] :

Glucides	55 % - 60 %
Protéines	12 % - 20 %
Matières grasses	< 30 %

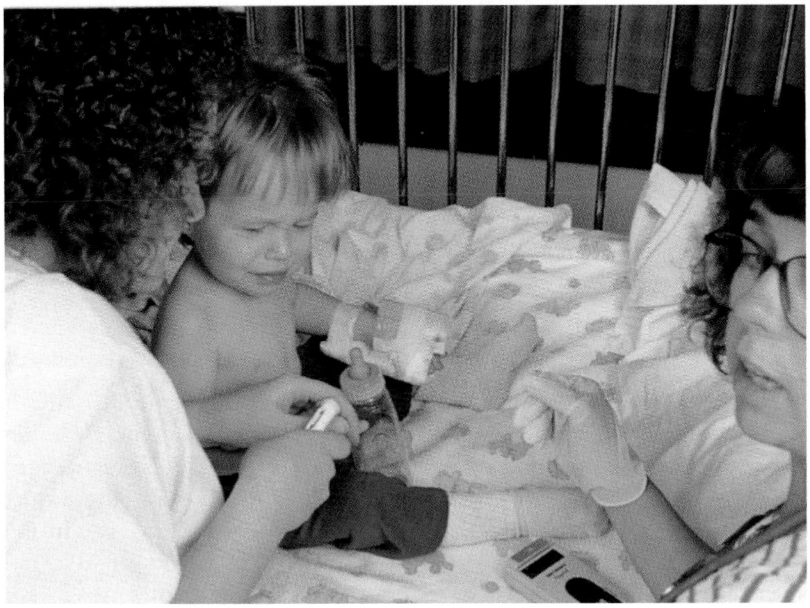

A

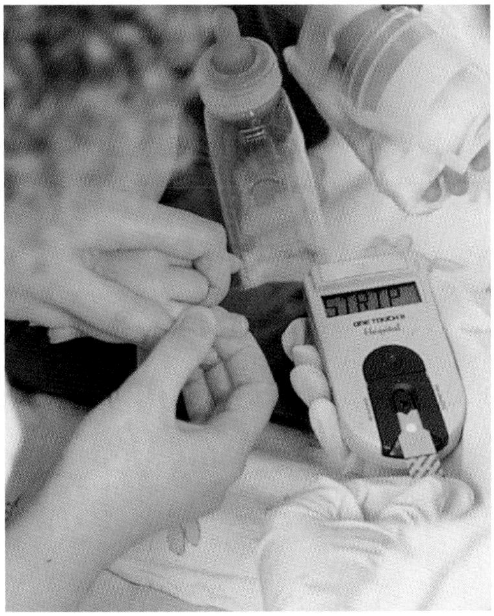

B

FIGURE 21-8. On apprend à cette maman la façon de vérifier la glycémie de son enfant à l'aide d'un glucomètre.

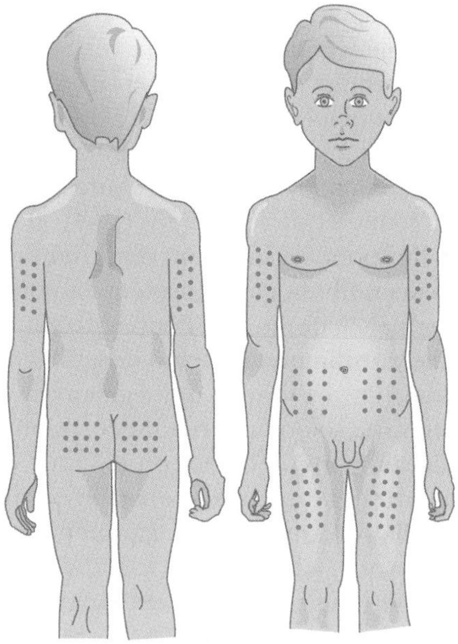

FIGURE 21-9. Points d'injection de l'insuline. Administrez toutes les doses d'insuline du matin à un endroit (par exemple, les bras), et toutes celles du soir, à un autre (par exemple, les cuisses), car ces endroits présentent des taux d'absorption différents. Laissez entre les points d'injection un espace d'environ 1,25 cm.

CONSEIL CLINIQUE

Comme l'exercice intense augmente l'absorption de l'insuline à partir des muscles qui sont actifs, il faut recommander à la famille d'injecter l'insuline au niveau soit de l'abdomen, soit d'un membre qui ne sera pas sollicité pendant l'exercice. Par exemple, si l'adolescent se prépare à aller faire de la course à pied, l'insuline ne doit pas être injectée dans les fesses ou les cuisses, mais de préférence dans l'abdomen ou les bras.

adéquat. Habituellement, au moment du diagnostic, l'enfant a du poids à reprendre. Un apport énergétique supplémentaire sera donc recommandé.

L'enfant doit prendre trois repas par jour, à intervalles réguliers, ainsi qu'une collation composée de glucides en milieu d'après-midi et une collation riche en protéines au coucher. Il lui faut consommer les mêmes quantités de glucides à chaque repas et à chaque collation. Les tables d'équivalence alimentaire de l'Association du diabète du Québec et de l'Association canadienne du diabète facilitent la gestion du régime alimentaire, car elles proposent des portions et des types d'aliments et indiquent les substitutions autorisées.

De nombreux adolescents trouvent que le décompte des glucides en vue de la gestion du régime alimentaire leur donne plus de souplesse pour traiter la maladie. Ils apprennent combien il leur faut d'unités d'insuline pour contrebalancer les grammes de glucides absorbés.

Apporter du soutien à l'enfant et à sa famille

Le diagnostic du diabète de type I est souvent un choc pour la famille. S'il y a des antécédents familiaux, les parents risquent de se sentir coupables d'avoir causé la maladie de leur enfant. Le diagnostic d'une maladie chronique exigeant un traitement quotidien peut être difficile à accepter. Informez les parents des programmes d'enseignement sur le diabète, mettez-les en contact avec d'autres parents d'enfants

TABLEAU 21-7 Variation du taux d'absorption et de la durée d'action de l'insuline selon le point d'injection

Point d'injection	Taux d'absorption	Durée d'action
Abdomen	Très rapide	Très courte
Bras	Rapide	Courte
Cuisse	Lent	Longue
Fesse	Très lent	Très longue

souffrant de diabète et aidez-les à apprendre le rôle qu'ils peuvent jouer dans le traitement de la maladie.

Le soutien à apporter à l'enfant varie selon son âge et son stade de développement. Encouragez-le à exprimer ce qu'il ressent à l'égard de la maladie et de son traitement. Prendre contact avec des personnes de son âge atteintes elles aussi de diabète de type I peut avoir un effet bénéfique sur l'adolescent.

Planifier le congé et enseigner à la famille les soins à domicile

Il faut déterminer les besoins en soins à domicile et les combler avant le congé, ce qui est souvent difficile en raison de la courte durée de l'hospitalisation des enfants dont le diabète vient d'être diagnostiqué. On doit demander à des infirmières des soins à domicile de rendre visite à la famille dans les 24 heures suivant le congé. L'objectif du programme d'enseignement est de permettre à l'enfant et à sa famille d'assumer la responsabilité des soins à domicile et de prendre en charge les épisodes d'hyperglycémie.

Faites tout ce qui est possible pour intégrer le traitement du diabète (administration de l'insuline, régime alimentaire, vérification de la glycémie et exercice) au mode de vie actuel de la famille. Moins la famille aura de changements à faire, plus le traitement aura de chances d'être observé.

Remettez des documents écrits aux parents et conseillez-leur des ouvrages et d'autres documents qu'ils pourront utiliser pour informer l'enfant sur le diabète. L'Association canadienne du diabète, l'Association Diabète Québec, la Fondation du diabète juvénile Canada et la Fondation pour enfants diabétiques sont de bonnes sources d'information (se reporter à l'annexe G).

Soins dans la communauté

Pendant les visites de suivi, demandez à l'enfant ou aux parents quels sont les signes indiquant la présence de problèmes touchant le contrôle du diabète (tableau 21-8). Consignez les mesures relatives à la croissance et les signes vitaux dans le dossier médical de l'enfant. Évaluez le développement sexuel de l'enfant à l'aide des stades de maturation sexuelle selon Tanner (se reporter au chapitre 4). La puberté peut être retardée si le contrôle du diabète est inadéquat. Examinez l'apport nutritionnel typique de l'enfant et son programme d'exercice.

Travaillez continuellement avec l'enfant pour l'aider à assumer la responsabilité de ses autosoins, d'une part, et avec les parents pour favoriser son autonomie en matière de soins, d'autre part (figure 21-10). Le stade de développement de l'enfant et son niveau cognitif influent sur sa volonté d'assumer ses autosoins. Les camps d'été et d'autres programmes destinés aux enfants atteints de diabète leur apportent souvent un soutien précieux. Au Québec, les enfants atteints de diabète et leur famille peuvent aller au camp Carowanis, un camp d'été mis sur pied par la Fondation pour enfants diabétiques.

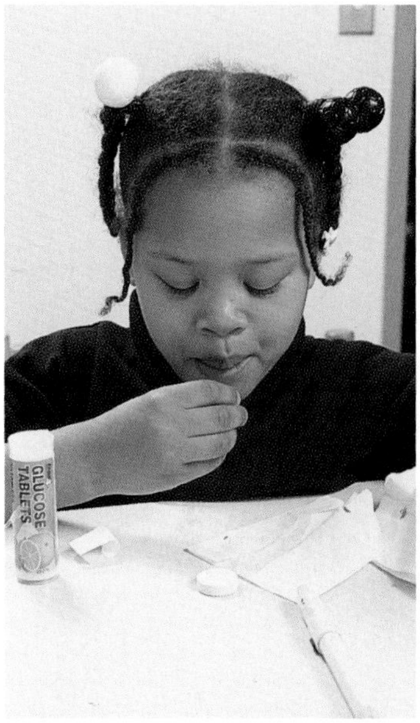

FIGURE 21-10. Olivia est en âge de comprendre la nécessité de prendre des comprimés de glucose ou toute autre forme de sucre qui s'assimile rapidement lorsque sa glycémie est basse.

TABLEAU 21-8 Questions à poser pour repérer les problèmes de contrôle du diabète

L'enfant a-t-il faim à l'heure des repas ? entre les repas ?
Quelle quantité de liquides boit-il ?
Va-t-il souvent aux toilettes ou mouille-t-il son lit à l'occasion ?
A-t-il la peau sèche ?
A-t-il des lésions sur les pieds ? Les éraflures et les égratignures prennent-elles du temps à guérir ?
A-t-il eu des infections de la peau ?
A-t-il des sautes d'humeur (dépression, tristesse inexpliquée, irritabilité) ? Constatez-vous des changements dans son niveau d'énergie d'une journée à l'autre ou au cours de la même journée ?

On peut combler le besoin d'autonomie et de contrôle de l'enfant d'âge préscolaire en lui permettant de choisir ses collations ou le doigt à piquer pour vérifier sa glycémie et d'aider ses parents à rassembler le matériel nécessaire. L'enfant d'âge scolaire peut apprendre à vérifier sa glycémie à l'aide d'un glucomètre, à s'injecter de l'insuline et à consigner des données. On doit lui enseigner à choisir les aliments appropriés à la gestion de son régime alimentaire et à planifier un programme d'exercice. Il lui faut aussi apprendre à reconnaître les signes d'hypoglycémie et d'hyperglycémie et comprendre l'importance d'avoir sur lui du sucre rapidement assimilable[27].

Pour leur part, les adolescents doivent assumer la totalité de leurs autosoins. Bien qu'ils comprennent les explications sur les complications éventuelles du diabète, ils vivent dans le présent et peuvent se rebeller contre la contrainte que représentent des injections quotidiennes d'insuline et la gestion du régime alimentaire. Le succès des autosoins dépend en partie de la façon dont l'adolescent s'adapte à la nature chronique de la maladie et au sentiment d'être différent de ses pairs.

Les enfants atteints de diabète de type I acquièrent souvent des comportements manipulateurs. Ils peuvent en effet utiliser leur maladie pour obtenir ce qu'ils veulent. Apprenez aux parents à surveiller les signes de manipulation, comme se montrer misérable, exigeant ou pleurnicheur, et toute preuve de l'inefficacité des stratégies d'adaptation de l'enfant. La nourriture peut devenir une source de conflit pour les trottineurs, qui sont difficiles sur ce plan, mais doivent néanmoins absorber les aliments nécessaires pour contrebalancer les doses d'insuline[28]. Il s'avère parfois utile de diriger certaines familles vers des services de counseling.

L'enfant souffrant de diabète de type I peut subir des changements circulatoires ou neurologiques qui augmentent les risques de ruptures de l'épiderme. En cas de signes d'infection, les parents doivent consulter un médecin. Soulignez l'importance de bien prendre soin des pieds de l'enfant : il doit, notamment, porter des chaussettes propres en coton blanc ; changer de chaussettes et de chaussures lorsqu'elles sont humides ; avoir les pieds propres, secs et poudrés et les ongles d'orteil courts.

Expliquez aux parents que l'enfant doit porter un bracelet ou un pendentif identifiant son affection (Medic Alert*). Aidez-les à faire élaborer un programme de santé scolaire (se reporter au chapitre 6) pour faire en sorte que les responsables de l'école et les enseignants sachent reconnaître les signes d'hypoglycémie ou d'hyperglycémie et prodiguer un traitement d'urgence.

ACIDOCÉTOSE DIABÉTIQUE

L'acidocétose diabétique se produit chez les enfants souffrant de diabète de type 1 lorsque l'organisme doit brûler des matières grasses pour obtenir de l'énergie, car il ne dispose pas d'insuline pour métaboliser le glucose. Les matières grasses se décomposent alors en acides gras, qui eux sont métabolisés par le foie et produisent de l'acétyl coenzyme A (CoA). Les corps cétoniques, qui consistent en des sous-produits du métabolisme de l'acétyl CoA, s'accumulent alors dans le corps, ce qui cause l'acidocétose diabétique. L'acidocétose diabétique est plus susceptible de survenir sous l'influence de facteurs de stress, comme les infections. Les autres causes sont un diabète non diagnostiqué et une erreur dans la posologie ou l'oubli d'une dose d'insuline.

Les signes caractéristiques de l'acidocétose sont les suivants : déshydratation, perte de poids, tachycardie, oreilles et joues rouges, respiration de Kussmaul (respiration non laborieuse mais profonde), odeur acétonémique de l'haleine (causée par l'élimination des cétones par les poumons), diminution de l'état de conscience et hypotension. Cette affection peut évoluer vers une perturbation électrolytique, des arythmies et un état de choc. Les enfants se plaignent de douleurs abdominales ou thoraciques, ils commencent à vomir, respirent difficilement et peuvent lentement glisser dans un état semi-conscient. L'hyperglycémie, la **glycosurie** (quantité anormale de glucose dans l'urine) et la cétonurie sont aussi présentes.

---

* Medic Alert Foundation, P.O. Box 1009, Turlock, CA 95380. www.medicalert.ca.

L'acidocétose diabétique est principalement liée à une carence, totale ou partielle, en insuline. En effet, une carence en insuline empêche la métabolisation du glucose, qui ne peut alors pénétrer en quantité suffisante dans les cellules. De plus, le foie produit une quantité trop importante de glucose. Ainsi, l'impossibilité pour le glucose de pénétrer dans les cellules et sa surproduction par le foie occasionnent de l'hyperglycémie. Le ralentissement du métabolisme du glucose et l'hyperglycémie provoquent une diurèse osmotique, ce qui entraîne un état hyperosmolaire, accompagné de déshydratation et d'hypotension. L'osmolalité est en grande partie attribuable à l'hyperglycémie. Lorsqu'on utilise des lipides comme source d'énergie, il s'ensuit une acidose métabolique et une production de cétone.

Les résultats suivants indiquent la présence d'une acidocétose diabétique : cétones dans le sérum, acidose (pH inférieur ou égal à 7,30 et bicarbonate inférieur à 15 mEq/L), glycosurie et cétonurie. Des troubles électrolytiques se produisent aussi (hyperkaliémie, hyperchlorémie, hyponatrémie, hypophosphatémie, hypocalcémie et hypomagnésémie). La glycémie peut être très variable. Généralement, elle est supérieure à 16,5 mmol/L (et dépasse même parfois 55,5 mmol/L), mais elle peut aussi être beaucoup plus basse. Le coma diabétique survient lorsque l'osmolalité sérique, qui est normalement de 275-295 mOsm/kg, dépasse 350 mOsm/kg. L'œdème cérébral est une complication potentiellement mortelle qui, croit-on, est lié à l'hyperosmolalité[29].

L'enfant qui souffre d'acidocétose diabétique est habituellement hospitalisé. Le traitement médical inclut une perfusion continue d'insuline par voie intraveineuse pour réduire le taux de glucose sérique. La perfusion débute à une vitesse de 0,1 unité/kg/heure. La chute de la glycémie doit se situer entre 2,8 et 5,5 mmol/L par heure. Une réduction plus rapide de l'hyperglycémie et de l'osmolalité sérique peut entraîner la formation d'un œdème cérébral. Outre l'hypoglycémie et l'œdème cérébral, les principales complications à éviter lors du traitement de l'acidocétose diabétique sont l'hypokaliémie et l'aspiration de liquide gastrique dans les voies respiratoires.

Soins infirmiers

Les signes vitaux, l'état respiratoire, l'irrigation tissulaire et l'état de conscience de l'enfant sont surveillés en permanence. On procède à des analyses fréquentes pour vérifier entre autres les taux de glucose et de cétones dans le sang et l'urine. Surveillez aussi les ingesta et les excreta. Pesez l'enfant une fois par jour.

Pour assurer la fonction respiratoire, administrez de l'oxygène au besoin et aspirez les sécrétions gastriques si l'enfant présente des nausées ou des vomissements.

Des liquides sont administrés par voie intraveineuse, en bolus de 20 mL/kg, si l'enfant présente un état de choc. On lui donne une quantité adéquate de liquides pour contrebalancer le déficit liquidien. Les électrolytes sont remplacés selon les besoins. La perfusion d'insuline doit être maintenue avec soin pour contrôler la réduction graduelle de l'hyperglycémie.

Les soins infirmiers consistent également à apporter du soutien à l'enfant et à la famille. Il n'est pas rare que l'enfant dont le diagnostic de diabète n'est pas encore établi se présente à l'urgence en acidocétose diabétique. Il faut aider l'enfant et ses parents et les rassurer, car c'est souvent à ce moment critique qu'ils apprennent le diagnostic. Répondez à leurs questions et informez-les sur le pourquoi des différentes analyses et interventions. Tenez les parents au courant de l'évolution de l'état de santé de l'enfant. Favorisez l'expression des sentiments de l'enfant et de sa famille face à cette situation.

La prévention de futurs épisodes d'acidocétose diabétique est importante. Les parents et l'enfant doivent apprendre les stratégies permettant d'éviter que les épisodes d'hyperglycémie ne dégénèrent en acidocétose diabétique. Ainsi, lorsque trois ou quatre relevés consécutifs de glycémie sont supérieurs à 11 mmol/L ou si un relevé est supérieur à 14 mmol/L, on doit vérifier si l'urine de l'enfant contient des cétones. Si sa glycémie est élevée et si son urine contient des quantités moyennes ou importantes de cétone, on peut commencer à lui administrer une quantité supplémentaire d'insuline et de liquides. La surveillance est particulièrement importante lorsque l'enfant est soumis à des facteurs de stress majeurs, comme la maladie. Même quand il ne mange pas, l'enfant a besoin d'insuline pour contrebalancer les hormones sécrétées en réponse au facteur de stress[22].

HYPOGLYCÉMIE

L'hypoglycémie peut se développer en quelques minutes chez les enfants atteints de diabète sucré. Les symptômes présentés au tableau 21-4 peuvent survenir lorsque les taux de glucose sanguin chutent soudainement. Les causes courantes de l'hypoglycémie sont les suivantes : surdosage de l'insuline (volontaire ou involontaire) et quantité insuffisante de calories parce que l'enfant a sauté un repas, eu des vomissements ou fait de l'exercice sans que son apport énergétique ait été augmenté en conséquence.

On peut se fonder sur le début soudain des signes et des symptômes pour diagnostiquer l'hypoglycémie. Il faut vérifier la glycémie pour confirmer le diagnostic puisque les signes de l'hyperglycémie et de l'hypoglycémie sont parfois difficiles à distinguer. Généralement, les signes d'hypoglycémie se manifestent lorsque la glycémie est inférieure à 3,2 mmol/L, mais ce seuil peut varier selon les personnes. Donnez du glucose immédiatement, sous la forme d'une collation ou d'une boisson contenant des glucides, de glaçage à gâteau, de comprimés ou de pâte de glucose. Si l'enfant est conscient, on lui donne habituellement un jus de fruits sucré. En milieu hospitalier, administrez une perfusion intraveineuse de dextrose pour prévenir la progression des symptômes. Si l'enfant devient inconscient, administrez-lui du **glucagon** (hormone produite par le pancréas qui favorise la libération du glucose stocké dans le foie) par injection (intramusculaire ou sous-cutanée). Vous pouvez également lui appliquer du glaçage à gâteau ou de la pâte de glucose sur les gencives. Vérifiez de nouveau la glycémie si l'enfant ne se sent pas mieux dans les 15 à 20 minutes qui suivent. Si le relevé est encore bas, donnez davantage de sucre. Faites prendre une collation supplémentaire à l'enfant si le prochain repas est dans plus de 30 minutes ou si une activité physique est prévue.

Les hypoglycémies sont généralement bénignes, et la seule ingestion de glucides peut y remédier. Toutefois, une hypoglycémie prolongée et profonde risque d'occasionner des séquelles neurologiques permanentes.

CONSEIL CLINIQUE

Les collations ou les boissons à base de glucides permettant une administration rapide de glucose dans les cas d'hypoglycémie sont les suivantes : $^1/_2$ tasse (120 mL) de jus d'orange ou de boisson gazeuse sucrée, une petite boîte de raisins secs, trois ou quatre bonbons durs, une friandise en barre, ou encore, deux ou trois comprimés de glucose.

Soins infirmiers

Enseignez aux parents et aux enfants à reconnaître les signes de l'hypoglycémie et à prendre les mesures qui s'imposent. Les parents peuvent apprendre à administrer une dose de glucagon par voie intramusculaire ou sous-cutanée dans les cas graves d'hypoglycémie. Lorsque l'enfant est inconscient, le traitement privilégié est une injection de glucagon. Aussitôt qu'il reprend conscience, on lui donne un jus de fruit sucré. Soulignez qu'il est important d'équilibrer tous les jours l'apport nutritionnel, l'insuline et l'exercice.

► TROUBLES DE LA FONCTION GONADIQUE

GYNÉCOMASTIE

La gynécomastie est la présence d'une hypertrophie unilatérale ou bilatérale des tissus mammaires chez les garçons et les hommes. Cette affection est courante pendant l'adolescence. On la confond parfois avec les coussins graisseux sous-cutanés présents chez les garçons obèses. Elle survient lorsque le ratio œstrogène-testostérone est supérieur à la normale. Elle peut être associée à des anomalies telles que le syndrome de Klinefelter ou à un autre trouble endocrinien, ce qui implique la nécessité d'une investigation. La quantité de tissu mammaire varie chez les garçons. La gynécomastie disparaît habituellement au bout d'un à deux ans. Toutefois, une intervention chirurgicale visant une réduction mammaire est possible dans les cas graves.

Les soins infirmiers consistent à rassurer le jeune garçon et ses parents: la gynécomastie est courante et passagère. En raison des préoccupations liées à l'image corporelle qui sont courantes pendant l'adolescence, l'affection est souvent source d'embarras. Il peut être nécessaire de mettre les enseignants au courant de la situation si les taquineries deviennent un problème.

AMÉNORRHÉE

L'aménorrhée, ou absence de menstruations, peut être primaire ou secondaire. L'aménorrhée primaire se définit comme l'absence de menstruations à l'âge de 16 ans, en présence d'un développement des seins, ou encore, à l'âge de 14 ans, en l'absence de développement des seins[18]. Elle se différencie du retard de l'apparition des premières règles, qui est associé à des caractères sexuels secondaires bien développés et à de solides antécédents familiaux de premières règles tardives[30]. L'aménorrhée secondaire est la cessation des menstruations après le début des règles. Elle se caractérise par une absence de saignement spontané pendant au moins 120 jours. Il est important de savoir que l'aménorrhée est fréquente au cours de la première année suivant la ménarche (début des menstruations). La grossesse est la cause la plus courante d'aménorrhée secondaire chez les adolescentes.

L'aménorrhée primaire est le plus souvent causée par des anomalies structurales du système reproducteur; des anomalies chromosomiques (comme le syndrome de Turner); des tumeurs de l'hypothalamus (de l'hypophyse); un dysfonctionnement thyroïdien; ou le syndrome des ovaires polykystiques. Chez certaines adolescentes, on ne constate aucun état patholoqique sous-jacent. L'aménorrhée primaire ou secondaire se rencontre chez les athlètes qui pratiquent des sports de compétition, surtout celles qu'on pousse à être très compétitives, à conserver un corps parfait et à faire preuve d'endurance. En effet, un excès d'exercice risque d'aboutir à l'absence de la phase lutéale, à l'anovulation et à l'aménorrhée[31].

L'établissement d'antécédents détaillés, un examen physique et des analyses de laboratoire sont nécessaires pour déterminer la cause de l'aménorrhée. Pour établir les antécédents, il s'agit de poser des questions afin de savoir si les éléments suivants sont en jeu: perte ou gain de poids excessif récent; activité physique ou entraînement sportif excessif; maladie chronique; usage de drogues illégales, de contraceptifs oraux ou de phénothiazines; et problèmes d'ordre émotionnel. En effet, tous sont susceptibles de provoquer l'absence ou la cessation des règles.

L'examen physique consiste à évaluer le stade du développement sexuel de l'adolescente (se reporter au chapitre 4). On procède à une scintigraphie osseuse pour déterminer l'âge osseux et on évalue les taux hormonaux (œstrogènes, LH, FSH et prolactine). Il est important d'effectuer un test de grossesse pour s'assurer que l'adolescente n'est pas enceinte.

Le traitement de l'aménorrhée varie selon sa cause. La méthode la plus courante consiste à administrer des contraceptifs oraux contenant des œstrogènes et de la progestérone. Les adolescentes qui font du sport sont encouragées à adopter un régime alimentaire riche en énergie et bien équilibré. Des suppléments de calcium sont parfois prescrits. Afin de réduire le risque d'ostéoporose, de faibles doses d'œstrogènes et de progestérone peuvent aussi être prescrites aux athlètes. Pour leur part, les soins infirmiers visent avant tout à dispenser de l'enseignement à la patiente et à lui apporter du soutien. Ici, l'objectif est de maintenir une croissance et un développement normaux.

LA TRIADE DE LA FEMME ATHLÈTE

Les jeunes filles qui s'adonnent à des sports de compétition, comme la gymnastique, le ballet et la course de fond doivent conserver un faible poids corporel et un corps parfait. L'expression « triade de la femme athlète » est utilisée pour décrire trois troubles importants associés à la pratique des sports de compétition :

- Troubles alimentaires (anorexie, boulimie)
- Aménorrhée
- Ostéoporose

La déficience en œstrogènes que connaissent ces jeunes athlètes entraîne une perte osseuse pendant une période où, autrement, la plus grande partie du calcium se déposerait dans les os[31]. Cela augmente le risque de fractures et d'ostéoporose au début de l'âge adulte.

DYSMÉNORRHÉE

Les adolescentes se plaignent souvent de dysménorrhée (douleurs ou crampes menstruelles). En effet, près de 60 % d'entre elles en souffrent[18]. La dysménorrhée est habituellement causée par une augmentation de la sécrétion de prostaglandines. Elle survient habituellement après le début de l'ovulation et se termine le deuxième jour

CONSEIL CLINIQUE

Les anti-inflammatoires non stéroïdiens réduisent la synthèse de la prostaglandine et sont efficaces s'ils sont pris avant le début des crampes.

du cycle menstruel. Les douleurs lombaires ou abdominales basses peuvent être d'intensité légère ou forte. Les nausées, les vomissements, la diarrhée et la pollakiurie comptent au nombre des autres symptômes. En l'absence d'affection pelvienne, la dysménorrhée est qualifiée de primaire ; lorsqu'un tel problème de santé est présent, on parle de dysménorrhée secondaire. Ainsi, une anomalie anatomique de l'utérus, de l'endométriose, de l'endométrite ou la présence d'un corps étranger (stérilet) peuvent occasionner de la dysménorrhée secondaire.

En cas de dysménorrhée, on doit procéder à un examen gynécologique complet afin de s'assurer qu'aucune affection pelvienne n'est présente. Lorsque l'adolescente a besoin d'utiliser une méthode de contraception, la prise de contraceptifs oraux peut s'avérer très efficace pour soulager la dysménorrhée. Des analgésiques en vente libre, des techniques de relaxation et l'application de chaleur, par exemple, une bouillotte, peuvent soulager des douleurs légères. Les soins infirmiers consistent à faire de l'enseignement à la patiente et à lui apporter du soutien.

► TROUBLES LIÉS À DES ANOMALIES DU CHROMOSOME X

SYNDROME DE TURNER

Le syndrome de Turner est une affection génétique qui se produit chez les filles auxquelles il manque un chromosome X ou dont l'un des chromosomes X est anormal. L'incidence de ce trouble est d'environ 1 cas sur 2 000 à 5 000 naissances de filles vivantes[32]. La cause de cette erreur chromosomique est inconnue.

Les manifestations cliniques caractéristiques sont les suivantes : très petite taille ; ovaires sous-développés ; cou court et palmé et implantation basse des cheveux au niveau de la nuque ; cubitus valgus (déviation de l'avant-bras vers l'extérieur, lors de son extension complète) ; thorax large et mamelons très espacés ; lymphœdème (œdème causé par l'obstruction des voies lymphatiques) ; ongles des doigts hyperconvexes ; nævi foncés et pigmentés ; puberté tardive ; aménorrhée et stérilité (figure 21-11). Les jeunes filles atteintes présentent rarement tous ces symptômes.

Voici quelques affections qui peuvent être associées au syndrome de Turner : cardiopathie congénitale ; anomalies structurales des reins ; lymphœdème congénital ; hypothyroïdie ou thyroïdite de Hashimoto ; otite moyenne chronique ou récurrente ; ptose palpébrale, myopie ou amblyopie (œil paresseux) ; maladie inflammatoire de l'intestin ; hypertension idiopathique et scoliose[33]. On constate la présence d'une anomalie rénale, par exemple, le rein en fer à cheval, chez 25 % à 30 % des enfants atteintes du syndrome.

La croissance est habituellement normale pendant les deux ou trois premières années de vie et ralentit par la suite. Les tissus mammaires, qui commencent à se former vers l'âge de 10 ou 12 ans, ne se développent pas complètement. Dans de rares cas seulement, une jeune fille atteinte du syndrome de Turner aura des menstruations spontanées et sera en mesure de procréer. La taille maximale est d'environ 1,40 mètre.

Ce sont les manifestations cliniques caractéristiques qui peuvent amener les professionnels de la santé à soupçonner la présence du syndrome de Turner chez une petite fille. Toutefois, certaines nouveau-nées présentent peu de ces caractéristiques. Il arrive que le diagnostic ne soit établi que lorsque la petite taille et le retard de puberté deviennent apparents, soit à l'adolescence. Le diagnostic définitif est confirmé par un caryotype, qui révèle les schémas chromosomiques classiques 45, XO ou 46, XX ayant un chromosome X anormal.

Le traitement implique une surveillance attentive de la croissance de l'enfant. On a établi une courbe de croissance spécialement pour les filles atteintes du syndrome de Turner. Vers l'âge de 15 ans, ces dernières commencent généralement à recevoir de faibles doses d'œstrogènes, qu'on augmente pendant les deux ou trois années

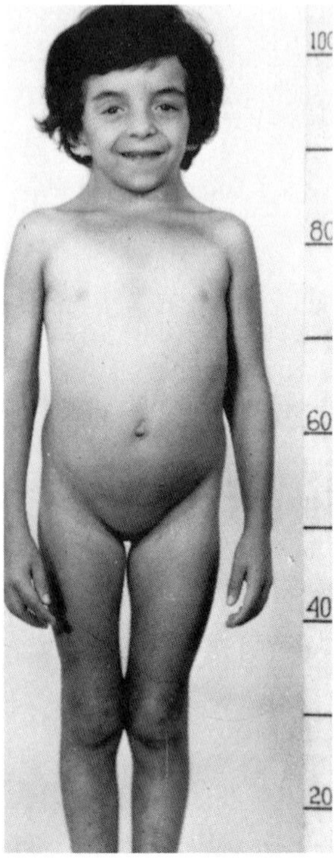

FIGURE 21-11. Quelles manifestations cliniques caractéristiques du syndrome de Turner reconnaissez-vous chez cette petite fille de 8 ans ?
Grumbach, M.M. et Barr, M.L., Recent progress in hormone research, *1958, 14, 255.*

suivantes. On attend jusqu'à l'âge de 15 ans pour entreprendre le traitement, afin de permettre à la jeune fille d'atteindre sa taille maximale avant que les hormones ne provoquent la fermeture des cartilages de conjugaison. Ce traitement produit des changements pubertaires, comme le développement des seins et l'apparition des poils pubiens. On ajoute de la progestérone aux œstrogènes pour déclencher les menstruations. Environ 20 à 30 % des filles atteintes traversent spontanément l'étape de la puberté[33].

Soins infirmiers

Le retard de croissance et de développement sexuel associé au syndrome de Turner pose des problèmes non seulement en matière de croissance physique, mais aussi sur le plan du développement psychosocial. L'image de soi, la conscience de soi et l'estime de soi sont perturbées par la façon dont la jeune fille perçoit son corps et les différences qu'elle présente par rapport à ses pairs.

En Amérique du Nord, on accorde culturellement de l'importance à l'atteinte d'une taille normale ou grande. On a tendance à traiter les enfants de petite taille en fonction de leur taille et non pas de leur âge. On met aussi l'accent sur la maturité sexuelle. La télévision, les publicités et les films encouragent les adolescents à s'habiller et à se comporter comme s'ils étaient mûrs sexuellement. Les filles atteintes du syndrome de Turner sont souvent timides et facilement embarrassées. Elles ont une piètre estime de soi. Même si leur intelligence est habituellement normale, elles connaissent plus fréquemment des difficultés d'apprentissage en raison d'un déficit oculo-spatial qui se répercute sur leurs résultats en mathématiques et leur dextérité manuelle[3].

L'infirmière peut aider la jeune fille à s'adapter à son affection et à acquérir une meilleure estime de soi. Pratiquez l'écoute active et renforcez les aptitudes et les compétences de la jeune fille. Encouragez les parents à la soutenir. L'Association du syndrome de Turner du Québec (se reporter à l'annexe G) peut fournir aux parents et aux enfants des renseignements additionnels sur ce trouble.

SYNDROME DE KLINEFELTER

Le syndrome de Klinefelter est une affection génétique qui touche les garçons ayant un chromosome X supplémentaire (habituellement 47, XXY). Son incidence est d'environ 1 cas sur 1 000 naissances de garçons vivants[34]. Il s'agit de la principale cause d'hypogonadisme (réduction de l'activité sécrétoire des gonades) et de stérilité chez les hommes.

La plupart des nouveau-nés atteints semblent normaux à la naissance. L'affection est habituellement diagnostiquée à l'âge scolaire, lorsque le comportement du petit garçon commence à perturber la classe. Les garçons atteints du syndrome de Klinefelter peuvent éprouver des problèmes affectifs en raison d'un retard de développement de la parole et de difficultés à traiter les informations auditives, qui sont pour eux une source de frustration. Leur quotient intellectuel (QI) est souvent inférieur de 10 ou 15 points à celui de leurs frères et sœurs non touchés par le syndrome, et il n'est pas rare qu'il soit inférieur à 80. Les garçons atteints du syndrome de Klinefelter sont grands et minces, et leurs bras et leurs jambes sont exagérément longs. L'envergure des bras par rapport à la taille est normale. Le début de la puberté est souvent retardé, et la taille des testicules est réduite, quel que soit l'âge. Le développement du pénis et des poils pubiens peut être normal, mais celui de la barbe et de la moustache demeure parfois incomplet. La gynécomastie est l'une des caractéristiques de cette affection.

Le diagnostic est confirmé par l'analyse des chromosomes, qui révèle la présence d'un ou de plusieurs chromosomes X supplémentaires. L'objectif du traitement est de stimuler la masculinisation et le développement des caractères sexuels secondaires lorsque la puberté est retardée. On commence un traitement de substitution de la testostérone lorsque le garçon a 11 ou 12 ans. On lui administre de la Depo-Testosterone sous forme d'injections intramusculaires toutes les trois ou quatre semaines pour maintenir la testostérone sérique à des taux normaux. On augmente graduellement les doses jusqu'à ce qu'on atteigne des doses pour adulte, quand le garçon a entre 15 et 17 ans. Toutefois, ce traitement n'améliore pas la fertilité. En général, la gynécomastie ne disparaît pas avec le traitement hormonal. Une chirurgie esthétique peut être nécessaire si la taille des seins pose un problème.

Soins infirmiers

Les soins infirmiers consistent à dispenser aux parents et à l'enfant de l'enseignement sur le syndrome, à évaluer les mécanismes d'adaptation de l'enfant et de sa famille, à participer à la résolution des problèmes scolaires et à mettre en valeur les forces de l'enfant. Encouragez les parents à canaliser l'énergie de leur fils dans des domaines qui favoriseront la réussite et les expériences productives. Soulignez qu'il est important de récompenser les succès remportés par l'enfant à l'école, dans les sports ou dans les loisirs. Si nécessaire, les adolescents doivent pouvoir bénéficier d'un conseil génétique, car le fonctionnement sexuel et la fertilité risquent d'être entravés.

► ERREURS INNÉES DU MÉTABOLISME

Les erreurs innées du métabolisme sont des anomalies biochimiques héréditaires du cycle de l'urée et du métabolisme des acides aminés et de l'acide organique. Individuellement, ce sont des maladies rares, mais collectivement, elles représentent un problème de santé important chez le nouveau-né et le nourrisson.

Les manifestations cliniques se produisent habituellement dans les jours ou les semaines qui suivent la naissance. Les signes et les symptômes sont les suivants : léthargie et difficultés d'alimentation, vomissements persistants, tonus musculaire anormal et convulsions, apnée et tachycardie, et odeur inhabituelle du corps ou de l'urine (odeur de moisi, odeur douce de sirop d'érable ou de caramel, ou encore, odeur de fromage ou de sueur aux pieds).

L'anomalie biochimique provoque habituellement l'accumulation d'un sous-produit chimique anormal dans le sang, l'urine ou les tissus ou entraîne une réduction de la quantité des enzymes normales. La plupart des troubles sont liés à une intolérance à une protéine, les symptômes apparaissant peu après que le bébé a commencé à prendre du lait maternisé ou du lait maternel.

Au Canada, le dépistage néonatal permet de déceler certaines de ces erreurs innées du métabolisme avant l'apparition des signes et symptômes ; toutefois, la plupart ne sont détectées qu'après leur apparition. Les analyses de laboratoire initiales sont les suivantes : mesure du glucose sérique, des électrolytes, des gaz sanguins artériels et de l'ammoniac sérique. Les résultats de ces analyses permettent de classer le désordre selon la présence d'hypoglycémie, d'acidose métabolique, d'hyperammoniémie ou de dysfonctionnement hépatique.On procède ensuite à d'autres analyses diagnostiques en laboratoire.

Le traitement, lorsqu'il est possible, vise essentiellement à remplacer la substance provoquant l'anomalie biochimique ou à en réduire la quantité.

Deux des erreurs innées du métabolisme les plus courantes, à savoir la phénylcétonurie et la galactosémie, sont présentées ici. L'hypothyroïdie congénitale et l'hyperplasie congénitale des surrénales, dont nous avons parlé plus tôt dans ce chapitre, sont aussi considérées comme des erreurs innées du métabolisme.

PHÉNYLCÉTONURIE

La phénylcétonurie (PCU) est un trouble héréditaire du métabolisme des acides aminés qui affecte l'utilisation des protéines par l'organisme. Les enfants atteints de cette affection ont une déficience en phénylalanine hydroxylase, une enzyme hépatique qui décompose en tyrosine l'acide aminé essentiel phénylalanine. Par conséquent, la phénylalanine s'accumule dans le sang, ce qui provoque une odeur de moisi qui se dégage du corps et de l'urine, de l'irritabilité, des vomissements, des convulsions, des éruptions cutanées ressemblant à de l'eczéma, de l'hyperactivité et un comportement instable. Les comportements des enfants atteints sont bizarres, voire schizoïdes. Par exemple, on note des réactions de frayeur, des épisodes de hurlements, de désorientation, une absence de réaction à de forts stimuli ; l'enfant peut également se frapper la tête et se mordre les bras. La persistance d'un taux élevé de phénylalanine entraîne le dérèglement des processus cellulaires de la myélinisation et de la synthèse des protéines et, au bout de deux ou trois ans, se traduit par des troubles convulsifs et une déficience intellectuelle. L'absence de la tyrosine a également des conséquences. En effet, la tyrosine est nécessaire à la formation de la mélanine, qui est un pigment, et des hormones adrénaline et thyroxine. Comme la formation de la mélanine est entravée, les enfants atteints ont la peau claire, les yeux bleus et les cheveux blonds. De plus, la peau de ces enfants est particulièrement sensible à l'eczéma ainsi qu'à d'autres problèmes cutanés.

La PCU est un trouble héréditaire à transmission autosomique récessive. Il peut aussi s'agir d'une mutation. Son incidence, qui est de 1 cas pour 10 000 à 25 000 naissances vivantes par an, varie beaucoup selon les ethnies[35].

Les nouveau-nés atteints semblent normaux à la naissance. Le dépistage de la PCU se fait systématiquement au Canada. Pour obtenir de meilleurs résultats, on attend que le nouveau-né ait commencé à consommer du lait maternisé ou du lait maternel avant de prélever l'échantillon. Si le nouveau-né quitte tôt l'hôpital et que le prélèvement a lieu dans les 24 heures suivant la naissance, son test de dépistage risque d'être faussement négatif. Le dosage de la phénylalanine sanguine (anciennement appelé le test de Guthrie), doit donc avoir lieu au plus tôt 48 heures après la naissance, faute de quoi il faudra recommencer le test lorsque le nouveau-né aura 1 ou 2 semaines[35]. Il ne faut pas oublier que les enfants nés à domicile ou en maison de naissance doivent également subir un test de dépistage. Lorsqu'un enfant naît dans une maison de naissance, ce sont les sages-femmes qui effectuent les tests de dépistage. Si le test indique des taux élevés de phénylalanine plasmatique, on le fait de nouveau. Si le deuxième test est positif, on oriente la famille vers un centre de traitement, et la thérapie est entreprise en clinique externe. Lorsque l'enfant a 21 jours, on effectue un autre test de dépistage, qui ne sert pas à doser la phénylalanine sanguine, mais bien à détecter la présence d'acide phénylpyruvique dans l'urine. Ce test urinaire, qui consiste à imbiber d'urine un papier filtre conçu à cette fin, sert à dépister non seulement la PCU, mais également d'autres maladies métaboliques.

L'administration de phénylalanine-hydrolase est inutile dans le traitement de la PCU, car cette enzyme est intracellulaire. Pour maintenir les taux de phénylalanine plasmatique entre 120 à 320 mmol/L (2 à 6 mg/dL), on traite la PCU au moyen de laits maternisés spéciaux (comme le Lofenac ou le Phenex-1) et d'un régime alimentaire faible en phénylalanine. Le lait maternel, au moins dix jours après la naissance, a un taux de phénylalanine moins élevé et est une bonne source de protéines pour le nouveau-né atteint de PCU. L'alimentation doit aussi assurer à l'enfant une croissance optimale. On évite les aliments riches en protéines (viandes et produits laitiers) ainsi que l'aspartame parce qu'ils contiennent des quantités élevées de phénylalanine. On utilise plutôt des aliments fonctionnels élémentaires (hydrosylastes de protéines modifiés sans phénylalanine). Le régime alimentaire faible en phénylalanine doit être poursuivi jusqu'à la fin de l'âge scolaire ou l'adolescence. On parle d'un régime alimentaire faible en phénylalanine, car, comme il s'agit d'un acide aminé essentiel, on ne peut la retirer complètement de l'alimentation de l'enfant. Lorsque le taux de phénylalanine plasmatique est inférieur à 120 mmol/L (2 mg/dL), l'enfant peut développer un retard de croissance vu que l'organisme entreprend le catabolisme des réserves de protéines. Si le contrôle de l'alimentation cesse avant l'âge de 8 ans, le QI

DIVERSITÉ CULTURELLE

La phénylcétonurie est rare dans les populations africaines, juives et japonaises. Elle touche particulièrement les enfants de race blanche, surtout en Amérique du Nord et en Europe du Nord. On la rencontre plus souvent dans les communautés isolées où il y a de nombreux mariages consanguins depuis plusieurs générations.

CROISSANCE ET DÉVELOPPEMENT

Les nouveau-nés atteints de PCU dont on ne commence pas immédiatement le traitement perdent dix points de QI si leur niveau de phénylalanine n'est pas stabilisé avant l'âge de 1 mois et dix points supplémentaires s'il ne l'est pas avant l'âge de 2 mois. Le QI tombe à 50 si la stabilisation n'est pas réalisée avant l'âge de 1 an et à 30, si elle ne l'est pas avant l'âge de 3 ans[36].

en sera grandement affecté[37]. Les adolescentes et les femmes atteintes doivent reprendre leur régime alimentaire faible en phénylalanine avant de devenir enceintes afin d'éviter les anomalies congénitales chez le fœtus (faible poids à la naissance, déficience intellectuelle, microcéphalie).

Soins infirmiers

Les soins infirmiers consistent essentiellement à dispenser de l'enseignement aux parents à propos de l'affection et de son traitement et à apporter du soutien. Les taux sériques de phénylalanine doivent être mesurés périodiquement tout au long de la vie. Lorsque l'enfant commence à manger des aliments solides, les parents doivent surveiller la quantité de phénylalanine qu'il absorbe tous les jours et ne pas lui permettre de dépasser le niveau prescrit par le médecin.

Le régime alimentaire faible en phénylalanine est très strict. Il exclut de nombreux aliments. Les parents et les enfants ont besoin d'un soutien solide pour le respecter. Le coût du lait maternisé et des aliments fonctionnels élémentaires est assez élevé. Habituellement, seul le lait maternisé est remboursé par les assurances. Comme dans le cas du diabète sucré, les enfants atteints de PCU peuvent se rebeller contre les contraintes alimentaires, qui les empêchent d'être comme leurs pairs. C'est pourquoi on peut interrompre le régime alimentaire faible en phénylalanine à la fin de la période de l'âge scolaire ou pendant l'adolescence. Si l'enfant a des difficultés de concentration ou ne réussit pas à rester tranquillement assis, on pourra recommander la reprise d'une alimentation faible en phénylalanine. Selon certains experts, un contrôle de l'alimentation à vie serait nécessaire. Les effets neurologiques à long terme de ce trouble sont inconnus[36].

Les parents qui ont un enfant atteint de PCU et envisagent une autre grossesse doivent bénéficier d'un conseil génétique ; il en est de même des adolescents atteints.

GALACTOSÉMIE

La galactosémie est un trouble du métabolisme des glucides entraîné par une déficience en galactose-1-phosphate-uridyl-transférase, une enzyme hépatique. Il s'agit de l'une des trois enzymes nécessaires pour transformer le galactose en glucose. La galactosémie est une maladie héréditaire à transmission autosomique récessive, et son incidence est de 1 cas sur 60 000 à 80 000 naissances vivantes[38]. Les signes précoces sont les suivants : difficultés d'alimentation, vomissements, perte de poids, ictère et hypertrophie du foie. Plus tard, les signes suivants apparaissent : déficience intellectuelle, septicémie, léthargie, hypotonie, cataractes, cirrhose progressive du foie et coma. En l'absence de traitement, la mort peut survenir moins d'un mois après la naissance, généralement à la suite d'une septicémie[39].

Dans la majorité des États américains on effectue le dépistage systématique de la galactosémie chez les nouveau-nés[14]. Toutefois, au Canada, la maladie n'est détectée qu'après l'apparition des symptômes. Le dépistage consiste à détecter la présence de sucres réducteurs autres que le glucose dans l'urine, à l'aide d'un bâtonnet réactif Clinitest. Le diagnostic est confirmé après le dosage de l'enzyme déficiente (galactose-1-phosphate-uridyl-transférase) dans les globules rouges. Les nouveau-nés et les nourrissons atteints de cette affection sont nourris de lait maternisé sans lactose ou sans galactose (habituellement un lait maternisé à base de soya), qui reste le substitut du lait pendant la vie entière. Un régime alimentaire sans galactose (sans lait ni produits laitiers) est prescrit lorsque le nourrisson est prêt à absorber des aliments solides. Malgré le respect du régime alimentaire, des complications (difficultés d'apprentissage, troubles de la parole, insuffisance ovarienne et syndromes neurologiques) surviennent chez de nombreux enfants.

Les soins infirmiers visent essentiellement à dispenser de l'enseignement aux parents et à l'enfant sur l'affection et le régime alimentaire qu'elle nécessite, à évaluer leurs mécanismes d'adaptation et à leur apporter du soutien. Orientez la famille vers une nutritionniste, qui lui donnera des conseils alimentaires. Il se peut que l'enfant ait besoin de suppléments de calcium. Informez les parents que plusieurs fromages sans galactose se vendent dans le commerce. Comme ce trouble est héréditaire, la famille doit bénéficier d'un conseil génétique.

RÉFÉRENCES

1. D'Ercole, A.J., et Underwood, L. (1996). Anterior pituitary gland and hypothalamus. Dans A.M. Rudolph, J.I.E. Hoffman et C.D. Rudolph (dir.), *Rudolph's pediatrics* (20e éd., p. 1683-1695). Stamford, CT : Appleton & Lange.
2. Finegold, D. (1997). Endocrinology. Dans B.J. Zitelli et H.W. Davis (dir.), *Atlas of pediatric physical diagnosis* (3e éd., p. 270). St. Louis : Mosby-Wolfe.
3. Rieser, P.A. (1992). Educational, psychologic, and social aspects of short stature. *Journal of Pediatric Health Care, 6*(5), 325-332.
4. Connaughty, M.S. (1992). Accelerated growth in children. *Journal of Pediatric Health Care, 6*(5), 316-324.
5. Robertson, G.L. (1995). Diabetes insipidus. *Endocrinology and Metabolism Clinics of North America, 24*(3), 549-572.
6. Segar, W.E., et Friedman, A.L. (1996). Primary disturbances of water homeostasis. Dans A.M. Rudolph, J.I.E. Hoffman et C.D. Rudolph (dir.), *Rudolph's pediatrics* (20e éd., p. 1703-1710). Stamford, CT : Appleton & Lange.
7. Herman-Giddens, M.E., Slora, E.J., Wasserman, R.C., Bourdony, C.J., Bhapkar, M.V., Koch, G.G. et Hasemeier, C.M. (1997). Secondary sexual characteristics and menses in young girls seen in office practice : A study from the pediatric research in office settings network. *Pediatrics,* 99(4), 505-512.
8. Office of Research Reporting, National Institute of Child Health and Development (1989). *Facts about precocious puberty.* Washington, DC : National Institutes of Health.
9. Rosen, D., et Kelch, R.P. (1995). Precocious and delayed puberty. Dans K.L. Becker (dir.), *Principles and practice of endocrinology and metabolism* (2e éd., p. 830-842). Philadelphia : Lippincott.
10. Ball, J.B. (1998). *Mosby's pediatric patient teaching guides.* St. Louis : Mosby.
11. Fisher, D.A. (1996). The thyroid. Dans A.M. Rudolph, J.I.E. Hoffman et C.D. Rudolph (dir.), *Rudolph's pediatrics* (20e éd., p. 1750-1773). Stamford, CT: Appleton & Lange.
12. Castiglia, P.T. (1997). Hyperthyroidism (Graves' disease). *Journal of Pediatric Health Care, 11*(5), 227-229.
13. Miller, W.L. (1996). The adrenal cortex. Dans A.M. Rudolph, J.I.E. Hoffman et C.D. Rudolph (dir.), *Rudolph's pediatrics* (20e éd., p. 1711-1742). Stamford, CT : Appleton & Lange.
14. Ruble, J.A. (1996). Congenital adrenal hyperplasia. Dans P.L. Jackson et J.A. Vessey (dir.), *Primary care of the child with a chronic condition* (2e éd., p. 276-295). St. Louis : Mosby.
15. Elsas, L.J. (1996). Newborn screening. Dans A.M. Rudolph, J.I.E. Hoffman et C.D. Rudolph (dir.), *Rudolph's pediatrics* (20e éd., p. 282-288). Stamford, CT : Appleton & Lange.
16. Voorhess, M.L. (1996). Adrenal medula, sympathetic nervous system, and multiple endocrine neoplasia syndromes. Dans A.M. Rudolph, J.I.E. Hoffman et C.D. Rudolph (dir.), *Rudolph's pediatrics* (20e éd., p. 1742-1750). Stamford, CT : Appleton & Lange.
17. Werbel, S.S., et Ober, K.P. (1995). Pheochromocytoma : Update on diagnosis, localization, and management. *Medical Clinics of North America, 79*(1), 161-166.
18. Weber, M.L. (1994). *Dictionnaire de thérapeutique pédiatrique,* Montréal : Les Presses de l'Université de Montréal.
19. Ahern, J.A., et Grey, M. (1996). New developments in treating children with insulin-dependent diabetes mellitus. *Journal of Pediatric Health Care, 10*(4), 161-166.
20. Société canadienne de pédiatrie (2002). Une vie active saine pour les enfants et les adolescents, fait par le comité de la vie active saine. *Peadiatrics & Child Health, 7* (4), 273-274.
21. American Diabetes Association Consensus Conference (2000). Type 2 diabetes in children and adolescents. *Pediatrics, 105,* 671-686.
22. Grey, M., et Boland, E.A. (1996). Diabetes mellitus (Type 1). Dans P.L. Jackson et J.A. Vessey (dir.), *Primary care of the child with a chronic condition* (2e éd., p. 350-370). St. Louis : Mosby.
23. Meltzer, S., Leiter, L., Daneman, D., et coll. (1998). 1998 clinical practice guidelines for the management of diabetes in Canada. *Canadian Medical Association Journal,* 159 (8 Suppl.) : S1-29.

24. Saudek, C.D. (1997). Novel form of insulin delivery. *Endocrinology and Metabolism Clinic of North America,* 26 (3), p. 599-610.
25. White, N.H. (1996). Diabetes mellitus in children. Dans A.M. Rudolph, J.I.E. Hoffman et C.D. Rudolph (dir.), *Rudolph's pediatrics* (20e éd., p. 1803-1827), Stamford, CT : Appleton & Lange.
26. Drash, A.L., et Becker, D.J. (1993). Nutritional considerations in the therapy of the child with diabetes mellitus. Dans R.M. Suskind et L. Lewinter-Suskind (dir.), *Textbook of pediatric nutrition* (2e éd.). New York : Raven Press.
27. Giordano, B.P., Petrila, A., Banion, C.R., et Neuenkirchen, G. (1992). The challenge of transferring responsibility for diabetes management from parent to child. *Journal of Pediatric Health Care, 6*(5), 235-239.
28. Linder, B. (1997). Improving diabetic control with a new insulin analog. *Contemporary Pediatrics, 14*(10), 52-73.
29. Fagan, M.J. (1995). Nursing care of the child with DKA in the PICU. *Pediatric Nursing 21*(4), 375-380.
30. Tuttle, J.I. (1991). Menstrual disorders during adolescence. *Journal of Pediatric Health Care, 5*(4), 197-203.
31. Yurth, E.F. (1995). Female athlete triad. *Western Journal of Medicine, 162*(2), 149-151.
32. Committee on Genetics, American Academy of Pediatrics (1995). Health supervision for children with Turner syndrome. *Pediatrics, 96*(6), 1166-1173.
33. Sanger, P. (1996). Turner's syndrome. *Current Concepts, 335*(2), 1749-1754.
34. Grumbach, M.M. (1996). Abnormalities of sex determination and differentiation. Dans A.M. Rudolph, J.I.E. Hoffman et C.D. Rudolph (dir.), *Rudolph's pediatrics* (20e éd., p. 1773-1789). Stamford, CT : Appleton & Lange.
35. Sinai, L.N., Kim, S.C., Casey, R., et Pinto-Martin, J.A. (1995). Phenylketonuria screening : Effect of early newborn discharge. *Pediatrics, 96*(4), 605-608.
36. Bowe, K. (1995). Phenylketonuria : An update for pediatric community health nurses. *Pediatric Nursing, 21*(2), 191-194.
37. Yule, K.S. (1996). Phenylketonuria. Dans P.L. Jackson et J.A. Vessey (dir.), *Primary care of the child with a chronic condition* (2e éd., p. 623-649) St. Louis : Mosby.
38. Strobel, S.E., et Keller, C.S. (1993). Metabolic screening in the NICU population : A proposal for change. *Pediatric Nursing, 19*(2), 113-117.
39. Greene, C.L., et Goodman, S.1. (1997). Inborn errors of metabolism. Dans W.W. Hay, J.R. Groothuis, A.R. Hayward et M.J. Levin (dir.), *Current pediatric diagnosis & treatment* (13e éd., p. 864-884). Stamford, CT : Appleton & Lange.

LECTURES COMPLÉMENTAIRES

Adam, P. (1997). Evaluation and management of diabetes insipidus. *American Family Physician, 55*(6), 2146-2152.

Brandt, P.A., et Magyary, D.L. (1993). The impact of a diabetes education program on children and mothers. *Journal of Pediatric Nursing, 8*(1), 31-40.

Davidson, A. (1992). Management and counseling of children with inherited metabolic disorders. *Journal of Pediatric Health Care, 6*(3), 146-152.

Donahœ, P.K, et Schnitzer, J.J. (1996). Evaluation of the infant who has ambiguous genitalia, and principles of operative management. *Seminars in Pediatric Surgery, 5*(1), 30-40.

Gidwani, G.P. (1997). Menstruation and the athlete. *Contemporary Pediatrics, 14(1),* 27-48.

Greve, L.C., Wheeler, M.D., Green-Burgeson, D.K., et Zorn, E.M. (1994). Breast-feeding in the management of the newborn with phenylketonuria : A practical approach to dietary therapy. *Journal of the American Dietetic Association, 94*(3), 305-310.

Henry, J., et Giordano, B. (1992). Assessment of growth in infants and children : Normal and abnormal patterns. *Journal of Pediatric Health Care, 5*(2), 289-334.

Heuther, S.E. (1994). Mechanisms of hormonal reguladon. Dans K.L. McCance et S.E. Huether (dir.), *Pathophysiology : A biologic basis for disease in adults and children* (2e éd., p. 626-655). St. Louis : Mosby.

Kaufman, F.R. (1994). Outpatient management of children and adults with IDDM. *Clinical Diabetes, 12*(6), 146-151.

Magiakou, M.A., Mastorakos, G., Oldfield, E.H., Gomez, M.T., Doppman, J.L., Cutler, G.B., Nieman, L.K., et Chrousos, G.P. (1994). Cushing's syndrome in children and adolescents. *New England Journal of Medicine, 331*(10), 629-636.

Merke, D.P., et Cutler, G.B. (1997). New approaches to the treatment of congenital adrenal hyperplasia. *Journal of the American Medical Association, 277*(13), 1073-1076.

Rapone, K., et Brabston, L. (1997). A health care plan for the student with diabetes. *Journal of School Nursing, 13*(2), 30-34.

Saudek, C.D. (1992). Use of implanted insulin pumps to treat IDDM. *Journal of Pediatric Endocrinology, 5*(4), 217-227.

Seckl, J.R., et Miller, W.L. (1997). How safe is long-term prenatal glucocorticoid treatment? *Journal of the American Medical Association, 277*(13), 1077-1080.

22 LES TROUBLES DE LA FONCTION TÉGUMENTAIRE

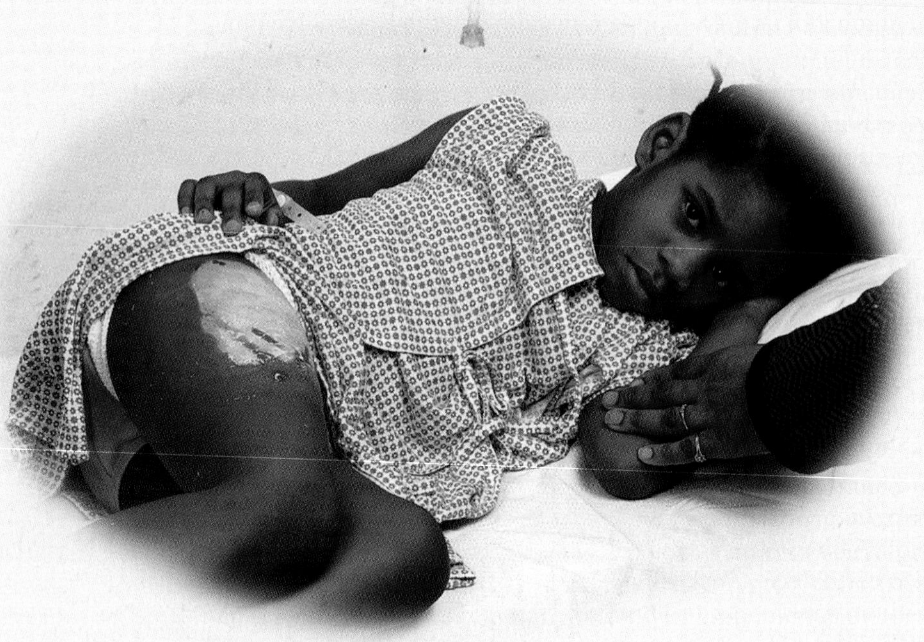

Sophie, 6 ans, est admise à l'hôpital. Elle a subi une brûlure du deuxième degré sur la jambe en renversant un bol de soupe. Dès le lendemain, il est clair qu'il ne s'agit pas d'une brûlure au troisième degré et qu'une greffe cutanée ne sera pas nécessaire. Il est encore trop tôt pour savoir quelle sera l'étendue du tissu cicatriciel.

Le traitement consiste à donner un bain suivi d'un débridement de la plaie et d'un changement de pansement deux fois par jour. Malgré les analgésiques, le débridement et les changements de pansement s'accompagnent de beaucoup d'anxiété et de douleur. Sophie a besoin d'un régime alimentaire à haute teneur en protéines afin de favoriser la guérison. Sophie a de la difficulté à étendre sa jambe et à marcher, car ces mouvements étirent la peau endommagée. Elle a donc besoin d'aide pour sortir de son lit et s'adonner à ses activités habituelles.

La mère de Sophie cohabite avec elle et reste à ses côtés pendant les changements de pansement. Sa principale préoccupation, pour l'instant, est d'aider sa fille à faire face aux conséquences de la brûlure et à réduire le risque d'infection. Au cours des prochains jours, la mère de Sophie jouera un rôle de plus en plus actif lors des changements de pansement afin d'être en mesure de poursuivre ces soins à la maison.

OBJECTIFS

Après l'étude de ce chapitre, vous serez en mesure de :

- Décrire les différences entre la fonction tégumentaire d'un enfant et celle d'un adulte ;
- Décrire les lésions cutanées secondaires les plus courantes ;
- Discuter des soins à prodiguer à l'enfant atteint d'une dermite ;
- Décrire la réponse cutanée à une réaction allergique aux médicaments ;
- Concevoir un plan d'enseignement pour un enfant atteint d'eczéma ;
- Décrire le traitement médical et les soins infirmiers aux enfants atteints d'une infection cutanée ;
- Discuter des soins à prodiguer à l'enfant atteint de cellulite ;
- Différencier la folliculite de l'acné et résumer les soins à prodiguer aux enfants pour ces problèmes cutanés ;
- Décrire le traitement médical et les soins infirmiers reliés aux blessures cutanées chez les enfants ;
- Citer les types de brûlures et leur classification en fonction de la gravité ;
- Calculer le pourcentage de la surface corporelle touchée en utilisant une charte de calcul ;
- Discuter du traitement médical et des soins infirmiers reliés aux brûlures majeures chez un enfant.

« Je ne savais pas qu'on pouvait se blesser aussi gravement avec un bol de soupe. La chose la plus difficile à accepter, pour moi, c'est la douleur ressentie par Sophie à chaque changement de pansement. »

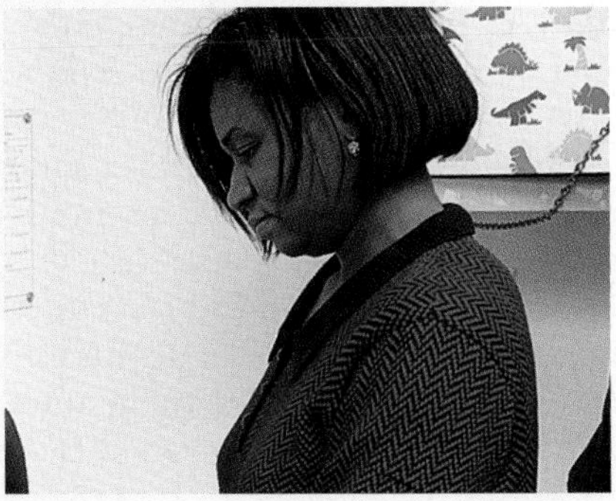

VOCABULAIRE

Atopie Tendance héréditaire à présenter des réactions allergiques.

Débridement Action enzymatique visant à nettoyer une lésion et à dissoudre les caillots de fibrine ou croûtes ; *ou* élimination des tissus morts ayant pour but d'accélérer le processus de guérison.

Dermatophytose Infection fongique touchant principalement la peau mais pouvant également atteindre les cheveux et les ongles.

Escarre Croûte ou couche de peau ou de tissu mort.

Incision de décharge Incision pratiquée dans le tissu mort et resserré d'une brûlure afin de rétablir la circulation périphérique.

Lichénification Épaississement de la peau lui donnant l'aspect du cuir.

Quel est le rôle de l'infirmière qui soigne un enfant ayant subi une brûlure ? Quelles mesures de soutien pourraient aider l'enfant à accepter les douloureux changements de pansement et une blessure défigurante ? Quels sont les autres membres de l'équipe soignante qui jouent un rôle important dans le rétablissement optimal de Sophie ? Quel enseignement doit-on offrir à la mère afin qu'elle soit en mesure de prodiguer les soins adéquats à la maison ? Le présent chapitre a pour but de vous aider à répondre à ces questions et à soigner des enfants qui, comme Sophie, ont subi une brûlure, ou qui présentent d'autres types de troubles de la peau.

Les affections cutanées sont des problèmes que rencontrent fréquemment les infirmières qui travaillent dans les cliniques externes, les écoles, les Centres locaux de services communautaires (CLSC), les urgences et les départements de pédiatrie. Un grand nombre de ces affections ne sont pas limitées aux enfants. Cependant, pour des raisons qui sont expliquées dans le présent chapitre, les risques liés à certaines affections cutanées sont plus élevés chez l'enfant.

La peau est l'organe le plus étendu du corps humain. Elle assure plusieurs fonctions essentielles, dont la perception, la protection, la régulation de la température, la synthèse de la vitamine D et l'excrétion. La peau protège les tissus sous-jacents des micro-organismes et des traumas. Les nerfs qui se trouvent dans la peau permettent de percevoir la douleur, la chaleur et le froid.

La régulation de la température corporelle est assurée par la dilatation et la constriction de vaisseaux sanguins et de glandes sudoripares régis par le système nerveux central. La peau apporte également un supplément de vitamine D en synthétisant cette vitamine à partir du rayonnement ultraviolet. L'excrétion est assurée par les glandes sudoripares, qui sécrètent une solution d'eau, d'électrolytes et d'urée, aidant de ce fait l'organisme à se débarrasser de ses toxines.

► PARTICULARITÉS ANATOMIQUES ET PHYSIOLOGIQUES DE L'ENFANT

La peau comporte trois couches distinctes : l'épiderme, le derme et le tissu adipeux sous-cutané qui sépare la peau du tissu sous-jacent (figure 22-1). Le derme contient des nerfs, des muscles, du tissu conjonctif, des follicules pileux, des glandes sébacées et des glandes sudoripares, des canaux lymphatiques et des vaisseaux sanguins.

À la naissance, la peau est mince et le tissu adipeux sous-cutané, peu abondant. C'est pourquoi le nouveau-né perd sa chaleur plus rapidement, a plus de difficulté à maintenir sa température corporelle et se refroidit plus vite que l'enfant plus âgé ou l'adulte. La peau plus mince permet également une plus grande absorption de substances chimiques nocives. La peau du nouveau-né contient plus d'eau que celle de l'adulte, et ses cellules sont reliées plus lâchement. Au fur et à mesure que l'enfant vieillit, la peau se renforce, perd une partie de son eau, et devient de ce fait moins sensible aux bactéries.

Les structures accessoires de la peau (cheveux, glandes sébacées, glandes eccrines et glandes apocrines) sont présentes dès la naissance. Cependant, tout comme les autres structures de l'organisme, elles n'ont pas encore atteint leur maturité.

À la naissance, les épaules et le dos de l'enfant sont parfois recouverts d'un duvet soyeux appelé lanugo. En règle générale, le lanugo disparaît dans les deux ou trois semaines suivant la naissance. La quantité de cheveux varie d'un enfant à un autre. Les cheveux tombent habituellement pendant les premiers mois et sont remplacés, parfois par des cheveux d'une couleur différente.

Bien qu'elles n'aient pas atteint la maturité, les glandes sébacées sont fonctionnelles dès la naissance. Elles sont de diverses grosseurs et apparaissent sur toutes les parties du corps, à l'exception des mains et de la plante des pieds. Le sébum, une matière grasse produite et sécrétée dans les follicules pileux ou directement sur la peau, assure la lubrification de la peau et des cheveux.

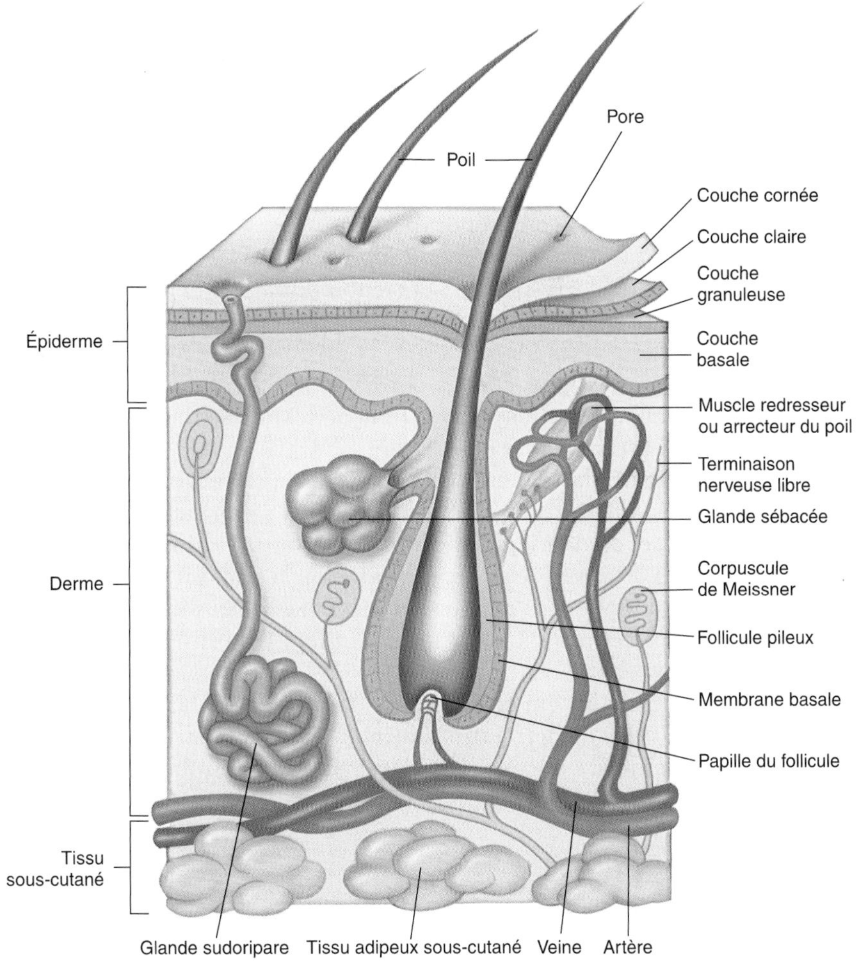

FIGURE 22-1. Couches de la peau et structures accessoires.

Les glandes eccrines, situées dans le derme, débouchent à la surface de la peau. Elles sécrètent un liquide aqueux inodore, particulièrement en réaction à un stress émotionnel. Elles réagissent également aux modifications de la température corporelle. Lorsque la température s'élève, les glandes eccrines augmentent leur production de sueur. Il s'ensuit une diminution de chaleur due à l'évaporation de la sueur. Comme les glandes eccrines ne sont généralement pas entièrement fonctionnelles avant le milieu de l'enfance, le bébé et le jeune enfant ne sont pas en mesure de maintenir leur température de manière aussi efficace que l'enfant plus âgé et l'adulte.

Les glandes apocrines, qui se trouvent principalement dans les régions axillaires et génitale, ne fonctionnent qu'à partir de la puberté. La décomposition du liquide sécrété par ces glandes dégage une odeur corporelle. Toutefois, nous ne savons pas quelle est leur fonction biologique.

► LÉSIONS CUTANÉES

Les lésions cutanées peuvent être de diverses tailles, formes, couleurs et textures. Les deux principaux types de lésions cutanées sont les lésions primaires et les lésions secondaires. Les lésions primaires apparaissent dans une peau saine et comprennent les macules, les taches (plaques), les papules, les nodules, les tumeurs, les vésicules, les pustules, les bulles (cloques) et les papules œdémateuses (tableau 4-10). Les lésions secondaires découlent de lésions primaires. Elles comprennent les croûtes, les squames, la **lichénification** (épaississement de la peau), les cicatrices, les chéloïdes, les excoriations, les fissures, les exulcérations et les ulcères (tableau 22-1). Il est important que l'infirmière puisse reconnaître et décrire les lésions primaires et secondaires, et comprendre leurs causes sous-jacentes et les traitements appropriés.

► CICATRISATION D'UNE PLAIE

Le processus de cicatrisation comprend trois phases qui se chevauchent : l'inflammation, la reconstruction tissulaire et la maturation (tableau 22-2)[1, 2].

L'inflammation, qui correspond à la réaction initiale, dure de trois à cinq jours, environ. Cette phase prépare la plaie au processus de réparation. Un caillot formé de plaquettes, de globules rouges (érythrocytes) et de fibrine scelle la plaie, prévient les invasions bactériennes et rapproche les bords de la plaie. Peu après la blessure, la vasodilatation permet aux globules blancs (leucocytes) de se rendre jusqu'à la plaie, où ils absorbent les bactéries et les débris.

La deuxième phase, la reconstruction tissulaire, dure de cinq jours à quatre semaines, selon la gravité de la lésion. Des capillaires se forment afin de rétablir la circulation sanguine, et un **débridement** naturel se produit (action enzymatique visant à nettoyer la plaie et à dissoudre le caillot de fibrine ou la croûte). La plaie se contracte. Les fibroblastes se multiplient et produisent du collagène et du tissu de granulation qui remplissent la plaie jusqu'à la surface cutanée. Une fine couche de cellules épithéliales se forme.

Pendant la maturation, qui correspond à la troisième phase, la production de collagène se poursuit afin de permettre la formation de la cicatrice et le remodelage. Progressivement, la cicatrice se consolide et les vaisseaux s'estompent. La maturation peut durer plusieurs mois ou même plusieurs années, selon la gravité de la lésion.

► DERMITE

Le jeune enfant est la cible d'un pourcentage important de l'ensemble des inflammations cutanées. La plupart sont faciles à traiter et n'ont pas de répercussions à long terme. La dermite est une affection caractérisée par des modifications cutanées en réaction

TABLEAU 22-1 Lésions cutanées secondaires courantes et affections associées

Lésion	Description	Exemple
Croûte	Résidu séché de sérosités, de sang ou de pus.	Impétigo
Squame	Mince lame d'épiderme qui se détache.	Pellicules, psoriasis
Lichénification	Épaississement de la peau rendant plus visibles les sillons cutanés normaux.	Eczéma (dermite atopique)
Cicatrice	Tissu fibreux remplaçant le tissu détruit.	Incision chirurgicale cicatrisée
Chéloïde	Développement excessif ou hypertrophie d'une cicatrice qui dépasse les limites de la plaie et le niveau de la peau en raison d'un surplus de collagène.	Région cutanée cicatrisée après un trauma
Excoriation	Écorchure	Piqûre d'insecte qui a été grattée
Fissure	Érosion linéaire de la peau	Pied d'athlète
Exulcération	Perte de tissu épidermique, entraînant une peau humide mais aucun saignement.	Rupture d'une vésicule associée à la varicelle
Ulcère	Perte plus prononcée d'une surface cutanée ; peut entraîner un saignement ou la formation de tissu cicatriciel.	Chancre

TABLEAU 22-2 Phases de la guérison d'une plaie

Inflammation (de trois à cinq jours)
Formation d'un caillot qui scelle la plaie
Augmentation de l'apport sanguin vers la plaie
Augmentation de la perméabilité des capillaires, qui entraîne un œdème
Phagocytose

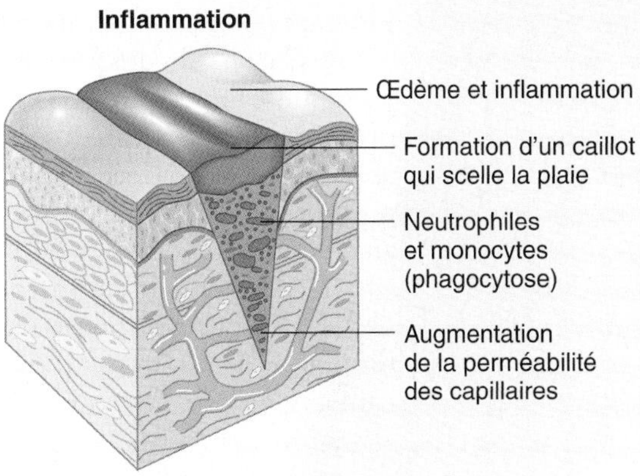

Reconstruction tissulaire (de cinq jours à quatre semaines)
Débridement
Production de collagène
Épithélisation par le tissu de granulation
Formation de capillaires
Contraction de la plaie

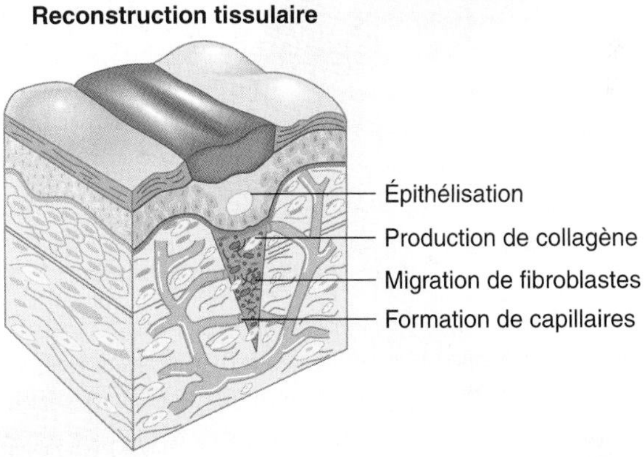

Maturation (de quelques mois à quelques années)
Remodelage
Formation et consolidation de la cicatrice
Disparition des capillaires

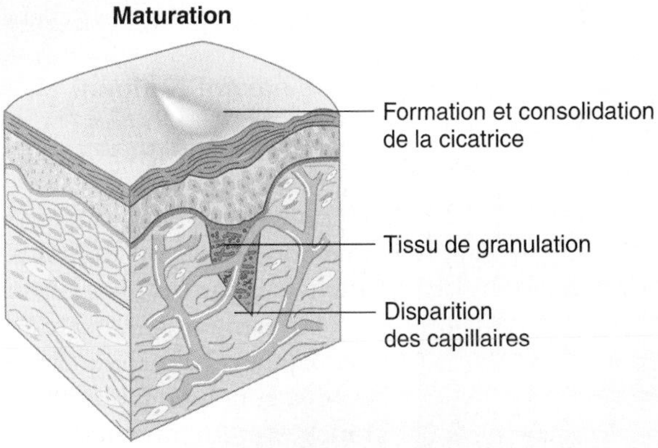

D'après O'Hanlon-Nichols, T. (1995). Commonly asked questions about wound healing. American Journal of Nursing, *95(4), 22-24 ; et Rote, N.S. (1994). Inflammation. Dans K.L. McCance et S.E. Huether (dir.),* Pathophysiology : The basis for disease in adultes and children *(2e éd., p. 234-267). St. Louis : Mosby.*

à des stimuli externes. Les quatre types de dermite les plus courants qui touchent le nourrisson, l'enfant et l'adolescent sont la dermite de contact, l'érythème fessier, la dermite séborrhéïque et l'eczéma (dermite atopique). L'infirmière doit comprendre que ces affections cutanées créent des problèmes d'ordre émotionnel chez l'enfant et les membres de la famille. Faites preuve d'empathie et souvenez-vous que les symptômes sont visibles et que l'enfant et la famille ont besoin d'être rassurés quant au caractère non contagieux de la maladie.

DERMITE DE CONTACT

La dermite de contact est une inflammation cutanée causée par un contact direct avec un allergène ou un irritant. Les allergènes les plus courants sont l'herbe à puce, le sumac vénéneux ou lustré, le caoutchouc, le cuir et le nickel. Les irritants les plus communs sont les savons, les détergents, les assouplissants, les agents de blanchiment, les lotions, les désodorisants, l'urine et les selles. Des cas de réaction au latex, substance souvent présente dans l'équipement hospitalier (gants, cathéters intraveineux, tubulures, appareils d'oxygénothérapie, seringues en plastique, ruban adhésif) et dans divers produits utilisés dans les foyers et dans la communauté ont été signalés (se reporter au chapitre 10).

L'éruption cutanée associée à la dermite de contact d'origine allergique se distingue par l'apparition de papules érythémateuses accompagnée de suintement, de formation de croûtes et d'œdème, et est généralement circonscrite à la région où le contact a eu lieu. Les symptômes de la dermite de contact d'origine allergique peuvent se manifester jusqu'à 18 heures après le contact, atteindre un sommet après une période de 48 heures à 72 heures, et durer jusqu'à trois semaines. Par contre, la dermite de contact due à un irritant se manifeste habituellement dans les heures qui suivent le contact, atteint un sommet dans les 24 heures et disparaît rapidement.

Le traitement consiste à éliminer la source du problème (par exemple, vêtements, plante, savon). On applique parfois sur la région atteinte de la lotion calmante (calamine) ou une crème ou un onguent à base d'hydrocortisone. Certaines réactions à l'herbe à puce nécessitent un traitement aux corticostéroïdes.

Soins infirmiers

L'enseignement en prévision des soins à domicile porte sur les moyens à utiliser pour éviter les substances allergènes et sur les soins de la peau. Les parents doivent toujours laver les vêtements neufs et rincer tous les vêtements deux fois plutôt qu'une, afin d'éliminer tout résidu de savon. Ils doivent également utiliser un savon doux pour la peau. Décrivez-leur les symptômes d'infection (par exemple, augmentation de la rougeur, suintement, fièvre) et dites-leur à quel moment revenir pour les soins de suivi.

ÉRYTHÈME FESSIER

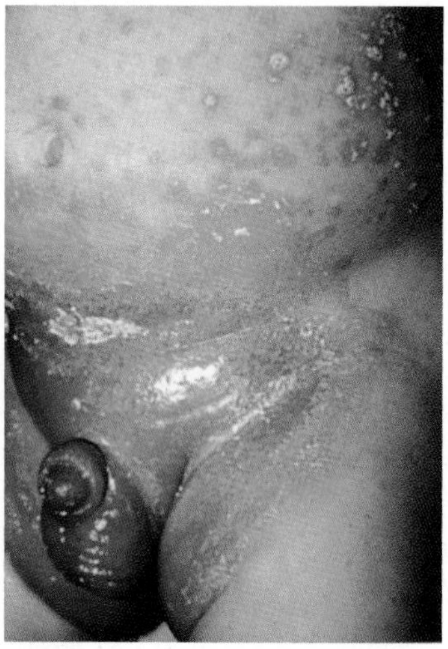

FIGURE 22-2. Érythème fessier.
Gracieuseté des Centers for Disease Control, Atlanta, GA.

L'érythème fessier, la forme la plus fréquente de dermite de contact due à un irritant, touche environ un tiers des nourrissons, généralement sous une forme légère[3]. Il atteint surtout les nourrissons âgés de 4 à 12 mois.

L'éruption cutanée est caractérisée par un érythème, un œdème, des vésicules, des papules et une desquamation apparaissant dans les régions qui sont en contact direct avec la couche. Habituellement, le périnée, les organes génitaux et les fesses sont touchés, et les plis cutanés sont épargnés. Dans les cas graves, le nourrisson présente une éruption surélevée et confluente d'un rouge ardent. On observe parfois des pustules et une sensibilité au toucher (figure 22-2).

L'érythème fessier est une réaction primaire à l'urine, aux selles, à l'humidité ou à la friction. L'effet conjugué de l'urine et des selles provoque une dermite. L'urine augmente le degré d'hydratation et le pH de la peau, ce qui accroît sa sensibilité aux irritants, à l'abrasion et aux microbes. Les micro-organismes présents dans les selles viennent s'ajouter aux irritants[4]. L'infection secondaire à *Candida albicans* est une complication fréquente de l'érythème fessier ou d'un traitement antibiotique administré pour une autre affection. Elle constitue souvent la cause sous-jacente d'un érythème fessier grave. La candidose due aux couches est souvent accompagnée d'une candidose buccale (voir plus loin).

Le traitement de la dermite modérée ou grave comprend l'application d'une crème à base d'hydrocortisone à faible concentration (0,25 % ou 0,5 %) à chaque changement de couche (ou selon l'ordonnance médicale) pendant une période de cinq à sept jours, et de mesures hygiéniques élémentaires. La crème doit être étalée avant toute application de produits de protection (par exemple, oxyde de zinc). On traite la candidose en appliquant alternativement une crème à base d'hydrocortisone à 1 % et des crèmes antifongiques (nystatine) sur les régions atteintes lors du changement de couche. Comme l'absorption se trouve augmentée par l'état de la peau, il ne faut pas utiliser de corticostéroïdes fluorés topiques.

Soins infirmiers

Un érythème fessier grave risque de devenir une source importante de stress pour les parents, qui doivent soigner un enfant dont la souffrance est constante. Conseillez aux parents de changer la couche du nourrisson aussitôt qu'elle est mouillée, ou au moins toutes les deux heures pendant la journée, et une fois pendant la nuit. L'humidité créée à l'intérieur de la couche favorise la présence d'érythème fessier.

Incitez les parents à utiliser des couches jetables à forte capacité d'absorption, car elles permettent de réduire la fréquence et la gravité de l'érythème fessier. Lorsqu'elles sont mouillées, ces couches emprisonnent les liquides grâce à un agent gélifiant qui permet de garder la peau au sec mieux que ne le font les couches en tissu. Toutefois, il ne faut pas attendre que la couche soit saturée pour la changer. Conseillez aux parents de ne pas trop serrer les couches et de ne pas utiliser de culottes imperméables. Ils peuvent appliquer de l'onguent vitaminé (vitamines A et D), de l'oxyde de zinc, ou du Balmex pour protéger la peau de l'irritation due au contact avec l'urine et les selles.

ALERTE INFIRMIÈRE

Les parents doivent éviter d'utiliser les débarbouillettes humides pour bébés vendues dans le commerce. L'alcool contenu dans ces débarbouillettes risque d'exacerber l'irritation.

Conseillez aux parents de nettoyer la région périanale avec de l'eau tiède et un savon doux non parfumé (comme Dove ou Ivory) ou un produit nettoyant qui ne nécessite pas d'eau (Cetaphil) seulement après une selle. La fécule de maïs aide à réduire la friction et le degré d'humidité, mais il est important d'éviter que la poudre n'entre en contact avec le visage de l'enfant et pénètre dans les voies respiratoires. L'exposition à l'air favorise la guérison. Par exemple, les parents peuvent laisser l'enfant sans couche sur un piqué absorbant.

DERMITE SÉBORRHÉÏQUE

La dermite séborrhéïque (communément appelée « chapeau ») est une inflammation cutanée récurrente qui serait causée par une prolifération de *Pityrosporum*, un champignon souvent présent dans les régions où s'activent les glandes sébacées[4]. Cette affection serait également influencée par les hormones et associée à une peau grasse. L'éruption apparaît sur les parties du corps où les glandes sébacées sont concentrées : le cuir chevelu (chapeau séborrhéïque), le front, derrière les oreilles et dans la région périorbitaire. Elle peut également se manifester sur la peau des paupières (blépharite), de la région inguinale ou des plis nasolabiaux. Elle est fréquente chez le nouveau-né et le nourrisson (à compter de 3 ou 4 semaines) et chez l'adolescent.

Le symptôme le plus courant est une desquamation collante et cireuse du cuir chevelu (« pellicules ») sur un fond érythémateux. Il peut y avoir présence de prurit. On observe parfois des plaques orangées et une desquamation graisseuse, en particulier sur le cuir chevelu et les plis nasolabiaux, derrière les oreilles et sur la partie supérieure du thorax (figure 22-3).

Le traitement consiste à laver le cuir chevelu quotidiennement à l'aide d'un shampoing médicamenté (par exemple, Selsun). Le shampoing doit être en contact pendant quelques minutes avec le cuir chevelu, afin de favoriser l'amollissement des croûtes. Ensuite, on rince les cheveux à fond. Pour les autres régions du corps, on utilise un shampoing contenant du sulfure de sélénium ou de l'acide salicylique[5]. Utilisez du shampoing pour bébé pour nettoyer les lésions sur les paupières et les cils. Le traitement devrait se poursuivre plusieurs jours après la disparition des lésions. Pour traiter les régions autres que le cuir chevelu, on utilise des corticostéroïdes topiques.

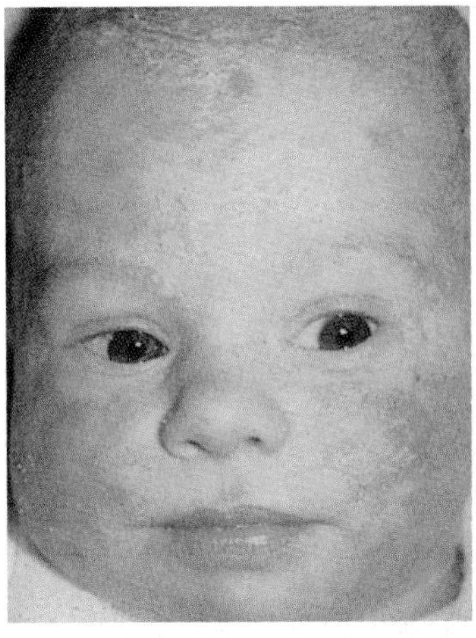

FIGURE 22-3. Dermite séborrhéïque.

Soins infirmiers

On peut souvent prévenir la dermite séborrhéïque chez le nouveau-né grâce à des mesures d'hygiène appropriées pour le cuir chevelu. Dites aux parents de laver les cheveux de l'enfant quotidiennement. Expliquez-leur qu'un nettoyage en douceur ne risque pas d'endommager les fontanelles. Enseignez-leur, par une démonstration, la technique appropriée pour donner un bain à l'enfant. Il est rarement nécessaire d'effectuer un suivi, car le traitement élimine le problème. S'il s'agit d'un adolescent, expliquez-lui que les problèmes émotionnels risquent de provoquer des éruptions et qu'il doit commencer le traitement dès l'apparition des symptômes.

RÉACTIONS AUX MÉDICAMENTS

Les réactions indésirables aux médicaments, en vente libre ou sur ordonnance, sont relativement courantes. L'enfant présente généralement une réaction à la suite de l'ingestion d'un médicament (par exemple, acide acétylsalicylique [aspirine], antibiotiques, sédatifs), d'une injection de médicaments (par exemple, pénicilline) ou d'un contact cutané direct avec le médicament. La réaction peut être due à des variations dans la tolérance à un médicament en particulier ou à une certaine concentration d'un médicament, ou être de nature allergique (se reporter au chapitre 10 pour la description des réactions allergiques).

La réaction à un médicament administré pour la première fois peut se manifester jusqu'à sept jours suivant l'administration. Lorsque l'enfant a déjà été en contact avec le médicament, la réaction est presque immédiate. Les réactions les plus courantes chez l'enfant sont l'apparition de macules et de papules érythémateuses, ou urticaire, parfois accompagnées de démangeaisons. Le tableau 22-3 présente d'autres signes de réaction systémique grave à un médicament. L'infirmière ne doit pas oublier la possibilité d'une réaction anaphylactique, qui constitue une urgence médicale.

ALERTE INFIRMIÈRE

Un enfant qui présente une allergie réelle à un médicament (qui a des antécédents de réaction systémique grave) ne doit jamais plus recevoir ce médicament. Il doit porter un bracelet ou un pendentif indiquant son allergie (Medic Alert*).

Dans la plupart des cas, le traitement idéal consiste à cesser l'administration du médicament. Dans certains cas, on poursuit l'administration malgré la réaction parce qu'il s'agit du meilleur traitement possible, et on prend des mesures de soutien en vue de réduire l'intensité de la réaction. Par exemple, on utilisera un antihistaminique pour prévenir la libération d'histamine, responsable de l'éruption. On peut aussi appliquer des corticostéroïdes topiques, des compresses fraîches et faire prendre des bains.

Soins infirmiers

L'infirmière peut jouer un rôle préventif important en enseignant aux parents à surveiller les signes de réaction aux médicaments. Avant le début de tout traitement, recueillez soigneusement les antécédents de l'enfant en ce qui a trait aux réactions aux médicaments. En cas de réaction, interrompez le traitement médicamenteux jusqu'à ce que le médecin ait été averti. Notez toute allergie au dossier de façon claire et assurez-vous que vos inscriptions sont faciles à repérer.

ECZÉMA (DERMITE ATOPIQUE)

L'eczéma, également appelé dermite atopique, est une inflammation cutanée chronique et superficielle caractérisée par des démangeaisons intenses. Il touche aussi bien le nourrisson que l'enfant et l'adolescent. C'est une affection cutanée courante, qui atteint environ un enfant sur dix[6]. Chez 60 % des enfants touchés, l'eczéma apparaît au cours de la première année de vie[7].

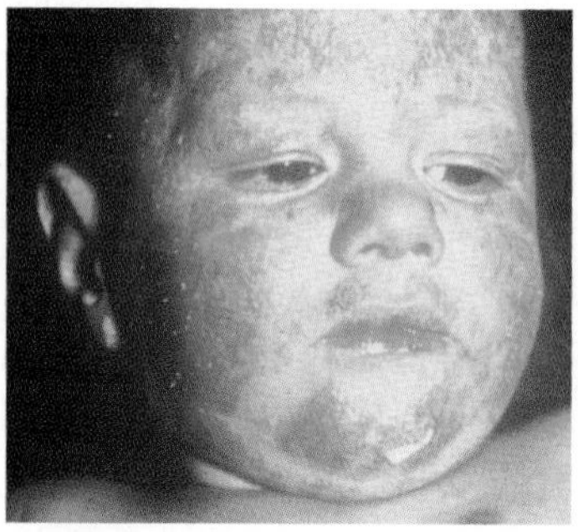

FIGURE 22–4. Eczéma chronique.

Manifestations cliniques

L'eczéma aigu est caractérisé par un prurit et des plaques érythémateuses accompagnées de vésicules, d'exsudat et de croûtes (figure 22-4). L'eczéma se distingue par une

* Medic Alert Foundation, P.O. Box 1009, Turlock, CA 95380. www.medicalert.ca.

TABLEAU 22-3 Signes d'une réaction systémique grave à un médicament

Érythème
Œdème facial
Œdème de la langue
Peau douloureuse
Purpura palpable
Nécrose cutanée
Cloques
Urticaire
Fièvre dépassant 40 °C
Hypertrophie des ganglions lymphatiques
Douleurs articulaires
Essoufflement, wheezing, sibilants
Hypotension

Tiré de Roujeau, J.C., et Stern R.S. (1994). Severe adverse cutaneous reactions to drugs. New England Journal of Medicine, *331(19), 1272-1285. Copyright © 1994. Massachusetts Medical Society. Tous droits réservés.*

desquamation accompagnée d'un érythème et d'excoriations. On observe souvent une modification de la pigmentation de la peau après l'inflammation. Des démangeaisons, de la sécheresse, une desquamation et une lichénification (épaississement de la peau et visibilité accrue des sillons de la peau) comptent parmi les principaux symptômes de l'eczéma chronique. L'inflammation apparaît habituellement sur le visage, sur la partie supérieure des bras, dans le dos, sur la partie supérieure des cuisses et sur le dos des mains et des pieds.

L'eczéma se présente sous trois formes: l'eczéma infantile (de 2 mois à 2 ans), l'eczéma de l'enfant (de 2 ans à la puberté) et l'eczéma de l'adolescent (tableau 22-4). Dans le cas de l'eczéma infantile, les lésions suintent et forment des croûtes. Les vésicules et l'érythème sont courants. Souvent, les démangeaisons perturbent les habi-

TABLEAU 22-4 Types d'eczéma

Type	Manifestations cliniques	Issue
Eczéma infantile (de 2 mois à 2 ans)	Lésions exsudatives, croûteuses, papulo-vésiculeuses et érythémateuses sur les joues, le cuir chevelu, le front, les bras et les jambes; prurit intense.	Dans 50 % des cas, l'affection disparaît vers l'âge de 2 ou 3 ans.
Eczéma de l'enfant (de 2 ans à la puberté)	Lésions prurigineuses érythémateuses, sèches, squameuses, circonscrites, papuleuses avec épaississement et lichénification plus marqués que chez le nourrisson, sur les poignets, les mains, le cou et le creux des coudes et des genoux.	Dans 75 % des cas, l'affection ne se manifeste plus après l'adolescence.
Eczéma de l'adolescent (à compter de la puberté)	Les lésions ressemblent à celles qui sont observées chez l'enfant; plaques étendues accompagnées d'épaississement et de lichénification sur le visage, le cou, le dos, les mains, les pieds et la partie supérieure des bras.	Ce type d'eczéma peut être récurrent; il s'agit le plus souvent d'une forme chronique.

tudes de sommeil. Dans l'eczéma de l'enfant, les lésions sont plus sèches, squameuses, prurigineuses, circonscrites et rarement exsudatives. Chez l'adolescent, les lésions sont semblables à celles que l'on observe chez l'enfant. Toutefois, on voit parfois apparaître des plaques plus étendues et de la lichénification.

Étiologie et physiopathologie

L'étiologie de l'eczéma est inconnue; cependant, le problème apparaît surtout chez les enfants présentant des tendances héréditaires aux allergies (**atopie**). Lorsque l'un des parents présente des allergies (par exemple, fièvre des foins, asthme ou dermite de contact), la possibilité que l'enfant ait également des allergies est accrue de 60 %. Le pourcentage s'élève à 80 % lorsque les deux parents présentent des allergies. Souvent, des antécédents familiaux d'asthme ou de fièvre des foins prédisposent l'enfant à l'eczéma. Dans les cas graves d'eczéma infantile, le problème est plus susceptible d'être causé par des aliments[8]. L'eczéma chronique chez l'enfant plus âgé et chez l'adulte peut être associé à des allergies aux acariens[6]. L'eczéma peut être exacerbé par une peau sèche, des vêtements irritants, des détergents abrasifs, la transpiration, le stress émotionnel, les cosmétiques ainsi que les lotions et les savons parfumés.

Examens diagnostiques et traitement médical

Les antécédents et les manifestations cliniques permettent de distinguer l'eczéma des autres formes de dermite. L'eczéma est plus susceptible d'être distribué sur l'ensemble du corps sans exposition connue à un allergène.

Les objectifs du traitement sont d'hydrater et de lubrifier la peau, de diminuer les démangeaisons, de réduire au minimum les problèmes associés à l'inflammation et de déterminer la cause de l'éruption. Le principe sous-jacent au traitement du suintement est l'application humide sur une peau bien hydratée. On utilise parfois des compresses humides (coton) trempées dans une solution d'acétate d'aluminium. Pour lubrifier la peau, appliquez une lotion après le bain afin de conserver l'humidité et d'empêcher l'assèchement. Vous pouvez appliquer une préparation à base d'urée ou d'acide lactique deux fois par jour dans le but de conserver l'humidité. On peut également traiter les régions non enflammées à l'aide d'un émollient.

L'application de corticostéroïdes topiques vise à réduire l'inflammation. Il est préférable d'utiliser un onguent plutôt qu'une crème. En effet, les onguents ont un effet occlusif; ils forment par conséquent une barrière plus solide et permettent une meilleure absorption par la peau. En règle générale, on utilise de l'hydrocortisone à 1 % ou de la triamcinolone à 0,1 %. On applique les corticostéroïdes deux à trois fois par jour pendant deux semaines, avant l'hydratant. On peut administrer des corticostéroïdes par voie orale en cas d'exacerbation, toutefois, on observe souvent un effet de rebond (l'éruption réapparaît après l'interruption du traitement). Les antibiotiques sont réservés aux cas d'infection surajoutée.

Des antihistaminiques comme l'hydroxyzine (Atarax) peuvent calmer les démangeaisons. Parmi les méthodes utilisées pour réduire le prurit, on compte les mesures de contrôle de l'environnement, par exemple le recours à un humidificateur en hiver et à un climatiseur en été. L'humidificateur combat la sécheresse de l'air ambiant, ce qui réduit au minimum la perte d'humidité par la peau. Le climatiseur prévient la transpiration inutile qui risque d'exacerber les régions enflammées.

En raison du taux élevé d'allergies alimentaires chez les enfants de moins de 2 ans, on suggère parfois d'éliminer certains aliments du régime du nourrisson ou du jeune enfant qui présente un eczéma moyen ou grave, et qui nécessite un traitement quotidien. Les aliments que l'on élimine le plus souvent du régime alimentaire pendant deux semaines ou plus dans le but de vérifier leur effet sur l'état de la peau sont le lait, le blé, les œufs, les produits de soja, les agrumes et les arachides. Ensuite, ces aliments sont réintroduits, un à la fois, afin de déterminer lesquels sont allergènes. On utilise parfois le test RAST (se reporter au chapitre 10).

Collecte des données

Il est important de recueillir soigneusement les antécédents familiaux d'allergies, les facteurs environnementaux ou alimentaires et les manifestations d'allergies dans le passé. Notez la répartition et le type des lésions.

Diagnostics infirmiers

Les diagnostics infirmiers pouvant s'appliquer à l'enfant qui présente de l'eczéma sont les suivants :

- Atteinte à l'intégrité de la peau reliée aux vésicules et aux lésions ouvertes par grattage ;
- Risque d'infection relié à des zones de faiblesse de la barrière cutanée ;
- Perturbation de l'image corporelle reliée à la présence de lésions cutanées visibles ;
- Perturbation de l'estime de soi reliée aux réactions des pairs face aux lésions cutanées visibles ;
- Manque de connaissances (des parents et de l'enfant) relié aux mesures permettant de maîtriser la condition pendant les poussées actives et entre celles-ci.

Soins infirmiers

Les soins infirmiers sont axés sur l'enseignement et le soutien. Bien qu'il n'existe encore aucun traitement curatif pour l'eczéma, cette affection peut être maîtrisée. Expliquez aux parents que les lésions ne sont pas contagieuses et n'entraîneront pas de cicatrices. Aidez les parents et l'adolescent à calmer la frustration engendrée par les poussées d'eczéma en soulignant que des soins adéquats à la maison permettent souvent d'obtenir des périodes de rémission.

Expliquez aux parents ou à l'adolescent qu'il faut éviter l'emploi de savons forts ou parfumés. Les vêtements doivent être lavés à l'aide d'un savon doux et l'utilisation d'eau de javel ou d'assouplisseur n'est pas recommandée. Ils peuvent utiliser un savon doux (comme Dove ou Ivory), mais seulement sur les régions souillées ; nettoyer une peau propre au savon ne réussit qu'à l'assécher. Dans les cas graves, faites des enveloppements humides afin de réhydrater la peau. L'eau chaude peut exacerber l'eczéma et intensifier les démangeaisons. Recommandez de donner des bains tièdes et de sécher la peau par tapotements ou à l'air. L'hydratant doit être appliqué immédiatement après le bain. Il faut éviter les vêtements en laine, qui risquent d'augmenter l'irritation et les démangeaisons. Encouragez le port de vêtements amples en coton.

Enseignez aux parents ou à l'adolescent la manière appropriée d'appliquer des onguents ou des crèmes topiques. Dans le cas d'un jeune enfant, expliquez aux parents qu'ils doivent mettre des gants ou des chaussettes en coton sur les mains ou sur les pieds de l'enfant, et couper ses ongles courts afin de l'empêcher de se gratter et pour diminuer le risque d'infections secondaires.

L'eczéma a des effets visibles qui peuvent porter atteinte à la confiance en soi et à l'estime de soi. L'enfant doit être informé au sujet de son affection et du traitement qui lui est administré. Soulignez qu'il est important de respecter le plan de traitement afin de favoriser la guérison des lésions existantes et de réduire le risque d'infections secondaires.

Lorsque la poussée est maîtrisée, expliquez aux parents comment réintroduire un aliment éliminé antérieurement dans le but d'écarter les allergènes possibles (se reporter au chapitre 3). Insistez sur le fait qu'une intensification des démangeaisons dans les heures qui suivent la consommation d'un aliment peut être associée à la poussée d'eczéma. Enseignez-leur comment enrayer l'inflammation cutanée qui en résulte, de la façon décrite plus haut. Si une allergie alimentaire a été déterminée, orientez les parents vers une nutritionniste qui leur conseillera un régime alimentaire permettant de répondre aux besoins nutritionnels quotidiens de l'enfant.

CONSEIL CLINIQUE

L'enfant qui présente des exacerbations aiguës d'eczéma manque souvent de sommeil en raison du malaise et des démangeaisons. Aidez les parents à comprendre que le manque de sommeil est souvent à l'origine de la mauvaise humeur de l'enfant et offrez-leur des stratégies visant à favoriser le sommeil (par exemple, administrer les médicaments antihistaminiques juste avant la sieste et avant de mettre l'enfant au lit pour la nuit).

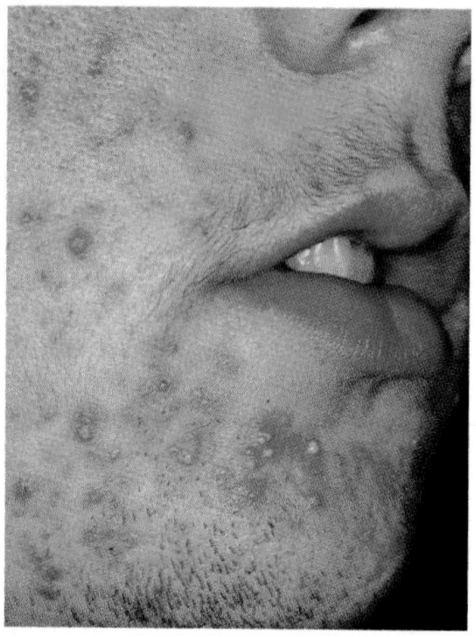

FIGURE 22-5. L'acné pustuleuse peut avoir des répercussions négatives importantes sur l'estime de soi de l'adolescent.
Tiré de Habif, T.P. (1990). Clinical dermatology : A color guide to diagnosis and therapy *(2e éd., p. 113). St. Louis : Mosby-Year Book.*

ACNÉ

L'acné, un trouble inflammatoire du follicule pilosébacé, est l'affection cutanée la plus courante chez la clientèle pédiatrique. Elle serait déclenchée par la production accrue d'androgènes qui accompagne la puberté. Chez les adolescents de 15 à 17 ans, le taux de prévalence est estimé à près de 85 %. Cette affection est souvent plus marquée pendant l'hiver. Elle peut également apparaître chez le nouveau-né en réaction aux hormones androgènes de la mère. Cette forme d'acné se développe généralement entre deux et quatre semaines après la naissance, et disparaît après une période de quatre à six mois.

Manifestations cliniques

Il existe trois principales formes d'acné : l'acné comédonienne (caractérisée par la présence de comédons ouverts et de comédons fermés), l'acné papulo-pustuleuse (caractérisée par la présence de papules et de pustules) (figure 22-5) et l'acné kystique (caractérisée par la présence de nodules et de kystes). Les lésions apparaissent le plus souvent sur le visage, la partie supérieure du thorax, les épaules et le dos. Le principal symptôme signalé par les adolescents est l'augmentation du nombre de comédons fermés (points blancs) ou ouverts (points noirs), de boutons et de papules rouges sensibles au toucher. Une rougeur persiste après l'inflammation. L'acné kystique entraîne parfois des cicatrices et une défiguration permanentes.

Étiologie et physiopathologie

La kératine et le sébum, qui s'écoulent habituellement à la surface de la peau, sont obstrués dans le canal folliculaire, ce qui entraîne la formation de comédons (points blancs et points noirs) et de boutons. Les comédons fermés s'agrandissent et ont tendance à s'ouvrir et à déverser du sébum dans le derme. Une réaction inflammatoire s'ensuit. Lorsque la réaction se produit près de la surface, une papule ou une pustule se forme. Si la réaction se fait plus profondément, une grande papule ou un nodule se développe. La bactérie *Propionibacterium acnes* reste sur la peau et produit une enzyme qui intensifie la réaction inflammatoire[9]. La réaction n'est ni d'origine alimentaire ni causée par un manque d'hygiène. Des tendances familiales ont été observées. Cependant, les données objectives ne permettent pas de définir une prédisposition héréditaire.

ALERTE INFIRMIÈRE

Accutane est un médicament tératogène. Les adolescentes et les femmes qui l'utilisent doivent à tout prix éviter une grossesse, soit par l'abstinence, soit par un moyen contraceptif. Certains médecins qui prescrivent ce médicament demandent à l'adolescente de signer un contrat afin de souligner l'importance des conséquences.

Examens diagnostiques et traitement médical

Le traitement dépend du type de lésion. Dans la plupart des cas, l'acné de l'adolescent est traitée à l'aide de médicaments topiques ou oraux, ou les deux. Le tableau 22-5 résume les protocoles thérapeutiques associés à l'acné comédonienne, papulo-pustuleuse et kystique. L'objectif du traitement est de prévenir l'infection et les cicatrices, et de réduire au minimum la détresse psychologique.

Collecte des données

L'examen physique doit comprendre l'élaboration d'un dossier sur le type de lésions et leur gravité. Évaluez les connaissances de l'enfant et des parents en ce qui a trait à la cause et au traitement de l'acné. Dans le cas d'un adolescent, essayez également d'évaluer la détresse émotionnelle engendrée par l'acné.

Diagnostics infirmiers

Les diagnostics infirmiers touchant l'acné sont présentés dans le cadre du plan de soins infirmiers destinés à l'adolescent atteint d'acné.

TABLEAU 22-5 Protocoles thérapeutiques de l'acné

Apparence	Traitement
Acné papulaire légère	Gel de peroxyde de benzoyle à 2,5 %
Acné comédonienne (comédons seulement)	Trétinoïne (Retin-A) en crème (0,025 %), tous les soirs
Acné papulo-pustuleuse (papules rouges, pustules)	Trétinoïne (Retin-A) le soir et peroxyde de benzoyle à 10 % le matin
Acné kystique (papules rouges, pustules nombreuses, kystes)	Trétinoïne (Retin-A) et peroxyde de benzoyle deux fois par jour, et antibiotiques par voie orale (tétracycline ou érythromycine)
Acné avec kystes et nodules (grave, résistante aux autres traitements)	Isotrétinoïne (Accutane)

Adapté de Hurwitz, S. (1995). Acne Treatment for the '90s. Contemporary Pediatrics 12(8), 19-32.

Soins infirmiers

Les soins infirmiers destinés à l'adolescent atteint d'acné sont résumés dans le plan de soins infirmiers qui apparaît plus loin dans le présent chapitre. Les soins infirmiers visent essentiellement à renseigner l'enfant et ses parents sur l'acné et son traitement. Conseillez à l'adolescent de ne pas toucher aux régions atteintes et d'éviter de pincer les lésions. Rappelez-lui qu'une inflammation accompagne la rupture des lésions sous la surface de la peau, et que la manipulation pourrait en être la cause. En outre, conseillez-lui d'éviter l'emploi de tout produit cosmétique ou nettoyant gras, de se laver les cheveux régulièrement (dans le but de traiter la séborrhée qui accompagne l'acné), de s'attendre à des poussées d'acné malgré le traitement, et d'adopter un régime alimentaire équilibré et de saines habitudes de vie.

L'adolescent doit se laver le visage (pas plus de deux ou trois fois par jour) à l'aide d'un savon doux, puis attendre de 20 à 30 minutes avant d'appliquer la trétinoïne (Retin-A), s'il y a lieu. Les médicaments doivent être appliqués sur la peau en une couche mince, en suivant les directives qui les accompagnent. Insistez sur le fait que le traitement est souvent long. Il est possible qu'un délai de six à douze semaines s'écoule avant qu'une amélioration d'importance soit perceptible.

Corrigez les idées fausses concernant les causes alimentaires. (Par exemple, rien ne prouve que le chocolat et les aliments gras provoquent de l'acné.) Il est cependant important de bien s'alimenter. Expliquez aux parents et à l'enfant que la transpiration, ainsi que la chaleur et l'humidité, peuvent exacerber l'acné. Un stress émotionnel risque d'augmenter la production d'androgènes par les glandes surrénales, ce qui accroît la production de sébum et entraîne des poussées d'acné.

Les patients qui utilisent de la trétinoïne doivent savoir que ce médicament peut rendre la peau sensible aux rayons du soleil. Par conséquent, même une exposition réduite risque d'entraîner un coup de soleil. En appliquant la trétinoïne le soir plutôt que le matin, ils peuvent réduire cet effet secondaire. Toutefois, ils doivent tout de même utiliser des écrans solaires chaque fois que la peau est exposée au soleil. Enseignez la manière appropriée de prendre les autres médicaments sur ordonnance, comme la tétracycline et l'isotrétinoïne (Accutane), et décrivez les effets secondaires possibles. Soulignez l'importance des visites de suivi chez un professionnel de la santé, qui permettent de surveiller les effets secondaires des médicaments.

Le soutien psychologique est un aspect important des soins. Comme les adolescents se préoccupent de leur image corporelle et de leurs relations avec leurs pairs, ils sont souvent préoccupés par les poussées d'acné. Encouragez-les à exprimer ce qu'ils ressentent et orientez-les vers une ressource psychologique appropriée, si c'est nécessaire.

► MALADIES INFECTIEUSES

IMPÉTIGO

L'impétigo est une infection superficielle et très contagieuse causée par des streptocoques ou des staphylocoques, ou les deux. Les régions le plus fréquemment atteintes sont le visage, le pourtour de la bouche, les mains, le cou et les extrémités. Il s'agit de l'affection cutanée d'origine bactérienne la plus courante chez l'enfant. Elle représente à elle seule près de 10 % des troubles cutanés[10].

Parmi les manifestations cliniques, on trouve un prurit, une sensation de brûlure et une atteinte secondaire des ganglions lymphatiques. La lésion prend d'abord la forme d'une vésicule ou d'une pustule entourée d'œdème et de rougeur, généralement à l'endroit atteint (qui constitue une porte d'entrée, par exemple après une blessure). Elle atteint ensuite progressivement le stade de l'exsudation et de la formation de croûtes. Le liquide vésiculaire, séreux au départ, se brouille et la vésicule se rompt. Par la suite, une croûte jaunâtre caractéristique ayant l'aspect du miel se forme sur une assise ulcérée (figure 22-6). Il arrive également, mais le cas n'est pas fréquent, qu'un impétigo bulleux se développe dans les plis cutanés. Les vésicules se transforment en bulles remplies de liquide jaunâtre, s'ouvrent et forment des exulcérations croûteuses. L'érythème est peu prononcé.

Dans la plupart des cas, l'affection touche des enfants qui sont en contact physique étroit les uns avec les autres. Souvent, l'enfant transmet la maladie à un camarade de la maternelle ou de la garderie.

Le traitement localisé consiste à enlever les croûtes et à appliquer un antibiotique topique. Il faut faire tremper les croûtes dans de l'eau tiède et les frotter doucement à l'aide d'un savon antiseptique (Phisohex). On doit également appliquer un onguent bactéricide (par exemple, Neosporin, Bacitracin ou Mupirocine) pendant une période de cinq à sept jours. Si les antibiotiques topiques ne donnent pas les résultats escomptés, il peut être nécessaire d'administrer un antibiotique à action systémique (par exemple, cloxacilline ou érythromycine). L'infection est transmissible pendant les 48 heures qui suivent le début du traitement à l'onguent antibiotique.

Soins infirmiers

Expliquez aux parents qu'ils doivent respecter la durée prescrite pour l'administration des médicaments oraux et topiques. Demandez-leur de surveiller l'apparition de lésions

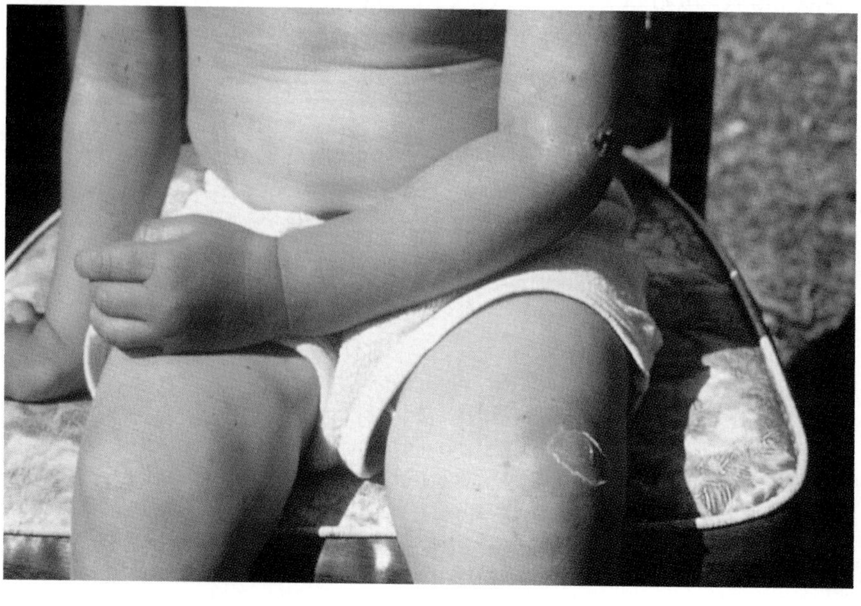

FIGURE 22-6. Lésions caractéristiques de l'impétigo.
Gracieuseté des Centers for Disease Control, Atlanta, GA.

PLAN DE SOINS INFIRMIERS

L'ADOLESCENT ATTEINT D'ACNÉ

OBJECTIF	INTERVENTION	JUSTIFICATION	RÉSULTAT ESCOMPTÉ
1. Atteinte à l'intégrité de la peau reliée à la destruction des couches cutanées, des nombreuses pustules, papules et sécrétions			
L'adolescent décrira verbalement les mesures d'hygiène et de nutrition nécessaires ainsi que le traitement de l'acné[a].	• Enseigner les soins de la peau : – Laver la peau avec un savon doux et de l'eau deux fois par jour. – Ne pas utiliser de produits astringents. – Éviter de frotter trop vigoureusement. • Complimenter l'adolescent qui démontre de bonnes habitudes.	• De bonnes habitudes d'hygiène et des soins appropriés de la peau réduisent la quantité d'huile et de bactéries qui intensifient les réactions inflammatoires à la surface de la peau.	L'adolescent démontre de bonnes habitudes d'hygiène.
	• Conseillez à l'adolescent de se laver les cheveux à l'aide d'un shampoing anti-séborrhéique et d'éviter les cosmétiques et les lotions à base d'huile.	• Ce type de shampoing traite la séborrhée qui accompagne souvent l'acné. Les préparations à base d'huile risquent d'obstruer les glandes sébacées et d'exacerber l'acné.	
	• Encourager l'adolescent à suivre un régime alimentaire équilibré, à prendre suffisamment de liquides et de repos, et à faire ce l'exercice.	• Une alimentation et un apport liquidien adéquats et de l'exercice aident à avoir une peau saine.	
	• Encourager l'adolescent à noter ses habitudes d'hygiène et d'alimentation.		L'adolescent tient un journal de bord pendant une semaine pour s'encourager à maintenir ses bonnes habitudes.
2. Manque de connaissances relié au traitement de l'acné			
L'adolescent exprimera sa compréhension du traitement.	• Renseignez l'adolescent sur les médicaments qu'il doit prendre (action, effets secondaires, posologie, méthode d'administration).	• L'administration appropriée des médicaments favorise la disparition des lésions.	L'adolescent verbalise sa compréhension du traitement, qui se traduit par une réduction visible des lésions.
	• Encourager l'adolescent à utiliser la trétinoïne le soir. Encourager l'emploi d'écrans solaires non huileux ayant un facteur de protection solaire (FPS) d'au moins 15.	• Cette mesure aide à réduire la sensibilité au soleil et à éviter les coups de soleil.	

Suite...

PLAN DE SOINS INFIRMIERS

L'ADOLESCENT ATTEINT D'ACNÉ *(suite)*

OBJECTIF	INTERVENTION	JUSTIFICATION	RÉSULTAT ESCOMPTÉ
2. Manque de connaissances relié au traitement de l'acné (suite)			
	• Prévenez l'adolescent du délai possible avant de voir des résultats et de la nécessité de poursuivre le traitement quotidiennement.	• Il peut être nécessaire d'attendre jusqu'à trois mois avant de constater une amélioration significative. L'adolescent doit être encouragé à persévérer.	
3. Perturbation de l'image corporelle reliée aux lésions faciales visibles se traduisant par une diminution d'intérêt vis-à-vis de soi et par des commentaires d'autodépréciation			
L'adolescent démontrera une confiance en soi et une estime de soi accrues.	• Établir une relation avec l'adolescent.	• Une relation de confiance favorise l'expression des préoccupations et des craintes.	L'adolescent discute librement de ses préoccupations et de ses craintes.
	• Renseignez l'adolescent sur sa maladie et sur les modalités relatives au traitement.	• En étant renseigné, l'adolescent est mieux en mesure de prendre sa situation en mains.	L'adolescent participe activement à son traitement.
	• Encourager l'adolescent à prendre la responsabilité du traitement et du suivi, et offrir un renforcement positif lorsqu'il respecte l'ordonnance.	• La responsabilité renforce le sentiment d'estime de soi.	
	• Encourager l'adolescent à participer à des activités parascolaires et à interagir avec ses pairs.	• La participation à des activités aide l'adolescent à améliorer son estime de soi et lui permet de faire des expériences et d'établir des liens d'amitié.	L'adolescent manifeste une confiance en soi accrue, qui se traduit par sa participation à des activités parascolaires.

[a] Les soins liés à l'objectif n° 1 s'appliquent également à l'objectif n° 2.

> **CONSEIL CLINIQUE**
>
> Aviser les membres du personnel de la garderie afin qu'ils désinfectent les jouets et les surfaces de jeu avec lesquels l'enfant a été en contact.

chez les autres membres de la famille et chez les personnes qui sont en contact étroit avec l'enfant. Dites-leur que l'enfant ne doit pas utiliser les mêmes serviettes et objets de toilette que les autres, et que tous les draps et vêtements qu'il utilise doivent être lavés séparément à l'eau chaude avec un détergent. Ils doivent également garder les ongles de l'enfant courts et propres afin d'éviter qu'il propage l'infection en se grattant.

FOLLICULITE

La folliculite est une inflammation superficielle du follicule pilosébacé causée par une infection, un trauma ou une irritation. En raison de la production accrue de sueur chez l'enfant et l'adolescent, cette inflammation est fréquente dans ces groupes d'âge.

Parmi les symptômes, on trouve une sensibilité au toucher, un œdème localisé et la formation de pustules arrondies et jaunâtres, et de papules rouges à l'entrée des follicules, entourées d'un érythème. Les lésions peuvent s'approfondir et former un abcès. Elles se présentent généralement en amas sur le visage, le cuir chevelu et les extrémités. Le micro-organisme responsable de l'affection est habituellement *Staphylococcus aureaus.*

Le traitement consiste à nettoyer la région atteinte avec un agent bactéricide topique (par exemple, de la chlorexidine ou de l'hexachlorophène) et de l'eau, puis à appliquer des compresses tièdes pendant 20 minutes, quatre fois par jour. Les complications sont rares. Si les lésions n'ont pas disparu après une semaine, il peut être nécessaire d'administrer des antibiotiques à action systémique (par exemple, de la cloxacilline, de la céphalexine, de la dicloxacilline ou de l'érythromycine) et, dans les cas d'infection profonde, d'effectuer une incision et un drainage.

Soins infirmiers

Les soins infirmiers consistent à informer les parents et l'enfant sur les mesures préventives. Expliquez à l'enfant qu'il doit prendre une douche chaque jour et après avoir fait de l'exercice, utiliser un savon bactéricide et porter des vêtements amples en coton.

CELLULITE

La cellulite est une inflammation aiguë du derme et du tissu conjonctif sous-jacent, caractérisée par une peau rougeâtre ou couleur lilas, sensible et œdémateuse, pouvant présenter un bord flou et sans relief[11]. L'inflammation apparaît généralement sur le visage et les extrémités par suite d'un traumatisme ou d'une dégradation de la barrière cutanée.

Manifestations cliniques

L'enfant a l'air souffrant et présente souvent de la fièvre. Parmi les signes et les symptômes classiques, on trouve un érythème, un œdème du visage ou du membre touché et de la chaleur et de la sensibilité autour de l'endroit atteint (figure 22-7). Il existe d'autres symptômes comme des frissons, un malaise et des ganglions lymphatiques tuméfiés et sensibles. Dans certains cas, une lésion qui évolue rapidement peut dégénérer en septicémie.

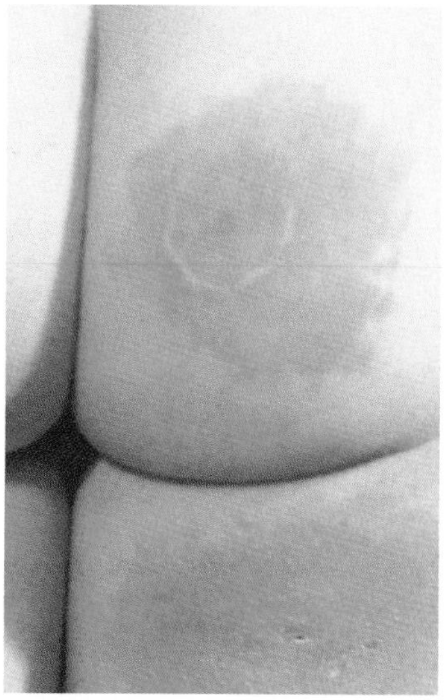

FIGURE 22-7. Apparence caractéristique de la cellulite.
Tiré de Ben-Amitai, D. et Ashkenazi, S. (1993). Common bacterial skin infections in children. Pediatric annals, 22(4), 226. Photographie, gracieuseté du Dr Aryeh Melzker.

Étiologie et physiopathologie

L'enfant atteint d'une cellulite (avec porte d'entrée) présente souvent des antécédents de trauma, d'impétigo, de varicelle, de folliculite ou d'otite moyenne récente. Dans la plupart des cas, les micro-organismes responsables sont *Staphylococcus aureus* et *Streptococcus pyogenes.* L'affection peut également être due à la présence d'un abcès ou d'une sinusite à proximité. Une cellulite d'origine hématogène (sans porte d'entrée, les micro-organismes se propageant par la voie sanguine à partir de foyers d'infection préexistants) est retrouvée en présence de *Staphylococcus aureus,* de *Streptococcus pyogenes* et de *Hæmophilus influenzæ* (si l'enfant a moins de 5 ans). Le début est habituellement rapide.

Examens diagnostiques et traitement médical

Les analyses sanguines peuvent révéler une augmentation du nombre de globules blancs. Lorsque c'est possible, des cultures obtenues au moyen d'une biopsie par aspiration permettent d'identifier les micro-organismes pathogènes. Si l'enfant a une apparence « toxique » (irritabilité, pâleur, hypoactivité, perte d'intérêt pour l'environnement et diminution de la perfusion cutanée), on effectue des hémocultures. Dans le cas d'une atteinte du visage, on applique un traitement antibiotique afin d'éviter les complications graves. Les hémocultures sont toujours faites avant la première dose d'antibiotiques afin de déterminer les micro-organismes pathogènes en cause. (La cellulite périorbitaire fait l'objet d'une section du chapitre 18.)

Dans le cas de l'enfant qui présente des lésions sur le tronc, les membres ou la région périanale, on pourra administrer un traitement d'antibiotiques oraux à domicile. Le rétablissement commence dans les 48 heures qui suivent le début du traitement; cependant, celui-ci doit se poursuivre pendant une période d'au moins dix jours.

Dans les cas graves ou les atteintes touchant une grande surface, l'enfant est hospitalisé afin de prévenir la septicémie, et on lui administre des antibiotiques à action systémique. Une cellulite non traitée ou qui ne réagit pas au traitement peut entraîner une ostéomyélite ou de l'arthrite. Dans les cas où on craint une atteinte osseuse ou articulaire, on effectuera des examens en médecine nucléaire (scintigraphie osseuse et au galium).

Collecte des données

L'évaluation consiste à déterminer l'infection, à en noter l'emplacement et les symptômes, et à surveiller les signes vitaux. L'infirmière doit délimiter la rougeur au crayon pour évaluer la progression ou la régression. Les notes au dossier doivent comprendre des précisions relatives à la présence de rougeur, de chaleur, d'induration et de douleur.

Diagnostics infirmiers

Voici quelques-uns des diagnostics infirmiers pouvant s'appliquer à l'enfant atteint de cellulite :

- Atteinte à l'intégrité de la peau reliée au processus inflammatoire et à l'infection ;
- Douleur reliée à l'œdème et à l'inflammation de la peau ;
- Manque de connaissances (des parents ou de l'enfant) relié aux soins destinés à la région atteinte.

Soins infirmiers

En raison du risque de septicémie, la cellulite doit être traitée avec prudence. Administrez les antibiotiques prescrits. Parmi les soins de soutien, on compte l'application de compresses humides tièdes sur la région atteinte quatre fois par jour, l'élévation du membre touché et le repos au lit. Les compresses humides seront faites avec du NaCl à 0,9 % stérile et appliquées pendant vingt minutes. Il est préférable de faire réchauffer la bouteille de NaCl à 0,9 % avant de l'utiliser pour qu'elle soit tiède. Il est essentiel qu'un suivi soit effectué en consultation externe par la suite.

Exposez aux parents les complications possibles (par exemple, la formation d'un abcès). Dans le cas d'un enfant qui est soigné à la maison, conseillez aux parents de communiquer avec un professionnel de la santé s'ils observent un des signes suivants : propagation de la région infectée dans les 24 à 48 heures suivant le début du traitement; température dépassant 38,5 °C ou léthargie croissante. Insistez sur la nécessité de respecter le traitement et sur la gravité des complications.

PÉDICULOSE DU CUIR CHEVELU (POUX)

La pédiculose du cuir chevelu est une infestation des cheveux et du cuir chevelu par des poux. Les poux ne peuvent vivre et se reproduire que sur des êtres humains, et sont transmis par contact direct ou indirect (par exemple, brosses à cheveux, chapeaux, serviettes et literie). Ils ne volent ni ne sautent, mais ils se déplacent rapidement. La femelle pond ses œufs (lentes) sur la tige du cheveu, près du cuir chevelu (figure 4.9). La période d'incubation est de huit à dix jours.

Les principales manifestations cliniques sont un prurit intense et la présence de lentes qui ressemblent à des « pellicules » collantes et de poux dans les cheveux. Les lentes ont la forme de petites larmes argentées de 1 mm de longueur qui s'agrippent à la tige du cheveu. En se grattant, l'enfant peut provoquer une inflammation, puis l'apparition de pustules et d'infection bactérienne. Les lentes se trouvent le plus souvent derrière les oreilles et sur le sommet et à l'arrière de la tête. Les poux se cachent rapidement en présence de lumière et il n'est pas facile de les voir. Un poux est de couleur brun-grisâtre et a la grosseur d'une tête d'épingle. Les ganglions occipitaux sont souvent palpables.

L'infestation touche des enfants de tous les groupes socio-économiques. La découverte peut être faite par les parents ou par les enseignants, ou encore par un professionnel de la santé au cours d'un examen de routine (se reporter au chapitre 4). Des flambées se manifestent périodiquement chez les enfants d'âge préscolaire et scolaire, et plus particulièrement dans les garderies et les écoles primaires.

Le traitement consiste à appliquer un shampoing pédiculicide, par exemple, un pyréthrinoïde contenant un agent enzymatique qui déloge les lentes, ou un ovicide comme la perméthrine (Nix). On n'utilise le shampoing au lindane qu'en dernier recours, car il est toxique[12]. Les cheveux doivent être séchés à l'aide d'une serviette et les lentes enlevées avec un peigne fin. Le traitement est répété après sept jours.

Il faut appliquer l'après-shampoing à la permétrhine sur les cheveux propres et séchés. Appliquez la préparation, laissez agir pendant dix minutes et rincez. Séchez ensuite les cheveux à l'aide d'une serviette, et enlevez à nouveau les lentes avec un peigne fin. Les compresses de vinaigre (moitié vinaigre et moitié eau) aident à détacher les lentes de la tige du cheveu. Toutefois, le premier traitement n'est efficace que dans une proportion de 70 à 80 % des cas. Il est généralement nécessaire de refaire le traitement au bout de sept jours. Le traitement doit être poursuivi tant qu'il reste des poux et des lentes sur le cuir chevelu.

Soins infirmiers

Examinez soigneusement l'enfant qui a été exposé à des poux (se reporter au chapitre 4). Afin d'éviter de contaminer d'autres enfants, changez fréquemment de gants lorsque vous examinez plusieurs enfants dans un milieu scolaire.

L'infestation par les poux crée une situation qui risque de bouleverser l'enfant et la famille. Expliquez-leur que cela peut arriver à tout le monde. Pour obtenir des résultats positifs, il faut des interventions rigoureuses et un enseignement complet.

Expliquez aux parents que le shampoing et l'après-shampoing prescrits sont des pesticides, et qu'il est important de respecter le mode d'emploi. Il est important que ces produits n'entrent pas en contact avec les yeux ni la bouche. L'utilisation d'un après-shampoing ou d'une huile peut faciliter l'élimination des lentes avec un peigne fin. La meilleure façon de procéder est de peigner une mèche de 2 cm à la fois et de relever et d'attacher au fur et à mesure chaque mèche qui a été peignée.

Bien que la capacité de survie des poux soit d'environ 48 heures seulement quand ils ne sont pas en contact avec un hôte humain, les lentes peuvent éclore de huit à dix jours après avoir été retirées. C'est pourquoi il est essentiel de changer quotidiennement la literie et les vêtements utilisés par l'enfant, de les laver à l'eau chaude avec un détergent et de les sécher à l'air très chaud pendant vingt minutes. La literie et les vêtements non indispensables peuvent être placés dans un sac hermétique pendant une période de dix jours à deux semaines, et lavés ensuite. Les brosses à cheveux et les peignes doivent être jetés ou trempés dans l'eau très chaude (54,4 °C) pendant une période de dix à quinze minutes, ou nettoyés avec un shampoing pédiculicide. Les meubles et les moquettes doivent être passés à l'aspirateur et traités avec un fer chaud lorsque c'est possible. Placez les jouets qui ne peuvent être nettoyés dans un sac en plastique hermétique pendant deux semaines.

Toutes les personnes qui ont été en contact avec l'enfant doivent être examinées et traitées, le cas échéant. Expliquez à l'enfant qu'il ne doit pas échanger de vêtements, de chapeaux ou de peignes avec d'autres.

CONSEIL CLINIQUE

Avertissez les parents que l'enfant ne doit pas retourner à la garderie ou à l'école avant que le premier traitement pédiculicide ait été appliqué. Il faut aussi aviser les parents dont les enfants ont été en contact avec lui, afin qu'ils surveillent les signes d'une infestation possible.

ALERTE INFIRMIÈRE

Il n'est pas recommandé d'utiliser un insecticide pour éliminer les poux sur les moquettes, les meubles et autres objets avec lesquels l'enfant ou l'animal de la maison sont en contact.

GALE

La gale est une infestation très contagieuse causée par un acarien, *Sarcoptes scabiei*. Parmi les symptômes, on trouve une éruption cutanée accompagnée de divers types de lésions, un prurit marqué qui s'intensifie la nuit, et de l'agitation. Les lésions sont généralement situées entre les doigts, dans le pli interfessier, autour des aisselles ou sur les paumes, les poignets, la tête, le cou, les jambes, les fesses, le thorax, l'abdomen et la taille (figure 22-8). Chez le nourrisson, les paumes des mains, les plantes des pieds, la tête et le cou peuvent être atteints. Les lésions ont l'apparence de sillons grisâtres linéaires et filiformes d'une longueur de 1 cm à 10 cm pouvant se terminer par une vésicule de la taille d'une tête d'épingle. Les égratignures faites par l'enfant qui se gratte peuvent masquer les lésions.

La gale touche les enfants de tous les groupes d'âge et des deux sexes. L'acarien se niche dans la couche externe (ou cornée) de l'épiderme pour pondre ses œufs. L'éclosion a lieu après une période de deux à quatre jours, et les larves se dirigent vers la surface de la peau. Le cycle se répète de quatorze à dix-sept jours plus tard. Le prurit intense est dû à la sensibilisation aux œufs et aux selles des acariens, qui se produit environ un mois après l'infestation. Des nodules, qui peuvent mettre plusieurs semaines à disparaître après le traitement, se développent par suite d'une réaction granulomateuse aux antigènes et aux selles des acariens morts. Comme il faut habituellement au moins 45 minutes à l'acarien pour se nicher sous la peau, un contact bref est peu susceptible d'entraîner une infestation.

Le diagnostic est confirmé lorsque l'examen au microscope d'un prélèvement effectué dans un sillon révèle la présence d'œufs ou de lentes. Le traitement consiste à appliquer un scabicide (par exemple, une solution de perméthrine à 5 %) sur tout le corps, du menton aux pieds. Dans le cas du nourrisson et du jeune enfant, il n'est pas recommandé d'appliquer la lotion Lindane sur tout le corps, car on a rapporté des cas de convulsions[12].

Dans le cas d'un nourrisson, n'appliquez le scabicide que sur le cuir chevelu et le front. S'il s'agit d'un enfant, vous pouvez étendre la lotion sur le visage, si c'est nécessaire.

Donnez à l'enfant un bain à l'eau tiède et au savon avant d'appliquer une lotion de perméthrine à 5 %. La peau doit être fraîche et sèche avant l'application. Attendre huit à douze heures avant de nettoyer la peau. En règle générale, une seule application suffit. Toutefois, il est parfois recommandé d'administrer des cycles de traitement de deux ou trois jours. Tous les membres de la famille doivent être traités en même temps. Parfois, on prescrit un antihistaminique oral (par exemple, Benadryl ou Atarax) dans le but de réduire les démangeaisons.

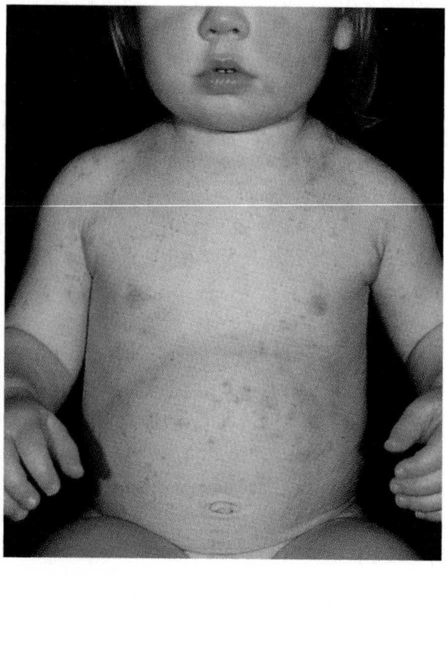

FIGURE 22-8. Cas de gale dispersée sur tout le corps chez un nourrisson. Les lésions abondent principalement dans les régions des aisselles, du thorax et de l'abdomen. *Tiré de Habif, T.P. (1990).* Clinical dermatology : A color guide to diagnosis and therapy *(2e éd., p. 298). St.Louis : Mosby-Year-Book.*

Soins infirmiers

Expliquez aux parents que la gale se transmet par contact étroit et est très contagieuse. Les vêtements, la literie et les taies d'oreiller utilisés par l'enfant doivent tous être changés quotidiennement, lavés à l'eau bouillante et repassés. Les jouets non lavables et autres objets utilisés par l'enfant doivent être placés dans des sacs en plastique scellés pendant quatre jours.

Les membres de la famille qui ne sont pas infectés doivent éviter de toucher l'enfant malade jusqu'à ce que le traitement soit terminé. En cas de contact, ils doivent se laver les mains soigneusement. Faites part aux parents des signes d'infection secondaire, et expliquez-leur que les démangeaisons et les nodules peuvent persister pendant plusieurs semaines après le traitement.

Tout comme la pédiculose, la gale est une affection qui peut embarrasser ou bouleverser l'enfant et la famille. Renseignez-les sur l'affection, sur le mode de transmission et sur les mesures thérapeutiques préventives.

INFECTIONS FONGIQUES

Candidose buccale (muguet)

La candidose buccale (ou muguet) est une infection fongique qui touche les nouveau-nés sous une forme aiguë (elle est généralement transmise au cours de l'accouchement, dans le canal vaginal de la mère infectée) et sous une forme chronique chez le jeune enfant qui :

- est atteint d'un trouble immunitaire ;
- utilise régulièrement des corticostéroïdes par inhalation ;
- reçoit des antibiotiques qui ont perturbé la flore normale, ce qui permet la croissance du fongus.

La candidose buccale est caractérisée par des plaques blanches qui ressemblent à des taches de lait caillé sur la muqueuse buccale et qui risquent de saigner si on tente de les enlever (figure 22-9). Le malaise et la douleur amènent parfois le nourrisson à refuser de s'alimenter. Le bébé peut également présenter une surinfection se présentant sous la forme d'une dermite due aux couches. On ne note habituellement pas de fièvre.

Le traitement consiste à administrer de la nystatine en suspension sur la bouche et la langue soit 20 à 30 minutes avant les repas ou 2 heures après les repas afin de maximiser l'effet du médicament. Dans le cas d'un nourrisson, les parents doivent utiliser un tampon pour appliquer le médicament sur la muqueuse buccale et la langue, et laisser le bébé avaler ce qui reste du liquide. Les jouets, les sucettes et les biberons doivent être lavés régulièrement à l'eau chaude savonneuse ; il n'est pas toujours nécessaire d'utiliser un désinfectant. La mère qui allaite doit aussi bien nettoyer ses mamelons afin de s'assurer qu'ils ne sont pas infectés. L'enfant plus âgé doit apprendre à se rincer la bouche avec la suspension avant de l'avaler.

Si l'infection est grave, ou qu'elle touche l'œsophage ou d'autres systèmes de l'organisme, il est possible que l'on doive prescrire du fluconazole par voie orale ou intraveineuse ou de l'amphotéricine B par voie intraveineuse.

Soins infirmiers

Dans le but d'éviter une réinfection, expliquez aux parents la façon appropriée de laver ou de désinfecter les jouets, les sucettes et les biberons du bébé. Ils peuvent utiliser un antiseptique en vaporisateur vendu sans ordonnance pour désinfecter les jouets. Ils devront cependant respecter les directives afin que l'enfant ne risque pas d'avaler de résidus nocifs. Enseignez aux parents et à l'enfant plus âgé souffrant d'asthme à bien se rincer la bouche après avoir inhalé un corticostéroïde, afin de prévenir la candidose.

CONSEIL CLINIQUE

Les plaques blanches qui accompagnent la candidose se distinguent aisément des plaques de lait coagulé. Il est facile d'éliminer une tache de lait de la muqueuse buccale et la frottant doucement à l'aide d'un tampon. Dans le cas d'une plaque de candidose, toutefois, la tache ne disparaît pas. (Évitez de gratter les plaques, car cela risque de provoquer des saignements.)

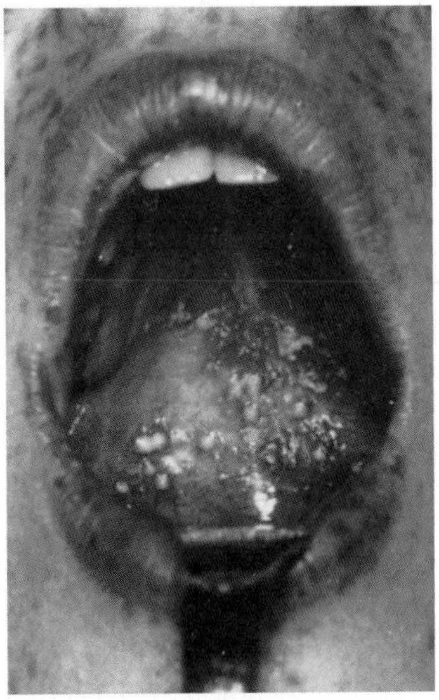

FIGURE 22-9. Le muguet, ou candidose buccale, est une infection fongique courante chez les nourrissons et les enfants. *Tiré de Orkin, M., Maibach, H.I., et Dahl, M.V. (1991). Dermatology (p. 575). Norwalk, CT: Appleton & Lange.*

Dermatophytose (teigne)

Une **dermatophytose** est une infection fongique qui touche la peau, les cheveux ou les ongles. Les enfants de tous les groupes d'âge peuvent être atteints. L'infection se transmet d'une personne à une autre ou d'un animal à une personne. Les dermatophytoses les plus courantes sont la teigne tondante, le *tinea corporis*, l'épidermophytie inguinale et le pied d'athlète. Le tableau 22-6 présente une comparaison entre ces infections.

Le diagnostic est confirmé lorsque l'examen au microscope d'un prélèvement à l'aide d'une préparation humide d'hydroxyde de potassium (KOH) révèle la présence d'hyphes (fongus filiformes). On peut également utiliser une lampe à lumière noire pour déceler la présence de certaines formes de teignes qui deviennent fluorescentes sous un rayonnement ultraviolet. Cependant, la lampe à lumière noire n'active pas la fluorescence de *Trichophyton tonsurans*, l'agent le plus souvent responsable de la teigne

TABLEAU 22-6 Types de dermatophytoses

Emplacement	Manifestations cliniques	Groupe d'âge	Traitement
Teigne tondante[13] (cuir chevelu)	Perte de cheveux (une ou plusieurs plaques qui s'étendent lentement) ; cheveux cassés ; les endroits où les cheveux ont cassé ont un aspect foncé et « picoté » ; folliculite ; squames blanches et épaisses ; squames minces ; démangeaisons légères	Enfants prépubères de 3 à 9 ans (généralement)	Griséofulvine par voie orale pendant huit semaines ; shampoing à base de sulfure de sélénium (Selsun) pendant huit semaines (laisser agir dix minutes avant de rincer)
Tinea corporis (tronc)	Une ou plusieurs plaques érythémateuses ; squames ou érythèmes pouvant s'étendre partout ; bords légèrement surélevés et centre plat	Enfants ou adolescents	Crème topique (par exemple, clotrimazole, miconazole, tolnaftate) deux fois par jour pendant quatre semaines
Épidermophytie inguinale ou eczéma marginé (intérieur des cuisses, plis inguinaux)	Éruption squameuse et érythémateuse - présentant une symétrie bilatérale ; lésions parfois surélevées ; présence possible de papules ou de vésicules.	Rarement avant l'adolescence	Même traitement que pour le *tinea corporis*
Pied d'athlète (pieds et orteils)	Vésicules ou exulcérations sur le cou-de-pied ou entre les orteils (fissures, peau rouge et squameuse) ; démangeaisons	Adolescents postpubères	Même traitement que pour le *tinea corporis* et l'épidermophytie inguinale

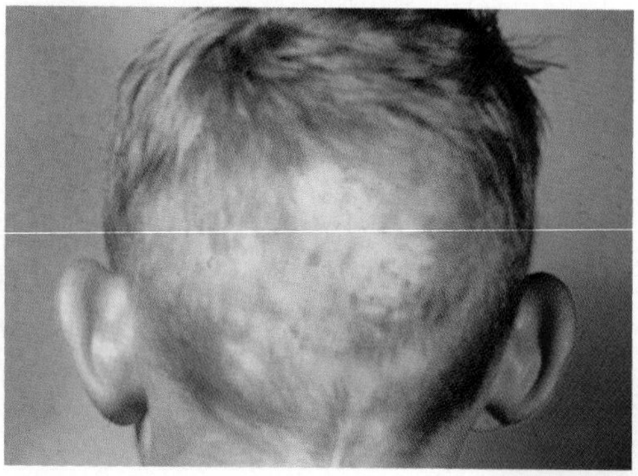

Teigne tondante

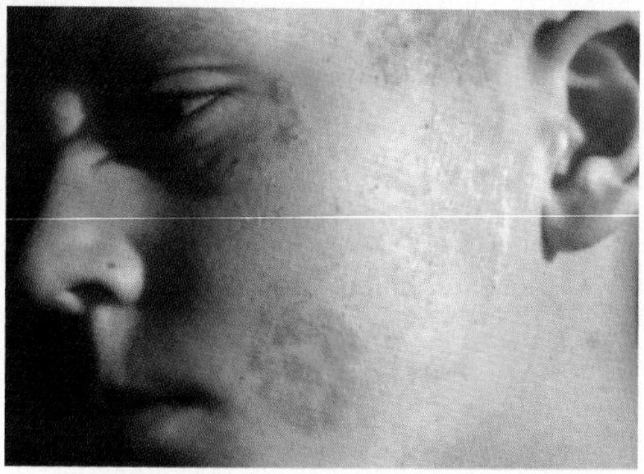

Tinea corporis

Les photographies sont une gracieuseté des Centers for Disease Control and Prevention, Atlanta, GA.
D'après Givens, T.G., Murray, M.M, et Baker, R.C. (1995). Comparison of 1% and 2.5% selenium sulfide in the treatment of tinea capitis. Archives of Pediatrics and Adolescent Medicine, *149(7), 808-812.*

tondante[13]. Le traitement consiste à appliquer une lotion, une crème ou un shampoing antifongique. Dans le cas d'une teigne tondante, on prescrit un agent antifongique oral, par exemple la griséofulvine (tableau 22-6).

Soins infirmiers

Recommandez aux parents d'administrer la griséofulvine par voie orale en même temps que des aliments gras (par exemple, du lait 3,25%) afin d'en favoriser l'absorption. Il est nécessaire d'appliquer les lotions, crèmes et shampoings sur toute la surface de la lésion, en dépassant d'environ 1 cm sur tout le pourtour. Afin de prévenir une récurrence de l'infection, il faut administrer les médicaments oraux et topiques pendant toute la période prévue par l'ordonnance, même après la disparition des lésions. Expliquez aux parents et à l'enfant plus âgé ou à l'adolescent que les fongus vivent dans la terre et sur les animaux, et sont transmis par contact direct. Il faut donc examiner avec soin les animaux domestiques.

Comme l'infection se transmet souvent d'une personne à une autre, il faut éviter d'entrer en contact avec les cheveux de la personne atteinte ou d'utiliser ses articles de toilette. Dans le cas d'un enfant atteint d'une épidermophytie inguinale, encouragez le port de vêtements amples qui permettent à la peau de rester au sec. Dans un cas de pied d'athlète, les pieds doivent toujours être propres et secs, et les ongles courts. Expliquez que les bas serrés ou en nylon emprisonnent l'humidité.

Les parents de l'enfant atteint de la teigne tondante doivent savoir que les cheveux mettent beaucoup de temps à repousser (de six à douze mois). Dans certains cas, les cheveux ne repoussent jamais, ce qui peut affecter grandement l'enfant plus âgé et l'adolescent. Offrez un soutien affectif.

► BLESSURES CUTANÉES

PLAIES DE PRESSION

Il y a de plus en plus d'enfants atteints d'un handicap qui reçoivent des soins en milieu hospitalier ou communautaire, ou à la maison. Plusieurs d'entre eux présentent un risque d'atteinte à l'intégrité de la peau et de plaies de pression. Dans les situations énumérées ci-dessous, les tissus mous risquent d'être comprimés pendant une longue période entre une protubérance osseuse et une autre surface :

- port d'une orthèse visant à favoriser l'alignement ou la mobilité du corps;
- utilisation d'un fauteuil roulant;
- alitement.

Les enfants les plus à risques sont ceux qui présentent un handicap moteur ou un déficit sensoriel, ou qui sont incapables de changer de position sans aide (tableau 22-7).

TABLEAU 22-7 Emplacements et causes possibles des plaies de pression

Emplacements	Causes possibles
Région occipitale du cuir chevelu	Incapacité à soulever la tête
Sacrum et fesses	Alitement prolongé ou fauteuil roulant
Jambes et pieds	Attelles jambières
Colonne vertébrale et cou	Appareil orthopédique visant à corriger une scoliose
Genoux et coudes	Friction causée par les draps

Manifestations cliniques

Le premier signe est une rougeur qui ne disparaît pas spontanément en 30 minutes ou après la suppression de la pression ou de l'agent irritant. Dans l'étape suivante, la peau semble avoir été frottée, ou être à vif (plaie superficielle ou de deuxième degré) ; elle a l'aspect d'une exulcération ou d'une cloque. Si rien n'est fait, la lésion s'étend à l'épiderme et au derme (troisième degré) et une plaie se forme. Si la lésion évolue, les tissus sous-jacents (muscles, os ou tissu conjonctif) sont atteints[14, 15] (figure 22-10).

Étiologie et physiopathologie

Comme les cellules sont privées d'oxygène et de nutriments, une ischémie tissulaire se produit et les déchets métaboliques s'accumulent, ce qui endommage les tissus mous. En l'absence d'intervention appropriée, la lésion s'aggrave rapidement et on assiste à la formation d'une plaie de pression. L'ischémie des tissus peut-être causée par une forte pression maintenue pendant une brève période ou par une faible pression exercée pendant une longue période.

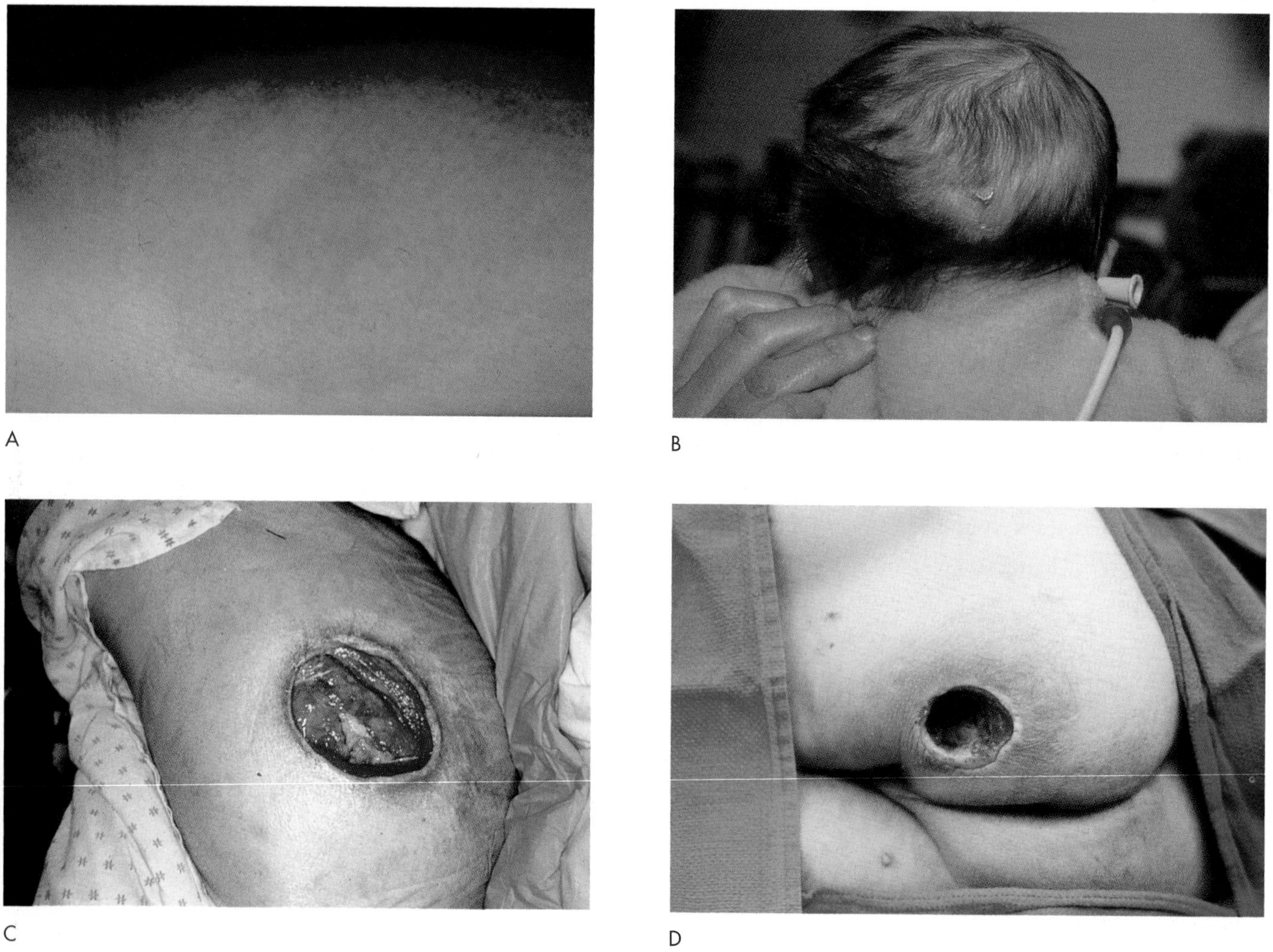

FIGURE 22-10. Les quatre stades de la formation d'une plaie de pression. **A**, Stade 1 : Aspect d'une exulcération ou d'une cloque ; érythème de la peau intacte qui ne blanchit pas à la vitropression (manœuvre qui consiste à appuyer une lame de verre sur la peau). **B**, Stade 2 : Lésions traversant l'épiderme, le derme, ou les deux. **C**, Stade 3 : Lésions et nécrose du tissu sous-cutané ; cratère profond avec ou sans envahissement des tissus environnants. **D**, Stade 4 : Destruction généralisée s'étendant aux muscles, aux os ou aux tissus de soutien.
Gracieuseté de Sandra Quigley, Children's Hospital, Boston, MA.

Traitement médical

Le traitement initial pour une lésion qui commence consiste à éliminer la pression exercée sur l'emplacement touché jusqu'à ce que la peau soit guérie. L'enfant qui porte des orthèses (ou des attelles) jambières peut utiliser un fauteuil roulant. Celui qui utilise un fauteuil roulant peut être mis au repos au lit sur une surface qui réduit la pression. Il faut absolument changer l'enfant de position fréquemment. On peut appliquer une pellicule transparente sur la région atteinte afin de réduire la friction au minimum. Les plaies de pression sont traitées à l'aide de pansements contenant des hydrocolloïdes, des gels ou des hydrogels, ou des alginates de calcium[14].

Collecte des données

Au moins trois fois par période de 24 heures, examinez soigneusement toutes les surfaces cutanées déclives de tout nourrisson ou enfant alité. Mesurez le risque de lésions cutanées en évaluant les facteurs pouvant favoriser la dégradation cutanée, dont voici quelques exemples[16]:

- la capacité à modifier et à maintenir la position du corps;
- le degré d'activité physique;
- la capacité à réagir à l'inconfort provoqué par la pression;
- la capacité de perception sensorielle;
- le degré d'exposition de la peau à l'humidité;
- la friction de la peau contre les surfaces de soutien;
- l'état nutritionnel;
- l'irrigation et l'oxygénation des tissus.

Déterminez la grosseur (diamètre et profondeur) et la nature de la lésion cutanée. Notez tout signe d'infection, décrivez l'apparence des bords de la lésion et le type de tissu en constituant l'assise. Décrivez le volume, la couleur et le type de l'écoulement.

Diagnostics infirmiers

Les diagnostics infirmiers ci-dessous peuvent s'appliquer à l'enfant qui présente un risque de plaies de pression:

- Risque d'atteinte à l'intégrité de la peau relié à l'incapacité à changer de position;
- Atteinte à l'intégrité de la peau reliée à l'irritation causée par une orthèse (ou une attelle) jambière trop petite;
- Altération de la mobilité physique reliée aux plaies de pression;
- Risque d'infection relié à des fissures cutanées.

Soins infirmiers

Élaborez des protocoles visant la prévention des plaies de pression de manière à déterminer quels enfants présentent un risque élevé et à mettre en œuvre les interventions appropriées. Ces interventions peuvent consister à faire marcher l'enfant plus souvent, à changer sa position fréquemment et à utiliser des surfaces qui réduisent la pression ainsi que des produits hydrofuges.

Prodiguez les soins des plaies et effectuez les changements de pansement conformément aux lignes directrices des protocoles établis dans les différents milieux de soins. Ces lignes directrices peuvent prévoir l'irrigation de la plaie avec une solution saline, le débridement de la plaie et l'application d'un pansement approprié à la gravité de la lésion. À moins d'appliquer un produit hydrofuge, évitez d'utiliser du ruban adhésif pour maintenir le pansement en place.

Soins dans la communauté

Enseignez aux parents de l'enfant qui présente une altération de la mobilité et une diminution de la sensation à examiner quotidiennement les orthèses et la peau sous-jacente afin de déceler tout signe d'irritation (rougeur ou cloques). Enlevez les orthèses et aidez l'enfant à examiner la peau, à l'aide d'un miroir à manche, sur la plante et les côtés du pied, derrière les genoux et sur la partie inférieure des jambes. Vérifiez si les bords des orthèses sont bien lisses, si elles ne risquent pas de pincer ou de gratter la peau. En présence d'un signe d'irritation cutanée et de rougeur qui ne disparaît pas en 30 minutes, attendez que la peau ait retrouvé son état normal pour remettre l'orthèse en place. Avisez le médecin de l'enfant afin qu'un traitement approprié puisse être mis en œuvre sans délai. Pour empêcher la friction des orthèses sur la peau nue, veillez à ce que l'enfant porte des bas de coton. Les chaussures de l'enfant doivent être suffisamment grandes pour loger l'appareil et le pied, sinon la peau du pied sera irritée. Conseillez aux parents de voir un prothésiste régulièrement afin de faire ajuster la prothèse au fur et à mesure que l'enfant grandit.

L'enfant qui est confiné à un fauteuil roulant présente un risque de dégradation de la peau des fesses et du bas du dos en raison de la pression exercée par la position assise pendant des heures. L'utilisation d'un coussin permet de distribuer et de déplacer le poids de l'enfant dans le fauteuil. Il faut changer fréquemment la position de l'enfant afin de réduire la pression sur la peau. Enseignez-lui quelques exercices: se soulever dans son fauteuil et déplacer son poids en se penchant d'un côté ou vers l'avant pendant plusieurs minutes, toutes les dix ou quinze minutes. Assurez-vous que l'enfant porte une ceinture de sécurité quand il est assis dans son fauteuil roulant. Expliquez le protocole recommandé aux membres du personnel de l'école afin qu'ils puissent lui offrir des occasions de changer de position et de renforcer le traitement.

BRÛLURES

Chaque année, les blessures liées aux incendies et aux brûlures entraînent environ 75 décès au Québec et plus de 1500 décès au Canada[17]. Les enfants de moins de 5 ans et particulièrement les garçons sont plus touchés que les autres jeunes[17]. Les taux de mortalité et d'hospitalisation faisant suite à un incendie ou une brûlure ont grandement diminué chez les Canadiens âgés de moins de 20 ans, au cours des 20 dernières années[17].

Il existe quatre principaux types de brûlures: les brûlures thermiques, les brûlures chimiques, les brûlures électriques et les brûlures par irradiation. Les brûlures thermiques, les plus courantes chez l'enfant, peuvent résulter d'une exposition aux flammes ou d'un ébouillantage (par exemple, café ou graisse lors de la cuisson), ou d'un contact avec un objet brûlant (par exemple, poêle à bois ou fer à friser). Sophie, dont il est question dans la capsule d'ouverture du présent chapitre, a subi une brûlure par ébouillantage lorsqu'un bol de soupe brûlante a été renversé sur sa jambe. Les brûlures chimiques sont causées par un contact cutané avec des substances caustiques ou par l'ingestion de ces substances. Les brûlures électriques résultent d'une exposition au courant continu ou alternatif d'un fil électrique, d'un appareil électrique ou de fils à haute tension. Les brûlures par irradiation sont causées par une exposition à des substances radioactives ou aux rayons du soleil.

CONSEIL CLINIQUE

Chez l'adulte, une brûlure du troisième degré peut survenir après une immersion de deux secondes dans de l'eau à 65 °C. Si la température est de 50 °C, le délai est de dix minutes. Dans le cas d'un nouveau-né, d'un nourrisson ou d'un enfant, le délai est plus court parce que la peau est plus sensible[18].

Étiologie

Les types de risques de brûlures varient en fonction du groupe d'âge:

- Le nouveau-né et le nourrisson sont surtout victimes de brûlures thermiques (liquides brûlants, incendies) (figure 22-11).
- Le trottineur présente un risque de brûlures thermiques (il tire à lui des contenants de graisse ou de liquides brûlants), de brûlures électriques (il mord dans des fils électriques, figure 22-12), de brûlures de contact et de brûlures chimiques

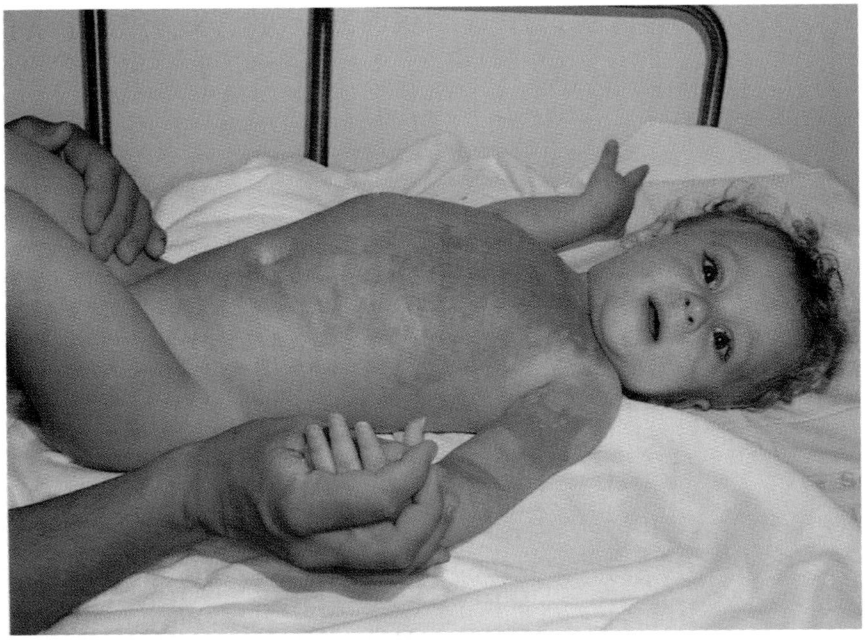

FIGURE 22-11. Les brûlures thermiques (par ébouillantage) sont les brûlures les plus fréquentes chez l'enfant en bas âge.

(il ingère des produits nettoyants ou d'autres substances chimiques) associé à l'exploration de l'environnement.

- L'enfant d'âge préscolaire est le plus souvent victime de brûlures par ébouillantage ou par contact avec un appareil brûlant (fer à friser, four, etc.).
- L'enfant d'âge scolaire présente un risque de brûlures thermiques (il joue avec des allumettes), de brûlures électriques (il escalade des tours à haute tension ou des arbres et entre en contact avec des fils électriques) et de brûlures chimiques (expériences de combustion) lié à sa curiosité et à son intérêt pour les expériences (figure 22-13).
- L'adolescent présente un risque de brûlures thermiques, chimiques et électriques.

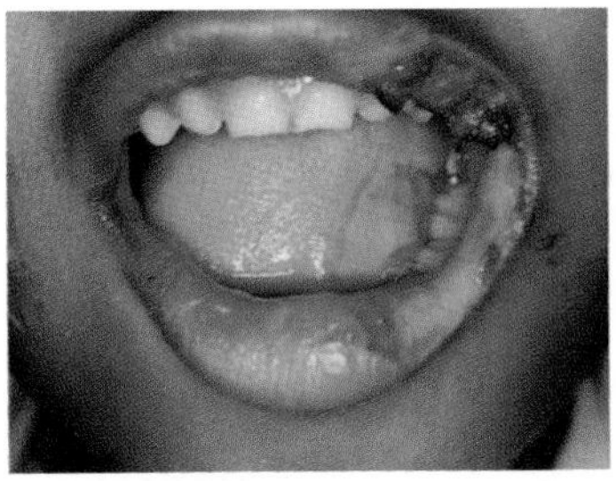

FIGURE 22-12. L'enfant ci-dessus a subi une brûlure électrique après avoir mordu dans un fil électrique.
Gracieuseté du Dr Lezley McIlveen, Department of Dentistry, Children's National Medical Center, Washington, DC.

Traitement médical

Évaluation de la gravité de la brûlure

La gravité de la brûlure est déterminée par la profondeur de la lésion, le pourcentage de la surface corporelle touchée et l'atteinte de parties particulières du corps.

La profondeur de la brûlure peut être exprimée par les expressions « brûlure du premier degré », « brûlure du deuxième degré » ou « brûlure du troisième degré ». Les brûlures du premier et du deuxième degré supposent la régénération et la guérison du tissu atteint. Dans le cas des brûlures du troisième degré, il n'y a pas de régénération du tissu (tableau 22-8).

Les tables de Lund et Browder, qui présentent la répartition de la superficie des diverses parties du corps, sont utilisées pour calculer la superficie atteinte par la brûlure (figure 22-14). Le pourcentage de la surface corporelle touchée permet de classer la brûlure dans les catégories suivantes : brûlure mineure (moins de 10 % dans le cas d'une brûlure du deuxième degré ou de 2 % dans le cas d'une brûlure du troisième degré), brûlure modérée (de 10 % à 20 % dans le cas d'une brûlure du deuxième degré ou de 3 % à 10 % dans le cas d'une brûlure du troisième degré), ou brûlure grave (plus de 20 % dans le cas d'une brûlure du deuxième degré ou de 10 % dans le cas d'une brûlure du troisième degré)[18]. Les brûlures modérées et graves nécessitent une hospitalisation.

L'atteinte de parties particulières du corps ou une répartition particulière de l'atteinte augmente la gravité de la brûlure, quel que soit le pourcentage de la surface

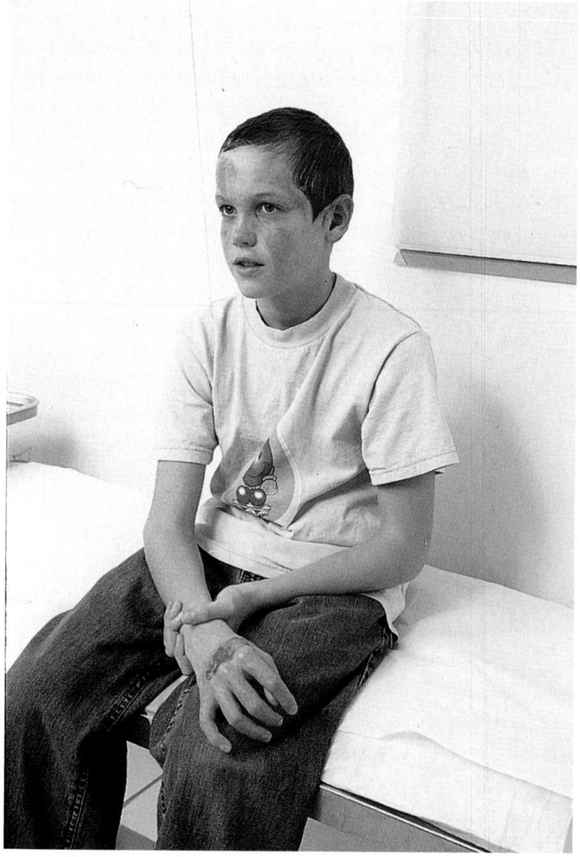

FIGURE 22-13. Ce garçon d'âge scolaire s'est infligé des brûlures au visage et aux mains après avoir mis le feu à de l'essence.

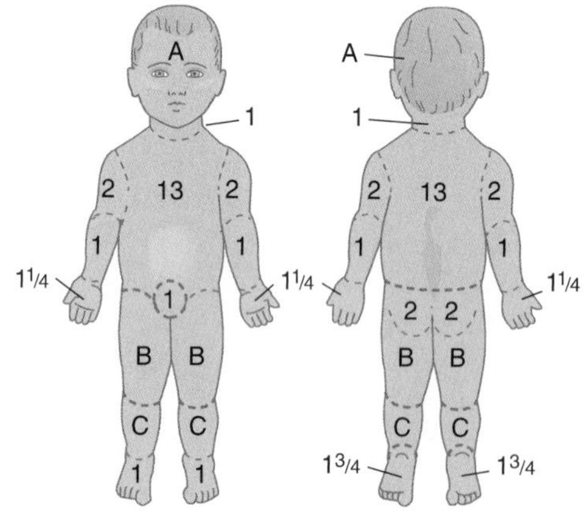

Pourcentages relatifs des régions touchées en fonction du groupe d'âge

Région	Âge (années) 0	1	5	10	11	Adulte
A = la moitié de la tête	9 1/2	8 1/2	6 1/2	5 1/2	4 1/2	3 1/2
B = la moitié de la cuisse	2 3/4	3 1/4	4	4 1/2	4 1/2	4 3/4
C = la moitié de la jambe inférieure	2 1/2	2 1/2	2 3/4	3	3 1/4	3 1/2

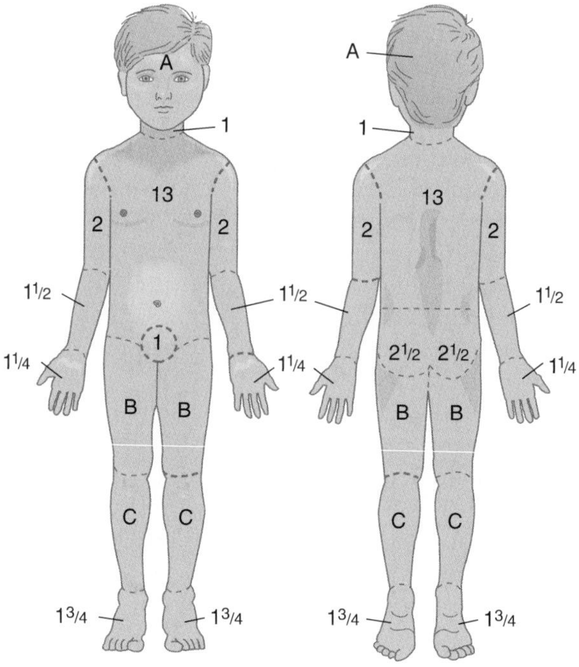

FIGURE 22-14. Table de Lund et Browder permettant de déterminer en pourcentage la superficie du corps touchée par une brûlure chez un enfant.
D'après Artz, C.P., et Moncrief, J.A. (1969). The treatment of burns *(2e éd.). Philadephia : Saunders.*

TABLEAU 22-8 Classification des brûlures

Brûlure superficielle du premier degré	Brûlure du deuxième degré	Brûlure du troisième degré
Peau rouge et sèche	Cloques ; peau humide, rose ou rouge	Carbonisation : peau noire, brune et rouge
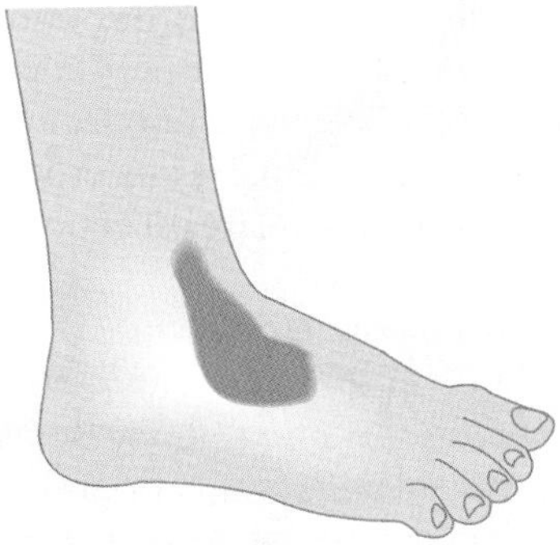	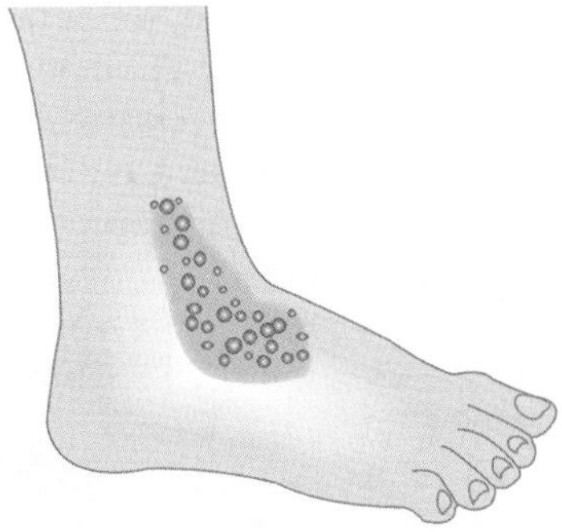	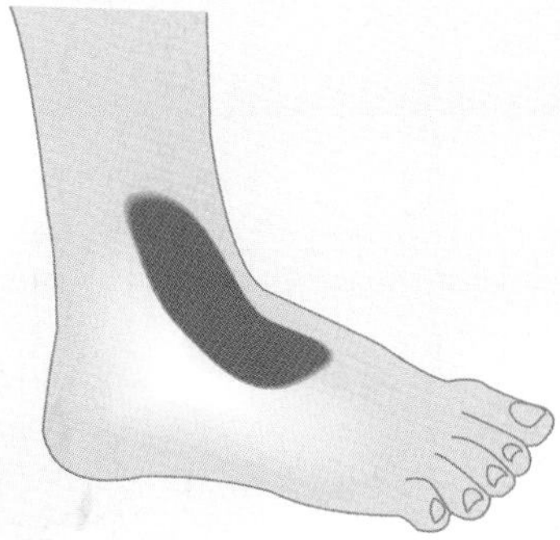
La lésion ne touche que la couche externe de la peau ; la brûlure est douloureuse et rouge, et guérit en quelque jours (par exemple, un coup de soleil)	La brûlure atteint l'épiderme et les couches supérieures du derme ; elle est douloureuse et sensible à l'air froid ; elle entraîne la formation de cloques qui pâlissent à la pression ; elle guérit dans un délai de dix à quatorze jours	La brûlure atteint la totalité de l'épiderme et du derme ; elle peut également toucher le tissu sous-jacent ; la peau prend une coloration brune, noire ou rouge foncé ; elle n'est habituellement pas douloureuse parce que les terminaisons nerveuses ont été détruites ; la région atteinte peut prendre un aspect affaissé ; une greffe cutanée s'impose
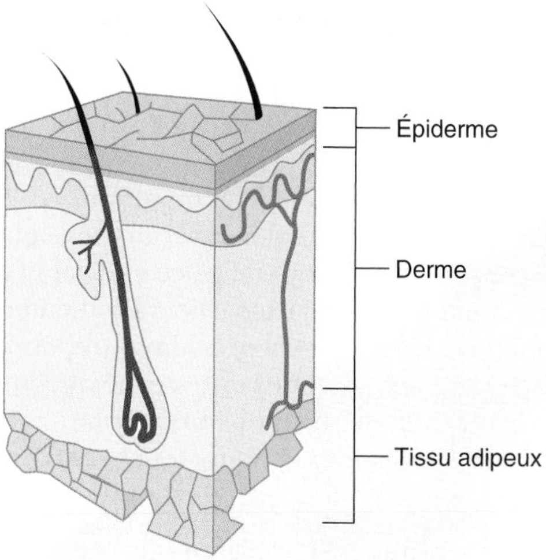	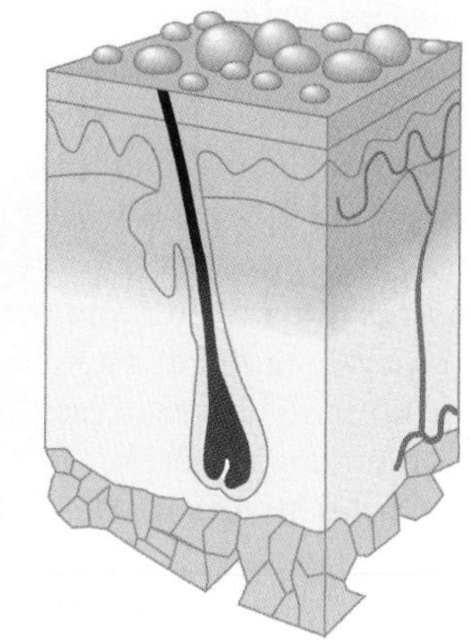	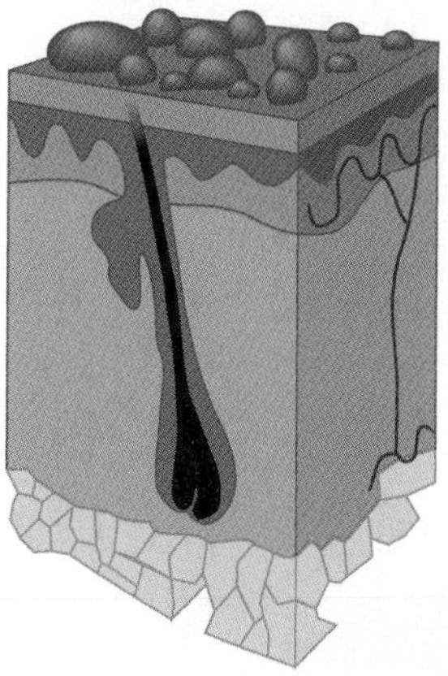

corporelle touchée. En raison des risques de déficiences fonctionnelles qu'elles peuvent entraîner, les brûlures au visage, aux mains, aux pieds ou à la région périnéale sont traitées comme des blessures graves. Les brûlures circulaires (qui entourent complètement le thorax ou une extrémité), les brûlures touchant la partie antérieure du thorax et les blessures liées à l'inhalation de fumée sont également considérées comme des brûlures graves.

Traitement initial

La première étape consiste à stopper la propagation de la brûlure en retirant à l'enfant ses bijoux et ses vêtements. On peut aussi immerger la partie atteinte dans l'eau froide. Dans le cas d'une brûlure grave, les soins d'urgence reposent sur les points reliés au

> **CONSEIL CLINIQUE**
>
> La paume de la main d'un enfant constitue 1 % de la superficie de son corps et peut être utilisée pour obtenir une évaluation rapide de l'étendue d'une brûlure.

maintien des fonctions vitales (voies respiratoires, respiration et circulation). Il faut évaluer et traiter la brûlure afin d'assurer la perméabilité des voies respiratoires, particulièrement en présence de signes d'inhalation de fumée ou de brûlures au visage et au cou. Dans les cas où la brûlure est liée à une chute ou à une explosion, on examine l'enfant afin de détecter d'autres blessures possibles. Décelez tout signe de détresse respiratoire et toute source possible d'hémorragie. Lorsqu'un acide est à l'origine de la brûlure, il faut souvent le neutraliser à l'urgence même.

Un pouls faible et filiforme, de la tachycardie et de la pâleur sont des signes importants d'un début d'état de choc pouvant indiquer une lésion interne. Dans le cas d'une brûlure grave, il est nécessaire d'assurer un remplacement liquidien afin de prévenir un choc hypovolémique. Un déplacement du système vasculaire aux espaces interstitiels se produit peu de temps après l'accident. L'intégrité vasculaire est généralement rétablie après 24 heures.

Pendant les 24 premières heures, le remplacement liquidien est effectué à l'aide d'une formule calculée en fonction du poids corporel, de la surface atteinte et des besoins d'entretien normaux. Il existe plusieurs formules. Le soluté de lactate de Ringer est la solution de choix. La moitié du volume total calculé pour la période de 24 heures est perfusée pendant les 8 premières heures, et le reste est réparti uniformément sur les 16 heures suivantes. Les manœuvres de réanimation visent à maintenir la température corporelle, car la déperdition de chaleur se fait rapidement par la peau brûlée.

Traitement des brûlures graves

L'enfant qui présente des brûlures graves est surveillé étroitement au cas où il présenterait de la fièvre, et il a généralement besoin d'un traitement plus rigoureux. Il faut souvent administrer des narcotiques afin de réduire la douleur, surtout pendant les traitements. Les ingesta et les excreta doivent être soigneusement surveillés. On administre des liquides par voie intraveineuse pour remplacer la perte de liquide par la peau. En installant une sonde urinaire, il est plus facile d'exercer une surveillance étroite du débit urinaire.

La fièvre accompagne normalement toute brûlure thermique d'importance. L'infection de la région atteinte est une complication fréquente. Il faut vérifier les signes vitaux fréquemment. L'administration d'analgésiques, de sacs de glace et de couvertures ou des séances d'hydrothérapie par le froid peuvent faire partie du traitement. L'alimentation entérale (gavage) est mise en place dans les 24 heures afin de répondre aux besoins nutritionnels accrus occasionnés par l'élévation de la vitesse métabolique nécessaire au soutien de la guérison et de la réaction de stress de l'organisme.

Il faut prendre des mesures particulières dans les cas où la brûlure touche certaines régions du corps :

- L'œdème déclive accompagne souvent les brûlures. L'élévation de l'extrémité touchée aide à réduire l'œdème au minimum. Vérifiez le pouls toutes les heures dans le membre atteint (distal par rapport à la brûlure circonférentielle, ou presque circonférentielle). Toute diminution, modification ou absence de pouls nécessite qu'on avise le médecin. En effet, il peut être essentiel d'effectuer une **incision de décharge** (incision dans le tissu qui exerce une pression) afin de rétablir la circulation périphérique.
- Les brûlures au visage entraînent un œdème important. Il faut s'assurer de maintenir la perméabilité des voies respiratoires. Dans le cas d'une brûlure à l'œil, consultez un ophtalmologiste qui évaluera les lésions. En cas de lésion, l'œil doit être recouvert d'un pansement humide de solution saline stérile. Dans le cas d'un nourrisson, une brûlure aux lèvres peut entraver la succion.
- Les brûlures aux mains nécessitent des soins vigilants afin que la fonction soit maintenue. Il est généralement essentiel d'utiliser des orthèses ou des attelles spéciales et d'avoir recours à la physiothérapie.

- En raison de la contamination possible par l'urine et les selles, les brûlures de la région périnéale présentent un risque élevé d'infection. Ces brûlures sont traitées par une application de bacitracine sur le méat urinaire et de Silvadene (sulfaziadine d'argent) sur le reste de la région atteinte. La région est ensuite enveloppée dans un pansement pour brûlés maintenu en place à l'aide d'une couche. Le pansement doit être changé fréquemment. Généralement, on installe une sonde urinaire, qui est enlevée dès que l'équilibre liquidien est rétabli, afin de réduire au minimum les risques d'infection des voies urinaires.

Traitement des brûlures

Le traitement des lésions par brûlure est l'aspect le plus important des soins à l'enfant brûlé. Les soins visent trois objectifs : (1) accélérer le débridement de la plaie, (2) protéger le tissu de granulation et les greffes et (3) préserver la chaleur et les liquides organiques. Le traitement permet d'atteindre ces objectifs.

On plonge le corps dans un bain afin d'amorcer le débridement. Une sédation consciente est parfois prescrite pour réduire la douleur pendant la période couvrant le débridement. Assurez-vous de respecter les lignes directrices du protocole établi dans l'établissement de soins en ce qui a trait à l'évaluation du patient et à la surveillance des effets de la sédation consciente pendant le processus (se reporter au chapitre 8). Il peut être nécessaire d'obtenir un soutien anesthésiologique pour le processus de sédation consciente, particulièrement dans les cas où l'état du patient n'est pas entièrement stabilisé. Les cheveux peuvent héberger des bactéries ; par conséquent, il faut les couper ou raser les régions pileuses atteintes. Les cloques intactes constituent un pansement stérile naturel et indolore. Lorsqu'elles s'ouvrent, il faut enlever les tissus soigneusement. Après le nettoyage initial, appliquez des agents antibactériens, Silvadene par exemple, afin de prévenir l'infection bactérienne, et recouvrez la région de pansements (tableau 22-9).

Les pansements doivent être changés au moins deux fois par jour. Cependant, pour certains types de brûlures[20], on considère la possibilité de ne les changer qu'une seule fois par jour. Cette intervention est souvent très douloureuse. Après avoir retiré le pansement, il faut également enlever une couche d'**escarre** (la croûte coriace qui se forme sur les régions gravement brûlées), ce qui entraîne un débridement (élimination de tissu nécrotique d'une région brûlée). Administrez un analgésique à l'enfant de 30 à 60 minutes avant de procéder au débridement.

On donne un traitement d'hydrothérapie (bain tourbillon) avant le débridement, ce qui permet le relâchement de l'escarre. L'hydrothérapie est administrée deux fois par jour, afin d'augmenter la vasodilatation et la circulation, et d'accélérer la guérison (figure 22-15). En règle générale, pour le débridement, on utilise l'eau du robinet. Il est essentiel de procéder avec douceur afin de protéger les nouvelles cellules épithéliales. Le débridement quotidien entraîne la formation de tissu de granulation.

Une greffe de la peau s'avère nécessaire dans le cas de toute brûlure du deuxième degré ou du troisième degré qui présente une des caractéristiques suivantes : (1) elle est surmontée d'une escarre coriace et impénétrable qui empêche la régénération spontanée de la peau ; (2) elle est tellement profonde qu'il ne reste pas suffisamment de structures cutanées pour permettre une croissance spontanée. La greffe est mise en place seulement après que la région a été débarrassée de l'escarre et ne présente plus que des tissus sains et sanglants. On peut utiliser la technique du pansement « humide à sec » pendant quelques jours avant l'opération afin de préparer la région à la greffe. Toutefois, cette technique est très douloureuse, et l'enfant aura besoin d'analgésiques et d'un soutien important.

Il existe quatre types de greffe : l'autogreffe, l'allogreffe, la xénogreffe et la greffe synthétique. Dans le cas de l'autogreffe, une portion de tissu sain est prélevée dans une région intacte du corps et placée sur la région brûlée. Ce type de greffe est permanent. La zone donneuse (région où le tissu a été prélevé) présente une nouvelle plaie qui entraîne de la douleur et nécessite une surveillance étroite des signes d'infection.

RECHERCHE

Il a été démontré que le Mepetelun, pansement expérimental en filet, pouvait réduire la formation d'escarres, la douleur associée aux changements de pansement ainsi que le temps nécessaire pour changer un pansement sur une brûlure par ébouillantage du deuxième degré. Le temps de guérison serait également réduit[19].

TABLEAU 22-9 Soins d'une brûlure

Préparation

1. Prenez connaissance de l'ordonnance. Comme les soins sont souvent douloureux, vérifiez si un analgésique a été prescrit et administrez le médicament 30 à 60 minutes, au moins, avant de procéder aux soins. Pour certaines interventions relatives au débridement, une sédation consciente est parfois utilisée.
2. Lavez-vous les mains. Réunissez le matériel : des gants (à usage unique non stériles et stériles), un bassin, de la solution saline normale (NaCl à 0,9 %) stérile, une bonne quantité de compresses de 10 cm sur 10 cm, une pince à dissection, des ciseaux, un abaisse-langue stérile, le médicament topique prescrit, du ruban adhésif et un tampon absorbant.
3. Vous aurez peut-être besoin d'un assistant (une autre infirmière ou un préposé aux bénéficiaires) pour tenir l'enfant et le membre atteint pendant l'intervention.

Marche à suivre

1. Placer le tampon absorbant sous la région qui doit être nettoyée. Mettez des gants à usage unique non stériles. Faites tremper la lésion pendant environ 10 minutes dans une solution saline normale, ou appliquez un pansement humide. Cette mesure permet d'amollir la lésion. Enlevez les gants.
2. Après 10 minutes, environ, mettez des gants stériles et nettoyez la lésion à l'aide des compresses en imprimant un mouvement circulaire ferme, de l'intérieur vers l'extérieur. Veillez à éliminer toute trace de médicament ou de croûte. Si la lésion saigne, c'est signe que le tissu est en bonne voie de guérison. Rincez à l'aide de la solution saline normale. Tapotez pour assécher avec une compresse stérile.
3. À l'aide de la pince, soulevez doucement tout lambeau de tissu cutané lâche ou mort autour des bords de la brûlure et coupez-le. Cette opération n'est pas douloureuse. Rincez et asséchez à nouveau.
4. Étalez une mince couche du médicament prescrit (environ 2,5 mm d'épaisseur) sur la brûlure ou sur une compresse à l'aide de vos doigts ou d'un abaisse-langue. Placez la compresse médicamentée sur la brûlure et appliquez par-dessus un pansement stérile sec.

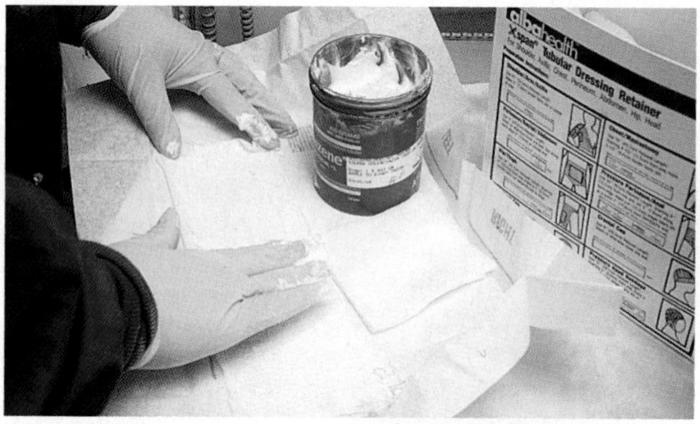

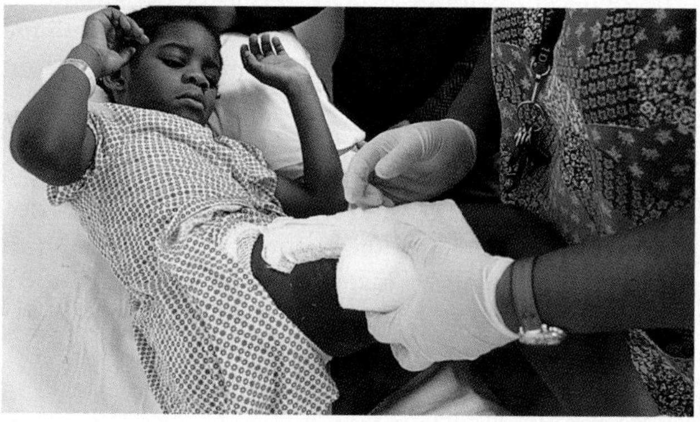

Marcia Wellington, R.N., M.S.

L'allogreffe (emploi de tissu cutané d'une même espèce, prélevé, par exemple, sur un cadavre), la xénogreffe (emploi de tissu provenant d'une espèce différente, par exemple, de la peau de porc) et la greffe synthétique (un substitut de tissu cutané) sont des greffes temporaires. Elles sont utilisées dans le but de stimuler la croissance du tissu épithélial dans les cas de brûlures du deuxième degré et pour couvrir le tissu de granulation pendant le processus de guérison. Ces greffes sont habituellement rejetées après une période de quatre à cinq semaines. Elles rétablissent les fonctions de la peau qui ont été perdues (régulation thermique, réduction de la douleur, perte liquidienne, protection contre l'infection). Les greffes temporaires sont utilisées pour déterminer si une autogreffe est susceptible de réussir. Le risque d'infection par le virus de l'immuno-déficience humaine (VIH) associé à l'emploi des allogreffes doit être pris en considération.

Collecte des données

Recueillez des renseignements sur le type de brûlure (par exemple, thermique, électrique, chimique) et établissez les antécédents. Il est essentiel d'obtenir une documentation complète afin de pouvoir écarter la possibilité de mauvais traitements.

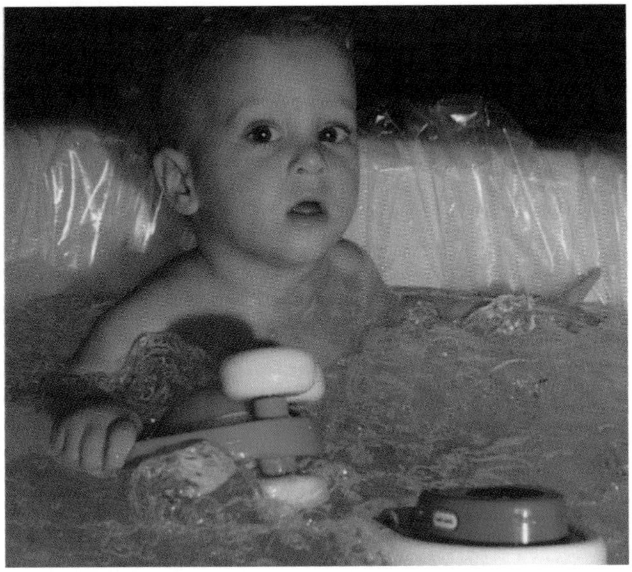

FIGURE 22-15. Un bain tourbillon est utilisé ici dans le but de favoriser la circulation et d'accélérer la guérison.

Cherchez les signes possibles, tels des brûlures aux mains et aux pieds, des brûlures causées par une cigarette ou un fer, des zébrures provoquées par le contact avec une grille brûlante (figure 22-16). Dans le cas d'une brûlure qui aurait pu être évitée, les parents sont parfois perturbés par un sentiment de culpabilité. Il faut veiller à ne pas prendre un ton accusateur lorsque vous les interrogez.

L'examen physique doit être complet et comprendre une surveillance fréquente des signes vitaux et la mesure quotidienne du poids corporel. Une évaluation de la tête aux pieds doit être effectuée au début de chaque quart de travail, et suivie par des évaluations systémiques en fonction des résultats cliniques et des modifications qui surviennent dans l'état de santé.

Évaluez le stress que causent à l'enfant son apparence et l'hospitalisation. Voyez s'il a des souvenirs ou des cauchemars touchant l'accident, et veillez à ce qu'il reçoive de l'aide psychologique s'il en a besoin.

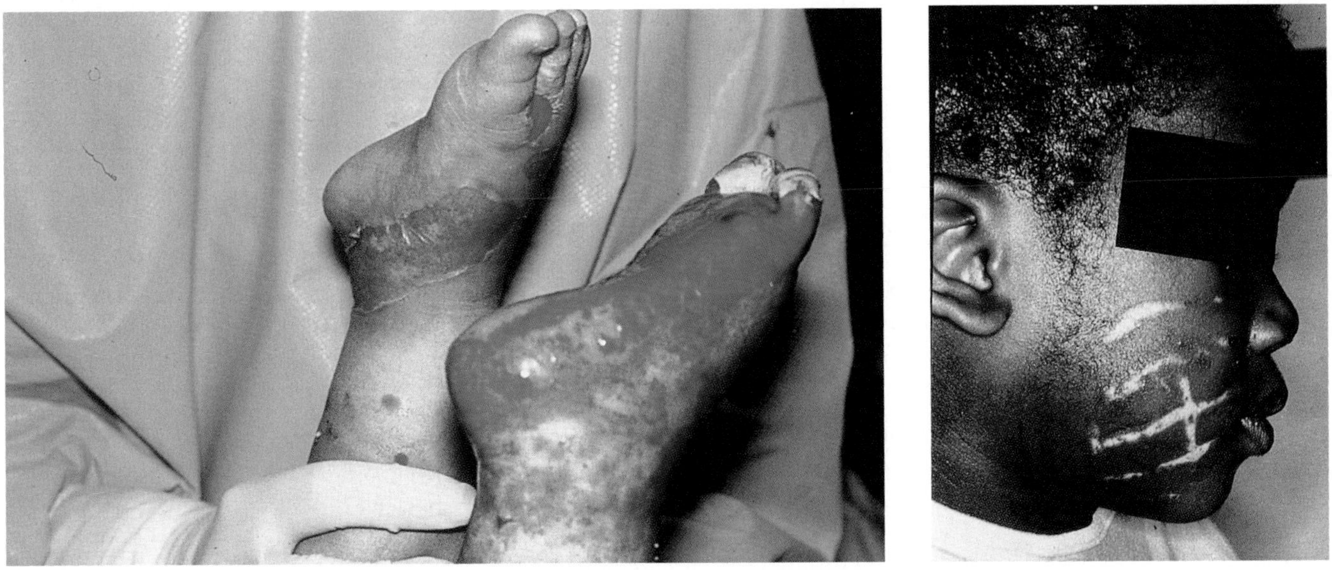

A B

FIGURE 22-16. Brûlures associées à des mauvais traitements. A, Brûlures aux mains ou aux pieds réparties comme des gants ou des bas. B, Zébrures causées par un contact avec une grille brûlante.
Gracieuseté de la American Academy of Pediatrics, Elk Grove Village, IL, et du C. Henry Kempe National Center on Child Abuse and Neglect, Denver, CO.

> **LOI ET ÉTHIQUE**
>
> Lorsque vous recueillez les antécédents relatifs à une brûlure, assurez-vous de noter les détails touchant les aspects suivants :
> - Type de blessure ;
> - Moment où l'accident s'est produit ;
> - Personnes présentes au moment de l'accident ;
> - Premiers soins administrés ;
> - Antécédents d'autres blessures insolites ou de visites à l'urgence.

Diagnostics infirmiers

Les diagnostics infirmiers courants s'appliquant à l'enfant qui souffre d'une brûlure grave apparaissent dans le plan de soins infirmiers présenté plus loin. D'autres diagnostics peuvent également s'appliquer, notamment les suivants :

- Altération de la mobilité physique reliée à l'immobilisation des membres, aux contractures et à la douleur ;
- Perturbation de l'image corporelle reliée à l'éventualité d'un défigurement ;
- Anxiété reliée à la crise, aux souvenir de l'accident et à l'éventualité de la mort ou d'un défigurement.

Soins infirmiers

Les soins infirmiers consistent à traiter la brûlure, à prévenir les complications et à offrir du soutien. Ils comprennent divers traitements visant à favoriser la guérison et à prévenir les complications : changements de pansements, hydrothérapie, antiobiothérapie, administration d'analgésiques, physiothérapie, jeu thérapeutique et, parfois, greffe cutanée.

Le plan de soins infirmiers présenté dans ces pages résume les interventions destinées à l'enfant qui présente une brûlure grave. L'enfant est susceptible d'être très malade. Des cicatrices importantes peuvent persister malgré l'autogreffe. On observera peut-être aussi des contractures et une perte de fonction. Si le remplacement liquidien est inadéquat, des lésions rénales ou cardiaques irréversibles risquent de survenir, exigeant alors un suivi étroit pour des problèmes qui ne sont pas reliés à la brûlure elle-même. L'enfant qui présente une brûlure grave a besoin d'un suivi complet et devra parfois être hospitalisé à plusieurs reprises afin de subir des interventions chirurgicales visant à soulager les contractures, à effectuer de nouvelles greffes ou à retoucher les cicatrices.

Prévention des complications

L'infection, la pneumonie et l'insuffisance rénale, ainsi qu'une perte de fonction irréversible de la région atteinte comptent parmi les complications graves. L'objectif de l'équipe traitante est de prévenir les complications. Les parents doivent participer aux soins et apprendre à changer les pansements, à déceler les signes d'infection et de déshydratation (se reporter au chapitre 9) et à faire faire à l'enfant des exercices d'amplitude de mouvement afin de favoriser la guérison.

Le jeu thérapeutique est encouragé, même si l'enfant ne peut pas participer activement au début. Cette thérapie comporte plusieurs avantages pour l'enfant atteint d'une brûlure grave :

- Elle permet à l'enfant d'exprimer sa frustration, son indépendance et sa créativité.
- Elle propose des activités qui favorisent l'amplitude des mouvements.
- Elle apporte une touche de normalité dans l'horaire quotidien de l'enfant.
- Elle encourage l'enfant, qui peut constater les progrès réalisés quotidiennement par les autres enfants.

Apporter du soutien à l'enfant et à sa famille

L'enfant atteint d'une brûlure a subi une grave agression dans son corps et une perturbation de son image. La peur et l'anxiété liées au défigurement et aux cicatrices sont des réactions fréquentes, particulièrement chez les adolescents. Le choc et la douleur entraînés par l'accident, ainsi que le milieu étranger de l'hôpital et la présence de plusieurs professionnels de la santé font augmenter le stress.

Il est essentiel que l'infirmière démontre un intérêt et une sollicitude sincères. L'enfant doit être orienté fréquemment dans son environnement et être préparé suffisamment longtemps à l'avance aux interventions, lorsque c'est possible. En ce qui a

PLAN DE SOINS INFIRMIERS
L'ENFANT ATTEINT D'UNE BRÛLURE GRAVE

OBJECTIF	INTERVENTION	JUSTIFICATION	RÉSULTAT ESCOMPTÉ
1. Douleur reliée à la destruction des tissus et à l'œdème			
L'enfant exprimera un soulagement satisfaisant de la douleur et sera en mesure de se consacrer aux activités de la vie quotidienne (AVQ).	• Évaluer fréquemment l'intensité de la douleur à l'aide d'échelles d'évaluation de la douleur (se reporter au chapitre 8).	• Les échelles d'évaluation de la douleur donnent une mesure objective. La douleur est toujours présente, mais un changement touchant l'emplacement et l'intensité peut indiquer des complications.	L'enfant exprime un soulagement satisfaisant de la douleur et peut se consacrer aux AVQ.
	• Recouvrir les brûlures autant que possible.	• Les changements de température et les déplacements d'air entraînent de la douleur.	
	• Changer fréquemment la position de l'enfant. Effectuer des exercices d'amplitude de mouvement.	• Cette mesure diminue la raideur articulaire et prévient les contractures.	
	• Surélever les membres atteints.	• Cette mesure aide à réduire l'œdème et la douleur en favorisant le retour veineux.	
	• Encourager l'expression verbale de la douleur.	• Cette mesure offre à l'enfant un exutoire à ses émotions et l'aide à faire face à la situation.	
	• Offrir des activités récréatives.	• Cette mesure aide l'enfant à se concentrer sur autre chose que sa douleur.	
	• Favoriser un sommeil ininterrompu à l'aide de médicaments.	• Le manque de sommeil peut augmenter la perception de la douleur.	
	• Administrer des analgésiques avant tout changement de pansement ou soin d'une brûlure.	• Cette mesure aide à réduire la douleur et l'anxiété associées aux changements de pansements à venir.	
2. Risque d'infection relié à la destruction de la barrière cutanée, aux tissus lésés et à la présence d'une sonde urinaire et/ou d'autres cathéters			
L'enfant ne présentera pas d'infection pendant le processus de guérison.	• Vérifier fréquemment les signes vitaux.	• Une élévation de la température est un signe précoce d'infection.	L'enfant ne présente pas d'infection secondaire.

Suite…

PLAN DE SOINS INFIRMIERS

L'ENFANT ATTEINT D'UNE BRÛLURE GRAVE *(suite)*

OBJECTIF	INTERVENTION	JUSTIFICATION	RÉSULTAT ESCOMPTÉ
2. Risque d'infection relié à la destruction de la barrière cutanée, aux tissus lésés et à la présence d'une sonde urinaire et/ou d'autres cathéters (suite)			
	• Appliquer les précautions universelles (blouse, gants, masque) lorsqu'une brûlure grave est exposée. Changer les pansements une ou deux fois par jour en appliquant une technique stérile. Limiter le nombre des visiteurs (ne laisser entrer aucun visiteur présentant une infection des voies respiratoires supérieures ou toute autre maladie contagieuse).	• Ces mesures réduisent le risque de contamination.	
	• Raser ou tailler les cheveux ou les poils autour de la brûlure.	• Les cheveux et les poils hébergent des bactéries.	
	• Débrider les tissus nécrotiques.	• Cette mesure favorise la formation de tissu de granulation et, par conséquent, la guérison.	
	• Appliquer des médicaments antibactériens topiques.	• Cette mesure aide à réduire le nombre de bactéries dans la brûlure.	
3. Risque d'excès ou de déficit de volume liquidien relié à la perte de liquides par les lésions et les pertes sanguines			
L'enfant maintiendra des signes vitaux et un débit urinaire normaux.	• Surveiller les signes vitaux, la pression veineuse centrale, le temps de remplissage capillaire et les pouls.	• Au début, l'enfant présente un risque de choc hypovolémique et a besoin d'un remplacement liquidien (se reporter au chapitre 9).	Les signes vitaux et le débit urinaire sont normaux.
	• Administrer des liquides par voies intraveineuse et orale, selon l'ordonnance.	• L'évaluation consciencieuse des besoins liquidiens et un apport adéquat favorisent l'équilibre liquidien.	
	• Évaluer les pertes liquidiennes insensibles.	• Les pertes les plus importantes se produisent dans les 72 heures qui suivent la brûlure ; il peut être nécessaire d'effectuer un remplacement liquidien. Les lésions capillaires entraînent une perte de plasma par la brûlure.	

PLAN DE SOINS INFIRMIERS

L'ENFANT ATTEINT D'UNE BRÛLURE GRAVE *(suite)*

OBJECTIF	INTERVENTION	JUSTIFICATION	RÉSULTAT ESCOMPTÉ
3. Risque d'excès ou de déficit de volume liquidien relié à la perte de liquides par les lésions et les pertes sanguines (suite)			
	• Surveiller soigneusement les ingesta et les excreta.	• L'enfant présente un risque de surcharge liquidienne pendant le processus de réhydratation, et un risque d'œdème dans les tissus de la brûlure.	
	• Peser l'enfant quotidiennement.	• Une perte ou un gain de poids important aide à déterminer le volume de liquide dont l'enfant a besoin. Il est normal qu'un gain de poids se produise pendant les 72 premières heures.	
	• Introduire une sonde urinaire.	• Cette intervention aide à obtenir une mesure précise des ingesta et des excreta.	
	• Surveiller les signes d'hyponatrémie et d'hyperkaliémie (se reporter au chapitre 9).	• Les liquides associés à la brûlure entraînent une perte de sodium, et les cellules lésées, une perte de potassium, ce qui provoque des déséquilibres électrolytiques.	
4. Diminution de l'irrigation tissulaire périphérique reliée à l'œdème présent dans les extrémités ou aux brûlures circulaires			
L'enfant maintiendra une irrigation adéquate dans les extrémités atteintes.	• Surélever les extrémités. Vérifier le pouls distal toutes les heures. Informer le médecin de toute diminution ou absence du pouls.	• Cette mesure aide à réduire l'œdème déclive en favorisant le retour veineux. L'œdème déclive risque de gêner la circulation périphérique.	L'enfant ne présente pas d'irrigation inadéquate de l'extrémité atteinte.
	• Vérifier la présence d'escarres.	• Une escarre peut gêner la circulation périphérique dans l'extrémité œdémateuse.	
5. Risque de mode de respiration inefficace relié à l'hypervolémie, à l'inhalation de fumée et à l'œdème des voies respiratoires			
L'enfant maintiendra ou améliorera son mode de respiration.	• Surveiller étroitement la qualité de la respiration, les bruits respiratoires, les sécrétions et la saturométrie pulsatile en oxygène.	• Un remplacement liquidien excessif peut entraîner un œdème pulmonaire ; les toxines issues des matières brûlées peuvent causer une inflammation des voies respiratoires.	L'enfant présente un mode de respiration régulier et non laborieux.

Suite…

PLAN DE SOINS INFIRMIERS

L'ENFANT ATTEINT D'UNE BRÛLURE GRAVE *(suite)*

OBJECTIF	INTERVENTION	JUSTIFICATION	RÉSULTAT ESCOMPTÉ
5. Risque de mode de respiration inefficace relié à l'hypervolémie, à l'inhalation de fumée et à l'œdème des voies respiratoires (suite)			
	• Offrir des soins pulmonaires complets.	• Les soins pulmonaires favorisent l'élimination des sécrétions visant à prévenir l'infection.	
	• Surélever la tête du lit. Laisser le plateau contenant les appareils d'intubation près du lit.	• Il existe un risque de dyspnée, de battement des ailes du nez et de respiration de Kussmaul (détresse respiratoire).	
	• Administrer des corticostéroïdes selon l'ordonnance.	• Cette mesure réduit l'œdème des voies respiratoires.	
6. Altération de la mobilité physique reliée aux brûlures touchant des articulations			
L'enfant maintiendra une amplitude de mouvement maximale.	• Prévoir des séances de physiothérapie et d'ergothérapie deux fois par jour (exercices d'étirement et d'amplitude de mouvement). Poser des attelles selon l'ordonnance. Encourager l'autonomie dans les AVQ.	• Une mise en position, des exercices d'amplitude de mouvement et un alignement adéquat préviennent les contractures.	L'enfant maintient une amplitude de mouvement maximale et ne présente pas de contracture.
7. Déficit nutritionnel: Apport nutritionnel inférieur aux besoins métaboliques relié à l'hypermétabolisme causé par la brûlure			
L'enfant maintiendra son poids corporel et présentera un taux d'albumine sérique et un équilibre liquidien adéquats.	• Laisser l'enfant choisir ses repas. Offrir des aliments variés. Offrir des collations.	• Cette mesure incite l'enfant à manger. Le malaise généralisé et l'anorexie entravent la guérison. L'enfant a généralement peu d'appétit.	L'enfant maintient son poids et un taux d'albumine sérique ainsi qu'un équilibre liquidien adéquats.
	• Inciter l'enfant à prendre ses repas avec d'autres enfants.	• Les relations sociales favorisent la consommation d'aliments.	
	• Combler une partie des besoins liquidiens par du lait et des jus.	• Cette mesure fournit de l'énergie supplémentaire.	
	• Offrir des suppléments de multivitamines.	• La vitamine C favorise l'absorption du zinc, lequel contribue à la guérison.	

PLAN DE SOINS INFIRMIERS

L'ENFANT ATTEINT D'UNE BRÛLURE GRAVE *(suite)*

OBJECTIF	INTERVENTION	JUSTIFICATION	RÉSULTAT ESCOMPTÉ
7. Déficit nutritionnel: Apport nutritionnel inférieur aux besoins métaboliques relié à l'hypermétabolisme causé par la brûlure (suite)			
	• Alimenter l'enfant par voie entérale au moyen d'une sonde nasogastrique (gavage), selon l'ordonnance.	• L'enfant qui présente une brûlure couvrant un pourcentage de la surface corporelle supérieur à 10 % ne peut généralement pas répondre à ses besoins nutritionnels sans aide.	
	• Peser l'enfant quotidiennement.	• Cette mesure permet une évaluation objective.	
8. Anxiété (de l'enfant) reliée à l'hospitalisation et aux interventions douloureuses			
L'enfant exprimera une diminution de l'anxiété.	• Assurer une certaine constance à l'équipe soignante affectée à chaque enfant.	• Cette mesure favorise l'établissement d'une relation de confiance.	L'enfant exprime et démontre des signes de diminution de l'anxiété.
	• Encourager la présence des parents auprès de l'enfant, la cohabitation, les appels téléphoniques de la maison et les photographies des camarades de classe.	• Les personnes et les objets familiers favorisent la détente.	
	• Regrouper les tâches et les activités.	• Cette mesure réduit le risque d'hyperstimulation et incite au repos.	
9. Anxiété (des parents) reliée à l'hospitalisation de l'enfant et à la crainte vécue par celui-ci			
Les parents exprimeront une diminution de l'anxiété.	• Offrir du matériel éducatif sur la guérison, les greffes, les changements de pansements et le déroulement du traitement.	• Les connaissances diminuent l'anxiété.	Les parents rapportent une diminution de l'anxiété.
	• Faire preuve de souplesse en enseignant aux parents les soins des plaies.	• Les adultes peuvent apprendre de diverses façons.	
	• Orienter les parents vers des services sociaux ou des groupes de soutien.	• Cette mesure permet aux parents d'exprimer leurs craintes et leur sentiment de culpabilité, et d'échanger des idées sur la façon de faire face à l'hospitalisation de l'enfant et aux soins de longue durée.	

trait aux professionnels de la santé, la continuité est essentielle à l'établissement d'une relation de confiance. Encouragez l'enfant à exprimer ses préoccupations et faites preuve de compréhension et de soutien.

Les membres de la famille présentent un risque de stress affectif. Ils doivent être avertis de l'œdème prévu et des modifications qu'il entraînera dans le corps de l'enfant. Souvent, les parents se sentent coupables et responsables. Il est important qu'ils puissent se concentrer sur la guérison plutôt que sur des événements passés. La peur est généralement causée par un manque de connaissances sur la gravité de la brûlure et sur l'état de l'enfant, plus particulièrement dans la période qui suit immédiatement l'accident et l'admission à l'urgence ou aux soins intensifs de l'hôpital. Dès que c'est possible, faites participer les membres de la famille aux soins. Ils doivent être informés au fur et à mesure des changements. Vous favoriserez ainsi l'établissement d'une relation de confiance entre la famille et l'équipe de soins de santé.

L'autogreffe permet à l'enfant de se remettre d'une brûlure, mais l'opération laisse des cicatrices visibles. L'aide psychologique est par conséquent un élément essentiel de la guérison. Les travailleurs sociaux, les aumôniers, les thérapeutes par l'art, les spécialistes de l'enfance et les éducatrices sont tous formés pour aider l'enfant et la famille à mieux vivre le stress qui accompagne le processus de guérison. Orientez les membres de la famille vers les services appropriés afin qu'ils reçoivent l'aide dont ils ont besoin.

Planifier le congé et enseigner à la famille les soins à domicile

Les besoins relatifs aux soins à domicile doivent être déterminés et satisfaits bien avant le congé de l'hôpital. Il faut effectuer une évaluation complète afin de déterminer les besoins de la famille relativement au congé de l'hôpital et à l'endroit où l'enfant sera dirigé : la maison familiale ou un établissement de réadaptation. L'enseignement de sujets reliés à l'alimentation, à la sécurité à la maison, aux soins des plaies et aux exercices d'amplitude de mouvement visant à prévenir les contractures peuvent faire partie du plan de congé.

Offrez soutien et encouragement aux parents dans le cadre du processus d'apprentissage des soins à l'enfant ayant subi une brûlure. Les parents trouvent souvent difficile de procéder à des interventions douloureuses pour leur enfant. Résumez les principales lignes directrices afin que les parents et les membres de l'équipe traitante s'orientent dans la même direction. Les parents doivent d'abord observer la façon dont les soins sont administrés, puis en faire la démonstration jusqu'à ce qu'ils soient en mesure de tout faire sans aide.

Soins dans la communauté

Les soins à l'enfant ayant subi une brûlure supposent un traitement et une réadaptation de longue durée. Les soins offerts pendant l'hospitalisation sont poursuivis par des infirmières dans des cliniques externes, au CLSC et à domicile. Souvent, les soins de longue durée sont administrés à la maison et s'accompagnent de fréquentes visites à des professionnels de la santé. Dans certains cas, l'enfant retourne régulièrement à l'hôpital, en consultation externe, pour les changements de pansement. L'enfant qui présente des brûlures couvrant une grande superficie ou dont l'emplacement risque d'entraîner des limitations fonctionnelles associées aux cicatrices doit souvent porter une gaine ou des vêtements élastiques et, parfois, un masque, dans les cas où le visage est atteint. Ces vêtements élastiques risquent de perturber l'image de soi ; cependant, ils constituent un moyen important de réduire les cicatrices. Les vêtements compressifs Jobst sont offerts au Canada. Depuis quelques années, une compagnie québécoise, DR Médical, se spécialise dans la fabrication de ces vêtements élastiques sur mesure. Les cicatrices peuvent également être traitées au moyen d'injections médicamenteuses ou d'interventions chirurgicales (par exemple, retouches, greffes ou plasties en Z). Aidez les membres de la famille à comprendre la nécessité de la gaine et des masques et enseignez-leur à les nettoyer et à les entretenir.

Il est souvent nécessaire de poursuivre les traitements de physiothérapie et d'ergothérapie afin d'augmenter la force et la dextérité indispensables à l'accomplissement des activités de la vie quotidienne (AVQ) et de prévenir les contractures. L'objectif prépondérant est un retour aussi rapide que possible aux AVQ normales. Cet objectif comprend le retour à l'école aussitôt que l'état de santé de l'enfant le permet. Dans certains cas, un enseignant viendra à domicile pendant un certain temps, ce qui permet de réduire l'exposition aux sources d'infection.

En raison de la peur du rejet, de la réduction de l'estime de soi et de l'altération de l'image corporelle créées par les brûlures, le retour à l'école constitue souvent une expérience traumatisante, particulièrement dans le cas de l'enfant plus âgé ou de l'adolescent. Parfois, l'infirmière scolaire, le travailleur social ou le spécialiste de l'enfance se rendent à l'école avant le retour de l'enfant (en apportant des photographies, des vêtements de compression ou d'autres objets) dans le but de préparer les camarades de classe de l'enfant et de leur permettre d'étudier les émotions qu'ils vivent relativement aux brûlures de leur compagnon. Plusieurs collectivités offrent des groupes de soutien à l'intention des familles et des enfants. Il peut être utile d'orienter la famille vers un groupe de ce genre.

Traitement des brûlures mineures

Dans la plupart des cas, l'enfant atteint d'une brûlure mineure est soigné à la maison après une visite à l'urgence d'un hôpital ou à une clinique de soins d'urgence. Les cloques ouvertes sont débridées et une mince couche de sulfadiazine d'argent est appliquée sur la brûlure. Celle-ci est ensuite recouverte d'une ou deux couches de compresses de gaze. Le pansement doit être changé deux fois par jour. L'intervention comprend le nettoyage de la brûlure et l'application d'une nouvelle couche de crème antibiotique.

Les parents doivent augmenter l'apport liquidien de l'enfant afin de compenser la perte de liquide par la lésion cutanée. Un régime alimentaire riche en énergie et en protéines est nécessaire pour répondre aux besoins nutritionnels créés par le processus de guérison. Souvent, de l'acétaminophène (Tylenol) ou un analgésique plus puissant est administré, particulièrement avant les changements de pansement. L'infection est une complication courante. Un professionnel de la santé examinera l'enfant après 48 heures de traitement afin d'évaluer les progrès réalisés. Insistez auprès des parents sur l'importance des rendez-vous de suivi.

COUPS DE SOLEIL

Le coup de soleil est une brûlure, causée par des rayons ultraviolets, qui atteint la couche externe de la peau. Il atteint plus souvent l'enfant à la peau pâle, dont la peau contient moins de mélanine (pigmentation cutanée) qui protège des rayons du soleil.

Un érythème et une sensibilité de la peau se manifestent de 30 minutes à 4 heures après l'exposition au soleil. L'augmentation de la vasodilatation et de la perméabilité vasculaire entraînent une extravasation de liquide dans les tissus et une migration des globules blancs vers la peau atteinte. L'érythème atteint un sommet après 24 heures. Une exposition prolongée peut entraîner un œdème, une vésiculation, l'apparition de cloques ou une ulcération. Parmi les symptômes systémiques on trouve un malaise, de l'insomnie (due à la sensibilité de la peau), de la fatigue, des céphalées et des frissons (en raison de la déperdition rapide de chaleur).

On applique généralement un traitement de soutien. La douleur est réduite par l'administration de compresses fraîches suivie de l'application d'un corticostéroïde topique visant à soulager le malaise. Dans le cas d'un coup de soleil grave, il peut être nécessaire de donner un anti-inflammatoire (par exemple, de l'ibuprofène).

Soins infirmiers

Enseignez aux parents et aux enfants des moyens de prévenir les coups de soleil (tableau 22-10). Ils doivent savoir que des coups de soleil répétés peuvent entraîner

RECHERCHE

Au Québec, une équipe de recherche se penche actuellement sur le « pansement d'argent », qui semble très prometteur pour juguler les infections, réduire les chéloïdes et résorber les ulcères. De plus, il réduirait le temps et les coûts reliés à l'hospitalisation. Ce pansement est souple, flexible, très doux et a la particularité d'être recouvert d'argent, ce qui semble lui procurer ses propriétés particulières. Les ions d'argent seraient capables de tuer les bactéries, donc d'éviter les infections, et favoriseraient le processus de guérison. À la suite des résultats impressionnants obtenus en ce qui a trait au processus de cicatrisation, les chercheurs se tournent maintenant vers la conception de vêtements compressifs en argent.

Rousseau, D., DR Médical et Thompson, A., Silverleaf Technologies.

CONSEIL CLINIQUE

La plupart des brûlures mineures peuvent être soignées à la maison par les parents. Le meilleur traitement consiste à faire couler de l'eau froide du robinet sur la brûlure. Cette mesure permet de stopper le processus et aide à réduire la douleur. L'application de glace est contre-indiquée car les morceaux de glace risquent d'aggraver les lésions déjà infligées à la peau. On enlève les bijoux et les vêtements, et on expose la région atteinte à l'eau du robinet. Un antibiotique topique (Neosporin) peut ensuite être appliqué, au besoin.

ALERTE INFIRMIÈRE

Avertissez les parents qu'ils doivent éviter d'appliquer de l'écran solaire HYDROFUGE près des yeux. L'écran solaire hydrofuge qui pénètre dans les yeux entraîne une douleur intense et une brûlure chimique qui risque de mettre en danger la vue de l'enfant. Et le fait d'asperger les yeux avec de l'eau ne stoppe pas le processus ! Téléphonez sans délai au centre antipoison (1-800-463-5060) et emmenez l'enfant à l'urgence. Il faudra utiliser des substances chimiques spéciales pour retirer l'écran solaire des yeux et préserver la vision.

TABLEAU 22-10 Enseignement aux parents : prévention des coups de soleil

- Éviter autant que possible l'exposition directe aux rayons du soleil.
- À l'extérieur, réduire au minimum les régions exposées en faisant porter à l'enfant un chapeau et des manches longues, des vêtements à tissage serré et des pantalons ; l'inciter à garder un t-shirt pour la baignade. Certains fabricants vendent des vêtements conçus pour protéger des rayons du soleil.
- Il faut savoir que l'eau, le béton et le sable reflètent les rayons du soleil et augmentent de 90 % l'exposition en reflétant jusqu'à 85 % des rayons ultraviolets.
- Éviter les activités en plein air pendant les heures d'exposition maximale (de 10 h à 14 h).
- Utiliser un écran solaire (ayant de préférence un FPS de 15). Pour obtenir une protection optimale, appliquer la quantité recommandée sur toutes les régions exposées 30 à 45 minutes avant l'exposition au soleil. Appliquer de nouveau toutes les 2 heures, ou plus souvent si l'enfant se baigne, se sèche à l'aide d'une serviette ou transpire abondamment.
- Utiliser un écran solaire hydrofuge pour la baignade afin d'obtenir une protection de 60 à 80 minutes dans l'eau. Par la suite, appliquer de nouveau.
- En raison du risque d'absorption de substances chimiques par la peau, éviter d'utiliser des écrans solaires sur un nourrisson de moins de 6 mois.
- Éviter d'utiliser des écrans solaires contenant de l'acide para-amino-benzoïque (PABA), car ils comportent un risque de photosensibilité.
- Il faut savoir que le soleil sévit même par temps nuageux. Jusqu'à 80 % des rayons ultraviolets peuvent pénétrer la couverture nuageuse.
- Dans le cas d'un enfant qui prend des médicaments, vérifier auprès d'un professionnel de la santé avant de le laisser s'exposer au soleil (certains médicaments, comme la trétinoïne, la tétracycline, les anti-inflammatoires non stéroïdes et les contraceptifs oraux peuvent entraîner une hypersensibilité aux rayons du soleil).

des lésions cutanées permanentes et un cancer de la peau. Recommandez-leur d'employer des écrans solaires ayant un facteur de protection solaire (FPS) d'au moins 15 (appliqué plusieurs fois par jour), de porter des vêtements protecteurs et de réduire la durée de l'exposition au soleil. Les enfants devraient également porter des lunettes de soleil qui filtrent jusqu'à 99 % des rayons ultraviolets (UV).

CAUSES D'HYPOTHERMIE[18]

- Exposition
- Consommation d'alcool ou de barbituriques
- Trauma ou trouble du cerveau qui entrave la régulation thermique
- Maladie infectieuse grave

HYPOTHERMIE

On parle d'hypothermie lorsque la température corporelle centrale descend sous 35 °C. L'hypothermie survient lorsque la production de chaleur par le corps est inférieure à la déperdition. Elle est potentiellement mortelle.

Comme la chaleur corporelle se perd plus rapidement dans l'eau que dans l'air, l'hypothermie est associée aux épisodes de quasi-noyade. À cause de sa peau plus mince, de son tissu adipeux peu abondant et du rapport élevé de superficie corporelle relativement à sa masse, l'enfant présente un risque d'hypothermie plus élevé que l'adulte. Lorsque la température corporelle baisse, l'organisme tente de conserver la température centrale aux dépens des extrémités. Il y a augmentation du tonus musculaire et élévation de la vitesse du métabolisme. Le corps frissonne dans le but de réchauffer le sang avant qu'il retourne au centre du corps.

Un empâtement de la parole, de l'incoordination, une altération de l'esprit de jugement et des frissons font partie des symptômes de l'hypothermie légère. Dans le cas de l'hypothermie modérée, les symptômes que l'on peut observer sont une diminution de la respiration, un pouls ralenti, de l'hypotension, de la pâleur ou de la cyanose, des frissons, une dilatation des pupilles et de la confusion. L'hypothermie profonde (température corporelle inférieure à 29 °C) est associée à l'absence de la respiration et des pouls, à une arythmie ventriculaire, à une dilatation des pupilles et à une perte de conscience.

CONSEIL CLINIQUE

On estime que 80 % de l'exposition au soleil dans la vie d'une personne se produit avant l'âge de 21 ans, pendant une période où l'épiderme est relativement mince. De plus, la quantité de mélanine est faible chez le nourrisson et l'enfant[21]. Il est donc recommandé d'utiliser un écran solaire ayant un FPS de 15 ou plus pour protéger les enfants dans le cadre de leurs activités en plein air.

Le traitement est axé sur la réanimation, s'il y a lieu, et à un réchauffement progressif du corps. Dans le cas d'un enfant qui a été immergé dans l'eau froide pendant une période prolongée (de 30 à 45 minutes), il faut pratiquer une réanimation cardiorespiratoire (RCR) jusqu'à ce que la température corporelle revienne à la normale, car le réflexe de plongée peut avoir préservé les organes vitaux. La température corporelle est mesurée à l'aide d'un thermomètre rectal. Dans le cas d'une hypothermie légère (température corporelle supérieure à 35 °C), l'utilisation de lampes à rayonnement infrarouge, l'immersion dans l'eau tiède à chaude et le recours à une couverture électrique peuvent suffire. Cependant, une hypothermie profonde requiert des techniques plus énergiques, par exemple, de l'oxygène chaud et humide, des liquides chauds par voie intraveineuse, une hémodialyse ou l'application de chaleur aux régions de circulation centrale (aisselles, aines et nuque).

En cas d'hypothermie dans le cadre d'une activité en plein air (par exemple, en camping), la présence d'une personne dont la peau est chaude dans un sac de couchage ou sous les couvertures à côté de l'enfant permet de réchauffer l'enfant et de prévenir la déperdition de chaleur.

Soins infirmiers

Vérifiez les signes vitaux et le débit urinaire pendant le réchauffement. La prévention de l'hypothermie se fait par l'intermédiaire de conseils aux parents : habiller les enfants de vêtements superposés par temps froid, apprendre les signes d'hypothermie, réduire le temps d'exposition au froid et connaître les mesures à prendre en cas d'hypothermie légère. Apprenez à l'enfant d'âge scolaire et à l'adolescent qui part en camping ou qui va faire un voyage de pêche à reconnaître et à traiter l'hypothermie chez lui-même et chez les autres.

> **RÉFLEXE DE PLONGÉE**
>
> Le réflexe de plongée correspond à un ensemble de modifications qui se produisent dans l'appareil cardiovasculaire lorsque le visage et le nez sont immergés. Il y a diminution de la fréquence cardiaque et réduction du débit sanguin vers toutes les régions du corps à l'exception du cerveau, ce qui permet de conserver l'oxygène.

> **PREMIERS SOINS EN CAS D'HYPOTHERMIE**
>
> Dans un cas d'hypothermie survenant à la maison, emmenez l'enfant dans une pièce où l'air est sec et retirez tout vêtement mouillé. Habillez-le de vêtements chauds et secs, et encouragez-le à boire une boisson chaude et à haute teneur en énergie, si c'est possible.

GELURE

La gelure est une forme extrême d'hypothermie causée par une surexposition à des températures extrêmement basses. Les mains, les pieds, les joues, le nez et les oreilles sont des parties du corps qui présentent un risque élevé de gelure. Les cellules de la peau ont une teneur élevée en eau. La glace se cristallise dans les tissus, ce qui entraîne une déshydratation cellulaire et des problèmes d'ischémie.

Les manifestations cliniques dépendent de la gravité des lésions cellulaires. Au début, la peau devient pâle et insensible. Un réchauffement rapide entraîne une rougeur. Un érythème et un léger œdème se transforment en cloques. La gravité du problème n'est généralement pas évidente au départ.

Si vous croyez qu'un enfant est atteint de gelure, relâchez tout vêtement serré et enlevez tout vêtement mouillé. Demandez d'urgence des soins de santé. Le réchauffement doit se faire lentement en raison des risques de lésions cellulaires. Immergez la partie atteinte pendant 10 à 15 minutes dans de l'eau dont la température se situe entre 38 °C et 40 °C. Au besoin, administrez des analgésiques pour réduire la douleur. Si c'est possible, surélevez la partie atteinte afin de favoriser le retour veineux. Incitez l'enfant à prendre des boissons chaudes ; ces mesures l'aideront à se réchauffer lentement. Comme la région atteinte est insensible, il faut user d'une extrême prudence pour la protéger des traumas.

L'enfant se plaint parfois de fourmillements, de sensations de brûlure ou de picotements dans la région atteinte pendant le réchauffement. Ces signes annoncent le rétablissement de la sensibilité.

Lorsque des tissus ont subi des lésions permanentes, il peut être nécessaire d'administrer un traitement de longue durée et d'effectuer une amputation.

> **! ALERTE INFIRMIÈRE**
>
> Il ne faut pas frotter un membre ou une région du corps atteint de gelure. Il ne faut pas non plus appliquer de chaleur directe pour réchauffer le membre ou la partie du corps. Ces mesures risquent d'entraîner des lésions encore plus graves sans que l'enfant, dont la peau est rendue insensible par la gelure, ressente quoi que ce soit.

Soins infirmiers

Comme dans le cas de l'hypothermie, l'objectif des soins infirmiers est la prévention. Recommandez aux parents d'habiller leurs enfants de plusieurs couches de vêtements et de mettre des couvertures et des vêtements supplémentaires dans leurs bagages lorsqu'une baisse de température extérieure est prévue. Apprenez aux adolescents comment éviter les gelures pendant les expéditions de chasse ou d'autres activités extérieures par temps froid. Les vêtements mouillés doivent être enlevés rapidement. Il est important d'administrer des soins très rapidement afin de réduire au minimum les risques de lésions permanentes. Une gelure grave nécessite une hospitalisation et un traitement liquidien, des changements de pansement, une antibiothérapie et une attention particulière au régime alimentaire.

MORSURES

Morsures d'animaux

La collecte des données consiste à noter l'emplacement et le nombre des morsures, les lésions cutanées, la rougeur ou l'œdème aux endroits atteints, la rougeur irradiant de l'endroit touché (possibilité de cellulite) et tout écoulement relié à la morsure. Vérifiez la présence de lésions aux nerfs, aux muscles, aux tendons et aux vaisseaux sanguins. Les résultats doivent être soigneusement notés. Les morsures à la tête et au cou nécessitent un examen radiographique afin que la possibilité de lésions associées, par exemple une atteinte des voies ou des structures de la respiration ou une fracture par enfoncement (embarrure), puisse être écartée.

Dans le but de réduire l'infection, on commence par irriguer la lésion (plutôt que de la frotter) sous haute pression à l'aide de grandes quantités de solution saline stérile ou de soluté de lactate de Ringer. Utilisez une aiguille de calibre 19 ou une seringue de 60 mL. Tout tissu mort doit être enlevé. Dans certains cas, il peut être nécessaire d'appliquer une sédation consciente. Mettez en place un pansement compressif propre et surélevez la région atteinte afin de réduire le saignement. En raison du risque d'infection, les petites lésions sont parfois refermées à l'aide de sutures cutanées (Stéristrip) plutôt que de points de suture. Dans le cas d'une morsure grave, il faut parfois effectuer une intervention chirurgicale afin de fermer la plaie ou de reconstruire la région atteinte. Les plaies perforées ne doivent pas être irriguées ou suturées.

Les morsures de chien provoquent souvent des lésions par écrasement plutôt que des lacérations nettes. La principale complication est l'infection. L'administration d'antibiotiques et un traitement précoce de la lésion réduisent en grande partie le risque d'infection. Toute morsure de chien doit être signalée au service de police, et le chien doit être placé en observation pendant dix jours au cas où il présenterait des signes de la rage. Les morsures de chat constituent elles aussi un danger, car elles entraînent souvent des lésions perforées et sont, par conséquent, associées à un taux plus élevé d'infection, de cellulite et d'abcès. Vérifiez le dossier d'immunisation de l'enfant afin de déterminer s'il est nécessaire d'administrer une injection antitétanique de rappel. (Voir le calendrier de vaccination au chapitre 11.) Enseignez aux parents comment traiter la lésion.

LOI ET ÉTHIQUE

Lorsqu'un enfant subit une morsure d'animal, il est nécessaire d'obtenir des antécédents complets et précis. Noter :
- L'étendue de la lésion ;
- Les circonstances entourant l'agression ;
- L'endroit où se trouve l'animal ;
- Les mesures prises pour évaluer l'état de santé de l'animal.

MESURES PRÉVENTIVES CONTRE LA RAGE

Dans le cas d'un enfant qui a été mordu par un animal sauvage dans des circonstances qui ne permettent pas d'exclure la possibilité que l'animal soit atteint de la rage, ou par un animal domestique (chat ou chien) que l'on croit ou que l'on sait atteint de la rage, il faut administrer de l'immunoglobuline antirabique humaine ou un vaccin antirabique sur cellules diploïdes humaines.

Morsures infligées par des personnes

Les morsures infligées par des personnes sont plus courantes que l'on croit. Elles sont généralement le fait de trottineurs ou de jeunes enfants. Comme la bouche héberge de nombreuses bactéries, l'infection est assez fréquente. Évaluez le risque d'infection par le virus de l'hépatite B et le VIH. Des antibiotiques peuvent être prescrits afin de prévenir les complications systémiques. Le traitement initial consiste à irriguer la lésion à l'aide de solution saline et à effectuer un débridement. Renseignez les parents sur la façon de traiter la plaie. Il est important qu'un suivi soit effectué dans le but de prévenir l'infection.

Soins infirmiers

Renseignez les parents sur les moyens de prévenir les morsures par des animaux ou des personnes, et insistez sur la nécessité d'enseigner aux enfants à avoir un comportement approprié quand ils se trouvent en compagnie d'autres enfants ou d'animaux (tableau 22-11). Dans le cas d'une morsure survenue à la garderie ou à l'école, renseignez les parents sur les morsures par des personnes afin qu'ils puissent discuter des risques possibles et obtenir un suivi auprès d'un professionnel de la santé.

Comme l'enfant est souvent soigné à la maison, renseignez les parents sur le processus normal de guérison, sur la façon de traiter la plaie et sur les signes et les symptômes de l'infection.

L'enfant qui se voit infliger une morsure par un animal présente souvent un traumatisme psychologique important. Il risque d'acquérir une crainte des animaux étrangers et d'apprécier beaucoup moins la présence d'animaux familiers. Il peut être nécessaire de recourir au counseling et d'effectuer un suivi.

MORSURES ET PIQÛRES D'INSECTES

Les morsures et les piqûres d'insectes sont courantes chez les enfants et ne posent généralement aucun problème. Il y a cependant des exceptions, comme les morsures ou les piqûres infligées par des insectes porteurs de parasites ou de maladies infectieuses (tiques, maringouins), celles qui sont causées par des insectes venimeux (araignées) et celles qui provoquent une réaction allergique. (Le chapitre 11 contient une section portant sur la maladie de Lyme et la fièvre pourprée des montagnes Rocheuses.)

La réaction à une morsure d'insecte peut être localisée ou systémique. Parmi les réactions locales on note la présence de papules rouges et circonscrites, et d'œdème à l'emplacement de la morsure, ainsi que des démangeaisons et de la douleur. L'inflammation locale est causée par l'injection de protéines ou de substances chimiques étrangères. Le malaise est très léger dans la plupart des morsures. Parmi les réactions systémiques, citons le wheezing, les sibilants, de l'urticaire, un œdème de la glotte et un état de choc.

On applique généralement un traitement de soutien axé sur le soulagement des démangeaisons et la diminution de l'inflammation. Le prurit est traité à l'aide d'un antihistaminique et en appliquant des compresses froides ou de la glace sur la morsure. Chez l'enfant qui présente une sensibilisation aux morsures d'insectes, des papules œdémateuses prurigineuses et des bulles ont tendance à apparaître après plusieurs épisodes. Dans de rares cas, la morsure peut entraîner une réaction anaphylactique. En présence de papules volumineuses, d'un œdème des extrémités ou de difficultés respiratoires, des soins d'urgence s'imposent.

Les abeilles et les guêpes (des hyménoptères) injectent un venin hémolytique et neurotoxique qui entraîne une réaction analogue à celle que provoque l'histamine. La réaction à une morsure ou à une piqûre d'abeille ou de guêpe peut être une inflammation locale ou une réaction allergique systémique (wheezing, sibilants, urticaire, diarrhée, vomissements et étourdissements). Dans certains cas, on observe une

CONSEIL CLINIQUE

En cas de morsure ou de piqûre d'insecte, masser l'endroit atteint pendant cinq minutes avec une pincée d'attendrisseur à viande (poudre de papaïne) diluée dans une goutte d'eau. Cette méthode fait rapidement disparaître la douleur dans la plupart des cas. L'application de glace est également efficace.

CONSEIL CLINIQUE

Pour extraire de la peau le dard d'une abeille, évitez d'utiliser des pinces à échardes ou de comprimer le sac de venin. Utilisez un objet à bord droit, comme un morceau de carton, et retirez le dard en grattant.

TABLEAU 22-11 Enseignement aux parents : prévention des morsures d'animaux

- Enseigner aux enfants les règles suivantes :
  - Éviter les animaux qu'ils ne connaissent pas.
  - Éviter tout contact avec les animaux sauvages.
  - Ne pas toucher un animal pendant qu'il mange ou qu'il dort.
  - Ne jamais surexciter un animal, même pour jouer.
  - Ne jamais taquiner un animal.
  - Ne jamais approcher son visage tout près d'un animal.
- Si un animal est malade ou se comporte de manière étrange, le signaler aux autorités en place.
- Ne jamais laisser un jeune enfant seul avec un animal.
- Ne pas acquérir un animal domestique à moins d'être sûr que l'enfant est en mesure de le respecter.

réaction anaphylactique. Le traitement de la réaction locale consiste à administrer des antihistaminiques. Dans le cas d'une réaction systémique, on injecte une solution de 1 partie par 1 000 d'adrénaline (épinéphrine) par voie intraveineuse ou sous-cutanée. L'immunothérapie spécifique au groupe des hyménoptères est à envisager dans le cas d'une réaction systémique.

ALERTE INFIRMIÈRE

Les parent doivent éviter l'usage excessif de produits contenant du diéthyltoluamide (DEET), particulièrement avec les nourrissons et les jeunes enfants. Des cas d'encéphalopathie d'origine toxique ont été signalés par suite d'un emploi répété de ce produit sur la literie et les vêtements utilisés par des enfants[22].

Soins infirmiers

L'objectif des soins infirmiers est la prévention. Les enfants doivent apprendre à éviter les araignées et les insectes qui mordent ou qui piquent. Il existe sur le marché de nombreux répulsifs (OFF, Deep Woods OFF). La plupart de ces produits contiennent du diéthyltoluamide (DEET) et protègent efficacement de nombreux insectes, comme les maringouins, les puces, les tiques et les aoûtats. Le diéthyltoluamide ne repousse pas les insectes urticants. Il est recommandé d'éviter les shampoings, poudres, savons ou lotions fortement parfumés et les vêtements aux couleurs vives pour les enfants, car ces odeurs et ces couleurs attirent souvent les insectes. Les animaux domestiques peuvent être porteurs de puces ou de tiques. Incitez les parents à faire examiner leurs animaux fréquemment et à leur donner un traitement contre les puces et les tiques avant tout contact prolongé avec leurs enfants. L'enfant qui a déjà présenté une réaction allergique à une piqûre d'abeille ou de guêpe doit porter un bracelet ou un pendentif indiquant son allergie et une trousse d'urgence contenant un auto-injecteur d'épinéphrine. Enseignez aux parents et aux membres du personnel de l'école la façon d'administrer l'épinéphrine.

CONTUSIONS

Les contusions sont des lésions des tissus mous dues à diverses causes. Il est souvent difficile de déterminer si une blessure a provoqué des lésions des tissus environnants. Il n'est pas nécessaire qu'une blessure traverse la peau pour entraîner une lésion interne. Un examen radiographique peut être nécessaire afin d'écarter la possibilité d'une fracture ou de lésions tissulaires plus graves. Un œdème qui ne disparaît pas dans les 72 heures, une douleur intense, une incapacité à bouger la partie blessée, et de l'infection font partie des symptômes révélateurs de la nécessité d'un traitement.

Surélevez l'extrémité blessée et appliquez de la glace aussitôt que possible. Cette mesure réduit l'inflammation et l'œdème.

CONSEIL CLINIQUE

Appliquez de la glace par cycles de 20 à 30 minutes. Ainsi, appliquez la glace de 20 à 30 minutes, retirez-la pendant la même période, puis recommencez le cycle. Pour être efficace, l'application doit durer de 5 à 10 minutes au minimum. La durée de l'application dépend des réactions de l'enfant[23].

CORPS ÉTRANGERS

Un grand nombre de lésions cutanées sont causées par la pénétration de corps étrangers. Les substances le plus souvent responsables sont le gravier, les dards d'abeilles et les échardes. Le traitement consiste à irriguer la plaie afin d'en déloger le corps étranger. Dans le cas d'une pénétration profonde, il est préférable de recourir à un professionnel de la santé afin d'éviter une lésion ou une cicatrice permanentes.

RÉFÉRENCES

1. O'Hanlon-Nichols, T. (1995). Commonly asked questions about wound healing. *American Journal of Nursing, 95*(4), 22-24.
2. Rote, N.S. (1994). Inflammation. Dans K.L. McCance, et S.E. Huether (dir.), *Pathophysiology : The biologic basis for disease in adults and children* (2e éd., p. 234-267). St. Louis : Mosby.
3. Farrington, E. (1992). Diaper dermatitis. *Pediatric Nursing, 18*(1), 81-82.
4. Armsmeier, S.L., et Paller, A.S. (1997). Getting to the bottom of diaper dermatitis. *Contemporary Pediatrics, 14*(11), 115-129.
5. Hebert, A.A., et Goller, M.M. (1996). Papulosquamous disorders in the pediatric patient. *Contemporary Pediatrics, 13*(2), 69-88.

6. Tan, B.B., Weald, D., Strickland, I., et Friedman, P.S. (1996). Double-blind controlled trials of effect of housedust-mite allergen avoidance on atopic dermatitis. *Lancet, 347* (January 6), 15-19.
7. Kay, J., Gawrodger, D.J., Mortimer, M.J., et Jaron, A.G. (1994). The prevalence of childhood atopic eczema in a general population. *Journal of the American Academy of Dermatology, 30*(1), 35-39.
8. Hebert, P.W., Rakes, G.P., Loach, T.C., et Murphy, D.D. (1997). Recognizing the young atopic child. *Contemporary Pediatrics, 14*(4), 131-139.
9. Hurwitz, S. (1995). Acne treatment for the '90s. *Contemporary Pediatrics, 12*(8), 19-32.
10. Darmstadt, G.L. (1997). A guide to superficial strep and staph skin infections. *Contemporary Pediatrics, 14*(5), 95-116.
11. Ben-Amitai, D., et Ashkenazi, S. (1993). Common bacterial skin infections in children. *Pediatric Annals, 22*(4), 226-227.
12. Wittner, M. (1996). Diseases caused by arthropods. Dans A.M. Rudolph, J.I.E. Hoffman et C.D. Rudolph (dir.), *Rudolph's Pediatrics* (20e éd., p. 779-783). Stamford, CT: Appleton & Lange.
13. Givens, T.G., Murray, M.M., et Baker, R.C. (1995). Comparison of 1 % and 2.5 % selenium sulfide in the treatment of tinea capitis. *Archives of Pediatrics and Adolescent Medicine, 149*(7), 808-812.
14. Quigley, SM., et Curley, M.A.Q. (1996). Skin integrity in the pediatric population : Preventing and managing pressure ulcers. *Journal of the Society of Pediatric Nurses, 1*(1), 7-18.
15. Ball, J.W. (1998). *Mosby's pediatric patient teaching guides.* St. Louis : Mosby.
16. Braden, B., et Bergstrom, N. (1989). Clinical utility of the Braden scale for predicting pressure sore risk. *Decubitus, 2*(3), 44-51.
17. Santé Canada. (1997). *Pour la sécurité des jeunes Canadiens, des données statistiques aux mesures préventives.* Ottawa : ministère de la Santé, Travaux publics et Services gouvernementaux du Canada.
18. Eichelberger, M.R., Ball, J.W., Pratsch, G.L., et Clark, J.R. (1998). *Pediatric emergencies* (2e éd., p. 182). Upper Saddle River, CT: Prentice-Hall.
19. Gotschall, C.S., Morrison, M.I.S., et Eichelberger, M.R. (1998). Prospective randomized study of the efficacy of Mepetel on children with partial-thickness scalds. *Journal of Burn Care Rehabilitation,* in press.
20. Sheridan, R.L., Petras, L., Lydon, M., et Salvo, P.M. (1997). Once-daily wound cleansing and dressing change : Efficacy and cost. *Journal of Burn Care Rehabilitation, 18*(2), 139-140.
21. Kim, H.J., Ghali, F.E., et Tunnessen, W.W. (1997). Here comes the sun. *Contemporary Pediatrics, 14*(7), 41-69.
22. Rustad, O.J. (1992). Outdoors and active Relieving summer's siege on skin. *Physician and Sportsmedicine, 20*(5), 162-168, 171-176, 178.
23. Centre hospitalier de l'Université de Montréal. (2001). *Le Guide clinique en soins infirmiers.*

LECTURES COMPLÉMENTAIRES

Arendt, D.L., et Arendt, D.B. (1992). Rescue operations for snakebites. *American Journal of Nursing, 92*(7), 26-32.

Children's National Medical Center, Burn Unit Staff. (1996). *Burn wound care.* Washington, DC : Children's National Medical Center.

Dinman, S., et Jarosz, D.A. (1996). Managing serious dog bite injuries in children. *Pediatric Nursing, 22*(5), 413-416.

Frey, C. (1992). Frostbitten feet : Steps to treatment and prevention. *Physician and Sportsmedicine, 20*(1), 67-72, 76.

Herndon, D.N. (1997). Perspectives in the use of allograft. *Journal of Burn Care Rehabilitation, 18*(1, part 2), S6.

Kealey, G.P. (1997). Disease transmission by means of allograft. *Journal of Burn Care Rehabilitation, 18*(1, part 2), S10-11.

Kizer, K.W. (1991). Treating insect stings. *Physician and Sportsmedicine, 19*(8), 33-34, 36.

Koo, J.Y.M., et Smith, L.L. (1991). Psychologic aspects of acne. *Pediatric Dermatology, 8*(3), 185-188.

Ritchie, S.R. (1992). Primary bacterial skin infections. *Dermatology Nursing, 4*(4), 261-268.

Romeo, S.P. (1995). Atopic dermatitis : The itch that rashes. *Pediatric Nursing, 21*(2), 157-163.

Roujeau, J.C., et Stern, R.S. (1994). Severe adverse cutaneous reactions to drugs. *New England Journal of Medicine, 331*(19), 1272-1285.

Schmitt, B.D. (1996). When your child has ringworm of the scalp. *Contemporary Pediatrics, 13*(1), 62-63.

Sokolof, F. (1994). Identification and management of pediculosis. *Nurse Practitioner, 19*(8), 62-63.

23 LES TROUBLES PSYCHOSOCIAUX

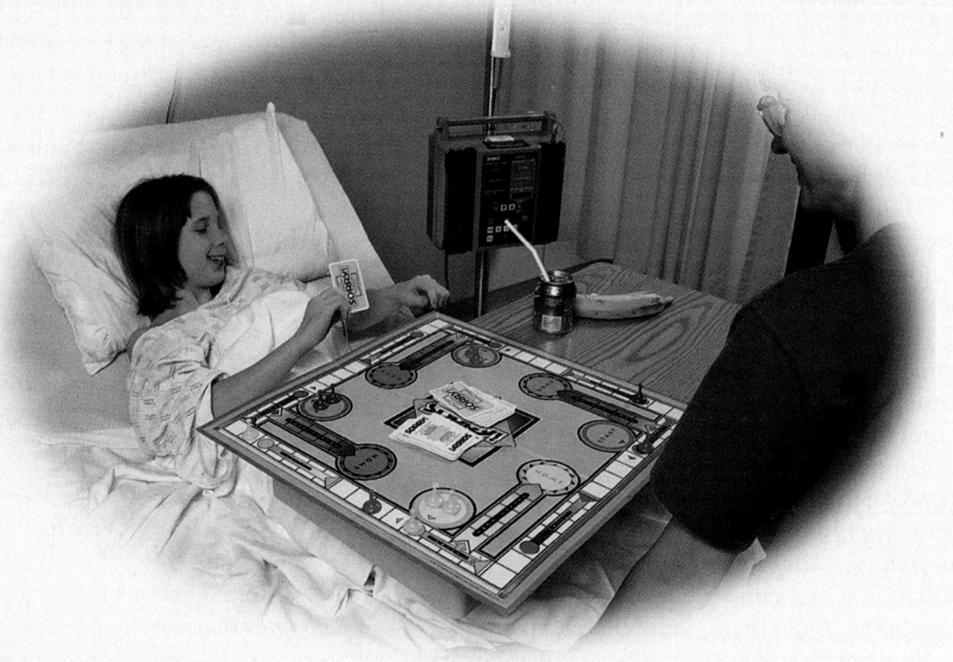

Clara, âgée de 10 ans, est atteinte du trouble d'hyperactivité avec déficit d'attention. Elle est hospitalisée pour le traitement d'une morsure de chien à la jambe. Son hospitalisation sera brève mais posera des difficultés particulières aux infirmières de l'unité de soins pédiatriques. Lors de son admission, Clara a renversé des dossiers empilés près de l'ordinateur. Elle a parcouru au pas de course le service des urgences dans le corridor d'à côté. Sa mère a eu beaucoup de difficulté à remplir le questionnaire d'admission tout en la surveillant et, selon ses dires, Clara a toujours été active et impulsive. De fait, sa présence à l'hôpital le confirme puisque c'est en entrant dans le jardin d'un voisin malgré l'interdiction de sa mère que Clara s'est fait mordre.

Clara n'a pas fréquenté de garderie, elle est demeurée à la maison jusqu'à la maternelle. Son enseignante de maternelle a recommandé une évaluation psychologique, et le psychologue clinicien qui l'a rencontrée a diagnostiqué le trouble d'hyperactivité avec déficit d'attention. Clara prend du méthylphénidate (Ritalin) depuis l'âge de 7 ans. Selon sa mère, la médication a aidé Clara à se maîtriser et à améliorer son rendement scolaire. En ce moment, cependant, en guise d'essai, le traitement est suspendu pour la durée des vacances d'été. Les parents de Clara ont appris des techniques de gestion du comportement qui les aident à établir des limites claires.

OBJECTIFS D'APPRENTISSAGE

Après l'étude de ce chapitre, vous serez en mesure de :

- Décrire les différentes méthodes de traitement et les stratégies thérapeutiques utilisées avec les enfants et les adolescents présentant un trouble psychosocial ;
- Discuter des comportements caractéristiques des enfants atteints d'autisme, du traitement et des soins infirmiers à leur prodiguer ;
- Décrire les comportements caractéristiques de l'enfant présentant un trouble d'hyperactivité avec déficit d'attention ;
- Discuter des soins à l'hôpital et dans la communauté pour l'enfant présentant une déficience intellectuelle ;
- Discuter des soins à prodiguer à l'enfant présentant de l'encoprésie ;
- Différencier l'anorexie mentale et la boulimie ;
- Discuter du traitement et des soins infirmiers aux adolescents atteints d'anorexie mentale et de boulimie ;
- Nommer les drogues couramment consommées et leurs effets ;
- Décrire les manifestations cliniques de la toxicomanie ;
- Décrire les caractéristiques des enfants et des adolescents atteints de dépression et d'anxiété ;
- Citer les facteurs de risque de suicide chez les enfants et les adolescents ;
- Discuter de l'angoisse de séparation et de la phobie scolaire ainsi que des soins infirmiers aux enfants présentant ces troubles ;
- Décrire les manifestations cliniques de la schizophrénie et de l'hystérie de conversion chez l'enfant ;
- Reconnaître les types de mauvais traitements dont l'enfant peut être victime ;
- Discuter des soins infirmiers aux enfants qui ont été maltraités ;
- Discuter du rôle de l'infirmière dans le signalement de mauvais traitements chez l'enfant ;
- Décrire le syndrome de Münchausen par procuration et souligner les soins infirmiers aux enfants vivant avec ce trouble.

« Clara a toujours été une enfant difficile. Il faut tellement d'énergie pour faire quoi que ce soit avec elle qu'il ne m'en reste plus pour le reste. Aller au magasin, se préparer pour l'école… toutes ces activités paraissent si simples avec nos autres enfants ! Cependant, Clara déborde de talent, et elle est très intelligente. Nous voulons l'aider à se maîtriser et à réussir en classe. »

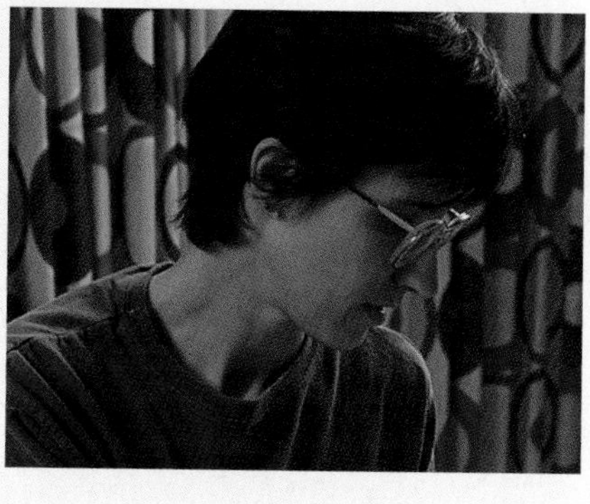

VOCABULAIRE

Affect Manifestation observable d'un sentiment ou d'une émotion ; ton de la réaction d'une personne aux autres personnes ou aux événements.

Comportement adaptatif Capacité de la personne à répondre aux normes de son âge, telles qu'on les définit dans son groupe culturel.

Modification du comportement Technique de renforcement visant à aider un enfant à substituer des comportements adaptés aux comportements inadaptés.

Négligence physique Fait de priver délibérément un enfant des ressources nécessaires et accessibles.

Négligence psychologique Fait de ne pas répondre aux besoins psychosociaux d'un enfant.

Stéréotypie Mouvements répétitifs, obsessifs et mécaniques, fréquemment observés chez les enfants atteints d'autisme ou de schizophrénie.

Thérapie cognitive Approche thérapeutique visant à aider la personne à déceler les pensées qui engendrent automatiquement des sentiments désagréables.

Thérapie par le jeu Intervention thérapeutique souvent employée auprès des enfants d'âge préscolaire ou scolaire ; l'utilisation de jeux et de jouets divers fait émerger les conflits, les désirs et les peurs inconscients de l'enfant.

Violence physique Fait d'infliger délibérément à une autre personne des douleurs ou des blessures pouvant entraîner des préjudices temporaires ou permanents, voire la mort.

Violence psychologique Fait de rabaisser, de ridiculiser, d'embarrasser ou d'insulter un enfant.

Violence sexuelle Exploitation d'un enfant par un adulte à des fins de gratification sexuelle.

Si vous faisiez partie de l'équipe d'infirmières intervenant auprès de Clara, comment assureriez-vous sa sécurité tout en favorisant son développement? De quels soins particuliers Clara a-t-elle besoin en plus de ceux qui lui seront prodigués pour sa morsure?

Ce chapitre vise à vous fournir les connaissances et les habiletés qui vous permettront de dispenser des soins de façon appropriée aux enfants qui, comme Clara, présentent un dysfonctionnement psychosocial. Comme le traitement de ces enfants incombe en grande partie à des spécialistes de la santé mentale, le rôle de l'infirmière est généralement axé sur le dépistage, le soutien de la thérapie, l'enseignement et l'orientation vers d'autres professionnels de la santé.

Certains des troubles psychosociaux qui touchent les enfants, telles la déficience intellectuelle et la schizophrénie, ont des causes génétiques ou physiologiques. D'autres, comme les mauvais traitements dont ils font l'objet, sont engendrés par des facteurs environnementaux. D'autres encore, la toxicomanie par exemple, découlent à la fois de facteurs génétiques et de facteurs environnementaux.

La plupart des troubles psychosociaux sont traités en milieu communautaire, un contexte dans lequel l'infirmière participe activement au traitement et au soutien de l'enfant et de la famille. Elle peut ainsi agir à titre de gestionnaire de cas et aider une famille à coordonner tous les aspects des soins. Un enfant atteint d'un trouble psychosocial peut être hospitalisé afin de recevoir un traitement soit pour ce problème en particulier, soit pour une autre affection.

► TRAITEMENT PSYCHOTHÉRAPEUTIQUE DES ENFANTS ET DES ADOLESCENTS

L'objectif premier du traitement psychothérapeutique de l'enfant et de l'adolescent atteints de troubles psychosociaux est d'aider le patient et sa famille à atteindre et à conserver un degré optimal de fonctionnement; les interventions choisies sont destinées à atténuer les conséquences des facteurs de stress. Toutes les interventions et les communications thérapeutiques reposent sur le même principe: prêter attention aux sentiments qui motivent les comportements. Souvent, les parents et les proches de l'enfant prennent l'habitude de réagir à ses comportements sans chercher à déceler les sentiments qui les catalysent.

MODALITÉS THÉRAPEUTIQUES

Les trois modalités thérapeutiques qui peuvent être utilisées auprès de l'enfant atteint d'un trouble psychosocial sont la thérapie individuelle, la thérapie familiale et la thérapie de groupe[1]. Le choix de la modalité doit tenir compte de l'âge et du stade de développement de l'enfant. Comme nous l'expliquons plus bas, les trois modalités peuvent s'accompagner de diverses stratégies. L'opportunité et l'efficacité de ces stratégies varient également selon l'âge de l'enfant. Aussi est-il essentiel de bien comprendre ses attentes, ses capacités et ses besoins en matière de développement.

Thérapie individuelle

La thérapie individuelle fait intervenir le thérapeute et l'enfant seulement. Le traitement des troubles affectifs peut se faire au moyen de diverses techniques, dont la thérapie par le jeu, le psychodrame, la thérapie par l'art et la **thérapie cognitive** qui aide la personne à déceler ses pensées négatives involontaires. On peut entreprendre une thérapie individuelle à court terme (de quatre à six séances) ou à long terme (d'une durée de plusieurs années).

Thérapie familiale

La thérapie familiale consiste à regrouper les membres d'une famille pour étudier un problème affectif et ses manifestations. Elle repose sur le principe selon lequel les problèmes affectifs d'un individu traduisent ceux de la famille entière. Le thérapeute familial s'attarde aux relations entre les membres de la famille et non aux conflits psychologiques de chacun.

Thérapie de groupe

De durée variable, la thérapie de groupe rassemble plusieurs patients autour d'un thérapeute. Elle porte principalement sur leurs manières d'interagir les uns avec les autres. Cette modalité thérapeutique est particulièrement efficace auprès des adolescents, qui accordent une grande importance au groupe de pairs. Un des avantages de la thérapie de groupe est que les stimuli et la rétroaction proviennent de sources multiples (les membres du groupe) plutôt que d'une seule personne (le thérapeute).

STRATÉGIES THÉRAPEUTIQUES

Thérapie par le jeu

On dit souvent que le jeu est le langage ou le travail de l'enfant. Sur le plan développemental, l'enfant apprend progressivement à exprimer ses sentiments et ses besoins au moyen de l'action, de la fantaisie, puis du langage. Le caractère particulier du jeu protège l'enfant des pressions et des contraintes de la vie quotidienne. Le jeu facilite le passage d'un stade de développement à l'autre en renforçant les mécanismes physiques et neurologiques. De plus, il nourrit l'apprentissage cognitif, la résolution de problèmes et la créativité.

La **thérapie par le jeu** est une technique qui favorise l'expression des problèmes sur le plan fantasmatique au moyen de jeux et de jouets. On y recourt souvent pour traiter les enfants d'âge préscolaire ou scolaire atteints d'anxiété, de stress et d'autres troubles mentaux non psychotiques. La thérapie par le jeu incite l'enfant à laisser émerger des sentiments comme la colère, l'hostilité, la tristesse et la peur. Elle donne au thérapeute des occasions d'aider l'enfant à comprendre, consciemment ou inconsciemment, ses réactions et ses comportements, et ce, dans un contexte rassurant.

THÉRAPIE PAR LE JEU

Il convient de faire la distinction entre la *thérapie par le jeu* et le *jeu thérapeutique*. La première est réservée au traitement des troubles psychosociaux, tandis que le second peut être utilisé auprès d'un grand nombre d'enfants hospitalisés (se reporter au chapitre 5). Bien que les deux approches aient des points communs, seul un spécialiste possède les compétences nécessaires pour pratiquer la thérapie par le jeu.

Thérapie par l'art

Les enfants qui ont des réticences vis-à-vis le jeu sont parfois plus réceptifs à la thérapie par l'art, qui consiste en de brefs exercices de dessin. Cette stratégie convient aux enfants de tout âge, y compris les adolescents. Les dessins peuvent renseigner le thérapeute sur l'enfant, sur la famille et sur leurs interactions. Cependant, ils ne doivent jamais constituer le seul outil diagnostique.

Lorsqu'elle est utilisée conjointement avec les antécédents complets de l'enfant et les tests psychologiques appropriés, la thérapie par l'art peut orienter le traitement. Les exercices de dessin fournissent au thérapeute des occasions de faciliter le processus de guérison. Le thérapeute peut en effet aider l'enfant à exprimer sur papier des sentiments de colère, de douleur ou de peur et à les examiner de façon objective (figures 23-1 à 23-4).

Thérapie comportementale

La **modification du comportement** est une technique thérapeutique qui recourt au conditionnement pour modifier les conduites inappropriées. Elle est utilisée pour renforcer les comportements désirables et pour aider l'enfant à remplacer les comportements inadaptés par des comportements plus appropriés. Cette technique repose sur le principe selon lequel tout comportement appris peut être désappris. Autrement dit, l'enfant peut modifier ou abandonner ses comportements indésirables si les parents, les infirmières, les enseignants et les autres adultes renforcent constamment ses comportements adaptés.

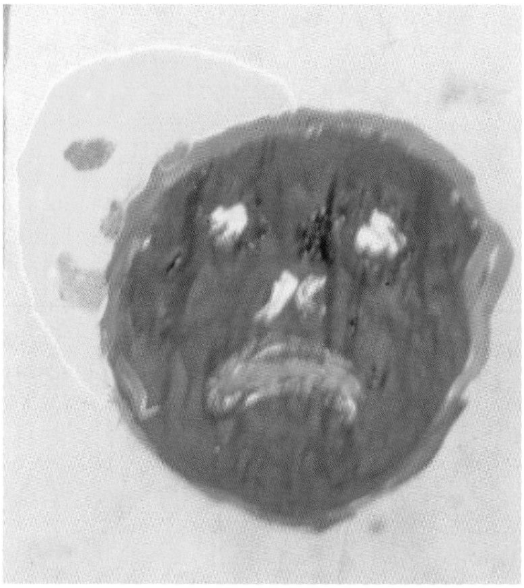

FIGURE 23-1. « Moi », dessin exécuté par une adolescente de 14 ans atteinte de dépression majeure, d'anxiété et de phobie scolaire, qui a connu une série de pertes importantes au cours des dernières années. Sa mère étant atteinte d'une maladie pulmonaire chronique et de diabète, l'adolescente a abandonné l'école pour rester auprès d'elle, car elle avait peur qu'il lui arrive quelque chose. Ce dessin exprime clairement les sentiments de tristesse de l'adolescente, mais il laisse aussi entrevoir une lueur d'espoir (représentée par le masque jaune qui émerge de derrière le masque sombre de la dépression).

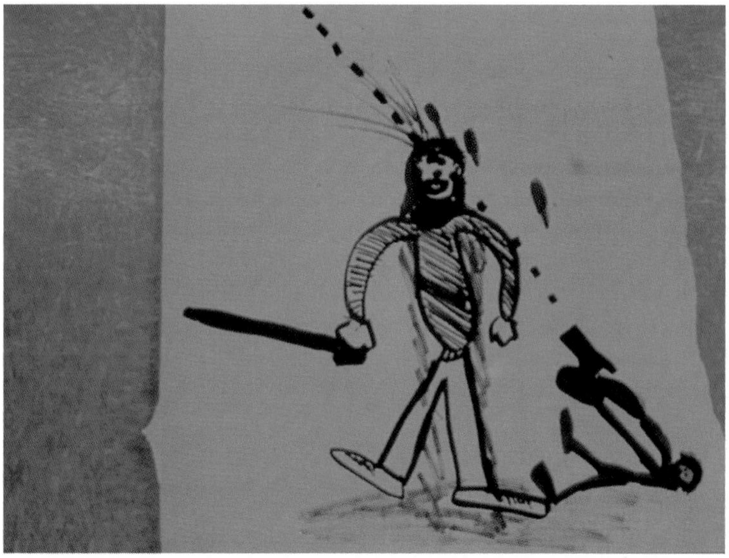

FIGURE 23-2. « Autoportrait », dessin exécuté par un adolescent de 15 ans admis au service des urgences après une tentative de suicide par pendaison. Le diagnostic psychiatrique établi faisait état d'une dépression et de polytoxicomanie (substances inhalées, alcool, etc.) ; l'adolescent prétendait être membre d'une secte satanique dans sa ville natale. La plupart de ses dessins exprimaient un penchant pour la violence et le suicide. Il a précisé qu'il s'était toujours senti entouré d'une « obscurité » qui, comme une ombre, le suivait partout et souhaitait sa mort. On a trouvé des antécédents familiaux de dépression et de tendances suicidaires tant du côté de sa mère que de son père. Son père présentait en outre de lourds antécédents de polytoxicomanie et d'alcoolisme. À son congé du centre hospitalier, le garçon a été admis dans un centre de traitement de longue durée pour les adolescents.

FIGURE 23-3. « Une activité », dessin exécuté par un garçon de 8 ans admis à l'unité de médecine-chirurgie d'un centre hospitalier pédiatrique pour une déshydratation consécutive à des vomissements et à une diarrhée. Vu son extrême anxiété, le médecin a demandé une évaluation psychiatrique. Ce dessin, réalisé au cours de la première entrevue, a incité le psychiatre à pousser plus loin l'investigation. Il a ainsi découvert que l'enfant avait allumé un incendie dévastateur : sa grand-mère (la personne qui s'occupait de lui à l'époque) y avait trouvé la mort, la maison avait été détruite, et la famille avait perdu tous ses biens. Personne ne savait que c'était l'enfant qui avait mis le feu. Les entrevues subséquentes ont révélé qu'il avait à plusieurs reprises allumé des incendies dans les garages du quartier et observé les brasiers de loin.

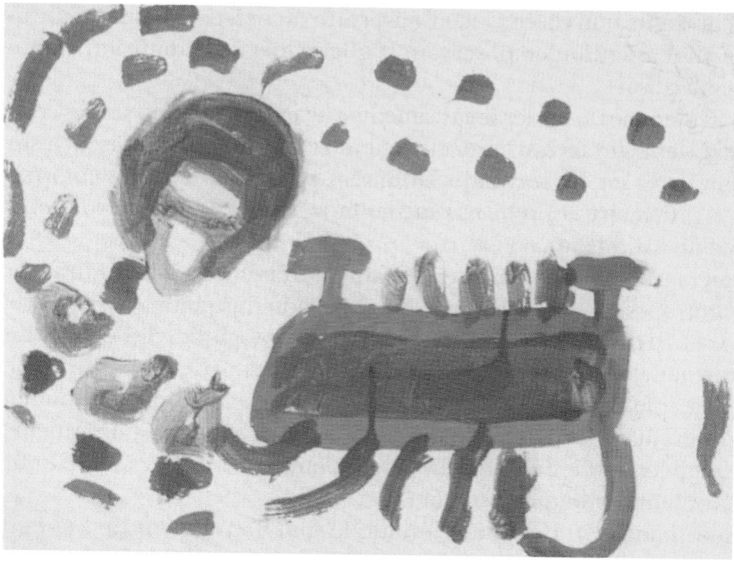

FIGURE 23-4. « Une activité familiale », dessin exécuté par l'auteur de la figure 23-3 et représentant la violence physique et psychologique dont l'enfant était victime. Le dessin représente la baignoire familiale ainsi que des matières fécales et du sang répandus sur le plancher et les murs. Quand le garçon ou son frère de 3 ans s'échappaient (faisaient des selles dans leurs sous-vêtements), le conjoint de leur mère les obligeait à entrer dans la baignoire pendant qu'il étendait les matières fécales sur les murs. Ensuite, il frappait les enfants et les forçait à nettoyer. Le garçon a alors été retiré de son milieu familial pour cause de négligence. Après son séjour à l'unité de médecine-chirurgie, le garçon a été transféré à l'unité de pédopsychiatrie, où on a établi un diagnostic de dépression, d'hyperanxiété et de mauvais traitements (physiques et psychologiques). La mère et son conjoint ont fait l'objet de poursuites judiciaires, et la mère a temporairement perdu la garde des deux enfants.

La modification du comportement peut supposer : 1) que l'on place l'enfant dans un milieu plus structuré que son foyer, un centre hospitalier par exemple, pendant un bref laps de temps ; 2) que l'on enseigne aux parents, aux enseignants et à d'autres adultes clés à être des agents de changement pour l'atteinte des comportements désirés[1]. La démarche peut nécessiter plusieurs séances au cours desquelles les adultes concernés se prêteront à des jeux de rôles et à d'autres types d'interventions. La constance constitue la pierre angulaire de la modification du comportement.

Visualisation et imagerie mentale dirigée

La visualisation et l'imagerie mentale dirigée mettent à profit l'imagination et la pensée positive de l'enfant pour réduire le stress et l'anxiété, soulager la douleur et le malaise, et favoriser la guérison. Au début, le thérapeute donne des directives précises à l'enfant afin qu'il atteigne progressivement un degré de relaxation conforme à ses capacités. Ces techniques sont particulièrement utiles dans le traitement des troubles anxieux et de la douleur chronique. Cependant, elles ne conviennent pas à tous les enfants puisque certains ont de la difficulté à exploiter leur imagination de cette manière.

Hypnose

L'hypnose implique différents états de suggestibilité et de relaxation profonde. Elle réussit auprès des enfants et des adolescents, qui sont habituellement plus facilement hypnotisés que les adultes. L'hypnose est particulièrement efficace pour le traitement des symptômes psychosomatiques, de l'anxiété, des phobies ainsi que des symptômes physiques et des malaises (douleurs et nausées) associés à un trouble physiologique ou à son traitement (comme le cancer ou l'arthrite juvénile).

RÔLE DE L'INFIRMIÈRE

Bien que beaucoup de troubles psychosociaux puissent être pris en charge par les services de consultation externe grâce à la thérapie et à la médication, certains nécessitent une hospitalisation dans un établissement ou une unité psychiatrique. Par ailleurs, il arrive qu'un enfant traité en centre hospitalier ou en milieu communautaire pour une affection physiologique soit aussi atteint d'un trouble psychosocial. S'il en est ainsi, il faut évaluer son fonctionnement en tenant compte du trouble psychosocial.

Dans le cas de Clara, présenté dans la capsule d'ouverture du présent chapitre, l'infirmière évaluera le déficit d'attention en observant la fillette lors de l'admission et tout au long de son hospitalisation.

La collecte des données porte sur les médicaments que prend l'enfant, sur les comportements anormaux (les facteurs qui les déclenchent et ceux qui les réduisent), sur les interactions familiales et sur les techniques utilisées pour maintenir les comportements appropriés. L'infirmière cherche ensuite les moyens d'apporter du soutien à l'enfant dans le contexte hospitalier.

Les soins infirmiers consistent à exécuter le plan de traitement et à administrer les médicaments psychotropes prescrits. Vérifiez l'horaire d'administration, la posologie, les effets secondaires et l'efficacité du traitement pharmacologique. Si l'enfant est hospitalisé pour un trouble concomitant, informez-en le thérapeute et consultez-le au sujet des approches les plus appropriées pour l'enfant. Apportez des soins de soutien non seulement à l'enfant mais aussi à la famille, dont la participation est essentielle. Vous jouerez vraisemblablement le rôle de lien entre la famille et le thérapeute pour la planification du suivi, au moment du congé.

En milieu communautaire, l'infirmière évalue le fonctionnement de l'enfant dans chaque microsystème (se reporter au chapitre 2), soit le domicile, la garderie, l'école et le groupe de pairs. Elle vérifie la participation des parents aux séances de thérapie et leurs habiletés à exécuter les interventions pharmacologiques prescrites.

► AUTISME

L'autisme est un trouble complexe de l'enfance qui se caractérise par des anomalies du comportement, des interactions sociales et de la communication. C'est le plus répandu des troubles envahissants du développement, dont les syndromes de Rett et d'Asperger font aussi partie. Il touche de 2 à 5 enfants sur 10 000, et 4 fois plus de garçons que de filles[2]. Les manifestations de l'autisme apparaissent habituellement avant l'âge de 3 ans.

SYNDROME DE RETT

Le syndrome de Rett est un trouble envahissant du développement qui n'atteint que des filles, mais présente des points communs avec l'autisme. L'enfant paraît normale jusqu'à un âge compris entre 6 et 18 mois. Apparaissent alors l'ataxie, les stéréotypies manuelles, l'hyperventilation intermittente, la démence et le retard de croissance. Ces signes évoluent jusqu'à ce que l'enfant nécessite des soins continuels.

SYNDROME D'ASPERGER

Le syndrome d'Asperger se manifeste par une altération des interactions sociales et par des comportements répétitifs. Cependant, l'enfant atteint présente habituellement des habiletés cognitives et linguistiques normales pour son âge.

Manifestations cliniques

L'autisme perturbe le rythme du développement ou la succession de ses stades. L'enfant présente des comportements répétitifs : il se cogne la tête contre des surfaces dures, tourne en rond, se mord et agite les bras ou les mains. Ces comportements ont souvent un caractère autostimulant ou autodestructeur. L'enfant a des réactions anormales aux stimuli sensoriels et il manifeste une extrême aversion envers les contacts, les bruits intenses et les lumières vives.

L'autisme peut s'accompagner de déficits intellectuels se traduisant souvent par des difficultés ou des retards dans l'acquisition de la parole, du langage et des habiletés cognitives. Les modes de communication verbale et non verbale sont altérés. Les enfants atteints d'autisme peuvent apprendre à parler, correctement dans certains cas, mais leur langage présentera généralement des anomalies. Ainsi, ils substitueront le pronom « tu » au pronom « je », répéteront de manière compulsive ce qu'ils entendent (écholalie), répéteront les questions au lieu d'y répondre, et se montreront fascinés par les chansons et les rimettes rythmiques et répétitives. Les enfants atteints d'autisme sont incapables d'entrer en relation avec les autres et de réagir aux signaux sociaux et affectifs[3]. Ils manifestent fréquemment une grande labilité émotionnelle.

Étiologie et physiopathologie

On ignore la cause de l'autisme, mais les chercheurs soupçonnent un dysfonctionnement cérébral, des facteurs génétiques et des déséquilibres biochimiques. L'autisme s'accompagne souvent d'un déficit cognitif, mais on observe une importante variation des capacités et du fonctionnement intellectuel. Seulement 25 % environ des enfants atteints d'autisme possèdent un quotient intellectuel normal[4].

Examens diagnostiques et traitement médical

Le diagnostic repose sur des critères précis décrits dans la 4e édition du *Manuel diagnostique et statistique des troubles mentaux (DSM-IV)* de l'American Psychiatric Association (tableau 23-1).

Le traitement consiste à modifier le comportement en récompensant les conduites appropriées, à favoriser l'acquisition de stratégies d'adaptation efficaces et à faciliter la communication. Les objectifs sont d'atténuer la rigidité ou les **stéréotypies** (mouvements répétitifs, obsessifs et mécaniques), et de réduire les comportements inadaptés. Souvent, il faudra avoir recours aux contraintes physiques pour empêcher l'enfant de se livrer à des comportements agressifs ou autodestructeurs.

Le pronostic global pour les enfants atteints d'autisme est réservé. En effet, les probabilités qu'ils atteignent un degré d'adaptation adéquat et deviennent des membres productifs de la société varient considérablement. Elles sont meilleures pour les enfants qui possèdent un quotient intellectuel (QI) élevé, s'expriment correctement par la parole et ont accès à des programmes spécialisés.

TABLEAU 23-1 Critères diagnostiques de l'autisme selon le *DSM-IV*

A. Un total de six (ou plus) parmi les éléments décrits en 1, 2 et 3, dont au moins deux de 1, un de 2 et un de 3 :
   1. Altération qualitative des interactions sociales, comme en témoignent au moins deux des éléments suivants :
      a. altération marquée dans l'utilisation, pour réguler les interactions sociales, de comportements non verbaux multiples, tels que le contact oculaire, la mimique faciale, les postures corporelles, les gestes ;
      b. incapacité à établir des relations avec les pairs correspondant au niveau de développement ;
      c. le sujet ne cherche pas spontanément à partager ses plaisirs, ses intérêts ou ses réussites avec d'autres personnes (par exemple, il ne cherche pas à montrer, à désigner du doigt ou à apporter les objets qui l'intéressent) ;
      d. manque de réciprocité sociale ou émotionnelle.
   2. Altération qualitative de la communication, comme en témoigne au moins un des éléments suivants :
      a. retard ou absence totale de développement du langage parlé (sans tentative de compensation par d'autres modes de communication, comme le geste ou la mimique) ;
      b. chez les sujets maîtrisant suffisamment le langage, incapacité marquée à engager ou à soutenir une conversation avec autrui ;
      c. usage stéréotypé et répétitif du langage, ou langage idiosyncrasique ;
      d. absence d'un jeu de « faire semblant » varié et spontané, ou d'un jeu d'imitation sociale correspondant au niveau de développement.
   3. Caractère restreint, répétitif et stéréotypé des comportements, des intérêts et des activités, comme en témoigne au moins un des éléments suivants :
      a. préoccupation circonscrite à un ou plusieurs centres d'intérêt stéréotypés et restreints, anormale soit dans son intensité, soit dans son orientation ;
      b. adhésion apparemment inflexible à des habitudes ou à des rituels spécifiques et non fonctionnels ;
      c. maniérismes moteurs stéréotypés et répétitifs (par exemple, battements ou torsions des mains ou des doigts, mouvements complexes de tout le corps) ;
      d. préoccupations persistantes pour certaines parties des objets.

B. Retard ou caractère anormal du fonctionnement, débutant avant l'âge de trois ans, dans au moins un des domaines suivants : 1) interactions sociales ; 2) langage nécessaire à la communication sociale ; 3) jeu symbolique ou d'imagination.

C. La perturbation n'est pas mieux expliquée par le diagnostic de syndrome de Rett ou de trouble désintégratif de l'enfance.

Tiré de American Psychiatric Association (1996), Manuel diagnostique et statistique des troubles mentaux, 4e édition. Traduction française, Paris, Masson, 1056 p.

Collecte des données

L'infirmière peut rencontrer un enfant atteint d'autisme lorsque ses parents demandent une consultation parce qu'ils le croient atteint d'un trouble de l'audition ou d'un retard de développement. Les parents peuvent signaler que leur enfant a des interactions anormales : il évite les contacts visuels, se montre indifférent aux cajoleries, a peu d'expressions faciales et ne parle pas. La collecte des données initiale porte sur l'acquisition du langage, la réactivité à autrui et l'acuité auditive (se reporter aux chapitres 4 et 18).

Si vous intervenez auprès d'un enfant atteint d'autisme qui est hospitalisé pour un trouble concomitant, interrogez les parents au sujet de ses habitudes, de ses rituels, de ses goûts, de ses aversions ainsi que des moyens qu'ils utilisent afin de favoriser des interactions et d'obtenir sa coopération. Renseignez-vous sur ses comportements et observez-les au moment de l'admission. Obtenez ses antécédents de maladies chroniques et aiguës ainsi que de blessures.

Souvent, les enfants atteints d'autisme transportent un jouet ou un objet avec lequel ils jouent pendant les périodes de stress. Renseignez-vous auprès des parents à propos de ces objets et de l'usage que l'enfant en fait.

Diagnostics infirmiers

Les diagnostics infirmiers doivent être adaptés aux besoins particuliers de l'enfant. Voici quelques exemples de diagnostics infirmiers pouvant être appropriés à l'enfant atteint d'autisme :

- Altération de la communication verbale reliée à la déficience des habiletés linguistiques ;
- Perturbation des interactions sociales reliée à la lenteur du développement ;
- Incapacité de s'adapter à un changement dans l'état de santé reliée à la perturbation des habitudes quotidiennes ;
- Altération des opérations de la pensée reliée à une réaction anormale aux indices environnementaux ;
- Perturbation des habitudes de sommeil reliée à l'hyperactivité et à l'hypermobilité ;
- Risque d'accident relié à la perturbation cognitive ;
- Risque de perturbation dans l'exercice du rôle parental relié au retard de développement de l'enfant, à son incapacité à communiquer et à la nécessité de lui apporter des soins continuels ;
- Stratégies d'adaptation familiale inefficaces : Absence de soutien ou soutien compromis reliés à la présence d'un enfant qui ne s'intègre pas à la famille.

Soins infirmiers

Les soins infirmiers consistent à réduire les stimuli environnementaux, à dispenser des soins de soutien, à assurer la sécurité de l'environnement, à prodiguer aux parents des conseils préventifs, et à apporter du soutien à l'enfant et à sa famille.

Réduire les stimuli environnementaux

L'enfant atteint d'autisme a, face à l'environnement, des interprétations et des réactions différentes de celles des autres personnes. Les sons qui ne dérangent pas l'individu moyen lui paraissent plus forts, plus effrayants et plus envahissants. Il faut orienter l'enfant dans sa chambre d'hôpital et, dans certains cas, prévoir une chambre qu'il ne partagera qu'avec un seul autre enfant. Incitez les parents à apporter les objets familiers de l'enfant et tentez de les ranger toujours aux mêmes endroits, car celui-ci tolère mal les modifications de son environnement.

Dispenser des soins de soutien

Il est souvent difficile de gagner la confiance d'un enfant atteint d'autisme. Adaptez vos techniques de communication et votre enseignement à son niveau de développement. Informez-vous de ses habitudes auprès de ses parents et essayez de les respecter dans la mesure du possible. L'enfant atteint d'autisme n'a pas toujours les habiletés nécessaires pour procéder à ses autosoins et il a besoin d'aide pour satisfaire ses besoins fondamentaux. Autant que possible, procédez aux soins quotidiens et aux interventions courantes à heures fixes afin que l'enfant ait des repères. Encouragez les parents à demeurer auprès de l'enfant et à participer à ses soins quotidiens. Déterminez les rituels qui entourent l'heure de la sieste et du coucher, et respectez-les afin de favoriser le repos et le sommeil de l'enfant.

Assurer la sécurité de l'environnement

Surveillez l'enfant atteint d'autisme sans relâche, y compris au moment du bain et du coucher. Vous devez en effet vous assurer que l'enfant ne se procure pas d'objets dangereux ni ne se livre à des comportements nuisibles.

> **MESURES DE SÉCURITÉ**
>
> Si l'enfant ou l'adolescent atteint d'autisme manifeste des comportements particulièrement agressifs ou autodestructeurs, vous pouvez assurer sa sécurité ainsi que celle des autres patients et du personnel en lui faisant porter un casque de bicyclette et des mitaines. Ces accessoires restreindront peu ses mouvements, et l'enfant pourra ainsi participer à des activités et établir des relations sociales (dans la mesure où il en est capable) avec des professionnels spécialisés.

Prodiguer des conseils préventifs

Environ la moitié des enfants atteints d'autisme auront besoin leur vie durant de surveillance et de soutien, surtout si leur trouble s'accompagne d'une déficience intellectuelle. Certaines personnes atteintes d'autisme vivent de façon autonome, encore que leur vie sociale et leurs relations interpersonnelles soient limitées. Encouragez les parents à favoriser le développement de l'enfant en l'inscrivant à des programmes de modification du comportement et d'éducation spécialisés. L'objectif premier est d'apporter à l'enfant l'encadrement, l'éducation et le soutien nécessaires à un fonctionnement optimal.

Soins dans la communauté

Les familles des enfants atteints d'autisme ont besoin de beaucoup de soutien pour composer avec les difficultés de leur situation. Aidez la famille à trouver des services de garde et d'enseignement préscolaire adaptés. L'enfant aura besoin d'un plan d'interventions personnalisées lorsqu'il atteindra l'âge scolaire. Nombre de parents et de tuteurs d'enfants atteints d'autisme ont de la difficulté à trouver des services de répit et ont besoin d'aide dans cette démarche. Les frères et sœurs de l'enfant atteint d'autisme, quant à eux, peuvent avoir besoin de conseils pour expliquer la maladie à leurs amis et à leurs enseignants.

Il existe, dans la plupart des régions, des groupes de soutien destinés aux parents d'enfants atteints d'autisme. Les parents peuvent aussi obtenir de l'information auprès de la Société québécoise de l'autisme (se reporter à l'annexe G).

► DÉFICIT D'ATTENTION ET TROUBLE D'HYPERACTIVITÉ AVEC DÉFICIT D'ATTENTION

Le déficit d'attention se caractérise par des comportements inappropriés par rapport au stade de développement et impliquant une insuffisance de l'attention. S'il s'accompagne d'hyperactivité, il prend le nom de trouble d'hyperactivité avec déficit d'attention. Puisque ce dernier est le plus fréquent, c'est sur lui que nous nous attarderons ici. Ce trouble touche environ 3 % des enfants, et de 6 à 9 fois plus de garçons que de filles[5].

Manifestations cliniques

Les enfants atteints d'un déficit d'attention ou d'un trouble d'hyperactivité avec déficit d'attention présentent une courte durée d'attention, de l'impulsivité et une exagération de l'intensité de l'activité motrice. Leurs symptômes varient de légers à graves.

Ces troubles sont souvent associés à des troubles de l'apprentissage. L'enfant a de la difficulté à terminer ses tâches, il est agité, fait du bruit et interrompt les autres. Étant donné ces comportements, il peut avoir de la difficulté à établir et à maintenir des relations sociales, et il peut faire l'objet de rejet ou de harcèlement de la part des autres enfants. Ces difficultés intensifient l'anxiété d'un enfant déjà fragile et amorcent un cercle vicieux dans ses comportements.

De manière générale, les filles atteintes du trouble d'hyperactivité avec déficit d'attention sont moins agressives et impulsives que les garçons, mais elles présentent beaucoup plus d'anxiété, de sautes d'humeur, de repli sur soi, de rejet ainsi que de problèmes cognitifs et linguistiques. Le diagnostic est souvent posé plus tard dans leur cas que chez les garçons. Cependant, comme Clara, dont il est question dans la capsule d'ouverture du présent chapitre, les enfants sont souvent diagnostiqués peu de temps après leur entrée à l'école, puisque le travail scolaire exige une attention soutenue.

Étiologie et physiopathologie

Les chercheurs ont fait d'importantes découvertes sur le trouble d'hyperactivité avec déficit d'attention au cours des 40 dernières années. Bien que divers troubles physiques et neurologiques y soient associés, il est rare que l'on puisse en déceler la ou les causes exactes chez un enfant. Parmi les facteurs causals, on trouve notamment l'exposition à de fortes concentrations de plomb pendant l'enfance et l'exposition prénatale à l'alcool. Certains enfants souffriraient d'un déficit en catécholamine dopamine et en noradrénaline (norépinéphrine), ce qui abaisserait leur seuil d'excitabilité. Il existe probablement plusieurs types de déficit d'attention, dus à des mécanismes différents. Les facteurs génétiques et la dynamique familiale pourraient être en cause. Bien que ce trouble se voie plus fréquemment dans certaines familles, les chercheurs n'ont pas pu l'attribuer à un gène particulier ni à un mécanisme spécifique de transmission génétique. Il existe souvent une interaction déterminante entre les facteurs génétiques et les facteurs environnementaux[2].

Examens diagnostiques et traitement médical

La plupart du temps, les parents emmènent l'enfant en consultation lorsque ses problèmes de comportement ont commencé à perturber la vie scolaire ou familiale. Faute d'une évaluation rigoureuse des symptômes, il arrive que l'on diagnostique le trouble d'hyperactivité avec déficit d'attention chez des enfants ayant des troubles d'apprentissage ou des troubles anxieux. Par conséquent, il est important de confier l'évaluation à un spécialiste de la santé mentale en pédiatrie.

Les critères diagnostiques varient selon les enfants (tableau 23-2). Le traitement dépend de la gravité du trouble, et peut comprendre des aménagements de l'environnement, une modification du comportement et une pharmacothérapie.

Les aménagements de l'environnement, et particulièrement ceux qui réduisent la stimulation, sont souvent bénéfiques aux enfants atteints d'une forme plus légère du trouble. Pour aider l'enfant à se concentrer à la maison, on peut, par exemple, fermer le téléviseur, éliminer les bruits ambiants et maintenir l'ordre dans le lieu où il effectue ses travaux scolaires. À l'école, par ailleurs, il est recommandé de placer l'enfant dans une petite classe où l'enseignant pourra l'observer de près et structurer ses activités quotidiennes. Un pupitre en ordre peut également aider l'enfant. Il est important de faire preuve de constance dans les attentes et les limites que l'on fixe pour lui.

Les enfants atteints d'une forme modérée à grave du trouble d'hyperactivité avec déficit d'attention reçoivent un traitement pharmacologique. Le méthylphénidate (Ritalin) que prend Clara, présentée dans la capsule d'ouverture, est le médicament le plus fréquemment prescrit. Ce médicament agit principalement sur le système nerveux central; en intensifiant l'effet des catécholamines, il inhibe l'impulsivité et l'hyperactivité tout en prolongeant la durée d'attention et en favorisant l'accom-

TABLEAU **23-2** Critères diagnostiques du trouble d'hyperactivité avec déficit d'attention (trouble d'hyperactivité avec déficit d'attention) selon le *DSM-IV*

A. Présence soit de 1, soit de 2 :
   1. **Inattention** : six des symptômes suivants d'inattention (ou plus) ont persisté pendant au moins six mois, à un degré qui est inadapté ou ne correspond pas au niveau de développement de l'enfant :
      a. souvent, ne parvient pas à prêter attention aux détails, ou fait des fautes d'étourderie dans les devoirs, le travail ou d'autres activités ;
      b. a souvent du mal à soutenir son attention au travail ou dans les jeux ;
      c. semble souvent ne pas écouter quand on lui parle personnellement ;
      d. souvent, ne se conforme pas aux consignes et ne parvient pas à mener à terme ses devoirs scolaires, ses tâches domestiques ou ses obligations professionnelles (cela n'est pas dû à un comportement d'opposition, ni à une incapacité à comprendre les consignes) ;
      e. a souvent du mal à organiser ses travaux ou ses activités ;
      f. souvent, évite, a en aversion, ou fait à contrecœur les tâches qui nécessitent un effort mental soutenu (comme le travail scolaire ou les devoirs à la maison) ;
      g. perd souvent les objets nécessaires à son travail ou à ses activités (par exemple, jouets, cahiers de devoirs, crayons, livres ou outils) ;
      h. souvent, se laisse facilement distraire par des stimulus externes ;
      i. a des oublis fréquents dans la vie quotidienne.
   2. **Hyperactivité-impulsivité** : six des symptômes suivants (ou plus) ont persisté pendant au moins six mois, à un degré qui est inadapté et ne correspond pas au niveau de développement de l'enfant :

      Hyperactivité

      a. remue souvent les mains ou les pieds, ou se tortille sur son siège ;
      b. se lève souvent en classe ou dans d'autres situations où il est supposé rester assis ;
      c. souvent, court ou grimpe partout, dans des situations où cela est inapproprié (chez les adolescents ou les adultes, ce symptôme peut se limiter à un sentiment subjectif d'impatience motrice) ;
      d. a souvent du mal à se tenir tranquille dans les jeux ou les activités de loisir ;
      e. est souvent « sur la brèche » ou agit souvent comme s'il était « monté sur ressorts » ;
      f. parle souvent trop ;

      Impulsivité

      g. laisse souvent échapper la réponse à une question qui n'est pas encore entièrement posée ;
      h. a souvent du mal à attendre son tour ;
      i. interrompt souvent les autres ou impose sa présence (par exemple, fait irruption dans les conversations ou dans les jeux).

B. Certains des symptômes d'hyperactivité-impulsivité ou d'inattention ayant provoqué une gêne fonctionnelle étaient présents avant l'âge de sept ans.

C. Présence d'un certain degré de gêne fonctionnelle liée aux symptômes dans deux, ou plus de deux, types d'environnement différents (par exemple, à l'école [ou au travail] et à la maison).

D. On doit mettre clairement en évidence une altération cliniquement significative du fonctionnement social, scolaire ou professionnel.

E. Les symptômes ne surviennent pas exclusivement au cours d'un trouble envahissant du développement, d'une schizophrénie ou d'un autre trouble psychotique, et ils ne sont pas mieux expliqués par un autre trouble mental (par exemple, trouble thymique, trouble anxieux, trouble dissociatif ou trouble de la personnalité).

Tiré de American Psychiatric Association (1996), Manuel diagnostique et statistique des troubles mentaux, 4e édition. *Traduction française, Paris, Masson, 1056 p.*

plissement des tâches[6]. On observe généralement un effet bénéfique (diminution des comportements impulsifs et augmentation de la capacité à rester tranquille et à se concentrer sur une activité pendant au moins 15 minutes) dans les 10 premiers jours du traitement, et parfois même dès l'administration des premières doses.

ALERTE INFIRMIÈRE

Les enfants qui reçoivent de la pémoline (Cylert) doivent continuer le traitement pendant une hospitalisation. Autrement, ils risquent de présenter des problèmes de comportement qui pourraient se prolonger pendant des semaines après le congé.

Dans quelque 20 % des cas, les stimulants comme le méthylphénidate sont inefficaces. On peut alors prescrire des antidépresseurs comme la désipramine (Norpramin) et le buproprion (Wellbutrin), un anticonvulsivant comme la carbamazépine (Tégrétol), un antagoniste de la dopamine comme la pémoline (Cylert) et un antimaniaque comme le lithium (parfois prescrit aux enfants ayant un trouble du comportement concomitant)[7].

On croyait autrefois que le trouble d'hyperactivité avec déficit d'attention était un trouble de l'enfance qui disparaissait graduellement avec le temps. On pense aujourd'hui que les symptômes persistent à l'âge adulte et qu'une prise en charge précoce prévient une partie des dysfonctionnements sociaux à l'âge adulte.

Collecte des données

L'infirmière peut rencontrer un enfant atteint du trouble d'hyperactivité avec déficit d'attention lorsqu'il est hospitalisé pour le traitement d'une blessure (une fracture, par exemple) ou d'une autre affection. Tel est le cas de Clara, présentée dans la capsule d'ouverture du chapitre. Prêtez une oreille attentive à la manière dont les parents décrivent la durée d'attention de l'enfant. Dans un contexte non structuré ou dans une salle d'attente, l'enfant atteint de ce trouble commencera à s'agiter et à se chercher des distractions au bout de quelques minutes seulement. Rappelez-vous le brouhaha créé par Clara lors de son admission. Renseignez-vous sur le niveau d'activité et d'impulsivité de l'enfant. Soyez à l'affût des indices qui révèlent un problème grave, comme le fait de maltraiter les animaux ou les autres enfants. Demandez aux parents si l'enfant se laisse facilement distraire, s'il manque d'attention dans ses activités quotidiennes, quels sont ses modes de réaction habituels et quel est son degré d'impulsivité lorsqu'il prend des médicaments. Voyez comment la famille compose avec le problème. Déterminez s'il existe des antécédents familiaux de ce trouble, ce qui est probable dans bien des cas[8].

Diagnostics infirmiers

Voici des exemples de diagnostics infirmiers qui peuvent s'appliquer à l'enfant atteint du trouble d'hyperactivité avec déficit d'attention :

- Altération de la communication verbale reliée à l'inattention ;
- Perturbation des interactions sociales reliée à des épisodes fréquents d'impulsivité ;
- Perturbation chronique de l'estime de soi reliée au manque de rétroaction positive et à l'échec des interactions sociales ;
- Anxiété reliée aux sautes d'humeur et à l'incapacité à se comporter de manière appropriée socialement ;
- Risque d'accident relié à un fort degré d'impulsivité et d'excitabilité ainsi qu'à une maîtrise insuffisante des impulsions ;
- Risque de perturbation dans l'exercice du rôle parental relié au caractère imprévisible des humeurs de l'enfant et aux difficultés associées à l'éducation d'un enfant très actif.

Soins infirmiers

Les soins infirmiers de l'enfant du trouble d'hyperactivité avec déficit d'attention consistent à administrer les médicaments, à diminuer les distractions environnementales, à mettre en œuvre des programmes de modification du comportement, à apporter du soutien à l'enfant et à sa famille, et à promouvoir l'estime de soi de l'enfant.

Administrer les médicaments

Le méthylphénidate et les autres médicaments prolongent la durée d'attention et favorisent la concentration. Soyez à l'affût des effets secondaires de ces médicaments, telles l'anorexie, l'insomnie et la tachycardie. Administrez-les au début de la journée afin de réduire les risques d'insomnie. En les faisant prendre à l'enfant à l'heure des repas, vous préviendrez l'anorexie. Il importe de contrôler attentivement son poids, sa taille et sa tension artérielle.

Diminuer les distractions environnementales

L'enfant atteint du trouble d'hyperactivité avec déficit d'attention a souvent besoin d'être placé dans un environnement où les facteurs de distraction sont réduits au minimum. En milieu hospitalier, il est préférable de l'installer dans une chambre où ne séjourne qu'un seul autre enfant. Limitez et surveillez les périodes consacrées à la télévision et aux jeux vidéo. Rangez le matériel potentiellement dangereux hors de sa portée. Faites l'obscurité et le silence dans la chambre au moment de la sieste et du coucher. Indiquez aux parents de réduire les facteurs de distraction à la maison dans les périodes où l'enfant doit se concentrer, au moment des devoirs, par exemple. Conseillez aussi aux parents d'éviter d'emmener l'enfant dans des endroits stimulants comme les centres commerciaux et les terrains de jeu.

Mettre en œuvre des programmes de modification du comportement

Un programme de modification du comportement peut contribuer à atténuer l'impulsivité. Il consistera, par exemple, à récompenser l'enfant quand il prend ses médicaments selon l'ordonnance ou qu'il termine un travail scolaire. Selon l'âge de l'enfant, on accordera la récompense tous les jours, toutes les semaines ou tous les mois. (Ainsi, on peut récompenser l'enfant qui a terminé un travail scolaire en lui accordant 30 minutes de basket-ball ou de bicyclette ; s'il termine ses travaux pendant une semaine entière, il aura droit à une activité de son choix au cours du week-end.)

Si une punition s'impose pour corriger le comportement, il est important d'apporter aussi du soutien à l'enfant. La punition doit suivre de près le comportement indésirable, sinon l'enfant risque de ne pas les associer.

Apporter du soutien à l'enfant et à sa famille

Les enfants atteints du trouble d'hyperactivité avec déficit d'attention représentent un défi pour les parents, les enseignants et les professionnels de la santé. Les parents doivent à la fois composer avec les besoins et les demandes difficiles à combler de l'enfant, obtenir pour lui l'évaluation et le traitement appropriés, et comprendre et accepter le diagnostic, même si les comportements de l'enfant varient selon les personnes rencontrées[9]. Le soutien familial est essentiel. Indiquez aux parents comme à l'enfant qu'il est important de fixer des exigences et des sanctions appropriées.

Promouvoir l'estime de soi

Expliquez à l'enfant le trouble dont il est atteint en tenant compte de son stade de développement. Contribuez à établir une relation de confiance entre lui et les professionnels de la santé. Pour favoriser l'acquisition des habiletés sociales, recourez aux jeux de rôles, aux activités en petit groupe et à l'apprentissage par imitation. Renforcez l'estime de soi de l'enfant en soulignant les bons côtés de son comportement et en présentant les circonstances où il se conduit mal comme des occasions d'apprendre. Aidez l'enfant à prendre conscience de sa capacité à filtrer les stimuli extérieurs et à maîtriser ses pulsions. Peu à peu, il refrénera mieux son impulsivité et en tirera une satisfaction propice à l'amélioration de l'estime de soi.

Soins dans la communauté

Le trouble d'hyperactivité avec déficit d'attention donne rarement lieu à une hospitalisation. Occasionnellement, un enfant atteint sera hospitalisé, mais pour une autre affection. Les parents ont besoin de soutien pour comprendre le diagnostic et apprendre à maîtriser le comportement de l'enfant. Insistez sur l'importance de la stabilité, tant à la maison qu'à l'école. Si l'enfant a de la difficulté à se concentrer à la maison, les parents doivent s'assurer que les tâches demandées sont appropriées à son âge et à son stade de développement, lui donner des directives simples et claires, et faire de fréquents rappels.

L'infirmière peut communiquer avec les enseignants et le personnel de l'école afin qu'ils placent l'enfant dans une classe spéciale ou lui ménagent des périodes d'étude à l'écart des autres élèves. Nombre d'enfants atteints possèdent une intelligence supérieure à la moyenne, et il arrive que leurs parents ne voient pas la nécessité de ces mesures; insistez sur le fait qu'il est important de fournir à l'enfant un environnement structuré et dénué de stimuli superflus. Assurez-vous que les parents connaissent les approches comportementales favorables à l'enfant, la façon d'administrer les médicaments prescrits et l'importance des visites de suivi visant à détecter les effets secondaires.

Au fur et à mesure que l'enfant grandit, expliquez-lui le trouble dont il est atteint et les techniques qui lui permettront de surmonter ses problèmes. Conseillez-lui d'accomplir toutes les tâches qui demandent de la concentration dans un endroit calme et silencieux. Suggérez-lui de noter les directives de ses enseignants et d'utiliser des listes de vérification.

► DÉFICIENCE INTELLECTUELLE

La déficience intellectuelle correspond à un fonctionnement intellectuel largement inférieur à la moyenne (QI inférieur à 75 ou 70) ainsi qu'à une perturbation du **comportement adaptatif** (capacité à répondre aux normes fixées pour son groupe d'âge telles qu'on les définit dans son groupe culturel). L'enfant atteint d'une déficience intellectuelle présente des déficits d'adaptation dans au moins deux des domaines suivants: communication, autosoins, vie à domicile, habiletés sociales et interpersonnelles, utilisation des ressources de la communauté, autonomie, rendement scolaire, travail, loisirs, santé et sécurité. La faiblesse du QI n'est pas forcément corrélée avec une insuffisance des habiletés adaptatives. En effet, le degré de déficience intellectuelle est fonction à la fois du QI et des habiletés adaptatives (se reporter au tableau 23-3).

Manifestations cliniques

La déficience intellectuelle perturbe tous les aspects du développement, y compris la motricité, le langage et le comportement d'adaptation. Les enfants qui en souffrent atteignent plus lentement les étapes du développement que les enfants normaux. C'est souvent cette lenteur qui alerte les parents et les professionnels de la santé.

De 10 à 30 % des enfants atteints d'une déficience intellectuelle présentent aussi des perturbations sensorielles, des problèmes de langage, des handicaps moteurs ou des troubles convulsifs[10]. Le tableau 23-4 présente quelques-unes des caractéristiques physiques associées au syndrome de Down (trisomie 21), au syndrome de fragilité du chromosome X et au syndrome d'alcoolisme fœtal, trois des troubles qui entraînent le plus souvent une déficience intellectuelle.

TABLEAU 23-3 Degrés de déficience intellectuelle

Degré	Quotient intellectuel
Léger	De 50-55 à 70 environ
Modéré	De 35-40 à 50-55
Grave	De 20-25 à 35-40
Profond	Inférieur à 20-25

TABLEAU 23-4 Caractéristiques associées à trois types répandus de déficience intellectuelle

Syndrome de Down (trisomie 21) (figure 4-14)
Crâne petit (microcéphalie)
Front aplati
Hypertrophie de la fontanelle antérieure
Cou large et court
Brides épicanthiques
Taches blanches sur l'iris (taches de Brushfield)
Cataractes congénitales
Nez en selle (arête du nez affaissée)
Oreilles petites et basses
Langue proéminente
Bouche qui demeure ouverte
Éruption tardive des dents
Dents mal alignées
Mains courtes et larges
Doigts courts
Pli simien sur les paumes des mains
Premiers et deuxièmes orteils très espacés
Perte auditive
Fréquence accrue de diabète, de malformations cardiaques congénitales et de la leucémie
Infections des voies respiratoires fréquentes
Hypotonie
Hyperflexibilité

Syndrome de fragilité du chromosome X
Visage long et étroit
Mâchoire proéminente
Oreilles longues, larges et/ou décollées
Otites moyennes fréquentes
Gros testicules à la suite de la puberté
Brides épicanthiques
Strabisme
Palais fortement arqué
Scoliose
Hyperlaxité des articulations des doigts
Hypotonie

Syndrome d'alcoolisme fœtal (figure 2-5)
Milieu du visage aplati
Arête du nez basse
Sillon sous-nasal allongé avec lèvre supérieure mince
Nez court et retroussé
Mauvaise coordination
Absence de développement staturo-pondéral normal
Anomalies des os et des articulations
Perte auditive

D'après Ross, L.J. (1994). Developmental disabilities : Genetic implications, Journal of Obstetric and Neonatal Nursing, *23(6), p. 502-504.*

Étiologie et physiopathologie

La déficience intellectuelle légère touche de 3,7 à 5,9 personnes sur 1 000 et les formes plus graves, de 3 à 4 personnes sur 1 000[11]. On peut grouper en trois catégories générales les causes de la déficience intellectuelle : les anomalies du développement du système nerveux central pendant la vie intra-utérine, les variations prénatales ou postnatales de l'environnement biologique, et les facteurs externes entraînant une atteinte du système nerveux central. Dans tous les cas, les facteurs précipitants perturbent la structure, le fonctionnement et l'adaptation du système nerveux central. Le tableau 23-5 fournit des exemples de causes des trois catégories.

Examens diagnostiques et traitement médical

Le diagnostic de déficience intellectuelle repose sur les antécédents de l'enfant ainsi que sur l'évaluation des caractéristiques physiques, du niveau de développement, du fonctionnement intellectuel et du comportement adaptatif. Le tableau 23-6 présente les critères diagnostiques de la déficience intellectuelle selon le *DSM-IV*. Les analyses de laboratoire comme l'analyse des chromosomes, le dosage des enzymes sanguines, le dosage de la concentration de plomb et l'imagerie crânienne fournissent de précieux renseignements dans certains cas.

Les tests qui mesurent le développement, le test de Denver II notamment, peuvent faciliter le dépistage. Si on soupçonne une déficience intellectuelle, on procède à des tests du fonctionnement intellectuel et du comportement adaptatif. L'examen neurologique peut révéler une asymétrie des mouvements ou de la force, une irritabilité ou une léthargie, ou encore la présence de pleurs stridents et aigus chez le nourrisson. La déficience intellectuelle peut s'accompagner d'anomalies physiques, c'est pourquoi il est important de vérifier chez l'enfant la symétrie du visage, l'écartement des yeux, l'implantation des oreilles, la pilosité et les plis palmaires.

ALERTE INFIRMIÈRE

La prématurité prédispose l'enfant à des anomalies du développement cognitif. Aussi le nourrisson prématuré doit-il subir fréquemment des examens neurologiques et des évaluations du développement, en particulier au cours de sa première année de vie.

TABLEAU 23-5 Causes les plus fréquentes de déficience intellectuelle

Facteurs prénataux
Syndrome de Down
Syndrome de fragilité du chromosome X
Syndrome d'alcoolisme fœtal
Infection maternelle (rubéole, cytomégalovirus, etc.)

Facteurs biologiques
Erreurs innées du métabolisme (phénylcétonurie, hypothyroïdie congénitale, etc.)

Facteurs externes
Trauma (accident)
Ingestion d'une substance toxique (aiguë ou chronique)
Anoxie
Infection (comme la méningite)
Manque de stimulation dans l'environnement

TABLEAU 23-6 Critères diagnostiques de la déficience intellectuelle selon le *DSM-IV*

A. Fonctionnement intellectuel significativement inférieur à la moyenne : QI égal ou inférieur à 70, la passation du test ayant été individuelle (dans le cas des petits enfants, on substitue un jugement clinique de fonctionnement intellectuel significativement inférieur à la moyenne).
B. Déficits concomitants ou altérations du comportement adaptatif, c'est-à-dire la capacité de la personne à répondre aux normes de son âge, telles qu'on les définit dans son groupe culturel, dans au moins deux des secteurs suivants : communication, indépendance personnelle, vie à domicile, habiletés sociales et interpersonnelles, utilisation des ressources de la collectivité, autonomie, rendement scolaire, travail, loisirs, santé et sécurité.
C. Début avant l'âge de 18 ans.

Tiré de American Psychiatric Association (1996), Manuel diagnostique et statistique des troubles mentaux, *4e édition. Traduction française, Paris, Masson, 1056 p.*

La promptitude de la prise en charge médicale peut améliorer les habiletés adaptatives. On traite simultanément les aspects physiques, affectifs et comportementaux de la déficience intellectuelle. Selon la gravité de l'atteinte de l'enfant, un programme d'éducation spécialisée, de physiothérapie ou d'ergothérapie peut s'avérer nécessaire (figure 23-5). L'enfant peut aussi avoir besoin de soins de soutien et d'assistance pour accomplir les activités de la vie quotidienne. Les programmes de stimulation précoce favorisent un développement optimal pour l'enfant atteint d'une déficience intellectuelle.

Collecte des données

En plus des antécédents, l'infirmière peut avoir recours à l'observation et à l'évaluation du développement chez le jeune enfant pour contribuer au dépistage de la déficience intellectuelle. Les antécédents devraient vous informer sur le fonctionnement mental et le comportement adaptatif des parents biologiques et des autres membres de la famille puisque la déficience intellectuelle a un caractère familial et que certaines affections, tel le syndrome de fragilité du chromosome X, ont une origine génétique. Les antécédents relatifs à la grossesse et à l'accouchement peuvent fournir d'importants renseignements sur la consommation de drogue et d'alcool par la mère durant la grossesse. Cherchez à savoir si la mère a connu une grossesse ou un accouchement difficiles. Une évaluation rigoureuse s'impose si la présence d'une maladie génétique dans la famille prédispose l'enfant à la déficience intellectuelle. Soyez particulièrement vigilante si l'enfant est issu d'un milieu dévaforisé ou a été exposé à des facteurs environnementaux comme l'intoxication par le plomb.

Il arrive souvent que la déficience intellectuelle ne soit diagnostiquée qu'au moment où l'enfant atteint l'âge scolaire, surtout si elle est légère ou modérée. Une intervention précoce, cependant, peut grandement améliorer le fonctionnement futur de l'enfant. Que ce soit lors de visites à domicile, de consultations externes, en garderie ou au cours d'une hospitalisation, soyez à l'affût des signes comme le retard de développement, la présence de plus de trois anomalies physiques (tableau 23-4) et les perturbations neurologiques. Vous devez procéder à une évaluation du développement à chaque visite de soins de santé.

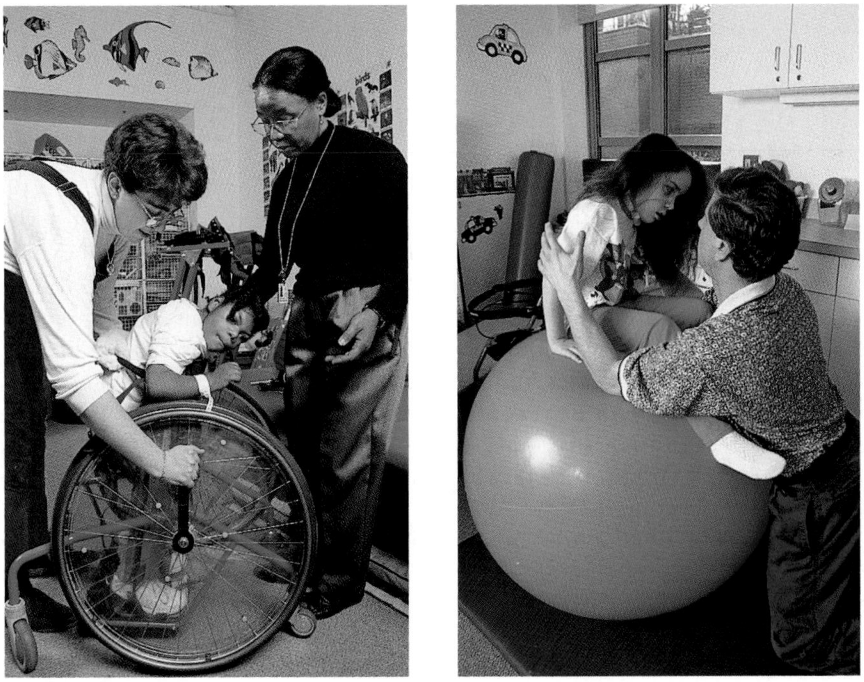

A B

FIGURE 23-5. La physiothérapie est un élément important du traitement médical des enfants qui présentent une déficience intellectuelle. A, Cette petite fille présente une déficience intellectuelle grave et est confinée dans un fauteuil roulant ; la physiothérapeute la place sur un cadre mobile pour décubitus ventral, qui lui permet de varier les interactions avec la physiothérapeute et l'environnement. B, Les physiothérapeutes travaillent aussi en milieu communautaire auprès d'enfants qui présentent différents degrés de déficience intellectuelle.

CONSEIL CLINIQUE

Pour déterminer les répercussions de l'état de l'enfant sur la famille, demandez aux parents de décrire : 1) les activités familiales auxquelles l'enfant atteint d'une déficience intellectuelle participe ; 2) les stratégies qu'utilisent les membres de la famille pour composer avec les attitudes de la communauté face à l'enfant ; 3) dans le cas d'un enfant qui présente d'autres incapacités, l'organisation de ses soins actuels et la planification de ses soins futurs.

Après la formulation du diagnostic de déficience intellectuelle, évaluez le comportement adaptatif de l'enfant et de la famille. Procédez à une évaluation fonctionnelle de l'enfant et déterminez notamment dans quelle mesure il est capable de faire sa toilette, de se vêtir et de s'alimenter. Évaluez ses habiletés linguistiques, sensorielles et psychomotrices. Décelez les risques d'accident au domicile et dans la communauté. Observez la famille afin de déterminer comment elle se débrouille avec l'enfant. Voyez si elle a accès à des ressources comme des groupes de soutien et des services d'éducation spécialisée. Évaluez les stratégies d'adaptation de ses membres.

Diagnostics infirmiers

Selon le degré, la cause et les conséquences de la déficience intellectuelle, plusieurs diagnostics infirmiers peuvent s'appliquer à l'enfant qui en est atteint. Certains de ces diagnostics ont trait à des perturbations du comportement adaptatif, d'autres aux répercussions de l'état de l'enfant sur la famille. En voici quelques exemples :

- Perturbation de la croissance et du développement reliée à l'anoxie à la naissance ;
- Déficit nutritionnel : Apport nutritionnel inférieur aux besoins métaboliques relié à la difficulté à s'alimenter ;
- Déficit de soins personnels : Utiliser les toilettes relié au retard de développement ;
- Altération de la communication verbale reliée à l'incapacité à comprendre et à utiliser le langage d'une manière appropriée à son âge ;
- Risque d'accident relié à un manque de compréhension des dangers environnementaux ;
- Stratégies d'adaptation familiale inefficaces : Soutien compromis reliées à la présence d'un enfant qui présente une altération importante du fonctionnement intellectuel et du comportement adaptatif ;
- Chagrin (deuil) par anticipation (des parents) relié à la perte de l'enfant « parfait ».

SANTÉ COMMUNAUTAIRE

Le syndrome d'alcoolisme fœtal est une cause de déficience intellectuelle qu'il est possible de prévenir totalement. Indiquez aux femmes enceintes que le seul moyen pleinement efficace de l'éviter est de s'abstenir complètement de consommer de l'alcool pendant toute la durée de la grossesse. Insistez auprès des adolescentes, en particulier, afin de leur faire comprendre le tort que l'alcool peut faire au fœtus.

Soins infirmiers

Presque tous les enfants qui présentent une déficience intellectuelle sont traités dans la communauté. Certains peuvent cependant souffrir d'une affection qui nécessite des hospitalisations périodiques ou de fréquentes visites de soins de santé. Partout où l'infirmière intervient, elle doit chercher à soutenir et à informer les membres de la famille, à favoriser le comportement adaptatif de l'enfant et à faciliter son encadrement par les parents. Chaque fois que c'est possible, l'infirmière procède à un enseignement préventif afin de réduire les risques de déficience intellectuelle.

Apporter du soutien et de l'information à l'enfant et à sa famille

Manifestez de l'empathie aux membres de la famille tant au moment du diagnostic qu'au cours des années subséquentes. La perte de l'enfant parfait peut entraîner un état de deuil aigu ou chronique chez les parents. Incitez-les à verbaliser leurs sentiments. Présentez-les à d'autres parents qui se trouvent dans la même situation afin que ces derniers puissent les aider et les soutenir dans leur apprentissage des soins à donner à leur enfant. Proposez-leur de recourir à des services de répit. Ne négligez pas non plus les autres membres de la famille, tels les grands-parents, les frères et les sœurs, qui sont susceptibles d'éprouver du chagrin ou de la culpabilité, et ont aussi besoin d'exprimer leurs sentiments.

Il est important de répondre honnêtement aux questions que les parents posent sur l'état de leur enfant. Répétez l'information fournie par les médecins spécialistes en génétique et les autres professionnels de la santé. Renseignez les parents sur les ressources communautaires destinées à aider les enfants atteints de déficience intellectuelle (se reporter à l'annexe G).

Maintenir un environnement sécuritaire

L'enfant qui présente une déficience intellectuelle ne comprend pas les dangers qui le guettent dans son environnement et il a besoin d'une surveillance constante. Veillez à sa sécurité au centre hospitalier. Aidez les parents à éliminer les risques d'accident à la maison et enseignez à l'enfant les mesures de sécurité élémentaires, celles qu'il doit observer en traversant la rue, par exemple. Ne négligez pas sa sécurité psychologique. L'enfant atteint de déficience intellectuelle peut, en effet, être trop confiant et s'exposer à de la violence physique ou sexuelle.

Apporter de l'assistance sur le plan du comportement adaptatif

Encouragez les parents à tabler sur les forces de l'enfant et aidez-les à déceler ses besoins relativement aux comportements d'adaptation. Orientez-les vers des ressources qui aideront l'enfant à surmonter ses déficits, que ce soit en matière de communication, d'autosoins ou d'habiletés sociales. Durant l'hospitalisation, planifiez vos interventions de manière à soutenir l'enseignement que reçoivent les parents en vue de préserver les habiletés de l'enfant (utilisation des toilettes, d'habillage, d'autosoins, etc.).

Soins dans la communauté

Il arrive souvent que les parents de l'enfant présentant une déficience intellectuelle remplissent le rôle de gestionnaire de cas. Aidez-les à acquérir les compétences dont ils ont besoin pour coordonner les soins. Évaluez les besoins de l'enfant de manière régulière et aidez les parents à exécuter le traitement prévu. Aidez-les à planifier l'éducation de l'enfant et à obtenir des services de physiothérapie et d'orthophonie. La plupart des enfants présentant une déficience intellectuelle ont un plan d'interventions personnalisées qui vise à combler leurs besoins particuliers en matière d'apprentissage et qui est établi par une équipe comprenant notamment les parents, les infirmières, les enseignants et les orthophonistes. Favorisez chez l'enfant une socialisation et un développement optimaux. À l'adolescence, l'enseignement est axé sur le choix d'un travail, la sexualité et l'atteinte de l'autonomie, si possible.

► TROUBLES DE L'ALIMENTATION ET DE L'ÉLIMINATION

La nourriture est intimement liée à la santé psychologique. Aussi les troubles de l'alimentation et de l'élimination sont-ils souvent associés à des problèmes à la fois physiologiques et psychologiques. Ces troubles, qui peuvent s'aggraver sous l'effet d'une perturbation des relations sociales, peuvent causer d'importantes difficultés familiales et sociales à l'enfant ou à l'adolescent. Ils entraînent alors la dépression, l'isolement, le repli sur soi et d'autres comportements autodestructeurs.

L'acte de manger a une importante valeur symbolique. Le lien entre le parent nourricier et l'enfant constitue le modèle de toutes les relations intimes ultérieures. Chez certaines personnes, cependant, l'alimentation est associée à des interactions parent-enfant désagréables ou insatisfaisantes, et constitue de ce fait une source d'anxiété. Il en va de même avec l'élimination, qui représente l'aboutissement de l'alimentation.

Une équipe multidisciplinaire composée d'un pédiatre, d'un spécialiste en pédopsychiatrie (psychiatre, psychologue, infirmière clinicienne spécialisée ou travailleur social), d'un thérapeute familial et d'une nutritionniste évalue l'état physique, l'état mental, l'état nutritionnel, le développement et la situation familiale de l'enfant. Comme les troubles de l'alimentation et de l'élimination sont souvent associés à des carences alimentaires, l'examen physique vise notamment à dépister des problèmes comme l'anémie. Il est important d'évaluer les forces et les faiblesses globales de la famille et de l'enfant afin de déceler les facteurs qui entraînent chez ce dernier une insuffisance ou un excès de l'apport ou de la dépense énergétique.

Le chapitre 3 traite de l'absence de développement staturo-pondéral, de l'hyperphagie et de l'obésité, qui sont des troubles de l'alimentation. Pour ce qui est de l'énurésie, un trouble de l'élimination, il en est question au chapitre 17.

CONSEIL CLINIQUE

Les enfants situent souvent leurs émotions dans leur « ventre ». Pour savoir ce qu'un enfant ressent, vous n'avez qu'à lui poser des questions comme : « Comment va ton ventre aujourd'hui ? en ce moment ? Comment allait-il hier quand c'est arrivé ? »

RECHERCHE

La recherche a démontré que les principaux facteurs de stress chez les enfants sont la peur de voir mourir un de ses parents, de perdre la vue, d'être victime d'un incendie, de voir la famille manquer d'argent, de connaître la guerre, de se faire offrir des drogues et d'entendre ses parents se quereller[13].

DOULEURS ABDOMINALES RÉCURRENTES

Les douleurs abdominales récurrentes sont fréquentes chez les jeunes enfants et les adolescents, chez les filles d'âge scolaire en particulier. En règle générale, la douleur est localisée dans la région périombilicale et survient de manière régulière. Rares sont les cas où on lui décèle une cause organique, comme des problèmes de motilité, de la constipation ou une maladie inflammatoire de l'intestin. Les parents et les professionnels de la santé ne peuvent cependant se permettre de négliger la douleur de l'enfant sous prétexte que sa cause est inconnue. La durée, le moment d'apparition et l'intensité de la douleur sont variables. On peut observer des céphalées, des étourdissements, de la pâleur, de la fatigue, de la dysurie, des vomissements et de la diarrhée. Des selles liquides ou dures y sont associées. Si l'enfant vit une période de stress ou de tension, on notera une aggravation des symptômes.

Pour éliminer la possibilité d'une cause organique, il faut établir minutieusement les antécédents et procéder à un examen physique complet. Il arrive souvent que les enfants atteints de douleurs abdominales récurrentes aient peu d'indépendance et se sentent contrôlés par leurs parents[12]. Le questionnement devrait porter sur les stress que vit l'enfant, son tempérament et ses stratégies d'adaptation, ses habitudes d'élimination et ses antécédents en matière de violence sexuelle[13].

On peut demander des analyses de laboratoire, et notamment une formule sanguine complète, pour s'assurer que l'enfant n'est pas atteint d'un trouble organique. L'enfant peut subir, en consultation externe, des examens de la fonction gastro-intestinale. Il peut également être hospitalisé si son état est grave.

Si les examens ne révèlent aucune cause organique, le traitement des douleurs abdominales récurrentes vise à fournir des exutoires au stress dans le milieu de vie de l'enfant, à renforcer ses stratégies d'adaptation et à établir un régime alimentaire propice à la régularité de l'élimination intestinale.

Soins infirmiers

Les soins infirmiers consistent notamment à soutenir l'enfant et ses parents pendant l'évaluation et les examens diagnostiques. L'infirmière peut enseigner à l'enfant des techniques de relaxation et des stratégies de gestion du stress. Déterminez les facteurs de stress ou les soucis avec lesquels l'enfant est aux prises. Discutez avec les parents de la possibilité de lui laisser plus d'indépendance. Insistez sur l'importance d'un régime alimentaire riche en fibres et de la régularité intestinale. Expliquez à l'enfant et aux parents la nature des douleurs et indiquez-leur que, comme le mal de cou ou les céphalées dans certains cas, elle est engendrée par le stress. Orientez vers un professionnel de la santé mentale les enfants qui souffrent de douleurs abdominales continuelles ou très fréquentes.

ENCOPRÉSIE

L'encoprésie est un trouble de l'élimination qui se caractérise par l'émission de selles à des moments inopportuns, chez un enfant en âge de maîtriser ses sphincters. Elle touche environ 1 % des enfants d'âge scolaire[14]. L'encoprésie est qualifiée de primaire si l'enfant, âgé de 4 ans ou plus, n'a jamais possédé la continence fécale, et de secondaire si l'enfant a connu plusieurs mois de continence. Elle peut être associée à l'énurésie (se reporter au chapitre 17).

L'encoprésie est généralement associée à une rétention, volontaire ou involontaire, des selles dans la partie inférieure du côlon et le rectum, ce qui entraîne la constipation, la dilatation du côlon et la faiblesse du sphincter interne. Des selles liquides s'infiltrent autour des matières fécales dures de sorte que l'enfant n'éprouve pas le besoin de déféquer. Il se souille pendant le jour ou la nuit. Les selles sont petites et dures, et la défécation est irrégulière et douloureuse. L'enfant dégage une odeur nauséabonde qui lui attire les moqueries de ses camarades. Le repli sur soi et les autres perturbations du comportement dues à ce rejet nuisent à l'assiduité et au rendement scolaire. Convaincus que l'enfant souffre de diarrhée ou de constipation, les parents demandent une consultation.

La constipation sous-jacente à l'encoprésie peut être attribuable à des facteurs de stress environnementaux (naissance d'un frère ou d'une sœur, déménagement, changement d'école), à des sentiments de colère ou d'impuissance éprouvés lors de l'apprentissage de la propreté, au régime alimentaire ou à une prédisposition génétique.

Les antécédents, l'examen physique et les examens diagnostiques (comme un lavement baryté) permettent d'éliminer la possibilité de causes organiques ou d'anomalies anatomiques. Une évaluation de la santé mentale et du fonctionnement cognitif peut être indiquée. On doit se renseigner sur les habitudes d'élimination de l'enfant et sur les attitudes des parents à cet égard. Il est souvent utile de connaître les habitudes et le régime alimentaires de l'enfant. L'examen physique révèle parfois une masse indolore dans la partie inférieure de l'abdomen.

Le traitement de l'encoprésie comprend différentes approches. Ainsi, les programmes de modification du comportement qui consistent à renforcer les habitudes d'élimination appropriées se révèlent bénéfiques. De même, la consommation d'aliments riches en fibres comme les fruits, les légumes et les céréales à grain entier prévient la constipation. Il peut être utile, en outre, de limiter la consommation d'aliments raffinés et transformés ainsi que de produits laitiers. Par ailleurs, l'emploi de lubrifiants élimine les fécalomes et favorise la défécation. On peut aussi administrer à l'enfant des médicaments comme de l'huile minérale, des laxatifs mucilagineux et des émollients fécaux pour évacuer temporairement l'intestin. Il peut être utile de demander à l'enfant de s'asseoir sur la cuvette pendant quelques minutes après les repas du matin et du soir. L'intestin met cependant plusieurs mois à se réajuster et à réagir à la stimulation des sphincters. Enfin, une thérapie familiale peut être indiquée dans les cas où le problème est dû à des relations parent-enfant dysfonctionnelles.

Soins infirmiers

La prévention de l'encoprésie compte parmi les objectifs de soins infirmiers. Enseignez aux parents des techniques d'apprentissage de la propreté en leur enjoignant de tenir compte du stade de développement de l'enfant (se reporter au chapitre 2). Incitez les parents à féliciter l'enfant pour ses progrès et à éviter de le punir ou de le harceler. Conseillez-leur de mettre au menu des aliments riches en fibres et d'établir pour leur enfant un horaire régulier d'élimination. Les soins infirmiers à prodiguer en cas d'encoprésie visent à renseigner l'enfant et les parents sur le trouble et son traitement, et à leur apporter du soutien. Expliquez le traitement prévu, y compris les modifications du régime alimentaire et l'administration de laxatifs ou d'émollients fécaux. Rassurez l'enfant en lui disant qu'il est en bonne santé et que le traitement lui vaudra un fonctionnement normal. Suivez l'enfant pendant une période d'au moins six mois afin de vous assurer que lui et sa famille ont pris de bonnes habitudes.

ANOREXIE MENTALE

L'anorexie mentale est un trouble alimentaire potentiellement mortel qui touche principalement des adolescentes et des jeunes femmes. On note une augmentation de l'incidence de cette affection. Au Canada, on estime à 1 à 2 % la proportion d'adolescentes atteintes[15]. La patiente type est de race blanche, provient d'une famille des classes socio-économiques moyenne à supérieure, a de bons résultats scolaires et est considérée comme une « bonne fille ». La maladie apparaît à différents âges, allant de 10 à 25 ans[16], mais le plus souvent à 12 ou 13 ans, et à 17 ou 18 ans[17]. Quoique possible, elle est rare chez les garçons.

Manifestations cliniques

L'adolescente atteinte d'anorexie présente un amaigrissement extrême, est extrêmement préoccupée par son poids et par la nourriture, se livre à des exercices physiques de manière excessive et compulsive, mange et manipule les aliments de façon singulière, et a une distorsion de son image corporelle. Aucune cause physique ne peut expliquer la perte de poids. Elle peut préparer des repas élaborés pour les autres, mais ne manger elle-même que des aliments à faible teneur en énergie[18]. Elle perd constamment du poids, mais ne se débarrasse pas pour autant de sa peur de devenir grosse. On peut aussi remarquer chez elle des signes et des symptômes de dépression, des crises de larmes, des sentiments de solitude et d'isolement, et des idées suicidaires.

Les signes physiques de l'anorexie mentale sont l'intolérance au froid, la diminution de la température corporelle, les étourdissements, la constipation, les malaises abdominaux, les ballonnements, l'aménorrhée, la malnutrition (figure 23-6), l'hypotension orthostatique, la perte de cheveux, les ongles cassants et la peau sèche. Dans certains cas, l'adolescente présente un lanugo (une pilosité fine et duveteuse). Souvent, elle souffre de déséquilibres hydro-électrolytiques (des déséquilibres du potassium en particulier). L'adolescente ou l'enfant est habituellement pleine d'énergie en dépit de sa maigreur. Cependant, une perte pondérale extrême entraîne souvent des arythmies (bradycardie).

Étiologie et physiopathologie

On croit aujourd'hui que de nombreuses causes favorisent l'apparition de l'anorexie ; toutefois, la présence d'une composante psychologique semble évidente. L'importance que notre société accorde à la minceur pousse nombre d'adolescentes à se mettre au

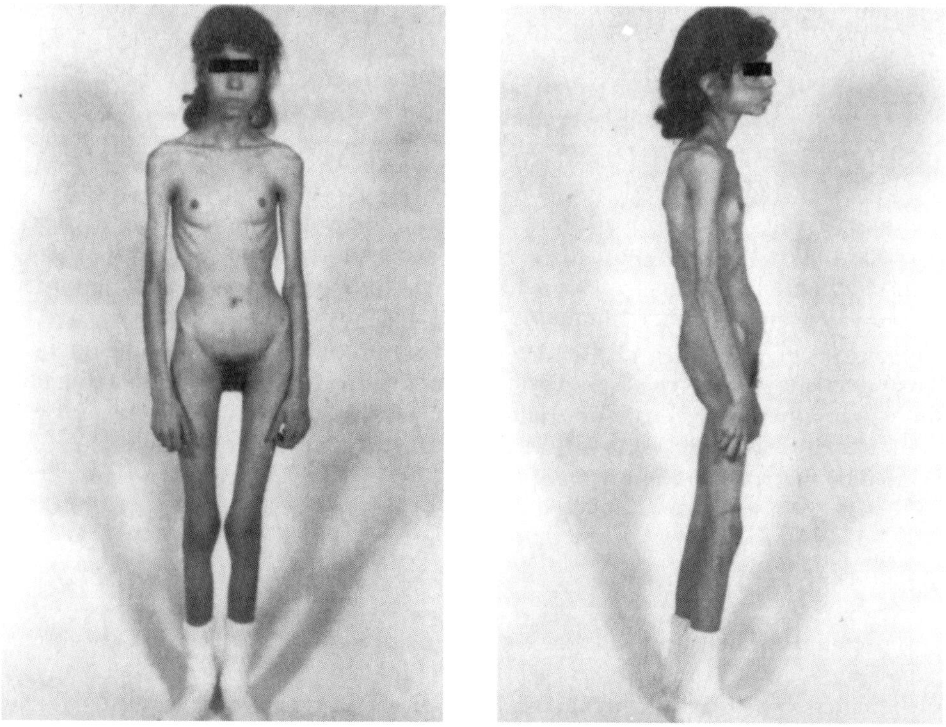

A B

FIGURE 23-6. Apparence physique caractéristique d'une adolescente atteinte d'anorexie mentale.
Tiré de Rowlings, R.P., Williams, S.R., et Beck, C.K. (1992). Mental-health psychiatric nursing *(3e éd.). St. Louis : Mosby-Year Book.*

régime, à se préoccuper de leur image corporelle et à craindre l'obésité. Les chercheurs ont décelé des perturbations chimiques dans le cerveau et le sang des patientes atteintes d'anorexie, ce qui en a poussé certains à postuler l'existence de causes biologiques. Pour l'instant, cependant, on ne sait pas si ces changements sont la cause ou la conséquence de la maladie. Il arrive souvent que l'anorexie apparaisse à la suite d'un stress important, d'une perte ou d'un changement.

Bon nombre d'experts considèrent l'anorexie comme un trouble familial. La présence de parents excessivement contrôlants et perfectionnistes engendrerait des conflits et des schèmes familiaux dysfonctionnels. Dans un tel contexte, les comportements alimentaires de l'adolescente constitueraient des tentatives de conquête d'indépendance et de résolution de conflits psychologiques internes[17].

Pour éviter de grossir, l'adolescente peut s'astreindre à de longues séances d'exercice vigoureux (pouvant aller jusqu'à quatre heures par jour). Elle utilise des laxatifs ou des diurétiques. À mesure que la maladie évolue et que la perte de poids progresse, l'adolescente juge son corps de plus en plus favorablement. Son corps, cependant, réagit comme s'il était frappé d'inanition. L'insuffisance de l'apport protéique et énergétique entraîne une leucopénie, un déséquilibre électrolytique et une hypoglycémie[18]. Une fois que le poids a chuté en deçà d'un seuil critique, les règles cessent.

Examens diagnostiques et traitement médical

Le diagnostic de l'anorexie mentale repose sur les antécédents de la patiente, les manifestations cliniques révélées par l'examen physique et les critères du *DSM-IV* (tableau 23-7).

Le traitement vise à éliminer les problèmes physiques associés à la malnutrition de même que les éléments comportementaux et cognitifs du trouble. On fixe pour l'adolescente un poids à atteindre à raison de 0,1 à 0,2 kg par jour. On peut recourir à l'alimentation entérale (gavage) ou à l'alimentation parentérale totale (APT) pour compenser les pertes de liquide, de protéines et de nutriments (se reporter au chapitre 3 pour une présentation de ces traitements). Il arrive souvent, cependant, que l'adolescente perçoive cette mesure comme une punition.

La thérapie individuelle et familiale permet de faire la lumière sur les schèmes familiaux dysfonctionnels et aide la famille à accepter l'adolescente comme un être indépendant et imparfait. La participation de la famille est essentielle à l'obtention d'un changement durable chez l'adolescente.

TABLEAU 23-7 Critères diagnostiques de l'anorexie mentale selon le *DSM-IV*

A. Refus de maintenir le poids corporel au niveau ou au-dessus d'un poids minimum normal pour l'âge et pour la taille (p. ex., perte de poids conduisant au maintien du poids à moins de 85 % du poids attendu, ou incapacité à prendre du poids pendant la période de croissance conduisant à un poids inférieur à 85 % du poids attendu).
B. Peur intense de prendre du poids ou de devenir gros, alors que le poids est inférieur à la normale.
C. Altération de la perception du poids ou de la forme de son propre corps, influence excessive du poids ou de la forme corporelle sur l'estime de soi, ou déni de la gravité de la maigreur actuelle.
D. Chez les femmes postpubères, aménorrhée c.-à-d. absence d'au moins trois cycles menstruels consécutifs. (Une femme est considérée comme aménorrhéique si les règles ne surviennent qu'après administration d'hormones, par exemple œstrogènes).

Tiré de American Psychiatric Association (1996), Manuel diagnostique et statistique des troubles mentaux, *4e édition. Traduction française, Paris, Masson, 1056 p.*

Nombre d'adolescentes souffrant d'anorexie ont besoin d'un traitement à long terme en consultation externe. Le counseling, individuel ou de groupe, doit se poursuivre pendant deux ou trois ans afin que l'adolescente demeure au poids voulu et conserve une image de soi favorable. On peut prescrire des antidépresseurs pour traiter les troubles concomitants comme la dépression, l'anxiété et le trouble obsessionnel-compulsif.

L'hospitalisation s'impose si l'adolescente a perdu de 25 à 30 % de son poids, si elle présente des déséquilibres hydro-électrolytiques ou des arythmies, ou si la psychothérapie en consultation externe n'a pas produit les résultats escomptés. En milieu hospitalier, on a l'habitude d'associer des techniques de modification du comportement au counseling et à d'autres méthodes.

Collecte des données

Obtenez les antécédents complets de l'adolescente et des membres de sa famille. Renseignez-vous sur les habitudes alimentaires de la patiente, son apport énergétique quotidien, ses activités physiques et son cycle menstruel. Déterminez s'il existe des antécédents familiaux de troubles alimentaires. Recherchez les signes de malnutrition chez la patiente. Mesurez sa taille et son poids, et comparez-les aux normes établies pour son groupe d'âge. Rappelez-vous que la patiente souffrant d'anorexie porte souvent plusieurs vêtements superposés au moment de la pesée et veillez à obtenir une mesure exacte.

Diagnostics infirmiers

Les diagnostics infirmiers qui s'appliquent à l'adolescente atteinte d'anorexie mentale comprennent, notamment, les suivants :

- Déficit nutritionnel : Apport nutritionnel inférieur aux besoins métaboliques relié à des idées fausses sur les besoins alimentaires, à un apport alimentaire insuffisant ou au refus de manger ;
- Risque de déficit de volume liquidien relié à un apport liquidien insuffisant ou à un usage excessif de laxatifs et de diurétiques ;
- Risque d'altération de la température corporelle relié à une perte pondérale excessive et à l'absence de tissu adipeux sous-cutané ;
- Constipation reliée à un apport alimentaire insuffisant ou à un usage excessif de laxatifs ;
- Perturbation de l'image corporelle reliée à une perception déformée de la taille et de la silhouette du corps ;
- Perturbation de l'estime de soi reliée à une dynamique familiale dysfonctionnelle ;
- Stratégies d'adaptation familiale inefficaces : Soutien compromis ou absence de soutien reliées à l'autorité et au perfectionnisme excessifs des parents.

Soins infirmiers

Les soins infirmiers consistent à répondre aux besoins nutritionnels et liquidiens, à prévenir les complications, à administrer les médicaments et à orienter la patiente et sa famille vers les ressources appropriées. Les mesures thérapeutiques utilisées varieront selon les complications physiques, la durée et la gravité de la maladie, les symptômes émotionnels associés et la dynamique familiale. L'adolescente souffrant d'anorexie a tendance à résister au traitement et, face à cette attitude, l'infirmière doit pouvoir composer avec ses propres sentiments de colère et de frustration.

Répondre aux besoins nutritionnels et liquidiens

Mesurez l'apport nutritionnel et liquidien, encouragez l'adolescente à manger et observez son comportement au moment des repas. L'augmentation de l'apport alimentaire pendant l'hospitalisation peut entraîner une modification des habitudes d'élimination chez la patiente. Soyez à l'affût des problèmes possibles, telles la distension abdominale, la constipation et la diarrhée. Demandez quotidiennement une analyse sanguine pour mesurer les électrolytes sériques au besoin.

Si la patiente reçoit une alimentation parentérale totale (APT), observez-la de près afin de déceler l'apparition de complications comme une surcharge circulatoire, une hyperglycémie ou une hypoglycémie. Utilisez des règles d'asepsie stricte lorsque vous changez les tubulures et une technique stérile pour les changements de pansement du cathéter intraveineux central relié à l'APT (se reporter à l'annexe A).

Administrer les médicaments

Mesurez les signes vitaux fréquemment si l'adolescente reçoit des antidépresseurs. Surveillez-la de près afin de détecter les signes d'hypertension et de tachycardie. Administrez les médicaments après les repas pour prévenir l'irritation gastrique.

Orienter vers les ressources appropriées

Orientez les parents et les autres membres de la famille vers des groupes comme l'Association québécoise d'aide aux personnes souffrant d'anorexie mentale ou de boulimie afin qu'ils obtiennent un supplément d'information sur la maladie ainsi qu'une liste des groupes de soutien de leur région (se reporter à l'appendice G).

BOULIMIE

La boulimie est un trouble alimentaire qui se caractérise par des épisodes d'hyperphagie (consommation compulsive d'une grande quantité de nourriture en un bref laps de temps) suivis, la plupart du temps, par un recours à diverses méthodes de purgation (induction du vomissement, consommation de doses importantes de laxatifs ou de diurétiques, etc.). Comme l'anorexie mentale, la boulimie atteint principalement des adolescentes et des jeunes femmes de race blanche issues de milieux socio-économiques aisés. Elle peut également affecter certains garçons. La maladie touche environ 2 à 3 % des adolescentes canadiennes[15]. Elle apparaît habituellement au milieu ou à la fin de l'adolescence, et fréquemment au cours des études collégiales et universitaires[19].

Manifestations cliniques

Comme les adolescentes souffrant d'anorexie, celles atteintes de boulimie sont préoccupées par leur silhouette, leur taille et leur poids. Elles peuvent être grasses ou maigres mais, la plupart du temps, leur poids a varié considérablement au cours des années. Les signes physiques dépendent de la gravité des purgations, de l'inanition, de la déshydratation et du déséquilibre électrolytique. Il n'est pas rare d'observer chez les adolescentes souffrant de boulimie une érosion de l'émail dentaire, des caries dentaires et une récession gingivale dues au vomissement des acides gastriques. L'induction du vomissement entraîne la formation de callosités sur le dos de la main et une distension abdominale. Des dilacérations œsophagiennes et une œsophagite sont également possibles.

Étiologie et physiopathologie

Les causes de la boulimie sont semblables à celles de l'anorexie mentale : sensibilité aux pressions sociales poussant à la minceur, distorsion de l'image corporelle et persistance de schèmes familiaux dysfonctionnels. Alors que les parents de l'adolescente souffrant d'anorexie lui portent une attention excessive, ceux de l'adolescente atteinte de boulimie sont souvent désorganisés et distants. Bon nombre de ces adolescentes souffrent de dépression. On n'a pas encore établi avec certitude si la dépression est la cause ou la conséquence de la compulsion à l'hyperphagie et à la purgation. De fait, il est fréquent que l'adolescente souffrant de boulimie connaisse un épisode de frénésie alimentaire à la suite d'un événement stressant[20].

L'épisode d'hyperphagie a lieu à l'abri des regards et se prolonge pendant plusieurs heures, jusqu'à ce que des malaises abdominaux, des vomissements ou l'intervention d'une autre personne vienne l'interrompre. Au début, l'adolescente prend plaisir à manger frénétiquement. Tout de suite après, cependant, elle est submergée par des sentiments de culpabilité, de honte, de colère et de dépression ; la peur de perdre la maîtrise de soi et d'engraisser l'envahit. L'anxiété s'installe au fur et à mesure que ces sentiments s'intensifient. C'est alors que l'adolescente recourt à la purgation.

La purgation élimine les ballonnements et prévient le gain pondéral. La dépression et le sentiment de culpabilité s'en trouvent soulagés, mais pour un temps seulement. L'adolescente effectue plusieurs cycles d'hyperphagie-purgation par jour et perd à la longue la capacité à réagir aux signaux normaux de la faim et de la satiété.

Examens diagnostiques et traitement médical

Il est nécessaire d'obtenir les antécédents complets de l'adolescente car, le plus souvent, elle semble présenter un poids normal ou légèrement inférieur à la normale. Les analyses de laboratoire peuvent révéler des déséquilibres électrolytiques et des perturbations hématologiques. On confirme le diagnostic en s'appuyant sur les critères du *DSM-IV* (tableau 23-8).

Le traitement de la boulimie consiste à soulager les problèmes physiologiques, mais aussi à procéder à une modification du comportement et à une psychothérapie. La modification du comportement vise à éliminer les pratiques alimentaires dysfonctionnelles et à les remplacer par des habitudes normales. Les sentiments de découragement et de désespoir persistent jusqu'à la disparition des épisodes d'hyperphagie et de purgation. Aussi cherche-t-on à amorcer un changement de comportement dès les débuts du traitement. Une fois que les interventions initiales ont porté fruit, la thérapie de groupe se révèle bénéfique tant pour les personnes atteintes de boulimie que pour celles atteintes d'anorexie[20, 21]. On recourt parfois aux mesures thérapeutiques suivantes :

- Éduquer l'adolescente en matière de nutrition (choix d'aliments et valeur énergétique).
- Encourager l'adolescente à tenir un journal alimentaire et l'aider à établir le rapport entre les états émotionnels, le stress et la compulsion à l'hyperphagie ou à la purgation.

TABLEAU 23-8 Critères diagnostiques de la boulimie selon le *DSM-IV*

A. Survenue récurrente de crises de boulimie (« binge eating »). Une crise de boulimie répond aux deux caractéristiques suivantes :
   1. absorption, en une période de temps limitée (p. ex., moins de 2 heures), d'une quantité de nourriture largement supérieure à ce que la plupart des gens absorberaient en une période de temps similaire et dans les mêmes circonstances
   2. sentiment d'une perte de contrôle sur le comportement alimentaire pendant la crise (p. ex., sentiment de ne pas pouvoir s'arrêter de manger ou de ne pas pouvoir contrôler ce que l'on mange ou la quantité que l'on mange)

B. Comportements compensatoires inappropriés et récurrents visant à prévenir la prise de poids, tels que : vomissements provoqués ; emploi abusif de laxatifs, diurétiques, lavements ou autres médicaments ; jeûne ; exercice physique excessif.

C. Les crises de boulimie et les comportements compensatoires inappropriés surviennent tous deux, en moyenne, au moins deux fois par semaine pendant trois mois.

D. L'estime de soi est influencée de manière excessive par le poids et la forme corporelle.

E. Le trouble ne survient pas exclusivement pendant des épisodes d'Anorexie mentale (Anorexia nervosa).

Tiré de American Psychiatric Association (1996), Manuel diagnostique et statistique des troubles mentaux, 4e édition. Traduction française, Paris, Masson, 1056 p.

- Établir un programme d'alimentation quotidien composé de trois repas et de trois collations (prévoir les mêmes aliments aux mêmes heures afin de dissiper les idées fausses de l'adolescente sur les aliments qui font grossir et de lui éviter l'anxiété liée au choix des aliments du repas suivant).

Par la suite, on doit s'attaquer aux problèmes psychosociaux sous-jacents. Les objectifs de la thérapie sont de fournir à l'adolescente des stratégies d'adaptation efficaces et d'augmenter son estime de soi.

L'hospitalisation n'est nécessaire qu'en présence de déséquilibres hydro-électrolytiques graves causés par des cycles incontrôlables d'hyperphagie et de purgation accompagnés de dépression ou d'activité suicidaire. La thérapie à long terme est garante d'un bon pronostic.

Collecte des données

Obtenez tous les antécédents de l'adolescente et de sa famille, en vous informant notamment sur l'apport alimentaire quotidien et sur les fluctuations du poids. Demandez à la patiente si elle souffre de distension ou de douleurs abdominales, ce qui pourrait indiquer des habitudes anormales d'alimentation ou d'élimination. Examinez la bouche afin de déceler une détérioration de l'émail dentaire causée par les vomissements. De même, recherchez la présence de callosités sur les mains.

Diagnostics infirmiers

Les diagnostics infirmiers qui s'appliquent à l'adolescente atteinte de boulimie comprennent, notamment, les suivants :

- Déficit ou excès nutritionnel : Apport nutritionnel inférieur ou supérieur aux besoins métaboliques relié à l'hyperphagie et à la purgation, aux vomissements ou à l'usage de laxatifs ;
- Risque de déficit de volume liquidien relié à la fréquence des vomissements ou à l'usage de laxatifs ;
- Atteinte à l'intégrité de la muqueuse buccale reliée aux effets nuisibles des acides gastriques contenus dans les vomissements ;
- Manque de connaissances (de l'enfant ou de l'adolescent) relié aux risques associés à l'usage excessif des laxatifs et des diurétiques ;
- Anxiété reliée à la prise de poids et à la perte de la maîtrise des comportements alimentaires ;
- Perturbation de l'estime de soi reliée à une dynamique familiale dysfonctionnelle ;
- Stratégies d'adaptation individuelle inefficaces reliées aux facteurs de stress.

Soins infirmiers

Les soins infirmiers consistent à surveiller l'apport alimentaire et les habitudes d'élimination, à prévenir les complications et à orienter la patiente vers les ressources appropriées.

Pendant son hospitalisation, l'adolescente tient un journal alimentaire où elle note tout ce qu'elle mange. Surveillez l'adolescente, car elle peut cacher, donner ou jeter des aliments, ou encore s'éclipser aux toilettes après les repas. Observez l'adolescente de près au cours du sevrage des laxatifs et des diurétiques afin de déceler l'apparition de déséquilibres hydro-électrolytiques. Une altération importante de la concentration de potassium peut nécessiter un monitorage cardiaque. On traite les dilacérations de l'œsophage et l'œsophagite afin de favoriser la cicatrisation de la muqueuse. On peut administrer des médicaments tels que des antidépresseurs. Incitez l'adolescente à assister assidûment à ses séances de thérapie.

Orientez l'adolescente souffrant de boulimie et sa famille vers les organismes qui peuvent leur offrir de l'information et du soutien (se reporter à l'annexe G).

> **CONSEIL CLINIQUE**
>
> Surveillez l'adolescente souffrant de boulimie pendant au moins une demi-heure après chaque repas afin de vous assurer qu'elle ne tente pas de se faire vomir. Ne la laissez pas entrer seule dans sa chambre pendant cette période. Par exemple, convenez avec elle qu'elle passera la demi-heure assise près du poste des infirmières.

► TOXICOMANIE

La toxicomanie est un problème de santé grandissant qui touche les enfants et les adolescents de toutes les classes socio-économiques. Il est important de se rappeler que l'usage de n'importe quelle drogue constitue un risque physique et psychologique grave pour les enfants et les adolescents.

Des études démontrent que l'usage quotidien de la marijuana a diminué chez les adolescents, mais que la consommation d'autres substances, l'alcool, la cocaïne, le crack et l'héroïne en particulier, demeure élevée[22]. Une enquête réalisée en 1992 auprès d'élèves du secondaire aux États-Unis a donné des résultats alarmants. Trente-quatre pour cent des élèves se livraient à des beuveries; de plus, l'âge moyen lors de la première consommation d'alcool et de tabac était de 12 ans[18]. Les drogues synthétiques comme la phencyclidine (PCP), communément appelées « designer drugs », imitent les effets des narcotiques, des stimulants et des hallucinogènes et présentent aussi des dangers importants.

Les médicaments en vente libre, dont l'usage est autorisé par la loi, font souvent l'objet d'une consommation excessive. Parmi ces substances offertes dans les magasins d'alimentation et les pharmacies, on trouve les antihistaminiques, l'atropine, les bromures, la caféine, l'éphédrine, la pseudo-éphédrine, la phénylpropanolamine et les substituts des amphétamines. La consommation de substances volatiles à inhaler, les colles par exemple, semble augmenter chez les enfants d'âge scolaire et les adolescents. Certains athlètes, pour leur part, consomment des stéroïdes anabolisants.

CONSEIL CLINIQUE

Les symptômes suivants peuvent traduire un syndrome de sevrage d'alcool chez les adolescents : anxiété, céphalées, tremblements, nausées et vomissements, malaise ou faiblesse, tachycardie, hypertension, insomnie, dépression ou irritabilité, hallucinations.

Manifestations cliniques

La toxicomanie chez les enfants et les adolescents passe souvent inaperçue aux yeux des professionnels de la santé[23]. En effet, le tableau clinique est très variable et dépend du type de drogue consommée, de la quantité, de la fréquence, du moment de la dernière prise et du degré de dépendance (tableau 23-9).

Les manifestations cliniques les plus fréquentes sont des altérations des signes vitaux, une perte de poids, une fatigue chronique, une toux chronique, une congestion respiratoire, une rougeur des yeux, une apathie et des malaises généralisés. L'évaluation de l'état mental peut révéler des altérations de la conscience, de l'attention, de la concentration et des opérations de la pensée, ainsi que des idées délirantes et des hallucinations. Il n'est pas rare non plus que le patient présente une faible estime de soi, des sentiments de culpabilité ou d'indignité ainsi que des idées de suicide ou d'homicide.

Un faible rendement scolaire ainsi que des modifications de l'humeur, des habitudes de sommeil, de l'appétit, de l'habillement et des relations sociales sont des caractéristiques non spécifiques de la toxicomanie chez l'enfant.

Étiologie et physiopathologie

Dans la plupart des cas, la toxicomanie constitue une réaction d'inadaptation aux facteurs de stress de l'enfance et de l'adolescence. Certains enfants commencent à consommer des drogues ou de l'alcool parce qu'ils vivent des situations stressantes et veulent imiter certains membres de leur famille ou leurs camarades. Les risques sont plus élevés dans le cas des enfants issus de familles ayant des antécédents de toxicomanie. Les autres facteurs de risque sont la rébellion, l'agressivité, la faiblesse de l'estime de soi, les relations familiales dysfonctionnelles, l'absence d'un réseau de soutien adéquat, les échecs scolaires, le manque de jugement et l'impulsivité.

En règle générale, les premières expériences sont désagréables. À force de consommer, cependant, l'adolescent apprend à « planer », c'est-à-dire à obtenir une illusion de puissance et de bien-être. Avide de cette sensation, il cherche donc activement à se procurer de l'alcool ou des drogues. La tolérance s'installe, et l'adolescent a besoin

TABLEAU 23-9 Les drogues les plus répandues et leurs effets

Drogue	Potentiel de dépendance	Effets
Dépresseurs Alcool, barbituriques (amobarbital, pentobarbital, sécobarbital)	*Physique et psychologique* : fort ; varie quelque peu selon les drogues	*Physiques* : diminution du tonus musculaire et de la coordination, tremblements *Psychologiques* : altération de l'élocution, de la mémoire et du jugement ; désorientation ; diminution de la durée d'attention ; labilité émotionnelle
Stimulants Amphétamines (p. ex. benzédrine), caféine, cocaïne	*Physique* : faible à modéré *Psychologique* : fort ; le sevrage des amphétamines et de la cocaïne peut entraîner une dépression grave	*Physiques* : dilatation des pupilles, augmentation du pouls et de la tension artérielle, rougissement de la peau, nausées, anorexie, tremblements *Psychologiques* : euphorie ; augmentation de la vigilance, agitation ou irritabilité ; hallucinations ; insomnie
Opiacés Codéine, héroïne, mépéridine (Demerol), méthadone, morphine, opium, oxycodone (Percodan)	*Physique et psychologique* : fort ; varie quelque peu selon les drogues ; le sevrage est pénible mais il est rarement potentiellement mortel	*Physiques* : analgésie, dépression respiratoire et affaiblissement du tonus musculaire (ce qui peut entraîner le coma ou la mort), nausées, contraction des pupilles *Psychologiques* : modification de l'humeur (euphorie généralement), somnolence, altération de l'attention ou de la mémoire, sentiment de calme
Hallucinogènes Diéthylamide de l'acide lysergique (LSD), mescaline, phencyclidine (PCP)	*Physique* : aucun *Psychologique* : inconnu	*Physiques* : manque de coordination, dilatation des pupilles, hypertension, élévation de la température corporelle ; une intoxication grave par le PCP peut entraîner des convulsions, une dépression respiratoire, le coma et la mort *Psychologiques* : illusions et hallucinations visuelles, altération des perceptions du temps et de l'espace, labilité émotionnelle, psychose
Substances volatiles Colles, liquide correcteur, peintures à l'acrylique, produits détachants, combustible pour briquet, essence, butane	*Physique et psychologique* : varie selon les drogues	*Physiques* : altération de la coordination, lésions hépatiques (dans certains cas) *Psychologiques* : altération du jugement, délire
Marijuana	*Physique* : faible *Psychologique* : faible généralement, mais peut être de modéré à fort	*Physiques* : tachycardie, rougissement des conjonctives, sécheresse de la bouche, augmentation de l'appétit *Psychologiques* : anxiété suivie d'euphorie ; sensation ébrieuse ; altération de l'attention, du jugement et de la mémoire

D'après Finke, L. (1992). Nursing interventions with children and adolescents experiencing substance abuse. Dans P. West et C.L. Sieloff Evans (dir.), Psychiatric and mental health with children and adolescents *(p. 244-246). Gaithersburg, MD : Aspen Publications, Exhibit 17-1 ; Lahmeyer, H.W., Channon, R.A. et Francis Schlemmer, R., Jr. (1993). Psychoactive substance abuse. Dans J.A. Flaherty, J.M. Davis et P.G. Janicak,* Psychiatry : Diagnosis & therapy *(2e édition, 1993, p. 268-283). Norwalk, CT: Appleton & Lange.*

de quantités toujours croissantes pour atteindre l'état désiré. Les tissus de l'organisme ont dorénavant besoin de la substance pour fonctionner, et c'est la dépendance physique et psychologique. Privé de la substance, l'adolescent éprouve des symptômes de sevrage.

Examens diagnostiques et traitement médical

Il existe de nombreux critères diagnostiques psychiatriques pour chaque catégorie de drogues. Les enfants et les adolescents qui sont atteints d'autres troubles psychosociaux ont tendance à consommer des drogues ou de l'alcool. Aussi le traitement doit-il porter non seulement sur la toxicomanie, mais aussi sur le problème sous-jacent. L'enfant ou l'adolescent ainsi que sa famille doivent participer aux interventions.

L'objectif principal du traitement est d'enseigner à l'enfant et aux membres de sa famille à acquérir et à conserver des stratégies d'adaptation adéquates et positives tout en leur apportant le soutien nécessaire. La plupart des programmes offrent des services en milieu hospitalier, au cours d'une hospitalisation, et en consultation externe, de même que des services de suivi. Généralement, ces programmes recourent à l'aide entre pairs pour favoriser l'abstinence, l'harmonie des relations familiales et l'acquisition de stratégies d'adaptation efficaces. La participation de la famille est fortement recommandée. L'hospitalisation s'impose si l'enfant présente une dépendance physique importante et si le sevrage le prédispose à des complications comme les convulsions, la dépression et les tentatives de suicide.

CONSEIL CLINIQUE

Les jeunes qui consomment des drogues, de l'alcool ou d'autres substances sont sujets à des accidents qui nécessitent une hospitalisation. Recherchez les signes de consommation de drogues, d'alcool ou d'autres substances chez tous les enfants et tous les adolescents hospitalisés à la suite d'un accident d'automobile survenu alors qu'ils étaient au volant, d'une chute, d'une quasi-noyade ou d'un échange de coups de feu.

CROISSANCE ET DÉVELOPPEMENT

L'infirmière peut devoir interroger en privé l'enfant d'âge scolaire ou l'adolescent afin de se renseigner sur sa consommation de drogue. Or, celui-ci est susceptible de ne livrer l'information que si une relation de confiance a pu être établie avec l'infirmière.

Collecte des données

L'infirmière peut se trouver en présence d'un enfant ou d'un adolescent souffrant de toxicomanie au service des urgences, en consultation externe ou au cours d'une hospitalisation pour une blessure ou un autre problème aigu. La collecte des données consiste à établir minutieusement les antécédents de l'enfant et des parents, à observer le comportement de l'enfant et à procéder à un examen physique. Notez l'âge auquel la consommation a commencé, les habitudes de consommation, la durée de la consommation, la quantité consommée et l'état psychologique de l'enfant quand il est sous l'effet de la drogue. L'augmentation du risque chez les enfants dont les parents ont des antécédents de toxicomanie traduit l'existence de facteurs tant génétiques qu'environnementaux.

Données physiologiques

Recherchez les signes et les symptômes de la toxicomanie, dont la rougeur des yeux, la dilatation des pupilles, les troubles de l'élocution et la perte de poids. L'adolescent peut paraître somnolent ou, au contraire, agité, maladroit ou incohérent. Ne négligez aucune possibilité et pensez, par exemple, à la colle des modèles réduits et à l'essence.

Données psychologiques

La toxicomanie peut se manifester par un changement des habitudes sociales. Ainsi, les parents peuvent signaler que leur enfant ou leur adolescent réussit moins bien qu'avant à l'école ou se désintéresse des activités scolaires. Il ne présente pas ses nouveaux amis à ses parents et il évite les contacts avec ceux-ci, comme avec les autres adultes qui comptaient autrefois pour lui. Notez la consommation actuelle de l'enfant, son potentiel de violence et sa motivation à changer. Évaluez la solidité du réseau de soutien familial.

Diagnostics infirmiers

Les diagnostics infirmiers qui s'appliquent à l'enfant et à l'adolescent qui consomme des drogues ou de l'alcool sont, notamment, les suivants :

- Perturbation des interactions sociales reliée à la consommation de drogue ou d'alcool et aux effets de ces substances ;
- Perturbation de l'estime de soi reliée aux relations familiales et sociales dysfonctionnelles ;
- Risque d'accident relié à l'altération des perceptions sensorielles ;

- Risque de violence envers soi ou envers les autres relié à la dépendance physique créée par les drogues, l'alcool ou d'autres substances et à l'impulsivité des actions visant à obtenir la prochaine dose.

Soins infirmiers

Prodiguer des soins aux enfants et aux adolescents qui consomment des drogues, de l'alcool et d'autres substances est une tâche difficile et, souvent, frustrante. Bon nombre de ces patients ont besoin d'un counseling en santé mentale de longue durée pour résoudre les problèmes sous-jacents et modifier leur comportement.

La prévention demeure la meilleure intervention. L'infirmière peut jouer un rôle clé auprès des enfants et de leurs familles en diffusant de l'information sur la toxicomanie dans les écoles et dans la communauté. Cet enseignement doit être entrepris dès l'école primaire. Divers organismes privés et gouvernementaux ont élaboré des programmes de prévention vers lesquels il peut être bénéfique d'orienter l'enfant, les parents et les autres membres de la famille (se reporter à l'annexe G). Parmi les groupes de soutien présents dans la plupart des régions, on compte les Alcooliques anonymes, les Narcotiques anonymes et Nar-Anon (groupe d'entraide pour les familles et les amis des dépendants de drogues).

► DÉPRESSION ET ANXIÉTÉ

On peut considérer la dépression et l'anxiété comme des symptômes ou comme des états morbides. Un *symptôme* est à la fois une sensation subjective et une manifestation physiologique d'un trouble. On diagnostique un *état morbide*, par ailleurs, lorsqu'un ensemble de symptômes découle d'une cause déterminée.

DÉPRESSION

Il y a à peine quelques années que l'on reconnaît la dépression chez les enfants comme un état clinique. Encore aujourd'hui, un grand nombre d'enfants confiés à des centres psychopédagogiques ou à des professionnels de la santé mentale en raison de problèmes de comportement ou de difficultés scolaires souffrent en réalité de dépression. La proportion d'enfants atteints de dépression majeure s'établit à environ 2 % avant la puberté et à environ 5 % à l'adolescence[24]. Avant la puberté, la dépression est plus répandue chez les garçons que chez les filles. La fréquence des symptômes et des troubles associés à la dépression augmente avec l'âge, de même que le rapport entre le nombre de filles atteintes et celui de garçons atteints[25].

Manifestations cliniques

Une diminution du rendement scolaire et des activités sociales, un excès ou un manque de sommeil, une augmentation ou une diminution de l'appétit, divers symptômes somatiques, en particulier des céphalées et des maux d'estomac, une diminution de l'énergie, des difficultés de concentration et de prise de décision, une diminution de l'estime de soi et des sentiments de désespoir constituent les signes caractéristiques de la dépression majeure chez les enfants et les adolescents.

Étiologie et physiopathologie

Les théories ne manquent pas pour expliquer l'origine de la dépression chez les enfants et les adolescents. Ainsi, la dépression pourrait avoir des causes biologiques ou découler d'un sentiment acquis d'impuissance, de distorsions cognitives, d'un déficit d'habiletés sociales ou d'une dysfonction familiale[25]. Il arrive que la dépression atteigne un enfant privé de soins et d'attention par un parent lui-même en dépression. La violence et la négligence prédisposent les enfants, les très jeunes en particulier, à la dépression. On détecte chez la moitié environ des enfants souffrant de dépression au moins un autre problème psychiatrique, tels le trouble d'hyperactivité avec déficit d'attention, l'anxiété ou un trouble de la personnalité[25].

Examens diagnostiques et traitement médical

L'évaluation initiale est confiée à un pédopsychologue ou à un pédopsychiatre. Ces spécialistes disposent de diverses échelles et techniques, mais ils possèdent très peu d'outils pour évaluer les enfants de moins de 6 ans[25].

Le traitement consiste en une psychothérapie en association avec l'administration de médicaments psychotropes. C'est souvent l'association de la thérapie individuelle, de la thérapie familiale et de la thérapie de groupe qui se révèle la plus bénéfique pour les jeunes enfants et les adolescents. Il est essentiel de faire participer les parents et les autres membres de la famille au traitement. La thérapie de groupe donne de bons résultats chez les adolescents, car ceux-ci accordent beaucoup d'importance aux relations avec leurs pairs. Par ailleurs, on peut recourir à la thérapie cognitive pour les adolescents et à la thérapie par le jeu pour les jeunes enfants (se reporter à la description au début du chapitre).

Les antidépresseurs les plus fréquemment prescrits aux enfants et aux adolescents sont l'imipramine (Tofranil), la désipramine (Norpramin), la paroxétine (Paxil), la fluoxétine (Prozac) et l'amitriptyline (Elavil).

Collecte des données

Au moment de l'admission, l'infirmière procède avec soin à l'établissement des antécédents et à un examen physique comprenant une observation du comportement. Elle détermine si l'enfant présente les facteurs de risque de la dépression et de l'anxiété (tableau 23-10).

Diagnostics infirmiers

Plusieurs des diagnostics infirmiers qui peuvent s'appliquer à l'enfant ou à l'adolescent hospitalisé pour une dépression apparaissent dans le plan de soins infirmiers présenté plus loin. D'autres diagnostics peuvent également s'appliquer, notamment les suivants :

- Difficulté à se maintenir en santé reliée à l'incapacité à accomplir les activités de la vie quotidienne ou à l'indifférence face à ces activités ;
- Excès nutritionnel : Apport nutritionnel supérieur aux besoins métaboliques relié à la prise compulsive d'aliments, pratiquée en tant que mécanisme de compensation ;
- Sentiment d'impuissance relié à une impression envahissante de désespoir ou à l'incapacité à s'adapter ;
- Perturbation de l'estime de soi reliée à une dynamique familiale dysfonctionnelle.

TABLEAU 23-10 Facteurs de risque de la dépression et de l'anxiété chez les enfants et les adolescents

Parents : négligence, violence ou perte (disparition)
Relations sociales stressantes
École : pressions et rendement insatisfaisant
Relations familiales dysfonctionnelles
Antécédents familiaux de dépression, de suicide, de toxicomanie, d'alcoolisme ou d'autres troubles psychologiques
Maladie chronique et hospitalisations fréquentes

Soins infirmiers

Les soins infirmiers de l'enfant hospitalisé pour une dépression consistent à administrer les médicaments et à apporter des soins de soutien. Mesurez régulièrement les signes vitaux de l'enfant s'il reçoit des antidépresseurs. Soyez à l'affût des effets secondaires de ces médicaments, comme l'hypertension et la tachycardie. Consultez le plan de soins infirmiers présenté plus loin pour obtenir plus de détails sur les interventions appropriées à l'enfant ou à l'adolescent hospitalisé pour une dépression.

Planifier le congé et enseigner à la famille les soins à domicile

Au moment du congé qui fait suite à une hospitalisation, enseignez aux parents à reconnaître les signes et les symptômes d'une aggravation de l'anxiété et de la dépression. Indiquez-leur aussi la posologie et les effets secondaires des médicaments prescrits. Orientez la famille vers les professionnels de la santé et les groupes de soutien appropriés.

Soins dans la communauté

La plupart des enfants atteints de dépression sont traités en milieu communautaire. Gardez le contact avec la famille, en profitant de leurs visites en clinique et en effectuant des visites à domicile. Les enseignants et les thérapeutes savent évaluer le rendement scolaire que l'on peut attendre de l'enfant. Conseillez à la famille de confier le jeune enfant à un service de garde scolaire afin qu'il ne reste pas seul à la maison pendant de longues périodes. Aidez la famille à trouver le soutien dont elle a besoin pour s'occuper d'un enfant atteint de dépression.

SUICIDE

En 1996, au Canada, où le suicide se classe au deuxième rang des causes de mortalité chez les adolescents de 15 à 19 ans[26], 41 jeunes de moins de 14 ans et 231 jeunes de 15 à 19 ans[27]se sont suicidés. Depuis 1970, le taux de suicide chez les jeunes Canadiens a quasiment doublé[28]. En 1997, au Québec, on a recensé 17 suicides chez des enfants et des adolescents de 10 à 14 ans, et 101 cas chez les 15 à 19 ans[29]. Avec l'Alberta, le Québec est la province où le taux de suicide est le plus élevé[28]. Soulignons qu'il y a également de nombreuses tentatives de suicide chaque année. Quoique certaines soient reconnues comme telles, un bon nombre d'entre elles sont considérées comme des « accidents ».

Les morts par suicide sont 3 à 4 fois plus nombreuses chez les garçons que chez les filles[29]. La proportion s'inverse pourtant en ce qui a trait aux tentatives de suicide. Le phénomène est peut-être attribuable au choix des moyens : les filles prennent des doses excessives de médicaments (aspirine, acétaminophène, antidépresseurs, barbituriques) ou s'ouvrent les poignets tandis que les garçons recourent à des méthodes plus radicales, tels les armes à feu, la pendaison et le saut d'un endroit élevé. Il n'est pas rare que les professionnels de la santé et les parents qualifient d'« accidents » les tentatives de suicide chez les enfants et les adolescents. Les adultes ont en effet de la difficulté à croire que des enfants, les plus jeunes en particulier, aient quelque raison que ce soit de vouloir mettre fin à leurs jours. Par conséquent, il arrive souvent que les enfants portant des signes de tentative de suicide soient traités comme des victimes de blessure non intentionnelle à leur arrivée au service des urgences ; plus tard, ils reçoivent leur congé sans qu'on ait prévu à leur intention des soins de suivi appropriés.

Le suicide peut être associé à des facteurs personnels, familiaux, sociaux, ou encore à un trouble évolutif de santé mentale, par exemple une dépression, une psychose ou de la toxicomanie. Les facteurs de risque du suicide sont nombreux chez les enfants et les adolescents (tableau 23-11). Le plus répandu chez les adolescents est la dépression. L'ennui, l'agitation, les difficultés de concentration, l'irritabilité, la léthargie, la mauvaise conduite intentionnelle, les préoccupations face au corps et à la santé ainsi qu'une dépendance ou un isolement excessifs (par rapport aux parents en particulier) constituent les signes et les symptômes d'une dépression sous-jacente pouvant mener au suicide.

RECHERCHE

Des études ont démontré que les facteurs déclenchants du suicide seraient différents chez les filles et les garçons. Les adolescentes pensent au suicide plus fréquemment lorsque leur situation est instable, et leurs tentatives sont impulsives. Les adolescents, pour leur part, pensent au suicide lorsqu'ils sont déprimés et insatisfaits de leur environnement social[30].

PLAN DE SOINS INFIRMIERS

L'ENFANT OU L'ADOLESCENT HOSPITALISÉ POUR UNE DÉPRESSION

OBJECTIF	INTERVENTION	JUSTIFICATION	RÉSULTAT ESCOMPTÉ
1. Perte d'espoir reliée à la peur et à l'anxiété			
L'enfant ou l'adolescent exprimera ses sentiments de désespoir.	• Encourager l'enfant ou l'adolescent à verbaliser librement ses sentiments. Analyser avec lui ses sentiments de désespoir, de tristesse ou de solitude. Souligner le lien entre les sentiments et le comportement. Évaluer l'enfant ou l'adolescent afin de déterminer l'événement qui a précipité l'apparition des sentiments de tristesse.	• L'expression des sentiments peut contribuer à soulager la tristesse, la solitude et le désespoir. Faire preuve d'ouverture et éviter de juger les sentiments que l'enfant exprime.	Au moment du congé, l'enfant ou l'adolescent manifeste de l'intérêt pour l'avenir.
	• Encourager l'enfant ou l'adolescent à accomplir ses autosoins et à participer aux activités de l'unité. Établir une routine afin de conférer au patient un sentiment de maîtrise.	• L'enfant ou l'adolescent éprouvera un sentiment de maîtrise en participant activement à ses autosoins et à son traitement.	
	• Administrer les médicaments selon l'ordonnance et noter les effets au dossier dans les notes d'observations de l'infirmière.	• Les antidépresseurs améliorent l'humeur.	
2. Stratégies d'adaptation individuelle inefficaces reliées à une dynamique familiale dysfonctionnelle			
L'enfant ou l'adolescent utilisera des stratégies d'adaptation efficaces.	• Enseigner des stratégies d'adaptation constructives et efficaces, comme l'imagerie mentale dirigée et la relaxation. Aider l'enfant ou l'adolescent à miser sur ses forces plutôt que de déplorer ses faiblesses.	• Les techniques thérapeutiques peuvent aider l'enfant ou l'adolescent à remplacer les pensées et les images négatives par des croyances et des images positives et constructives.	L'enfant ou l'adolescent verbalise et démontre une capacité d'adaptation appropriée à son âge.
	• Aider l'enfant ou l'adolescent à déterminer les amis, les parents et les autres personnes qui manifestent de l'optimisme et de l'encouragement.	• L'enfant ou l'adolescent se rendra compte que les gens peuvent être affectueux et encourageants (ce qui renforcera son estime de soi).	

PLAN DE SOINS INFIRMIERS

L'ENFANT OU L'ADOLESCENT HOSPITALISÉ POUR UNE DÉPRESSION *(suite)*

OBJECTIF	INTERVENTION	JUSTIFICATION	RÉSULTAT ESCOMPTÉ
3. Perturbation des interactions sociales reliée à une faible estime de soi et à une image corporelle défavorable			
L'enfant ou l'adolescent participera à des activités et à des conversations dont il prendra l'initiative.	• Aider l'enfant ou l'adolescent à trouver des sujets et des activités qui l'intéressent.	• En participant à des conversations et à des activités qui l'intéressent, l'enfant ou l'adolescent se détournera de son anxiété et de sa dépression.	Au moment du congé, l'enfant ou l'adolescent amorce des conversations et des activités avec le personnel et avec ses pairs.
	• Encourager les interactions avec le personnel et avec les pairs.	• Chaque interaction positive et constructive représente une victoire pour l'enfant ou l'adolescent. Chaque victoire renforce le désir d'avoir davantage d'interactions sociales.	
	• Faciliter les visites des parents et des amis.	• Les visites sont l'occasion d'interactions positives, constructives et gratifiantes.	
	• Renseigner la famille sur le type d'interactions qui renforcent l'estime de soi.	• Il arrive souvent que les interactions familiales existantes soient insatisfaisantes.	
4. Déficit nutritionnel: Apport nutritionnel inférieur aux besoins métaboliques relié à la perte d'appétit associée à la dépression			
L'apport alimentaire quotidien de l'enfant ou de l'adolescent sera suffisant au maintien d'un état nutritionnel optimal.	• Offrir des collations nutritives et des suppléments alimentaires liquides fréquemment au cours de la journée.	• Les aliments qui sont faciles à manger incitent l'enfant ou l'adolescent à s'alimenter et favorisent le maintien d'un état nutritionnel adéquat.	Au moment du congé, l'apport alimentaire quotidien de l'enfant ou de l'adolescent est suffisant au maintien d'un état nutritionnel optimal.
	• Offrir des boissons riches en vitamines, en minéraux et en énergie dans des récipients faciles à transporter.	• La consommation de ces boissons constitue un moyen commode pour répondre aux besoins liquidiens et électrolytiques de l'enfant ou de l'adolescent.	

TABLEAU 23-11 **Suicide : facteurs de risque chez les enfants et les adolescents**

Difficultés scolaires
Grossesse
Consommation de drogues, toxicomanie
Problèmes amoureux
Anxiété
Antécédents de problèmes familiaux chroniques
Maladie chronique
Violence physique, psychologique ou sexuelle
Antécédents familiaux de suicide
Antécédents de dépression
Faiblesse chronique de l'estime de soi

ALERTE INFIRMIÈRE

Si les menaces de suicide persistent après la signature d'un contrat de « non-suicide » avec un professionnel de la santé, il faut hospitaliser l'enfant ou l'adolescent pour assurer sa sécurité. *Toutes les menaces de suicide doivent être prises au sérieux.*

Certains signes peuvent nous permettre de reconnaître qu'un enfant ou un adolescent pense au suicide ou en a planifié un. Ces derniers peuvent être des messages verbaux soit directs (très clairs), soit indirects (plus subtils), ainsi que des indices comportementaux et émotifs. Le tableau 23-12 présente les signes précurseurs du suicide qui peuvent être notés chez les enfants et les adolescents.

On pourra admettre dans une unité psychiatrique ou traiter dans un établissement communautaire de santé mentale l'enfant ou l'adolescent à risque. Le traitement peut comprendre une thérapie de groupe, une thérapie familiale ou une thérapie individuelle. La méthode du contrat de « non-suicide » peut aussi se révéler bénéfique. Par ce contrat, l'enfant s'engage à ne faire aucune tentative de suicide pendant une période donnée, par exemple, une semaine, une journée ou même seulement cinq minutes. S'il enfreint le contrat, il est hospitalisé pendant 24 heures au moins pour évaluation et observation.

Soins infirmiers

Quel que soit le milieu où vous travaillez, sachez reconnaître les enfants et les adolescents à risque pour le suicide. Signalez les menaces de suicide et les comportements dépressifs. Rappelez-vous que le suicide d'un enfant ou d'un adolescent peut augmenter les risques de suicide chez ses amis. De plus, à la suite d'un suicide très médiatisé, on peut noter une augmentation des cas de suicide : c'est ce qu'on appelle le suicide « par imitation ». Apportez du soutien à la famille et aux amis de la victime dans tous les cas de suicide.

Les soins infirmiers sont axés sur la sécurité de l'enfant. Mettez hors de sa portée tous les objets qu'il pourrait utiliser pour se faire du mal. Retirez-lui lacets, ceintures, collants et rubans. Gardez tous ses effets personnels (y compris sa brosse à dents et son shampooing) dans une armoire verrouillée au poste des infirmières et surveillez-le de près chaque fois qu'il les utilise.

Les enfants et les adolescents qui sont considérés comme à haut risque de suicide doivent être surveillés en tout temps par le personnel infirmier, même pendant leur sommeil ou leurs passages aux toilettes. Il peut être nécessaire de vêtir l'enfant d'une chemise d'hôpital, de le placer dans une chambre d'isolement sous surveillance visuelle et, s'il est gravement troublé ou a constamment des conduites autodestructrices, de restreindre ses mouvements pendant un certain temps au moyen de médicaments ou de dispositifs de contention. Les mesures de contention doivent faire l'objet d'une ordonnance du médecin et de l'équipe interdisciplinaire affectés aux soins de l'enfant.

L'enfant reste hospitalisé tant que son comportement demeure autodestructeur. Il est important de prévoir pour lui une thérapie individuelle et familiale intensive.

CONSEIL CLINIQUE

Les médicaments les plus fréquemment employés pour restreindre un enfant ou un adolescent (contention chimique) sont le diphenhydramine (Benadryl), la thioridazine (Mellaril), la chlorpromazine (Thorazine) et le lorazépam (Ativan).

TABLEAU 23-12 Signes précurseurs du suicide

Messages verbaux directs
- Je vais me tuer…
- Je veux mourir.
- Je n'ai plus le goût de vivre…
- J'ai tout ce qu'il faut pour le faire.

Messages verbaux indirects
- Bientôt, vous allez avoir la paix.
- Des fois, j'aimerais mieux être mort…
- Ne vous inquiétez pas, je vais débarrasser le plancher.

Indices comportementaux
- Changements radicaux dans les attitudes, dans les comportements ;
- Dons soudains d'objets précieux pour la personne ;
- Diminution du rendement à l'école ou au travail ;
- Retrait, isolement ;
- Mise en ordre des affaires personnelles : écrire à des amis pour régler une querelle, faire son testament, etc. ;
- Changements dans les habitudes alimentaires (manger davantage ou moins) et de sommeil (insomnie ou sommeil prolongé) ;
- Acquisition des moyens : achat d'une arme à feu, de corde, accumulation de médicaments, etc. ;
- Consommation inhabituelle de drogues, d'alcool, de médicaments ;
- Changements dans la tenue vestimentaire, dans les habitudes d'hygiène personnelle.

Indices émotifs
- Désintérêt, perte de plaisir, de désir ;
- Pleurs, tristesse, apathie, découragement ;
- Incohérence, confusion dans le langage ;
- Brusques changements dans l'humeur, agressivité ;
- Émotions contradictoires et changeantes : rires suivis de pleurs, colère, etc.

Tiré du site internet de l'Association québécoise de suicidologie le 23 octobre 2002, www.cam.org/aqs/docs/suicide/suicide04.html

Rappelez aux parents de se présenter aux visites de suivi, d'être à l'affût des comportements autodestructeurs et d'administrer les médicaments selon l'ordonnance.

L'enfant ou l'adolescent qui a tenté de mettre fin à ses jours ou qui a des idées suicidaires, tout comme sa famille, a besoin de soutien ; il en va de même des familles et amis des enfants et des adolescents qui se sont suicidés. Parmi les nombreux groupes de soutien qui existent, mentionnons Suicide Action Montréal, l'Association québécoise de suicidologie ainsi que de nombreux centres de prévention du suicide situés un peu partout au Québec (se reporter à l'annexe G).

ALERTE INFIRMIÈRE

Quels que soient l'âge, le QI ou les capacités d'un enfant ou d'un adolescent suicidaire, ne sous-estimez jamais sa détermination et son ingéniosité.

ANGOISSE DE SÉPARATION ET PHOBIE SCOLAIRE

L'angoisse est un sentiment subjectif d'incertitude et d'impuissance qui s'accompagne généralement de signes de stimulation du système nerveux central comme l'agitation, les tremblements, la transpiration et l'accélération du pouls[31].

Le trouble d'angoisse de séparation se caractérise par un malaise extrême dans les endroits inconnus et, souvent, par un refus de visiter des camarades ou d'aller à l'école persistant pendant au moins deux semaines. Ce trouble atteint environ 3 % des enfants et est 2 fois plus fréquent chez les filles que chez les garçons[32].

CROISSANCE ET DÉVELOPPEMENT

Il ne faut pas confondre l'angoisse de séparation que manifestent les enfants de 2 ans avec le trouble psychiatrique. L'angoisse de séparation chez l'enfant de 2 ans est une réaction caractéristique du trottineur et survient ponctuellement lors d'une séparation d'avec le parent. Le trouble psychiatrique, par ailleurs, apparaît à l'âge préscolaire ou plus tard, dure au moins deux semaines et se caractérise par une anxiété excessive.

Les enfants qui souffrent d'un trouble d'angoisse de séparation ont tendance à être perfectionnistes et obéissants; ils cherchent à plaire. Ils semblent s'accrocher au parent. Ils se plaignent de céphalées, de douleurs abdominales, de nausées et de vomissements pour éviter la séparation d'avec le parent. Le trouble s'accompagne souvent de dépression. Les comportements d'évitement qu'il entraîne peuvent nuire à la croissance personnelle et au développement, au rendement scolaire et aux relations sociales.

La phobie scolaire (aussi appelée évitement scolaire ou refus scolaire) est une peur persistante, irrationnelle ou excessive de fréquenter l'école. Elle peut être due à la crainte d'être maltraité ou de perdre la maîtrise de soi. La phobie scolaire est fréquente chez les enfants de 5 à 12 ans et peut se manifester jusqu'à l'âge de 16 ans[32]. Elle constitue souvent une manifestation de la peur de se séparer du parent (la mère le plus souvent). Les enfants atteints se plaignent souvent que leurs enseignants ou leurs camarades les harcèlent. Les plaintes somatiques sont analogues à celles qu'émettent les enfants atteints d'un trouble d'angoisse de séparation. En règle générale, les symptômes n'apparaissent qu'en semaine et disparaissent durant les jours de congé ou les vacances.

Le traitement du trouble d'angoisse de séparation ou de la phobie scolaire est axé sur la famille autant que sur l'enfant atteint. Il est important d'établir fermement les exigences et les sanctions en matière de comportement. Les antidépresseurs comme l'imipramine (Tofranil) ou les anxiolytiques comme le lorazépam (Ativan) ou le clonazépam (Klonopin) contribuent à atténuer l'anxiété envahissante chez l'enfant.

L'absentéisme scolaire nécessite une intervention prompte, car les risques d'apparition d'un état chronique et rebelle au traitement augmentent au fur et à mesure que se prolonge la période d'absence. L'évaluation psychiatrique est indiquée dans les cas où les symptômes persistent.

Soins infirmiers

Les soins infirmiers consistent à renseigner les parents sur le trouble et sur les techniques thérapeutiques. Les enfants qui souffrent d'un trouble d'angoisse de séparation ont besoin d'un horaire régulier et d'un environnement stable. Il est utile de les informer à l'avance de toute modification des habitudes. Aidez les parents à planifier des interactions régulières et rassurantes avec leur enfant après l'école et pendant les activités familiales.

► SCHIZOPHRÉNIE

La schizophrénie est un trouble psychotique relativement rare chez les enfants et les adolescents, encore qu'elle puisse apparaître dès l'âge de 5 ans. La prévalence de la schizophrénie augmente après la puberté et, à la fin de l'adolescence, elle est la même qu'à l'âge adulte (soit environ 1 % de la population)[33]. Avant qu'on établisse des critères diagnostiques précis pour l'autisme[2] (se reporter au début du chapitre), il arrivait que l'on assimile ce trouble à la schizophrénie de l'enfance.

Les manifestations cliniques de la schizophrénie sont les mêmes chez les enfants que chez les adultes. Le repli sur soi, la perturbation des relations sociales, l'**affect** abrasé (absence de réactions affectives), la régression, le relâchement des associations (expression d'idées incohérentes), les idées délirantes et les hallucinations sont les comportements caractéristiques de la personne schizophrène.

La cause de la schizophrénie est inconnue, mais on pense que la maladie serait liée à une prédisposition génétique. Elle apparaît le plus souvent entre 15 et 20 ans, de façon soudaine ou insidieuse. La plupart du temps, l'enfant présente de l'agitation, un manque d'appétit et un repli sur soi pendant une période de quelques semaines à quelques mois. Dans certains cas, cependant, la psychose s'installe en quelques jours, sans signes avant-coureurs.

À l'adolescence, la schizophrénie aiguë peut survenir au moment où le patient prévoit quitter le foyer familial pour se marier, étudier ou travailler. L'apparition des symptômes peut aussi faire suite à un deuil important (conjoint, parent, enfant ou ami).

Le traitement de la schizophrénie chez l'enfant comprend diverses mesures, dont la thérapie individuelle et familiale, et la pharmacothérapie. On administre par exemple des médicaments psychotropes, notamment des antipsychotiques comme la rispéridone (Risperdal) et l'halopéridol (Haldol), des anxiolytiques comme le lorazépam (Ativan), et des antidépresseurs comme l'imipramine (Tofranil). Les médicaments n'éliminent pas complètement les hallucinations et les idées délirantes, et leurs effets varient considérablement selon les patients. Ce sont les effets secondaires qui déterminent le choix et la durée de la médication. Après un épisode de schizophrénie aiguë, nombre de patients doivent continuer à prendre des antipsychotiques pendant plusieurs mois et parfois plusieurs années.

La plupart des épisodes de schizophrénie aiguë nécessitent une hospitalisation d'une durée de quelques semaines ou de quelques mois dans une unité psychiatrique. Le traitement peut comprendre un programme intensif d'enseignement dans un milieu structuré et supervisé, sous l'égide de professionnels spécialisés. Initialement, le traitement vise à éliminer ou à réduire les épisodes psychotiques, et à fournir au patient un milieu sûr et structuré dans lequel il pourra atteindre un fonctionnement optimal.

La majorité des enfants souffrant de schizophrénie ont besoin d'un traitement à long terme ponctué de périodes d'hospitalisation. On doit songer à la possibilité d'un traitement en centre de soins de longue durée pour ceux dont les symptômes persistent et qui risquent de se nuire à eux-mêmes ou de nuire aux autres.

Soins infirmiers

L'infirmière est susceptible de rencontrer un enfant ou un adolescent atteint de schizophrénie au cours d'une hospitalisation pour un épisode aigu ou pour une autre affection, ou encore de travailler auprès de lui dans la communauté. Les soins infirmiers consistent à fournir de l'enseignement et des soins de soutien à l'enfant et aux parents.

L'enfant et les parents seront plus enclins à observer le traitement s'ils sont renseignés sur les risques de récidive et sur les moyens de soulager les effets secondaires des médicaments prescrits. Puisque la plupart des enfants atteints de schizophrénie retournent chez eux après avoir été hospitalisés pour un épisode aigu, il est essentiel d'informer la famille et de susciter sa participation au traitement prévu. Par ailleurs, l'infirmière peut être appelée à communiquer avec le personnel de l'école pour lui expliquer l'état de l'enfant.

► HYSTÉRIE DE CONVERSION

L'hystérie de conversion se caractérise par une perturbation de la sensibilité, de la motricité ou d'autres fonctions physiques qui laisse croire à un trouble neurologique ou somatique. La perturbation, cependant, ne peut être expliquée par un mécanisme physiologique connu. Elle est attribuable à des facteurs psychologiques.

Les manifestations cliniques comprennent une altération des sensations (cécité ou surdité), une paralysie ou une ataxie (y compris une incapacité à se tenir debout ou à marcher), une aphonie (incapacité à parler), des mouvements involontaires (comme des convulsions pseudo-épileptiques) et des plaintes constantes de douleur sans cause physique (douleur psychogène). L'hystérie de conversion est habituellement d'installation soudaine. Les symptômes semblent souvent de nature neurologique, mais un examen attentif ne révèle aucune anomalie. Il arrive fréquemment que l'enfant ou les membres de la famille paraissent indifférents ou détachés face à ce que les professionnels de la santé considèrent comme un important handicap physique.

Si on soupçonne une hystérie de conversion chez un enfant, il faut lui faire subir une évaluation physique et neurologique complète afin de s'assurer que les symptômes n'ont pas de cause physiologique. En règle générale, on recourt à la thérapie individuelle et familiale pour dégager la source du conflit psychologique, de la souffrance ou du besoin à l'origine des symptômes de conversion.

► MAUVAIS TRAITEMENTS

La société est de plus en plus sensible au problème des mauvais traitements infligés aux enfants, et le nombre de signalements va croissant. On estime qu'au Canada, en 1998, il y a eu 135 573 enquêtes touchant les mauvais traitements chez les enfants de 0 à 15 ans[34]. Environ 45 % de ces enquêtes ont abouti à la confirmation des mauvais traitements[34]. Bien que le nombre de signalements ait augmenté au cours des dernières années, les cas signalés ne représentent probablement qu'un faible pourcentage du total de cas de mauvais traitements chez les enfants[35]. D'ailleurs, on estime que moins d'un cas de violence sur 10 est déclaré aux autorités responsables[35].

Les mauvais traitements peuvent prendre plusieurs formes : violence physique, négligence physique, violence psychologique, négligence psychologique, violence verbale et violence sexuelle. Nombre d'enfants victimes de violence sexuelle sont âgés de moins de 5 ans ; certains n'ont pas plus de 3 mois. L'âge moyen des enfants victimes de violence sexuelle est de 4 ans[35].

Un parent ou un adulte légalement responsable des soins d'un enfant se rend coupable de mauvais traitements :

- s'il inflige ou laisse une autre personne infliger à l'enfant des souffrances ou des blessures physiques ou psychologiques ;
- s'il provoque ou laisse une autre personne provoquer un risque important de souffrances ou de blessures physiques ou psychologiques graves pour l'enfant ;
- s'il commet ou laisse une autre personne commettre un acte de violence sexuelle envers l'enfant.

Alors que la violence consiste à commettre un acte concret de nature physique, psychologique ou sexuelle (frapper, rabaisser ou violer par exemple), la négligence correspond à l'omission d'un acte (fournir une alimentation adéquate, un contact affectif ou des soins physiques). Comme la violence et la négligence psychologiques ne laissent pas toujours de traces visibles, elles sont plus difficiles à dépister et à prouver que la violence et la négligence physiques. Le tableau 23-13 présente les facteurs de

TABLEAU 23-13 Facteurs de risque de violence physique et sexuelle

Facteurs de risque de violence physique
Pauvreté
Violence dans la famille
Prématurité
Responsable de sexe masculin sans lien de parenté avec l'enfant
Parents ayant eux-mêmes été victimes de violence pendant l'enfance
Âge inférieur à 3 ans
Handicap ou état nécessitant des soins constants (déficience intellectuelle, trouble d'hyperactivité avec déficit d'attention, etc.)
Toxicomanie ou isolement social des parents
Facteurs de risque de violence sexuelle
Absence du père biologique ou présence d'un beau-père
Sexe féminin
Mère occupant un emploi à l'extérieur du domicile
Relations difficiles avec le parent
Relation conflictuelle entre les parents
Toxicomanie ou isolement social des parents

risque de violence physique et sexuelle. Notons que c'est l'interaction entre ces différents facteurs, présents dans des conditions familiales particulières, qui augmente les risques qu'un enfant soit victime de violence. Ainsi, aucun de ces facteurs ne peut, à lui seul, permettre de prédire s'il y aura violence.

Types de mauvais traitements

Violence physique

La **violence physique** est le fait d'infliger délibérément à une autre personne des douleurs ou des blessures pouvant entraîner des préjudices temporaires ou permanents, voire la mort. Le tableau 23-14 présente les actes de violence les plus fréquemment commis à l'endroit des enfants.

Négligence physique

La **négligence physique** est le fait de priver délibérément un enfant des ressources nécessaires et accessibles. Ainsi, on considère comme de la négligence physique l'omission de répondre aux besoins suivants: alimentation et hydratation adéquates, hygiène (couches et vêtements propres, bain, utilisation des toilettes, etc.), gîte (chaleur en hiver) et soins de santé appropriés (immunisations, soins dentaires, médicaments, lunettes, etc.).

Violence psychologique

La **violence psychologique** est le fait de rabaisser, de ridiculiser, d'embarrasser ou d'insulter un enfant. Elle peut aussi consister à détruire les effets personnels d'un enfant (par exemple, déchirer ses lettres ou ses photos de famille préférées, maltraiter, tuer ou donner son animal domestique). Ces actions visent souvent à effrayer ou à dominer l'enfant.

La violence psychologique prend souvent la forme de violence verbale. Les mots sont des armes puissantes qui ne laissent pas de traces, mais qui peuvent affaiblir l'identité fragile d'un enfant et anéantir son estime de soi. La violence verbale consiste à lancer des obscénités à l'enfant, à l'injurier, à menacer de le chasser, à menacer de donner ou de tuer son animal domestique, à dire qu'on regrette de l'avoir mis au monde et à employer des mots qui l'humilient, le gênent ou le dégradent.

Négligence psychologique

La **négligence psychologique** est le fait de ne pas répondre aux besoins psychosociaux d'un enfant. L'adulte interagit froidement avec l'enfant; il le prive d'affection et d'attention personnelle, et ne répond pas à son besoin d'attachement.

Violence sexuelle

La **violence sexuelle** est l'exploitation d'un enfant par un adulte à des fins de gratification sexuelle. Au Canada, 10 % des enquêtes touchant les mauvais traitements chez les enfants de 0 à 15 ans, sont reliées à de la violence sexuelle[34]. De 75 à 80 % des auteurs de violence sexuelle sont des membres de la famille immédiate ou de la famille élargie, des amis ou des voisins. De 92 à 98 % d'entre eux sont des hommes[36]. Il arrive souvent que les agresseurs s'assurent du silence de l'enfant en menaçant de blesser ou de tuer ce dernier ou un autre membre de la famille.

FORMES RÉPANDUES DE VIOLENCE SEXUELLE

Contact oral-génital
Caresses des organes génitaux
Pénétration anale
Pénétration vaginale
Viol
Sodomie
Prostitution

Manifestations cliniques

Les manifestations cliniques de la violence physique comprennent, notamment, les signes suivants:

- Contusions multiples à divers stades de cicatrisation;
- Brûlures dues à l'eau bouillante clairement délimitées ou enveloppant la main ou le pied (figure 22-16A);
- Marques de corde, de ceinture ou de fil électrique, généralement sur la bouche, les fesses, le dos, les jambes et les bras [tableau 23-14(1)];

TABLEAU 23-14 Actes de violence commis envers les enfants

Frapper, gifler, donner des coups de poing ou des coups de pied

Fouetter avec une ceinture, des lacets ou des fils électriques **(1)**

Infliger des brûlures avec une cigarette ou un briquet **(2)**

Immerger l'enfant ou une partie de son corps (le plus souvent les jambes, la région périnéale et les pieds ; figure 22-16A) dans de l'eau bouillante

Secouer l'enfant violemment (« syndrome de l'enfant secoué »)

Attacher l'enfant à une clôture, à un lit, à un arbre ou à un autre objet

Précipiter l'enfant contre un mur, en bas d'un escalier ou contre une fenêtre

Étouffer ou bâillonner l'enfant

Fracturer les jambes, les bras ou le crâne

Administrer délibérément une dose excessive d'un médicament sur ordonnance ou en vente libre

Omettre délibérément d'administrer un médicament sur ordonnance

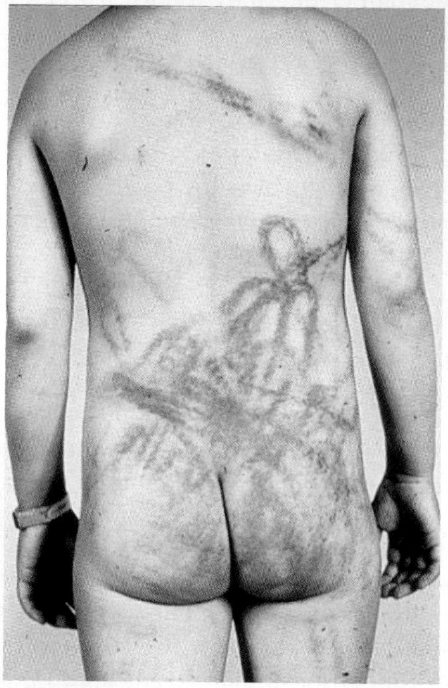

(1)

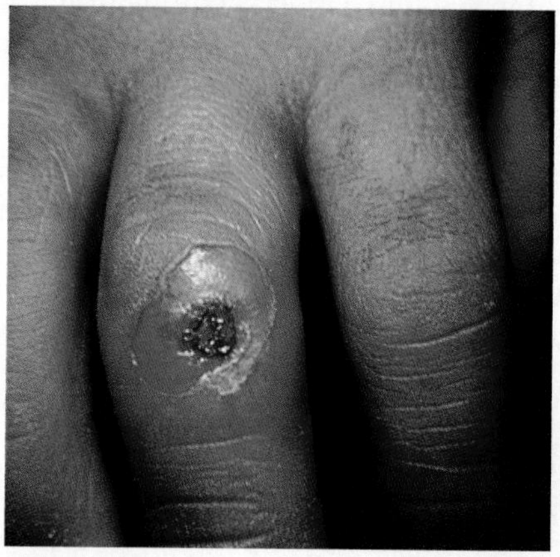

(2)

- Brûlures à divers stades de cicatrisation ;
- Fractures multiples à divers stades de cicatrisation ;
- Essoufflement et malaise lors des changements de position, indiquant des contusions thoraciques et des fractures des côtes ;
- Sédation due à l'administration d'une dose excessive de médicament ;
- Exacerbation d'une maladie chronique (comme le diabète ou l'asthme) due à l'arrêt de la médication.

L'enfant victime de mauvais traitements peut aussi avoir des comportements incompatibles avec son stade de développement. Ainsi, le trottineur ou l'enfant d'âge préscolaire se montrera amical envers les adultes qui lui sont inconnus, le personnel soignant y compris, plutôt que de manifester de la timidité ou de l'anxiété.

Parmi les manifestations de la négligence physique, on compte la malnutrition (l'enfant se dit sans cesse affamé, il accumule ou vole des aliments et il présente un poids insuffisant), la malpropreté du corps et des vêtements, la carie dentaire et le mauvais état des dents, et le port de vêtements inadaptés à la saison.

La peur ainsi que le retard de la croissance physique et du développement font partie des manifestations de la violence psychologique, de la violence verbale et de la négligence psychologique. L'enfant peut avoir de la difficulté à interagir avec les adultes et communiquer de manière déficiente.

Les enfants qui ont été victimes de violence sexuelle peuvent présenter divers signes et symptômes physiques et comportementaux (tableau 23-15). Il faut se rappeler que la violence sexuelle ne laisse pas toujours de blessure apparente. Ses conséquences à long terme, cependant, sont nombreuses et comprennent: des sentiments de honte, de culpabilité, de colère et d'hostilité; une diminution de l'estime de soi qui prédispose aux comportements autodestructeurs et au suicide; une récurrence de la victimisation; la toxicomanie; les troubles alimentaires. Parmi les facteurs qui aggravent le traumatisme psychologique, on compte: 1) la durée prolongée de la violence; 2) l'usage de la force ou les menaces en ce sens; 3) la pénétration ou les contacts oraux-génitaux; 4) le lien de parenté avec l'agresseur (père ou beau-père).

RECHERCHE

La violence sexuelle a des répercussions qui se font sentir longtemps dans la vie des victimes. Ainsi, elle peut entraîner un syndrome de stress post-traumatique et, dans nombre de cas, un comportement de dépendance[37].

Étiologie et physiopathologie

Quel que soit le type des mauvais traitements, l'agresseur est le plus souvent un parent ou un tuteur, ou encore le conjoint de la mère. Les facteurs de risque du comportement violent chez l'adulte sont, notamment:

- un trouble psychologique comme la toxicomanie ou l'alcoolisme, la faiblesse de l'estime de soi, l'impulsivité et d'autres troubles de la personnalité;

TABLEAU 23-15 Manifestations physiques et comportementales de violence sexuelle envers les enfants et les adolescents

Écoulement vaginal
Sous-vêtements ou couches tachés de sang
Rougeur, douleur, démangeaison ou contusion dans la région génitale
Difficulté à marcher ou à s'asseoir
Infection des voies urinaires
Maladie transmissible sexuellement
Plaintes somatiques (céphalées, maux d'estomac, etc.)
Troubles du sommeil (cauchemars, terreurs nocturnes, etc.)
Énurésie nocturne
Refus d'aller chez un gardien, un membre de la famille, un voisin ou une autre personne
Peur des inconnus
Apparition ou excès de curiosité sexuelle ou de jeux sexuels
Masturbation constante
Position fœtale
Comportement de séduction excessif
Phobies face à des lieux, des personnes ou des objets particuliers
Changement soudain dans le rendement scolaire et l'assiduité
Changement dans les habitudes alimentaires
Changements de comportement soudains (repli sur soi en particulier)
Petite fille ou adolescente agissant comme une épouse ou une mère

- des traumatismes familiaux comme le fait d'avoir soi-même été victime de mauvais traitements ou de rejet de la part de ses parents, le manque de connaissances sur les méthodes adéquates de discipline, une tradition familiale de discipline rigoureuse et un manque d'affection de la part de ses parents;
- des facteurs de stress ou des problèmes dans le couple (relation d'hostilité-dépendance, de violence ou d'indifférence, prise de décision unilatérale) ;
- des facteurs de stress environnementaux, tels que des problèmes d'ordre légal, financier ou médical, ou encore des problèmes de logement;
- l'isolement social (peu d'amis et accès limité à des gardiens, à des membres de la famille ou à d'autres ressources) ;
- des attentes irréalistes quant au niveau de développement de l'enfant.

LOI ET ÉTHIQUE

La Loi sur la protection de la jeunesse (art. 38g) du Québec oblige l'intervenant à signaler les situations où la sécurité ou le développement de l'enfant est considéré comme compromis, principalement dans les cas de violence sexuelle, de mauvais traitements physiques ou de négligence. Les signalements faits de bonne foi ne peuvent donner lieu à des poursuites. Cependant, les tribunaux peuvent se prononcer sur la responsabilité des professionnels qui omettent de signaler un cas suspect.

Examens diagnostiques et traitement médical

Le diagnostic de mauvais traitements repose sur les antécédents complets et un examen physique rigoureux. On peut demander des examens radiographiques pour détecter les signes de violence récurrente (comme des fractures cicatrisées). Dans certains cas, l'enfant est directement hospitalisé, car il présente des signes de violence ou de négligence très probants. Il arrive aussi que la situation soit plus ambiguë et que l'on admette, par exemple, un enfant qui s'est infligé une fracture du crâne « en tombant d'une chaise ».

La négligence, plus difficile à définir et à dépister que la violence, nécessite souvent une hospitalisation et une évaluation médicale, sociale et psychiatrique complète. La négligence peut être reliée à cinq éléments: 1) les soins médicaux nécessaires; 2) la sécurité (absence de surveillance appropriée) ; 3) les besoins physiques (défaut de fournir la nourriture et le gîte) ; 4) les besoins psychologiques; 5) l'éducation.

Au Québec, il existe des lois sur le signalement de la violence et de la négligence envers les enfants. La procédure prévoit l'intervention d'un spécialiste, surtout si l'enfant est appelé à témoigner en cour.

Rares sont les enfants qui portent de fausses accusations de mauvais traitements. Cependant, si on a des raisons de croire qu'un enfant ment, on doit consulter un spécialiste (psychiatre, psychologue, infirmière clinicienne spécialisée en psychiatrie ou travailleur social) pour établir la vérité. Il ne faut pas oublier que nombre d'enfants retirent leurs accusations sous le coup de la menace ou de la contrainte. Les enfants qui ont fait l'objet de violence physique, psychologique ou sexuelle sont sujets à la dépression majeure et doivent être pris en charge par des professionnels spécialisés. Initialement, le traitement vise à prévenir les comportements autodestructeurs et les autres actes dangereux. On crée un climat d'accueil et de sécurité dans lequel on encourage l'enfant à exprimer ses peurs et ses sentiments. De plus, on l'aide à acquérir des stratégies d'adaptation et à reconstruire son estime de soi. Il est essentiel de le convaincre qu'il n'est aucunement responsable de ce qui lui est arrivé.

La thérapie par l'art constitue la méthode privilégiée au début du traitement. En effet, cette méthode est la moins menaçante, elle peut s'adapter aux besoins particuliers et elle prépare l'enfant aux autres étapes du traitement, telles la thérapie familiale et la thérapie de groupe. Ces deux dernières méthodes permettent à l'enfant de révéler ses inquiétudes et ses sentiments. La colère est répandue chez les enfants victimes de mauvais traitements, particulièrement chez ceux qui ont été agressés par une personne en qui ils avaient confiance, leur père ou leur beau-père, par exemple.

STRATÉGIES DE COMMUNICATION

L'infirmière doit communiquer de manière directe et expliquer clairement son rôle, par exemple: « Bonjour, monsieur S. Je m'appelle Johanne T. et je suis l'infirmière de Joël. J'aimerais discuter avec vous et vous poser quelques questions à propos de son état de santé général. »

Collecte des données

Dans les cas où l'on soupçonne la violence ou la négligence, l'infirmière établit minutieusement les antécédents de l'enfant, procède à un examen physique complet et note les résultats au dossier. Elle communique avec les services sociaux si la famille en est déjà bénéficiaire.

Recueillir les antécédents est une tâche difficile et pour l'infirmière et pour le parent. Recourez aux techniques de communication thérapeutique et installez-vous dans un lieu calme. Évitez à tout prix de porter des jugements. Gardez-vous de confondre des pratiques culturelles avec la violence à proprement parler (figures 23-7A et 23-7B). Pour obtenir de l'information sur les comportements de violence ou de négligence, vous devez gagner la confiance des parents même si nombre d'entre eux se méfient de tous les professionnels.

Vos questions doivent porter, dans l'ordre, sur : 1) les inquiétudes des parents ; 2) les antécédents familiaux ; 3) les antécédents de l'enfant. Abordez en premier des sujets non menaçants afin de manifester votre sollicitude. Ensuite, renseignez-vous sur les questions touchant les mauvais traitements. Obtenez des détails sur les circonstances des blessures. Notez textuellement les paroles de l'enfant et des parents en les inscrivant entre guillemets. Comparez les rapports obtenus auprès des différents membres de la famille afin de déceler des incohérences ou des détails qui se modifient avec le temps.

Autant que possible, interrogez le parent et l'enfant ensemble, puis séparément. Lorsqu'ils seront réunis, observez le comportement de l'enfant et l'attitude du parent face à lui.

Il peut être très révélateur de comparer les faits rapportés par les parents aux données recueillies lors de l'examen physique. Y a-t-il concordance ? Les parents décrivent-ils un trottineur agité et inattentif alors qu'avec vous l'enfant reste attentif tout au long d'un examen de 15 minutes ? Pendant l'évaluation, observez l'apparence générale de l'enfant, y compris son habillement et son comportement. Son affect, son comportement et son développement sont-ils analogues à ceux des autres enfants du même âge ?

La notation des résultats est importante dans toutes les situations, mais essentielle dans les cas où l'on soupçonne la violence et la négligence. Décrivez les signes

DIVERSITÉ CULTURELLE

Il arrive que les professionnels de la santé prennent pour de la violence physique des méthodes thérapeutiques traditionnelles. Les Chinois, par exemple, pratiquent l'application de ventouses pour soulager les céphalées et les douleurs abdominales. Les Vietnamiens, pour leur part, procèdent à des frictions vigoureuses de la poitrine, du dos ou du cou à mains nues ou avec une pièce de monnaie pour traiter les maladies bénignes.

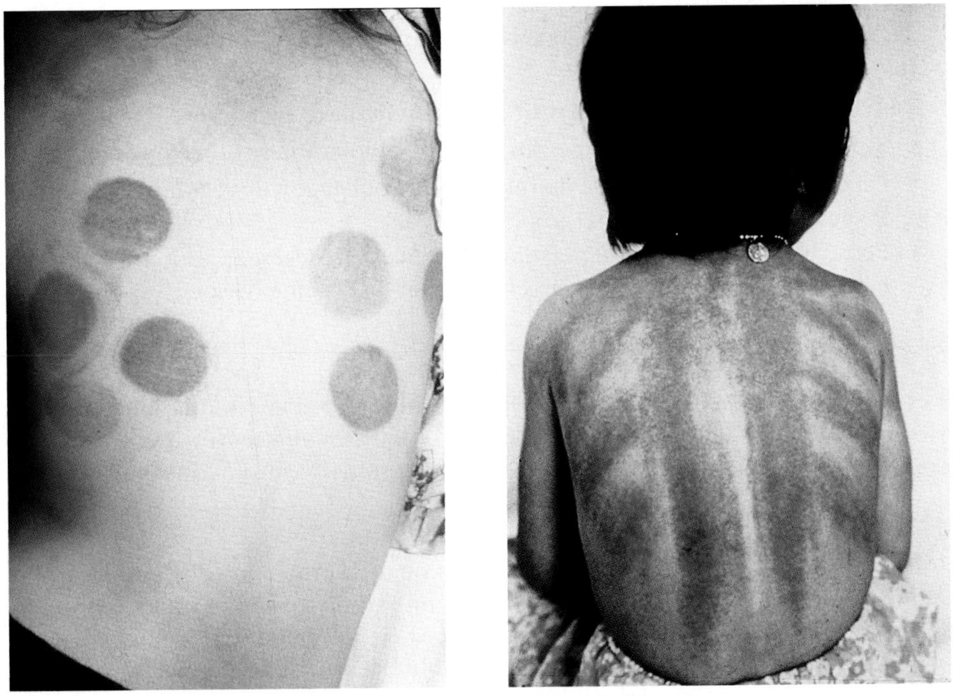

A B

FIGURE 23-7. Il est important de faire la distinction entre les pratiques culturelles, comme l'application de ventouses A, et la friction avec des pièces de monnaie. B, et les mauvais traitements.
Photos copyright © AAP/Kempe. Reproduction autorisée par AAP/Kempe.

LOI ET ÉTHIQUE

Le dossier du patient doit contenir les noms de toutes les personnes qui manipulent un échantillon de laboratoire ou un objet (un vêtement taché de sperme par exemple) appartenant à la victime présumée d'un acte de violence. L'échantillon ne doit jamais être laissé sans surveillance. Ces mesures visent à assurer l'admissibilité des preuves en cour.

physiques tels que vous les observez. Indiquez l'emplacement des lésions cutanées à l'aide de diagrammes. Prenez des photos pour attester la situation, la nature et l'étendue des blessures[38].

Diagnostics infirmiers

Les diagnostics infirmiers qui peuvent s'appliquer à l'enfant victime de violence ou de négligence physiques sont, notamment :

- Douleur reliée aux blessures infligées ;
- Atteinte à l'intégrité de la peau reliée aux blessures infligées ;
- Perturbation de la croissance et du développement reliée au manque de soutien de la part des parents et dans l'environnement ;
- Déficit nutritionnel : Apport nutritionnel inférieur aux besoins métaboliques relié à un apport énergétique insuffisant ;
- Difficulté à se maintenir en santé reliée à des besoins essentiels laissés en souffrance par les parents ;
- Peur reliée aux blessures physiques infligées ou au risque récurrent de blessure ;
- Risque d'accident relié à la violence physique ;
- Risque de violence (des parents) relié à l'incapacité à maîtriser la colère.

Les diagnostics infirmiers qui peuvent s'appliquer à l'enfant victime de violence ou de négligence psychologiques sont, notamment :

- Stratégies d'adaptation défensives reliées aux paroles injurieuses ou aux menaces verbales des parents ;
- Perturbation chronique de l'estime de soi reliée au manque de soutien psychologique de la part des parents ;
- Stratégies d'adaptation familiale inefficaces : Absence de soutien reliées à une dynamique familiale dysfonctionnelle et à la fréquence de la violence physique.

Les diagnostics infirmiers qui peuvent s'appliquer à l'enfant victime de violence sexuelle sont, notamment :

- Anxiété reliée à l'éventualité d'une séparation d'avec le parent ;
- Syndrome du traumatisme de viol relié à l'exploitation sexuelle de l'enfant ;
- Perturbation dans l'exercice du rôle reliée à l'obligation de répondre aux besoins sexuels d'un adulte ;
- Perturbation de l'identité personnelle reliée à la désorganisation des activités habituelles de l'enfance et à la perturbation de l'estime de soi.

Soins infirmiers

Les soins infirmiers consistent à contribuer au retrait de l'enfant du milieu où il est victime de mauvais traitements, à prévenir les blessures ultérieures, à prodiguer des soins de soutien et à insister sur l'importance des soins de suivi et du counseling.

Prévenir les blessures ultérieures

Collaborez avec les services sociaux et la Direction de la protection de la jeunesse pour évaluer le domicile de l'enfant, les personnes qui y vivent, les circonstances entourant les mauvais traitements et, au besoin, participez au placement de l'enfant en centre d'accueil, en famille d'accueil ou chez un membre de la famille élargie. Agissez à titre de conseillère auprès des membres de la famille et suggérez-leur une thérapie appropriée.

Prodiguer les soins de soutien

Protégez l'enfant et traitez ses blessures (fractures, brûlures, etc.). Faites participer les parents au traitement et informez-les des progrès de l'enfant. Même soupçonnés de mauvais traitements, les parents demeurent les principaux responsables de l'enfant. Parlez-leur comme vous parlez à tous les parents. Soutenez-les s'ils expriment un quelconque sentiment de culpabilité. Encouragez-les à collaborer aux soins de l'enfant. Observez leurs interactions avec l'enfant et notez les comportements attentifs de même que la réaction de l'enfant face à eux comparée à celle qu'il a face aux autres personnes qui lui prodiguent des soins.

Il peut être difficile de ne pas porter de jugement devant un parent soupçonné de maltraiter son enfant. Si le parent, les blessures de l'enfant ou les circonstances entourant les mauvais traitements suscitent chez vous de la colère, parlez de vos sentiments à une collègue. Profitez des réunions de l'équipe multidisciplinaire pour acquérir des stratégies qui vous aideront à travailler auprès des parents et de l'enfant.

Planifier le congé et enseigner à la famille les soins à domicile

Si la sécurité de l'enfant à son retour à la maison fait l'objet du moindre doute, prononcez-vous en faveur de son placement. Après le congé, l'enfant peut retourner chez lui sous la surveillance de travailleurs sociaux, fréquenter un centre de jour ou recevoir des soins à domicile. Au besoin, orientez les parents vers des services de formation, une thérapie familiale et des groupes de soutien.

SYNDROME DE MÜNCHAUSEN PAR PROCURATION

Le syndrome de Münchausen par procuration est une forme potentiellement mortelle de mauvais traitements exercée, la plupart du temps, à l'endroit d'enfants de moins de 6 ans. Un adulte (la mère généralement) provoque chez l'enfant les signes et les symptômes d'une maladie afin d'avoir accès au système de santé et de répondre ainsi à ses propres besoins[39].

Le syndrome de Münchausen par procuration a de multiples conséquences pour l'enfant: il subit des mauvais traitements, des hospitalisations répétées et des interventions effractives. De plus, les crises médicales périodiques le privent de sa routine quotidienne.

- On doit soupçonner un syndrome de Münchausen par procuration en présence de maladies inexpliquées, récurrentes ou extrêmement rares, d'un trouble rebelle à tout traitement et d'incohérences entre les antécédents et les résultats cliniques. Les signes et les symptômes les plus fréquemment rapportés sont les perturbations du système nerveux central, l'apnée, la diarrhée, les vomissements, la fièvre, les convulsions, les signes d'hémorragie (urines ou selles sanguinolentes) et les éruptions cutanées. Dans certains cas, le parent administre à l'enfant des doses excessives de médicaments (voire de sirop d'ipéca, qui consiste en un émétique) afin d'en faire apparaître les effets secondaires[40]. Les symptômes apparaissent toujours en présence du même parent et disparaissent quand l'enfant en est séparé.

L'enfant paraît souvent non coopératif, extrêmement anxieux, craintif et négatif. Le parent se montre au contraire très coopératif, compétent et affectueux, et il exprime le désir de voir l'enfant se rétablir. Il peut même suggérer des examens diagnostiques afin de déterminer « ce qui ne va pas ». De manière générale, il est particulièrement à l'aise dans le milieu hospitalier.

Complexe, la cause du syndrome de Münchausen par procuration réside dans la violence ou la négligence dont le parent a lui-même fait l'objet dans son enfance. Le trouble apparaît dans toutes les classes socio-économiques. Souvent, le parent possède des connaissances en matière de soins de santé ; il peut, par exemple, avoir étudié les soins infirmiers ou compter un professionnel de la santé dans son entourage.

Si l'on soupçonne le syndrome de Münchausen par procuration, il faut former une équipe multidisciplinaire qui procédera à une évaluation coordonnée. Les membres de l'équipe doivent élaborer et diffuser une stratégie pour rassembler les éléments de preuve, incriminer l'agresseur et prendre en charge l'enfant hospitalisé[41]. Leur objectif premier doit être la sécurité de l'enfant. En outre, ils doivent signaler le cas aux autorités compétentes, comme la Direction de la protection de la jeunesse.

Soins infirmiers

Le personnel infirmier doit s'employer à conserver la confiance de l'agresseur de façon à éviter qu'il quitte le centre hospitalier. Souvent, le membre de l'équipe le plus apte à jouer le rôle d'intermédiaire de confiance est le spécialiste en psychiatrie.

Il est essentiel de noter soigneusement au dossier vos observations sur le caractère des interactions parent-enfant, sur la présence ou l'absence de symptômes, et sur tout autre aspect qui vous semble pertinent. L'enfant doit faire l'objet d'une surveillance constante. Une fois que les éléments de preuve rassemblés sont suffisants, le médecin ou un membre de l'équipe psychiatrique incrimine l'agresseur.

RÉFÉRENCES

1. Herrick, C.A., Goodykoontz, L., et Herrick, R.H. (1992). Selection of treatment modalities. Dans P. West, et C.L. Sieloff Evans (dir.), *Psychiatric and mental health with children and adolescents* (p. 98-115). Gaithersburg, MD: Aspen Publications.
2. Elliot, G.R. (1996). Autistic disorder and other pervasive mental disorders. Dans A.M. Rudolph, J.I.E. Hoffman, et CD. Rudolph (dir.), *Rudolph's Pediatrics* (20e éd., p. 168-170). Stamford, CT: Appleton & Lange.
3. Stanley, S. (1992). NursDansg interventions in children and adolescents experiencing communication disabilities. Dans P. West, et C.L. Sieloff Evans (dir.), *Psychiatric and mental health with children and adolescents* (p. 199-211). Gaithersburg, MD: Aspen Publications.
4. Gabel, S., Dolgan, J.I., et Hea, R.A. (1997). Behavioral, psychosocial, & psychiatric pediatrics. Dans G.B. Merenstein, D.W. Kaplan, et A.A. Rosenberg (dir.), *Handbook of pediatrics* (p. 199-200). Stamford, CT: Appleton & Lange.
5. Johnson, B.S. (1997). Children. Dans B.S. Johnson (dir.). *Psychiatric-mental health nursing* (4e éd., p. 375-409). Philadelphia: Lippincott.
6. Bindler, R.M., et Howry, L.B. (1997). *Pediatric drugs and nursing implications* (2e éd., p. 370-371). Stamford, CT: Appleton & Lange.
7. Greenhill, L.L. (1997). Attention-deficit hyperactivity disorder. Dans J.M. Weiner (Dir.), *Textbook of child and adolescent psychiatry* (2e éd., p. 261-275). Washington, DC: American Psychiatric Press.
8. Townsend, M.C. (1997). *Psychiatric mental health nursing: Concepts of care* (2e éd., p. 309-337). Philadelphia: FA Davis.
9. Yearwood, E. (1992). Nursing interventions with children experiencing attention and motor difficulties. Dans P. West, et C.L. Seiloff Evans (dir.), *Psychiatric and mental health with children and adolescents* (p. 169-181). Gaithersburg, MD: Aspen Publications.
10. Symanski, L.S., et Kaplan, L.C. (1997). Mental retardation. Dans J.M. Weiner (Dir.), *Textbook of child and adolescent psychiatry* (2e éd., p. 143-168). Washington, DC: American Psychiatric Press.
11. Chitty, K. (1996). Eating disorders. Dans H.S. Wilson, et C.C. Kneisl (dir.), *Psychiatric nursing* (5e éd., p. 468-483). Redwood City, CA: Addison-Wesley.
12. Kaufman, K.L., Cromer, B., Deleiden, E.L., Zaron-Aqua, A., Aqua, K., Greeley, T., et Li, B.U. (1997). Recurrent adolescent pain in adolescents: Psychosocial correlates of organic and nonorganic pain. *Children's Health Care, 26*(1), 15-30.
13. Neff, E.J., et Dale, J. (1996). Worries of school age children. *Journal of the Society of Pediatric Nurses, 1*(1), 27-32.
14. Dalton, R. (1996). Vegetative disorders. Dans R.E. Behrman, R.M. Kliegman, et A. Arvin (dir.), *Nelson textbook of pediatrics* (15e éd., p. 79-81). Philadelphia: Saunders.
15. Centre national de l'information sur les troubles dus à la nutrition. *La nutrition – La trousse vitalité à l'usage des animateurs.* www.hc-sc.gc.ca/hppb/la-nutrition/pubf/vittrs/f_vitlk04.html
16. Mackensie, R., Neinstein, L.S. (1996). Anorexia nervosa and bulimia. Dans L.S. Neinstein, *Adolescent health care,* 3e éd., Willimas et Wilkins, Baltimore.
17. Potts, N.W. (1995). Eating disorders. Dans B.S. Johnson (dir.), *Child, adolescent, and family psychiatric nursing* (p. 301-314). Philadelphia: Lippincott.
18. Irwin, C.E., et Ryan, S.A. (1996). Health problems of adolescents. Dans A.M. Rudolph, J.I.E. Hoffman, et C.D. Rudolph (dir.), *Rudolph's Pediatrics* (20e éd., p. 40-45). Stamford, CT: Appleton & Lange.

19. Kaplan, D.W., et Mammel, K.A. (1997). Adolescence. Dans W.W. Hay, J.R. Groothuis, A.R. Hayward, et M.J. Levin (dir.), *Current pediatric diagnosis and treatment* (13ᵉ éd., p. 129-131). Stamford, CT: Appleton & Lange.
20. Owen, S.V., et Fullerton, M.L. (1994). A discussion group in a behaviorally oriented inpatient eating disorder program. *Journal of Psychosocial Nursing, 33*(11), 35-40.
21. McGowen, A., et Whitbread, J. (1996). Out of control! The most effective way to help the binge-eating patient. *Journal of Psychosocial Nursing, 34*(1), 30-37.
22. Finke, L. (1992). Nursing intervention with children and adolescents experiencing substance abuse. Dans P. West, et C.L. Sieloff Evans (dir.), *Psychiatric and mental health with children and adolescents* (p. 242-254). Gaithersburg, MD: Aspen Publications.
23. Pagliaro, A.M., et Pagliaro, L.A. (1996). *Substance abuse among children and adolescents.* New York: John Wiley & Sons.
24. Kashani, J.H., et Eppright, T.D. (1997). Mood disorders in adolescents. Dans J.M. Weiner (dir.), *Textbook of child and adolescent psychiatry* (2ᵉ éd., p. 248-260). Washington, DC: American Psychiatric Press.
25. Brantly, D.K., et Takacs, D.J. (1991). Anxiety and depression in preschool and school-aged children. Dans P. Clunn (dir.), *Child psychiatric nursing* (p. 351-365). St. Louis: Mosby -Year Book.
26. Bureau de la santé génésique et de la santé de l'enfant, LLMC, d'après les données de Statistique Canada. www.hc-sc.gc.ca/hpd/lcdc/brch/measuring/mu_y_f.html
27. Statistique Canada. Division des statistiques sur la santé. (1999). *Indicateurs sur la santé,* numéro de catalogue 82-221-XCB; totalisations spéciales.
28. Santé Canada. Centre Canadien d'information sur la santé. (1999). *Rapport statistique sur la santé de la population canadienne,* Canada.
29. Association québécoise de suicidologie, site internet. www.cam.org/~ags
30. Rohde, P., Seeley, J.R., et Mace, D.E. (1997). Correlates of suicidal behavior in a juvenile detention center. *Suicide and Life Threatening Behavior, 27*(2), 164-175.
31. Flaherty, J.A., Davis, J.M., et Janicak, P.G. (dir). (1993). *Psychiatry: Diagnosis and therapy* (2ᵉ éd.). Stamford, CT: Appleton & Lange.
32. Keefer, C.H. (1996). Pervasive developmental disorders. Dans B.S. Johnson (dir.), *Child, adolescent, and family psychiatric nursing* (p. 270-285). Philadelphia: Lippincott.
33. Volkmar, F.R. (1996). Childhood schizophrenia. Dans A.M. Rudolph, J.I.E. Hoffman, et C.D. Rudolph (dir.), *Rudolph's pediatrics* (20ᵉ éd., p 177-178). Stamford, CT: Appleton & Lange.
34. Santé Canada. Centre National d'information sur la violence familiale. (2001). *Maltraitance des enfants au Canada, Étude canadienne sur l'incidence des signalements des cas de violence et de négligence envers les enfants,* Ottawa: Ministère des Travaux publics et des Services gouvernementaux.
35. Réseau canadien de la santé (1999), www.canadian-health-network.ca/faq-faq/violence-violence/6f.html.
36. Fontaine, K. (1996). Intrafamily abuse. Dans H.S. Wilson, et C.R. Kneisl (dir.), *Psychiatric nursing* (5ᵉ éd., p. 555-584). Menlo Park, CA: Addison-Wesley.
37. Walker, G.C., Scott, P.S., et Koppersmith, G. (1998). The impact of child sexual abuse on addiction severity and analysis of trauma processing. *Journal of Psychosocial Nursing, 36*(3), 10-18.
38. Campbell, J., et Humphreys, J. (1993). *Nursing care of survivors of family violence.* St. Louis: Mosby-Year Book.
39. Klebes, C., et Fay, S. (1995). Munchausen syndrome by proxy: A review, case study, and nursing implications. *Journal of Pediatric Nursing, 10*(2), 93-98.
40. Schender, D.J., Perez, A., Knilans, T.E., Daniels, S.R., Bove, K.E., et Bonnell, H. (1996). Clinical and pathologic aspects of cardiomyopathy from ipecac adminisration in Munchausen's syndrome by proxy. *Pediatrics, 97*(6), 902-906.
41. Castiglia, P. (1995). Munchausen syndrome by proxy. *Journal of Pediatric Health Care, 9*(2), 79-80.

LECTURES COMPLÉMENTAIRES

American Academy of Pediatrics. (1996). *Diagnostic and statistical manual for primary care.* Elk Grove Village, IL: Author.

Bursch, B., Weinburg, H.D., et Shilkoff, S. (1996). Nurses' knowledge of an experience with Münchausen syndrome by proxy. *Issues in Comprehensive Pediatric Nursing, 19*(2), 93-102.

Castiglia, P. (1993). *The time-solution: A parent's guide for handling everyday behavior problems.* Chicago: Contemporary Books.

Center for the Future of Children. (1996). *Special education for students with disabilities.* Los Angeles: Auteur.

Church, C.C., et Coplan, J. (1995). The high-functioning autistic experience : Birth to preteen years. *Journal of Pediatric Health Care, 9*(1), 22-29.

Dreikurs, R., et Cassel, P. (1990). *Discipline without tears: A reassuring and practical guide to teaching your child positive behavior.* New York : Dutton.

Eminson, D.M., et Postlethwaite, R.J. (1992). Factitious illness : Recognition and management. *Archives of Disease in Childhood, 67,* 1510-1516.

Fiesta, J. (1992). Protecting children : A public duty to report. *Nursing Management, 23*(7), 14-15.

Heatherington, E.M., et Blechman, E.A. (1996). *Stress, coping and resiliency in children and families.* Mahwah, NJ : Lawrence Erlbaum Associates.

Ireys, H.T., Grason, H.A., et Guyer, B. (1996). Assuring quality of care for children with special needs in managed care organization : Roles for pediatricians. *Pediatrics, 98*(2), 178-185.

Jackson, B., Finkler, D., et Robinson, C. (1995). A cost analysis of a case management system for infants with chronic illnesses and development disabilites. *Journal of Pediatric Nursing, 10*(5), 304-310.

Kelleher, K., et Wolraich, M.L. (1996). Diagnosing psychosocial problems. *Pediatrics, 97*(6), 899-901.

Monteleone, J.A. (1996). *Recognition of child abuse for the mandated reporter* (2e éd.). St. Louis : G.W. Medical Publishing.

Nehring, W.M. (1994). The nurse whose specialty is developmental disabilities. *Pediatric Nursing, 20*(1), 78-81.

Schraeder, B.D. (1995). Children with disabilities. *Journal of Pediatric Nursing, 10*(3), 166-172.

Smith, K., Wheeler, B., Pilecki, P., et Parker, T. (1995). The role of the pediatric nurse practitioner in educating teens with mental retardation about sex. *Journal of Pediatric Health Care, 9*(2), 59-66.

Spitzer, A., et Cameron, C. (1995). School-age children's perceptions of mental illness. *Western Journal of Nursing Research, 17*(4), 398-415.

St. Dennis, C., et Synoground, G. (1996). Pharmacology update. Methylphenidate. *Journal of School Nursing, 12*(1), 5-8, 10.

Stein, M.A., Blonids, T.A., Schnitzler, E.R., O'Brien, T., Fishkin, J., Blackwell, B., Szumowski, E., et Roizen, N.J. (1996). Methylphenidate dosing : Twice daily versus three times daily. *Pediatrics, 98*(4), 748-756.

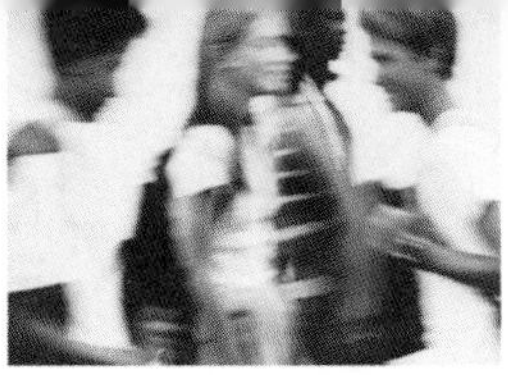

ANNEXES

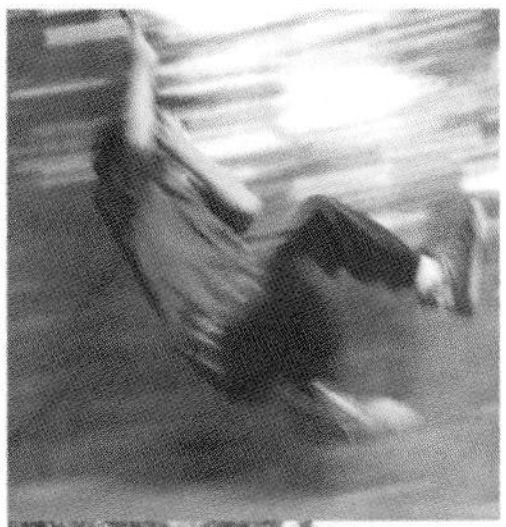

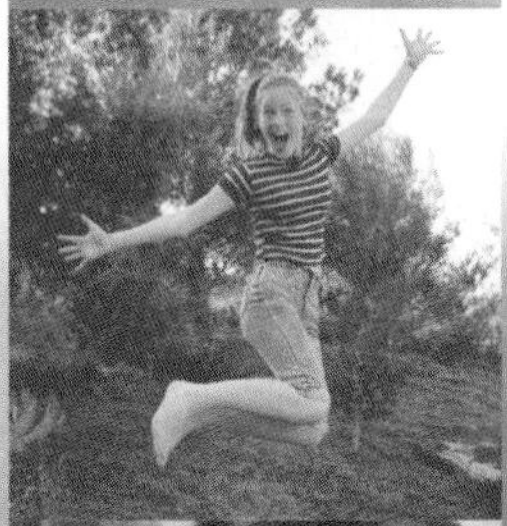

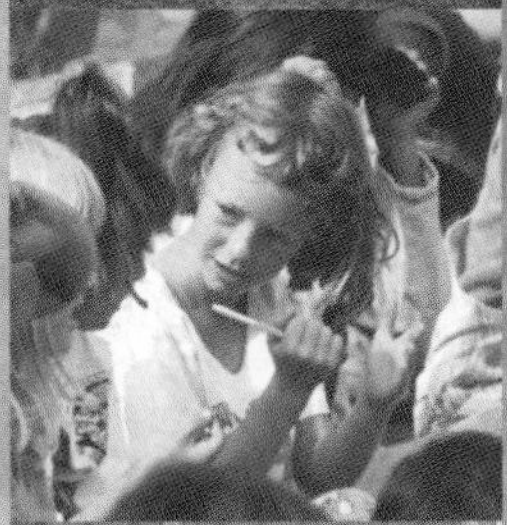

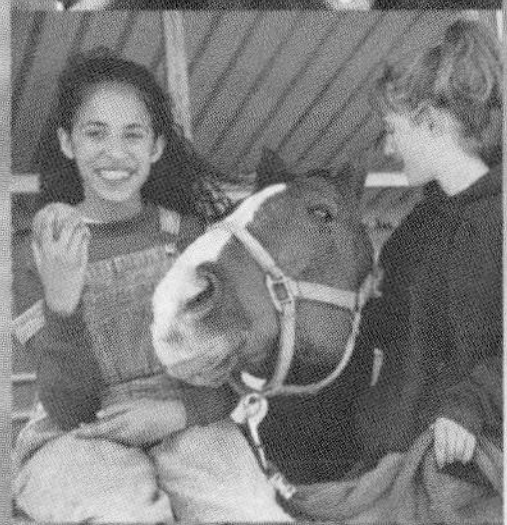

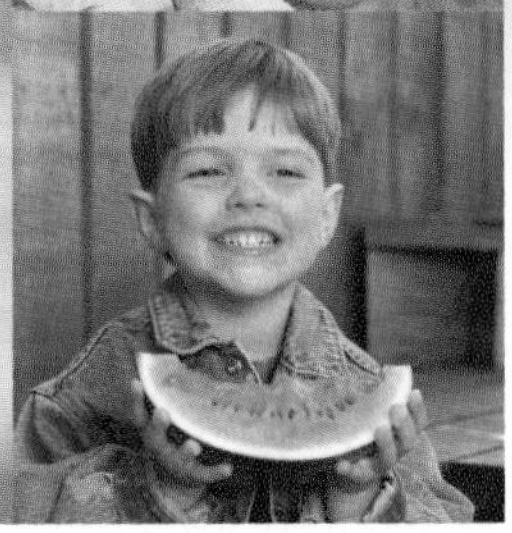

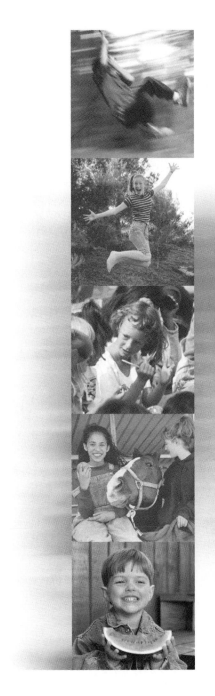

INTRODUCTION

DIRECTIVES GÉNÉRALES

- Expliquez l'intervention à l'enfant et à sa famille.
- Demandez-leur s'ils ont des questions sur l'intervention.
- Il est préférable que ce ne soient pas les parents qui immobilisent l'enfant pendant l'intervention, quelle qu'elle soit. Lorsque c'est tout de même le cas, montrez-leur exactement ce que vous attendez d'eux. Assurez-vous qu'ils sont à l'aise à l'idée de vous assister.
- Connaissez bien le matériel utilisé.
- Si les parents n'assistent pas à l'intervention, rassurez l'enfant en lui disant qu'ils reviendront quand elle sera terminée.

MARCHE À SUIVRE

1. Présentez-vous à l'enfant et à ses parents.
2. Vérifiez l'ordonnance médicale.
3. Identifiez l'enfant en consultant son bracelet d'identité.
4. Donnez des instructions et des explications à l'enfant et à ses parents.
5. Lavez-vous les mains.
6. Rassemblez le matériel nécessaire.
7. Enfilez des gants à usage unique non stériles*.
8. Commencez l'intervention.
9. Notez les résultats.

*Le port de gants à usage unique non stériles est obligatoire lorsqu'il y a risque de contact avec les muqueuses, une lésion cutanée ou toute substance organique. Les gants à usage unique non stériles doivent être changés entre les interventions effectuées auprès de patients différents.

Lors d'une évaluation diagnostique ou d'une hospitalisation, les enfants doivent souvent subir diverses interventions. Bien qu'elles soient semblables à celles effectuées chez les adultes, ces interventions comportent certaines particularités. Les infirmières doivent donc connaître les techniques qui s'appliquent aux enfants, y compris les différences qu'elles présentent en ce qui a trait à la préparation, au matériel, au positionnement et à la marche à suivre.

La préparation aux interventions doit être adaptée au stade de développement de l'enfant et à ses capacités cognitives (se reporter au chapitre 2). Des directives générales sur la préparation de l'enfant sont énoncées dans l'encadré qui apparaît ci-contre. Suivez ces directives avant de commencer toute intervention. Après l'intervention, rassurez et réconfortez l'enfant.

Lorsque l'intervention risque d'être douloureuse ou d'effrayer l'enfant, elle doit être effectuée dans une salle de traitements ou une autre pièce. L'enfant percevra ainsi sa chambre et la salle de jeu de l'unité de soins comme des lieux « sûrs », où on ne lui fait pas subir d'interventions douloureuses. Il est préférable que les parents soient présents pour soutenir l'enfant pendant ou après l'intervention, mais que ce soient d'autres membres du personnel qui l'immobilisent. De cette manière, l'enfant n'aura pas l'impression que ses parents lui veulent du mal, et ceux-ci pourront lui apporter davantage de soutien et de réconfort. Toutefois, la décision d'assister ou non à une intervention leur revient à eux, et l'infirmière se doit de respecter leur choix.

Il y a plusieurs étapes à suivre pour effectuer une intervention. Elles sont énoncées dans l'encadré intitulé *Marche à suivre*. Le port de dispositifs de protection, par exemple, gants à usage unique non stériles, gants stériles, blouse d'hôpital, masque et lunettes de protection, est recommandé pour tout acte pouvant entraîner un contact avec le sang ou des liquides organiques. Vérifiez toujours si l'enfant est allergique au latex ; si tel est le cas, vous devez utiliser des gants et du matériel exempts de latex.

Pour faciliter la consultation, les interventions infirmières présentées dans le guide ont été divisées en 12 sections, dont voici les titres :

- Le consentement éclairé
- L'immobilisation
- Le transport
- Les précautions d'isolement
- L'examen physique
- Le prélèvement d'échantillons
- L'administration des médicaments
- L'accès intraveineux

Les interventions en pédiatrie

ANNEXE A

- Les soins cardiorespiratoires
- La nutrition
- L'élimination
- L'irrigation

Chaque intervention est décrite de façon concise afin de faire ressortir l'essentiel de l'information. Dans bien des cas, la description est précédée d'une courte liste des gestes préparatoires et du matériel nécessaire. Ces listes ne sont pas exhaustives. Elles ne sont données que pour mettre en évidence le matériel et les renseignements qui sont les plus importants pour l'exécution de l'intervention.

Les interventions elles-mêmes sont présentées sous une forme condensée, car nous présumons que les étudiantes ont déjà appris les notions de base. *L'objectif visé ici est donc de souligner les étapes essentielles et les variantes pédiatriques que doit connaître l'infirmière.* Pour obtenir des renseignements plus détaillés et plus précis, les étudiantes doivent consulter le manuel des procédés et techniques de l'hôpital ou de l'établissement, ou d'autres références.

TABLE DES MATIÈRES

1 LE CONSENTEMENT ÉCLAIRÉ

2 L'IMMOBILISATION

3 LE TRANSPORT

4 LES PRÉCAUTIONS D'ISOLEMENT

5 L'EXAMEN PHYSIQUE

6 LE PRÉLÈVEMENT D'ÉCHANTILLONS

7 L'ADMINISTRATION DES MÉDICAMENTS

8 L'ACCÈS INTRAVEINEUX

9 LES SOINS CARDIORESPIRATOIRES

10 LA NUTRITION

11 L'ÉLIMINATION

12 L'IRRIGATION

1 LE CONSENTEMENT ÉCLAIRÉ

Plan de la section

- ► DIRECTIVES GÉNÉRALES
- ► CONSIDÉRATIONS D'ORDRE PÉDIATRIQUE

Avant de réaliser certaines interventions, on doit obtenir du père, de la mère (ou du tuteur légal) ou du patient une autorisation écrite appelée « consentement éclairé ». Exigé tant par la loi que par l'éthique, le consentement éclairé sous-entend que le père, la mère ou le tuteur légal et l'enfant (selon sa capacité) comprennent parfaitement l'intervention ou le traitement envisagé et connaissent les facteurs de risque et les autres méthodes permettant d'arriver aux mêmes résultats.

► DIRECTIVES GÉNÉRALES

On a élaboré des directives générales pour faire en sorte qu'un consentement éclairé soit obtenu avant l'exécution d'un acte médical. Il existe également des lignes directrices régissant la participation d'un enfant à des recherches, mais nous ne les aborderons pas ici.

- La personne à qui il revient de prendre une décision éclairée doit recevoir toute l'information lui permettant de mettre en balance les bienfaits de l'intervention ou du traitement proposé et ses complications possibles. Cette information doit être présentée en termes simples et faciles à comprendre. La personne doit recevoir des réponses honnêtes à toutes ses questions. S'il y a lieu, on aura recours à un interprète pour s'assurer de la clarté de la communication.
- La personne qui prend la décision doit avoir atteint l'âge de la majorité (l'âge auquel elle a pleine jouissance de ses droits civils, soit 18 ans) et être apte à consentir (être en mesure de prendre une décision en toute connaissance de cause). Elle doit comprendre le traitement médical proposé et tous les risques qu'il comporte. Au Québec, le mineur de 14 ans et plus peut néanmoins consentir seul à des soins particuliers (par exemple, contraception, cure de désintoxication). Vous devez connaître les dispositions juridiques applicables dans la province où vous exercez.
- Le consentement doit être libre. La personne qui prend la décision doit pouvoir envisager ses options sans faire l'objet de contraintes, de menaces ni de pressions d'aucune sorte.

Bien qu'un consentement écrit d'ordre général soit obtenu au moment de l'admission à l'hôpital, certaines interventions ou traitements nécessitent un consentement distinct. C'est le cas notamment lorsqu'il s'agit de pratiquer une intervention chirurgicale (mineure ou majeure) sur le patient ou de le photographier, même si les photos sont prises à des fins pédagogiques.

► CONSIDÉRATIONS D'ORDRE PÉDIATRIQUE

Pour un enfant, le consentement éclairé implique d'autres considérations. Les voici :

- *Si l'enfant est mineur* (s'il a moins de 18 ans), son père, sa mère ou son tuteur légal doit consentir au traitement ou à l'intervention. Cependant, le Code civil du Québec reconnaît la nature évolutive de l'acquisition de l'autonomie de la personne mineure relativement aux décisions qu'elle doit prendre concernant son intégrité. Une distinction est donc faite à partir de l'âge de 14 ans.
- *Si l'enfant est un mineur de moins de 14 ans,* son père, sa mère ou son tuteur légal doit consentir au traitement ou à l'intervention (art. 14, al.1 et 18 C.c.Q.).
- *Si l'enfant est un mineur de plus de 14 ans,* il peut consentir seul aux soins requis par son état de santé. Par contre, lorsque le mineur séjourne dans un établissement de santé ou de services sociaux pour plus de douze heures, le pourvoyeur de soins doit informer le titulaire de l'autorité parentale de ce fait (art.14, al.2 C.c.Q.).
- *En l'absence du père, de la mère ou du tuteur légal,* la personne responsable de l'enfant (par exemple, un membre de la famille, une gardienne, un enseignant ou un moniteur) peut consentir à un traitement d'urgence si le père, la mère ou le tuteur lui a préalablement donné par écrit la permission d'autoriser des soins en son absence.
- *Si l'on peut contacter par téléphone le père, la mère ou le tuteur légal,* un consentement verbal peut suffire à condition que deux témoins soient simultanément à l'écoute. Le consentement doit être enregistré pour l'obtention de la signature *a posteriori.*
- *Si l'enfant est un mineur émancipé* (s'il a moins de 18 ans, mais est légalement indépendant), il peut donner son consentement éclairé à des soins médicaux. Sont considérés comme des mineurs émancipés, les adolescents qui sont mariés, qui ont joint l'armée, qui ne vivent plus chez leurs parents et qui sont financièrement indépendants ou sont eux-mêmes parents.
- *Si un enfant mineur habite une province conférant le droit à des adolescents non émancipés de prendre certaines décisions relatives à des soins de santé,* l'enfant peut donner son consentement uniquement dans les conditions stipulées par la loi provinciale et uniquement s'il a l'âge prescrit par la province en question. Ainsi, les adolescents peuvent consentir à recevoir certains soins ou services, par exemple, traitement des maladies transmissibles sexuellement, consultations et services liés à la contraception et à l'avortement, cure de désintoxication et traitement d'une maladie mentale.

2 L'IMMOBILISATION

Plan de la section

CONSEIL CLINIQUE

L'American Academy of Pediatrics a élaboré des directives sur l'utilisation de la contention physique chez les enfants et les adolescents dans le contexte des soins de courte durée, lesquelles nous utilisons au Québec. L'organisme recommande :

- d'expliquer l'intervention à l'enfant ;
- d'obtenir une ordonnance écrite ou verbale du médecin, précisant le type de contention et la durée d'utilisation prévue ;
- de fournir des explications immédiates à la famille sur la nécessité d'immobiliser l'enfant et de noter cette démarche dans le dossier médical ;
- d'effectuer une surveillance : le matériel de contention est-il mis en place correctement ? La peau et le système neurovasculaire sont-ils intacts ? La contention permet-elle d'obtenir les résultats escomptés ? Y a-t-il lieu de maintenir la contention ?

Lorsqu'un enfant doit être immobilisé pour une intervention, il est important de demander l'assistance d'une autre personne plutôt que d'appliquer une méthode de contention mécanique. Si certains parents ne voient aucun inconvénient à tenir l'enfant, la plupart préfèrent être près de lui pour le réconforter et laisser à des professionnels de la santé le soin de l'immobiliser. Les parents peuvent ainsi apporter un soutien moral à l'enfant et éviter d'avoir à le tenir pendant une intervention douloureuse ou éprouvante. L'enfant voit alors ses parents comme une source de réconfort et peut les dissocier du geste douloureux ; avec eux à ses côtés, il sera beaucoup moins inquiet et n'aura pas l'impression d'être puni.

Certains parents ont du mal à assister à une intervention désagréable ou douloureuse et préfèrent revenir plus tard réconforter leur enfant. Cette décision doit être respectée.

On peut utiliser au besoin une planche d'immobilisation ou la technique de l'emmaillotement.

► CONTENTION MANUELLE

Assurez-vous que la personne qui retient l'enfant sait quelles parties du corps elle doit immobiliser et comment elle peut le faire en toute sécurité.

IMMOBILISATION DE L'ENFANT POUR L'INSTALLATION D'UN ACCÈS INTRAVEINEUX OU UNE INJECTION

Marche à suivre

- Couchez l'enfant sur le dos sur un lit ou une civière.
- Demandez à la personne qui vous assiste (en général, un préposé aux bénéficiaires ou une infirmière) de se pencher au-dessus de l'enfant pour l'immobiliser et d'allonger le membre utilisé pour l'installation de l'accès intraveineux ou l'injection.

IMMOBILISATION DE L'ENFANT POUR UNE PONCTION LOMBAIRE

ALERTE INFIRMIÈRE

Pendant la ponction lombaire, l'enfant doit absolument demeurer immobile. Il est conseillé de demander à un membre du personnel qualifié de tenir l'enfant en place pendant l'intervention.

Marche à suivre – *gants à usage unique non stériles*

- Placez l'enfant sur le côté, les genoux repliés sur l'abdomen, la nuque penchée vers l'avant.
- On peut facilement maintenir le *nourrisson* dans cette position en lui tenant la nuque et les cuisses (figure 1).
- L'*enfant plus âgé* peut être assez robuste, et une personne relativement forte devra le tenir dans cette position. Penchez-vous complètement sur l'enfant en vous servant de vos avant-bras pour immobiliser ses cuisses, ses épaules et sa tête.

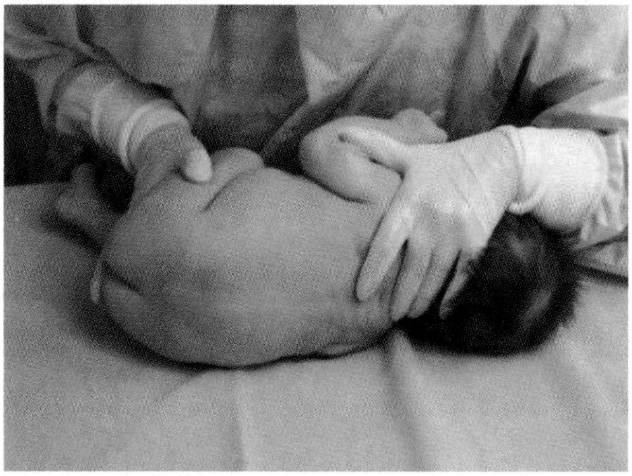

FIGURE 1. Position du nourrisson pour la ponction lombaire.

► CONTENTION MÉCANIQUE

PLANCHE D'IMMOBILISATION

La planche d'immobilisation est constituée d'un panneau et de couvertures fixées par des bandes Velcro (figure 2). Elle existe en deux formats: un pour les nourrissons et les trottineurs et un autre pour les enfants plus âgés. Certaines planches d'immobilisation sont pourvues d'ouvertures pour les bras. Si l'enfant est immobilisé en vue d'une ponction veineuse, on peut passer son bras dans l'ouverture de la veste puis fixer les autres parties de la couverture.

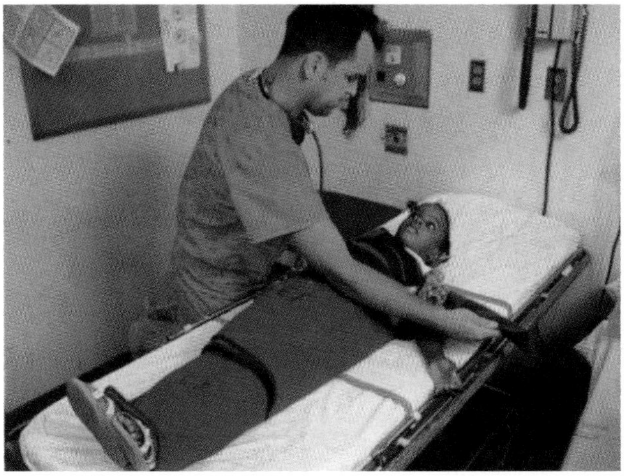

FIGURE 2. Enfant sur une planche d'immobilisation.

MARCHE À SUIVRE

1. Présentez-vous à l'enfant et aux parents.
2. Vérifiez les ordonnances médicales.
3. Identifiez l'enfant en regardant son bracelet d'identité.
4. Donnez des instructions et des explications à l'enfant et à ses parents.
5. Lavez-vous les mains.
6. Rassemblez le matériel nécessaire.
7. Utilisez s'il y a lieu du matériel de protection.
8. Commencez l'intervention.
9. Notez les résultats.

MISE EN PLACE D'UNE PLANCHE D'IMMOBILISATION

Préparation

Expliquez à l'enfant et aux parents pourquoi on a recours à la planche d'immobilisation. Comparez la sensation de l'immobilisation à celle qu'on éprouve lorsqu'on se fait serrer dans les bras de quelqu'un.

Matériel utilisé

Planche avec bandes de contention
Serviette douce ou drap

Marche à suivre

- Recouvrez la planche d'une serviette ou d'un drap.
- Demandez à l'enfant de s'étendre sur le dos, la tête à l'extrémité de la planche.
- Enveloppez l'enfant dans l'étoffe et fixez les bandes Velcro.
- Si nécessaire, demandez à une personne de vous assister en immobilisant la tête de l'enfant et le membre exposé.

DIRECTIVES GÉNÉRALES

- Expliquez l'intervention à l'enfant et à sa famille.
- Demandez-leur s'ils ont des questions sur l'intervention.
- Si les parents décident d'être présents, montrez-leur où ils peuvent se tenir et ce qu'ils peuvent faire.
- Assurez-vous que les parents se sentent prêts à assister à l'intervention.
- Connaissez bien le matériel utilisé.
- Si les parents n'assistent pas à l'intervention, rassurez l'enfant en lui disant qu'ils seront bientôt de retour.

EMMAILLOTTEMENT

L'emmaillottement consiste à envelopper l'enfant dans une couverture ou un drap de manière à restreindre ses mouvements et à permettre au professionnel de la santé de réaliser une intervention. Cette technique est efficace lorsque c'est la tête ou un membre qui fait l'objet de l'intervention (le membre en question peut être laissé libre).

RÉALISATION DE L'EMMAILLOTEMENT

Préparation

- Utilisez une couverture ou un drap assez grand pour maintenir l'enfant en place. Placez la couverture (ou le drap) sur le lit ou la table d'examen.
- Expliquez à l'enfant et aux parents pourquoi on doit l'immobiliser.

Matériel utilisé

Une couverture ou un drap moelleux de deux à trois fois plus grand que l'enfant

Marche à suivre

Nourrissons, trottineurs et enfants

- Placez l'enfant sur la couverture de manière à pouvoir envelopper les genoux et le bas des jambes. Si nécessaire, repliez le haut de la couverture à la hauteur des épaules.
- Soulevez un côté de la couverture, glissez-le sous le bras qui se trouve du même côté, puis placez-le sous le dos de l'enfant (figure 3A).
- Soulevez l'autre côté de la couverture, passez-le en travers du corps de l'enfant et glissez-le sous son dos et ses jambes (figure 3B).
- Repliez le coin inférieur de la couverture vers le haut, sur l'abdomen (figure 3C).

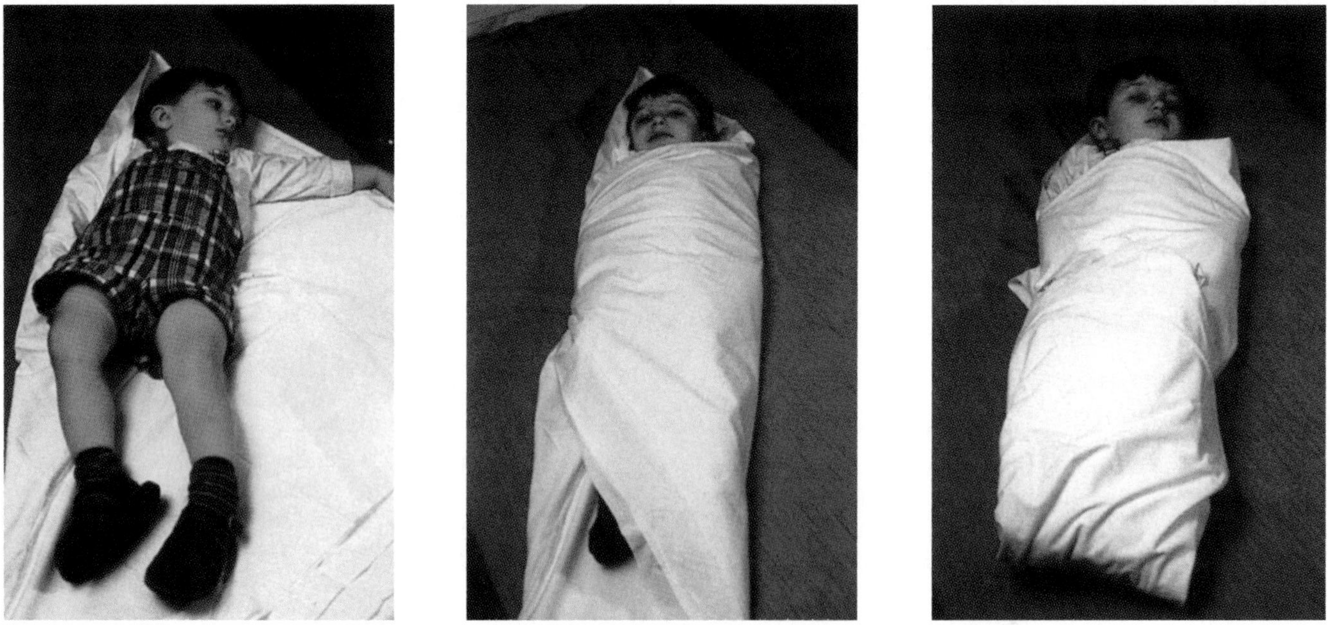

A B C

FIGURE 3. Marche à suivre pour emmailloter un enfant.

UTILISATION DES IMMOBILISATEURS DE COUDE (MANCHETTES)

Les immobilisateurs de coude (également appelés manchettes) (figure 4) empêchent le nourrisson ou l'enfant de toucher son visage ou sa tête. Bien qu'un modèle commercial existe, on peut facilement fabriquer un immobilisateur de coude avec un morceau de toile dans lequel on aura cousu des poches verticales :

- Introduisez des abaisse-langue dans les poches verticales afin que le bras ne puisse être plié.
- Enroulez la toile autour du bras entre l'aisselle et le poignet.
- Fixez l'immobilisation à l'aide de ruban adhésif ou de bandes de tissu cousues.

Enlevez les immobilisateurs de coude au moins toutes les deux heures pour vérifier l'état de la peau et la circulation de l'enfant.

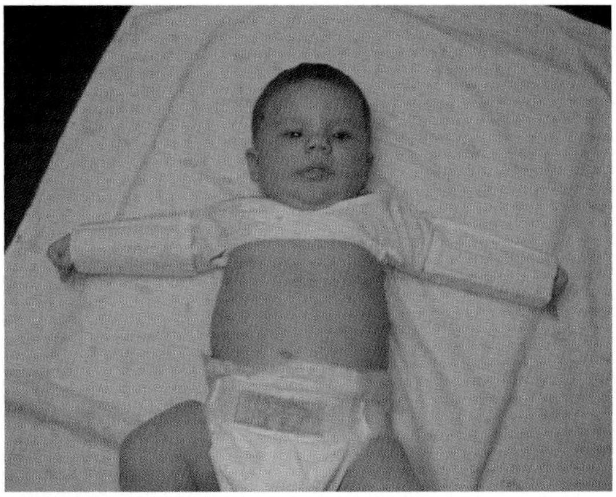

FIGURE 4. Nourrisson portant des immobilisateurs de coude.

3 LE TRANSPORT

Plan de la section

- TRANSPORT DU NOURRISSON
- TRANSPORT DU TROTTINEUR
- TRANSPORT D'UN ENFANT ATTEINT D'UNE INCAPACITÉ OU D'UN HANDICAP OU D'UN ENFANT IMMOBILE

SOINS À DOMICILE

Lorsqu'un enfant relié à de l'équipement médical ou porteur d'un plâtre est sur le point de recevoir son congé de l'hôpital, aidez la famille à prévoir un siège de voiture approprié et à planifier les aménagements qui lui permettront de mieux répondre aux besoins de l'enfant à la maison.

L'aspect le plus important du transport des nourrissons et des enfants plus âgés est la sécurité. Pour déterminer la méthode qui convient le mieux, on doit tenir compte du stade de développement de l'enfant. La prudence exige que ce dernier demeure toujours dans le champ de vision de l'adulte qui le transporte.

► TRANSPORT DU NOURRISSON

Pour le transport, le nourrisson, couché sur le dos ou sur le côté, peut être installé dans une couchette. Si le dessous de la couchette est muni d'une tablette, celle-ci peut servir à transporter une pompe volumétrique ou un moniteur. Une voiturette que l'on peut pousser plutôt que tirer peut également être utilisée, ce qui permettra de pousser simultanément la potence pour la perfusion intraveineuse. En raison des variations de température, on gardera une couverture sur l'enfant pour éviter les risques d'hypothermie.

► TRANSPORT DU TROTTINEUR

Le trottineur doit être transporté dans une couchette (utilisée également pour les nourrissons; se reporter à la figure 5), dont les barreaux sont relevés; si nécessaire, un couvercle protecteur doit être mis en place. L'enfant peut être assis ou couché. Il ne faut pas utiliser de civière, car l'enfant qui peut bouger risque de basculer et de tomber.

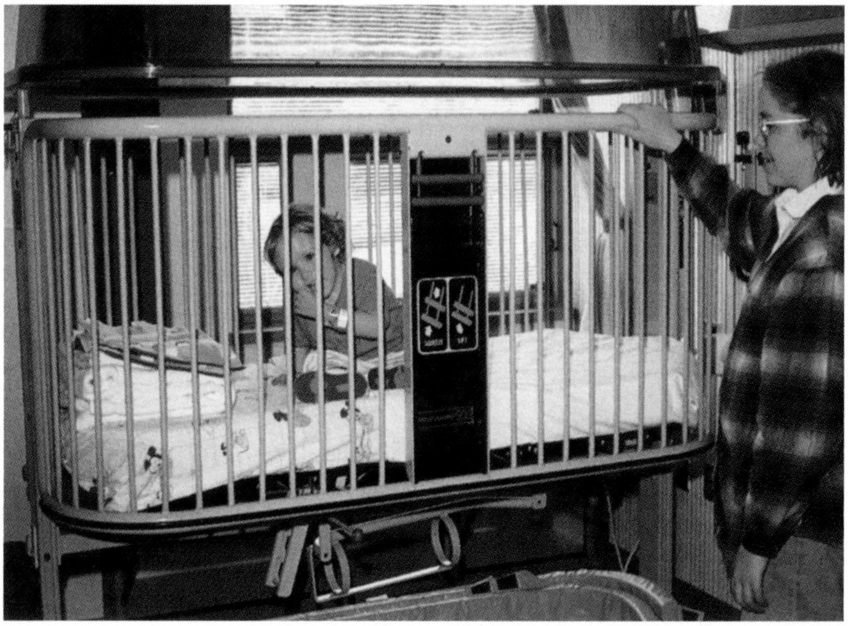

FIGURE 5. Couchette munie d'un couvercle protecteur pour le transport du nourrisson ou du trottinneur.

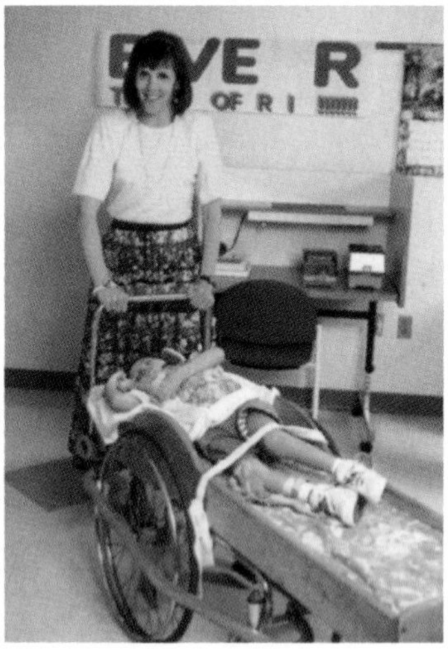

FIGURE 6. Technique de transport de l'enfant atteint d'une incapacité ou d'un handicap.

Si vous disposez d'une poussette ou d'un fauteuil roulant, vous pouvez aussi les utiliser. Assurez-vous que l'enfant est attaché dans la poussette au moyen de la ceinture de sécurité. Si vous transportez l'enfant à l'aide d'un fauteuil roulant, demandez au père ou à la mère de s'y asseoir et de tenir fermement l'enfant sur ses genoux. Si cela n'est pas possible, servez-vous d'un fauteuil roulant adapté à la taille de l'enfant.

► TRANSPORT DE L'ENFANT ATTEINT D'UNE INCAPACITÉ OU D'UN HANDICAP OU DE L'ENFANT IMMOBILE

Pour transporter l'enfant plus âgé qui ne peut marcher en raison d'une incapacité ou d'un handicap ou dont la mobilité est réduite, on peut utiliser une voiturette spéciale (figure 6). Pour la sécurité de l'enfant, une surveillance étroite s'impose.

4 LES PRÉCAUTIONS D'ISOLEMENT

Plan de la section

► MATÉRIEL D'ISOLEMENT

Le matériel d'isolement se compose de dispositifs de protection (masques, gants, blouses et lunettes de protection) qui doivent être rangés sur un chariot, juste à l'extérieur de la chambre de l'enfant, pour être facilement accessibles. Un avis indiquant le type d'isolement peut être affiché sur la porte de la chambre.

MASQUES

Les masques protègent contre les agents pathogènes disséminés par les gouttelettes de salive.

GANTS

Les gants empêchent tout contact de la peau avec des agents pathogènes. Ils protègent le professionnel de la santé et l'enfant contre la contamination croisée. Le port de gants est indiqué en cas de contact probable avec les muqueuses, une lésion cutanée ou des liquides organiques. Changez de gants avant de passer d'un patient à un autre. L'utilisation de gants sans latex est de rigueur si l'enfant, ou le professionnel de la santé, présente une allergie ou une sensibilité au latex (se reporter au chapitre 10, pour en savoir plus sur les allergies au latex).

BLOUSES D'HÔPITAL

Les blouses d'hôpital protègent contre tout contact avec des agents pathogènes. Elles doivent être portées lorsque les vêtements risquent d'entrer en contact avec des substances organiques. Il faut changer de blouse avant de passer d'un patient à un autre.

LUNETTES DE PROTECTION

On doit porter des lunettes de protection ou un écran facial quand du sang ou des liquides organiques risquent d'être projetés. Leur port s'impose donc 1) quand vous croyez que des substances organiques peuvent atteindre vos yeux, votre nez ou votre bouche ; ou 2) quand vous travaillez près d'une plaie ouverte.

► MÉTHODES D'ISOLEMENT

Les méthodes d'isolement servent à prévenir la propagation de l'infection. Elles se divisent en deux catégories : les précautions universelles et les précautions contre les risques de transmission.

PRÉCAUTIONS UNIVERSELLES

Les précautions universelles sont prises pour tous les patients, quel que soit le diagnostic, chaque fois qu'il peut y avoir un contact avec le sang, les liquides organiques, les sécrétions, les excrétions, les lésions cutanées, les muqueuses ou avec les matières contaminées par ces substances. Les directives générales suivantes doivent être observées :

- Lavez-vous les mains avant et après tout contact avec le patient et autant de fois que cela est nécessaire pendant les soins.
- Portez des gants chaque fois qu'il peut y avoir un contact avec le sang, les liquides organiques, les sécrétions, les excrétions, les lésions cutanées ou les muqueuses. Changez de gants dès qu'ils sont contaminés par ces substances et lavez-vous les mains avant d'enfiler de nouveaux gants.
- Portez d'autres dispositifs de protection (blouse d'hôpital, masque et lunettes de protection) si des liquides organiques risquent d'être projetés.
- Portez les dispositifs de protection mentionnés ci-dessus pour nettoyer les écoulements accidentels de liquides organiques. Jetez les déchets dans un contenant réservé à cette fin. Lavez la surface souillée avec de l'eau de Javel ou un autre produit nettoyant adéquat. Placez les vêtements contaminés dans des sacs hermétiquement fermés et étiquetés.
- Jetez les aiguilles, les scalpels et les lancettes non réencapuchonnés dans un contenant pour objets pointus et tranchants étiqueté.

Les patients qui peuvent contaminer l'environnement parce qu'ils sont infectés par des agents pathogènes transmis par voie aéroportée ou par gouttelettes de salive doivent être placés dans des chambres privées.

PRÉCAUTIONS CONTRE LES RISQUES DE TRANSMISSION

En plus des précautions universelles, on doit prendre certaines mesures lorsqu'on est en présence d'un patient susceptible d'être infecté par un agent pathogène ou d'avoir contracté une maladie transmissible (tableau 1). Il existe trois modes de transmission :

TABLEAU 1

Les méthodes d'isolement

Types d'isolement	Précautions à prendre
Précautions universelles	À appliquer en tout temps et pour tous les patients
Isolement respiratoire	• Port du masque pour le personnel qui se trouve à moins d'un mètre du patient • Port du masque pour le patient qui doit sortir de sa chambre pour subir un examen • Lavage des mains avant et après un contact avec un patient • Port de la blouse si contact direct avec un patient • Port des gants s'il y a contact avec les sécrétions (toujours en porter si bronchiolite) • Désinfection du matériel et des jouets après usage • Le patient ne peut quitter sa chambre
Isolement entérique	• Lavage des mains en entrant dans la chambre et avant de sortir • Port de la blouse en entrant dans la chambre • Port des gants en entrant dans la chambre • Désinfection du matériel et des jouets après utilisation • Le patient ne peut quitter sa chambre
Isolement contact-plaie	• Lavage des mains avant et après contact avec le patient • Port de la blouse s'il y a risque de souillure • Port des gants si contact avec la zone infectée • Désinfection du matériel et des jouets après utilisation • Le patient ne peut quitter sa chambre sauf si la plaie est couverte
Isolement protecteur	• Porte de la chambre fermée en tout temps • Port du masque pour ceux qui présentent des symptômes d'infection respiratoire • Lavage des mains avant et après un contact avec le patient • Le matériel et les jouets doivent être utilisés uniquement par le patient • Le patient doit porter un masque s'il sort de sa chambre
Isolement strict	• Porte de la chambre fermée en tout temps • Port du masque en entrant dans la chambre • Port du masque pour le patient qui doit sortir de sa chambre pour subir un examen • Lavage des mains avant et après un contact avec le patient • Port de la blouse s'il y a risque de souillure • Désinfection du matériel et des jouets après usage • Le patient ne peut quitter sa chambre • Si tuberculose, port du masque à coquille N95 • Si varicelle, les personnes immunes peuvent être exemptées de porter le masque

Modifié à partir de : Hôpital Sainte-Justine (2000). Guide de prévention des infections, précautions et isolements.

1. *Transmission par voie aéroportée.* Les professionnels de la santé doivent utiliser un appareil de protection respiratoire à haute efficacité filtrant les particules (ou d'autres appareils qui filtrent l'air inspiré) pour se protéger contre les maladies transmises par voie aérienne (par exemple, la rougeole, la varicelle et la tuberculose). Pour la tuberculose, une pièce dotée d'un système de ventilation à pression d'air négative est nécessaire. Lorsqu'il sort de sa chambre, le patient doit porter un masque chirurgical qui filtre l'air expiré. Un avis affiché sur la porte de la chambre demande aux visiteurs de se présenter au poste des infirmières avant d'entrer dans la chambre.
2. *Transmission par gouttelettes de salive.* Les maladies transmises par la projection de gouttelettes (par exemple, le virus *Hæmophilus influenzæ* de type b, la rubéole et la coqueluche) nécessitent le port d'un masque dès que l'on se trouve à un mètre du patient. Le patient doit porter un masque lorsqu'il quitte sa chambre. La porte de la chambre peut rester ouverte, car la transmission nécessite un contact étroit puisque ces gouttelettes sont formées de grosses particules qui ne peuvent parcourir plus d'un mètre.

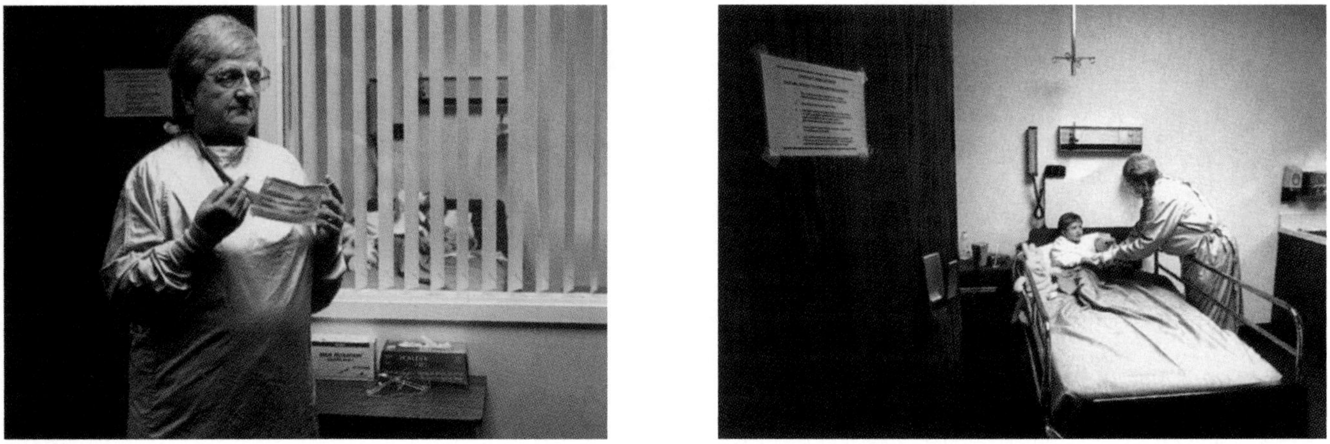

A B

FIGURE 7. En cas d'infection transmise par voie aéroportée, une blouse et un masque peuvent être portés (A), et un avis d'isolement doit être placé en évidence sur la porte afin de demander aux visiteurs de se présenter au poste des infirmières avant d'entrer dans la chambre (B).

3. *Transmission par contact.* Il est essentiel de porter des gants lorsqu'on doit donner des soins à un patient atteint d'une affection qui se transmet par contact direct avec la peau ou par contact indirect avec un objet contaminé. (La plupart des infections gastro-intestinales et des infections cutanées, par exemple, se transmettent par contact direct.) Le port d'une blouse d'hôpital s'impose si les vêtements du professionnel de la santé peuvent entrer en contact avec une surface contaminée ou avec le patient (figure 7A). Le patient doit être placé dans une chambre privée ou en compagnie de patients infectés par le même agent pathogène que lui (figure 7B).

5 L'EXAMEN PHYSIQUE

Plan de la section

► MESURES DE LA CROISSANCE

Pour en savoir plus long sur l'examen physique pédiatrique, reportez-vous au chapitre 4. Les courbes de croissance pour garçons et pour filles se trouvent à l'annexe B.

LONGUEUR

Jusqu'à ce qu'il atteigne l'âge de 2 ans, on mesure la longueur de l'enfant alors qu'il est couché sur le dos (figure 8). Étant donné que le corps du bébé est habituellement

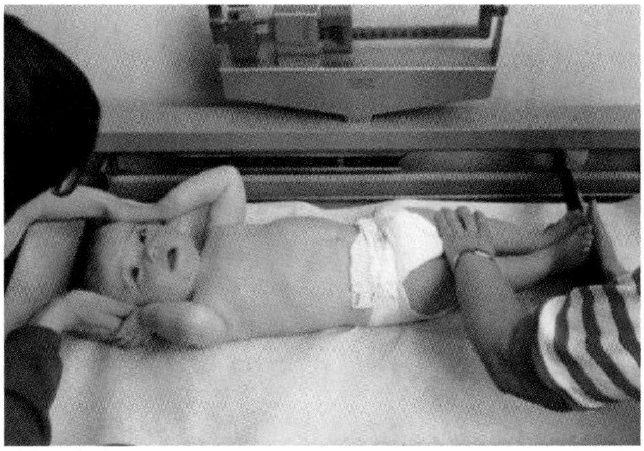

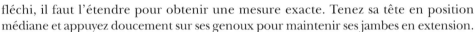

FIGURE 8. Mesure de la longueur d'un nourrisson.

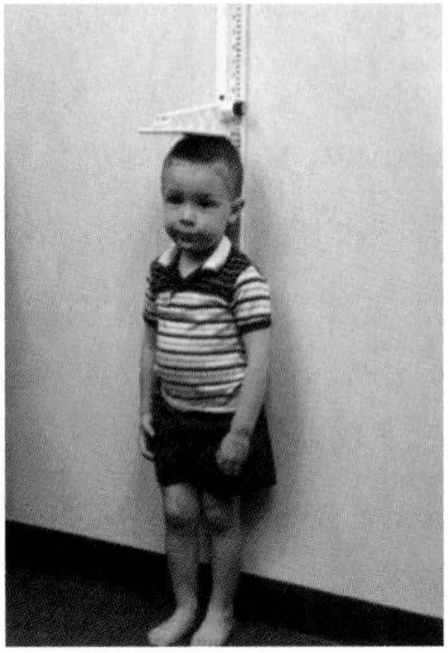

FIGURE 9. Mesure de la taille d'un enfant.

fléchi, il faut l'étendre pour obtenir une mesure exacte. Tenez sa tête en position médiane et appuyez doucement sur ses genoux pour maintenir ses jambes en extension.

Si vous utilisez une table à mesurer, placez la tête de l'enfant à l'extrémité de la table et appuyez ses talons sur l'équerre. Sinon, placez l'enfant sur une alèse de papier. Faites une marque au sommet de la tête et une autre aux talons. Mesurez ensuite la distance entre les deux marques.

Notez la longueur en centimètres.

TAILLE

On mesure la taille de l'enfant de plus de 2 ou 3 ans en le plaçant debout, le dos au mur (figure 9). Demandez-lui d'enlever ses chaussures et de se tenir droit, la tête haute et en position médiane. Les épaules, les fesses et les talons doivent toucher au mur. Placez un objet plat, par exemple une règle, sur la tête de l'enfant. Faites une marque à l'endroit où la règle touche au mur. Mesurez la distance entre la marque et le sol. Pour plus de précision, on peut utiliser une toise fixée au mur. On place l'équerre coulissante sur la tête de l'enfant et on note la mesure indiquée sur la tige graduée (se reporter à la figure 9). On peut également mesurer la taille de l'enfant plus âgé au moyen d'une balance à plate-forme avec règle intégrée.

Notez la taille en centimètres.

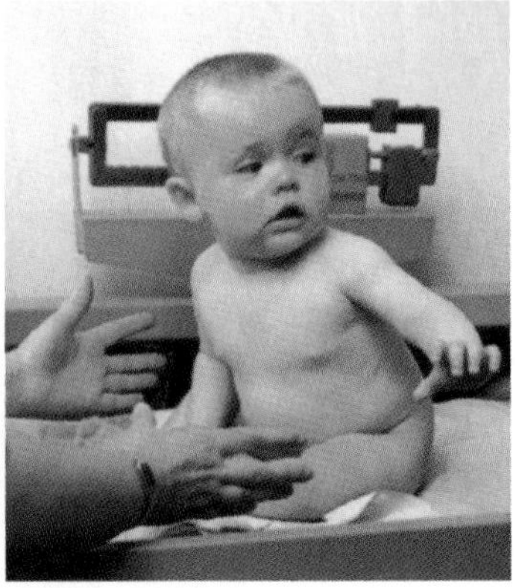

FIGURE 10. Utilisation d'une balance à plate-forme pour peser un nourrisson.

POIDS

Les nourrissons sont pesés sur une balance à plate-forme (figure 10), couchés sur le dos ou assis, selon leur âge. Avant de les y placer, vérifiez l'équilibre de la balance et recouvrez-la d'une alèse de papier. Prenez les précautions nécessaires pour assurer leur sécurité. Les nourrissons doivent être pesés sans vêtements ni couche. N'oubliez pas de remplacer l'alèse après la pesée.

Les enfants plus âgés peuvent être pesés sur une balance verticale avec leurs vêtements, mais sans chandail ni chaussures. Pour leur part, les trottineurs peuvent ne porter que leurs sous-vêtements. Gardez la pièce à une température confortable et préservez l'intimité de l'enfant plus âgé et de l'adolescent.

Notez le poids en kilogrammes.

PÉRIMÈTRE CRÂNIEN

Le périmètre crânien est habituellement mesuré à intervalles réguliers jusqu'au premier ou deuxième anniversaire de naissance de l'enfant et annuellement jusqu'a 5 ans. Mesurez la tête à l'endroit le plus large, en plaçant le ruban juste au-dessus de l'arcade sourcilière et du pavillon de l'oreille et sur la saillie de l'occiput (figure 11). Utilisez un ruban de papier et notez la mesure en centimètres.

PÉRIMÈTRE THORACIQUE

La mesure du périmètre thoracique est souvent prise jusqu'à l'âge de 1 an. Mesurez le thorax en plaçant le ruban à mesurer juste sous les aisselles, au niveau des mamelons (figure 12).

Notez la mesure en centimètres. Comparez le périmètre thoracique au périmètre crânien. Les deux mesures seront à peu près égales pendant la première année de vie, après quoi la première commencera à surpasser la seconde.

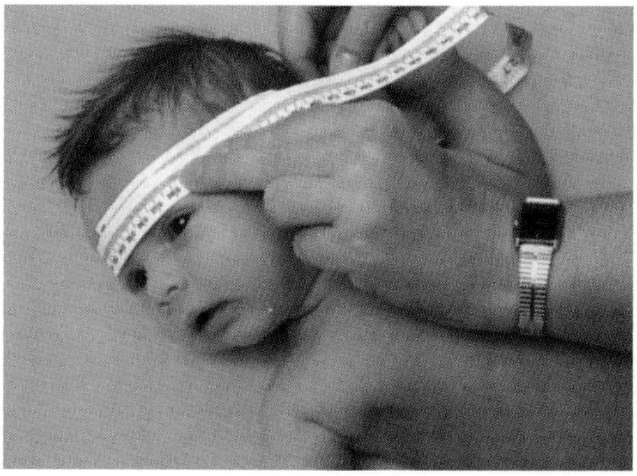

FIGURE 11. Mesure du périmètre crânien.

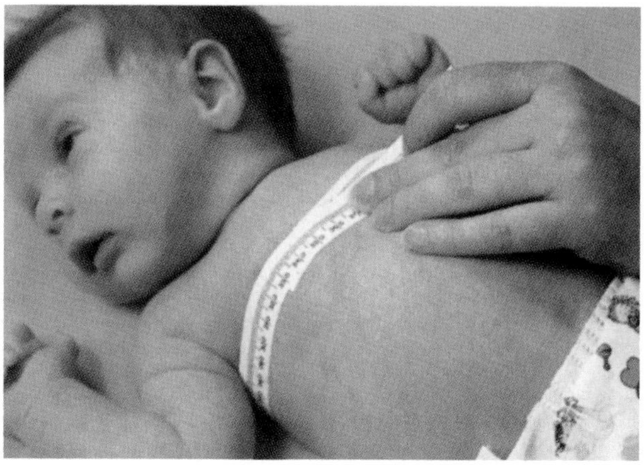

FIGURE 12. Mesure du périmètre thoracique.

► SIGNES VITAUX

Le chapitre 4 traite également de l'évaluation des signes vitaux.

FRÉQUENCE CARDIAQUE

On évalue de préférence la fréquence cardiaque apicale chez les enfants, surtout chez ceux qui ont moins de 2 ans. Pour la mesurer, placez le stéthoscope sur la partie antérieure de la poitrine au niveau du cinquième espace intercostal en position médioclaviculaire. Chaque « toc-tac » correspond à un battement. Comptez les battements pendant une minute. Au moment de l'auscultation, vérifiez si le rythme est régulier ou non.

La fréquence du pouls peut être mesurée ailleurs qu'à l'apex, par exemple, à l'artère carotide, à l'artère humérale, à l'artère radiale, à l'artère fémorale et à l'artère pédieuse. Comparez l'intensité des pouls distaux (périphériques) et proximaux. Comparez l'intensité des pouls supérieur et inférieur. Notez également si le pouls est normal, bondissant (très fort) ou fuyant (faible).

Le tableau 2 présente les fréquences cardiaques normales en fonction de l'âge.

TABLEAU 2 Fréquences cardiaques normales chez les enfants, de la naissance à 14 ans

Âge	Plage (battements/min)
Nouveau-né	100-170
6 mois à 1 an	90-130
3 ans	80-120
5 ans	70-110
10 à 14 ans	60-100

FRÉQUENCE RESPIRATOIRE

À quelques différences près, la méthode utilisée pour mesurer la fréquence respiratoire d'un enfant est essentiellement la même que celle utilisée chez les adultes :

- Comme la respiration d'un enfant est diaphragmatique (abdominale), observez les mouvements abdominaux pour compter les respirations.
- Chez l'enfant, les mouvements abdominaux sont irréguliers.

Le tableau 3 donne les fréquences respiratoires normales en fonction de l'âge. Comptez les respirations pendant une minute chez le nourrisson.

TABLEAU 3 Fréquences respiratoires normales chez les enfants, de la naissance à 17 ans

Âge	Plage (battements/min)
Nouveau-né	30-60
6 mois	24-40
1 an	20-40
3 ans	20-30
6 ans	16-22
10 ans	16-20
17 ans	12-20

TENSION ARTÉRIELLE

Pour mesurer la tension artérielle d'un enfant, on procède essentiellement de la même manière que pour un adulte. Que l'appareil utilisé soit manuel ou électronique, la taille du brassard gonflable dépend de la circonférence du bras ou de la jambe de l'enfant. En général, sa largeur est égale aux 2/3 de la longueur de l'os long du membre utilisé pour la prise de la tension artérielle ; sa longueur est à peu près équivalente aux trois quarts de la circonférence du membre, et ses deux extrémités ne doivent pas se chevaucher (figure 13). Si le brassard est trop petit, la mesure obtenue sera plus élevée que la tension artérielle réelle, et s'il est trop grand, elle sera plus basse.

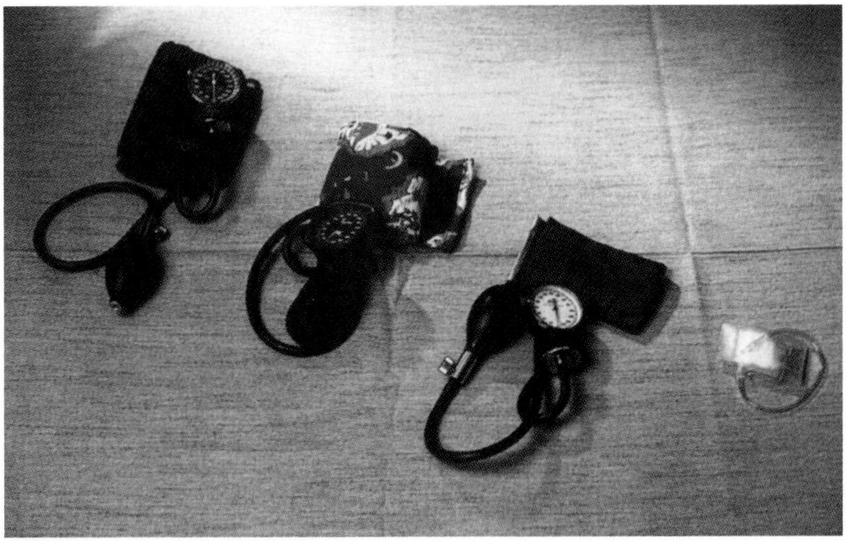

FIGURE 13. Les brassards gonflables à usage pédiatrique existent en plusieurs modèles et formats.

Si vous utilisez un appareil électronique, placez le brassard autour du membre et mettez l'appareil en marche conformément aux directives du fabricant.

Si vous utilisez un sphygmomanomètre manuel, installez le brassard autour du membre. Fermez la valve d'échappement d'air. Recherchez le pouls et placez le stéthoscope à cet endroit (figure 14). Gonflez le brassard avec la poire jusqu'à ce que la colonne de mercure s'élève et qu'aucun battement ne soit plus perceptible ; continuez de gonfler le brassard jusqu'à ce que le mercure s'élève encore de 20 à 30 mm. Dégonflez lentement le brassard à raison de 2 à 3 mm/seconde tout en regardant la colonne de mercure baisser. Lorsque le bruit se fait réentendre, prenez note du chiffre : il correspond à la tension artérielle systolique. Continuez de dégonfler le brassard pour connaître la tension artérielle diastolique : si l'enfant a moins de 12 ans, elle correspond au chiffre lu au moment où vous entendez un son étouffé ; si l'enfant a plus de 12 ans, c'est le chiffre enregistré lorsque les bruits disparaissent qui l'indique. La tension artérielle est exprimée par deux valeurs : la tension systolique et la tension diastolique (tableau 4).

Si le pouls ne peut être perçu à l'auscultation, la tension artérielle peut être mesurée par palpation. Enroulez le brassard autour du membre choisi, fermez la valve et recherchez le pouls par palpation. En maintenant vos doigts sur le pouls, gonflez le brassard avec la poire jusqu'à ce que le pouls ne soit plus perceptible. Ouvrez lentement la valve en surveillant la colonne de mercure et, dès qu'un bruit se fait entendre, notez le chiffre obtenu. Ce chiffre correspond à la tension artérielle systolique (premier chiffre de la tension artérielle).

La tension artérielle systolique peut aussi être mesurée par échographie Doppler (figure 15). Dans cette technique, la fréquence des ultrasons est réfléchie par le mouvement de la surface des vaisseaux sanguins, qui diffère légèrement de celui des autres structures de la même région. Le tension relevée correspond au premier chiffre de la tension artérielle.

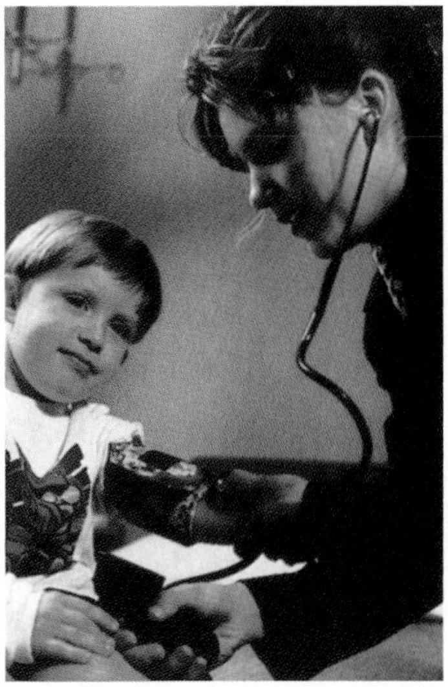

FIGURE 14. Mesure de la tension artérielle avec un sphygmomanomètre manuel.

TEMPÉRATURE CORPORELLE

La température corporelle est mesurée en degrés Celsius. Si vous utilisez un thermomètre électronique, suivez les directives du fabricant. Actuellement, les thermomètres à mercure sont retirés des établissements du réseau de la santé à cause des risques importants de contamination qu'ils présentent lorsqu'ils se brisent. Leur utilisation est expliquée, mais l'infirmière doit savoir que le thermomètre électronique est

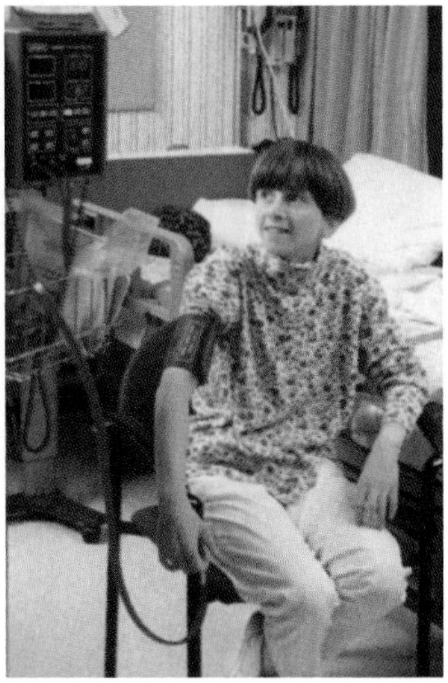

FIGURE 15. Mesure de la tension artérielle par échographie Doppler.

TABLEAU 4 Valeurs médianes de la tension artérielle systolique et diastolique chez les enfants, à différents âges*

Âge	Systolique (mm Hg)	Diastolique (mm Hg)
Nouveau-né	73	55
1 mois	86	52
6 mois	90	53
1 an	90	56
3 ans	92	55
6 ans	96	57
9 ans	100	61
12 ans	107	64
15 ans	114	65
18 ans	121	70

* *Lectures correspondant au 50e percentile.*

Remarque : Les enfants qui se situent dans le 95e percentile de la tension artérielle pour leur âge, leur sexe et leur taille doivent être dirigés vers un médecin pour suivre un traitement antihypertenseur. Consultez les références suivantes au sujet de ces normes : Joint National Committee on Prevention, Detection, Evaluation and Treatment of High Blood Pressure et National High Blood Pressure Education Program Coordinating Committee (1997), The sixth report of the Joint National Committee on Prevention, Detection, Evaluation and Treatment of High Blood Pressure, *Archives of Internal Medicine*, 157, p. 2413-2443 ; National High Blood Pressure Program Working Group on Hypertension Control in Children and Adolescents (1996), Update on the 1987 task force report on high blood pressure in children and adolescents : A working group report from the National High Blood Pressure Education Program, *Pediatrics, 98* (4), p. 649-658.

Adaptation de : Normal Blood Pressure Readings for Boys, Second Task Force on Blood Pressure Control in Children, National Heart, Lung, and Blood Institute (1987), Bethesda, MD. Pour tous les groupes d'âge, la tension artérielle des filles est pratiquement la même que celle des garçons.

SOINS À DOMICILE ET SOINS COMMUNAUTAIRES

Demandez aux parents quel type de thermomètre ils utilisent à la maison et apprenez-leur à l'utiliser correctement. Souvent, les parents ne savent pas comment secouer un thermomètre à mercure et obtiennent des lectures inexactes. Certains ignorent pendant combien de temps il faut insérer le thermomètre ou comment le nettoyer et le ranger après l'emploi. Ceux qui utilisent un thermomètre à mercure doivent savoir que l'instrument présente un risque de contamination s'il se brise. Les infirmières qui travaillent dans les écoles et les garderies doivent vérifier les connaissances des intervenants et leur dispenser de l'enseignement si nécessaire.

plus sécuritaire. Il n'y a pas de consensus « universel » sur la période pendant laquelle un thermomètre à mercure doit être maintenu en place. En général, on recommande de le laisser en place de 3 à 5 minutes pour la voie buccale, de 2 à 5 minutes pour la voie rectale et de 6 à 8 minutes pour la voie axillaire.

La température corporelle peut être mesurée par les voies tympanique, buccale, rectale et axillaire.

Voie tympanique

L'utilisation du thermomètre tympanique (figure 16) est un moyen rapide et pratique de prendre la température des nourrissons et des enfants. Toutefois, la fiabilité de cette méthode est controversée. Il est important de bien maîtriser le fonctionnement de ce type de thermomètre, qui est fiable à condition d'être utilisé selon les recommandations du fabricant.

Assurez-vous que l'embout du thermomètre est dirigé vers la membrane tympanique pour obtenir un résultat exact. Utilisez toujours un embout (ou couvre-sonde) propre pour chaque enfant.

Si vous prenez la température par l'oreille droite de l'enfant, tenez le thermomètre avec la main droite ; pour l'oreille gauche, tenez-le de la main gauche.

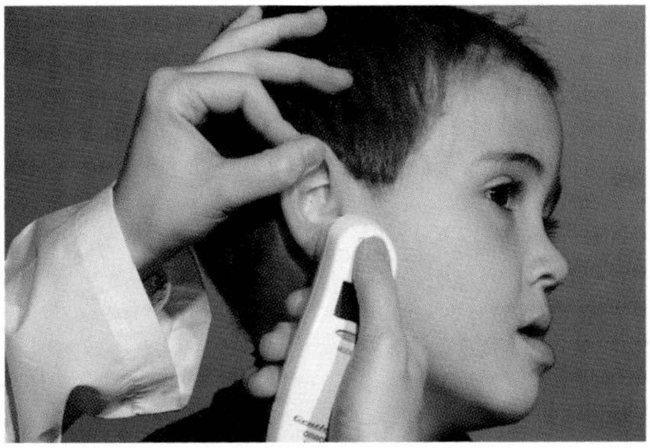

A

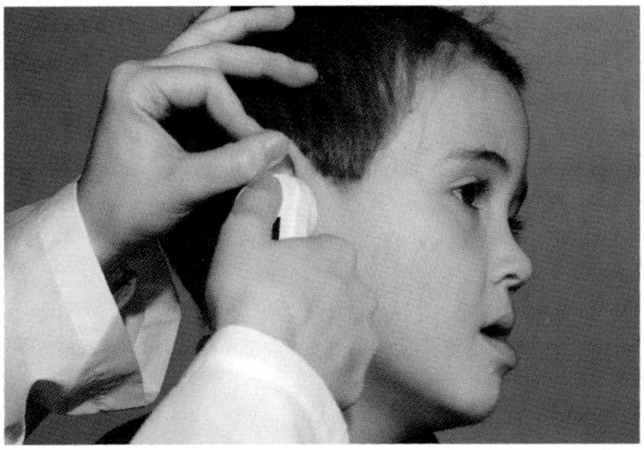

B

FIGURE 16. A, Préparation pour l'insertion du thermomètre tympanique. B, Insertion du thermomètre dans le conduit auditif.

PRISE DE LA TEMPÉRATURE CORPORELLE PAR VOIE TYMPANIQUE

Matériel utilisé

Thermomètre (électronique)

Marche à suivre

Nourrisson

- Placez le nourrisson en décubitus dorsal sur une surface plane.
- Stabilisez sa tête.
- Tournez-la sur le côté pour faciliter l'accès à l'oreille.
- Tirez le pavillon de l'oreille vers l'arrière et vers le bas.
- Placez le thermomètre derrière l'oreille et dirigez l'embout de la sonde vers l'avant.
- Insérez la sonde dans l'oreille jusqu'à ce que l'orifice du conduit auditif soit entièrement bloqué.
- Appuyez sur le bouton.
- Laissez la sonde dans l'oreille conformément aux recommandations du fabricant.
- Retirez la sonde.
- Lisez et notez la température.

Enfant

- Demandez au père ou à la mère (ou à une autre personne) de tenir l'enfant sur ses genoux et d'appuyer la tête de ce dernier sur sa poitrine. Il sera peut-être nécessaire de tenir également les bras et les jambes de l'enfant.
- Tirez le pavillon de l'oreille vers l'arrière et vers le haut pour les enfants de plus de 3 ans et vers l'arrière et vers le bas pour les enfants plus jeunes.
- Insérez la sonde et suivez les étapes mentionnées plus tôt pour les enfants de moins de 1 an.
- Lisez et notez la température.

Voie buccale

La température peut être prise par voie buccale chez les enfants de plus de 5 ans. (Utilisez de préférence un thermomètre électronique incassable.)

PRISE DE LA TEMPÉRATURE CORPORELLE PAR VOIE BUCCALE

Matériel utilisé

Thermomètre électronique avec gaine protectrice

Marche à suivre – *Gants à usage unique non stériles*

- Introduisez la sonde buccale du thermomètre électronique (avec gaine protectrice) sous la langue de l'enfant et demandez-lui de fermer la bouche.
- Si vous utilisez un thermomètre électronique, appuyez sur le bouton et suivez les recommandations du fabricant. Un signal sonore (bip) se fera entendre lorsque la température sera prise. Retirez la sonde.
- Notez la température.

Voie rectale

La voie rectale est généralement utilisée jusqu'à l'âge d'environ 5 ans. Il faut toutefois faire très attention, car cette technique peut causer une perforation rectale. De plus, la plupart des enfants trouvent cette intervention désagréable. La température rectale est de 0,5 °C plus élevée que la température buccale.

PRISE DE LA TEMPÉRATURE CORPORELLE PAR VOIE RECTALE

Matériel utilisé

Thermomètre électronique avec gaine protectrice
Lubrifiant hydrosoluble

Marche à suivre - *Gants à usage unique non stériles*

- Placez le bébé ou l'enfant en décubitus ventral sur un lit ou sur les genoux du père ou de la mère ; tournez l'enfant plus âgé sur le côté. Le nourrisson ou l'enfant peut également être en décubitus dorsal, les jambes repliées sur l'abdomen.
- Appliquez un lubrifiant hydrosoluble sur l'embout de la sonde rectale du thermomètre électronique (avec gaine protectrice).
- Pour le nourrisson, insérez l'embout du thermomètre dans le rectum à une distance de 0,5 cm à 1 cm. Pour l'enfant plus âgé, insérez l'embout dans le rectum à une distance de 2,5 cm.
- Appuyez sur le bouton et suivez les recommandations du fabricant. Lorsque le signal sonore (bip) se fait entendre, retirez le thermomètre.
- Lisez et notez la température.

Voie axillaire

On a souvent recours à la voie axillaire (figure 17) lorsque l'enfant est sujet à des convulsions, inconscient ou immunosupprimé ou lorsqu'il présente une anomalie structurelle qui empêche l'utilisation d'une autre voie. En milieu scolaire, par exemple, où il est préférable d'opter pour la voie la moins effractive, on peut aussi prendre la température par voie axillaire. La température axillaire est de 0,5 °C plus basse que la température buccale. Selon les recherches actuelles, cette méthode n'est pas aussi précise que les autres pour dépister la fièvre chez l'enfant.

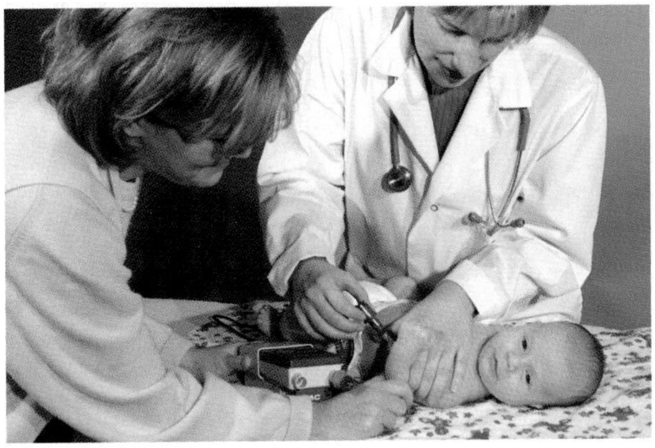

FIGURE 17. Prise de la température axillaire.

PRISE DE LA TEMPÉRATURE CORPORELLE PAR VOIE AXILLAIRE

Matériel utilisé

Thermomètre électronique avec gaine protectrice

Marche à suivre

- La sonde avec gaine est maintenue en place sous l'aisselle, le bras de l'enfant étant appuyé contre son corps.
- Attendez le signal sonore avant de la retirer pour lire la température.
- Lisez et notez la température.

► SATURATION EN OXYGÈNE : SATUROMÉTRIE PULSATILE EN OXYGÈNE

La saturométrie pulsatile en oxygène, également appelée oxymétrie pulsée, est un moyen simple et non effractif de mesurer la saturation en oxygène du sang (SpO_2).

UTILISATION D'UN SATUROMÈTRE (OXYMÈTRE DE POULS)

Préparation

Insistez sur le fait que la saturométrie pulsatile en oxygène est une intervention indolore.

Matériel utilisé

Saturomètre
Capteur de la bonne dimension

Marche à suivre

- Évaluez l'état de l'enfant avant de mettre en place le capteur. Vérifiez l'état respiratoire : fréquence cardiaque, fréquence respiratoire, coloration de la peau et effort respiratoire.
- Le capteur peut être placé sur l'ongle d'un doigt (figure 18), sur l'ongle d'un orteil ou sur le lobe de l'oreille (si l'enfant a froid ou s'il a une mauvaise circulation).
- On trouve sur le marché un capteur pour nourrissons et un capteur pour enfants plus âgés. On choisira celui qui est adapté à la taille de l'enfant et/ou au siège de sa mise en place.

- Mettez le saturomètre en marche. Réglez les paramètres des alarmes suivant l'ordonnance du médecin. Fixez le capteur à l'appareil. La fréquence du pouls et la saturation en oxygène s'afficheront.
- Vous pouvez laisser le saturomètre en marche pour obtenir des lectures continues.
- Si une surveillance fréquente mais non continue est indiquée, laissez le capteur en place, mais débranchez-le de l'appareil.
- Dans le cas où une surveillance continue est indiquée, il est très important d'installer le capteur à un endroit différent toutes les deux heures pour maintenir l'intégrité de la peau.
- Si vous retirez le capteur, placez-le sur le support de plastique en attendant de le réutiliser.
- Enlevez toujours le capteur du doigt, de l'orteil ou du lobe de l'oreille toutes les deux heures au moins pour vérifier l'état de la peau.

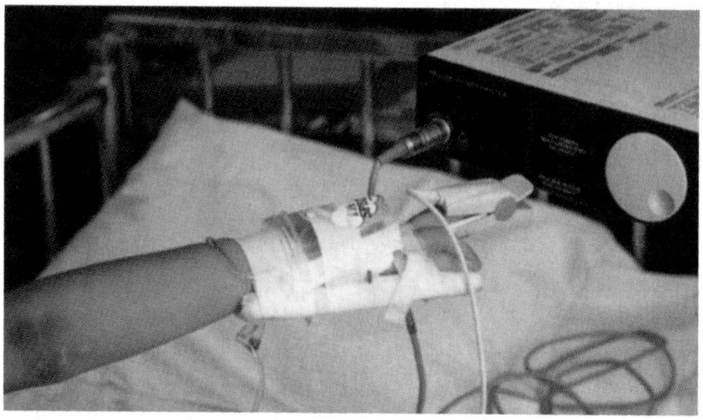

FIGURE 18. Saturométrie pulsatile en oxygène (oxymétrie pulsée).

► MONITEUR CARDIORESPIRATOIRE

Le moniteur cardiorespiratoire standard mesure les fréquences cardiaque et respiratoire. Les valeurs limites maximales et minimales sont réglées en fonction de l'âge de l'enfant. Habituellement, l'alarme se déclenche après une période d'apnée de 15 à 20 secondes.

Un moniteur d'apnée (figure 19) sert à surveiller la respiration anormale ou irrégulière.

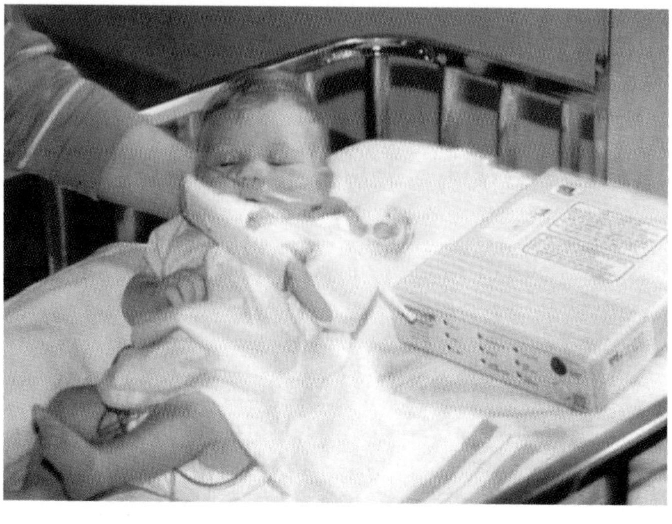

FIGURE 19. Moniteur d'apnée.

UTILISATION D'UN MONITEUR CARDIORESPIRATOIRE

Matériel utilisé

Moniteur cardiorespiratoire
Électrodes et courroies pour les maintenir en place

Marche à suivre

- Appliquez les dérivations sur le thorax du nourrisson ou de l'enfant : une sur le côté droit, une sur le côté gauche et une (inactive) sur la face latérale de l'abdomen (figure 20).

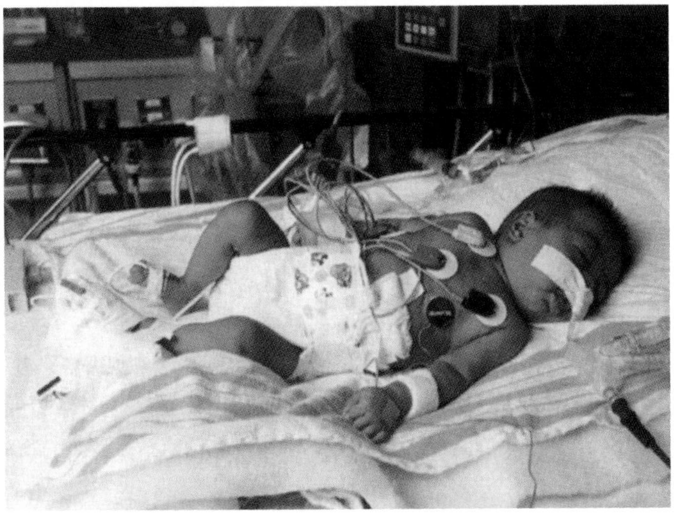

FIGURE 20. Mise en place des dérivations pour la surveillance cardiorespiratoire.

- Si le moniteur se fait entendre (sonnerie), examinez l'enfant immédiatement. Évaluez sa respiration et sa fréquence cardiaque.
- Si l'enfant n'est pas en détresse, désactivez l'alarme, vérifiez les connexions et les dérivations, puis réactivez-la.
- Si l'enfant ne respire pas, stimulez-le et s'il n'a aucune réaction, entreprenez les manœuvres de réanimation cardiorespiratoire (RCR). (Les manœuvres de RCR sont décrites à la section 9.)

► ACUITÉ VISUELLE

Plusieurs techniques peuvent être appliquées pour évaluer l'acuité visuelle de l'enfant. Quelle que soit la méthode de dépistage choisie, vous devez suivre les instructions à la lettre. Nous expliquons ci-après quelques méthodes courantes.

ÉCHELLE DE SNELLEN

L'échelle de Snellen (lettres) (figure 21A) est l'outil le plus fréquemment employé pour évaluer l'acuité visuelle. Elle comprend des lignes de lettres de taille décroissante. La plupart du temps, on utilise un tableau conçu pour être lu à 6 m de distance. Si l'enfant est capable de lire à 6 m de distance la ligne correspondant à 6 m, son acuité visuelle est de 6/6 (ou de 20/20 si on parle en pieds). Par contre, s'il peut lire uniquement la ligne correspondant à 12 m quand il se trouve à 6 m de distance, son acuité visuelle est de 6/12 (20/40). Il existe aussi des tableaux pouvant être utilisés à une distance de 3 m (figure 21B). Un enfant qui se tient à 3 m de ce tableau et qui lit la ligne correspondant à 3 m (3/3 ou 10/10 si on parle en pieds) a une acuité visuelle équivalant à 6/6 pour le tableau utilisé à 6 m de distance.

ÉCHELLE DES E DIRECTIONNELS DE SNELLEN

Pour les trottineurs et les enfants qui ne connaissent pas encore très bien l'alphabet, on peut utiliser le tableau des symboles (figure 21B) ou l'échelle des E directionnels (figure 21C). Dans l'échelle des E directionnels, le « E » majuscule est représenté dans des positions différentes. On demande à l'enfant de montrer l'orientation des « branches » du E. Une autre méthode consiste à remettre à l'enfant une feuille de papier sur laquelle figure un « E » et à lui demander de le tourner dans la même direction que le « E » sur le tableau. Une variante de ce test est le test de l'oiseau noir : le tableau représente un oiseau noir en vol, dont la forme est semblable à celle d'un « E ». L'enfant doit indiquer dans quelle direction vole l'oiseau.

TABLEAU DES SYMBOLES

Le tableau des symboles (figure 21B) montre une succession de formes familières (par exemple, une maison, une pomme, un parapluie) que l'enfant doit identifier.

TEST HOTV

Pour le test HOTV, l'enfant regarde un tableau HOTV placé à 3 m ou à 6 m de distance et doit nommer les lettres ou les identifier sur une carte placée près de lui. La technique est la même que celle de l'échelle de Snellen, mais, étant donné que l'enfant peut montrer les lettres qui se trouvent devant lui, il n'a pas besoin de connaître l'alphabet. Après une séance d'initiation, les enfants qui ne parlent pas français peuvent être soumis au test HOTV. (« HOTV » n'est pas un acronyme : ces lettres ont été choisies en raison de leurs formes très différentes.)

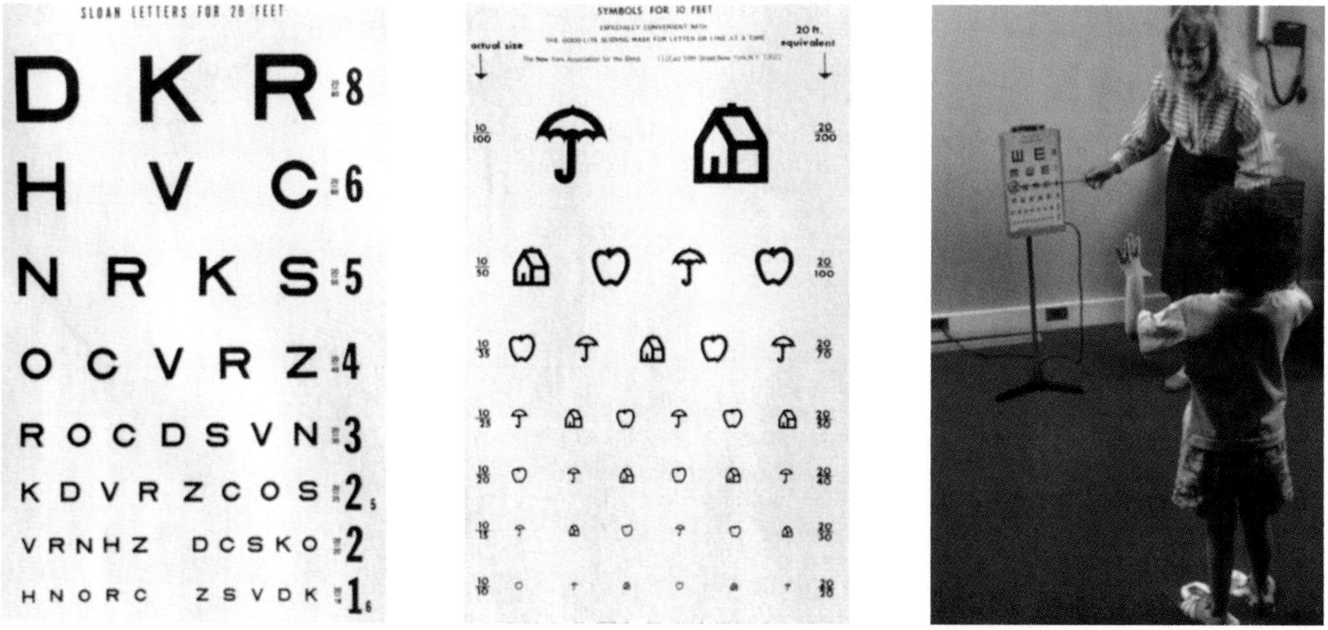

A B C

FIGURE 21. Tableaux de mesure de l'acuité visuelle. A, Échelle de Snellen. B, Tableau des symboles. C, Échelle des E directionnels de Snellen. Les illustrations A et B sont offertes par la National Society to Prevent Blindness, Schaumberg, IL.

ÉVALUATION DE L'ACUITÉ VISUELLE

Marche à suivre

- Montrez au trottineur à indiquer l'orientation du « E » ou à identifier l'image comme s'il s'agissait d'un jeu.
- Placez les talons de l'enfant sur la marque de 6 m (ou de 3 m si vous utilisez le tableau de 3 m).
- Assurez-vous que le tableau se trouve à la hauteur des yeux de l'enfant et est bien éclairé.
- Évaluez d'abord un œil à la fois, puis les deux yeux ensemble.
- Lorsque vous évaluez un seul œil, utilisez un petit morceau de papier propre ou un cache-œil (nettoyé après l'emploi) pour couvrir l'autre œil. Demandez à l'enfant de garder l'œil caché ouvert. S'il porte des lunettes, vérifiez l'acuité visuelle avec et sans celles-ci. S'il porte des lentilles cornéennes, ne les enlevez pas et indiquez que vous lui avez fait passer le test avec ces dernières.
- Observez si l'enfant plisse les yeux, avance la tête (pour se rapprocher du tableau), cligne exagérément des yeux ou a les yeux qui pleurent pendant l'examen.
- Notez la dernière ligne que l'enfant peut lire correctement (c'est-à-dire la dernière ligne dont l'enfant a pu distinguer plus de la moitié des symboles). Selon l'âge, les normes de réussite pour les tests d'acuité visuelle sont les suivantes:
  3 à 5 ans: 6/12 (20/40)
  Plus de 5 ans: 6/9 (20/30)

Remarque: La majorité des enfants ont toutefois une acuité visuelle de 6/6 (20/20) à l'âge de 6 ans. Se reporter au chapitre 4 pour connaître l'acuité visuelle normale en fonction de l'âge.

ORIENTATION VERS UN SPÉCIALISTE

Lorsque son acuité visuelle n'est pas conforme aux normes de réussite qui s'appliquent à son âge, l'enfant doit repasser un examen de la vue une ou deux semaines plus tard. Si les résultats ne sont toujours pas satisfaisants, dirigez-le vers son pédiatre ou un autre professionnel de la santé, un ophtalmologiste ou un optométriste.

► ÉQUILIBRE HYDRO-ÉLECTROLYTIQUE : INGESTA ET EXCRETA

Les ingesta et les excreta permettent de mesurer l'équilibre hydro-électrolytique de l'organisme.

Les ingesta représentent la mesure de ce qui est administré à l'enfant par voie parentérale ou orale. Cette mesure est exprimée en centimètres cubes (cc) ou en millilitres (mL). Les excreta constituent la mesure des substances excrétées, drainées, sécrétées ou aspirées qui proviennent de l'organisme. L'urine, les selles, les vomissements, la sueur, les substances qui s'écoulent des plaies ou qui résultent de l'aspiration nasogastrique sont toutes des excreta. Ces derniers peuvent être mesurés facilement dans une éprouvette ou une tasse graduée, et cette mesure est exprimée en centimètres cubes (cc) ou en millilitres (mL).

Il est essentiel de noter de façon exacte les ingesta et les excreta dans les cas suivants: l'enfant reçoit des perfusions intraveineuses; il a subi une intervention chirurgicale importante; il souffre d'une maladie ou d'une atteinte rénale; il présente une oligurie ou une insuffisance cardiaque congestive ; il souffre de diabète sucré ; il est déshydraté ou hypovolémique ; il présente des brûlures thermiques graves ; il prend des médicaments, comme des diurétiques ou des corticostéroïdes ; il a subi un traumatisme crânien ; il est atteint d'une méningite ou montre des signes d'hypertension intracrânienne.

On doit porter des gants à usage unique non stériles chaque fois qu'on mesure les excreta. Le port d'autres dispositifs de protection, tels qu'une blouse d'hôpital, s'impose quand des liquides organiques risquent d'être projetés sur les vêtements. Pour en savoir davantage, reportez-vous à la section 4 de cette annexe, qui traite des précautions d'isolement.

NOURRISSON

Il y a deux méthodes pour mesurer les excreta urinaires et fécaux chez le nourrisson :

1. On peut peser la couche sèche et la peser à nouveau après la miction ou après la selle. Chaque augmentation de 1 g du poids de la couche correspond à l'excrétion de 1 mL de liquide. Bien qu'il s'agisse de la méthode la plus fréquemment utilisée, elle n'est pas sans inconvénient : il est impossible, par exemple, de différencier le poids de l'urine de celui des selles puisque les deux substances peuvent se mélanger dans la couche ; de plus, l'urine commence à s'évaporer au bout de 30 minutes environ. On peut aussi compter le nombre de couches mouillées puisque le volume de miction est relativement le même chez tous les enfants en bas âge. On peut habituellement s'attendre à quatre à huit couches mouillées par jour.
2. On peut utiliser un sac collecteur d'urine (se reporter à la section 6 de cette annexe, qui traite du prélèvement d'échantillons) pour obtenir une mesure plus exacte. On doit, par contre, surveiller les fuites. Par ailleurs, cette technique risque de porter atteinte à l'intégrité de la peau de l'enfant.

TROTTINEUR ET ENFANT PLUS ÂGÉ

Pour les trottineurs et les enfants plus âgés, les excreta urinaires et fécaux peuvent être mesurés dans un bassin de lit. Versez le contenu du bassin dans une tasse graduée. Lorsque l'enfant va aux toilettes, un dispositif collecteur peut être placé sous le siège de la cuvette pour recueillir les excreta (voir la figure 23, page A38). Afin de pouvoir mesurer ces derniers, demandez à l'enfant ou à ses parents de vous informer lorsque qu'il va aux toilettes.

6 LE PRÉLÈVEMENT D'ÉCHANTILLONS

Plan de la section

L'infirmière est tenue de s'assurer que l'échantillon, peu importe sa nature, est prélevé adéquatement, identifié correctement et soumis si nécessaire à un traitement spécial avant d'être envoyé au laboratoire : il peut, par exemple, devoir être transporté immédiatement ou conservé sur la glace.

► ÉCHANTILLONS DE SANG

On utilise différentes méthodes pour prélever des échantillons de sang chez les enfants : la ponction veineuse, la ponction capillaire et le prélèvement sanguin à partir d'un accès intraveineux (périphérique ou central). Ces méthodes nécessitent la préparation suivante :

- Préparez psychologiquement l'enfant et ses parents à l'intervention. Même lorsqu'il s'agit d'un prélèvement sanguin effectué à partir d'un accès intraveineux, l'enfant doit être avisé qu'il ne ressentira aucune douleur.
- Demandez à une autre personne (infirmière, préposé aux bénéficiaires) de vous aider à immobiliser l'enfant si nécessaire.

Vous trouverez au tableau 5-9 des techniques de communication pour préparer le jeune enfant à une ponction veineuse.

Pour effectuer les prélèvements sanguins à partir d'un cathéter intraveineux périphérique, on utilise généralement un dispositif d'injection intermittente. Bien qu'il soit possible d'utiliser un accès de perfusion intraveineuse périphérique pour effectuer un prélèvement, on évite de le faire dans la plupart des cas, car on risque ainsi de diminuer la durée d'utilisation de la voie d'accès. Si toutefois on applique cette méthode, on doit tenir compte du type de perfusion en cours et retirer 2 mL à 3 mL de sang avant de recueillir l'échantillon nécessaire à l'analyse.

Pour ce qui est des prélèvements sanguins effectués à partir d'un cathéter intraveineux central, reportez-vous à la section 8 de cette annexe.

PONCTION VEINEUSE

La ponction veineuse, ou piqûre d'une veine, sert à prélever un échantillon de sang destiné à diverses analyses : formule sanguine complète, hémoculture, vitesse de sédimentation des érythrocytes, groupe sanguin, épreuve de compatibilité croisée, temps de saignement, test de dépistage des drogues, taux d'ammoniaque, taux de fibrinogène, etc.

PRÉLÈVEMENT PAR PONCTION VEINEUSE

Préparation

Choisissez un point de ponction approprié. Les veines du pli du coude ou de l'avant-bras sont habituellement préférables en raison de leur accessibilité, mais on peut aussi opter pour le dos de la main ou le pied. (Se reporter à la section 8 de cette annexe.)

Matériel utilisé

Garrot
Aiguille à ailettes (papillon) de calibre 23 ou 25 avec seringue pré-montée (le volume de la seringue doit être un peu plus grand que le volume de sang nécessaire)
Aiguille de gros calibre (19 ou 20)
Tubes de prélèvement sanguin appropriés

Marche à suivre - *Gants à usage unique non stériles*

- Posez le garrot en amont de la veine désirée pour la dilater. Au besoin, tenez le membre au-dessous du niveau du cœur, frottez ou tapotez doucement la veine, ou encore, appliquez une compresse tiède pour favoriser sa dilatation.
- Localisez la veine visuellement (tamponner la région avec de l'alcool rendra la veine plus visible) ou par palpation.
- Une fois que la veine a été localisée, nettoyez la peau avec de l'alcool ou de la proviodine d'un mouvement circulaire, de l'intérieur vers l'extérieur. Laissez sécher. La proviodine est généralement réservée aux prélèvements pour hémoculture ; dans les autres cas, on utilise de l'alcool.
- Servez-vous de votre main non dominante pour tendre la peau en la tirant doucement avec le pouce juste sous le point de la ponction.
- Piquez la peau avec l'aiguille, dont le biseau est incliné vers le haut selon un angle de 15° et dirigé vers la veine. Lorsqu'il y a un retour de sang dans la seringue, tirez doucement sur le piston de la seringue.

CONSEIL CLINIQUE

- Assurez-vous que le garrot est assez serré pour restreindre l'écoulement du sang veineux (mais non du sang artériel).
- Gardez le biseau de l'aiguille incliné vers le haut. Ne tirez pas trop brusquement sur le piston de la seringue, car la veine pourrait s'affaisser.
- S'il n'y a pas de retour de sang, il se peut que l'aiguille ne soit pas placée correctement dans la veine. Avancez l'aiguille légèrement.
- Si, après avoir observé un retour de sang, vous constatez que le sang n'arrive plus dans la seringue, l'aiguille peut être mal placée dans la veine. Retirez doucement l'aiguille.

- Relâchez le garrot une fois que la quantité de sang nécessaire aura été prélevée. Retirez l'aiguille en gardant le même angle que pour la piqûre et appuyez sur le point de la ponction avec une compresse (l'alcool donne une sensation de brûlure).
- Demandez à la personne qui vous assiste ou à l'un des parents d'appuyer sur le point de la ponction pendant encore quelques minutes, jusqu'à ce que le saignement s'arrête ; un pansement adhésif pourra alors être appliqué. En attendant, enlevez l'aiguille à ailettes de la seringue.
- Montez l'aiguille de gros calibre (19 ou 20) sur la seringue et videz sans tarder le contenu de la seringue dans les tubes de prélèvement appropriés.

PONCTION CAPILLAIRE

La ponction capillaire permet d'obtenir des échantillons de sang utilisés à diverses fins : formule sanguine complète, numération des réticulocytes, numération plaquettaire ou analyses sanguines biochimiques (électrolytes, glucose, taux sérique d'un médicament, etc.).

SOINS À DOMICILE ET SOINS COMMUNAUTAIRES

Aux enfants atteints de diabète qui doivent effectuer des prélèvements de sang par ponction capillaire pour surveiller leur glycémie, vous devez apprendre à nettoyer avec précaution les surfaces tachées de sang (de préférence avec de l'eau de Javel) et à ranger leur matériel hors de la portée des jeunes enfants. Trouvez un endroit dans l'école où l'enfant pourra ranger son matériel de contrôle de la glycémie et effectuer le test sans être dérangé.

PRÉLÈVEMENT PAR PONCTION CAPILLAIRE

Préparation

Choisissez un point approprié. Les points de ponction capillaire comprennent la surface plantaire du talon (figure 22) (pour les nouveau-nés et les nourrissons), le gros orteil (pour les enfants de plus d'un an) et la surface palmaire du bout des doigts, généralement le majeur ou l'annulaire.

Matériel utilisé

Tampons d'alcool
Lancette
Tubes de prélèvement sanguin de format approprié

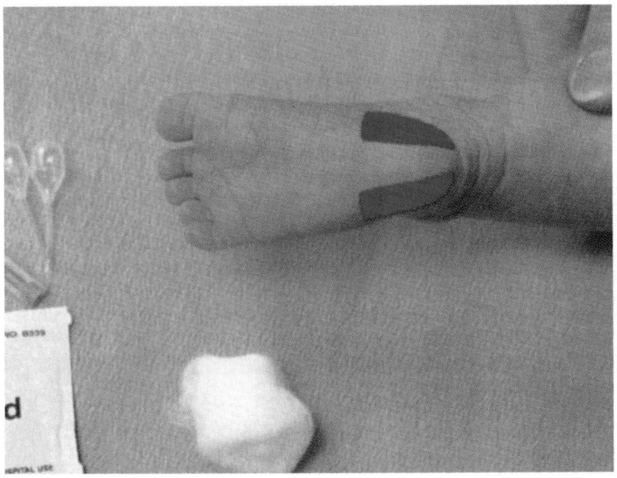

FIGURE 22. Points de ponction capillaire sur le talon.

Marche à suivre - *Gants à usage unique non stériles*

- Isolez le point choisi pour la ponction capillaire.
  - *Bout du doigt.* Tenez la main de l'enfant avec votre main non dominante (ou demandez à une autre personne de le faire) et maintenez tendu et pointé vers le bas le doigt qui sera utilisé pour la ponction.
  - *Talon.* Avec votre main non dominante, tenez le pied de l'enfant en appuyant le pouce sur le dos du pied et les autres doigts sur la cheville.
  - Nettoyez le point de la ponction avec de l'alcool.
- De votre main dominante, piquez la peau avec la lancette.
- Essuyez la première goutte de sang avec une compresse stérile.
- En massant, pressez doucement le point de la ponction et dirigez le sang dans le tube approprié.
- Une fois le prélèvement terminé, demandez à la personne qui vous assiste ou à l'un des parents de tenir la compresse sur le point de la ponction jusqu'à l'arrêt du saignement. Appliquez un pansement adhésif.

► ÉCHANTILLONS D'URINE

L'échantillon d'urine sert à évaluer le volume d'urine excrété (excreta), à dépister une infection et à déterminer les concentrations de sang, de protéines, de glucose, d'acétone, de bilirubine, de médicaments, d'hormones, de minéraux et d'électrolytes. On peut également analyser l'urine pour en mesurer la concentration ou la densité, de même que le pH, et pour détecter la présence de cristaux et d'autres substances. Les échantillons d'urine peuvent être recueillis de manière stérile ou non stérile. Il existe des dispositifs simples pour les prélèvements non stériles (figure 23).

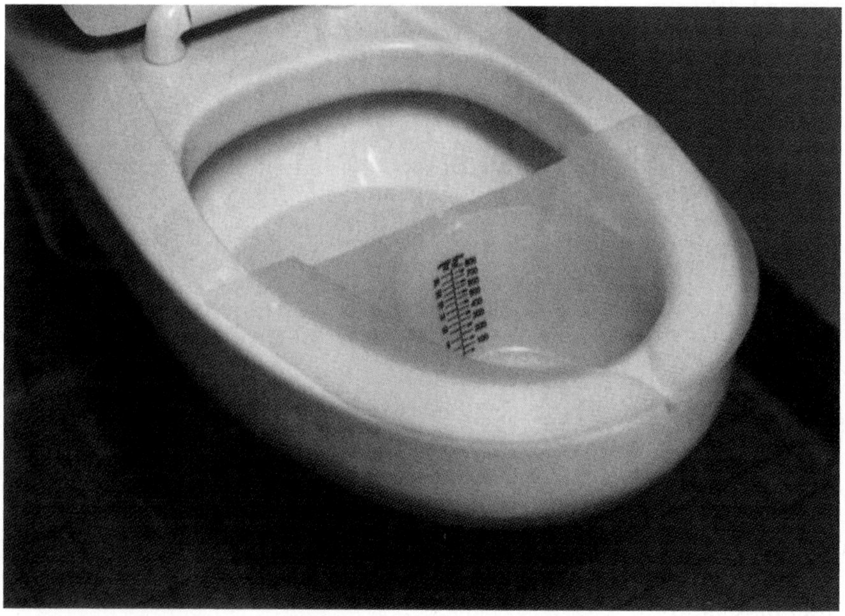

FIGURE 23. Dispositif de prélèvement d'urine pour les toilettes.

PRÉLÈVEMENT D'URINE PAR SAC COLLECTEUR

On utilise un sac collecteur d'urine pour obtenir un échantillon d'un nourrisson ou d'un enfant qui n'est pas encore propre. Les sacs existent en deux formats : un pour les nouveau-nés et un autre pour les enfants plus âgés.

UTILISATION D'UN SAC COLLECTEUR (NOURRISSON)

Matériel utilisé

Sac collecteur
Savon antiseptique, eau courante et débarbouillette pour le nettoyage des parties génitales
Tampon d'alcool
Seringue de 10 mL et aiguille de calibre 19 ou 20
Pot pour le prélèvement de l'échantillon d'urine

Marche à suivre - *Gants à usage unique non stériles*

Pour placer le sac correctement

- Enlevez la couche et nettoyez la peau autour du méat urinaire avec le savon. Rincez bien les parties génitales, puis essuyez-les. Fixez le sac collecteur au moyen des bandes adhésives (figure 24) : placez-le autour des lèvres s'il s'agit d'une fille, et autour du pénis et du scrotum, s'il s'agit d'un garçon. Pour faciliter cette étape, commencez par appuyer le sac collecteur sur le périnée, puis sur la symphyse pubienne.

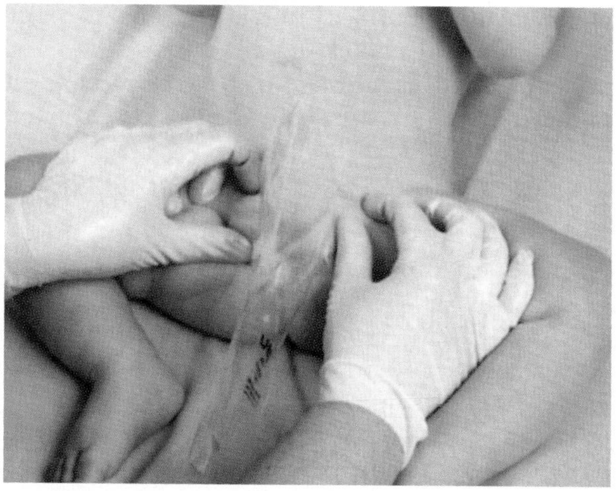

FIGURE 24. Mise en place du sac collecteur d'urine.

- Assurez-vous que le sac collecteur adhère parfaitement à la peau pour prévenir les fuites.
- Vérifiez le sac fréquemment pour surveiller l'accumulation de l'urine.

Pour enlever le sac collecteur contenant de l'urine

- Détachez le sac collecteur en décollant doucement un côté de la bande adhésive, puis l'autre.

CONSEIL CLINIQUE

Le sac collecteur utilisé pour obtenir une culture d'urine ne doit pas demeurer en place plus de 60 minutes. Si l'enfant n'a pas uriné au cours de cette période, enlevez le sac et réinstallez-en un nouveau. Toutefois, il faut surveiller l'intégrité de la peau, car la pose et le retrait du sac peuvent occasionner de l'irritation.

- Désinfectez à l'aide d'un tampon d'alcool l'endroit prévu pour l'aspiration de l'urine (carré bleu, voir la figure 24).
- À l'aide d'une seringue et d'une aiguille, aspirez l'urine à partir de cet endroit, en faisant attention pour ne pas transperser le sac avec l'aiguille.
- Mettez l'urine aspirée dans le pot servant à recueillir l'échantillon d'urine.
- Refermez hermétiquement le pot.

PRÉLÈVEMENT D'UN ÉCHANTILLON D'URINE PAR LA MÉTHODE DU MI-JET

Dans la mesure où ils reçoivent des instructions claires, les enfants plus âgés sont habituellement capables de recueillir leur propre urine. Les trottineurs auront besoin de l'aide de l'infirmière ou de leurs parents.

PRÉLÈVEMENT D'UN ÉCHANTILLON D'URINE PAR LA MÉTHODE DU MI-JET (ENFANT PLUS ÂGÉ)

Matériel utilisé

Savon antiseptique, eau courante et débarbouillette pour le nettoyage des parties génitales
Pot pour recueillir l'échantillon d'urine

Marche à suivre

Garçons

- Si l'enfant est assez grand, demandez-lui de se laver les mains, puis de bien nettoyer le gland de son pénis (en repoussant le prépuce s'il n'est pas circoncis) avec le savon antiseptique, en allant de l'orifice urétral vers l'abdomen. Dites-lui de bien rincer le gland à l'eau courante et de l'essuyer.
- Demandez à l'enfant d'uriner un peu dans la cuvette, d'arrêter la miction, d'uriner à nouveau dans le pot stérile, d'arrêter encore la miction et de la terminer dans la cuvette.
- Refermez hermétiquement le pot.

Filles

- Demandez à l'enfant de se laver les mains, puis de s'asseoir sur le siège de la toilette en reculant le plus loin possible et en écartant ses jambes. Demandez-lui de séparer ses lèvres avec les doigts et de laver de chaque côté, avec la débarbouillette et le savon antiseptique, en allant de l'avant vers l'arrière, sans oublier le méat urinaire. Dites-lui de bien rincer et d'essuyer.
- Demandez à l'enfant d'uriner un peu dans la cuvette, d'arrêter la miction, d'uriner à nouveau dans le pot stérile, d'arrêter encore la miction puis de la terminer dans la cuvette.
- Refermez hermétiquement le pot.

► CULTURE DE SELLES (COPROCULTURE)

La culture des selles, également appelée coproculture, permet de détecter la présence de bactéries indésirables dans l'intestin. On la réalise en recueillant dans un pot un échantillon de matières fécales provenant d'une couche ou, chez l'enfant ayant acquis la propreté, d'un dispositif de prélèvement (comme pour l'urine, figure 23). L'échantillon peut également être recueilli à l'aide d'un écouvillon ayant été délicatement introduit dans le rectum de l'enfant.

PRÉLÈVEMENT D'UN ÉCHANTILLON DE SELLES

Matériel utilisé

Deux écouvillons dans un tube de culture ou
Un abaisse-langue
Pot pour recueillir les échantillons de selles
Dispositif de prélèvement (si nécessaire)

Marche à suivre - *Gants à usage unique non stériles*

- Prenez un écouvillon avec la main dominante tout en gardant le tube et son capuchon dans la main non dominante.
- Plongez l'écouvillon dans les matières fécales. Placez l'écouvillon dans le tube de culture et refermez. Pressez le fond du tube afin de libérer le milieu de culture.
- Répétez avec le second écouvillon, selon l'ordonnance médicale.
- Si vous n'utilisez pas d'écouvillon, recueillez (dans la couche ou dans le dispositif de prélèvement) une petite quantité de selles (environ gros comme un jaune d'œuf) en vous servant d'un abaisse-langue et mettez l'échantillon dans le pot.

► CULTURE DE PLAIE

On utilise un écouvillon de culture pour prélever un échantillon d'une plaie ou d'une partie du corps (yeux, oreilles, nez, gorge, rectum ou vagin) en vue d'un examen microscopique.

PRÉLÈVEMENT D'UN ÉCHANTILLON POUR UNE CULTURE DE PLAIE

Matériel utilisé

Un écouvillon dans un tube de culture

Marche à suivre - *Gants à usage unique non stériles*

- Prenez un écouvillon avec la main dominante tout en gardant le tube et son capuchon dans la main non dominante.
- Tamponner délicatement la région infectée.
- Placez l'écouvillon dans le tube de culture et libérez le milieu de culture.

► CULTURE DE GORGE

On utilise un écouvillon dans un tube de culture pour réaliser un prélèvement de la gorge en vue d'un examen microscopique.

CONSEIL CLINIQUE

Lorsque vous effectuez un prélèvement pour une culture de gorge, procédez rapidement, car cette intervention provoque généralement un haut-le-cœur et est désagréable pour l'enfant.

PRÉLÈVEMENT D'UN ÉCHANTILLON POUR UNE CULTURE DE GORGE

Matériel utilisé

Abaisse-langue (si nécessaire)
Deux écouvillons dans un tube de culture

Marche à suivre - *Gants à usage unique non stériles*

- Prenez un écouvillon avec la main dominante tout en gardant le capuchon dans la main non dominante.
- Demandez à l'enfant d'ouvrir la bouche et de tirer la langue. S'il a de la difficulté à le faire, utilisez un abaisse-langue pour maintenir sa langue en place.
- Effleurez délicatement l'arrière de la gorge de chaque côté des amygdales en utilisant un écouvillon différent pour chaque côté.
- Placez l'écouvillon dans le tube de culture et libérez le milieu de culture.

► SÉCRÉTIONS DES VOIES RESPIRATOIRES

On prélève des sécrétions pour isoler les bactéries responsables d'une infection des voies respiratoires. On utilise des techniques différentes selon qu'il s'agit d'un nourrisson ou d'un enfant plus âgé. Pour le nourrisson, on doit procéder à une aspiration. L'enfant plus âgé peut coopérer et cracher dans le récipient fourni à cet effet.

PRÉLÈVEMENT DE SÉCRÉTIONS DES VOIES RESPIRATOIRES CHEZ UN NOURRISSON

Matériel utilisé

Cathéter d'aspiration stérile
Solution physiologique
Piège à sécrétions

Marche à suivre - *Gants stériles*

- Conformément aux directives du fabricant, fixez le piège à sécrétions au cathéter d'aspiration (60 mm Hg).
- Aspirez les sécrétions nasales de l'enfant (se reporter à la technique d'aspiration décrite à la section 9 de cette annexe), en utilisant une petite quantité de solution physiologique pour dégager la tubulure.
- Refermez le piège.

Remarque: L'échantillon obtenu de cette manière provient de la région nasopharyngienne. Pour obtenir un échantillon trachéal, on doit appliquer la technique d'aspiration en profondeur décrite à la section 9.

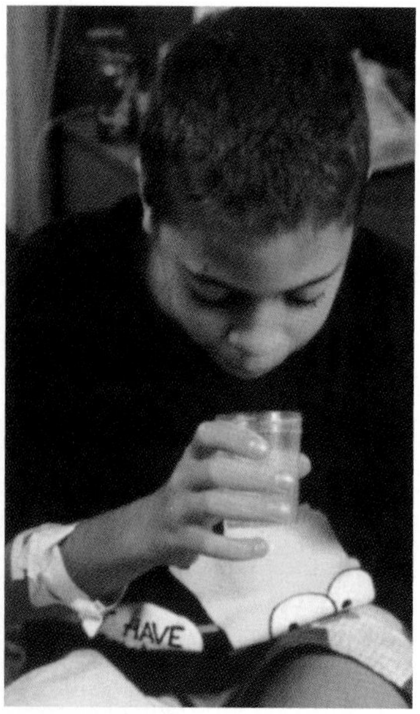

FIGURE 25. Prélèvement d'un échantillon d'expectorations.

PRÉLÈVEMENT DES SÉCRÉTIONS DES VOIES RESPIRATOIRES CHEZ UN ENFANT PLUS ÂGÉ

Matériel utilisé

Pot à échantillon stérile

Marche à suivre - *Gants à usage unique non stériles*

- Encouragez l'enfant à prendre plusieurs grandes respirations, puis à se racler la gorge et à cracher ses expectorations dans un pot (figure 25).
- Refermez le pot.

7 L'ADMINISTRATION DES MÉDICAMENTS

Plan de la section

L'administration de médicaments aux enfants soulève de nombreuses difficultés. Elles touchent le choix du médicament, la détermination de la posologie, le choix de la méthode et du siège d'administration, de même que la prise en considération des répercussions en fonction du stade de développement de l'enfant.

Si le choix du médicament et la détermination de la posologie reviennent au médecin qui émet l'ordonnance, l'infirmière est tenue d'effectuer les « Cinq bons » relatifs à l'administration des médicaments avant de le faire prendre au patient (tableau 5).

Expliquez tous les traitements ou toutes les interventions à l'enfant et aux parents en tenant compte à la fois du stade de développement de l'enfant et du niveau de compréhension de ce dernier et de ses parents. Répondez à toutes les questions avant d'administrer le médicament. Vérifiez si l'enfant présente une allergie médicamenteuse.

TABLEAU 5

Les « Cinq bons » relatifs à l'administration des médicaments

1. Le bon médicament
   - Vérifiez à trois reprises si le nom du produit apparaissant sur la feuille de médicaments correspond au nom figurant sur l'étiquette du flacon ou de la fiole qui le contient. Vérifiez la date de péremption indiquée sur le flacon ou la fiole.
   - Soyez au courant du mécanisme d'action du médicament.
   - Déterminez les effets secondaires possibles du médicament ainsi que les signes d'intoxication.
   - Utilisez le guide pharmacologique, la liste des médicaments de l'hôpital, etc. pour vous renseigner sur les médicaments que vous ne connaissez pas.
2. Le bon patient
   - Vérifiez si le nom apparaissant sur la feuille de médicaments correspond au nom figurant sur le bracelet d'identité de l'enfant. Si vous travaillez dans un milieu où il n'y a pas de bracelet d'identité (par exemple, dans une clinique ou un CLSC), vérifiez le nom de l'enfant en demandant à l'enfant et aux parents de s'identifier.
3. Le bon moment
   - Lorsque l'ordonnance précise une heure, le médicament doit être administré pas plus de 20 à 30 minutes avant ou après celle-ci ou selon les directives du centre hospitalier.
   - Pour les médicaments prn (administrés au besoin ou à la demande), vérifiez l'heure à laquelle la dernière dose a été administrée ainsi que la quantité totale reçue dans les dernières 24 heures afin de déterminer si l'enfant peut recevoir une nouvelle dose.
4. La bonne voie d'administration
   - Utilisez toujours la voie d'administration prescrite. Si un changement s'impose (par exemple, si l'enfant vomit à la suite de l'administration du médicament par voie orale), consultez le médecin qui a émis l'ordonnance pour qu'il autorise une autre voie d'administration.
5. La bonne dose
   - Calculez la dose prescrite en fonction du poids de l'enfant en kilogrammes.
   - En cas de doute sur la dose appropriée, comparez-la avec celle recommandée par les directives du guide pharmacologique, de la liste des médicaments de l'hôpital, etc.

Si la dose prescrite n'est pas conforme à la dose recommandée, faites part de vos préoccupations au médecin qui a émis l'ordonnance. N'oubliez jamais que, sur le plan juridique, ***vous*** êtes responsable de l'administration des médicaments.

Lorsque vous administrez un médicament, notez le nom de ce dernier, la voie et, s'il y a lieu, le siège d'administration, ainsi que la date et l'heure. Il est souvent nécessaire de noter la réponse du patient au médicament, y compris les effets escomptés et les effets secondaires. Cela est particulièrement important pour les médicaments destinés à soulager la douleur ou à traiter un problème aigu comme des difficultés respiratoires.

La plupart des centres hospitaliers émettent des directives relativement à l'administration de certains médicaments, comme les agents chimiothérapeutiques, la digoxine, l'insuline, l'héparine et les narcotiques. Pour ces médicaments, la « double vérification » est une pratique courante. Elle implique que la médication doit être vérifiée par une collègue (une fois les « Cinq bons » effectués).

Les parents constituent une excellente source d'information quant aux réactions possibles de l'enfant lors de l'administration d'un médicament. Dans certains cas (si la direction du centre hospitalier l'autorise), il est préférable que le médicament soit administré par le parent, afin d'encourager l'enfant à collaborer. Toutefois, c'est l'infirmière qui préparera le médicament et en surveillera l'administration.

EXEMPLE DE NOTES INFIRMIÈRES

6 janvier 2003. 14 h 00 : 250 mg de ceftriaxone I/M, soit 1 mL de 250 mg/mL, injectée dans le muscle deltoïde droit. Aucune rougeur ni œdème observés. 6 janvier 2003. 14 h 20 : Aucune réaction au médicament n'est observée pour le moment. Signes vitaux stables (voir la feuille prévue à cet effet). Le patient reçoit son congé et est prévenu qu'il doit revenir immédiatement en cas de difficultés respiratoires, de rougeur, de douleur ou d'œdème.

▶ MÉDICAMENT ORAL

En règle générale, les enfants de moins de 5 ans ont de la difficulté à avaler les comprimés et les capsules. C'est pourquoi la plupart des médicaments à usage pédiatrique existent également sous forme d'élixirs, de sirops ou de suspensions. Certains sont aussi offerts sous forme de comprimés à croquer. Si un médicament se présente uniquement sous forme de comprimés ou de capsules, il peut être nécessaire de l'écraser avant de l'administrer. Il ne faut toutefois pas écraser les médicaments entéro-solubles. N'oubliez pas de porter des gants à usage unique non stériles pour éviter que vos mains entrent en contact avec la salive de l'enfant.

ADMINISTRATION D'UN MÉDICAMENT PAR VOIE ORALE (per os)

Préparation

- Mesurez le médicament avec précision pour vous assurer que la dose est exacte.
- Si le médicament est liquide, mesurez-le de préférence au moyen d'une seringue, surtout si la dose est inférieure à 5 mL. Lorsque la quantité est plus grande, on peut également utiliser un petit gobelet à médicament gradué. Si le médicament est offert avec un compte-gouttes, on peut se servir de ce dernier pour mesurer la quantité à administrer. On peut aussi utiliser un flacon à médicament spécialement conçu à cet effet (figure 26).
- Choisissez le dispositif le plus approprié pour administrer un médicament liquide par voie orale (figure 26).

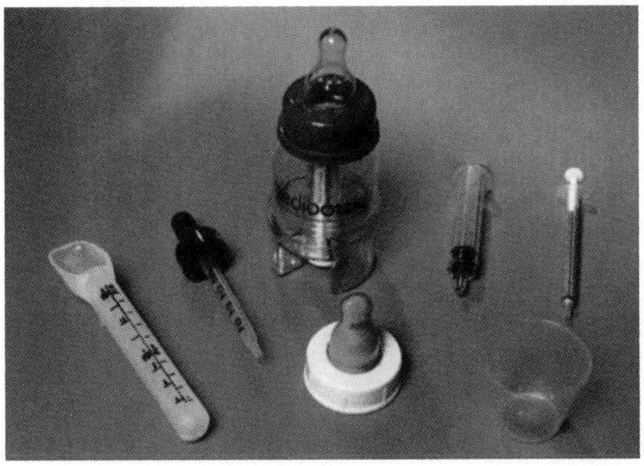

FIGURE 26. Il existe divers dispositifs permettant l'administration d'un médicament par voie orale. Le choix est fonction de l'âge de l'enfant.

- Pour écraser un comprimé, placez-le dans un mortier ou un gobelet à médicament en papier et écrasez-le avec un pilon. Une fois que le comprimé a été réduit en poudre, mélangez-le avec une petite quantité d'une substance aromatisée, par exemple du jus, de la compote de pommes ou de la confiture, pour en masquer le goût. Toutefois, ne le mélangez pas avec des aliments essentiels, car l'enfant risque de développer une aversion envers ceux-ci et de refuser d'en manger par la suite.
- Après l'administration du médicament, rincez la bouche de l'enfant avec de l'eau ou du jus.

Matériel utilisé

Gobelet gradué, seringue ou autre dispositif pour l'administration de médicaments
Médicament

> **CONSEIL CLINIQUE**
>
> L'utilisation d'un compte-gouttes pour mesurer la quantité à administrer est controversée. En effet, comme la taille des gouttes diffère beaucoup d'un compte-gouttes à l'autre et que la viscosité du médicament influe sur la taille des gouttes (plus le médicament est épais et visqueux, plus les gouttes sont grosses), certains professionnels de la santé ne le considèrent pas comme un instrument de mesure très fiable. Toutefois, lorsque le médicament est offert avec un compte-gouttes, son utilisation est alors acceptable.

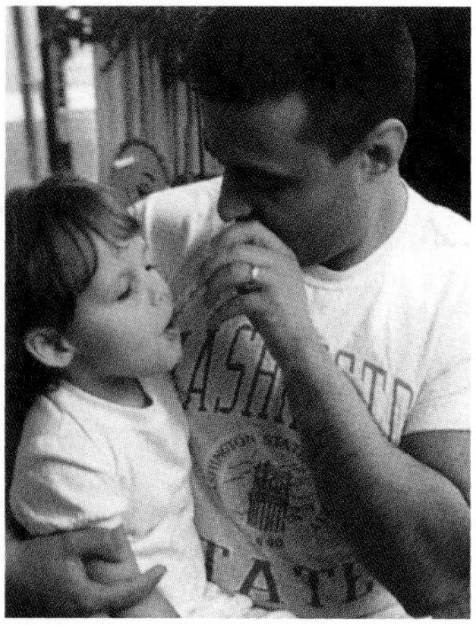

FIGURE 27. Ce père doit administrer un médicament à sa fille à la maison. On lui a montré comment la tenir et lui administrer le médicament de manière efficace et sécuritaire.

Marche à suivre

Nouveau-né/nourrisson

- C'est la seringue ou le compte-gouttes qui permet d'administrer les médicaments avec le plus d'efficacité.
- Placez la seringue ou le compte-gouttes sur le côté de la bouche de l'enfant et faites pénétrer une petite quantité de liquide à l'intérieur de celle-ci. Pour éviter qu'il aspire ou crache le médicament, attendez qu'il ait avalé avant de lui en donner davantage.
- *Autre méthode :* Utilisez une tétine ou une sucette pour administrer le médicament liquide au bébé.

Trottineur et jeune enfant

- Placez l'enfant en position assise ou semi-assise sur vos genoux ou sur les genoux de l'un de ses parents (figure 27).
- Administrez le médicament lentement au moyen d'une seringue ou d'un petit gobelet gradué.

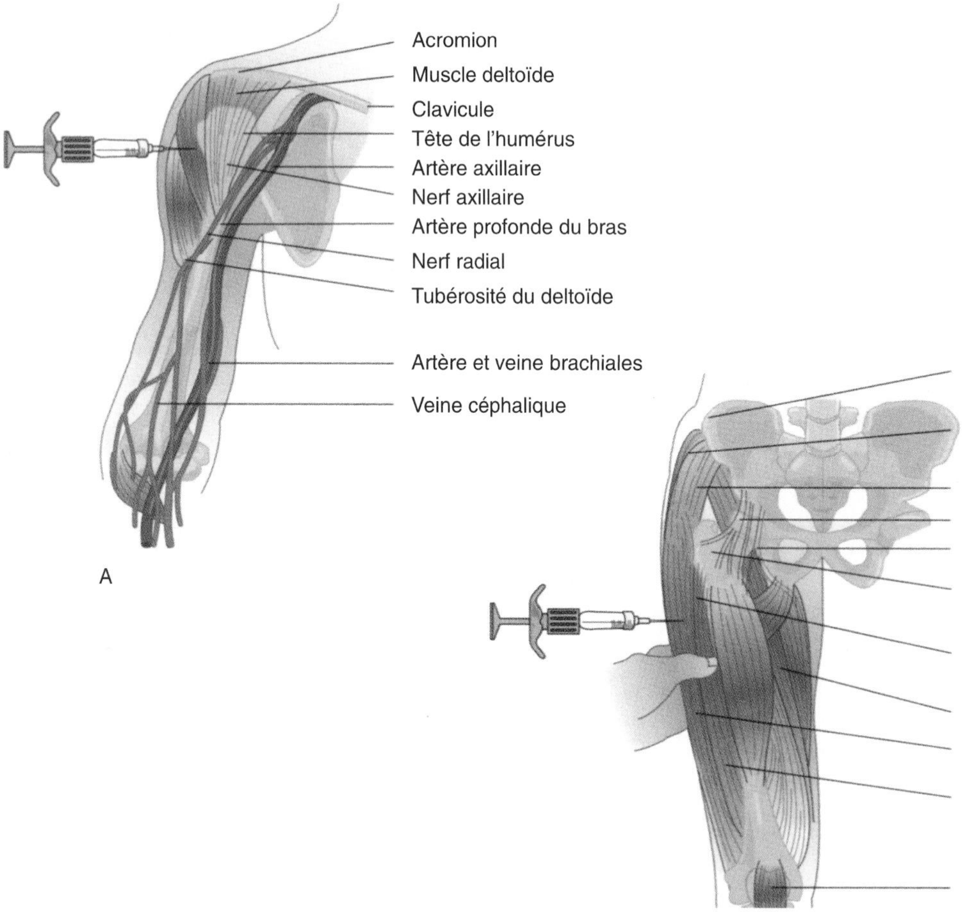

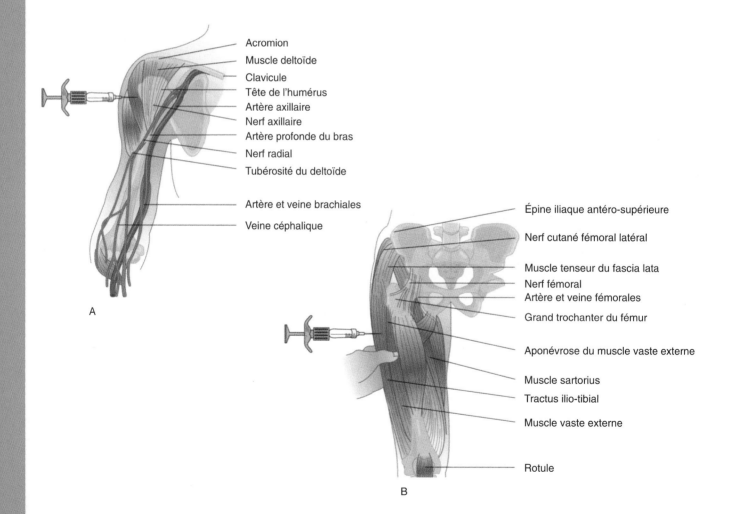

FIGURE 28. Points d'injection intramusculaire. A, Deltoïde. B, Vaste externe (latéral). C, Fessier postérieur (dorso-fessier). D, Fessier antérieur (ventro-fessier).
Nouvelles illustrations adaptées de : Bindler R. et Howry, L. (1997), Pediatric Drugs and Nursing Implications, *2e éd., p. 39-42, Stamford, C.T., Appleton & Lange.*

► INJECTION INTRAMUSCULAIRE

Le choix du point de l'injection intramusculaire (figure 28) dépend de l'âge de l'enfant, de sa masse musculaire, ainsi que de la densité (viscosité) et de la quantité du médicament à administrer. Il se peut que, en un même point, le nouveau-né ne tolère pas un volume supérieur à 0,5 mL, mais que le jeune nourrisson ou le trottineur tolère une dose de 1 mL. Plus l'enfant est âgé, plus le volume administré peut être grand. Rappelez-vous toutefois que plus le volume de médicament est élevé, plus le muscle utilisé doit être grand. Évitez dans la mesure du possible les régions parcourues par des vaisseaux sanguins ou par des nerfs importants.

Le point d'injection à privilégier chez le nouveau-né et le nourrisson est le muscle vaste externe du membre inférieur (figure 29), qui s'étend le long de la face latérale antérieure de la cuisse. Lorsque l'enfant marche depuis un an, l'injection peut être pratiquée au muscle fessier postérieur. Étant donné que ce muscle est encore peu développé, ce n'est toutefois pas le point idéal pour un enfant de moins de 3 ans.

Pour l'enfant plus âgé et l'adolescent, les points utilisés sont les mêmes que chez l'adulte : muscle vaste externe, muscle deltoïde et muscle fessier antérieur.

CONSEIL CLINIQUE

Si la quantité de médicament à administrer est supérieure au volume recommandé (se reporter au tableau 5), il faut diviser la dose et l'injecter en deux points différents.

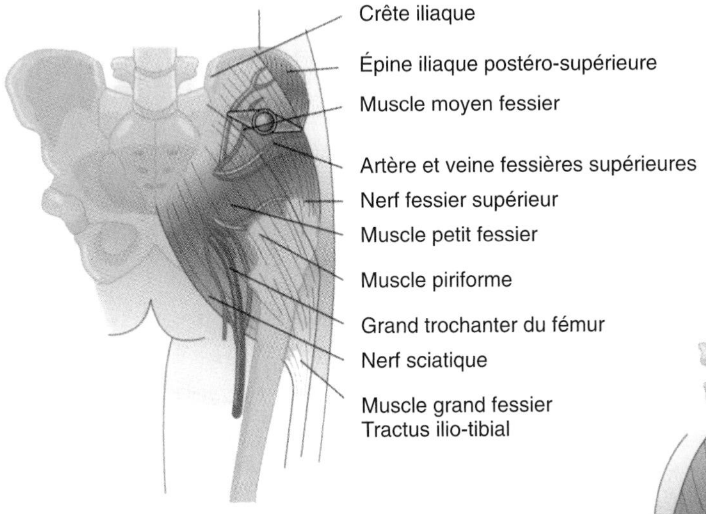

C

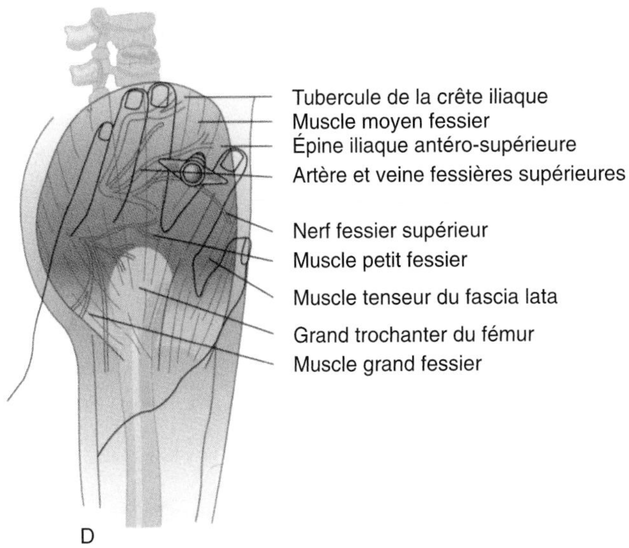

D

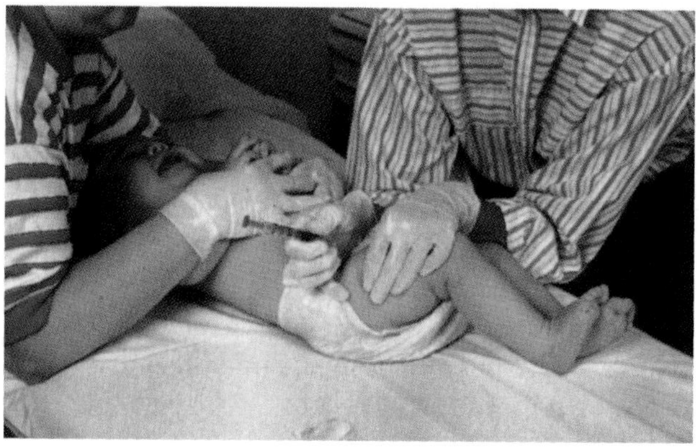

FIGURE 29. Chez les nourrissons, on privilégie le muscle vaste externe pour les injections intramusculaires.

TABLEAU 6

Points d'injection intramusculaire selon l'âge de l'enfant

Âge de l'enfant	Point	Aiguille – Calibre	Aiguille – Longueur	Volume maximal à administrer
0 à 1 mois	Vaste externe ou Fessier antérieur	27 à 25	1,0 à 1,5 cm (1/2 à 5/8 po)	0,5 mL
1 mois à 12 mois	Vaste externe ou Fessier antérieur	25 à 23	1,5 à 2,5 cm (5/8 à 1 po)	0,5 à 1,0 mL
1 à 2 ans	Vaste externe ou Fessier antérieur	25 à 23	1,5 à 2,5 cm (5/8 à 1 po)	1,0 mL
	Fessier postérieur*	25 à 22	1,5 à 2,5 cm (5/8 à 1 po)	1,0 mL
2 à 3 ans	Vaste externe ou Fessier antérieur	25 à 23	1,5 à 2,5 cm (5/8 à 1 po)	2,0 mL
	Fessier postérieur*	25 à 22	1,5 à 2,5 cm (5/8 à 1 po)	2,0 mL
	Deltoïde	25 à 22	1,5 à 2,5 cm (5/8 à 1 po)	0,5 à 1,0 mL
3 à 6 ans	Fessier postérieur	25 à 22	2,5 cm (1 po)	2,0 mL
	Deltoïde	25 à 22	2,5 cm (1 po)	1,0 mL
6 ans et plus	Deltoïde	25 à 22	2,5 cm (1 po)	1,0 mL
	Fessier postérieur	25 à 21	2,5 cm (1 po)	2,0 à 5,0 mL

**Si l'enfant marche depuis plus d'un an.*

Hôpital Sainte-Justine (2001). Manuel des techniques de soins. *Montréal : Direction des soins infirmiers, secteur Développement de la pratique en soins infirmiers.*

ADMINISTRATION D'UN MÉDICAMENT PAR INJECTION INTRAMUSCULAIRE

Préparation

- Choisissez une seringue d'un calibre approprié au volume et à la dose du médicament à administrer. L'aiguille doit être assez longue pour pénétrer le tissu sous-cutané et s'introduire dans le muscle. Pour les nourrissons et les enfants, on recommande des aiguilles de 1 cm à 2,5 cm (0,5 po à 1 po) de long (calibres 25 à 21) (se reporter au tableau 6). Pour administrer le médicament à l'enfant, n'utilisez pas la même aiguille que celle qui a servi à sa préparation (celle qui a été introduite dans le bouchon de caoutchouc du flacon).
- Choisissez le point d'injection approprié (voir plus haut).
- Il est important de faire alterner les points d'injection pour limiter les risques d'irritation, d'inflammation et d'induration des tissus.

Matériel utilisé

Seringue contenant le médicament à administrer
Aiguilles (2)
Tampon d'alcool
Compresse stérile
Pansement adhésif

Marche à suivre - *Gants à usage unique non stériles*

- Demandez à une infirmière ou à un préposé aux bénéficiaires de vous assister et de tenir l'enfant pendant l'injection (figure 30).
- Localisez le point. À l'aide d'un tampon d'alcool, nettoyez-le d'un mouvement circulaire, en allant du centre vers la périphérie. Attendez que l'alcool ait séché complètement avant d'introduire l'aiguille.
- Saisissez fermement le muscle entre votre pouce et vos autres doigts pour le stabiliser.
- Si l'enfant est obèse, étirez la peau avec le pouce et l'index pour déplacer les tissus sous-cutanés et saisissez fermement le muscle.
- Enlevez le capuchon de l'aiguille. Insérez l'aiguille rapidement à un angle de 90°. Tirez le piston vers l'arrière.
- S'il y a un retour de sang, retirez la seringue, changez l'aiguille et recommencez à un nouvel endroit.
- S'il n'y a pas de retour de sang, injectez lentement le médicament.
- Retirez l'aiguille et, sauf s'il y a contre-indication (par exemple, pour les médicaments irritants), massez l'endroit avec une compresse stérile (l'alcool provoque une sensation de picotement), puis appliquez un petit pansement adhésif sur le point d'injection et réinstallez l'enfant confortablement. Le massage du point d'injection active l'absorption du médicament.
- Ne réencapuchonnez pas l'aiguille. Jetez-la dans un contenant résistant aux perforations en suivant les précautions universelles recommandées.

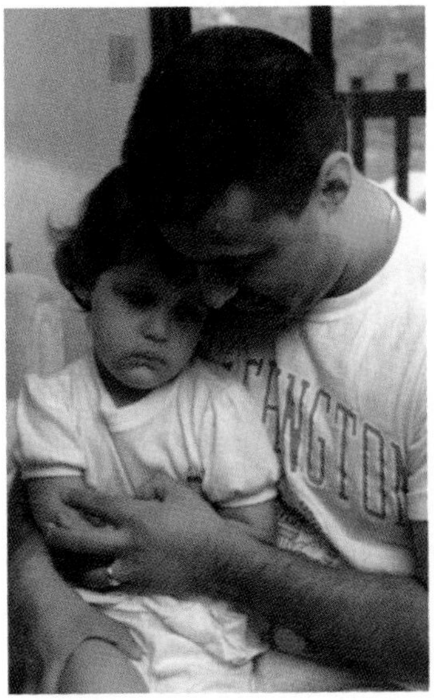

FIGURE 30. Pendant une injection intramusculaire, vous devez demander à une autre personne de vous assister et de tenir l'enfant.

► INJECTION SOUS-CUTANÉE

Le choix du point de l'injection sous-cutanée dépend de l'âge de l'enfant. Normalement, on utilise la face postérieure du bras ou la face antérieure de la cuisse chez les nouveau-nés, les nourrissons et les trottineurs. Chez les enfants plus âgés, le bras est le point d'injection le plus fréquent; chez ceux qui ont plus de 10 ans, on peut également utiliser l'abdomen.

ADMINISTRATION D'UN MÉDICAMENT PAR INJECTION SOUS-CUTANÉE

Préparation

- Choisissez une seringue d'un calibre approprié au volume et à la dose du médicament à administrer. L'aiguille doit être juste assez longue pour pénétrer le tissu sous-cutané, qui se trouve sous la surface de la peau et du tissu adipeux et au-dessus du muscle. Pour les nourrissons et les enfants, on recommande des aiguilles de 1 cm à 1,5 cm (3/8 po à 5/8 po) (calibres 27 à 25).
- Choisissez le point d'injection approprié (voir les explications qui précèdent).
- Il est très important de faire alterner les points d'injection afin d'éviter la fonte des tissus sous-cutanés, l'irritation, l'inflammation et l'induration.

Matériel utilisé

Seringue contenant le médicament à administrer
Aiguille
Tampon d'alcool
Compresse stérile
Pansement adhésif

Marche à suivre - *Gants à usage unique non stériles*

- Demandez à une infirmière ou à un préposé aux bénéficiaires de vous assister et de tenir l'enfant pendant l'injection.
- Localisez le point d'injection. À l'aide d'un tampon d'alcool, nettoyez-le d'un mouvement circulaire, en allant du centre vers la périphérie. Attendez que l'alcool ait séché complètement avant d'introduire l'aiguille.
- Pincez la peau entre le pouce et l'index.
- Enlevez le capuchon de l'aiguille. Introduisez l'aiguille rapidement à un angle de 90°. Si l'enfant est maigre, utilisez plutôt un angle de 45°. Relâchez la peau et tirez le piston vers l'arrière.
- S'il y a un retour de sang, retirez la seringue, changez l'aiguille et recommencez à un nouvel endroit.
- S'il n'y a pas de retour de sang, injectez le médicament, retirez l'aiguille à l'angle auquel elle a été insérée, exercez sans masser une pression sur la région avec une compresse stérile (l'alcool provoque une sensation de picotement), puis appliquez un petit pansement adhésif sur le point de l'injection et réinstallez l'enfant confortablement.
- Ne réencapuchonnez pas l'aiguille. Jetez-la dans un récipient résistant aux perforations en observant les précautions universelles recommandées.

▶ MÉDICAMENT INTRAVEINEUX

Les principes d'administration d'un médicament par voie intraveineuse sont les mêmes pour les enfants et pour les adultes. La présente section traite des précautions particulières à prendre.

Évaluez la perméabilité de la tubulure de perfusion. Rappelez-vous que l'effet de la plupart des médicaments intraveineux est presque immédiat. Si vous administrez un narcotique ou une benzodiazépine, gardez au chevet du patient un antagoniste et du matériel de ventilation.

En ce qui concerne la dilution dans le soluté, il existe des recommandations précises pour plusieurs médicaments. En effet, il y a des médicaments qui ne sont compatibles qu'avec des solutions particulières, par exemple, une solution saline normale (NaCl à 0,9 %). Certains doivent être administrés très lentement alors que d'autres peuvent l'être rapidement. Vous devez connaître les normes de l'établissement ou de la pharmacie relativement au bolus intraveineux (moins de 10 minutes) et à la perfusion intraveineuse par intermittence. Sachez reconnaître les médicaments incompatibles. Rincez la tubulure de perfusion entre chaque administration de médicament. Reportez-vous à la section 8, qui traite de l'administration des médicaments intraveineux.

PRÉCAUTIONS PARTICULIÈRES

Lorsqu'un médicament intraveineux doit être administré à un nouveau-né, un nourrisson ou un enfant, on recommande d'utiliser un cylindre gradué ou une burette de type Soluset ou Buretrol et une pompe électronique (pompe volumétrique) pour s'assurer de la précision du débit et du volume. Réglez sur la pompe le volume à administrer et le débit de la perfusion. Rincez la tubulure de perfusion pour vous assurer que tout le médicament a été administré ; en effet une petite quantité de ce dernier demeure dans la partie distale de la tubulure.

Certains médicaments peuvent être administrés en bolus, par injection directe dans un des points d'injection (bouchons) de la tubulure. Consultez le guide pharmacologique, la notice du fabricant ou un livret d'information sur le médicament pour savoir s'il faut utiliser le bouchon distal ou proximal par rapport à l'enfant comme point d'injection, ainsi que pour connaître le débit de la perfusion.

▶ MÉDICAMENT OPHTALMIQUE

Le jeune enfant a peur lorsqu'on essaie de lui mettre quelque chose dans les yeux. Il est souvent nécessaire de prendre des mesures spéciales pour l'apaiser et obtenir sa collaboration pendant l'instillation d'un médicament ophtalmique. En lui expliquant l'intervention, vous pourrez le rendre plus coopératif. Pour prévenir les risques d'infection, le médicament et l'embout de son contenant doivent être maintenus stériles. Comme après l'application d'un onguent ophtalmique, la vue de l'enfant est embrouillée, il est préférable de le lui administrer juste avant la sieste ou à l'heure du coucher.

ADMINISTRATION D'UN MÉDICAMENT PAR VOIE OPHTALMIQUE

Matériel utilisé

Médicament

Marche à suivre - *Gants à usage unique non stériles*

CROISSANCE ET DÉVELOPPEMENT

Chez le nourrisson qui garde les yeux fermés, le médicament doit être déposé au niveau du canthus interne de l'œil, à la jonction avec la paupière. Lorsque le bébé ouvrira les yeux, le médicament s'étalera sur la conjonctive.

- Demandez à une infirmière ou à un préposé aux bénéficiaires de vous assister et de maintenir l'enfant en position couchée, la tête en extension et à plat. On peut demander à l'enfant plus âgé de s'asseoir et de pencher la tête en arrière.
- Avec la main non dominante, tirez la paupière inférieure vers le bas tout en posant l'autre main sur la tête de l'enfant (figure 31).

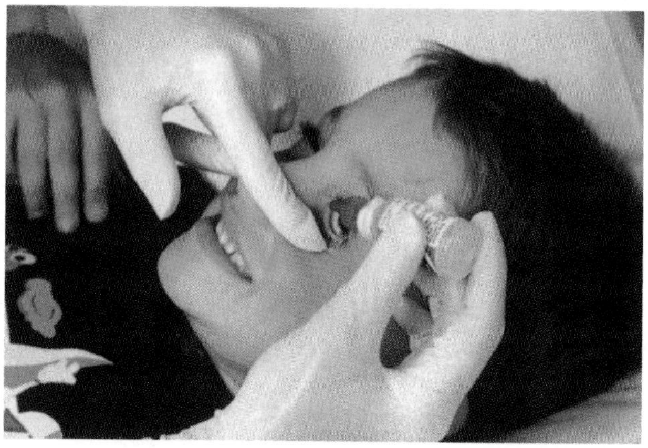

FIGURE 31. Administration d'un médicament ophtalmique. L'infirmière demande à l'enfant de fermer les yeux et de faire comme s'il regardait vers le haut de sa tête. Elle tire alors délicatement la paupière inférieure vers le bas et instille le médicament.

- Instillez les gouttes ou appliquez l'onguent dans le sac conjonctival qui s'est formé. Le médicament ne doit jamais être appliqué directement sur le globe oculaire de l'enfant.
- *Autre méthode:* Tirez la paupière inférieure vers l'extérieur de manière à former un réservoir dans lequel le médicament sera instillé.
- Après que le médicament a été instillé, fermez la paupière de l'enfant pour empêcher les fuites.
- Demandez à l'enfant de rester étendu calmement pendant au moins 30 secondes et de bouger les yeux dans tous les sens (pour permettre au médicament de se répandre de façon uniforme). Prévenez-le qu'il doit résister à l'envie d'exercer une pression sur ses yeux.
- Essuyez le canthus interne de l'œil.
- Maintenez la tête de l'enfant en position médiane pour empêcher le médicament de contaminer l'autre œil.

CONSEIL CLINIQUE

Lorsqu'on doit administrer à l'enfant un onguent et des gouttes ophtalmiques, ce sont ces dernières qui doivent l'être en premier. Trois minutes plus tard, on peut appliquer l'onguent.

► MÉDICAMENT AURICULAIRE

Les médicaments auriculaires, qui se présentent sous forme liquide, sont placés dans le conduit auditif externe au moyen d'un compte-gouttes. On applique parfois des gouttes auriculaires pour ramollir le cérumen, qui pourra ensuite être enlevé. À moins que la membrane tympanique ne soit perforée et qu'il y ait un écoulement, on n'utilise pas une technique stérile pour traiter le conduit auditif.

ADMINISTRATION D'UN MÉDICAMENT PAR VOIE AURICULAIRE

Matériel utilisé

Médicament
Tampon d'ouate
Spéculum auriculaire jetable (facultatif)

Marche à suivre - *Gants à usage unique non stériles*

- Demandez à une autre infirmière ou à un préposé aux bénéficiaires de vous assister et de tenir l'enfant en position couchée, la tête tournée sur le côté (figure 32).

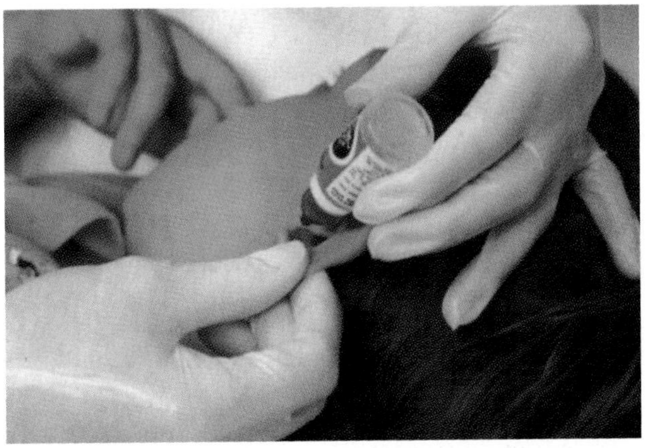

FIGURE 32. Administration d'un médicament par voie auriculaire.

- *Pour un enfant de moins de 3 ans:* Tirez doucement le pavillon de l'oreille vers l'arrière et vers le bas pour redresser le conduit auditif.
- *Pour un enfant plus âgé:* Tirez le pavillon de l'oreille vers l'arrière et vers le haut.
- Lorsque le pavillon est dans la bonne position, instillez les gouttes dans l'oreille. On peut utiliser un spéculum auriculaire jetable pour introduire plus profondément les gouttes auriculaires dans le conduit auditif sans contaminer l'embout du compte-gouttes.
- Gardez l'enfant dans la même position pendant quelques minutes. Frottez doucement la région située juste devant l'oreille pour permettre l'écoulement du médicament dans le conduit auditif. Si vous le voulez, vous pouvez placer un tampon d'ouate dans l'oreille, sans l'enfoncer, pour favoriser la rétention du médicament.

► MÉDICAMENT NASAL

Les médicaments instillés dans les narines s'écoulent à l'arrière de la bouche et de la gorge et peuvent causer une sensation d'étouffement, de chatouillement ou avoir mauvais goût. Après l'instillation des gouttes, il faut surveiller l'enfant au cas où il s'étoufferait ou vomirait. On administre parfois des gouttes nasales de solution saline aux nourrissons ayant des troubles respiratoires afin de dégager les voies nasales.

ADMINISTRATION D'UN MÉDICAMENT PAR VOIE NASALE

Matériel utilisé

Médicament

Marche à suivre - *Gants à usage unique non stériles*

- Couchez l'enfant sur le dos sur les genoux de son père ou de sa mère ou encore sur le bord de la table d'examen ou du lit; son cou doit être en hyperextension.
- Instillez les gouttes dans les narines.
- Gardez l'enfant dans la même position pendant au moins 1 minute pour permettre au médicament d'entrer en contact avec la muqueuse nasale.

► AÉROSOLTHÉRAPIE

On utilise l'aérosolthérapie lorsque le médicament doit être administré directement dans les voies respiratoires. Cette méthode permet également d'éviter les effets secondaires systémiques de certains médicaments; de plus, elle a l'avantage de réduire les doses nécessaires à l'obtention de l'effet désiré, car les propriétés physico-chimiques et les effets pharmacologiques du médicament ainsi administré s'en trouvent augmentés. Les bronchodilatateurs, les stéroïdes et les antibiotiques peuvent être administrés aux enfants sous forme d'aérosol. Ceux-ci inhalent alors des particules très fines (liquides ou solides) en suspension dans un gaz qui atteignent les petites voies respiratoires et sont absorbées par la suite. L'aérosolthérapie peut être administrée à l'aide de différents appareils, comme les respirateurs à pression positive intermittente et les nébuliseurs. L'appareil le plus couramment utilisé chez les enfants est l'aérosol-doseur, auquel on a recours pour traiter l'asthme (se reporter au chapitre 12, où on présente une description du traitement de l'asthme). En milieu hospitalier, l'appareil d'aérosolthérapie le plus souvent utilisé est le nébuliseur. Bien que, dans plusieurs centres hospitaliers, ce type de traitement soit administré par un inhalothérapeute, il l'est parfois aussi par une infirmière. C'est la raison pour laquelle nous expliquons comment utiliser le nébuliseur.

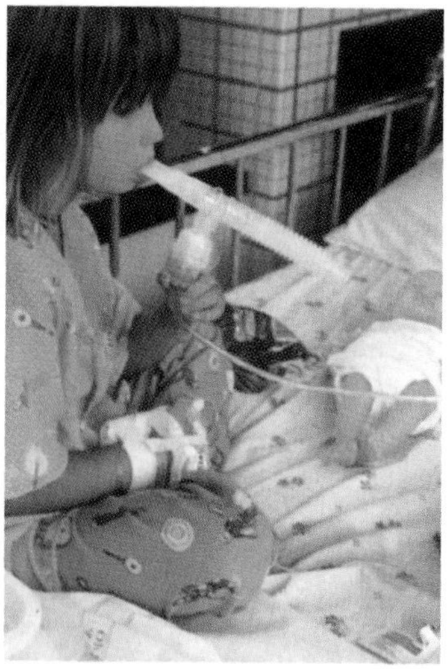

FIGURE 33. Cette fillette a appris à utiliser un nébuliseur pour traiter son asthme à l'hôpital. Après les explications et la démonstration qu'elle a reçues de l'infirmière, elle est en mesure d'effectuer le traitement de manière autonome et efficace.

ADMINISTRATION D'UNE AÉROSOLTHÉRAPIE PAR NÉBULISEUR

Préparation

- La dose du médicament dépend du poids de l'enfant. On place le médicament dans la coupelle du nécessaire d'aérosolthérapie; si un diluant est prescrit, on peut ajouter de 2 mL à 3 mL de solution saline normale (NaCl à 0,9 %).
- Effectuez une première évaluation: fréquences cardiaque et respiratoire, bruits respiratoires et effort respiratoire.

Matériel utilisé

Réservoir
Embout buccal ou masque (selon l'âge de l'enfant)
Tubulure de rallonge
Nébuliseur portatif ou source d'O_2 ou respirateur à pression positive intermittente

Marche à suivre

- Appliquez le masque sur le visage de l'enfant.
- Remettez la tubulure de rallonge à une autre personne (par exemple, un préposé aux bénéficiaires ou les parents) ou demandez à l'enfant de placer l'embout buccal dans sa bouche (figure 33).
- Raccordez la tubulure au débitmètre d'oxygène et réglez à 6 -7 L/min.
- Demandez à l'enfant de prendre de grandes respirations pendant le traitement.
- L'aérosolthérapie doit durer environ 10 minutes. Réévaluez l'état de l'enfant après le traitement.

► AÉROSOL-DOSEUR

L'aérosol-doseur est un petit dispositif à cartouche doté d'un embout buccal qui permet l'administration de doses prédéterminées de médicament. Il est utilisé à domicile pour le traitement de l'asthme, soit de façon régulière, soit en cas de détresse respiratoire.

SOINS À DOMICILE

Lorsqu'un enfant utilise un aérosol-doseur, observez sa technique lors de vos visites occasionnelles à domicile ou lors des consultations. S'il y a lieu, montrez-lui comment mieux utiliser l'aérosol-doseur et en accroître l'efficacité. Notez vos observations et les points sur lesquels a porté votre enseignement et assurez le suivi lors d'une visite ultérieure.

UTILISATION D'UN AÉROSOL-DOSEUR

Matériel utilisé

Aérosol-doseur avec médicament

Marche à suivre

- Introduisez la cartouche dans l'embout buccal.
- Demandez à l'enfant de prendre une grande respiration à l'air ambiant, en inspirant et en expirant profondément.
- Demandez à l'enfant de refermer sa bouche sur l'embout buccal de l'aérosol-doseur, puis d'inspirer profondément et lentement par la bouche.
- Appuyez sur la cartouche une fois pendant que l'enfant inspire ; une dose du médicament sera ainsi inhalée.
- Demandez à l'enfant de retenir sa respiration de 5 à 10 secondes pour permettre au médicament d'atteindre les poumons.
- Les aérosols-doseurs peuvent être munis d'une aérochambre pour les enfants qui ont du mal à retenir leur souffle assez longtemps ou à bien refermer la bouche sur l'embout buccal. On utilise en général l'aérochambre pour les enfants de moins de 6 ans.

► MÉDICAMENT RECTAL

On a parfois recours à la voie rectale lorsque l'utilisation de la voie orale est contre-indiquée ou inaccessible. Bien que l'absorption des médicaments administrés par voie rectale ne soit pas aussi sûre que celle des préparations orales, de nombreux médicaments, comme l'acétaminophène, l'aspirine, les antiémétiques, les analgésiques et les sédatifs existent sous forme de suppositoires. La présence de matières fécales sur l'ampoule rectale peut retarder, diminuer ou empêcher l'absorption du médicament.

ADMINISTRATION D'UN MÉDICAMENT PAR VOIE RECTALE

Préparation

Si le suppositoire doit être coupé en deux, coupez-le dans le sens de la longueur.

ALERTE INFIRMIÈRE

Comme la plupart des suppositoires ont une forme irrégulière, il est difficile d'obtenir une dose correctement fractionnée. Il est donc déconseillé de les couper, car la posologie risque ainsi d'être erronée.

Matériel utilisé

Lubrifiant hydrosoluble
Suppositoire

Marche à suivre - *Gants à usage unique non stériles*

- Demandez à une infirmière ou à un préposé aux bénéficiaires de vous assister et de maintenir l'enfant en décubitus latéral ou, s'il est assez petit, en décubitus ventral sur les genoux de la personne qui vous assiste.
- Lubrifiez légèrement l'extrémité effilée du suppositoire. Avec l'index (pour les enfants de plus de 3 ans) ou l'auriculaire (pour les nourrissons et les trottineurs), insérez délicatement mais rapidement le suppositoire dans le rectum de l'enfant, un peu plus loin que le sphincter interne.
- Maintenez les fesses serrées l'une contre l'autre pendant 5 à 10 minutes, soit jusqu'à ce qu'il n'y ait plus de risque que le médicament soit expulsé.

► CALCUL DE LA POSOLOGIE

L'infirmière est tenue de calculer la posologie du médicament prescrit afin de déterminer si elle correspond aux valeurs recommandées selon la taille et le poids de l'enfant.

La posologie peut être calculée en fonction du poids de l'enfant (elle est alors exprimée en mg/kg) ou de sa surface corporelle totale. On détermine la surface corporelle totale en inscrivant la taille et le poids de l'enfant sur un nomogramme (se reporter à l'annexe F). Tracez une ligne reliant les deux colonnes où sont inscrits la taille et le poids de l'enfant et notez son point d'intersection avec la colonne centrale. La posologie est exprimée en mg/m^2.

Exemple 1

Le médecin prescrit de la morphine (10 mg/mL) pour un enfant de 3 ans qui pèse 15 kg. La dose recommandée pour les enfants est de 0,1 mg/kg. Quelle est la dose appropriée compte tenu du poids de l'enfant? Quel est le volume à administrer?

Réponse

$$\text{Dose recommandée} \times \text{poids} = \text{dose pour le patient}$$

$$0{,}1\ \text{mg/kg} \times 15\ \text{kg} = 1{,}5\ \text{mg}$$

$$\frac{\text{Dose souhaitée}}{\text{dose disponible}} \times \text{quantité en mL} = \text{volume à administrer}$$

$$\frac{1{,}5\ \text{mg}}{10\ \text{mg}} \times 1\ \text{mL} = 0{,}15\ \text{mL à administrer}$$

Exemple 2

Le médecin prescrit du phénobarbital (65 mg/mL) pour un enfant de 5 ans qui pèse 20 kg. La dose d'attaque recommandée pour l'enfant est de 10 à 20 mg/kg. Le médecin prescrit 250 mg à administrer en 30 minutes. Cette dose est-elle appropriée compte tenu du poids de l'enfant ? Quel volume devez-vous administrer ? Comment réglez-vous la pompe à perfusion ?

Réponse

$$\text{Dose recommandée} \times \text{poids} = \text{dose souhaitée}$$

$$\frac{10 \text{ mg}}{\text{kg}} \times 20 \text{ kg} = 200 \text{ mg}$$

$$\frac{20 \text{ mg}}{\text{kg}} \times 20 \text{ kg} = 400 \text{ mg}$$

La dose de 250 mg est conforme aux limites recommandées.

$$\frac{\text{Dose souhaitée}}{\text{dose disponible}} \times \text{quantité en mL} = \text{volume à administrer}$$

$$\frac{250 \text{ mg}}{65 \text{ mg}} \times 1 \text{ mL} = 3{,}85 \text{ mL}$$

Réglage de la pompe

L'infirmière détermine que le volume total est de 50 mL.

$$\frac{50 \text{ mL}}{30 \text{ min}} \times \frac{60 \text{ min}}{1 \text{ h}} = \frac{100 \text{ mL}}{\text{h}}$$

$$\text{Débit} = 100 \text{ mL/h}$$

8 L'ACCÈS INTRAVEINEUX

Plan de la section

► ACCÈS VASCULAIRE PÉRIPHÉRIQUE

Chez les nourrissons comme chez les enfants, on utilise les veines des membres à titre d'accès veineux. Chez les nouveau-nés et les nourrissons, on peut aussi se servir des veines du cuir chevelu.

On privilégie les cathéters à aiguille interne (calibres 19 à 27) pour les nourrissons et les enfants. Le calibre du cathéter est fonction de la taille de l'enfant et du diamètre de la veine. Par exemple, on utilise un cathéter de calibre 24 pour les nouveau-nés et les nourrissons et, lorsque le diamètre de la veine est petit, pour les trottineurs et les enfants d'âge préscolaire et d'âge scolaire. Autrement, on se sert d'un cathéter de calibre 22 pour ces trois derniers groupes d'âge. Pour les adolescents, on utilise généralement des cathéters de calibres 20 à 22. Dans certaines situations, on peut avoir recours à une aiguille à ailettes, également appelée « papillon » ou microperfuseur (calibres 23 à 25), par exemple, pour atteindre une veine du cuir chevelu chez un nourrisson. On doit cependant considérer l'utilisation d'une aiguille à ailettes comme une mesure temporaire et s'efforcer d'obtenir un accès intraveineux plus stable et plus solide.

CHOIX DU POINT D'INSERTION

Crâne

> **CONSEIL CLINIQUE**
>
> Les rebords du gobelet gradué coupé en deux sont tranchants et peuvent causer des blessures à l'enfant. Pour les éviter, appliquer du ruban adhésif sur chacun de ces rebords.

On utilise les veines du cuir chevelu lorsque aucune autre voie d'accès n'est possible (figure 34). Protégez le point d'insertion en le couvrant d'un gobelet gradué en plastique coupé en deux et fixé avec du ruban adhésif.

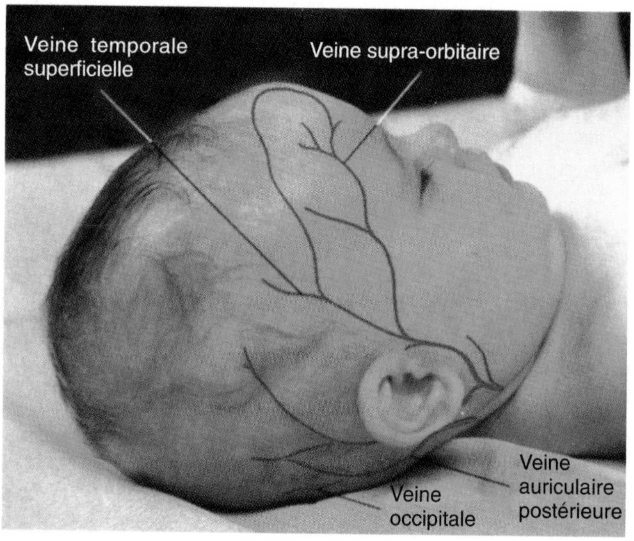

FIGURE 34. Les veines du cuir chevelu sont fréquemment utilisées pour l'accès vasculaire périphérique chez les nouveau-nés et les nourrissons.

Membres

Les veines du pli du coude ou de l'avant-bras sont, en règle générale, les points d'insertion où la visibilité est la meilleure pour l'accès intraveineux. Toutefois, comme elles sont à proximité de l'articulation du coude, on se sert moins souvent des premières. Les points d'insertion les plus utilisés chez les enfants sont le dos de la main et l'avant-bras. Comme le pli du coude, le pied peut également être utilisé, particulièrement lorsque aucun autre accès veineux n'est possible.

Précautions particulières

- Évitez d'utiliser les veines du pied comme point d'insertion de l'accès intraveineux chez l'enfant qui marche.
- Évitez d'utiliser la main dominante de l'enfant ou la main utilisée par le nourrisson pour sucer son doigt ou tenir sa couverture.
- Si vous avez besoin de deux points d'insertion, n'utilisez pas, si possible, les deux veines des plis du coude ni les veines situées sur le dos de chacune des mains, car l'enfant ne pourra mouvoir ni l'une ni l'autre de ces parties.
- Utilisez une planchette rembourrée comme attelle pour diminuer la mobilité du membre.
- Pour réduire le contact de la peau avec le ruban adhésif permettant de fixer la planchette, placez une compresse ou de la ouate de coton sous ce dernier ou recouvrez-le d'un autre ruban adhésif.

ACCÈS À UNE VEINE PÉRIPHÉRIQUE

Préparation

- Avec l'aide d'une autre personne, par exemple, une infirmière ou un préposé aux bénéficiaires, couchez l'enfant sur le dos et maintenez-le dans cette position. Demandez à la personne qui vous aide de se pencher au-dessus de l'enfant pour l'immobiliser et d'allonger le membre qui sera utilisé. Au lieu de la contention manuelle, on peut utiliser une planche de contention (voir l'utilisation d'une planche de contention à la section 2) ; toutefois, cette pratique est beaucoup plus rare.
- Si vous utilisez une veine du cuir chevelu, vous pouvez placer une bande élastique autour de la tête du nourrisson comme garrot pour dilater les veines, mais cela n'est généralement pas nécessaire. Si vous utilisez les membres, placez le garrot en amont de la veine désirée pour la dilater. Au besoin, tenez le membre au-dessous du niveau du cœur, frottez ou tapotez la veine, ou encore, appliquez-y une compresse tiède pour favoriser sa dilatation.
- Localisez la veine par inspection (en tamponnant la peau avec de l'alcool, vous rendrez la veine plus visible) ou par palpation.
- Si vous utilisez un membre, servez-vous d'une planchette pour l'immobiliser. Localisez la veine.
- *Si vous utilisez le pli du coude :* Placez le coude de l'enfant en légère hyperextension et son bras en pronation. Fixez le bras sur la planchette en appliquant du ruban adhésif au-dessus du coude et au poignet.
- *Si vous utilisez le dos de la main :* Placez la main de l'enfant sur la planchette, la paume vers le bas, les doigts repliés sur l'extrémité distale (figure 35). Appliquez du ruban adhésif sur les doigts en enveloppant le pouce séparément. Appliquez-en ensuite sur le poignet. On peut insérer un rouleau de gaze sous le poignet pour accroître la flexion.

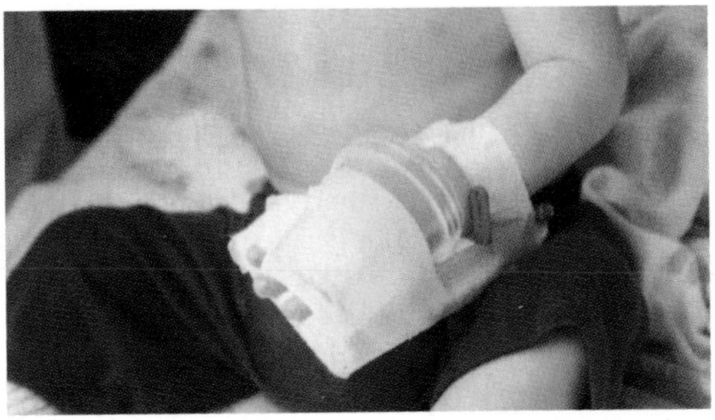

FIGURE 35. La main a été placée sur une planchette et enveloppée soigneusement ; un gobelet de plastique coupé en deux recouvre le point d'insertion de l'accès intraveineux pour empêcher l'enfant d'interrompre la perfusion.

- *Si vous utilisez le pied :* Appliquez la planchette sur le pied en dorsiflexion. Appliquez du ruban adhésif autour des orteils, du cou-de-pied et de la cheville. Utilisez des compresses (en rouleau) en quantité suffisante sous la malléole externe.

Matériel utilisé

Garrot
Tampon d'alcool
Planchettes de différentes tailles
Cathéter intraveineux (selon le calibre de la veine)
Raccord en T préalablement irrigué (dont le vide d'air a été fait) et fixé à une seringue remplie de solution saline normale (NaCl à 0,9 %)
Tubulure de perfusion et sac de soluté
Ruban adhésif
Dyachilon (selon le cas)
Pansement transparent (selon le cas)
Demi-gobelet en plastique

Marche à suivre - *Gants à usage unique non stériles*

- Nettoyez la peau avec de l'alcool d'un mouvement circulaire allant du centre vers la périphérie. Laissez sécher la région avant de continuer. Appliquez le garrot. Tendez la peau en tirant doucement avec le pouce juste en aval du point d'insertion.
- Piquez la peau avec le cathéter, le côté biseauté incliné vers le haut à un angle de 15° à 30°, en pointant en direction de la veine et dans le sens du flux sanguin. Lorsqu'il y a un retour sanguin, abaissez le cathéter de façon à ce qu'il soit parallèle à la peau et glissez-le doucement dans la veine. Détachez le garrot. Retirez le stylet.
- Fixez le raccord en T rempli de solution saline normale et essayez d'irriguer le cathéter. S'il s'irrigue facilement, maintenez-le en place en appliquant du ruban adhésif autour de l'appareil lui-même (formez un V). Fixez-le plus solidement à l'aide d'un ruban adhésif (en veillant à ne pas couvrir complètement la région située en amont du point d'insertion). Pour surveiller les signes d'infiltration ou de phlébite, vous pouvez aussi appliquer un pansement transparent sur le point d'insertion.
- Notez la date, l'heure, le calibre du cathéter et vos initiales sur un morceau de ruban adhésif que vous appliquerez sur le pansement.
- Le raccord en T peut être accroché à un dispositif d'injection intermittente ou utilisé immédiatement pour l'administration d'un liquide ou d'un médicament.

DISPOSITIF D'INJECTION INTERMITTENTE

Dans le dispositif d'injection intermittente, un petit adaptateur (bouchon) est vissé au cathéter intraveineux et fixé au niveau du point d'insertion. Il permet de maintenir l'accès intraveineux entre les perfusions. Pour maintenir la perméabilité du dispositif, certains établissements utilisent une solution saline normale, et d'autres, une solution héparinée. Vous devez connaître et observer la politique de l'établissement où vous travaillez à ce sujet.

SYSTÈMES SANS AIGUILLE

On trouve sur le marché différents types de systèmes sans aiguille. Comme leur nom l'indique, ces systèmes ne nécessitent aucune aiguille. Selon le cas, il suffit de mettre un adaptateur spécial à l'extrémité d'une seringue ou d'une tubulure (qui doit aller en parallèle) et de l'insérer dans le bouchon prévu à cet effet au niveau de la tubulure de la perfusion principale, ou encore, de visser la tubulure au niveau du bouchon prévu à cet effet. Des adaptateurs pour dispositif d'injection intermittente de type vissant peuvent être utilisés. Ces adaptateurs ressemblent à des bouchons membranes.

MISE EN PLACE D'UN DISPOSITIF D'INJECTION INTERMITTENTE (BOUCHON) SUR UN CATHÉTER INTRAVEINEUX

Matériel utilisé

Seringue de 3 mL contenant 1 mL d'héparine(100 U/mL) ou de solution saline normale (NaCl à 0,9 %)
Seringue contenant 2 mL de solution saline normale
Adaptateur mâle Luer-lock (bouchon membrane) ou bouchon à embout se vissant au niveau du point d'injection

Marche à suivre - *Gants à usage unique non stériles*

- Faites le vide d'air de l'adaptateur (en vous assurant qu'il n'y a pas de bulles d'air) avec l'héparine ou la solution saline, selon la politique de l'établissement.
- Conservez le reste de la solution de rinçage, qui sera utilisé lors de la mise en place du bouchon sur le cathéter intraveineux.
- Si l'adaptateur est installé en même temps que le cathéter intraveineux, appliquez du ruban adhésif pour maintenir ce dernier en place (figure 36A).

CONSEIL CLINIQUE

Dans certains cas, on utilise un raccord en T, principalement lorsque le cathéter à aiguille interne est d'un calibre égal ou inférieur à 22. Le bouchon est alors installé au niveau du raccord en T, qui lui, est fixé au cathéter intraveineux. Prenez soin de faire le vide d'air du raccord avec l'héparine ou la solution saline normale.

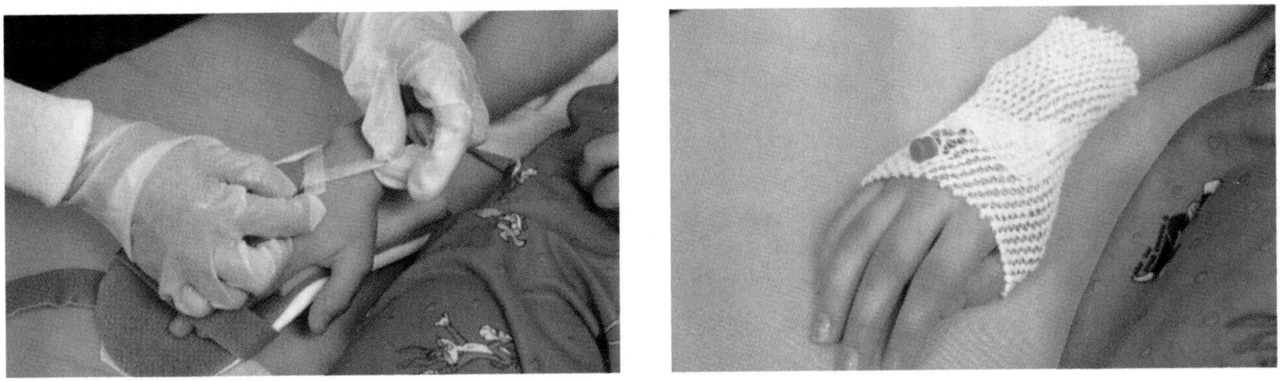

A B

FIGURE 36. A, Application de ruban adhésif sur le cathéter intraveineux avant la mise en place d'un bouchon. B, Bouchon installé.

- Vérifiez la perméabilité du cathéter intraveineux en l'irriguant avec 2 mL de solution saline normale. Assurez-vous qu'il n'y a ni rougeur, ni œdème, ni pâleur, ni douleur, ni chaleur, ni signes de refroidissement au niveau du point d'insertion du cathéter.
- Si l'adaptateur est installé alors qu'une perfusion intraveineuse est en cours et qu'un raccord en T est en place sur le cathéter intraveineux, clampez le raccord pour éviter un retour sanguin.
- Enlevez la tubulure du circuit de perfusion et placez rapidement le bouchon (adaptateur) sur le raccord en T.
- Déclampez le raccord en T. Introduisez la solution de rinçage et rincez lentement l'adaptateur.
- Enlevez la seringue et clampez le dispositif d'injection intermittente (au niveau du raccord en T).
- Fixez le dispositif d'injection intermittente avec du ruban adhésif et recouvrez-le d'un pansement élastique (figure 36B).
- Irriguez le cathéter toutes les 6 heures avec une solution saline ou toutes les 8 heures avec une solution de rinçage héparinée, selon la politique de l'établissement.

ADMINISTRATION D'UN MÉDICAMENT AVEC DISPOSITIF D'INJECTION INTERMITTENTE

Matériel utilisé

Tampons d'alcool
Aiguilles de calibres 19 à 27 ou système sans aiguille (non nécessaire avec tubulure vissante)
Deux seringues contenant 2 mL de solution saline normale (NaCl à 0,9 %) avec aiguilles de calibres 19 à 27 ou système sans aiguille (non nécessaire avec tubulure vissante)
Circuit intraveineux (tubulures)
Ruban adhésif
Médicament prescrit
Seringue contenant 0,5 mL d'héparine (100 U/mL) ou de solution saline, selon la politique de l'établissement

Marche à suivre - *Gants à usage unique non stériles*

- Nettoyez le bouchon du cathéter à l'aide d'un tampon d'alcool. Déclampez le dispositif d'injection intermittente.
- Vérifiez la perméabilité du cathéter intraveineux en l'irriguant avec la solution saline. Vérifiez s'il y a un œdème ou de la douleur au niveau du point d'insertion du cathéter.
- Si le cathéter intraveineux est perméable et fonctionne adéquatement, installez le circuit intraveineux (tubulure), à l'aide soit d'une nouvelle aiguille, soit d'un système sans aiguille, à l'extrémité distale du cathéter ou du raccord en T dans le bouchon préalablement nettoyé. Si le bouchon est de type vissant, vous n'avez qu'à visser la tubulure sur le bouchon. Dans le cas d'un bouchon ordinaire, utilisez une aiguille et fixez-la à l'aide de ruban adhésif. Autant que possible, utilisez des systèmes sans aiguille ou de type vissant.
- Administrez le médicament conformément à l'ordonnance médicale.
- Après la perfusion, n'oubliez pas de rincer le circuit intraveineux avec 15 mL à 20 mL de soluté afin qu'aucune trace de médicament ne subsiste dans le circuit.
- À la fin de la perfusion, jetez tout le matériel utilisé dans un contenant à l'épreuve des perforations conformément aux précautions universelles recommandées.
- Si le circuit intraveineux doit être réutilisé, mettez une nouvelle aiguille (stérile) pour maintenir la stérilité.
- Nettoyez le bouchon du cathéter à l'aide d'un tampon d'alcool.
- Irriguez d'abord avec 2 mL de solution saline normale, puis avec de l'héparine si c'est ce qu'on utilise dans l'établissement où vous travaillez. Clampez le dispositif d'injection intermittente et fixez-le solidement en place.

ADMINISTRATION D'UN MÉDICAMENT EN BOLUS INTRAVEINEUX AVEC DISPOSITIF D'INJECTION INTERMITTENTE

Matériel utilisé

Tampons d'alcool
Deux seringues de 1 mL à 2 mL contenant une solution saline normale (NaCl à 0,9 %) avec aiguilles de calibres 19 à 25 ou système sans aiguille
Seringue contenant 0,5 mL d'héparine (100 U/mL) ou de solution saline normale
Seringue contenant le médicament avec aiguille de calibres 19 à 25 (non nécessaire avec tubulure vissante)

Marche à suivre - *Gants à usage unique non stériles*

- Nettoyez le bouchon du cathéter à l'aide d'un tampon d'alcool. Déclampez le dispositif d'injection intermittente.
- Vérifiez la perméabilité du cathéter intraveineux en l'irriguant avec la solution saline. Vérifiez s'il y a un œdème au niveau du point d'insertion du cathéter.
- Retirez la seringue et l'aiguille utilisées pour l'irrigation du cathéter.
- Introduisez la seringue contenant le médicament dans le bouchon du cathéter (avec une aiguille, un système sans aiguille ou en vissant la seringue au bouchon si vous utilisez une tubulure de type vissante) et administrez le médicament conformément à l'ordonnance médicale. Suivez les recommandations de la pharmacie ou consultez le livret d'information sur le médicament pour déterminer le débit de la perfusion. Une fois que tout le médicament a été administré, retirez la seringue.
- Irriguez le cathéter avec 2 mL de solution saline normale, puis avec l'héparine si on l'utilise dans l'établissement où vous travaillez. Clampez et fixez le dispositif.
- Jetez le matériel utilisé dans un récipient à l'épreuve des perforations conformément aux précautions universelles recommandées.

▶ PERFUSION INTRAVEINEUSE

ADMINISTRATION DE LIQUIDE

La quantité de liquide à administrer à un enfant dépend de son poids corporel et de son état physiopathologique. Il est recommandé d'utiliser une pompe à perfusion (pompe volumétrique) pour administrer les liquides au nouveau-né, au nourrisson ou à l'enfant plus âgé (figure 37), car elle permet de régler le débit avec plus de précision qu'un système fonctionnant par gravité. Les besoins liquidiens d'entretien varient selon le poids de l'enfant (se reporter au tableau 7).

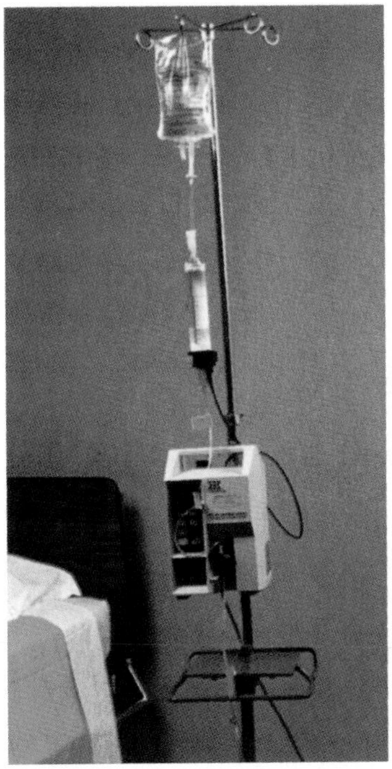

FIGURE 37. Montage de la perfusion intraveineuse avec pompe volumétrique.

TABLEAU 7 Besoins liquidiens d'entretien en pédiatrie

Poids (kg)	Besoins d'entretien
0 – 10	100 mL/kg/24 h
11 – 20	1 000 mL – 50 mL/kg/24 h pour chaque kg entre 11 et 20
21 – 70	1 500 mL – 20 mL/kg/24 h pour chaque kg entre 21 et 70
Plus de 70	2 500 mL/24 h (adulte)

Pompes volumétriques

La pompe volumétrique permet de régler l'administration d'un petit volume de liquide, de sang, de médicament et d'alimentation parentérale totale. Un pousse-seringue (figure 38) peut être fixé directement sur le point d'injection (bouchon) le plus bas de la tubulure intraveineuse pour l'administration immédiate du médicament.

Il est important de bien connaître le type de pompe volumétrique utilisée dans l'établissement où vous travaillez. N'oubliez pas de régler à la fois la quantité de liquide à administrer et le débit de la perfusion. Vérifiez la pompe volumétrique fréquemment pour vous assurer qu'elle est bien programmée et qu'elle fonctionne adéquatement.

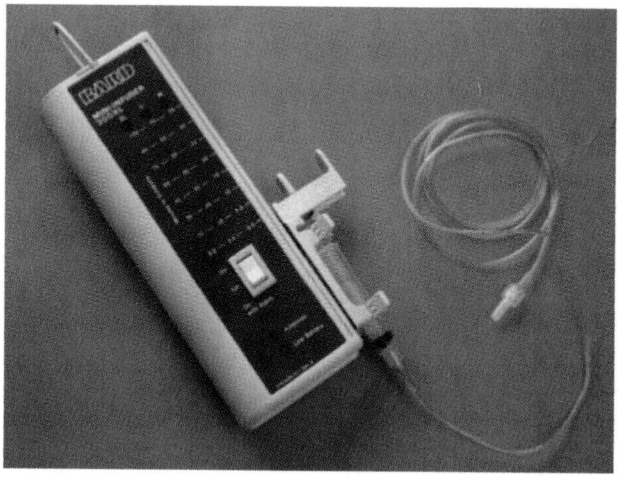

FIGURE 38. Pousse-seringue

Préparation du circuit intraveineux

Avant de préparer le circuit, examinez le sac ou le flacon afin de détecter la présence de fuites, d'impuretés ou d'altérations de la couleur et vérifiez la date de péremption. Vérifiez l'ordonnance médicale pour connaître le type de solution à utiliser et le débit de la perfusion. Si l'établissement l'exige, procurez-vous une étiquette d'identification que vous apposerez sur le sac après y avoir noté le débit de la perfusion et le nom de l'enfant qui la recevra.

Choisissez la tubulure appropriée selon que la perfusion est administrée au moyen d'une pompe volumétrique ou par gravité. Assurez-vous que les pinces sont fermées. Retirez le capuchon protecteur de l'embout supérieur de la tubulure. Insérez ce dernier dans le point d'insertion du sac ou du flacon. Retournez le sac ou le flacon et suspendez-le sur une potence pour intraveineuse. Pincez la chambre compte-gouttes (elle ne doit pas être plus qu'à moitié pleine). Dirigez l'extrémité distale de la tubulure dans un récipient propre en maintenant la stérilité de l'embout. Ouvrez la pince et laissez le liquide s'écouler dans la tubulure pour effectuer le vide d'air. Donnez de petites tapes sur chaque point d'injection (bouchon) de la tubulure pour en évacuer l'air. Fermez la pince, remettez le capuchon sur l'embout stérile et inspectez la tubulure sur toute sa longueur pour déceler la présence de bulles d'air. La tubulure est maintenant prête à l'emploi.

Si vous utilisez un cylindre gradué (Soluset ou Burétrol), fermez d'abord les pinces se trouvant aux deux extrémités du cylindre. Ensuite, enlevez les capuchons protecteurs (celui de la tubulure et celui situé en aval du cylindre, soit à l'extrémité inférieure) et insérez la tubulure dans l'embout du cylindre gradué. Retirez le capuchon protecteur en amont du cylindre (l'extrémité supérieure) et insérez-le dans le point d'insertion du sac ou du flacon. Ouvrez la pince située en amont du cylindre. Laissez s'écouler entre 30 mL et 50 mL de liquide dans le cylindre, puis fermez la pince. Pincez la chambre compte-gouttes comme nous l'expliquons plus haut. Ouvrez la pince distale et continuez de faire le vide d'air de la tubulure (comme nous l'expliquons plus haut).

Si vous utilisez une pompe, consultez les directives du fabricant pour savoir comment effectuer le vide d'air dans la tubulure.

Directives pour l'administration de liquides intraveineux

Pour déterminer le débit de perfusion des liquides intraveineux administrés par gravité, on se fonde sur le facteur d'écoulement (nombre de gouttes qui s'écoulent par mL) de la tubulure utilisée.

Tubulure micro-gouttes

Fabricant	**Gouttes/mL**
Tous les grands fabricants	60 gouttes = 1 mL

Formule

$$\text{mL/h} = \text{gouttes/min}$$

Exemple

$$1\ 000\ \text{mL}/8\ \text{h} = 125\ \text{mL/h} = 125\ \text{gouttes/min}$$

Tubulure macro-gouttes

Fabricant	**Gouttes/mL**
AVI	20 gouttes = 1 mL
McGaw/Abbot	15 gouttes = 1 mL
Travenol	10 gouttes = 1 mL

Formule

$$\frac{\text{Volume total} \times \text{facteur d'écoulement}}{\text{temps de perfusion en minutes}} = \frac{\text{gouttes}}{\text{minute}}$$

Exemple

$$\frac{1\ 000\ \text{mL} \times 10}{8\ \text{h}\ (480\ \text{min})}\ (\text{Travenol}) = \frac{21\ \text{gouttes}}{\text{minute}}$$

ADMINISTRATION DE PRODUITS SANGUINS

Pour administrer en toute sécurité du sang ou des produits sanguins à un nourrisson ou à un enfant, vous devez connaître le protocole en vigueur dans l'établissement où vous travaillez. En raison des réactions d'hypersensibilité et des effets secondaires graves susceptibles de survenir lors de l'administration du sang, l'infirmière doit prendre beaucoup de précautions. N'oubliez pas de prendre les signes vitaux et de surveiller l'enfant de près. Suivez les instructions de la banque de sang et des organismes pertinents pour administrer adéquatement les produits sanguins, comme le plasma congelé, le cryoprécipité et les facteurs de coagulation.

ALERTE INFIRMIÈRE

Le sang est administré conformément aux directives du médecin. Signalons toutefois que tout produit sanguin doit être donné au patient dans les quatre heures suivant sa réception. Si, pour des raisons particulières, la transfusion ne peut être effectuée en entier avant la fin de ce délai, arrêtez-la, retournez le produit à la banque de sang du centre hospitalier et avertissez le médecin.

ADMINISTRATION DE PRODUITS SANGUINS

Préparation

- Vérifiez le produit sanguin à administrer, soit sa concordance avec l'ordonnance médicale, son aspect (pour détecter les zones de coloration plus sombres ou les sédiments) et celui de son contenant. Un produit non conforme doit immédiatement être retourné à la banque de sang.
- Vérifiez la concordance entre le patient (nom, prénom, numéro de dossier, groupe sanguin ABO, groupe Rh) et les renseignements, dont le numéro d'identification et la date de péremption, qui se trouvent sur le bordereau d'identification du produit sanguin ainsi que sur l'étiquette de la banque de sang (apposée sur le contenant du produit sanguin). Ces vérifications doivent généralement être faites par deux infirmières, lesquelles sont tenues de signer les formulaires à titre de transfuseurs.

ALERTE INFIRMIÈRE

N'utilisez pas la tubulure à transfusion pour un autre type de perfusion. Si un médicament doit être administré par cette tubulure, interrompez la perfusion, rincez bien la tubulure avec une solution saline normale, administrez le médicament, rincez à nouveau la tubulure avec une solution saline normale, et reprenez la transfusion sanguine.

- Informez-vous auprès de l'enfant ou de sa famille au sujet des transfusions antérieures, notamment des antécédents de réactions transfusionnelles.
- Avant de commencer la transfusion, prenez les signes vitaux (température, fréquences cardiaque et respiratoire, tension artérielle et saturation en oxygène). Ces données serviront de base pour déceler une réaction transfusionnelle.
- Lorsque vous estimez le temps de préparation, rappelez-vous que la transfusion doit commencer dans les 30 minutes qui suivent son retrait du réfrigérateur de la banque de sang. Si le produit sanguin ne peut être transfusé avant la fin de ce délai, retournez-le à la banque de sang afin qu'il soit conservé selon les normes requises et à une température adéquate. Il ne faut jamais conserver ni réfrigérer un produit sanguin à l'unité de soins.
- Pour les patients qui sont victimes d'un trauma et ont besoin de transfusions massives, le produit doit être réchauffé à 37 °C (n'utilisez qu'un réchauffeur de sang approuvé).
- Utilisez la tubulure appropriée au produit sanguin à administrer. Montez le circuit (tubulure) qui permettra d'administrer le produit sanguin en y incluant le filtre approprié (généralement, on utilise des filtres dont le calibre varie de 80 à 170 microns selon les produits sanguins à transfuser). L'utilisation du filtre permettra d'éliminer les particules présentes dans le sang et d'éviter que les éléments figurés du sang ne précipitent. Si l'enfant doit recevoir une transfusion de culot globulaire de type CPDA-1 (qui doit être dilué avant l'administration), effectuez la dilution avec une solution saline normale (NaCl à 0,9 %).
- En parallèle avec le circuit, ayez toujours une perfusion de solution saline normale, qui sera prête à utiliser en cas de réaction transfusionnelle.

Matériel utilisé

Produit sanguin
Circuit de perfusion monté avec aiguille de calibre 18 ou plus gros (si on utilise un système avec aiguille)
Tubulure en parallèle avec un sac de solution saline normale
Filtre
Solution saline normale comme solution de rinçage
Aiguille stérile ou système sans aiguille

Marche à suivre - *Gants à usage unique non stériles*

- Prenez les signes vitaux de l'enfant.
- Avec une autre infirmière autorisée, vérifiez le groupe sanguin et la compatibilité du sang selon les indications figurant sur le bordereau d'identification et l'étiquette de la banque de sang.
- Faites le vide d'air du circuit intraveineux au moyen duquel le produit sanguin sera administré. Faites de même avec le circuit intraveineux de la solution saline normale, et installez ce dernier en parallèle avec la première tubulure (en Y).
- Fermez la pince de la tubulure en maintenant couverte l'extrémité distale.
- Fixez la tubulure destinée à la transfusion ainsi que celle contenant la solution saline normale.
- Commencez la transfusion et assurez une surveillance étroite pendant les 15 à 20 premières minutes de la perfusion (demeurez près de l'enfant tout au long de cette période). La durée de surveillance varie selon les établissements.
- Dans certains établissements, on exige que le débit de la transfusion soit plus lent pendant les 15 à 20 premières minutes. Il est donc important de vous renseigner sur les politiques et le protocole d'administration du centre hospitalier où vous pratiquez.
- Lorsque les directives de l'établissement demandent que le débit de la transfusion soit plus lent au début, n'augmentez ce dernier que si vous n'observez aucune

SOINS À DOMICILE

Un enfant qui reçoit du sang ou des produits sanguins ne peut être vacciné que plusieurs mois après la transfusion (le délai varie selon le produit administré). Vous devez prévenir les parents et leur indiquer par écrit le type de produit administré (sang total, culot globulaire, plasma congelé, etc.), ainsi que la date de la transfusion. Expliquez-leur qu'ils doivent apporter ce papier avec eux lors de leur prochaine visite chez le médecin ou l'infirmière afin que le calendrier de vaccination soit modifié en conséquence.

réaction au cours des 15 à 20 premières minutes. (La plupart des réactions surviennent au cours des 20 premières minutes.)
- Surveillez de près les signes vitaux et la réponse de l'enfant. Prenez les signes vitaux 15 minutes après le début de la perfusion. S'ils sont stables, contrôlez-les toutes les heures par la suite jusqu'à la fin de la transfusion (*ou* observez le protocole du centre hospitalier).
- Si l'enfant présente un signe de réaction transfusionnelle (prurit, rash) à un moment ou à un autre de la transfusion (tableau 8), interrompez la transfusion, commencez la perfusion de la solution saline normale, contrôlez les signes vitaux et avertissez le médecin immédiatement. Suivez les ordonnances médicales (on administre généralement des antihistaminiques).

TABLEAU 8 Réactions transfusionnelles

Type de réaction	Cause	Description
Allergique	Causée par la réponse immunitaire aux protéines du sang	Signes et symptômes : éruption cutanée, démangeaisons, urticaire, wheezing, laryngospasme, œdème et/ou anaphylaxie.
Fébrile ou septique	Habituellement causée par la contamination du sang ; peut également être causée par des conditions idiopathiques.	Signes et symptômes : frissons, fièvre, céphalées, diminution de la tension artérielle, nausées et/ou vomissements et douleur à la jambe ou au dos.
Hémolytique	Causée par l'incompatibilité du sang de l'enfant avec le sang du donneur, des antécédents de transfusions multiples, ou par l'administration d'une solution contenant du dextrose ou d'autres additifs.	Signes et symptômes : anxiété ou agitation, fièvre, frissons, douleur thoracique, cyanose, changement dans les signes vitaux avec accélération des fréquences cardiaque et respiratoire ou diminution de la tension artérielle et/ou hématurie ; peut évoluer vers l'état de choc et l'anurie si le patient n'est pas rapidement traité.
Hypervolémique (surcharge circulatoire)	Découle de l'administration d'un volume excessif de liquide ou d'une administration trop rapide.	Signes et symptômes : respiration laborieuse, douleur thoracique ou lombaire, toux productive avec bruits anormaux perceptibles à l'auscultation, et distension des veines jugulaires ; augmentation possible de la pression veineuse centrale.

- Après la transfusion, n'oubliez pas de bien rincer avec une solution saline normale le circuit intraveineux ayant été en contact avec le produit sanguin et de commencer la perfusion prescrite par le médecin. Ne rincez pas le filtre.
- Placez le sac ayant contenu le produit sanguin dans un sac de plastique, fermez-le, et retournez-le à la banque de sang avec le bordereau d'identification du produit sanguin. La tubulure et le filtre doivent être jetés dans des contenants pour déchets biomédicaux.
- Prenez les signes vitaux à la fin de la transfusion, puis 30 minutes plus tard. Notez ces derniers, ainsi que les réponses du patient et les interventions réalisées.

> **SOINS À DOMICILE**
>
> Bien qu'on administre généralement l'alimentation parentérale totale (APT) en milieu hospitalier, on le fait aussi de plus en plus souvent à domicile. La perfusion peut être continue ou se dérouler seulement la nuit pour combler les besoins nutritionnels de l'enfant (par exemple, sous chimiothérapie) pendant son sommeil. Assurez-vous que les parents peuvent administrer la solution sans difficulté et savent qui contacter s'ils ont des questions ou des problèmes. Faites une visite à domicile pour vérifier que l'aménagement des lieux facilite l'administration de l'APT.

ALIMENTATION PARENTÉRALE TOTALE

L'alimentation parentérale totale (APT) consiste à administrer, dans une veine centrale de gros calibre, une préparation nutritive complète. Toutefois, dans certaines situations, l'APT peut être administrée à l'aide d'un cathéter intraveineux périphérique. L'APT est indiquée pour les enfants qui ne peuvent tolérer l'alimentation par voie gastro-intestinale : ceux qui présentent des affections telles qu'une occlusion intestinale chronique, le syndrome de l'intestin court, une diarrhée chronique ou des tumeurs peuvent en avoir besoin. (Voir les chapitres 15 et 16 pour connaître le traitement de ces affections.)

Les solutions d'hyperalimentation (Travasol et émulsion lipidique) sont administrées au moyen de pompes volumétriques et de tubulures distinctes, mais installées en dérivation l'une par rapport à l'autre. L'enfant sous APT est généralement porteur d'un cathéter intraveineux central. En effet, étant donné que les concentrations de glucose sont très élevées, elles sont habituellement trop irritantes pour les veines périphériques. Les solutions doivent être changées toutes les 24 heures. Pour ce qui est des tubulures, seules celles qui contiennent des lipides doivent être changées chaque jour. Lors des changements de tubulures, on doit observer des règles d'asepsie strictes. Les embouts et les points de raccordement doivent être stériles. Le circuit intraveineux doit être muni d'un filtre spécial, qui permettra d'éliminer les particules ou les micro-organismes susceptibles de contaminer les solutions. Le sac contenant la Travasol doit être couvert pour garder la solution à l'abri de la lumière. Cette précaution n'est cependant pas nécessaire pour les lipides. Les responsabilités de l'infirmière qui doit prendre soin d'un enfant sous APT sont indiquées au tableau 9.

TABLEAU 9 Soins à prodiguer à l'enfant sous APT

- Surveillez les ingesta et les excreta. Les variations peuvent refléter un déséquilibre hydroélectrolytique.
- Pesez l'enfant chaque jour.
- Évaluez le point d'insertion de la perfusion. Surveillez les signes de rougeur, d'irritation ou d'infection. Changez le pansement conformément au protocole du centre hospitalier (voir plus loin dans cette section la marche à suivre pour l'entretien du siège d'un cathéter intraveineux central).
- Utilisez l'accès intraveineux uniquement pour les solutions d'APT ou gardez la tubulure ouverte avec une solution saline normale. Dans la mesure du possible, n'utilisez pas la voie d'accès pour l'administration de médicaments ou d'autres perfusions. Si vous devez le faire, interrompez la perfusion d'APT, rincez bien la tubulure avec une solution saline normale, puis commencez l'autre perfusion. À la fin de cette perfusion, rincez bien le circuit avant de reprendre la perfusion d'APT.
- Prenez soin de régler chacune des pompes volumétriques correctement, en notant le volume et le débit de perfusion de chacune des solutions.
- Vérifiez les résultats des analyses de laboratoire, notamment en ce qui concerne le glucose, les minéraux, les électrolytes, la fonction hépatique (bilirubine, phosphatase alcaline), les protéines et les triglycérides.
- Notez toute variation dans les taux de glucose sanguin :
  1. Pendant les premiers jours, l'administration d'une solution riche en glucose peut entraîner une hyperglycémie. Si le taux de glucose sanguin est élevé, informez-en le médecin. Il peut être nécessaire d'administrer de l'insuline pour aider l'organisme à s'adapter à la préparation.
  2. Si l'hyperalimentation est interrompue brusquement, l'enfant peut devenir hypoglycémique. Soyez à l'affût des signes et symptômes de l'hypoglycémie (voir le chapitre 21). Prévenez le médecin si le taux de glucose sanguin de l'enfant est bas.

▶ CATHÉTER INTRAVEINEUX CENTRAL

Lorsqu'on a besoin d'un accès intraveineux à long terme, par exemple, pour l'alimentation parentérale totale, l'administration d'antibiotiques ou la chimiothérapie, on met en place un cathéter intraveineux central par voie chirurgicale ou par pénétration percutanée. Habituellement, la veine sous-clavière constitue la voie d'accès, et le cathéter est acheminé à proximité de l'oreillette droite par la veine cave supérieure ou la veine cave inférieure, selon le point d'insertion du cathéter. Ainsi, pour atteindre l'une de ces deux veines, le cathéter peut être installé dans une veine du bras, du cou, du thorax ou de l'aine.

Il existe plusieurs types de cathéters, dont le Broviac (figure 39), le Hickman et le PICC line (abréviation de l'appellation anglaise *peripherally inserted central catheter*). Le choix du type de cathéter est fonction des besoins et des ressources de l'enfant et de sa famille. Donc, les raisons qui justifient l'utilisation d'un cathéter intraveineux central, la durée prévue du traitement, les risques associés à l'installation du cathéter et les ressources disponibles pour aider la famille à donner les soins nécessaires sont des facteurs qui influent sur la décision. Par exemple, l'enfant qui doit recevoir de la chimiothérapie pendant deux ans n'a pas les mêmes besoins que celui dont l'état nécessite une antibiothérapie d'une durée de deux semaines. Les cathéters peuvent être à voie simple, double ou triple. La présence de voies multiples permet l'administration simultanée de plusieurs traitements. Les cathéters centraux à accès périphérique de type « PICC line » comptent parmi ceux qui sont les plus couramment utilisés chez les enfants; ils peuvent être à voie simple ou double. D'autres cathéters, comme le Hickman, peuvent convenir aux enfants plus âgés.

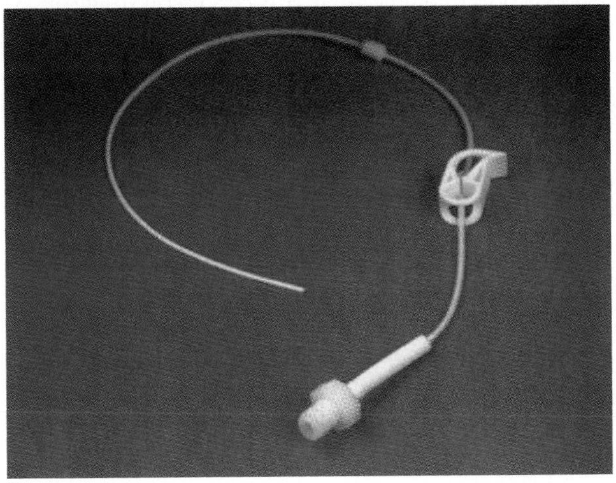

FIGURE 39. Cathéter Broviac à voie simple.

SOINS DU POINT D'INSERTION DU CATHÉTER INTRAVEINEUX CENTRAL

Le point d'insertion du cathéter est habituellement recouvert d'un pansement transparent qui doit être changé dans des conditions d'asepsie une fois par semaine ou selon le protocole de l'établissement. Toutefois, en présence de signes d'irritation ou d'infection, le changement de pansement doit être effectué deux à trois fois par semaine.

SOINS DU POINT D'INSERTION D'UN CATHÉTER INTRAVEINEUX CENTRAL

Matériel utilisé

Champ stérile
Solution ou tige imbibée de chlorhexidine-alcool
Coton-tiges (2 paquets)
Compresses 4 cm × 4 cm (2 enveloppes)
Sutures cutanées adhésives stériles – Steristrips (1 enveloppe)
Solution saline normale (NaCl à 0,9 %)
Nécessaire pour cathéter intraveineux central ou pour changement de pansement (selon l'établissement)
Pansement stérile (généralement des pellicules adhésives transparentes)

Marche à suivre - *Gants à usage unique non stériles, gants stériles, masques*

- Limitez le nombre de personnes présentes et isolez l'enfant, soit en fermant les rideaux autour de son lit, soit en fermant la porte.
- Mettez un masque et des gants à usage unique non stériles et faites porter un masque à l'enfant de même qu'aux personnes présentes pendant que vous changez le pansement. Ouvrez le nécessaire.
- Enlevez le pansement déjà en place en détachant d'abord les bords puis le centre. Jetez le pansement.
- Observez l'état de la peau au point d'insertion du cathéter.
- Soulevez le cathéter afin qu'il ne touche pas à la peau de l'enfant.
- Désinfectez le cathéter avec le tampon d'alcool à partir de l'endroit où il sort de la peau jusqu'au presse-tube (inclusivement) en évitant tout mouvement de va-et-vient.
- Déposez le cathéter sur un champ stérile afin de libérer le point d'insertion pour le nettoyer et le désinfecter.
- Jetez les gants souillés et enfilez des gants stériles.
- S'il y a présence d'une croûte, elle doit rester en place car elle offre une protection naturelle contre les infections. Les sérosités peuvent être enlevées.
- D'un mouvement circulaire, nettoyez la peau avec une compresse ou un coton-tige imbibés de solution saline normale en allant du centre vers la périphérie ; répétez avec une autre compresse ou un autre coton-tige imbibés de solution de chlorexidine-alcool. Il est important d'appliquer la chlorhexidine-alcool en utilisant les deux côtés de l'extrémité du coton-tige.
- Laissez sécher. Appliquez un onguent antibactérien autour du point de sortie si c'est la politique de l'établissement où vous travaillez.
- Fixez le cathéter à l'aide des sutures cutanées. Recouvrez avec un pansement stérile selon la politique de l'établissement.
- Jetez les gants.
- Inscrivez la date, l'heure et vos initiales sur un morceau de ruban adhésif et appliquez-le sur le pansement.

PRÉLÈVEMENT DE SANG

Vérifiez les ordonnances médicales pour connaître les analyses sanguines demandées. Il est recommandé de ne pas accéder au cathéter plus de deux fois par jour.

Si vous avez besoin d'aide, demandez à une autre infirmière d'ouvrir et de fermer les pinces au besoin et de mettre le sang dans des tubes de prélèvement pendant que vous rincez le cathéter.

L'accès aux cathéters intraveineux centraux par un robinet à deux voies comporte certains avantages. La technique est simple et demande très peu de préparation. Son intérêt réside dans le fait que le système n'a pas à être ouvert à chaque changement de seringue comme c'est le cas avec la méthode directe ou avec la méthode à seringue unique. Cette dernière est expliquée ci-après.

ACCÈS À UN CATHÉTER INTRAVEINEUX CENTRAL

Matériel utilisé

Champ stérile
Compresses stériles 10 cm × 10 cm
Tampons d'alcool (3)
Tubes de prélèvement sanguin appropriés
Aiguilles de calibre 21 pour transvider le sang dans les tubes

Pour chaque voie utilisée :
Seringue contenant de 5 mL à 6 mL de solution saline normale
Seringue contenant 10 mL de solution saline normale
Seringue contenant 2 mL à 3 mL de solution de rinçage héparinée (100 U/mL)
Seringue de 5 mL à 10 mL vide (pour prélever et éliminer le sang initial)
Seringues pour les prélèvements sanguins
Luer-lock ou bouchon de cathéter Broviac

Marche à suivre - *Gants à usage unique non stériles*

- Détachez le cathéter des vêtements de l'enfant. Enlevez le ruban adhésif. Ouvrez une compresse de gaze stérile 10 cm × 10 cm qui servira de surface de travail propre. Glissez la compresse sous la connexion du cathéter. Si une solution intraveineuse est en train d'être administrée, interrompez la perfusion.
- Nettoyez le point d'injection (bouchon) avec des tampons d'alcool. Laissez-le sécher pendant 20 secondes.
- Assurez-vous que la pince du cathéter est fermée. Insérez au complet l'aiguille adaptée au barillet dans le bouchon (endroit où sera effectué le prélèvement). Retirez la quantité de sang à jeter (environ 3 mL à 5 mL) selon la politique de l'établissement. Adaptez le ou les tubes au barillet et prélevez la quantité de sang requise pour l'analyse demandée. Retirez l'aiguille du bouchon. Remettez le ou les tubes à une autre infirmière pour qu'elle les identifie correctement. Entre-temps, montez la seringue remplie de solution saline normale. Irriguez le cathéter avec 10 mL de solution saline normale, selon la politique de votre établissement.
- Redémarrez la perfusion intraveineuse ou injectez de l'héparine en maintenant une pression positive.
- Enlevez vos gants et lavez-vous les mains.
- Assurez-vous que les échantillons de sang sont correctement identifiés, maintenus à la température appropriée et transportés au laboratoire.

HÉPARINISATION RÉGULIÈRE DU CATHÉTER INTRAVEINEUX CENTRAL

Les cathéters intraveineux centraux doivent être héparinés régulièrement lorsqu'il n'y a pas eu d'accès intraveineux. Pour ce faire, on utilise entre 2 mL et 5 mL d'héparine 100 U/mL, selon le calibre du cathéter et la politique de l'établissement. Pour le Broviac, l'héparinisation doit être effectuée une fois par jour lorsque l'enfant reçoit des soins actifs en milieu hospitalier, mais seulement une fois par semaine lorsqu'il est traité à domicile. Quant au PICC line, il doit être hépariné une fois par jour, que l'enfant soit à l'hôpital ou à domicile. La quantité d'héparine à utiliser est de 1,5 mL (100 U/mL).

► CATHÉTER À CHAMBRE IMPLANTABLE

Le cathéter à chambre implantable est utilisé le plus souvent chez les enfants et les adolescents pour lesquels on a besoin d'un accès intraveineux à long terme. Fait d'acier inoxydable, l'appareil est doté d'un septum, soit une membrane de caoutchouc qui se ferme hermétiquement. On l'implante par voie chirurgicale sous la peau au-dessus d'une structure osseuse, le plus souvent la clavicule, puis on l'introduit dans la veine qui mène à l'oreillette droite. On obtient l'accès en piquant la peau directement au niveau du point d'insertion au moyen d'une aiguille spéciale (figure 40). Pour cette intervention, le port de gants stériles, d'un masque et, dans certains centres hospitaliers, d'une blouse s'impose.

En pédiatrie, on utilise couramment le dispositif Port-a-Cath.

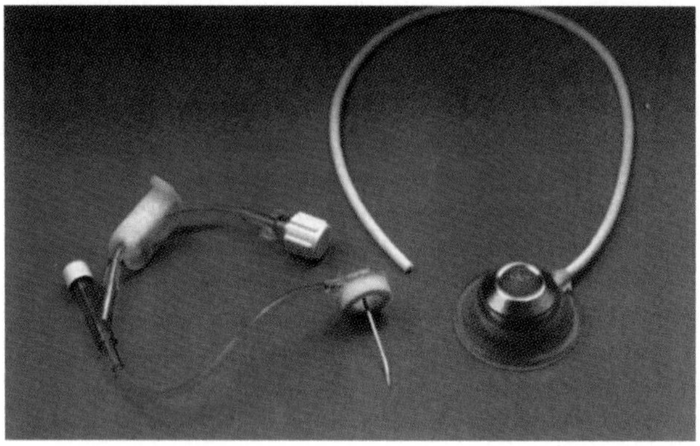

A

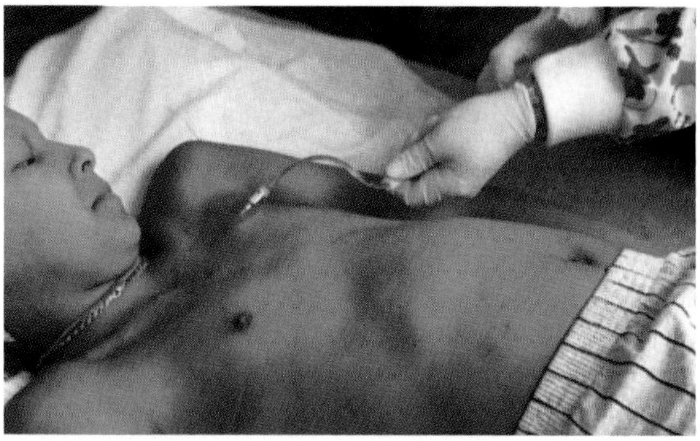

B

FIGURE 40. A, Aiguille de Huber. B, Prélèvement de sang chez un adolescent porteur d'un cathéter à chambre implantable.

9 LES SOINS CARDIORESPIRATOIRES

Plan de la section

MESURES DE SÉCURITÉ

- Sur la porte de la chambre de l'enfant et près de son lit, placez des avis indiquant qu'on est en train d'administrer de l'oxygène.
- Assurez-vous que personne n'utilise d'allumettes ni de briquet dans la pièce.
- Utilisez uniquement le matériel électrique approuvé par l'hôpital.
- N'utilisez aucune solution inflammable ou volatile dans la chambre de l'enfant.

► ADMINISTRATION D'OXYGÈNE

Quand on administre de l'oxygène, la concentration prescrite et l'âge de l'enfant sont importants. Pour évaluer la réponse de l'enfant au traitement, surveillez ses fréquences cardiaque et respiratoire, son effort respiratoire (tirage), la coloration de sa peau, sa saturation en oxygène (oxymétrie pulsée) et son état de conscience.

Pour empêcher l'assèchement des voies nasales, on doit souvent recourir à l'humidification. On utilise à cette fin un contenant rempli d'eau stérile qu'on raccorde à la source d'oxygène ou au débitmètre au moyen d'un tube de connexion.

Étant donné que l'oxygène est un gaz combustible, la prise de certaines précautions s'impose lors de son utilisation (voir l'encadré).

SYSTÈMES D'ADMINISTRATION

Masque

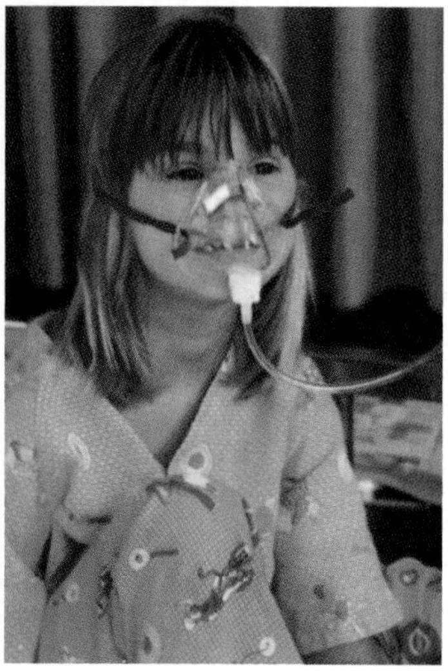

FIGURE 41. Masque facial simple.

La taille du masque est importante lorsqu'on administre de l'oxygène. Le masque doit s'étendre de l'arête du nez au creux du menton. Il doit être adapté aux contours du visage sans exercer de pression sur les yeux afin de ne pas déclencher une réponse vagale.

Voici les différents types de masque offerts :

- Le *masque facial simple* (figure 41) permet de distribuer de l'air dont la concentration en oxygène varie de 30 % à 60 % lorsque le débit est de 6 L/min à 10 L/min.
- Le *masque avec ballon d'insufflation* permet de distribuer des concentrations d'oxygène plus élevées pouvant aller jusqu'à 95 %, à un débit de 10 L/min à 12 L/min, s'il reste bien étanche.

Lunette nasale (canule nasale)

La lunette (ou canule) nasale sert à administrer une faible concentration d'oxygène à un faible débit. Elle ne distribue pas d'oxygène humidifié. Un débit supérieur à 6 L/min irritera le nasopharynx sans améliorer de façon notable l'oxygénation de l'enfant.

Les branches de la lunette sont introduites dans les narines de l'enfant, et la bande élastique est placée autour de sa tête (figure 42). Les nourrissons de même que les enfants d'âge préscolaire et d'âge scolaire tolèrent habituellement bien les lunettes nasales. Par contre, les trottineurs ont généralement tendance à les arracher. Pour leur administrer de l'oxygène, il est donc souvent préférable d'utiliser un masque facial ou un tube à oxygène.

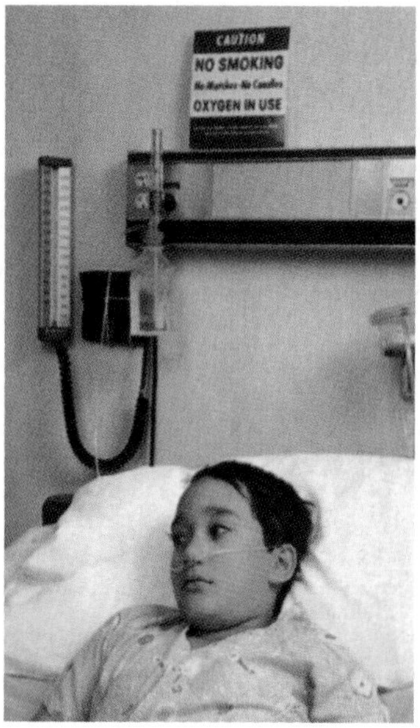

FIGURE 42. Lunette nasale.

Tente (croupette)

La concentration en oxygène humidifié à l'intérieur d'une tente à oxygène, ou croupette, (figure 43) est théoriquement de 50 %, mais dans les faits, elle n'atteint que 30 %. Cette concentration doit être déterminée au moyen d'un analyseur d'oxygène. Pour prévenir les fuites d'air, fixez solidement les bords de la tente au moyen, par exemple, de couvertures ou en les glissant sous le matelas (selon le modèle de tente) ; fermez de plus la tente à l'aide des fermetures éclair. Lors de l'installation de la tente ou quand elle est demeurée ouverte pendant une période prolongée, l'infirmière doit augmenter le débit d'oxygène pendant quelques minutes pour s'assurer que les taux d'oxygène et d'humidité seront adéquats.

Toute tente à oxygène comporte un système de refroidissement, sans lequel la température y serait trop élevée. Il est important de vérifier régulièrement si la température intérieure est adéquate. Une trop grande fraîcheur risque d'occasionner de l'inconfort et même de l'hypothermie chez l'enfant. Il faut aussi surveiller la formation d'humidité à l'intérieur de la tente. Lorsqu'il est sous la croupette, l'enfant doit être bien habillé et demeurer au sec. La tête du nourrisson doit être recouverte d'un bonnet de coton, par exemple. Il faut changer régulièrement les vêtements de l'enfant et les draps de son lit.

Lorsqu'il est sous une tente à oxygène, l'enfant est plus difficile à approcher et à observer. Il peut s'y sentir à l'étroit, isolé de ses parents ou claustrophobe. Il réagira peut-être plus favorablement si on a recours au masque pendant ses heures de veille et à la tente pendant ses heures de sommeil.

Tube à oxygène

Le tube à oxygène peut prendre la forme d'une tubulure cannelée ou d'un cathéter à oxygène de petit diamètre comportant de petites perforations par lesquelles le gaz peut s'échapper. On utilise ce dispositif lorsque l'enfant ne tolère aucune autre forme d'oxygénothérapie et que son état nécessite une faible concentration en oxygène humidifié. Le père ou la mère peut tenir l'enfant sur ses genoux et orienter le tube vers son visage ; il déplace ensuite le tube de façon à suivre les mouvements de l'enfant. Cette technique réduit l'anxiété de l'enfant et permet aux parents de participer à ses soins.

Aux soins intensifs, on peut appliquer la technique du tube à oxygène aux jeunes nourrissons (figure 44).

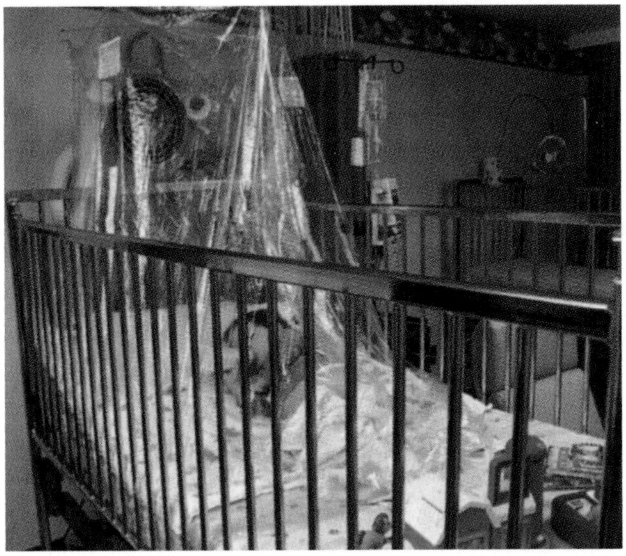

FIGURE 43. Tente à oxygène.

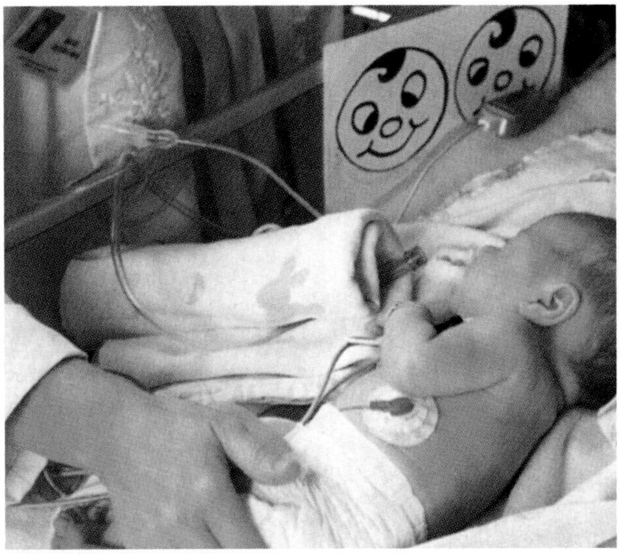

FIGURE 44. Tube à oxygène.

► CANULE OROPHARYNGIENNE

La canule oropharyngienne est couramment utilisée pour maintenir la perméabilité des voies respiratoires chez des enfants inconscients. Fabriquée de plastique, la canule est composée de trois parties : la collerette, la pièce de morsure et le corps incurvé (figure 45).

Chez l'enfant inconscient, cette canule vise à éviter la chute de la langue vers l'arrière. On ne l'utilise *jamais* quand le nourrisson ou l'enfant est conscient, car son insertion risque de provoquer le réflexe nauséeux ou des vomissements.

La longueur des canules utilisées en pédiatrie varie de 4 cm à 10 cm. Il est important qu'elles soient de la bonne taille. Trop grandes, elles risquent d'obstruer le larynx ; trop petites, elles peuvent faire tomber la langue vers l'arrière, obstruant ainsi les voies respiratoires. Pour déterminer la taille appropriée, on tient la canule près du visage de l'enfant (de profil) en plaçant la pièce de morsure au niveau de la voûte palatine (palais dur) et la collerette au niveau des incisives centrales. L'extrémité distale de la canule doit rejoindre l'angle de la mâchoire (figure 46).

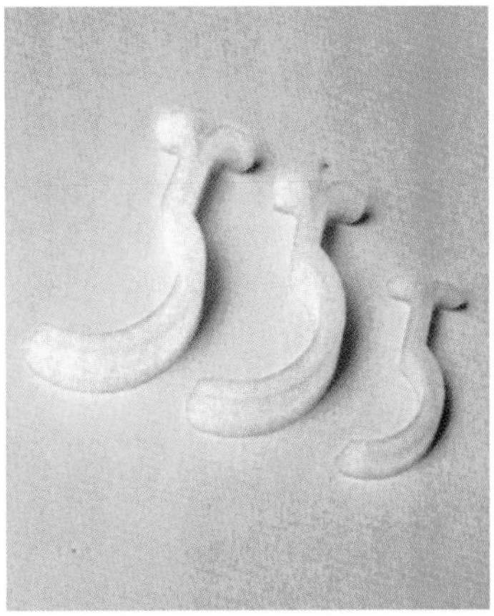

FIGURE 45. Canules oropharyngiennes de différentes tailles, chacune comprenant une collerette, une pièce de morsure et un corps incurvé.

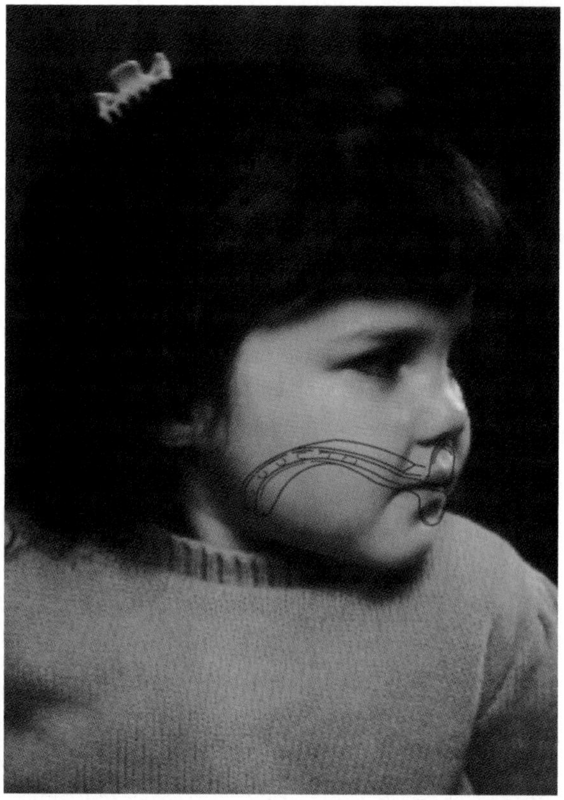

FIGURE 46. Estimation de la taille d'une canule oropharyngienne.

C'est habituellement le médecin qui insère la canule oropharyngienne. L'enfant doit être surveillé étroitement pendant l'intervention, et l'appareillage nécessaire à l'aspiration doit être accessible. Une fois que la canule est en place, la tête et la mâchoire de l'enfant doivent être maintenues en position neutre.

► CANULE NASOPHARYNGIENNE

La canule nasopharyngienne permet le passage de l'air entre la langue et la paroi postérieure du pharynx. Elle est destinée à l'enfant conscient.

Faite de plastique souple ou de caoutchouc, cette canule existe en différentes tailles. Pour déterminer la longueur appropriée, on mesure la distance entre le bout du nez et le tragus de l'oreille (figure 47). La canule doit pouvoir passer par les narines.

L'extrémité de la canule doit être lubrifiée avec un gel hydrosoluble et insérée dans les narines. Lors de l'insertion, surveillez tout saignement qui pourrait aggraver l'obstruction et compromettre la perméabilité des voies respiratoires.

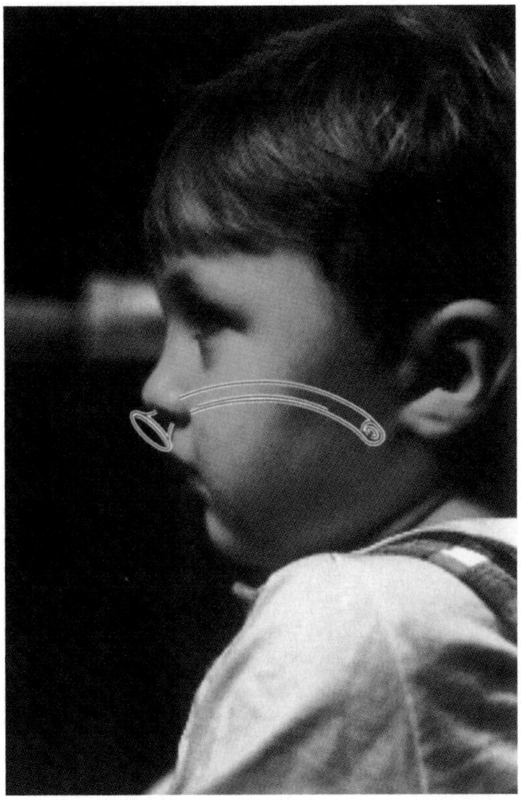

FIGURE 47. Estimation de la taille d'une canule nasopharyngienne.

▶ TRACHÉOTOMIE

Une trachéotomie est une intervention chirurgicale consistant à pratiquer une ouverture dans la trachée pour assurer le passage de l'air. Elle peut être réalisée comme mesure d'urgence lorsque la vie du patient en dépend ou pour le traitement d'un enfant souffrant d'une maladie chronique.

Surveillez attentivement l'enfant qui a subi une trachéotomie. Évaluez régulièrement les signes vitaux et la fonction respiratoire, y compris les bruits respiratoires, l'effort respiratoire et la perméabilité des voies respiratoires. Soyez à l'affût de toute modification des fréquences cardiaque et respiratoire, de la tension artérielle, de la coloration ou de l'état de conscience.

La canule de trachéotomie à usage néonatal ou pédiatrique est faite de plastique et comprend un obturateur, qui est utilisé uniquement lors de l'insertion du tube. La canule est maintenue en place avec du ruban sergé attaché autour du cou de l'enfant.

Un ballon de réanimation, de l'oxygène et une sonde d'aspiration doivent être gardés au chevet du patient. Ayez à votre disposition deux canules de trachéotomie préparées, l'une de la même taille que celle portée par l'enfant, l'autre d'une taille plus petite, au cas où la canule actuelle se déplacerait accidentellement. (Se reporter à la section traitant des soins relatifs à la trachéotomie présentée plus loin dans cette annexe.)

COLLIER TRACHÉAL

L'enfant porte habituellement un collier trachéal (figure 48) sur le siège de la stomie pour garder la voie chaude et humide. Selon l'ordonnance du médecin, le collier trachéal émet soit de l'oxygène, soit de l'air ambiant. Surveillez les signes de condensation dans la tubulure à oxygène et videz-la régulièrement; sinon, le liquide peut s'infiltrer dans la canule de trachéotomie et être aspiré par l'enfant.

Lorsque l'enfant est dans une couchette, faites passer la tubulure entre et non par-dessus les barreaux pour éviter que le liquide ne s'infiltre dans la canule de trachéotomie.

CONSEIL CLINIQUE

Gardez toujours une canule de trachéotomie emballée et stérile fixée au lit de l'enfant avec du ruban adhésif; ainsi, en cas de déplacement accidentel, on pourra immédiatement réinstaller une nouvelle canule.

SOINS RELATIFS À LA TRACHÉOTOMIE

Les soins relatifs à la trachéotomie sont généralement donnés à chaque quart de travail. Ils doivent ***toujours*** l'être en présence d'une autre personne.

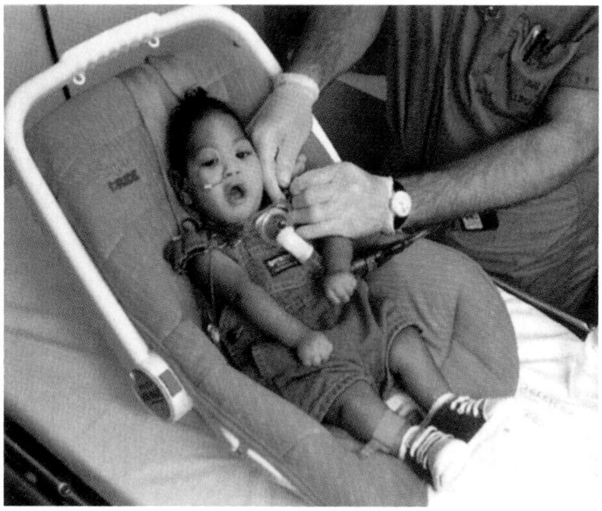

FIGURE 48. Nourrisson portant un collier trachéal.

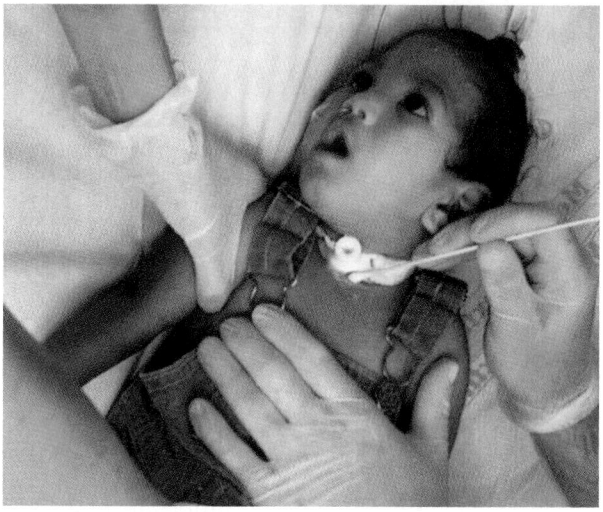

FIGURE 49. Nettoyage de la canule de trachéotomie.

EXÉCUTION DES SOINS RELATIFS À LA TRACHÉOTOMIE

Préparation

Demandez à une autre personne de vous assister et de se tenir de l'autre côté du lit. Enroulez une serviette et placez-la sous la nuque de l'enfant pour que son cou soit en hyperextension.

Matériel utilisé

Gants à usage unique non stériles
Gants stériles
Serviette
Ruban sergé précoupé (2 morceaux)
Eau stérile
Savon
Solution antiseptique (alcool à 70 %)
Cotons-tiges imbibés d'une solution de gluconate de chlorexidine 1/2 000 (hibitane)

Cotons-tiges imbibés de solution saline normale
Compresses stériles (quelques-unes humectées de solution saline normale, d'autres sèches)
Ciseaux
Plateau de soins pour trachéotomie avec bols stériles, cure-pipes, brosse, compresses stériles préalablement fendues
Plateau pour aspiration et cathéters (se reporter à la technique d'aspiration)

Remarque : En règle générale, le matériel est contenu dans des nécessaires préemballés. Les canules de trachéotomie préparées, l'oxygène, le ballon de réanimation et l'appareillage nécessaire à l'aspiration avec les cathéters doivent se trouver au chevet du patient.

Marche à suivre - *Gants à usage unique non stériles, gants stériles, blouse d'hôpital, masque, lunettes de protection*

Nettoyage de la canule interne

- Enfilez les gants à usage unique non stériles.
- Versez l'eau stérile dans un bol stérile et la solution antiseptique (alcool à 70 %) dans un autre bol.
- Enlevez le collet trachéal, déverrouillez la canule en tournant le verrou d'un quart de tour dans le sens inverse des aiguilles d'une montre et retirez-la doucement.
- Nettoyez minutieusement la canule à l'eau chaude. Utilisez les cure-pipes pour dégager les sécrétions collées à la paroi de la canule et rincez-la avec de l'eau courante. Placez la canule propre dans la solution antiseptique (alcool à 70%) pendant au moins 2 minutes, puis retirez-la et mettez-la dans l'eau stérile pendant au moins 2 minutes pour éliminer les traces de solution antiseptique. Pendant ce temps, procédez aux soins de la peau qui se trouve autour de la trachéotomie (voir plus loin).
- Enfilez un gant stérile sur la main dominante et prenez une compresse stérile.
- Retirez la canule de l'eau stérile avec une pince stérile et asséchez-la avec la compresse stérile.
- Replacez la canule et verrouillez-la.

Soins de la peau qui se trouve autour de la trachéotomie

- Retirez la compresse trachéale souillée.
- Observez l'état de la peau et notez-en les caractéristiques.
- Au moyen des cotons-tiges imbibés de solution saline normale, nettoyez de haut en bas la peau qui entoure la stomie (figure 49). Lavez la région située derrière la collerette de la canule et le tour du cou avec une compresse humidifiée de solution saline normale ; surveillez la présence de rougeurs ou de ruptures de l'épiderme. Asséchez bien.
- Désinfectez la peau qui entoure la trachéotomie à l'aide de la solution de gluconate de chlorexidine 1/2 000 (hibitane). Suivez les mêmes étapes que lors du nettoyage.
- Tenez la canule pendant que la personne qui vous assiste (une infirmière) effectue les mêmes soins de l'autre côté.
- Placez une compresse stérile préalablement fendue en dessous de la stomie.

Changement des cordons de la trachéotomie

- En maintenant la canule en place, attachez le ruban sergé. Pour un meilleur ajustement, le cou de l'enfant doit être légèrement fléchi. Le ruban doit être assez serré pour empêcher le déplacement de la canule, mais assez lâche pour qu'on puisse y glisser un doigt. Pour remplacer les cordons, utilisez deux morceaux de ruban sergé. Repliez une des extrémités de chaque morceau dans le sens de la longueur sur une distance de 3 cm. Découpez un petit trou dans la partie repliée.

- Demandez à la personne qui vous assiste de tenir la canule en place. Enlevez le ruban qui est attaché à la collerette.
- Attachez le nouveau ruban à la collerette en enfilant l'extrémité fendue dans le trou de la collerette. Passez l'extrémité distale du ruban dans la fente et tirez fermement.
- Demandez à la personne qui vous assiste de répéter cette opération de l'autre côté.
- Pour plus de sécurité, nouez le ruban en faisant un nœud double ou un triple. Ne placez pas le nœud sur la nuque de l'enfant, car cela risque de provoquer une rupture de l'épiderme lorsqu'il est couché sur le dos.

► CANULE D'INTUBATION ENDOTRACHÉALE

La canule d'intubation endotrachéale est stérile, jetable et faite de plastique ou d'une autre matière synthétique translucide. L'extrémité distale est biseautée et comporte un œil latéral (type Murphy). La partie tubulaire est graduée en centimètres, lesquels servent de repères après la mise en place de la sonde. Habituellement réalisée par le médecin, l'intubation sert à protéger ou à maintenir la perméabilité des voies respiratoires de l'enfant.

La canule d'intubation endotrachéale existe en différentes tailles et est pourvue ou non d'un ballonnet (figure 50). Pour l'enfant de moins de 8 ou 9 ans, on recommande d'utiliser une canule sans ballonnet, car à cet âge, les structures anatomiques au niveau du cartilage cricoïde étant plus petites, l'étanchéité est assurée sans ce dispositif.

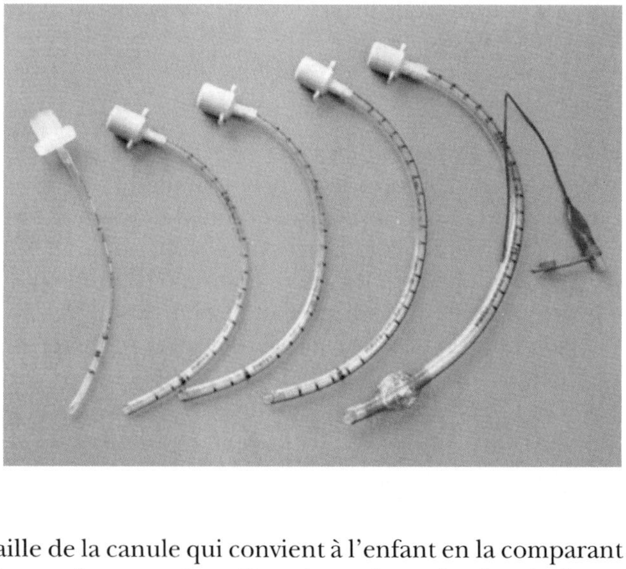

FIGURE 50. Canules d'intubation endotrachéales.

On peut déterminer la taille de la canule qui convient à l'enfant en la comparant au diamètre de son auriculaire ou de ses narines. Pour les enfants de plus de 2 ans, on utilise la formule suivante :

16 + âge en années/4 = taille de la canule d'intubation endotrachéale

On peut habituellement utiliser une canule de calibre 3,0 ou 3,5 chez le nouveau-né non prématuré. Une canule de calibre 4,0 peut convenir jusqu'au premier anniversaire de naissance de l'enfant.

Une fois que la canule a été installée par le médecin, vérifiez par auscultation la symétrie des bruits respiratoires; surveillez aussi la symétrie des mouvements thoraciques et les traces de condensation dans la canule. On utilise parfois un moniteur de CO_2. Auscultez l'abdomen pour vous assurer que la canule ne se trouve pas dans l'œsophage. Écoutez au niveau de la trachée pour déceler des fuites d'air. Après vous être assurée que la canule est placée correctement, notez le repère (en centimètres) qui se trouve sur la canule au niveau des lèvres ou des dents et maintenez-la en place avec du ruban adhésif.

Évaluez continuellement les bruits respiratoires, la coloration de la peau, le rythme cardiaque observé sur le moniteur ainsi que les données de saturation en oxygène.

► VENTILATEUR

Le ventilateur est employé pour les enfants qui ont besoin d'assistance pour respirer. Il peut s'agir d'enfants qui souffrent d'une affection chronique, comme une maladie neuromusculaire ou une atteinte pulmonaire persistante, ou encore, d'enfants qui sont gravement malades ou blessés et dont l'état nécessite un soutien ventilatoire d'urgence.

Pour assurer des soins adéquats à l'enfant sous assistance ventilatoire :

- Soyez au courant du fonctionnement du ventilateur et sachez quels réglages ont été demandés par le médecin, notamment la concentration en oxygène, l'humidité, la température de l'air, la pression, le volume courant, le rapport inspiration/expiration et la fréquence respiratoire. Vous devez connaître la signification des alarmes et pouvoir corriger les problèmes éventuels.
- Assurez-vous que l'enfant est relié à un moniteur cardiorespiratoire et à un saturomètre. Un ballon de réanimation et un masque doivent se trouver en permanence à son chevet. Vous devez également avoir à portée de la main de l'oxygène et l'appareillage nécessaire à l'aspiration, de même que des cathéters de calibres appropriés.
- Mesurez les gaz sanguins artériels dans les 15 minutes qui suivent le branchement de l'enfant au ventilateur, puis selon l'intervalle demandé par le médecin. Évaluez les signes vitaux toutes les heures, y compris les fréquences cardiaque et respiratoire, la tension artérielle, la température, ainsi que les données du saturomètre. Auscultez toutes les plages pulmonaires pour vérifier la symétrie des bruits respiratoires. Assurez-vous que la fréquence respiratoire de l'enfant correspond au réglage du respirateur.
- Pratiquez l'aspiration endotrachéale au besoin. Débranchez le ventilateur, oxygénez l'enfant une ou deux fois avec un ballon de réanimation, aspirez pendant 10 ou 15 secondes tout au plus en comptant « mille et un », « mille et deux », « mille et trois »..., appliquez le ballon à nouveau et réoxygénez, puis rebranchez le ventilateur.
- Protégez la canule d'intubation endotrachéale en la maintenant en place au moyen de ruban adhésif. Pour réduire la traction sur cette dernière, soutenez la tubulure du ventilateur en la fixant directement au lit au moyen d'un rouleau de gaze et d'une épingle de sûreté. Il peut être nécessaire de maintenir les coudes de l'enfant en place au moyen d'une attelle ou de manchettes pour l'empêcher d'arracher la canule. Pendant la ventilation assistée, l'enfant qui se trouve dans un état grave peut devoir être placé sous sédation ou sous curarisation. Si on lui a administré un médicament à action paralysante (curarisant), surveillez les signes indiquant la nécessité d'une sédation complémentaire (par exemple, accélération du rythme cardiaque et élévation de la tension artérielle ou larmoiement).
- Surveillez les indices sonores ou visuels de la présence d'une fuite d'air. Assurez-vous que le ventilateur est fermement raccordé à la canule d'intubation endotrachéale.

- Vérifiez l'humidification au moins toutes les 8 heures. Au besoin, ajoutez de l'eau au réservoir ou changez celle-ci. Vous devez surveiller les traces de condensation dans la tubulure et l'assécher régulièrement, sinon le liquide pourrait s'écouler dans la canule et être aspiré par l'enfant.
- Pour maintenir une décompression abdominale, insérez une sonde nasogastrique ou orogastrique. Assurez-vous qu'elle est placée correctement.
- Expliquez à l'enfant ce que vous comptez faire ; par exemple : « Je vais laver ton visage » ou « Je vais déplacer tes bras et tes jambes ». Il est possible que l'enfant puisse entendre même s'il est sous sédation ou ne réagit pas.
- Apportez du soutien aux membres de la famille en répondant à leurs questions. Encouragez-les à communiquer avec l'enfant. Invitez-les à apporter des enregistrements de sa musique préférée ou de la voix de membres de la famille qui s'adressent à lui.

► RÉANIMATION CARDIORESPIRATOIRE*

La réanimation cardiorespiratoire (RCR) consiste à administrer des soins immédiats en effectuant des manœuvres destinées à maintenir la perméabilité des voies respiratoires, la respiration et la circulation. Les cours de secourisme enseignent aux non-spécialistes à administrer seuls les premiers soins. Quant à eux, les professionnels de la santé doivent connaître les manœuvres de RCR à une et à deux personnes. Selon la Fondation des maladies du cœur du Québec et la Fondation des maladies du cœur du Canada, voici l'ordre dans lequel doivent se dérouler les interventions de réanimation.

En milieu hospitalier et, si possible, en milieu communautaire, on doit porter des gants à usage unique non stériles pendant les manœuvres de réanimation. Lorsqu'on le peut, on doit utiliser un masque de poche ou un masque avec ballon.

NOUVEAU-NÉ ET NOURRISSON

Réactivité

On peut vérifier la réactivité du nourrisson en tapotant son abdomen ou la plante de son pied. Si l'enfant ne réagit pas, alertez les services médicaux d'urgence, puis commencez les manœuvres de réanimation de base.

Évaluation des voies respiratoires

Assurez-vous que les voies respiratoires sont perméables. Souvent, lorsque le bébé est inconscient, la langue glisse dans l'hypopharynx postérieur, causant une obstruction. La tête doit être maintenue en position neutre pour que les voies respiratoires restent dégagées. On peut utiliser deux manœuvres pour libérer les voies respiratoires : 1) inclinaison de la tête en arrière, soulèvement du menton ; et 2) luxation en avant de la mâchoire inférieure.

Inclinaison de la tête en arrière, soulèvement du menton (figure 51)

Placez une main sur le front de l'enfant pour amener doucement la tête vers l'arrière en position neutre. Le cou *ne doit pas* être en hyperextension. Placez les doigts de l'autre main sur l'os saillant du menton et soulevez le maxillaire vers le haut et vers l'extérieur.

---

* D'après Pediatric Basic Life Support (1992), *Journal of the American Medical Association, 268* (16), p. 2251-2261 ; Fondation des maladies du cœur du Québec (2002), *Soins immédiats*.

Luxation en avant de la mâchoire inférieure (figure 52)

Debout derrière l'enfant, placez deux ou trois doigts de chaque côté du maxillaire à l'endroit où il forme un angle. Soulevez le maxillaire vers le haut et vers l'extérieur. On effectue systématiquement cette manœuvre quand on soupçonne qu'un enfant a une blessure à la colonne cervicale. Une personne pratique la RCR tandis que l'autre garde la mâchoire de l'enfant dans la bonne position.

Évaluation de la respiration

Lorsque les voies respiratoires sont ouvertes, vérifiez si le nourrisson respire (figure 53). Surveillez les mouvements du thorax et de l'abdomen, essayez d'entendre et de sentir son souffle.

En l'absence de respiration spontanée, commencez la respiration artificielle et maintenez les voies respiratoires dégagées en exécutant l'une ou l'autre de ces deux manœuvres : inclinaison de la tête en arrière, soulèvement du menton ou luxation en avant de la mâchoire inférieure.

Bouche-à-bouche-nez

Prenez une grande respiration. Plaquez vos lèvres sur le nez et la bouche du bébé de façon à créer un joint étanche. Donnez deux insufflations lentes, d'une durée de 1 seconde à 1 1/2 seconde (figure 54). Après la première insufflation, prenez une pause pour reprendre votre souffle et maximiser la teneur en oxygène de l'air fourni.

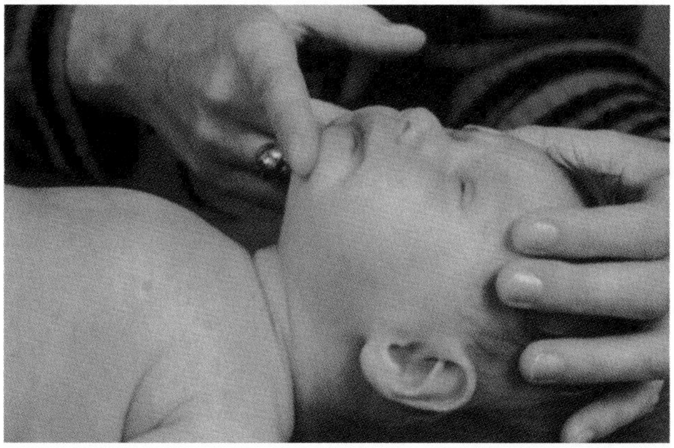

FIGURE 51. Manœuvre d'inclinaison de la tête en arrière, avec soulèvement du menton.

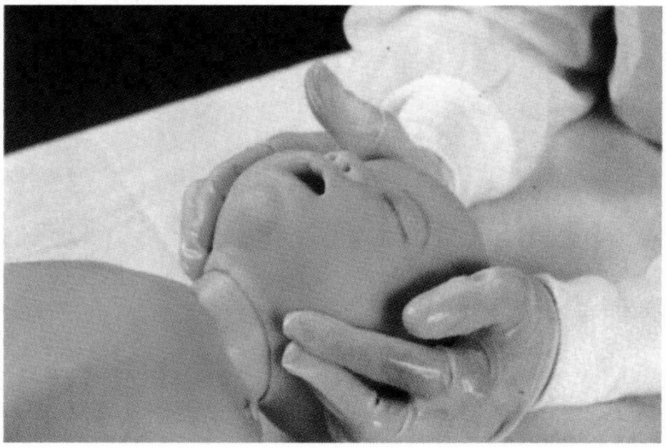

FIGURE 52. Manœuvre de luxation en avant de la mâchoire inférieure.

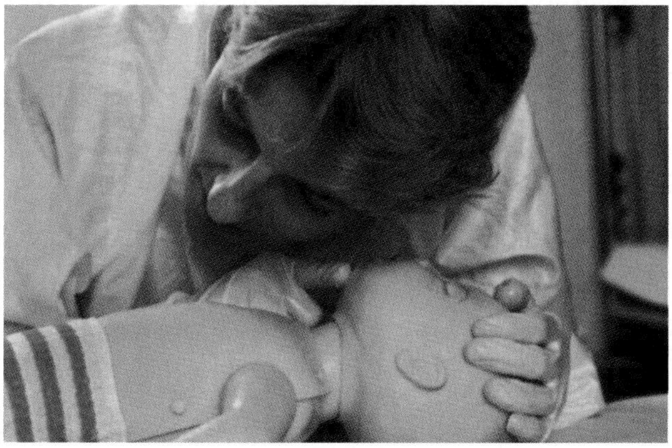

FIGURE 53. Évaluation de la respiration.

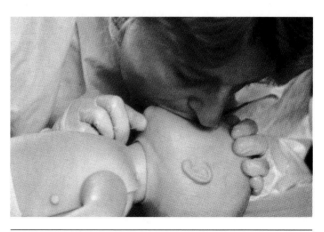

FIGURE 54. Pratique du bouche-à-bouche-nez.

Masque et ballon (figure 55)

Le masque doit s'étendre de l'arête du nez au creux du menton sans couvrir les yeux. Maintenez l'étanchéité du joint. Le ballon muni d'un réservoir et raccordé à une source d'oxygène à 100 % doit avoir un format approprié : habituellement de 250 mL pour le nouveau-né et de 500 mL pour le nourrisson. Donnez d'abord deux insufflations.

Précautions particulières

Le volume d'air, qu'il soit insufflé grâce au bouche-à-bouche ou au système masque et ballon, doit être juste suffisant pour soulever le thorax. Si le thorax ne se soulève pas, il se peut que les voies respiratoires ne soient plus perméables. Il faut alors replacer la tête de l'enfant ou augmenter le volume d'air insufflé.

Rappelez-vous que tant le bouche-à-bouche que le système masque et ballon peuvent produire une distension gastrique. Cette distension compromet la ventilation en élevant le diaphragme et en diminuant le volume pulmonaire. Elle peut également provoquer des vomissements.

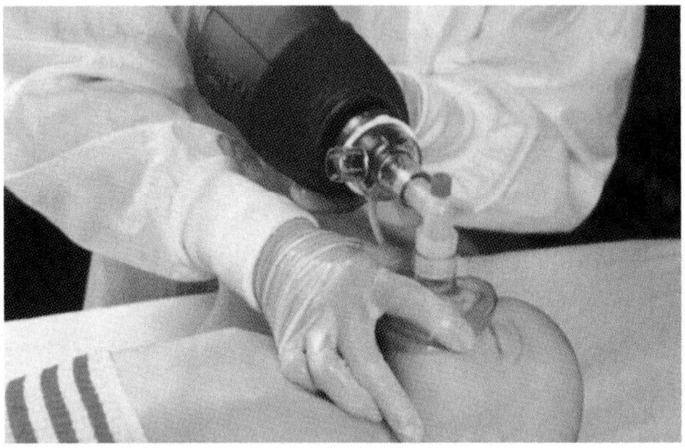

FIGURE 55. Masque et ballon.

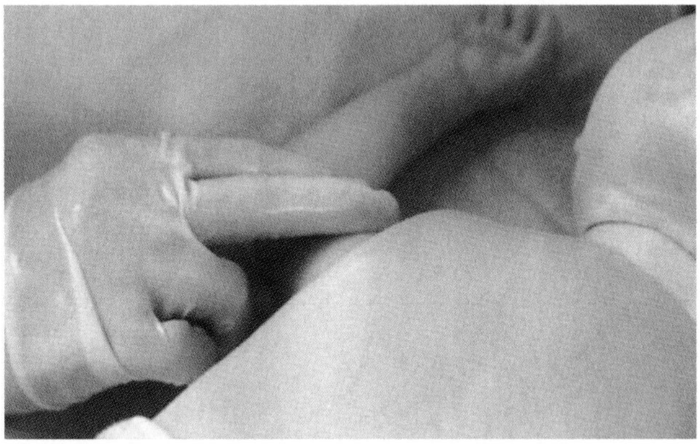

FIGURE 56. Vérification du pouls brachial.

Circulation

Après avoir dégagé les voies respiratoires et donné deux insufflations, évaluez la circulation en vérifiant le pouls brachial (figure 56), qui se trouve sur la face interne du bras, entre l'épaule et le coude. Cherchez le pouls pendant 10 secondes avant de constater son absence. Si vous sentez le pouls, pratiquez la respiration artificielle toutes les 3 secondes (20 fois par minute). S'il n'y a pas de pouls, commencez les compressions thoraciques en pratiquant la respiration artificielle après chaque série de 5 compressions (figure 57).

Placez le nourrisson sur une surface dure, la tête en position neutre pour assurer la perméabilité des voies respiratoires. (Le sauveteur peut tenir le bébé étendu sur son bras.)

- Appliquez les compressions sur le tiers inférieur du sternum : pour le localiser, placez d'abord l'index sur la ligne intermammaire, puis le majeur et l'annulaire à côté de ce dernier. Gardez l'autre main sur la tête du nourrisson pour maintenir la perméabilité des voies respiratoires.
- Avec le majeur et l'annulaire, enfoncez le thorax de 1 cm à 2,5 cm (soit près du tiers ou de la moitié de la profondeur du thorax) à une fréquence d'au moins 100 compressions à la minute. Compte tenu des pauses pour les insufflations, cette méthode permet environ 80 compressions à la minute. À la fin de chaque compression, laissez le thorax revenir à sa position normale avant d'entreprendre une autre compression.

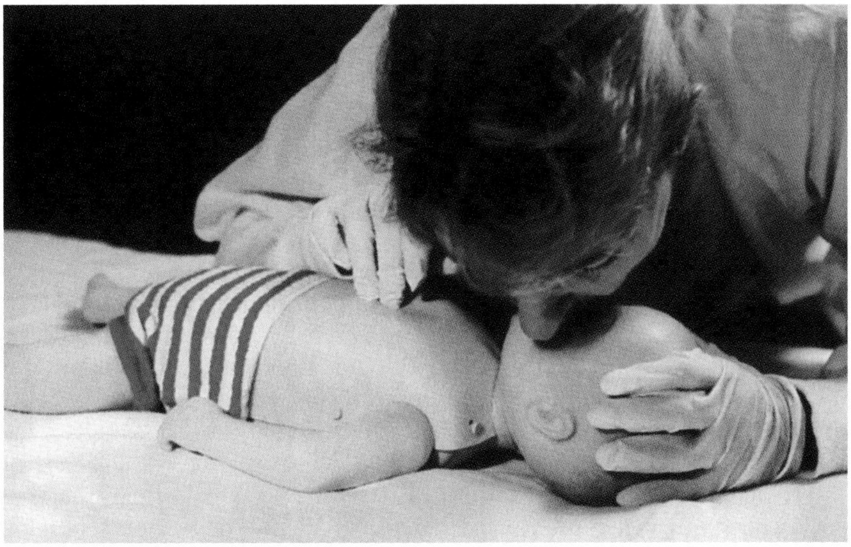

FIGURE 57. Alternance d'insufflations et de compressions thoraciques.

- Pour la RCR à un seul sauveteur ou à deux sauveteurs, le ratio insufflations/compressions est de 1 : 5 avec une pause pour les insufflations.
- Réévaluez le nouveau-né ou le nourrisson après 20 cycles (une « minute de RCR »). Cherchez le pouls brachial pendant 5 secondes. Si le pouls est absent, continuez les cycles pendant encore 3 à 5 minutes avant de réévaluer l'état du bébé.
- Si le bébé a un pouls mais ne respire pas, poursuivez la respiration artificielle à raison de 20 insufflations par minute (une fois toutes les 3 secondes).
- Si le pouls et la respiration reviennent et si le nourrisson *n'a pas* subi de trauma, placez-le en position latérale de sécurité. Cette position sert à protéger les voies respiratoires.

ENFANT DE 1 À 8 ANS

Réactivité

On peut vérifier la réactivité de l'enfant en lui donnant de petites tapes et en lui parlant assez fort pour susciter une réaction. S'il ne réagit pas, commencez les manœuvres de réanimation de base.

Pratiquez la réanimation de base pendant 1 minute *avant* d'alerter les services médicaux d'urgence.

Évaluation des voies respiratoires et de la respiration

En général, la technique utilisée pour évaluer les voies respiratoires et la respiration des enfants âgés de 1 à 8 ans est la même que pour les nouveau-nés et les nourrissons (voir plus haut).

Respiration artificielle avec masque

La respiration artificielle peut être pratiquée à l'aide d'un masque muni d'une valve anti-reflux. Cette méthode permet de prévenir la propagation des infections (figure 58).

Placez le masque sur le nez et la bouche de l'enfant de façon à créer un joint étanche. Prenez une grande respiration. Donnez deux insufflations lentes, de 1 seconde à 1 1/2 seconde chacune. Après la première insufflation, prenez le temps de prendre une autre respiration afin de maximiser la teneur en oxygène de l'air fourni.

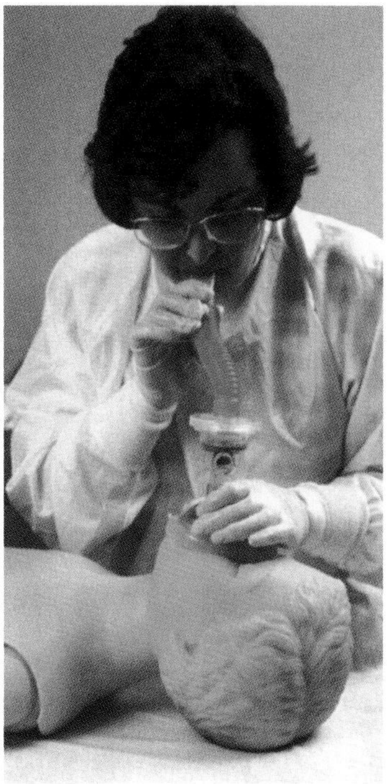

FIGURE 58. Respiration artificielle au moyen d'un masque muni d'une valve anti-reflux.

Réanimation avec ballon et masque

Utilisez un masque de format approprié. Ce dernier doit s'étendre de l'arête du nez au creux du menton sans couvrir les yeux. Maintenez l'étanchéité du joint. Le format du ballon (500 mL pour les trottineurs et les enfants d'âge préscolaire et 1 000 mL pour les enfants d'âge scolaire), muni d'un réservoir et raccordé à une source d'oxygène à 100 %, doit convenir à l'enfant. Donnez d'abord deux insufflations.

Précautions particulières

Le volume d'air, qu'il soit insufflé grâce à la respiration artificielle avec masque ou au système masque et ballon, doit être juste suffisant pour soulever le thorax. Si le thorax ne se soulève pas, soit les voies respiratoires ne sont pas perméables, auquel cas il faut replacer la tête, soit le volume d'air insufflé doit être augmenté. Lorsqu'on pratique le bouche-à-bouche, l'utilisation d'un dispositif de protection s'impose, et la bouche du sauveteur ne doit couvrir que la bouche de l'enfant.

Rappelez-vous que tant la respiration artificielle avec masque que le système masque et ballon peuvent provoquer une distension gastrique. Cette distension compromet la ventilation en élevant le diaphragme et en diminuant le volume pulmonaire. Elle peut également provoquer des vomissements.

Circulation

Après avoir dégagé les voies respiratoires et donné deux insufflations, évaluez la circulation en recherchant le pouls carotidien (figure 59). Le pouls carotidien peut être perçu sur le côté du cou entre la trachée et le muscle sterno-cléido-mastoïdien. Cherchez le pouls pendant 10 secondes avant de constater son absence. Si vous sentez le pouls, pratiquez la respiration artificielle toutes les 3 secondes (20 fois par minute). S'il n'y a pas de pouls, commencez les compressions thoraciques en insufflant de l'air après chaque série de 5 compressions.

Placez l'enfant sur une surface dure, la tête en position neutre pour assurer la perméabilité des voies respiratoires.

- Placez-vous à côté de l'enfant et appliquez les compressions sur le tiers inférieur du sternum.
- Avec l'index et le majeur de la main la plus proche des pieds de l'enfant, suivez le bord inférieur des côtes de l'enfant jusqu'au point de rencontre des côtes et du sternum. Posez le majeur sur cette encoche et l'index adjacent sur le sternum. Placez le talon de l'autre main à côté de l'index (figure 60) en évitant de poser les doigts sur le thorax.

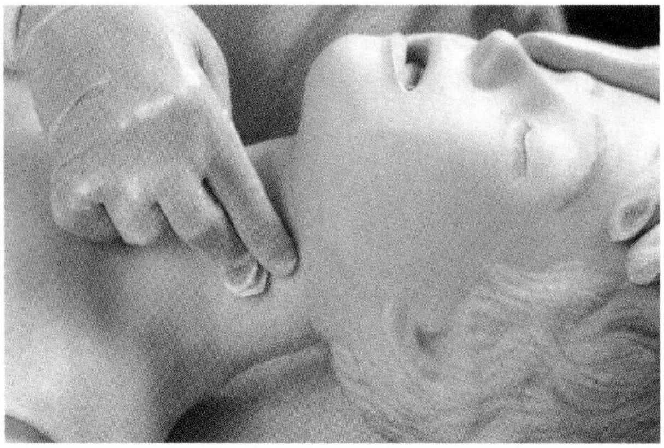

FIGURE 59. Recherche du pouls carotidien.

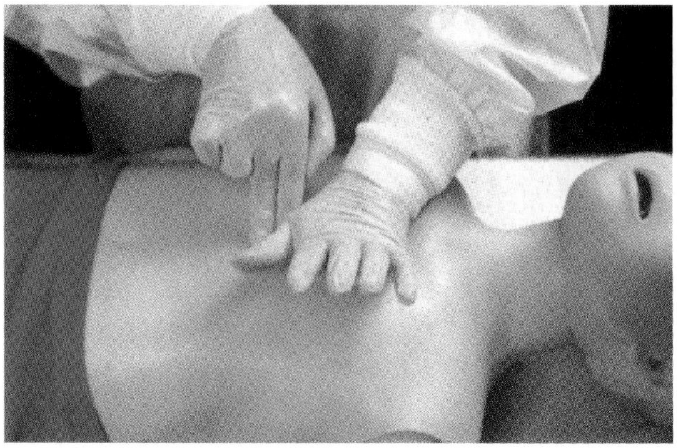

FIGURE 60. Localisation du siège des compressions thoraciques.

- Avec le talon de la main, enfoncez le thorax de 2,5 cm à 4 cm (soit près du tiers ou de la moitié de la profondeur du thorax) (figure 61) à une fréquence de 100 compressions à la minute. Compte tenu des pauses pour les insufflations, cette méthode permet environ 80 compressions à la minute. À la fin de chaque compression, laissez le thorax revenir à la position normale avant d'entreprendre une autre compression. Pendant ce temps, maintenez la tête de l'enfant inclinée vers l'arrière avec votre autre main.
- Pour la RCR à un sauveteur ou à deux sauveteurs, le ratio insufflations/compressions est de 1 : 5, compte tenu de la pause pour les insufflations.
- Réévaluez l'enfant après 20 cycles ou une « minute de RCR ». Cherchez le pouls carotidien pendant 5 secondes. Si vous ne sentez pas le pouls, continuez les cycles pendant encore 3 à 5 minutes avant de réévaluer l'état de l'enfant.
- Si l'enfant a un pouls mais ne respire pas, poursuivez la respiration artificielle à raison de 20 insufflations par minute (une fois toutes les 3 secondes).
- Si le pouls et la respiration reviennent et si l'enfant *n*'a *pas* subi de trauma, placez-le en position latérale de sécurité. Cette position sert à protéger les voies respiratoires.

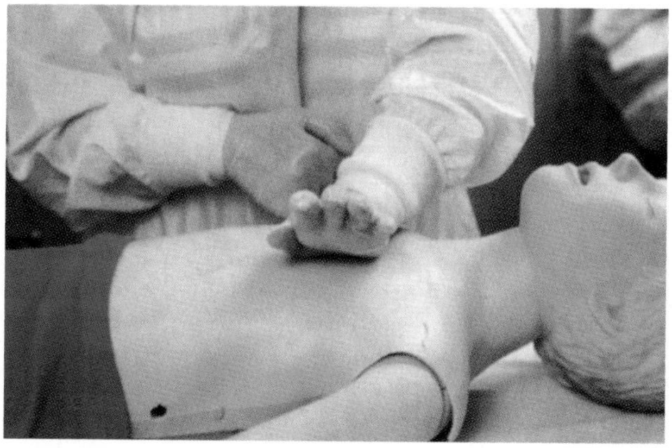

FIGURE 61. Compressions thoraciques.

► OBSTRUCTION DES VOIES RESPIRATOIRES PAR UN CORPS ÉTRANGER

Les signes et symptômes de l'obstruction des voies respiratoires peuvent être provoqués par une affection respiratoire (comme le syndrome du croup ou l'épiglottite) ou par un corps étranger.

Des manœuvres pour libérer les voies respiratoires doivent être entreprises dans les situations suivantes :

1. *Si vous êtes témoin de l'aspiration d'un corps étranger ou si vous avez de fortes raisons de croire à sa présence.* Encouragez l'enfant à tousser et à respirer tant que la toux est énergique. Si la toux devient inefficace et inaudible, si les difficultés respiratoires augmentent ou si un stridor se fait entendre, ou encore, si la victime perd connaissance, il faut alerter les services médicaux d'urgence et entreprendre des manœuvres pour déloger le corps étranger.
2. *Lorsque les voies respiratoires demeurent obstruées pendant les manœuvres de la respiration artificielle.*

Le port de gants à usage unique non stériles s'impose lorsqu'on tente de déloger un corps étranger.

NOUVEAU-NÉ ET NOURRISSON

Nouveau-né et nourrisson inconscient

- Si un nouveau-né ou un nourrisson est trouvé inconscient, commencez l'évaluation par des manœuvres visant à maintenir la perméabilité des voies respiratoires, la respiration et la circulation. Criez pour demander du secours.
- Si le bébé ne respire pas, essayez de le ventiler soit par le bouche-à-bouche, soit par le système masque et ballon (reportez-vous aux directives de RCR relatives à la respiration artificielle énoncées précédemment).
- Si les voies respiratoires sont obstruées, replacez la tête du bébé et essayez à nouveau de le ventiler.
- Si vous n'y parvenez pas, alertez les services médicaux d'urgence.
- Si les voies respiratoires sont toujours obstruées, ne cherchez pas le pouls. Donnez plutôt jusqu'à 5 tapes dans le dos de l'enfant (figure 62), puis effectuez jusqu'à 5 compressions thoraciques en plaçant vos doigts dans la même position que pour la RCR (figure 63). Enfin, effectuez un soulèvement langue-mâchoire (placez l'index sur le menton du bébé et le pouce dans sa bouche sur sa langue ; puis tirez vers le haut et vers l'extérieur pour ouvrir la bouche), regardez à l'intérieur de la bouche et enlevez le corps étranger si vous le voyez. *Évitez* de chercher au hasard avec le doigt. Si aucun objet n'est visible, essayez à nouveau de ventiler l'enfant. S'il y a toujours une obstruction, replacez la tête de l'enfant et essayez de le ventiler encore une fois.
- Si l'obstruction persiste, amorcez une nouvelle série de tapes dans le dos et de compressions thoraciques. Regardez à l'intérieur de la bouche, essayez de ventiler, replacez la tête et essayez à nouveau de ventiler. Répétez jusqu'à ce que les voies respiratoires soient dégagées.
- Une fois que les voies respiratoires sont libres, donnez deux insufflations lentes et profondes. Cherchez le pouls. À ce stade, pratiquez toutes les manœuvres de réanimation de base qui s'imposent.

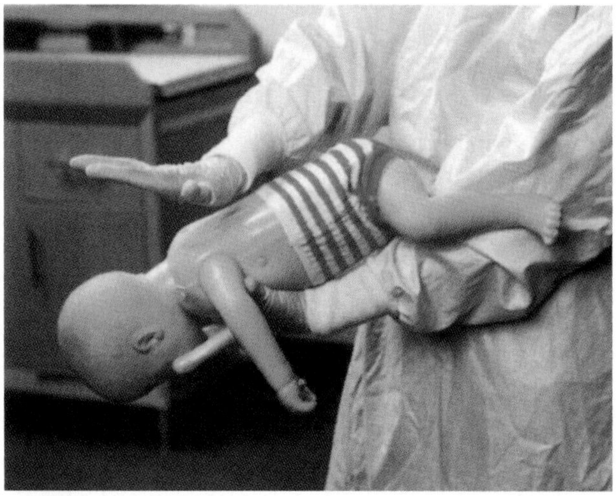

FIGURE 62. Tapes dans le dos.

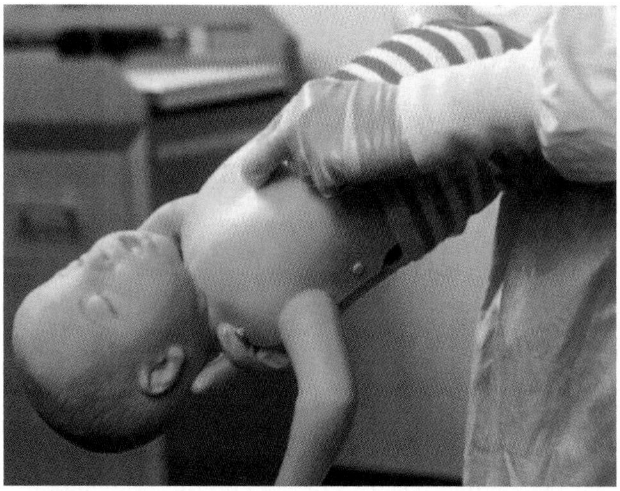

FIGURE 63. Compressions thoraciques.

ENFANT DE 1 À 8 ANS

Enfant conscient

- Les compressions abdominales (manœuvre de Heimlich) (figure 64) peuvent être pratiquées sur un enfant assis ou debout.
- Debout derrière l'enfant, placez vos bras sous ses épaules et autour de son thorax. Le poing serré, placez un pouce contre l'abdomen, sur la ligne médiane, sous la pointe du sternum et au-dessus du nombril. Saisissez votre poing avec l'autre main.
- Effectuez jusqu'à 5 compressions rapides vers le haut. Chaque compression doit constituer une tentative distincte pour déloger le corps étranger. Répétez la série de 5 compressions jusqu'à ce que les voies respiratoires soient dégagées ou jusqu'à ce que l'enfant devienne inconscient.

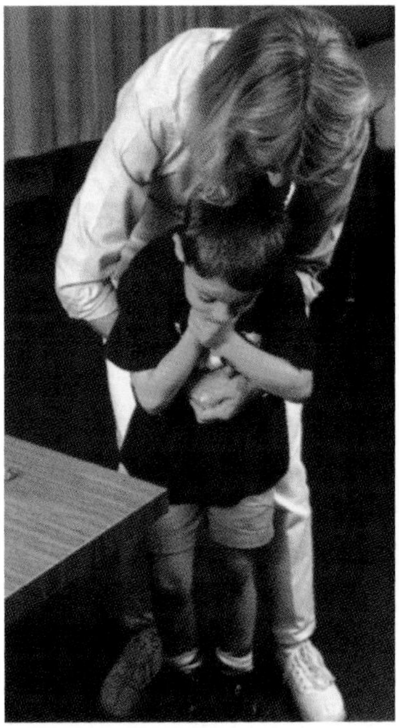

FIGURE 64. Compressions abdominales (manœuvre de Heimlich).

Enfant inconscient

Allongez l'enfant sur le dos et agenouillez-vous: placez vos jambes de part et d'autre de son corps et vos genoux au niveau de ses hanches (se reporter à la figure 65).

- Vérifiez si l'enfant respire. S'il ne respire pas, essayez de le ventiler soit en pratiquant le bouche-à-bouche, soit en utilisant le système masque et ballon (se reporter aux directives de RCR sur la respiration artificielle présentées précédemment). Si les voies respiratoires sont obstruées, replacez la tête de l'enfant et essayez à nouveau de le ventiler.
- Si les voies respiratoires sont toujours obstruées, ne cherchez pas le pouls. Placez plutôt la paume d'une main sur l'abdomen de l'enfant, à la ligne médiane, entre la pointe du sternum et le nombril, puis l'autre main par-dessus le poignet (figure 65). Appuyez avec les deux mains sur l'abdomen et effectuez jusqu'à cinq compressions en poussant rapidement vers le haut. Chaque compression doit constituer une tentative distincte pour déloger le corps étranger.
- Selon la méthode décrite précédemment pour le nouveau-né ou le nourrisson inconscient, exécutez le soulèvement langue-mâchoire, puis regardez à l'intérieur de la bouche et enlevez le corps étranger si vous le voyez. *Évitez* de chercher au hasard avec le doigt. Si aucun corps étranger n'est visible, maintenez les voies respiratoires ouvertes et essayez de ventiler l'enfant. S'il y a toujours une obstruction, replacez la tête de l'enfant et essayez de le ventiler encore une fois.
- Si l'obstruction persiste, amorcez une nouvelle série de compressions abdominales, regardez à l'intérieur de la bouche, essayez de ventiler, replacez la tête et essayez à nouveau de ventiler. Répétez jusqu'à ce que les voies respiratoires soient dégagées.

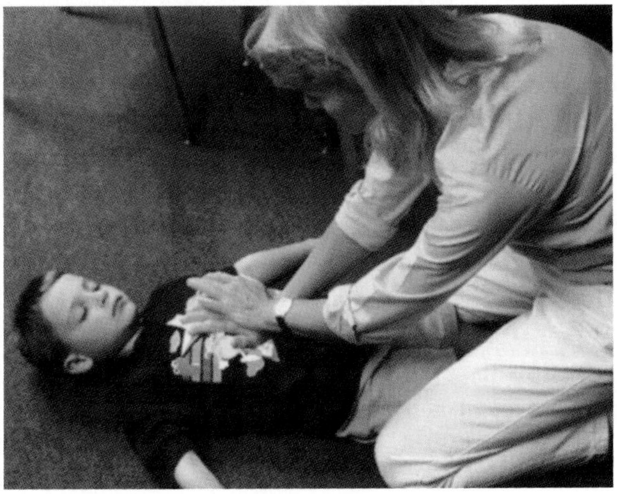

FIGURE 65. Compressions abdominales effectuées sur un enfant inconscient.

- Une fois que les voies respiratoires sont dégagées, donnez deux insufflations lentes et profondes. Cherchez le pouls. À ce stade, pratiquez toutes les manœuvres de réanimation de base qui s'imposent.

► ASPIRATION

Le nez, la bouche, la canule de trachéotomie ou la canule d'intubation endotrachéale peuvent nécessiter une aspiration. Il est important de contrôler les signes vitaux avant et après l'intervention. Lors de l'aspiration, surveillez tout ralentissement du pouls, toute accélération ou tout ralentissement de la fréquence respiratoire et tout changement de coloration. La bradycardie peut être un signe de stimulation vagale. En présence de l'un de ces signes, arrêtez immédiatement l'aspiration et administrez de l'oxygène à l'enfant au moyen d'un tube à oxygène, d'un masque facial ou d'un ballon de réanimation.

Le diamètre du cathéter d'aspiration dépend de la taille, de l'âge et du poids de l'enfant ou encore de la canule qui nécessite une aspiration. Habituellement, on utilise un cathéter de type Yankauer pour l'aspiration par voie buccale lorsque les sécrétions sont abondantes et épaisses.

Demandez à une personne de vous assister et de retenir l'enfant avec douceur afin qu'il ne puisse utiliser ses mains pour gêner l'intervention. Cette personne devra maintenir la tête de l'enfant en position médiane. L'enfant intubé est souvent placé sous sédation.

ASPIRATION PAR VOIE NASALE OU BUCCALE

L'aspiration par voie nasale ou buccale s'impose lorsque l'enfant présente un excès de sécrétions ou qu'une diminution du niveau de conscience l'empêche d'éliminer normalement ses sécrétions. Pour enlever les sécrétions du nez ou de la bouche d'un nouveau-né ou d'un nourrisson, on utilise une poire d'aspiration. On doit prendre soin de ne pas stimuler le réflexe nauséeux. Avant de se servir de la poire d'aspiration, on peut instiller une solution saline normale en gouttes nasales pour liquéfier les sécrétions. On peut également utiliser un cathéter pour enlever les sécrétions présentes dans la bouche ou le nez d'un bébé ou d'un enfant plus âgé, ou encore, dans une canule de trachéotomie ou d'intubation endotrachéale. Les sécrétions de l'enfant dont l'état de conscience est diminué sont susceptibles de nécessiter une aspiration en profondeur (aspiration nasopharyngienne ou oropharyngienne). L'aspiration nasopharyngienne ou oropharyngienne peut également s'avérer indispensable lorsque le nouveau-né ou le nourrisson, qui est incapable de les expectorer de lui-même, est encombré par une grande quantité de sécrétions.

UTILISATION D'UNE POIRE D'ASPIRATION

Marche à suivre - *Gants à usage unique non stériles*

- Expulsez l'air de la poire d'aspiration.
- Introduisez l'extrémité de la poire dans la narine du nouveau-né ou du nourrisson (figure 66).
- Laissez la poire se gonfler avant de l'enlever de la narine (figure 67).
- Expulsez les sécrétions dans un réceptacle approprié.
- Répétez au besoin.

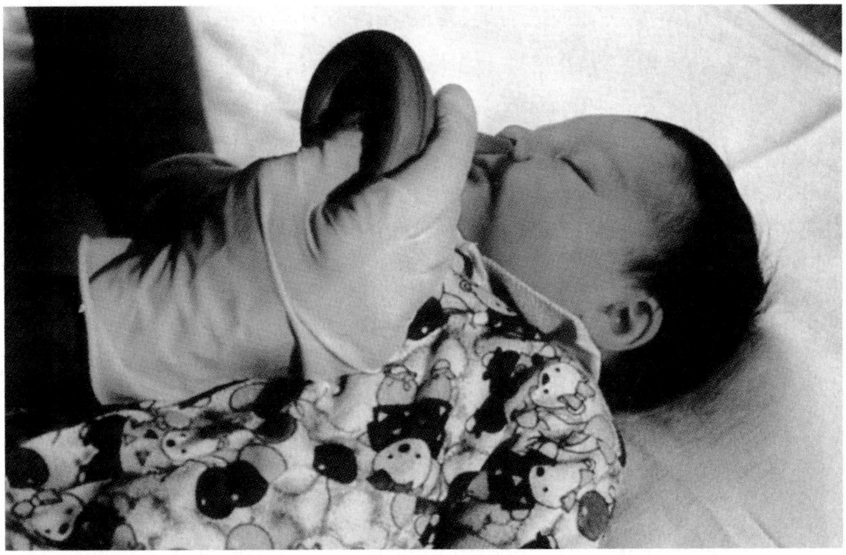

FIGURE 66. Insertion d'une poire d'aspiration dégonflée.

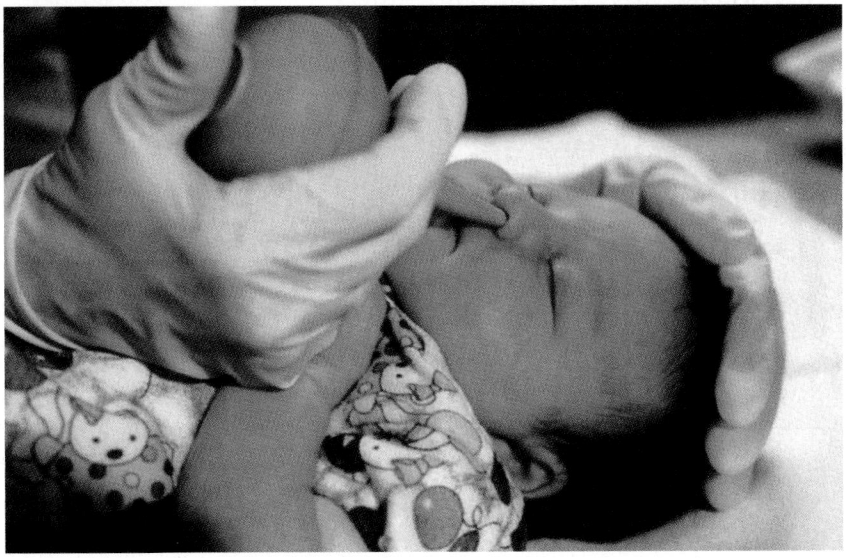

FIGURE 67. Retrait d'une poire d'aspiration regonflée.

ASPIRATION CHEZ UN ENFANT CONSCIENT

Préparation

Demandez à une personne de vous assister et de vous aider à maintenir la tête de l'enfant en position médiane. La tête du lit doit être élevée à un angle de 30° à 45°. Actionnez et réglez la prise murale de succion à la pression indiquée par le médecin ou recommandée dans le manuel d'instructions de l'établissement.

Matériel utilisé

Cathéter d'aspiration d'un calibre approprié
Récipient contenant une solution saline normale
Nécessaire d'aspiration
Lubrifiant hydrosoluble

Marche à suivre - *Gants à usage unique non stériles*

- Si possible, encouragez l'enfant à tousser afin que les sécrétions s'accumulent dans le pharynx.
- Raccordez l'extrémité proximale du cathéter à la tubulure de la prise murale de succion.
- Enlevez la gaine protectrice du cathéter et vérifiez la pression d'aspiration en plaçant le cathéter dans un bol ou une bouteille contenant de la solution saline normale.
- Avec la main dominante, introduisez le cathéter d'aspiration dans la narine de l'enfant. (La profondeur d'insertion dépend de la taille de l'enfant.)
- Tournez et retirez délicatement le cathéter de façon à aspirer par intermittence pendant 5 à 10 secondes tout au plus.
- Une fois le cathéter retiré, irriguez-le avec de la solution saline normale.
- Répétez au besoin.
- Évaluez le patient pour vérifier si l'oxygénation est adéquate.

Remarque: On peut également aspirer les sécrétions qui se trouvent dans la bouche, mais on doit prendre soin de ne pas stimuler le réflexe nauséeux.

ASPIRATION CHEZ UN ENFANT DONT L'ÉTAT DE CONSCIENCE EST DIMINUÉ

Préparation

Selon l'état de conscience de l'enfant, vous pouvez avoir besoin d'une personne pour vous aider à maintenir sa tête en position médiane. La tête du lit doit être élevée à un angle de 30° à 45°. Actionnez la prise murale de succion et réglez-la à la pression demandée par le médecin ou recommandée dans le manuel d'instructions de l'établissement.

Matériel utilisé

Cathéter d'aspiration d'un calibre approprié
Récipient contenant une solution saline normale
Oxygène
Masque et ballon

Marche à suivre - *Gants à usage unique non stériles*

- Placez un masque à oxygène sur le visage de l'enfant.
- Raccordez l'extrémité proximale du cathéter à la tubulure de la prise murale de succion. Enlevez la gaine protectrice du cathéter et vérifiez la pression d'aspiration en le plaçant dans un bol ou une bouteille contenant de la solution saline normale.
- Retirez le masque à oxygène.

Aspiration nasale et buccale

- Avec la main dominante, introduisez le cathéter dans la narine ou dans la bouche de l'enfant en évitant d'en obstruer l'orifice d'aspiration.
- Introduisez lentement le cathéter jusqu'à l'hypopharynx.
- Tournez et retirez le cathéter de façon à aspirer par intermittence pendant 5 à 10 secondes.
- Désencombrez le cathéter et la tubulure avec de la solution saline normale. Répétez au besoin.
- Évaluez l'enfant pour vérifier l'oxygénation.

ASPIRATION NASOPHARYNGIENNE OU OROPHARYNGIENNE

Préparation

Vous aurez absolument besoin d'une personne pour vous aider à maintenir la tête d'un nouveau-né ou d'un nourrisson en position médiane. Pour traiter un enfant dont l'état de conscience est diminué, vous devrez probablement aussi vous faire aider. La tête du lit doit être élevée à un angle de 30° à 45°. Actionnez la prise murale de succion et réglez-la à la pression demandée par le médecin ou recommandée dans le manuel de techniques de soins de l'établissement.

Matériel utilisé

Cathéter d'aspiration d'un calibre approprié
Récipient avec solution saline normale
Oxygène

Marche à suivre

- Placez un masque à oxygène sur le visage de l'enfant.
- Raccordez l'extrémité proximale du cathéter à la tubulure de la prise murale de succion. Enlevez la gaine protectrice du cathéter et vérifiez la pression d'aspiration en le plaçant dans un bol ou une bouteille contenant de la solution saline normale.
- Retirez le masque à oxygène.
- Avec la main dominante, introduisez le cathéter au-delà de l'hypopharynx jusqu'à la trachée (la longueur introduite dépend de la taille de l'enfant). *Évitez* d'obstruer l'orifice d'aspiration.
- Une fois le cathéter en place, tournez-le délicatement en aspirant de façon intermittente et en le retirant entre chaque aspiration. Pour prévenir l'hypoxie, *n'aspirez pas* pendant plus de 5 à 10 secondes.
- Laissez l'enfant respirer normalement et administrez de l'oxygène après chaque aspiration.
- Désencombrez le cathéter et la tubulure avec de la solution saline normale. Répétez au besoin.

ASPIRATION TRACHÉALE

La trachéotomie est une ouverture pratiquée dans la trachée à travers le cou. Elle permet d'assurer une ventilation adéquate lorsque l'enfant est incapable de respirer efficacement par ses propres moyens. Réalisée par voie chirurgicale, cette ouverture nécessite des soins attentifs destinés à maintenir sa perméabilité, prévenir les infections et favoriser une oxygénation adéquate.

EXÉCUTION D'UNE ASPIRATION TRACHÉALE

Préparation

- Placez la tête du lit à un angle de 30°.
- Actionnez la prise murale de succion et réglez-la à la pression demandée par le médecin ou recommandée dans le manuel de techniques de soins de l'établissement. Ouvrez la source d'oxygène du ballon de réanimation afin de gonfler le sac-réservoir, qui sera ainsi prêt à l'emploi.

Matériel utilisé

Placez le matériel suivant au chevet du patient:
Canules de trachéotomie préparées de rechange (se reporter aux explications présentées précédemment sous Soins relatifs à la trachéotomie)
Ballon de réanimation raccordé à une source d'oxygène
Cathéter d'aspiration d'un calibre approprié
Récipient stérile contenant une solution saline normale stérile

Marche à suivre - *Gants stériles*

- Gardez votre main dominante stérile et votre main non dominante propre pendant l'intervention. Utilisez uniquement la main dominante pour manipuler le cathéter.
- Avec la main dominante, retirez le cathéter de sa gaine de papier en le gardant stérile.
- Avec la main non dominante, raccordez l'extrémité proximale du cathéter à la tubulure de la prise murale de succion.
- Placez l'extrémité distale du cathéter dans un bol ou une bouteille contenant de la solution saline normale stérile pour vérifier la pression d'aspiration.
- Avec la main non dominante, retirez la source d'humidité de la canule de trachéotomie de l'enfant.
- Avec la main dominante, insérez le cathéter d'aspiration dans la canule en évitant d'aspirer. Évitez de faire descendre le cathéter à plus de 0,5 cm du bord de la canule de trachéotomie.
- Une fois que le cathéter est en place, recouvrez par intervalles son orifice d'aspiration à l'aide du pouce et faites-le tourner tout en le retirant (figure 68).

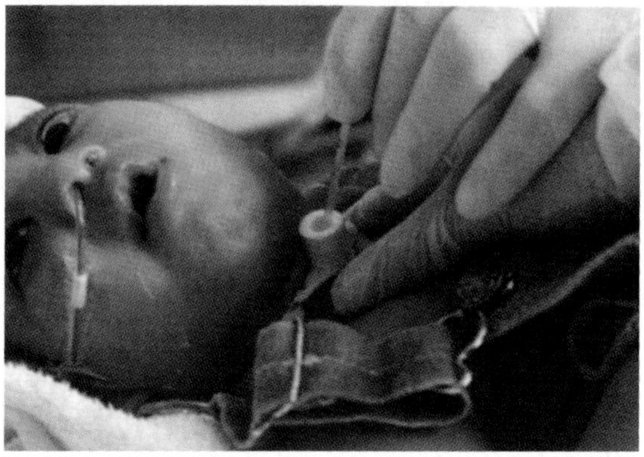

FIGURE 68. Aspiration de la canule de trachéotomie.

- Rincez le cathéter dans un bol ou une bouteille de solution saline normale stérile. Pour prévenir les risques d'hypoxie, *n'aspirez pas* plus de 5 à 10 secondes.
- Répétez au besoin en oxygénant après chaque aspiration.

ASPIRATION ENDOTRACHÉALE

Lorsque vous effectuez une intervention telle que l'aspiration endotrachéale, vous devez manipuler la canule avec une extrême prudence afin d'éviter de la déplacer accidentellement. Maintenez-la fermement en place pendant le débranchement du ventilateur, le raccordement et l'enlèvement du ballon de réanimation, l'hyperventilation et l'aspiration.

EXÉCUTION D'UNE ASPIRATION ENDOTRACHÉALE

Préparation

Actionnez la prise murale de succion et réglez-la à la pression demandée par le médecin ou recommandée dans le manuel de techniques de soins de l'établissement. Ouvrez la source d'oxygène du ballon de réanimation afin de gonfler le sac-réservoir, qui sera ainsi prêt à l'emploi.

Matériel utilisé

Cathéter d'aspiration d'un calibre approprié
Récipient stérile contenant une solution saline normale stérile

Marche à suivre - *Gants stériles*

- Gardez votre main dominante stérile et votre main non dominante propre pendant l'intervention. Utilisez uniquement la main dominante pour manipuler le cathéter.
- Avec la main dominante, retirez le cathéter de sa gaine de papier en le gardant stérile.
- Avec la main non dominante, raccordez l'extrémité proximale du cathéter à la tubulure de la prise murale de succion. Placez l'extrémité distale du cathéter dans un bol ou une bouteille contenant de la solution saline normale stérile pour vérifier la pression d'aspiration.
- Si l'enfant est ventilé, demandez à une personne de vous assister et de débrancher le ventilateur, puis d'oxygéner manuellement l'enfant avant l'aspiration. Donnez plusieurs insufflations.
- Enlevez le ballon de réanimation.
- Avec la main dominante, placez le cathéter d'aspiration dans la canule endotrachéale en évitant d'aspirer. Évitez de faire descendre le cathéter d'aspiration à plus de 0,5 cm du bord de la canule endotrachéale. Avant d'insérer le cathéter d'aspiration, déterminez la longueur à introduire en comparant visuellement les voies respiratoires et la longueur de la canule d'intubation endotrachéale.
- Une fois le cathéter d'aspiration en place, couvrez par intervalles l'orifice d'aspiration à l'aide du pouce et faites tourner le cathéter d'aspiration tout en le retirant.
- Rincez le cathéter dans un bol ou une bouteille contenant de la solution saline normale stérile.
- Pour prévenir les risques d'hypoxie, *n'aspirez pas* plus de 5 à 10 secondes.
- Répétez au besoin en oxygénant après chaque aspiration.

► PHYSIOTHÉRAPIE RESPIRATOIRE/DRAINAGE POSTURAL

Le drainage postural consiste à placer l'enfant dans différentes positions afin d'expulser les sécrétions par gravité. Cette technique, grâce à laquelle le mucus s'éloigne des bronchioles affectées pour se déplacer vers les bronches et la trachée, s'applique à des régions pulmonaires précises.

Les manœuvres de drainage sont habituellement réalisées avant le petit-déjeuner ainsi qu'à l'heure du coucher si l'enfant est sujet pendant la nuit à la rétention de mucus, à l'encombrement des voies respiratoires et/ou à la toux. Dans certaines affections, comme la fibrose kystique, le drainage est souvent effectué avant chaque repas et au coucher. Des bronchodilatateurs sont fréquemment administrés avant le drainage au moyen d'un nébuliseur manuel, d'un respirateur à pression positive intermittente ou d'un aérosol-doseur.

La physiothérapie respiratoire est importante pour les enfants qui présentent une production excessive d'expectorations ou une rétention des sécrétions bronchiques. Lors du drainage postural, deux manœuvres peuvent être effectuées pour faciliter le drainage : la percussion et la vibration (figures 69A, 69B et 69C).

PERCUSSION

La percussion consiste à frapper la paroi de la cage thoracique avec le creux de la main. Ce mouvement produit des vibrations thoraciques qui délogent les sécrétions.

- Les doigts serrés l'un contre l'autre, placez la main en coupe de manière à ce que son contour épouse la forme de la cage thoracique. Sans contracter les poignets, claquez la région avec la paume de la main. Un son creux devrait se faire entendre. Changez de main et claquez en maintenant un rythme régulier pendant 3 à 5 minutes.
- Vous pouvez également utiliser un masque à oxygène de forme circulaire, une tétine de caoutchouc (pour les nourrissons uniquement) ou un percuteur du commerce.
- Encouragez l'enfant à prendre une grande respiration et à tousser après les percussions.

VIBRATION

La vibration consiste à appliquer vers le bas sur la région à drainer une pression vibratoire en se servant de la partie plane de la paume de la main (figure 69C). Cette manœuvre ne se pratique que lors de l'expiration.

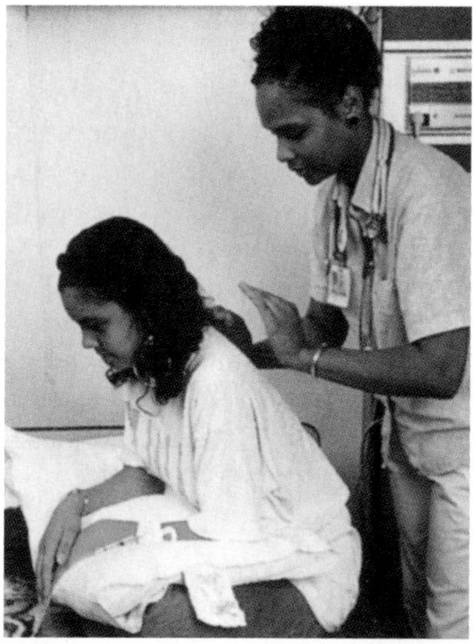

A

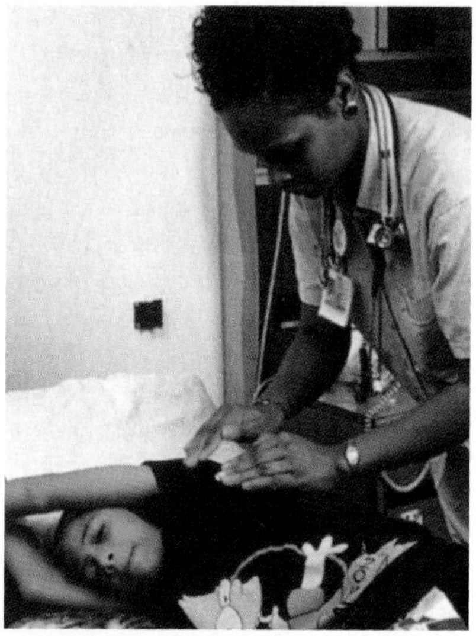

B

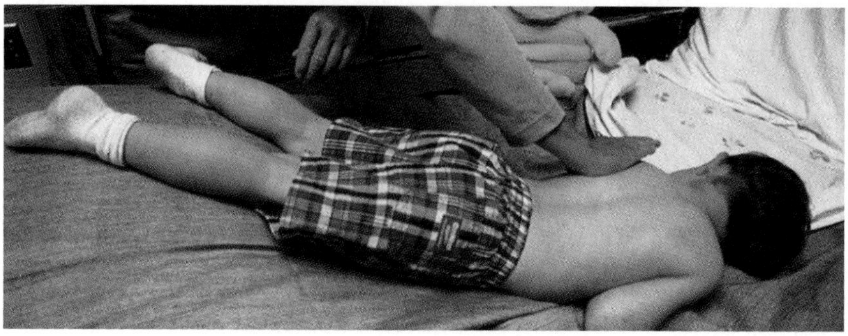

C

FIGURE 69. **A** et **B**, L'une des manœuvres utilisées pour accompagner le drainage postural est la percussion (le claquage, ou clapping) : avec la main en coupe, on frappe la paroi de la cage thoracique sur le segment à drainer ; les vibrations ainsi créées se transmettent aux bronches et permettent de déloger les sécrétions. Les positions varient selon le siège de l'obstruction (se reporter au tableau 10). **C**, Technique de vibration.

- Demandez à l'enfant de prendre de grandes respirations, d'inspirer par le nez et d'expirer par la bouche.
- Placez vos mains l'une sur l'autre sur la région désignée, en gardant les épaules et les bras droits. Exercez une vibration en contractant et en relâchant les bras pendant 10 à 15 secondes. Répétez le mouvement contraction/relâchement pendant 10 à 15 minutes.
- Encouragez l'enfant à tousser après les vibrations.

Lorsque vous avez terminé, réévaluez les signes vitaux et la fonction respiratoire de l'enfant et notez tout changement.

PHYSIOTHÉRAPIE RESPIRATOIRE

Préparation

Effectuez une évaluation respiratoire.

Marche à suivre

Enfant

- Placez l'enfant dans la position recommandée et maintenez-le dans cette position pendant 10 à 15 minutes. (La position utilisée pour chaque patient varie en fonction du siège de l'obstruction. Dans la bronchopneumopathie obstructive, on draine les lobes inférieurs en premier, puis le lobe moyen et la lingula, et enfin, les lobes supérieurs. Le tableau 10 décrit les diverses positions servant au drainage des bronches chez l'enfant.)
- Encouragez l'enfant à tousser pour expulser les expectorations.
- Remettez l'enfant en position normale.

Nourrisson

- Utilisez les positions suivantes pour faciliter le drainage bronchique :

Lobes inférieurs

Segment basal postérieur

- Couchez l'enfant sur le ventre, sur un oreiller posé sur vos genoux.
- Effectuez des percussions et des vibrations sur son dos, au niveau des côtes inférieures.

Segment basal latéral

- Couchez l'enfant sur le ventre sur un oreiller posé sur vos genoux et penchez-le selon un angle de 30°.
- Tournez légèrement l'enfant de manière à surélever un côté de son corps.
- Effectuez des percussions et des vibrations sur les côtes inférieures.
- Tournez l'enfant de l'autre côté et recommencez.

Segment basal antérieur

- Étendez vos jambes et maintenez-les légèrement fléchies (appuyez-les contre une chaise).
- Appuyez l'enfant sur un oreiller, puis couchez-le sur le côté (inclinez-le selon un angle de 30°), la tête vers le bas.
- Effectuez des percussions et des vibrations sur les côtes sous les aisselles.
- Tournez l'enfant de l'autre côté et recommencez.

TABLEAU 10 Positions utilisées chez l'enfant pour le drainage postural, la percussion et la vibration

Segments bronchopulmonaires

Siège ....Numéro		Code couleur
Lobe supérieur droit		
Apical	1	Rouge ▲
Antérieur	2	Bleu pâle ▲
Postérieur	3	Vert ▲
Lobe moyen droit		
Latéral	4	Violet ▲
Médial	5	Orange ▲
Lobe inférieur droit		
Supérieur	6	Lavande ▲
Basal médial	7	Olive ▲
Basal antérieur	8	Jaune ▲
Basal latéral	9	Rouge ▲
Basal postérieur	10	Turquoise ▲
Lobe supérieur gauche		
Haut - Apical - postérieur	1	Rouge ▲
Antérieur	2	Bleu pâle ▲
Bas - lingulaire Supérieur	4	Violet ▲
Inférieur	5	Orange ▲
Lobe inférieur gauche		
Supérieur	6	Lavande ▲
Antéro-médial	8	Jaune ▲
Basal latéral	9	Rouge ▲
Basal postérieur	10	Turquoise ▲

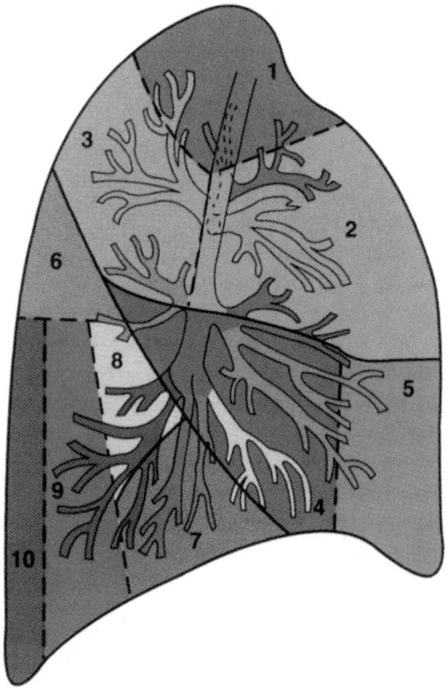

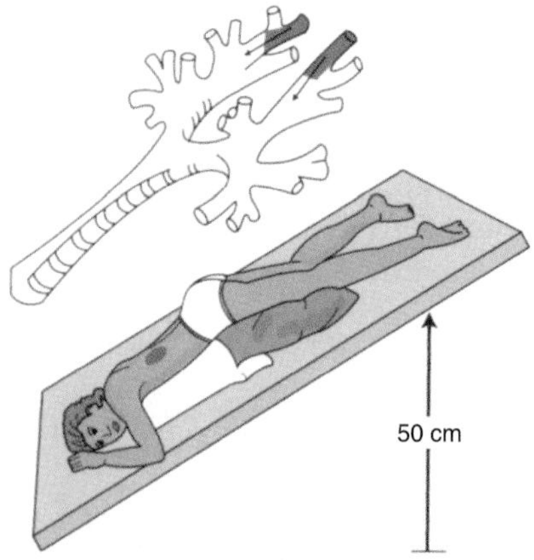

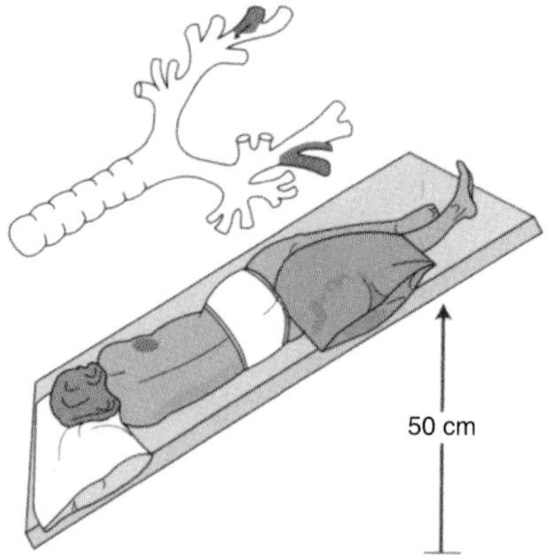

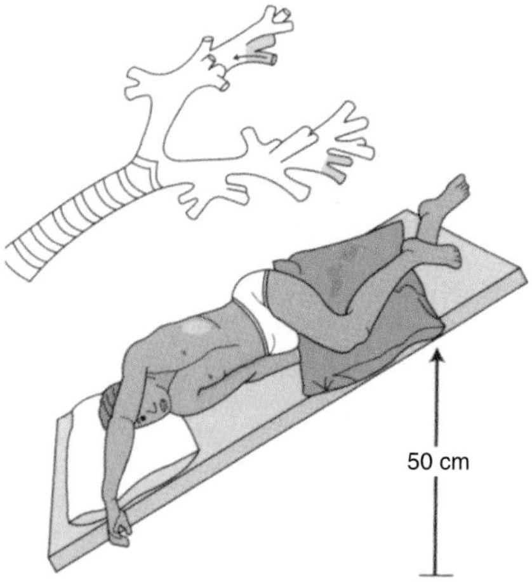

Lobes inférieurs

▲ *Segment basal postérieur (10)*

Élevez le pied de la table ou du lit de 40 cm à 50 cm ou inclinez-le selon un angle de 30°. L'enfant, en décubitus ventral, tête vers le bas, doit avoir un oreiller sous les hanches. Pour se soutenir, il peut fléchir une jambe et la faire reposer sur un oreiller. (Percutez les côtes inférieures, près de la colonne vertébrale, de chaque côté du thorax.)

▲ *Segment basal latéral (9)*

Élevez le pied de la table ou du lit de 40 cm à 50 cm ou inclinez-le selon un angle de 30°. Demandez à l'enfant de se placer en décubitus ventral, puis de se relever en effectuant une rotation d'un quart de tour. Pour se soutenir, il peut fléchir la jambe du dessus et la faire reposer sur un oreiller. (Percutez la partie supérieure des côtes inférieures.)

▲ *Segment basal antérieur (8)*

Élevez le pied de la table ou du lit de 40 cm à 50 cm ou inclinez-le selon un angle de 30°. L'enfant, couché sur le côté, tête vers le bas, doit avoir un oreiller sous les genoux. (Percutez les côtes inférieures juste au-dessous des aisselles.)

TABLEAU 10 **Positions utilisées chez l'enfant pour le drainage postural, la percussion et la vibration *(suite)***

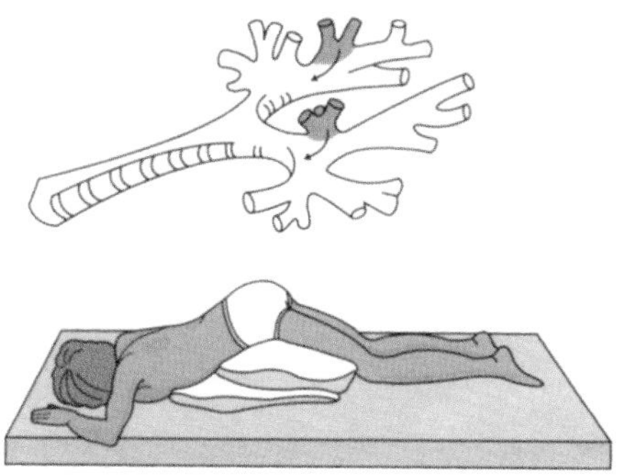

Lobes inférieurs *(suite)*

▲ *Segment supérieur (6)*

Placez la table ou le lit à plat. L'enfant, étendu, doit avoir des oreillers sous les hanches. (Percutez le milieu du dos, sous le bord de l'omoplate, de chaque côté de la colonne vertébrale.)

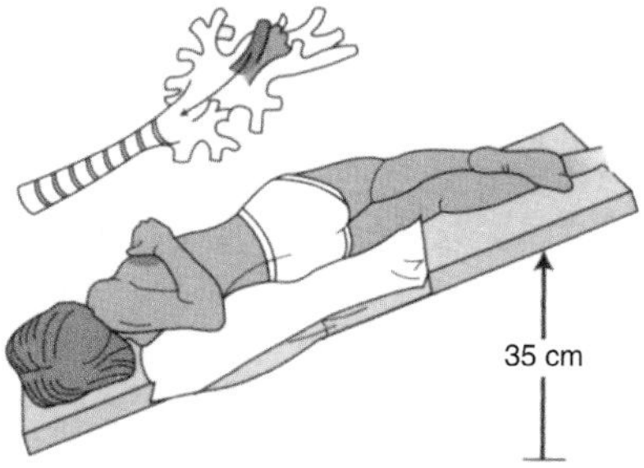

Lobe moyen droit

▲ *Segment latéral (4)*

▲ *Segment médial (5)*

Élevez le pied de la table ou du lit de 30 cm à 40 cm ou selon un angle d'environ 15°. L'enfant, étendu sur le côté gauche, tête vers le bas, doit se tourner d'un quart de tour vers l'arrière. Vous pouvez placer un oreiller derrière l'enfant entre les épaules et la hanche. Les genoux doivent être fléchis. (Percutez la région du mamelon droit.)

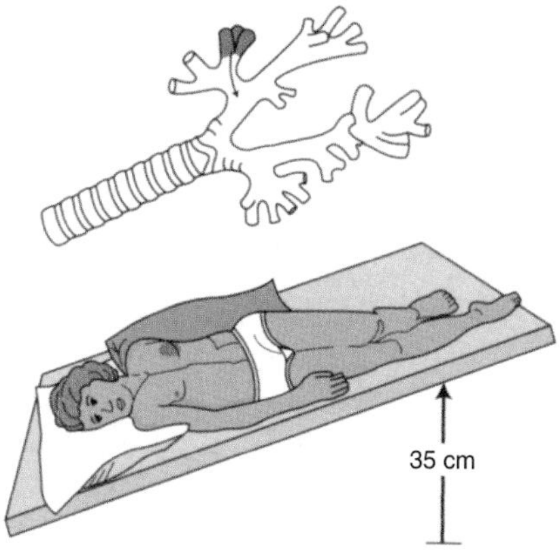

Lobe supérieur gauche

▲ *Segment lingulaire – Supérieur (4)*

▲ *Inférieur (4)*

Élevez le pied de la table ou du lit de 30 cm à 40 cm ou selon un angle d'environ 15°. L'enfant, étendu sur le côté droit, tête vers le bas, doit se tourner d'un quart de tour vers l'arrière. Vous pouvez placer un oreiller derrière l'enfant entre les épaules et la hanche. Les genoux doivent être fléchis. (Percutez la région du mamelon gauche.)

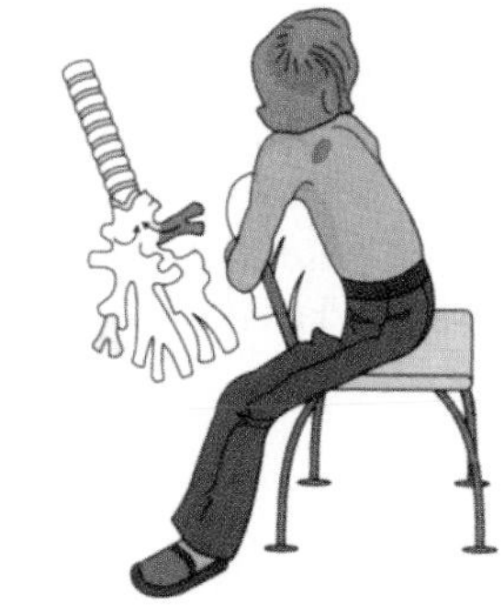

Lobes supérieurs

▲ *Segment supérieur (3)*

L'enfant, assis et appuyé sur un oreiller replié, doit incliner le torse vers l'avant selon un angle de 30°. (Percutez le haut du dos de chaque côté du thorax.)

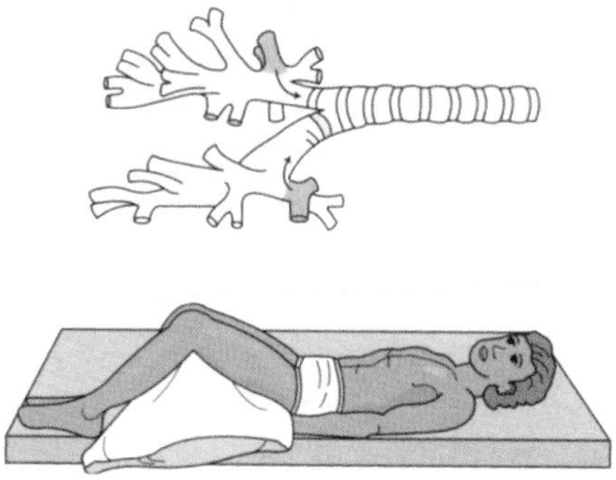

▲ *Segment antérieur (2)*

Placez le lit ou la table de drainage à plat. L'enfant, en décubitus dorsal, doit avoir un oreiller sous les genoux. (Percutez entre la clavicule et le mamelon de chaque côté du thorax.)

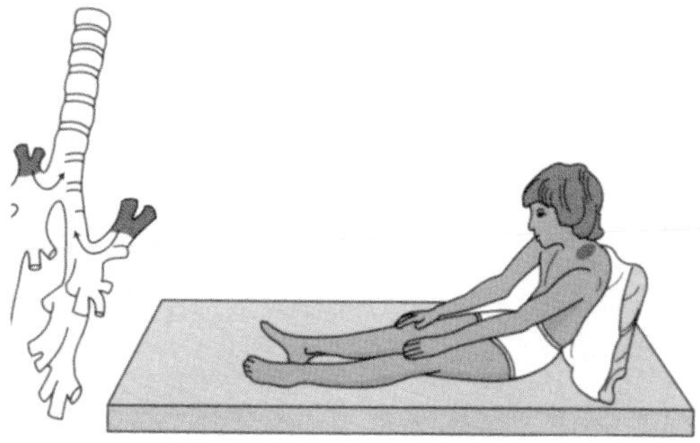

▲ *Segment apical (1)*

Placez le lit ou la table de drainage à plat. L'enfant, appuyé sur un oreiller, doit incliner le torse vers l'arrière selon un angle de 30°. (Percutez la région située entre la clavicule et le haut de l'omoplate, de chaque côté du thorax.)

Adaptation effectuée d'après le matériel fourni par Datalizer Slide Charts, Addison, Il.

PHYSIOTHÉRAPIE RESPIRATOIRE *(suite)*

Segment supérieur

- Couchez l'enfant sur un oreiller posé sur vos genoux.
- Effectuez des percussions et des vibrations sur son dos.

Lobes supérieurs

Segments latéral et médial

- Placez l'enfant sur vos genoux, en décubitus ventral.
- Tournez légèrement l'enfant de manière à surélever son côté droit.
- Effectuez des percussions et des vibrations sur la partie antérieure du thorax, près des mamelons.
- Tournez l'enfant de l'autre côté et recommencez.

Segment postérieur

- Asseyez le nourrisson sur vos genoux et inclinez-le vers l'avant selon un angle d'environ 30° en appuyant son corps sur un oreiller.
- Effectuez des percussions et des vibrations sur le haut du dos, de part et d'autre de la colonne vertébrale.

Segment antérieur

- Sur vos genoux, couchez le nourrisson sur le dos.
- Effectuez des percussions et des vibrations entre la clavicule et le milieu de la poitrine sur la ligne intermammaire.

Segment apical

- Asseyez le nourrisson sur vos genoux. Appuyez son corps contre un oreiller et inclinez-le vers l'arrière selon un angle de 30°.
- Effectuez des percussions et des vibrations entre les clavicules et les omoplates.

► MISE EN PLACE DES ÉLECTRODES POUR L'ECG

L'électrocardiogramme (ECG) est une représentation graphique de l'activité électrique du muscle cardiaque. On utilise à cette fin un électrocardiographe et des électrodes adhésives (ou fixées sur des ventouses avec de la gelée conductrice). Placez les électrodes sur la poitrine et les membres de la manière suivante :

DÉRIVATIONS THORACIQUES

V_1 – quatrième espace intercostal, à droite du sternum
V_2 – quatrième espace intercostal, à gauche du sternum
V_3 – à mi-chemin entre V_2 et V_4
V_4 – cinquième espace intercostal sur la ligne médioclaviculaire
V_5 – cinquième espace intercostal sur la ligne axillaire antérieure (à mi-chemin entre V_4 et V_6)
V_6 – cinquième espace intercostal sur la ligne médioaxillaire

DÉRIVATIONS DES MEMBRES

Sur les membres supérieurs, les électrodes sont placées juste au-dessus des poignets, et sur les membres inférieurs, juste au-dessus de la cheville.

10 LA NUTRITION

Plan de la section

► SONDES GASTRIQUES

Les sondes gastriques sont utilisées chez les nourrissons et les enfants pour l'alimentation, ainsi que pour la décompression et la vidange gastriques. La dimension de la sonde nasogastrique ou orogastrique varie selon l'âge, la taille et le poids de l'enfant.

SONDES OROGASTRIQUES

On utilise les sondes orogastriques chez les nouveau-nés et les jeunes nourrissons qui respirent obligatoirement par le nez, de même que chez les enfants plus âgés qui sont inconscients, ne réagissent pas ou sont intubés.

INSERTION ET RETRAIT D'UNE SONDE OROGASTRIQUE

Préparation

- Placez l'enfant en décubitus dorsal ; à moins d'une contre-indication, la tête du lit doit être surélevée.
- Afin de déterminer la longueur nécessaire pour atteindre l'estomac, utilisez la sonde pour mesurer la distance entre la bouche et le tragus de l'oreille, puis entre la bouche et l'appendice xyphoïde. (Ou encore, mesurez la distance entre la bouche et un point situé à mi-chemin entre l'appendice xyphoïde et le nombril.) Indiquez la longueur appropriée en marquant la sonde avec du ruban adhésif.

Matériel utilisé

Sonde orogastrique d'un calibre approprié
Sonde d'aspiration
Lubrifiant hydrosoluble
Stéthoscope
Seringue de 20 mL pour vérifier la position de la sonde

Marche à suivre – *Gants à usage unique non stériles*

Insertion

- La sonde d'aspiration doit être à portée de la main. Appliquez un lubrifiant hydrosoluble sur l'extrémité distale de la sonde orogastrique.
- Placez l'enfant de telle sorte que son cou soit en légère hyperextension. Ouvrez-lui la bouche et insérez-y la sonde ; dirigez-la vers l'arrière de la gorge. Faites-la progresser lentement jusqu'à ce que vous arriviez au point de repère (ruban adhésif).
- Vérifiez la position de la sonde en aspirant le contenu de l'estomac pour en contrôler le pH ; un pH de 3 ou moins indique que la sonde se trouve dans l'estomac. Selon une autre méthode, on peut aussi ausculter l'abdomen tout en insufflant par la sonde une petite quantité d'air (entre 5 mL et 10 mL selon l'âge de l'enfant) dans l'estomac. On vérifie parfois la position de la sonde au moyen d'une radiographie. Évaluez la fonction respiratoire et la coloration de l'enfant : tout changement peut indiquer que la sonde se trouve dans la trachée plutôt que dans l'œsophage.
- Lorsque vous vous êtes assurée que la sonde se trouve à la bonne place, fixez-la solidement sur le bord de la bouche de l'enfant. Pour ce faire, placez en V deux morceaux de ruban adhésif sur la sonde au niveau des lèvres. Utilisez au besoin un troisième morceau de ruban que vous appliquerez sur les deux autres. Quand la sonde ne sert ni à l'alimentation ni à l'aspiration, fermez-en l'extrémité au moyen d'une pince.

Retrait

- Gardez la sonde d'aspiration à portée de la main.
- Insufflez 10 mL à 20 mL d'air dans la sonde pour chasser les sécrétions.
- Enlevez le ruban adhésif, pincez ou pliez la sonde pour empêcher le liquide de s'en écouler et retirez-la délicatement.

SONDES NASOGASTRIQUES

On utilise les sondes nasogastriques plus fréquemment que les sondes orogastriques. Elles servent à l'alimentation ainsi qu'à la décompression ou à la vidange gastriques avant une intervention chirugicale ou un lavage. Voir le calibre à utiliser selon l'âge de l'enfant au tableau 11.

TABLEAU 11 Calibre de la sonde nasogastrique selon l'âge de l'enfant

Âge	Calibre (Fr)
Prématuré, nouveau-né	5 – 8
1 mois – 3 ans	8
3 ans – 6 ans	8 –10
6 ans – 12 ans	10
12 ans – 15 ans	10 –14
15 ans – adulte	14 –16

INSERTION ET RETRAIT D'UNE SONDE NASOGASTRIQUE

Préparation

- Si l'enfant est d'âge préscolaire, expliquez-lui le déroulement de l'intervention en termes très simples. S'il s'agit d'un enfant d'âge scolaire ou d'un adolescent, dites-lui pourquoi l'intervention est nécessaire. La mise en place de la sonde étant une intervention désagréable, laissez l'enfant exprimer ses sentiments et chercher du réconfort auprès des membres de sa famille.
- Si possible, placez l'enfant en décubitus dorsal et élevez la tête du lit à la position de Fowler. Immobilisez le jeune enfant, qui résistera à l'insertion de la sonde. Vous pouvez demander à une autre personne de vous assister en retenant avec son corps le corps et les bras de l'enfant ; vous pouvez aussi appliquer une variante de l'immobilisation totale. La tête de l'enfant doit demeurer en position médiane.
- Afin de déterminer la longueur nécessaire pour atteindre l'estomac, utilisez la sonde pour mesurer la distance entre le bout du nez et le tragus de l'oreille, puis entre le bout du nez et l'appendice xyphoïde (figure 70). (Ou encore, mesurez la distance entre le bout du nez et un point situé à mi-chemin entre l'appendice xyphoïde et le nombril.) Indiquez la longueur appropriée en marquant la sonde avec du ruban adhésif.

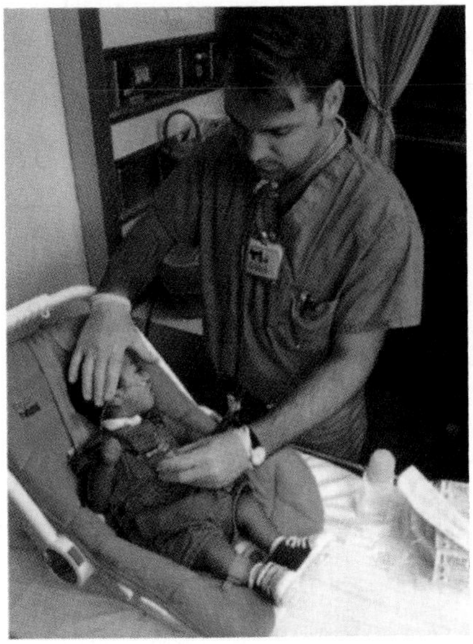

A

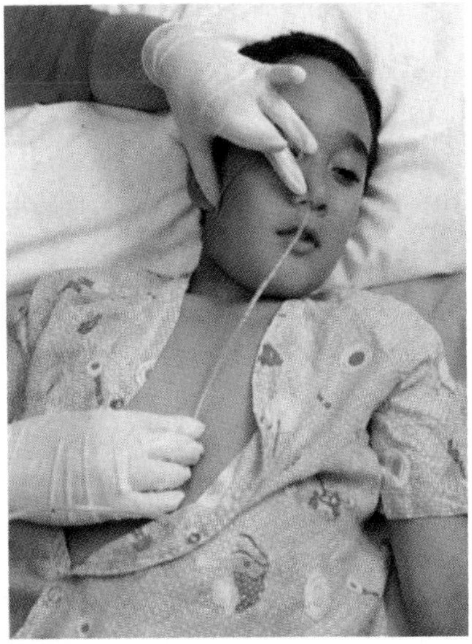

B

FIGURE 70. Mesure de la sonde nasogastrique avant sa mise en place (A) chez un nourrisson et (B) chez un enfant. (On utilise une technique de mesure similaire pour la sonde orogastrique. Voir la section précédente.)

Matériel utilisé

Sonde nasogastrique d'un calibre approprié
Cathéter d'aspiration
Lubrifiant hydrosoluble
Stéthoscope
Seringue de 20 mL pour vérifier la position de la sonde

Marche à suivre - *Gants à usage unique non stériles*

Insertion

- Gardez le cathéter d'aspiration à portée de la main. Appliquez un lubrifiant hydrosoluble sur l'extrémité distale de la sonde nasogastrique.
- Le cou de l'enfant étant en légère hyperextension, insérez la sonde dans ses narines, en l'acheminant délicatement, en ligne droite, sur le plancher des fosses nasales. Si vous sentez une résistance à la courbure du nasopharynx, exercez une légère pression sur la sonde ou tournez-la pour la faire progresser.
- Si l'enfant a un haut-le-cœur au moment où la sonde dépasse l'oropharynx, fléchissez sa nuque. S'il peut absorber du liquide par voie orale, demandez-lui d'aspirer de petites gorgées d'eau avec une paille et de les avaler pour faciliter le passage de la sonde au niveau de la glotte. Si l'enfant ne peut rien ingérer par la bouche, demandez-lui de déglutir.
- Lorsque le réflexe nauséeux a disparu, continuez d'acheminer la sonde lentement jusqu'à ce que vous arriviez au point de repère (ruban adhésif).
- Vérifiez la position de la sonde en aspirant le contenu de l'estomac pour en contrôler le pH ; un pH de 3 ou moins indique que la sonde se trouve dans l'estomac. Selon une autre méthode, on peut ausculter l'abdomen tout en insufflant par la sonde une petite quantité d'air (entre 5 mL et 10 mL selon l'âge de l'enfant) dans l'estomac (figure 71). On vérifie parfois la position de la sonde au moyen d'une radiographie. Évaluez la fonction respiratoire et la coloration de l'enfant : tout changement peut indiquer que la sonde se trouve dans la trachée plutôt que dans l'œsophage.

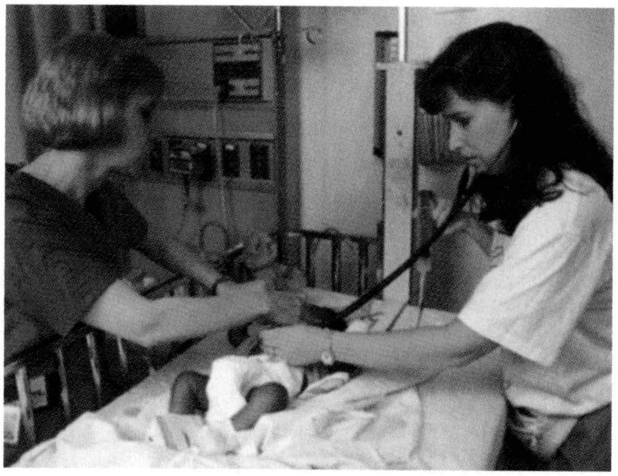

FIGURE 71. Vérification de la position de la sonde nasogastrique.

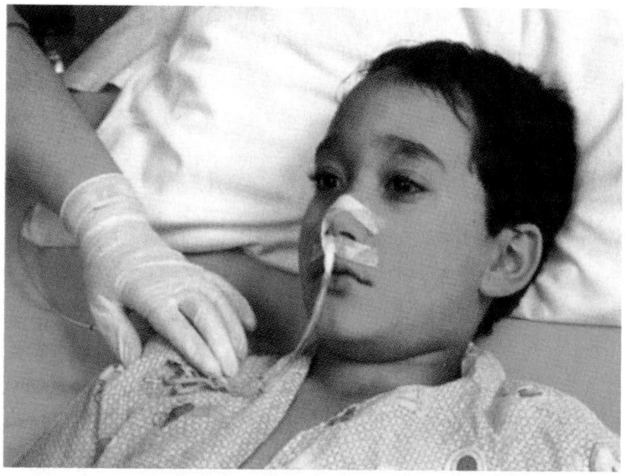

FIGURE 72. Fixation de la sonde nasogastrique.

- Lorsque vous vous êtes assurée que la sonde se trouve à la bonne place, fixez-la solidement sur le nez ou sur la joue de l'enfant. Pour ce faire, appliquez deux morceaux de ruban adhésif en V sur la sonde (figure 72). Appliquez au besoin un deuxième morceau de ruban sur chacun d'entre eux. Dans certains centres hospitaliers, on dispose de rubans adhésifs spécialement conçus pour fixer une sonde nasogastrique.

Retrait

- Gardez le cathéter d'aspiration à portée de la main.
- Placez l'enfant dans la position de Fowler.
- Insufflez de 10 mL à 15 mL d'air dans la sonde pour chasser les sécrétions.
- Enlevez le ruban adhésif, demandez à l'enfant de retenir sa respiration, pincez la sonde, et retirez-la délicatement.

SONDES DE GASTROSTOMIE

Placées dans l'estomac par voie chirurgicale, les sondes de gastrostomie servent essentiellement à l'alimentation. On doit les laisser fermées au moyen d'une pince lorsqu'on ne les utilise pas pour alimenter l'enfant ou décompresser son estomac.

Examinez le point de l'insertion pour vérifier l'état de la peau. Gardez la région propre et sèche. Couvrez le siège d'un pansement sec et propre à chaque quart de travail. À cette fin, vous pouvez utiliser une compresse de 5 cm × 5 cm ou de 10 cm × 10 cm : avec des ciseaux, pratiquez une entaille en diagonale jusqu'au centre de la compresse, puis placez-la autour de la sonde et maintenez-en les bords en place au moyen de ruban adhésif.

Gardez la sonde aussi immobile que possible afin d'éviter qu'elle soit déplacée ou retirée accidentellement. Vous pouvez vérifier si la sonde est à la bonne place en aspirant une petite quantité du contenu gastrique avant l'alimentation.

Le bouton d'alimentation par sonde est un petit dispositif de silicone souple souvent utilisé pour les enfants dont l'état nécessite une alimentation entérale à long terme.

► ALIMENTATION PAR SONDE (GAVAGE)

L'alimentation par sonde, ou gavage, s'impose pour les nourrissons et les enfants qui présentent des troubles d'absorption, ont besoin d'une alimentation complémentaire ou doivent conserver les kilojoules nécessaires à leur croissance. Cette alimentation peut être administrée en continu ou en bolus, à l'aide soit d'un système fonctionnant par gravité (figure 73), soit d'une pompe. La pompe est préférable, car elle permet de mieux régler le débit et le volume des solutions entérales. (Se reporter au tableau 16-4, qui indique comment entretenir les sondes de gastrostomie et administrer les solutions entérales.)

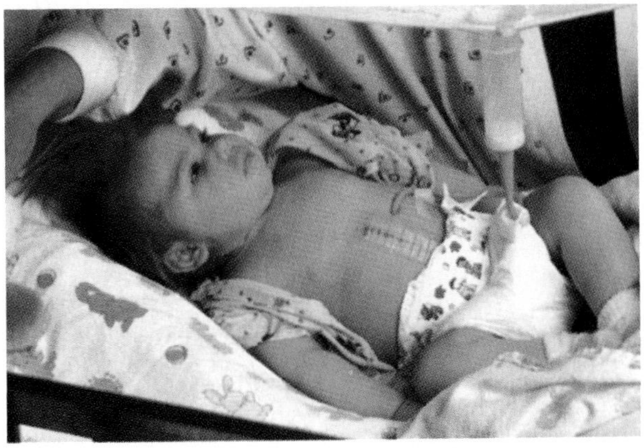

FIGURE 73. Alimentation par sonde administrée par gravité.

ADMINISTRATION DE L'ALIMENTATION PAR SONDE

Préparation

- Si vous devez administrer la solution entérale par gravité, vous pouvez utiliser une potence pour intraveineuse. Si vous vous servez d'une pompe, rassemblez le matériel nécessaire, soit le sac ou la bouteille, de même que la tubulure appropriée. En gardant l'extrémité distale de la tubulure fermée, faites couler la solution entérale dans cette dernière pour en chasser l'air (faites le vide d'air).
- Si possible, placez l'enfant en position de semi-Fowler. Sinon, couchez-le sur le ventre ou sur le côté pour réduire le risque d'aspiration.

Matériel utilisé

Solution entérale à la température ambiante (pour éviter les crampes)
Eau pour irriguer de la sonde
Stéthoscope
Seringue de 20 mL pour vérifier la position de la sonde

Marche à suivre - *Gants à usage unique non stériles*

- Avant d'administrer toute solution entérale, vérifiez la position de la sonde. Pour ce faire, aspirez le contenu gastrique ou auscultez l'abdomen tout en insufflant au moyen de la sonde un faible volume d'air (entre 5 mL et 10 mL, selon l'âge de l'enfant) dans l'estomac.
- Évaluez la fonction respiratoire et la coloration de l'enfant. Tout changement peut indiquer que la sonde nasogastrique ou orogastrique se trouve dans la trachée plutôt que dans l'œsophage.
- Lorsque vous êtes certaine que la sonde est à la bonne place, commencez à suivre les étapes nécessaires à l'alimentation. Dans certaines situations, par exemple, lorsqu'on alimente un prématuré ou un jeune nourrisson, on doit mesurer le résidu gastrique.

Alimentation en bolus

- Aspirez le contenu gastrique pour vérifier la quantité de résidus. Si les résidus représentent moins de la moitié du dernier apport, retournez le contenu aspiré dans l'estomac. Sinon, prévenez le médecin. Il est à noter que la mesure du résidu gastrique n'est nécessaire que dans certains cas, par exemple, lorsqu'on alimente un prématuré ou un jeune nourrisson.
- Reliez la tubulure vide d'air de la pompe ou du dispositif d'alimentation par gravité à la sonde de gastrostomie. Commencez lentement l'administration en vérifiant la perméabilité de la sonde. Réglez le débit et le volume conformément à l'ordonnance du médecin.
- Lorsque l'administration du bolus est terminée, évaluez l'état de l'enfant. Fermez la tubulure au moyen d'une pince et débranchez-la avant de la rincer avec une petite quantité d'eau pour la nettoyer.

Alimentation en continu

- À peu de chose près, on procède de la même manière pour administrer l'alimentation en continu et l'alimentation en bolus, mais, dans le premier cas, il faut veiller à ne pas laisser la préparation suspendue pendant plus de 4 heures.
- Après avoir suspendu le sac ou la bouteille contenant la solution entérale, indiquez la date et l'heure sur une étiquette que vous apposerez sur le sac ou la bouteille.

SOINS À DOMICILE

Lorsque l'alimentation en continu est administrée à domicile, les parents peuvent laisser la solution en place pendant 8 heures au lieu de 4. Le rinçage du dispositif doit également être effectué toutes les 8 heures.

- Rincez le dispositif toutes les 4 heures au cours de la perfusion. Profitez de l'occasion pour changer la solution.
- Changez le dispositif d'administration toutes les 24 heures.
- Évaluez l'état de l'enfant et surveillez sa fonction respiratoire pendant l'alimentation.

► ASPIRATION GASTRIQUE

La sonde orogastrique et la sonde nasogastrique peuvent toutes deux être raccordées à un dispositif d'aspiration (figure 74) fonctionnant de façon continue ou intermittente.

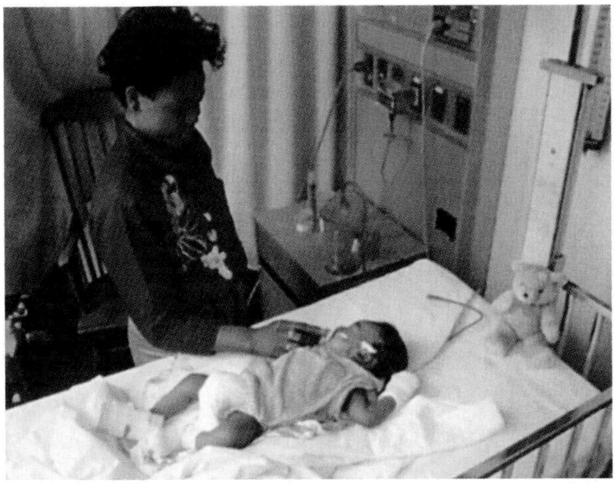

FIGURE 74. Sonde nasogastrique reliée à un dispositif d'aspiration.

EXÉCUTION DE L'ASPIRATION GASTRIQUE

Préparation

Avant de raccorder la sonde au dispositif d'aspiration :

- Vérifiez le matériel d'aspiration.
- Vérifiez l'emplacement de la sonde. Pour ce faire, aspirez le contenu gastrique ou auscultez l'abdomen tout en insufflant par la sonde une petite quantité d'air (entre 5 mL et 10 mL, selon l'âge de l'enfant) dans l'estomac.
- Évaluez la fonction respiratoire et la coloration de l'enfant: tout changement peut indiquer que la sonde se trouve dans la trachée plutôt que dans l'œsophage.

Marche à suivre - *Gants à usage unique non stériles*

- Raccordez le dispositif d'aspiration à l'extrémité proximale de la sonde orogastrique ou nasogastrique. Appliquez du ruban adhésif sur le joint.
- Réglez le dispositif d'aspiration à la pression prescrite par le médecin. Observez la couleur, la quantité et la nature du contenu aspiré.
- Notez la réponse de l'enfant (signes vitaux, toute gêne abdominale signalée).
- Surveillez fréquemment l'état de l'enfant et notez le niveau du contenu aspiré.

11 L'ÉLIMINATION

Plan de la section

► CATHÉTÉRISME VÉSICAL

Le cathétérisme vésical permet d'obtenir des prélèvements d'urine stériles à des fins diagnostiques, de mesurer avec exactitude la quantité d'urine dans la vessie, de vidanger la vessie ou de soulager la distension vésicale. En milieu hospitalier, on exécute le cathétérisme vésical selon une technique stérile qui nécessite le port de gants stériles. Si l'enfant est récalcitrant ou si l'urine risque d'être projetée, on doit aussi porter une blouse d'hôpital et des lunettes de protection, par exemple. Chez les enfants non hospitalisés dont la vessie doit être vidangée au moyen d'un cathétérisme vésical intermittent, on applique une technique propre, mais on peut aussi procéder de façon stérile. (Se reporter au tableau 17-6, qui traite de l'enseignement relatif à l'exécution d'un cathétérisme intermittent à domicile.)

EXÉCUTION DU CATHÉTÉRISME VÉSICAL

CALIBRE RECOMMANDÉ POUR LE CATHÉTER OU LA SONDE URINAIRE

- Nouveau-nés et nourrissons : 4F – 5F
- Trottineurs et enfants d'âge préscolaire : 6F
- Enfants d'âge scolaire : 6F – 10F
- Adolescents : 8F – 12F

Préparation

- Vérifiez l'ordonnance du médecin pour savoir si l'enfant a besoin d'un cathétérisme vésical intermittent ou de l'installation d'une sonde à demeure. Déterminez le calibre de la sonde ou du cathéter selon la taille, l'âge et le poids de l'enfant. Les calibres varient de 4F à 12F. Chez un nourrisson qui a besoin d'un cathétérisme vésical intermittent, on peut utiliser une sonde d'alimentation.
- L'enfant doit être immobilisé pour l'intervention. Si les parents désirent rester dans la pièce avec lui, demandez-leur de se tenir debout à la tête de son lit et de lui prendre la main.

Matériel utilisé

Nécessaire de cathétérisme vésical stérile (contenant des gants stériles, des champs opératoires, une solution antiseptique, des cotons-tiges ou des tampons d'ouate, des pinces, un lubrifiant et un récipient pour l'urine)

Cathéter de type et de calibre appropriés (sans latex si l'enfant présente une allergie ou une sensibilité au latex ou s'il est souvent cathétérisé)
Récipient pour les tampons d'ouate souillés
Si vous devez mettre en place une sonde à demeure, vous aurez besoin d'une seringue contenant une solution saline normale (NaCl à 0,9 %) pour gonfler le ballonnet. La quantité requise est indiquée près de l'ouverture du ballonnet. Vous aurez également besoin de ruban adhésif et d'un dispositif pour recueillir l'urine.

Marche à suivre - *Gants stériles*

- Placez des compresses propres sous le périnée de l'enfant.
- Ouvrez le nécessaire en maintenant le champ stérile. Ouvrez le tube de lubrifiant et pressez-le sur le champ stérile. Versez de l'antiseptique sur les cotons-tiges ou les tampons d'ouate.
- Enfilez les gants stériles. Lubrifiez l'embout du cathéter ou de la sonde, dont vous placerez l'extrémité distale dans le nécessaire.
- Demandez à une autre personne de mettre l'enfant dans la bonne position et de l'immobiliser.

Enfant de sexe féminin

- Nettoyez le périnée. Avec la main non dominante, écartez les lèvres. Avec la main dominante (stérile), utilisez les pinces pour prendre les tampons d'ouate imbibés de solution antiseptique. Nettoyez le méat urinaire en utilisant un tampon d'ouate différent pour chacune des parties touchées: de l'avant vers l'arrière, passez d'abord de part et d'autre des petites lèvres et de chaque côté du méat urinaire, puis descendez directement jusqu'à l'orifice urétral. Jetez au fur et à mesure les tampons d'ouate loin du champ stérile.
- Avec la main dominante, prenez l'embout lubrifié de la sonde ou du cathéter, dont vous garderez l'extrémité distale dans le récipient. Introduisez délicatement l'embout dans le méat urinaire (sur une distance d'environ 2,5 cm) jusqu'à ce que l'urine s'écoule librement. Si vous sentez une résistance, n'introduisez pas la sonde ou le cathéter de force. Vous pouvez réessayer avec un autre cathéter ou une autre sonde stérile, de préférence d'un calibre immédiatement inférieur au premier.
- Une fois que la sonde ou le cathéter est en place, recueillez l'échantillon d'urine tout en tenant l'instrument avec la main non dominante.

Enfant de sexe masculin

- Nettoyez le périnée. Avec la main non dominante, tenez le pénis au-delà du gland et écartez le méat urinaire avec le pouce et l'index. Si l'enfant n'est pas circoncis, rabattez le prépuce. Avec la main dominante (stérile), utilisez les pinces pour prendre les tampons d'ouate imbibés d'antiseptique. En utilisant un tampon d'ouate différent pour chaque partie touchée, nettoyez le tissu entourant le méat urinaire d'un mouvement circulaire allant du centre vers la périphérie. Jetez au fur et à mesure les tampons d'ouate loin du champ stérile.
- Avec la main dominante, prenez l'embout lubrifié de la sonde ou du cathéter, dont vous garderez l'extrémité distale dans le récipient. Levez le pénis en exerçant une légère traction jusqu'à ce qu'il soit perpendiculaire au corps. Insérez d'un mouvement continu la sonde ou le cathéter dans le méat urinaire jusqu'à ce que l'urine s'écoule librement. Demandez à l'enfant de souffler pour relâcher les muscles du péritoine. Si vous sentez une résistance, n'introduisez pas la sonde ou le cathéter de force. Vous pouvez essayer d'introduire un autre cathéter ou une autre sonde stérile, de préférence d'un calibre immédiatement inférieur au premier.
- Lorsque la sonde ou le cathéter est en place, abaissez le pénis et recueillez l'échantillon d'urine tout en tenant l'instrument avec la main non dominante.

Pour obtenir un échantillon

- Chaque fois que vous devez obtenir un échantillon, exécutez les opérations décrites plus tôt pour prélever l'urine.
- Évacuez l'urine de la vessie.
- Enlevez la sonde dès que l'échantillon a été recueilli.
- Refermez le flacon à prélèvement, étiquetez-le et faites-le parvenir au laboratoire.

Pour installer une sonde à demeure

- Raccordez la tubulure au dispositif de drainage.
- Fixez la tubulure sur la jambe avec du ruban adhésif pour éviter qu'elle ne soit arrachée.
- Gonflez le ballonnet de la sonde conformément aux recommandations.
- Assurez-vous que la tubulure n'est pas pliée et ne se trouve nulle part au-dessous du niveau de la vessie.
- Pour prévenir toute traction sur la sonde, suspendez le dispositif de drainage au cadre du lit plutôt qu'aux ridelles.

► SOINS DE LA STOMIE

On a recours à la stomie pour détourner les matières fécales ou les urines. Chez le nourrisson ou l'enfant, la stomie peut être nécessaire pour les raisons suivantes: entérite nécrosante néonatale, maladie de Hirschsprung, imperforation anale, syndrome de Parker (*prune-belly syndrome*), maladie inflammatoire de l'intestin, spina-bifida, tumeur ou trauma. Selon l'affection et son siège, on réalisera une iléostomie, une colostomie ou une dérivation urinaire.

On installe un dispositif adhésif immédiatement après l'opération pour mesurer les excrétions. Si c'est plutôt un pansement qui a été appliqué, on peut mesurer les excrétions en pesant le pansement avant et après sa saturation. Chaque augmentation de 1 g du poids du pansement correspond à environ 1 mL de liquide drainé.

La stomie pose des problèmes particuliers chez les nourrissons et les enfants en raison de la fragilité de leur peau. Il faut donc prendre certaines précautions pour prévenir les ruptures de l'épiderme au siège de la stomie.

CHANGEMENT DU PANSEMENT CHEZ UN NOURRISSON STOMISÉ

Marche à suivre - *Gants à usage unique non stériles*

- Après chaque selle, changez le pansement, nettoyez et essuyez la peau, puis appliquez une substance non poreuse.
- Pour absorber les écoulements, placez autour de la stomie des compresses stériles dans lesquelles vous aurez pratiqué une entaille. Utilisez du ruban adhésif pour maintenir la compresse en place. Pour protéger la peau, on peut aussi utiliser un bandage de Montgomery, une bande adhésive élastique Ace ou une couche.

Remarque: Lorsque la stomie sera cicatrisée et que le nourrisson sera assez grand pour porter un sac collecteur, on utilisera un dispositif muni d'une barrière cutanée Stomahesive.

CHANGEMENT D'UN SAC COLLECTEUR POUR STOMIE CHEZ UN NOURRISSON OU UN ENFANT

Marche à suivre - *Gants à usage unique non stériles*

- Retirez le sac collecteur lorsqu'il est rempli au tiers ou à la moitié. Enlevez-le et placez-le dans un sac de plastique étanche pour le jeter.
- En règle générale, chez un enfant, on applique une Stomahesive autour de la stomie. Il s'agit d'une barrière cutanée sur laquelle un sac collecteur peut être fixé pour protéger la peau. Pour la majorité des barrières cutanées, un seul changement par semaine est nécessaire.
- Lavez délicatement la peau et la stomie. Surveillez tout signe de rupture de l'épiderme ou d'infection. Asséchez la région. Vérifiez l'état de la Stomahesive.
- Préparez le nouveau sac collecteur. Placez-le sur la Stomahesive. Pressez fermement le sac collecteur contre la Stomahesive pour créer un joint étanche. Prenez bien soin de ne pas former de plis. Fermez l'ouverture du sac collecteur avec la pince appropriée.

► LAVEMENT

On doit tenir compte de trois facteurs importants lorsqu'on administre un lavement à un nourrisson ou à un enfant : le type et la quantité du liquide utilisé, de même que la profondeur d'insertion de la sonde dans le rectum (tableau 12).

En général, on utilise un liquide isotonique, comme une solution saline normale (NaCl à 0,9 %). On a parfois aussi recours à un produit hypertonique commercial, tel que le lavement Fleet pour enfants.

TABLEAU 12 Paramètres pour l'administration d'un lavement

Groupe d'âge	Volume (mL)	Profondeur d'insertion (cm)
Nourrissons	40 – 100	2,5
Trottineurs	100 – 200	5,0
Enfants d'âge préscolaire	200 – 300	5,0
Enfants d'âge scolaire	300 – 500	7,5
Adolescents	500 – 700	10,0

ADMINISTRATION D'UN LAVEMENT

Préparation

Expliquez à l'enfant qu'un bassin sera gardé à son chevet. S'il a déjà fait l'apprentissage de la propreté, prenez soin de le placer dans un lit situé à proximité d'une salle de bain avant d'administrer le lavement.

Matériel utilisé

Solution prescrite (dans un récipient muni d'un embout) *ou* sac pour lavement et sonde rectale (de calibre 14F à 18F pour les enfants ou 12F pour les nourrissons)
Contenant à solution
Liquide prescrit
Lubrifiant hydrosoluble

Marche à suivre - *Gants à usage unique non stériles, blouse d'hôpital*

- Placez sur le lit quelque chose d'absorbant, comme des piqués. L'enfant doit être allongé sur le côté gauche, les genoux ramenés sur la poitrine ou la jambe droite repliée sur la jambe gauche. Vous aurez peut-être besoin d'une personne pour vous aider à maintenir l'enfant dans cette position.
- Si vous utilisez une sonde rectale, fixez le contenant à solution, ajoutez le liquide et purgez la tubulure et la sonde. Lubrifiez l'embout. Si vous administrez un lavement Fleet, sachez que l'embout est prélubrifié.
- Insérez délicatement l'embout à la profondeur recommandée. Laissez le liquide s'écouler lentement pendant au moins 10 à 15 minutes. Si l'enfant se plaint de crampes, interrompez l'administration pour lui permettre de se reposer, puis continuez l'intervention.
- Il se peut que le nourrisson ou l'enfant ne soit pas capable de retenir le liquide. Dans un tel cas, il est parfois utile de presser ses fesses l'une contre l'autre.
- Lorsque l'enfant est prêt ou lorsque le moment est venu d'évacuer la solution, placez le bassin sur le lit ou escortez l'enfant jusqu'à la salle de bain. Laissez-le seul s'il en fait la demande, mais assurez-vous au préalable qu'il ne se sent ni étourdi ni faible.
- Nettoyez le périnée. L'enfant ou les parents peuvent préférer le faire eux-mêmes.
- Aidez l'enfant à reprendre une position plus confortable.
- Évaluez la quantité et la nature des matières évacuées.

12 L'IRRIGATION

Plan de la section

► IRRIGATION AURICULAIRE

ALERTE INFIRMIÈRE

L'irrigation auriculaire ne doit pas être réalisée s'il y a un écoulement dans l'oreille de l'enfant. La membrane tympanique risque alors de ne pas être intacte.

L'irrigation ou le lavage auriculaire sert à enlever un bouchon de cérumen ou un corps étranger. Souvent, l'enfant présente des symptômes d'otite moyenne, mais on ne peut voir le conduit auditif. Demandez toujours aux parents s'ils ont observé un écoulement dans l'oreille de l'enfant et examinez celle-ci au moyen d'un otoscope (se reporter au chapitre 4 pour savoir comment utiliser correctement l'otoscope et reconnaître les points de repère). En cas d'écoulement, communiquez avec le médecin avant d'irriguer l'oreille. Prenez soin de réexaminer l'oreille avec l'otoscope après environ une minute d'irrigation pour observer les effets du traitement.

EXÉCUTION D'UNE IRRIGATION AURICULAIRE

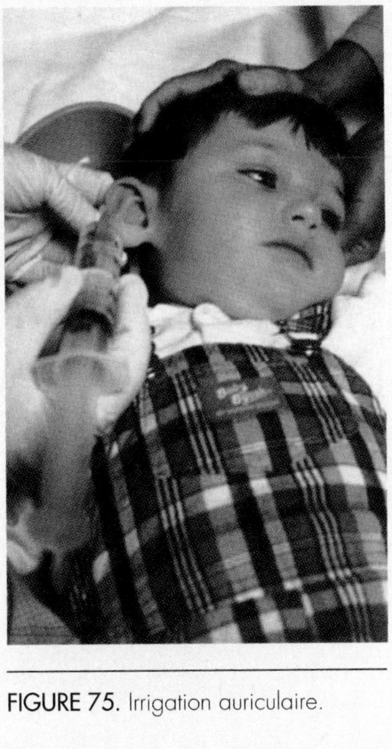

FIGURE 75. Irrigation auriculaire.

Matériel utilisé

Solution prescrite, à la température ambiante
Seringue à irrigation (à poire ou Asepto) avec tubulure ou avec irrigateur buccal

Marche à suivre - *Gants à usage unique non stériles*

- Vérifiez l'ordonnance du médecin pour connaître le type de liquide à administrer.
- Examinez l'oreille avec un otoscope.
- L'enfant doit être allongé sur le dos. S'il a moins de 3 ans, tirez doucement le pavillon de l'oreille vers l'arrière et légèrement vers le bas pour redresser le conduit auditif. S'il est plus âgé, tirez le pavillon de l'oreille vers l'arrière et vers le haut.
- Placez un bassin réniforme sous l'oreille à irriguer. Glissez un piqué ou une serviette sous la tête de l'enfant (figure 75).
- Aspirez 20 mL de la solution prescrite tiède dans une seringue raccordée à la tubulure.
- Injectez doucement la solution dans le conduit auditif en recueillant le liquide qui s'écoule dans le bassin réniforme.
- Ou encore, utilisez un irrigateur buccal au réglage le plus bas pour irriguer l'oreille.

- Répétez suivant les directives du médecin.
- Réexaminez l'oreille avec un otoscope et notez les changements observés à la suite du traitement.
- Asséchez l'oreille, la joue et le cou de l'enfant.

► IRRIGATION OCULAIRE

L'irrigation oculaire sert à enlever un corps étranger ou une substance chimique irritante (figure 76). Parce que les enfants ont souvent tendance à fermer l'œil affecté, il est important de les amener à se détendre. Il faut faire attention de ne pas toucher la cornée, ce qui risquerait d'aggraver la lésion. Pour prévenir l'infection, l'application de règles d'asepsie rigoureuses s'impose.

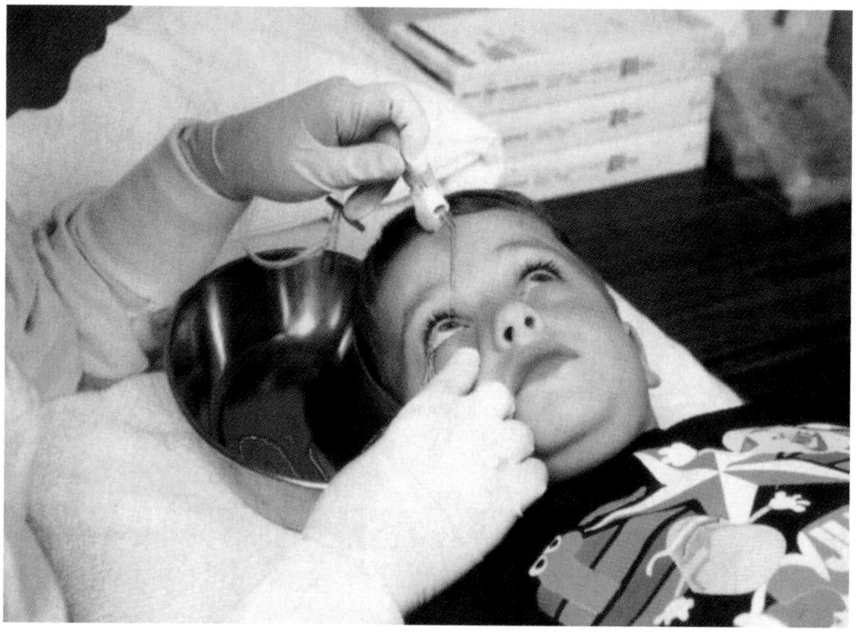

FIGURE 76. Irrigation oculaire.

EXÉCUTION D'UNE IRRIGATION OCULAIRE

Préparation

- Vérifiez l'ordonnance du médecin pour connaître la quantité et le type de liquide à utiliser (le plus souvent, un soluté physiologique stérile).
- Pour cette intervention, l'enfant doit être immobilisé et couché sur le dos. Vous pouvez demander à une autre personne de le maintenir en place en appuyant son corps contre le sien et en tournant légèrement sa tête de manière à ce que l'œil irrigué se trouve bas que l'autre. On évite ainsi de contaminer l'œil non affecté.
- Raccordez la tubulure à perfusion à un sac de soluté physiologique à la température ambiante. Rincez la tubulure en gardant l'embout couvert.

Marche à suivre - *Gants stériles*

- Glissez un piqué sous la tête, le cou et les épaules de l'enfant ; pour une meilleure absorption, utilisez aussi des serviettes. Placez un bassin réniforme sous l'œil à irriguer pour recueillir le liquide.
- Avec le pouce et l'index de la main dominante, écartez délicatement les paupières de l'enfant.
- Enlevez le capuchon de la tubulure à perfusion. Ouvrez la pince à moitié en dirigeant le jet dans le sac conjonctival inférieur, du canthus interne vers le canthus externe. Interrompez régulièrement l'irrigation et demandez à l'enfant de fermer l'œil pour permettre à la solution d'atteindre la région conjonctivale supérieure.
- Lorsque l'irrigation est terminée, essuyez délicatement l'œil de l'enfant avec une compresse de gaze ou un tampon d'ouate en allant du canthus interne vers le canthus externe.
- Observez la couleur, l'odeur et la nature du liquide recueilli.

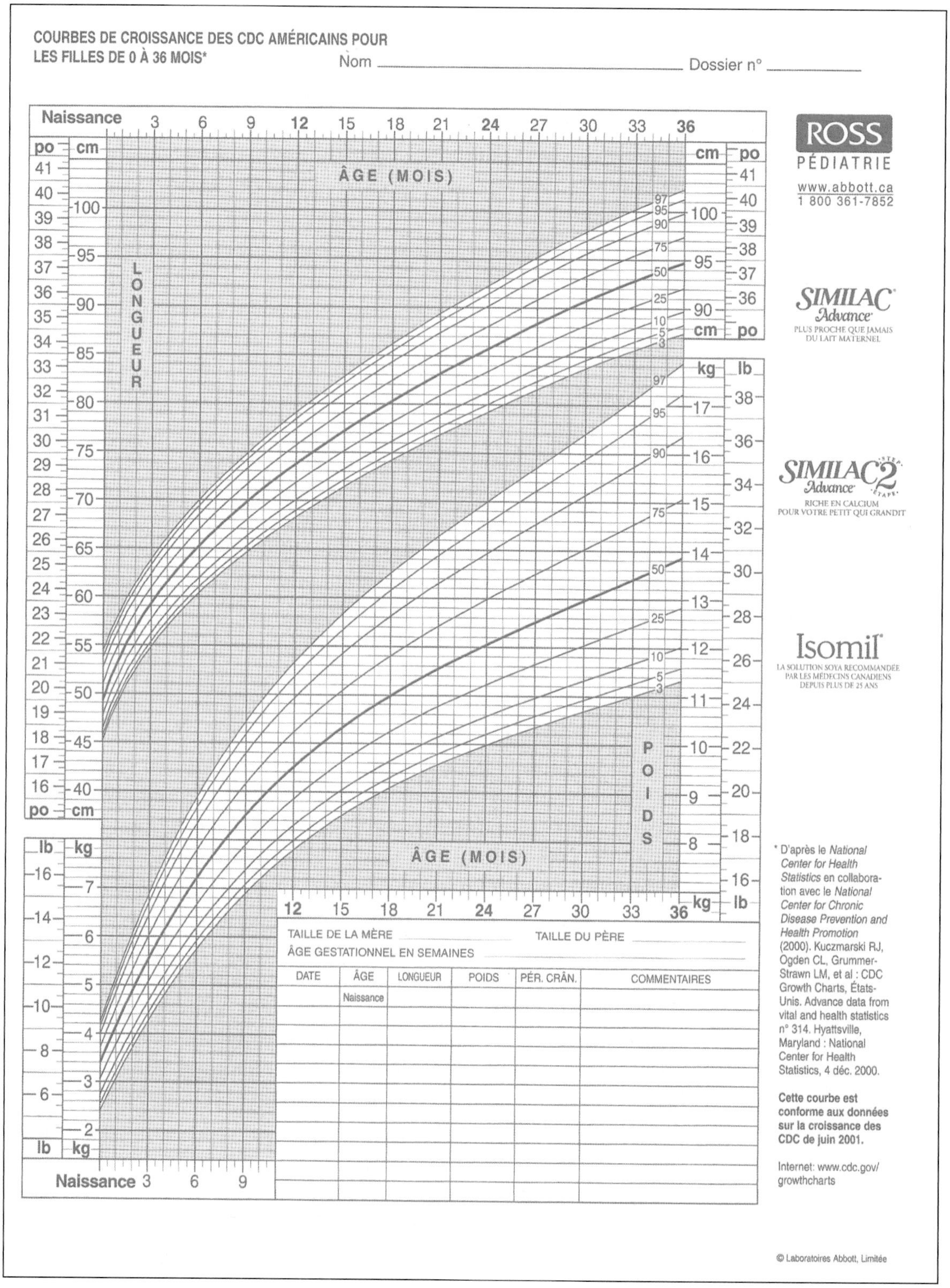

FIGURE 1a. Courbe de croissance chez la fille de 0 à 3 ans.

Les courbes de croissane

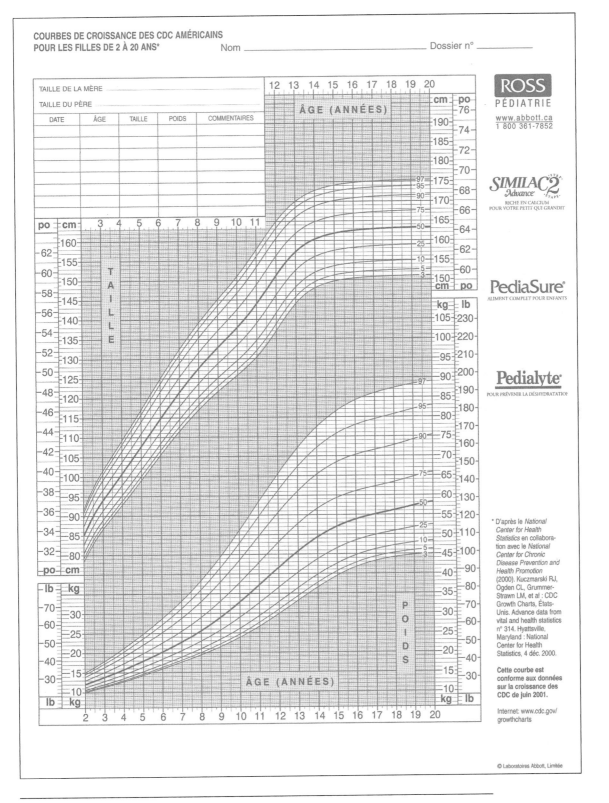

COURBES DE CROISSANCE DES CDC AMÉRICAINS
POUR LES FILLES DE 2 À 20 ANS*

Nom ______________________ Dossier n° __________

TAILLE DE LA MÈRE				
TAILLE DU PÈRE				
DATE	ÂGE	TAILLE	POIDS	COMMENTAIRES

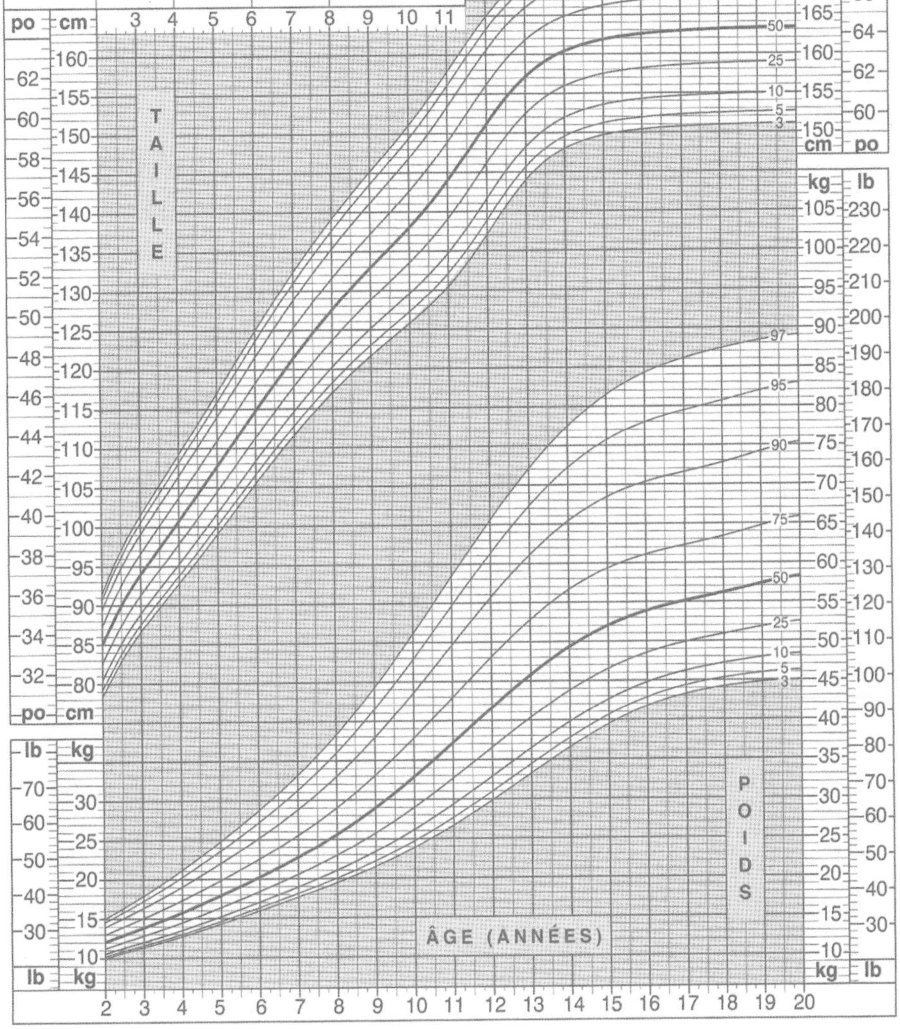

* D'après le *National Center for Health Statistics* en collaboration avec le *National Center for Chronic Disease Prevention and Health Promotion* (2000). Kuczmarski RJ, Ogden CL, Grummer-Strawn LM, et al : CDC Growth Charts, États-Unis. Advance data from vital and health statistics n° 314. Hyattsville, Maryland : National Center for Health Statistics, 4 déc. 2000.

Cette courbe est conforme aux données sur la croissance des CDC de juin 2001.

Internet: www.cdc.gov/growthcharts

FIGURE 1b. Courbe de croissance chez la fille de 2 à 20 ans.

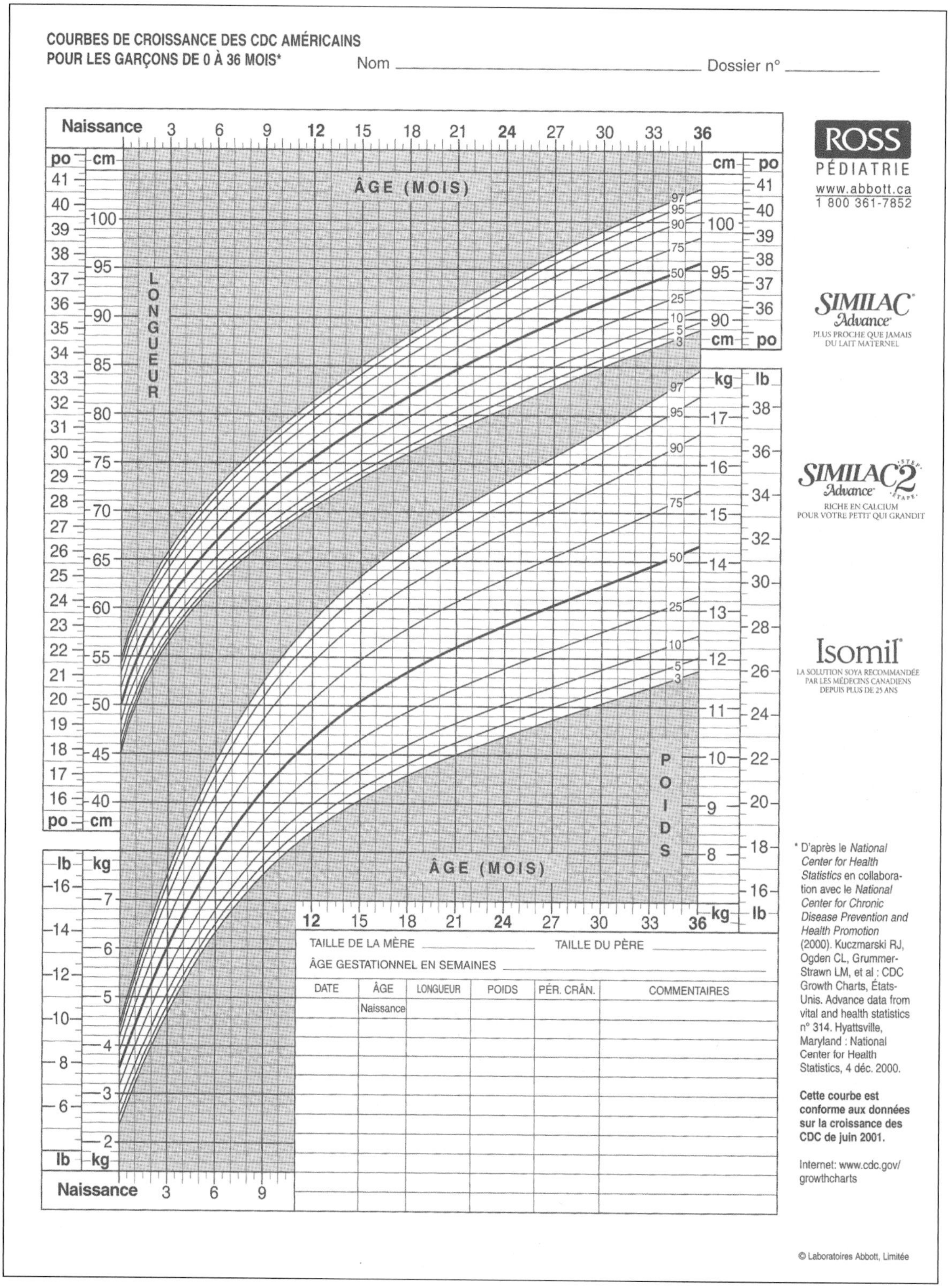

FIGURE 2a. Courbe de croissance chez le garçon de 0 à 3 ans.

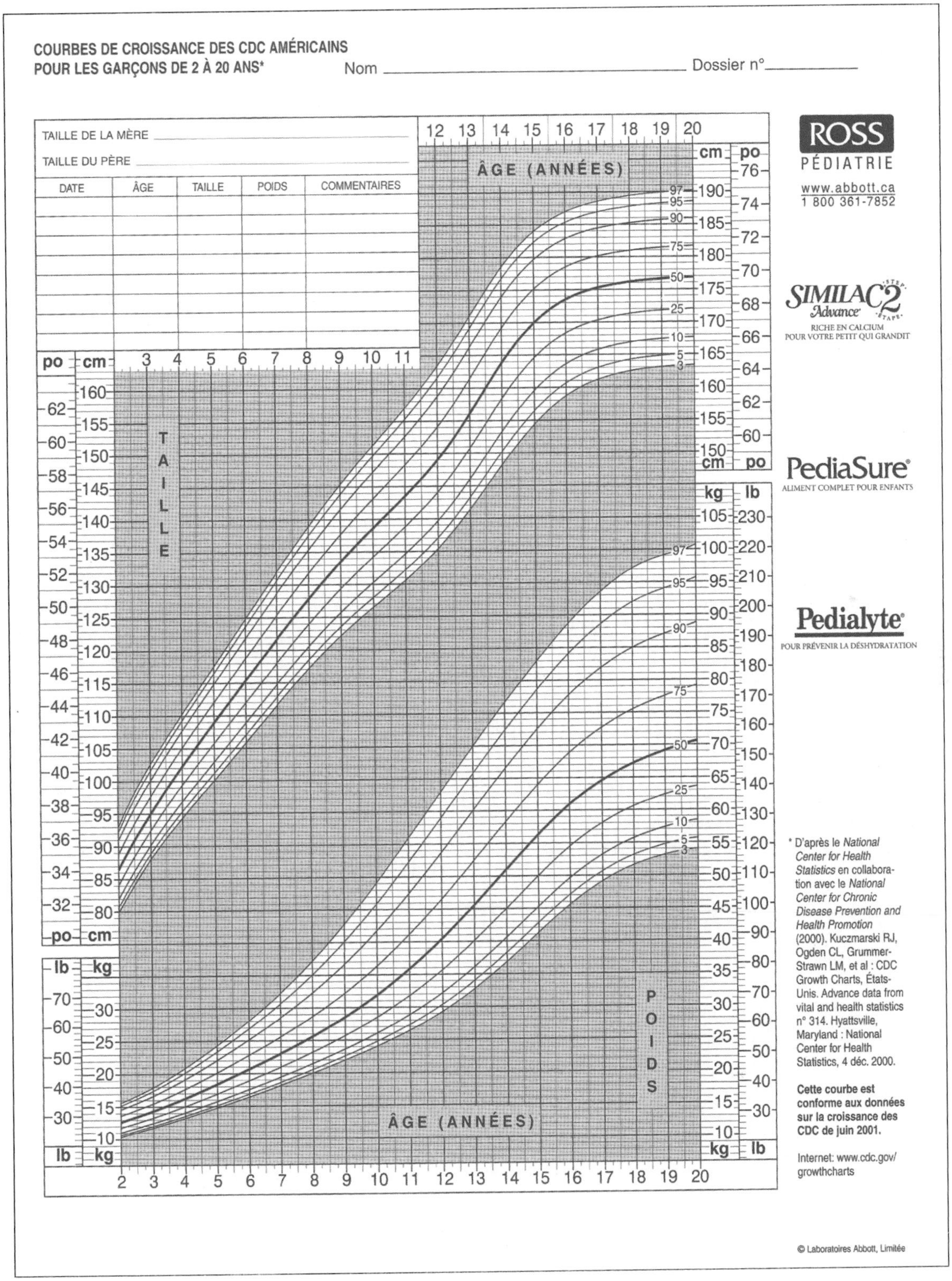

FIGURE 2b. Courbe de croissance chez le garçon de 2 à 20 ans.

Canada en Santé

Santé et Bien-être social Canada

Health and Welfare Canada

Le guide alimentaire CANADIEN

POUR MANGER SAINEMENT

Savourez chaque jour une variété d'aliments choisis dans chacun de ces groupes.

Choisissez de préférence des aliments moins gras.

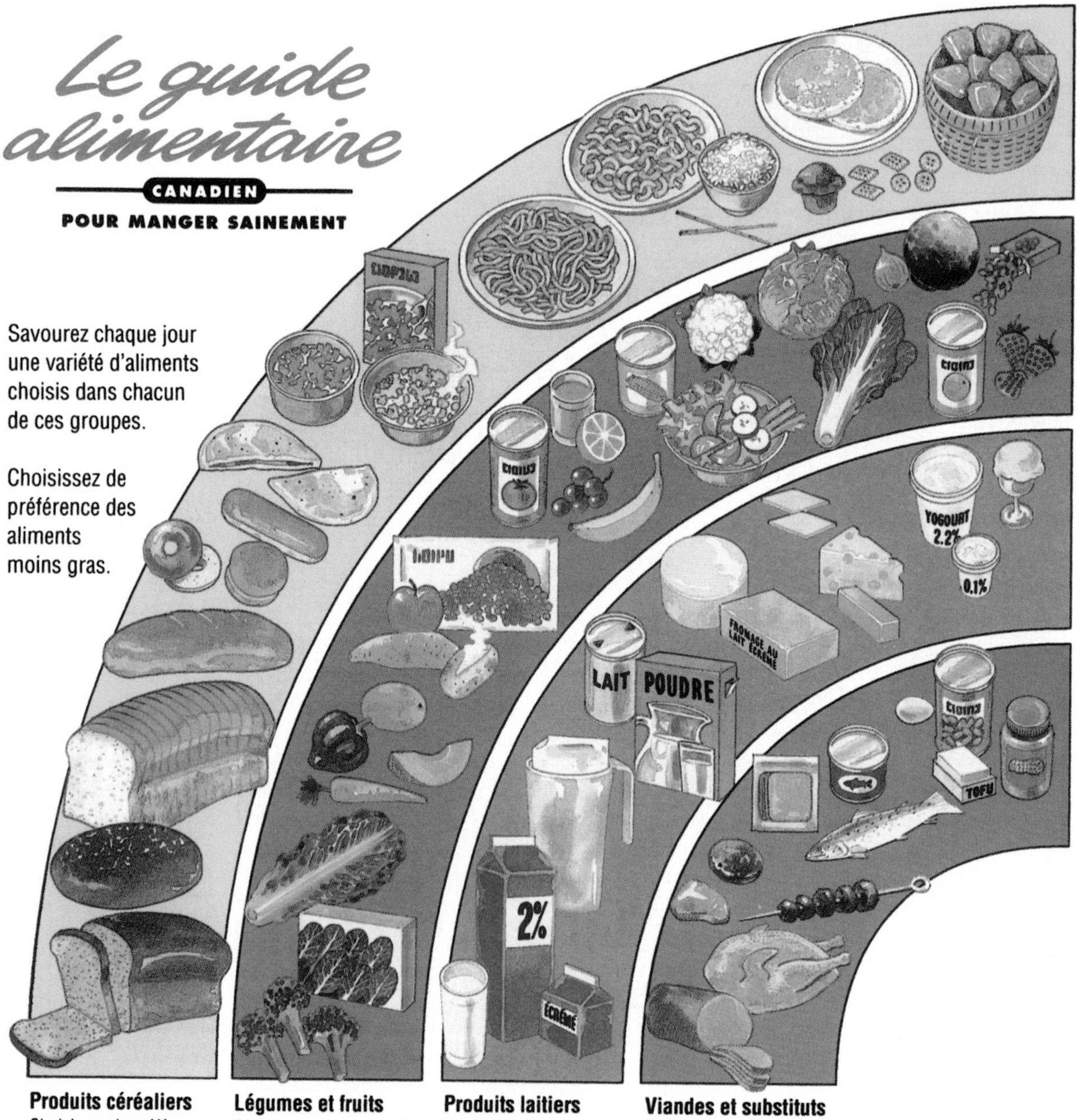

Produits céréaliers
Choisissez de préférence des produits à grains entiers ou enrichis.

Légumes et fruits
Choisissez plus souvent des légumes vert foncé ou orange et des fruits orange.

Produits laitiers
Choisissez de préférence des produits laitiers moins gras.

Viandes et substituts
Choisissez de préférence viandes, volailles et poissons plus maigres et légumineuses.

Canada

Le Guide alimentaire canadien

Le guide alimentaire CANADIEN POUR MANGER SAINEMENT

À L'INTENTION DES QUATRE ANS ET PLUS

Des quantités différentes pour des personnes différentes

La quantité que vous devez choisir chaque jour dans les quatre groupes alimentaires et parmi les autres aliments varie selon l'âge, la taille, le sexe, le niveau d'activité; elle augmente durant la grossesse et l'allaitement. Le guide alimentaire propose un nombre plus ou moins grand de portions pour chaque groupe d'aliments. Ainsi, les enfants peuvent choisir les quantités les plus petites et les adolescents, les plus grandes. La plupart des gens peuvent choisir entre les deux.

Produits céréaliers

5 à 12 PORTIONS PAR JOUR

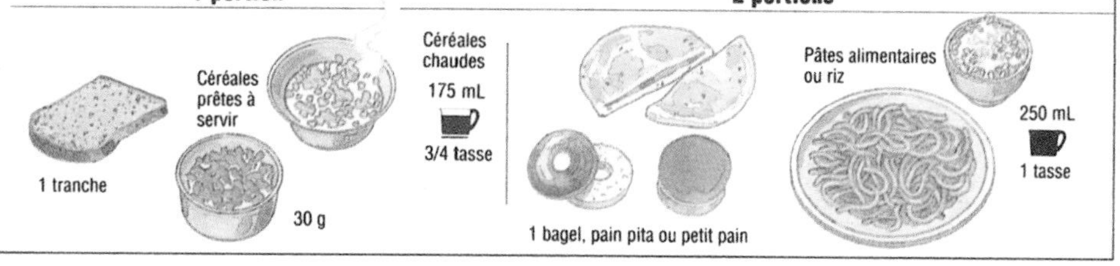

Légumes et fruits

5 à 10 PORTIONS PAR JOUR

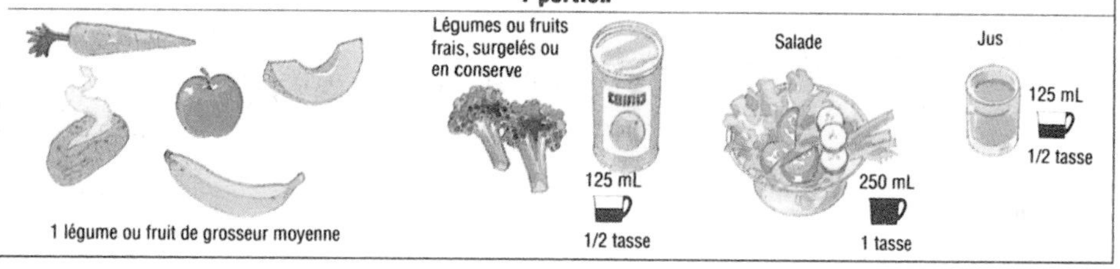

Produits laitiers

PORTIONS PAR JOUR

Enfants (4 à 9 ans) : 2 à 3
Jeunes (10 à 16 ans) : 3 à 4
Adultes : 2 à 4
Femmes enceintes ou allaitant : 3 à 4

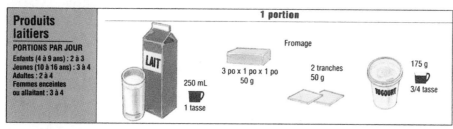

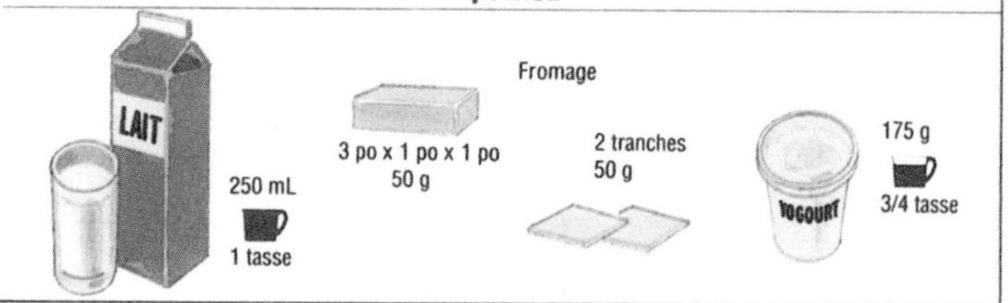

Viandes et substituts

2 à 3 PORTIONS PAR JOUR

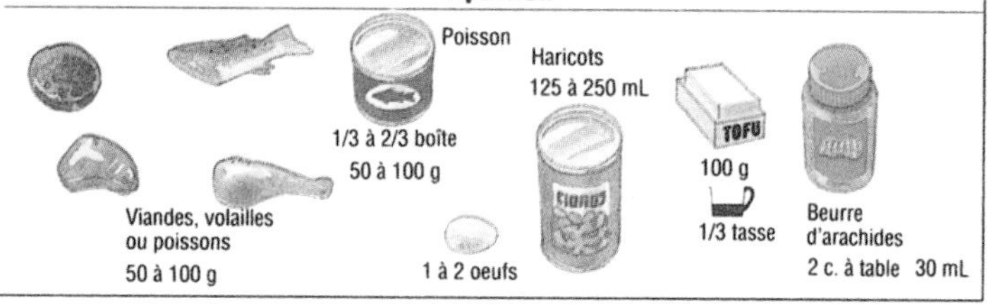

Autres aliments

D'autres aliments et boissons qui ne font pas partie des quatre groupes peuvent aussi apporter saveur et plaisir. Certains de ces aliments ont une teneur plus élevée en gras ou en énergie. Consommez-les avec modération.

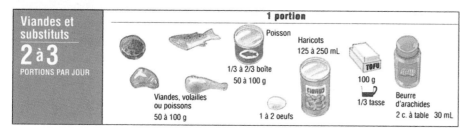

Mangez bon, mangez bien. Bougez. Soyez bien dans votre peau. C'est ça la VITALITÉ

ISBN 0-662-97564-2

Apports nutritionnels recommandés en général pour les personnes en santé vivant au Canada et aux États-Unis

Catégorie	Âge (années) ou circonstances	Poids[b] (kg)	Poids[b] (lb)	Taille[b] (cm)	Taille[b] (po)	Protéines (g)	Vitamines liposolubles: Vitamine A (μg ER)[c]	Vitamine D (μg)[d]	Vitamine E (mg/α-ET)[e]	Vitamine K (μg)
Nourrissons	0 – 0,5	6	13	60	24	13	375	7,5	3	5
	0,5 – 1	9	20	71	28	14	375	10	4	10
Enfants	1 – 3	13	29	90	35	16	400	10	6	15
	4 – 6	20	44	112	44	24	500	10	7	20
	7 – 10	28	62	132	52	28	700	10	7	30
Garçons/Hommes	11 – 14	45	99	157	62	45	1000	10	10	45
	15 – 18	66	145	176	69	59	1000	10	10	65
	19 – 24	72	160	177	70	58	1000	10	10	70
	25 – 50	79	174	176	70	63	1000	5	10	80
	51 et plus	77	170	173	68	63	1000	5	10	80
Filles/Femmes	11 – 14	46	101	157	62	46	800	10	8	45
	15 – 18	55	120	163	64	44	800	10	8	55
	19 – 24	58	128	164	65	46	800	10	8	60
	25 – 50	63	138	163	64	50	800	5	8	65
	51 et plus	65	143	160	63	50	800	5	8	65
Femmes enceintes						60	800	10	10	65
Femmes allaitantes	Les 6 premiers mois					65	1300	10	12	65
	Les six mois suivants					62	1200	10	11	65

[a] Apports quotidiens moyens pour des personnes normales vivant au Canada et aux États-Unis et soumises aux stress environnementaux habituels. Le régime alimentaire doit par ailleurs comporter une grande diversité d'aliments courants afin de procurer au sujet les autres nutriments indispensables pour lesquels les besoins humains sont moins bien définis.

[b] Les poids et les tailles des adultes de référence sont les médianes réelles de la population du Canada et des États-Unis pour les tranches d'âge considérées, selon les données fournies par la deuxième Enquête nationale sur la santé et la nutrition (*National Health and Nutrition Examination Survey – NHANES – II*). Les tailles et les poids médians des sujets de moins de 19 ans proviennent de Hamill, P. V. et al. (1979). Physical Growth : National Center for Health Statistics percentiles. *Am J Clin Nutr, 32,* 607–629. L'utilisation de ces chiffres dans le présent ouvrage n'indique pas que ces ratios taille–poids sont idéaux.

ANNEXE D

Les apports nutritionnels recommandés (ANR)

Vitamines hydrosolubles							Minéraux						
Vitamine C (mg)	Thiamine (mg)	Riboflavine (mg)	Niacine (mg EN)[f]	Vitamine B_6 (mg)	Acide folique (µg)	Vitamine B_{12} (µg)	Calcium (mg)	Phosphore (mg)	Magnésium (mg)	Fer (mg)	Zinc (mg)	Iode (µg)	Sélénium (µg)
30	0,3	0,4	5	0,3	25	0,3	400	300	40	6	5	40	10
35	0,4	0,5	6	0,6	35	0,5	600	500	60	10	5	50	15
40	0,7	0,8	9	1,0	50	0,7	800	800	80	10	10	70	20
45	0,9	1,1	12	1,1	75	1,0	800	800	120	10	10	90	20
45	1,0	1,2	13	1,4	100	1,4	800	800	170	10	10	120	30
50	1,3	1,5	17	1,7	150	2,0	1200	1200	270	12	15	150	40
60	1,5	1,8	20	2,0	200	2,0	1200	1200	400	12	15	150	50
60	1,5	1,7	19	2,0	200	2,0	1200	1200	350	10	15	150	70
60	1,5	1,7	19	2,0	200	2,0	800	800	350	10	15	150	70
60	1,2	1,4	15	2,0	200	2,0	800	800	350	10	15	150	70
50	1,1	1,3	15	1,4	150	2,0	1200	1200	280	15	12	150	45
60	1,1	1,3	15	1,5	180	2,0	1200	1200	300	15	12	150	50
60	1,1	1,3	15	1,6	180	2,0	1200	1200	280	15	12	150	55
60	1,1	1,3	15	1,6	180	2,0	800	800	280	15	12	150	55
60	1,0	1,2	13	1,6	180	2,0	800	800	280	10	12	150	55
70	1,5	1,6	17	2,2	400	2,2	1200	1200	320	30	15	175	65
95	1,.6	1,8	20	2,1	280	2,6	1200	1200	355	15	19	200	75
90	1,6	1,7	20	2,1	260	2,6	1200	1200	340	15	16	200	75

[c] Équivalent rétinol. 1 équivalent rétinol = 1 µg rétinol ou 6 µg β-carotène
[d] Sous forme de cholécalciférol. 10 µg cholécalciférol = 400 UI vitamine D
[e] Équivalents α-tocophérol. 1 µg d-α-tocophérol = 1 α-ET
[f] Équivalent niacine. 1 EN = 1 mg niacine ou 60 mg tryptophane alimentaire

D'après Food and Nutrition Board, National Research Council. (1989). Recommended dietary allowances *(10e éd.). Washington, DC : National Academy of Sciences. Avec l'aimable autorisation de la National Academy Press, Washington, DC.*

Les valeurs indiquées ici sont approximatives. Consultez votre laboratoire pour connaître les valeurs normales correspondant aux analyses effectuées dans le centre hospitalier où vous travaillez.

VALEURS NORMALES : SANG

Acide urique (Sé, P)

Garçons/Hommes
0 à 14 ans : 119–416 µmol/L
> 14 ans : 178–476 µmol/L

Filles/Femmes
Tous âges : 119–416 µmol/L

Albumine (Sé)

Moins d'un an : 30–49 g/L
1 à 4 ans : 39–50 g/L
5 à 10 ans : 40–50 g/L
11 à 18 ans : 41–54 g/L

Aldolase (Sé)

Nourrissons : 3,4–11,8 U/L
Enfants : 1,2–8,8 U/L
Adultes : 1,7–4,9 U/L

Aldostérone (Sé)

6 à 9 ans : 1–24 ng/dL
10 à 11 ans : 2–15 ng/dL
12 à 14 ans : 1–22 ng/dL
15 à 17 ans : 1–32 ng/dL

α_1-Antitrypsine (Sé)

1 à 3 mois : 127–404 mg/dL (1,27–4,04 g/L)
3 à 12 mois : 145–362 mg/dL (1,45–3,62 g/L)
1 à 2 ans : 160–382 mg/dL (1,60–3,82 g/L)
2 à 15 ans : 148–394 mg/dL (1,48–3,94 g/L)

Ammoniaque (P)

Nouveau-nés : 53–88 µmol/L ; taux plus élevé chez les prématurés et les enfants atteints d'ictère
Après : 0–35 µmol/L quand le sang est prélevé avec des précautions adéquates.

Azote uréique (Sé, P)

1 à 2 ans : 1,8–5,4 mmol/L
Après : 3,5–7,1 mmol/L

Bicarbonate, réel (P)

Calculé à partir du pH et de la $PaCO_2$
Nouveau-nés : 17,2–23,6 mmol/L
2 mois à 2 ans : 19–24 mmol/L
Enfants : 18–25 mmol/L
Hommes (adultes) : 20,1–28,9 mmol/L
Femmes (adultes) : 18,4–28,8 mmol/L

Bilirubine (Sé)

Valeurs indiquées en µmol/L
Niveaux après 1 mois :
Bilirubine directe (conjuguée) : 0–5 µmol/L
Bilirubine indirecte (libre) : 2–12 µmol/L

Niveau maximal chez le nouveau-né	Nouveau-né (poids à la naissance) au-delà du niveau maximal (%)		
	< 2001 g	2001–2500 g	> 2500 g
342	8,2	2,6	0,8
308	13,5	4,6	1,5
274	20,3	7,6	2,6
239	33,0	12,0	4,4
188	53,8	23,0	9,3
137	77,0	45,4	26,1

Calcium (Sé)

Nourrissons prématurés (première semaine) : 3,5–4,5 mEq/L (1,7–2,3 mmol/L)
Nourrissons nés à terme (première semaine) : 4–5 mEq/L (2–2,5 mmol/L)
Après : 4,4–5,3 mEq/L (2,2–2,7 mmol/L)

D'après Hathaway, W. E., Hay, W. W., Groothuis, J. R. et Paisley, J. W. (1997). *Current pediatric diagnosis and treatment* (13e éd.). Stamford, CT: Appleton & Lange ; et Soldin, S. J., Brugnara, C., Gunter, K. C. et Hicks, J. M. (1997). *Pediatric reference ranges* (2e éd.). Washington, DC : AACC Press.
Remarque : Les valeurs peuvent varier selon la méthode utilisée.
Sé : Sérum ; Sg : Sang ; P : Plasma ; GR : Globules rouges

Les valeurs normales

Chlorure (Sé, P)

Nourrissons prématurés : 95–110 mmol/L
Nourrissons nés à terme : 96–116 mmol/L
Enfants : 98–105 mmol/L
Adultes : 98–108 mmol/L

Cholestérol, lipoprotéines de haute densité – HDL (Sé)

1 à 9 ans : 0,91–2,12 mmol/L
10 à 13 ans : 0,93–2,17 mmol/L
14 à 19 ans : 0,91–1,68 mmol/L

Cholestérol, lipoprotéines de basse densité – LDL (Sé)

Valeurs indiquées en mmol/L

Âge	Garçons	Filles
6 à 7 ans	1,44–3,46	1,34–3,85
8 à 9 ans	1,34–3,33	1,47–3,69
10 à 11 ans	1,16–3,85	1,44–3,61
12 à 13 ans	1,42–3,48	1,49–3,56
14 à 15 ans	1,24–3,69	1,21–3,61
16 à 17 ans	1,36–3,36	1,13–3,79

Cholestérol, total (Sé, P)

Valeurs indiquées en mmol/L

Âge	Garçons	Filles
6 à 7 ans	2,97–5,09	3,25–5,14
8 à 9 ans	2,89–5,14	3,20–5,37
10 à 11 ans	2,79–5,68	2,97–5,37
12 à 13 ans	3,02–5,21	2,94–5,34
14 à 15 ans	2,66–5,34	2,68–5,37
16 à 17 ans	2,76–5,11	2,73–5,50

Clairance de la créatinine

Valeurs très variables ; dépendent de la spécificité des méthodes d'analyse utilisées
Nouveau-nés (1 jour) : 5–50 mL/min/1,73 m^2 (moyenne : 18 mL/min/1,73 m^2)
Nouveau-nés (6 jours) : 15–90 mL/min/1,73 m^2 (moyenne : 36 mL/min/1,73 m^2)
Hommes (adultes) : 85–125 mL/min/1,73 m^2
Femmes (adultes) : 75–115 mL/min/1,73 m^2

Clairance de l'urée

Nourrissons prématurés : 3,5–17,3 mL/min/1,73 m^2
Nouveau-nés : 8,7–33 mL/min/1,73 m^2
2 à 12 mois : 40–95 mL/min/1,73 m^2
≥ 2 ans : 52 mL/min/1,73 m^2

Complément (Sé)

C3 : 0,51–0,95 g/L
C4 : 0,08–0,41 g/L

Créatine (Sé, P)

15,2–61 μmol/L

Créatine kinase (Sé, P)

Nouveau-nés (1 à 3 jours) : 40–474 U/L à 37 °C
Hommes (adultes) : 37–187 U/L à 37 °C
Femmes (adultes) : 24–163 U/L à 37 °C

Créatinine (Sé, P)

Valeurs indiquées en μmol/L

Âge	Garçons	Filles
Nouveau-nés (1 à 3 jours)[a]	17,7–88,4	17,7–88,4
1 an	17,7–53,0	17,7–44,2
2 à 3 ans	17,7–61,9	26,5–53,0
4 à 7 ans	17,7–70,7	17,7–61,9
8 à 10 ans	26,5–79,6	26,5–70,7
11 à 12 ans	26,5–88,4	26,5–79,6
13 à 17 ans	26,5–106,1	26,5–97,2
18 à 20 ans	44,2–115	26,5–97,2

[a] Les valeurs peuvent être plus élevées chez les nouveau-nés prématurés.

Dioxyde de carbone, total (Sé, P)

Sang du cordon ombilical : 15–20,2 mmol/L
Enfants : 18–27 mmol/L
Adultes : 24–35 mmol/L

Électrophorèse de l'hémoglobine (Sg)

Hémoglobine A_1 : 96–98,5 % de l'hémoglobine totale
Hémoglobine A_2 : 1,5–4 % de l'hémoglobine totale

Fer (Sé, P)
Nouveau-nés: 3,6–28,1 µmol/L
6 semaines à 3 ans: 3,6–20,6 µmol/L
3 à 9 ans: 3,6–25,2 µmol/L
9 à 14 ans: 3,8–27 µmol/L
14 à 16 ans: 3,6–32,4 µmol/L
Adultes: 7,2–31,3 µmol/L

Fibrinogène (P)
5,9–14,7 µmol/L

Galactose (Sé, P)
0,06–0,12 mmol/L

Galactose-1-phosphate (GR)
Normale: 1 mg/dL de lysat de concentré de globules rouges; légèrement plus élevée dans le sang du cordon ombilical
Nourrissons atteints de galactosémie congénitale et suivant un régime sans lait: < 2 mg/dL
Nourrissons atteints de galactosémie congénitale et buvant du lait: 9–20 mg/dL

Galactose-1-phosphate-uridyltransférase (GR)
Normale: 308–475 mUI/g d'hémoglobine
Hétérozygotes pour variance de Duarte: 225–308 mUI/g d'hémoglobine
Homozygotes pour variance de Duarte: 142–225 mUI/g d'hémoglobine
Hétérozygotes pour galactosémie congénitale: 142–225 mUI/g d'hémoglobine
Homozygotes pour galactosémie congénitale: < 8 mUI/g d'hémoglobine

Globuline de transport de la thyroxine (TBG) (P)
1 à 12 mois: 16,2–32,9 mg/L
1 à 3 ans: 16,4–33,8 mg/L
4 à 6 ans: 16,6–30,8 mg/L
7 à 12 ans: 15,0–29,2 mg/L
13 à 18 ans: 13,4–28,7 mg/L

Glucose (Sé, P)
Nourrissons prématurés: 1,11–4,44 mmol/L
Nourrissons nés à terme: 1,67–5,56 mmol/L
Enfants et adultes (à jeun): 3,33–5,88 mmol/L

Hématocrite (Sg)
Valeurs indiquées en %

Âge	Garçons/Hommes	Filles/Femmes
Nouveau-nés	43,4–56,1	37,4–55,9
6 mois à 2 ans	30,9–37,0	36,2–37,2
2 à 6 ans	31,7–37,7	32,0–37,1
6 à 12 ans	32,7–39,3	33,0–39,6
12 à 18 ans	34,8–43,9	34,0–40,7
Plus de 18 ans	33,4–46,2	33,0–41,0

Hémoglobine (Sg)
Valeurs indiquées en g/L

Âge	Garçons/Hommes	Filles/Femmes
Nouveau-nés	147–186	127–183
6 mois à 2 ans	103–124	104–124
2 à 6 ans	105–127	107–127
6 à 12 ans	110–133	109–133
12 à 18 ans	115–148	112–136
Plus de 18 ans	109–157	107–135

Hémoglobine, fœtale (Sg)
À la naissance: 50–85 % de l'hémoglobine totale
À 1 an: < 15 % de l'hémoglobine totale
Jusqu'à 2 ans: max. 5 % de l'hémoglobine totale
Après: < 2 % de l'hémoglobine totale

Hémoglobine glyquée/glycosylée (hémoglobine A1) (Sg)
Normale: 4–7 % de l'hémoglobine totale
Patients diabétiques exerçant un bon contrôle sur leur état: 8–10 %
Patients diabétiques n'exerçant pas un bon contrôle sur leur état: > 10 %
Les valeurs varient en fonction de la méthode utilisée pour le test.

Hormone de croissance (GH) (Sé)
Après la petite enfance (sujet à jeun) : 0–5 µg/L
En réponse à un stimulus naturel ou artificiel (sommeil, arginine, insuline, hypoglycémie) : > 8 µg/L
Nourrissons (sujet à jeun) :
Taux de GH élevé (15–40 µg/L) et réactions variables aux stimuli

Hormone thyréotrope (thyrotrophine/TSH/TTH) (P, Sé)

Valeurs indiquées en mU/L

Âge	Garçons	Filles
1 à 30 jours	0,52–16,00	0,72–13,10
1 mois à 5 ans	0,55–7,10	0,46–8,10
6 à 18 ans	0,37–6,00	0,36–5,80

Immunoglobulines (Sé)

Valeurs indiquées en g/L

Âge	IgG	IgA	IgM
Sang du cordon ombilical	7,66–16,93	non-détectables	4–26
2 semaines à 3 mois	2,99–8,52	0,03–0,66	0,15–1,49
3 à 6 mois	1,42–9,88	0,04–0,90	0,18–1,18
6 à 12 mois	4,18–11,42	0,14–0,95	0,43–2,23
1 à 2 ans	3,56–12,04	0,13–1,18	0,37–2,39
2 à 3 ans	4,92–12,69	0,23–1,37	0,49–2,04
3 à 6 ans	5,64–13,81	0,35–2,09	0,51–2,14
6 à 9 ans	6,58–15,35	0,29–3,84	0,50–2,28
9 à 12 ans	6,25–15,98	0,60–2,94	0,64–2,78
12 à 16 ans	6,60–15,48	0,81–2,52	0,45–2,56

Lacticodéshydrogénase – LDH (Sé, P)

Valeurs obtenues avec substrat de lactate (cinétique)

Nouveau-nés (1 à 3 jours) : 40–348 UI/L à 37 °C
1 mois à 5 ans : 150–360 UI/L à 37 °C
5 à 8 ans : 150–300 UI/L à 37 °C
8 à 12 ans : 130–300 UI/L à 37 °C
12 à 14 ans : 130–280 UI/L à 37 °C
14 à 16 ans : 130–230 UI/L à 37 °C
Hommes (adultes) : 70–178 UI/L à 37 °C
Femmes (adultes) : 42–166 UI/L à 37 °C

Magnésium (P)

Valeurs indiquées en mmol/L

Âge	Garçons	Filles
1 à 30 jours	0,70–0,99	0,70–1,03
31 à 365 jours	0,66–1,03	0,78–0,99
1 à 3 ans	0,70–0,99	0,70–0,99
4 à 6 ans	0,70–0,99	0,70–0,91
7 à 9 ans	0,70–0,95	0,66–0,95
10 à 12 ans	0,66–0,91	0,66–0,91
13 à 15 ans	0,66–0,95	0,66–0,95
16 à 18 ans	0,62–0,91	0,62–0,91

Mesures acide-base (Sg)

pH : 7,38–7,42 à partir de la 14e minute de vie
PaO_2: 65–76 mm Hg (8,66–10,13 kPa)
$PaCO_2$: 36–38 mm Hg (4,8–5,07 kPa)
Excédent basique : 22–12 mEq/L, sauf pour les nouveau-nés (intervalle : 24–20)

Numération des globules blancs (leucocytes) (Sg)

Valeurs × 10^9/L

Âge	Garçons/Hommes	Filles/Femmes
Nouveau-nés	6,8–13.3	8,0–14,3
6 mois à 2 ans	6,2–14,5	6,4–15,0
2 à 6 ans	5,3–11,5	5,3–11,5
6 à 12 ans	4,5–10,5	4,7–10,3
12 à 18 ans	4,5–10,0	4,8–10,1
Plus de 18 ans	4,4–10,2	4,9–10,0

Numération des globules rouges (érythrocytes) (Sg)

Valeurs × 10^{12}/L

Âge	Garçons/Hommes	Filles/Femmes
Nouveau-nés	4,2–5,5	3,4–5,4
6 mois à 2 ans	4,1–5,0	4,1–4,9
2 à 6 ans	4,0–4,9	4,0–4,9
6 à 12 ans	4,0–4,9	4,0–4,9
12 à 18 ans	4,2–5,3	4,0–4,9
Plus de 18 ans	3,8–5,4	3,8–4,8

Numération plaquettaire (GR)

Valeurs × 10^9/L

Âge	Garçons/Hommes	Filles/Femmes
Nouveau-nés	164–351	234–346
1 à 2 mois	275–567	295–615
2 à 6 mois	275–566	288–598
6 mois à 2 ans	219–452	229–465
2 à 6 ans	204–405	204–402
6 à 12 ans	194–364	183–369
12 à 18 ans	165–332	185–335
Plus de 18 ans	143–320	171–326

Osmolalité (Sé, P)

270–290 mmol/kg

Phénylalanine (Sé, P)

0,04–0,21 mmol/L

Phosphatase alcaline (Sé)

Valeurs indiquées en U/L à 37 °C et déterminées par phosphate de *p*-nitrophénol tamponné à l'AMP (cinétique)

Âge	Garçons/Hommes	Filles/Femmes
Nouveau-nés (1 à 3 jours)	95–368	95–368
2 à 24 mois	115–460	115–460
2 à 5 ans	115–391	115–391
6 à 7 ans	115–460	115–460
8 à 9 ans	115–345	115–345
10 à 11 ans	115–336	115–437
12 à 13 ans	127–403	92–336
14 à 15 ans	79–446	78–212
16 à 18 ans	58–331	35–124
Adultes	41–137	39–118

Phosphore, inorganique (Sé, P)

Nouveau-nés : 1,81–3,78 mmol/L
1 an : 1,23–2,0 mmol/L
10 ans : 1,16–1,81 mmol/L
Adultes : 1,0–1,65 mmol/L

Plomb (Sg)

< 0,48 µmol/L : Valeurs normales
0,48–0,92 µmol/L : Mesures préventives
> 0,97 µmol/L : Évaluation, traitement (si nécessaire), contrôle environnemental
> 3,38 µmol/L : Traitement immédiat, contrôle environnemental

Potassium (Sé, P)

Nourrissons prématurés : 4,5–7,2 mmol/L
Nourrissons nés à terme : 3,7–5,2 mmol/L
Enfants : 3,5–5,8 mmol/L
Adultes : 3,5–5,5 mmol/L

Pouvoir sidéropexique (Sé, P)

Nouveau-nés : 10,6–31,3 µmol/L
Enfants et adultes : 45–72 µmol/L

Protéines sériques[a]

Âge	Protéinémie totale	α_1-globuline	α_2-globuline
À la naissance	4,6–7,0	0,1–0,3	0,2–0,3
3 mois	4,5–6,5	0,1–0,3	0,3–0,7
1 an	5,4–7,5	0,1–0,3	0,4–1,0
Plus de 4 ans	5,9–8,0	0,1–0,3	0,4–0,8

Âge	β-globuline	λ-globuline
À la naissance	0,3–0,6	0,6–1,2
3 mois	0,3–0,7	0,2–0,7
1 an	0,4–1,0	0,2–0,9
Plus de 4 ans	0,5–1,0	0,4–1,3

[a] Valeurs en g/dL pour l'électrophorèse de l'acétate de cellulose. Facteur de conversion au SI : g/dL × 10 = g/L.

Protoporphyrine, « libre » (FPP, ZPP))Sg)

Valeurs pour la protoporphyrine libre des érythrocytes (FPP) et pour la protoporphyrine du zinc (ZPP) : 1,2–2,7 µg/g d'hémoglobine.

Résultats de l'épreuve de tolérance au glucose (hyperglycémie provoquée) dans le sérum[a]

	Glucose	Insuline	
Délai	mmol/L	µU/mL	pmol/L
À jeun	3,11–5,33	5–40	36–287
30 min	5,05–10,27	36–110	258–789
60 min	3,66–9,10	22–124	158–890
90 min	3,77–8,22	17–105	122–753
2 h	3,66–6,77	6–84	43–603
3 h	2,61–5,49	2–46	14–330
4 h	3,39–5,16	3–32	21–230
5 h	3,50–4,77	5–37	36–265

[a] Les taux normaux sont établis d'après les résultats obtenus chez 13 enfants normaux auxquels on administre du glucose à raison de 1,75 g/kg en une seule dose par voie orale après deux semaines d'un régime riche en glucides.

Saturation en oxygène (Sg)

Nouveau-nés : 85–90 %
Après : 95–99 %

Sodium (Sé, P)

Nouveau-nés : 133–146 mmol/L
Enfants et adultes : 135–148 mmol/L

Temps de céphaline (P)

Enfants : 42–54 s

Temps de saignement (Simplate)

2–9 min

Temps de Quick (temps de prothrombine) (P)

Enfants : 11–15 s

Temps de thrombine (P)

Enfants : 12–16 s

Thyroxine (T_4) (Sé, P)

Valeurs indiquées en nmol/L

Âge	Garçons	Filles
1 à 30 jours	76–276	81–276
1 à 12 mois	82–179	63–176
1 à 3 ans	90–169	91–180
4 à 6 ans	79–162	93–180
7 à 12 ans	86–172	79–156
13 à 15 ans	62–148	75–144
16 à 18 ans	76–148	67–170

Thyroxine, « libre » (T_4 libre) (Sé, P)
Nouveau-nés : 10–36 pmol/L
1 à 12 mois : 10–26 pmol/L
1 à 5 ans : 12–22 pmol/L
6 à 10 ans : 10–22 pmol/L
11 à 15 ans : 10–20 pmol/L
16 à 18 ans : 11–20 pmol/L

Triglycérides (Sé)
Valeurs indiquées en mmol/L

Âge	Garçons/Hommes	Filles/Femmes
1 à 3 ans	0,31–1,41	0,31–1,41
4 à 6 ans	0,36–1,31	0,36–1,31
7 à 9 ans	0,32–1,46	0,32–1,46
10 à 11 ans	0,27–1,55	0,44–1,58
12 à 13 ans	0,27–1,64	0,42–1,47
14 à 15 ans	0,38–1,86	0,43–1,52
16 à 19 ans	0,38–1,58	0,42–1,58

Triiodothyronine (T_3) (Sé)
1 à 3 jours : 1,36 – 6,22 nmol/L
1 semaine : 1,40 – 4,6 nmol/L
1 à 12 mois : 1,30 – 3,84 nmol/L
Enfants prépubères : 1,83 – 3,35 nmol/L
Enfants pubères et adultes : 0,85 – 2,61 nmol/L

Vitesse de sédimentation (micro) (Sg)
< 2 ans : 1–5 mm/h
> 2 ans : 1–8 mm/h

Volume sanguin
Nourrissons prématurés : 98 mL/kg
À 1 an : 86 mL/kg (écart : 69–112 mL/kg)
Enfants plus âgés : 70 mL/kg (écart : 51–86 mL/kg)

VALEURS NORMALES : URINE

Acide homovanillique
Enfants : 3–16 µg/mg de créatinine
Adultes : 2–4 µg/mg de créatinine

Acide vanilmandélique (VMA)
Comme il est très difficile d'obtenir une série minutée avec exactitude sur 24 h, les valeurs en microgrammes par milligramme de créatinine constituent les indicateurs les plus fiables de l'excrétion de VMA chez les enfants en bas âge.
1 à 12 mois : 1–35 µg/mg de créatinine 31–135 µg/kg/24 h)
1 à 2 ans : 1–30 µg/mg de créatinine
2 à 5 ans : 1–15 µg/mg de créatinine
5 à 10 ans : 1–14 µg/mg de créatinine
10 à 15 ans : 1–30 µg/mg de créatinine (1–7 mg/24 h ; 5–35 µmol/24 h)
Adultes : 1–7 µg/mg de créatinine (1–7 mg/24 h ; 5–35 µmol/24 h)

Albumine
1er mois : 1–100 mg/L
2e mois : 0,2–34 mg/L
2 à 12 mois : 0,5–19 mg/L

Ammoniaque
2 à 12 mois : 4–20 µEq/min/m^2
1 à 16 ans : 6–16 µEq/min/m^2

Calcium
4 à 12 ans : 4–8 mEq/L (2–4 mmol/L)

Catécholamines – norépinéphrine (noradrénaline), épinéphrine (adrénaline)
Valeurs indiquées en nmol/24 h

Âge	Total catécholamines	Norépinéphrine	Épinéphrine
Moins de 1 an	20	32–94	0,5–23,5
1 à 5 ans	40	48–182	4,4–49,7
6 à 15 ans	80	112–421	7,1–57,3
Plus de 15 ans	100	203–514	19,1–72,1

Chlorure
Nourrissons : 1,7–8,5 mmol/24 h
Enfants : 17–34 mmol/24 h
Adultes : 140–240 mmol/24 h

Compte d'Addis
Globules rouges (échantillon 12 h) : < 1 million
Globules blancs (échantillon 12 h) : < 2 millions

Débris (échantillon 12 h) : < 10 000
Protéines (échantillon 12 h) : < 55 mg

Corticostéroïdes (17-hydroxycorticostéroïdes)
0 à 2 ans : 5,5–11 µmol/24 h
2 à 6 ans : 8,3–16,6 µmol/24 h
6 à 10 ans : 16,6–22,1 µmol/24 h
10 à 14 ans : 22,1–27,6 µmol/24 h

Créatine
1,37–4,42 mmol/L

Créatinine
Nouveau-nés : 7–10 mg/kg/24 h
Enfants : 20–30 mg/kg/24 h
Hommes (adultes) : 21–26 mg/kg/24 h
Femmes (adultes) : 16–22 mg/kg/24 h

Hormone de croissance
2,2 à 13,3 ans (Tanner 1) : 0,4–6,3 ng/24 h (0,9–12,3 ng/g créatinine)
10,3 à 14,6 ans (Tanner 2) : 0,8–12,0 ng/24 h (1,0–14,1 ng/g créatinine)
11,5 à 15,3 ans (Tanner 3) : 1,7–20,4 ng/24 h (1,9–17,0 ng/g créatinine)
12,7 à 17,1 ans (Tanner 4) : 1,5–18,2 ng/24 h (1,3–14,4 ng/g créatinine)
13,5 à 19,9 ans (Tanner 5) : 1,2–14,5 ng/24 h (0,8–11,0 ng/g créatinine)

Mucopolysaccharides
Les tests de mucopolysaccharides acides devraient donner des résultats négatifs. En cas de résultat positif après dialyse de l'urine, l'équipe devra procéder à une chromatographie en couche mince pour faire le point sur l'excrétion des mucopolysaccharides acides.

Osmolalité
Nourrissons : 50–600 mOsm/L
Enfants plus âgés : 50–1 400 mOsm/L

Phosphore, réabsorption tubulaire
78–97 %

Porphyrines
Acide δ-aminolévulinique : 0–53,4 µmol/24 h
Porphobilinogène : 0–8,8 µmol/24 h
Coproporphyrine : 0–244 nmol/24 h
Uroporphyrine : 0–31 nmol/24 h

Potassium
26–123 mmol/L

Sodium
Nourrissons : 0,3–3,5 mmol/24 h (6–10 mmol/m^2)
Enfants et adultes : 5,6–17 mmol/24 h
Densité : 1,010–1,030

Urobilinogène
< 5,1 µmol/24 h

VALEURS NORMALES : SELLES

Matières grasses, total
2 à 6 mois : 0,3–1,3 g/d
6 mois à 1 an : < 4 g/d
Enfants : < 3 g/d
Adolescents : < 5 g/d
Adultes : < 7 g/d

VALEURS NORMALES : SUEUR

Électrolytes

Normale : < 40 mmol/L pour le sodium et pour le chlorure

Patients atteints de fibrose kystique : > 60 mmol/L pour le sodium et pour le chlorure

VALEURS NORMALES : LIQUIDE CÉPHALORACHIDIEN

Glucose

Tous âges : 60–80 % de la glycémie

Protéines

Nouveau-nés : 0,4 à 1,2 g/L
< 1 mois : 0,2 à 0,8 g/L
> 1 mois : 0,15 à 0,45 g/L

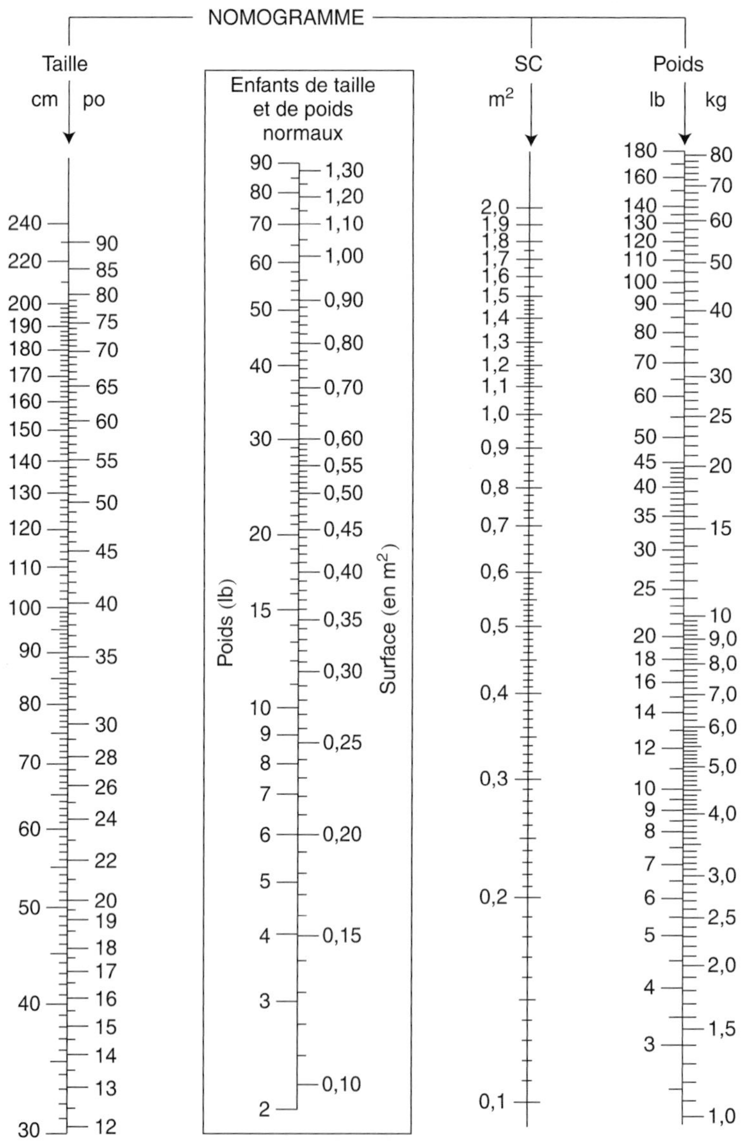

Nomogramme modifié à partir de E. Boyd par C. D. West ; Source : Behrman, R. E., Kleigman R.M., Jenson, H.B. (dir.). (1999). Nelson's textbook of pediatrics (16ᵉ éd.). *Philadelphie : W. B. Saunders.*

Le nomogramme de West pour le calcul de la surface corporelle

ANNEXE F

EXEMPLE

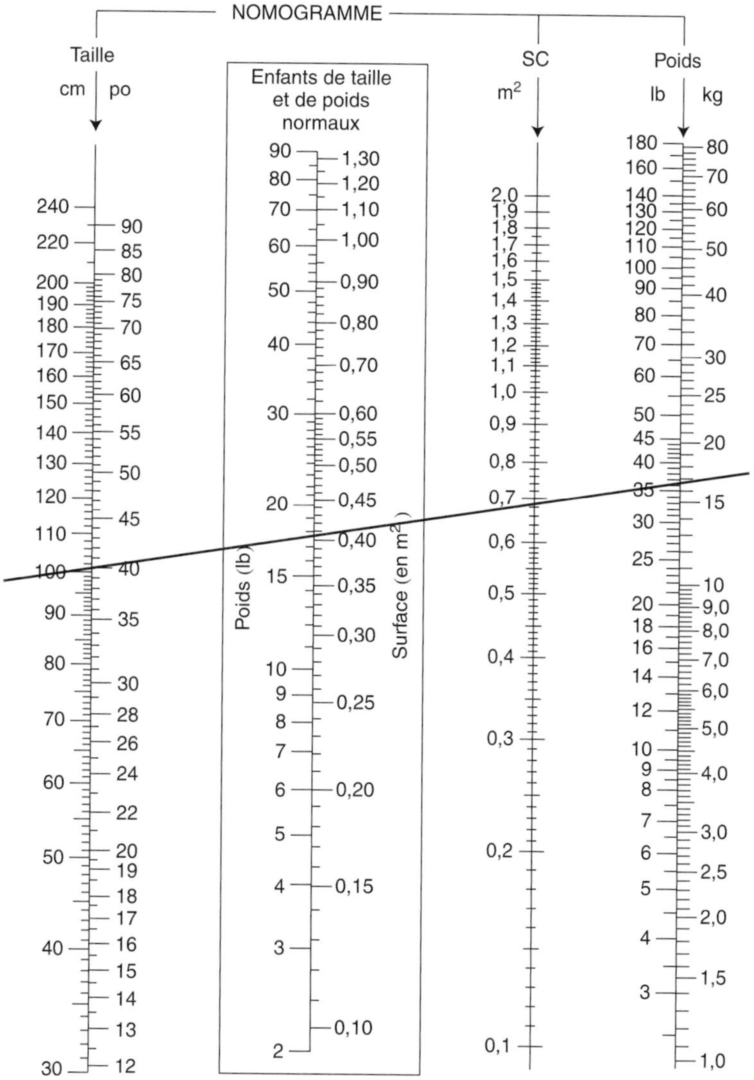

Pour les enfants, les doses des médicaments sont généralement établies selon la surface corporelle (SC) ou le poids. Pour calculer la SC, tracer une droite entre la taille du patient (dans la colonne de gauche) et son poids (colonne de droite). Le point d'intersection de cette droite et de la colonne des SC indique la surface corporelle du sujet en m². Si l'enfant présente un ratio taille/poids normal ou presque, sa SC peut aussi être définie à partir de son poids seulement (voir zone encadrée du nomogramme).

La formule suivante détermine ensuite la dose à administrer à l'enfant :

$$\frac{\text{SC de l'enfant}}{\text{SC moyenne de l'adulte}} \times \text{Dose adulte} = \text{Dose pédiatrique estimée}$$

▶ CHAPITRE 1
Le rôle de l'infirmière auprès de l'enfant malade ou blessé

Fondation canadienne pour l'étude de la mortalité infantile/Canadian foundation for the study of infant deaths
586, rue Eglinton est, bureau 308
Toronto (Ontario)
M4P 1P2
tél.: (416) 488-3260 ou 1-800-363-7437
téléc.: (416) 488-3864
courriel: *sidsinfo@sidscanada.org*
site Internet: *www.sidscanada.org*

▶ CHAPITRE 2
La croissance et le développement de l'enfant

Société Canadienne de pédiatrie
2204 Chemin Walkley, bureau 100
Ottawa, Ontario
K1G 4G8
tél.: (613) 526-9397
site Internet : *www.cps.ca*

▶ CHAPITRE 3
La nutrition des nourrissons, des enfants et des adolescents

Association québécoise des allergies alimentaires
2, Complexe Desjardins
C.P. 216, Succ. Desjardins
Montréal (Québec)
H5B 1G8
tél.: (514) 990-2575
téléc.: (514) 990-2575
courriel: *aqaa@francomedia.qc.ca*
site Internet: *www.aqaa.qc.ca/*

Fondation canadienne MedicAlert/Canadian MedicAlert Foundation
Bureau central
250, Ferrand Drive, suite 301
Toronto (Ontario)
M3C 3G8
tél.: (416) 696-0142 ou 1-800-668-6381 (français) ou 1-800-668-1507 (anglais)
téléc.: (416) 696-0156 ou 1-800-392-8422
courriel: *medinfo@medicalert.ca*
site Internet: *www.medicalert.ca*

Ligue La Leche
12, rue Quintal
Charlemagne (Québec)
J5Z 1V9
tél.: (514) 990-8917
téléc.: (450) 582-3536
courriel: *laleche@cam.org*
site Internet: *www.prairienet.org/llli/WebLLLCF.html*

Nourri-Source
6006 de Bordeaux
Montréal (Québec)
H2G 2R7
tél.: (514) 948-5160
téléc.: (514) 948-5206
courriel: *nsource@cam.org*

▶ CHAPITRE 5
Les soins infirmiers à l'hôpital

Maison des greffés
1989, rue Sherbrooke Est
Montréal (Québec)
H2K 1B8
tél.: (514) 527-8661
téléc.: (514) 527-8663

Manoir McDonald
(pour les parents d'enfants traités dans un hôpital pour enfants de la région de Montréal, et qui habitent à plus de 80 km de Montréal)
Fondation des amis de l'enfance
3201, chemin de la Côte Sainte-Catherine
Montréal (Québec)
H3T 1C4
tél.: (514) 731-2871
téléc.: (514) 739-8823
courriel: *manoirmontreal@videotron.ca*

▶ CHAPITRE 6
Les soins infirmiers dans la communauté

Association de parents de l'enfance en difficulté de la Rive-Sud de Montréal
360, rue Cherbourg, suite 12
Longueuil (Québec)
J4J 4Z3
tél.: (450) 679-9310
téléc.: (450) 679-3294

Organismes et ressources

Jeunesse, j'écoute et Bell en direct
tél.: 1-800-668-6868
site Internet: *jeunesse.sympatico.ca*

Tel-jeunes
C.P. 186, Succ. Place d'Armes
Montréal (Québec)
H2Y 3G7
tél.: (514) 288-2266 ou 1-800-263-2266

Société pour les enfants handicapés du Québec
2300, boul. René Lévesque ouest
Montréal (Québec)
H3H 2R5
tél.: (514) 937-6171 ou 1-800-670-8053
téléc.: (514) 937-0082
courriel: *sehq@videotron.ca*
site Internet: *www.sehq.qc.ca*

▶ CHAPITRE 7

Les maladies et les blessures potentiellement mortelles

Amis compatissants du Québec (Les)
Secrétariat
257, rue Sherbrooke
Beaconsfield (Québec)
H9W 5S4
tél.: (514) 933-5791 (boîte vocale)
courriel: *lacq99@geocities.com*
site Internet:
www.geocities.com/Paris/Parc/5171/accueil.html
Coordonnées des *Sections des Amis au Québec*

Deuil secours
tél.: (514) 389-1784 (boîte vocale)

Fondation canadienne rêves d'enfants
tél.: 1-800-267-WISH (réfère au bureau le plus près du lieu d'appel)
courriel: *NAT@childrenswish.ca*
site Internet:
www.childrenswish.ca/wishfr/home-f.html

Fondation canadienne rêves d'enfants
Division Québec, Est
1000, route de l'Eglise, bureau 610
Sainte-Foy (Québec)
G1V 3V9
tél.: (418) 650-2111
téléc.: (418) 650-3466
courriel: *QE@childrenswish.ca*
site Internet:
www.childrenswish.ca/wishfr/chap-qe-f.html

Fondation canadienne rêves d'enfants
Division Québec, Ouest
4200, rue Saint-Laurent, suite 908
Montréal (Québec)
H2W 2R2
tél.: (514) 289-1777
téléc.: (514) 289-8504
courriel: *QW@childrenswish.ca*
site Internet:
www.childrenswish.ca/wishfr/chap-qw-f.html

Parents endeuillés de Leucan (Les)
3045, chemin de la Côte Sainte-Catherine
Montréal (Québec)
H3T 1C4
tél.: (514) 731-3696 ou 1-800-361-9643
téléc.: (514) 731-2667

▶ CHAPITRE 10

Les troubles de la fonction immunitaire

Association canadienne des personnes allergiques au latex
96 Cavan Street
Port Hope (Ontario)
L1A 3B7
tél. : (905) 885-5270
site Internet :
www.interlog.com/polar/latex/latex.html

Association d'information sur l'allergie et l'asthme
172, rue Andover
Beaconsfield, Québec
H9W 2Z8
tél. : (514) 694-0679
téléc.: (514) 694-0679

Association des lupiques du Québec
tél.: (450) 439-5761
ou, pour les villes ayant une ligne directe avec Montréal (ex.: Laval) : (450) 990-7261

Association Kourir
(Association française regroupant les enfants atteints d'arthrite chronique juvénile)
courriel: *kourir@wanadoo.fr*
site Internet:
www.france-asso.com/kourir/kourir.htm

Lupus Canada
18 Crown Steel DR, bureau 209
Markham (Ontario)
L3R 9X8
tél. : 1-800-661-1468 ou (905) 513-0004
téléc. : (905) 513-9516
courriel : *lupuscanada@bellnet.ca*
site Internet : *www.lupuscanada.org/fr/index.html*

Pediatrics AIDS Canada
269 Jupiter Ave.
Burlington (Ontario)
L7L 2T5
tél. : (905) 631-8818
site Internet : *www.cgocable.net/pac*

Société canadienne du sida (SCS)
130, rue Albert, bureau 900
Ottawa (Ontario)
K1P 5G4
tél: (613) 230-3580 ou 1-800-499-1986
téléc.: (613) 563-4998
courriel: *casinfo@cdnaids.ca*
site Internet:
www.cdnaids.ca/cdnaids/frhome.nsf

Société d'arthrite (La)
2155, rue Guy, bureau 1120
Montréal (Québec)
H3H 2R9
tél.: (514) 846-8840 ou 1-800-321-1433
téléc.: (514) 846-8999
courriel: *info@qc.arthritis.ca*
site Internet: *french.arthritis.ca*

▶ CHAPITRE 11
Les maladies infectieuses et contagieuses

Association polio Québec
C.P. 745, Succ. Jean-Talon
Montréal (Québec)
H1S 2Z5
tél.: (514) 334-5395
courriel: *Aitken@accent.net*

▶ CHAPITRE 12
Les troubles de la fonction respiratoire

Association d'information sur l'allergie et l'asthme
172, rue Andover
Beaconsfield (Québec)
H9W 2Z8
tél: (514) 694-0679
téléc.: (514) 694-0679
courriel: *allens@netcom.ca*

Association pulmonaire du Canada
3, Raymond St.
Ottawa (Ontario)
K1R 1A3
tél.: (613) 569-6411
téléc.: (613) 569-8860
courriel: *info@lung.ca*
site Internet: *www.lung.ca/fr*

Association pulmonaire du Québec
Bureau de Montréal
800, boul. de Maisonneuve Est, bureau 800
Montréal (Québec)
H2L 4L8
tél.: (514) 287-7400 ou 1-800-295-8111
téléc.: (514) 287-1978
courriel:*asspulm@cam.org*
site Internet: *www.pq.lung.ca*

Association québécoise de la fibrose kystique
Bureau provincial
425, rue Viger Ouest, bureau 510
Montréal (Québec)
H2Z 1X2
tél.: (514) 877-6161 ou 1-800-363-7711
téléc.: (514) 877-6116
courriel: *info@aqfk.qc.ca*
site Internet: *www.aqfk.qc.ca*

Asthma Society of Canada /
Société canadienne de l'asthme
130, Bridgeland Ave., suite 425
Toronto (Ontario)
M6A 1Z4
tél.: (416) 787-4050
Ligne d'information sur l'asthme (seulement pour le Canada) :
1-800-787-3880
téléc.: (416) 787-5807
courriel: *info@asthma.ca*
site Internet: *www.asthmasociety.com*

Asthmédia (Association pour l'asthme et l'allergie alimentaire du Québec)
2487, rue des Pruches
Charlesbourg, Québec
tél. : (418) 627-3055
téléc. : (418) 627-8716

Canadian Cystic Fibrosis Foundation /
Fondation canadienne de la fibrose kystique
2221, rue Yonge, suite 601
Toronto (Ontario)
M4S 2B4
tél.: (416) 485-9149 ou 1-800-378-CCFF
téléc.: (416) 485-0960 ou (416) 485-5707
courriel: *info@ccff.ca*
site Internet: *www.ccff.ca*

Comité provincial des adultes fibro-kystiques (CPAFK)
629, Prince Arthur Ouest
Montréal (Québec)
H2X 1T9
tél.: (514) 288-3157 ou 1-800-315-3157
téléc.: (514) 987-1301
courriel: *cpafk@videotron.ca*
site Internet: *www.cpafk.qc.ca*

Fondation canadienne pour l'étude de la mortalité infantile/Canadian foundation for the study of infant deaths
586, rue Eglinton est, bureau 308
Toronto (Ontario)
M4P 1P2
tél.: (416) 488-3260 ou 1-800-363-7437
téléc.: (416) 488-3864
courriel: *sidsinfo@sidscanada.org*
site Internet:*www.sidscanada.org/*

Info Air
800, boul. de Maisonneuve Est, bureau 800
Montréal (Québec)
H2L 4L8
tél.: (514) 287-7400 ou 1-800-295-8111
téléc.: (514) 287-1978
courriel: *asspulm@cam.org*

Réseau québécois pour l'enseignement sur l'asthme
Secrétariat provincial
France Des Côteaux
1105, rue Louis H. Latour
Boucherville (Québec)
J4B 5G5
tél.: (450) 449-5826 ou 1-877-335-9595
téléc.: (450) 449-7936 ou 1-877-335-9224
courriel : *rqea@cam.org*
site Internet: *www.rqea.com*

▶ CHAPITRE 13
Les troubles de la fonction cardiovasculaire

En cœur: fondation québécoise pour les enfants malades du cœur
5718, rue Northmount
Montréal (Québec)
H3S 2H5
tél.: (514) 737-0804 ou 1-800-EN COEUR
téléc.: (514) 737-2194
courriel: *info@fondationencoeur.com*

▶ CHAPITRE 14
Les troubles hématologiques

Fédération mondiale de l'hémophilie
1425, boul. René Lévesque ouest, suite 1010
Montréal (Québec)
H3G 1T7
tél.: (514) 875-7944
téléc.: (514) 875-8916
courriel: *wfh@wfh.org*
site Internet: *www.wfh.org/index.html*

Fondation de la greffe de moelle osseuse de l'Est du Québec
20, boul. René-Lévesque est
Québec (Québec)
G1R 2B1
tél.: (418) 529-5580
téléc.: (418) 529-6609
courriel: *fgmoeq@total.net*
site Internet: *www.fortune1000.ca/fgmoeq*

Leucan
Siège social
3045, chemin de la Côte Sainte-Catherine
Montréal (Québec)
H3T 1C4
tél.: (514) 731-3696 ou 1-800-361-9643
téléc.: (514) 731-2667
courriel: *leucan@qc.aira.com*
site Internet: *www.hsj.qc.ca/hemato-onco*

Regroupement des parents d'enfants souffrant de la maladie falciforme
Hôpital Ste-Justine
Clinique d'hémato-oncologie
3175, chemin de la Côte Ste-Catherine
Montréal (Québec)
H3T 1C5
tél. : (450) 665-6497
téléc.: (450) 665-5523
site Internet : *www.familis.org/riopfa/membres/falciforme.html*

Société canadienne de l'hémophilie
Section du Québec
625, av. du Président Kennedy, bureau 1203
Montréal (Québec)
H3A 1K2
tél.: (514) 848-0666 ou 1-877-870-0666
téléc.: (514) 848-6103
courriel: *info@schq.org*
site Internet: *www.schq.org*

Société de l'anémie falciforme du Canada
6999, rue Côte des Neiges, suite 33
Montréal (Québec)
H3S 2B8
tél.: (514) 735-5109
ou (514) 735-5100
téléc.: (514) 735-5100
courriel: *cslaf@total.net*

Société québécoise de la thalassémie
C.P. 531, succ. B
Montréal (Québec)
H3B 3K3
tél.: (514) 846-4222
courriel: *bandaid63@yahoo.com*

▶ CHAPITRE 15
Les troubles de la croissance cellulaire

Candlelighters childhood cancer foundation Canada
55, Eglinton Avenue East, suite 401
Toronto (Ontario)
M4P 1G8
tél.: (416) 489-6440
ou 1-800-363-1062
téléc.: (416) 489-9812
courriel: *staff@candlelighters.ca*
site Internet: *www.candlelighters.ca*

Fondation Charles Bruneau
4810, rue de Rouen
Montréal (Québec)
H1V 3T4
tél.: (514) 256-0404 ou 1-877-256-0404
téléc.: (514) 256-2116
courriel: *info@charlesbruneau.qc.ca*
site Internet: *www.charlesbruneau.qc.ca*

Fondation québécoise du cancer
2075, rue de Champlain
Montréal (Québec)
H2L 2T1
tél.: (514) 527-2194 ou 1-877-336-4443
téléc.: (514) 527-1943
courriel: *cancerquebec.mtl@fqc.qc.ca*
site Internet: *www.fqc.qc.ca*

Lampistes (Les)
C.P. 1285, Succ. H
Montréal (Québec)
H3G 2N2
tél.: (514) 933-5384

Leucan
Siège social
3045, chemin de la Côte Sainte-Catherine
Montréal (Québec)
H3T 1C4
tél.: (514) 731-3696
ou 1-800-361-9643
téléc.: (514) 731-2667
courriel: *leucan@qc.aira.com*
site Internet: *www.hsj.qc.ca/hemato-onco*

Parents endeuillés de Leucan (Les)
3045, chemin de la Côte Sainte-Catherine
Montréal (Québec)
H3T 1C4
tél.: (514) 731-3696
ou 1-800-361-9643
téléc.: (514) 731-2667

Société canadienne du cancer
Bureau divisionnaire du Québec
5151, boul. l'Assomption
Montréal (Québec)
H1T 4A9
tél.: (514) 255-5151
téléc.: (514) 255-2808
courriel: *Webmestre@quebec.cancer.ca*
site Internet: *www.quebec.cancer.ca*

Service d'information sur le cancer
tél.: 1-888-939-3333
courriel: *info@quebec.cancer.ca*

▶ CHAPITRE 16
Les troubles de la fonction gastro-intestinale

Association d'iléostomie et de colostomie de Montréal
5151, boul. l'Assomption
Montréal (Québec)
H1T 4A9
tél.: (514) 255-3041
téléc.: (514) 645-5464

Association des stomisés Richelieu-Yamaska
C.P. 183
Saint-Hyacinthe (Québec)
J2S 7B4
courriel: *aboucher@netcom.ca*
site Internet: *pages.infinit.net/aboucher/asry*

Centre Anti-Poison
tél.: 1-800-463-5060

Clinique des fentes labiopalatines de l'Hôpital de Montréal pour enfants
Centre universitaire de santé McGill
2300, Tupper
Montréal (Québec)
H3H 1P3
tél.: (514) 412-4400
site Internet: *www.hopitalpourenfants.com*

Clinique de fissure palatine de l'Hôpital Sainte-Justine
Hôpital Sainte-Justine
3175, chemin de la Côte Sainte-Catherine
Montréal (Québec)
H3T 1C5
tél.: (514) 345-4931
site Internet: *www.hsj.qc.ca*

Fondation canadienne des maladies inflammatoires de l'intestin
6767, ch. de la Côte-des-Neiges, bureau 200
Montréal (Québec)
H3S 2T6
tél.: (514) 342-0666 ou 1-800-461-4683 (Québec et Nouveau-Brunswick seulement)
téléc.: (514) 342-1011
courriel: *ccfcqc@netcom.ca*
site Internet: *www.ccfc.ca*

Fondation québécoise de la maladie cœliaque
4837, rue Boyer, bureau 230
Montréal (Québec)
H2J 3E6
tél.: (514) 529-8806
téléc.: (514) 529-2046
courriel: *info@fqmc.org*
site Internet: *www.cam.org/~fqmc*

Pediatric / Adolescent Gastroesophageal Reflux Association
site Internet: *www.reflux.org*

Ligue La Leche
12, rue Quintal
Charlemagne (Québec)
J5Z 1V9
tél.: (514) 990-8917
téléc.: (450) 582-3536
courriel: *laleche@cam.org*
site Internet:
www.prairienet.org/llli/WebLLLCF.html

▶ CHAPITRE 17
Les troubles de la fonction génito-urinaire

APPEVE - Association des parents et personnes ayant une exstrophie vésicale et/ou un épispadias
14, rue Mansart
Saint-Luc (Québec)
J2W 1W6
tél.: (450) 349-3104
courriel: *admin@projexpert.ca*
site Internet:
http://brise.ere.umontreal.ca/~lecomptl/appeve/appeve.htm

Association générale des insuffisants rénaux (AGIR)
C.P. 433, succ St-Michel
Montréal, Québec
H2A 3N1
tél. : (514) 852-9297
téléc. : (514) 323-1231
courriel : *reins@videotron.ca*
site Internet : *www.agir.qc.ca*

Fondation canadienne du rein
Succursale du Québec
2300, boul. René Lévesque Ouest
Montréal (Québec)
H3H 2R5
tél.: (514) 938-4515 ou 1-800-565-4515 (à l'intérieur de la province)
téléc.: (514) 938-4757
site Internet: *www.kidney.ca*

Info-Circoncision - Centre d'information et de ressources sur la circoncision
Succ. Les Atriums
C.P. 32065
Montréal (Québec)
H2L 4Y5
tél.: (514) 844-CIRC
courriel: *infocirc@total.net*
site Internet: *www.infocirc.org*

National enuresis society
site Internet:
www.peds.umn.edu/Centers/NES

▶ CHAPITRE 18
Les troubles des yeux, des oreilles, du nez et de la gorge

Association du Québec pour enfants avec problèmes auditifs (AQEPA)
Secrétariat provincial
3700, rue Berri, bureau 427
Montréal (Québec)
H2L 4G9
tél.: (514) 842-8706
téléc.: (514) 849-3002
courriel: *aqepa@qc.aira.com*

Association du Québec pour enfants avec problèmes auditifs (AQEPA)
Secteur de Montréal
3700, rue Berri, bureau 443
Montréal (Québec)
H2L 4G9
tél.: (514) 842-3926
téléc.: (514) 849-3002
courriel: *aqepamtl@cam.org*
site Internet: *www.surdite.org/aqepa*

Association québécoise des parents d'enfants handicapés visuels
10, boul. Churchill, bureau 203
Greenfield Park (Québec)
J4V 2L7
tél.: (450) 465-7225 ou 1-888-849-8729
téléc.: (450) 465-5129
courriel: *info@aqpehv.qc.ca*
site Internet: *www.cam.org/~aqpehv*

Canadian national institute for the blind (The)
courriel: *Webmaster@cnib.ca*
site Internet: *www.cnib.ca*

Centre québécois de la déficience auditive (CQDA)
65, rue de Castelnau Ouest, bureau 101
Montréal (Québec)
H2R 2W3
tél.: (514) 278-8703
ATS: (514) 278-8704
téléc.: (514) 278-8238
courriel: *cqda@qc.aira.com*
site Internet: *www.surdite.org/cqda.htm*

Institut national canadien pour les aveugles
Division du Québec
2155, rue Guy, bureau 750
Montréal (Québec)
H3H 2R9
tél.: (514) 934-4622 ou 1-800-465-4622
téléc.: (514) 934-2131
courriel: *inca_qc@cam.org*

Institut Nazareth et Louis-Braille
1111, rue Saint-Charles Ouest
Tour Ouest, 2e étage
Longueuil (Québec)
J4K 5G4
tél.: (450) 463-1710
ou 1-800-361-7063
téléc.: (450) 463-0243
courriel: *info@inlb.qc.ca*
site Internet: *www.inlb.qc.ca/index.htm*

Regroupement des aveugles et amblyopes du Montréal Métropolitain
5215, rue Berri, suite 200
Montréal (Québec)
H2J 2S4
tél.: (514) 277-4401
téléc.: (514) 277-8961
courriel: *raamm@cam.org*
site Internet: *www.cam.org/~raamm*

▶ CHAPITRE 19
Les troubles de la fonction neurologique

Association de paralysie cérébrale du Québec
Siège social
C.P. 1781
Sherbrooke (Québec)
J1H 5N8
tél.: (819) 829-1144
ou 1-800-311-3770
téléc.: (819) 829-1121
courriel: *apcqi.sher@sympatico.ca*

Association de spina-bifida et d'hydrocéphalie de la région de Montréal
5757, rue Decelles, bureau 425
Montréal (Québec)
H3S 2C3
tél.: (514) 739-5515
téléc.: (514) 739-5505
courriel: *asbhrm@qc.aira.com*
site Internet: *www.asbhrm.zip411.net*

Association de spina-bifida et de l'hydrocéphalie du Canada/ Spina bifida and Hydrocephalus Association of Canada
167, Lombard Avenue, suite 167
Winnipeg (Manitoba)
R3B 0T6
tél.: (204) 925-3650
ou 1-800-565-9488
téléc.: (204) 925-3654
courriel: *spinab@mts.net*
site Internet: *www.sbhac.ca/index.html*

Association de spina-bifida et d'hydrocéphalie du Québec
5757, rue Decelles, suite 425
Montréal (Québec)
H3S 2C3
tél.: (514) 340-9019 ou 1-800-567-1788 (province de Québec seulement)
téléc.: (514) 340-9109
courriel: *info@spina.qc.ca*
site Internet: *www.spina.qc.ca*

Association québécoise de l'épilepsie
1015, Côte du Beaver Hall, bureau 111
Montréal (Québec)
H2Z 1S1
tél.: (514) 875-5595
téléc.: (514) 875-0077
courriel: *aqe@cam.org*
site Internet: *www.cam.org/~aqe*

Association québécoise des traumatisés crâniens
911, rue Jean-Talon est, bureau 106
Montréal (Québec)
H2R 1V5
tél. : (514) 274-7447
téléc.: (514) 274-1717
courriel : *aqtc@aqtc.ca*
site Internet : *www.aqtc.ca*

Association québécoise des traumatisés crâniens (Laval)
220 avenue du Parc
Laval (Québec)
H7N 3X4
tél. : (450) 629-9911
téléc. : (450) 629-8807

Epilepsie Canada
1470, rue Peel, bureau 745
Montréal (Québec)
H3A 1T1
tél.: (514) 845-7855 ou 1-877-734-0873
téléc.: (514) 845-7866
courriel: *epilepsy@epilepsy.ca*
site Internet: *www.epilepsy.ca*

Epilepsie Montréal
3800, rue Radisson
Montréal (Québec)
H1M 1X6
tél.: (514) 252-0859
téléc.: (514) 252-0598
courriel: *epimtl@cam.org*

▶ CHAPITRE 20
Les troubles de la fonction musculosquelettique

Amputés de Guerre – Siège social
Centre d'information pour les personnes amputées
2827, promenade Riverside
Ottawa (Ontario)
K1V 0C4
Site Internet: *www.amputésdeguerre.ca*

Association canadienne de la dystrophie musculaire
Division du Québec
1425, boul. René Lévesque ouest, bureau 506
Montréal (Québec)
H3G 1T7
tél.: (514) 393-3522 ou 1-800-567-2236
téléc.: (514) 393-8113
courriel: *infoquebec@acdm.ca*
site Internet: *www.mdac.ca/french/main.html*

Association de l'ostéogenèse imparfaite
courriel: *info@aoi.asso.fr*
site Internet: *www.aoi.asso.fr*

▶ CHAPITRE 21
Les troubles de la fonction endocrinienne

Association canadienne du diabète
15, Toronto Street, bureau 800
Toronto (Ontario)
M5C 2E3
tél.: (416) 363-3373 ou 1-800-BANTING
téléc.: (416) 363-3393
courriel: *info@diabetes.ca*
site Internet: *www.diabetes.ca*

Association des hypoglycémiques du Québec
774, boul St-Joseph est, bureau 300
Montréal, Québec
H2J 1K2
tél. : (514) 527-3618
téléc. : (514) 527-2519

Association Diabète Québec
5635, rue Sherbrooke Est
Montréal (Québec)
H1N 1A2
tél.: (514) 259-3422 ou 1-800-361-3504
téléc.: (514) 259-9286
courriel :*info@diabete.qc.ca*
site Internet: *www.diabete.qc.ca*

Association du syndrome de Turner
tél.: (450) 655-8771 ou 1-888-9TURNER
téléc.: (450) 655-8771
courriel : *turnerquebec.qc.ca@turnerquebec.qc.ca*
site Internet : *www.turnerquebec.qc.ca*

Association québécoise des personnes de petite taille
2177 rue Masson, bureau 205
Montréal (Québec)
H2H 1B1
tél. : (514) 521-9671
téléc. : (514) 521-3369
courriel : *aqppt@total.net*
site Internet : *www.aqppt.org*

Fondation du diabète juvénile Canada
Division de Montréal
6363, route Transcanadienne, bureau 208
Saint-Laurent (Québec)
H4T 1Z9
tél.: (514) 744-5537
téléc.: (514) 744-0516
courriel : *montreal@jdfc.ca*
site Internet : *www.jdfc.ca*

Fondation pour enfants diabétiques/ Camp Carowanis
785, rue Plymouth, suite 210
Mont-Royal (Québec)
H4P 1B3
tél.: (514) 731-9683
téléc.: (514) 731-2683
courriel : *fed_dcf@videotron.ca*
site Internet : *pages.infinit.net/carowani*

Télé-diabète
6363, route Transcanadienne, bureau 208
Saint-Laurent (Québec)
H4T 1Z9
tél.: (514) 744-2971 (boîte vocale)

Thyroid Foundation of Canada/ Fondation canadienne de la thyroïde
C.P. 1919 STN Main
Kingston (Ontario)
K7L 5J7
tél. : (613) 544-8364 ou 1-800-267-8822 (Canada seulement)
téléc. : (613) 544-9731
site Internet : *www.thyroid.ca/index.html*

▶ CHAPITRE 23 Les troubles psychosociaux

Al-Anon et Alateen (pour les familles et les amis d'alcooliques)
C.P. 114, succ. C
Montréal, Québec
H2L 4J7
tél. : (514) 866-9803
courriel : *alanon@globetrotter.qc.ca*
site Internet : *www.odysee.net/~poucha/alanon.index.html*

Alcooliques anonymes
courriel : *aa_francais@hotmail.com*
site Internet : *http://members.tripod.com/~aa_francais/*

Amis de la déficience intellectuelle Rive-Nord (Les)
50, rue Thouin, local 113
Repentigny (Québec)
J6A 4J4
tél.: (450) 585-3632
téléc.: (450) 585-3633
courriel : *lesamis@qc.aira.com*

ANEB-Québec. Association québécoise d'aide aux personnes souffrant d'anorexie nerveuse et de boulimie
114 boul. Donegani
Pointe Claire (Québec)
H9R 2W4
tél.: (514) 630-0907
téléc.: (514) 630-1225
courriel : *info@anebque.qc.ca*
site Internet : *www.generation.net/~anebque*

Apetmm – Regroupement pour la trisomie 21
633, boul. Crémazie est, 2e étage
Montréal, Québec
H2M 1L9
tél. : (514) 850-0666
téléc. : (514) 850-0660
courriel : *info@trisomie.qc.ca*
site Internet : *www.trisomie.qc.ca*

Association de l'ouest de l'île pour les handicapés intellectuels
111, rue Donegani
Pointe-Claire (Québec)
H9R 2W3
tél.: (514) 694-7090
téléc.: (514) 694-5839
courriel : *wiaih@wiaih.qc.ca*
site Internet : *www.wiaih.qc.ca*

Association de la Rive-Sud pour
la déficience intellectuelle
240, rue Saint-Laurent
Saint-Lambert (Québec)
J4R 2S2
tél.: (450) 671-5344
téléc.: (450) 671-6733

Association de Montréal pour
la déficience intellectuelle /
Montreal association for the intellectually
handicapped
633, boul. Crémazie est, bureau 100
Montréal (Québec)
H2M 1L9
tél.: (514) 381-2307
téléc.: (514) 381-0454
courriel: *amdi@delegation.ca*
site Internet: *www.delegation.ca/amdi*

Association de parents de l'enfance
en difficulté de la Rive Sud de Montréal
360, rue Cherbourg, suite 12
Longueuil (Québec)
J4J 4Z3
tél.: (450) 679-9310
téléc.: (450) 679-3294

Association des parents d'enfants
trisomiques 21 - Lanaudière
206, chemin des Anglais
Mascouche (Québec)
J7L 3N9
tél.: (450) 477-4116
téléc.: (450) 477-3534
courriel: *apetl@cam.org*

Association du Québec pour l'intégration
sociale/Quebec Association for
Community Living
3958, Dandurand
Montréal (Québec)
H1X 1P7
tél. : (514) 725-7245
téléc. : (514) 725-2796
courriel : *aqisiqdi@total.net*
site Internet :
www.total.net/~aqisiqdi/aqis/aqis.html

Association québécoise de la schizophrénie
7401, rue Hochelaga
Montréal (Québec)
H1N 3M5
tél.: (514) 251-4000, poste 3400
téléc.: (514) 251-6347
courriel: *aqsinfo@globetrotter.net*

Association québécoise de suicidologie
800, boul. St-Joseph est
Montréal (Québec)
H2J 1K4
tél. : (514) 528-5858
téléc. : (514) 528-0958
courriel : *aqs@cam.org*
site Internet : *www.cam.org/aqs*

Autisme et troubles envahissants
de développement Montréal
4450, rue St-Hubert, local 320
Montréal (Québec)
H2J 2W9
tél.: (514) 524-6114
téléc.: (514) 524-6420
Centre de documentation
courriel: *atedm@sympatico.ca*
site Internet: *pages.infinit.net/autisme*

Clinique jeunes adultes (schizophrénie)
6070, rue Sherbrooke Est, suite 106
Montréal (Québec)
H1N 1C1
tél.: (514) 259-9458
téléc.: (514) 899-0862

Drogue : Aide et référence
tél. : (514) 527-2626 ou 1-800-265-2626
courriel : *dar@info-reference.qc.ca*
site Internet : *www.info-reference.qc.ca/drougue.html*

Jeunesse j'écoute et Bell en direct
tél. : 1 – 800 – 668 – 6868
site Internet : *www.jeunesse.sympatico.ca*

Mouvement contre le viol et l'inceste
Collectif des femmes de Montréal
tél.: (514) 278-9383
téléc.: (514) 278-9385
courriel: *mcvi@contreleviol.org*

Nar-Anon (groupe d'entraide pour les famille
et amis de dépendants de drogues)
courriel : *gel@videotron.ca*
site Internet : *www.members.tripod.com/~nar_anon*

Narcotiques Anonymes
tél. : Montréal : (514) 249-0555
Extérieur de Montréal : 1 – 800 – 879 – 0333
Trois-Rivières (téléavertisseur) : (819) 372-2119
Yamaska : (450) 531-2569
Est du Québec : 1 – 800 – 463 – 0612
Outaouais : (819) 595-9442
Ottawa : (613) 236-4674
Québec : (418) 624-2598
Saguenay/Lac St-Jean : (418) 669-6789
site Internet : *www.naquebec.org*

PRIMASE - Partenariat de Recherche et d'intervention en Matière d'Abus Sexuel à l'endroit des Enfants
En plus de nous faire part de son origine, de ses objectifs et de ses axes de recherche, le site de PRIMASE nous propose plusieurs liens, de grand intérêt, concernant l'abus sexuel.
courriel: *courrier@primase.qc.ca*
site Internet: *primase.qc.ca*

Regroupement de parents de personnes ayant une déficience intellectuelle de Montréal
4590, av. d'Orléans, 2e étage
Montréal (Québec)
H1X 2K4
tél.: (514) 255-3064
téléc.: (514) 255-3635
courriel: *rppadim@hotmail.com*
site Internet: *rppadim.com*

Regroupement des associations de parents Panda (parents aptes à négocier le déficit d'attention avec ou sans hyperactivité) du Québec
Mme Sylvie Bouchard
527 rue Langlois, app. 1
Sherbrooke (Québec)
J1E 1N7
tél. : (819) 565-7131
téléc. : (819) 565-5220
courriel : *regrpanda@hotmail.com*
site Internet : *//site.voila.fr/regroupement.panda*

SAFERA (Syndrome d'alcoolisme fœtal)
845, Chemin du bord de l'eau
St-Henri, Québec
G0R 3E0
tél. : (418) 882-2488
courriel : *info@safera.qc.ca*
site Internet : *www.safera.qc.ca*

Schizophrenia society of Canada/ Société canadienne de schizophrénie
75, The Donway West, suite 814
Don Mills (Ontario)
M3C 2E9
tél.: (416) 445-8204 ou 1-888-772-4673
courriel: *info@schizophrenia.ca*
site Internet: *www.schizophrenia.ca*

Service d'information sur le SAF (syndrome d'alcoolisme fœtal) et les EAF (effets de l'alcool sur le fœtus)
tél. : (613) 235-4048 ou 1-800-559-4514
téléc. : (613) 235-8101
site Internet : *www.ccssa.ca/fasgenf.htm*

Société québécoise de l'autisme
Secrétariat provincial
65, de Castelnau Ouest, local 104
Montréal (Québec)
H2R 2W3
tél.: (514) 270-7386
téléc.: (514) 270-9261
courriel: *sqa@autisme.qc.ca*
site Internet: *www.autisme.qc.ca*

Suicide Action Montréal
C.P. 310, Succ. St-Michel
Montréal (Québec)
H2A 3M1
tél.: (514) 723-4000

Tel-aide
tél.: (514) 935-1101

Tel-jeunes
C.P. 186, Succ. Place d'Armes
Montréal (Québec)
H2Y 3G7
tél.: (514) 288-2266 ou 1-800-263-2266
site Internet: *www.teljeunes.com*

Glossaire

Accommodation Processus par lequel l'individu modifie ses structures cognitives pour y intégrer les données nouvelles fournies par des expériences récentes.

Accoutumance Affaiblissement des réactions à un opiacé ou à un autre analgésique qui exige d'augmenter les doses normales pour procurer, ou maintenir, le même soulagement de la douleur.

Acidémie Diminution du pH sanguin.

Acidose Condition causée par un surplus d'acide dans le sang.

Acuité visuelle Mesure de la capacité de distinguer une lettre ou un autre objet, destinée à évaluer la vision.

Affect Manifestation observable d'un sentiment ou d'une émotion ; ton de la réaction d'une personne aux autres personnes ou aux événements.

AINS Médicament anti-inflammatoire non stéroïdien destiné à soulager la douleur.

Alcalémie Augmentation du pH sanguin.

Alcalose État causé par un taux d'acide sanguin insuffisant.

Allergène Antigène capable de provoquer une hypersensibilité.

Amélioration de la qualité Étude et amélioration continuelles des procédés, des systèmes et des résultats des soins en vue de répondre aux besoins des patients.

Amplitude de mouvement Direction et ampleur du mouvement d'une articulation, effectué de façon indépendante ou avec de l'aide.

Analgésie contrôlée par le patient (ACP) Méthode d'administration d'un analgésique (par exemple de la morphine) par voie intraveineuse au moyen d'une pompe informatisée contrôlée par le patient. Autre dénomination : *analgésie autocontrôlée.*

Anatoxine Toxine ayant subi un traitement thermique ou chimique qui diminue sa toxicité mais préserve son antigénicité (ses propriétés antigéniques, c'est-à-dire la capacité des antigènes à susciter la formation d'anticorps).

Anémie Diminution sous les valeurs normales du nombre de globules rouges (érythrocytes), de la quantité d'hémoglobine (Hb) et du volume de globules rouges concentrés par 100 mL de sang (hématocrite, Hc).

Angoisse de la mort Sentiment de crainte ou d'appréhension que l'on éprouve devant la mort.

Angoisse de la séparation Détresse observée chez les jeunes enfants lorsqu'ils sont séparés de leurs parents.

Anorexie physiologique Diminution de l'appétit qui se manifeste lorsque les besoins métaboliques extrêmement élevés du nourrisson s'atténuent pour s'adapter au taux de croissance plus modéré du trottineur.

Anoxie (hypoxie) Insuffisance d'oxygène dans les tissus.

Anticorps Protéine capable de réagir contre un antigène particulier.

Antigène Substance étrangère qui provoque une réaction du système immunitaire.

Anxiolytiques Classe de médicaments destinés à réduire l'anxiété.

Aplasie médullaire (myélosuppression) Diminution de la production des cellules sanguines dans la moelle osseuse.

Apnée Arrêt de la respiration pendant plus de 20 secondes.

Aréflexie Absence de réaction réflexe aux stimuli verbaux, sensoriels ou douloureux.

Assimilation Intégration des expériences nouvelles à la conscience cognitive.

Assistance à domicile Travail d'un intervenant de soins primaires ou source constante de soins de santé.

Assurance de la qualité Évaluation des procédés et des résultats des soins à l'aide d'indicateurs de la conformité aux normes.

Atélectasie Affaissement des alvéoles des poumons.

Atopie Tendance héréditaire à présenter des réactions allergiques.

Audiographie Examen visant à évaluer l'acuité auditive, selon lequel l'enfant reçoit, par le biais d'un écouteur, des sons dont le ton et l'intensité varient.

Aura Sensation subjective, souvent olfactive ou visuelle, constituant un signe précurseur de la crise convulsive.

Auscultation Technique consistant à écouter les bruits produits par les voies respiratoires, les poumons, l'abdomen, le cœur et les vaisseaux sanguins pour en déterminer les caractéristiques. L'auscultation se fait généralement avec un stéthoscope, qui amplifie les bruits.

Azotémie Accumulation de déchets azotés dans la circulation sanguine.

Bilan fonctionnel Entrevue complète visant à définir et à consigner les préoccupations et les problèmes de santé des parents ou de l'enfant pour chaque système ; il s'agit d'un survol de l'état de santé de l'enfant.

Biothérapie Traitement consistant à administrer des modificateurs de la réponse biologique (MRB) pour traiter le cancer.

Bruits surajoutés (adventices) Bruits respiratoires anormaux (p. ex.: crépitants, sibilants ou ronchi).

Cancérigène (cancérogène) Se dit d'agents (processus ou produits chimiques) qui causent le cancer quand ils interagissent les uns avec les autres et qu'ils sont associés à certaines caractéristiques génétiques.

Caryotype Présentation microscopique des 46 chromosomes du corps humain, alignés selon un ordre décroissant; il permet de vérifier si le nombre et la structure des chromosomes sont normaux. La femme est 46, XX, et l'homme, 46, XY.

Cheminement critique Plan de soins multidisciplinaire global relatif à un trouble particulier, décrivant l'enchaînement et le moment des interventions destinées à produire les résultats escomptés.

Chimiothérapie Traitement contre le cancer consistant en l'administration par voie orale, intramusculaire, intraveineuse, intrathécale ou autre, de médicaments qui détruisent les cellules cancéreuses et les cellules normales.

Cholestase Diminution ou arrêt de l'écoulement de la bile.

Chondrolyse Destruction et absorption du cartilage.

Clonique Se dit d'une alternance de contractions et de relâchements musculaires; qualifie souvent les épisodes convulsifs.

Cohabitation Fait pour les parents de demeurer dans la chambre de l'enfant au centre hospitalier et de lui prodiguer des soins.

Collecte des données Processus consistant à recueillir de l'information sur un enfant et sa famille pour élaborer des diagnostics infirmiers. La collecte des données inclut des renseignements sur le patient luimême, ses antécédents, les résultats de l'examen physique ainsi que des données psychologiques et développementales. À la suite de cette collecte, une analyse des données recueillies permettra de définir l'information pertinente.

Coma État d'inconscience caractérisé par le fait que l'enfant ne répond à un aucun stimulus, aussi fort soit-il.

Communication efficace Échange d'informations entre l'infirmière, les parents et l'enfant que comprennent toutes les personnes prenant part à la conversation.

Compliance Degré de distension ou d'expansion des ventricules pour accroître le débit systolique.

Comportement adaptatif Capacité de la personne à répondre aux normes de son âge, telles qu'on les définit dans son groupe culturel.

Comportement non verbal Recours aux expressions du visage, au contact visuel, au toucher, à la posture, aux gestes, ainsi qu'aux mouvements du corps qui communiquent des sentiments pendant une conversation.

Confusion État caractérisé par une désorientation dans le temps, le lieu ou la reconnaissance des personnes familières.

Conseils préventifs Démarche consistant à cerner les besoins de développement futurs de l'enfant puis à enseigner aux adultes responsables comment y répondre.

Consentement Acte volontaire par lequel une personne accepte de participer à une recherche ou de recevoir un traitement.

Consentement libre et éclairé Acte par lequel une personne accepte officiellement de subir une intervention effractive ou de participer à une recherche.

Conservation Connaissance du fait que la matière reste identique quand sa forme est modifiée.

Constipation Défécation difficile et irrégulière, et expulsion de selles dures et déshydratées.

Continuité des soins Processus multidisciplinaire consistant à faciliter la transition entre les différents milieux de soins, compte tenu de l'évolution des besoins et de la disponibilité des ressources.

Continuum des soins Séquence composée des soins primaires, de la prévention des maladies et des blessures, des soins aux malades en phase aiguë dans un centre hospitalier, ainsi que des soins de rétablissement dispensés à domicile ou dans un centre de réadaptation jusqu'à ce que le patient réintègre sa famille et son milieu.

Crise familiale Événement se produisant au sein d'une famille lorsqu'elle se heurte à des problèmes qui lui semblent insurmontables sur le moment et auxquels elle ne peut pas s'adapter par les moyens habituels.

Croissance Accroissement de la taille (physique).

Culture Effets de l'environnement sur les actions et l'évolution d'un individu donné.

Cyanose Signe d'hypoxie, caractérisé par une coloration bleutée de la peau.

Débridement Action enzymatique visant à nettoyer une lésion et à dissoudre les caillots de fibrine ou croûtes; *ou* élimination des tissus morts ayant pour but d'accélérer le processus de guérison.

Décibel Unité de mesure de la sonie.

Déficit immunitaire (immunodéficience) État du système immunitaire dans lequel il ne peut réagir efficacement contre les antigènes étrangers.

Délire État caractérisé par la confusion, la peur, l'agitation, l'hyperactivité ou l'angoisse.

Dermatophytose Infection fongique touchant principalement la peau mais pouvant également atteindre les cheveux et les ongles.

Désamination Retrait d'un groupement amine d'un composé organique.

Déshydratation Déficit liquidien dans l'organisme.

Développement Augmentation des capacités ou des fonctions.

Développement céphalocaudal Développement à cheminement descendant se produisant de la tête aux pieds en traversant tout le corps.

Développement proximodistal Développement à cheminement centrifuge se produisant du milieu du corps vers les extrémités des membres.

Dialysat Solution stérile utilisée pour la dialyse.

Diarrhée Expulsion fréquente de selles anormalement liquides.

Digitalisation Processus qui consiste à administrer une dose de digoxine supérieure à la normale pour accélérer la réaction au médicament.

Dilemme moral Conflit de valeurs sociales et de principes éthiques dictant des plans d'action différents.

Directives préalables Rédaction d'un testament biologique par le patient ou nomination en cas d'incapacité du patient d'un mandataire chargé de prendre les décisions en son nom.

Distraction Action qui permet au patient de détourner son attention de la douleur en la reportant sur une activité qui l'intéresse (musique, histoire, etc.).

Dose analgésique équivalente Quantité de médicament, administré par voie orale ou parentérale (voie autre que digestive), nécessaire pour obtenir un même effet analgésique.

Douleur Sensation physique et émotive pénible survenant à la suite d'une lésion réelle ou potentielle des tissus. On doit considérer que la douleur existe dès que le patient dit la ressentir.

Douleur aiguë Douleur soudaine et de courte durée provoquée par une lésion tissulaire.

Douleur chronique Douleur qui persiste durant plus de six mois, souvent attribuable à une maladie prolongée.

Drain tuteur Dispositif servant à maintenir la perméabilité de l'urètre après une intervention chirurgicale.

Dysphonie Voix rauque, étouffée ou éteinte.

Dysplasie Anomalie du développement entraînant une altération de la taille, de la forme et de l'organisation cellulaire d'un tissu ou d'un organe.

Dyspnée Essoufflement, difficulté à respirer.

Ecchymose Contusion, ou bleu.

Éducateur spécialisé Professionnel qui organise des activités thérapeutiques pour les enfants hospitalisés.

Électroanalgésie Méthode consistant à appliquer un stimulus électrique sur la peau pour qu'il soit transmis à la moelle épinière et se substitue au stimulus douloureux. Autres dénominations : analgésie électrique ; neurostimulation transcutanée ; stimulation électrique nerveuse percutanée ou transcutanée. L'acronyme anglais TENS *(transcutaneous electrical nerve stimulation)* est aussi couramment utilisé.

Électrolytes Particules chargées (ions) dissoutes dans le liquide organique.

Encéphalopathie Dysfonction cérébrale causée par une agression (toxine, blessure, inflammation ou anoxie) de courte durée ; les dommages tissulaires sont souvent permanents, mais la dysfonction elle-même peut s'atténuer avec le temps.

Énurésie Mictions involontaires chez un enfant en âge d'avoir le contrôle de sa vessie.

Erreurs innées du métabolisme Anomalies biochimiques héréditaires du cycle de l'urée et du métabolisme des acides aminés et de l'acide organique.

Érythropoïèse Formation des globules rouges.

Escarre Croûte ou couche de peau ou de tissu mort.

Extravasation Nom donné aux lésions causées par la pénétration d'un médicament chimiothérapeutique dans les tissus mous au pourtour du point d'insertion de la perfusion.

Facteur déclenchant Stimulus qui déclenche une crise d'asthme. Il peut s'agir d'une substance ou d'un événement (p. ex.: allergie, climat, émotion, exercice, infection ou irritant).

Filtration Passage des liquides dans les capillaires ou hors de ceux-ci résultant de diverses forces contraires.

Focal Se dit d'un phénomène propre à une région donnée du cerveau ; qualifie souvent les convulsions ou les déficits neurologiques.

Fragilité sur le plan médical Condition d'un enfant qui a besoin de soins infirmiers spécialisés, assistés ou non par du matériel médical, pour soutenir ses fonctions vitales.

Gène suppresseur de tumeurs Unité génétique qui régule la croissance cellulaire et réduit par conséquent l'effet des oncogènes.

Gestion des cas Coordination de la conduite des services de soins, selon des critères de qualité et de coûts.

Gestion des risques Processus élaboré par un établissement de soins en vue de cerner, d'évaluer et de réduire les risques de blessure encourus par les patients, le personnel et les visiteurs, de manière à éviter de causer des préjudices.

Gestionnaire de cas Personne qui coordonne les soins de santé d'un patient afin d'éviter omissions ou chevauchements.

Glucagon Hormone produite par le pancréas qui permet de libérer le glucose stocké dans le foie.

Gluconéogenèse Formation de glycogène à partir de substances non glucidiques, comme des protéines ou des lipides.

Glycosurie Quantité anormale de glucose dans l'urine.

Goitre Hypertrophie de la glande thyroïde.

Hémarthrose Épanchement de sang dans une cavité articulaire.

Hématocrite Proportion de globules rouges par rapport au volume sanguin total.

Hématopoïèse Formation des cellules sanguines.

Hémodynamique Pression produite par le sang et par le passage du sang dans le cœur et dans le système pulmonaire.

Hémoglobinopathie Maladie caractérisée par une anomalie de l'hémoglobine.

Hémorragie occulte Très petite quantité de sang que l'on voit uniquement au microscope ou lors d'une analyse chimique.

Hémosidérose Augmentation de l'entreposage du fer dans les tissus de l'organisme ; associée à des maladies entraînant la destruction des globules rouges.

Hernie Protubérance ou projection d'un organe ou d'une partie d'un organe à travers la paroi musculaire de la cavité qui le contient normalement.

Hormone Substance chimique produite par une glande ou un organe et transportée par la circulation sanguine vers une autre partie du corps où elle a un effet régulateur sur des cellules particulières.

Hydronéphrose Accumulation d'urine dans le bassinet du rein, causée par une entrave au flot de l'urine.

Hypercapnie Excès de dioxyde de carbone (CO_2) dans le sang.

Hypertension pulmonaire Affection causée par une surcharge chronique du volume sanguin dans les artères pulmonaires. Cette affection est souvent irréversible et provoque une augmentation potentiellement mortelle de la résistance vasculaire pulmonaire.

Hypoventilation alvéolaire Phénomène caractérisé par le fait que le volume d'air dans les alvéoles, pendant les échanges gazeux, ne suffit pas à répondre aux besoins métaboliques.

Hypoxémie Insuffisance d'oxygène dans le sang.

Imagerie mortuaire Ensemble des allusions et des références à la mort ou à des thèmes apparentés (départ, séparation, funérailles, agonie) déclenchées par une image ou une histoire qui n'incite pas normalement les autres enfants à évoquer la mort.

Immunité active Immunité résultant de la stimulation de la production d'anticorps sans pour autant qu'on ait causé de maladie clinique.

Immunité passive Immunité résultant de l'introduction dans l'organisme d'anticorps de la maladie visée, qui proviennent généralement du sang ou du sérum de personnes ou d'animaux immuns (immunisés). Cette forme d'immunité ne protège pas de manière durable contre la maladie.

Immunité transplacentaire Immunité passive transmise par la femme enceinte au fœtus qu'elle porte.

Immunoglobuline Protéine qui agit comme un anticorps. Les immunoglobulines assurent l'immunité humorale.

Incapacité Déficience dans une ou plusieurs des cinq catégories de fonctions (cognition, communication, habiletés motrices, habiletés sociales et schémas d'interactions).

Incision de décharge Incision pratiquée dans le tissu mort et resserré d'une brûlure afin de rétablir la circulation périphérique.

Indice de masse corporelle (IMC) Calcul (poids en kg/taille en m^2) utilisé pour déterminer le rapport entre la taille de l'enfant et son poids.

Infection nosocomiale (infection d'origine hospitalière) Infection qui n'était pas présente chez le patient à son arrivée à l'unité de soins et qu'il a contractée dans cet établissement.

Infection opportuniste Infection souvent causée par des organismes habituellement non pathogènes ; apparaît chez des individus dont le système immunitaire ne fonctionne pas adéquatement.

Insécurité alimentaire Incapacité d'une personne à se procurer ou à consommer en quantité suffisante des aliments de bonne qualité en utilisant des moyens acceptables sur le plan social ou incertitude quant à l'atteinte de cet objectif.

Inspection Technique d'observation consistant à examiner avec soin les caractéristiques physiques de l'enfant (taille, forme, couleur, mouvement, position, emplacement), ainsi que ses comportements.

Insuffisance rénale Diminution de la capacité des reins à conserver le sodium et à concentrer l'urine.

Insuffisance rénale terminale Défaillance irréversible de la fonction rénale.

Intervention palliative Intervention pratiquée pour préserver la vie chez l'enfant atteint d'une affection potentiellement mortelle.

Jeu coopératif Type de jeu que les enfants commencent à pratiquer durant les années scolaires ; consiste à se mettre en groupe pour faire un jeu ou atteindre un but commun.

Jeu interactif Type de jeu qui se développe dans les années préscolaires à la période où les enfants interagissent entre eux, pratiquent des activités similaires et jouent en groupe.

Jeu parallèle Type de jeu qui se développe chez le trottineur. Il se caractérise par le fait que les enfants s'amusent côte à côte, avec des jouets similaires ou différents, mais sans manifester d'interactions sociales ou très peu.

Jeu théâtral (ou jeu de simulation) Type de jeu dans lequel l'enfant « fait semblant » et représente la vie quotidienne dans des mises en scène.

Jeu thérapeutique Jeu organisé pour les enfants afin qu'ils puissent composer avec les peurs et les inquiétudes liées à la maladie ou à l'hospitalisation.

Jugement clinique Analyse et synthèse des données provenant des antécédents de l'enfant, de l'examen physique, des tests de dépistage et des analyses de laboratoire permettant de prendre des décisions à propos des problèmes de santé de l'enfant. On parle aussi de raisonnement diagnostique.

Laryngospasme Vibrations spasmodiques du larynx qui provoquent une contraction violente, imprévisible et involontaire des muscles des voies respiratoires.

Leucocytose Augmentation du taux de leucocytes (globules blancs) au-dessus de la normale. Le terme de « hyperleucocytose » est réservé aux cas les plus graves.

Leucopénie Diminution sous les valeurs normales du taux de globules blancs (leucocytes).

Lichénification Épaississement de la peau lui donnant l'aspect du cuir.

Liquide extracellulaire Liquide qui se trouve à l'extérieur des cellules de l'organisme.

Liquide interstitiel Partie du liquide extracellulaire qui se trouve entre les cellules et à l'extérieur du sang et des vaisseaux lymphatiques.

Liquide intracellulaire Liquide organique qui se trouve à l'intérieur des cellules.

Liquide intravasculaire Partie du liquide extracellulaire qui se trouve à l'intérieur des vaisseaux sanguins.

Liquide organique Liquide de l'organisme contenant des substances dissoutes (électrolytes et non-électrolytes).

Luxation Déplacement anormal d'un os dans une articulation.

Lymphocytes T auxiliaires (cellules T auxiliaires) Variété de lymphocytes T qui participent avec les lymphocytes B à la production d'anticorps et avec d'autres lymphocytes T à l'immunité à médiation cellulaire.

Lymphocytes T tueurs (lymphocytes T cytotoxiques, cellules T tueuses) Variété de lymphocytes T capables de détruire des cellules porteuses de certains antigènes après s'être sensibilisés à leur contact.

Maladie chronique État ou condition qui dure ou que l'on s'attend à voir durer au moins trois mois.

Maladie contagieuse (ou transmissible) Maladie pouvant être transmise d'une personne à une autre, directement ou indirectement.

Maladie infectieuse Maladie causée par un micro-organisme, qui se transmet le plus souvent d'un hôte (humain ou autre) à un autre.

Mécanisme de défense Technique que le moi utilise pour modifier inconsciemment la réalité, se préservant ainsi d'une anxiété excessive.

Ménorragie Augmentation de l'écoulement menstruel, soit en quantité, soit en durée.

Mesures anthropométriques Terme s'appliquant à l'évaluation de la croissance de diverses parties du corps.

Métastase Propagation des cellules cancéreuses hors du foyer initial vers une autre région du corps.

Mineurs émancipés Adolescents autonomes de moins de 18 ans non assujettis à l'autorité parentale.

Modification du comportement Technique de renforcement visant à aider un enfant à substituer des comportements adaptés aux comportements inadaptés.

Morbidité Maladies et des blessures qui limitent l'activité, nécessitent des soins médicaux ou une hospitalisation, ou entraînent un état chronique.

Myringotomie (paracentèse du tympan) Intervention consistant à inciser le tympan pour permettre l'évacuation de liquide.

Nature Ensemble des capacités génétiques ou héréditaires d'un individu donné.

Négligence physique Fait de priver délibérément un enfant des ressources nécessaires et accessibles.

Négligence psychologique Fait de ne pas répondre aux besoins psychosociaux d'un enfant.

Néoplasme Tumeur, maligne ou bénigne.

Niveau de conscience Description générale des réponses cognitives, sensorielles et motrices aux stimuli.

Obnubilation Diminution du niveau de conscience caractérisée par une faible réaction à l'environnement; l'enfant s'endort dès que cesse la stimulation verbale ou tactile.

Œdème cérébral Augmentation du volume liquidien intracellulaire et extracellulaire dans le cerveau causée par l'anoxie, la vasodilatation ou la stase vasculaire.

Oligurie Diminution du débit urinaire (moins de 0,5 à 1,0 mL/kg/h).

Oncogène Portion d'ADN altérée qui, lorsqu'elle se reproduit, provoque une division cellulaire incontrôlée.

Opiacé Médicament narcotique de synthèse destiné à soulager la douleur.

Osmolalité Degré de concentration d'un liquide; nombre de moles de particules par kilogramme d'eau dans la solution.

Osmose Passage d'eau à travers une membrane semi-perméable vers une région où la concentration en particules est plus élevée.

Ossification Formation de tissu osseux à partir de tissu fibreux ou de cartilage.

Ostéodystrophie Défaut de la minéralisation des os, dû à l'insuffisance rénale et à l'hyperphospatémie chronique.

Ostéotomie Section chirurgicale d'un os.

Palpation Technique consistant à toucher le patient pour déterminer les caractéristiques de la peau, des organes internes et des masses, notamment la texture, l'humidité, la sensibilité, la température, la position, la forme, la consistance, ainsi que la mobilité des masses et des organes.

Pancytopénie Diminution du nombre de tous les éléments figurés du sang.

Parlé prélinguistique Forme langagière très courante chez le trottineur qui consiste pour lui à prononcer des mots inintelligibles mais avec des intonations normales, exactement comme s'il communiquait par la parole.

Percussion Technique consistant à donner de petits coups à la surface du corps, directement ou indirectement, pour provoquer des vibrations révélant la densité des tissus sous-jacents et les limites des organes internes.

Période critique Étape de la vie durant laquelle l'individu réagit très fortement à certains effets de l'environnement.

Période postcritique Période qui suit les épisodes convulsifs et se caractérise par une diminution du niveau de conscience.

Péristaltisme Mouvement musculaire progressif ressemblant à une vague qui se produit involontairement dans le système gastro-intestinal.

Permanence de l'objet Compréhension du fait que les objets et les personnes continuent d'exister même quand on cesse de les voir, de les entendre ou de sentir leur présence par le toucher.

Perte auditive de conduction Surdité périphérique attribuable à un obstacle à la transmission des sons de l'oreille externe à l'oreille moyenne.

Perte auditive mixte Perte d'audition attribuable à une combinaison de facteurs liés à la transmission des sons et à la perception.

Pétéchies Petites taches rouges de la dimension d'une tête d'épingle. Type d'hémorragie cutanée.

Peur des étrangers Réticence envers des personnes et des lieux inconnus. Ce sentiment est très courant chez les enfants de 6 à 18 mois.

pH Logarithme négatif de la concentration en ions hydrogène ; utilisé pour surveiller le degré d'acidité du liquide organique.

Pied bot équin Affection qui entrave la dorsiflexion du pied.

Pied bot *varus* Affection qui entraîne une déviation de la plante du pied vers l'intérieur.

Plan d'interventions personnalisées Document qui précise la méthode d'enseignement (à l'école) destinée à un enfant atteint d'un handicap physique ou intellectuel, établi à la suite d'une évaluation rigoureuse des capacités et des besoins de l'enfant.

Polycythémie (polyglobulie) Augmentation au-dessus de la normale du nombre de globules rouges dans le sang, ce qui accroît la quantité d'hémoglobine disponible pour le transport de l'oxygène.

Polydipsie Soif excessive.

Polyphagie Besoin excessif de manger et absence de la sensation de satiété.

Polypharmacie Administration simultanée de nombreux médicaments pour traiter des affections multiples.

Polyurie Sécrétion de grandes quantités d'urine pendant une période donnée.

Ponction articulaire (arthrocenthèse) Insertion d'une aiguille dans l'articulation selon une technique aseptique afin de prélever du liquide synovial en vue d'une analyse.

Posture anormale Position corporelle anormale découlant d'une blessure ou de dommages cérébraux ; correspond souvent à une flexion ou une extension extrême d'un ou de plusieurs membres.

Précharge Volume de sang dans le ventricule à la fin de la diastole ; il étire le muscle cardiaque avant que ne se produise la contraction.

Pression de perfusion cérébrale Pression nécessaire pour qu'une quantité suffisante d'oxygène et de nutriments soit acheminée jusqu'au cerveau.

Pression intracrânienne Force exercée par les tissus cérébraux, le liquide céphalorachidien et le volume sanguin dans la voûte crânienne. Elle varie selon la position du corps. La toux, les éternuements ou les efforts peuvent faire augmenter momentanément la pression intracrânienne.

Pression oncotique Partie de la pression osmotique sanguine résultant des protéines plasmatiques ; également appelée pression osmotique colloïdale.

Protocole Plan d'action pour le traitement, établi en fonction du type de cancer, de son stade d'évolution et du type de cellules touchées. Il constitue une ligne de conduite pour la recherche clinique. Il peut comprendre plusieurs types de traitements.

Proto-oncogène Gène qui régule la croissance et le développement cellulaire, mais qui est susceptible de devenir, par mutation, un oncogène, c'est-à-dire de favoriser la formation des tumeurs cancéreuses, ou de les déclencher.

Pseudohermaphrodisme Développement ambigu des organes génitaux externes.

Pseudo-hypertrophie Grossissement des muscles dû à l'infiltration de tissu adipeux.

Puberté Période de la vie marquant le début de la fécondité chez les êtres humains ; elle se caractérise par la maturation des organes génitaux, le développement des caractères sexuels secondaires et, chez les filles, le début de la menstruation.

Purpura Épanchement de sang dans les tissus, particulièrement sous la peau et les muqueuses, se traduisant par des lésions dont la couleur varie du rouge au violet.

Radiothérapie Traitement consistant à exposer le patient à des isotopes instables qui, en libérant des quantités variables d'énergie, fractionnent les molécules d'ADN et détruisent de ce fait les cellules.

Réaction d'hypersensibilité Réaction exagérée du système immunitaire, se traduisant par des réactions allergiques.

Réaction de type (ou triade de) Cushing Réponse réflexe associée à l'augmentation de la pression intracrânienne ou à une détérioration de l'irrigation sanguine dans le tronc cérébral et caractérisée par les symptômes suivants : hypertension, bradycardie et respiration irrégulière.

Réaction du greffon contre l'hôte Série de réactions du système immunitaire provoquées par les cellules greffées (le greffon), qui attaquent l'hôte d'un organe (ou tissu) transplanté.

Réadaptation Ensemble des mesures thérapeutiques et éducatives visant à aider un enfant aux prises avec des difficultés physiques ou intellectuelles à exploiter pleinement ses ressources ; cette thérapie tient compte des forces et des limites physiologiques, psychologiques et environnementales de l'enfant.

Reflux vésico-urétéral Refoulement vers les uretères de l'urine contenue dans la vessie durant la miction, suivi du retour de cette urine lorsque la vessie est vide.

Réponse immunitaire primaire Processus au cours duquel les lymphocytes B produisent des anticorps spécifiques à un antigène particulier lors de la première exposition.

Réseau de soutien Ensemble de l'entourage familial, amical, religieux et communautaire qui procure appui, réconfort, soutien émotionnel et assistance directe aux parents.

Résistance aérienne Effort ou force nécessaire pour faire passer l'oxygène dans la trachée et, de là, jusqu'aux poumons.

Respiration paradoxale Détresse respiratoire grave au cours de laquelle le thorax s'abaisse et l'abdomen se soulève pendant l'inspiration.

Respiration périodique Pauses respiratoires pouvant durer jusqu'à 20 secondes; respiration normale chez le nouveau-né, le nourrisson et l'enfant.

Sang désaturé Sang dont le niveau d'oxygène est inférieur à la normale; s'observe lorsqu'une cardiopathie congénitale provoque un mélange de sang oxygéné et de sang non oxygéné.

Sécurité alimentaire Possibilité d'obtenir en tout temps une alimentation suffisante pour mener une vie active et saine.

Sédation consciente Sédation légère caractérisée par le fait que l'enfant continue de respirer naturellement et répond aux stimuli verbaux.

Sédation profonde État contrôlé de conscience réduite ou d'inconscience au cours duquel l'enfant peut perdre partiellement ou totalement ses réflexes de protection.

Sensibilité Valeur de contrôle d'un test de dépistage désignant le pourcentage d'enfants présentant des résultats positifs relativement à une maladie et qui en sont réellement atteints.

Shunt Dérivation du sang entre les cavités cardiaques par une ouverture anatomique ou chirurgicale anormale.

Soins axés sur la famille Approche qui tient compte des valeurs de la famille et de sa participation éventuelle à la planification et à l'exécution des soins à l'enfant.

Soins palliatifs Soins dont l'objectif est d'aider les personnes qui ont peu de temps à vivre à profiter pleinement de la vie qui leur reste en réduisant au minimum leurs souffrances, en les laissant prendre le plus de décisions possibles et en préservant leur dignité.

Solution hypotonique Liquide plus dilué que le liquide organique normal.

Solution isotonique Solution présentant la même osmolalité que le liquide organique normal.

Solution saline Mélange de sel et d'eau; la *solution saline normale* (NaCl à 0,9 %) contient la même concentration de sel et d'eau que les liquides organiques.

Spécificité Valeur de contrôle d'un test de dépistage désignant le pourcentage d'enfants présentant des résultats négatifs relativement à une maladie et qui n'en sont pas atteints.

Stéréotypie Mouvements répétitifs, obsessifs et mécaniques, fréquemment observés chez les enfants atteints d'autisme ou de schizophrénie.

Stomie Ouverture abdominale artificielle dans le canal urinaire ou gastro-intestinal qui permet l'évacuation de l'urine ou des matières fécales.

Stridor Bruit respiratoire aigu et anormal qui se fait entendre en cas d'obstruction partielle du larynx ou de la trachée.

Stupeur Diminution du niveau de conscience de l'enfant, qui ne répond qu'à des stimuli très forts.

Subluxation Luxation partielle.

Surdité neurosensorielle Surdité attribuable à une lésion de l'oreille interne ou du nerf auditif.

Surveillance de la santé Prestation de services centrés sur la prévention des maladies et des blessures, la surveillance de la croissance et du développement, et la promotion de la santé à des intervalles clés au cours de la vie de l'enfant.

Surveillance du développement Processus d'observation spécialisé, flexible et constant des habiletés de motricité fine et globale, du langage et des étapes du comportement psychosocial, effectué dans le cadre des visites de routine permettant la surveillance de la santé, par exemple lors des visites chez le médecin de famille ou le pédiatre.

Syncope Perte momentanée de conscience et de tonus musculaire.

Tachypnée Rythme respiratoire anormalement rapide.

Tampon Couple acide-base qui émet ou capte des ions hydrogène, selon les besoins, dans le but de prévenir des modifications importantes dans le pH d'une solution.

Test de dépistage Méthode visant à déceler la présence éventuelle d'une maladie avant l'apparition de tout symptôme.

Test RAST Utilisation d'une épreuve de radio-immunité pour mesurer la présence dans le sang d'anticorps IgE spécifiques dirigés contre certains antigènes.

Thérapie cognitive Approche thérapeutique visant à aider la personne à déceler les pensées qui engendrent automatiquement des sentiments désagréables.

Thérapie par le jeu Intervention thérapeutique souvent employée auprès des enfants d'âge préscolaire ou scolaire; l'utilisation de jeux et de jouets divers fait émerger les conflits, les désirs et les peurs inconscients de l'enfant.

Thrombopénie (thrombocytopénie) Numération plaquettaire sous la normale.

Tirage Dépression visible de la peau du cou et du thorax pendant l'inspiration, chez le nouveau-né, le nourrisson ou le jeune enfant présentant une détresse respiratoire.

Tonique Se dit d'une contraction musculaire continue; qualifie souvent les épisodes convulsifs.

Transmission (ou contagion) directe Propagation d'une maladie infectieuse par contact physique entre la source de l'agent pathogène et un nouvel hôte.

Transmission (ou contagion) indirecte Propagation d'une maladie infectieuse par des agents pathogènes qui envahissent l'organisme-hôte après avoir survécu hors du corps humain-source.

Tubes de tympanotomie Petits tubes de Téflon insérés, par voie chirurgicale, dans la membrane du tympan afin d'équilibrer la pression, de favoriser l'évacuation du liquide et de ventiler l'oreille moyenne.

Tumeur bénigne Toute tumeur qui ne menace ni la vie ni la santé de la personne touchée.

Tumeur maligne Toute tumeur à croissance progressive, qui cause la mort à moins d'un traitement efficace.

Tympanogramme Graphique illustrant la capacité de l'oreille moyenne de transmettre l'énergie acoustique, mesurée par l'insertion d'une sonde étanche dans le conduit auditif externe et par l'émission d'une tonalité.

Urémie Intoxication due à l'accumulation d'urée et de déchets azotés dans la circulation sanguine.

Vaccin à virus inactivé (vaccin viral inactivé) Vaccin contenant un micro-organisme inactivé (« tué »), mais qui reste capable de déclencher dans le corps humain la production des anticorps de la maladie.

Vaccin à virus vivant (vaccin vivant) Vaccin contenant le micro-organisme vivant mais affaibli, peu virulent.

Vaccin acellulaire Vaccin qui confère l'immunité active au moyen des protéines du micro-organisme (et non de la cellule dans son intégralité).

Vaso-occlusion Obstruction d'un vaisseau sanguin.

Végétalien Adepte de la forme la plus stricte du végétarisme, qui ne consomme aucun produit animal.

Végétarien Adepte du végétarisme, doctrine diététique qui exclut la consommation de volaille, de viande rouge et de poisson.

Violence physique Fait d'infliger délibérément à une autre personne des douleurs ou des blessures pouvant entraîner des préjudices temporaires ou permanents, voire la mort.

Violence psychologique Fait de rabaisser, de ridiculiser, d'embarrasser ou d'insulter un enfant.

Violence sexuelle Exploitation d'un enfant par un adulte à des fins de gratification sexuelle.

Vision binoculaire Capacité qu'ont les yeux de fonctionner ensemble, de façon simultanée.

Vision Processus complexe qui permet de donner un sens à ce que l'on perçoit en faisant appel à l'œil et au cerveau, de même qu'aux structures neurologiques et physiologiques connexes.

Vomissements en jet Vomissements qui se traduisent par l'éjection du contenu de l'estomac avec une grande force. Également appelés vomissements en fusée.

Index

A

B

C

D

E

F

G

H

N

O

P

S

T

U

V

W

Y